PRINCIPLES AND PRACTICE OF RADIATION THERAPY

放射治疗学

·第4版·

编　著［美］查理斯·华盛顿
丹尼斯·利弗
主　译　郎锦义
副主译　刘士新　邓小武　胡超苏　李　涛

中国科学技术出版社
·北　京·

图书在版编目（CIP）数据

放射治疗学 /（美）查理斯 · 华盛顿编著；郎锦义主译. —北京：中国科学技术出版社，2021.5

ISBN 978-7-5046-8341-0

Ⅰ.①放… Ⅱ.①查… ②郎… Ⅲ.①放射治疗学 Ⅳ.① R815

中国版本图书馆 CIP 数据核字（2019）第 180747 号

著作权登记号 01-2019-6320

策划编辑	张建平　高　磊
责任编辑	张建平
封面设计	华图文轩
责任校对	焦　宁　吕传新　张晓莉
责任印制	马宇晨

出　　版	中国科学技术出版社
发　　行	中国科学技术出版社有限公司发行部
地　　址	北京市海淀区中关村南大街 16 号
邮　　编	100081
发行电话	010-62173865
传　　真	010-62173081
网　　址	http://www.cspbooks.com.cn

开　　本	889mm×1194mm　1/16
字　　数	1760 千字
印　　张	63.5
版　　次	2021 年 5 月第 1 版
印　　次	2021 年 5 月第 1 次印刷
印　　刷	河北鑫兆源印刷有限公司
书　　号	ISBN 978-7-5046-8341-0 / R · 2640
定　　价	980.00 元

译者名单

李　涛　四川省肿瘤医院
郎锦义　四川省肿瘤医院
刘士新　吉林省肿瘤医院
胡超苏　复旦大学附属肿瘤医院
邓小武　中山大学附属肿瘤医院
冯　梅　四川省肿瘤医院
苏胜发　贵州医科大学附属医院
张秋宁　甘肃省肿瘤医院
马代远　川北医学院附属医院
马瑾璐　西安交通大学第一附属医院
林　盛　西南医科大学附属医院
杜　驰　四川省内江肿瘤医院
常　莉　云南省肿瘤医院
阴　骏　四川省肿瘤医院
黎　杰　四川省肿瘤医院
欧阳伟炜　贵州省肿瘤医院
王奇峰　四川省肿瘤医院
路　顺　四川省肿瘤医院
刘　磊　四川大学华西医院
朱宇熹　重庆医科大学附属第一医院
靳　富　重庆大学附属肿瘤医院
苏　群　甘肃省肿瘤医院
陈光烈　内蒙古通辽市肿瘤医院
殷　麟　青海大学附属医院
王艳阳　宁夏医科大学总医院
乔　俏　中国医科大学附属第一医院
韩　非　中山大学附属肿瘤医院
兰　美　四川省肿瘤医院
王孝深　复旦大学附属肿瘤医院
康　敏　广西医科大学第一附属医院
王　浩　河南省肿瘤医院
毛　睿　新疆医科大学第一附属医院
黄叶才　四川省肿瘤医院
李　璐　四川省肿瘤医院

王先良　四川省肿瘤医院
唐　斌　四川省肿瘤医院
康盛伟　四川省肿瘤医院
张洪岩　河北中石油中心医院
蒋　倩　四川省肿瘤医院
胡银祥　贵州医科大学附属医院
刁　鹏　四川省肿瘤医院

ELSEVIER

Elsevier（Singapore）Pte Ltd.
3 Killiney Road, #08-01 Winsland House I, Singapore 239519
Tel:（65）6349-0200; Fax:（65）6733-1817

Principles and Practice of Radiation Therapy, 4/E

ISBN 978-0-323-28752-4

This translation of Principles and Practice of Radiation Therapy, 4/E by Charles M. Washington, Dennis Leaver was undertaken by China Science and Technology Press and is published by arrangement with Elsevier（Singapore）Pte Ltd.
Principles and Practice of Radiation Therapy, 4/E by Charles M. Washington, Dennis Leaver 由中国科学技术出版社进行翻译，并根据中国科学技术出版社与爱思唯尔（新加坡）私人有限公司的协议约定出版。

《放射治疗学》（第 4 版）（郎锦义 主译）
ISBN 978-7-5046-8341-0

著作权合同登记号：01-2019-6320

致那些已经加入并将持续与癌症做斗争的人。我们真诚地希望这本书能提供给读者所需的知识和必要的理解，以此为他们的患者、家人和需要帮助的朋友更好地提供指导、关怀和支持。让我们一起鼓励身边的人吧，而不是仅仅挣扎在自己的斗争中。

原著前言

自 1996 年本书第 1 版出版以来，放射治疗领域已取得巨大发展。适形放射治疗、调强放射治疗、图像引导放射治疗、粒子治疗、近距离放射治疗和体位固定等方面的改进使患者的临床疗效不断提高。高度集成化的电子流程让整个放疗团队在放疗实施的记录和质量控制方面得到改善。尽管放射治疗进展很快，本书仍致力于阐述它最初的目的。本书旨在帮助大家全面了解肿瘤管理，优化放射治疗处方剂量的实施，正确应用与放射治疗计划和实施相关的知识概念。随着放射治疗处方剂量的给予方法已有不断改善，患者定位、计划以及准确地实施放疗计划也已在不断发展。

此版本的更新

自第 3 版以来，增加了新的章节并整合了几个章节，还包含了其他信息。以下主题开发了新的章节：

- 粒子治疗
- 患者安全文化

还添加了重要图像的彩色插页，以更好地演示不易以灰度图传达的关键方面。

学习辅助工具

- 将增强综合理解和批判性思维的教学特征纳入每章节。第 3 版保留的要素包括以下内容：
- 突出显示关键信息和（或）直接导向以获取有关重要主题的更多信息
- 项目符号，章节摘要，以便于参考
- 更新的术语表，其中包含所有章节中的重要术语
- 复习题
- 思考题

特别值得注意的是每章末的复习题和思考题。复习题强化了本章中提供的信息，帮助读者将信息纳入对放射治疗概念的基本理解。思考题是一些开放式的，旨在激发读者批判性思维和分析判断有争议的问题。

此外，每章都提供了参考文献，为读者提供额外信息资源。每个版本的每个章节都集中强调放疗管理团队的全面需求。事实上，该领域的数十位专家都为这一新版本做出了贡献，包括放射治疗师、剂量师、物理师、放射肿瘤医师、护士和放射治疗学生。

查理斯 · 华盛顿
丹尼斯 · 利弗

译者前言

自19世纪末伦琴和居里夫人分别发现X线和镭之后，放射治疗很快就开始应用于恶性肿瘤的临床治疗。经过一个多世纪的不断发展，放射治疗现已成为恶性肿瘤综合治疗中一种不可或缺的手段，大约70%的肿瘤患者在整个治疗过程中需要接受放射治疗。

放射治疗是一个覆盖面极广的复杂学科，涉及放射物理学、放射生物学、放射肿瘤学和放射治疗技术4大支柱，且与临床各个学科联系密切。近年来，由于放疗设备的不断改进，计划系统也从二维发展到三维以及调强适形计划。质子、重离子治疗以及极速放疗（Flash-beam RT）等先进放疗技术也将应用于临床。放射治疗已逐步发展到分子生物学和广泛使用计算机控制的高新治疗设备阶段，精确定位、精确勾画、精确计划、精确摆位及精确照射等一系列先进的放疗技术使肿瘤受到更高剂量照射的同时也更好地保护了周围正常组织。

《Principles and Practice of Radiation Therapy》由美国放射治疗专家Charles M. Washington和Dennis Leaver教授主编，是放射治疗学领域的权威著作之一。自1996年第1版出版以来一直广受好评，2016年已更新至第4版。对于从事放射治疗专业的肿瘤医师、物理师、剂量师、技术员以及放射治疗专业的学生来说，这本书覆盖了放射肿瘤、放射物理、放射生物以及放射治疗技术的方方面面，图文并茂，内容翔实，是学习入门并深入理解放射治疗的一本非常好的专业书籍。非常荣幸受中国科学技术出版社邀请，由我来组织翻译本书的第4版，也希望此书中文版的出版能为我国放射治疗工作者带来帮助，并促进我国放射治疗事业的健康发展。

感谢所有参与本书翻译的来自全国的放疗同道们，感谢中国科学技术出版社的责任编辑为此书付出的艰辛劳动！

因时间紧迫，翻译工作量巨大，书中难免存在不当之处，敬请读者批评指正。

2020年6月

编著者

Robert D. Adams, EdD, CMD
Assistant Professor
Department of Radiation Oncology
University of North Carolina
Chapel Hill, North Carolina

Linda Alfred, MBA, MEd
Central Region Sales Manager
PTW–New York
Brooklyn, New York

Julius Armstrong, MBA, RT(T)
Program Chair, Radiation Therapy and Medical Dosimetry Programs
Bellevue College
Bellevue, Washington

Lisa Bartenhagen, MS, RT(R)(T)(ARRT)
Associate Professor and Director of Radiation Therapy Education
University of Nebraska Medical Center
Omaha, Nebraska

Lana Havron Bass, BSRT(R)(T), CMD, FASRT
Consultant
Weatherford, Texas

E. Richard Bawiec Jr., MS, DABR
Consulting Medical Physicist
Bawiec Medical Physics Consulting, LLC
Fort Smith, Arkansas

Leila Bussman-Yeakel, MEd, RT(R)(T)
Program Director
Radiation Therapy Program
Mayo School of Health Sciences
Mayo Clinic
Rochester, Minnesota

Jessica Church, MPH, RT(R)(T)
Clinical Research Specialist
Department of Radiation Oncology
University of North Carolina Hospitals
Chapel Hill, North Carolina

Gil’ad N. Cohen, MS, DABMP
Department of Medical Physics
Memorial Sloan Kettering Cancer Center
New York, New York

Annette M. Coleman, MA, RT(T)
Manager, Treatment Delivery and Charting Product Management
Elekta
Sunnyvale, California

Joanne Doucette, MS, MSLIS
Assistant Professor
Library and Learning Resources
MCPHS University
Boston, Massachusetts

Stephanie Eatmon, EdD, RT(R)(T), FASRT
Faculty, Radiation Therapy
National University
Costa Mesa, California

Michael T. Gillin, PhD
Professor, Department of Radiation Physics
University of Texas MD Anderson Cancer Center
Houston, Texas

John Givens, CMD, BSRT (R)(T)
National Clinical Specialist–Oncology
Philips Healthcare North America
Andover, Massachusetts

Matthew Keefe, CMD
Medical Dosimetrist
Rhode Island Hospital
Providence, Rhode Island

Adam F. Kempa, MEd, RT(T)
Administrative Director, Radiation Therapy Technology Program
Wayne State University
Detroit, Michigan

James Keskemety, CMD, AAS RT(R)(T)
Oncology Clinical Instructor
Philips Healthcare North America
Andover, Massachusetts

Jana Koth, MPH, RT(R)(T)
Assistant Professor, Clinical Education Coordinator, Radiation Therapy Program
University of Nebraska Medical Center
Omaha, Nebraska

John Lahaniatis, MD
Medical Oncologist
Bayhealth Medical Center
Dover, Delaware

Leia D.C. Levy, MAdEd, RT(T)
Assistant Professor, Program Director, Radiation Therapy Program
University of St. Francis
Joliet, Illinois

Brian Liszewski, MRT(T), BSc
Quality Assurance Coordinator, Radiation Oncology Program
Canadian Partnership for Quality Radiotherapy Research
Affiliate: National System for Incident Reporting– Radiation Therapy
Odette Cancer Centre, Sunnybrook Health Sciences Centre
Toronto, Ontario
Canada

Ronnie G. Lozano, PhD, MSRS, RTT
Chair and Associate Professor, Radiation Therapy Program
Texas State University
San Marcos, Texas

Susan Celata MacIsaac, R(T)(T), RN, MSN
Clinical Nurse Liaison
Seasons Hospice and Palliative Care
Newton, Massachusetts

Lukasz M. Mazur, PhD
Assistant Professor and Director of Healthcare Engineering Division
School of Medicine, University of North Carolina
Chapel Hill, North Carolina

Seth Miller, MD
Resident Physician, Postgraduate Year-5
University of North Carolina Hospitals
Chapel Hill, North Carolina

Matthew B. Palmer, MBA, CMD
Director, Proton Therapy Development
University of Texas MD Anderson Cancer Center–Proton Therapy Center
Houston, Texas

Gina C. Passmore, MS, RT(T)
Manager of Radiation Oncology and Cancer Registry
Harold Alfond Center for Cancer Care
Maine General Medical Center
Augusta, Maine

Sandy L. Piehl, MPA, RTT
Retired Program Director
School of Radiation Therapy
Northeastern Memorial Hospital
Chicago, Illinois

Simon N. Powell, MD, PhD
Chair, Department of Radiation Oncology
Memorial Sloan Kettering Cancer Center
New York, New York

Charlotte M. Prado, CMD
Research Dosimetrist, Department of Radiation Oncology
University of Maryland School of Medicine
Baltimore, Maryland

Karl L. Prado, PhD
Professor, Department of Radiation Oncology

University of Maryland School of Medicine
Baltimore, Maryland

Kameka Rideaux, MBA, RT(R)(T)

Education Coordinator, Radiation Therapy Program
University of Texas MD Anderson Cancer Center
School of Health Professions
Houston, Texas

Narayan Sahoo, PhD

Professor, Department of Radiation Physics
University of Texas MD Anderson Cancer Center
Houston, Texas

Ana Saiote, MSBME

OIS Treatment Delivery and Charting Product Manager
Elekta
Crawley, United Kingdom

Judith M. Schneider, MS, RT(R)(T)

Assistant Clinical Professor/ Director
Radiation Therapy Program
Indiana University School of Medicine
Indianapolis, Indiana

Amanda Sorg, MLS, RT(T)(CT)

Program Director, Radiation Therapy Program
Indiana University Northwest
Gary, Indiana

Jean St. Germain, CHP, DABMP, FAAPM, FHPS

Corporate Radiation Safety Officer
Department of Medical Physics
Memorial Sloan Kettering Cancer Center

审稿人

Hubert Callahan, MSRS(R)(T)
Division Director of Allied Health
Director, Radiation Therapy Program
Galveston College
Galveston, Texas

Sandra E. Hayden, MA, BS, RT(T)
Administrative Director, Radiation Therapy Services
Division of Radiation Oncology
University of Texas MD Anderson Cancer Center
Instructor, University of Texas, School of Health Professions
Houston, Texas

Amy Heath, MS, RT(T)
Radiation Therapy Education Program Manager, Radiation Oncology
University of Wisconsin Hospital and Clinics
Madison, Wisconsin

Julie A. Hollenbeck, MEd, RT(T) (ARRT)
Radiation Therapy Program Director
University of Michigan–Flint
Flint, Michigan

Kathleen Kienstra, MAT, RT(R)(T)
Associate Professor
Radiation Therapy Program Director
Saint Louis University
St. Louis, Missouri

Amy C. VonKadich, MEd, RT(T)
Department Chair, Diagnostic Medical Imaging
NHTI–Concord's Community College
Concord, New Hampshire

Melissa R. Weege, MS, RTT, CMD
Clinical Assistant Professor
Radiation Therapy Program Director
University of Wisconsin–La Crosse
La Crosse, Wisconsin

致谢

我们感谢各章节的编写者以及提供了有益反馈和建议的审稿人。我们还要特别感谢爱思唯尔的编辑人员，感谢他们在准备和制作这部作品期间的耐心和宝贵贡献。

最后，我们希望本研究中所概述的在治疗计划、提供和病人护理方面的知识和进展将最终丰富病人的生活质量，减少癌症影响带来的痛苦。

查理斯・华盛顿

丹尼斯・利弗

目　录

第一篇　概　论

第三篇　应用实践

第一篇 概 论

第 1 章

肿瘤概述

目的

- 讨论肿瘤认知观念的改变如何影响治疗方案的选择和治疗结果
- 讨论以“患者为中心理念”来提供一个最佳的治疗环境
- 良、恶性肿瘤的区别
- 肿瘤分期和分级的区别
- 医生需要了解患者及癌症的哪些信息才能制订出合适的治疗方案
- 阐述治疗肿瘤的3种主要方法：放射治疗、手术、化学治疗的优势和劣势
- 放射肿瘤学团队每个成员如何为患者提供有效的看护和治疗

放射治疗是利用电离辐射治疗癌症和一些良性疾病的医学手段。放射治疗的目标是提供杀死肿瘤所需的最大照射剂量，同时保护周围正常组织。为了实现这个目标，放射治疗很大程度上依赖于物理学和生物学，包括放射生物学和计算机科学。在过去的 20 年里，技术和医学的进步使放射治疗进入了一个激动人心的新时代。新时代使在提高放疗精度的同时大大降低正常组织的照射剂量成为可能。然而，必须强调的是，尽管拥有先进的技术和设备，放射治疗依然要以患者为中心。放疗治疗师的焦点仍然应该是患者，为患者提供优质的看护和教育，并根据需要进行转诊和日常评估。与患者建立有意义的日常联系与治疗师需要完成的其他任务同样重要。

一、患者角度

虽然癌症是可以治疗的疾病，但癌症的诊断和治疗影响患者的生活。在诊治肿瘤的各个方面时，医护人员很容易忽视疾病背后的患者本人。患者必须是放射治疗师工作中的焦点。高水平的医护源于对疾病过程的深入了解：心理社会问题、患者护理以及癌症诊治的原则和实践，包括治疗手段之一的放射治疗相关知识。这些知识为放射治疗师优化肿瘤患者的治疗、护理和教育提供了必要的工具。不考虑患者的医护措施是不能被接受的。患者的满意度在医疗保健领域中一直都很重要，在许多癌症中心，患者的满意度仍然是一个可衡量的治疗结局性指标。Famiglietti 等从 2006 年 9 月到 2012 年 8 月进行了患者满意度调查研究。收集了 8069 例接受放射治疗的患者资料。每个问题都采用里克特 10 分制量表评分，并对患者的总体满意度进行了分析。这项分析结果与其他已发表的研究结果一致，即患者满意度最重要的决定因素是患方与医疗供方的关系。在许多医疗环境下，医疗供方通常被认为是医师本人。然而，这项聚焦于放射肿瘤学的研究发现，放射治疗师与患者的关系是对患者总体满意度最重要的贡献因素。对患者满意度影响最大的两个变量是放射治疗师的看护和疼痛管理。每天与患者进行

的联系与治疗师在完成放射治疗过程的任何其他工作同样重要。

1. 诊断背后的患者

当为大量癌症患者提供治疗时，医护人员很容易忽略患者治疗癌症之外的生活。患者的焦虑和担忧仍在继续，癌症的诊断也增加了患者情绪、社会、身体和经济负担。另外，其他与癌症无关的医疗问题可能会使治疗复杂化，从而进一步加重患者的负担。当一个患者最终接受放射治疗时，他们已经看过了许多医师，可能会被安排许多其他的预约。

患者的年龄、文化、宗教、支持系统、教育、家庭背景等因素在治疗依从性、对待治疗的态度、治疗效果等方面起着重要作用。尽可能多地了解患者以及影响治疗结果的因素，可以帮助放射治疗师提供高质量的看护。例如，患者希望治疗的时间与预约时间不一致。对于一个治疗工作量大的放射治疗师来说，这个要求似乎是不合理的。事实上可能是一个有工作的亲属每天接送患者来做放疗，亲属的时间无法灵活变动。如果预约时间干扰了亲属的工作安排，可能会导致其失业。这个例子有三种可能的结果。一是放射治疗师为该患者安排了理想的预约时间，解决了该患者的交通问题；二是放射治疗师为该患者提供了理想的预约时间，但变更了其他患者的预约；三是放射治疗师为患者提供社区交通运输资源，并与各方共同努力确定合理的预约时间。诸如此类的原因，深入了解当前的患者并确保所有患者得到治疗和帮助以应对疾病及其导致的生活事件至关重要。

实施放射治疗只是放射治疗师责任的一部分。必须强调的是，患者并不是带有肿瘤的器官，而是一个完整的有问题和需求需要解决的个体。由于癌症会影响患者的整个家庭，放射治疗师有责任提供信息和可用资源，以帮助患者和家庭处理诊治癌症带来的所有问题和挑战。需要强调的是，有时候对患者或患者家人微不足道的同情和关怀将会改变患者对放射治疗的体验，实现从恐惧乃至崩溃到安慰和信任的转变（图 1-1）。

2. 癌症患者资源

在每个医疗机构，通常都有很多的癌症支持服务。这些服务包括癌症一般教育、肿瘤部位特异性教育、支持团体、财政援助、往返治疗和活动项目。社会工作部门可以帮助解决患者的财务、情感和后勤问题。教会和其他组织提供的社区服务可以帮助患者和他们的家庭。美国癌症协会等国家机构已经建立了所有患者都可以使用的项目和信息热线。照顾癌症患者通常是一项 24 小时不间断的工作，所以保证任何时间都有资源可用是很重要的。社区也为看护者提供服务，因为看护包括身体上的、精神上的、情感上的和经济上的。放射治疗师必须熟悉社区和国家可提供的资源，以便更好地为患者及其家庭成员中的看护者提供服务。对于在独立诊所工作的放射治疗师来说，尤其如此。对患者及其家属进行满足特定需求的项目或服务教育是放射治疗师提供高质量看护的一个重要组成部分。既然我们已经确定患者是放射治疗团队每一个成员的焦点，那么肿瘤医疗、研究就需要重新审视。

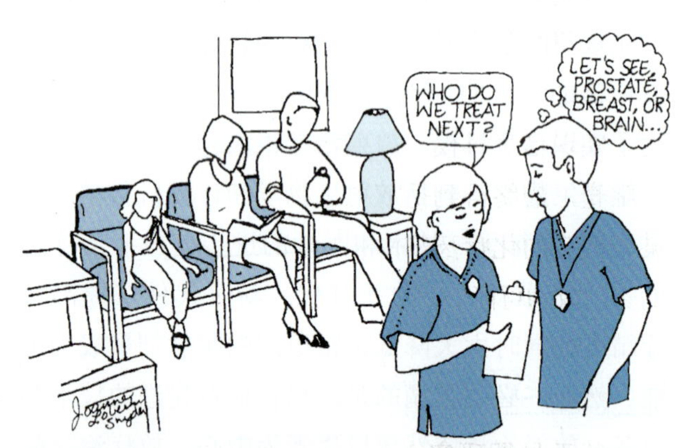
WHO DO WE TREAT NEXT?
LET'S SEE, PROSTATE, BREAST, OR BRAIN...

图 1-1 应该关注整个人，而不仅仅是疾病
（感谢 Joanne Lobeski-Snyder）

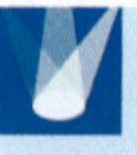

两个优质的国家资源：
美国癌症协会：http://www.cancer.org
美国国立癌症研究所：http://www.cancer.gov/

纵观历史，癌症一直是研究的主要对象。由于缺乏先进的外科技术、诊断及实验室设备，早期的研究者通过感觉来确定疾病的特征。研究人员无法彻底地检查细胞，所以感染和其他良性疾病也被包

括在癌症的分类中。早期有关癌症的知识，包括检查、诊断和治疗，部分可以追溯到公元前 1600 年埃及莎草纸的记载。最初，研究者认为过量的黑胆汁导致了癌症。这个观点使他们将癌症定义为局部治疗（如手术）只会让患者病情恶化的全身性疾病。鉴于此，癌症被认为是致命的，几乎没有治愈的可能。当研究人员无法证明黑胆汁的存在时，癌症作为一种局部起源性疾病的理论应运而生。这一理论为癌症治愈提供了可能。然而，由于信息有限，治疗方法稀缺。

公元前 5 世纪，希波克拉底通过观察对肿瘤进行分类。随着显微镜的发明，研究者可以基于细胞特征对肿瘤进行分类。肿瘤的分类、分期的改进伴随着技术的进步而不断变化。

癌症是一种致命性疾病，但癌症的病因仍然是个谜。多年来，人们甚至认为癌症是有传染性的。这一理论给癌症患者带来了孤立无援和耻辱感。虽然这种理论的影响在 30 年前就已经消失了，但是患者仍然担心癌症会传染给周围的人。不幸的是，今天，许多癌症患者在工作场所和申请医疗保险时仍然遭受歧视。

如果能获得一个癌症细胞的基因组信息，科学家就会鉴定出许多对特定癌症起源有贡献的基因突变。这些知识信息不仅有助于高危人群的早期诊断、改进筛查，最终得到更好的治疗，而且使得开发针对某个癌症的化疗药物和有效阻断高危人群罹患癌症的药物成为可能。目前，这个领域方兴未艾。

二、生物学角度

基于早期研究人员的工作积累及技术的进步，许多肿瘤在早期即可诊断。此外，科学家们能通过活检获得癌症细胞的脱氧核糖核酸（DNA），从而研究细胞不受调控生长的机制。虽然有关癌症的技术和知识在过去几十年里有了突飞猛进的进展，但仍然存在许多未知、需要学习的知识。

1. 肿瘤起源理论

肿瘤是异常细胞增殖导致的。异常细胞增殖的主要原因包括细胞分化异常、正常的非分裂成熟细胞启动增殖。细胞分化是指细胞经过有丝分裂形成子代细胞的过程。这些子代细胞继续分裂和分化，直至成为具有特定功能的成熟细胞。当这个过程被破坏时，子代细胞可能继续分裂而不产生成熟的细胞，引起异常细胞增殖。

异常细胞增殖的原因一直是多年来的研究议题。研究人员已经认识到癌症是一种基因疾病。正常体细胞（非生殖细胞）同时含有促进生长和抑制生长的基因，这两种基因对控制细胞生长都很重要。肿瘤细胞中，缺失了这种平衡的调节。促进或抑制生长的基因的突变与细胞生长失调密切相关，是细胞不受调控生长的原因。对于许多肿瘤，这两种突变同时发生，才能赋予肿瘤恶性特性。

癌症发生过程中涉及的基因有原癌基因、癌基因和抑癌基因。原癌基因是在控制细胞正常生长和分化中发挥作用的正常基因。这些基因是癌基因（调控癌组织演进和生长的基因）的前体。原癌基因转变为癌基因可以通过 DNA 突变，包括点突变、易位和基因扩增等形式来实现。癌基因与细胞的异常增殖有关。抑癌基因也被称为肿瘤抑制基因，这些基因可以阻止细胞增殖。抑癌基因的失活可以引起肿瘤的异常增殖。

DNA 点突变、扩增或易位将原癌基因转化为癌基因，造成细胞不受限制的生长。

是什么导致了这些突变的发生？对体细胞而言，突变与暴露于致癌物质有关，如某些病毒、日光、辐射和吸烟。另外，突变源于遗传，如家族性视网膜母细胞瘤。此外，正常细胞复制过程中发生的随机突变也可导致细胞生长不受调控。

研究人员已经鉴定出了一些突变基因，包括与家族性乳腺癌有关的基因。通过应用基因图谱和先进技术，该领域的研究还在继续。为了深入了解癌症治疗的原理，有必要回顾细胞周期和肿瘤生长的相关知识。

2. 细胞周期

哺乳动物细胞增殖主要通过有丝分裂或细胞

分裂。经过这一过程，两个子代细胞具有和亲本细胞相同的染色体。细胞周期是指细胞分裂过程中的时相和活动。细胞周期由G0、G1、S、G2和M五个时相组成（图1-2）。

G0期是在细胞周期闭环之外的。处于这个期的细胞功能齐全，未进行DNA复制。

组织和器官的大部分细胞都处于G0期。

G1期，又称为第一生长阶段，它的特点是细胞生长快速和代谢活跃。不同细胞在G1期的持续时间存在差异。细胞在第一生长阶段的分裂时间短，但停留时间较长。G1期时长从几小时到几年不等。在此期间，细胞会合成必需的RNA和蛋白质来维持细胞的功能。第一生长阶段后期，细胞开始进行DNA的复制。

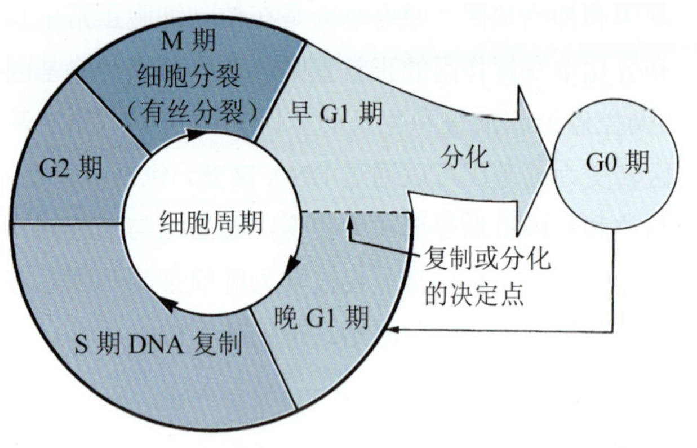

图1-2 细胞周期

（引自Otto SE: Oncology nursing，ed 2，St. Louis，1994，Mosby）

S期，又称为合成期，DNA在这个时相进行复制，保证子代细胞与亲本细胞拥有相同的遗传物质。G2期，又称为第二生长阶段，这个时期主要为细胞的有丝分裂做准备。各种酶和蛋白会被合成，细胞继续生长，并且会相对较快地进入M期，也就是有丝分裂期。

处于细胞周期G2期和M期的细胞对放射线最敏感。

3. 肿瘤生长

处于正常状态的细胞，死亡与细胞复制存在平衡。细胞复制和死亡之间的不平衡会导致肿瘤的异常生长，但是，肿瘤的生长率受到诸多因素的影响。恶性肿瘤细胞的遗传物质存在缺陷，会导致细胞的死亡增加。此外，当肿瘤越长越大时，肿瘤的血供、氧供和营养物质会缺乏，从而形成一个坏死区域或坏死组织，也会影响生长。

起始阶段，肿瘤呈指数性生长，但是当肿瘤持续增长到超出血供和营养供应能力时，细胞的增殖速率接近于细胞的死亡速率。冈培尔生长曲线可以表明这一现象（图1-3）。临床上可检测到的肿瘤一般都位于曲线的较高位置。治疗会减少细胞的数量，尽管增殖速率仍然很高，但是肿瘤生长曲线会出现回落。然而，之前处于G0期的肿瘤细胞会被激活重新进入细胞周期。细胞处于快速分裂状态时对射线和化疗更为敏感。

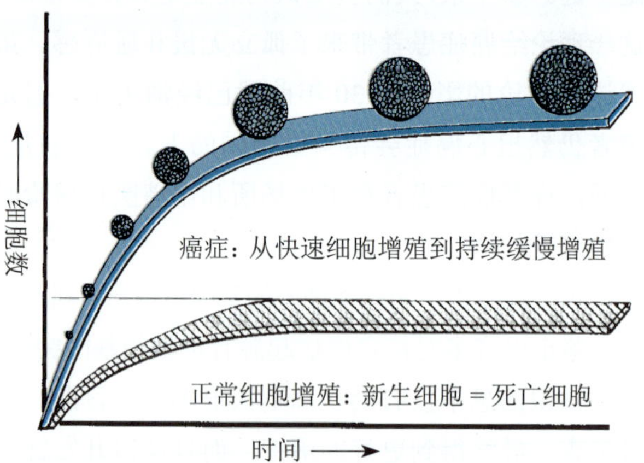

图1-3 使用冈培尔函数描述的生长曲线

（引自Otto SE: Oncology nursing, ed 2, St. Louis, 1994, Mosby）

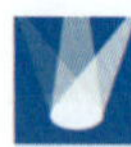

与正常细胞不同，癌细胞经过程序性细胞分裂后并不会死亡。因此，癌细胞拥有无限增殖的能力。

4. 肿瘤分类

肿瘤可以依据解剖位置、细胞来源和生物学行为进行分类。肿瘤可以起源于任何细胞，这也解释了为什么会出现不同种类的肿瘤。高分化的肿瘤（与起源细胞非常相似）可以根据组织学类型进行分类。但是，未分化细胞与正常细胞相似程度低，所以分类困难。这些肿瘤在病理学上称为未分化肿瘤，以诠释其失分化和原始的形态。

肿瘤分为两类：良性和恶性（表 1-1）。良性肿瘤一般分化良好，不侵犯周围正常组织，不发生远处转移。通常，良性肿瘤具有包膜、生长缓慢。尽管大多数的良性肿瘤对患者影响较小，一些颅内的（由于其位置）良性肿瘤也被认为具有恶性生物学行为，因其会给患者带来不良影响。良性肿瘤的英文名称一般会以 oma 为后缀，并与标明细胞来源的字母相结合进行命名。例如，软骨部位发生的良性肿瘤被命名为软骨瘤（chondroma）。这是一般的规则，但也有一些恶性肿瘤，如黑色素瘤（melanoma）命名虽以 oma 结尾，但属于恶性肿瘤。

表 1-1 良性肿瘤和恶性肿瘤的一般特征

特 征	良 性	恶 性
局部播散	增大、挤压	浸润性和侵袭性
远处转移	很少	早期或晚期会出现淋巴结、血液和种植转移
分化	高分化	高分化/未分化
有丝分裂活动	正常	正常/有丝分裂率增加
形态	正常	正常/多形性
对机体的影响	小（与治疗方式和肿瘤位置有关）	威胁生命
倍增时间	正常	正常/加快

恶性肿瘤通常会侵犯和损害周围的正常组织，如果任其发展，会威胁患者生命。

高、中分化的恶性肿瘤细胞与其起源细胞相似。低分化肿瘤细胞具有较少起源细胞的特点，而未分化的肿瘤细胞缺乏起源细胞的特点。它们具有远处转移及播散到原发部位以外器官的能力。

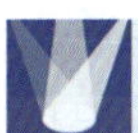

恶性肿瘤通常会侵犯和损害周围的正常组织，如果任其发展，会威胁患者生命。

来源于间叶细胞的肿瘤被称为“肉瘤”。间叶细胞包含结缔组织、骨和软骨细胞。例如软骨肉瘤就属于肉瘤的一种。但是，尽管血液和淋巴系统属于间叶组织，却被单独分类为白血病和淋巴瘤。

癌是指上皮来源的肿瘤，包括覆盖在表面或者管状腔道的所有组织。例如，被鳞状上皮细胞覆盖的呼吸、消化道。起源于这些器官的肿瘤被称为该部位的鳞状细胞癌。例如肺的鳞状细胞癌。腺体上皮细胞来源的肿瘤被称之为腺癌。例如，来源于胃表面细胞的肿瘤被称为胃腺癌。表 1-2 列举了一些肿瘤分类的术语。和其他分类系统一样，总有一些例外的情况。例如霍奇金病、维尔姆斯瘤和尤因肉瘤。分类系统会随着肿瘤起源和生物学行为知识的丰富而不断完善。表 1-3 列举了常见解剖部位癌症的组织学类型。

表 1-2 肿瘤的分类

组织来源	良 性	恶 性
腺上皮	腺瘤	腺癌
鳞状上皮	乳头状瘤	鳞状细胞癌
结缔组织/平滑肌	平滑肌瘤	平滑肌肉瘤
造血系统	—	白血病
淋巴系统	—	淋巴瘤
神经系统	神经瘤	神经母细胞瘤

表 1-3 常见解剖部位肿瘤组织学特点

部 位	常见的组织类型
口腔	鳞状细胞癌
咽部	鳞状细胞癌
肺	鳞状细胞癌
乳腺	浸润性导管癌
结直肠	腺癌
肛门	鳞状细胞癌
子宫颈	鳞状细胞癌
子宫内膜	腺癌
前列腺	腺癌
脑部	星型细胞瘤

5. 癌症展望

美国癌症协会估计每年新诊断的癌症病例数约为665 500例。在这些患者当中，约有585 700例死于癌症。皮肤癌，除了恶性黑色素瘤，以及大多数的原位癌（一种没有侵袭能力的早期癌）不包括在这些计数中。癌症的死亡率在过去的20年间已有下降，但不同年龄、性别和种族之间有所差异。40～49岁的非洲裔美国男性死亡率下降最明显。除外皮肤癌，美国男性最常见的癌症主要有前列腺癌、肺癌和结直肠癌，女性主要有乳腺癌、肺癌和结直肠癌。这些数据并不是恒定的，会随着环境、生活方式、科技水平以及其他社会因素的变化而相应改变。肺癌的发病率在20世纪70～80年代明显高于20世纪30年代，这主要与吸烟者数量的增加和诊断能力的提高有关。然而，在过去的7年中，由于教育项目的改进和吸烟人数的下降，美国男性肺癌的发病率下降了约17%，女性肺癌发病率没有出现上升。在过去20年里，由于巴氏涂片用于癌症的筛查，侵袭性宫颈癌的发病率也出现了下降。目前，原位非侵袭性宫颈癌的发生率要高于侵袭性宫颈癌。这些预后好的原位癌没有被纳入美国癌症协会统计。

由于地理位置的不同，癌症的发病部位也会有所差别。如日本胃癌的发生率要高于美国，新西兰皮肤癌的发生率要高于冰岛。这些差别主要归因于饮食和地理环境的不同。

三、病因学和流行病学

关于癌症发生和在不同地区发生率影响因素的知识汗牛充栋。病因学和流行病学在这些知识的积累中贡献了巨大的力量。

1. 病因学

病因学是研究疾病发生原因的学科。尽管癌症的发病原因尚不清楚，但已经鉴定出许多致癌物和基因，认为是癌症发生的危险因素。专家们会应用这些信息，建立预防方案、识别高危人群，正如他们在控烟方面的做法。

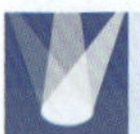

病因学因素包括吸烟、人乳头状瘤病毒、酒精和日光暴露。

病因学和流行病学知识有助于确定早期筛查方案、设计患者教育项目和识别目标人群。如美国癌症协会制定的指南，利用乳腺钼靶X线作为早期乳腺癌的筛查手段。

2. 流行病学

流行病学是研究疾病发生率的学科。国家数据库提供了癌症发生率和死亡率的统计信息。有了这些信息，研究者就可以判断不同年龄、性别、种族和地理位置的人群中肿瘤的发生率。研究者同样能够了解癌症的类型与受累人群的关系，如在非洲裔美国男性的前列腺癌发病率较高。流行病学同样能够帮助我们了解到疾病的发展趋势，如美国最近出现的男性肺癌发病率下降、胃癌发病率下降以及恶性黑色素瘤发病率上升。

四、检查和诊断

早期检查和诊断是肿瘤治疗成功的关键。一般来说，肿瘤发现得越早，发生转移和扩散的可能性就越小，治愈的机会就越大。对于一些肿瘤，如喉癌，早期出现的症状，如声音嘶哑，会促使患者尽早就医。所以，早期声门（或真声带）癌的治愈率就很高。但是，像卵巢癌，症状指向性模糊，仅表现为胀气、腹痛或腹部不适，就会被归因于其他疾病。导致诊断延误，成为卵巢癌治愈率低的一个原因。

医学影像技术的发展有助于医师了解人体内部，甚至观察细胞的活性。这些先进技术在肿瘤的早期发现和诊断中扮演着重要角色，同时也为放射治疗中减少肿瘤照射体积以保护周围正常组织提供了支撑信息。

1. 筛查

早期发现癌症（在症状出现前，治愈的机会

是最大的）需要进行筛查。如宫颈癌的巴氏涂片检查、结直肠癌的粪便隐血试验或结肠镜检查、乳腺癌的乳腺钼靶 X 线检查。不幸的是，许多癌症由于肿瘤无法评估或检测费用昂贵而缺乏筛查手段。

筛查手段对目标肿瘤必须具有足够的敏感性（检测出真阳性结果的能力）和特异性（检测出真阴性结果的能力）才被认为是可用的。筛查手段足够敏感，可以在很早期就发现肿瘤。一个敏感的检测是不会出现假阴性结果的。假阴性结果是指将癌症患者检测为无癌人群。例如，巴氏涂片是敏感的检测手段，是因为它能在疾病演变为侵袭性前发现子宫颈部的癌细胞。特异性好的筛查方法可以用于确诊特定类型的癌症。如前列腺特异性抗原就能特异性诊断前列腺癌。遗憾的是，它会出现一些假阳性结果。患有良性和恶性肿瘤都可以呈现癌胚抗原表达升高。因此，这项检测没有特异性，但它是诊断结直肠癌复发最敏感的手段。

筛查可以出现假阳性或假阴性。假阳性是指检测结果提示患有肿瘤，但实际上是没有肿瘤的情况。在这种情况下，患者可能会额外接受一些不必要的、致病的且费用昂贵的筛查检查项目或治疗。假阴性结果是相反的，是指筛查结果表明没有肿瘤，但实际上却患有肿瘤的情形。在这种情况下，除非肿瘤随后出现明显症状，否则患者得不到尽早的治疗。一个完美的筛查手段应兼具敏感性和特异性。筛查费用通常会限制该手段应用于整个人群，但是可以选择高危人群使用。

2002 年，美国癌症研究所（National Cancer Institute, NCI）对肺癌高危人群进行了一项全国性筛查研究，用螺旋 CT 作为筛查手段，与标准的胸部 X 线筛查进行对比。截至 2004 年 2 月，超过 50 000 人被纳入这项研究当中，并进行了相应数据的收集。2011 年，NCI 报道了研究结果，与传统的 X 线筛查相比，低剂量 CT 筛查降低了人群肺癌死亡率 20%。这方面的研究也会继续深入进行，对筛查费用，以及该手段是否适用于较少吸烟者或年轻吸烟者有待于考证。

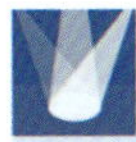

一个敏感、容易出现假阳性但特异性低的筛查手段会导致额外的检查及不必要的花费用于进一步确诊疾病。

2. 诊断检查

当怀疑肿瘤时，需要进行一系列的诊断检查，目的是评估患者的一般状况，以及收集尽可能多的肿瘤相关信息。为了有效地治疗患者，医师必须清楚肿瘤的类型、部位及大小；肿瘤侵袭正常组织的程度；有无远处转移；有无淋巴结转移；对治疗方案的依从性。这些问题都能在诊断检查中得到答案。

诊断检查主要依据疑诊肿瘤的类型和患者的症状开展。疑诊肺癌和疑诊前列腺癌的检查诊断是不同的。虽然回答的是相同问题，由于面对的肿瘤不同，需要基于肿瘤特点安排检查。此外，早期肿瘤的诊断检查和晚期肿瘤也不同。如 I 期乳腺癌的骨转移率要明显低于Ⅳ期乳腺癌。因此 I 期乳腺癌的诊断检查不包括骨扫描，但Ⅳ期乳腺癌骨扫描却是必须检查的项目。

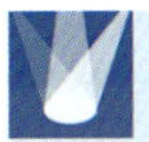

对于生活习惯中涉烟涉酒（嚼用烟草）的患者，诊断检查还要除外第二原发肿瘤的可能性。

随着技术的进步，医师获取的信息比以往更加详细。新技术的出现和其在信息收集过程中的应用，使治疗变得更加有效。在计算机断层扫描（CT）或磁共振成像（MRI）应用之前，医师无法在胸部 X 线片上确定小体积肿瘤侵犯肺组织的程度。只能对肿瘤的侵犯范围进行有根据的猜测性诊断，并根据猜测性诊断对患者进行治疗。这样，就需要大的照射野覆盖所有可疑的区域。随着超声、CT、MRI 和正电子发射断层成像（PET）的应用，治疗靶区可以精确到肿瘤所在区域，这样就可以减少正常组织受照射的剂量，提高治疗疗效，减少急性和慢性毒副反应。

如今，随着 PET 和 PET- CT 的应用，医师可以发现其他影像手段检测不到的原发肿瘤附近或身体其他部位的微小病灶。PET 对肺癌、头颈部肿瘤、乳腺癌、结直肠癌和食管癌，以及淋巴瘤和黑色素瘤等肿瘤都具有诊断价值。PET 在其他肿瘤中的诊断价值正在研究中。区分术后复发与术后改变是 PET 应用的另外一个领域。

3. 分期

肿瘤分期是描述诊断时肿瘤大小和浸润程度的一种方法。肿瘤分期具有重大意义的原因在于：肿瘤分期有助于交流，有助于最佳治疗方法的确定，有助于预后的判断，并为进一步开展研究提供了途径。分期系统已经随着技术的进步和知识的增加不断变化，并将在更多知识被了解的同时继续完善。因此，常见肿瘤有详细的分期系统，而罕见的肿瘤只有简单的分期或者还没有分期系统。

目前常用的分期系统是国际抗癌联盟（Union for International Cancer Control, UICC）和美国癌症联合委员会（American Joint Committee on Cancer, AJCC）的 TNM 系统。T 分期是指原发肿瘤的大小和范围，分为 T1 ～ T4 和 Tx。T1 期指肿瘤小和（或）局限于一个小的区域，而 T4 期肿瘤通常较大和（或）累及其他组织。Tx 表示无法获得具体信息以做出明确分期。N 期是指淋巴结受累与否及其范围。N0 ～ N4 和 Nx 指淋巴结受累程度，N0 表示没有阳性淋巴结。N1 为原发肿瘤附近的阳性淋巴结，N4 为距原发肿瘤远的阳性淋巴结。Nx 表示无法评估淋巴结受累情况。并非所有的癌症都有 N1 ～ N4 期。肿瘤的发生发展史和临床治疗将影响分期系统。M 期是指存在的转移和转移的范围。同样，根据转移的程度，M 期分为 M0、M1、Mx。M0 期表示没有发现发生转移的证据，M1 期表示肿瘤发生转移，Mx 期表示无法评估肿瘤是否发生转移。对于特定类型的肿瘤，分期标准中 M 期的定义会有相应的拓展（图 1-4）。

在 TNM 分期中，常见的恶性肿瘤还有亚类分期，用于标注分期是通过临床、外科或病理方法完成的。尽管 TNM 系统已被广泛使用，但仍然存在其他分期系统，这些系统能够更精确地描述肿瘤的重要特征，以便提供预后和治疗信息。例如，国际妇产科联合会（Federation International of Gynecology and Obstetrics, FIGO）分期系统更常用于妇科肿瘤的分期。

4. 手术 / 病理分期

手术 / 病理分期提供了最准确的肿瘤及其扩散范围的信息。虽然在不使用侵入性手段下可以对肿瘤进行临床分期，但淋巴结是否受累和存在微小扩散仍是一个棘手的问题。在手术分期中，医师可以对可疑组织进行活检，获取淋巴结标本进行显微镜下观察，并探查肿瘤及肿瘤周围组织和器官是否被累及。

因为经常会发生腹壁种植，卵巢癌需要通过术中检查或腹部手术探查分期。手术过程中，确定原发肿瘤的部位，切除肿瘤，活检可疑部位，灌洗腹腔，以及检查灌洗液中的肿瘤细胞。术后肿瘤是否残存对术后治疗和患者的预后至关重要。获得肿瘤的信息越多，分期越准确，治疗才能更有效。另外，准确的分期也能防止过度治疗。

由于可以同时获得肿瘤细胞的 DNA 信息以及肿瘤类型的信息，医师可以确定哪个肿瘤对特定治疗更敏感，哪个肿瘤复发的概率更大。肿瘤细胞 DNA 检测是许多癌症的标准检查方法，分期系统已开始将其像其他临床因素一样纳入。例如，对于乳腺癌，过表达 *HER2/neu* 原癌基因或 *BRCA1/BRCA2* 基因突变将影响整个治疗计划。

5. 分级

肿瘤分级是指基于分化程度对其侵袭性做出的判断。

肿瘤分化程度包括四类：高分化、中分化、低分化和未分化。肿瘤细胞具有与起源细胞相似的特征，属于中、高分化。在肿瘤细胞中，几乎或不能分辨起源细胞是属于低分化或未分化。确定分化程度需要在显微镜下对肿瘤组织进行细胞检查。对于某些肿瘤，如高级别星形细胞瘤，分级是最重要的预后指标。在确定骨和肌肉肿瘤的治疗和预后方面，分级比分期的价值更大。

分期和分级提供了准确的肿瘤信息及其生物学行为概况。当医师知道所面对的肿瘤的确切类型

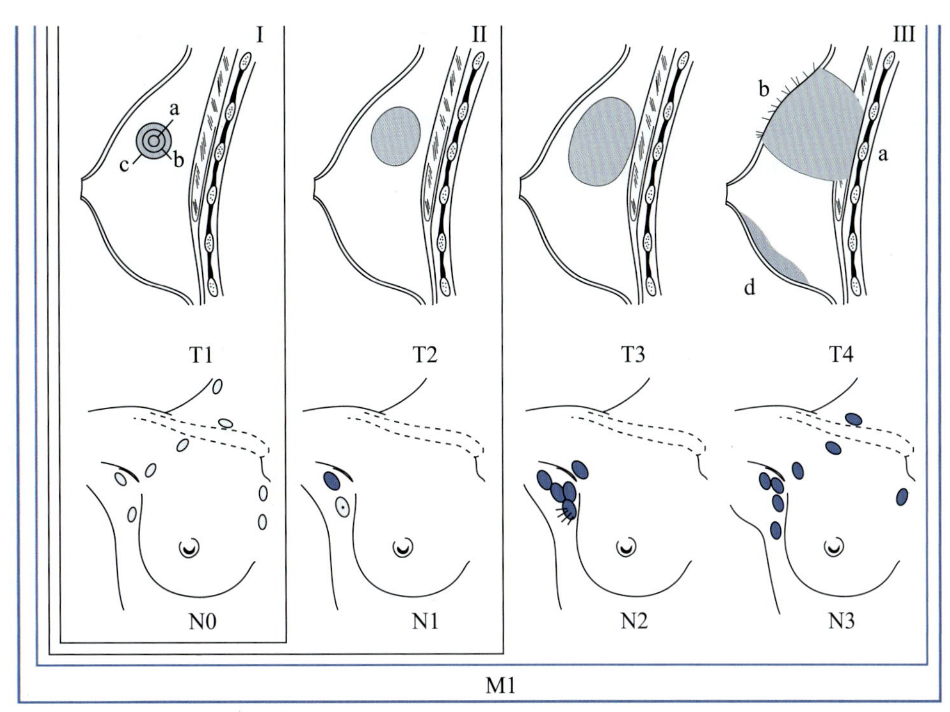

图 1-4　乳腺癌分期系统示意图
（引自 Rubin P:Clinical oncology, ed 7, Philadelphia, 1993, WB Saunders）

时，就可以做出有效根除肿瘤的治疗决定。（第 5 章提供了癌症检测和诊断的详细描述。）

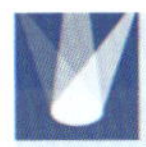

肿瘤的分级需要在显微镜下观察肿瘤细胞来确定。

五、治疗方案

癌症治疗采用多学科综合治疗方法。设立肿瘤诊治委员会，使癌症专家一起工作，了解新诊断肿瘤的相关信息，并制订有效的治疗计划。肿瘤诊治委员会成员包括外科医师、放疗科医师、肿瘤内科医师、放射科医师、病理科医师、社会工作者、整形外科医师和其他医务人员。委员会的所有人都在制订治疗计划、帮助患者提高生活质量方面扮演着关键角色（图 1-5）。放射治疗师必须了解其他癌症治疗方法，因为患者可能在接受放疗的同时接受其他治疗，这对毒副反应和治疗计划的完成会造成影响。当患者在接受放射治疗之前或之后进行手术，或者在放射治疗之前或放疗期间进行化疗时，放疗方案是不同的。放射治疗师作为放射治疗团队的一员，必须与整个团队的其他成员进行沟通交流。

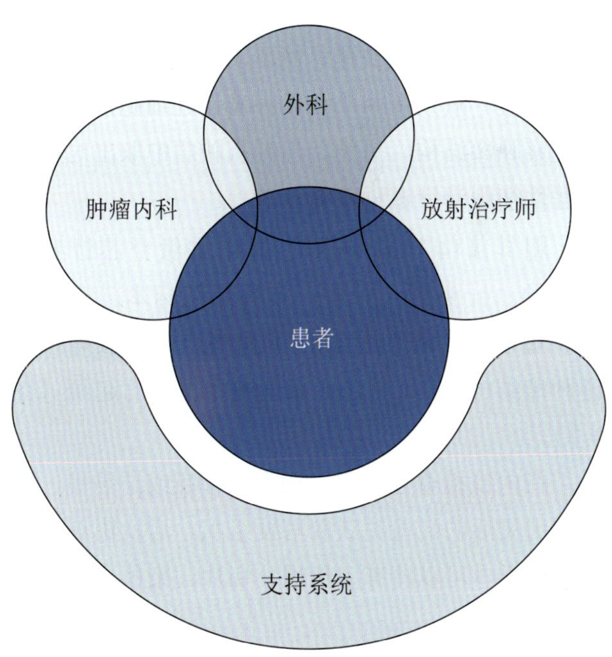

图 1-5　癌症患者可以接受不同方式的治疗和支持

1. 外科手术

作为一种局部治疗手段，手术在诊断、分期、治疗、姑息（缓解疼痛和不适的非治愈性治疗）、判断治疗效果等方面发挥着重要作用。作为一种诊断方式，外科手术用于对可疑肿块进行活检，以确定肿块是否为恶性，如果是恶性的，则需要明确其来源。活检方法有多种，具体方法的选择取决于可疑肿块的特征。

为了进行有效的治疗，必须明确肿瘤的组织学类型和细胞特性。活检可以回答以下问题：肿瘤为原发还是从身体的其他部位转移而来？肿瘤生长缓慢还是迅速？肿瘤是恶性的还是良性的？一旦明确了这些信息，就可以制订一个适当的多学科综合治疗方案。

普通活检（从实体瘤中取出小的组织样本以确定病理）的方法包括细针抽吸、空芯针穿刺、内镜、切取和切除活检。活检的信息对于制订合适的治疗方案是必不可少的。细针穿刺抽吸活检可用于确定可疑乳房肿块的组织学类型。活检过程中，可以从肿瘤几个可疑的区域中用针吸采样（图 1-6），然后将细胞涂抹至载玻片上，用于进一步检查。

这种活检方法快速、简单，患者的痛苦少、愈合时间短。缺点是由于缺乏肿瘤邻近细胞信息而无法观察肿瘤结构。另外，当针从肿瘤中取出时，存在恶性细胞沿针道种植的可能。

粗针（14 号或 16 号）是用来做空芯针穿刺活检的。针头插入肿瘤，收集组织标本。获得的组织可以切片和在显微镜下观察。该方法可以保留肿瘤结构，从而更好地识别肿瘤组织的起源（图 1-7）。

在内镜检查过程中，如支气管镜或结肠镜，可以使用灵活的活检钳获取可疑组织。活检钳获取的小组织样本可以冷冻、包埋、切片、染色，并在显微镜下观察。

切取活检，在并非完全切除整个肿瘤基础上获取肿瘤标本。该法常用于体积较大的或局部晚期的肿瘤（图 1-8）。切除活检，是试图切除整个肿瘤和任何可能的局部扩散。恶性黑色素瘤的诊断建议切除活检。当色素痣或痣变大或变色，具有恶性可疑时，应进行切除活检。痣和正常的周围组织（包括皮下组织的安全边界）被整体切除，或者整块切除。

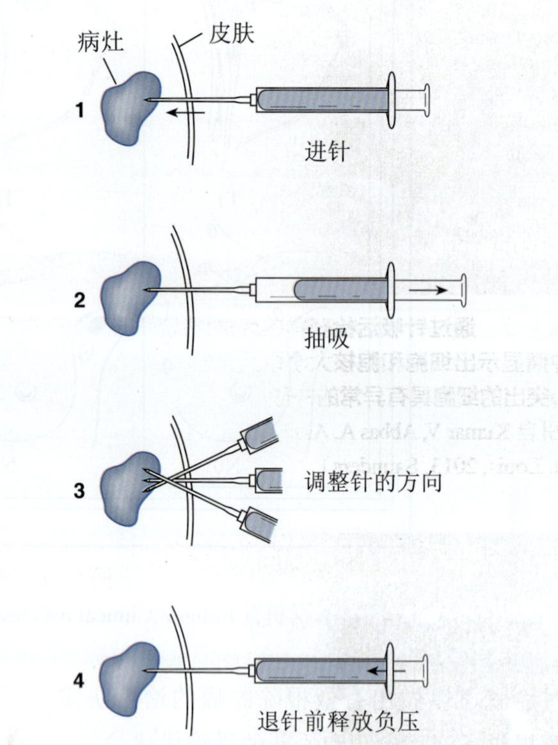

图 1-6　针吸活检可扪及病灶的步骤。第 3 步表示达到靶病灶后需要调整针的方向，第 4 步强调在退针前释放负压的重要性

（引自 Koss LG: Needle aspiration cytology of tumors at various body sites. In Silver CE et al, editors: Current problems in surgery, vol 22, Chicago, 1985, Year Book Medical Publishers）

外科手术在癌症的治疗中至关重要。随着知识、设备和技术的进步，外科治疗的创伤性不断减小，更倾向于成为多学科综合治疗的一部分。手术成功与否取决于医疗条件、患者的意愿、肿瘤的大小、范围和位置。

不是所有患者都是外科治疗的合适人选。患者身体条件差会增加手术风险。例如，肺功能受损严重的患者，全身麻醉是其禁忌证，外科治疗是无法进行的。另外，像其他治疗方式一样，患者可以放弃手术，而选择其他治疗方式或直接放弃治疗。

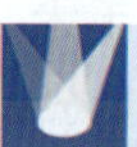

手术相关风险包括麻醉的毒副反应、感染和器官功能丧失。

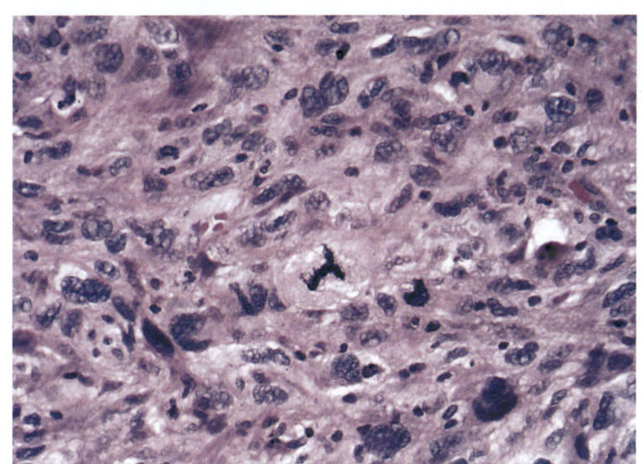

图1-7　通过针吸活检获得的肿瘤组织图示。这个未分化肿瘤显示出细胞和胞核大小以及形状的各式改变。视野中心突出的细胞具有异常的外形

（引自 Kumar V, Abbas A, Aster J: Robbins basic pathology, ed 9, St. Louis, 2013, Saunders）

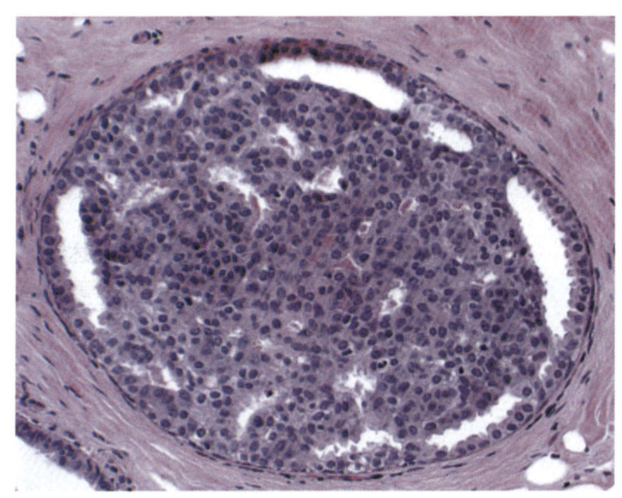

图1-8　乳腺活检标本，显示上皮增生。管腔充满不同形态的异质性细胞。外周有明显的不规则狭缝式开口

（引自 Kumar V, Abbas A, Aster J: Robbins basic pathology, ed 9, St. Louis, 2013, Saunders）

因为手术是局部治疗，所以对未扩散到邻近组织或器官的小肿瘤效果最佳。手术中，医师需要切除整个肿瘤和微小播散病灶，所以部分邻近“正常组织”将被切除。随着肿瘤体积和（或）累及范围的增加，需要切除更多的正常组织，从而增加了手术的风险。如果肿瘤可以完全切除，手术是唯一必要的治疗方法。但是，如果手术切缘是阳性的或术后肉眼肿瘤残存，则术后复发率高，必须进一步治疗。

术前可给予放疗或化疗以增加肿瘤完全切除的可能性。在这种情况下，放疗或化疗的目标是杀灭微小、亚临床病灶，缩小肿瘤体积。较低剂量的放疗和（或）化疗有助于降低术中和术后的并发症。

肿瘤的位置是手术治疗成功的关键。如果肿瘤位于无法接近的解剖部位或邻近危及器官（重要器官或正常组织结构），则无法实施手术。危及器官的损害可能会威胁生命，或者使患者变得比治疗前还要糟糕。鼻咽癌位于手术难以接近的区域，周围邻近颅底和神经。所以，鼻咽癌不是外科手术的合适人选。但是，随着技术和手段的改进，肿瘤的位置或许将不再成为手术治疗的障碍。

姑息手术用于缓解疾病导致的症状。切除肠梗阻对肿瘤没有治愈作用，但可以缓解患者的症状、改善生活质量。姑息性手术的另一个例子是神经离断，用于减少或消除由肿瘤引起的疼痛。

2. 放射治疗

放射治疗简称放疗，是一种局部治疗，可单独使用或与其他治疗方式联合使用。放疗的优势在于保留器官功能和保证良好的美容效果。早期喉癌既可以选择手术，又可以选择放疗。手术需要切除声带，会造成患者失声。然而，放疗可以在达到与手术同样治疗效果的同时，不损伤患者的发声。过去，采用手术治疗前列腺癌，通常会引起患者阳痿和较高比例的尿失禁，而放疗在保证疗效的前提下，可以保留患者的性功能。

手术和放疗相结合可获得较好的美容效果。过去，乳腺癌的治疗通常采用根治性乳房切除术，会使患者的外观受损。目前，对于同类型的乳腺癌选择乳腺肿瘤切除术加前哨淋巴结活检，之后进行放疗的模式，在保证患者外观的同时，具有相同的治愈率。对前哨淋巴结或初级引流淋巴结活检，缩小了腋窝淋巴结的清扫范围，降低了患者上肢活动受限和淋巴水肿的风险。

放疗是姑息治疗的重要手段，例如骨转移，如果不放疗，患者将经历严重的疼痛且存在病理性骨

折的风险。对骨转移病灶进行放疗，可以缓解疼痛、预防骨折。如果肿瘤压迫神经，放疗可以缩小肿瘤，从而解除神经压迫，缓解疼痛。

放疗也属于局部治疗，肿瘤扩散到全身的患者不是放疗的合适人选。放疗可以给予局部根治性剂量而不伤及周围关键器官。新型放疗技术，如适形放疗、调强放射治疗、立体定向放射外科和质子治疗，结合先进的医学影像，几乎可以实现用射线来“雕刻”肿瘤，极大地保护了周围正常组织。与常规放疗相比，这些技术治疗患者的毒副反应更低。选择合适的放疗技术时必须考虑影响计划制订的各种因素，因为没有“放之四海皆准”的放疗技术。

与手术一样，患者的身体条件须能够耐受放疗。放疗不适合用于肺功能较差的肺癌患者，因为放疗可能进一步损害患者的呼吸功能。放射治疗的实现方式有多种，大致可以分为外照射治疗和近距离治疗两种。

精确地制订放疗计划和使用合适的剂量分割，可以减少放疗的晚期不良毒副反应。

（1）外照射治疗：外照射利用X线、电子线、质子或γ射线治疗肿瘤。直线加速器能够产生特定能量范围的X线，有的加速器可以产生多个能量的X线和电子线。质子治疗需要回旋加速器或者类似的设备。质子治疗一般依托于较大的肿瘤中心，但目前有个别小的肿瘤中心也逐渐开始开展。外照射用的γ射线由钴-60机产生；钴-60机是40多年前主要的放疗设备，如今已很少使用。

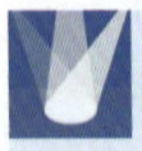

X线和γ射线的主要区别是产生机制不同。X线通过电子撞击靶标产生，而γ射线是在核素放射性衰变过程中产生的。

高能X线主要用于治疗体内深部的肿瘤，而电子线则治疗表浅的肿瘤。对于胰腺癌或乳腺癌，可以用电子线行术中放疗。术中放疗是指在手术过程中，直接用射线照射肿瘤的技术。这种技术可以达到高剂量照射肿瘤、同时保护周围正常组织的目的。由于肿瘤位置、大小、患者耐受手术能力各异，并非所有的肿瘤类型都适合术中放疗。

当代放疗技术比以往任何时候都更精准。通过使用先进的治疗计划系统、复杂的治疗设备和优质的医学影像，可以安全实施较高的照射剂量，同时达到对周围正常组织的损伤最小。适形放疗、调强放疗和自适应放疗是放疗技术进展的例证。简单来说，当治疗机进行固定野或围绕患者身体旋转照射时，新型放疗技术可以根据肿瘤形状的不同而改变照射野大小和（或）剂量。这些治疗技术的最新进展将在第15章和第16章深入介绍。

（2）近距离治疗：近距离治疗或者“短距离治疗”借助于放射性核素，如铯-137（^{137}Cs），铱-192（^{192}Ir），钯-103（^{103}Pd）或碘-125（^{125}I）开展。近距离治疗时，放射源可以置于肿瘤表面或肿瘤之内。因为放射源的能量低，在给予肿瘤高剂量照射时，肿瘤周围正常组织接受剂量小。近距离治疗可以通过多种技术实现。

采用组织间插植技术，放射源将直接置于肿瘤内。放射源可以永久保留在原位，或者待处方剂量完成后去除。前列腺癌的治疗可以使用这两种方法。永久性植入技术，^{103}Pd或^{125}I粒子被放置于前列腺内。可以将粒子留存在前列腺内，其放射活性随时间延长而降低。由于使用的放射性核素能量低，辐射不会对患者的家人和朋友构成威胁。前列腺癌患者也可以接受可移除的插植技术。术中通过会阴将针头置于前列腺中，之后，将放射源通过之前置入的针道植入前列腺内。患者在医院接受治疗，直到处方剂量完成。这种低剂量近距离组织间插植技术目前已不常使用。插植技术的选择取决于放疗医师的技能和偏好、可及的资源以及就诊的医院。头颈部肿瘤和乳腺癌也可以选择组织间插植技术。

一些科室使用高剂量率后装设备，可以缩短住院时间。例如，在乳腺癌切除术中，将特殊的球囊放置在瘤床。球囊连接导管延伸到患者体外。之后，患者带着球囊就诊于放疗科。治疗在特殊设计的治疗间开展。一旦完成质量保证测试，可以将导管连接到高剂量率后装机。当放射源通过导管进入球囊后，开始治疗。放射源将在预定位置驻留，予以瘤床投照处方剂量。这一治疗方式通常是通过高剂量率近距离治疗来完成的。

腔内治疗是指将放射性核素放置在体腔内治疗，如宫颈癌或子宫内膜癌的治疗。在术中将施源器置于体腔中，放射源通过置于体腔的施源器完成处方剂量。处方剂量可以在住院的几天内完成（低剂量率近距离治疗），也可以采用单次或多次的方式在门诊完成（高剂量率近距离治疗）。

管腔内近距离治疗是将放射性核素放置在诸如食管或支气管等人体器官腔道内实施的方法，将放射性核素放置于肿瘤所在的腔内，完成处方剂量后去除。

近距离治疗可以对小的区域实施高剂量照射，保护周围的正常组织。

多样化的照射技术和出色的治疗效果，使放疗成为抗击癌症的主要武器。随着肿瘤诊断和影像学的进步，放疗技术的精确程度将不断提高。今天常规应用的放疗技术，在20年前只是梦想而已。

3. 化学治疗

与手术和放疗不同，化学治疗（简称化疗）是一种系统性治疗（杀灭原发和可能在体内循环的癌细胞）。通过使用细胞毒性药物（能够杀灭癌细胞的药物）和激素，化疗旨在杀灭原发肿瘤细胞和可能通过体内循环的癌细胞。化疗可以作为肿瘤的主要治疗方式或多学科综合治疗中的一种手段。和其他治疗手段相似，化疗对小体积肿瘤治疗效果好。化疗药物可以杀灭处于特定细胞周期的肿瘤细胞。快速分裂的肿瘤细胞为化疗药物发挥作用提供了更多机会，因为会有更多的细胞处于周期的各个时相便于药物杀灭。如今，针对癌症突变或生物学缺陷的生物药物的面世，可以在用药前检验患者的肿瘤标本来分析新药的有效性。

化疗药物的给药途径各有不同。给药途径取决于所用药物、肿瘤类型和患者相关因素。口服给药是最简单的途径，患者具有良好的依从性，能按时服药。注射给药可以由患者自己或肿瘤专科护士实施。动脉内给药，需要用导管来连接输液泵和肿瘤附近的动脉。因此，要在细胞毒性药物的基础上，使用抗凝剂预防导管部位形成血栓。膀胱癌主要通过腔内给药，将化疗药物直接注入膀胱内。细胞毒性药物可以通过导管或植入端口进行腹腔化疗。鞘内注射是指将药物注射到含有脑脊髓液的腔隙中。尽管大多数化疗药物可以由患者或护士施用，但鞘内注射需要医生来完成。常用的给药途径是静脉注射（IV）途径。包括直接静脉给药或通过注射器给药。

化疗药物毒性较大，在制备和给药过程中必须采取安全防护措施，例如戴手套、穿防护衣和戴面罩。某些药物具有发泡或起泡的可能性，如果溅到皮肤上或静脉外渗会导致溃疡和组织损伤，因此必须采取额外的防护措施。由于这些原因，经静脉途径使用化疗药物的患者来放疗时，必须要格外小心，以保证静脉通道的通畅。由于这些患者的静脉较细、管壁薄弱，寻找好的静脉通道位置非常困难。如果静脉通道出现问题，放射治疗师应立即联络负责护理该患者的护士，以防止静脉通道的废用。在使用便携式输液导管（PIC导管）时，还必须采取预防措施，以防止PIC导管的意外移位。

化疗药物的给药途径取决于药物的种类。

4. 化疗药物

化疗药物根据其作用或来源进行分类，包括烷化剂、抗代谢物、抗肿瘤抗生素、激素类、亚硝基脲、植物类和杂类（表1-4）。

烷化剂是首先被发现具有抗癌活性的药物，其化学结构与芥子气相似，属于细胞周期非特异性药物。作用机制是与核酸相结合，干扰核酸的功能。其毒副作用包括骨髓抑制、女性闭经和男性无精子症及致癌作用。使用烷化剂的总剂量过高，会增加急性髓性白血病的发生风险。烷化剂包括氮芥、环磷酰胺和苯丁酸氮芥。

抗代谢药物通过干扰核酸的合成发挥作用。这些药物是细胞周期特异性药物，对增殖细胞作用明

表 1-4　化疗药物分类及其毒副作用

药　物	主要的毒副作用
烷化剂	
卡铂	恶心和呕吐，骨髓抑制，耳毒性，神经毒性和高尿酸血症
苯丁酸氮芥	骨髓抑制和间质性肺炎 -肺纤维化
顺铂	神经毒性，骨髓抑制，肾毒性，恶心和呕吐，低钾血症和低镁血症
环磷酰胺	骨髓抑制，厌食，口腔炎，脱发，性腺抑制，指甲过度色素沉着，恶心和呕吐，腹泻和出血性膀胱炎
达卡巴嗪	恶心和呕吐，厌食，静脉炎，脱发，骨髓抑制，面部潮红和辐射回忆效应
美法仑	过敏，恶心，骨髓抑制，闭经，肺损伤和不孕
含氮芥子	恶心和呕吐，发热，寒战，厌食，水疱，性腺抑制，骨髓抑制，色素过度沉着和脱发
抗代谢药	
阿糖胞苷	骨髓抑制，腹泻，恶心和呕吐，脱发，皮疹，发热，结膜炎，神经毒性，肝毒性，肺水肿，手掌和脚底皮肤脱屑
氨甲蝶呤	恶心呕吐，口腔溃疡
5-氟尿嘧啶（5-FU）	口腔和消化性溃疡，恶心和呕吐，腹泻，脱发，静脉色素沉着过度和辐射回忆效应
6-巯基嘌呤	恶心和呕吐，厌食，骨髓抑制，腹泻，肝毒性和色素过度沉着
6-硫鸟嘌呤	厌食，口腔炎，皮疹，静脉炎，肝毒性，骨髓抑制，恶心、呕吐
抗肿瘤抗生素	
博莱霉素	过敏反应，肺炎，肺纤维化，脱发，口腔炎，厌食，辐射回忆效应，皮肤色素过度沉着，发热，寒战，恶心、呕吐
放线菌素（放线菌素D）	恶心和呕吐，口腔炎，水疱，脱发，辐射回忆效应，骨髓抑制和腹泻
多柔比星	骨髓抑制，水疱，心脏毒性，口腔炎，脱发，恶心和呕吐，辐射回忆效应，腹泻
普卡霉素	骨髓抑制，肝毒性，色素过度沉着，恶心和呕吐，面部潮红和肾毒性
丝裂霉素	骨髓抑制，水疱，恶心和呕吐，脱发，肺纤维化，肝毒性，口腔炎和高尿酸血症
激素药	
皮质类固醇 地塞米松 氢化可的松 泼尼松	恶心，免疫抑制，体重增加，高血糖，食欲增加，白内障，伤口愈合延迟，月经不调，睡眠障碍
抗雄激素 氟他胺	阳痿和男性女乳化
抗雌激素 他莫昔芬 醋酸戈舍瑞林（Zoladex）	恶心和呕吐，潮热，体液潴留，月经紊乱，骨痛增加和高钙血症
促性腺激素释放激素 亮丙瑞林	阳痿，性欲下降，骨和肿瘤疼痛增加，生殖器萎缩和男性女乳化
亚硝基脲类	
卡莫司汀	恶心和呕吐，静脉炎，骨髓抑制，口腔炎，肾毒性和肺纤维化

续 表

药 物	主要的毒副作用
洛莫司汀	恶心和呕吐，口腔炎，厌食，骨髓抑制，肺纤维化和肾毒性
链脲佐菌素	恶心和呕吐，发热，寒战，肾毒性，腹泻，骨髓抑制和低血糖
植物生物碱	
依托泊苷	恶心和呕吐，腹泻，口腔炎，腮腺炎，过敏反应，低血压，骨髓抑制，辐射回忆效应，肝毒性和脱发
紫杉醇（Taxol）	过敏反应，低血压，恶心和呕吐，心脏毒性，骨髓抑制，神经毒性，脱发，口腔炎和腹泻
长春碱	神经毒性，厌食症，骨髓抑制，口腔炎，脱发，性腺抑制，周围神经病变和水疱
长春新碱	神经毒性，便秘，骨髓抑制，脱发，水疱，周围神经病变和麻痹性肠梗阻
杂类	
天冬酰胺酶	过敏反应，恶心和呕吐，发热，寒战，骨髓抑制，高血糖，腹痛，腹泻，胰腺炎和厌食
羟基脲	恶心和呕吐，脱发，骨髓抑制，过敏反应，辐射回忆效应，皮疹，氮质血症和排尿困难
喷司他丁	恶心和呕吐，皮疹，骨髓抑制，静脉炎，肾毒性和高尿酸血症
丙卡巴肼	恶心和呕吐；口腔炎；周围神经病；如果与含有酪胺、酒精或单胺氧化酶抑制剂的食物一起服用，会产生严重的胃肠道和中枢神经系统
拓扑替康	腹泻，恶心和呕吐，骨髓抑制，厌食和流感样症状

显，但不会引起迟发的骨髓抑制和致癌作用。副作用包括胃肠道毒性和急性骨髓抑制。抗代谢物包括常用于鞘内给药的氨甲蝶呤和5-氟尿嘧啶。

抗肿瘤抗生素来源于微生物发酵。抗生素作用于DNA以破坏DNA和RNA转录。虽然这些药物不是细胞周期特异性的，但在S期或G2期的作用更明显。抗生素类化疗药包括多柔比星（阿霉素）、博来霉素、丝裂霉素C和放线菌素D。副作用包括心脏毒性、外渗性皮肤溃疡、肺部毒性、骨髓抑制和增敏放疗。

激素类药物主要起下调激素水平或替代治疗的作用。醋酸亮丙瑞林是一种用于治疗前列腺癌的注射激素类药物。醋酸亮丙瑞林注射在皮肤下或肌肉中，可以延缓肿瘤的生长。类固醇激素作用的机制，是通过与特定的细胞内受体结合，与DNA发生相互作用以改变细胞的功能。激素类药物可用于治疗雌激素及孕激素受体阳性的乳腺癌。激素类药物包括他莫昔芬、氟他胺和醋酸甲地孕酮。副作用包括潮热、抑郁、性欲减退和子宫内膜癌增厚。

亚硝基脲不是细胞周期特异性的药物，但它具有脂溶性，能够穿过血-脑屏障。这类药物的作用与烷化剂类似，主要干扰DNA的合成。亚硝基脲类药包括卡莫司汀［双氯乙基亚硝基脲（BCNU）］、洛莫司汀（CCNU）和链脲佐菌素。副作用包括迟发的骨髓抑制、胃肠道毒性和迟发的肾毒性。

长春花生物碱来源于长春花植物。通过与有丝分裂和物质转运所需的底物结合，长春花生物碱可以使细胞停滞于有丝分裂中期。其剂量依赖性毒副反应包括神经毒性、皮肤严重溃疡（外渗）和骨髓抑制。这类药物主要有长春新碱、长春碱和依托泊苷（VP-16）。

杂类药物是一类具有不同作用、来源各异的药物，包括铂类药物（如顺铂和卡铂）及紫杉类药物（如紫杉醇和多西他赛）。

顺铂和卡铂的作用类似于烷化剂，肾毒性和骨髓抑制为其剂量限制性毒性。紫杉醇的作用与长春碱相反，会引起有丝分裂及其他细胞过程的中断。毒性包括中性粒细胞减少、心脏毒性、黏膜炎、脱发和神经病变。

放射治疗师熟悉各种化疗药物及其与放疗的

相互作用至关重要。例如，考虑到药物与放疗的协同作用，使用阿霉素或博莱霉素的乳腺癌患者接受放疗时要加以调整。放疗联合阿霉素会加重心脏毒性。博来霉素联合放疗会增加肺毒性。为减少上述毒副反应，放疗时可采用遮挡心脏或肺脏和降低总剂量的方法。

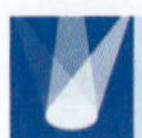

一些化疗药物可以增加放疗的敏感性。

5. 化疗原则

化疗可以作为癌症的主要治疗手段，也可以与手术和放疗联合。手术要尽可能多地切除肿瘤，减轻肿瘤负荷。术后化疗可以杀灭原发部位残留以及循环于周身的肿瘤细胞。化疗药物，如阿霉素，如果与放疗联合，可以充当放射增敏剂（增强辐射致死效应的化学制剂或药物），以增加治疗效果。辐射防护剂（降低细胞辐射杀灭效应的化学制剂和药物），如氨磷汀，减轻了正常细胞的辐射损伤和放疗毒副反应。

虽然偶尔使用单药化疗，但联合用药是常见选择。联合用药中的每个药物都要对肿瘤有杀灭效应。医师可以选择作用于细胞周期不同时相的药物联合使用，增加细胞杀伤效应。另外，毒性谱不同药物的联合，可以增加治疗效应，但不增加毒副反应。

6. 免疫治疗

免疫治疗虽然刚刚起步，但未来潜力巨大。免疫治疗是通过增强身体自身防御系统来消灭癌症。

处于一线的免疫细胞包括 B 细胞、T 细胞和自然杀伤淋巴细胞。B 细胞产生周身循环的蛋白分子或抗体，攻击和摧毁外源性物质，如癌症。T 细胞与外源性物质表面的抗原相结合，成熟为具有杀伤力的细胞，直接攻击和摧毁外源性物质。自然杀伤细胞具有自发攻击和摧毁外源性物质的能力。

免疫治疗利用已有的这些理论，来改善机体的防御能力。例如，研发针对特定抗原的单克隆抗体。给予患者这类单克隆抗体，抗体识别出肿瘤细胞表面的特异性抗原，产生杀灭效应。正在进行的研究中，将细胞毒性药物连接在抗体上，抗体识别抗原后会产生额外的杀灭效应。针对特定肿瘤的疫苗，可以增加机体自身免疫系统对特异性肿瘤抗原的免疫应答。

干扰素是天然存在的机体蛋白，能够杀灭或减缓癌细胞的生长。干扰素可以增强免疫系统的细胞毒性作用，并使肿瘤细胞抗原更容易被免疫系统识别。白细胞介素 -2 是一种生长因子，可以促进淋巴细胞的扩增，尤其是成熟的杀伤细胞。尽管这些形式的免疫治疗正在被临床使用或广泛研究，其他形式的免疫治疗研究也在如火如荼地开展。

7. 靶向治疗

靶向治疗是指使用药物干扰促进癌细胞异常增生和扩散靶点的治疗方法。靶向药物可以发出阻断细胞增殖的指令或诱导细胞死亡的指令。靶向药物聚焦于在细胞增殖过程中发挥重要作用的特定靶点。如甲磺酸伊马替尼（格列卫）、曲妥珠单抗（赫赛汀）、帕妥珠单抗（Perjeta）、西妥昔单抗（爱必妥）和帕尼单抗（Vectibix）（表 1-5）。

六、预后

预后是基于肿瘤特征和临床试验结果，对癌症患者预期生存时间的估计。然而，预后仅仅是一个估计。患者寿命的预估至今是一个难题，存在被低估和被高估的情况。患者的精神状态对预后影响明显，但常被忽略。

精神状态对预后的影响常被忽略，实际上，精神状态对患者的生存时间影响明显。

预后信息在制订治疗计划过程中至关重要。如果预计患者的生存时间为 2 个月，安排治疗时要考虑到让患者与家属、朋友尽量在一起。在这种情况下，如果安排持续 7 周的治疗，弊大于利。治疗的目的是控制肿瘤、缓解症状，保证患者的生活质量。预后评估是确保这个目的能够实现。患者的病情危

表 1-5 靶向治疗

药 物	适应证	作用机制
甲磺酸伊马替尼（格列卫）	胃肠道间质肿瘤，特定类型白血病和淋巴瘤	靶向酪氨酸激酶或引起增殖的蛋白
曲妥珠单抗（赫赛汀）	乳腺癌和胃食管结合部肿瘤	阻止促进肿瘤生长的靶点HER-2
西妥昔单抗（爱必妥）	头颈部鳞癌、结直肠癌	结合表皮生长因子受体、阻止激活增殖信号
硼替佐比德（维卡德）	多发性骨髓瘤，套细胞淋巴瘤（特殊病例）	诱导癌细胞凋亡（程序性细胞死亡）
贝伐单抗（安维汀）	胶质母细胞瘤，非小细胞肺癌	阻止肿瘤血管新生

急会影响到周围的朋友和看护者。朋友可能会突然消失，因为他们不知道该对患者说什么，而看护人员也会对患者敬而远之。需要注意的是，一个人在死去之前仍是存活体，应该像对待其他朋友或其他患者一样给予同情和关心。

对于患者和家属，需要告知其治疗安排和治疗目标，以便于患者做临近死亡前的相关准备。这些准备包括：开立遗嘱、旅行及家庭成员的团聚。肿瘤的特征会影响预后。肿瘤的生物学行为可基于疾病发展史（未治疗肿瘤疾病自然演进史）来确定。例如，生长缓慢的肿瘤，只有在疾病后期才会对患者产生影响，但快速生长的肿瘤在早期就会发生远处转移。一般来说，缓慢生长的肿瘤比诊断时已发生转移的肿瘤预后好。疾病自然史信息对选择治疗方案有价值，进而影响患者的预后。治疗方式也影响患者的预后。有效的治疗可以改善预后。如前所述，癌症需要多学科综合治疗。寻求有效的多学科综合治疗方案对预后影响深远。

1. 播散模式

肿瘤的生长特征和播散模式明显影响患者的预后。局限生长的肿瘤比发生远处转移的患者更容易治疗，预后更好。

外生型肿瘤比侵犯周围组织、形成溃疡的肿瘤预后好。外生型肿瘤在疾病后期才会累及血管和淋巴管。血管和淋巴管是癌细胞远处播散的重要途径。多中心或多灶性肿瘤，治疗困难。因为如果要彻底治疗肿瘤，治疗范围需要涵盖整个器官或区域。另外，获取疾病过程中不同时期的所有灶性病灶信息较为困难。

肿瘤通过血管、淋巴管或种植实现播散。侵入血管或淋巴管的肿瘤细胞可被运输到身体的其他部位。肿瘤只进行特定部位转移的机制目前尚不清楚，但是，恶性肿瘤远处转移的器官、部位确实具有一定倾向性。

前列腺癌容易发生骨转移。所以，分期检查中应该包括骨扫描，以除外骨转移。也是基于这个原因，如果确诊时有证据显示患者已有转移病灶，则检查中也需要包括骨扫描。对于原发病灶不明的转移性癌，转移部位对判断肿瘤的来源具有提示作用。表 1-6 列出常见恶性肿瘤的主要转移部位。

表 1-6 不同类型癌症常见转移部位

原发肿瘤发生器官	常见转移部位
肺	肝、肾上腺、骨和脑
乳腺	肺、骨和脑
胃	肝
肛管	肝和肺
膀胱	肺、骨和肝
前列腺	骨、肝和肺
子宫颈	肺、骨和肝

肿瘤细胞也可以通过种植播散。细胞从原发肿瘤脱落播散到新的部位，继续生长。卵巢癌细胞往往通过这种途径播散到腹腔，因此术中分期

探查是卵巢癌诊断和分期的重要手段。来自脑髓母细胞瘤的肿瘤细胞常常通过脑脊液播散到椎管，因此，治疗髓母细胞瘤时，脊髓和大脑都需要纳入治疗范围。

2. 预后因素

肿瘤预后因素的确定主要基于肿瘤细胞特征、生物学行为、肿瘤部位和患者相关因素。临床试验中，对一组患者的疾病和患者相关因素进行统计分析，可以得出影响患者的预后因素。

与肿瘤相关预后因素包括分级、分期、肿瘤大小、淋巴结状况、浸润深度和组织学类型。与患者相关预后因素包括年龄、性别、种族和医疗条件。每个因素在特定肿瘤中显示出不同程度的重要性。例如，腋窝淋巴结的状态是乳腺癌的主要预后因素，而组织学分级是软组织肉瘤的主要预后指标。

七、临床试验

癌症诊治的进步很大程度上归因于设计规范的临床试验。临床试验可以在单中心进行，也可以由多个中心合作完成。合作的优势在于纳入更多的患者参加研究，赋予了结果更大的意义。由于癌症诊治是多学科的，所以临床试验也可以在学科之间协作。方法学上，临床试验可以对随机或非随机人群进行回顾性或前瞻性研究。

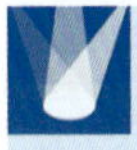

临床试验提供以研究为基础的治疗有效性的证据。通过临床试验，可以开发出有效且后期毒副反应小的治疗方法。

1. 回顾性研究

分析、研究一组已完成治疗患者的信息属于回顾性研究。（全国范围内）已完成治疗患者的信息可以被收集和分析。回顾性研究的优势在于快速获得信息，研究者不需要等待数年才得到某些治疗的结果。然而，回顾性研究也存在许多缺点，而且可能导致错误。回顾性研究很难获得完整的信息，影响治疗和结果的外部因素往往不可控，记录也不尽准确。

2. 前瞻性研究

在治疗前计划开展的，设置患者纳入标准的临床试验属于前瞻性研究。研究者事前了解研究需要收集的信息，从而能获得更完整和准确的记录。另外，前瞻性研究可以更好地控制影响研究结果的外部因素。前瞻性研究的缺点是观察治疗结果需要较长的时间。取决于精确评估治疗结果所需的随访时间，前瞻性研究完成一般需要 5 年或更长时间。本章开头提到的肺癌筛查研究就是一个前瞻性研究的例子。

评估治疗有效性的研究可按目标进行分类。Ⅰ期研究用于确定治疗的最大耐受剂量，研究终点是急性或慢性毒副反应。Ⅱ期研究是在Ⅰ期研究的基础上进一步评价其有效性和急性或慢性毒副反应。Ⅲ期研究是在随机样本中比较试验性治疗与标准治疗的疗效。

3. 随机研究

临床研究通常是在多种治疗方法中筛选出具有最佳效果的治疗方法。符合研究纳入标准后，进入临床研究的患者被随机选择进入一个治疗组。随机化的目的是减少无意的堆砌效应，提高结果和结论的准确性。尽管患者具有相同的肿瘤类型、分级、分期和病变范围，但患者对治疗的反应各异。研究者无法控制这些因素，但随机化有助于最大限度地减少这些因素对最终结果的影响。随机化让研究的各个组拥有数量大致相同、对治疗反应各异的个体。

4. 生存时间报告

在临床试验的设计阶段，必须确定研究终点或目标；否则，研究将无限期地进行，数据也一无所获。比较一种治疗相比与其他治疗是否获益的研究，观察终点可以设置为生存率。生存时间报告有多种方法。绝对生存时间报告中，达到观察终点后，存活和死亡的患者可以被计数。使用这种方法时，失访的患者被包括其中，但死于其他原因的患者没有被考虑到。调整生存报告包括死于其他原因和死亡时没有疾病证据（no evidence of disease, NED）的患者。相对生存报告是指年龄、性别和种族等因素，类似人群的标化死亡率。

此外，达到观察终点的生存报告包含有疾病的相关信息。达到治疗终点时，患者可能为NED存活、无病生存或带病生存。同样重要的信息还包括治疗失败表型。根据肿瘤复发的位置，治疗失败可分为原位复发，局部区域复发或远处转移。该信息对进行中的临床试验和开发降低治疗失败的新技术是有价值的。

八、放射肿瘤团队

患者治疗和看护的成功与否取决于放疗团队的每一位成员，以及患者和相关医务人员。从接待员到医师，每个人都要以治癌为己任（图1-9）。放疗科医师对患者的护理和治疗负总责。患者是团队中的重要成员，患者参与团队，可以提高治疗依从性，也可以让整个团队及时了解到患者的疗效。治疗涉及患者家庭和支持系统也会影响治疗结果。确诊癌症后，国家和社区资源在提供相关信息和可能的经济或情感支持方面至关重要。

来自这些渠道的支持在患者的情绪和社会心理健康方面举足轻重。

由医师领导的放疗团队的每个成员都是提供优质看护和治疗效果所必需的。团队的成员要相互协作、分享经验，在治疗中贡献各自的力量。每一天，每个科室，放疗工作人员都有机会改善患者及其家属的生活质量。要么是回答问题，要么是提供支持，要么是给家属一个拥抱，这些小的举动都有可能对患者或家属产生积极的影响。

当患者进入放疗科时，第一个与他接触的人是接待员或秘书。在患者到达之前，接待员或秘书已经获得了患者的医疗记录和影像资料。接待员获得了患者医保及相关个人信息后，需要通知放疗团队的其他成员。患者抵达后，被带到诊室与放疗医师（与患者一起查看检查结果，讨论治疗方案和放疗利弊的医师）交谈。通过向首诊医师了解及翻阅病案，在患者达到诊室时，放疗医师对患者的情况

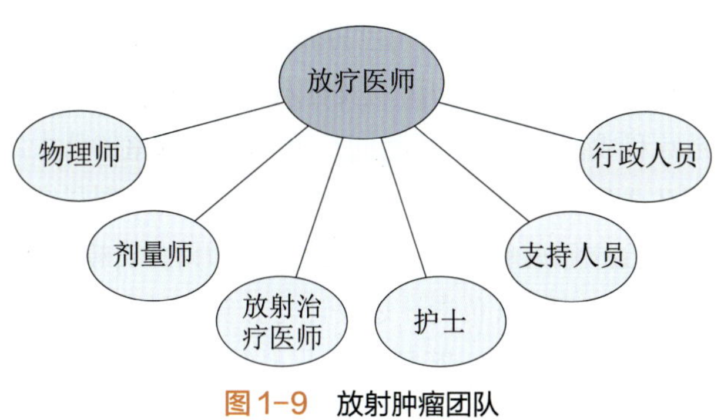

图1-9 放射肿瘤团队

了然于心。医师与患者一起查看检查结果、讨论治疗方案。医师和患者也会讨论治疗获益及潜在的毒副反应。首次交谈结束后，医师在大脑中已经形成了治疗方案，并安排患者进行模拟定位和治疗计划的制订。剂量师（负责设计放疗计划及质控工作的放疗工作人员）负责患者的计划设计。利用最有效的技术来实现医师开具的处方剂量。

治疗医师经过系统培训后可以成为剂量师，但也有一些剂量师具有物理或医学物理的背景。剂量师与物理师一起工作。物理师负责所有放疗设备的质量保证，从新设备的验收和调试到定期安排校准和测试目前拥有的设备。物理师审阅所有治疗计划和辐射安全防护项目，并参与临床物理相关工作。在真正治疗前，需要利用固定或治疗装置对患者需要进行模拟定位和勾画靶区。模拟定位时，治疗医师（每天与患者接触，负责放疗实施和评估患者耐受性的放疗团队成员）可以向患者解释定位及治疗的过程，以及回答患者的问题。模拟定位为评估患者的一般状况、教育和社会支持需求提供了极好的时机。一旦医师批准了模拟定位和治疗计划，患者就会来到治疗机房。基于不同治疗目的，患者将被安排进行1～7周的治疗。治疗期间，放疗医师每周与患者见一次面，以确保治疗按期进行。治疗师每天都会与患者见面，并负责评估患者的治疗反应和一般状况。治疗师和护士负责患者皮肤护理以及营养的宣教，并提供支持及必要的转诊。一旦放疗完成，患者将被安排进行后续随访。放疗医师可以对患者进行常年随访，首诊医师也可以随访患者。部门规模不同，团队大小不一。在一个小型门诊，团队可能由医师、治疗师、接待员和兼职物理师组成（图1-9）。在这

种情况下，团队成员的角色与拥有多名医师、治疗师、剂量师、物理师、护士以及行政和后勤人员的大型放疗科成员的角色大不相同。通常，随着科室的壮大，团队成员的职业属性会变得更加具体。在大型科室，有的治疗师只负责治疗，有的治疗师只负责模拟定位，剂量师也只负责计划设计与计算及质量保证工作。在大型科室，医师的专业也仅限于某个领域。例如，有的医师只治疗头颈部肿瘤。然而，在一个小型科室，治疗师的工作包括治疗、模拟定位、治疗计划设计、患者看护和质量保证。对于治疗师而言，可以选择不同的工作场所，从独立的癌症中心到大学附属医院。每个中心都为愿意继续学习和成长的治疗师提供不同的机会和挑战。

有志于从事放疗工作的每个人，对放疗的方方面面做尽可能多地学习和了解是非常重要的。单纯“参加考试”是不够的，因为真正的考试不是在课堂上，而是在诊室、处理真实的患者时。

九、总结

- 牢记患者还有癌症之外的生活。患者的过往、文化习俗、宗教信仰及其他因素都会影响治疗的方方面面。
- 患者所在地、地区、州和国家层面都有支持资源。放射治疗师应该了解这些资源，以便更好地满足患者的需求。
- 癌症已经研究了几个世纪，但仍有大量的知识需要学习。
- 正常细胞的增殖机制发生障碍时会导致癌症。
- 快速分裂的细胞对放疗和化疗更敏感。
- 可以根据解剖部位、来源和生物学行为对肿瘤进行分类。
- 良性肿瘤通常为高分化，对患者的危害小。
- 恶性肿瘤分化类型各异，生长速度不同，通常会侵及周围组织和发生远处转移。
- 肿瘤通常根据其起源命名。
- 癌症分期因肿瘤的类型不同而不同，主要用于描述肿瘤的范围。
- 在显微镜观察下来确定肿瘤的分级，分级决定了肿瘤的侵袭性。
- 癌症的多学科综合治疗是必要的。来自各个学科的医师共同制订治疗计划，出色地治疗癌症并保证患者的生活质量。
- 临床试验对获取疗效信息至关重要。临床试验进一步拓展了癌症治疗的知识基础。
- 放疗团队包括放疗科、患者及其他医务人员。沟通和团队协作对于为患者提供最佳治疗及治疗体验至关重要。
- 放射治疗师可以对每位患者产生巨大而积极的影响。这种影响源于精确的治疗、积极和鼓励的态度，以及对患者的真正关怀。
- 放射治疗师给予的看护对患者满意度影响最大。

? 复习题

登录我们的网站可以找到问题回顾的答案：*http://evolve.elsevier.com/Washington+Leaver/principles*

1. 癌症作为全身性疾病的理论如何影响治疗和结果？
2. 良性和恶性肿瘤各自都有哪些特征？
3. 骨骼的原发性肿瘤如何命名？
4. 起源于口腔黏膜的肿瘤如何命名？
5. 手术在癌症整体管理和治疗中的作用是什么？
6. 放疗在癌症治疗中的作用是什么？
7. 化疗在癌症治疗中的作用是什么？
8. 病因学和流行病学有什么区别？
9. 放射治疗师在患者看护和治疗中扮演什么角色？

? 思考题

1. 一名 8 岁的孩子来到您的科室接受放疗。预约安排时需要考虑哪些因素？
2. 您所在的医院有哪些癌症患者资源？您的社区有哪些资源？

3．琼斯先生患有T2期喉癌，史密斯夫人患有T4期喉癌。您估计这两位患者的肿瘤和治疗计划有哪些差异？

4．病因学和流行病学如何影响癌症筛查？

5．前列腺特异性抗原是一种兼具敏感性和特异性的筛查项目吗？

6．分析在您所在的医院正在进行的临床试验，分别属于哪种类型的研究？

（译者：王艳阳　审校：王孝深）

参考文献

1. American Cancer Society: *Biological therapy forbreast cancer*, 2012, WebMD, http://www.webmed.com/breastcancer/guide/biological-therapy. Accessed March 12,2014.
2. Baumann M., Cordes N., Naase M., Zips D.: Molecular cancer and radiation biology. In Halperin E.C., Brady L.W., Perez C.A., et al: *Perez and Brady's principles and practice of radiation oncology*, ed 5, Philadelphia, 2008, Lippincott Williams &Wilkins.
3. American Cancer Society: Immunotherapy. http://www.cancer.org/treatment/treatmentandsideeffects/treatmenttypes/immunotherapy. Accessed February 22,2014.
4. Famiglietti F.M., Neal E.C., Edwards T.J.: Determinants of patient satisfaction during receipt of radiation therapy, *Int J Radiat Oncol Biol Phys* 87:148–152,2013.
5. Jain R.K., Kozak K.R.: Molecular pathophysiology of tumors. In Halperin E.C., Brady L. W., Perez C.A., et al: *Perez and Brady's principles and practice of radiation oncology*, ed 5, Philadelphia, 2008, Lippincott Williams & Wilkins.
6. National Cancer Institute: Targeted Cancer Therapies. National Cancer Institute fact sheet. http://www.cancer.gov/cancertopics/factsheet/Therapy/targeted.Accessed January 30, 2014.
7. National Cancer Institute Press Release: NIH-funded study shows 20 percent reduction in lung cancer mortality with low-dose CT compared to chest X-ray.http://www.cancer.gov/newscenter/newsfromnci/2011/NLSTprimary NEJM. Accessed March 12,2014.
8. American Cancer Society: Principles of chemotherapy. http://www.cancer.org/treatment/treatmentandsideeffects/treatmenttypes/chemotherapy/chemotherapyprinciples. Accessed February 22, 2014.
9. Siegal R., Ma J., Zou Z., Jemal A.: Cancer statistics, 2014, *CA Cancer J Clin* 64:9–29, 2014.
10. Skeel R.T.: *Handbook of cancer chemotherapy*, ed 7, Philadelphia, 2011, Lippincott Williams & Wilkins.
11. Solomon E., Borrow J., Goddard A.D.: Chromosome aberrations and cancer, Science 254:1153–1159, 1991.
12. Sudhakar A.: *History of cancer, ancient and modern treatment methods*. National Institute of Health, 2010. http://www.ncbi.nlmn.nih.gov/pmc/articles/PMC2927383. Accessed March 12, 2014.
13. Weinberg R.A.: Tumor suppressor genes, *Science* 254:1138–1145,1991.
14. Yunis J.J.: The chromosomal basis of human neoplasia, *Science* 221:227–235,1983.

第 2 章

肿瘤管理中的伦理和法律注意事项

目的

- 列出和定义癌症管理过程中相关伦理术语
- 讨论传统伦理理论与模式
- 定义患者自主权和知情同意书
- 讨论进一步方向
- 区分生前预嘱的类型
- 评估患者诊疗关系，确定患者相关权利
- 解释知情同意与患者自主权的关系
- 认识医疗保健团队在患者保密方面的角色与作用
- HIPAA标准临床应用
- 确定悲伤阶段
- 濒死患者及家庭支持
- 患者照护相关法律
- 检查风险管理的角色
- 讨论医疗记录及其内容、保密性和电子记录等的漏洞
- 确定放射治疗实践中伦理标准和执业标准

很多人"谈癌色变"。虽然癌症治疗已经取得了长足进步，也有众多的癌症幸存者，但多数患者一旦被确诊为癌症，会很自然地认为必将危及生命。目前，癌症治疗主要借助外科手术、化疗药物、放疗及综合治疗，但大多患者总是觉得他们自己很少能真正掌控癌症治疗的结果。此外，他们对诊疗相关问题也比较敏感。一位癌症患者在最近的报纸专栏中总结了自己被诊断为癌症的经历，她这样写道："我们癌症患者往往会清晰地回忆起自己被诊断的那一天，就如同灾难发生一样。'很抱歉，但是……'肿瘤学家开始了。你的心跳加速……，又近乎停止；手心冒汗；血液流过血管的声音让你忘记了周围的一切，除了医生的声音：'你得了癌症'。大多数美国人都能告诉你肯尼迪遇刺或双子塔倒塌时他们在场时的情形，我们就像他们一样也能回忆起我们的世界停滞不前的那一刻。"

在美国，每年都有超过 150 万人诊断为癌症，1/3 以上的患者会死亡。癌症将会改变一个人生活的方方面面，很多情况只能靠想象才能体会得到。虽然初始诊断的癌症患者并不一定就是癌症晚期，但它肯定是坏消息和负面事件。在处理那些经历过悲伤的人的问题上，伊丽莎白·库伯勒·罗斯博士可能是最有名的权威。她对生命末期患者进行了相关研究，发现虽然这些患者所经历的情绪周期并非他们独有，但他们所经历的环境会对他们的生活产生负面影响。确诊癌症的患者也符合这种情况。要战胜这种疾病，首先要有个人的勇气和毅力，还要有专业医护人员的广泛参与。那些照顾和治疗癌症患者的从业者必须明白他们作为专业人员的责任。他们不仅要照顾和治疗患者，还要处理患者家属和其他医护人员的情绪。还有一些法律问题必须加以解决，有时必须予以避免，本章稍后将对此进行讨论。

一、放射治疗相关伦理

世界卫生保健的每个方面都是快节奏和不断变化的，放射治疗也不例外。为了在这个快节奏的动态世界中提供高质量的治疗，所有的医疗服务提供者必须能跟上最新的治疗发展和技术进步。此外，所有人还必须要精通癌症管理的伦理和法律。癌症影响着患者及其身边人的生活；这些癌症患者强烈希望控制这种严重疾病，放射治疗医师和放射治疗专业的学生就会面临处理癌症这类有特殊需求患者的情况。放射治疗学生、放射治疗执业医师和放射治疗团队的其他成员在诊疗癌症患者时，明确其角色和责任非常重要。放射治疗团队成员除必须具备从事放射治疗的必要技能外，还应该了解放射治疗的基本理论，包括伦理、患者权利、执业范围和伦理准则。此外，知情同意、记录保存和保密相关医疗法律也很重要。

美国放射治疗医师和医学影像技术专家需要美国放射技术专家注册中心（American Registry of Radiologic Technologists, ARRT）认证。ARRT 使用“注册技师（Registered technologists, RT）”和“注册医学影像专家助理（Registered Radiologist Assistents, RRA）”术语来描述在其协会下获得认证的专业技术人员。获得认证后，个人可以用缩写的 RT 加其认证领域的首字母。放射治疗领域，首字母应该是 RT（T）ARRT。美国放射技师协会（American Society of Radiologic Technologists, ASRT）是 ARRT 认证的主要专业会员组织。ASRT 制定了一系列职业道德准则，指导放射治疗学生在该领域的基础上发展自己的知识和技能，以及指导放射治疗医师的执业行为（框表 2-1）。然而，《放射治疗医师职业道德规范》中并没有列出所有管理放射治疗医师的原则和规则。ARRT 制定了一份基于任务的更全面的文件——伦理标准。该标准适用于获得 ARRT 认证的个人，包括目前注册和以前注册的个人。伦理标准也适用于 ARRT 考试和认证的申请者。文档包括序言和 3 个部分或章节：A 部分为道德规范，B 部分为道德规则，C 部分为违反相关行为准则的处理程序。ARRT 道德规范包含 10 条指导原则（框表 2-2）。如本规范开头所述，道德规范应作为一项指引，用于已注册的技术专家及申请人评估其与患者、用户、单位、同事及医护团队其他成员的职业行为。这是一个相当有力和全面的文件。该文件全面，像指南一样可以用来指导注册技术专家及其申请人开展工作。每个人都是潜在的消费者，这就意味着职业行为可以延伸到工作之外的活动。道德规范是一种理想状态，ARRT 希望注册技师和申请者能遵循其中的相关原则，我们会在伦理标准的第二部分中介绍里面的强制性规则。这些规则被称为道德准则。

框表 2-1　放射治疗医师道德准则

- 放射治疗医师要从专业的角度推动相关道德准则，医疗服务需要充分尊重人的尊严。
- 放射治疗医师从事患者治疗与医疗服务工作不应受患者属性或疾病性质限制，不得有种族、肤色、信仰、性别、年龄、残疾或国籍等的歧视行为。
- 放射治疗医师需要评估病情，进行临床诊疗和判断，承担专业决策责任，并为患者的最大利益而努力。
- 放射治疗医师需要在执业范围内从事医疗活动并坚持原则。
- 放射治疗医师需要终身学习，以保持、提高和增强专业技能。

引自美国放射治疗医师学会，2007

ARRT 理事会建议在必要时修改道德标准。2009 年，ARRT 理事会建议修订一些规则。规则 2 扩展后以便更好地解决考试的问题。第 18 条并入第 6 条，同时更新了第 18 条，以更好地解决对继续教育（continuing education, CE）道德标准和继续资格（continuing qualification, CQ）的问题。此外，还将一项新的行政程序并入违反联邦和州法律伦理学中。在经过一段时间的公开评论后，这些变化于 2009 年 8 月生效。目前有 22 条伦理规则（框表 2-3）。这些规则真正地管理了 RT、RRA 和 ARRT 认证申请人的职业行为。这些道德准则可以真正落地和执行。违反 ARRT 道德准则的个人，根据不同情况将会受到从个人通报到吊销执照一系列不同程度的处罚。这些规则不仅管理 RT、RRA 或候选人可能亲自参与的活动，而且也包括他们虽然没有直接参与，但明知有违反道德标准并默许这些活动发生的情况。认真考核和理解放射治疗伦理标准必须成为放射治疗和影像科学教育系统的组成部分。应鼓励学生，特别是那些有犯罪活动问题的学生，在毕业前至少 6 个月提交一份 ARRT 证书的预申请，除非这件事已由少年法庭裁决。这样，他们过去的犯罪活动可能会被 ARRT 伦理工作人员和（或）ARRT 伦理委员会审查，以确定个人是否违反了伦理规则，以及他们是否有资格获得 ARRT 认证。受到处罚的个人名单，将会在技术专家年报或 ARRT 网站上公布。

框表 2-2 伦理行为准则

伦理标准的第一部分由伦理行为准则构成。该伦理准则应该成为执业者或者即将执业者在患者、健康消费者、医疗同行及其他与健康相关团队方面的专业指引。该伦理准则旨在帮助执业者或者即将执业者维持较高水准的伦理标准，为患者提供更加安全与舒适的医疗。该伦理准则富有远见性且又重要。

1. 放射技术专家通过专业技术治疗患者，并与同事们一起为患者提供高品质的医疗照护。
2. 放射技术专家提出专业目标，以帮助维护患者尊严。
3. 放射技术专家从事患者治疗与医疗服务工作不应受患者属性或疾病性质限制，不得有性别、种族、肤色、宗教信仰、社会地位等的歧视行为。
4. 放射技术专家基于理论和理念从事临床实践，合理使用设备和技术以达到相应的诊疗目的。
5. 放射技术专家需要评估病情，进行临床诊疗和判断，承担专业决策责任，并为患者的最大利益而努力。
6. 放射技术专家通过观察和交流获得相关信息来帮助医师诊断和治疗患者，并要意识到解释和诊断属于超越自己专业执业范围的工作。
7. 放射技术专家使用设备、技术和程序，按照公认的实践标准开展相关专业服务，同时需要使患者、自身和医疗团队其他成员在辐射暴露最小化方面展示专业技能。
8. 放射技术专家的职业操守要与专业相符合，保护患者享有高质量放射技术照护的权利。
9. 放射技术专家尊重执业过程中委托的保密事项，尊重患者的隐私权，仅在法律规定或者为了保护个人或者社会的利益时披露保密信息。
10. 放射技术专家通过持续继续教育及专业活动、与同事分享知识及研究专业实践的新范畴，不断提升知识及技能。

引自美国放射技术专业人员登记，2013

任何职业道德规范都有两个主要功能：教育和监管。专业人员一般不会反思自己行为的伦理价值，除非他们面对具体的内容，因此需要对专业人员进行职业道德规范培训。也应教育其他专业人员和一般公众，让他们了解某一特定职业的道德标准。职业行为准则应达到以下目标：①描述职业价值观；②要求从业人员承担接受准则所包含的价值观和实践的义务；③让专业人员为遵守这些义务承担责任，并可能对不符合规定的行为进行处罚。任何社会专业团体都有义务改变社会态度和发展相关政策，这些态度和政策不仅指导职业的运行，而且也引导公众的期望。通过本章学习，理解道德观念及法律问题，并发展相关技能，使学生及放射治疗执业医师在恪守职业道德规范的同时，照顾患者时能富有人道主义精神及悲悯的情怀。毕竟，我们治疗的不只是癌症，更是患者。

二、癌症伦理管理

1. 定义和术语

韦伯斯特《新大学词典》将伦理学定义为：①处理好与坏、道德责任与义务的学科；②一套道德原则或价值观；③道德价值的理论或者制度；④个人或者团体的行为准则。一个人的道德来自他的价值观。价值观有 4 个主要来源：文化、经验、宗教和科学。个人从生活经验中积累有关对与错的理解，并逐渐建立起处理对与错这样复杂又接近现实的模式。

癌症患者会经历各种各样的情绪，虽然从事放射治疗的学生和医务工作者在认知和知识上已有充分准备，但他们还必须能够抚慰患者的情绪。这就要求学生、放射治疗医师及其医理团队的其他成员提升他们个人情商（emotional intelligence, EI）水平。

框表 2-3　伦理规则

伦理规则是道德准则的第二部分。它们是所有证书持有者和候选人需接受的最低专业行为的强制性标准。认证和注册是向医学界和公众保证一个人有资格从事这一职业的方法。由于公众信任美国放射技术专家注册中心（ARRT）颁发的证书和注册证书，证书持有者和候选人的行为必须符合这些道德准则。这些伦理规则旨在促进患者保护、安全和舒适。伦理规则具有强制性。证书持有者和候选人采取下列任何行为或活动，或允许发生下列行为或活动的人均遵守伦理准则；如果违反了道德准则，需受到以下处罚：

1. 使用欺诈或欺骗来获取和尝试获取、维护、重申或获得ARRT颁发的证书再次注册，或使用州的许可证、执照或注册证书从事放射技术。这包括在任何方面修改ARRT或任何州或联邦机构签发的任何文件，或以签署书面形式或ARRT登记证明。
2. 破坏或试图破坏ARRT的考试过程和（或）持续资格要求（continuing qualifications requirements, CQR）过程结构化自我评估部分。破坏或企图破坏ARRT的检查和（或）CQR评估过程的行为，包括但不限于：
   （i）泄露考试和（或）CQR评估信息，使用与ARRT考试和（或）CQR评估中的问答所使用的语言大致相似的语言，如果这些信息是通过曾经的考生或参与CQR评估或与考生或CQR参与者沟通而获得；这包括但不限于向教育项目的学生、教育课程毕业生、教育工作者、任何其他参与准备考生参加考试的人或CQR参与者泄露；和（或）
   （ii）收到考生或CQR参与者的考试和（或）CQR评估信息，该信息使用的语言与ARRT考试或CQR评估中使用的语言基本相似；和（或）
   （iii）复制、出版、重新整理（不论是以记忆或其他方式），以任何方式复制或传递考试和（或）CQR评估材料的任何部分，不论是口头或书面、电子或机械形式，均未经ARRT事先明确书面许可，或使用专业、付费或重复考试考生和（或）CQR评估参与者，或任何其他个人为重建审查和（或）CQR评估材料的任何部分；和（或）
   （iv）使用或看来是使用不正当或未经授权获得的考试和（或）CQR评估材料的任何部分，以指示准备参加考试或参加CQR评估的候选人；和（或）
   （v）出售或提出出售、购买或提议购买或分发或主动提议未经授权分发任何部分的审查和（或）CQR评估材料；和（或）
   （vi）拿走或试图拿走考试和（或）CQR评估材料，或未经授权拥有对ARRT的以后、当前或以前进行的审查或CQR评估的任何部分或信息；和（或）
   （vii）无论你泄露的是什么，或你说的是什么，或在任何情况下都很可能被需要的人理解为“内部”信息的任何部分，这些信息涉及未来、当前或先前进行的考试或CQR的任何部分。
   （viii）在考试或CQR评估期间与另一人沟通，以便在回答考试或CQR评估问题时给予或接受帮助，抄袭另一名候选人或CQR参与者的答案，允许另一名候选人或CQR参与者抄袭自己的答案，或拥有未经授权的材料，包括但不限于笔记；和（或）
   （ix）冒充候选人或CQR参与者，或允许冒充者代表自己参加或试图参加考试或CQR评估；和（或）
   （x）使用任何其他可能改变考试或CQR评估结果的方法，使结果不能准确地代表候选人或CQR参与者的专业知识库。
3. 下列属于犯罪、刑事诉讼或上军事法庭情况：
   （i）犯罪等级，包括重罪、较严重罪或轻罪，但超速和违章停车行为除外。必须报告所有与酒精和（或）毒品有关的违法行为；和（或）
   （ii）刑事诉讼中，如果已作出或退回有罪的裁断或裁决，但对有罪的判决被扣留、推迟或未输入，或缓刑或暂缓执行判决；或在刑事诉讼中，该个人提出认罪或无异议的抗辩（无异议）；或在该刑事诉讼中，该个人进行审判前的转移活动；或
   （iii）军事法庭与“道德规则”中确定的与罪行有关的。
4. 违反州或联邦管理当局或认证委员会通过的规则，导致个人的专业执照、许可证、登记或认证被拒绝、撤销、中止、缓刑或同意协议或命令、自愿自首受到任何条件的限制，或未向ARRT报告本规则所确定的任何违规行为或行动。
5. 通过适当的培训和（或）教育或经验仍没有能力执行的程序，须有有能力的人协助或亲自监督［通过培训和（或）教育或经验］。
6. 从事非专业行为，包括但不限于：
   （i）偏离或不符合联邦、州或地方政府关于放射技术实践或实践范围的规则；或如无此规则，则不符合可接受和普遍存在的放射技术实践的最低标准；
   （ii）任何放射学技术实践都可能对患者的生命、健康或安全造成意外的危险。

本条款，不再讨论患者或公众的实际伤害。

7. 如果授权或接受委托可以合理地避免对患者生命、健康或安全造成意外的伤害，可以授权或接受放射技术或任何其他规定的医疗保健委托。本条款，不需要讨论对患者的实际伤害。
8. 各种实际存在的或潜在的原因会导致放射专业人员不能通过使用合理的放射技术为患者提供安全的诊疗。

框表 2-3 伦理规则——（续）

这些原因包括使用酒精、药物、化学品或其他任何物质，以及因此所导致的精神或身体状况问题。

9. 法院判定为精神障碍、精神疾病、化学依赖或者危害公众安全。
10. 从事任何不道德的行为，包括但不限于：可能欺骗、欺诈或伤害公众的行为；或故意或粗心地漠视患者的健康、福利或安全。已造成实际损害时不需要根据本条确定。
11. 与患者发生性行为，或可能被患者推断为性行为，或任何对患者有诱惑力或性侮辱的言语行为；或对患者进行性虐待。这也适用于任何有害的性行为、言语或其他。
12. 未经法律许可，不得披露患者受保护的交流或与之有关的信息，不得违反HIPAA查看、使用或发布患者个人隐私。
13. 故意参与或协助他人从事或以其他方式参与滥用或进行欺诈性收费，包括违反联邦医疗保险和医疗救助法律或州医疗援助法律。
14. 对患者病历管理不当，包括未能保存足够的患者记录或提供法律规定的患者记录及报告；导致或允许任何人在患者病历中作假、欺骗或误导性的记录。
15. 在有司法授权要求的地区，故意协助、劝说或允许没有得到国家许可、执照、注册或ARRT注册证就从事放射技术工作。
16. 违反州或联邦毒麻品或管制物品法。
17. 故意提供患者既往或现在治疗直接相关虚假或错误信息。
18. 破坏、企图破坏或协助他人破坏或企图破坏注册续期要求的ARRT持续教育（CE）；和（或）ARRT继续任职要求（continuing qualifications reguirements, CQR）。破坏或企图破坏ARRT的CE或CQR要求的行为，包括但不限于：
    （ⅰ）向ARRT或ARRT认证的记录管理人提供与CE或CQR活动有关的虚假、不准确、更改或欺骗性信息；和（或）
    （ⅱ）协助他人向ARRT或ARRT认可的记录管理人提供与CE或CQR活动有关的虚假、不准确、更改或欺骗性信息；和（或）
    （ⅲ）导致或可能导致CE或CQR完成虚假或欺骗性报告的行为；和（或）
    （ⅳ）以任何方式损害CE或CQR要求的诚信，如分享测试后的答案或自我学习活动，提供或使用虚假的证书，或验证未获得的学分。
19. 破坏或企图破坏ARRT认证或注册过程
    （ⅰ）做出虚假陈述或故意向ARRT提供虚假资料；或
    （ⅱ）不配合ARRT的任何调查。
20. 就个人的教育、培训、证书、经验或资格，或国家认可的执业资格，执照或放射技术注册证书或ARRT注册证书等与任何人进行虚假、欺诈性、欺骗性或误导性沟通。
21. 知道证书持有人或候选人违反或可能违反任何职业道德准则，没有及时向ARRT报告。
22. 未能立即向主管报告与影像、治疗或护理患者有关的错误信息。这些错误包括不遵守治疗标准，而这些治疗可能对患者有潜在的伤害、不道德的或不适当的（行为）。还包括与患者护理有关的疏忽行为。不论患者是否受伤，均应根据本条规则做出报告责任。

引自美国放射专家注册处，2013

许多年来，心理学领域有多人都提出过情商概念，1995 年，丹尼尔·戈尔曼在其著作《情商：为什么它比智商更重要？》中提出情商的概念后，才真正使之流行起来。戈尔曼将情商定义为一种感知、评价、理解和控制自己和他人情绪的能力。在早期的研究中，彼得·萨洛维和约翰·梅耶把这种能力描述为“社商的一部分，它包括监控自我和他人的感受和情绪，区别它们，并利用这些信息来指导一个人思考和行动的能力。”此外，彼得·萨洛维和约翰·梅耶还描述了影响 EI 的 4 个因素：情绪感知、情绪推理、情绪洞察和情绪管理。要评估一个人的 EI，首先需要确定自己的情绪认知以及如何进行洞察和推理。他们可能会问自己，是什么唤起了他们内心的某些感觉，以及为什么会有这种感觉。然后，他们必须问自己如何处理这些感觉。个人的 EI 审视有助于理解患者可能感受到的情绪，以及在临床中如何证实这些情绪。基于以上理解，学生或医师就能更好地与患者共情，甚至耐心的互动和治疗。

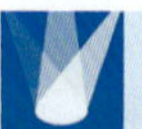

价值观：伦理的基础。

在伦理研究中，须区分道德与法律伦理。道德与良知相关。基于良知、上帝，更高的存在以及个人的逻辑形成了对与错的个人观念。道德也可以被认为是对良知的忠诚。管理社会跟法律相关规则的总和构成了法律。法律授权某些行为，也禁止其他一些刑事处罚下的行为。法律的基础是伦理，法律主要与社会良好的一面密切相关。

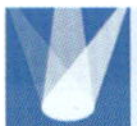

伦理：法律的基础。

为了更好地处理癌症患者治疗过程中所涉及的伦理问题，医护人员还应从生物伦理学上进行考虑。依据米勒·基恩编著的《医学、护理及相关健康专业词典》第 7 版和《百科全书》的定义，生物伦理学是伦理学在生物伦理科学、医学、护理学及医疗卫生中的应用，书中进一步指出在日常医疗卫生过程中所产生的伦理学问题皆归属于生物伦理学的范畴。参照生物医学伦理学的基本原则，生物伦理学所涉及的原则问题主要涉及自主、行善、保密、公平、不伤害、角色忠诚及诚实 7 个方面，对于医疗卫生从业人员来说均需自觉遵守以上原则。自主：患者享有不受他人干预自行决定的权利，并且他们在控制自己行动和决策能力独立性和自由上应受到充分的尊重。从理论上讲，每个人都应该承认和尊重他（或她）的社会独特性和道德价值，在医疗卫生中，这个理论意味着个人应该且必须被尊重他们自己做出选择和规划自己生活的能力。慈善：慈善被定义为做好事，并呼吁卫生保健从业人员为患者的最大利益而行动，即使可能因此带来不便或必须做出牺牲。姑息治疗在放射肿瘤学中可以被认为是一种慈怀的形式，因为它有助于减轻患者的疼痛和痛苦，因此被认为是在“做好事”，但在某些情况下却不这样认为，尤其是当患者没有通过任何方式表示希望延长生命时，姑息性治疗不能被视为是慈善的行为。保密：保密原则是指患者向医护人员所提供的信息，以及医护人员在履行职责过程中所得知与患者相关的信息，均属个人隐私，应当保密。把握事物的本质，就是保守秘密，而秘密则指对于某信息而言，个人有权利和义务将其隐藏。在医疗保健中，保密是以强制性秘密为基础的，其中有 3 种类型：自然秘密、承诺秘密和职业秘密。自然秘密是指那些所涉及的相关信息如果被泄露出去自然是有害的；承诺秘密是指个人承诺某人不会泄露所涉及的相关信息；职业秘密是医疗保健中最重要的一类秘密，它是指在卫生保健专业实践过程中所获得的知识和信息，一旦被泄露将会对患者造成伤害，同时也将伤害到依赖该专业提供重要护理和服务的职业和社会。医护人员保守职业秘密的义务，不仅只局限在生物伦理学范围内，并且还应在法律范围内保护患者的相应权利。1973 年，美国医院协会（American Hospital Association，AHA）制定并通过了“患者权利法案”，该法案在 1992 年和 1998 年被进一步完善、修订和版权保护，最近该法案被再一次修改并更名为“患者医疗伙伴关系”，并被制定成患者手册，旨在向患者解释他们在住院期间应该期待什么，以及他们的权利和义务。“患者医疗伙伴关系”手册被翻译成 8 种语言，这也从侧面反映了美国医疗卫生人群和患者的多样性，该手册不仅包含了“患者权利法案”的原则，还包括了下列关于患者权利和责任的相关信息：

- 患者的优质护理。
- 干净和安全的环境。
- 患者参与。
- 患者隐私保护。
- 患者离开医院时的救助。
- 帮助患者索赔。

正如上面小册子中提到的那样，患者隐私的保护被认为是患者的权利，“患者医疗伙伴关系”与伦理学中其他的相关部分，将在本章后面的内容进一步讨论。

1996 年，随着《健康保险携带和责任法案》（Health Insurance Portability and Accountability, HIPAA）公法 104 ～ 191 的通过，联邦政府更多地参与到医疗卫生的监管中。根据这项医疗卫生法规定，主要由美国卫生与人类服务部（Health and Human Services, HHS）进行监管，医疗卫生机构、提供者以及员工被授权确保：①患者电子管理、财务和健康数据的标准化；②为雇员、医护人员和健康计划创建独特的健康标识；③安全规范地保护“个人可识别健康信息”的完整性及机密性，无论过去、现在还是将来。

所有医疗卫生机构的从业人员，以及医疗教育项目中的学生都被要求必须学习和遵守 HIPAA 的规定，HIPAA 的核心是健康信息的保密性，而保密性则是与之相关的道德基本原则。

思考：保密：约束其他七条生物伦理准则的道德原则。

正义：正义是一切涉及公平与平等对待的道德原则。实质上，生物伦理正义原则的应用，要求确保人与人之间的公平和公正。对待所有患者一视同仁，不论其疾病性质、年龄、性别、性偏好、社会经济地位、宗教倾向、民族血统以及其他相关因素如何，被视为正义的一种形式。不伤害：不伤害是指医护人员应尽量避免对患者有害的行为，主要为避免错误处理、虐待患者以及其他任何被认为有害的方式，事实上，大多数医护人员都能够背诵《希波克拉底誓言》的第一部分：“首先，不要伤害。”角色忠诚：角色忠诚是提醒医护人员必须忠于他们在医疗卫生环境中所扮演角色的基本准则，医疗卫生专业已经定义相应的实践标准，这些将在后面的章节进一步讨论。七条生物伦理准则中的最后一条是真实。真实：真实在医疗卫生实践领域是指诚实，在某些条件下，机密泄露及真实性被忽视是可以接受的，但不包括民事案件、刑事案件、涉嫌虐待儿童和老人以及公共卫生和安全事项。即使在上述条件下，医护人员也应尽可能地保护好患者的信息，只有在被依法传唤的情况下才回答相应的问题和披露相关信息。

2. 伦理理论与模式

伦理学是对道德的系统研究（例如，人类被自然赋予的行为和品格的正确或错误），尽管许多人相信伦理学仅仅意味着常识的使用。一个值得尊敬的价值体系和适当的道德行为是任何医护人员所希望的，伦理问题的解决始于对医疗卫生过程中伦理问题的认识，是伦理知识、常识、个人和专业价值观、实践智慧和学习技能的总和。尽管个人决策系统可以从价值观和经验中得到发展，但是它通常涉及对形式伦理学理论所共有的基本原则的一些理解和应用。

伦理理论可分为以下 3 种：

1. 目的论（结果主义）。
2. 义务论（非结果主义）。
3. 美德伦理。

目的论伦理理论认为，行为或行为的结果应以决定如何解决道德问题为主要焦点，正因为如此，目的论也被称为结果主义。目的论者认为，结果用于证明手段的正当性，并且结果主义存在两种形式：利己主义和功利主义，在利己主义中个人的长期利益得到提升。利己主义者认为，在评价行为或行为的道德价值时，从长远来看，对个人而言行动或行为必须产生比任何可能的替代方案更大的利益。基本上有两种利己主义：非个人利己主义和个人利己主义。非个人利己主义者普遍认为，每个人的行为方式都应该促进他人的最佳长远利益；而个人利己主义者则追求自己的最佳长远利益，并以只对自己有利的方式行事，他们通常不提倡或试图控制别人应该做什么，因为医护人员的角色是为他人服务，所以这与任何形式的利己主义做法都是不相容和不受欢迎的。功利主义的伦理理论认为，任何人的行为是都为了产生善与恶比例的最大化，由于杰瑞米·本瑟姆和他学生约翰·米尔的研究，这项理论被认为是在医疗卫生中需要做出道德决策时最适用的，本瑟姆和米尔推测行为的正确与否，主要取于该行为是否能为他人带来幸福与快乐，而不是仅仅只有痛苦。功利主义有两种类型或形式：行为和规则。那些行为功利主义者认为，伦理行为应该面向那些产生最大好与坏比率的实际行为，行为本身及其产生的积极后果，是他们唯一真正需要进行考虑的。规则功利主义者则认为，个人的道德选择应基于规则或行为规则所产生的后果，而不应首先考虑后果。所谓的规则，可以是那些源自宗教信仰的规则，如“十诫”；也可能是职业行为准则或道德规范，如“放射治疗医师伦理准则”；也可能是专业组织为了客户利益而制定的规则，如“美国医院协会的医患医疗关系”；再或者是那些可以被认为是个人信仰的任意集合。

道义论或非结果主义，指用正确或错误的形式规则来推理和解决问题，是由伊曼努尔·康德在最纯粹的形式下发展起来的，其伦理学理论旨在探索需要执行伦理行为或做出伦理决定时排除对后果的考虑。康德认为，道德是以理性为基础的，由理性衍生的原则具有普遍性，应当被指定为普遍真理，由于没有对这些真理的定义或解释，康德创立了所谓的“直言命令”。直言命令规定“我们应以格言的方式行动，以使我们行动的准则成为普遍规律”。格言是对普遍真理、基本原则以及行为规则的阐释，尽管康德有许多格言，但是与医疗卫生最相关的一条是“我们必须始终把别人当作目的而不是手段”，将此格言应用于医护人员，意味着那些坚持这一原则的人永远不会把他们的职业仅仅看成是他们获得经济报酬的工作，而是把每个患者看成是具有自主权的个体，对其负有专业责任，包括善意、保密、公正、不损害、角色忠诚及真实等，并且把这些生物医学伦理学原则应用到实际工作中。

美德伦理学是运用实践智慧来解决情绪或智力问题，实践推理、结果的协调性、社会规则的建立以及行为对他人的影响，在美德伦理理论的应用中起着重要作用。这种解决问题的方法是通过整合智力、实践推理和个人利益，来为医疗卫生机构从业人员服务的，将此理论应用于医疗卫生中可能存在问题，因为该理论不侧重于个人的行为或行动，而是侧重于执行该行为或行动的个人。医护人员作为一个团队一起为患者提供高质量的治疗，对自我的推崇或考虑，如利己主义，在医疗卫生行业中是没有地位的。

不管一个人，他或她坚持什么样的价值观，赞成什么伦理理论，都将会面临必须解决的伦理问题，包括放射治疗专家在内的医护人员几乎每天都要面对这些问题。伦理学家描述和鉴定了多种类型的伦理问题，从所确定的众多类型当中，一致认为可分为 4 种：伦理困境、正义伦理困境、伦理危难和权利中心问题。当一个人面临似乎不止一种能够解决伦理问题的正确方法时，就会产生伦理困境，在这当中唯一存在的问题是不能应用所有的解决方案，只能选择一个并实施。与社会利益和社会负担分配相关的伦理问题被称为正义的伦理困境，在医疗卫生当中正义的伦理困境最明显的表现是在稀缺资源的分配上。伦理危难发生问题有一个显然正确的解决方案，但有制度约束并禁止其应用的时候。当有权利归属问题的时候，权利中心问题便会产生，换句话说就是当混乱产生时，由谁来理清关系并处理问题，没有人愿意承担责任。在过去 15 ～ 20 年间，医疗卫生中出现了一类新的伦理问题——利益冲突，它是指当一个人从事某种活动时，可以有多种方式并从中获利，例如当一个人的公众义务面对自己的私利时就会产生利益冲突。

思考下面的例子：

琼斯博士是校际医学中心的放射肿瘤学家，与此同时他还是一个独立医学影像中心的合伙人，该中心有一台正电子发射断层成像仪，如果琼斯博士把他所有的肿瘤患者都送到该中心进行扫描，这可能是利益冲突吗？可以这样看待该问题，因为琼斯博士把这些患者送到该中心，增加了中心的收入，增加了中心合伙人的利润，从而也增加他自己的收入。合资和自我转诊只是被确认为存在利益冲突的两个领域，医生和其他卫生行业从业人员必须小心他们的活动不会产生利益冲突。

伦理决策模式涉及与患者不同的互动方法。工程或分析模式将医护人员认为是只处理事实的科学家，而不考虑患者的人性方面，这是一种非人性化的方法，通常是无效的，例如，在工程模式当中，放射治疗师认为患者只是肺部或大脑，而不是有思想、感觉和情绪的个体，这种类型的方法在癌症患者的治疗中是冷漠、无情和极不恰当的。

牧师模式提供给医护人员一种神圣的、家长式的态度，这种态度让医护人员可以在没有患者在场的情况下为患者做出决定，这种方法通过赋予医护人员医学上的专长，以及道德问题上的权威，增强了患者失去控制的感觉。这种模式的一个例子就是治疗师或学生强迫患者遵守治疗计划或程序，而不管患者疼痛或是否舒服，因为有医师的命令或是已知该疾病在治疗过程应有的不良反应。关于治疗，患者必须被赋予自主决定权（自主性）。

合作模式为医患双方提供了一种更为合理的医疗服务方式，它包括分享、信任和共同目标的考虑，该模式给予患者更多的自我控制，同时也能让患者产生信任，并维护他们的尊严。例如，治疗医师需要用更多时间来熟悉患者并倾听他们的需求，这些知识使治疗师能够帮助患者配合计划和治疗的定位要求，尽管合作模式需要时间，但对于癌症患者的人性化治疗至关重要。

契约模式维持医护人员和患者之间的业务关系，契约安排作为决策和履行服务义务的指导方针，在此过程中，信息和责任可以共享，这种模式要求患者服从，但是患者却控制着决策的制定。契约模式最好由知情同意的过程来体现，当提供全面和彻底的信息时，有自主能力的能力将能够以知情的方式做出决定。

契约模式认识到医疗保健领域并不总是被契约关系所涵盖，契约关系还涉及患者和医护人员之间的理解，而这种理解通常基于传统的价值观和目标。契约模型由患者信任医护人员所做事情是正确的来证明，这种信任通常基于以前在治疗中的经验，特别是癌症的治疗。

放射治疗专家在道德决策方面的作用，包括应用专业精神、个人道德理论的选择，以及患者互动模式的选择，这其中所遇到的困难是卫生保健形势和患者意识形态的不断变化，以及放射治疗在一个高度技术化和极不个人化的环境中不断发展的。当一些医疗卫生专业人员意识到他们从未选择或检查过他们所赞成的伦理学理论时，可能会出现更多的分歧。为了认同伦理理论，首先必须审视其个人价值观，正如本章前面所提到的，伦理学基于价值观，并且来源于 4 个主要方面：

- 文化
- 经验
- 宗教
- 科学

尽管个人从资源上所获得的价值有所不同，但是研究表明，文化和宗教处于价值发展的前沿，许多学者同意宗教，甚至缺乏宗教信仰，是文化的一部分，寻求了解患者的文化和宗教信仰对于理解其根本价值至关重要。

价值观是关于什么是可取的和帮助评估无形价值的核心信念，它为个人在个人和职业生活中做出的决定提供了基础。

人们并不是特别容易去检验和澄清他们的价值观，出于这个原因，有些人试图寻求一种有用的方法来做到这一点，伦理学家路易斯·拉什便是这些人中的一员。在 20 世纪 60 年代中期，拉什发展了他所谓的价值澄清理论，通过制定价值澄清练习，帮助人们发现、分析和优先考虑他们的个人价值，在这个练习中包含一些问题，这些问题促使个人根据他们对特定话题的特定感觉做出选择，并检查与他们选择相关的感觉。通过完成练习，拉什希望人们能够发现并描述他们的价值观，他还试图鼓励这些人每天展示他们发现的价值观。发现个人价值观有助于职业价值观的形成，这将服务于放射治疗医师，以使得他们为患者提供更加优质的护理和治疗。

患者应积极参与自己的治疗，他们对自身权利、需求以及治疗方案可利用性的认识，使得机会与困难并存。如前所述，AHA 已经出版了《患者治疗伙伴关系：理解、期望、权利和义务》（框表 2-4），每个医疗机构都有责任向患者提供该文件，患者在治疗过程中的责任，将随着患者所获得的知识而增加。

三、患者自主权与知情同意

癌症仍然是最可怕的疾病之一，常常使人联想到死亡、容貌损毁、无法忍受的疼痛及痛苦。大约在 35 年前，医护人员是否将患者确诊为癌症的结果告诉患者，是癌症治疗中所面临的核心伦理问题。今天，随着治疗、手术、化疗和放疗的进步，癌症患者可以得到更加有效的治疗，生存质量得到极大的改善，甚至治愈。然而，伴随着技术的进步，也

框表 2-4 患者治疗伙伴关系：理解、期望、权利和义务

当您需要住院治疗时，您的医生和护士以及医院的其他专业人员，将致力于与您和您的家人一起工作，以满足您的医疗需求。我们医护人员将会全心全意地为社会提供各种种族、宗教和经济多样性的服务，我们的目标是让您和您的家人得到我们想要的同样的照顾和关怀。这一章节讲解了一些关于您在住院期间如何接受治疗的基本常识，它也涵盖了我们需要您如何做以便更好地照顾您，不管您在任何时候有任何疑问请及时告知我们，未问或未解答都会增加您住院期间的压力，您对我们的关心和信任是非常重要的。

您在住院期间期待什么：

- 优质医院护理：我们的首要任务是当您需要的时候，以技能、同情和尊重给您提供相应的照顾，并告诉您的照顾者，如果您担心您的照顾或有痛苦，您有权知道医生、护士和其他参与给您治疗的人员的身份，包括学生、居民或其他受训者。
- 干净安全的环境：医院将努力工作以确保您的安全，我们使用特殊的政策和程序来避免在照顾您的过程中犯错误，使您免受虐待或忽视。如果在住院期间发生任何意想不到的重要事件，您将被告知发生了什么，并且将和您讨论在治疗方面产生的任何变化。
- 参与您的治疗：在您去医院之前，您和您的医生通常会对您的治疗做出决定。其他时候，尤其是在紧急情况下，这些决定是在您住院期间做出的。当决策发生时，它应该包括：

1. 讨论您的医疗状况和医学上适当的治疗选择信息，和您的医生一起做出明智的决定，您需要理解：
   - 每种治疗的优点和风险。
   - 您的治疗是实验性的还是研究性的一部分。
   - 您可以合理地期待治疗以及它可能对生活质量所带来的任何长期影响。
   - 出院后，您和家人需要做什么。
   - 使用未覆盖服务或无网络提供商的财务结账。

如果您需要更多关于治疗选择的信息，请告诉照顾您的人。

2. 入院时，讨论您的治疗计划，签署一系列的文件同意治疗。在某些情况下，比如外科手术或实验性治疗，您可能会被要求用书面的形式来表达您理解计划并同意它，这个过程将保护您同意或拒绝治疗的权利，您的医生也将会向您解释拒绝推荐治疗的医疗后果，以及由您来决定是否参加医学研究。
3. 获得相关信息。医护人员需要您的健康和保险等完整和正确的信息，以使他们在制订治疗计划的时候能够做出良好的决定，包括：
   - 既往的疾病、手术和住院史。
   - 过敏反应。
   - 服用的任何药物或膳食补充剂(如维生素和中草药)。
   - 关于健康计划的任何网络或准入要求。
4. 理解您的医疗治疗目标及价值。您可能有医学治疗的目标、价值观或精神信仰，这对您的健康很重要，在您住院期间，医护人员将尽可能多地考虑这些问题。确保您的医生、家人和医疗团队知道您的愿望。
5. 知晓当您不能做决定时，应由谁来代您完成。如果您已经签署了一份医疗保健授权书，说明当您在无法为自己做出治疗决定时谁将会为您代言；或者签署了一份“生前预嘱”或“提前规划”，表明您对临终关怀的愿望，请将复印件交给您的医生、家人或护理人员。如果您或您的家人需要帮助才能做出困难的决定，顾问、牧师和其他人员都可以提供帮助。

- 保护您的权利：我们尊重您与您的医生和其他护理人员之间关系的机密性，以及与您健康和治疗有关的敏感信息，这些信息是您与医生和其他护理人员之间关系的一部分。州和联邦法律以及医院运营政策将保护您医疗信息的隐私性，您将收到隐私实践通知，该通知描述了我们使用、披露和保障患者信息的方法，并解释了您如何从我们关于您的治疗记录中获得信息副本。
- 当您出院时，帮助您和家人做好准备：医生将与医院和社区医护人员一起工作，您和家人在您的治疗中也起着重要的作用。治疗成功的关键往往取决于您是否努力遵循药物、饮食和治疗计划，您的家人可能需要在家照顾您。您可以期望我们帮助您确定后续随访和治疗，并让您知道我们的医院是否有任何经济上的帮助，只要您同意，我们可以与他们分享您的治疗信息，我们将与医院外的治疗人员协调我们的工作。当您回家的时候，您也可以期待收到相关信息，并在可能的情况下培训自我治疗。
- 帮助您结账和保险索赔：我们的员工将为您索赔医疗保险或其他项目，如医疗保险或医疗补助。他们也将会向您的医生提供所需的文件。医院的账单和保险范围常常令人困惑，如果您对账单有疑问，请与我们的业务办公室联系，如果您需要帮助以了解您的保险范围或治疗计划，可以从保险公司或健康福利经理开始。如果您没有医疗保险，我们将尽力帮助您和您的家人，提供经济援助或做出其他安排。当然我们也需要您的帮助，如收集所需的相关信息和其他要求，以便获得保险或援助。

当您在这里的时候，将会收到关于作为医院患者所享有的权利以及如何行使这些权利的更详细的通知，我们也将进行持续性改进。如果您有任何问题、评论或关注，请联系________________________________。

美国医院协会，2013

使得伦理问题更加复杂，超过50%的癌症患者最终需要进行放射治疗，医师和患者必须权衡治疗效果和并发症之间的利弊。

医护人员能够跨越宗教、社会、文化和年龄的障碍，敏感地倾听患者，掌握并尊重患者真相是必不可少的，从某种意义上说，为了有效和支持患者进行治疗，医师和护理人员必须掌握每个患者的个人语言。这种倾听和沟通的能力是非常重要的临床技能，医护人员必须学习。在放射治疗课程中，至少有3个课程或领域可以教授这些技能：患者治疗、伦理和临床教育；医护人员对于倾听和交际的掌握都应该高度重视。

讲真话，这一非常奇怪的原则，是知情同意所必需的。许多人从小就被教导说实话，但这样做往往极其困难，有时甚至看起来是错误的。以前，对癌症确诊患者撒谎是一种常态，因为有的医护人员认为对癌症患者说实话会对其带来毁灭性的打击，因此，宁愿让患者对自己的病情一无所知。然而，多年来的研究已经得出结论，其实癌症患者希望知道自己的诊断结果，而不会因为事实真相遭受心理打击。

正如前面所讨论的那样，每个人都可以自由地做出与自己生命相关的决定，这被称为生命伦理学自主原则。从这个意义上来理解，自主的概念对伦理学至关重要，因为没有某种自主意识，就没有责任感，没有责任感则谈不上道德观。在传统的癌症治疗中，患者的自主性通过“同意”的实践得到进一步保护。美国医学协会的医学伦理原则，意味着关于知情同意，医师应致力于提供具有同情心和尊重患者尊严的合格的医疗服务；应诚实对待患者和同事；应为患者提供有用的相关信息。患者应该被告知并了解他们的病情，理解和批准他们的治疗，并且应该负责任地参与到他们自己的治疗当中。知情同意的基本要素是患者了解和参与自身医疗保健的权利。知情同意是一种在社会学和法律上，随着时代的变迁而发展起来的。每个患者都有权在施行手术或治疗前得到关于手术或治疗的相关信息（框表2-5）。“同意”包括3个重要方面：沟通、伦理和法律。同意的沟通方面包括医师或他们的代理人应告诉患者需要知道什么，以便他们能够做出决定，采取对他们最有利的行动。在患者的治疗过程中，同意的道德方面可能涉及医护人员的“有益方式”（提供他们能达到的最佳治疗水平）和患者自主权（患者有权做出他们自己的决定，甚至那些许多被人认为不好的决定）之间的冲突。同意在法律方面是指患者在同意过程中享有通过指导方针和法律系统建立的合法权利，虽然有几种类型的同意，但知情同意是最关键的，对于被认为具有侵入性或重大风险的所有程序、治疗和研究，必须以书面形式确保知情同意。

思考：必须以书面形式确保知情同意。

知情同意被认为是一种程序，患者可以根据医师或指定人提供的信息同意或拒绝治疗。患者必须充分了解手术或治疗的性质及相关风险，包括并发症、副作用和潜在死亡率、期望的结果，以及可能的替代手术或治疗。为了获得患者合法的同意，该患者及其指定人员必须具有合法的能力，这种能力是指：合格的成年人；无能力成年人的法定监护人或代表；已释放的、已婚人员或成熟的未成年人；父母或法定监护人；法院裁定的有义务的个人等才能享有。

能力是指承担责任所需最低限度的心理、认知、行为能力或特征。通常，法律只承认有能力的个人所做出的决定或同意。年龄大于18岁的人被认为有能力，然而，这可能与有精神疾病或缺陷的证据有争议。如果个人的情况不足以达到满足胜任

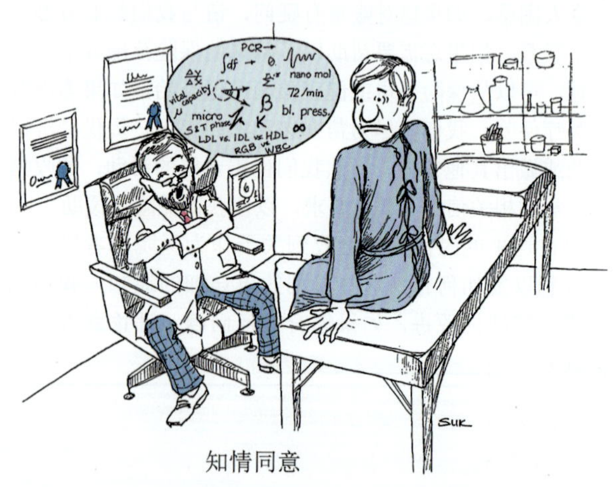

知情同意

力的标准，则出于知情同意的目的，该人可能被视为“不能胜任”。精神疾病不会自动使一个人在所有功能领域都不能胜任，尊重自主权要求个人，即使他们是严重精神受损，也被允许做出与自己能力相当的决定。未成年人一般被认为不具备法律能力，因此需要得到父母或指定监护人的同意。如前所述，此规则也有例外，当未成年人合法结婚时，他（或她）将会被认为是具有自主权的成年人，这同样也适用于向法院提出申诉并被授予释放或未成年人成熟地位的个人，这些未成年人一般不和父母住在一起，也不依赖父母的抚养。此外，服兵役的未成年人也被赋予自主的成人地位。

在某些药物的作用下，一个人的能力状况可能会发生改变，特别是那些使用了镇痛药物的患者。为保护接受手术的患者，规定患者在服药后不得签署文件或对程序给予知情同意。对治疗程序有预先策划的人通常被认为是不具备自主能力的。然而，有顽固性疼痛的患者在服药后无痛或疼痛得到控制时，可合法行使自主权。

框表 2-5　知情同意

知情同意告知，必须告知患者：

（1）治疗过程、治疗方案或疾病情况。

（2）推荐治疗的期望和成功的可能性。

（3）合理的替代方案和缺乏治疗可能引起的后果。

（4）特定的已知风险对是否接受或拒绝医疗建议的知情决策至关重要。

引自Gurley LT，Callaway WJ：放射技术导论，第4版。圣路易斯，1996年，莫斯比

获得患者知情同意的责任由医师承担，不得委托。然而，众所周知，许多时候，其他卫生专业人员也应确保对某些程序的知情同意。如果医疗机构没有适当的书面文件或程序来确保非医师的知情同意，其合法性就会受到质疑。法院认为，医师才处于最佳位置，由他们来决定应该向患者提供哪些信息，以便患者能够做出明智的选择。在任何情况下披露信息的范围都应由医师负责，一些州也有立法标准或州法规，规定医师必须告诉患者哪些信息。

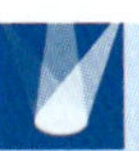

思考：除非相应政策、程序或法律另有规定，医师必须确保患者获得知情同意。

通常，第三者（卫生保健提供者）应在知情同意会话的现场，因为患者可能不愿询问他们的医师，但可能询问证人，然后证人可以告知医师患者缺乏理解，第三方签名仅作为进行了知情同意会话的证明，并且证明文件上是患者本人的签名。患者必须能够理解文件中所提供的信息，并且不能尝试做出影响决定的事情。今天，在美国，由于语言障碍（语言多样性），获得真正的知情同意可能面临巨大的挑战。随着到美国寻求医疗保健服务的人群越来越多样化，医学口译员和其他服务正在得到越来越多的使用。普遍认为，知情同意是卫生保健提供者和患者之间积极、共享的决策过程。为了给予知情同意，患者必须理解提供给他们的信息，沟通至关重要，当患者与其卫生保健提供者由于语言障碍而无法沟通时，可能危及医疗卫生服务的质量。为了向每个人提供更高质量的医疗卫生服务，所有卫生从业人员必须不断寻求更好的沟通形式和更多的交流场所。医疗翻译和用患者语言设计的同意表，是当前试图向患者传达基本信息，建立患者理解，并确保他们在同意之前真正得到告知的两种尝试。

1. 保密性

在医学实践中，保密性和真实性之间的矛盾由来已久。根据加勒特等的观点，真实被概括为两个命令：“不要撒谎”和“你必须与有权了解真相的人沟通”。在讨论患者的权利和医护人员对患者的义务时，真实绝对不是唯一需要考虑的因素。严格保密患者的医疗和个人信息，是医疗卫生行业所施加的主要限制之一，未经患者同意，这些信息不能随便透露。

在为患者提供治疗时，“泄密”是遇到的主要问题之一，并可能因此担负法律责任，患者的信息不应与其他部门人员讨论，除非在直接责任范围内，或是从一个附属部门到另一个部门，或者是在满足护理部门特定要求的医疗需要时，才能信息共

享。在放射治疗环境中，工作人员必须特别注意不要在走廊或治疗区域周围讨论患者病情，除非讨论内容与治疗直接相关。只有当患者明确希望时，医护人员才有权咨询其他工作人员以便为患者提供帮助。工作人员不应该与自己的家人或朋友讨论患者信息，即使是最一般性的术语，因为这违反了保密性规定和 HIPAA 法规。患者的治疗流程应该保存在一个安全的区域，任何与治疗无关的人员都不能触及。电子病历只应由那些有特定需要知道病历内容的人或由那些需要记录患者病程的人员访问，在每一个教育项目中，任何机会下都必须强调保密性问题。HIPAA 法规的实施，对标准或电子表格中所包含的患者信息，在保密性方面提供了更加严格的规定。所有在医疗卫生机构工作的，可能接触机密信息的卫生专业人员和其他人员，都必须接受 HIPAA 培训，对任何违反 HIPAA 规定的行为都将会受到严肃处理。违反 HIPAA 政策可能导致医疗机构受到制裁或罚款，并且个人可能因违反规定而被终止执业。为了帮助并确保医疗机构和工作人员遵守 HIPAA，所有医疗机构的工作人员和学生都必须强制接受 HIPAA 培训。

思考：所有医护人员及学生必须接受强制性的 HIPAA 培训。

保密性也有一些例外，这些例外一般包括四大类：州法律所规定的、法律先例引起的、特殊医患关系引起的，以及理由合理的。例外情况可包括特定类型的伤口（如枪击和刀伤）、某些传染病（如获得性免疫缺陷综合征、肝炎和梅毒）、急性中毒（如摄取腐蚀性物质）、汽车事故和虐待（特别是儿童、老年人和配偶）。根据州法律，当患者的生命或安全受到威胁时，保密性也可能被推翻，例如当有用的干预可以防止自杀或自伤威胁时。此外，防止对无辜第三方造成实质性和可预见性损害的道德义务，通常大于保护机密的道德义务。

2. 医疗保健小组中其他成员的角色

处理癌症患者及其家庭，可能突然就进入了一个具有血液检测、诊断程序、治疗程序以及专家等所组成的全新且具有潜在威胁的环境。熟悉患者病史并与患者建立信任关系的家庭医生或内科医师，将会是癌症管理团队中的重要组成人员，他们可以帮助患者及其家人做出适当的治疗决定，并且可以充当患者和参与评估及治疗的其他人员之间的联络人。在癌症诊断中，如果患者当时还没有寻求到医师的支持，在整个疾病过程中他们应当迅速确立好医师。

在大多数情况下，其他卫生保健人员可以帮助患者应对癌症所带来的情绪影响，花很多时间在患者床旁工作的护士可以为患者和医师提供重要信息，社会工作者在评估一个家庭的心理痛苦程度和他们应对疾病的能力方面是非常宝贵的。社区资源，如涉及生活中处理癌症患者的资深治疗计划（如达到康复），可以提供有价值的信息，并帮助安抚患者及其家属。当地的神职人员也可以根据他们的知识，对患者及其家庭的特定需要提供精神指导。最终，大多数癌症患者都将由放射治疗医师进行治疗，他们不仅需要治疗患者的身体，还必须为患者提供情感支持。当然，所有的工作都应在专业允许的范围内开展。放射治疗医师的职责和实践范围包括在框表 2-6 中。

四、临终患者及其家属

近年来，随着科技的进步，对临终患者及其家庭的照顾，都发生了翻天覆地的变化。临终关怀的发展从伊丽莎白·库伯勒·罗斯博士的《死亡与临终》出版开始，就将治疗转变为关怀。因为放射治疗医师和他们的学生每天都要处理晚期患者，所以他们必须要探讨患者的有关权利、拒绝治疗和生活质量等问题，并且还需要了解癌症患者的情绪状态。对死亡的基本恐惧存在于所有人类中，患者害怕与之相关的诊断、治疗、疾病及死亡。伊丽莎白·库伯勒·罗斯博士确认了个体患有晚期疾病或者经历了其他对生活产生负面影响的灾难性事件后，由此而产生的悲恸循环周期，该周期可分为以下几个阶段：

（1）震惊：听到坏消息后的最初反应。

（2）否认：假装事实并非如此。

框表 2-6　医学影像和放射治疗实践标准

标准实施前的准备

职业实践标准可以作为职业实践的指南，确定并建立了实践过程中所遵从的一般标准。执业标准是由该专业建立的权威性声明，用于判断从事医学影像和放射治疗的人员提供的执业、服务及教育的质量。

个人也可使用实践标准来进行工作描述。在影像、治疗和辐射科学之外的人员，这些标准可以用来为相关专业人员的工作角色及承担的责任做出概述。作为专业实践的先决条件，个人必须具有相应的教育准备和临床能力。然而，联邦和州法律、参与政府项目所必需的认证标准，以及合法的体制政策和程序，可取代这些标准。

格式

实施标准分为6个部分：引言、适用范围、临床执行标准、质量控制标准、专业实践标准和咨询申明。

引言：引言除了对具体实施的概述之外，还提供了个人实践、教育以及认证的定义。

适用范围：实施的范围界定了具体实践的相关内容。

临床执行标准：临床执行标准规定了个人在为患者治疗、提供诊断及治疗程序方面的活动。该部分将患者评估和管理与流程分析、临床表现及临床评估结合在一起。

质量控制标准：质量控制标准定义了个人在性能技术领域的活动，包括设备和材料评估、安全标准和全面质量管理。

专业实践标准：专业实践标准定义了个人在教育、人际关系、自我评估及道德行为等领域的活动。

咨询申明：咨询申明是对具体实践问题进行澄清和指导标准的解释。

每个执行标准部分被细分为单个标准，首先是对标准进行编号，然后是标识标准的术语或术语集，例如“评估”或“分析/确定”，接下来是执行程序或治疗时个人的预期表现。下面是关于为什么个人应该遵守特定绩效标准的基本陈述和解释。

标准：标准用于评价个人的表现，每个集合分为两部分，即一般标准和特定标准，在评估绩效时应该使用这两个标准。

一般标准：一般标准以适用于影像和放射科工作人员的情况编写，对实践标准而言，除有限的X线机操作人员外，这些标准在所有方面都是相同的，并可应用于与之相匹配的实践领域。

特定标准：特定标准满足个人在各个领域的专业执业需求，尽管影像和放射科的许多方面是相似的，但其他领域则不同，在起草具体标准时考虑到了这些差异。

放射治疗实施标准介绍

定义

放射治疗的执行由负责管理电离辐射的医疗卫生专业人员进行，其目的在于治疗疾病，主要是癌症。

因为癌症的复杂性，所以在治疗过程中往往需要用到多种专业手段，放射治疗作为癌症的治疗手段之一，它需要一个由放射肿瘤学家、放射治疗师、医学放射物理学家、医学剂量学家和护士组成的多学科小组来共同完成。放射治疗师在整个治疗过程中对患者进行放射治疗操作。放射治疗融合了科学知识、技术能力、患者互动技巧并赋予同理心为患者提供安全和准确的治疗。

放射治疗师必须对解剖学、生理学、病理学和医学术语都有深入的学习。此外，还需要了解肿瘤学、放射生物学、放射物理学、放射肿瘤技术学、放射安全及癌症患者心理等。

放射治疗师必须保证治疗过程中的定位和治疗技术的精准性，协助放射肿瘤学家对治疗区域进行定位，参与放射治疗计划的制订，并按照放射肿瘤学家的处方对肿瘤提供高剂量的电离辐射。此外，他们还必须具备相应的辐射防护和安全知识。

放射治疗师除了是患者和放射肿瘤学小组其他成员之间的主要联络人之外，还提供了与其他卫生保健提供者之间的链接，如社会工作者和营养学家。放射治疗师必须通过良好的沟通、患者评估、患者监测及患者护理技能，实现患者治疗需求及情感需求。放射治疗通常需要使用高级精密的设备进行为期数周的日常治疗，并做大量的初始规划以及持续性的患者护理和监测。作为医疗团队的成员，放射治疗师需参与质量改进过程并持续评估他们的专业表现。

放射治疗师批判性地思考，并在工作的各个方面运用独立、专业和道德的判断，他们在实践领域内通过继续教育，以提高患者护理、辐射安全、公共教育、知识和技术能力。

教育和认证

放射治疗师通过成功完成放射学认证的教育项目，来为他们在多学科团队中的角色做准备，只有通过放射治疗相关专业知识考试的人员，并能获得美国放射技术专家注册处认证的人员，才能从事放射治疗工作。

为了维持ARRT认证，放射治疗师必须完成适当的继续教育要求，以保持一定的专业水平以及对新技术进展的认识。

小结

随着新模式的出现和放射治疗流程的演变，由放射肿瘤学家、放射治疗师、剂量学家、医学物理学家和其他辅助人员组成的多学科小组，在肿瘤患者的放射治疗过程中将发挥关键性的作用。让放射治疗师全部按照综合流程来工作是不切实际的，临床活动因放射治疗师的实践需要和专业知识而异，当放射治疗师获得更多的经验、知识和临床能力时，放射治疗师的临床活动也可能随之改变。

框表 2-6　医学影像和放射治疗实施标准——（续）

州级法规、合法的社会传统准则可以规定实践的参照指标。凡本标准与国家或地方法规、准则有所冲突时，应按照国家或地方法规、准则实施。放射治疗师应遵守所有相关的法律要求，在限定的范围内进行执业，在这些准则下运用个人的思想、判断和判断力进行医疗活动。

放射治疗师执业范围

放射治疗师和医学影像医师执业范围包括：

- 收治、转收患者，并记录患者口头、书面、电子文件等相关医学记录。
- 采集并确认患者的临床病史，确保信息被记录下来，并供具有医师执业证的独立执业医师使用。
- 签署知情同意书。
- 告知患者在治疗过程中需承担的风险。
- 为患者在治疗过程做相关准备
- 根据 ALARA 的原则，尽量减少患者、医师本人和其他人的暴露风险。
- 具有独立执业证的医师方能进行静脉穿刺。
- 具有独立执业证的医师方能进行静脉输液处方。
- 具有独立执业证的医师方能进行药物确定、准备和（或）使用。
- 评估影像图像的技术质量，审核报告。
- 处置紧急情况。
- 提供教育。
- 教育和监督学生和其他卫生保健服务者。
- 进行质量保证。

放疗治疗师执业范围也包括：

（1）按照放射肿瘤学家的处方进行放射治疗。

（2）按照放射肿瘤学家的处方执行放疗模拟定位、放射治疗计划和计算放疗剂量。

（3）按照放射肿瘤学家的处方，利用成像技术进行精确放疗、精确放疗计划及精确的治疗。

（4）发现和报告患者的病情变化，得到医师许可后再进行治疗。

（5）监测照射范围内正常组织的剂量，确保正常组织不超过耐受剂量。

（6）制作/准备固定和调整射线方向的装置。

（7）参与近距离治疗。

临床放射治疗执行标准：

准则1—评估

放射治疗师收集患者和治疗的相关资料。

准则2—分析/判断

放射治疗师提供治疗过程中相关信息以及与治疗相关的健康问题。

准则3—患者教育

放射治疗师根据治疗方案提供有关治疗过程和相关健康问题的信息。

准则4—执行

放射治疗师执行质量控制。

准则5—评估

放射治疗师确定是否完成放疗计划既定的目标。

准则6—贯彻

放射治疗师进行设备、材料和过程质控。

准则7—治疗结果评估

放射治疗师回顾和评估整个治疗过程。

准则8 —资料整理

放射治疗师记录有关患者治疗、治疗过程和最终结果信息。

放射治疗质量执行准则：

准则1：评估

放射治疗收集放疗设备、放射治疗过程及放射治疗环境的相关资料。

准则2：分析/判断

放射治疗师分析评估收集的信息，以确定是否需要调整放疗设备、放射治疗过程及放射治疗环境。

准则3：教育

放射治疗师向患者、公众及其他卫生保健者告知放射治疗的过程、治疗设备及相关设施。

准则4：执行

放射治疗师开展质量控制工作。

准则5：评估

放射治疗师评估质控工作结果，并制订合适的工作计划。

准则6：贯彻

放射治疗师完成设备、材料、治疗过程的质量控制。

准则7：结果评估

放射治疗师评估设备、材料、治疗过程质控工作结果。

准则8：文档

放射治疗师记录质控工作及结果。

放射治疗专业执行准则

准则1—质量

放射治疗师致力于为患者提供最优的治疗。

准则2—自评

放射治疗师自我评估执行情况。

准则3—教育

放射治疗师获取和保持较好的业务知识。

准则4—协作

放射治疗师促进团队协作。

准则5—伦理

放射治疗坚守职业伦理标准。

准则6—研究创新

放射治疗师参与知识的学习和传播，促进本专业的发展。

放射治疗咨询声明

经外周中心静脉导管或静脉港高压注射药物需要进一步咨询。

引自美国放射技术专家协会：医学影像和放射治疗实施标准——放射治疗标准，阿尔布开克，2011，美国放射技术专家协会

（3）愤怒：压抑情绪和挫折的外在表现。

（4）讨价还价：试图找到摆脱这种局面的方法。

（5）抑郁：对事实的默认。

（6）尝试：寻求解决问题现实的方案。

（7）接受：应对形势，找到前进的道路。

那些处于悲恸周期的人显然经历了高潮与低谷，放射治疗医师工作的一部分就是确认患者处于悲痛周期的哪一个阶段，并提供相应类型的情感支持，以使得患者可以顺利通过该周期。正如本章前面所提到的，患者需要倾听，发现患者的 EI 才更有助于识别和处理患者的情绪需求。

尽管晚期疾病的最后阶段是显而易见的，但其开始并不明确，在治疗转移性癌症患者的过程中的某个时刻，治疗就需要从积极治疗转到姑息治疗，从努力抑制肿瘤生长到试图控制症状。治疗目标必须改变的信号包括对肿瘤进展的认识、未能有效控制肿瘤、患者身体状况的恶化以及患者对追求先前重要目标和快乐失去兴趣。这个决定是不带有任何困难的；相反，它要求家庭、照顾者和患者自己自然地接受死亡的必然性。伊丽莎白·库伯勒·罗斯博士认为这种情况是悲恸周期的最后阶段。

在过去的 10 年中，许多国家的人们开始接受一味进行生命支持（即延长生命到最后）通常不是最佳的做法。在伦理上允许身患绝症的患者有尊严地死亡这一观点已经获得许多认可。近年来，个人自决权利的概念已经被许多医学中心提出。医学和法律界已经认识到自决权不再只是扩大患者的知情同意权。在过去，一些医师处于不利的处境，他们想满足患者安详和有尊严地死去，但这会让一些家庭成员认为是医师未能做到本应该可以延长患者生命的措施而起诉医师。为了解决这一难题产生了生前预嘱。生前预嘱的目的是让有行为能力的成年人在某种条件下根据自己的意愿提供相关的卫生保健和治疗需求，而不是在因疾病或其他原因导致个人很衰弱时再做出这些决定。生前预嘱也让其他家庭成员知道应该做什么或者不做什么。生前预嘱的概念假设人执行的个人：

（1）具有相应的能力。

（2）要求在生命末期不需要采取相应抢救措施延长生命。

（3）要求采用药物缓解痛苦。

（4）根据生前预嘱解除医院和医师的法律责任。

（5）需要两个不相关的、遗嘱中未提及且无遗产继承权的公证人在公证下进行签名。

在实践中，遵照生前预嘱可能涉及停止或中断一些医疗干预等措施，如呼吸机支持、化疗、手术、放疗，甚至营养支持。决定停止有治疗的疗法基于以下结论：在治疗过程中患者的疾病是不可逆转的，且需要其他措施维持生命对患者来说不是最佳获益。通常患者发生心搏骤停必须进行心肺复苏的文件，许多医院要求医师向临终癌症患者签署拒绝心肺复苏的文件。医嘱联合委员会要求每个医院要有拒绝心肺复苏的医疗文件。即将死亡的患者，包括签署不尝试心肺复苏文书，应该在与患者及患者家属进行讨论不久之后签订。在大多数情况下，患者和他们的家属知道将尽一切努力维护患者生前舒适和安详地死去，都松了一口气。对于拒绝心肺复苏存在的问题是：在很多时候患者可能在影像诊断室或放射治疗科就需要进行心肺复苏。为了遵照心肺复苏，每个参与患者治疗的医务人员都必须意识到它的存在。所有医院必须有书面的政策和流程告知患者在他们医院里有保护患者权利的方式。生前预嘱是一种文书，它不仅指导医务人员怎样进行医疗救治，而且还指导医务人员不能做什么。具有长期效用的医疗委托书是另一种医疗文书。医疗委托书是一种法律文件，允许 18 岁以上的个人独立决定有关卫生保健问题上的任何意愿。被委托者可以是家庭成员、朋友或值得信赖的人。在长期时间内可以决定是接受还是拒绝治疗；然而，是否期望治疗必须在特定的文书中指出。生前预嘱和具体长期效用的医疗委托书均为预先医疗指令。当患者有行为能力且能清楚地表达自己的意愿时，这两个文书是有用的。这些文件还可以包含怎样处理患者尸体的相关决定，尤其是当一个人选择把自己的身体捐给医学研究时。这有助于避免和其他家庭成员之间产生矛盾，包括治疗方案和其他医疗行为等。

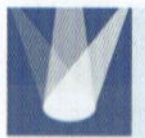

思考：治疗患者前，常规检查健保卡是否签署有心肺复苏及预设医疗。

临终关怀

中世纪，收容所是旅行者的驿站。今天，宁养院是终末期患者的中继站。安宁疗护运动始于为身患绝症的患者和他们的家属提供姑息治疗和支持性照顾；当然，现在也包括提供这些服务。临终关怀服务还包括家庭和住院患者的护理，缓解和帮助他们渡过丧亲之痛。临终关怀提供24小时的医护理服务，目的是帮助即将去世的患者拥有希望的、舒适的、满足的生活，能安详、有尊严地死亡。临终关怀团队在身体、情感、心理、精神等方面提供帮助，协助家庭成员照顾患者。临终关怀有几种条件可供使用，包括独立的设施、基本制度和相关机构。

进入临终关怀中心可能是患者自己也可能是由家庭成员、医生、康复中心护理员和社会工作者、拜访护士、朋友或神职人员送入。虽然临终关怀的患者有所不同，但通常具体以下相似点：一个终末期患者估计寿命为6个月或更少；居住在某一特定地理区域；由直系亲属，亲戚、朋友或邻居照顾；患者渴望在疾病的最后阶段留在家里。在初次访问评估中，临终关怀团队需获得患者的病史、情感方面、精神方面和家庭及社会方面等相关资料，探讨护理问题。项目开始后，团队成员定期开会评估每个患者的护理计划，实施并监督成员为患者和家庭服务。

如果安养院能提供一些护理帮助且条件允许，大多数家庭都喜欢回家照顾垂死的亲人。制度化被认为是没有人情味和不切实际的，而且综合性医院没有为晚期患者的长期护理开设的部门。私人疗养院可以改造以适应所需的护理水平，护士可以指导家庭成员如何进行身体护理、症状处理、提供合理的营养和药物治疗。当患者和家属有信心和有能力应对身体护理时，他们开始注重如何面对关于死亡的情感和精神等方面的问题。在患者的疾病晚期，有许多问题可能出现，其中一些问题考验了临终关怀团队的智慧和耐力。不过，总体而言，简单的疗法、疾病常识、良好的护理、预防医学治疗、适当使用镇痛药物有助于减少患者的痛苦。

五、癌症医疗相关法律

定义和术语

放射治疗师需要自信的履行职责，尤其是在当今法治社会。医师们必须意识到患者也了解治疗的标准，从而能够获得更多的法律保障。卫生保健专业人员必须了解法律规定的标准治疗。合法的“标准的治疗”一词意味着治疗的程度、教育、知识和相同专业的人所掌握的技能相同。

有关非犯罪活动的一种法律被称为民法。民法中包括侵权法。“侵权”是一个古老的法语单词，意思是“错误”。在今天的术语中，侵权行为是指个人违反合约的错误行为损害到个人或其财产。侵权法是有关人身伤害的法律。其相关行为可能是恶意和故意的，也可能是疏忽和无视他人权利的结果。侵权法要求在法律允许的条件下另一个人需对他人的伤害进行补偿。制定这类法律是为了维护个人之间的良好关系，为评估不当行为的过失（罪责）提供了一个场所，阻止那些误入歧途的人，并为受伤的人提供赔偿。侵权行为分为两种：无意的和故意的，那些不是故意伤害的行为但仍导致财产损失或人员的伤害认为是无意的侵权行为。卫生保健环境中的非故意侵权行为包括：保健提供者未能适当保障患者的安全，或未能对患者进行适当教育，造成伤害。故意侵权是指故意侵害人身或财产的行为。卫生保健提供者承担与其职业角色相关的职责。法律并不认为专业人员和患者是平等的；对保健提供者规定了更大的法律负担或义务。

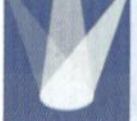

侵权法是一种民法。

有几种情况下，由于故意行为，可以认为医疗保健专业人员造成侵权。这些故意侵权行为包括攻击、殴打、非法监禁、诽谤、造谣、侵犯隐私、故意给予精神上的折磨。

人身攻击被定义为用伤害的方式构成躯体触碰及威胁。如果患者感到受到威胁，并相信他们会受到伤害，可能有理由指控医疗人员造成侵犯。为了避免这种情况，专业人士必须经常解释在医疗过程中可能发生的情况，并告知在任何情况下患者都不会受到伤害的威胁。在接触和治疗患者前，放射治疗师必须得到患者许可。

殴打罪是指有害的，不同意的，或不正当地接触一个人的实际行为。因此，对要做的事情应该做一个清楚的解释以免造成误会。如果患者拒绝触摸，那么患者的意愿必须得到尊重。殴打罪意味着触碰是一种故意伤害或挑衅的行为，如果患者明确禁止的话，即使是最善意的触摸也可能属于这一类。只要患者没有禁止，不应阻止医师将一只安抚的手放在患者的肩膀上，而且医师并无伤害或侵犯患者的隐私的想法。只要患者没有禁止，医师无意伤害或侵犯患者的隐私。然而，对违背患者意愿的任何行为或者治疗都可以被解释为殴打罪。

非法监禁是指未经许可，擅自使用武力、武力威胁或者通过限制衣物或者建筑物约束他人。如果患者希望离开，而医院不允许这样做，这是一个问题。不当使用身体限制也可能构成非法监禁。限制必须是出于故意和没有法律上的正当理由。从非法限制中获得自由是受法律保护的权利。如果患者受到不适当的限制，法律允许以损害赔偿的形式进行赔偿。必须满足非法监禁的所有要素，才能证明执行了非法的行为。非法监禁需要证明被指控的受害者确实被关押，关押是犯罪者故意的，并且没有得到受害者的同意。如果他们对自己或他人有危险，患者可能会受到限制。非法监禁的一个例子是医师在未经患者同意或不通知患者家属和获得儿童监护人同意的情况下对患者使用约束。

诽谤是对人格的毁坏。分为口头诽谤和书面诽谤。这种侵权行为会影响一个人的名誉和好的名声。诽谤侵权的基本要件是向被诽谤者以外的人进行口头或书面通信。法律承认某些关系，要求允许一个人说话，而不用担心被控诽谤人格。例如，放射肿瘤科主管必须对雇员进行评估或提供有关雇员工作的参考资料，他们具有合格的特权。放射治疗医师在患者及其家属的听证会中交谈时，应谨慎行事，以免自己造成民事侵权。

如果信息的保密性没有得到保障，或者患者的身体被不当和不必要的暴露或触摸，则可能导致侵犯隐私权的指控。在模拟、计划和治疗过程中，保护患者的体面是至关重要的。卫生保健提供者必须确保患者在治疗允许的范围内得到保护。对于治疗区域的视频监视器来说，保持隐私也是非常重要的。除了授权和必要的工作人员外，任何人都不应该待在观察区。

过失是指对合理的治疗或应谨慎的地方的疏忽或忽略。对患者的无意伤害可能是疏忽。合理治疗的标准是以合理谨慎的人在同等情况下会做什么为基础的。这一标准要求一个人在同等的教育和技能以及类似的情况下，表现出与任何理性的个人或谨慎的个人相当的水准。在专业人员和患者之间的关系中，存在着提供合理护理的默认合同。在这种关系中的疏忽行为称为渎职行为。在渎职法中所使用的过失，不一定等同于粗心大意。即使个人行为谨慎，在法律意义上仍有可能被视为疏忽。例如，如果没有接受过特定程序教育和培训的治疗师尝试仔细地进行该程序治疗，如果对患者造成伤害，则该行为可被视为疏忽行为。

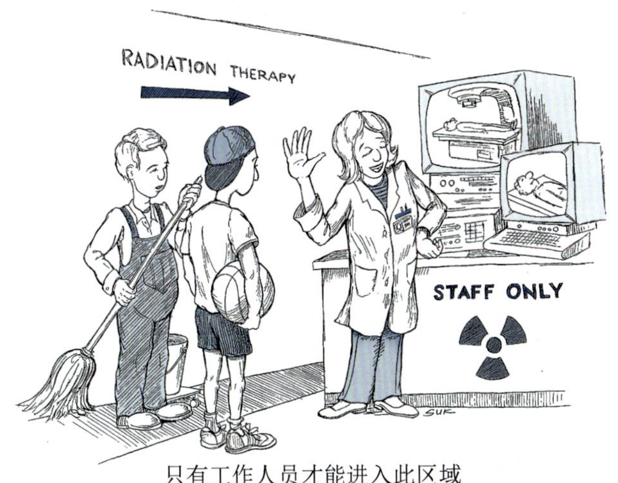

只有工作人员才能进入此区域

六、法律原理

1. 个人责任原则

放射治疗师应关注在医疗事故诉讼中被指定

为被告的风险。事情可能出错，错误也可能发生。放射治疗师的法律责任是给予患者安全的治疗。

基本的原则是，人们对自己的过失行为负有责任。这被称为个人责任原则，意味着法律不允许不法行为者为自己的行为逃避责任，即使根据另一项法律规则，也可能追究其他人对所涉不法行为负法律责任。虽然他们不能让医院或医师对其行为承担责任，但医师应为自己的疏忽行为承担相应的责任。

2. 上级责任原则

“上级责任原则”（“让雇主回答”）是一项法律原则，规定雇主对雇员在执行命令或为雇主的利益提供服务时发生的疏忽行为负有责任。早在1698年法院就宣布，雇主必须对雇用的仆人造成的人员伤亡负有责任。19世纪法院采用了“上级负责”一词，这一用语是建立在社会责任原则之上的，即所有人，不论是由自己或其代理人或雇员，都应以不伤害他人的方式处理自己的事务。这一原则的基础理论是，从他人的工作中获利，雇主有挑选和监督雇员的责任，因此有承担责任的义务。

3. 事实推定原则

在过失侵权诉讼中，原告提供标准治疗中的医疗错误，医疗保健提供者未能遵守相关标准，导致患者受伤且造成损害方面存在困难。医疗事故诉讼中，法律界将上述情形进行如下方面的描述，包括责任、失职、损害的因果关系。如果这些疏忽超出了常识，合格的医疗专家必须建立那些标准。一个长期可以来替代医学专家的方式被认为是事实推定原则，这意味着“让事实说话”。法院通过事实推定原则来解决某些情况下专家不能解决的问题，这要求被告解释事件，并说服法院相信不存在过错。辩护方或控方都可以使用放射治疗师的实践标准来支持或反驳过错行为，专家证人也可以这样做。每个人随时都可以通过ASRT网站获取这些信息。

4. 预见性原则

预见性原则是一项法律原则，它要求一个人需要因过失行为给另一人造成的所有间接和直接的后果承担责任。在这种情况下，可以或应该合理地预见到过失行为。一个更简单的定义是：人们合理地预见到他们的某些行动或不作为可能导致对他人的伤害。此外，所受伤害必须与可预见的伤害密切相关。常规的放射治疗设备检查对于克服这一原则很重要。

七、风险管理

十多年前，风险控制或风险管理的概念就被认为是预防医疗事故造成损失的关键因素。风险管理将每一项质量改进计划与确定整体有效性所需的可衡量结果联系起来。这里的有效性意味着成功地减少对患者的伤害。急症医院或医疗中心在照护患者时，有责任做出合理的照顾。任何保健从业者的法律责任都是安全的治疗。风险管理是一项关乎患者安全的事务，是避免或控制员工及医院或医疗中心的经济损失风险的过程。低质量的护理会给患者带来伤害，并导致更多的经济负担。风险管理通过监督减少责任风险来管理潜在责任风险以保护金融资产。风险管理的工作是查明实际引起事故的原因或者患者和雇员涉及引起事故的潜在原因，并实施消除或减少这类事故的方案。医疗影像和放射治疗中医疗责任（医疗事故）索赔的首要原因是患者跌倒。

医院责任和渎职保险，也称为患者责任保险，旨在涵盖因医务工作人员和医院其他雇员的疏忽，患者对医院提出的所有索赔。许多人讨论过放射治疗师是否应该购买渎职保险。在做出这一决定时，有关人员必须确定在其机构内提供渎职保险的范围。根据上级责任原则，雇主对雇员在工作中的疏忽行为负有责任。根据借债原则，医师有权力和责任代替雇主监督和规范其他雇员的工作行为。无论这些法律理论如何适用，基本法律规则是每个医师都应该清楚地知道并理解个人责任。每个人对自己的疏忽行为负有责任，尽管大多数保健雇员都在其雇主的责任保险范围内。任何不法行为都无法逃避责任，即使可能已经起诉了其他人并承担法律责任。在某些情况下，支付了渎职索赔的保险公司通过对疏忽雇员分别提起诉讼，成功地从他们那里收回了损害赔偿。

行政主任指导医院员工向行政部门报告任何患者的受伤情况。事故报告通常被用来记录医院里不寻常的事件。事故定义为与医院的常规手术或特定患者与常规护理不一致的任何事件。这可能是一次事故或一种可能导致事故的情况。医院在事故预防部门中使用事故报告，就向保险公司提供存在潜在的诉讼的事件，并为可能记录在案的事故引起的诉讼做好辩护准备。事故报告应根据机构公布的政策和程序进行书写。一份事件报告不应是发表意见、指控或猜测的地方，它应只包含有关事件报告的事实。事故报告不应放在患者的纸质或电子病历中。通常由医院和部门主任来完成和提交书面事故报告。这些报告最终保存于风险管理办公室。

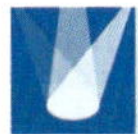

思考：事故报告不应放在患者的纸质或电子健康记录中。

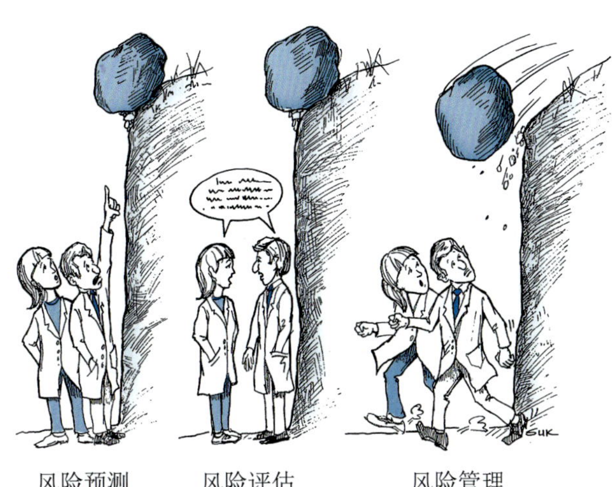

风险预测　　风险评估　　风险管理

八、医疗文书

放射肿瘤学病历按时间顺序记录为患者提供的护理和治疗。患者肿瘤评估的所有组成部分必须记录在放射肿瘤学病历中。该格式通常包括以下内容：列出相关亲属、后续联系人、家庭医师和在紧急情况下需要通知的人等的信息表，体检的初步病史和疾病的发现，病理检查报告、实验室检查报告、影像诊断图片、手术记录，照片和解剖图片，目前使用的药物，与医师和报销机构的通信；治疗计划说明，日常治疗日志，物理治疗计划和剂量测量数据，治疗过程中的进度说明，治疗总结，以及后续检查报告。患者的放射肿瘤治疗记录必须与医院及诊所的记录分开保存和保管，以确保随时可查阅。放射肿瘤科的医疗记录通常以纸张和电子格式保存。医疗文书应以清晰、简洁的语言记录，使所有护理患者的专业工作人员都能理解。手写的医疗文书必须清晰易读。难以辨认的记录比没有记录更糟糕，因为它记录了工作人员未能规范地保存记录，并可能严重减弱医院或医师在过错行为中的辩护。笔录中的记录应用墨水书写，参与人员应在每一文书后签字，以明确自己的身份。医院和医师应该能够确定谁参与了患者的每一次治疗和护理。操作治疗机器的治疗师每天记录机器操作治疗的相关治疗措施。其他任何参与了当天治疗患者的治疗师也应检查每日记录的准确性，并初步记录。

医疗文书有时被工作人员用来记录不适合患者病情的相关治疗措施。以下是不应该记录的文书：

- 这是 X 线治疗师第三次过失
- 医生 A 再次给患者进行错误的治疗
- 该患者个长期抱怨，而且是个令人讨厌的人
- 患者身上有异味，护理人员应该让其洗澡

在患者提出的任何过失诉讼中，这样的评论不可避免地会被用来攻击医师和医院。此外，让其查阅自己的病历是一种趋势，因此很有可能阅读到这些评论，并对其做出愤恨反应。

原则上是避免对医疗文书进行修正，但人无完人，所以应及时进行修正。在医疗文书中，工作人员只需对一个不正确的记录画一条线，因为这样做可以让其他人确定最初的记录和更正的内容。工作人员应在更正地方记录开始时的输入时间和日期，并记录正确的信息。图表中的错误不应被抹去、涂黑或用“白色”产品覆盖，因为这样做可能会引起对原始记录怀疑。在卫生保健专业教育项目中以及在临床实践中，应该教导如何正确制作图表和准确书写文书协议。医院应当有正确的作图程序。下列列表是要在医疗文书列表信息中需“总是”和“从不”记录的两类信息。

1. 总是

（1）让其他人能够读懂所写的内容（清晰地用笔记录）。

（2）制作电子条目，以便其他人了解所传达的内容。

（3）使用墨水（纸质记录）。

（4）使用正确的拼写和认可的标准医学缩写。

（5）输入准确信息：正确且准确。

（6）简明的图表。

（7）提供全部的参与人员。

（8）每一条新的记录需记录日期和时间（医学符号）。

（9）必要时采用图表信息。

（10）遵守保密原则。

（11）记录每一项，需注明你的姓名及职称（可接受电子识别资料或电子签署）。

2. 从不

（1）用铅笔绘制图表（纸质记录中）。

（2）涂黑或用“白色”产品覆盖或擦除记录。

（3）包含不必要的记录描述。

（4）包含对任何人（如患者、患者家属或其他医疗保健专业人员）的批评意见。

（5）留有空白。

（6）使用未经批准或不恰当的医学缩写。

（7）为他人记录信息。

（8）泄露患者信息。

（9）用首字母代替你的签名。

图表和其他形式的医疗文书是书面沟通工具，基于每个患者数据基础上构成全面的医疗保健数据。图表是记录患者信息，以及特定患者的长期书面或电子记录的（如患者的病历）病情观察。另一方面，文字记录也是记录与患者护理和治疗有关的任何信息，但这些信息不必输入患者图表中。在不同的卫生保健部门中，有一些表格是针对该部门提供的服务而使用的。这些文件一般只存放在部门内，只供该部门参考和使用。最需要记住的是，患者的病历是一份法律文件，在法律上法院是可以认可的；同时它提供了有关为患者提供的护理和治疗的证据，以及护理和治疗所依据的标准。

放射治疗师需要在放射肿瘤学专家和物理师指导下开展患者日常治疗。所有治疗申请（治疗清单）必须详细说明，并由负责的医师签署。同样，医师对计划治疗的任何改变都需要调整已经设计好的治疗计划，重新计算治疗剂量，甚至制订新的治疗计划。因此，必须告知医师、物理师和剂量测定人员这些变化。

九、总结

• 癌症管理中的伦理和法律考虑因素多种多样。专业伦理特征的发展始于个人价值观的发现。

• 道德建立在价值观基础之上，了解自己的价值观有助于加强一个人的对错观念。职业道德是个人道德的延伸。卫生保健从业人员自身就要认同生物医学伦理原则。

• 专业标准指南指导医学影像和放射治疗的实践。“道德标准”包括“道德守则”和“道德准则”，以及“医学影像和放射治疗实践标准”，是目前认可的结构化专业指南和规则，供医学影像技术人员、放射助理医师、放射治疗师和有抱负的学生履行其医疗保健职责。

• 在医疗保健方面，不遵守道德和其他专业标准，从业者将受到法律规定的处罚。

• 除了发展技术知识和技能外，放射肿瘤学的基础还包括行为标准和满足患者情感和身体需要的要求。

• 放射治疗医师必须首先把他们的职业看作不仅仅是一份工作。学生不应该追求只是通过一系列的考试或最终获得学位的简单目标，而应该是追求成为专业人士。

• 理想的专业人士拥有卓越的技术知识，与同行、医生及其他医护人员和谐合作。有了适当的教育背景和出类拔萃的决心，一个人就能实践专业精神，实现技术上的卓越。

• 通过应用专业标准，为患者实施精湛的治疗。为此，应该成立专业小组为患者提供高质量的治疗，注重患者的身心需求，尊重他们的权利。

案例 1

人人享有优质医疗。作为一名实习医师，苏珊了解到许多临床情况。她被分配到一个患者数量非常多的治疗区。苏珊注意到，一名工作人员在治疗一名患者时并未使用重要的治疗设备。当她向工作人员询问情况时，治疗的医师咕哝着说这个患者是个姑息患者。显然，这种错误的治疗措施必须纠正。苏珊应该如何从道德和专业的角度来处理这个她内心关注的问题呢？这是道德问题还是法律问题？

案例 2

你真的需要这种治疗。山姆是一家大型医疗中心的放射治疗师。他有一名不配合的患者，还对工作人员辱骂。在该患者接受治疗时，他一旦到了治疗室，就拒绝进入所要求的地方，从而拒绝配合治疗。山姆知道患者不舒服，但他需要通过治疗来缓解疾病所致的不适症状。山姆应该限制患者并强迫他接受治疗吗？山姆的最终决定涉及哪些法律和道德考虑？

案例 3

说还是不说。史密斯夫人是一位 50 岁的妇女，她有三个子女，均已成年。她已住院接受检查以排除癌症。在检查过程中，她的丈夫和孩子们会见了医生，要求医生无论结果是否恶性，都不要告诉史密斯夫人。他们告诉医生，她害怕癌症，如果她知道自己患癌症，她会变得极度沮丧，并放弃所有生存希望。医生并不同意，但家人坚持，医生勉强同意。家庭的要求涉及哪些道德和法律概念，医生应如何遵守？

案例 4

维护治疗标准。桑德拉目前在一家小型放射治疗中心工作，现在有一项任务是与分配到该科室的一名新员工一起工作。新的放射治疗师简，虽然年龄比桑德拉大，但刚刚从学校毕业，最近参加了美国放射技术专家注册中心的放射治疗考试。她还没有收到证书，但她肯定有资格在这个部门开始工作。在与简的工作期间，桑德拉注意到简在工作时身体有一些不便。简告知桑德拉，她的手有些退化，并失去了一些力量。当桑德拉提出修改用于治疗患者的桌子上的挡块和其他沉重的治疗装置的一些建议来处理这些问题时，简十分反对。桑德拉意识到这样的话，患者存在安全隐患，她必须采取相关措施。讨论这些措施可能是什么？是否符合道德或者法律？

案例 5

治疗期间的时间问题。一名新患者计划周一在吉姆操作的治疗机上开始治疗。每个人都提醒他，这个新患者很难安排治疗相关事宜。吉姆周一早上见了琼斯夫人，热情地问候她，并告知她会尽他所能在她开始治疗的漫长过程中让她放心。当他讨论她们的治疗时间时，琼斯夫人坚持她每天要在不同的时间来治疗。吉姆仔细地解释，在她将要接受治疗的 7 周内，技术组无法安排如此多变的时间。吉姆和琼斯太太达成了一项似乎使他们双方都满意的协议。在接下来的几周内，琼斯太太每天都会在不同的时间到达。有时她打电话来要求重新安排时间；有时她在没有通知的情况下就来治疗。吉姆和另一位治疗师非常努力地调整他们的患者治疗顺序，但这使他们工作日程造成混乱，并给其他大多数患者带来不便。吉姆询问琼斯太太，是否可以另外确定一个适合她的治疗时间。琼斯太太很快就开始恼怒，尖叫着说她希望自己能到别的地方去接受治疗。她大声说她不想再谈论这件事了，她厌倦了每次因迟到 5 分钟就被责骂。这是吉姆或他的同事第一次提到她的迟到问题，他们对她的反应感到惊讶。探讨他们应该如何处理这种情况。想想他们是否能够和琼斯夫人讨论这个问题，还是应该把她的事情告知上级。因为她非常确信，从一开始，她就因为她的治疗时间问题而厌烦。这个案例包含哪些法律或道德问题？

案例 6

干预的呼唤。吉姆是梅西医院的放射治疗医

师。他得知他的邻居戴萨特夫人，一个丧偶、无子女、89 岁的老人，已被送往他工作的医院。她患有某种心脏病，正在使用氧气和心脏监护仪。吉姆每天都去看她。她让他给她读圣经，他也读了。在几天内，戴萨特夫人告诉吉姆，她知道她所剩时间可能快结束了。他试图说服她，她还有很多时间，而且不要放弃。她向吉姆吐露，如果她的心脏停止跳动，她不想被复苏。他问她是否预先告知相关人员，她说没有。

一天晚上，吉姆下班后去看望戴萨特太太，她感觉一点也不舒服。她让吉姆再给她读一遍圣经，他就这样做了。在阅读过程中，戴萨特太太开始咳嗽，紧握胸口。吉姆站起来向她走去，问她是否还好。突然，心脏监视器发出警告，吉姆看着它所显示的直线。然后他回头看着戴萨特太太，她已经昏倒了。吉姆该怎么办？如果你是吉姆你会怎么做？

案例 7

说还是不说，这是个问题。洛蒂刚刚参加了 ARRT 治疗认证考试，初步得分为 97 分。当她回到工作岗位时，她非常高兴。当然，她必须告诉在场的每一个人，并自豪地宣布。每个人都为她鼓掌，并向她表示祝贺。后来，一个同学和最好的朋友 D. 把她带到一边，告诉她，她计划在第二天早上参加考试。D. 问洛蒂能否告诉她考试中的一些问题。D. 不是班上最聪明的学生之一，洛蒂知道她给她的任何信息都会帮助她得分。洛蒂该怎么做？换作是你，会怎么做？

案例 8

时间：一个严重的事情。特拉斯蒂・万斯莫特度过了不同寻常的一年。他结了婚，有了孩子，搬了好几次家，他的父亲因健康问题多次住院。由于他的妻子、孩子、父亲和他的工作，特拉斯蒂几乎没有时间给自己。特拉斯蒂收到来自 ARRT 年度登记表，并意识到他可能没有完成必要的继续教育学分。他考虑到了这种情况，认为他被审计的可能性很小。他在表格上签名，证明他接受了继续教育，附上了一张支票，并邮寄了这张表格。两周后，特拉斯蒂收到了来自 ARRT 的审计表格。特拉斯蒂现在该做什么？向 ARRT 撒谎可行吗？对他的行为可能有些什么反响？你又会做什么？为什么？

? 复习题

有关涉及这些问题的答案，可浏览我们的网站 *http：//evolve.elsevier.com/Washington+ Leaver/principles*

1. 下列哪一项不涉及伦理
   a. 职业道德
   b. 科普知识
   c. 患者权利法案
   d. 技术实践
2. 法律的基础是
   a. 自主权
   b. 保密
   c. 公正
   d. 道德
3. 伦理道德是建立在以下哪一个基础之上的
   a. 是非
   b. 体系
   c. 法律权利
   d. 规范
4. 下列哪项属于道德原则
   a. 公正
   b. 个人自由
   c. 利己主义
   d. 隐私
5. 隐私、病情告知和仁慈属于下列哪一种
   a. 伦理原则
   b. 法律权利
   c. 伦理特征
   d. 法律原理
6. 侵权行为属于下列哪一种
   a. 刑法
   b. 成文法
   c. 民法

D．普通法

7．Res Ipsa loquiur 是指下列哪一种

a．“事情不言自明”

b．“事实自辩”

c．“不伤害”

d．“不涉及疏忽”

8．哪个伦理理论小组通过好坏来评价一项活动

a．道义论

b．目的论

c．美德伦理

d．道德伦理

9．哪种伦理模式将医护者认定为只医治患者，而不考虑患者的情感方面

a．合作模式

b．契约模式

c．工程模式

d．牧师模式

10．以下哪种模式相比于比其他模式在医治患者中提供了更多的合作方式

a．分析模式

b．工程模式

c．契约模式

d．合作模式

11．有助于评估无形资产价值的核心概念最适合的名称是

a．前景

b．原则

c．理论

d．价值

12．知情同意必须取得

a．书面形式

b．口头形式

c．口头和书面形式

d．入院时

13．同意公布患者的医疗记录

a．必须经患者的口头同意

b．必须经患者的书面同意

c．必须经患者的口头和书面同意

d．未做要求

14．复印事故报告应

a．包括患者的病历

b．送达患者住院楼层

c．给患者

d．送达风险管理办公室

15．缩写“HIPAA”的意思是

a．健康改善政策和责任法

b．卫生信息政策和行动法

c．健康保险携带和责任法

d．健康改善隐私和行动法

？思考题

1．道义论强调什么？

2．讨论法律与伦理的区别，并描述两者可能发生冲突的情况。

3．讨论并比较伦理决策分析模式和契约模式。讨论这些模式在职业中的应用，以及由谁应用。

4．放射治疗师的伦理决策涉及哪些因素？

5．讨论构成知情同意的必要因素。

6．解释放射治疗师执业范围必须与其专业相关的目的。

7．比较和讨论临终关怀的不同环境。

8．讨论袭击与殴打的区别。针对这两种情况，可以采取什么行动？

9．分析疏忽和粗心之间的区别。谨慎的行为还会被控告疏忽吗？举一个这样的例子。

10．解释病历的目的，并说明完整的放射治疗病历的组成部分。

（译者：杜驰　王汝晋　向敏　审校：毛睿）

参考文献

1．American Cancer Society, Cancer Facts and Figures: *Estimated new cancer cases and deaths, US*. Available at http://www.cancer.org/research/cancerfactsfigures2013,2013. Accessed October 1, 2013.

2. American College of Legal Medicine: *Legal medicine*, ed7, St. Louis, 2007,Mosby.
3. American Registry of Radiologic Technologists: *The standards of ethics,* revised,St. Paul, 2012, The American Registry of Radiologic Technologists.
4. Beaucamp T.L., Childers J.F.: *Principles of biomedical ethics*, ed 6, New York, 2009, Oxford University Press, Inc.
5. Edge R.S., Groves J.H.: *Ethics of health care*: a guide for clinical practice, ed 3, New York, 2005, Delmar.
6. Goleman D.: *Emotional intelligence*, New York, 1995, BantamBooks.
7. Gurley L.T., Calloway W.J.: *Introduction to Radiologic Technology*, ed 7, St. Louis, 2010, Mosby.
8. Hall J.K.: *Law and ethics for clinicians*, Amarillo, 2002, JackhalBooks.
9. Kant I.: *Groundwork of the metaphysics of morals*, translated by JJ Patton,New York, 1964, Harper and Row.
10. KempK.:My battlescars can help others, *The Birmingham News, Sunday*, September2, 2007.
11. Kubler-Ross E.: *On Death and Dying*, New York, 1969,MacMillan.
12. *Merriam-Webster's New Collegiate Dictionary*, Springfield, Mass, 2012, Webster Inc.
13. MillJ.S.: *Onliberty:collectedworks of JohnStuartMill*, vol.18.University of Toronto Press, 1977.
14. Miller-Keene, O'Toole M.T.: *Encyclopedia & dictionary of medicine, nursing, & allied health*, revised ed 7, Philadelphia, 2005, WB Saunders.
15. Moffett P., Moore G.: The Standard of Care: Legal History and Definitions, *Western J of Emergency Medicine* 12(1):109–112,2011.
16. Norris J.: *Mastering documentation*, Pennsylvania, 1999, Springhouse Corporation.
17. Parelli R.J.: *Medicolegal issues for radiographers*, ed 4, New York, 2008, CRCPress.
18. Phoenix Health Systems: *HIPAA advisory* (website): http://www.hipaadvisory.com/REGS/HIPAAprimer.htm. Accessed July 2, 2007.
19. Pozgar G.D., Santucci N., Pinella J.W.: *Legal and ethical issues for health professionals*, ed 3, Burlington, Mass, 2013, Jones and BartlettLearning.
20. Rath L., Simon S., Merrill H.: *Values and teaching*, Columbus, Ohio, 1966, Charles E Merrill.
21. Roy D.J.: Ethical issues in the treatment of cancer patients, *Bull World Health Organization* 67:341–346,1989.
22. Salovey P., Mayer J.: *Emotional intelligence, imagination, cognition and personality* 9(3):185–211, 1990.
23. Slaby A.E.: *Adapting to life-threatening illness*, New York, 1985,Praeger.
24. Smith D.H., McCarthy K.: In the care of cancer patients, *Primary Care Cancer* 19:821–833, 1992.
25. Sorajjakool S., Carr M.F., Nam J.M.: *World religions for healthcare professionals*, New York, 2010, Routledge, Taylor & Francis Group.
26. Towsley-Cook D.M., Young T.A.: *Ethical and legal issues for imagingprofessionals*, ed 2, St. Louis, 2007, Mosby.
27. Warner S.: Code of Ethics: professional and legal implications, *RadiologicTechnology* 52:484–494, 1981.
28. Wilson B.: *Ethics and basic law for medical imaging professionals*, Philadelphia, 1997, FA Davis.
29. Wright R.: *Human values in health care: the practice of ethics*, New York, 1987, McGraw-Hill.

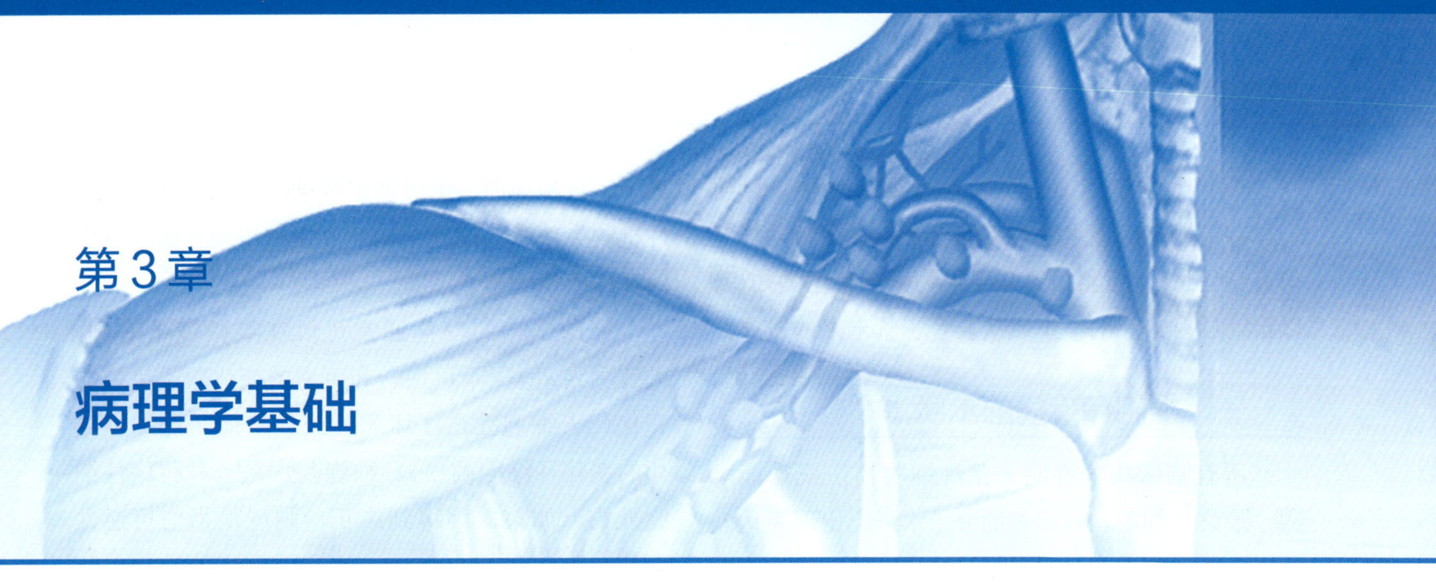

第3章

病理学基础

目的

- 识别并描述细胞及各种细胞器的功能
- 定义和讨论体内平衡
- 定义炎症反应
- 确定并讨论组织损伤的最常见原因
- 列出导致组织损伤的最常见因素
- 识别并讨论良性肿瘤和恶性肿瘤的特征
- 比较和对比癌和肉瘤
- 识别并讨论与肿瘤疾病相关的四种常见病毒
- 区分散发性癌症和家族性癌症
- 列出并讨论最常用于癌症的3种诊断方法
- 区分切除活检和切口活检
- 定义并讨论转录和翻译
- 讨论DNA和RNA的功能和关系
- 定义癌基因和肿瘤抑癌基因

病理学是致力于疾病研究的医学分支。病理生理学是旨在了解疾病对人体各个生物层面功能的生理影响，并将这一改变与解剖学、细胞和亚细胞水平上的变化联系起来的学科。本章简要讨论癌症病理学的历史和演变、细胞疾病理论基础，探讨肿瘤发生、发展过程生理学，并运用这些理论对癌症进行分类，指导癌症治疗。最后，本章概述亚细胞结构分子生物学及新近发现其对癌症发生发展的作用。

尽管疾病理论和研究过程的方法发生了巨大变化，但是人类在2000多年的时间里仍然以这样或那样的方式继续探索。随着时间的推移，人们对知识的感知慢慢发生改变。在中世纪，虽然进行了半科学的观察和记录，但疾病理论的发展停滞不前，治疗主要基于巫术等迷信。直到16和17世纪，主流理论和有记录的观察结果才被认为是不一致的。在这些矛盾得到承认及旧观念受到挑战之后，在新技术的帮助下，人们对疾病的理解开始迅速向前推进并开辟了难以想象的发展。

17世纪早期，显微镜的引入使得人们对单细胞人体解剖学的观察成为可能，推动了病理学从婴儿时期到童年时期的研究发展。这一进展也使得疾病的临床表现与大体解剖学之间、大体病理学和显微观察之间相关性的发现成为可能。18和19世纪，这些相关性得以进一步发展和完善，促使医生们开始理解个体器官在疾病表达中所起的作用，开始引入疾病的新理论，改进旧理论。这些理论的实际应用导致了许多疾病第一次科学、复杂治疗的发展。20世纪，在医疗技术和对疾病过程的理解方面出现了对数级增长。自1970年以来，另一项已取得的生理学重大进展帮助我们更全面地了解疾病。这种可以进入一个陌生甚至更小的微观世界的运动揭示了分子生物学的世界，尤其在亚细胞水平上研究以前没有被认识到的疾病。这一进步能在分子层面研究和观察功能水平，至少与17世纪重新聚焦观察从大体解剖学到细胞水平的伟大发展一样。

分子生物学的知识更新速度如此之快，以至于只有定期追踪该主题有关的当下科学文献才能获得最新信息。本章将概述分子生物学及其相关知识，以帮助放射治疗的学生或从业者了解未来的发展。

一、细胞和疾病的本质

所有临床疾病都始于某种细胞损伤或功能障碍，最终在细胞功能相关的分子水平上出现表达差异。为了理解本章，读者应该熟悉哺乳动物生物学的基本原理，对哺乳动物细胞的结构和功能有一定理解，其中细胞器（细胞核、内质网、核糖体、高尔基体、线粒体、溶酶体、过氧化物酶体和液泡）和质膜尤为重要（图 3-1）。

虽然细胞在各自执行的功能方面差异很大，但是它们仍存在一些共同的特征。所有细胞都具有产生能量的能力，以保持自身处于正常的功能状态；具有大量蛋白质和大分子，有助于适应生理或病理应激状态。只要细胞能够维持在正常功能范围之内，它们就处于体内的平衡状态。稳定状态代表一组环境，其中与生命相关的细胞能根据遗传分配给每个细胞的功能正常地发挥作用。在典型的细胞中，这些功能包括提供营养、保护、通信以及有时移动和繁殖的过程。所有这些过程都由每个细胞产生的数百种大分子相互促进、产生。在长期或急性生理应激下，这种体内平衡可能很难维持。当细胞的适应性机制失效时，细胞结构的变化被识别并随后发生病理或疾病状态。

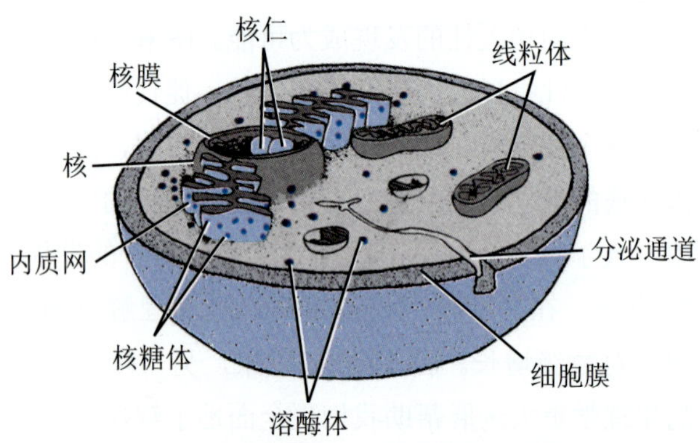

图 3-1　细胞及其组成部分。注意分别包围细胞和细胞核的膜。一个典型的细胞含有许多细胞器，其中内质网、线粒体和溶酶体突出。核糖体本身是重要的细胞器，由许多与内质网相邻的点来表示

（引自 Bushong SC: Ra- diologicsciencefortechnologists:physics, biology,and protection, ed 10, St. Louis, 2013,Mosby）

细胞结构的变化通常可以在显微镜下看到，大致分为两类：不可逆转和可逆的变化。不可逆的变化代表细胞死亡（坏死）或最终证明对细胞致死的变化（细胞凋亡）。细胞凋亡是一种程序性细胞死亡。如果原因得到纠正，则能使损伤可逆性变化，表达与细胞存活一致。因为酶的破坏，死细胞在显微镜下能被识别。这些酶可以源自死细胞本身或其他清除细胞，例如巨噬细胞。细胞死亡信号的不可逆变化表现为典型细胞染色模式中的一系列颜色变化和细胞核结构的不规则性。在这种情况下，核可能变得支离破碎、萎缩或被破坏。可逆性细胞损伤的变化可能更微妙，这些变化是由细胞呼吸问题引起的内部功率损失引起的。细胞肿胀是可逆性损伤的标志。当受损的细胞膜不能适当地调节细胞中钠和水的浓度，水就会穿过细胞膜导致细胞肿胀（图 3-2）。

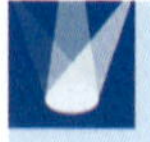

放射治疗师必须认识到所有这些变化，无论是可逆的还是不可逆的，都可能发生在恶性和正常细胞中。

1. 炎症

细胞形式和功能的这些变化代表了与体内平衡的偏离，这不会在真空中发生。它们发生在生物体的总生理学背景中，因此可被监测和反应。从广义上讲，对组织损伤的监测和反应称为炎症反应，其临床特征自古以来就已为人所知，即被描述为发红、发热、肿胀和疼痛。

自从 Celsius 在公元 1 世纪描述了这些基本特征以来，虽然临床表现没有改变，但今天对其目的和生理有了更深入的了解。

炎症反应是由受损的正常细胞引发的复杂免疫化学反应。它对有机体的防御、最初引起反应的伤害或损伤的修复有影响。这种反应可能是强烈的或抑制的，取决于刺激的程度和性质。如果反应在几小时或几天内发生，则是急性的。如果它持续较

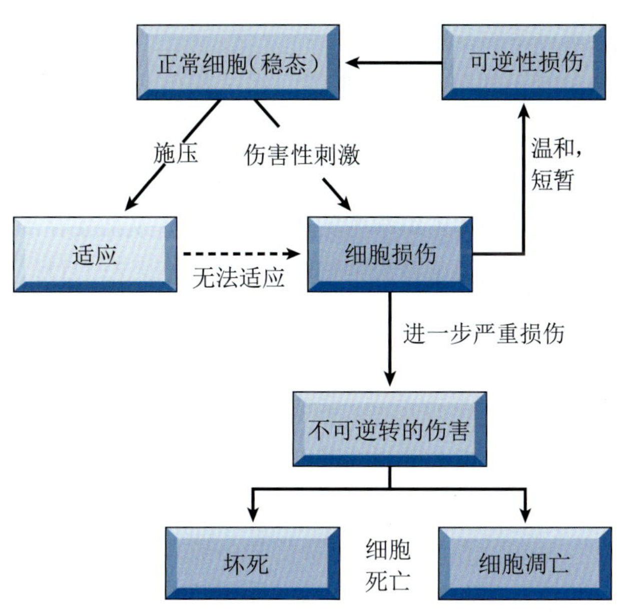

图3-2 细胞对压力和伤害性刺激反应的阶段
(引自Kumar V, Abbas A, Aster J: Robbins basic pathology, ed 9, St. Louis, 2013, Saunders)

长时间,则是慢性的。在任何一种情况下,反应的特征都是以上4个众所周知的主要特征。

炎症反应是保护性反应并导致组织修复。修复始于炎症过程,通过天然细胞再生或瘢痕组织替代有害因素完成。

炎症以局部血管扩张的形式开始,表现为受影响组织的血流量增加。血流量的增加,不仅伴随炎症的影响而发红和发热,还影响血管内膜压力和血管膜通透性的增加。压力和渗透性的这些变化增加了流体进入间隙而产生膨胀。这种间质液主要是富含蛋白质、多肽和其他称为炎症介质或细胞因子的液体,能通过覆在小静脉上的细胞之间的间隙逃逸。后一种物质被认为是组织损伤的副产物,可能在神经刺激和疼痛的发生过程中起作用(图3-3)。

白细胞(主要是中性粒细胞)和其他吞噬细胞能从这种液体中逃逸出血管。这些细胞消灭细菌和其他微生物,中和毒素,并摧毁死亡或垂死的组织。当这种吞噬反应发挥作用时,能促进新毛细血管和成纤维细胞的生长,这又能反过来促进组织修复和恢复体内平衡(图3-4A、B)。

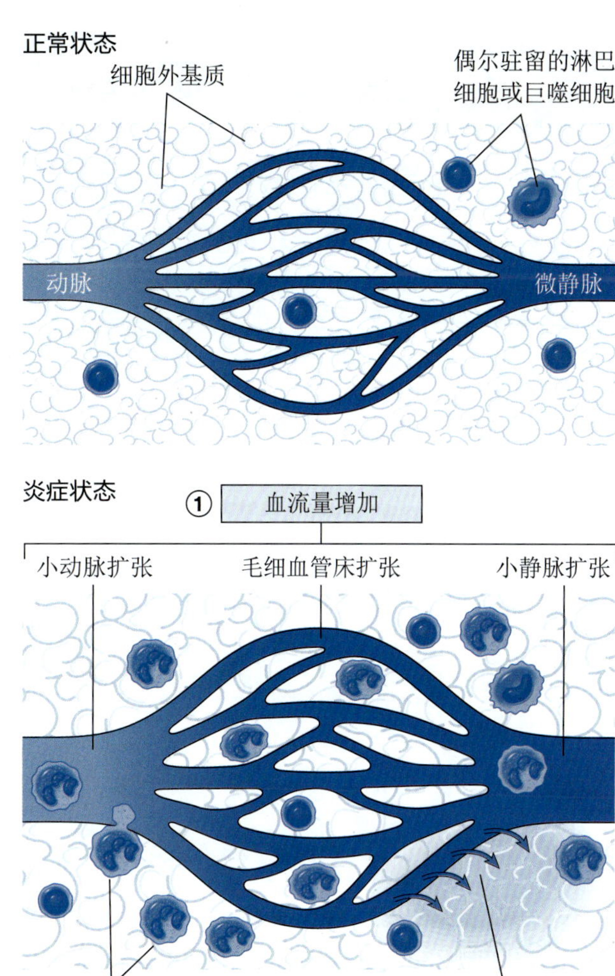

图3-3 与正常组织相比,急性炎症的主要局部表现:①血管扩张,血流量增加(引起红斑和发热);②血浆液体和蛋白质外渗沉积(水肿);③白细胞在损伤部位迁移和聚集
(引自Abbas A, Fausto N, Kumar V, Mitchell R: Robbins basic pathology, ed 8, St. Louis, 2007, Saunders)

2. 软组织挫伤

许多因素可以引起组织损伤,导致炎症反应。最常见的因素包括缺氧、微生物感染、电离辐射、化学物质、过敏或免疫反应以及癌症。

炎症也可能是有害的。抗炎药物如类固醇或非甾体类抗炎药(NSAIDS)的目标是预防慢性炎症中细胞过度活动的影响,这可能导致组织破坏。

组织损伤的最常见原因是缺氧。缺氧会使活细胞无法产生能量。当存在的能量不足以维持细胞功能时,细胞内细胞器失效,细胞膜的完整性丧失,

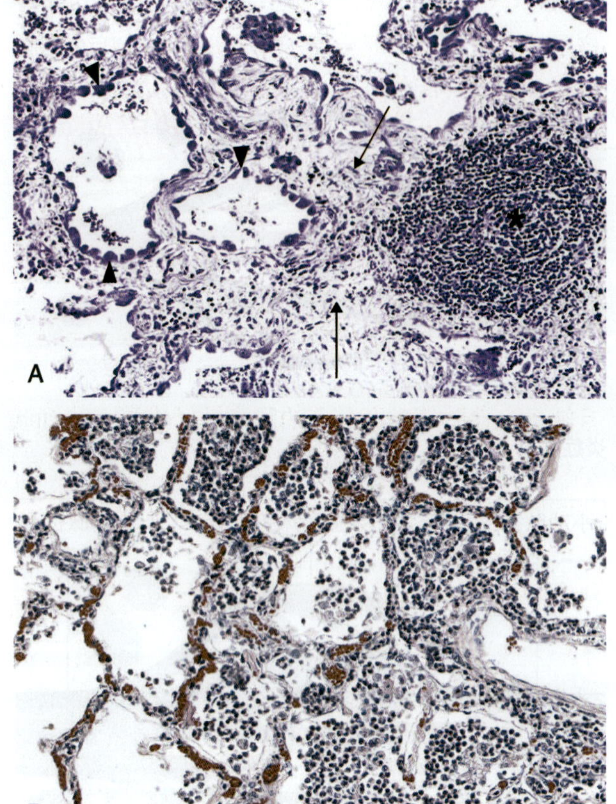

图 3-4 A. 肺部的慢性炎症，表现出特征性的组织学特征：慢性炎症细胞聚集，实质破坏［正常肺泡被立方上皮（箭头）内衬的空隙所替代，被结缔组织替代（纤维化/箭头）］；B. 相反，在肺部的急性炎症中，中性粒细胞充满肺泡腔，血管充血

（引自 Kumar V，Abbas A，Aster J：Robbins basic pathology，ed 9，St.Louis，2013，Saunders）

从而导致死亡。局部缺氧通常由血管闭塞性疾病和创伤引起。在急性心肌梗死中可以经典地观察到血管闭塞性疾病。例如，在皮瓣坏死过程中存在的创伤，比如在根治性乳房切除术时继发的血管损伤。放射治疗师能看到由于肺癌引起的上腔静脉急性压迫继发的心肺功能受损导致的全身性缺氧。如果不及时纠正，这种程度的缺氧会导致死亡而不是局部组织破坏和随后的炎症反应。同样，其他引起全身性缺氧的原因，如一氧化碳或氰化物中毒，在细胞水平上阻止氧气的运输或使用，也不涉及炎症。

细菌和其他微生物产生的感染代表了被最广泛认可的炎症原因，通常发生在接受放射治疗的患者中。微生物产生的一些损伤机制非常复杂，超出了本讨论的范围。

对于放射治疗师来说，组织损伤最明显和最常见的原因是电离辐射。辐射是在医学上使用特殊设备以达到特定目标的组织损伤。主要目的是致命地破坏预定体内组织中的所有癌细胞，从而使存活的正常组织免于罹患肿瘤疾病。为了实现这一目标，在辐射过程中其周围的正常组织不可避免地会受到一些损伤。无论是正常组织还是肿瘤组织，这种损伤都会引起炎症反应。在接受放射治疗的患者中，这种反应可能会强烈而易识别。但更常见的是在微小或深层组织发生的反应并不明显。

临床上经常遇到使用化学品或药物产生的组织损伤，这些物品种类繁多，损失机制复杂。与电离辐射类似，某些化学治疗剂的合理使用可导致组织破坏，对患者治疗具有临床意义。在化学治疗剂意外发生外渗时，可观察到表面组织的化学损伤。外渗是静脉内药物意外泄漏到静脉穿刺部位周围的组织中，无论是通过静脉的薄弱部位，还是因为针刺破了静脉导致液体直接进入周围组织。这些外渗能引起强烈的局部炎症反应。此外，在放疗过程中，将一些皮肤病药物应用于患者的皮肤能很容易地看到炎症反应。

免疫反应保护宿主免受生物制剂的侵害。这些试剂或抗原可能在宿主的外部环境中遇到或由内部环境产生。在正常情况下，机体适度的反应是一种强有力的组织修复保护机制。当然，该反应通常发生细胞溶解并导致组织损伤。正常的免疫反应受机体复杂的生理功能监测和控制，当它不再对宿主有益时，可以及时产生应答反应。然而，由内部产生的抗原引起反应时，它可能会起到破坏性而不是保护性作用。

最后，肿瘤的产生是组织损伤不太明显的原因。恶性肿瘤的标志之一是局部侵入和正常组织的破坏。这种破坏伴随着炎症反应，通常强度低但在显微镜下可识别。在临床恶性肿瘤中偶尔会遇到典型的炎症迹象。炎性乳腺癌通常在很大程度上就表现出炎症的四个主要特征，但在微观水平上并不伴有典型的炎症细胞。因此，这再次强调组织损伤而非巨噬细胞在激发炎症反应中起作用。

细胞损伤的6个重要原因（辐射、缺氧、化学物质、微生物、免疫反应和肿瘤）通常在其损伤的产生中具有共同途径。该途径导致自由基的形成，自由基是高度反应性的原子团，通常是氧代谢的中间产物。自由基可以直接由诸如电离辐射的试剂或通过组织中的酶促反应间接产生，对核酸和其他重要的细胞组分产生破坏作用。

二、肿瘤病理学

1. 肿瘤性疾病

癌症在人类的疾病中具有非常重要的地位。在美国，它是放射治疗师面临的第二大死亡原因和主要疾病。因此，了解肿瘤疾病的病理表现对治疗师的工作至关重要。癌症一词适用于许多不同的疾病发生过程中，它们均具有一些共同的特征。事实上，已经识别和分类的癌症有100多种。医学术语“瘤”（意指“新生长”）适用于导致肿瘤或肿瘤形成的异常过程。在肿瘤产生的过程中，新生物的生长超出了正常细胞生长模式的限制。正常组织和肿瘤组织之间的区别不太明确，但易被识别。因此，肿瘤形成的过程可以被视为一种无序生长。对于患者，良性和恶性肿瘤之间的第一个也是最重要的区别是预后。

即使未经治疗，良性肿瘤也很少对宿主构成威胁。良性肿瘤通常带有描述性名称，仅以字母oma结尾。这些肿瘤倾向于生长缓慢并且由通常看起来与它们出现的正常细胞相似的细胞组成。良性肿瘤的大小可能在某一时间持续增加或莫名其妙地停止。良性肿瘤通常被不同的纤维组织囊包裹，如果需要治疗则有助于手术切除。虽然通常体积很大，但这些肿瘤不会侵入周围组织产生直接破坏，也不会远距离扩散产生转移。

然而，作为一类被称为癌症的恶性肿瘤的特征非常不同。癌症通常对宿主构成严重的，甚至是致命的威胁。因此，它们很少被发现并得不到及时治疗。癌症最早出现在上皮组织或结缔组织中。癌症倾向于快速增长，在几天到几个月的时间内增加一倍。它们由具有微观特征的细胞组成，这些细胞明显不同于构成起源组织的正常细胞。事实上，癌症是如此特殊，以至于它们与这些正常细胞几乎没有任何相似之处。随着细胞特征变异，若肿瘤细胞更接近原始细胞，则说明细胞分化良好；反之则是细胞分化差。癌症生长不间断，并能持续侵入和破坏附近的组织。生长速度大致与细胞分化相关（即分化良好的癌症倾向于比分化差的癌症生长更慢），而且缺乏良性肿瘤类型具有的限制性纤维囊。癌细胞通过血液和淋巴通道实现远距离传播或转移，但这些细胞并非都能在转移部位的组织中存活。远处转移机制仍不明确，明显比通过附近的淋巴管或静脉被动转运癌细胞更复杂。大多数进入血管通道的细胞从未在远处的区域淋巴结或更远的组织中产生可存活的肿瘤细胞沉积物。相反，它们可被内部监测机制免疫破坏。在某些器官中，还出现了癌细胞倾向于转移到特定部位（比如前列腺癌和乳腺癌有向骨骼转移的倾向）。这种特定的转移潜能受到肿瘤细胞和细胞潜在的特定位点产生的蛋白质和多肽之间的生物化学相互作用的影响（表3-1显示了良性和恶性肿瘤特征的比较，图3-5显示通过血液参与肿瘤转移的步骤的说明）。

表3-1 良、恶性肿瘤的特征

特 点	良 性	恶 性
增长速度	慢	快
有丝分裂	少	多
核染色质	正常	增加
差异化	好	差
局部生长	扩张	侵袭
封装	存在	不存在
组织破坏	很少	很多
血管侵犯	无	频繁
转移	无	频繁
对宿主的影响	通常不显著	显著

摘自DamjanovI,LinderJ：*Anderson's pathology*,ed10,St.Louis, 1996, Mosby

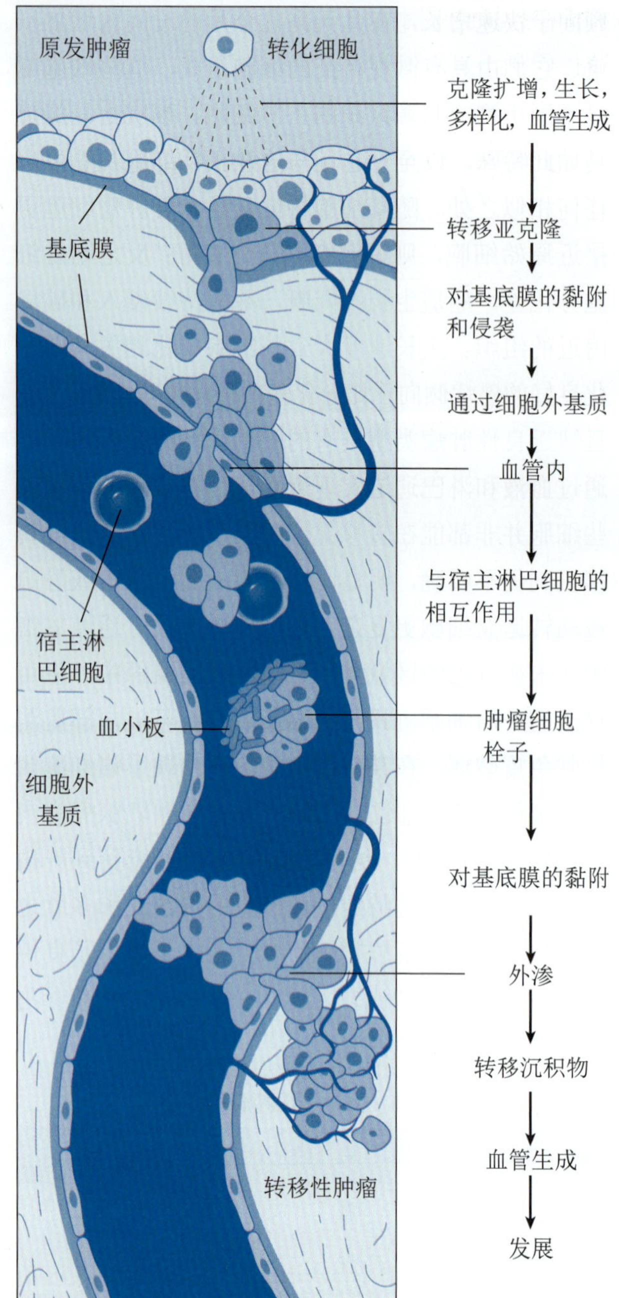

图 3-5　转移级联反应。肿瘤血源性扩散所涉及顺序步骤的示意图

（引自 Kumar V，Abbas A，Aster J：Robbins basic pathology，ed 9，St. Louis，2013，Saunders）

由于良性肿瘤通常不需要治疗且对放射治疗的影响很小，因此本章不再考虑其病理特征。相反，随着癌症的被关注，将从以下几个角度考虑它们的病理学意义。

“癌症”一词常用于指恶性肿瘤过程的全部特征。癌症大致分为癌和肉瘤。癌是指一种起源于上皮细胞的恶性肿瘤，上皮细胞分布广泛，通常被认为是排列在表面的细胞。因此，上皮细胞覆盖了大部分的外表面，排列着大多数空腔，形成腺体。从功能角度来看，上皮细胞具有保护性、吸收性或分泌性。由于上皮细胞分布广泛，代谢活跃，因此产生了多种肿瘤类型，构成了临床实践中遇到的大多数实体瘤。相比于血管，癌症往往更容易侵入淋巴管通道，因此，转移通常存在于淋巴结中。病理学家对癌症的指定可以通过英文名称前面的短语或前缀来修改，以进一步识别起源组织。例如，由排列在上部空气和食物通道的细胞产生的癌症可以被称为鳞状细胞癌，这能进一步识别癌症产生的上皮表面的性质。类似地，存在于诸如胰腺等器官内部的癌症（其表面难以想象）被指定为腺癌，以指示其起源于个体的胰腺分泌上皮细胞。

相反，肉瘤是由除形成上皮表面的细胞以外的细胞产生的肿瘤。从实际中来看，这些细胞存在于结缔组织或神经系统中。尽管这些细胞占体重的大部分，但它们产生的恶性肿瘤却相对较少。肉瘤倾向于通过血管入侵和转移，这就解释了肺部转移性肉瘤频繁出现的原因。肉瘤还可以携带病理学英文前缀，能更准确地指定肿瘤组织的来源。例如，骨中产生的恶性肿瘤称为骨肉瘤，软骨中产生的称为软骨肉瘤，源自脂肪细胞称为脂肪肉瘤（综合命名见表 3-2）。

在描述癌或肉瘤时，病理学家提供关于肿瘤性质之外的评估，旨在为患者的预后和治疗提供指导。在大体解剖病理学中，评估根据癌症的大小及外科医生提供的明显的组织情况或范围。例如，病理学家能观察到一部分或全部组织与癌症的关系，比如肾脏的癌症侵入肾静脉；也可注意到周围正常组织的其他变化，例如伴随穿孔的结肠癌旁脓肿形成。

在显微镜下检查后，表现出没有分化差异的癌细胞称为未分化细胞。类似地，多形性则描述了这些未分化的肿瘤细胞在大小和形状上存在巨大差异。癌细胞中的核异常经常发生。癌细胞的细胞核有指定的名称，如深染、簇集、正在有丝分裂和包含显著的核仁。这些名称能反映细胞恶化变性的情

表 3-2 良性肿瘤和恶性肿瘤的命名法

细胞或组织来源	良 性	恶 性
上皮源性肿瘤		
鳞状细胞	鳞状细胞乳头状瘤	鳞状细胞癌
基底细胞	—	基底细胞癌
腺体或导管上皮	腺瘤	腺癌乳头状腺瘤
	囊腺瘤	乳头状腺癌
移行细胞	移行细胞乳头状瘤	囊腺癌
胆管	胆管腺瘤	移行细胞癌
胰岛	胰岛细胞腺瘤	胆管癌（胆管癌）
肝细胞	肝细胞腺瘤	胰岛细胞癌
神经外胚层	痣	肝细胞癌
胎盘上皮	葡萄胎	恶性黑色素瘤
肾上皮	肾小管腺瘤	肾细胞癌（肾上腺样瘤）
呼吸道	—	支气管肺癌
皮肤附属腺体		
汗腺	汗管腺瘤；汗腺腺瘤	汗管癌，汗腺癌
皮脂腺	皮脂腺瘤	皮脂腺癌
生殖细胞（睾丸和卵巢）	—	精原细胞癌，胚胎癌，卵黄囊瘤
间叶源性肿瘤		
造血/淋巴组织	—	白血病
		淋巴瘤
		霍奇金病
		多发性骨髓瘤
神经和视网膜组织		
神经鞘	神经鞘瘤，神经纤维瘤	恶性周围神经鞘肿瘤
神经细胞	神经节细胞瘤	神经母细胞瘤
视网膜细胞（视锥细胞）	—	视网膜母细胞瘤
结缔组织		
纤维组织	纤维瘤	纤维肉瘤
脂肪	脂肪瘤	脂肪肉瘤
骨	骨瘤	骨肉瘤
软骨	软骨瘤	软骨肉瘤
肌肉		
平滑肌	子宫肌瘤	平滑肌肉瘤
横纹肌	横纹肌瘤	横纹肌肉瘤
内皮细胞和相关组织		
血管	血管瘤	血管肉瘤
淋巴管	淋巴管瘤	卡波氏肉瘤
关节骨液	—	淋巴管肉瘤
间皮	良性间皮瘤	滑膜肉瘤（滑膜瘤）
脑膜	脑膜瘤	恶性间皮瘤
来源不明	—	
		尤因肿瘤
其他来源		
肾脏	—	肾母细胞瘤
滋养细胞	葡萄胎	绒毛膜癌
全能细胞	良性畸胎瘤	恶性畸胎瘤

引自DamjonovI, LinderJ: *Anderson's pathology*, ed10, St. Louis, 1996, Mosby

况。图 3-6 中，A 和 B 为分化良好的皮肤鳞状细胞癌和未分化横纹肌肉瘤对比图。图 3-7 中，A 和 B 为宫颈的正常分化细胞和异常细胞对比图。

2. 病因

有了如此多的描述性术语，或许令人惊讶的是，人们对癌症的起因仍知之甚少。目前人们对癌症病因的认识还不完全，更多的是与之相关，而不是精确。例如，某些癌症与暴露于某些化学物质有关，例如烟草烟雾中的化学物质。其他癌症与小到中等剂量的电离辐射有关。还有一些与病毒感染有关。这些关联有助于描述环境中可能的危险因素，但它们通常与癌变机制缺乏特定的联系，从而无法进行有效的治疗干预。

几十年来，化学致癌作用已被公认为临床现实，并在 200 多年前首次被提出。在 18 世纪中期的英国，珀西瓦尔·波特注意到阴囊癌和烟囱清洁工所做的工作之间的联系。在 20 世纪早期，癌症和碳氢化合物燃烧产物之间的这种联系在日本得到了 Yamagiwa 和 Ichikawa 的证实，他们能够通过长期使用煤焦油在实验动物的皮肤上诱发癌症。从那时起，已经鉴定和分离出数百种在癌症诱导中起作用的化学物质（表 3-3 列出了一些化学物质和相关损伤）。

化学致癌作用不是一个从 A 点到 B 点以线性方式进行的简单过程。相反，它是一个很可能与其他癌症诱导机制相互作用的复杂过程，否则不可能发生。这些过程的速度和强度因肿瘤系统而不同。化学致癌物是诱变剂（即它们可以引起被攻击细胞的 DNA 的异常变化）。大多数化学致癌物质是含

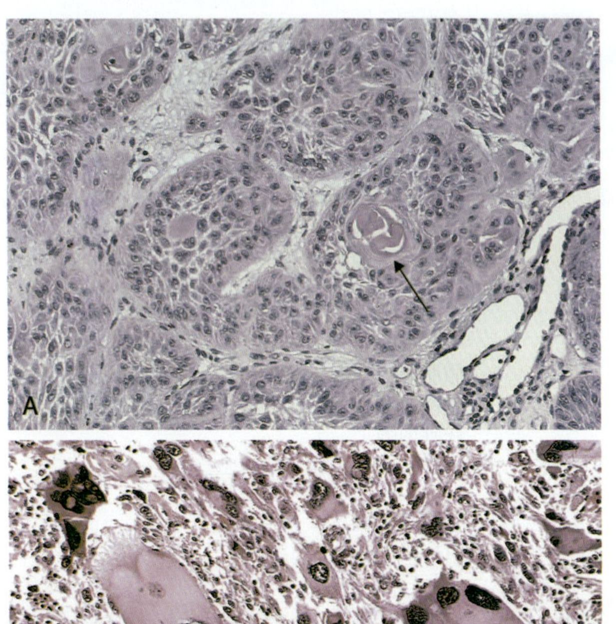

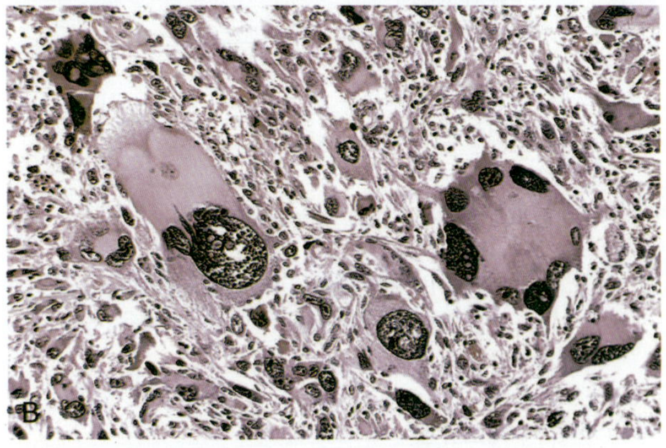

图 3-6 A. 皮肤分化良好的鳞状细胞癌。肿瘤细胞与正常鳞状上皮细胞惊人相似，具有细胞间桥和角蛋白珍珠巢（箭头）；B. 相反，骨骼肌的间变性肿瘤，其中有明显的细胞和核多形性，高染色细胞核和肿瘤巨细胞

（引自 Kumar V，Abbas A，Aster J: Robbins basic pathology，ed 9，St. Louis，2013，Saunders）

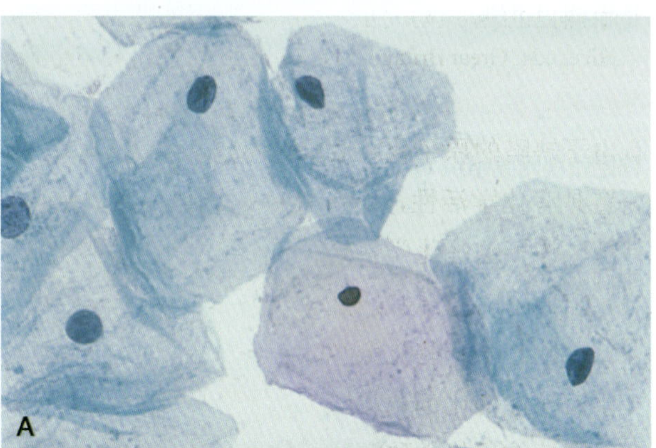

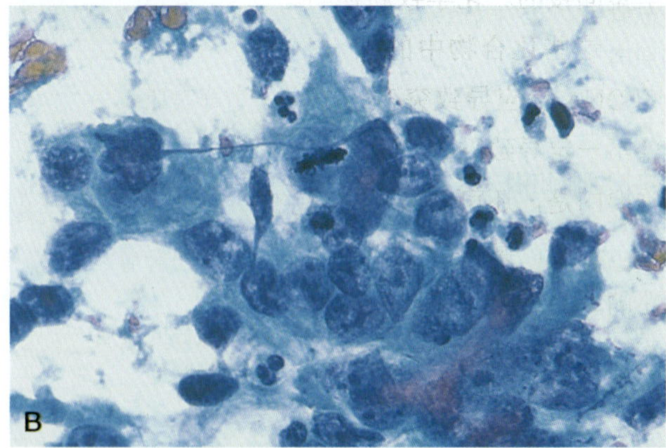

图 3-7 A. 正常宫颈巴氏涂片染色显示大而扁平的细胞核；B. 巴氏涂片异常，含有一片恶性细胞，细胞核大而深染。有核多形性，一个细胞有丝分裂

（引自 Kumar V，Abbas A，Aster J: Robbins basic pathology，ed 9，St. Louis，2013，Saunders）

表 3-3 化学药物和相关癌症

化学剂	相关癌症
香烟焦油中的多环芳烃	肺癌（鳞状细胞和小细胞变异体）；口腔癌，喉癌，膀胱癌和胰腺癌
石棉	肺癌；胸膜和腹膜的间皮瘤
橡胶和苯胺染料产品	肾盂，输尿管和膀胱癌
木屑	鼻窦腺癌
煤烟	阴囊癌
铬酸盐，镍	肺癌
砷	皮肤的基底和鳞状细胞癌；肺癌
黄曲霉毒素	肝癌
亚硝胺	胃癌
烷化化疗剂	急性髓性白血病

引自HoskinPJ, NealAJ: Clinicaloncology: basic principles and practice, ed4, Great Britain, 2009, HodderArnold

有电子缺陷的原子化合物，因此在相对富含电子的位置具有化学活性，这是 RNA、DNA 及其产物的特征。许多这些化学物质天然存在，但有些是合成的。它们中的大多数需要代谢激活来表现其致癌状态。因此，与一些化合物（如可直接诱导瘤形成的化学治疗性烷化剂）相比，它们的作用在某种程度上是间接的。化学致癌物的数量非常多。

这些化合物中的任何一种都可以与正常细胞的 DNA 反应导致突变。经历了这样的突变，细胞却不一定导致肿瘤形成。许多突变不一定致癌，更重要的是，还可能被机体的细胞监测机制检测和修复。然而，某些突变产生的战略性损害足以造成潜在的肿瘤后果。引起这种突变的化合物被称为引发剂，即细胞已经初始化突变。初始只赋予细胞新的潜能，它不会立即产生癌症。事实上，肿瘤的起始事件和临床表现之间的时间可能是数年或数十年。两次事件之间的时间称为潜伏期。在潜伏期间，初始化突变的细胞可能在显微镜下显得正常。同时，它们通常对调节细胞生长的机制的反应能力可能会出现微妙的变化。程序性细胞死亡或凋亡可能不会像平常那样发生，细胞分化可能变得不规则，另一组化学物质（称为促进剂）的作用可能会影响细胞的生长。促进剂很少是致癌物，但有加速和强化由诱发剂引起的异常生长特征的作用。结果，细胞分裂加速超出了平常在引发剂作用下的水平，从而产生了一个细胞克隆并表现出代谢活性增强和早期异常生长的特征。在这种克隆中，遗传进化会偶尔产生更像临床恶性肿瘤的细胞。这些细胞能依次增值并产生更具攻击性特征的子细胞。在足够的时间内，不管它们是否被促进剂的作用增强，所有这些细胞都会由诱发剂引起并最终发展成临床恶性肿瘤。生理学家弗朗西斯·佩顿·劳斯于 1911 年首次证明了病毒的致癌作用。他向一组正常的鸡注射一种由同种禽类肿瘤制成的无细胞滤液，就可诱导软组织肉瘤产生。

不幸的是，该实验的重要性未被立即认可，因为整个序列不能在哺乳动物中重复实现。此外，由于当时没有全面了解病毒的微粒性质，劳斯的实验被归到了奇思妙想领域。几年后，Twort 和 d'Herelle 通过提供数据来记录病毒的真实性质，才显著提高了对无细胞滤液的科学认识，即这些病毒是一小块遗传物质，能够感染并有时摧毁活细胞。20 年后，Shope 和 Bittner 各自在工作中报告了兔和小鼠的病毒性肿瘤诱导，因此更多地有助于了解病毒在哺乳动物中的致癌作用。

在今天的科学实验室中，存在许多可以证明病毒性肿瘤诱导的哺乳动物细胞系。在人类中没有发现特定的癌症是由单独的病毒作用导致的。然而，科学家们已经发现了几种癌症与特定类型病毒之间存在强烈的关联。

正如 Twort 和 d'Herelle 所说，病毒只是封装在胶囊中的一小包遗传物质。这种遗传物质可能是 DNA 或 RNA，但无论如何，该病毒都是一种需要感染活细胞以繁殖自身的专性寄生虫。一些病毒可以感染一种或几种物种中的多种细胞。例如，狂犬病病毒可以感染啮齿动物、狗和人类。其他病毒可能表现出很高的特异性，只能感染单一物种中的某些细胞。无论潜在宿主的范围如何，感染都发生在病毒中的遗传物质进入宿主细胞后。在宿主细胞内，病毒基因组接受细胞功能的命令以复制自身。在急性病毒感染中，这种复制是快速的，不仅产生数百个病毒拷贝，而且还破坏受感染的细胞。

基因组定义为在给定的生物染色体中发现的遗传互补物。

有关病毒衍生的基因被称为病毒致癌基因。人类一些癌症与某些病毒感染有关。自然界广泛分布并与人类肿瘤有关的四种常见病毒是 Epstein-Barr 病毒（EBV），人乳头瘤病毒（HPV），乙型肝炎病毒（HBV）和人类 T 细胞白血病 I 型病毒（HTLV-I）。

EBV 引起急性传染性单核细胞增多症。该病毒对淋巴细胞有偏好。在急性感染消退后，病毒的基因组在一些淋巴细胞中可能持续存在。从 Burkitt 淋巴瘤、免疫母细胞淋巴瘤和鼻咽癌患者的肿瘤中建立的细胞系通常含有该病毒。

HPV 在高等脊椎动物中无处不在。数十种类型已被认可并且最近被分类。这些病毒与各种肿瘤有关，从简单的疣到子宫颈的侵袭性癌症，还可能在头颈部鳞状细胞、上皮细胞产生的癌症中起着引发剂或启动子的作用，尤其是口腔。

HBV 流行于非洲和亚洲，慢性肝炎是大陆主要的死亡原因。在这些相同的地区，HBV 感染者中肝细胞癌的发病率是未感染者的数倍。从 HBV 感染发展到肝细胞癌是复杂的漫长过程，仍有待完全阐明。然而，两者之间关联的流行病学证据是压倒性的。

HTLV-I 在日本、非洲和西印度群岛流行，是逆转录病毒的一个例子，它在人类恶性肿瘤的发展中起着因果作用。逆转录病毒是一种独特的能携带其自身酶系统的 RNA 病毒。在侵入宿主细胞后，该酶（逆转录酶）允许逆转录病毒将其自身的 RNA 转录成 DNA，然后将其插入宿主细胞的染色体中。这种转录是非常必要的，因为 DNA（不是 RNA）才是基因的功能性材料。

尽管这 4 种病毒中的每一种都以显著的方式与人类癌症相关，但它们都需要辅助因子的操作以允许肿瘤表达。需要复杂的病理性相互作用来破坏以预防癌发生的正常细胞的程序化功能。

大多数癌症看似由于理解不充分而自发产生的（即它们不是由纯化学物质或纯病毒机制诱导的）。这些癌症被认为是由环境因素引起的，或者可以归类为散发性癌症。当然，化学品和病毒是环境的组成部分，因此这是人为的分类。尽管如此，在可能导致癌症的环境因素中，很少有比辐射更好的记录。几十年来人们都知道电离辐射具有致癌性。辐射工作者和原子弹爆炸幸存者的癌症持续增加的发病率很神奇。随后在大多数放射工作人员中发生了血液学起源的癌症（即白血病和淋巴瘤），其暴露是慢性的并且在长时间内接受了许多小剂量的放射。相比之下，原子弹幸存者接受了单次大剂量的全身辐射，除了血液系统恶性肿瘤外，还诱发了甲状腺、乳腺、结肠和肺的实体瘤。所有这些癌症在经过几年到几十年的潜伏期后开始发病。这些漫长的潜伏期表明许多辅助因子可协同放射致癌。

类似的潜伏期发生在由紫外线辐射诱发的癌症中。阳光（紫外线辐射的主要环境来源）与所有常见的皮肤癌（即基底细胞癌、鳞状细胞癌和恶性黑素瘤）的诱导有关。这些癌症仅在缺乏保护性黑色素的皮肤中出现，因此在非裔美国人中很少发生。

辐射能引起癌症的机制与其作为诱变剂的作用有关。细胞核吸收辐射能量导致染色体中遗传物质的损伤，从而导致 DNA 链产生重排或断裂。与引起 DNA 损伤的其他情况类似，细胞内机制会试图促进修复。在辐射损伤中，当存活的细胞修复不完全时，遗传物质发生紊乱就可以以与病毒感染中存活的细胞复制病毒遗传物质的方式延续。在随后的潜伏期，这些改变的细胞受到整个致癌物质的作用，最终可能在适当的情况下表现出肿瘤生长（图 3-8）。

三、建立病理诊断

在没有病理诊断的情况下，几乎没有理由治疗癌症。这需要病理学家可以识别出恶性细胞的恢复状态。在临床物理检查中发现的解剖异常，或在

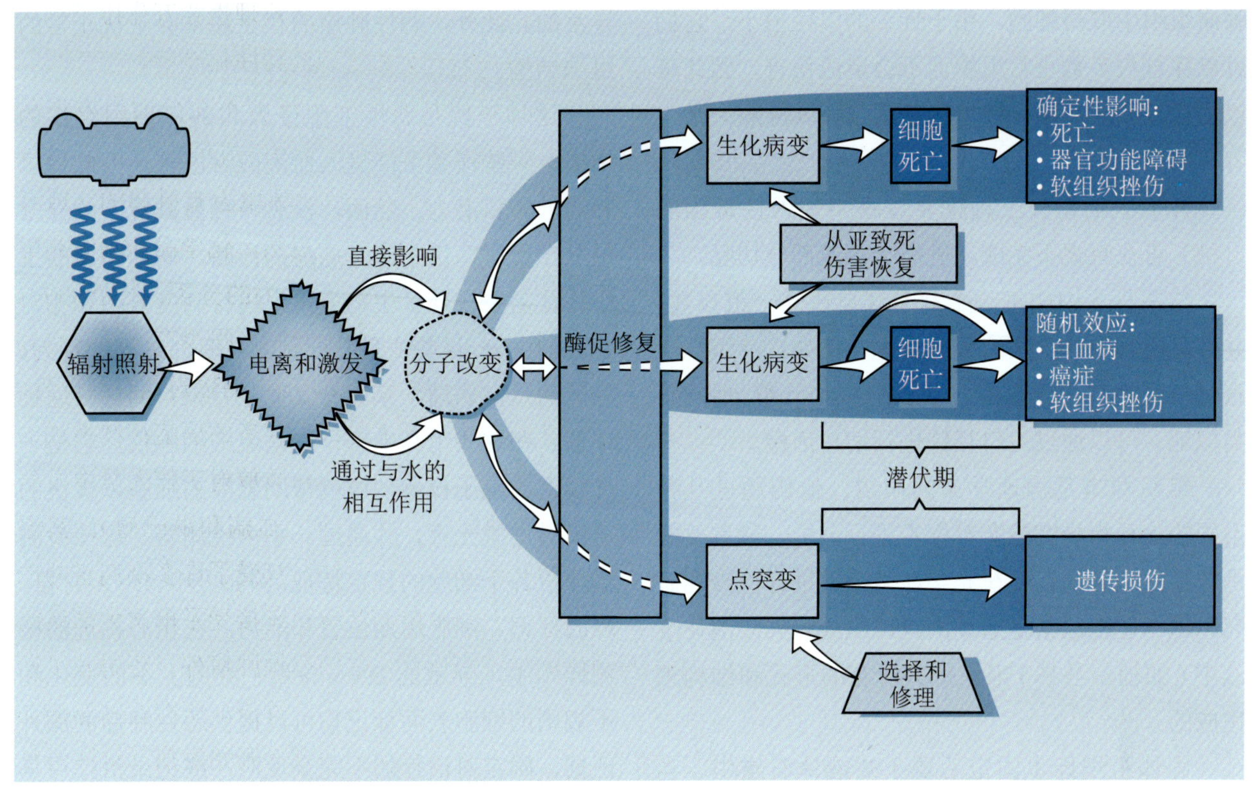

图 3-8 人体放射辐射暴露事件后可导致多种辐射反应后果。几乎每一步都有恢复和修复的机制
（引自 BushongSC: *Radiologic science for technologists: physics, biology, and protection*, ed10, St. Louis, 2013, Mosby）

现代医学常用的几种影像学检查中确定的解剖异常的可能性质，可以以相当的准确性进行预测。然而，验证临床怀疑通常对患者和医生有重要的治疗意义，至少，在建议或计划对癌症进行全面行动之前，必须满足法律上要求的医学标准。更重要的是，临床怀疑有时不正确，这就要对拟治疗方案进行重大修改。例如，肺癌是一种在任何细胞恢复之前通过检查就能被诊断出的疾病。通过仔细考虑所有其他可用信息（包括年龄，症状，体征，吸烟史，血液检查结果和影像学研究结果，如 X 光片和计算机断层扫描），可以非常准确地诊断出肺部恶性肿瘤而没有太大异议。结论可能是其他的要求很少。然而，存在几种类型的肺癌，使用前面提到的诊断方法区分它们的能力比简单地提示肺部恶性肿瘤的表现要有限的多。每种类型的肺癌都有其自身的临床和生物学特征，这些特征决定了最佳治疗方案并影响其结果。因此，对肿瘤细胞恢复的研究提出适当的建议就显得尤为重要。组织恢复的可能结果只是记录了一种特定类型的肺癌，但如果典型的肺癌被证明是其他类型的(例如，转移性癌症甚至良性肿瘤)，那么对所有相关人员的影响可能是巨大的。病理学家并不总是正确的，但他们建立恶性肿瘤诊断的工具是医学上最强大的。

获取活细胞来诊断恶性肿瘤显然是一种侵入性的操作，或者需要对肿瘤所在部位进行内部侵犯。这种侵入可能是严重的，也可能是轻微的。诊断癌症最常用的三种方法（按侵袭性由高到低排列）是：①恢复脱落细胞；②细针穿刺恶性细胞；③肿瘤穿刺活检。为了从这些过程中获得持续良好的结果，对细节的关注是必要的。诊断依赖于将可疑癌变组织的代表性部分提交给病理学家。如果提交的样本不充分，诊断的不幸不准确是不可避免的。

脱落细胞学是从肿瘤的各种表面或分泌物中获得的单个细胞的研究。最典型的脱落细胞学检查是巴氏涂片检查，用于早期发现宫颈癌和子宫癌。这种技术的实用性在几十年里得到了证明(图 3-7)。

细针穿刺（FNA）是另一种主要用于获得单细胞的恢复技术。这些细胞通过一根细针直接插入肿瘤组织中取材细胞。由于针头的口径很小，它们可以穿过大多数正常组织而不会造成伤害，因此可以将远端和相对难以接近的肿瘤（如胰腺癌）带入容易的范围。

开放式活检（三种恢复过程中侵入性最强的一种）可在直视下完成。肿瘤全部或部分切除。

这些程序中的每一个都有其自己的一组参数，并且可能其中的一些流程有重叠。例如，活组织检查可以是切口，仅移除一块肿瘤或切除整个肿瘤。类似地，可以通过大口径针进行切口活检。

组织标本是病理学家的职责，他们通过几种不同的途径指导实验室对标本进行分析。最重要的是样品的制备，以便在光学显微镜下进行检查和研究。这一过程通常是通过固定组织或将其浸泡在溶液中(如福尔马林)来保持其现有的形式和结构来完成的。

固体组织标本固定后置于热液体石蜡中。当石蜡冷却变硬后，就可以用显微切片机将组织切成极薄的切片。这些切片放在玻片上，然后将玻片浸入有机溶剂中，从而溶解石蜡。然后用大量染色剂中的任何一种来处理得到的组织切片，以显示细胞的特定特征，并允许在显微镜下更好地观察细胞成分。通过使用不同的染色剂，病理学家可以突出显示细胞的某些部分，如细胞核、细胞质或细胞壁。大多数染色剂用于固定或非活性细胞，而有些染色剂也可用于活细胞。组织染色的主要原因是为了帮助病理学家在显微镜下观察细胞核和其他细胞质成分。细胞也可以染色以显示细胞质或细胞核中的某些活动，或区分组织样本中的活细胞和死细胞。病理学家可使用显微镜寻找到本章前面提到的恶性肿瘤的证据。

在适当固定和染色之前，将脱落细胞标本或细针穿刺获得的标本薄薄地涂在显微镜载玻片上。在这些单细胞的制备过程中，不仅要注意单个细胞的大小和形状，而且要注意细胞核和细胞质的特殊特征。细胞缺乏大小、形状和核结构的一致性可能提示恶性肿瘤。

在组织切片中，细胞和核均匀性的偏离也是异常的。此外，恶性肿瘤的存在通常会干扰正常的组织结构。

这种干扰是恶性细胞侵入和破坏周围组织的结果。一些侵袭可能进入血液或淋巴管，因此提示肿瘤的转移潜力。然而，没有一种显微镜下的异常足以在所有病例中确定癌症的诊断。病理学家的工作往往需要在众多生物变量中进行高度复杂和相对主观的区分，这些变量共同预测被研究过程的行为。幸运的是，病理学家还有其他工具来帮助进行这种评估。在这些工具中有一种是流式细胞仪，它是一种精密的电子设备，可以帮助悬浮的细胞以极快的速度通过激光束，并通过一系列检测器。这些检测器分析各个细胞的预定特征，例如大小、DNA 含量、表面标记、细胞周期位置和活力。在精心挑选的检测样本中，异常的 DNA 含量、细胞大小的变化和不规则的细胞表面标记物可以提供恶性肿瘤的额外证据，确定对治疗的不完全反应，或记录治疗后早期肿瘤复发。当癌细胞的分子生物学被剖析和了解时，辅助病理学家确定细胞生长参数的附加技术已经并将继续发展。对这种新病理的详细讨论超出了本章的范围。然而，本章在关于癌细胞生物学的章节中引用了一些这种创新的方法。

四、癌症分类

肿瘤疾病的分类远未达到精确的科学水平。出版的分类系统旨在为那些参与癌症管理的人提供交流指南，而不是病理学家的绝对参考框架。事实上，所有这些系统都存在着缺乏合理解释的不一致性，但几十年来，这些不一致性已经在医学术语中根深蒂固。只有时间和经验才能让好知的放射治疗师理解这些不一致的全部细节和含义。

在描述各种癌症的组织病理学时，病理学家不仅将肿瘤划分为一个子集，而且还将其划分为一个等级，有时甚至是一个阶段。肿瘤分级和分期作为预后指标，具有重要的临床意义。

肿瘤分级描述由细胞学和形态学标准确定的肿瘤明显的显微镜侵袭性指标。高级别肿瘤比低级别肿瘤具有更强的侵袭性。现在，通常使用的系统是从 1 到 3 数量级。数值低的肿瘤很可能具有较好的分化性、较低的转移潜能和较容易控制。相反，3 级或高级别肿瘤分化不良，可能早期转移，极难控制。

肿瘤分期描述诊断时的肿瘤范围。分期可能是临床，病理或两者兼而有之。临床分期的确定是在体格检查的基础上，有或没有某些影像学辅助检查，这取决于肿瘤。它是基于对肿瘤大小、侵袭性和局部或远处转移的识别。通过从一个或多个部位恢复适当的组织，在显微镜下进行研究，可以确认肿瘤的临床分期，从而将其转变为病理阶段。一般来说，疾病的晚期预后较差。在诊断肿瘤时，高分级的分期可能比低分级更早出现。

虽然肿瘤分级和分期都是结果指标，但大多数时候预后的主要决定因素是疾病的分期而不是分级。

目前，两个分期系统占主导地位。其中第一个（美国癌症联合委员会 [AJCC] 系统）由美国癌症联合委员会根据癌症分期和终结性结果报告制定，代表了美国医学专业协会联合会正在进行的工作。第二个是 UICC 系统，由一个被称为国际抗癌联盟的国际机构开发。这两个系统有相似之处，都使用了 50 多年前皮埃尔·德诺瓦介绍的 TNM 分期的基本要素。TNM 系统通过考虑三种类型来确定癌症的程度或分期：原发肿瘤（T）、区域淋巴结（N）和远处转移性疾病（M）。在对特定肿瘤进行分期时，每个类别的开头都有一个数字下标，表示在该解剖学部位发现的疾病程度。例如，直径小于 2 厘米的早期乳腺癌，既没有局部扩散也没有远距离扩散，就被定为 T1 N0 M0 期。这些分期系统对每个肿瘤部位都有许多标准，并且对于特定部位的肿瘤有着独特的意义。研究系统的定期更新，能反映当前的研究、治疗结果和从对癌症更好的认知中获得的知识。AJCC 和 UICC 分期系统定期更新。

五、癌细胞生物学

考虑到癌细胞是一个绝对的生物学变异，它持续诱导并对一个又一个系统造成严重破坏。然而，要抵制这种诱惑，就必须认识到，作为一个实体存在，癌细胞必然参与和维持其周围许多正常细胞相似的生物过程。因此，癌细胞的生物学最好是在正常细胞功能的背景下，通过注意癌细胞表现出的偏离正常功能的情况来进行研究。

细胞在大小、形状和功能上各不相同。然而，它们有许多共同的要素（见图 3-1）。所有哺乳动物细胞都被细胞或质膜包围。所有的生命过程都发生在膜内或膜表面，并由许多称为细胞器的特殊成分完成。在质膜内是细胞核，含有指导细胞新陈代谢的遗传物质 DNA。DNA 是制造基因的材料。个别基因，可能数以百计成千上万，通常被分配在称为染色体的蛋白质结构上的特定位置或位点。细胞核还含有一个或多个核仁，这些核仁是促进核糖体组装的细胞器。核膜包裹着细胞核。在细胞核和细胞外壁之间是一种称为细胞质的物质，它是一团被称为胞浆的半液体物质和大量的核外细胞器。贯穿细胞质的是一层丝状膜，称为内质网，它与核膜相连，并容纳核糖体。核糖体是蛋白质合成的重要细胞器。其他重要的细胞质细胞器包括高尔基体、溶酶体、过氧化物酶体、液泡和线粒体。高尔基体在细胞内化学物质的储存和管理中起着重要作用。溶酶体在细胞内消化中发挥作用。过氧化物酶体含有特定的酶系统，促进某些代谢过程，液泡在细胞质存储中发挥作用。线粒体是细胞内的工厂，从糖和其他有机燃料中产生三磷酸腺苷（ATP）。ATP 反过来又是驱动细胞内代谢的能量来源。在一般情况下，正常细胞的这些成分共同起作用来维持平衡，促进生长，并促进增殖。所有这些都发生在细胞周期的一个或多个点上。

经典的细胞周期是一个分裂细胞生命周期中可观察到的一系列事件。11 周期按时间顺序分为 4 个不同的阶段：G1、S、G2 和 M（图 3-9）。G1 期是细胞核中 DNA 复制或合成之前的时期。这一阶段在长度上变化极大，可能与 G0 难以区分，在 G0 中活细胞功能齐全，但只是没有为有丝分裂进行编码。S 期是细胞核 DNA 合成和染色体复制的时期。细胞周期的 G2 期开始于 DNA 合成完成后，并持续到细胞在 M 期开始分裂。在 G2、G1 和 S 期，细胞生长，产生蛋白质和细胞器，并履行其代谢职责。细胞周期中最短的阶段是 M，在此期间发生有丝分裂。而其他阶段可以以天或周为单位进行测定，有丝分裂则通常在 2 小时左右发生。有丝分裂完成后，产生了两个完全相同的子细胞。它们依次进入 G1，重复导致它们生产的相同事件序列。

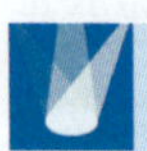

射治疗师应该认识到辐射对分裂活跃的细胞最有效（Bergoni é 和 Tribondeau 定律）。

在 G1 期，子代细胞生长（例如质量增加）并经历分化，或结构和功能特化的表达。细胞可能准备再次增殖或分裂，但 G1 通常是细胞增殖的一个限制点。一般来说，增殖和分化受到相互关联的生理过程的密切控制。大多数细胞周期是由一系列蛋白质激酶（蛋白质激酶是一种通过化学添加磷酸基来修饰其他蛋白质的酶）驱动的，它们决定了细胞周期各个部分代谢事件的顺序和速率。这些细胞分裂分子现在被称为细胞周期蛋白，它与其他分子一起是细胞周期各个阶段的主要调节因子。特定的细胞周期事件包括：

- G1 期：合成参与 DNA 复制的酶和其他分子。
- S 期：DNA 复制。
- G2 / M 期：染色体浓缩，核膜消失并进行有丝分裂。

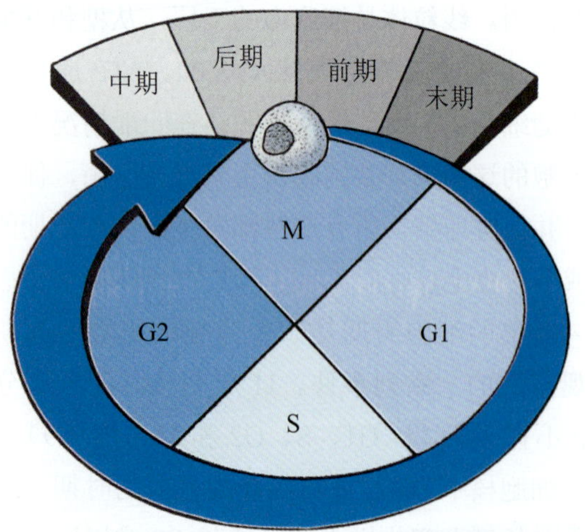

图 3-9 一个细胞周期涉及许多阶段

（引自 Bushong SC: *Radiologicsciencefortechnologists:physics, biology,and protection*, ed 10, St. Louis, 2013, Mosby）

细胞增殖与分化往往是相互的（即分化越大，增殖越少）。当这些复杂的、细胞周期相关的细胞内机制被破坏时，这种相互性就可能在低分化细胞的不可控增殖中表达出来。

最终，这些过程是由基因表达预先决定的分子事件控制的。通过对基因表达的研究和理解，分子生物学在过去二十年中得到了长足的发展，对正常细胞和恶性细胞的认识做出了巨大的贡献。

染色体的基因由 DNA 排列组成，DNA 则由一系列脱氧核糖核酸组成。一般来说，核苷酸有 3 种化学成分：一个磷酸基，一个含有 5 个碳原子的糖分子，以及一个含氮碱基。根据核酸是 DNA 还是 RNA，五碳糖可以是脱氧核糖也可以是核糖。5 种含氮碱基——腺嘌呤、鸟嘌呤、胸腺嘧啶、胞嘧啶和尿嘧啶——都属于核苷酸。腺嘌呤、鸟嘌呤、胸腺嘧啶和胞嘧啶存在于 DNA 中。在 RNA 中，尿嘧啶代替胸腺嘧啶。

DNA 被排列成两条互补的链，呈双螺旋状（图 3-10）。就含氮碱基而言，核苷酸以一种特定的和独特的顺序存在。这些碱基连接 DNA 的两条链，它们是互补的，而在含氮碱基之间形成的化学键相互排斥。一条链上的腺嘌呤只能与另一条链上的胸腺嘧啶结合。同样，鸟嘌呤只能与胞嘧啶结合。结果，每一条链的结构都包含了精确复制另一条链所必需的蓝图。在细胞周期中，在合成过程中，这些链被分开，每个链都作为模板来复制自己的互补图像，这样就完成了基因复制。

蛋白质是生命的基石。它们为生物体提供形态和功能，调节生长和新陈代谢。蛋白质是由多肽组成的复杂分子。正是在多肽水平上，基因表达才有影响，因为正是核苷酸沿着 DNA 链长度的独特序列，决定了所有人体蛋白质的多肽结构。肽信息是沿着 DNA 链以称为密码子的序列编码的。每个密码子由 3 个核苷酸组成，代表一个特定的氨基酸。氨基酸是制造肽的分子。RNA 有助于从 DNA 序列和密码子到多肽和蛋白质分子结构的转变。在一个被称为转录的过程中，细胞核中的酶促进信息从一条 DNA 链转移到一条 RNA 链。这种特殊类型的 RNA 被称为信使 RNA（mRNA）。为了发挥功能，这个携带信息的 RNA 链经过剪接，在剪接过程中剪接内含子。这种切除会产生一条只包含有意义密码子的 RNA 链。剪接完成后，mRNA 离开细胞核，在细胞质中形成核糖体。

转录：要了解更多关于信使 RNA 的作用，突变以及紫外线，化学物质和其他物质在引起突变中可能发挥的作用，请访问 *www.ncc.gmu. edu/DNA / transcri.htm*。

核糖体是信使 RNA 携带的信息被另一种称为转移 RNA（tRNA）的 RNA 捕获的转译位点，并在肽语言中被重述。转移 RNA 是将氨基酸从细胞质转移到核糖体的一种 RNA 形式。

tRNA 按照信使 RNA 所规定的序列为核糖体提供特定的氨基酸以构建所需多肽。随着多肽长度的增长，它开始呈现被构建蛋白质的三维结构特征。当所需氨基酸的数量被组装好并且三维折叠和卷曲完成后，所产生的分子可能是一种功能蛋白。在很多情况下，得到的蛋白质要经历酶的修饰；在其他情况下，则不需要做这种修改。在这两种情况下，得到的是一种功能蛋白，其结构是由细胞核中独特的核苷酸序列决定的。

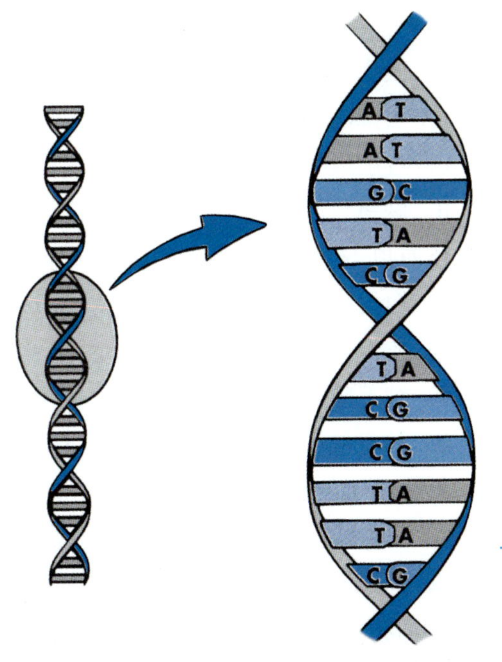

图 3-10　脱氧核糖核酸双螺旋的示意图

A. 腺嘌呤；C. 胞嘧啶；G. 鸟嘌呤；和 T. 胸腺嘧啶是配对的含氮碱基

（引自 BushongSC: Radiologic sciencefortechnologists: physics, biology, and protection, ed10, St. Louis, 2013, Mosby）

如果这种新合成的蛋白的明显功能是通过抑制不可控的增殖来调节细胞生长，那么这种蛋白就是肿瘤抑制基因的产物。相反，如果其明显的功能是加速细胞生长，则该基因被称为致癌基因或其前体原癌基因。肿瘤抑制基因和致癌基因存在于正常基因组中。当这两种蛋白质都正确地位于正确的染色体上并正确地配置时，细胞的生长和分裂就会正常进行，因为它们受到这些蛋白质的影响。如果基因在位置或形态上发生改变，抑制细胞生长和增强细胞生长的蛋白质之间微妙的平衡就可能被破坏。

DNA 重排是通过突变发生的。这种后向排列会在产生的蛋白质中产生相应的变化。就肿瘤变化而言，对突变最敏感的基因是癌基因和抑癌基因。致癌基因可能是病毒来源，也可能是正常基因组的一部分。在任何一种情况下，它们都有可能引发恶性生长。原癌基因具有相似的潜力，但需要某些修饰，通常通过突变，才能发挥原癌基因的作用。突变可导致几种类型的遗传畸变，包括基因扩增、染色体易位、基因转位和点突变。

突变后，当 DNA 复制变得有选择性时，就会发生基因扩增，从而导致任何基因的过度生产和过度表达。致癌基因的扩增导致细胞生长的增加。erbB2 癌基因在乳腺癌中常被扩增，通过产生一种能诱导良好激素环境的蛋白质来促进细胞生长。当癌症发病率存在遗传模式时，可以通过基因检测来确定相关基因的位置。将这些遗传性或家族性癌症与散发性癌症区分开来的几个因素是：一级家庭成员中特定类型癌症的聚集、早期癌症诊断、多发性癌症和双侧癌症。

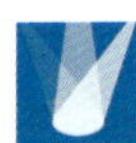

基因改变：遗传性或家族性癌症在同一血系中表达癌基因。例如，BRCA1 和 BRCA2 是与遗传性乳腺癌和卵巢癌有关的基因改变。有关详细信息，请访问 *www.cancer.gov/cancertopics/factsheet/risk/BRCA*。

染色体易位是由导致染色体断裂的突变引起

的。断裂的片段可能从一个染色体排列到另一个染色体上，导致功能异常。它们还可以促进癌基因表达。在血液系统恶性肿瘤，例如慢性髓性白血病中经常发生易位。

肿瘤病理学和病理生理学是正在迅速发展的医学学科。分子生物学家的研究使人们对生命的基本过程有了新的认识。随着每一个新基因及其蛋白质产物的发现，都有可能将另一个基因片段纳入癌症的生物学难题及其临床管理中。为了跟上这些发展，读者应该密切关注那些致力于提供可理解的癌症研究最新进展的科学出版物。

六、总结

- 完成本章有关细胞和疾病的性质，肿瘤的病理学，病理诊断的建立，癌症的分类和癌细胞的生物学的部分，读者应该更好地了解病理学和如何它影响癌症生长，细胞模式和癌细胞分类。
- 细胞在功能上有很大的不同，但它们有某些共同的特征。所有细胞都具有产生能量和维持自身正常功能的能力，这种功能被称为体内平衡。
- 炎症反应是由受损或受损的正常细胞引发的复杂的免疫化学反应。其临床特征包括发红，发热，肿胀和疼痛。
- 细胞损伤的六个重要原因（辐射，缺氧，化学物质，微生物，免疫反应和肿瘤）通常有一个共同的最终途径。
- 癌症一词适用于许多具有共同特征的不同疾病过程。事实上，已经有超过 100 种癌症被识别和分类。对于患者来说，良恶性肿瘤的第一个也是最重要的区别在于预后。良性肿瘤即使不治疗，也很少对宿主构成威胁。
- 癌一词指的是起源于上皮细胞的恶性肿瘤，上皮细胞分布广泛，通常被认为是表面的细胞。与之相反，肉瘤一词描述的是来自非上皮细胞表面的肿瘤。从实用的观点来看，这些细胞存在于结缔组织或神经系统中。
- 最常用来诊断癌症的三种程序是：①回收脱落细胞，②细针穿刺恶性细胞和③肿瘤的开放活检。
- 细胞周期按时间顺序分为四个不同的阶段：G1、S、G2 和 M。
- 通过对 DNA 和基因表达的研究和理解，分子生物学在过去 20 年里得到了发展和显著扩展，对了解正常细胞和恶性细胞做出了巨大贡献。

? 复习题

通过登录我们的网站，可以找到复习题的答案：*http://evolve.elsevier.com/Washington+ Leaver/principles*

1．当细胞维持在正常功能范围内时，称其处于以下状态：

a．同型癌

b．体内平衡

c．深染

d．感觉减退

2．生长缓慢的肿瘤被称为：

a．分化很好

b．适度分化良好

c．适度分化

d．差异很大

3．组织损伤最常见的原因是：

a．微生物感染

b.．电离辐射

c．过敏或免疫反应

d．缺氧

4．所有以下肿瘤均来自上皮组织，除了：

a．白血病

b．腺癌

c．绒毛膜癌

d．移行细胞癌

5．食物中可能含有的化学致癌物质有：

①石棉

②多环烃

③酒精

④亚硝胺

⑤黄曲霉毒素

a．①和④

b．②和⑤

c. ③和④

d. ④和⑤

6. 负责蛋白质合成的细胞器是：

a. 高尔基体

b. 线粒体

c. 核糖体

d. 过氧化物酶体

7. 细胞周期阶段，即细胞核中 DNA 复制或合成之前的时期，是：

a. G1

b. S

c. G2

d. M

8. 导致遗传信息从 DNA 分子转移到 RNA 分子的过程是：

a. 翻译

b. 转录

c. 合成

d. 传递

9. 导致根据 RNA 分子中包含的遗传信息构建多肽的过程是：

a. 翻译

b. 转录

c. 合成

d. 传递

10. 调节癌组织正常发育和生长的基因是：

a. 原癌基因

b. 癌基因

c. 肿瘤抑制基因

11. 哪个基因缺失或失活会导致不受控制的生长或肿瘤？

a. 原癌基因

b. 癌基因

c. 肿瘤抑制基因

12. 以下哪项表明家族性癌症？

a. 双侧肿瘤

b. 诊断时年龄小

c. 诊断时远处转移

d. 诊断时高分级，晚分期

13. 以下所有关于肿瘤抑制基因的陈述都是正确的，除了：

a. 它们可以预防癌症的发展

b. 它们存在于正常基因组中

c. 它们的功能是加速细胞生长

d. 它们因功能丧失而致癌

14. 源自横纹肌组织的良性肿瘤会被归类为：

a. 横纹肌肉瘤

b. 平滑肌肉瘤

c. 横纹肌瘤

d. 平滑肌瘤

15. 淋巴瘤是用来描述哪个术语的：

a. 淋巴系统的良性状态

b. 淋巴结炎症反应

c. 淋巴系统恶性状态

d. 结缔组织恶性肿瘤

16. 以下哪些肿瘤部位最有可能在组织学检查中被归类为鳞状细胞癌？

a. 胃

b. 结肠

c. 睾丸

d. 喉

17. 充血和肿胀与以下哪个因素有关：

a. 退化。

b. 炎症。

c. 坏死。

d. 修复。

18. 以下哪一类是上皮组织的所有类型？

a. 鳞状和神经性

b. 过渡性和神经性

c. 过渡型、神经节型和分层型

d. 神经节，肾和分层

e. 鳞状，过渡性和腺体

19. 为诊断目的完全切除小病灶称为：

a. 切口活检。

b. 切除活组织检查。

c. 细针穿刺。

d．切除术。

20．当一个细胞因受伤而死亡时，会经历：

a．退化。

b．坏死。

c．炎症。

d．修复

？思考题

1．历史上哪些因素影响了对疾病的理解？
2．什么是体内平衡？
3．受伤后，事件的顺序是什么？
4．急慢性炎症有哪些特点？
5．简述恶性肿瘤的转移过程。
6．癌症分期为什么很重要？
7．分期和分级有什么区别？
8．描述 DNA 的结构。
9．叙述与放射治疗有关的细胞周期。

（译者：马瑾璐　审校：朱宇熹）

参考文献

1. Campbell N.A., Reece J.B., Urry L.A., et al.: *Biology*, ed 8, Riverside, 2008, Benjamin/ Cummings.
2. Hall E.J., Giaccia A.J.: *Radiobiology for the radiologist*, ed 7, Philadelphia, 2011, Lippincott Williams & Wilkins.
3. HowleyP.M.,GanemD.,KieffE.:DNAviruses.InDeVitaV. T.,LawrenceT.S.,RosenbergS. A., et al.: *DeVita, Hellman, and Rosenberg's cancer: principles and practice of oncology*, ed 9, Philadelphia, 2011, Lippincott Williams &Wilkins.
4. Madri J.A.: Inflammation and healing. In Damjanov I., Linder J., editors: *Anderson's pathology*, ed 10, St. Louis, 1995,Mosby.
5. Pennazio S.: The origin of phage virology, *Rev Biol* 99(1):103–129,2006.
6. Perkins A.S., Van de Woude G.F.: Principles of molecular cell biology of cancer: oncogenes. In De Vita V.T., Hellman S., Rosenberg S.A., editors: *Cancer: principles and practice of oncology*, ed 7, Philadelphia, 2004, Lippincott Williams&Wilkins.
7. Reed S.I.: Cell cycle. In DeVita V.T., Lawrence T.S., Rosenberg S.A., et al.: *DeVita, Hellman, and Rosenberg's cancer: principles and practice of oncology*, ed 9, Philadelphia, 2011, Lippincott Williams & Wilkins.
8. Sheldon H.: *Boyd's introduction to the study of disease*, ed 11, Philadelphia, 1992, Lea & Febiger.
9. Stevenson M.A., Calderwood S.K.: Molecular and cellular biology. In Gunderson S., Tepper J., editors: *Clinical radiation oncology*, Philadelphia, 2012, Churchill Livingston.
10. Van de Woude S., Van de Woude G.F.: Principles of molecular cell biology of cancer: introduction to methods in molecular biology. In De Vita Jr. V.T., Hellman S., Rosenberg S.A., editors: *Cancer: principles and practice of oncology*, ed 7, Philadelphia, 2004, JB Lippincott.
11. Wilson P.F., Bedford J.S.: Radiobiological principles. In Hoppe R.T., Phillips T. L., Roach M., editors: *Leibel and Phillips textbook of radiation oncology*, ed 3, Philadelphia, 2010, Elsevier Saunders.
12. Yamagiwa K., Ichikawa K.: Experimental study of the pathogenesis of carcinoma, *CA Cancer J Clin* 27(3):174–181,1977.
13. Yuspa S.H., Shields P.G.: Chemical factors. In DeVita V.T., Lawrence T.S., Rosenberg S.A., et al.: *DeVita, Hellman, and Rosenberg's cancer: principles and practice of oncology*, ed 9, Philadelphia, 2011, Lippincott Williams &Wilkins.

第 4 章

放射生物学

目的

- 定义电离并列出电离辐射反应的规则
- 解释放射生物学的概念
- 对比电离辐射的直接作用和间接作用
- 定义LET
- 定义RBE
- 对比高LET辐射和低LET辐射
- 列出可能发生的DNA损伤类型和结果
- 列出染色体的严重结构改变
- 用图解表示细胞周期，并标记所有时相
- 列出辐射的细胞效应的三种分类
- 绘制哺乳动物细胞存活曲线，并标记不同的组成部分
- 阐明影响细胞辐射效应的三种外在因素，并分别举例说明
- 解释Bergonie和 Tribondeau定律
- 列出各组细胞群，并分别举例说明
- 比较组织和器官的两种结构差异
- 说明辐射反应的两个阶段
- 对比修复和再生过程
- 列出三种全身辐射综合征
- 总结胚胎和胎儿的放射损伤效应
- 说明放射治疗的目的
- 定义组织耐受剂量，并列出影响组织放射耐受性的因素

一、辐射与物质的相互作用

自 1895 年伦琴发现 X 线以来，科学家和临床医师就开始探究电离辐射和不同靶物质之间的相互作用，包括生物组织。在讨论辐射与物质的相互作用时，必须定义两个名词：电离和激发。在电离和激发过程中，入射射线都会和原子相互作用。电离时，电子从原子壳层射出，原子成为带电粒子（电离）。激发时，原子核外电子从内层向外层跃迁被激发（振荡或振动），但不射出电子。放射生物学，或称辐射生物学，是从伦琴时代开始发展的，主要研究机体在电离辐射作用下发生的一系列反应事件，包括能量的吸收、机体的代偿以及可能产生的损伤。

评价活细胞对电离辐射的反应，必须考虑以下方面：

（1）辐射可能与细胞相互作用或不作用。

（2）如果相互作用发生，细胞可能产生损伤或不产生损伤。

（3）初始的能量沉积发生极快（远少于 1s），并且是在细胞中非选择或随机产生。细胞没有“选择性”的特异性区域。

（4）放射后可见的组织变化通常难以与其他创伤导致的变化区分（唯一的例外是白内障，后文将详述）。

（5）放射后产生的生物学变化经过一段时间会消失。这段潜伏期的持续时间与照射剂量有关，可能从数分钟到数年不等。为了方便，通常将电离辐

射分为电磁辐射和粒子辐射。

1. 相互作用的类型

辐射初始作用于细胞，会产生直接或间接电离。当带电粒子束（α 粒子，质子或电子）入射活组织时，由于多数粒子辐射具有相对致密的电离性质，很可能发生关键靶（DNA）的直接电离（入射粒子本身造成）。当入射束由中子组成时，主要发生直接作用。因为中子与原子核相互作用产生的次级粒子（质子，α 粒子或重离子碎片）会直接损伤细胞 DNA 或其他重要大分子。

另一种形式称为间接电离，因为是特定次级粒子对靶发挥作用。当入射束由 X 线、γ 线或中子组成时，以这种机制为主。间接电离辐射产生快速（高能量）、带电的次级粒子，然后直接或间接引起关键靶电离。X 线或 γ 射线组成入射束时，主要发生间接作用，由此产生快电子，作为次级粒子与最丰富的细胞介质（水）相互作用。X 线和 γ 射线被认为是稀疏电离辐射，因为它们的电离效应不如粒子辐射（如 α 粒子）那样密集。间接作用包含了一系列反应，称为水的辐射分解。辐射分解的起始事件包括水分子电离或射出电子，由此产生水离子（带电分子）。

$$H_2O \rightarrow H_2O^{+} + 1e^{-}$$

射出的电子（e^{-}），由于具有高能量，被称为快电子，可被次级水分子吸收形成新的水离子（H_2O^{-}）：

$$e^{-} + H_2O \rightarrow H_2O^{-}$$

产生的水离子对的化学结构不稳定，很快会分解或分离成为另一个离子和自由基［带有不配对电子（外层）的高活性物］：

$$H_2O^{+} \rightarrow H^{+} + OH^{\cdot} \text{和} H_2O^{-} \rightarrow H^{\cdot} + OH^{-}$$

自由基用一个点表示（如 $H^{\cdot}$ 或 $OH^{\cdot}$）。

离子对（H^{+} 和 OH^{-}）会重组形成一个水分子，对细胞不产生损伤。如果两个离子彼此靠近，重组发生概率高。如果它们留在细胞中，会与重要大分子发生作用并造成损伤。

和离子对一样，自由基也可能以同样的方式重组形成一个水分子：

$$H^{\cdot} + OH^{\cdot} \rightarrow H_2O$$

自由基还会和邻近的自由基结合形成一个新的分子，如具有细胞毒作用的过氧化氢：

$$OH^{\cdot} + OH^{\cdot} \rightarrow H_2O_2 \text{（过氧化氢）}$$

自由基能够参与其他一些正常细胞结构（包括 DNA）的反应。因为细胞的主要成分是水（80%），间接电离辐射通过间接作用产生的损伤远高于直接作用。在间接作用产生的反应中，大约 2/3 的细胞损伤主要是由氢氧自由基（$OH^{\cdot}$）引起的。稀疏电离辐射或低线性能量传递（LET）（单位长度径迹上消耗的平均能量）射线主要以间接作用为主，并受物理、化学和生物因素影响，下文将详述。重点记忆的是，由于细胞主要由水组成，辐射通过间接作用产生损伤的概率高于直接作用。

回顾：

直接电离：

- 常见于致密电离辐射（质子和 α 粒子）
- 高 LET 射线的主要作用方式
- 快电子直接电离 DNA 分子造成损伤

间接电离：

- 主要见于稀疏电离辐射（X 线和 γ 射线）
- 主要通过 H_2O 辐射分解造成 DNA 分子损伤
- 水分子分解产生的自由基（$H^{\cdot}$，$OH^{\cdot}$）具有高度活性，反过来作用于 DNA 分子
- 自由基引起的细胞损伤有 2/3 是由 $OH^{\cdot}$ 造成的
- H_2O_2（过氧化氢）具有细胞毒作用

2. 线性能量传递和相对生物效应

根据射线入射束的组成，细胞中会产生不同的次级粒子。这些次级粒子可能直接或间接电离关键靶。这些次级粒子的物理性质（质量和电荷）造成

*电离指的是电子从原子中射出，形成带电粒子或离子。

了细胞损伤的一条独特途径。可以根据带电粒子（入射或次级）穿过物质时消耗的能量不同，对辐射进行分类。这就是辐射的 LET。LET 是单位长度径迹上所沉积能量的平均值，以每微米单位密度物质的千电子伏（keV/μm）为单位。稀疏电离辐射如 X 线和 γ 射线被归类为低 LET 射线，因为其产生的次级电子是小型粒子，组织中能量的传递距离较长。稀疏电离辐射的典型 LET 值范围是 0.3 ～ 3.0 keV/μm。致密电离辐射，包括带电粒子如质子和 α 粒子，被归类为高 LET 射线，因为这些粒子质量比电子大，细胞中能量的传递距离较短（图 4-1）。LET 与电荷（Q）的平方成正比，与速度（v）的平方成反比。可通过以下公式来表示：

$$LET = Q^2/v^2$$

粒子的典型 LET 值范围是 30 ～ 100 keV/μm 或更大，具体取决于粒子能量。一般情况，大型带电粒子如质子或 α 粒子并不能达到小型带电粒子（电子）的穿透距离，也达不到等质量的不带电粒子（中子）的距离。中子一般具有中等 LET 值（通常在 5 ～ 20 keV/μm）。当中子能量增大时，它在组织中的穿透力也会增加，因此，LET 值降低。

对于辐射的 LET 的了解非常重要，因为放射治疗早期研究发现，不同 LET 射线会产生不同程度的生物效应。换言之，相同剂量的不同 LET 射线并不能产生同等的生物效应。这一现象称为辐射的相对生物效应（RBE）。RBE 反映了不同 LET 射线在相同条件下产生相同生物效应的能力。被研究的辐射的 RBE 计算公式如下：

$$被研究辐射的\ RBE = \frac{250keV\ X\ 线产生某一效应的剂量}{被研究辐射产生相同生物效应的剂量}$$

这里所指的被研究辐射包括使用的任何类型的射线束。射线的效应是以早期放射治疗使用的 250keV X 线为标准来比较确定的。例如，如果 400cGy 250keV X 线和 200 cGy 中子都能杀灭 50% 的细胞，中子的 RBE 等于 2。这个结果表示中子的效应是 X 线的 2 倍。总而言之，随着射线的 LET 增大，RBE 增大。需要重点注意的是生物效应是恒定的，而非辐射剂量。

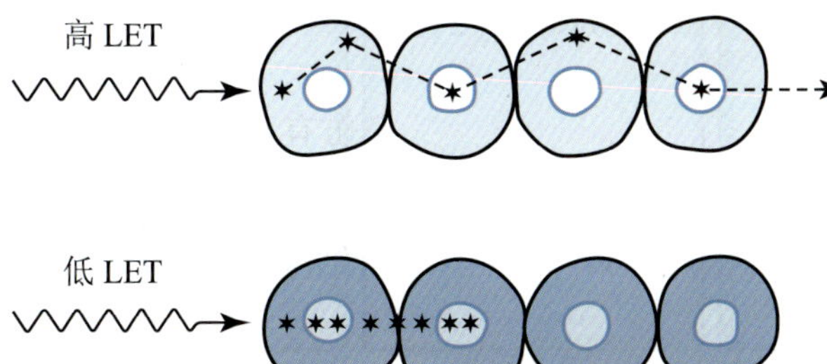

图 4-1　低 LET 和高 LET 射线的细胞效应比较
低 LET 射线通过一条不规则路径与四个细胞相互作用，而高 LET 射线则通过一条直线路径仅与两个细胞相互作用。高 LET 射线两次击中两个不同细胞的细胞核，而低 LET 射线仅一次击中同样数量的细胞
（引自 Travis EL: Primer of medical radiobiology, ed 2, St. Louis, 1989, Mosby）

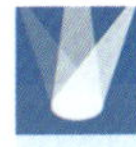

随着射线的 LET 增大，电离密度增高，造成的介质（组织）损伤增加，也由此引起放射生物效应增加。因此，随着 LET 增大，RBE 增大。

3. DNA 辐射效应

DNA 被认为是细胞放射损伤的关键靶。一个关键分子的损伤可能导致一个细胞的死亡，并引导了放射损伤靶学说的发展。靶学说认为，当电离辐射接近或与关键分子（DNA）相互作用时，对放射敏感的区域称为靶。靶发生一次电离事件称为一次击中。这些概念仅在辐射与靶发生直接作用的情况下应用。靶学说并不能解释通过自由基介导途径（间接电离）造成的 DNA 损伤。

不管 DNA 损伤是由辐射的直接作用还是间接作用引起的，都会产生多种类型的损伤。DNA 是具有双螺旋结构的大分子。双螺旋由两条链组成，链上的碱基通过氢键连接。每条链的“骨架”由糖和磷酸基交替连接。4 种碱基排列在骨架上，碱基顺序对应特定的基因编码顺序。其中两种碱基称为嘧啶：胸腺嘧啶和胞嘧啶。另外两种碱基称为嘌呤：腺嘌呤和鸟嘌呤。DNA 损伤的一种形式是一个或多个碱基的改变或缺失，包括 4 种含氮碱基在内：腺嘌呤（A）、胸腺嘧啶（T）、胞嘧啶（C）和鸟嘌呤（G）。第二种损伤形式是连接 A-T 和 C-G 碱基对维持双链结合的氢键断裂。每条 DNA 链骨架的组成成分之间的键也可能断裂（例如，脱氧核糖和磷酸基与一个碱基连接形成核苷酸）。这可能导致 DNA 链间或链内交联。

这些类型的 DNA 损伤造成的结果不同。单碱基缺失或改变会形成新的碱基序列，对蛋白质合成产生或大或小的影响。未被细胞修正的碱基序列的改变是一种突变（遗传物质改变）。可引起突变的物质如电离辐射具有致突变性。DNA 骨架的单链断裂（常见于低 LET 射线照射后）可能被修复，也可能无法修复。如果不能修复，就会出现损伤。单链断裂多由低 LET 射线造成，而双链断裂多见于高 LET 射线照射后，单链断裂比双链断裂更易修复。与单链断裂相比，双链断裂的发生更容易导致细胞死亡，这也支持了高 LET 射线生物效应（RBE）更高的理论。辐射与 DNA 的相互作用并不一定造成损伤，并且多数损伤可被修复。体细胞 DNA 损伤的结果表现在受照机体或个体，而生殖细胞的 DNA 损伤却还可能影响后代。

4. 染色体辐射效应

有丝分裂是细胞分裂中细胞核 DNA 变化的一个连续过程，复习有丝分裂的四个阶段有助于理解染色体的辐射效应。图 4-2 显示了有丝分裂的主要事件。因为 DNA 分子形成基因，数以千计的基因构成染色体，通过染色体的严重结构损伤来学习电离辐射的遗传损伤通常最容易。

本领域早期研究包含了植物染色体在内，由于它们的二倍体（每个体细胞内的染色体数目）小、相对体积大，易于在光镜下研究。目前已有文献报道，辐射是一种有效的染色体断裂剂，可通过直接和间接作用起效。染色体的结构改变包括了畸变、损害或异常。染色体和染色单体畸变也是存在差异的。射线作用于细胞 G1 期或 DNA 复制的 S 期之前，会发生染色体畸变。如果这种损伤不能修复，细胞

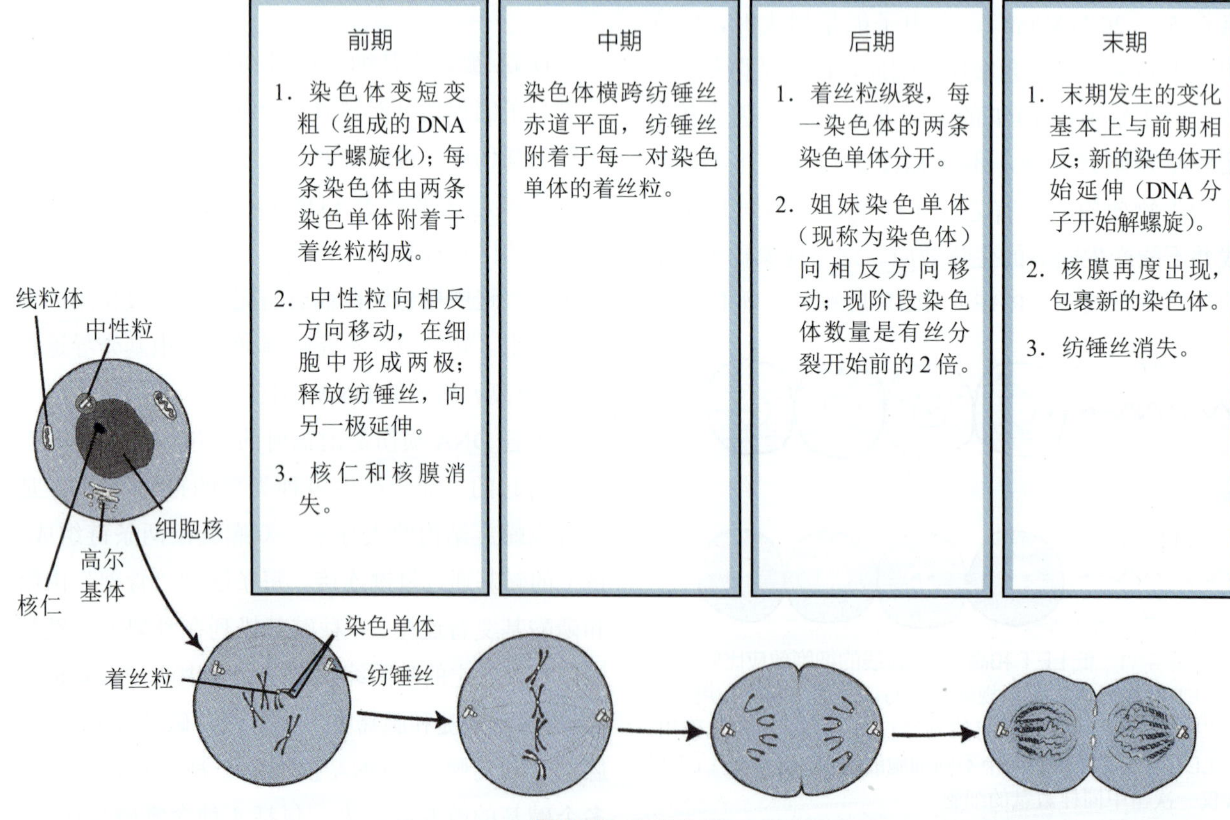

图 4-2　有丝分裂

（引自 Patton KT, Thibodeau GA: Anatomy and physiology, ed 7, St. Louis, 2009, Mosby）

会在 S 期对其进行复制，有丝分裂后的子代细胞也会出现染色体畸变。而当射线照射 G2 期或完成 DNA 合成（DNA 复制）的细胞，则会发生染色单体畸变。这个概念适用于染色体的臂（染色单体）的复制。在这种情况下，如果损伤不能修复，细胞分裂形成的两个子代细胞中仅有一个会受影响。

辐射诱导的染色体结构改变包括单处断裂、多处断裂和一种称为染色体粘连或凝集现象。这些结构改变最终可能愈合无损伤，也可能导致遗传物质丢失或重排。

一条染色体任何部位发生单处断裂都会导致染色体分成两段。一段包含着丝粒（有丝分裂过程中有丝分裂纺锤体附着的位置），另一段则不含（称为无着丝粒断片）。这些片段重新连接，称为愈合，由于这些断裂片段比较邻近，发生愈合的概率很高。大约 95% 的单处断裂都能够重接愈合而不导致细胞损伤。

如果 G1 期细胞受照射且不发生愈合，两个片段都会在 S 期复制，形成 4 个片段（每段包含一个断端）。这些染色单体中的两条各含有一个着丝粒，另两条则没有。含有着丝粒的两条染色单体可能相互连接形成一个双着丝粒体。另两条也可能连接形成一个无着丝粒断片。

这些结构畸变在有丝分裂中期和后期逐渐显现。由于无着丝粒断片不具有着丝粒，分裂中期时纺锤丝无法附着。因此含有的遗传物质很可能不能传递给子代细胞。而双着丝粒体由于具有两个着丝粒，有丝分裂纺锤体可以附着于两个部位。因此，双着丝粒体的每个着丝粒会被同时拉向不同的细胞两极。两个着丝粒间的片段逐渐拉伸，产生了特征性的分裂后期桥。分裂后期桥在分裂后期末时会裂开，导致向每个子代细胞传递的遗传信息不相同（图 4-3）。

两条不同染色体各有一条染色单体发生单处断裂，也会形成 4 个片段。其中两段含有着丝粒，而另两段不含。同样，这些断裂片段也会结合成双着丝粒和无着丝粒染色体（图 4-4A）。此外，一条断裂染色体的无着丝粒断片可能与另一条断裂染色体的着丝粒断片连接，形成新的正常表型染色体。这种重排称为易位（图 4-4B）。虽然易位并不一定会导致遗传信息丢失，但是新的易位染色体的基因序列和放射损伤前的初始序列并不相同。辐射诱导的染色体易位如果发生在生殖细胞，会对后代产生致畸或致死影响，但若发生在体细胞，却不会产生这种影响。

一条染色体其中一臂（染色单体）发生两处

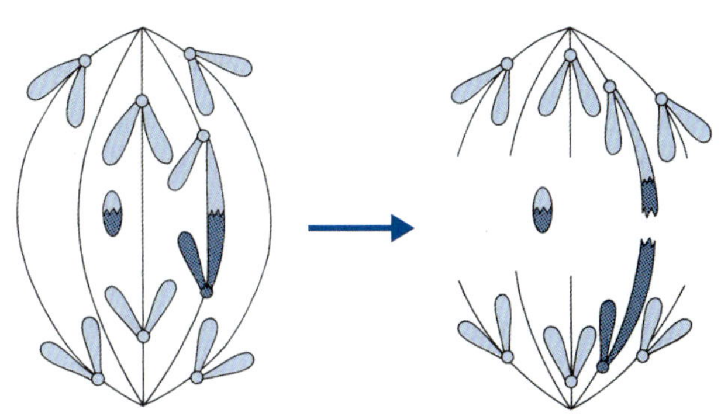

图 4-3　有丝分裂后期双着丝粒体和无着丝粒断片的结局，由此导致分裂后期桥的形成。纺锤体附着于双着丝粒体的两个着丝粒，向细胞两极牵拉（左），最终再次断裂（右）。无着丝粒断片无法附着纺锤体，导致子代细胞遗传信息传递丢失

（引自 Travis EL: Primer of medical radiobiology, ed 2, St. Louis, 1989, Mosby）

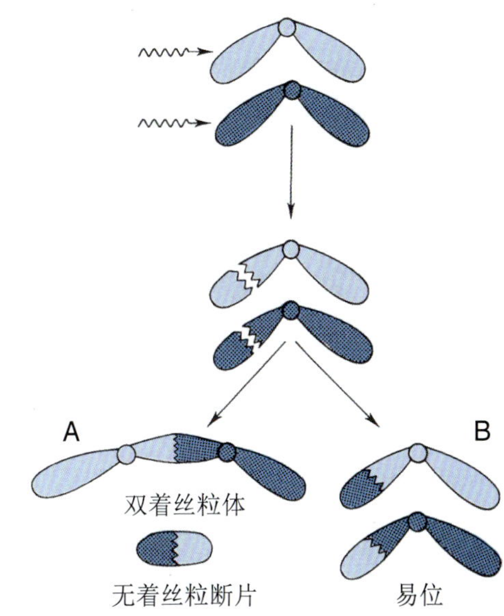

图 4-4　两条不同的染色体各有一臂（中心）发生单处断裂，形成双着丝粒体和无着丝粒断片（A）或二者间遗传物质易位（B）。在后者发生过程中，会形成两条完整的染色体。但是，染色体片段发生了交换并由此导致了遗传信息的交换

（引自 Travis EL: Primer of medical radiobiology, ed 2, St. Louis, 1989, Mosby）

断裂会形成3个片段，每段都含有断端。这三个片段的其中一段含有着丝粒，另两段则无。两处断裂造成的主要结果称为缺失和倒位（图4-3）。某一断裂片段丢失而剩余两段连接，会造成遗传物质的缺失（图4-5A）。缺失造成的影响取决于丢失片段中遗传信息的数量和重要性。而断裂的中间片段回转或反转变位与其他两个片段重接，则会造成遗传物质的倒位（图4-5B）。虽然倒位发生后遗传物质并未丢失，但是DNA碱基序列及基因序列却发生了变化。这种变化影响了细胞关键蛋白合成的类型和数量，并会影响细胞的远期活力。

由于细胞对于电离辐射的吸收是随机的，同一染色体的两条染色单体都可能发生单处断裂，从而形成3个片段。带有两个断端的片段含有着丝粒，另两段则无。这可能会形成一个环状染色体和一个无着丝粒染色体（图4-6），环状染色体复制并传递给子代细胞，而无着丝粒断片及其遗传信息并不能传递。如果复制的环状染色体在有丝分裂中期前发生缠结，则可能导致后期各环节染色体分离不均，子代细胞也因此不能获得相同数量的遗传信息。

辐射诱导的染色体损伤的类型和程度受到多种因素影响。单处断裂产生的数量与照射总剂量呈比例。单处断裂或单畸变发生的频率，还会随着射线LET的降低而增加。因此，低LET射线如X线和γ射线引起的单畸变数量高于复合（多处断裂）畸变。

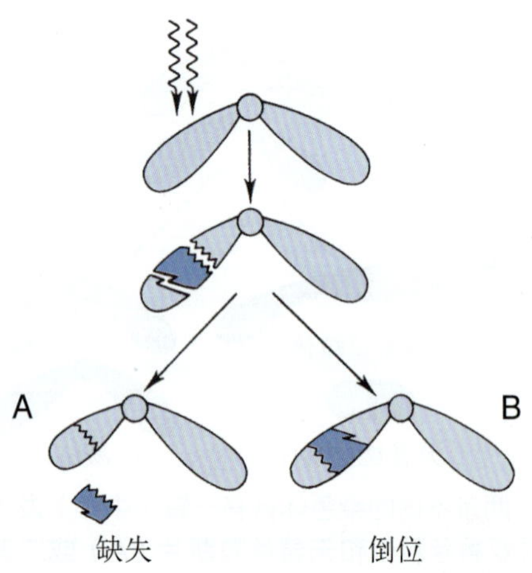

图4-5　染色体同一臂上两处断裂（顶端和中间）造成断裂片段的缺失（A）或倒位，通过图示断裂部分的位置改变来说明（B）

（引自Travis EL: Primer of medical radiobiology, ed 2, St. Louis, 1989, Mosby）

染色体畸变可分为两种：稳定畸变和不稳定畸变。稳定畸变会造成遗传混乱，导致突变，但是一般能够保持细胞活力。例如易位或倒位畸变。而不稳定畸变通常能够杀灭细胞或导致细胞丧失增殖能力。环状染色体、双着丝粒体和分裂后期桥都属于这一类。

5. 其他细胞结构的辐射效应

虽然辐射造成细胞损伤的关键靶是细胞核DNA，但是细胞中的其他结构也会受到电离辐射损伤，并导致细胞损伤和死亡。这些细胞结构包括质膜或细胞膜。质膜结构（如磷脂双层和蛋白质）的能量吸收会造成膜的损伤，改变膜的渗透性，影响细胞内外物质运送。细胞质中线粒体和溶酶体膜的损伤也会对细胞造成严重影响。所有细胞结构（包括重要蛋白质、酶、糖类和脂类）都可能在放射后出现结构或功能性改变，从而造成细胞死亡。因为物质中

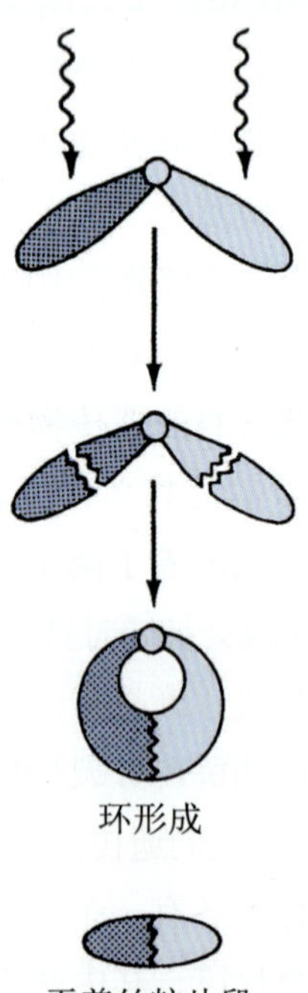

图4-6　辐射诱导的染色体双臂断裂的一个可能结果是断裂臂连接形成环状。剩余片段连接但是缺少着丝粒（无着丝粒片段）

（引自Travis EL: Primer of medical radio- biology, ed 2, St. Louis, 1989, Mosby）

次级粒子（电子、质子或α粒子）的能量沉积是随机的，放射后细胞的任何部位都有损伤的危险。

二、辐射的细胞效应

自 20 世纪 50 年代中期，Puck 和 Marcus 首次对培养皿中的人宫颈癌细胞进行放射，对人、动物和植物的辐射效应开始了火热的研究。目前将辐射后的细胞效应分为三类：分裂延迟、间期死亡或增殖性死亡。

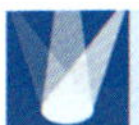

20 世纪 50 年代使用的宫颈癌细胞系称为 Hela 细胞。由 Rebecca Skloot 写作的纽约时报畅销书《海瑞塔·拉克斯的不朽人生》(*The Immortal Life of Henrietta Lacks*) 描述了 Hela 细胞怎样成为医学研究的重要工具之一，并调查了第一株宫颈癌 Hela 细胞的来源者 Henrietta Lacks 的生活。阅读该书能让人从中获益，了解 Hela 细胞对放射治疗领域的影响。

1. 分裂延迟

有丝分裂指数（mitotic index, MI），是指有丝分裂细胞数与受照细胞总数的比值。受照细胞引起的有丝分裂指数异常，称为分裂延迟。这会导致受照射时处于分裂间期的细胞被阻滞于 G2 期。也称为有丝分裂延迟。

有丝分裂延迟会使细胞群 MI 降低，表示进入有丝分裂和增殖的细胞比正常时少。因此，产生的新生子代细胞也会减少。这种辐射效应的强度具有剂量依赖性；辐射剂量越高，有丝分裂延迟越长，MI 降低越多。如果剂量低于 1000cGy，大多数细胞系都会恢复并重新进入有丝分裂。这会导致细胞分裂高于正常数目，称为有丝分裂过度。

1929 年，Canti 和 Spear 在体外研究中采用不同剂量照射肌成纤维细胞时，首次观察到了分裂延迟现象。分裂延迟的机制被认为与放射后 DNA 和（或）蛋白质合成抑制或延迟有关。显然，细胞阻滞于 G2 期，试图在有丝分裂前修复放射损伤，保证 DNA 和蛋白质的完好。细胞周期中处于这一时相的所有细胞损伤被修复，就不会打乱细胞分裂进程或导致细胞死亡。分裂延迟可以发生在致死性损伤和非致死性损伤细胞中。

2. 间期死亡

处于 G1、S 或 G2 期的细胞受照射后死亡，称为间期死亡。间期死亡指的是受照射细胞在有丝分裂前发生的死亡，也被称为非有丝分裂或非分裂死亡。这种细胞效应发生在非分裂细胞（例如成人神经细胞）和快速分裂细胞中。一般而言，与放射抗拒细胞［可逆性有丝分裂后（RPM）和稳定性有丝分裂后（FPM）］相比，放射敏感细胞［增殖的分裂间期（VIM）和分化的分裂间期（DIM）］在较低剂量照射时就会发生间期死亡。成熟淋巴细胞是一个例外，50cGy 剂量照射就易出现间期死亡。间期死亡的发生机制尚不清楚，但是可能与细胞代谢的一条或多条生化通路的损伤有关。在多数细胞类型中，间期死亡并不是主要的辐射效应。

3. 增殖性死亡

第三种也是最普遍的细胞辐射效应就是增殖性死亡（也称有丝分裂死亡），它指的是放射后细胞增殖完整性或无限分裂能力的降低。细胞增殖能力受到的影响与放射诱导的染色体损伤程度有关。

4. 凋亡

凋亡（程序性细胞死亡）作为细胞分裂的一次失败尝试，虽然与有丝分裂无关，但却是与辐射的细胞效应有关的另一种细胞死亡形式。细胞凋亡包含了放射后基因（*p53* 和 *bcl-2*）的变化。凋亡细胞的特征是核碎裂，细胞溶解，染色体被邻近细胞吞噬。

三、细胞存活曲线

评价辐射的细胞效应最普遍的方式是由 Puck 和 Marcus46 于 1956 年提出的。他们对体外培养的人宫颈癌细胞（Hela 细胞）进行照射，在半对数图上绘制结果（克隆形成数）。这一结果称为存活曲线，是以照射剂量为 x 轴、细胞存活分数（SF）为 y 轴来绘制的（图 4-7）。

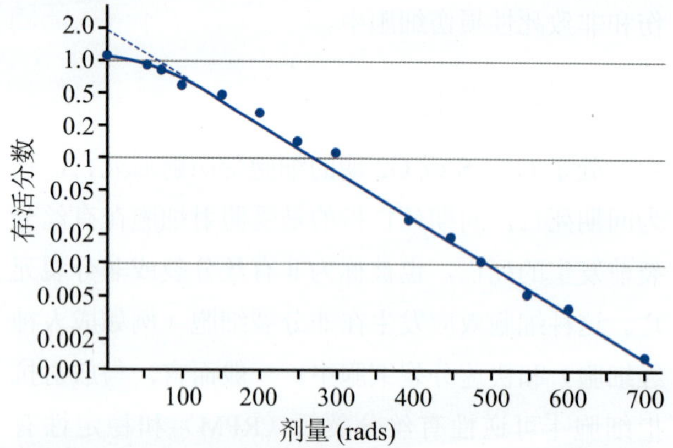

图 4-7 Puck 和 Marcus 绘制的第一幅 HeLa 细胞存活曲线。150 cGy 以下的曲线有一肩区，随着剂量升高，曲线呈指数（直线）形式

（引自 Puck TT, Marcus TI: Action of x-rays on mamm alian cells, J Exp Med 103:653, 1956）

存活曲线描述了低 LET 射线如 X 线和 γ 射线照射后的细胞存活特征。曲线的肩区或扁平区出现在 150cGy 照射剂量以下，表明细胞必须累积多靶点的损伤才能被杀灭。因为这种细胞存活曲线是通过半对数图绘制的，所以曲线的直线部分（＞ 150cGy）表示，剂量的增大会导致细胞存活分数等量降低，但被杀灭细胞的绝对数量不同（表 4-1）。

表 4-1　照射剂量和存活分数之间的指数关系

初始细胞数	受照剂量	细胞死亡分数	细胞死亡数
1 000 000	5	50	50 000
50 000	5	50	25 000
25 000	5	50	12 500
12 500	5	50	6 250
6 250	5	50	3 125

引自From Travis EL: Primer of medical radiobiology, ed 2, St. Louis, 1989, Mosby

辐射细胞的指数反应是由射线与细胞关键靶相互作用的随机概率引起的。具有 n 个靶 / 细胞（$n > 1$）的细胞群受到照射，可能观察到以下结果：

（1）一些细胞出现致死性损伤（所有靶被击中）。

（2）一些细胞出现亚致死性损伤（少量靶被击中）。

（3）一些细胞无损伤（没有靶被击中）。

随着照射剂量的增高，细胞靶被击中的概率也增加。

解释存活曲线有 3 个重要的参数，分别是外推值（n）、准阈剂量（D_q）和平均致死剂量（D_o）。细胞接受 X 线照射后的存活曲线特征见图 4-8。

n，最初称作靶数目，由曲线的直线部分向后延伸与 y 轴相交点确定。如图 4-8 所示，如果 n=2，理论上细胞中两个关键靶都必须被灭活。哺乳动物细胞接受 X 线照射，n 的范围是 2 ～ 10。

低剂量辐射的细胞效应的另一个评估指标是 D_q。这个参数代表了细胞存活呈指数变化的照射剂量，意味着这个阈值以下的剂量对细胞死亡无明显影响。D_q 是表示存活曲线肩区宽度的测量指标，通过 y 轴上 SF 为 1 的水平线与反映 n 值的直线部分反向延伸相交点来确定。D_q 也是一个检测细胞积累和修复亚致死损伤能力的指标。

如果细胞群 D_q 值高，可以认为对亚致死损伤修复有利；因此放射抗拒细胞的 D_q 值也反映了放射敏感性。

第三个参数是 D_o（或 D37）剂量，是细胞存活分数降低 63% 时的照射剂量。即 37% 的细胞存

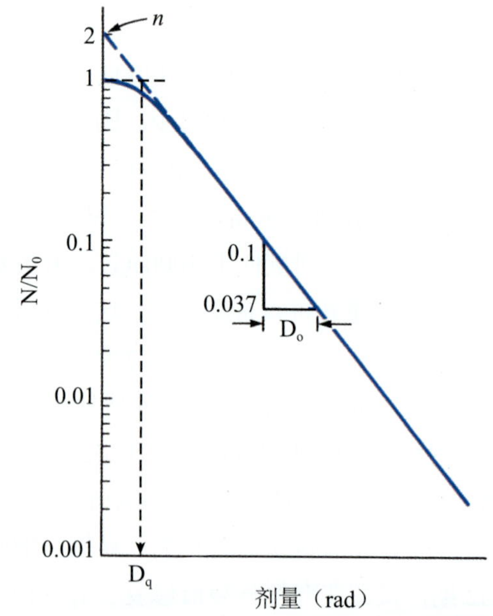

图 4-8 低 LET 射线（x 线和 γ 射线）照射的细胞存活多靶单击模型。主要参数包括 n、Do 和 Dq

（引自 Bushong SC: Radiologic science for technologists: physics, biology, and protection, ed 10, St. Louis, 2013, Mosby）

活时的照射剂量。D_o 是存活曲线直线部分斜率的倒数，代表细胞的放射敏感性。细胞放射敏感性越高，D_o 值越小，反之亦然。哺乳动物细胞的 D_o 值一般在 100 ～ 220cGy。

细胞存活曲线的剂量－效应关系可通过一些模型公式来描述。存活曲线的 3 个参数通过公式 $\log_e n = D_q/D_o$ 来表述。SF 可通过 $SF = 1-(1-e^{-D/Do})^n$ 计算。在这个公式中，n 代表外推值，D 代表总剂量。这个公式可以准确地预测多种类型细胞的放射反应，包括大多数哺乳动物细胞，假设其靶的数量大于 1（称作多靶单击模型）。

1. 辐射效应的影响因素

1925 年 Ancel 和 Vitemberger 提出，多种外在因素影响了辐射的细胞效应。这种效应的变化称为条件放射敏感性。三种因素会影响细胞放射反应，并会改变细胞存活曲线的整体呈现和参数 n、D_q 和 D_o 的值。这些因素是：①物理因素：LET 和剂量率。②化学因素：放射增敏剂和放射防护剂。③生物因素。

（1）物理因素。细胞对高 LET 射线的反应与低 LET 射线不同。图 4-9 中显示了 5 种哺乳动物细胞系经 300kV X 线和 15MeV 中子照射的反应。高 LET 射线如 α 粒子和中子照射后，肩区（D_q）减少，甚至不存在。此外，高 LET 射线照射后的存活曲线趋于陡峭（D_o 降低）。LET 对于生物效应的影响源于细胞中能量沉积密度的差异。由于 DNA 是细胞的关键靶，具有最高 RBE 的最有效辐射会造成 DNA 分子双链断裂，导致细胞死亡率高。最佳 LET 约为 100 keV/μm。低于或高于这个最佳 LET 值的射线的细胞杀灭效率均会下降（RBE 降低）（图 4-10）。在这种电离密度下，电离的平均间距与 DNA 双链螺旋直径相同，增加了单个粒子引起双链断裂的概率。

影响细胞放射反应的第二个物理因素是剂量率。剂量率效应在增殖性死亡、分裂延迟、染色体畸变和全身照射生存期中均可观察到。低剂量率放射产生的损伤低于高剂量率。低剂量率照射下，存活曲线右移，形状趋于扁平（D_o 增大），肩区难以识别（图 4-11）。存活曲线的这种变化可通过低剂量率放射治疗中和治疗后的细胞亚致死性损伤修复

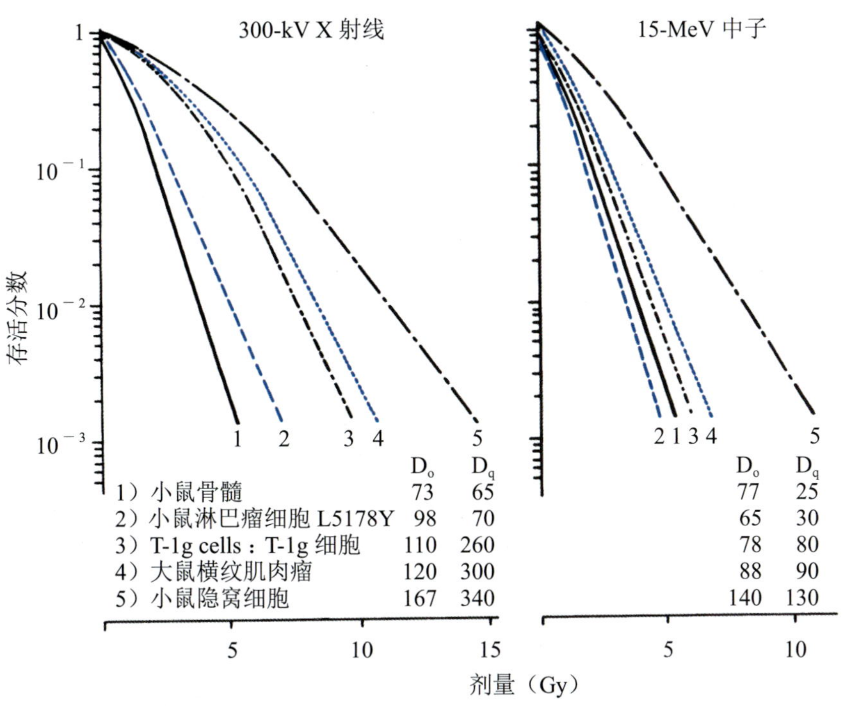

图 4-9 不同类型哺乳动物细胞接受 33-kV X 线或 15-MeV 中子照射的存活曲线。中子照射后细胞存活曲线的肩区（D_q）宽度和斜率（D_o）低于 x 线。D_o 和 D_q 值以 Gy 表示

（引自 Broerse JJ, Barendsen GW: Current topics, Radiat Res Q 8:305-350, 1973）

能力来解释。低 LET 射线如 X 线和 γ 射线的剂量率效应显著，而高 LET 射线却不存在。

（2）化学因素。影响辐射的细胞效应的化学因素主要有两个。一种是可增强放射反应的化学物，称为放射增敏剂；另一种具有相反作用（例如，减弱辐射的细胞效应）的化学物，称为放射防护剂。迄今为止，最有效的放射增敏剂是分子氧。所有生物受到辐射时都能观察到氧效应。虽然氧效应的确切机制还未明确，但是目前认为氧的存在可促进自由基形成并将损伤永久“固定”不可逆转。这也称为氧固定假说。射线照射过程中氧必须同时存在才具有增敏作用。低 LET 射线以自由基产生的间接作用为主，氧在其中可发挥非常显著的增敏作用。

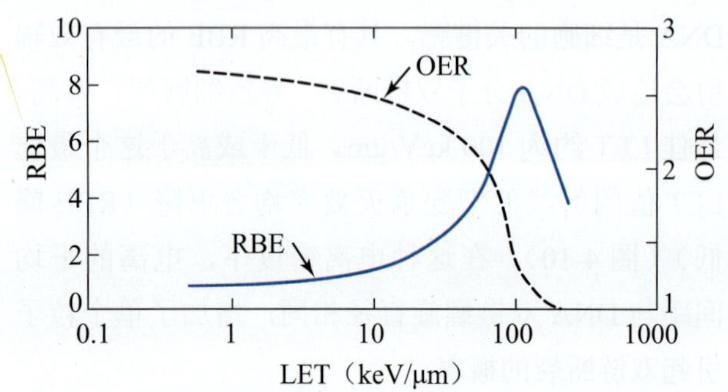

图 4-10　氧增强比（OER）、相对生物效应（RBE）和线性能量传递（LET）的相互关系。数据来源于人源性 T1 肾细胞接受不同 α 粒子照射

（引自 Barendsen GW: Proceedings of the conference on particle accelerators in radiation therapy, LA-5180-C, Washington, D.C., 1972, U.S. Atomic Energy Commission, Technical Information Center）

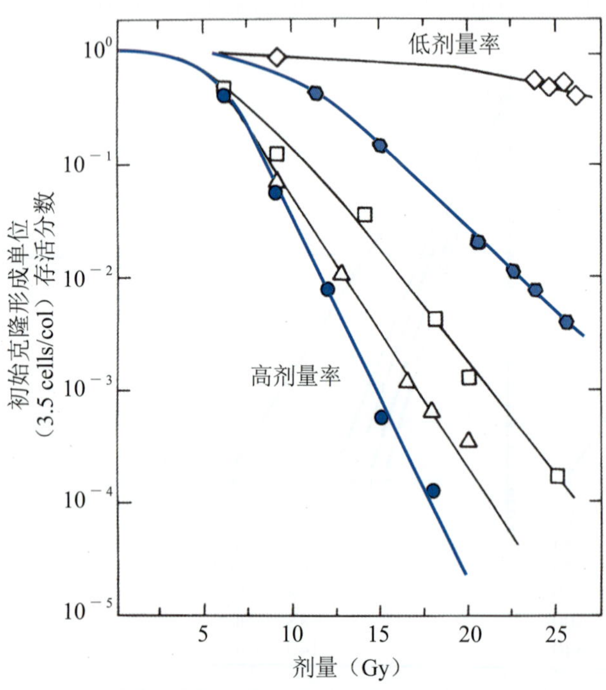

图 4-11　哺乳动物细胞系接受由 1.07 到 0.0036 Gy/min 不同剂量率射线照射的剂量 - 效应曲线。剂量率降低，存活曲线变陡，肩区缩小直至消失

（引自 Bedford JS, Mitchell JB: Dose-rate effects in synchronous mammalian cells in culture, Radiat Res 54:316-327, 1973）

富氧（正常氧水平）和乏氧（氧水平降低）细胞的存活曲线存在差异。当氧的有效性降低，细胞反应也减弱，D_q 和 D_o 增大，存活曲线也就右移。这一效应在 X 线和 γ 射线中表现最明显。随着射线 LET 增大，氧效应则减弱（图 4-12）。氧效应的强度被称为氧增强比（OER）。OER 反映了细胞在有氧及无氧情况下放射反应的差异。电离辐射的 OER 的计算公式如下：

$$OER=\frac{\text{乏氧 / 缺氧情况下达到某一生物效应的照射剂量}}{\text{富氧情况下达到同样生物效应的照射剂量}}$$

决定 OER 的一个常用指标是 D_o。例如，如果乏氧情况下 D_o = 300 cGy，但在富氧情况下降为 100 cGy，辐射的 OER 就是 300/100=3.0。X 线和 γ 射线照射哺乳动物细胞的 OER 一般为 2.5 ～ 3.0。这表示低 LET 射线照射乏氧细胞的放射抗拒性是富氧细胞的 2.5 ～ 3.0 倍。图 4-10 显示了 OER、RBE 和 LET 的相互关系。该图表明射线 LET 约为 100 keV/μm 时，RBE 最大，OER 快速下降。

体外培养细胞的含氧情况易于改变，而体内氧水平（称为氧分压或 PO_2）却难以测量和改变。体内氧分压达到 20 ～ 30 μmHg，就能使细胞对低 LET 射线十分敏感。随着 PO_2 降低，细胞放射敏感性也会下降，从而限制了放射治疗中肿瘤乏氧细胞的有效性。

其他的化合物也可作为放射增敏剂。最值得注意的就是卤代嘧啶和硝基咪唑类。卤代嘧啶类如 5- 溴脱氧尿苷和 5- 碘苷是 DNA 碱基胸苷类似物。这些物质作为乏氧细胞增敏剂作用于细胞周期中的

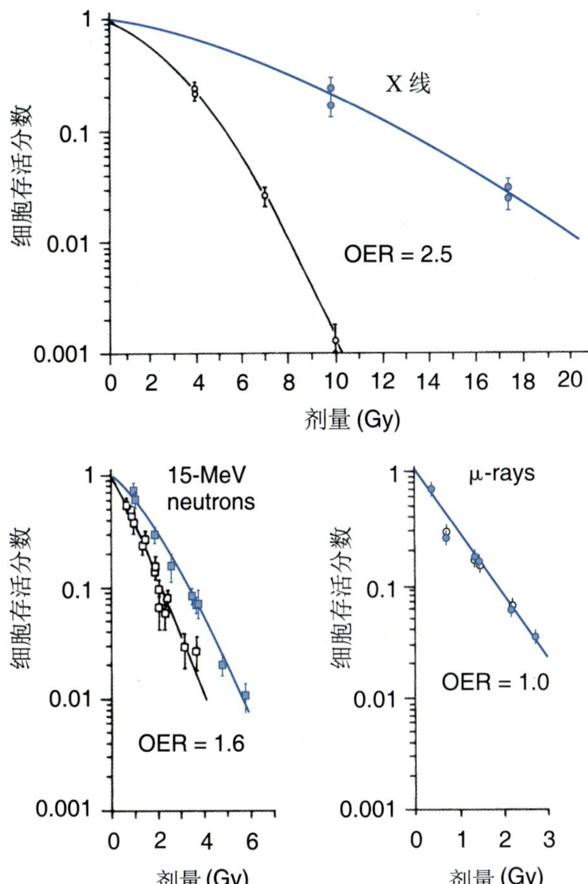

图 4-12 X 线、中子和 α 粒子照射的氧效应比较

相比致密电离辐射如 α 粒子（OER = 1.0），稀疏电离辐射的氧增强比（OER）最高（OER = 2.5）。X 线和中子照射的细胞存活曲线显示，左边曲线代表富氧细胞反应，而右边则代表乏氧细胞。当 α 粒子照射时，乏氧和富氧细胞曲线重合（引自 Broerse JJ, Barendsen GW, van Kersen GR: Survival of cultured human cells after irradiation with fast neutrons at different energies in hypoxic and oxygenated conditions, Int J Radiat Biol 13:559-572, 1967）

DNA 合成期（S 期）细胞。如果这些化合物足以替代胸腺密啶，细胞 DNA 对射线的敏感性可增加至接近 2 倍。这些化合物临床应用的理论是基于肿瘤细胞的细胞周期较相应的正常细胞周期缩短，从而可优先摄取药物。

硝基咪唑类如米索硝唑是氧模拟剂（例如，它们的化学行为与氧类似，可产生自由基发挥作用）。此外，硝基咪唑类从血管弥散的距离比氧更远，能够达到肿瘤中放射抗拒的乏氧细胞。这些物质被归类为乏氧细胞增敏剂。其应用的目的是希望能选择性增加乏氧肿瘤细胞的放射敏感性。但目前肿瘤所需的选择性放射增敏还未在临床实现。主要原因有两个：①没有任何一种增敏剂能仅局限于恶性组织；②这些增敏剂达到治疗剂量都会引起副作用。新的和改良的能局限于恶性组织而不具有毒副反应的增敏剂目前正在美国和英国进行研发。

一些临床研究则是探索在放疗中保护正常组织而不是增加肿瘤敏感性。所使用的药物被称为放射防护剂或剂量修饰化合物。最重要的防护剂是含巯基防护剂，结构中含有一个游离或潜在游离硫（S）原子。例如半胱氨酸、巯乙胺和 WR-2721（氨磷汀）。含巯基防护剂作为自由基清除剂与氧竞争性结合水辐射分解后形成的自由基。如果巯基先于氧与自由基结合，自由基将会衰变为无害化学形式，不会损伤细胞重要结构。同一照射剂量下，放射防护剂降低辐射效应的能力被称为剂量减低系数（DRF）。DRF 的计算公式如下：

$$\text{DRF} = \frac{\text{使用放射防护剂达到某一生物效应的照射剂量}}{\text{无放射防护剂达到同样生物效应的照射剂量}}$$

与氧效应相似，放射防护剂必须在照射时存在。实际上，放射防护剂要在放疗前的短暂时间间隔（30min 内）内使用。一般而言，这可使正常组织摄取防护剂获得保护时，肿瘤组织却没有充足时间摄取有效的防护剂，由此防止肿瘤受保护。如果放射防护剂有效，DRF 值可能达到 2.0 ～ 2.7，具体取决于所涉及的正常组织。和氧效应类似，因为低 LET 射线的作用依赖于自由基，所以含巯基防护剂的保护作用在低 LET 射线中表现更为显著，而对高 LET 射线极少或不存在防护作用。同放射增敏剂一样，放射防护剂达到治疗剂量时通常也会引起患者的副反应。这点限制了放射防护剂的临床推广。

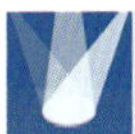

含巯基防护剂作为自由基清除剂与氧竞争性结合水辐射分解后形成的自由基。

（3）生物因素。辐射的细胞效应也会受到两个生物因素的影响：细胞周期时相和亚致死性损伤修复能力。细胞放射敏感性与照射时细胞所处周期时相有关（也称为年龄效应）。一般，G2 期和 M 期细胞最敏感，G1 期次之，S 期细胞最为抗拒，特别是晚 S 期（图 4-13）。细胞反应的这种差异不能被忽视，因为晚 S 期细胞的 Do 值可比 G2 期和 M 期细胞高 2.5 倍。低剂量照射非同步化细胞，存活细胞主要为 S 期细胞。

除了细胞周期时相会影响放射敏感性，1969 年 Elkind 和 Sutton-Gilbert 还发现，如果将一次照射剂量分成多次照射(总剂量不变)，细胞存活增加。并且发现，分次照射的存活曲线参数 n、D_q 和 D_0 可以和单次剂量照射保持一致，主要取决于每次照射之间的时间间隔。低 LET 射线照射时，存活曲线的肩区在每分次照射后都会重复。这个结果说明第一次照射和第二次照射之间，细胞在进行亚致死性损伤的修复。在大多数细胞系中，低 LET 射线导致的亚致死性损伤的修复似乎在每次照射后的几个小时内完成，这取决于剂量 / 分数。临床分次放射治疗期间正常组织的亚致死性损伤相对肿瘤组织累积较少。此外，乏氧减少了细胞的亚致死性损伤的修复。这可能是肿瘤分次放射治疗比单次治疗取得更好的疗效的部分原因。

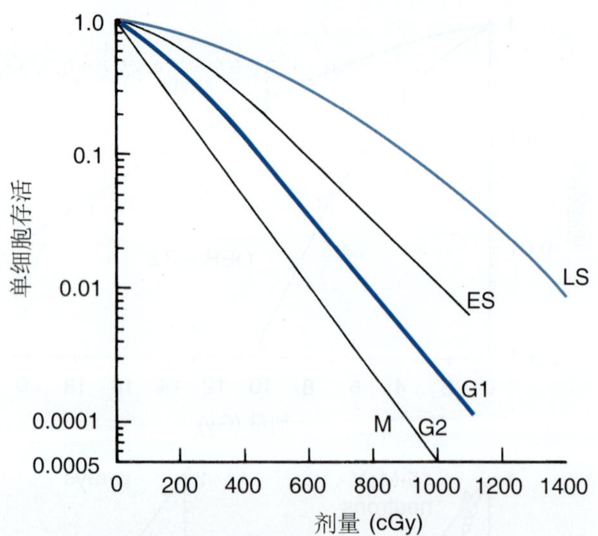

图 4-13　细胞周期分布对同步化细胞群存活的影响。G2 和 M 期对放射最敏感，早 S(ES) 和晚 S(LS) 期最抗拒

（引自 Sinclair WK: Cyclic responses in mammalian cells in vitro, Radiat Res 33:620, 1968）

四、放射敏感性

1. Bergonié 和 Tribondeau 定律

1906 年，两位科学家 Bergonié 和 Tribondeau 利用啮齿类动物睾丸开展实验，探究当时已知射线的临床效应。选择睾丸作为实验模型，是因为其含有功能和有丝分裂活性不同的细胞。这些细胞类型包括未成熟的、分裂活跃的精原细胞和成熟的、不分裂的精子。

动物实验结果显示未成熟的、快速分裂的细胞发生损伤的照射剂量低于成熟的、不分裂的细胞。这样的结果促进了 Bergonié 和 Tribondeau 定律的形成，即电离辐射在：①有丝分裂活跃；②未分化；③可长期分裂的细胞中作用更显著。因此，Bergonié 和 Tribondeau 通过有丝分裂活性和分化程度定义了放射敏感性。这两个特征决定了一个正常细胞对放射的敏感性。因此，相比分裂频率低或不分裂细胞，分裂频率高的细胞对放射更敏感。

细胞的成熟或分化水平程度是指其功能和（或）结构的特异性水平。根据 Bergonié 和 Tribondeau 定律，未分化细胞（如未成熟细胞，主要功能是分裂和替换细胞群丢失的成熟细胞）具有极高的放射敏感性。这些细胞也称为干细胞或前体细胞。睾丸中的精原细胞就是一种干细胞。完全分化细胞称为终末细胞，具有特异性结构或功能，不分裂，对放射抗拒。睾丸中的精子和循环血液中的红细胞就是两种终末细胞。1925 年，Ancel 和 Vitemberger 对 Bergonié 和 Tribondeau 的发现进行了补充。他们提出放射治疗前、中、后的环境条件能够影响放射损伤的程度和表现。目前研究表明，放射损伤的表达一般发生在细胞受到压力时，通常是在增殖过程中。细胞的放射敏感性也会被改变，这种敏感性变化称为条件敏感性。

2. 细胞群

1968 年，Rubin 和 Casarett 根据放射敏感性将哺乳动物细胞群分为五类（表 4-2）。选择的研究终点是辐射诱导的细胞死亡。其中放射最敏感的细胞称为增殖的分裂间期（vegetative inter mitotic,

VIM）细胞。VIM 细胞是快速分裂的短寿命未分化细胞。例如基底细胞、隐窝细胞、幼红细胞和 A 型精原细胞。

放射敏感性次之的细胞称为分化的分裂间期（differentiat-ing inter-mitotic, DIM）细胞。这类细胞的有丝分裂也同样活跃，但是分化程度高于 VIM 细胞。事实上，VIM 细胞可以分化和发育成熟为 DIM 细胞，如 A 型精原细胞变为 B 型精原细胞。

第三类细胞，称为多潜能结缔组织细胞，具有中等放射敏感性。这类细胞（如血管内皮细胞和结缔组织成纤维细胞）分裂不规则，分化程度高于 VIM 细胞和 DIM 细胞。

第四类细胞，即可逆性分裂后（reverting postmito-tic, RPM）细胞，一般不分裂但保有分裂能力。典型 RPM 细胞存活时间长，分化程度比前三种细胞高。例如肝细胞，对放射相对抗拒。成熟淋巴细胞也是一种 RPM 细胞，但是这种细胞对放射非常敏感，是 Bergonié 和 Tribondeau 定律的一个例外。

体内对放射最抗拒的一类细胞称为稳定性分裂后（fixed postmitotic, FPM）细胞。FPM 细胞高度分化，但不分裂，细胞死亡时可能有补充也可能没有。例如某些神经细胞、肌肉细胞、红细胞和精子。

3. 组织和器官敏感性

因为机体特定细胞的放射敏感性目前已知，可据此确定组织和器官的放射敏感性。从结构上看，组织和器官由两种结构组成：实质和间质。实质结构包含了组织和器官的特征性细胞。VIM 细胞、DIM 细胞、RPM 细胞和 FPM 细胞都属于实质细胞。实质被认为是细胞的功能单位。而无论组织或器官中的实质细胞是何类型，它们都有一个支持的间质结构。间质由结缔组织和血管组成，根据 Rubin 和 Casarett 分类，一般具有中度放射敏感性。

一个组织或器官的放射敏感性是其包含的最敏感细胞的功能在起作用。例如，睾丸和骨髓之所以对放射敏感就是因为其实质结构中 VIM 干细胞的存在。在这两种器官中，实质细胞发生放射损伤的剂量低于间质细胞（成纤维细胞和内皮细胞）。高剂量辐射时，由于未成熟精原细胞损伤不能发育为成熟精子，从而导致男性不育。放射后血液循环红细胞减少则是骨髓中放射更敏感的干细胞（幼红细胞）损伤导致。

仅包含了 RPM 细胞和 FPM 实质细胞的组织和器官会对放射较抗拒。例如肝脏、肌肉和脊髓。在这种情况下，间质细胞受到放射损伤的剂量低于实质细胞。器官中血管受损会造成血流减

表 4–2 根据哺乳动物细胞特征和放射敏感性分类

细胞类型	特 征	实 例	放射敏感性
VIM	快速规则分裂，未分化，细胞分裂之间不分化	A型精原细胞，幼红细胞，隐窝细胞，基底细胞	极高
DIM	分裂活跃，分化程度高于VIM细胞，细胞分裂之间分化	中间型精原细胞，粒细胞前体细胞	高
血管/结缔组织	不规则分裂，分化程度高于VIM细胞和DIM细胞	内皮细胞，成纤维细胞	中度
RPM	一般不分裂但保有分裂能力，不稳定分化	肝实质细胞，淋巴细胞*	低
FPM	不分裂，高度分化	神经细胞，肌肉细胞，红细胞，精子	极低

引自Travis EL: Primer of medical radiobiology, ed 2, St. Louis, 1989, Mosby

DIM．分化的分裂间期；FPM．稳定性分裂后；RPM．可逆性分裂后；VIM．增殖的分裂间期

*淋巴细胞，虽然根据其特征应归类为放射相对抗拒细胞，但实际对放射极其敏感

少，导致实质细胞的氧气和营养供给减少。因此，在这些器官中，放射诱导的实质细胞死亡主要是由间质细胞损伤引起的。这种间接细胞死亡形式是放射抗拒组织和器官发生放射损伤的一种重要机制。

五、辐射的系统效应

1. 反应和愈合

放射治疗反应指的是一定时期内某一剂量产生的可见(可检测)的结构和功能变化。所有层次(无论细胞、组织、器官、系统或整个机体）的反应都是照射剂量、受照体积和照射后观察时间在起作用。除了放射性白内障，放射诱导的变化既不独特，也不能与其他创伤形式引起的生物效应区分。

放射后的结构和形态学反应通常分为两类：治疗 6 个月内观察到的早期或急性变化和 6 个月后出现的晚期或慢性反应。晚期反应的变化是不可逆的早期反应进行性形成的结果。晚期反应的发生概率取决于照射剂量、受照体积和受照结构（器官）的愈合能力。

放射后器官可通过再生或修复过程而愈合。再生指的是损伤细胞被同种类型细胞替换。再生可部分或完全逆转早期损伤，可能发生在含有分裂活跃的 VIM 细胞和 DIM 实质细胞的器官中。例如皮肤、小肠和骨髓。再生是理想的愈合过程，可以将器官恢复至照射前状态。

然而，不可逆的早期损伤则是通过修复过程而愈合。修复指的是损伤细胞被不同类型的细胞替换，由此导致瘢痕形成或纤维化。修复达到的愈合不能将器官恢复至照射前状态。修复可发生于任何器官，但更多出现在高剂量照射（1000 cGy 或更高）损伤实质细胞而不能再生时。在包含不分裂或丧失分裂能力的 RPM 细胞和 FPM 实质细胞的放射抗拒器官中，修复是主要的愈合方式。

在器官产生大量而广泛损伤的情况下，任何愈合过程都不会出现，结果出现组织死亡或坏死。因此愈合方式的发生是由器官吸收剂量和体积决定的。

耐受总剂量取决于组织受照体积和相应的功能亚单位（FSUs）结构。组织中必须有充足的功能亚单位保留了克隆能力才能发生修复。如果组织具有结构定义功能亚单位，仅可以修复器官的一个预定区域或功能空间（如肾小球和脊髓）。结构定义功能亚单位如果位于皮肤，则能使细胞迁移穿过器官并修复必要的损伤。

另一个重要因素是治疗后的时间。一般而言，放射敏感器官（如皮肤）的反应比放射抗拒器官更快速、更强烈。后期则会出现相反的情况。例如，2000 cGy 的剂量照射皮肤和肺组织，会诱导严重的早期皮肤改变，却仅有轻微的早期肺改变（6 个月内）。但是，如果在放射后 6 ～ 12 个月检查相同组织，会发现皮肤轻微的晚期反应和肺严重的晚期改变。这种反应率主要是由每个器官实质细胞的细胞周期或增殖时间决定的。因为放射后多数细胞在试图进行分裂时死亡，所以短周期细胞的放射损伤出现的比长周期细胞快。对比皮肤和非实质细胞，皮肤实质细胞的周期更短。

2. 全身器官变化

放射后最普遍的早期或急性变化包括炎症、水肿和照射区可能出血。如果剂量足够高，这些早期变化会进展为特征性的晚期或慢性反应，包括纤维化、萎缩和溃疡。这些晚期反应是不可逆的、永久性的。最严重的晚期反应是组织坏死或死亡。系统中对放射最敏感器官的敏感性决定了机体中系统的总反应。放射肿瘤治疗协作组（Radiation Therapy Oncology Grop, RTOG）根据临床反应的严重程度，总结了不同类型或级别的急性和慢性放射反应（表 4-3 和表 4-4）。

这些属于确定性效应，因为它们都具有与临床反应相关的剂量阈值。

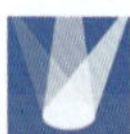

当丢失细胞数量足够多时，会发生确定性效应，并影响器官功能。这种效应发生的概率在阈剂量以下为零，但在阈剂量以上，其损伤程度随剂量升高而增加。

表 4-3 放射肿瘤治疗协作组（RTOG）急性放射损伤分级标准＊

器官 / 组织	0 级	1 级	2 级	3 级	4 级	皮 肤
黏膜	无变化	滤泡样暗红色斑；脱发；干性脱皮；出汗减少	滤泡样暗红色斑；脱发；干性脱皮；出汗减少	触痛性或鲜色红斑；片状湿性脱皮；中度水肿	皮肤皱褶以外部位的融合的湿性脱皮；凹陷性水肿	需输浓缩红细胞
眼	无变化	充血/可有轻度疼痛，无需镇痛药	充血/可有轻度疼痛，无需镇痛药	片状黏膜炎，或有炎性血清血液分泌物，或有中度疼痛，需镇痛药	融合的纤维性黏膜炎，可伴重度疼痛，需麻醉药	溃疡，出血，坏死
耳	无变化	轻度黏膜炎，有或无巩膜出血，泪液增多	轻度黏膜炎，有或无巩膜出血，泪液增多	轻度黏膜炎伴或不伴角膜炎，需激素和（或）抗生素治疗；干眼，需用人工泪液；虹膜炎，畏光	严重角膜炎伴角膜溃疡；视敏度或视野有客观性减退；急性青光眼；全眼球炎	溃疡，出血，坏死
唾液腺	无变化	轻度外耳炎伴红斑、瘙痒、继发干性脱皮，不需要药物治疗；听力图与治疗前比无变化	轻度外耳炎伴红斑、瘙痒、继发干性脱皮，不需要药物疗治；听力图与治疗前比无变化	中度外耳炎需外用药物治疗，浆液性中耳炎，仅测试时出现听觉减退	严重外耳炎，伴溢液或湿性脱皮；有症状的听觉减退，与药物无关	失明（同侧或对侧）
咽和食管	无变化	轻度口干，唾液稍稠，可有味觉的轻度变化如金属味；这些变化不会引起进食行为的改变，如进食时需要量的增加	轻度口干，唾液稍稠，可有味觉的轻度变化如金属味；这些变化不会引起进食行为的改变，如进食时需要量的增加	轻度到完全口干，唾液变黏稠，味觉发生明显改变	—	耳聋
喉	无变化	轻度吞咽困难或吞咽疼痛；需麻醉或非麻醉镇痛药；需进软食	轻度吞咽困难或吞咽疼痛；需麻醉或非麻醉镇痛药；需进软食	中度吞咽困难或吞咽疼痛；需麻醉性镇痛药；需进流食	严重吞咽困难或吞咽疼痛伴有脱水或体重减轻（>15%，与疗前比），需鼻胃管喂食，静脉输液，或高营养支持	急性唾液腺坏死
上消化道	无变化	轻度或间歇性声嘶；咳嗽，无需镇咳药；黏膜红肿	轻度或间歇性声嘶；咳嗽，无需镇咳药；黏膜红肿	持续的声嘶但能发声；牵涉性耳痛、咽喉痛、片状纤维性渗出或轻度喉水肿，无需麻醉药；咳嗽，需镇咳药	讲话声音低微；牵涉性耳痛、咽喉痛，需麻醉药；融合的纤维性渗出；明显的喉水肿	完全性梗阻，溃疡，穿孔，瘘
下消化道	无变化	厌食伴体重比疗前减轻≤5%；恶心，无需镇吐药；腹部不适，无需抗副交感神经药或镇痛药	厌食伴体重比疗前减轻≤5%；恶心，无需止吐药；腹部不适，无需抗副交感神经药或镇痛药	厌食伴体重比疗前减轻≤15%，恶心和（或）呕吐，需要止吐药；腹部不适，需镇痛药	厌食伴体重比疗前减轻>15%，需鼻胃管或肠胃外支持；恶心和(或)呕吐需插管或肠胃外支持；腹痛，用药后仍较重；呕血或黑粪；腹部膨胀，平片示肠管扩张	明显的呼吸困难、喘鸣、咯血；气管切开或需要插管
肺	无变化	大便次数增多或大便习惯改变，无须用药；直肠不适，无须镇痛治疗	大便次数增多或大便习惯改变，无须用药；直肠不适，无须镇痛治疗	腹泻，需要抗副交感神经药(如止吐宁)；黏液分泌增多，无需卫生垫；直肠或腹部疼痛，需镇痛药	腹泻，需肠胃外支持；重度黏液或血性分泌物增多，需卫生垫；腹部膨胀平片示肠管扩张	肠梗阻，亚急性或急性梗阻，胃肠道出血需输血；腹痛需置管减压或肠扭转

续 表

器官 / 组织	0 级	1 级	2 级	3 级	4 级	皮 肤
泌尿生殖道	无变化	轻度干咳或劳累时呼吸困难	轻度干咳或劳累时呼吸困难	持续咳嗽需麻醉性止咳药；稍活动即呼吸困难，但休息时无呼吸困难	重度咳嗽，对麻醉性止咳药无效，或休息时呼吸困难；临床或影像有急性放射性肺炎的证据；间断吸氧或有可能需要类固醇治疗	急性或亚急性肠梗阻，瘘或穿孔；胃肠道出血需输血；腹痛或里急后重，需置管减压，或肠扭转
心脏	无变化	排尿频率或夜尿为治疗前的2倍；排尿困难、尿急，无需用药	排尿频率或夜尿为治疗前的2倍；排尿困难、尿急，无需用药	排尿困难或夜尿少于每小时1次，排尿困难、尿急、膀胱痉挛，需局部用麻醉药（如非那吡啶）	尿频伴尿急和夜尿，每小时1次或更频繁；排尿困难，盆腔痛或膀胱痉挛，需定时、频繁地给予麻醉药；肉眼血尿伴或不伴血块	严重呼吸功能不全；持续吸氧或辅助通气治疗
中枢神经系统	无变化	无症状但有客观的心电图变化证据；或心包异常，无其他心脏病证据	无症状但有客观的心电图变化证据；或心包异常，无其他心脏病证据	有症状，伴心电图改变和影像学上充血性心力衰竭的表现，或心包疾病；无需特殊治疗	充血性心力衰竭，心绞痛，心包疾病，可能需抗癫痫药物	血尿需输血；急性膀胱梗阻，非继发于血块、溃疡或坏死
血液学白细胞计数（×1000）	无变化	功能完全正常（如能工作），有轻微的神经体症，无需用药	功能完全正常（如能工作），有轻微的神经体征，无需用药	出现神经体症，需家庭照顾；可能需护士帮助；包括类固醇的用药；可能需抗癫痫药物	有神经体征，需住院治疗	充血性心力衰竭，心绞痛，心包疾病，心律失常，对非手术治疗无效
血小板计数（×1000）	≥4.0	3.0～4.0	3.0～4.0	2.0～3.0	1.0～2.0	严重的神经损害，包括瘫痪、昏迷或癫痫发作，即使用药仍每周>3次；需住院治疗
中性粒细胞	>100	75～100	75～100	50～75	25～50	<1.0
血红蛋白（g%）	≥1.9	1.5～1.9	1.5～1.9	1.0～1.5	0.5～1.0	<25或自发性出血
红细胞比容（%）	>11	11～9.5	11～9.5	9.5～7.5	7.5～5.0	<0.5或败血症
	≥32	28～32	28～32	≤28		—

引自 Trotti A, Byhardt R, Stetz J, et al: Common toxicity criteria: version 2.0. An improved reference for grading the acute effects of cancer treatment: impact on radiotherapy, Int J Radiat Oncol Biol Phys 47:13-47, 2000

*指南：急性损伤标准用于对放射治疗毒性反应评分和分级。此标准适用于治疗开始第1天到90天。其后，用欧洲癌症治疗研究组织/放射肿瘤治疗协作组（EROTC/RTOG）标准评估晚期反应。评估者必须区分开疾病和治疗相关的症状和体征。需要保证放疗前基础评估的准确。所有3、4或5†级反应必须经主要研究者核实。

表 4-4 欧洲癌症治疗研究组织 / 放射肿瘤治疗协作组（EROTC/RTOG）晚期放射损伤分级方案

器官 / 组织	0 级	1 级	2 级	3 级	4 级	5† 级
皮肤	无	轻微萎缩，色素沉着，些许脱发	片状萎缩，中度毛细血管扩张，全部头发脱落	显著萎缩，严重毛细管扩张	溃疡	与放射直接相关的死亡是所有组织类型共有的晚期反应
皮下组织	无	轻微硬化（纤维化）和皮下脂肪减少	中度纤维化，但无症状/轻度僵硬；线性较少<10%	重度硬化和皮下脂肪减少；挛缩；线性减少>10%	坏死	
黏膜	无	轻度萎缩和干燥	中度萎缩或毛细管扩张；无黏液	重度萎缩伴随完全干燥/重度毛细管扩张	溃疡	
唾液腺	无	轻度口干；对刺激有反应	中度口干；对刺激反应差	完全口干/对刺激无反应	纤维化	
脊髓	无	轻度Lhermitte综合征	重度Lhermitte综合征	在或低于治疗脊髓水平有客观的神经体征	同侧，对侧象限性瘫痪	
大脑	无	轻度头痛；轻度嗜睡	中度头痛；中度嗜睡	重度头痛：严重中枢神经失调（行动能力部分丧失或运动障碍）	癫痫发作或瘫痪；昏迷	
眼	无	无症状的白内障；轻微的角膜溃疡或角膜炎	有症状的白内障；中度角膜溃疡；轻微的视网膜病变或青光眼	严重的角膜炎；严重的视网膜病变或视网膜脱落	全眼球炎/失明	
喉	无	声嘶；轻度喉水肿	中度喉水肿；软骨炎	重度水肿；重度软骨炎	坏死	
肺	无	无症状或轻微症状（干咳）；轻	中度有症状的纤维化或肺炎（重度咳嗽）；低热，斑片状影像学表现	重度有症状的纤维化或肺炎；影像学致密性改变	严重呼吸功能不全；持续吸氧；辅助通气	
心脏	无	微影像学表现	轻微劳动时心绞痛；轻度心包炎；心脏大小正常；持续不正常T波和ST改变；QRS低	严重心绞痛；心包积液；缩窄性心包炎；中度心力衰竭；心脏扩大；心电图正常	心脏压塞；严重心力衰竭；重度缩窄性心包炎	
食管	无	无症状或轻微症状一过性T波倒置和ST改变；窦性心动过速>110次/分（静息时）	不能正常进固体食物；可进半固体食物；可能有扩张指征	重度纤维化；仅能进流食；可有吞咽	坏死；穿孔；瘘	
小肠和大肠	无	轻度纤维化；轻度吞咽固体食物困难；无吞咽疼痛	中度腹泻和肠绞痛，大便>5次/日，多量直肠黏液或间断出血	疼痛/需扩张梗阻或出血，需手术	坏死；穿孔；瘘	

续 表

器官/组织	0级	1级	2级	3级	4级	5†级
肝	无	轻度腹泻，轻度痉挛，轻度直肠分泌物增多或出血	中度症状；部分肝功能检测异常；血清白蛋白正常	肝功能不全；肝功能检测不正常；低白蛋白，水肿或腹泻	坏死；肝性脑病或性脑病	与放射直接相关的死亡是所有组织类型共有的晚期反应
肾	无	轻度无力；恶心，消化不良；轻度肝功能不正常	持续中度蛋白尿（++）；中度高血压；无相关贫血；中度肾功能损害，尿素>36～60 mg/dl，肌酐清除率50%～74%	重度蛋白尿；重度高血压；持续贫血（<10g%）重度肾功能损害，尿素>60 mg/dl，肌酐>4.0 mg/dl，肌酐清除率<50%	恶性高血压；尿毒症昏迷；尿素>100ml	
膀胱	无	一过性白蛋白尿；无高血压；轻度肾功能损害，尿素25～35 mg/dl，肌酐1.5～2.0 mg/dl，肌酐清除率>75%	中度尿频；广泛毛细血管扩张；间断性肉眼血尿	重度尿频和排尿困难；重度毛细血管扩张（常伴瘀斑）；频繁血尿；膀胱容量减少（<150ml）	坏死；膀胱挛缩（容量<100ml）；重度出血性膀胱炎	
骨	无	轻度上皮萎缩；轻度毛细血管扩张（镜下血尿）	中度疼痛或触痛；生长停滞；不规则骨硬化	重度疼痛或触痛；骨生长完全停滞；致密骨硬化	坏死；自发性骨折	
关节	无	无症状，无生长停滞；骨密度降低	中度关节强直；间断性或中度关节疼痛；中度运动受限	重度关节强直；疼痛伴严重运动受限	坏死；完全固定	
		轻度关节强直；轻度运动受限				

引自 Trotti A, Byhardt R, Stetz J, et al: Common toxicity criteria: version 2.0. An improved reference for grading the acute effects of cancer treatment: impact on radiotherapy, Int J Radiat Oncol Biol Phys 47:13-47, 2000, and Cox JD, Stetz J, Pajak TF: Toxicity criteria of the Radiation Therapy Oncology Group (RTOG) and the European Organization for Research and Treatment of Cancer (EORTC), Int J Radiat Oncol Biol Phys 31:1341-1346, 1995

†任何毒性反应导致的死亡都是5级

六、辐射的全身效应

本节涉及全身同时辐射诱导的特异性症状和体征。

辐射的全身效应表现为 3 种放射综合征。每种综合征的特点取决于吸收剂量和照射条件。放射综合征的出现必须同时满足以下 3 个照射条件：①急速照射（数分钟内）；②必须是全身或近乎全身照射；③必须暴露于外部穿透性放射源，而非摄入、吸入或植入放射源。

1. 人类的放射综合征

虽然关于全身辐射效应的动物数据已经非常丰富，但是相同条件下可用的人类的数据却很少。人类数据主要来自：①工业和实验室事故；②原子弹实验场的原子尘埃；③放射治疗；④广岛和长崎受辐射人员；⑤苏联切尔诺贝利核反应堆事故。如果和低等动物处于相同辐射条件下，人类会出现 3 种放射综合征。表 4-5 总结了人类全身辐射后的急性放射综合征。

每种综合征的发生都包括 3 个阶段：

（1）前驱期：症状与剂量相关，可出现胃肠道症状、神经症状，或两者皆有。

（2）潜伏期：受害者尚未出现症状的时期。

（3）临床症状明显期：辐射效应逐渐显露，并与剂量相关。

造血综合征。人类全身照射剂量达 100 ~ 1000 cGy 会诱发造血综合征。人类的半数致死剂量（$LD_{50/60}$）估测为 350 ~ 450 cGy，但因年龄、健康状况和性别而有差异。通常，女性放射敏感性低于男性，年幼和年老者的敏感性高于年轻人。前驱期或症状在放射后几小时内就能观察到，主要表现为恶心和呕吐。随后进入潜伏期，最长可持续 3 周。即使受照个体在这段时间感觉良好，骨髓干细胞也在逐渐死亡。放射后 3 ~ 5 周，进入临床症状明显期，外周血细胞减少。所有类型血细胞计数降低，称作全血细胞减少症，会导致贫血（源于红细胞数目减少）、出血（源于血小板减少）和严重感染（源于白细胞减少）

随着照射剂量的增加，生存率降低。多数人接受小于 300 cGy 剂量的照射能够存活，并在 3 ~ 6 个月最终恢复。生存期随剂量增大而降低。剂量达到 300 ~ 500 cGy，4 ~ 6 周就可能出现死亡。达到 500 ~ 1 000 cGy，2 周内就会出现死亡。当全身照射剂量超过 1 000 cGy 时，尚无人类存活的记录。造血综合征导致死亡的主要原因是感染和骨髓破坏后的出血。

胃肠综合征。如果全身辐射剂量达 1 000 ~ 10 000 cGy，会出现胃肠综合征。这种综合征在 600 cGy 剂量照射时也可能出现，在 5000 cGy 及以上剂量照射时可能与脑血管综合征重叠出现。胃肠综合征的患者平均生存期为 3 ~ 10 d，在医疗支持下可延长至 2 周，基本不受实际吸收剂量影响。照射后数小时即进入前驱期，出现恶心、呕吐、腹泻和痉挛。照射后 2 ~ 5 d 进入潜伏期。照射后

表 4-5　人类全身辐射后急性放射综合征

综合征	剂量范围	死亡时间	器官和系统损伤	症状和体征	恢复时间
造血综合征 胃	100～1 000 cGy*	3周～2个月	骨髓	骨髓干细胞减少，骨髓脂肪含量增加，出血，感染	剂量依赖，3周～6个月；可能死亡
肠综合征	1 000～5 000 cGy†	3～10 d	小肠	小肠绒毛脱落，中性粒细胞减少，感染，骨髓抑制，电解质紊乱，水泻	无
脑血管综合征	>5 000 cGy	<3 d	脑	脉管炎，水肿，脑膜炎	无

引自 Travis EL: Primer of medical radiobiology, ed 2, St. Louis, 1989, Mosby

*半数致死剂量，$LD_{50/60}$，人类剂量范围（450 cGy）

†半数致死剂量，LD_{100}，人类剂量范围（1 000 cGy）

5～10 d 出现恶心、呕吐、腹泻和发热，标志着进入了临床症状明显期。死亡发生在照射后第 2 周。

胃肠综合征是消化道和骨髓损伤的结果。如前文所述，小肠是消化系统中对放射最敏感的部位。辐射剂量超过 1 000 cGy，隐窝细胞显著减少，并导致小肠绒毛部分或完全脱落。这种损伤造成的后果包括肠壁的物质吸收减少，肠液外渗（导致脱水），以及细菌进入血循环造成暴发性感染。骨髓也会出现显著变化，主要表现为循环血白细胞显著减少。然而，在其他外周血细胞计数出现明显下降之前，就可能发生死亡。即使小肠隐窝细胞可以再生，骨髓损伤也可能引起暴发性感染、脱水和电解质紊乱导致死亡。

脑血管综合征。第三个也是最后一个放射综合征就是脑血管综合征。也曾被称为中枢神经系统综合征，在 10 000 cGy 及以上剂量照射时单独发生，但在低至 5 000 cGy 剂量照射时，可以与胃肠综合征重叠出现。如此高的全身剂量照射，死亡在几天甚至更短时间内就会出现。前驱期仅持续数分钟到数小时（决定于剂量），主要症状是神经过敏、意识错乱、重度恶心呕吐、意识丧失和皮肤烧灼感。潜伏期（如果可区分）仅持续数小时或更短时间。放射后 5～6h，临床症状明显期开始出现，主要症状为水样便、癫痫、昏迷和死亡。

脑血管综合征导致死亡的原因目前尚不完全清楚。尸检发现，即使是高剂量辐射，脑实质细胞也基本完全正常。依照 Rubin 和 Casarett 分类，这些实质细胞都是对放射极抗拒的 FPM 细胞。尸检发现脑部有广泛的血管（间质）损伤，从而导致血管炎、脑膜炎和颅脑水肿，引起颅内压升高，这可能是导致死亡的主要原因。此外，在解剖时，并未在这些个体中发现外周血细胞计数和小肠绒毛的显著变化。这是由于受照人员生存期过短，这些效应尚未完全显现。

2. 胚胎和胎儿的效应

辐射也会影响子宫内胚胎和胎儿发育。通常，子宫内放射损伤表现为致死性效应、出生先天性畸形或数年后观察到的晚期反应。这些效应可能通过以下方式产生：①受精前精子和卵子受照射，产生遗传效应；②胎儿受照射，导致先天性缺陷。本节仅讨论辐射导致的先天性缺陷。

胎儿发育的阶段。多项小鼠研究表明辐射诱导效应不仅依赖于辐射剂量，而且与妊娠期辐射暴露的时间有关。

Russell 夫妻研究小组将胎儿发育分为 3 个阶段。

（1）植入前期：人类的植入前期从受孕（0 d）开始到受孕后 10 d。这段时间内，受精卵分裂活跃，形成一个高度未分化细胞球。

（2）器官发生期：新形成的细胞球，即胚胎，植入子宫壁，开始进入主要器官发生期（从第 10 天～第 6 周）。这段时间内，胚胎细胞在特定时间分化为干细胞，最终形成人体的每个器官。

（3）胎儿生长期：在第 6 周末，胚胎成为胎儿，进入胎儿生长期，持续生长至出生。胎儿的中枢神经系统不同于成人，因为神经成纤维细胞（干细胞）分裂仍然活跃，但未完全分化。因此，与成人不同，胎儿中枢神经系统对放射敏感，在相对低剂量就会受到损伤。

人类子宫内辐射效应。人类胚胎辐射效应的研究数据来源已在前文提及（第二次世界大战日本原子弹爆炸幸存者、原子尘埃、职业照射和怀孕女性的诊断或治疗性照射）。辐射和特异性畸形的确定性因果关系难以在人类中证实。原因主要有两个：①自发的先天性畸形发生率约为 6%；②辐射并不能诱导独特的先天性畸形（白内障除外）。表明特定的辐射暴露并不能作为特定先天性畸形的唯一原因。动物研究结果推延至人类，可预测出人类胚胎和胎儿受照射可能产生的效应（图 4-14）。

不幸的是，人类资料仅存在子宫内辐射效应的数据。1930 年，Murphy 和 Goldstein 研究显示先天性缺陷（小头畸形）由子宫内辐射引起。在一项研究中，因广岛原子弹爆炸而在妊娠期受到高剂量辐射的 11 名女性生育的孩子中，其中 7 名（64%）患有小头畸形和智力迟钝。另一项研究中，30 名来自长崎曾受到子宫内辐射的儿童，其中 17 名

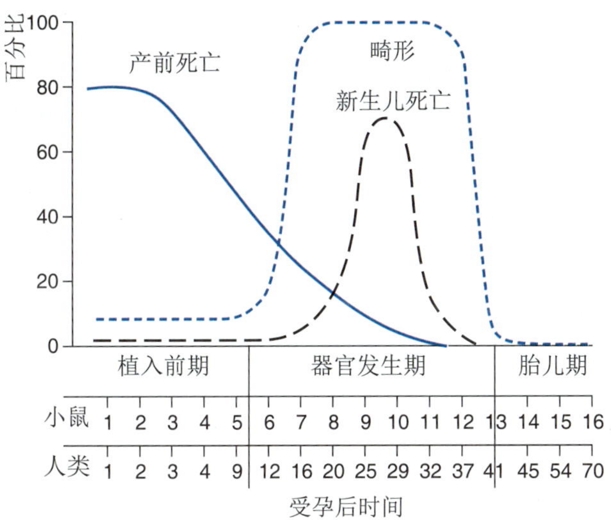

图 4-14　小鼠胚胎不同妊娠时间子宫接受 2.0 Gy 射线照射的致死率和主要畸形发生。低处刻度表示 Rugh 对人类胚胎发育的三个阶段时间的估算

（引自 Travis EL: Primer of medical radiobiology, ed 2, Philadelphia, 1989, Mosby）

（57%）受到影响（7 名为胎儿死亡，6 名新生儿死亡，4 名存活但智力迟钝）。表 4-6 显示了妊娠期和先天性畸形发生之间的关系。

1968 年 Dekaban 对女性在妊娠不同阶段接受 250 cGy 放射治疗剂量后生育的孩子进行了研究。研究结果显示，妊娠 2 ～ 3 周受照射会导致产前死亡率上升，但存活足月儿的严重畸形率下降（与小鼠研究相似）。这就是后来产生的“全或无”效应。该理论说明，在此阶段受照射，胎儿或自发流产，或继续发育但无任何畸形或明显辐射效应。而妊娠 4 ～ 11 周照射则与严重中枢神经系统和骨骼畸形相关，与照射期间发育的器官相对应。11 ～ 16 周照射同样剂量（250 cGy）则会导致智力迟钝和小头畸形发生率上升，而第 20 周后照射导致功能性缺陷，如不育。

母亲受职业照射，在整个妊娠期中胎儿的最大容许剂量应不超过 0.5 rem (5 mSv)，而母体则不超过 0.05 rem (0.5 mSv)。

概括起来，虽然难以证实，但是在人类和动物中，胚胎和胎儿阶段对放射最敏感。如果在妊娠期必须接受射线照射，应尽可能延后，因为胎儿的放射敏感性低于胚胎。1993 年，国际辐射防护委员会（International Commission on Radiological Protection, ICRP）推荐了 28 d 规则，表明可能妊娠子宫的照射安全期是月经后 28 d。如前所述，最易诱发人类畸形的放射敏感时期是妊娠 23 ～ 37 d。常见效应包括了中枢神经系统损害、小头畸形、智力迟钝、感觉器官损伤和发育障碍。3 ～ 20 周时照射，最常出现的则是骨骼改变。

表 4-6　胚胎和胎儿的辐射效应总结

妊娠阶段	发育迟缓	死　亡	小头畸形和精神发育迟滞
植入前期	无	胚胎死亡与再吸收	无
器官发生	暂时性	新生儿死亡	非常高危
胎儿	永久性	约等于成人 LD_{50}	高危

引自Hall EJ, Giaccia AJ: Radiobiology for the radiobiologist, Philadelphia, 2005, Lippincott Williams & Wilkins

LD_{50}，半数致死剂量，50%

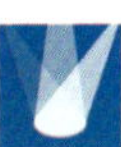

影响胎儿辐射效应的主要因素是照射剂量和妊娠阶段。

七、辐射的晚期反应

上节讨论了高剂量辐射的全身效应，常导致死亡。同样地，甚至可能更令人关注的则是较低剂量辐射的生物效应。因为一种效应的潜伏期与照射剂量成反比，低剂量辐射的生物效应在很长时间内都难以观察到，需要数年甚至数代。因此，被称为晚期反应。如果受照射的是体细胞，称为躯体效应；如果是生殖细胞，则称为遗传效应。

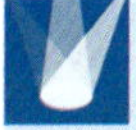

潜伏期：射线照射和损伤出现之间的时间间隔称为潜伏期。

1. 躯体效应（致癌作用）：随机性和确定性

历史背景。辐射引起的最重要的晚期躯体效

应是致癌作用。辐射因此被归类为致癌物或促癌剂。1902年（伦琴发现X线后7年），出现了第一例被报道的辐射诱发肿瘤。到1910年为止，至少报道了100例皮肤癌是发生在未意识到这种潜在危害的放射和放射肿瘤工作人员中。

致癌作用被认为是一种“全或无”事件。意指任何剂量，无论多低，都具有诱发肿瘤的潜能。肿瘤诱发因此成为一种无阈值事件，即随着照射剂量增加，肿瘤发生概率增加。致癌作用正是一种躯体效应，任何剂量都具有危险性。

关于辐射作为致癌物的人类数据非常充分。多数早期数据来自放射科学家、临床医师和治疗师的职业照射，在这种辐射危险被知晓前，他们受到了多种射线的长期照射。电离辐射成了皮肤癌、白血病、骨肉瘤、肺癌、乳腺癌和胸腺瘤的发病原因之一。

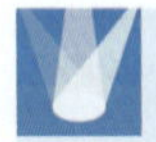

当体细胞受射线照射时，产生躯体效应。致癌作用与照射剂量有关，且无阈剂量，但其严重性与剂量无关。

白血病。1911年，辐射第一次被认为与白血病发生有关。这项研究纳入了11个受职业辐射的白血病病例。广岛和长崎原子弹爆炸幸存者的白血病发病率高于普通人群。1948－1961年死亡的美国早期放射工作人员的白血病发生率（300%）远高于总人群。但是，在英国放射人员中开展类似的研究却发现，与采用一定放射安全标准的晚期组相比，早期组（1921年前）的白血病发生率并未增加。

辐射诱发白血病的潜伏期一般为4～7年，高峰期为放射后7～10年。这个时间远比辐射诱发实体瘤的时间短，实体瘤潜伏期为20～30年甚至更长。

辐射诱发白血病具有一定特异性，主要表现在受照个体中只有特定类型的白血病发病率升高。例如，受照射成人中主要为急性和慢性髓样白血病，而儿童中则主要是急性淋巴细胞白血病。辐射似乎不会诱发慢性淋巴细胞白血病。表明白血病诱发与辐射是存在无阈剂量（随机性）的线性关系（图4-15）。

但是，辐射诱发的其他肿瘤与照射剂量之间可能存在线性二次关系，而非线性关系。

皮肤癌。辐射诱发皮肤癌（发生在放射工作人员的手上）的第一例报道是在1902年。因为早期的X线机比较简陋，工作人员要将手放在射束路径上检查其效率。这样的操作引起了早期皮肤变化（红斑），在多年后这些个体中很多都发现了皮肤肿瘤。患者因一些良性疾病如痤疮和头皮癣接受放射治疗，数年后也会出现皮肤癌发病率增加。自从采用现代放射安全标准以来，皮肤癌就不再是放射工作人员的职业病。

辐射人群中观察到的皮肤癌中主要为鳞癌和基底细胞癌。

骨肉瘤。辐射诱发的骨肉瘤或骨肿瘤最显著的病例来自一批镭表盘绘画工人。这些工人经常在画表盘前将画笔（含有镭颜料）舔尖。镭一旦被摄入，就会被工人的骨骼吸收。数百工人因这种方式受到辐射，数年后出现约40例骨肉瘤。这些骨肿瘤的剂量效应呈线性二次关系，与颜料中含有的两种镭同位素（^{226}Ra和^{228}Ra）的活性有关。

肺癌。500多年以前，德国沥青铀矿的矿工患了一种称为高山病的疾病，该病后期会发展为肺癌。

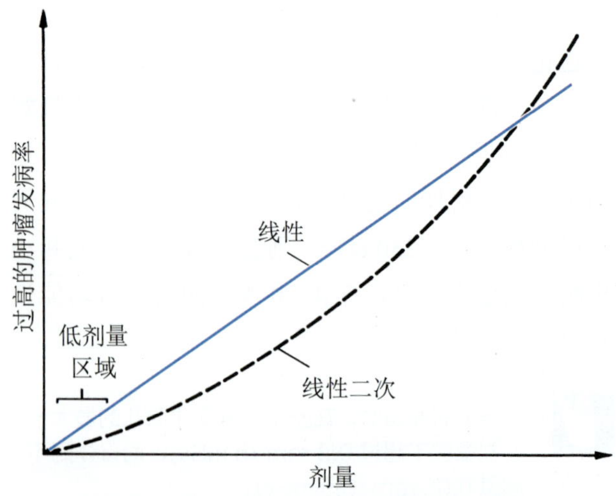

图4-15 线性和线性二次模型用于推导高剂量－低剂量辐射的肿瘤发病率示意图。高剂量时两种模型均适用，但在低剂量时两种模型评估出的发生率具有差异性

（引自 Travis EL: Primer of medical radiobiology, ed 2, St. Louis, 1989, Mosby）

在矿井的空气中长期吸入大量的氡气，这些矿工的肺受到了氡衰变时射出的高 LET α 粒子辐射。对美国 1950—1967 年的铀矿工进行研究，也发现肺癌发病率增高，很可能是由同样原因造成。目前认为，氡气及其衰变产物对每年本底辐射水平有显著影响（200 mrem/year），是非吸烟肺癌发生的主要危险因素。

地球岩石中天然沉积的放射性物质经过一系列的衰变过程，成为稳定性同位素元素——铅。这些过程中包含了氡气。

甲状腺癌。20 世纪 30 年代以前，儿童胸腺扩大的常用放疗剂量为 1200 ～ 6 000 cGy。不幸的是，这些儿童的甲状腺癌发病率增加了 100 倍。甲状腺癌发病率增高也出现在了受广岛和长崎原子弹爆炸尘埃辐射的人群中。部分人员仅受到了 100 cGy 的低剂量辐射就发生了甲状腺癌。这些肿瘤的发生需要长时间观察，因为其标准潜伏期是 10 ～ 20 年（根据吸收剂量不同存在差异）。

乳腺癌。三组辐射暴露的女性乳腺癌发病率增高，提示辐射是其主要病因：①日本广岛和长崎原子弹爆炸辐射的女性幸存者；②加拿大新斯科舍疗养院的肺结核女性患者，多次行 X 线透视检查；③接受放射治疗的患有良性乳腺疾病如产后乳腺炎的女性患者。这些有力证据表明，辐射诱发乳腺癌更接近于线性反应关系。

2. 非特异性生命缩短效应

研究显示，长期暴露于低剂量辐射的动物比非辐射动物死亡更早。动物尸检发现，各器官实质细胞和血管减少，结缔组织增多。这些变化类似于老年动物身上出现的变化，被称为辐射诱导衰老。这些动物生存期受到的影响与辐射剂量存在无阈值的线性关系。但是，近期多项研究显示，动物的这种生物缩短效应，可能与中等剂量下肿瘤诱发和高剂量下器官萎缩、细胞杀灭及细胞丢失有关。因此，可以认为生命缩短结果是特异性效应，而不是非特异性。大多数人类有效数据表明，虽然可能存在一些例外，但辐射导致生命缩短的特异性原因是可识别的。

3. 遗传效应

躯体晚期效应发生于受辐射个体，而生殖细胞受照射却可能影响后代。如前文所述，电离辐射是一种致突变物，例如，电离辐射能诱导细胞核遗传物质（DNA/ 基因）突变。DNA 和基因的突变［永久、可遗传（传递至下一代）、通常有害］是自发发生的。机体每一代出现的自发突变数量称为突变频率，包括辐射在内的任何致突变物均可导致其升高。如果每一代都因辐射导致突变频率翻倍，这个辐射剂量也就被称为倍增剂量。人类的倍增剂量为 50 ～ 250 rem（0.5 ～ 2.5 Sv），平均值为 100 rem（1.0 Sv）。

揭示辐射致突变潜能的经典研究是由 H.J. Müller 于 1927 年完成的，采用的是黑腹果蝇进行研究。Müller 在多种条件下对雌、雄果蝇进行放射处理，并观察其几代的突变频率。选用果蝇作为实验模型，是由于其具有许多易识别的突变，如翅形、眼形和体色。此外，大量的果蝇可以相对快速和容易地维持和繁殖。

Müller 果蝇实验的结果（与后续小鼠研究并无矛盾）包括以下内容：

（1）辐射不会导致新的或独特的突变，但会增加每代自发突变的频率。

（2）突变频率与照射剂量呈线性相关。

（3）辐射诱导的突变没有明确的阈值，它是和致癌作用类似的躯体效应。

除了 Müller 的实验以外，后续的动物研究也表明，高剂量率辐射比低剂量率造成的遗传损伤更多，低剂量和低剂量率照射时雄性比雌性对遗传效应更敏感，并非所有的突变都显示出同样的辐射诱导易感性。

八、放射治疗

1. 放射治疗的目的

肿瘤放射治疗的目的是消灭肿瘤而不损伤照

射野内的正常组织。实施起来并不容易，因为射线与物质的相互作用是非特异性的随机过程，并不会区分恶性组织和正常组织。肿瘤和正常组织都会被辐射诱导生物学损伤。因此，照射野内正常组织的耐受性限制了肿瘤的照射剂量。为了突破治疗中的这一限制因素，人们探究了多种方法，也由此产生了更有效的肿瘤治疗方法。本节将对其中的几种方法进行论述。

2. 肿瘤的基本特征

实质和间质结构。和正常组织一样，恶性肿瘤由实质和间质结构组成。肿瘤的实质结构包括4种细胞亚群。

第一种细胞是有丝分裂活跃的活性细胞，这些细胞是肿瘤生长的主要来源。肿瘤中这类细胞的比例通常为30%～50%，即生长比例（GF）。肿瘤体积增大，GF降低。

第二种细胞是不分裂的活性细胞（不进入细胞周期）。这些细胞被称为G0细胞，在受到适宜刺激时可再进入细胞周期和分裂。

第三种和第四种细胞由无活性细胞组成。第三种细胞结构完整，而第四种则不是。因此，第三种和第四种细胞不会促进肿瘤生长。

每种细胞的比例因肿瘤体积和类型不同而有差异。此外，每种细胞均包含有血管和结缔组织间质结构。小的新生肿瘤的间质可能完全由正常宿主血管组成，而大的成熟肿瘤则包含了正常血管和肿瘤血管的混合，或是由肿瘤细胞释放的血管生成因子形成的支持血管。肿瘤血管在肿瘤生长和氧效应中发挥了重要的作用，下文将详述。

影响肿瘤生长的因素。肿瘤生长速度由3个主要因素决定：①增殖性实质细胞的分裂速度；②肿瘤中增殖细胞比例（GF）；③肿瘤中细胞丢失程度。肿瘤中增殖细胞的分裂速度往往比来自同样组织的正常组织实质细胞更快。例如，恶性皮肤细胞的细胞周期进程比正常皮肤细胞快。说明肿瘤的倍增时间短（体积增长1倍的时间），但是肿瘤体内实际倍增时间比预期长。另外两个主要因素是生长比例和细胞丢失。虽然增殖肿瘤细胞的周期时间比同一来源的正常细胞短，但是这类细胞仅占了肿瘤内所有细胞的30%～50%。此外，每个细胞周期末有丝分裂产生的新细胞，在原发肿瘤中丢失高达90%。细胞丢失因子（f），表现为转移、细胞死亡和脱落（如消化道肿瘤细胞脱落），是影响肿瘤生长最重要的内在因素。细胞丢失因子高，原发肿瘤生长慢，但如果细胞是因转移而丢失，机体其他部位形成新肿瘤，会限制包括放射治疗在内的任何治疗手段的治愈力。

氧效应。与正常细胞相比，肿瘤生长是杂乱无章的。早期生长阶段，肿瘤生长开始超过其血管供应。这导致肿瘤细胞氧气供应（称为氧分压，或PO_2）水平出现差异，主要取决于肿瘤细胞与功能性血管的距离。这种现象最初是1955年Thomlinson和Gray在临床上观察到的。他们检测人支气管癌标本时，发现肿瘤中存在的坏死（死亡）细胞数量与肿瘤本身大小有关。半径＜100 μm的肿瘤，不存在坏死区域。半径＞160 μm的肿瘤在坏死区域周围包绕着厚度为100～180 μm的活细胞层。

Thomlinson和Gray推论，距离邻近血管（毛细血管）超过200 μm的肿瘤细胞是缺氧的（无氧供应），不能增殖。这些细胞很快会死亡，形成坏死区域。接近血管的肿瘤细胞，氧合良好（称为富氧细胞），分裂活跃，是肿瘤GF的主要组成。在富氧和缺氧细胞之间的细胞，其氧分压逐渐降低。这些细胞称为乏氧细胞。尽管乏氧细胞没有正常水平的氧气供应，但它们仍然存活，并能分裂。动物肿瘤数据显示大约15%或者更多的肿瘤细胞群可能是乏氧的。这被称为肿瘤的乏氧分数。Thomlinson和Gray的研究认为，肿瘤中富氧、乏氧和缺氧细胞群是由组织中氧弥散距离受限制造成的。它们估算氧的弥散距离为160～200 μm。近年多项研究显示，氧的弥散距离小于70 μm可能更为准确。

每个受到分裂速度、生长比例和细胞丢失影响的生长中肿瘤所形成的血管网络，最终都会导致富氧、乏氧和缺氧细胞的产生。肿瘤的放射反应取决于（除其他因素外）这些细胞群。缺氧细胞对 GF 没有贡献，因此不影响临床结果。完全氧合（富氧）的细胞对低 LET 射线高度敏感（见前文 OER）。第三种（具有活性的乏氧细胞）对低 LET 射线抗拒，氧增强比为 2.5 ～ 3.0。每个肿瘤的乏氧分数在一定程度上被认为是放疗后肿瘤再生长的原因。放射剂量分次照射的其中一个原因就是希望增加乏氧细胞的放射反应（见再氧合的论述）。

3. 放射剂量分次技术理论

现代放射治疗是在一段较长时间内（6 ～ 8 周）采用每天分次照射，以保证在理想地保护正常组织的同时给予肿瘤高剂量照射。这种技术称为分次（分割）照射，源自 1927 年，取代了单次、高剂量照射的放疗方式。肿瘤类型和照射野内正常组织的耐受性决定了总剂量、照射体积、分次数和总治疗时间。

分次剂量放射的生物学有效性低于单次剂量照射。因此，产生同样损伤所需的分次照射总剂量要高于单次照射。例如，虽然总剂量相同，但是单次剂量 1 000 cGy 比每次照射 500 cGy、24 h 内共照射两次的方式造成的损伤更大。经典的分次照射方案是每天照射 1 次，每次照射 180 ～ 200 cGy，每周照射 5 次，共照射 30 次，6 周完成。总治疗剂量为 5 400 ～ 6 000 cGy（54 ～ 60 Gy）。依据治疗的肿瘤不同，实际总剂量可能高于或低于这个剂量。超分割放疗方案包括 BID（每天 2 次）和 TID（每天 3 次）治疗。大分割方案则是分次剂量大于常规分割的 2 Gy。

分次放射治疗的组织生物效应取决于放射治疗的“4 Rs”效应。

（1）再增殖（repopulation）

（2）再分布（redistribution）

（3）修复（repair）

（4）再氧合（reoxygenation）

再增殖。放射治疗期间，肿瘤存活细胞和邻近正常组织可能会分裂，因此这些组织会部分或完全再增殖。正常组织再增殖是有益的，可降低晚期反应发生风险。分次照射有利于分次间正常组织再增殖的发生，从而保护照射野内的正常组织。反之，肿瘤再增殖却会导致治疗期间或治疗后肿瘤的再生长。

再分布。非同步化细胞群（细胞分布于细胞周期的所有时相）的放射一般会导致放射最敏感时相（G2 期和 M 期）细胞死亡，而多数放射抗拒细胞（特别是晚 S 期）存活。这个过程，称为部分同步化，导致放射后存活细胞再分布。放射治疗理想的临床表现发生在肿瘤细胞进入敏感时相而正常细胞进入抗拒时相时。理论上，每次分次照射的时间都可以根据细胞进入敏感或抗拒时相的进程而定。但是，这在临床上并不能确定，放射和其他方式（如，羟基脲）导致的细胞群部分同步化尚未成功探索出来。

亚致死性损伤的修复。体外培养正常细胞和肿瘤细胞亚致死性损伤修复在照射后数小时内发生。分次放射治疗有利于分次间正常组织的修复。这是分次放射治疗对正常组织具有保护作用的原因之一。亚致死性损伤的修复具有氧依赖性（例如，细胞需要一定量的氧才能有效启动修复机制）。由于部分肿瘤细胞是乏氧的，通常肿瘤不可能像正常组织一样有效地修复亚致死性损伤。这在动物模型中已经证实，但临床上人类肿瘤和正常组织的这种差异修复可能并不明显。

再氧合。和前三个不同，放射生物学的第 4 个 R 仅适用于肿瘤。这种现象称为再氧合，是分次照射期间乏氧细胞获得氧，变得对放射敏感的过程。

如前所述，单次剂量照射时，X 线和 γ 射线的 OER 是 2.5 ～ 3.0。但是，分次照射期间其 OER 降低。说明部分乏氧细胞再氧合，使得下一次照射的细胞放射敏感性增加。虽然再氧合的机制尚未明确，但是临床试验表明，肿瘤分次放射治疗的疗效高于单次剂量照射。分次期间，初始分次剂量能够杀灭肿瘤中一部分邻近血管的氧合好（富氧）、放射敏感的细胞。同样分次剂量对于乏氧的放射抗拒细胞的作用却明显减弱。因此，照射后即刻的乏氧肿瘤细胞比例显著增加，甚至短时接近 100%。24 h

内，乏氧细胞以某种方式获得氧。因为邻近血管的细胞可能被分次照射杀灭，氧可以弥散到这些死细胞之外，到达一部分乏氧细胞。动物肿瘤研究显示肿瘤乏氧分数通常在治疗后 24 h 内恢复。换言之，如果治疗前肿瘤乏氧分数为 15%，再氧合完成后，乏氧分数最终会恢复到这个百分比。通过动物实验推导的人类肿瘤分次照射的标准时间间隔是 24 h。这个时间与动物肿瘤和推测的人类肿瘤的再氧合速度一致。因为健康的正常组织一般不含乏氧细胞，也就不存在再氧合过程。

提高放射反应的方法。再氧合并不能清除所有的乏氧细胞。如果可以，低 LET 射线的分次放射治疗将具有高度治愈性。不幸的是，一些肿瘤对分次照射仍然抗拒。也由此产生了许多方法来克服这种持续性的氧效应。

一种早期的方法是采用高压氧舱。患者置于 3 个大气压的纯氧密闭舱内。它的原理是舱内的高压会增加氧的扩散距离，可能达到肿瘤的乏氧区域。但是，这种技术并未提高临床疗效，反而因为治疗时间延长和患者的幽闭恐惧症而使治疗过程复杂化。

另一个相关的方法是采用全氟碳化合物（能够携带氧的药物）使放疗前和放疗中达到 100% O_2 或 O_2 和 CO_2 呼吸混合气（95% O_2/5% CO_2）。临床结果显示某些类型肿瘤（多数为头颈部肿瘤）的疗效提高，但总体效果令人失望。

放射增敏剂、放射防护剂、高 LET 射线、化疗药物和热疗的应用都对于肿瘤疗效的提高起到了不同程度的作用。但是，每种方法都受到了生物和技术限制。

4. 耐受性的概念

Strandquist 等效曲线。虽然分次放射治疗对比单次高剂量照射的优势已经明确，但是分次剂量照射方案仍在持续发展。1944 年，Strandquist 首次尝试确定照射剂量和治疗时间之间的相关性。他绘制了总剂量（以对数刻度）和总治疗时间（线性刻度时间以天为单位）关系图，命名为等效曲线（图 4-16）。等效曲线显示治疗方案中总剂量和时间与临床疗效有关，包括早期反应、晚期反应和肿瘤控制。等效曲线的应用促使了更有效分次放射治疗方案的产生，能够增加肿瘤控制而不超过正常组织耐受性。并且发现，正常组织的耐受性更多是由分次数和照射体积决定的，而不是总治疗时间。

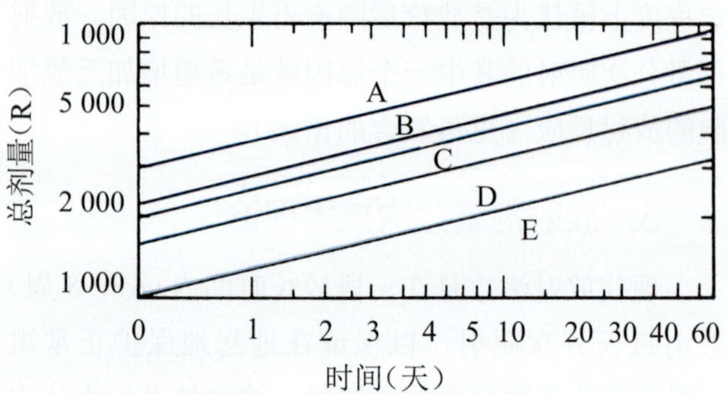

图 4-16　来自 Strandquist 的与下列临床结果相关的治疗方案数据的等效曲线

A. 皮肤坏死；B. 皮肤癌的治疗；C. 湿性脱皮；D. 干性脱皮；E. 皮肤红斑

（引自 Strandquist M: Studien über die cumulative Wirkung der Röntgenstrahlen bei Fraktionierung, Acta Radiol 55 [suppl]: 1-300, 1944）

耐受性和耐受剂量。由于照射野内正常组织的耐受性，限制了肿瘤的照射剂量，确定正常组织的可用剂量和影响因素非常重要。历史上，正常组织耐受剂量，是以标准分次放射治疗方案治疗 5 年后，引起最小（5%）或最大（50%）并发症发生率的总剂量（分别为 $TD_{5/5}$ 或 $TD_{50/5}$）来确定。这些剂量通常称为正常组织耐受剂量。不同器官的 $TD_{5/5}$ 和 $TD_{50/5}$ 耐受剂量分为轻度到中度或重度到致死性反应的发生率。例如，根据 Rubin 和 Casarett 的研究，如果 60% 的心脏受到照射，心脏 $TD_{50/5}$ 是 55 Gy；如果仅有 25% 的心脏受照，$TD_{50/5}$ 增加到约 80 Gy。Rubin 和 Casarett 提出的这两个剂量水平（$TD_{5/5}$ 和 $TD_{50/5}$）在放射治疗计划设计中也是非常重要的概念。

1911 年，Emami 等发表一篇论文，论述了对于正常组织的时间 - 剂量 - 体积关系的更准确知识的需求，特别是涉及三维（3D）治疗计划的内容。他的研究团队将正常组织（器官）的 28 个关键部位的总体积分为“三分”：1/3、2/3 和整个器官（表 4-7）。仅以每天照射 180 ～ 200 cGy、每周照射 5 d

表4-7 Emami等（1991）预测的耐受剂量

器 官	损 伤	1/3	2/3	整个器官
膀胱	挛缩	—	8000	6500
脑	坏死/梗死	6000	5000	4500
脑干	坏死/梗死	6000	5300	5000
结肠	梗阻/穿孔	5500	—	4500
中耳/外耳	急性浆液性耳炎	3000	3000	3000
中耳/外耳	慢性浆液性耳炎	5500	5500	5500
食管	穿孔，狭窄	6000	5800	5500
股骨头	坏死	—	—	5200
心脏	心包炎	6000	4500	4000
肾	肾炎	5000	3000	2300
喉	坏死	7900*	7000*	7000
下颌T-M关节	关节功能明显受限	6500	6000	6000
肝	肝衰竭	5000	3500	3000
肺	肺炎	4500	3000	1750
臂丛	神经损伤	6200	6100	6000
视交叉	失明	—	—	5000
晶状体	白内障	—	—	1000
视神经	失明	—	—	5000
视网膜	失明	—	—	4500
直肠	直肠炎/坏死/瘘/狭窄	—	—	6000
腮腺	口干	—	3200*	3200
皮肤	坏死/溃疡	7000	6000	5500 100 cm^2
小肠	梗阻/穿孔	5000	—	4000
脊髓	脊髓炎/坏死	5000 5 cm^2	5000 10 cm^2	4700 20 cm^2
胃	溃疡/穿孔	6000	5500	5000

改编自Emami B, et al: Tolerance of normal tissue to therapeutic radiation, Int J Radiat Oncol Biol Phys 21:109-122, 1991

TD5/5, 5年后组织发生5%损伤的照射剂量

*<50%的体积未出现显著改变

的常规分割方式来考虑。

为了更新或改进Emami论文中的论断，临床中正常组织效应定量分析（QUANTEC）研究者提出了3D治疗计划时代组织耐受的现代观点（表4-8和表4-9）。更新了治疗计划工具中使用的正常组织耐受剂量，如剂量-体积直方图。对于很多器官

来说，QUANTEC推荐比Emami团队选择的严重并发症/终点更少。在一些案例中，指出了应用的放疗方法（3D适形放射治疗、立体放射外科或立体定向放射治疗）。QUANTEC报告中提供了每个器官的正常组织耐受剂量信息，依赖于器官的最大耐受剂量、平均剂量或受照体积。QUANTEC报告的主要目的是为3D治疗计划时代的医师和物理师提供实际指导。

表4-8 QUANTEC总结表：常规分割放疗方案部分器官的剂量/体积/结果

器 官	体 积	剂量/体积	最大剂量	毒性反应发生率	毒性反应终点
脑			<60 Gy	<3%	症状性坏死
脑			72 Gy	5%	症状性坏死
脑			90 Gy	10%	症状性坏死
脑干			<54 Gy	<5%	神经性病变或坏死
脑干	D1～10 cc	≤ 59 Gy		<5%	神经性病变或坏死
脑干			<64 Gy	<5%	神经性病变或坏死
视神经/视交叉			<55 Gy	<3%	视神经病变
视神经/视交叉			55～60 Gy	3%～7%	视神经病变
视神经/视交叉			>60 Gy	>7%～20%	视神经病变
脊髓			50 Gy	0.2%	脊髓病
脊髓			60 Gy	6%	脊髓病
脊髓			69 Gy	50%	脊髓病
耳蜗	平均	45 Gy		<30%	感觉神经性耳聋
腮腺，双侧	平均	25 Gy		<20%	长期腮腺分泌唾液功能<25%
腮腺，双侧	平均	39 Gy		<50%	长期腮腺分泌唾液功能<25%
腮腺，单侧	平均	20 Gy		<20%	长期腮腺分泌唾液功能<25%
咽缩肌	平均	50 Gy		<20%	症状性吞咽困难和误吸
喉			<66 Gy	<20%	声带功能异常
喉	平均	<50 Gy		<30%	误吸
喉	平均	<44 Gy		<20%	水肿
喉	V50	<27%		<20%	水肿
肺	V20	30%		<20%	症状性肺炎
肺	平均	7 Gy		5%	症状性肺炎
肺	平均	13 Gy		10%	症状性肺炎
肺	平均	20 Gy		20%	症状性肺炎
肺	平均	24 Gy		30%	症状性肺炎
肺	平均	27 Gy		40%	症状性肺炎
食管	平均	<34 Gy		5%～20%	≥3级的急性食管炎
食管	V35	<50%		<30%	≥2级的急性食管炎
食管	V50	<40%		<30%	≥2级的急性食管炎

续 表

器　官	体　积	剂量 / 体积	最大剂量	毒性反应发生率	毒性反应终点
食管	V70	<20%		<30%	≥2级的急性食管炎
心脏（心包）	平均	<26 Gy		<15%	心包炎
心脏（心包）	V30	<46%		<15%	心包炎
心脏	V25	<10%		<1%	远期心源性死亡
肝	平均	<30～32 Gy		<5%	放射性肝病（肝功能正常）
肝	平均	<42 Gy		<50%	放射性肝病（肝功能正常）
肝	平均	<28 Gy		<5%	放射性肝病（先前存在肝病或肝细胞癌）
肝	平均	<36 Gy		<50%	放射性肝病（先前肝病或肝细胞癌）
肾，双侧	平均	<15～18 Gy		<5%	临床功能障碍
肾，双侧	平均	<28 Gy		<50%	临床功能障碍
肾，双侧	V12	<55%		<5%	临床功能障碍
肾，双侧	V20	<32%		<5%	临床功能障碍
肾，双侧	V23	<30%		<5%	临床功能障碍
肾，双侧	V28	<20%		<5%	临床功能障碍
胃	D100	<45 Gy		<7%	溃疡
小肠（个体肠管）	V15	<120 cc		<10%	≥3级的毒性反应
小肠（腹膜腔）	V45	<195 cc		<10%	≥3级的毒性反应
直肠	V50	<50%		<10%	≥3级的毒性反应
直肠	V60	<35%		<10%	≥3级的毒性反应
直肠	V65	<25%		<10%	≥3级的毒性反应
直肠	V70	<20%		<10%	≥3级的毒性反应
直肠	V75	<15%		<10%	≥3级的毒性反应
胆囊（胆囊癌）			<65	<6%	≥3级的毒性反应
胆囊（前列腺癌）	V65	<50%			≥3级的毒性反应
胆囊（前列腺癌）	V70	<35%			≥3级的毒性反应
胆囊（前列腺癌）	V75	<25%			≥3级的毒性反应
胆囊（前列腺癌）	V80	<15%			≥3级的毒性反应
阴茎球体	95%腺体的平均剂量	<50 Gy		<35%	严重勃起功能障碍
阴茎球体	D90	<50 Gy		<35%	严重勃起功能障碍
阴茎球体	D60～70	<70 Gy		<55%	严重勃起功能障碍

引自 Marks LB, Yorke ED, Jackson A, et al: Use of normal tissue complication probability models in the clinic. Int J Radiat Oncol Biol Phys 76（3）; S10-S19, 2010

QUANTEC．临床中正常组织效应定量分析；RILD．放射性肝病

表 4-9　QUANTEC 总结表：立体定向放射外科（单次）和立体定向放射治疗（多次）部分器官的剂量 / 体积 / 结果

器　官	体　积	剂量 / 体积	最大剂量	毒性反应发生率	毒性反应终点
脑		V12 <5～10 cc	<12.5 Gy	<20%	症状性坏死
脑干（听神经瘤）				<5%	神经性病变或坏死
视神经/视交叉			<12 Gy	<10%	视神经病变
脊髓（单次照射）			13 Gy	1%	脊髓病
脊髓（大分割）			20 Gy	1%	脊髓病
耳蜗	处方剂量	≤14 Gy		<25%	感觉神经性耳聋
肝/肝细胞癌（3次分割）	平均	<13 Gy		<5%	放射性肝病
肝/转移（3次分割）	平均	<15 Gy		<5%	放射性肝病
肝（3～5次分割）	>700 cc	<15 Gy		<5%	放射性肝病
肝/肝细胞癌（6次分割）	平均	<18 Gy		<5%	放射性肝病
肝/转移（6次分割）	平均	<20 Gy		<5%	放射性肝病

改编自：Marks LB, Yorke ED, Jackson A, et al: Use of normal tissue complication probability models in the clinic. Int J Radiat Oncol Biol Phys 76(3); S10-S19, 2010

HCC．肝细胞癌；QUANTEC．临床中正常组织效应定量分析；RILD．放射性肝病

名义标准剂量。为了设计出正常组织耐受而肿瘤疗效最佳的治疗方案，Ellis 于 1968 年提出了名义标准剂量（NSD）的概念。Ellis 根据 Strandquist 的等效曲线推导出了以下公式，其中考虑了分次放射治疗的几个参数：

$$D = NSD \times T^{0.11} \times N^{0.24}$$

在此公式中，D 表示总剂量，NSD 表示名义标准剂量，T 表示第一次到最后一次的总治疗时间，N 表示分次数。Ellis 提出以治疗当量 rets 为 NSD 的单位，并且在很多情况下，NSD1 800 rets 可作为比较的标准。NSD 公式使放射肿瘤医师可以通过他们的资料数据来计算 NSD，并与其他中心比较。这个改变的局限性包括以下几点：①这个公式以结缔组织反应为基础，对于正常组织的晚期反应并不适用；②公式中的剂量未考虑到照射体积，而照射体积对于正常组织耐受性的确定非常关键。虽然 NSD 在 20 世纪 70 年代非常普及，但目前在放射治疗临床中的使用非常有限。

生物效应剂量（biologically effective dose, BED）。生物效应剂量的概念是采用不同治疗时间和剂量的分次方案时理解肿瘤和正常组织控制的一个重要工具。它可能在较短时间内完成照射的大剂量分割治疗方式中应用更为普遍。例如，常规分割每次照射 1.8 ～ 2.0 Gy，4 ～ 7 周完成。立体定向放射外科（Stereotactic radio surgery, SRS）和立体定向消融放射治疗（stereotactic ablative body radiotherapy, SABR）将分次剂量增大，较短时间内可完成。当通过分次剂量、总剂量和总治疗时间计算 BED 时，它可将医师的处方转化为描述肿瘤和正常组织放射生物效应的剂量。

等效曲线从过去就被应用于分次照射方案，并持续到了今天。随着时间的推移，用于治疗计划的剂量递增方法已经发展成为整合正常组织和器官的已知剂量限制的方法。这些新的方法对于评估非标准分割方案的可接受剂量非常必要，比如在 SRS 和 SABR 中应用普遍。这些技术的好处不仅是缩短了治疗时间，而且还提高了肿瘤局部控制。

根据 Fowler 的说法，BED 公式有两个重要的改进。首先，是在 1999 年，线性能量传递（linear energy transfer, LET）射线被包括进去。其次，是

在 2003 年，总时间可以“三角化”以优化肿瘤 BED 和细胞杀灭。通过“三角化”方法，这些最新的放射治疗技术（SRS 和 SABR）的目标是以手术精度实施放射治疗，减少正常组织受量，并在对标准分割放射抵抗的肿瘤的局部控制上取得重要进展。

九、放射治疗现状

近年来，调强放射治疗（intensity-modulated radiation therapy, IMRT）和图像引导放射治疗（image-guided radiation therapy, IGRT）的应用彻底改变了肿瘤放射治疗领域。IGRT 采用超声、锥形束计算机断层扫描（cone beam computed tomography, CBCT）、千伏级成像和兆伏级锥形束门脉成像来提高肿瘤靶向性。四维 CT 是一种在呼吸周期追踪肿瘤运动的模拟技术。固定装置的提高增加了患者舒适度和可重复性。这些装置使医师可以减少靶区外扩，减少周围正常组织受照体积。正常组织剂量降低有利于提高肿瘤照射剂量，增强局部控制。

立体定向治疗，是单次剂量高、分割次数少的治疗模式，已在放射治疗中使用了几十年，主要用于颅内病灶的治疗。只有在图像引导、运动管理和更好固定的情况下，才能实现颅外肿瘤的立体定向放射治疗。立体定向放射治疗在肺癌治疗中取得了非常令人鼓舞的结果。肺癌的立体定向放疗采用的分割剂量较常规 3D 治疗显著增高，但严重毒性反应发生率低，且局部控制提高。随着基准标记和波束转发器的使用，图像引导不断发展，使放射治疗师和医生能够实时跟踪肿瘤运动。

许多治疗技术将放射治疗与其他方式结合起来。这是许多人类恶性肿瘤的治疗方法。由于低 LET 射线效应受到乏氧和 S 期细胞的限制，将热疗和化疗药物与放疗联合应用可以增加许多类型肿瘤的临床疗效。此外，高 LET 射线（如质子）放疗的应用，与常规 X 线治疗相比，具有一定优势。质子的能量沉积随着深度的增加而缓慢增加，接近质子运动终点时能量急剧释放达到最大值，称为布拉格峰。临床应用中已经尝试使用这个布拉格峰区域最大限度地提高靶器官照射剂量，同时保护周围正常组织。随着临床试验和临床前研究的积累，放射治疗后肿瘤反应和生存率将继续得到提高。

十、总结

- 在电离和激发过程中，入射射线与原子相互作用。电离时，入射射线从原子壳层射出电子，导致原子带电（电离）。激发时，原子的内层电子跃迁到外层被激发（振荡或振动）而不射出电子。
- 组织的辐射效应通过直接或间接作用产生。当带电粒子束入射组织，由于多数粒子辐射具有相对致密的电离性质，很可能发生 DNA 的直接电离。而当入射束由 X 线或 γ 射线组成时，主要发生间接作用，由此产生快电子，作为次级粒子与水（H_2O）相互作用。间接作用包含了一系列的反应，称为水辐射分解。
- 细胞存活曲线是以照射剂量为 x 轴坐标、细胞存活分数（surviving fraction, SF）为 y 轴坐标来绘制的图。存活曲线反映了低 LET 射线如 X 线或 γ 射线照射后的细胞存活特征。
- Bergonié 和 Tribondeau 定律揭示了电离辐射在以下细胞中作用更显著：①有丝分裂活跃；②未分化；③可分裂时间长。
- RTOG 根据临床反应的严重程度，总结了不同类型或级别的急性和慢性放射损伤反应（表 4-3，表 4-4）。
- 人类全身辐射的结构可以描述为 3 个综合征。① 100 ～ 1 000 cGy 全身剂量照射引起的人类造血综合征；② 1000 ～ 10 000 cGy 全身剂量照射引起的人类胃肠综合征；③超过 10 000 cGy 全身剂量照射引起的人类脑血管综合征，低至 5 000 cGy 剂量诱导出现时可与胃肠综合征重叠。
- 低剂量辐射暴露导致的生物学效应可能很长时间都难以观察到，需要数年甚至数代。这些称为晚期反应。如果发生在体细胞，就称为躯体效应；发生在生殖细胞，就称为遗传效应。
- 分次放射治疗的生物学效应取决于放射生物

学的 4 Rs 效应，即再增殖、再分布、修复和再氧合。

？复习题

问题回顾的答案可登录网页查到：*http://evolve.elsevier.com/Washington+ Leaver/principles*

1. 与辐射性质有关的生物反应的名词是
   a. LET
   b. OER
   c. RBE
   d. TR
2. 一般情况下，细胞周期中放射最敏感的时相是
   a. G1
   b. G2
   c. M
   d. S
3. 以下组织中放射敏感性最高的是
   a. 肌肉
   b. 晶状体
   c. 肝
   d. 骨与软组织
4. 以下不属于放射治疗 4 Rs 效应的是
   a. 再确认
   b. 再氧合
   c. 再分布
   d. 再增殖
5. Strandquist 的等效曲线与以下哪个相关
   a. 氧增强比
   b. DNA 易位
   c. 分割次数
   d. 放射损伤
6. 根据 Bergonié 和 Tribondeau 定律，电离辐射在哪些细胞中作用更显著
   a. 有丝分裂活跃，已分化，可长期分裂
   b. 有丝分裂活跃，已分化，可短期分裂
   c. 有丝分裂不活跃，未分化，可长期分裂
   d. 有丝分裂活跃，未分化，可长期分裂
7. 下列哪种粒子辐射不产生直接作用
   a. 质子
   b. 正电子
   c. α 粒子
   d. 重核碎片
8. 放射损伤导致的染色体严重结构改变涉及了
   a. 染色体粘连或凝集
   b. 畸变，损害或异常
   c. 确实和倒位
   d. 间期死亡或增殖性死亡
9. 导致处于细胞周期的细胞分裂延迟的细胞反应的另一种术语称谓是
   a. 有丝分裂延迟
   b. 间期死亡
   c. 增殖性死亡
   d. 凋亡
10. 辐射的致癌作用
   a. 在青少年辐射暴露中发生率高于成人
   b. 使所用肿瘤的潜伏期缩短
   c. 是确定性的
   d. 以上都是

？思考题

1. 讨论辐射与物质的相互作用（特别是细胞水平的直接作用和间接作用）。

2. 描述 LET、RBE 和 OER 之间的关系。通过图解支持你的回答。

3. 放射敏感性如何通过肿瘤的控制和正常组织结构的保护与放射治疗的目的联系起来？

4. 细胞存活曲线的三个参数（n、D_o 和 D_q）与放射治疗剂量的关系。

5. 根据放射敏感性和特征描述哺乳动物细胞的五种分类，分别举例说明。

6. 简要描述辐射的三种全身效应。记住每种效应发生的剂量范围。

7. 讨论胎儿发育的三个主要阶段和每个阶段胎儿辐射暴露的常见效应。

（译者：常莉　审校：路顺）

参考文献

1. Adams G.E., Flockhart I.R., Smithen C.E., et al.: Electron-affinic sensitization. VII. A correlation between structures, one-electron reduction potentials, and the efficiencies of nitroimidazoles as hypoxic cell radiosensitizers, *Radiat Res* 67:9–20,1976.
2. Albert R.E., Omran A.R.: Follow-up studies of patients treated by x-ray epilation for tinea capitis. I. Population characteristics, postttreatment illnesses, and mortality experience, *Arch Environ Health* 17:899–918,1968.
3. Ancel P., Vitemberger P.: Sur la radiosensibilitie cellulaire, *C R Soc Biol* 92:517,1925.
4. Arcangeli G., Cividalli A., Nervi C., et al.: Tumor control and therapeutic gain with different schedule sofcombinedra diotherapyandlocalexternalhyperthermiain human cancer,*Int JRadiatOncolBiolPhys*9:1125–1134,1983.
5. Barendsen GW: Proceedings of the Conference on Particle Accelerators in Radiation Therapy (pp. 120–125), LA-5180-C, Oak Ridge, TN, 1972, US Atomic Energy Commission, Technical Information Center.
6. Bedford J.S., Mitchell J.B.: Dose-rate effects in synchronous mammalian cells in culture, *Radiat Res* 54:316–327, 1973.
7. Belli J.A., Dicus G.J., Bonte F.J., et al.: Radiation response of mammalian tumor cells. I. Repair of sublethal damage in vivo, *J Natl Cancer Inst* 38:673–682,1967.
8. Bergonié J., Tribondeau L.: De quelques resultats de la radiotherapie et essai de fixation d'une technique rationelle, *C R Acad Sci (Paris)* 143:983,1906.
9. Broerse J.J., Barendsen G.W.: Current topics, *Radiat Res Q* 8:305–350,1973.
10. Broerse J.J., Barendsen G.W., van Kersen G.R.: Survival of cultured human cells after irradiation with fast neutrons at different energies in hypoxic and oxygenated conditions,*Int J Radiat Biol* 13:559–572,1967.
11. Bushong S.C.: *Radiologic science for technologists: physics, biology andprotection*, ed 10, St. Louis, 2012, Mosby.
12. Canti R.G., Spear F.G.: The effect of gamma irradiation on cell division in tissue culture in vitro, part II, Proc *R Soc Lond B Biol Sci* 105:93,1929.
13. Court-Brown W.M., Doll R.: Expectation of life and mortality from cancer among British radiologists, *Br Med J* 2:181,1958.
14. Court-Brown W.M., Doll R.: Mortality from cancer and other causes after radiotherapy from ankylosing spondylitis, *Br Med J* 2:1327,1965.
15. Court-Brown W.M., et al.: The incidence of leukemia after the exposure to diagnostic radiation in utero, *Br Med J* 2:1599,1960.
16. Cox J.D., Stetz J., Pajak T.F.: Toxicity criteria of the Radiation Therapy Oncology Group (RTOG) and the European Organization for Research and Treatment of Cancer (EORTC), *Int J Radiat Oncol Biol Phys* 31:1341–1346, 1995. RefrositoryExact.
17. Curtis H.J.: *Radiation-induced aging in mice*, London, 1961,Butterworth.
18. Dekaban A.S.: Abnormalities in children exposed to x-irradiation during various stages of gestation:tentative timetable of radiation injury to the humanfetus, *JNucl Med* 9:471, 1968.
19. Dewey W.C., Humphrey R.M.: Restitution of radiation-induced chromosomal damage in Chinese hamster cells related to the cell's life cycle, *Exp Cell Res* 35:262,1964.
20. DublinL.I.,SpiegelmanM.: Mortality of medical specialists, 1938-1942, *JAMA*137:1519, 1948.
21. Elkind M.M., Sutton-Gilbert H.: Radiation response of mammalian cells grown in culture. I. Repair of x-ray damage in surviving Chinese hamster cells, *Radiat Res* 13:556, 1960.
22. Ellis F.: Dose, time, and fractionation in radiotherapy. In Ebert M., Howard A., editors: *Current topics in radiation research*, Amsterdam, 1968, North Holland Publishing.
23. Ellis F.: Nominal standard dose and the ret, *Br J Radiol* 44:101–108,1971.
24. Emami B., Lyman J., Brown A., et al.: Tolerance of normal tissue to therapeutic radiation, *Int J Radiat Oncol Biol Phys* 21-109-122,1991.
25. Fowler J.F.: 21 years of biologically effective dose, *Br J Radiol.* 83(991):554–568,2010.
26. Griem M.L., Meier P., Dobben G.D., et al.: Analysis of the morbidity and mortality of children irradiated in fetal life, *Radiology* 88:347–349,1967.
27. Hall E.J., Giaccia A.J.: *Radiobiology for the radiologist*, ed 7, Philadelphia, 2012, Lippincott Williams & Wilkins.
28. Khan F.: *The physics of radiation therapy*, ed. 4, Philadelphia, 2010, Lippincott Williams & Wilkins.
29. Kinsella T., Mitchell J.B., Russo A., et al.: The use of halogenated thymidine analog as clinical radiosensitizers: rationale, current status, and future prospects: non-hypoxic cell sensitizers, *Int J Radiat Oncol Biol Phys* 10:1399–1406,1984.
30. Krall J.F.: Estimation of spontaneous and radiation-induced mutation rates in man, *Eugenics Q* 3:201, 1956.
31. Kramer S.: Principles of radiation oncology and cancer

radiotherapy. In Rubin P., editor: *Clinical oncology: a multidisciplinary approach for physicians and students,* Philadelphia, 1993, WB Saunders.

32. Lyskin A.B., Mendelsohn M.L.: Comparison of cell cycle in induced carcinomas and their normal counterparts, *Cancer Res* 24:1131,1964.
33. MacMahon B.: Pre-natal X-ray exposure and childhood cancer, *J Natl CancerInst* 28:231, 1962.
34. March H.C.: Leukemia in radiologists in a 20-year period, *Am J Med Sci* 220:282,1950.
35. Marks L.B., Yorke E.D., Jackson A., et al.: Use of normal tissue complication probability models in the clinic, *Int J Radiat Oncol Biol Phys* 76(3):S10–S19,2010.
36. McKenzie I.: Breast cancer following multiple fluoroscopes, *Br J Cancer* 19:1,1965.
37. Mendelsohn M.L.: The growth fraction: a new concept applied to tumors,*Science* 132:1496, 1960.
38. Müller H.J.: On the relation between chromosome changes and gene mutations, *Brookhaven Symp Biol* 8:126, 1956.
39. Mundt A., Roeske J.: *Intensity modulated radiation therapy: a clinical perspective*, London, 2005, BC Decker.
40. Murphy D.P., Goldstein L.: Micromelia in a child irradiated in utero, *Surg Gynecol Obstet* 50:79,1930.
41. Otake M., Schull W.J.: In utero exposure to A-bomb radiation and mental retardation: a reassessment, *Br J Radiol* 57:409–414,1984.
42. Pack G.T., Davis J.: Radiation cancer of the skin, *Radiology* 84:436,1965.
43. PattH.M.,TyreeE.B.,StraubeR.L.,etal.:Cysteineprotectiona gainstx-irradiation, *Science* 110:213, 1949.
44. Peters L.J., Withers H.R., Thames H.D.: Radiobiological considerations for multiple daily fractionation. In Kaercher K.H., Kogelnik H.D., Reinartz G., editors: *Progress in radio-oncology,* vol. 2, New York, 1982, RavenPress.
45. Plummer C.: Anomalies occurring in children exposed in utero to the atomic bomb at Hiroshima, *Pediatrics* 10:687,1952.
46. Puck T.T., Marcus T.I.: Action of x-rays on mammalian cells, *J Exp Med* 10:653,1956.
47. Rotblat J., Lindop P.: Long-term effects of a single whole body exposure of mice to ionizing radiation. Ⅱ. Causes of death, *Proc R Soc Lond B Biol Sci* 154:350,1961.
48. Rowland R.E., Stehney A.F., Lucas H.F.: Dose response relationships for radium- induced bone sarcomas, *Health Phys* 44:15–31,1983.
49. Rubin P., Casarett G.W.: *Clinical radiation pathology*, vols. 1 and 2. Philadelphia, 1968, WB Saunders.
50. Rugh R.: X-ray-induced teratogenesis in the mouse and its possible significance to man, *Radiology* 99:433–443, 1971.
51. Russell L.B., Russell W.L.: An analysis of the changing radiation response of the developing mouse embryo, *J Cell Physiol* 43(suppl 1):103–149,1954.
52. Saccomanno G., et al.: Lung cancer of uranium miners on the Colorado plateau, *Health Phys* 10:1195,1964.
53. Schull W.L., Otake M., Neal J.V.: Genetic effects of the atomic bomb: a reappraisal, *Science* 213:1220–1227, 1981.
54. Selman J.: *The fundamentals of imaging physics and radiobiology*, ed 9, Springfield, 2000, Charles C Thomas.
55. Simic M.G., Grossman L., Upton A.C., editors: *Mechanisms of DNA damage and repair*, New York, 1986, PlenumPress.
56. Simpson C.L., Hempelmann L.H.: The association of tumors and roentgen-ray treatment of the thorax in infancy, *Cancer* 10:42,1957.
57. Sinclair W.K.: Cyclic x-ray responses in mammalian cells in vitro, *Radiat Res* 33:620– 643, 1968.
58. Steel G.G.: Cell loss as a factor in the growth rate of human tumors, *Eur J Cancer* 3:381–387, 1967.
59. Strandquist M.: Studien über die kumulative Wirkung der Roentgenstrahlen bei Fraktionierung, *Acta Radiol* 55(suppl):1–300,1944.
60. Thomlinson R.H.: Effect of fractionated irradiation on the proportion of anoxic cells in an intact experimental tumor, *Br J Radiol* 39:158,1966.
61. Thomlinson R.H., Gray L.H.: The histological structure of some human lung cancers and the possible implications for radiotherapy, *Br J Cancer* 9:539,1955.
62. Till J.E., McCulloch E.A.: A direct measurement of the radiation sensitivity of normal mouse bone marrow cells, *Radiat Res* 14:213–222,1961.
63. Toyooka E.T., et al.: Neoplasms in children treated with x-rays for thymic enlargement. Ⅱ. Tumor incidence as a function of radiation factors, *J Natl Cancer Inst* 31:1357, 1963.
64. Travis E.L.: *Primer of medical radiobiology,* ed 2, St. Louis, 1989,Mosby.
65. Trotti A., et al.: Common toxicity criteria: version 2.0. An improved reference for grading the acute effects of cancer treatment: impact on radiotherapy, *Int J Radiat Oncol Biol Phys* 47:13–47,2000.
66. Upton A.C.: Radiation carcinogenesis. In Busch H., editor: Methods in cancer research, vol. 4, New York, 1968, Academic Press.
67. Van Putten L.M., Kahlman L.F.: Oxygenation status of

transplantable tumor during fractionated radiotherapy, *J Natl Cancer Inst* 40:441–451,1968.

68. Warren S.: Radiation carcinogenesis, *Bull N Y Acad Med* 46:131–147,1970.
69. Withers H.R.: Cell cycle redistribution as a factor of multifraction irradiation, *Radiology* 114:199–202, 1975.
70. Withers H.R.: The 4 R's of radiotherapy. In Lett J.T., Adler H., editors: Advances in radiation biology, vol. 5, San Francisco, 1975, Academic Press.
71. Withers H.R., Elkind M.M.: Microcolony survival assay for cells of mouse intestinal mucosa exposed to radiation, *Int J Radiat Biol* 17:261–267,1970.
72. Withers H.R., et al.: Radiation survival and regeneration characteristics of spermatogenic stem cells of mouse testis, *Radiat Res* 57:88–103,1974.
73. Wright E.A., Howard-Flanders P.: The influence of oxygen on the radiosensitivity of mammalian tissues, *Acta Radiol (Stockholm)* 48:26,1957.
74. Zirkle R.E.: Partial cell irradiation, *Adv Biol Med Phys* 5:103,1957.

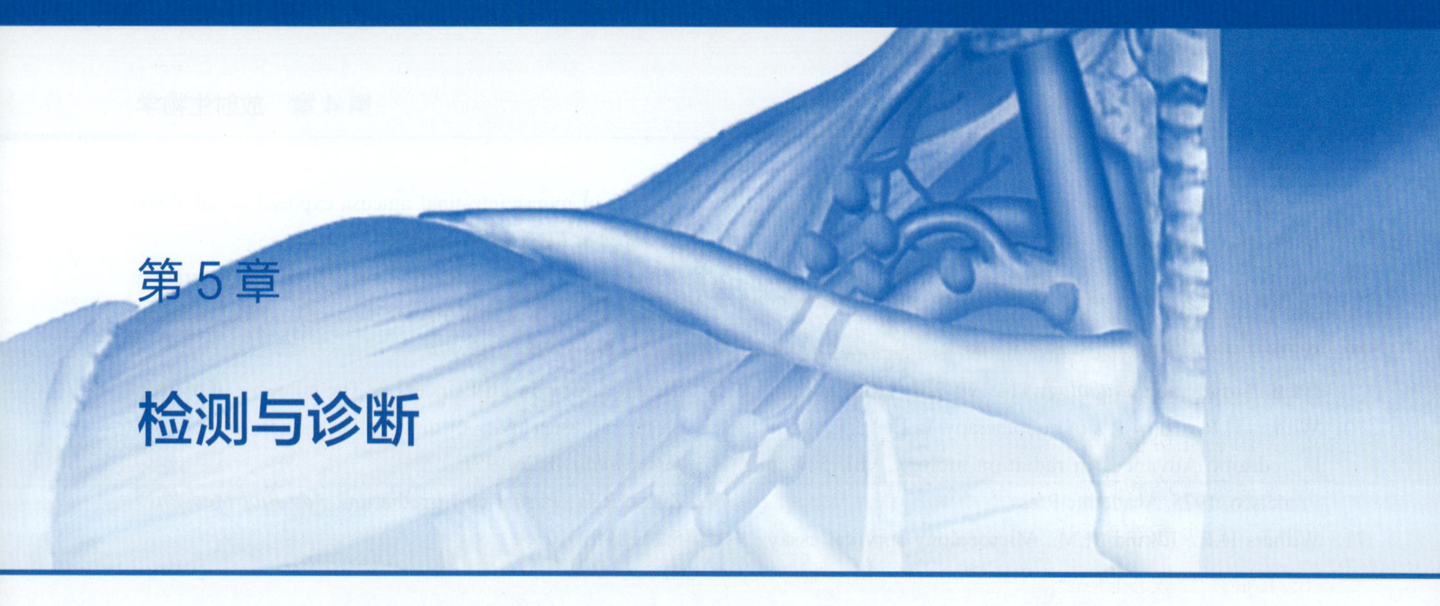

第 5 章

检测与诊断

目的

- 讨论医师会问患者的三个基本问题
- 解释谈话作为诊断工具的价值
- 描述病历的重要性
- 比较体格检查4个方面
- 视诊、触诊、叩诊、听诊
- 讨论癌症筛查的益处
- 解释前哨淋巴结活检在乳腺癌检测中的意义
- 预测在前列腺癌中PSA检测假阳性可能带来的后果
- 定义流行性、发病率、灵敏度和特异性
- 讨论数字化乳腺摄影的好处
- 评估大肠癌筛查的各种方法
- 讨论人乳头瘤病毒的DNA检测及其与宫颈癌的关系
- 比较PET、MRI和CT等影像诊断工具
- 描述用于癌症分期的TNM系统，特别是描述疾病程度的三个组成部分

一、检测与诊断概述

癌症存活率的提高反映了几个因素，包括更加重视癌症的早期检查和诊断、使用新的治疗方法，以及更全面地了解某些癌症的生物学特性。不同种类及不同分期癌症患者的生存差异很大，所以对症状和体征的详细了解有助于肿瘤性疾病的早期诊断。

2003 － 2009 年诊断的所有癌症的 5 年相对存活率为 68%，较 1975 － 1977 年的 49% 有所增加。癌症的相对存活率是将癌症患者与未患癌人群的存活率进行比较。它代表在指定时间段(通常为 5 年)后存活的癌症患者相对于非癌症患者的百分比。它包括已经治愈的患者、已复发的患者或仍在治疗的患者。

本章我们将探讨检测和诊断疾病（尤其是癌症）的过程，介绍用于监测和诊断的工具及程序，包括讨论将患者访谈作为诊断工具、病历和病史的重要性、体格检查涉及的细节、疾病筛查工具、美国癌症协会关于癌症检测的建议、用于癌症检测的实验室及医学影像学方法等内容。

疾病检测和诊断，尤其是癌症越来越依赖于两种特别的检查方法：放射学和病理学。随着计算机技术的不断进步，影像诊断在疾病检测中的应用为诸如癌症等疾病的管理提供了更高的效率。医学成像模式包括核医学、正电子发射断层扫描（PET）、乳房 X 线照相术、计算机断层扫描（CT）、磁共振成像（MRI）、超声和更新的分子影像技术。不同的医学成像模式不仅能够显示解剖学细节，更能显示生理 / 功能细节。医师需要了解这些不同影像成像技术的特点及临床应用，使之更好地服务于患者。

由 Reinertsen 和 LeBlond 最初提出，医师希望帮助患者，应尝试回答患者这三个基本问题：

“我的身体发生了什么状况？”

“我的身体可能还会发生什么状况？”

“可以采取哪些措施来改善我的身体情况？”

常规体检是保持身体健康和早期发现疾病的重要工具，可以在患者出现症状或出现更严重症状之前进行干预。已经证实早期检测在癌症管理中很重要。美国癌症协会（ACS）指出，一级预防（阻止癌症发展的策略和措施）和早期发现是拯救癌症患者生命、减少患癌率和根治癌症两项最重要和最有效的策略。一级预防是指采取适当的措施阻止向癌症发展。早期检测是指采用一定的检查检验手段尽可能早地发现疾病。癌症越早发现，治疗就越有效，治疗相关的副作用就可能越小。事实上，参照 ACS 建议进行了特定早期检测的癌症（乳腺癌、结肠癌、直肠癌、宫颈癌、前列腺癌、睾丸癌和皮肤癌）的相对存活率已经达到约 81%。说明早期检测和有计划的有效筛查已经可以转化为癌症生存率的提高。

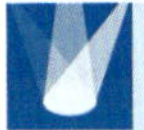

癌症的宣传及教育可能会减少我们社会中的癌症发病率。例如，减少我们暴露于阳光中的有害紫外线会降低我们患皮肤癌的风险。吸烟是我们社会中最可预防的死因。当然，我们的饮食可能在预防结肠癌方面发挥作用。访问美国癌症协会 *www.cancer.org* 了解更多信息。

实际上，体格检查（无论是常规的还是患者出现体征或症状后）是一个包含所有系统的检查过程。体征是“检查者发现的客观表现”。例如，检查医生可能会注意到诸如皮疹、肿块或记下患者皮肤颜色等。症状是“患者所感知的疾病或病情变化的主观指征”。例如，患者可能会抱怨疼痛、麻木、吞咽困难、呼吸困难、睡眠困难或食欲缺乏。这都是症状。

如果患者出现症状，通常表明病情或疾病过程正在进展。如果一组症状或体征由共同原因引起，则称为综合征。许多疾病都有相同的症状和体征。将特定症状和体征归类分组，再结合检查检验结果综合分析，有助于医师排除某些疾病，缩小选择范围，以便做出正确的诊断。

诊断定义为疾病或病症的鉴定。诊断可以是主观的或客观的。主观诊断基于几个因素，其中包括患者的症状和病史。没有明确证据支持的医师初步诊断也被认为是主观的。客观诊断是基于当前医疗流程和检查（例如组织活检或实验室数据）的结果以及医师和其他医务人员的观察。

获得客观诊断的过程从病史采集和体格检查开始，以帮助评估患者的当前状态并确定需要采取的必要步骤。在检查过程中，医师遵循一定过程，包括通过对话获取信息，翻查过去的医疗记录，体格检查及患者主诉。每个疾病发生发展的过程都具有特征性的表现及“线索”。医师必须寻找这些可能的线索与表现。然后根据这些表现生成假设，这样就可能形成初步的诊断。这些特征性的线索需要通过追索病史，进行体格检查及必要的实验室和影像学检查来发现。但是医师同样必须考虑到可能出现同样表现的其他疾病，给出多个假设诊断，然后结合病史、查体和检验检查结果进行充分的鉴别诊断，做出最终的正确的“诊断”。

二、将患者访谈作为诊断工具

医师最强大的诊断工具是与患者的首诊访谈。通过这种方式，医师可以了解患者疾病发生的时间过程和对应的不适症状。通过对患者病史的问询及必要的体格检查形成初步的假设诊断，然后结合一定的检测形成最可能的诊断。当然，医师必须尽可能通过与患者的谈话获取准确的信息。如果患者病情严重或残疾人无法提供信息，医师应充分使用其他信息来源，如家人、朋友、先前的医疗记录和其他医疗保健提供者的相关记录。

在与患者的对话过程中，医师询问问题，患者提供答案。医师确定患者的主诉和当前状态，并获得患者的医疗和心理社会史。对话过程还利于建立医患关系，向患者展示一种关怀、善解人意的态度。在 Sapir 等对 103 名癌症患者的研究中，绝大多数患者希望他们的肿瘤科医师能够足够耐心并且熟练掌握相关诊断程序（98%）；机智、体贴和技术娴熟（90% ～ 95%）；擅长治疗癌痛及癌症伴随的不良心理社会后果（75% ～ 85%）。

当有坏消息要传达时，92% 的患者表示他们希望被告知，而 6% 的患者表示他们希望不被告知，而是希望将消息告知给家庭成员。此外，较年轻的患者、女性患者和受教育程度较高的患者都希望获得尽可能多的疾病相关的详细信息以及情感支持。相比于西方人，亚洲人更倾向于在听到坏消息时让亲属在场。这样的研究结果强调了医患关系的重要性。

为交谈留出足够的时间是很重要的。如果交谈是仓促进行的，患者可能会觉得医师没有同情心。时间的不足可能会限制医师所能获得的信息量。交谈需要积极倾听，这要求尽量减少干扰。电话、工作人员干扰、噪声等都会对良好的沟通产生影响。

在放射肿瘤学背景下，初次交谈可能是一个漫长的过程，因为医师不仅必须评估患者，而且还必须阐述有关放射治疗过程中所涉及的目的、益处和风险等信息。不仅是放射治疗师、护士，其他可能参与治疗工作的人员如医师助理或高级执业护士，也需要在治疗过程中与患者进行必要的沟通，以了解患者关注的问题和治疗相关副作用等信息。放射治疗师必须选择适当的表达方式向患者传达正确的信息。当然，交流词汇的意义是相对的，比如放射治疗师可能会问：“你在服用什么药物？”回答可能是“没有服用药物”，虽然患者在服用阿司匹林镇痛，抗酸药物治疗消化不良，但在患者的心中，这些不是药物，因为它们不是医师指定自己服用的。

交谈的目的是获取尽可能多的准确信息。避免使用技术术语可能决定这是否是一场成功的、对患者有帮助的交谈。在交谈期间，应评估患者的沟通能力、理解水平和面部表情。我们还必须考虑患者反应的可靠性。在与患者沟通和观察中都需要一定的技巧，这是一种随着时间的累积而培养起来的能力，涉及语言和非语言交谈的使用。

言语交流包括交流的方式、能力和语调等。非语言交流的形式包括面部表情、姿势、个人外表和肢体表达。放射治疗师在语言和非语言交流方面可能会有明显的进步，因为他们每天都与患者沟通交流。即使假设医师在最初的会诊期间和之后的每周会见患者，无论是年轻或年老的患者，他们见到放射治疗师的时间仍旧比他们的医师多 5 ～ 6 倍。这增加了患者与治疗师的接触，使他们之间产生了一种相互信任的关系，而这种信任会逐渐加强。在许多情况下，患者可能会向治疗师透露更多的信息，特别是与治疗相关的副作用、疼痛管理情况以及其他一些患者重点关注的问题。

在与患者进行语言交流时观察非语言表达可以帮助明确患者表达的真正含义。倾听是许多卫生保健学科使用的有效沟通的重要组成部分，并且一直被认为是所有与患者进行有效沟通的重要组成部分（见第 10 章，评估）。一些与有效倾听相关的重要特征已经被确认，包括同情、保持安静、关注语言和非语言表达，以及不主观评判和主动接受的能力。O’Toole 认为，约 90% 的交流都是非语言的（肢体语言、个人价值观和语音特征），而语言大概只表达了患者所想表达真实含义的 7% ～ 10%。

患者说的是一回事，但实际上想表达的可能是另一回事。例如，放射治疗师问患者：“你有任何疼痛吗？”患者说：“不。”然而，患者的外貌、姿势和面部表情可能与口头回应相矛盾。患者无精打采地坐着，动作时面容扭曲，移动缓慢，这些都是疼痛的非言语表述迹象。这些症状可能表明一些疼痛或心理问题以外的医疗问题存在，也可能根本没有任何意义。无精打采的姿势可能意味着疼痛、自卑、抑郁或其他一些无法解释的问题。痛苦的表情可能是对问题或医师的心理反应，可能是消化不良的表现，也可能是面部抽搐。缓慢、刻意的动作可能意味着不熟悉周围的环境，感觉不舒服或注意力分散。为了排除是疼痛所致，这种非语言表达需要进一步观察。

简单回应，适时的感情反馈，适当追问等回应能促进交流（表 5-1）。可能阻碍交流的回应是使用陈词滥调，强加自己的价值观，贬低或弱化患者的感情或反应（表 5-2）。此外，为了获得患者的信任和维持关系融洽，医师应尽量保持从容、有兴趣、富有同情心。

表 5-1 促进语言交流的实例

回应类型	例 子
简洁	“我知道” “我明白”
情感回应	“我看得出你很生气。” “那是非常可怕的”
关切追问	“伤得有多严重?” “这只会在晚上困扰你吗?”

表 5-2 阻碍语言交流的实例

回应类型	例 子
敷衍	“你很快就会好了。” “别担心，一切都会好起来。”
强加价值观	“你不应该有婚外性行为。” “你这个年龄阶段的人应该更负责任。”
贬低患者的情感或回应	“我希望每次听到这个我都能得到五分钱。” “已经说过很多遍了。” “这只是变老的一种正常表现。”

三、病历和病史

病历记载了患者过去的医疗经历。病历的格式可能因医疗机构不同而不同，还取决于患者是住院还是门诊，或是在诊所或急诊室就诊。它可以是纸质或电子图表，也可以是这两种形式的组合。2010 年初，奥巴马总统签署了“可负担医疗法案”。该法实施了全面的医疗保险改革。推行电子病历是这项改革的一部分，这减少了文书工作和行政负担，削减了费用，减少了医疗差错，最重要的是提高了健康保健的质量。

医院病历是可用于医务人员、医院医疗部门、诊所、保险公司或通过传票向法院提供的合法公开文件。患者没有自己的医疗记录，但他们可以依据要求查阅，并将副本提供给其他医师。病历包括病史、化验结果及医疗程序、过程记录、同意书副本、信件，甚至放射治疗科扫描的影像资料。

记录病史的格式可能因医师而异，但应以合乎逻辑的方式进行记录。表 5-3 载有需要记录的重要信息类型的总结。这些信息也可能成为单独的放射治疗文件或电子图表的一部分。

表 5-3 病史采集中需要收集的信息

数据类型	收集的信息
基本信息	年龄、种族、性别、婚姻状况、职业
主诉	症状、目前不适表现、目前身体状况
既往史	儿童疾病、过敏、免疫接种、外伤、既往住院情况、心理疾病、药物史
家族史	疾病、死亡原因、遗传性疾病、心理问题
个人史	职业、兴趣爱好、生活方式和冶游史

1. 人口学数据统计的必要性

人口学数据统计提供了患者的概况，包括年龄、性别、种族及国籍等信息。进行人口学数据统计的原因是因为某些疾病在某些特定年龄、性别、种族和国籍的群体中更容易发生。

例如，癌症可以发生在任何年龄，但老年人，特别是 65 岁以上的老年人发病率（一段时间内新发疾病的数量）较高。然而，某些类型的癌症在其他年龄组中发生的频率更高。肾母细胞瘤（肾癌的一种）的典型表现是患儿的母亲、儿科医师或家庭医生在体检中发现儿童的腹部肿胀。

某些类型的癌症在特定性别发生频率高。例如，男性比女性更容易患肺癌，而女性甲状腺癌的发病率更高。

不同种族和民族的癌症发病率各不相同。例如，在非洲班图、中国、俄罗斯、日本、苏格兰和伊朗里海地区，食管癌的发病率极高。在美国，非洲裔美国人中前列腺癌发病率显著高于男性白色人种。

2. 病史的重要性

病史提供了患者既往疾病和治疗的简介。既往疾病可能会有助于确定将来某些疾病发病的风险因素。例如，长期因食管裂孔疝引起消化不良和胃食管反流的患者可能会有溃疡或食管癌的危险。胃食管反流是指胃内容物倒流入食管。裂孔疝是一种先天性或后天性疾病，是指胃通过食管横膈膜开口进入胸腔。某些症状、体征或疾病表明可能存在易感因素、癌前病变（可能致癌的生理特征或诱发因素）、副瘤综合征（由肿瘤产生的物质或激素引起的一系列症状，这些症状看起来与肿瘤似乎没有关系）或其他危险因素。副瘤综合征是一种较少见的疾病，有时会在诊断肺癌患者身上出现。

某些类型的癌症似乎存在家族聚集性。白血病可能发生在同一家族的多个兄弟姐妹之间。如果母亲患有乳腺癌，女儿因为遗传基因突变而患乳腺癌的风险更大，这是DNA或RNA碱基对序列(*BRCA1*和*BRCA2*）突变并遗传给后代所致。结肠癌的风险随着年龄增长而增加，可能与某些遗传突变或结肠癌家族史有关。

个人史包括患者的生活方式（过去和现在）。医师会询问有关饮食、运动、酒精、香烟和药物习惯等问题。医师还必须确定患者的性活动、频率和偏好。确定患者过去的职业也很重要。例如，患者可能从事过某种有接触石棉、疾病、一些化学物质或其他致癌物质等风险的职业。

四、体格检查

体格检查、病史和辅助检查结果有助于医师发现患者正常体征的一些变化。体格检查是对患者各个系统有序的、详细的检查。进行体格检查需要医师集中注意力，并且需要一定的技能。

以下各段列举了体格检查的各个方面以及医生所需要了解的信息。这些信息仅仅是体格检查的一部分，不能涵盖体格检查的全部信息。视诊、触诊、叩诊（轻敲或轻敲患者的动作）和听诊是体格检查的四大基本技能。

1. 视诊

视诊是用眼睛观察。需注意看和观察的区别。眼睛看得见的信息并不能代表观察。例如，一个人可能会看到一群人，但在进一步观察这群人之后，这个人就开始做出区别。这个人可能会说人群里有10个人，然后观察他们在性别、种族、年龄、外貌和行为方面的差异。

医师用眼观察患者皮肤的颜色，可能就是某些疾病的征兆。诸多疾病均可影响皮肤颜色，皮肤颜色可能是黯黑、苍白、发灰、发红、黄疸或发紫。皮肤黯黑可能是正常的，也可能是由疾病引起的。皮肤苍白可能是正常或贫血导致的。皮肤发红可能是由性激素引起的，或放射治疗的皮肤损伤，或感染、烧伤。黄疸是皮肤的一种黄色，可能是由于胆管阻塞引起的。发绀是皮肤的一种蓝色色素，可能是由于血液中缺氧引起的。

医师在皮肤表面寻找瘢痕或病变，如疣、痣、溃疡、肿瘤和皮肤表面不对称。瘢痕是既往医疗过程或伤害的标志。疣和痣的病变或变化可能是良性的，是恶性转化的迹象，或癌症。皮肤表面不对称可能是水肿、血栓、血肿、损伤或潜在肿瘤的征兆。水肿是由于液体过多而引起的组织肿胀。血栓是血液因子在血管中的异常积累，导致血栓形成。血肿是指血管破裂后，血液在组织中的异常积聚。检查可以用嗅觉来帮助诊断。例如，患者呼吸、呕吐物、伤口、尿液或痰的气味可能表明感染、酮症酸中毒或其他情况。

2. 触诊

触诊是指通过触摸获得有关患者的信息。医生用指尖触摸患者。轻度触诊用于浅表检查。深部结构可能需要较大的压力。通过触诊，医师可区分软硬度，粗糙与光滑，温暖与干燥。通过触诊可以感觉到胸部或腹部的振动。动脉的触诊可以帮助确定脉搏。触诊也用来确定是否存在疼痛。例如，患者可能不会因为炎症过程而感到疼痛，直到施加或迅速释放压力。存在浅表淋巴结群的区域，如颈部、腋窝和腹股沟，对于触诊是否有淋巴结病（淋巴结肿大）很重要。在这些区域使用触摸可以帮助确定有多少淋巴结（如果有的话）是可触及的，以及它们是可移动还是固定在底层结构上。触诊在盆腔检查中通常用于检查女性患者阴道组织和通过直肠壁检查男性患者前列腺是否平滑或者存在结节。

嗅觉检查在评估过程中是一种很有价值的方法，每次对患者进行评估，它都提供了一个机会来训练 4 种感官：视觉、触觉、听觉和嗅觉。分析下面的例子：

呼吸：来自丙酮、酒精和其他物质的呼吸气味可能导致进一步的问题和诊断。

痰：恶臭的痰提示支气管扩张（因黏液阻塞气道而引起的呼吸道明显扩张，可能导致感染和炎症）或肺脓肿。

呕吐物：胃内容物可散发出酒精、苯丙氨酸或其他毒性气味或发酵食物的臭味。呕吐物的粪便味可能提示肠梗阻。

粪便：尤其是恶臭性粪便通常见于坏死性胰腺炎。

尿液：尿液中的氨气味可能是由于尿液在膀胱内发酵引起的。

脓液：一种像腐烂苹果的令人作呕的甜味，是脓液来源于气性坏疽的证据。

3. 叩诊

叩诊不同于触诊，叩诊是轻敲或轻拍患者的动作。叩诊的目的是确定潜在组织的疼痛或引起振动。握拳并轻轻敲打肾脏通常不会产生疼痛。然而，如果患者有潜在的肾脏感染，叩诊可能产生疼痛。

还有一种叩诊方式是将检查者一只手的第三根手指平放在患者的肺或腹部表面，另一只手的第三根手指轻轻叩击放在患者身上的第三根手指的背部。根据叩诊的位置不同，会产生不同的声音。例如，如果在肺部（这是一个充满空气的腔体）进行叩诊，振动的声音与腹腔的声音不同。正常肺上的叩诊会发出洪亮的声音，而腹部上的叩诊则会发出一种明显的沉闷的声音。对于放射治疗师来说，叩诊有助于确定腹部结束和肺部开始的位置。

4. 听诊

听诊是听取身体内部声音的行为。医师或护士用听诊器听取肺部、心脏、动脉、胃和肠的声音。肺部的声音根据空气、液体和疾病的存在或不存在而变化，经过训练的医师耳朵可以听见不同的声音。心脏跳动产生的声音会因其结构和功能的变化或异常而改变。

5. 生命体征

生命体征一般是在体检时被记录下来。包括体温、脉搏、呼吸、血压和患者的疼痛评估，下面将逐一讨论，以帮助学生了解其重要性。这些基本身体功能的测量方法因患者的不同而有所差异，这取决于一天的时间、身体活动、病情和患者的年龄。在不同的时间取基线或初始值来建立患者的标准是很重要的。

体温是通过口腔、直肠、耳朵、皮肤或腋窝来测量的。有些患者不适合选择测口腔温度，如不理智的、昏迷的、容易抽搐的患者和儿童。这些类型的患者应该直接在直肠或在耳里测体温。直肠温度被认为是最准确的。最常用的测温设备是电子温度计。这种电子耳温度表可用于成人和儿童。温度以华氏温度（F）或摄氏温度（℃）来测量，一些数值以范围表示。不同教科书可能会对正常和异常温度列出略有不同的数值（表 5-4）。

在脉搏跳动的过程中需要观察的因素包括速率、节律、大小和张力。速率表示每秒脉搏的次数。节律是脉搏的模式。大小与脉搏波的幅度及心室收缩时的血容量有关。张力指动脉血管的可压缩性（如软硬）（表 5-4）。

呼吸频率是指在 1 min 内呼吸的次数。在评价呼吸的过程中观察到的因素是呼吸的频率、深度、

表 5-4　生命体征的正常成人值

生命体征	数　值
体温	
口腔	96.8°～98.6° F（36～37 ℃）
直肠	99.6° F
腋窝	97.6° F
脉搏	每分钟60～100次
呼吸	每分钟12～18次
血压	90～140 mm Hg
	60～80 mm Hg
疼痛	主观量表可以用来表示疼痛的强度

节律和特征。深度指的是浅呼吸或深呼吸。呼吸越深,吸入的空气量就越大。节律是指呼吸的规律(缓慢、正常或快速)。特征是指呼吸的类型,从正常到吃力(表 5-4)。

测量血压时,记录收缩压和舒张压。收缩压是指心脏收缩时血管内的压力,是测量血压时通过听诊器听到的第一个声音。舒张压代表心脏收缩后舒张阶段血管内的压力。舒张压是测量血压时通过听诊器听到的最后声音(表 5-4)。

6. 测量血压的步骤

测量血压时,需注意到收缩压和舒张压。收缩压是指心脏收缩时血管内的压力,是测量血压时通过听诊器听到的第一个声音。测量血压最常见的部位是上臂,靠近肱动脉与肘关节(肘前窝)交叉的部位。图 5-1 显示一名放射治疗师正在测量血压。患者可能是坐位或仰卧位,在血压测量前应该在这个位置休息几分钟。袖口内装有充气橡胶袋,应紧贴手臂,不能太紧,把一根手指能夹在袖口和患者的手臂之间。手臂应该保持在心脏的高度。袖带应以肱动脉为中心,远端至少在肘前窝 3 cm 以上。

肱动脉定位后(通常位于肱二头肌肌腱的内侧,一些患者可能位于肌腱的外侧),听诊器的平坦部分,也就是隔膜,应该轻柔地置于动脉之上。袖带应充气至 180 ~ 200 mmHg,或在肱动脉脉搏消失点以上约 30 mmHg。然后,治疗师应慢慢打开阀门(不超过每秒 2 mmHg),听到第一次心跳的声音,注意血压计上的读数是收缩压。当持续放气时,声音会变得更大,并在一定范围内保持一致性,直到声音变得低沉或停止。治疗师应注意血压计上的读数为舒张压(关于测量血压的更详细描述请参阅框表 5-1)。

7. 疼痛

美国医院评审联合委员会(the Joint commission, TJC)认为疼痛是一个主要的但很大程度上可以避免的公共卫生问题,故制订了相应的标准,以指导医院和其他医疗机构针对疼痛的评估和管理。TJC 把疼痛列为是“第五”个生命体征。疼痛强度等级应和温度、脉搏、呼吸和血压一起记录。图 5-2 显示了一种常用于评估疼痛的工具 - 简单疼痛清单。

尽管在过去 10 年中对疼痛管理的关注日益增加,但仍有证据表明疼痛尚未得到有效控制。Marks 和 Sachar 在 1973 年的一项研究中首次记录了未经治疗的疼痛,他们发现 73% 的住院患者有中度至重度疼痛。在 1994 年来自 54 个不同癌症治疗中心的 1308 例转移性癌症门诊患者进行的研究中,67% 的患者诉有疼痛。此疼痛患者中,62% 的患者疼痛会影响正常的生活活动,42% 的患者没有给予足够的镇痛治疗。最近的研究表明,当患者出现中度至重度疼痛时,仅约 50% 的概率获得足够的疼痛缓解。

Basch 等在 2013 年一项关于 461 名前列腺癌患者的研究表明,转移性去势抵抗性前列腺癌患者的疼痛治疗不足,即使研究中严重疼痛的患者也报告镇痛药物使用不足。研究人员使用简明疼痛量表(Brief Pain Inventory,BPI)工具来评估前列腺癌患

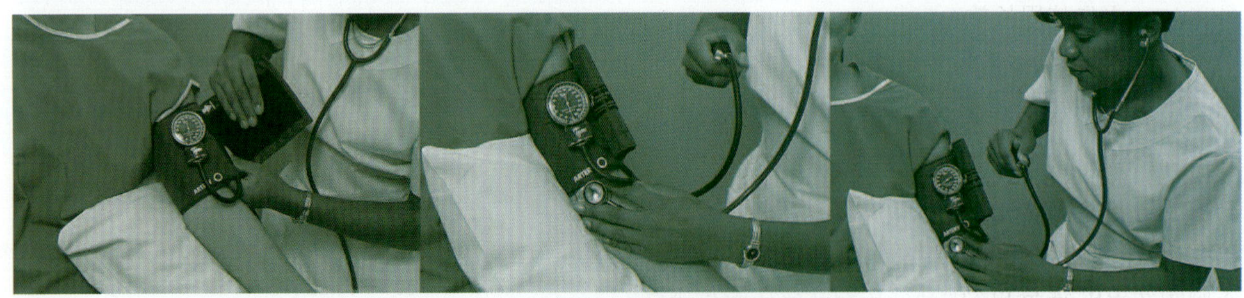

图 5-1 用血压袖带、血压计和听诊器测量血压

(引自 Christian PE, Waterstram-Rich KM: Nuclear medicine and PET/CT: technology and technique, St Louis, 2012, Mosby)

框表 5-1 测量血压的过程

第一步：
患者的准备工作：自我介绍。确保患者处于坐立位或仰卧位，在测量血压前放松5 min。将患者的手臂放在适当位置，使其与心脏保持水平。除去可能干扰血压的情况（去除压迫手臂血液流动的多余衣物）。
第二步：
选择合适的血压袖带尺寸：袖带宽度至少应为10 cm。将袖带缠绕在患者前臂上，并使用INDEX线确定患者的手臂周长是否在范围区域内。否则，请选择合适的袖带。
第三步：
将袖带放在患者的手臂上：定位肱动脉和袖带的位置，使袖带上的ARTERY标记指向肱动脉。将袖带紧紧地缠绕在手臂上，袖带的下部至少在肘窝上方3 cm处。
第四步：
放置听诊器：用中指和示指触摸手臂肘窝处，寻找最强的脉搏声，并将听诊器的隔膜（平坦部分）放在肱动脉上。
第五步：
袖带的准备：用一只手握住橡皮球，用拇指和示指关闭球上的阀门，然后开始打气。
第六步：
给袖带充气。通过快速打气，将袖带充气至高于预期收缩压读数20～30 mmHg。如果该值未知，则将袖带充气至160～180 mm Hg。（如果立即听到脉搏声，则充气应到更高的压力）袖带充气需要7 s或更短的时间。
第七步：
缓慢给血压袖带放气：缓慢打开阀门开始放气。美国心脏协会推荐压力每秒下降2～3 mmHg。较快的速率可能导致测量不准确。
第八步：
听取收缩期读数：当血液开始流经动脉时听到的第一次有节奏的声音是患者的收缩压。起初此声音可类似于敲击声。在第一个声音之后，随着压力缓慢释放，脉冲将变大。
第九步：
听取舒张期读数。持续听到袖带压力下降并且声音消失时。请注意估计节奏声停止时的读数。此为舒张期读数。
第十步：
完成步骤。取下袖带并将值记录为收缩压/舒张压（例如120/80 mmHg）。在存放设备之前，用酒精擦拭听诊器的耳塞和隔膜。

*引自参考文献5,10,18

者的疼痛，通过使用 0 ～ 10 的数字评定量表测量疼痛，其中 0 表示“无疼痛”，10 表示“您能想象的最糟糕的疼痛”。结果显示，40% 的疼痛强度为 4 或更高的患者报告目前没有使用麻醉镇痛药。在 BPI 评分为 7 分或更高（“严重”疼痛）的患者中，只有 27% 报告使用长效麻醉药，18% 报告完全没有使用镇痛药。

癌症疼痛包括由疾病本身引起的疼痛，如肿瘤组织的浸润、压迫或侵犯神经或血管、器官阻塞、感染、炎症及与放化疗相关的毒性反应。

有些放射治疗机构要求放射治疗师在电子病历中记录 BPI 评分以及每日治疗剂量和其他重要信息。此做法更好地提供了关于患者“第五生命体征”的最新信息。

8. 生命体征的临床应用

作为每天与患者互动的治疗师，与护士或放射肿瘤学家（可能根据需要或至少每周一次见到患者）相比，评估、观察和（或）与患者互动的机会更大。在与患者互动的过程中，如治疗师发现异常，及时对患者进行进一步的评估。在其他实验室检查或扫描之前，生命体征可快速提供额外信息，如果需要，可以监测生命体征。生命体征是疾病存在的敏感指标，与疾病严重程度密切相关。表 5-5 提供了温度、脉搏、呼吸和血压升高或降低的临床相关性。训练有素的治疗师将利用他们的临床技能来监测患者，评估患者对治疗的耐受程度，关注可能影响患者健康状况的风险指标。

表 5-5　生命体征的临床应用＊

生命体征	升高或降低	可能的原因	相关信息
体温	升高	白细胞计数减少	白细胞减少可能是由于放疗照射了大量骨髓和（或）某些化疗药物所致
	升高	由细菌、病毒、真菌或寄生虫引起的感染（常见于隐匿性脓肿）	某些患者值得关注，尤其那些肾衰竭或接受大剂量糖皮质激素治疗的老年人不能对感染做出反应
	升高	炎性疾病	狼疮、风湿热、放射治疗等
	升高	组织坏死	心肌梗死、肺梗死、卒中和肿瘤
	升高	肿瘤	白血病、淋巴瘤和实体瘤；某些淋巴瘤的盗汗标志着夜间发热的结束
	降低	体温过低	中暑、贫穷、无家可归和精神病
脉搏	增快	感染	心动过速（> 100次/分）通常伴有发热；脉率与温度升高成正比
	增快	焦虑，甲状腺功能亢进，贫血，运动和β-肾上腺素类药物的使用	放射治疗和癌症诊断可能导致焦虑
	减慢	一些健康的人，尤其是身体条件好的运动员，偶见于严重感染	罕见
呼吸	增快	晚期肺癌引起的上腔静脉综合征所致缺氧	原发性或转移性肺肿瘤可以包围上腔静脉，限制血液回流到心脏
	增快	恐惧、贫血、某些肺癌和疼痛	癌症患者中常见
	增快	劳累过度、肥胖、心功能不全、肺栓塞、感染、肺气肿、气胸、甲状腺功能亢进	呼吸肌无力或麻痹时呼吸加快
	减慢	中枢神经系统抑制药物如阿片类药物、苯二氮䓬类药物、巴比妥类药物和酒精	减轻疼痛的药物通常在放射肿瘤学中用于姑息治疗
	减慢	颅内肿瘤，特别是导致颅内压增高的颅内肿瘤	肿瘤阻塞脑脊液的流动常见颅内压增高，如小儿髓母细胞瘤
血压	升高	高血压的原因很多，包括卒中、心力衰竭和慢性肾衰竭	每位患者均应每周测量血压，既可检测出高血压，又能建立便于比较基线值 减轻疼痛的药物通常在放射肿瘤学中用于姑息治疗 血压下降20 mmHg意味着脱水，特别是接受头颈部，腹部和盆腔放射治疗患者出现恶心、呕吐和（或）腹泻
	升高	中枢性高血压的原因包括肾上腺素瘤、垂体瘤和一些原发性脑肿瘤	罕见
	降低	脱水	血压下降20 mmHg意味着脱水，特别是接受头颈部、腹部和盆腔放射治疗的患者出现恶心、呕吐和（或）腹泻

续 表

生命体征	升高或降低	可能的原因	相关信息
	降低	低血压可能是出血、腹水、烧伤、糖尿病、休克、高热或其他原因引起的	每位患者均应每周测量血压，既可检测出高血压，又能建立便于比较基线值
	降低	过敏性休克	在计算机断层扫描过程中使用碘造影剂可以发生

*数据部分汇编自参考文献18

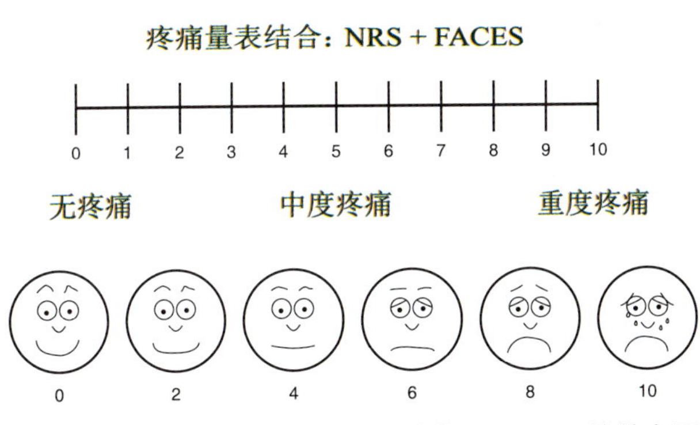

图 5-2 简明疼痛量表工具，通过使用 0 ~ 10 的数字评定量表测量疼痛，其中 0 表示"无疼痛"，10 表示"你能想象的最重度疼痛"，用于评估前列腺癌患者的疼痛。数字评定量表（NRS）可以横向格式与 Wong-Baker FACES 疼痛等级（FACES）组合。如果不容易理解 NRS，则 FACES 量表是另一种选择

（引自 Hockenberry MJ, Wilson D, Winkelstein ML: Wong's essentials of pediatric nursing, ed 7, St. Louis, 2005, Mosby, p1259; and Pasero C, McCaffery M: Pain assessment and pharmacologic management, St. Louis, 2011，莫斯比）

五、筛查

筛查是指对特定疾病无症状的个体进行检测。除了检测早期癌症外，筛查某些癌症可以早期识别癌前病变，可防止潜在的癌症进展。通过筛查早期发现癌症可以明确降低结直肠癌、乳腺癌、宫颈癌和肺癌的病死率。

筛查是患者诊断和管理的基石。它适用于有风险的大量无症状人群，可以早期发现相关疾病。特异性筛查用于有症状、正在接受治疗或随访的患者。进行大规模筛查的决定基于所获得的结果，成本效益及患者的风险。如今筛查的领域旨在明确癌症最早阶段，这意味着大多数癌症患者的治愈率都会提高。20 世纪 60 年代早期，对于无症状患者可用的唯一常规筛查包括胸部 X 线、心电图、全血细胞计数、血液生物化学检查、尿液检查及粪便隐血检查。随着多通道自动分析仪的发展，大多数实验室检查可以进行，其成本与先前进行的少数检查相同。大多数筛查可分为两大类：实验室监测和医学影像学检查。目前存在数百种实验室检查和影像学检查方法。选择合适检查方法必须慎重，除非有合理的理由，否则推荐不进行。

ACS 认为，早期检查和检测可以挽救患者生命并减少乳腺癌、结直肠癌、前列腺癌、宫颈癌、子宫内膜癌、睾丸癌、口腔癌和皮肤癌患者的痛苦。其中一些癌症可以通过自我检查、体格检查和实验室检查［如乳房 X 线检查，巴氏（Pap）检测和前列腺特异性抗原（PSA）血液检查］发现。如一种疾病在人群中具有高发病率或患病率，并且检查具有以适当的敏感性（定义为检查得到真阳性结果的能力）和特异性（定义为检查获得真阴性结果的能力）来产生结果的能力，癌症筛查可能有效。发病率定义为一段时间内疾病的新发病例数，患病率定义为某一特定时间疾病的总发病例数。可以建立筛查以确定一段时间内新癌症病例的发生率。癌症的患病率筛查决定了某一特定时间的病例数。

在美国，女性癌症主要是乳腺癌，男性癌症主要是前列腺癌。因此，大部分人口受益于大规模医学筛查。如果早期发现疾病，可能会降低发病率和死亡率。中国对乳腺癌进行大规模筛查是无效的，因为高危人群较少。然而，食管癌的情况恰恰相反，在中国某些地区，有食管癌风险的人数极高。由于在美国有食管癌风险的人群要少得多，因此对于食管癌的大规模筛查在结果和成本效益方面将不会获益。

近年来，由大规模筛查受到更多关注的疾病包括乳腺癌、肺癌、前列腺癌、结肠癌、宫颈癌、胃癌等。大规模筛查基于获得的特定结果、成本效益及患者的风险。由于当今进行的筛查领域旨在最早识别癌症，因此乳腺癌、肺癌和前列腺癌等高发病率癌症受到更多的关注。

六、乳房

ACS 建议，40 岁及 40 岁以上的女性每年进行乳房 X 线检查，使病变在能被触及前便得以显像。仅有很少的对照研究单独评估了通过乳房自我检查来筛查乳腺癌的有效性。然而，研究已明确乳房 X 线筛查可以提高生存率。高质量的乳腺摄片是检测乳腺癌最有效的技术。截至 2011 年，根据“平价医疗法案”，医疗保险和所有新的健康保险计划都需要完全覆盖乳房 X 线检查，而不需要患者自付费用。有几种成像技术和其他技术可以帮助改善乳腺癌的检测和诊断，其中一些用于传统乳房摄片的辅助，包括以下方面：超声、数字化钼靶片、MRI、PET 和图像引导下乳房活检。

对于那些患乳腺癌有高风险的妇女，建议在 30 岁开始每年做一次乳房 X 线检查，同时做一次 MRI 检查。MRI 应该作为补充但不能取代乳房 X 线摄影筛查。乳房 MRI 检查可以从手臂静脉注射造影剂（通常是二亚乙基三胺五乙酸钆），从而提高 MRI 图像的分辨力。

前哨淋巴结活检的重点是发现乳腺肿瘤淋巴引流的第一站淋巴结，即癌细胞的首次聚集地。使用蓝色染料，放射性物质（锝 -99m 硫胶体），或两者注射到肿瘤附近，然后通过淋巴系统局部吸收，到达前哨淋巴结。外科医师便可以更容易地识别淋巴结，并将其取出检查癌细胞（图 5-3）。如果没有发现癌细胞，腋窝淋巴结清扫可能没有必要。在一项研究中，有 699 名患者进行了前哨淋巴结活检。单纯乳晕下注射放射性示踪剂组中前哨淋巴结定位率为 98.6%，双重注射组中为 94.8%，而真皮注射组中则为 100%（6/6）。仅在乳晕下注射放射性示踪剂，示踪剂到切口的平均时间为 30 ～ 41 min，而皮肤注射为 40 min，双注射患者为 25 ～ 32 min。单独使用术中放射性示踪剂需要 189 美元，而使用蓝色染料为手术的总成本增加了 591 美元。

对乳腺癌肿瘤生物学的认识，需要越来越多地关注乳腺癌的检测和治疗。生物学因素有助于指导治疗策略。越来越多的证据表明，由雌激素受体、孕激素受体和人表皮生长因子受体 2 的表达所定义的乳腺癌代表着不同的生物学表型。雌激素受体阳性，孕激素受体阳性或两者均为阳性的乳腺癌预后较好，因为它们通常对激素疗法有反应。对于治疗人表皮生长因子 2/neu 表达阳性的乳腺癌患者，批准使用的靶向治疗药物包括曲妥珠单抗（赫赛汀）

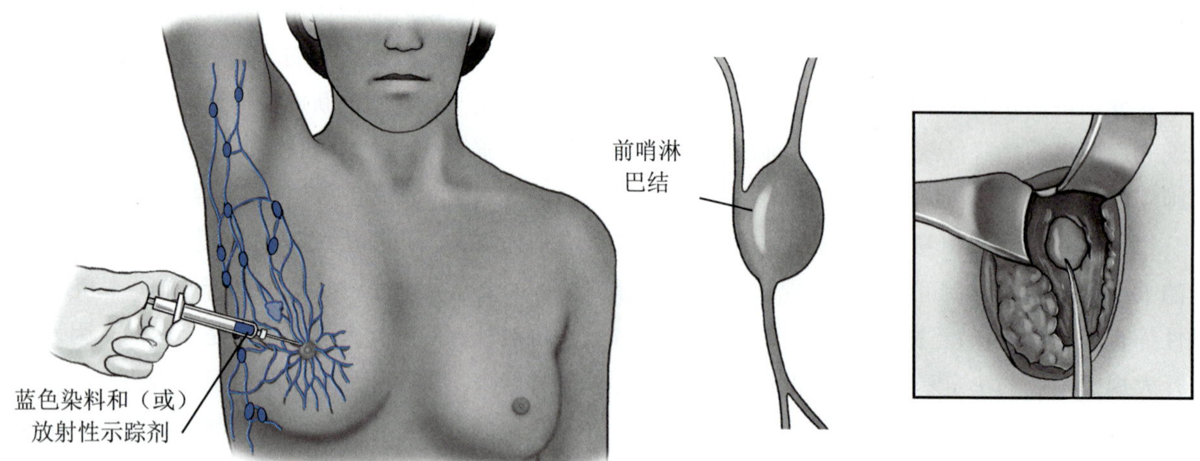

图 5-3 前哨淋巴结探测重点是发现乳腺癌淋巴引流的第一站淋巴结。使用一种蓝色染料或放射性物质（锝 -99m 硫胶体），或两者都被注射到肿瘤附近，然后通过淋巴系统局部吸收，到达前哨淋巴结

和用于晚期疾病治疗的拉帕替尼（泰立沙）。

1. 肺

随着对肺癌生物学认识的提高、螺旋 CT 扫描的出现，以及肺癌治疗的进展，许多研究者评估了 CT 在肺癌筛查中的应用。一些研究表明，使用 CT 筛查肺癌有一定的益处。低剂量螺旋 CT 扫描和痰中分子标志物提高了早期肺癌及更多可手术阶段高危患者的检出率。一项全美范围内的肺筛查试验（National Lung Screening Trial, NLST）研究，已经初步显示了较好的结果。

NLST 是一项随机研究，将低剂量螺旋 CT 与胸部 X 线摄影在筛查重度吸烟者早期发现肺癌方面进行了比较。肺癌是美国癌症相关死亡的主要原因。早期可手术患者的 5 年生存率接近 70%，然而，不可治愈的局部晚期或远处转移的患者占肺癌患者总数的 75%，其 5 年生存率低于 5%。现在一些癌症中心采用复杂的放射治疗计划来治疗早期肺癌，比如在这些计划制订中考虑了肿瘤的呼吸运动。因此早期检测对患者从这种高度专业化的体外放疗中获益至关重要。

如果能早期通过筛查发现无症状的肺癌，肺癌的治疗会更有效，病死率也会降低。一项随机对照试验比较了筛查组与对照组的死亡率，其中对照组不行筛查干预。实验结果分析表明，肺癌的有效筛查显示出可量化的显著获益。

NLST 的结果显示，与标准胸部 X 线检查相比，目前和以前重度吸烟者中，使用螺旋 CT 检查的肺癌死亡人数减少了 20%。该研究的详细情况是从 2002 年 8 月－2004 年 4 月进行研究对象的入组，于 2002 年 8 月－2007 年 9 月进行筛查，随访至 2009 年 12 月 31 日。在随机分组的情况下，入组标准：年龄在 55 ～ 74 岁，有吸烟史至少每年 30 包，如果是以前的吸烟者，在过去的 15 年内已经戒烟。排除标准：以前接受过肺癌诊断的患者，在入组前 18 个月内接受了胸部 CT 检查，有咯血症状，前一年体重减轻超过 15 kg 的患者。共纳入了 53 454 人；26 722 人被随机分配到低剂量 CT 筛查，26 732 人被分配进行 X 线胸片检查。

2. 前列腺

前列腺癌是 50 岁以上的美国男性死亡的主要原因之一，对于前列腺癌患者的筛查仍然存在争议。两项欧洲研究发现，接受 PSA 筛查的男性患前列腺癌的风险较低，而美国的一项研究未发现减少。目前的研究正在探索前列腺癌的新生物标志物以及筛查开始和检测时机的备选患者年龄。目的是识别和治疗患有侵袭性疾病风险最高的男性，同时尽量减少对前列腺癌死亡风险低的男性进行不必要的检测和过度治疗。筛查前列腺癌的两种最常用的方法是数字直肠检查（digital rectal examination, DRE）和 PSA 血液测试。在筛查对象、何时筛查和如果发现癌症应该怎么做这些方面，人们缺乏共识。为了提高筛查工具的有效性，需要对敏感性和特异性进行改进。

有人建议，在筛查前列腺癌的存在时，应考虑的不仅仅是 PSA 值。还应考虑研究已经确定了的其他数据，如患者年龄、初始和重复筛查时的 PSA 水平、前列腺体积、DRE 阳性和经尿道超声检查的数量，以及之前的阴性活检数量。ACS 关于早期前列腺癌检测的指南建议对于预期寿命至少为 10 年的男性，50 岁开始每年进行 PSA 检测和 DRE，并且医师和患者之间应就与测试相关的潜在益处、不足和危害做出决定。如果特异性（无疾病患者的阴性检测概率）较低，诊断测试可能会导致潜在危害。例如，对无症状的 67 岁患者进行的 PSA 可以出现假阳性结果，这意味着诊断测试表明存在疾病，而实际上没有疾病。

大规模筛查的价值取决于风险人群的数量、研究的成本、研究中涉及的风险以及发病率和死亡率的改善。

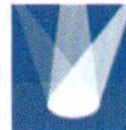

前列腺癌发病率的急剧增加始于 1988 年，那时，前列腺特异性抗原筛查被引入。这种增加不是由于更多的男性患了前列腺癌，而是因为新的检测能够在早期发现更多的病例。发病率在几年后趋于平稳，最近开始下降。这是典型的在引入新的早期检测试验后观察到的模式。最重要的是，近年来死亡率已经开始下降，这可能是由于早期发现造成的。

3. 敏感性、特异性和预测值

确定研究价值的其他方法是敏感性、特异性和预测值。灵敏度定义为当存在疾病时检测给出真正阳性结果的能力。换句话说，从高敏感性中检测出癌症阳性的人可能患有癌症。特异性定义为检测获得真阴性结果的能力。当高特异性检测的结果为阴性时，此人可能没有患癌症。

理想的情况是检测结果是既高灵敏度又高特异度，但是事实上这几乎是不可能的。由于癌症需要评估发病率和死亡率，在所有接受检测的个体中及早发现癌症的能力是非常重要的。当疾病流行病率较低时，更注重高敏感性。通过对患者进行高特异性的进一步测试，对来自高灵敏度测试的癌症的阳性发现进行确认。当疾病流行率高时更注重高特异性。确定测试的灵敏度和特异性会影响其预测价值。阳性测试的预测值随着测试灵敏度和特异性的增加而增加。灵敏度和特异性是用于描述诊断测试的最广泛使用的统计数据。不幸的是，它们对于试图确定疾病概率的临床医生并不总是有帮助的。回顾一下患病率，敏感性和特异性的定义可能会有所帮助：

患病率：任何时间点总体人群患病概率。

发病率：正常人群在一段时间患病概率。

敏感性：患者群中阳性检测概率。

特异性：正常人群的阴性检测概率。

4. 常见的错误来源

医学检查和检测中的错误来源很多。任何医学检查检测总是有一定范围的误差，在检测的进行中也存在错误的可能性。申请表必须完整且正确填写，并尽可能包括患者的人口学统计数据、症状或诊断（如果可以获得）和检测目的。

协调患者的行为活动很重要，必须特别考虑残疾、糖尿病或体弱多病的患者。在检查或检测之前，可能需要额外的时间安排一系列教育与培训活动来使这些患者进行必要的适应，做好准备。必须注意安排检测的顺序，各种检测的协调以及做好患者的准备工作（表 5-6）。例如，如果治疗时间表上的安排患者接受放射治疗并每周第 5 天化疗，那么在预定的化疗日，尽可能近地安排两种治疗对患者更有帮助，除非两种治疗安排太近增加了治疗相关副作用。某些检测需要协调顺序，以便它们不会相互干扰。例如，葡萄糖耐量试验在 2 h 内进行，此时必须抽取血液，如果患者不能按时抽取血液，则测试结果无效。某些检测必须先于其他检测，因为它们可能会干扰后面的检测结果。不充分协调可能导致患者不得不再次经历不舒服的准备过程。此外，许多检测都是侵入性的，可能不舒服，并带来一定的风险。例如重复的放射学检查会导致患者对电离辐射的不必要的暴露。

表 5-6　可能改变测试结果的行为

负责人	行　为
医护人员	申请单填写不完整或不准确
	多种检测协调不完整不准确
	患者教育不完整或不准确
	执行步骤不准确
	标本标签不正确
患者	对指令的理解不正确
	缺乏配合
	不能遵从指令或不服从

七、美国癌症协会关于检测癌症的建议

ACS 强烈建议对乳腺癌、结肠直肠癌、前列腺癌、宫颈癌和子宫内膜癌进行大规模筛查。目前，没有任何组织建议对有肺癌风险的无症状个体进行早期肺癌检测。然而，在以前和现在的吸烟者中，检测肺癌的螺旋 CT 的进步促使 ACS 更新其关于肺癌检测的叙述，强调了风险个体寻求检测的重要性。帮助和教育人们戒烟对肺癌的死亡率统计数据影响最大。表 5-7 提供了很好的建议，概述了按位点和症状筛查和检测。在下一节中，讨论 ACS 早期癌症检测指南，特别针对乳腺癌、结肠直肠癌、前列腺癌和宫颈癌。

1. 乳腺

早期发现女性乳腺癌的具体指导原则强调 20 岁以后开始各种临床步骤，包括临床乳房检查、提高乳房症状认识的教育和 40 岁开始的乳房 X 线检查。乳腺筛查研究的新领域已被提倡，特别是在数字乳腺 X 线线摄影和 MRI 乳腺成像领域，每年约诊断出 240 000 个乳腺癌患者，提高了诊断效率。

数字乳腺成像筛查试验的第一个研究结果发表在 2005 年，这项研究的目的是在大型前瞻性研究中确定数字技术相对于屏幕胶片乳房摄影术是否提高了诊断准确性。该研究在美国和加拿大的 33 个地点进行，其中包括 49 528 名无症状女性。同意参与研究的女性通过数字和屏幕胶片乳腺摄影检查筛查乳腺癌，并由两名放射科医师独立解释检查。以前的研究比较数字乳房 X 线检查和屏幕胶片乳房 X 线照相术，未发现数字乳房摄影术在筛查乳腺癌方面明显比屏幕胶片乳房摄影更准确。2005 年数字乳腺成像筛查试验研究结论也是如此。然而，数字乳房摄影术相比屏幕胶片乳房摄影术具有一定的优势，需要被召回的以进一步评估阳性发现的女性比例更低。

这种优势被认为是数字技术能力的结果，可以调节图像中的对比度，允许医师使图像的一部分变亮或变暗，以及放大关注的区域。Pisano 等得出结论，三个亚组的女性可能会受益于数字乳房 X 线照相术，这主要是因为它能够调节图像对比度和密度等成像因素。这三个亚组是：

（1）年龄小于 50 岁的女性。

（2）绝经前或围绝经期妇女。

（3）乳房密度不均匀或乳腺 X 线显示乳房密度极高。

除皮肤癌外，乳腺癌是美国女性中最常见的癌症。在女性生命中的某个时间发生浸润性乳腺癌的可能性大约是 1/8（12%）。生活在北美的女性患乳腺癌的比例最高。此时，美国大约有 250 万名乳腺癌幸存者。

2. 结直肠

导致结肠直肠癌筛查率低的一个障碍是医生知识不足。在 Gennarelli 等的一项针对中度风险和高风险患者的 ACS 筛查指南的研究中，对这些指南的知识了解非常少，但是随着在低收入少数民族社区提供护理的医师培训水平的提高，对这些指南直接了解确实有了增加。根据正确答案的次数计算得出，医学生在筛查指南问卷中获得 32% 的平均分，住院医师得分较高，为 49%，内科医师的得分为 56%。应该为这些健康专业人员提供进一步的教育培训工作，以提高结直肠筛查工具的利用率。

美国癌症协会认为，预防结直肠癌（而不仅仅是及早发现）应该是接受检测的主要原因。寻找和去除息肉可以防止一些人患上结直肠癌。如果有既能检测结肠息肉又能检测结肠癌的检测方法，就优先选择该检测方法。美国癌症协会建议风险一般的成年人应在 50 岁就开始做结直肠癌筛检，可选择下列检测方法。

息肉和癌症检测方法：

- 每 5 年 1 次可屈性乙状结肠镜检查
- 每 10 年 1 次结肠镜检查
- 每 5 年 1 次双对比钡灌肠
- 每 5 年 1 次 CT 结肠造影

主要检测癌症的方法：

- 每年 1 次粪便隐血检查（FOBT）
- 每年 1 次粪便免疫化学检查
- 粪便 DNA 检测

高风险或风险增加的结直肠癌患者应在 50 岁之前开始做结直肠癌筛检，并且频率应该增加。以下情况将使风险增加：①个人有结直肠癌或腺瘤性息肉病史；②个人有炎症性肠道疾病史（溃疡性结肠炎或克罗恩病）；③有严重的家族结直肠癌或息肉患病史；④有已知的家族遗传性结直肠癌综合征患病史，如家族性腺瘤性息肉或遗传性非息肉结直肠癌。

3. 前列腺

2010 年，美国癌症协会更新了 2001 年前列腺癌早期检测指南。该指南指出，男性如果预期生存时间为 10 年以上，应该充分了解前列腺癌筛检相关的潜在好处、风险和不确定性后，结合医师的建

表 5-7 无症状一般风险人群癌症早期检测的筛查指南

癌症部位	人 群	检测或程序	频 次
乳腺	20岁或以上的女性	乳腺自我检查（BSE）	女性可选择不做乳腺自我检查，也可选择定期（每月1次）或不定期做乳腺自我检查。但是，对于20多岁的女性，应该向她们介绍乳腺自我检查的好处及局限性。不论她们是否做乳腺自我检查，都应向她们强调，如乳腺出现任何新症状，都应及时告知专业医生。对于选择做乳腺自我检查的女性，应该给予指导，并在定期健康检查时借机检查她们的自我检查方法是否恰当
		临床乳腺检查（CBE）	建议二三十岁的女性在做定期健康检查时做临床乳腺检查，最好每3年至少1次。40岁及40岁以上的无症状女性应在健康检查时坚持做临床乳腺检查，最好每年1次
		乳腺X线照射	40岁开始每年进行乳腺X线照射检查*
子宫颈	21～65岁的女性	巴氏涂片检查及HPV DNA检测	女性应从21岁起便开始做宫颈癌筛检。21~29岁的女性应该每3年做1次常规或液基巴氏涂片检查。30～65岁的女性应该每5年做1次HPV检测和巴氏涂片检查（首选），或每3年进行1次巴氏涂片检查（可接受）。在过去10年内巴氏涂片检查结果连续3次或3次以上均为阴性，或者HPV检测和巴氏涂片检查结果连续两次或两次以上均为阴性的65岁及65岁以上的女性以及行全子宫切除术的女性，应停止做宫颈癌筛检。任何年龄段的女性都不应每年都接受筛检，即使采用不同的筛检方法也不行
结直肠	50岁及以上的男性及女性	粪便隐血检查(FOBT)，癌症检测敏感性至少50%，或粪便免疫化学检查(FIT)，癌症检测灵敏度至少50%	从50岁开始每年检查1次。建议在家自行检测，可遵照厂家说明书进行粪便收集和采样。临床医生在直肠指检时，指尖可采集到单个粪便标本。但不推荐采用这种粪便标本进行隐血检查。常规粪便隐血检查也不推荐，与粪便隐血检查相比，粪便免疫化学检查更易被患者接受，在敏感性和特异性方面也相等甚至更优。首次检查结果为阳性，则不必再进行粪便隐血检查
			50岁开始应进行不定期粪便DNA检测
		粪便DNA检测	50岁开始，每5年检查1次。可以只进行可屈性乙状结肠镜检查，也可以考虑每5年进行1次可屈性乙状结肠镜检查，联合每年进行1次的高敏感性粪便隐血检查或粪便免疫化学检查
		可屈性乙状结肠镜检查（FSIG）	50岁开始，每5年检查1次
		双对比钡剂灌肠（DCBE）结肠镜检查	50岁开始，每10年检查1次
		CT结肠造影	50岁开始，每5年检查1次
子宫内膜	更年期女性		对于处更年期、风险一般的女性，应告知她们子宫内膜癌的风险和症状，并强烈建议其在遇到任何意外出血或污物排泄情况时，应及时告知医师

续 表

癌症部位	人 群	检测或程序	频 次
肺	吸烟或有过吸烟史且吸烟指数至少为40的55～74岁健康人群低剂量螺旋CT（LDCT）		可接触到高容量、高质量肺癌筛检和治疗中心的医师应该针对那些年龄在55～74岁看似健康但至少有30年吸烟史的吸烟者或过去15年内已经戒烟的患者展开一次肺癌筛检讨论。决定进行肺癌筛检之前应该了解低剂量螺旋CT肺癌筛检的潜在好处、局限性和伤害，和医生一起做出决定。对于吸烟者，讨论的重点仍应放在建议其戒烟上，应该告知他们吸烟有患肺癌的持续风险。肺癌筛检并不意味着就不用戒烟
前列腺	50岁及50岁以上的男性	直肠指检（DRE）和前列腺特异性抗原检测（PSA）	男性如果预期生存时间为10年以上，应该充分了解前列腺癌筛检相关的潜在好处、风险和不确定性后，结合医师的建议，把握机会与医师一起决定是否接收前列腺癌筛检。进行前列腺癌筛检前应充分了解后做决定
癌症相关的健康检查	20岁及20岁以上的男性和女性		定期健康检查时，癌症相关的健康检查应包括甲状腺癌、睾丸癌、卵巢癌、淋巴结癌、口腔癌、皮肤癌检查以及关于烟草、日光暴晒、饮食及营养、风险因素、性行为、环境和职业暴露的健康咨询

来源：美国癌症协会，“癌症预防及早期检测：事实和数据”，网址：www.cancer.org，2014年1月

*从40岁开始，每年进行一次临床乳腺检查，并在此之后进行乳腺X线照射

2008年批准用于结直肠癌筛检的粪便DNA检测不再作为市售检测方法。新的粪便DNA检测方法目前正处于评估阶段，将来也许可以采用

议，把握机会与医师一起决定在进行前列腺癌筛检时是否接受直肠指检和血清前列腺特异性抗原检测。现在没有足够的数据表明应该推荐还是反对采用前列腺特异性抗原检测进行早期前列腺癌检测。美国癌症协会建议 50 岁开始做检查；具有前列腺癌一般风险且预期生存时间 10 年上的男性，应该了解早期前列腺癌筛检相关的潜在好处和已知局限性后，把握机会做出决定。前列腺癌高风险男性（非洲裔美国人或近亲中有 65 岁之前查出前列腺癌的男性）应该从 45 岁开始跟医师讨论这个话题。风险更高的男性（近亲中有年轻时查出前列腺癌的男性）应该 40 岁就开始跟医师讨论这个话题。所有男性都应该充分了解检查和早期检测的好处和局限性，以根据个人观念和偏好做出决定。

4. 子宫颈

美国癌症协会宫颈癌筛检指南给出了当前对潜在流行病的理解，特别是人乳头瘤病毒（HPV）的因果作用。美国癌症协会根据女性的年龄、筛检史及其选择的筛检和诊断技术给出了多种监控策略建议。宫颈癌筛检已能成功降低宫颈癌的发病率和死亡率。

2012 年，美国癌症协会对宫颈癌筛检指南进行了更新。简单来说，最新的建议针对最有可能受益的女性群体（即特定年龄段）的筛检，延长筛检的间隔时间，降低针对 HPV 感染和细胞学变化的过度筛检和过度诊断带来的伤害。该建议也指出了 HPV 检测等更新筛检技术的作用和使用方法。目前在发达国家宫颈癌是控制最成功的疾病之一。随着年轻女孩接种经批准的 HPV 免疫疫苗，可能会进一步降低宫颈癌的发病率。在发展中国家，防治宫颈癌的负担较重，通过接种 HPV 病毒疫苗、筛检和治疗实现宫颈癌的综合控制应该是首要任务。

- 宫颈癌筛检（检测）应在 21 岁开始。年龄小于 21 岁的女性不应做此检查。
- 12 ～ 29 岁的女性应每 3 年进行 1 次常规或液基巴氏涂片检查。
- 对于年龄在 30 ～ 65 岁的女性，应每 5 年进

行 1 次 HPV 检测和巴氏试验检查（首选），或单独每 3 年进行 1 次巴氏检查（可接受的）。

• 年龄超过 65 岁的女性，在过去 10 年中连续 3 次或更多次阴性巴氏试验，或连续 2 次或更多次 HPV 和巴氏试验阴性，最近一次测试发生在 5 年内，以及有过女性全子宫切除术史者，应停止宫颈癌筛查。一些女性由于其病史，可能需要针对宫颈癌进行不同的筛查。

目前正在进行研究，以测试可预防 HPV 最常见的高风险亚型感染的疫苗，特别是 HPV16 和 HPV18，两种亚型占宫颈癌的 70%。美国疾病控制预防中心的最新数据显示，32% 的目标女性青年接种了 3 剂 HPV 疫苗。疫苗疗效的早期结果非常肯定。

5. 实验室检测

当今有数以百计的实验室检测方法。一些检测用于分析血液和骨髓的组成并排除血液疾病。血液学检测涉及血细胞，而血液化学测试则检查血液中的化学物质。微生物学检测有助于检测可能引起感染的特定生物。进行尿液检测以分析尿液的组成和浓度。这有助于发现肾脏和泌尿系统疾病以及内分泌或代谢紊乱性疾病。进行粪便检测以检查消化和代谢紊乱的废物，这有助于检测胃肠道疾病和疾病，如出血、阻塞、阻塞性黄疸和寄生虫病。检查还包括免疫系统，免疫学研究检查抗原 - 抗体反应。进行血清学检查以诊断肿瘤疾病、传染病和过敏反应等问题。应始终获得基线值以观察任何偏差。表 5-8 包含完整血细胞计数的正常范围。根据使用的方法，各个机构的参考值可能会有所不同。

八、医学影像学

身体的生理学和解剖学信息可以以多种方式形成影像，并且所使用的成像方法可以非常简单或也可能异常复杂。每种影像学检查方法对患者而言意味着不同的风险因素。例如，非侵入性手术风险非常小。而诸如活组织检查之类的侵入性方法风险相对较大，但可接受的风险度取决于许多因素。医师应和患者充分讨论任何诊断性影像手段实施的风险和益处。

1. 电脉冲

一些医学成像技术使用身体的电脉冲来确定心脏、大脑和肌肉的功能。心电图显示心肌的电导率。这有助于检测和诊断心脏疾病。在检查期间，记录表示电脉冲的波形图案。医师研究波形模式以检查是否有任何偏差。脑电图记录脑电波活动，这有助于检测和诊断癫痫症、脑干疾病、脑损伤和意识状态。肌电图测量肌肉的电导率，从而帮助检测和诊断神经肌肉相关问题。

2. 核医学成像

核医学成像引入了特殊的放射性核素（放射性物质）。放射性核素或放射性药物是经历放射性衰变的同位素，它通常以 γ 射线的形式发出辐射。它是一种不稳定的元素，试图通过发射几种类型的电离辐射来达到稳定。根据诊断程序，可以注射、吞咽或吸入放射性核素。放射性核素进入患者体内后，它遵循体内特定的代谢途径。几分钟到几个小时之后，将成像装置放置在患者体外，并且测量和成像来自放射性核素的所得辐射。

三种最常见的成像设备是 γ 相机、直线扫描仪和 PET 扫描仪。大型 γ 相机不会移动并同时观察

表 5-8　全血细胞计数的正常范围

血液成分	范　围
白细胞	5 000～10 000 / mm^3
红细胞	3.90万～540万/ mm^3
血红蛋白	12～16 g / dL
血细胞比容	37%～47%
差异白细胞	
中性粒细胞	42%～72%
淋巴细胞	17%～45%
单核细胞	3%～10%
嗜酸性粒细胞	0～4%
嗜碱性粒细胞	0～2%
血小板	150 000～425 000 / mm^3

整个感兴趣区域。直线扫描仪从感兴趣区域的顶部或底部开始，并从一侧扫描到另一侧，直到整个感兴趣区域成像为止。该方法可用于检测骨中的转移性癌症。近年来，PET成像在肿瘤学中应用特别广泛，常用作诊断工具。除了解剖图像之外，这种模式还可以观察器官的功能和血流。PET扫描仪通过创建组织中发生的化学变化的计算机化图像来工作。给患者注射糖（葡萄糖）和少量放射性物质的组合。放射性糖可以帮助定位肿瘤，因为癌细胞比体内其他组织吸收或吸收糖更快，而葡萄糖是细胞新陈代谢的重要组成部分。

在接受放射性药物后，患者静止约45 min，同时药物在整个身体内循环，如果存在肿瘤，放射性糖将在肿瘤中累积。然后患者躺在扫描床上，在45 min的时间内逐渐移动PET扫描仪6次或7次，在此期间扫描仪检测到辐射并将此信息转换为由放射科医师解释的图像。一些研究人员正在回顾分析将PET扫描仪与CT扫描仪的诊断能力相结合的好处，以最大限度发挥两种成像设备的优势。

3. 常规放射学检查

常规放射学检查方式包括对比和非对比类型。使用造影剂如钡和碘浓缩物有助于可视化射线穿透的解剖结构。如果解剖结构是射线可透过的，则X线不会被结构完全吸收，因此不能在图像上显示。例如，结肠中的气体和粪便可以在没有对比的情况下可视化。然而，为了可视化结肠的结构、位置、填充和运动，需要一种基于巴氏的造影剂。为了使食管可见，患者必须饮用钡剂。骨骼具有相对较高的密度，可以在没有对比介质的情况下进行演示。

常规非对比检查包括胸部X线检查；乳房X线照片；包括肾脏、输尿管和膀胱的腹部图像；以及头骨、脊柱和其他骨骼的X线片。对比研究包括但不限于肾脏、上下消化道及血管。对比检查也用于CT和MRI研究。

4. CT检查

CT于20世纪70年代初在英国首次应用，最初开发用于研究大脑的横断面，至今仍然在使用，头部、胸部、腹部和骨盆的CT扫描已经成为常规。CT扫描仪将复杂的X射线图像数字化并将其存储在计算机中。可以重建三维图像用于修复重建外科以及放射治疗计划。

与常规放射学相比，CT成像具有几个优点。通过围绕患者旋转360°的X线球管，收集数据，该数据可以在多个平面中以数字方式重建，允许医师在三维显示器中看到结构。这消除了在常规射线照片上常见的结构覆盖的问题，并且为了诊断目的提供了更多的数据来评估。此外，密度数据更容易区分空气、软组织和骨骼。换句话说，人们可以看到各种结构之间的灰色阴影的更大程度的对比度。CT扫描也比MRI扫描便宜。

5. 磁共振成像

磁共振成像（MRI）是通过使用射频波和强磁场的组合来创建身体的诊断图像的方法。与核医学和放射学不同，MRI不使用电离辐射来产生图像。MRI能够比CT更大程度地展示软组织。然而，CT可以比MRI单位更好地展示骨骼。

MRI在临床上越来越受欢迎，因为它是一种非侵入性检查方法，迄今为止，没有显示出有害的晚期副作用。

此外，图像质量在特定解剖区域中更好（例如脑和脊髓）。与CT扫描相比，MRI有几个缺点：使用起来很昂贵；不能用于金属装置的患者，如心脏起搏器；不能用于幽闭恐惧症的患者（但可以使用具有更开放设计的新MRI系统）。MRI技术提供多个平面的图像重建，包括横断位、矢状位和冠状位。

九、超声诊断

超声是最便宜的成像技术之一。它快速而简单，通常只会导致患者最小的不适。超声波与射线成像的不同之处在于，它的图像是用高频声波而不是电离辐射产生的。超声波，也称超声波检查，是一种成像技术，其中高频声波从组织和内部器官反弹，产生称为声波图的图像。在超声检查期间，临床医生在待成像的区域上涂抹薄的润滑胶涂层。这种润滑胶改善了声波的传导。称为换能器的手持设备将声波引导通过皮肤朝向特定组织或器官。当声波从组织反射回来时，由波形成的图案在计算机上产生二维图像。超声波已被用于乳腺癌筛查和前列腺定位和体积计算。

在乳腺癌筛查中，超声波可以用作其他诊断手段的补充，例如乳房X线照相术或细针穿刺活检。超声不用于常规乳腺癌筛查，因为它不能始终如一地检测某些癌症的早期征兆，例如乳房中钙的微钙化，这种钙不能被感觉到，但可以在传统的乳房X线照片上看到。有时，一组微钙化可能表明存在癌症。

超声已被广泛用于妇科和产前成像。可以在不暴露于电离辐射的情况下研究胎儿体重、生长和解剖结构。超声显示软组织结构的能力有助于证明胆结石、肾结石和肿瘤。

十、癌症诊断（活检）

组织学证据对于诊断癌症至关重要。通过刮擦、针吸、穿刺活检、切取活检和切除活检获得诊断组织。

脱落细胞可以从身体的所有部位找到，可以是故意刮掉或自然脱落的细胞，它们可以在尿液、痰液、粪便和黏液中找到。

脱落细胞检查非常有助于鉴别肿瘤性疾病，特别是在宫颈癌和肺癌。但唯一的问题是，看见的单个细胞无法确定其是侵袭性还是非侵袭性。

获得组织的其他方法是细针穿刺、切取和切除活组织检查。门诊患者可以在局部麻醉的基础上进行细针穿刺活组织检查和切取活组织检查。但细针穿刺获得的组织量较少。

而切取活检（图1-6）可以切取肿瘤的一部分用于诊断。病理学家在显微镜下观察活检标本，诊断有时还需要组织标本进行化学染色以突出显示细胞的细胞质和细胞核的特定部分或扩增DNA的特定区域。

切除活检包括整个肿瘤的完整切除以用于诊断，这样诊断更准确，因为病理学家可以通过检查肿瘤侵犯范围来确实肿瘤的边界。如果切缘“干净”或“阴性”，则意味着在活检标本的切缘没有发现疾病。而“阳性切缘”意味着在标本的切缘发现疾病，肿瘤侵犯到活检区域之外，需要进一步检查和治疗。

检测发现癌症时，还需确定其是否存在转移。肿瘤标志物的使用可以帮助检测播散性的疾病。肿瘤标志物是由肿瘤产生和释放，可以在血清、血浆或其他体液中检测到的一种分子。肿瘤标志物可用于检测特定组织类型，如PSA检测可用于前列腺癌的诊断、治疗效果的检测。

十一、分期系统

癌症的组织学诊断确定后，还需要进行分期，分期有助于确定疾病的解剖范围。癌症治疗就是基于组织学诊断及分期。大多数癌症在不治疗的情况下，会自然生长并通过直接蔓延超出原发部位，然后侵犯淋巴和血液系统转移到远程器官。癌症的分期就是基于这一基本情况。

无论个体研究人员，还是专业人士、委员会和其他团体对于癌症的分期建议常常不统一。所以参与分期的主要组织共同建立了国际抗癌联盟、国际妇产科联盟和美国癌症联合会。

美国癌症联合委员会对原发肿瘤、淋巴结、转移灶（TNM）的分期系统的定义见表5-9（不包括具体分期内容）。分期系统的另一方面是组织学类型和组织学分级，组织学类型是指细胞类型，组织学分级是指细胞的分化程度。例如，组织学类型可以是鳞状细胞癌，组织学分级表示病变细胞与正常鳞状细胞的相似性。方框5-2列出了组织病理学分级情况。

另一个方面，分期使用符号0～Ⅳ期来表示肿瘤的期别。0期通常表明原位癌，Ⅰ期和Ⅱ期表示肿瘤较小，局部和区域淋巴结的侵犯较早，没有远处转移（定义为癌症扩散超出原发肿瘤部位），或两者兼而有之。Ⅲ期表示肿瘤局部侵犯更广泛，可能有区域淋巴结侵犯。Ⅳ期表示局部晚期肿瘤侵犯区域淋巴结以外的其他区域。0～Ⅳ期的分类通常

表 5-9 TNM 临床分期

TNM 分期	分期说明
原发肿瘤（T）	
TX	原发肿瘤无法评估
T0	没有原发肿瘤的证据
Tis	原位癌
T1, T2, T3, T4	原发肿瘤的大小和（或）局部浸润范围逐渐增大
区域淋巴结（N）	
NX	区域淋巴结无法评估
N0	无区域淋巴结转移
N1, N2, N3	区域淋巴结的侵犯逐渐增加
远处转移（M）	
MX	远处转移无法评估
M0	无远处转移
M1	有远处转移

来自美国癌症联合委员会：AJCC癌症分期手册，第7版，芝加哥，2010年，美国癌症联合委员会。TNM，原发肿瘤，淋巴结，转移

与 TNM 分期组合在一起。例如，0 期，TisN0M0，表示非常早期的局部肿瘤。Ⅱ期，T2N0M0 表示进展期的肿瘤。Ⅳ期，任何 N，M1，表明晚期肿瘤。

框表 5-2 组织病理学分级（G）

GX	无法评估
G1	分化良好
G2	中分化
G3	低分化
G4	未分化

使用 TNM 分期系统用于特定类型的癌症，美国癌症联合委员会已将 TNM 名称的各种组合分组，以表明具体的癌症的期别。例如，将 AJCC 分期系统用于乳腺癌将产生以下 TNM 名称，分为 4 个不同的期别（注意，好几个分期包括多种期别组合，特别是 IIA，IIB 和 IIIA 期）：

I 期	T1 N0 M0
IIA 期	T0 N1 M0 或 T1 N1 M0 或 T2 N0 M0
IIB 期	T2 N1 M0 或 T3 N0 M0
IIIA 期	T0 N2 M0 或 T1 N2 M0 或 T2 N2 M0 或 T3 N1M0 或 T3 N2 M0
IIIB 期	T4 任何 NM0 或任何 TN3 M0
IV 期	任何 T 任何 NM1

需要准确的临床描述和癌症的准确分类（分期）有以下几个原因：

- **协助内科医师和放射治疗团队制订治疗计划**
- 提示预后，这可能是决定预后的众多因素之一
- 协助评估治疗结果。特别是采取了多种治疗手段时，帮助评价各组病例的治疗效果
- 利于一个治疗中心与其他治疗中心的信息交流

十二、总结

如本章前面所述，医学是发现问题和系统学习研究并逐渐积累的学习过程，这个过程帮助我们检测、诊断、治疗和管理疾病。

根据 ACS 报告，癌症作为一个主要的健康问题，预防和早期发现癌症是挽救生命、减少痛苦和消除癌症的有效策略。

生命体征包括体温、脉搏、呼吸、血压和患者的疼痛评估，在体格检查及在整个放射治疗期间几乎均需要检测记录生命体征。

预防方面包括了阻止癌症发展的措施。早期筛查旨在通过检测尽早发现疾病，如乳房 X 线检查、巴氏涂片、结肠镜和血液 PSA 检查。前哨淋巴结检查是为了寻找乳腺癌淋巴转移的第一站淋巴结。

癌症确诊并明确病变范围后可以开始适当的治疗，TNM 分期系统应用于治疗方案的选择及疗效预测。

? 复习题

登录我们的网站可以找到复习题的答案：

http://evolve.elsevier.com/Washington+L eaver/principles

1. 如果某个疾病在人群中具有较高的发病率和患病率，某种筛查手段具有适当的____和特异性来发现此类疾病，那么这项早期筛查手段是有效的

   A. 发生率

   B. 敏感性

C. 范围

D. 费用因素

2. 测量脉搏必须观察的项目是

Ⅰ. 节率

Ⅱ. 节律

Ⅲ. 特点

A. Ⅰ和Ⅱ

B. Ⅰ和Ⅲ

C. Ⅱ和Ⅲ

D. Ⅰ、Ⅱ和Ⅲ

3. 以下哪项不是美国癌症协会推荐的早期癌症的筛查手段

A. 乳腺癌的乳腺摄影术

B. 巴氏涂片检查

C. 血液前列腺特异性抗原检查

D. 颅内肿瘤的 CT 扫描

4. 以下哪项陈述是错误的

A. 超声波检查使用的是高频超声

B. CT 扫描的分辨率高于 X 线

C. MRI 扫描是使用电离辐射

D. 大多数侵入性操作会给患者带来一定风险

5. 白细胞的下降可能是因为大量骨髓受到照射和（或）某种化疗药物所致。哪种手段最可能检测到患者白细胞下降

A. 完整的血细胞计数

B. 脉搏

C. 血压

D. 呼吸

6. 脱落细胞是通过以下哪种方式收集组织的

A. 穿刺活检

B. 细胞刮片

C. 切取活检

D. 切除活检

7. 有助于方便与患者沟通的因素不包括

A. 让患者放松的沟通能力

B. 提出清晰简明的问题

C. 使用专业术语

D. 使用患者和谈话者都能容易理解的语言

8. 与筛选检查有关的敏感性定义为

A. 检测出真阳性结果的能力

B. 检测出真阴性结果的能力

C. 一段时间内新发病例的数量

D. 帮助患者理解检查结果的能力

9. 肿瘤普查是基于以下所有方面，除了

A. 获得特定结果

B. 经济效益

C. 给患者带来的风险

D. 地理位置。

10. 以下哪些是医疗记录的一部分

Ⅰ. 实验室检测结果

Ⅱ. 病史

Ⅲ. 模拟和治疗相关的图像

A. Ⅰ和Ⅱ

B. Ⅰ和Ⅲ

C. Ⅱ和Ⅲ

D. Ⅰ、Ⅱ和Ⅲ

? 思考题

1. 为什么疾病的检测和诊断，特别是癌症，越来越多地依赖于放射学和病理学这两个专业？

2. 讨论放射治疗中获得特有的生命体征的三种临床应用。

3. 什么是前哨淋巴结活检？为什么要进行此项检查？

4. 预测至少 3 种类型癌症的大规模筛查的好处。

5. 分步骤描述测量肱动脉血压的过程。

6. 应用 TNM 分期系统来协助治疗体现在哪些方面？

7. 比较乳腺癌、前列腺癌、宫颈癌和结肠癌的早期筛查方法的差异。

8. 列举至少 3 种用于典型乳腺癌、前列腺癌和结肠癌患者的影像学检查手段。

（译者：马代远　杜国波　皈燕　审校：兰美）

参考文献

1. American Cancer Society: *Cancer facts and figures,* Atlanta, 2014, American Cancer Society.
2. American Cancer Society: *Cancer Prevention & Early Detection Facts &Figures*, Atlanta, 2014, American Cancer Society. 2014.
3. American Cancer Society: Cancer Facts and Figures 2014 Supplemental Data, Available at http://www.cancer.org. Accessed February 12, 2014.
4. American Joint Commission on Cancer: *AJCC cancer staging manual*, ed 7, New York, 2010, American Joint Commission on Cancer.
5. Anderson K: *10 steps to accurate manual blood pressure measurement* (website). http://blog.suntechmed.com/blog/32-bp-measurement/220-10-steps-to-accurate-manual-blood-pressure-measurement. Accessed November 7,2014.
6. Bahl A., Oudard S., Tombal B., et al.: Impact of cabazitaxel on 2-year survival and palliation of tumour-related pain in men with metastatic castration-resistant prostate cancer treated in the TROPIC trial, *Ann Oncol* 24(9):2402–2408,2013.
7. Boiselle P.M.: Computed tomography screening for lung cancer, *JAMA*20 309(11):1163–1170, 2013.
8. Centers for Disease Control and Prevention (CDC): National and state vaccination coverage among adolescents aged 13 through 17 years–United States, 2010, *MMWR Morb Mortal Wkly Rep* 60:1117–1123,2011.
9. Chao K.S.C., Perez C.A., Brady L.W.: *Radiation oncology management decisions*, Philadelphia, 2011, Lippincott Williams & Wilkins.
10. Christian P.E., Waterstram-Rich K.M.: *Nuclear medicine and PET/CT:technology and technique*, St. Louis, 2012, ElsevierMosby.
11. Cleeland C.S., Gonin R., Hatfield A.K., et al.: Pain and its treatment in outpatients with metastatic cancer, *N Engl J Med* 330:592–596,1994.
12. Collins J.F., Lieberman D.A., Durbin T.E., et al.: Accuracy of screening for fecal occult blood on a single stool sample obtained by digital rectal examination: a comparison with recommended sampling practice, *Ann Intern Med* 142:81–85,2005.
13. DeVita V.T., Lawrence T.S., Rosenberg S.A., et al.: *DeVita, Hellman, and Rosenberg's cancer: principles and practice of oncology*, ed 11, Philadelphia, 2011, Lippincott Williams & Wilkins.
14. Fujimori M., Uchitomi Y.: Preferences of cancer patients regarding communication of bad news: a systematic literature review, *Jpn J Clin Oncol* 39(4):201–216,2009.
15. Gennarelli M., Jandorf L., Cromwell C., et al.: Barriers to colorectal cancer screening: inadequate knowledge by physicians, *Mt Sinai J Med* 72:36–44,2005.
16. Halperin E., Wazer D.E., Perez C., Brady L.: *Perez and Brady's principles and practice of radiation oncology*, ed 6, Philadelphia, 2013, Lippincott Williams &Wilkins.
17. Johnson C.B., Boneti C., Korourian S., et al.: Intraoperative injection of subareolar or dermal radioisotope results in predictable identification of sentinel lymph nodes in breast cancer, *Ann Surg* 254(4):612–618,2011.
18. LeBlond R.F., Brown D.D.: *DeGowin's diagnostic examination*, ed 9, New York, 2009, McGraw-Hill.
19. Lewin J.M., D'Orsi C.J., Hendrick R.E., et al.: Clinical comparison of full-field digital mammography and screen-film mammography for detection of breast cancer, *AJR Am J Roentgenol* 179:671–677,2002.
20. Lewis S.M., Dirksen S.R., Heitkemper M.M., et al.: *Medical-surgical nursing: assessment and management of clinical problems*, ed 8, St. Louis, 2011,Mosby.
21. National Cancer Institute: Health Insurance and the Affordable Care Act, Available at http://www.cancer.gov/. Accessed November 7, 2014.
22. Marks R.M., Sachar E.J.: Undertreatment of medical inpatients with narcotic analgesics, *Ann Intern Med* 78:173–181, 1973.
23. National Lung Screening Trial Research Team: The National Lung Screening Trial: overview and study design, *Radiology* 258(1):236–242, 2011. Accessed December 3, 2013. www.radiology.rsna.org.
24. National Pharmaceutical Council: *Pain: Current understanding of assessment, management and treatments (website)*.www.npcnow.org/publication/pain-current-understanding-assessment-management-and-treatments. Accessed November 7,2014.
25. O'Toole M.: *Mosby's dictionary of medicine, nursing and health professions*, ed 9, St. Louis, 2013, Mosby.
26. Pisano E.D., Gatsonis C., Hendrick E., et al.: Diagnostic performance of digital versus film mammography for breast-cancer screening, *N Engl J Med* 353:1773–1783,

2005.

27. Roobol M.J., Schroder F.H., Kranse R.: A comparison of first and repeat (four years later) prostate cancer screening in a randomized cohort of a symptomatic men aged 55-75 years using a biopsy indication of 3.0 ng/ml (results of ERSPC, Rotterdam), *Prostate*66:604–612, 2006.
28. Sapir R., Catane R., Kaufman B., et al.: Cancer patient expectations of and communication with oncologist and oncology nurses: the experience of an integrated oncology and palliative care service, *Support Care Cancer* 8:458–463,2000.
29. Smith R.A., Cokkinides V., Brawley O.W.: Cancer screening in the United States, 2012: areview of current American Cancer Society guidelines and current issues in cancer screening, *CA Cancer J Clin, Jan* 19, 2012. Epub ahead of print. from references5,10, and 18.

第 6 章

医学影像

目的

- 列出并描述X线平片、荧光透视和计算机断层扫描模拟器成像组件和操作
- 描述典型X射线管的组成以及X射线产生机理
- 比较和对比诊断范围内的X线与物质的相互作用
- 应用技术增强图像细节和改善图像失真
- 解决与放大相关的问题
- 比较各种成像技术，包括传统胶片、光刺激板和平板探测器，用于放射肿瘤射野定位和验证。可用于门户定位和放射肿瘤学验证
- 描述与数字图像处理相关的概念
- 比较和对比使用兆伏级和千伏级机载成像应用
- 解释以下每种模式的图像形成的基本原理：计算机断层扫描、锥体束计算机断层扫描，磁共振成像，超声和核医学
- 描述图像引导放射治疗的概念及其应用

医学成像在许多癌症患者的诊断和治疗中起着关键作用。在放射治疗中，它提供了一种观察人体内部的方法。在这个过程中使用的 X 线可以穿透物质并在胶片或其他数字接收器上创建图像。这个信息帮助肿瘤放射治疗医师实现肿瘤放射治疗的一个重要目标：对肿瘤组织（癌细胞）放射剂量最大化，并对周围正常组织的剂量最小化。

近年来，由于数字成像技术的进步，医学成像已经发生了部分变化。处理大量数据的微处理器速度和计算机内存的进步呈指数级逐年增长。这些进步使数字成像成为医疗诊断和放射治疗成像必不可少的手段。正如数码相机的销量远远超过 35mm 老式相机一样，医学成像正在经历类似的转变。

使用数码相机，现在可以在短时间内获取 5 岁孙女的图像，上传到计算机，并通过电子邮件发送给远方的祖母，而无须在照片冲印室加工处理。使用数码相机、手机或各种医疗设备可获得在清晰度和分辨率方面达到了相当的质量的数字图像。获取和共享医学图像的类似方法一直在缓慢地转变医学成像。医学图像现在可以在瞬间获得，无须化学处理，而通过数字化可以在整个放射治疗部门共享。

在治疗机上拍摄的数字放射治疗射野图像与使用传统胶片和录像带方法获得的图像质量相似或稍好一些。患者在放射治疗位置上的计算机化数字图像可以在瞬间捕获，上传到计算机检查或提高图像质量，然后传送至医院另一部分的医师进行查看。这个过程比传统获取和查看医学图像的方法更快，更有效。存档数字图像并将这些图像从医院内的一个工作站传输到另一个工作站，其能力远远优于传统共享和存储模拟图像及射野图像的方法。

医学成像模式（图 6-1），如计算机断层扫描（CT）、磁共振成像（MRI），正电子发射断层扫描（PET）和超声波使用各种数字成像概念。医学成像通过使用更小且更稳健的装置来产生更高质量的图

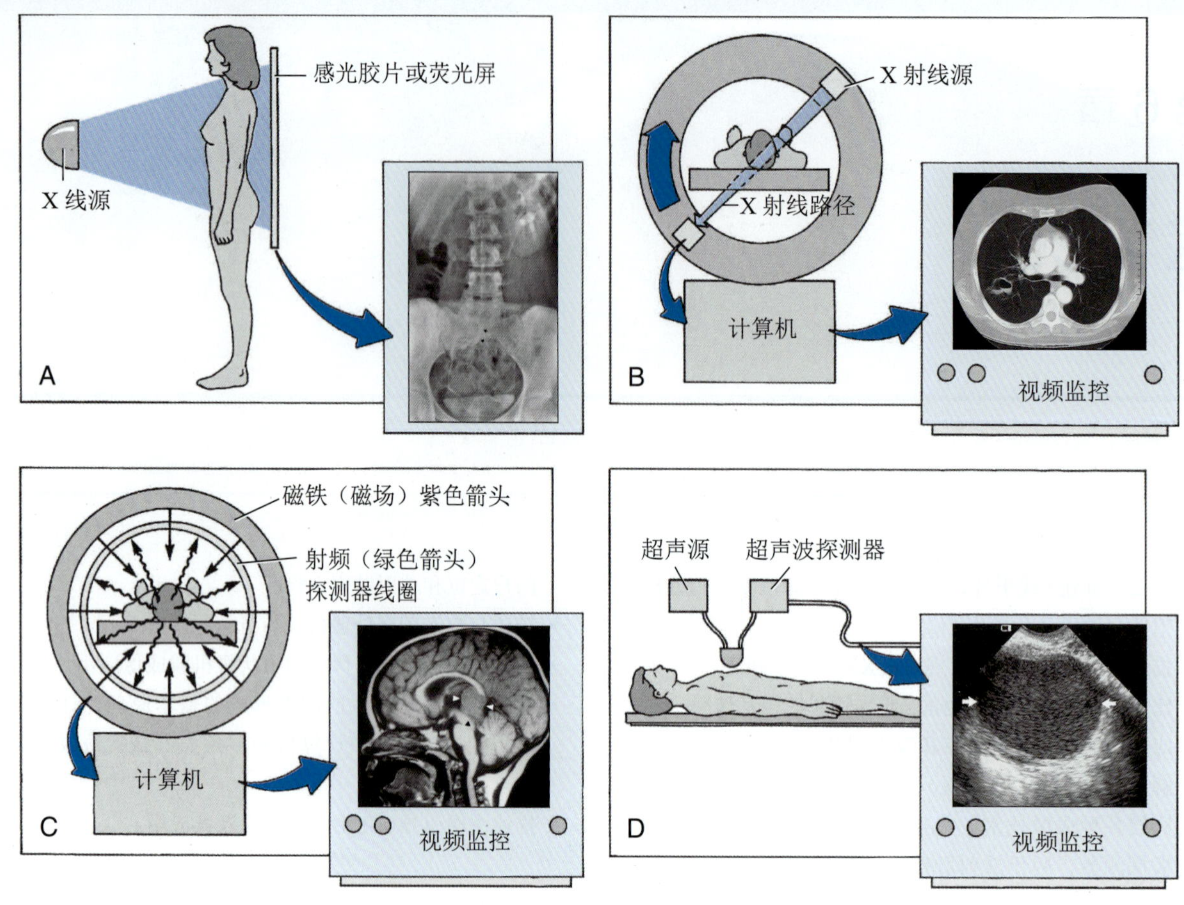

图 6-1　医学成像的类型

A. 射线照相术或 X 线摄影；B. 计算机断层扫描；C. 磁共振成像；D. 超声波成像

（修改自 Thibodeau GA，Patton KT：Anatomy & physiology，ed 6，St.Louis，2007，Mosby.Emaging scanning from Eisenberg RL，John-son NM：Comprehensive radiographic anatomy，ed 4，St.Louis，2007，Mosby）

像，放射治疗相关成像技术正朝着相同的方向发展。

在本章中介绍了几个概念，包括 X 线的历史、产生、射线产生管的设计，与物质的相互作用，创造高质量医学图像的原理（传统和数字），以及 CT、MRI、超声和核医学图像形成的基本原理。

一、简史

100 多年前的 1895 年 11 月，一位鲜为人知的德国物理学家在位于德国维尔茨堡大学的实验室里用一种名为 Hittorf-Crookes 管的花式玻璃器皿进行修补。1895 年 12 月初，Wilhelm Conrad Roentgen 对他的朋友 Theodor Boveri 说："我发现了一些有趣的东西，但我不知道我的观察结果是否正确。"在黑暗的实验室里给管子充电后，Roentgen 在附近的一块涂有磷光材料的纸板发现了一个奇怪的绿光。这种观察并不重要，因为发射磷光是众所周知的事。然而，当他在管的末端和涂有钡铂氰化物的纸板之间通过一张厚纸时，发光仍然存在。那一刻，这位科学家意识到他新发现的光线可以穿过物质。他恰当地将它们命名为 X 线。

在过去的 100 年中，X 线产生的基本要素没有改变。然而，关于它们在医学中的应用，已经发生了变化。现代的 X 射线管（图 6-2）仍然需要一个电子源（阴极），一个能够将它们从钨丝中释放出来的电流，它们可以被引导到的目标（阳极），以及驱使这种惰性电子云以产生 X 线所需的速度流动所必需的极高电压。

二、射线成像概念

在 20 世纪后半叶，射线照相成像迅速扩大了

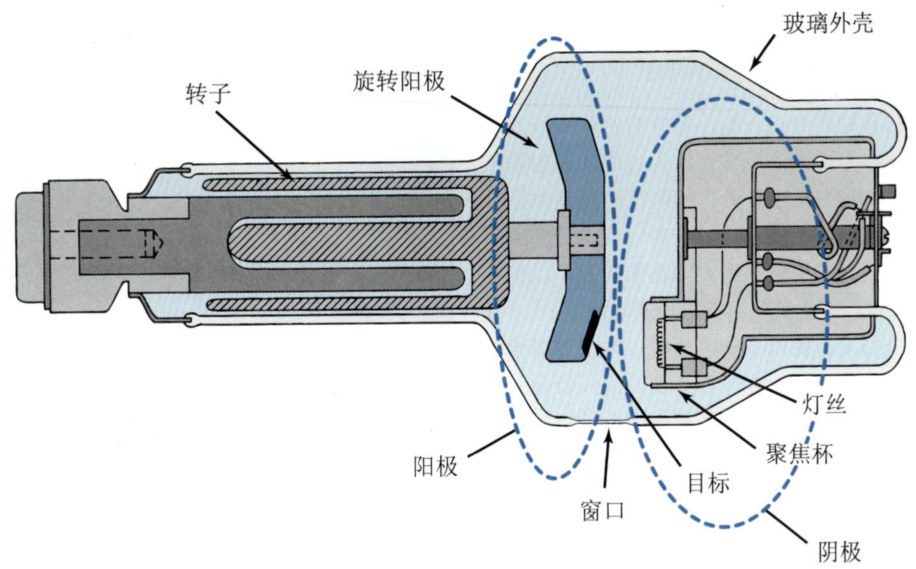

图 6-2 旋转阳极 X 射线管的示意图：基本部件
（引自 Bushong S: Radiologic science for technologists: physics, biology, and protection, ed 10, St. Louis, 2013, Mosby）

其在诊断疾病中的作用。最近，数字成像几乎取代了获得医学图像的传统方法。计算机的时代及其在处理速度和存储器存储能力方面的进步使得数字成像的采集、存储和移动性得以迅速扩展。X 线具有多种诊断和治疗目的，并且由于存在许多形式，例如放射诊断、核医学、乳房 X 线照相术、心血管成像和 CT 扫描，以帮助医师精确诊断疾病。此外，MRI 和超声波产生非基于 X 线与物质相互作用得到图像，极大地帮助了疾病的诊断。

几种类型的 X 线在肿瘤放射治疗学和恶性疾病的治疗中应用。在 40 ～ 300 千伏峰值（kVp）范围内，X 线用于两个目的。第一个目的是治疗皮肤癌和浅表肿瘤（大多数其他肿瘤用 γ 射线和高于 100 万伏的更高能量 X 线治疗）。第二个目的是在模拟器上规划患者的治疗。历史上曾应用过两种过程。首先，利用常规模拟，使用 X 射线荧光透视，射线照相和射野设定系统来获得患者重要的解剖信息。对传统模拟概念的了解是掌握当今更先进技术的关键；其次，在 CT 模拟期间，通过使用 CT 图像获得与患者解剖结构相关的结构信息，然后将在 CT 模拟期间收集的数字信息直接链接到计算机化的治疗计划系统。

常规模拟提供与治疗机器上发现的类似的几何形状。这是通过 50 ～ 120 kVp 范围内的 X 线设备完成的。在 X 线片或电视监视器上显示的诊断质量图像允许部分癌症管理团队评估实际治疗的几何形状。放射治疗机构的基本目标之一是确保所有根治性（治愈性）治疗和姑息治疗都经过精心设计，以优化治疗结果（方框 6-1）。传统模拟器的射线成像能力允许肿瘤的轮廓和少量的周围组织记录并存储在 X 线片或数字重建 X 线片（digitally reconstructed radiograph, DRR）上（图 6-3）。

传统放射治疗模拟器上成像系统的主要组成部分是 X 射线管和荧光镜。尽管在影像诊断系统里需要这两个部件的一直运转，但在放射肿瘤系统中的用处稍有不同。诊断放射学设置中的 X 射线管和放射治疗模拟器中的 X 射线管基本上是相同的设备。两者都可以产生伦琴在 1895 年发现的有趣的神秘的射线。

CT 模拟使用数字成像技术，该技术要求计算机具有足够的微处理器速度和可处理大量数据的计算机存储器。准直的 X 线束指向患者，并且通过检测器测量衰减的束，将检测器的响应发送到计算机。计算机分析来自探测器的信号，重建图像，然

框表 6-1 美国放射学会（ACR）- 美国放射肿瘤学会（ASTRO）放射肿瘤学实践参数 *

放射肿瘤学与外科和肿瘤内科一起，是肿瘤治疗中涉及的主要学科之一。根治性治疗或姑息性为目的的放射治疗可用于治疗高达60%的癌症患者。放射疗法是使用通过外部照射或近距离放射疗法递送的电离辐射来破坏或抑制恶性组织的生长。它还用于选定的临床情况，以抑制某些良性疾病中组织的生长或调节组织的功能。

放射肿瘤设施至少必须具备以下核心功能：兆伏放射治疗输送系统，基于计算机的治疗计划系统，治疗管理系统，模拟设备的使用，以及制造或获得定制的治疗辅助工具。下述特定设备必须在所有条件下适用于患者：

1. 兆伏级放射治疗设备，例如能够提供3D适形治疗和IMRT的高能光子设备。
2. CT模拟器，能够复制设施的超大电压单元的设置，并生成待处理区域的标准图像或数字重建射线照片（DRR）。专用CT模拟器是优选的，但可以用诊断的CT扫描仪代替，该CT扫描仪被修改以获得复制患者治疗位置的成像数据并且适合于放射疗法治疗计划。卫星设施必须能够使用模拟器设备。
3. 计算机化剂量测定设备，能够提供外部光束等剂量曲线以及近距离治疗等剂量曲线，3D，IMRT治疗计划和剂量体积直方图。
4. 所有设备的物理校准设备，包括现场剂量测量系统（静电计和离子室）和ADCL校准的本地标准剂量测定系统。
5. 光束成形装置。
6. 固定装置。

引自美国放射学院：ACR实践参数和放射肿瘤学技术标准，Reston，2014，ACR出版部门

*美国放射学院的实践参数不是规则，而是作为指南来试图定义能产生高质量患者护理的实践原则

后存储图像、显示重建图像或两者均显示，这被称为数字成像。

尽管 CT 模拟是放射治疗计划的金标准，但传统模拟方法的概念是理解放射治疗实践的基础。伴随着技术进步的同时，必须重新学习这些原理。例如，随着具有机载成像（OBI）（kV 射野和荧光透视功能）的直线加速器的发展，可以获得更好的细节和图像分辨率。如果需要在治疗单元上进行“简单”模拟，对传统模拟技术的理解将在该过程中起关键作用。

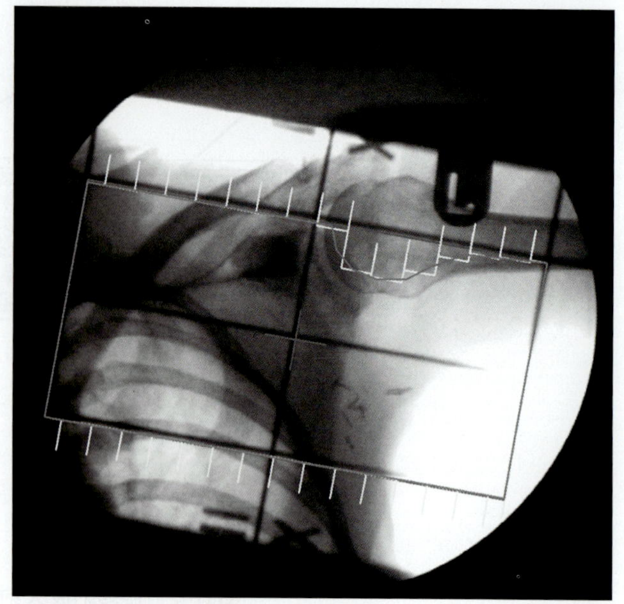

图 6-3 多叶准直覆盖在传统的模拟图像上，该模拟图像展示了需要屏蔽的区域

三、X 射线管

只有在特殊条件下才能产生电子 X 线，包括具有电子源、适宜的靶材料、高电压和真空。X 射线的产生发生在管内，高速电子与称为阳极的金属物体碰撞。管、阴极和阳极的组件封装在玻璃外壳和保护外壳中（图 6-4）。特别设计的 X 射线管通常用于螺旋 CT 模拟器，且包括电子源、适宜的靶材料、高电压和真空状态更加耐用。我们来看一下典型的 X 射线管的组件。

1. 阴极

阴极是在 X 射线管中发现的电极之一并且代表管的负侧。它由两部分组成：灯丝和聚焦杯。作为 X 线产生的第一步，阴极的主要功能是产生电子并将电子流聚焦到金属阳极。

2. 灯丝

灯丝是由钨制成的小线圈，具有极高的熔点（3380℃）。线圈与灯泡内或烤箱内部的线圈类似。加热灯丝的电流通过小线圈，使得电子沸腾并从灯丝发出。

大多数现代 X 射线管具有双灯丝，因此允许

图 6-4 在双焦点 X 射线管中，通过加热两根细丝中的一根来控制焦斑尺寸。注意电子流撞击阳极的点的大小

选择大或小的电子源。灯丝的长度和宽度控制了 X 射线管产生精细成像细节的能力。大多数现代 X 线机配备有旋转阳极管，其具有 0.6 mm（小）和 1.0 mm（大）聚焦点。其他拥有如小至 0.1 mm、大至 2.0 mm 的聚焦点的 X 线机也可在市面上买到。

聚焦杯：小焦点或大焦点的选择与小细丝和大细丝相关联，细丝嵌入阴极组件中的小椭圆形凹陷中，称为聚焦杯。聚焦杯的负电荷有助于将电子以更直、不太发散的路径引向阳极。

3. 阳极

阳极是 X 射线管的正侧。它作为靶点接收来自阴极的电子，消散由于 X 线产生的大量热量，并且作为高压流动的路径。阳极的介绍主要包括阳极的组成、靶点和线聚焦原理。

组成：阳极是由许多不同金属组成的圆盘，这些都有助于提高 X 线产生的有效性（图 6-5）。旋转的钨盘作为靶点，直径可达 13 cm。铼合金钨因其作为热导体和 X 线光子源的特性而成为靶聚焦轨道材料。转子允许大多数阳极达到 3 400 r/min，是一种很好的装置，可以帮助消除产生的大量热量。

靶：来自阴极的电子撞击称为靶或焦点的阳极部分。这是产生 X 线光子并在发散路径中开始扇形发散出的点。来自焦点的 X 线的发散类似于在阳光充足的日子看到的太阳发散射线。当光线更接近地球时，它们已经偏离了源头 9 300 英里（14 963 km），这与 X 线在远离其来源时如何发散一致。

线聚焦原理：焦点是产生辐射的靶。通过使用小焦点，可以在连接到直线加速器的 kV 成像设备或传统的模拟图像上看到更多细节。但是，轰击靶点的较小区域会产生更多的热量。为了克服产生更多热量的缺点并仍然保持图像细节，靶点的角度如图 6-5 所示。通过这种方式，可以加热更大的几何区域，同时保持小焦点。图 6-6 显示了线焦点原理。靶点的实际焦点大小大于有效的焦点大小，大多数 X 射线管的目标角度为 7° ～ 20° 。

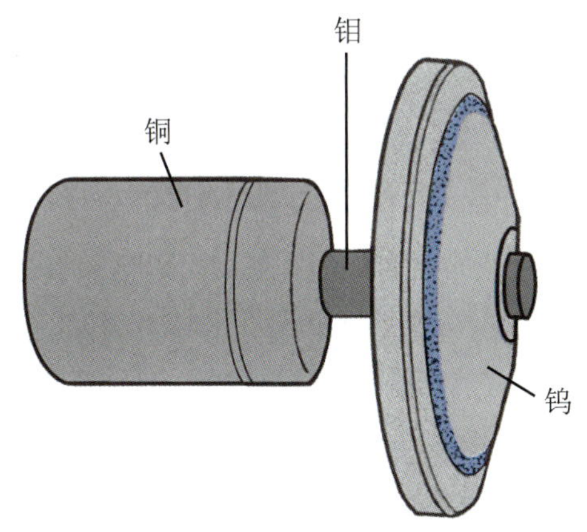

图 6-5 旋转阳极的组成

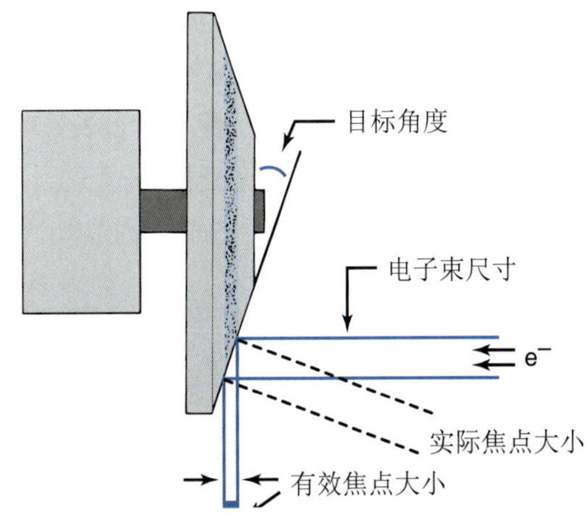

图 6-6 通过角度作用在旋转阳极的靶（从而利用线聚焦原理），可以在保持小焦点的同时加热更大的几何区域

4. 玻璃外壳

阴极和阳极在X射线管中处于真空状态。从玻璃外壳或X射线管中除去空气可允许电子从阴极到阳极的不间断流动。由于没有在X射线管内部飘浮的空气分子与加速电子碰撞，管的效率得到提高。该管的长度可以为20～30 cm，中心部分的直径可达15 cm。目前一些X射线管由金属制成，减少了X线由于大量的靶相互作用导致的玻璃外壳上的钨沉积。玻璃外壳内部的钨沉积物会缩短管寿命并形成电弧放电。

5. 保护外壳

为了控制不需要的辐射泄漏和电流冲击，X射线管安装在保护外壳内。保护外壳中的引线有助于防止暴露期间的辐射泄漏。特殊的油填充于保护外壳和玻璃外壳之间的孔隙，以隔离高压电位并提供额外的冷却能力。

6. 延长X射线管寿命的建议

放射治疗师的适当护理和使用可以延长X射线管的寿命，其成本可能在12 000～89 000美元，具体取决于X射线管的类型和管的热容量。几个实际步骤可延长X射线管的寿命（框表6-2）。使用者应遵循制造商在CT模拟器上的预热程序，以防止冷阳极上的过热负荷，否则可能会发生严重损坏。许多系统具有能显示一系列曝光后管热容量的数字显示（以百分比衡量）。这是监控所产生热量单位的有力工具，即阳极和管壳体储存热能的能力。在X线曝光期间使用低毫安（灯丝电流）值会减少灯丝蒸发，从而延长管寿命。最后，应避免多次曝光接近管耐受极限；否则，可能会发生阳极上不必要的热压力并造成严重损坏。

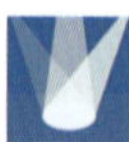

随着X射线的产生，大量的电能被转移到X射线管。只有一小部分（通常小于1%）的X射线管中使用的能量被转换成X线；很大一部分以热量的形式产生。X射线管中产生的过多热量会导致损坏。一旦达到一定数量的热量单位（HU），大多数制造商就会对X射线管施加限制。常规或CT模拟器上的HU是暴露因素的结果，例如：HUs =（kVp）×（mAs）

四、X线产生

X线产生的要点非常简单，它们遵循物理规则的有序进展。X线只是根据电磁波谱波长集成的多种电磁能量中的一种（图6-7）。最初，X线似乎与它们的光谱表亲几乎没有共同点：包括无线电波和微波、可见光、宇宙辐射和许多其他能量形式。然而，所有这些辐射能量都具有某些特性。它们都以光速（3×10^{10}cm/s）行进；它们都采用波的形式，每个波都有自己特有的波状模式，表示为波长（波峰之间的距离）和频率（每秒完整波周期的数量）；它们都是由光子组成的，这些光子是微小的纯能量束，没有质量和电荷。什么都不构成的概念可能很难理解，因为人类倾向于从物体或事物的角度来思考，即使是在原子水平上也是如此。然而，光子（或量子）存在并以光速不断在我们周围漫游。

了解光子波长和频率之间存在的独特关系对于理解在各种形式的电磁辐射中观察到的显著不同的行为至关重要。例如，微波电视信号可以传输远距离的声音和图像信息，但是不被偏转的情况下，它们不能容易地穿过物质。相反，X线能够通过称为电离（轨道电子的射出）的过程穿透物质并改变其原子结构。因为所有辐射能量形式的速度是恒定的，所以辐射能量的不同特性仅归因于它们的波长和频率的变化。

框表6-2 延长X射线管寿命

（1）遵循制造商的预热程序，以防止热量损坏阳极。
（2）监控重复曝光期间产生的加热单元。
（3）尽可能使用低毫安（灯丝电流）值。
（4）避免多次曝光临近管限值。

引自Carlton RR, McKenna-Adler A: Principles of radiographic imaging, ed 5, Clifton Park City, 2012, Delmar Cengage Learning

X线辐射和伽马辐射位于光谱的上端，具有极短的波长（图6-6）。波长和频率之间的关系是反比（即，随着波长减小，频率增加）。1900年，德国物理学家Max Planck通过他的量子理论表明，频率和能量是成正比的。尽管它们具有恒定的速

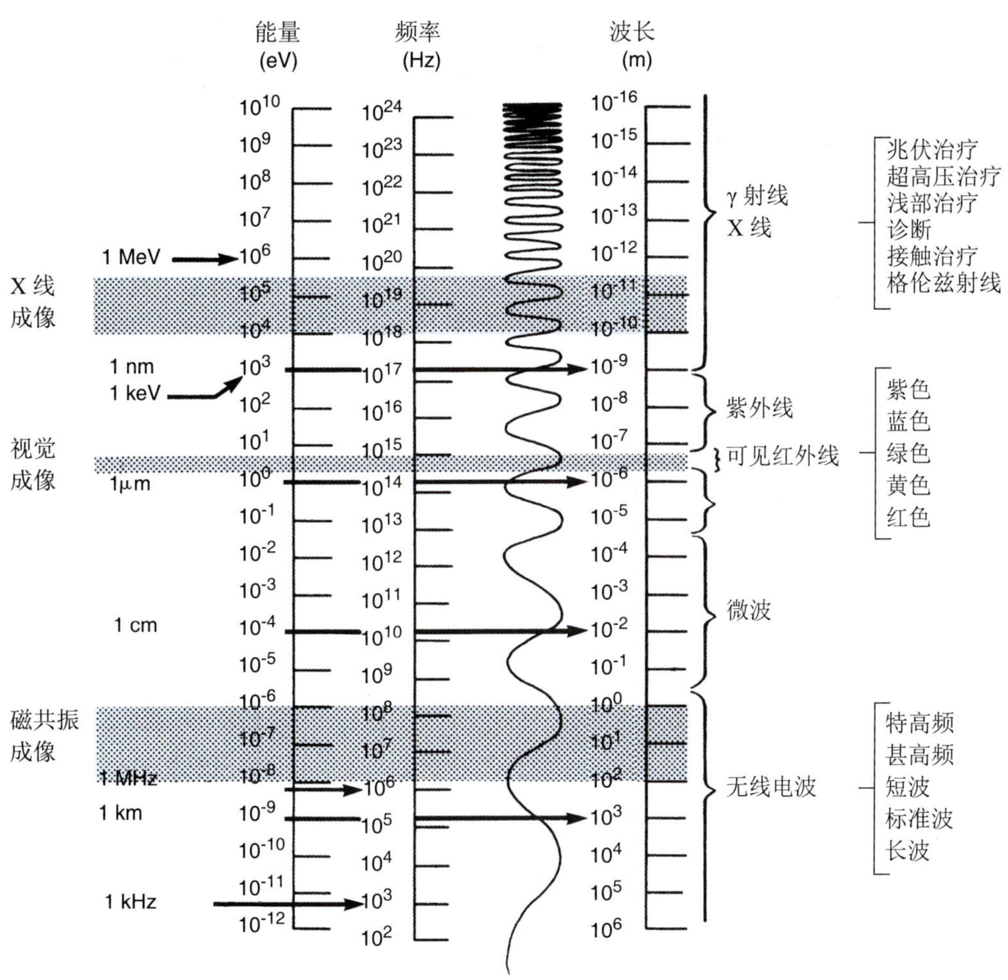

图 6-7　电磁波谱显示了某些光谱区域的能量，频率和波长的特定值

度，但不同形式的电磁辐射可能具有广泛变化的能量［从光谱的下端（无线电波）到上端（X 线辐射、伽马辐射和宇宙辐射）］。当波长减小并且频率增加时，相关的量子能量也会增加。

X 线是人工产生的电磁辐射的经典形式。与大多数光谱辐射能量不同，自然界中不存在自发的 X 线当量，它们纯粹是由人为产生的现象。如本章前面所述，产生 X 线很简单，只需要一个电子源、一个引导电子流的靶点、一个高真空玻璃管和一个足够电压的电源。

1. 热电子发射

用极简化的概念来说，当从阴极释放的电子流以极高的速度被引导穿过真空管与阳极相互作用产生 X 线。在被称为热电子发射的过程中，这些阴极电子从钨丝原子中脱离，热电子发射是指热量和离子的释放。

通过施加热量释放电子的过程类似于普通灯泡中看到的过程。电极电流（mA）施加在灯丝上，由于其电阻，灯丝开始发光。当电流（在一段时间内流动的电荷量）增加时，灯丝达到外壳电子离开其轨道所需的白热状态。这被称为白炽度，产生的电子称为热电子。当灯丝电路通电时，热电子发射开始。

2. 电位差

灯丝产生的电子云或空间电荷无限期地悬浮在阴极附近，除非采取措施驱使它移动。在按下曝光开关的那一刻，驱动力就来了。通常在 70 000 ～ 120 000 V（70 ～ 120 kVp）的高电压下在负阴极和正阳极之间产生高电位差。kVp 是决定在 X 射线管中加速电子的动能的电压。根据电动力学的基本定律，这会使带负电的电子与阴极强烈地排斥，并以极端的速度被吸引至正极。在现代三相射线照相设备中，这种电子流的速度可以接近光速。

3. 靶点相互作用

当移动的电子流的动能在进入靶点阳极的核场时释放产生 X 线。如前面在 X 射线管设计的讨论中所述，阳极（或靶）由高原子序数和高熔点的材料组成。前者很大程度上决定了由管中发生的相互作用引起的 X 射线产生的能量效率，后者最大限度地减少了这些相互作用产生的高温损害的可能性。施加到管上的 99% 以上的电能转换成为热量，只有很小一部分（诊断能量水平约为 0.6%）变成 X 射线。

X 线生成中的主要相互作用导致韧致辐射（德语称为“制动”）（图 6-8）。韧致辐射占管输出的 75% ～ 80%，是由于高速电子在钨原子核周围偏转时突然减速产生的。治疗师应该记得，电子具有质量，而移动的电子具有动能。当任何移动物体突然减速时，必须释放剩余能量。核周围的偏转角越大，减速程度越大，释放的能量越多。在汽车的弯道中可以找到一个有点离谱的比喻。当汽车减速时，一些能量通过制动器和轮胎的摩擦转化为热量。这辆车突然转向急转弯时可能不得不放慢速度到几乎停止，从而放出大部分或全部动能。在阳极的靶原子中，减速电子的动能以一束纯能量或 X 线光子的形式发出。

第二种较小的相互作用也有助于 X 线的产生。通过阴极电子与靶材料的内壳电子的直接相互作用产生特征辐射。一些电子可能与钨轨道电子碰撞，这些电子具有足够的能量来克服它们的结合并将它们从轨道中射出。这个过程称为电离（图 6-9）。当内壳电子从轨道射出时，其他电子（通常来自相邻的壳层）移入以填充左侧的空缺。以这种方式产生的 X 射线能量取决于靶原子电子的结合能。随着元素的原子序数增加，而每个壳的能级也增加。这是在 X 线管的靶点中使用高原子序数（例如钨）的材料的基本原理。结合能量随着每个连续的电子轨道远离原子核而下降。外壳，原子价，电子具有极低的结合能，很容易从轨道射出。因此，钨原子的 O 或 P 壳中的电离事件不会产生具有足够能量的特征 X 线光子。然而，钨 K- 壳电子具有 69.5 keV 的结合能。当 K- 壳电子从轨道射出并被钨 L 壳电子取代时，57.4 keV 的剩余能量以特征 X 线光子的形式释放。这种幅度的能量完全在有用范围内，可用于 X 线诊断。表 6-1 总结了 X 线的产生，这主要是由韧致辐射引起的。

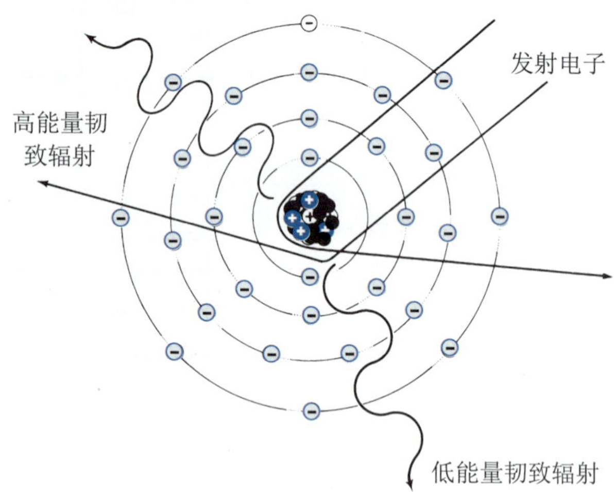

图 6-8　韧致辐射相互作用

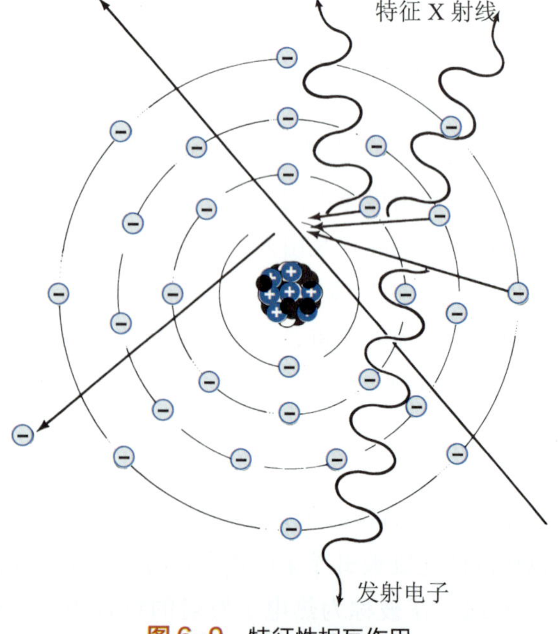

图 6-9　特征性相互作用

表 6-1 X 线生产概述

材 料	处 理
玻璃外壳	建立真空
阳极	高密度靶材
阴极	电子源
mA	管电源
kVp	管电压
X射线管	电子在真空中朝向目标加速
	当电子突然停止时，75%～80%的靶点相互作用是韧致辐射，并以X线的形式释放

4. X 线产生的物理关系

物理学的基本前提是物质既不能被创造，也不能被毁灭；物质仅可以改变其状态。由于爱因斯坦的努力，物质转换成能量理论现在才为人所知。爱因斯坦，毋庸置疑为现代核医学之父，采用数学方法证明了运动物质动能与光子产生之间的理论关系。在相对论中，爱因斯坦证明了当物质加速到足够的速度后可变为纯能量。

更实际一些（应用到 X- 射线的产生），阴极电子流的速度由供能单位伏特决定；当伏特增加，转化成 X 线光子的能量也增加。正如预期，高能光子较低能光子更易穿透物质。光子穿透物质如人体组织的能力对于产生有用的医学图像是非常关键的。这种能力通常称为穿透。高能辐射束相比弱、低伏特束更易穿透组织结构。尽管显而易见，背后的理论对于放射诊断学及放射治疗学是十分必要的。

当 X 线真空管电位差增加时，阴极电子束速度也增加。运动物质的速度越快，最终光子束与靶点作用产生的能量越高。如前所述，物质减慢速度或停止，能量必须以一些形式被释放。在这种情况下，物质被转化为热能及光子。增加的电位差（KVp）会增加光子能量。

这种能量通常被称为光束质量。采用高 KVp 产生的辐射束是高质量的辐射束，（即，其包含了高百分比的高穿透力及很高能的光子）。然而，质量仅解决了 X 线方程的 50%，射束中的光子数也需考虑在内，在射线成像产生中，必须检查质量和数量相互关联的可能方式。

孩子很小时就被教会了一个简单的数学假设：如果给朋友 5 个橙子，朋友将会拥有 5 个橙子（数量）。而解释 5 个橙子中有 3 个是好的多汁的（高质量），2 个是干涩的无用的是非常困难的。X 射线管电流与 X 线产生之间的关系也是如此。这个关系是一个纯的射束中光子数目的问题。

值得庆幸的是，热电子发射过程中阴极电子释放数量与 X 线光子的产生之间的关系很简单；是成比例的。当放射治疗 CT 模拟机的操作人员增加管电流时，可预测的电子释放数量会增加。电流（以 mAs 表示）与被释放电子数量之间的关系是成正比的。这种关系与光束能量、穿透能力或其他任何必要的变量都没有关系。例如，它可能是一个简单的问题，即对于某一水平的 mAs 就可产生 10 ～ 10 亿次的光子。如果 mAs 的水平增加 1 倍，就会产生 20 ～ 10 亿次的能量光子。许多光子没有足够的能量来形成任何有用的图像，这一事实无关紧要，但能量、数量和图像生成之间存在着重要的相关性。

五、X 线与物质的相互作用

1. 概述

X 线在图像接受器上产生潜在放射摄影图像的能力取决于极短波长、高频辐射能的某些关键特性。X 线以直线运动并从原点发散（这个事实对于理解上一节讨论的几何原理至关重要）。X 线能够使某些物质发出荧光，使它们通过的物质电离，并在组织中引起化学和生物变化。这些性质是 X 线与物质相互作用的基础。

当 X 线穿过物质时，它的光子数量或曝光率会逐渐减少。这个过程称为吸收，或者更准确地说，称为衰减。原光束中的光子也可能被散射（即，当它们在路径上与原子碰撞时，可能会改变方向）。

在人体中，光束的衰减率和散射程度取决于组织的厚度、密度和有效原子序数。其净效应是实际到达 CT 探测器或成像设备的光子数量的广泛变化。光束通过的组织的性质决定了光子撞击的方向和地点。

人体不是均匀的结构。它由不同数量的空气、脂肪、水、肌肉和骨骼组成，每一种都有自己的吸收特性。腹部 CT（图 6-10）提供了这些不同组织吸收特征的理想解释。密度较大的结构和原子序数高于平均值的结构由于衰减率较高，在图像上呈现为较亮的区域。空气（由于其极低的密度）和脂肪（由于其相对较低的原子序数）以深色区域出现，而骨头（密度大，原子序数高）以亮色阴影出现。这种差异吸收范围使解剖细节的观察成为可能。CT 模拟图像经曝光和图像重建后，可以利用计算机软件对其进行电子操作，显示不同程度的黑、灰、白。较暗的结构仍然表示原子序数较低，而扫描中亮色区域代表密度大、原子序数高的组织。

2. 诊断范围内的相互作用

为了认识差异吸收的重要性，对亚原子水平的 X 线光子有一定的了解是很重要的。在诊断能量范围内，发生 3 种相互作用。光子可以被光电吸收，也可以在相互作用时产生相干（未经修饰）或康普顿散射。一般来说，散射光子是无用光子，很少能形成一个有用的图像，治疗师会不遗余力地将其有害影响降到最低。

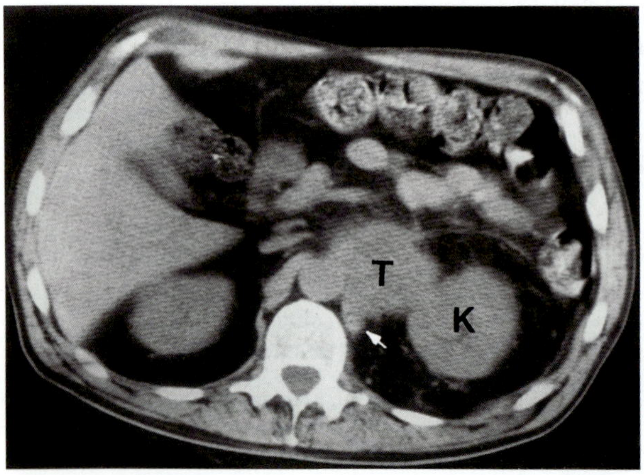

图 6-10 横向计算机断层扫描图像证实了肾上腺癌。大的软组织肿瘤（T 和箭头）侵入左肾的内侧（K）

（引自 Eisenberg RL，Johnson NM：Comprehensive radiographic pathology, ed 4, St.Louis, 2007, Mosby）

不幸的是，在治疗能量范围内的主要相互作用是康普顿效应（图 6-11）。康普顿散射是当 X 线光子与具有足够能量的外层轨道电子相互作用，将光子从轨道中弹出并改变其自身路径时产生的。最经典的例子出现在台球比赛中，主球与另一个球碰撞，两个球飞向不同的方向。在康普顿散射中，被释放的电子很可能在与另一个原子结合之前只经过极短的距离。在高 kVp 设置下，散射光子可能有足够的剩余能量与另一个原子相互作用（从而产生更多的散射），直到完全退出机体部分。如果光子到达 CT 探测器或图像接收器，会随机击中，从而产生不需要的密度，因为光子的路径不再精确地与它经过的解剖部位相对应。在任何情况下，散射光子都是一种不利的光子，严重影响图像质量。

未修饰散射（图 6-12）在放射治疗中对成像的重要性相对较小。这种散射发生在低能级（通常小于 10 keV），由此产生的散射光子没有足够的剩余能量从该部分发射出去。相干散射（也称为汤姆逊散射或未修正散射）导致入射光子方向的变化，但能量没有变化。在这种相互作用中，没有足够的能量可以从轨道中弹出一个电子。

如前所述，在 CT 探测器或图像接受器上产生有效图像的唯一相互作用是光电效应。这种相互作

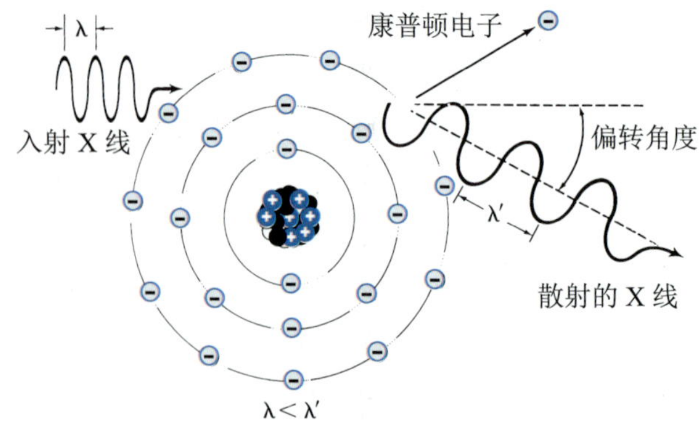

图 6-11 当 X 线光子与外壳轨道电子相互作用时产生康普顿效应。光子必须有足够的能量将其从轨道中射出并改变自己的路径

（引自 Bushong S: Radiologic science for technologists: physics, biology, and protection, ed 10, St. Louis, 2013, Mosby）

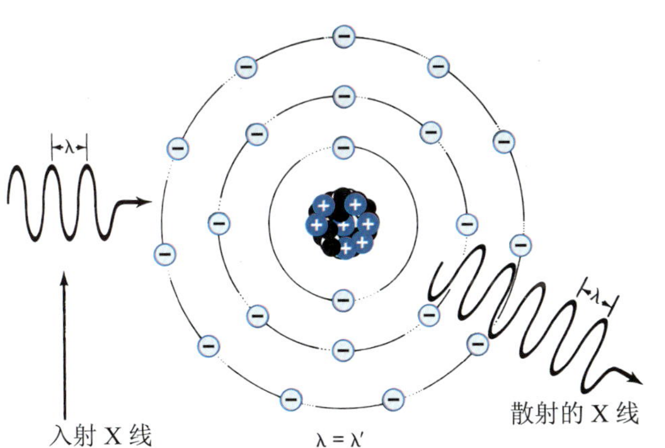

图 6-12 未修改的散射是极低能量（通常小于 10keV）之间的相互作用，并且在放射治疗中不太重要

（引自 Bushong S: Radio- logic science for technologists: physics, biology, and protection, ed 10, St. Louis, 2013, Mosby）

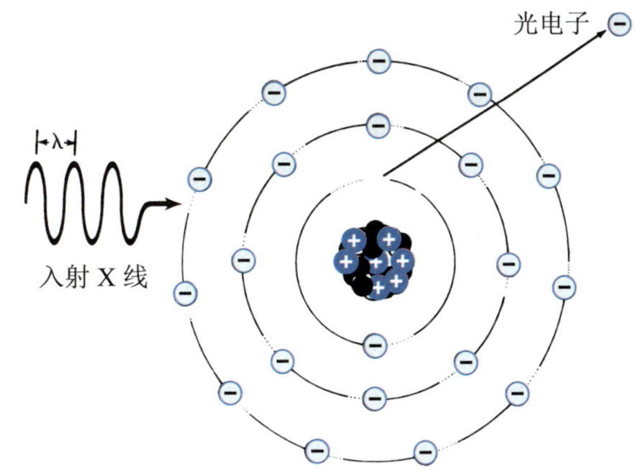

图 6-13 光子效应有时被描述为真正的吸收，当入射光子进入原子并从轨道中射出内壳电子时发生

（引自 Bushong S: Radiologic science for technologists: physics, biology, and protection, ed 10, St. Louis, 2013, Mosby）

用，有时被描述为实际吸收，发生在入射光子深度穿入原子并从轨道中弹出一个内壳层电子时（图 6-13）。靠近原子核的轨道电子具有更高的结合能，需要所有光子的能量才能把它们从轨道上移走。因为一个光子并不比一束纯能量多，如果它所有的能量被释放，所以它会消失或在这个过程中被吸收。能量被转移到电子上，现在称为光电加速器，动能等于入射光子的原始能量。这个光电子有足够的能量来经历各种各样超出本章范围的相互作用。应该指出，光电效应与原子的原子序数（z）有很大的关系。原子核中的质子越多，入射光子通过光电效应被吸收的可能性就越大。它与物质的原子序数(z)以 z 的关系成比例。

原子失去或得到一个电子时就被电离了。离子化是一种不稳定的原子状态，离子化原子试图通过填充其内部电子壳层的空缺来稳定自己。这一行为引发了连锁反应，可导致多达 6 种不同的电离事件，每一种都有其自身随后释放的纯能量（一个新的光子）。事实上，这些事件中的大多数都没有足够的能量具有任何放射学意义。然而，原子序数高，k 壳层结合能为 20 keV 或 30 keV 的原子很容易产生次级光子或特征光子能量，足以到达图像接收器或经历额外的电离事件。

人体主要由碳、氢和氧原子组成，这些物质没有一种具有足够高的 k 壳层能量来产生任何量级的次级光子。由于这个原因，大多数组织中的光电相互作用仅仅是吸收，没有明显的二次效应。这是可取的，因为要清楚地定义图像上不同密度和原子序数的解剖结构，必须充分利用它们在吸收率上的相对变化，尽管差别微乎其微。

正常人体解剖提供了一种可预测的组织密度变化。例如，在腹部 CT 中可以看到肾脏，这并不是因为它们与周围的组织密度很不同，而是因为它们周围由一层称为脂肪囊的薄脂肪带包绕。增强剂，如碘、钡和其他原子序数高的试剂，可以用来增强具有相似组成的结构的原本不可见组织的可见性。先进的影像学检查方法，如 CT 和 MRI，在传统的诊断影像学中已经克服了这一局限性。

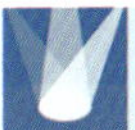

辐射束的衰减是在通过给定厚度的材料之后光束中残留的光子数量的减少。衰减量是由吸收体（例如，患者的身体）的厚度和照射的材料的类型（脂肪、骨、软组织或空气）所决定。

3. 影像病理学

身体的任何疾病状态都能显著改变身体的吸收特性。在许多情况下，伴随病理的改变实际上可以改善图像。这一现象在影像学诊断中具有明显的价值，对于放射治疗的计划也十分有用。毕竟，用 X 线来定位不可见的疾病是困难的。

病理中发生的组织变化往往被定性为累加性或

破坏性（图 6-14）。累加性病理是指组织密度增加，因而在影像学或 CT 图像上以出现明亮的区域。大多数非恶性疾病是累加性的，包括水肿、Paget 病、肺不张、脓肿、胸腔积液和其他几种常见疾病。肺肿瘤的肺门肿块通常是累加性的，任何大的、充满液体的肿块也表现为累加性病理。肿瘤坏死区域的出现通常是破坏性的外观（典型的高级别脑瘤星形细胞瘤），但围绕着这一死亡肿块存在活跃的有丝分裂、高度血管化的恶性组织带通常被视为密度的累加。

不幸的是，恶性疾病的影像学检查并没有明确的规则，因为一些肿瘤会引起组织密度的增加。某些癌症遵循可预测的模式，这些模式能够可靠地指导放射肿瘤学家和放射治疗学家对病灶进行定位。大多数多发性骨髓瘤或任何溶骨性转移疾病具有破坏性的病理疾病。乳腺癌和前列腺癌的转移出现在骨时，CT 或 X 线图像时有时可被视为病理累加或破坏性的（图 6-15）。

健康和患病身体组织的个体特性使对吸收水平的概括变得困难和不明智。更重要的是放射治疗师的理解，即致密的结构吸收更多的光子，通过光电产生更多的康普顿散射。相反，薄的、密度小的、老化的组织会导致衰减的显著降低，从而产生一个不成比例的更暗的图像。

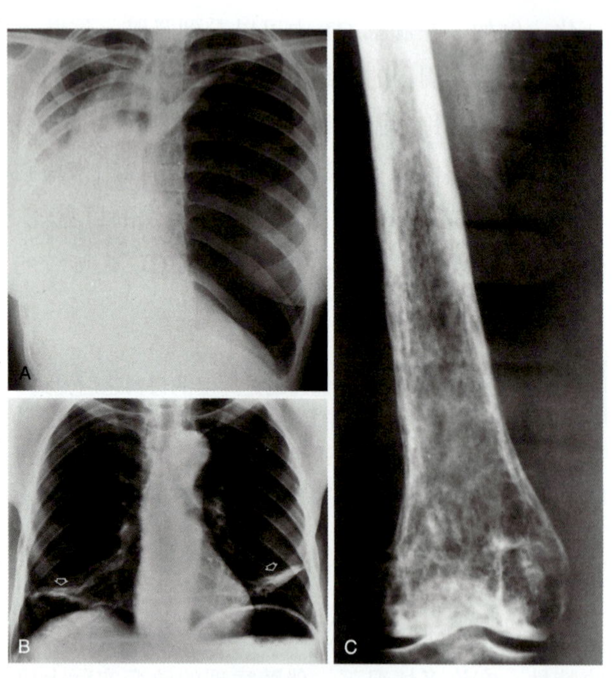

图 6-14　A. 左侧半胸腔内的胸腔积液，例如肛门病变。B. 该图显示了两肺下部的肺不张（附加病理学的另一个例子[放射图上的不透明度]）。C. Ewing 肉瘤摧毁了部分远端股骨

（引自 Eisenberg RL, Johnson NM：Comprehensive radiographic pathology, ed 4, St.Louis, 2007, Mosby）

六、成像基础

kVp 和电流（mAs）在医学成像中的作用涉及更多的高能光子（由 kVp 控制）影响图像接收的方式，以及光子的数量（由 mAs 控制）使图像变暗或变亮的事实。这些解释集中在射线成像中两个最重要的概念：密度和对比度。

1. 密度

密度定义为图像的暗化程度。这与组织密度是不可混淆的，组织密度是指分子在不同身体部位的原子结构中的致密性。图像密度是一个相对简单的概念，因为它很容易理解。高密度的图像是暗的，低密度的图像是亮的。控制密度的规则同样是明显的。当更多的光子到达图像接收体时，密度增加；当到达图像受体的光子越少，密度越低。

mAs 在图像密度方面具有清晰和可预测的作用。当所有其他因素保持不变时，mAs 与密度之间的关系是成正比的（即，当 mAs 增加 1 倍时，图像的密度也增加 1 倍）。此外，kVp 还可以用来改变图像的密度。kVp 只要少量增加便会显著影响图像密度。当所有其他因素保持不变时，kVp 仅增加 15%，图像密度就会翻倍。

2. 距离

另一个影响密度的主要外部因素是距离，距离是指 X 射线管的焦点（靶点）与记录介质之间的距离。用于描述这种差距的术语随使用的设备及应用不同而不同。靶点至图像受体距离（TID）、焦点至胶片距离（FFD）和源至图像受体距离（SID）指的是相同的概念。

距离可以对图像密度产生深远的影响（图 6-16）。距离和密度之间的关系遵循平方反比定律，即辐射光束的强度与距离的平方成反比。更简单地

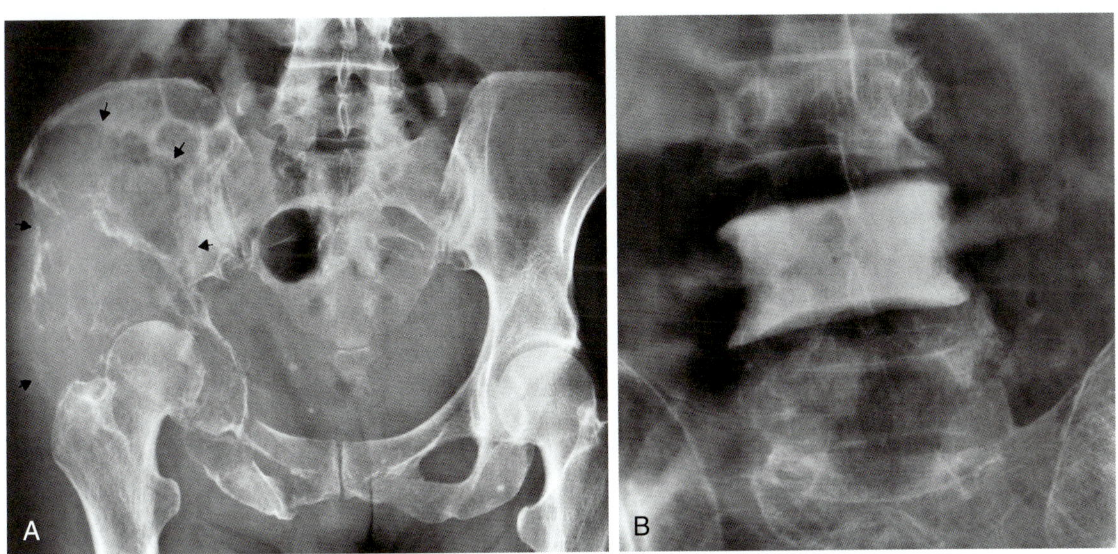

图 6-15　A. 左髂骨的裂解病变（箭头）表明骨的破坏和图像上的密度降低。B. 前列腺转移性癌的 L_4 椎体弥漫性硬化
（引自 Eisenberg RL, Johnson NM：Comprehensive radiographic pathology，ed 4, St.Louis, 2007, Mosby）

说，当距离增加 1 倍时，到达图像接收器（或职业暴露人员）的辐射量减少到 1/4。平方反比定律之所以成立，是因为 X 线的性质，即它们沿直线运动，并从原点发散。当距离增加 1 倍时，辐射在一个区域内的扩散量是原来的 4 倍，从而使该区域内光束的强度降低到原来的 1/4。

3. 对比度

也许没有比对比度更重要或更容易被误解的医学影像要素了。对比度是影像学中的一种元素，它能直观地显示出人体各组织的不同吸收率。对比度被描述为密度从黑到白的色调范围或图像中灰度的数量。当大多数家庭拥有黑白电视机时，描述对比度对可见图像的影响就容易多了。使用这些老式机器，通过旋钮的转动，对比度可以任意增加或减少。今天，类似的演示可以用于调整黑白数字图像。对比度可以通过使用各种图像编辑工具来调整。

图 6-17 中三张照片的巨大变化是显而易见的。图 6-17 说明了高对比度和低对比度之间的区别。在医学影像学领域也存在着可精确定义或破坏可见信息的能力，这是放射治疗师正确应用技术的责任。

当技术因素（原始 kVp）被选择时，最佳对比结果最大限度地提高了不同组织密度和有效原子序数的身体部位之间的差异吸收率。人体各部位均存在最佳的 kVp 范围。确定最优 kVp 最重要的因素是零件厚度，但散射辐射、射野大小等许多其他因素也可能影响选择（表 6-2）。

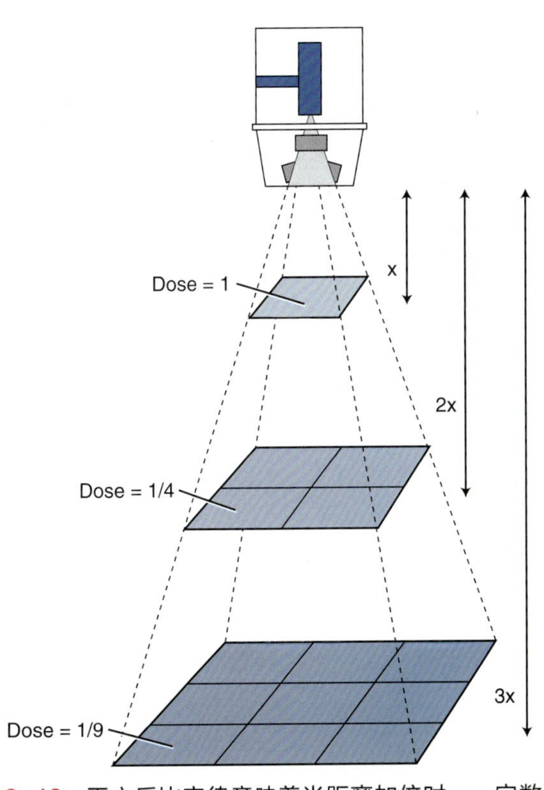

图 6-16　平方反比定律意味着当距离加倍时，一定数量的辐射在一个区域上扩散 4 倍，从而将任何区域中的光束强度降低到其原始值的 1/4

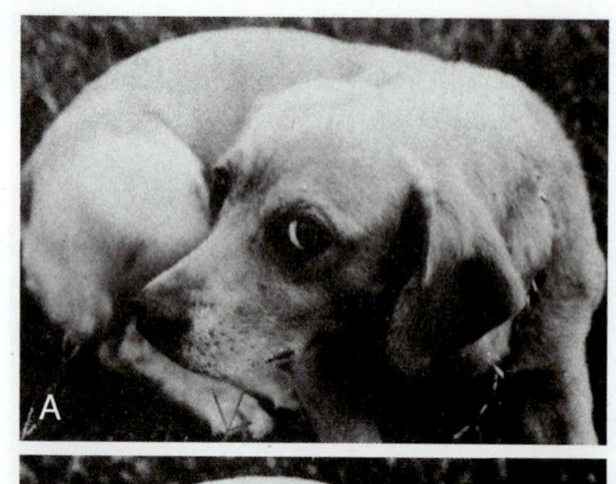

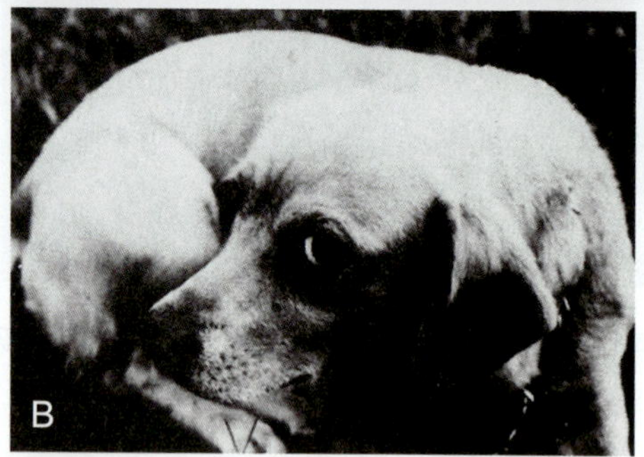

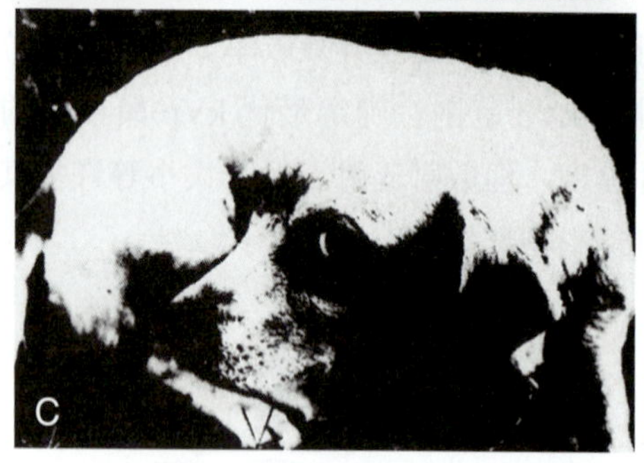

图 6-17 照片中的狗被拍照以反映对比度差异
A. 低对比度。B. 中等对比。C. 高对比度
（引自 Bushong SC: Radiologic science for technologists:physics, biology, and protection, ed 10, St. Louis, 2013, Mosby）

表 6-2 影响对比度和密度的因素

因 素	改 变*	结 果
千伏电压峰值kVp	增加kVp	对比度降低；密度增加
零件厚度	厚度增加	对比度降低；密度降低
射野大小	射野增大	对比度降低；密度增加（散射）
组织密度	密度增加	对比度降低；密度降低
OID	OID增加	对比度增加；密度降低

OID．物体到图像接收器距离
*请注意，单独修改单个因子并且不补偿其他因素时，会产生对比度变化。多个并发更改会产生不同的效果

七、录制媒体

放射肿瘤学中使用的千伏质量 X 线（而不是用于治疗癌症的极高能量 X 线）的主要目的之一是将信息从硬拷贝（电子或数字）传输给放射肿瘤学小组的一名成员。现在接收和存储该信息的最常用方法是通过数字图像处理，但在某些情况下仍然使用 X 线胶片。

除了旧的传统记录媒体（胶片），医学成像技术还开发了许多其他射线照相图像接收器，如荧光屏、图像增强器、电子射野影像系统（electronic portable imaging devices, EPID）、光激发荧光板、闪烁和压电晶体、平板探测器（flat panel detectors, FPD）。最新研究中科研人员致力于开发和完善具有更新成像概念的数字成像技术。随着 CT 模拟的发展，荧光透视和胶片逐渐被数字化成像和数字重建影像生成（digital reconstructed radiographs, DRRs）取代，数字重建影像生成是一种类似于传统射线影像生成的计算机成像，但在显示器上显示或存储在 X 线片上。在数字成像中，电子输出的辐射探测器信号强度与辐射强度成正比，将输出信号转换为计算机可以显示为图像的数字信号（图 6-18）。

1. 计算机 X 线摄影术

计算机 X 线摄影（Computed radiography, CR）包括几种类型的图像接收器。CR 已成为基于胶片

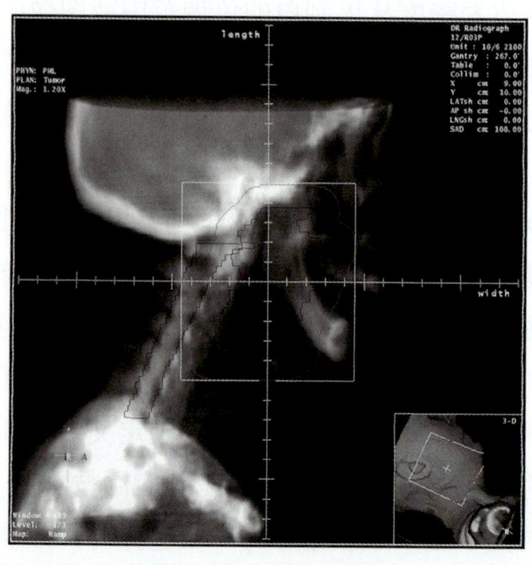

图 6-18 数字重建射线照片的一个例子，展示了在扁桃体窝中有肿瘤的放射治疗患者外侧颈部区域的治疗区域

的图像接收器和数字成像之间的过渡。作为另一种成像形式其在处理图像之前是不可见的。然而，与射线成像的图片中卤化银晶体原子结构不可见改变的存在不同，计算机X线摄影使用光激励板将X线转换为数字图像。光激励板包含0.3 mm的荧光粉层，该荧光粉与黏合剂混合，表面涂层受到保护。当暴露于X线下，该层将影像存储为电子电荷的分布。被捕获的电子的数量与局部吸收的X线的量成比例，构成潜像。由于正常的热运动，电子将慢慢地从被捕获的地方中释放出来。在室温下，潜像在初次曝光后8 h内可读。然后将图像板插入机器中，其中小的氦-氖激光器将存储的电子能量转换成光能。发射的光能由一个特殊的光电倍增管收集并转换成电信号，然后数字化并存储在计算机上。

光激发磷光板也称为成像板，存储磷光板或数字盒。该板材可重复使用且非常便携。为了准备用于X线曝光的板，将板暴露于高强度光中擦除所有先前的图像。然后将图像板放入暗盒中，并且可以按照与常规模拟和门户成像的胶片曝光相同的方式使用。在每种情况下都使用类似的曝光技术。类似于常规胶片盒的暗盒用于容纳数字成像板。因此，传统的X线设备可以轻松接受CR磁带，使数字技术顺利应用。一些放射治疗中心可能会在无法应用电子射野影像系统或kV成像时使用计算机X线摄影，比如治疗距离较远，视野尺寸和治疗距离不利于电子射野影像系统或kV成像。

荧光成像板与胶片-屏幕方法相比具有几个优点。在曝光过度和曝光不足时，印版上仍会呈现均匀的密度。这是与既往胶片-屏幕方法相比的一个优点。如果曝光不足，数字系统允许添加对比度，密度和亮度以在特定曝光范围内修改原始图像。即使原始图像过度曝光图像太“黑”，该系统也可以通过使用类似于PS图像处理软件数码照片编辑程序的简单计算机控件，改变对比度和亮度来“提亮”数字图像。

2. 暗盒

暗盒提供光激发磷光板或X线胶片正常工作所需的不透光条件。暗盒打开类似于书本，它由原子序数低的材料制成，如纸板、塑料和碳纤维。碳纤维由于其原子序数和强度低，也被用作传统模拟器、CT模拟器和治疗床材料。暗盒的背面设计与暗盒的前部不同。铅、铜或其他金属背衬可防止散射辐射在离开暗盒后返回到胶片或其他图像接收器，来阻止反向散射辐射降低图像质量。

3. 平板探测器

采用非晶硅并基于固态集成电路技术的平板探测器（FPDs）和传统的胶片-屏幕组合方法相比已经在图像质量方面进行了重大改进，是数字成像的支柱。这项新技术提高了数字图像的便携性和图像质量，使得数字图像可以远距离传输，可以在多个位置使用，并且更易于存档到患者的电子记录中。放射治疗中使用的FPDs与笔记本电脑、手机和个人数字助理（personal digital assistants, PDAs）中的FPD相似。随着计算机技术处理速度的快速提高和薄膜晶体管（thin-film transistor, TFT）技术的广泛应用，FPD技术得到了改善，并推动了FPD应用范围的扩大，特别是在医学成像领域。目前FPD代替了传统的图像增强器，广泛应用于透视、血管造影、放射治疗射野影像，以及kV和兆伏（MV）图像引导的放射治疗（IGRT）。

有源矩阵液晶显示器通常用于笔记本电脑和平板电视，是领先的平板显示技术。这些显示器使用具有非晶硅的薄膜晶体管技术将穿过患者的辐射束转换成电信号，再转换成数字图像，医师可以共享、存储或人工处理数字图像并改善其图像质量。显示器（图6-19）由像素检测器的网格（或矩阵）组成，这些像素按行和列排列，称为地址驱动器。矩阵中的像素越多，数字图像的潜在质量就越高。潜像存储在TFT阵列中，并通过精确的电子控制从一个TFT到另一个TFT依次读取。这些TFT充当开关，根据到达像素的辐射量，将每个像素单独转为“开”（亮）或“关”（暗）。

将穿过患者的辐射束转换为基于非晶硅TFT阵列的数字图像有两种方法——直接方法和间接方

法。通过直接方法，穿过患者的X线直接转换为产生数字图像的电信号。间接数字成像方法中，未被患者吸收的X线与一层闪烁（基于磷光体的物质）材料相互作用，该材料将X线光子转换成光。这些光子进一步被转换成电子，激活TFT和非晶硅，产生用于产生数字图像的电子数据。线性加速器使用EPID通过将X射线转换为光子来捕获MV图像，然后将其数字化并由摄像机捕获并发送到显示器（图6-20）。

与光激发板或胶片-屏幕系统等成像方法相比，平板探测器具有明显的优势。胶片-屏幕方法将穿过患者的X线转换为光（荧光增强屏幕），并将潜像储存在X线胶片中。最终模拟图像在暗室中通过化学品显影。由于X线和光线之间的信息传递，一些信息丢失或“模糊”。光激发板通过使用磷光板捕获图像，然后用激光扫描仪将潜像转换成用于生成数字图像的电信号。该图像可能很容易成为患者电子记录的一部分。通过直接使用FPD，患者的X线被直接转换为产生数字图像的电信号。通过直接运用FPD系统，X线数据被最准确地转换为可用图像，在最终图像中几乎没有模糊和不必要的“噪声”。表6-3比较了将X线转换为可用图像的模拟和数字方法。

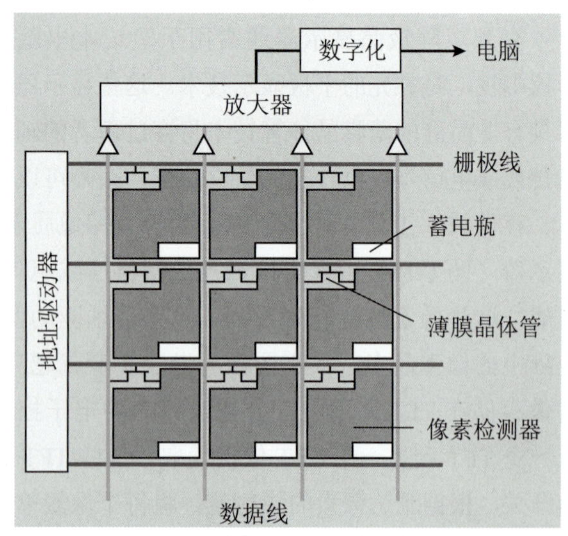

图6-19 逐个地读取像素的有源矩阵晶体显示器，一次读一个像素

（引自Bushong SC: Radiologic science for technologists: physics, biology, and protection, ed 10, St. Louis, 2013, Mosby）

表6-3 数字和模拟医学成像方法的比较

模拟或数字检测方法		从X线到图像的转换
数字	平板探测器（直接）	X线→图像
数字	平板探测器（间接）	X线→光→图像
数字	图像增强器和电视摄像机	X线→光→图像
数字	光刺激板	X线→潜影→光→图像
模拟		X线→光→潜影→图像
模拟	薄膜增感屏	X线→光→潜影→图像

八、在放射肿瘤中的应用

制作高质量的图像并非易事。应考虑许多因素，例如几何因素、控制不需要的散射，以及与图像的对比度和密度相关的问题。了解影响高质量模拟和射野图像生成的众多因素至关重要。在本节中，探讨了解决这些问题的实际应用方法。

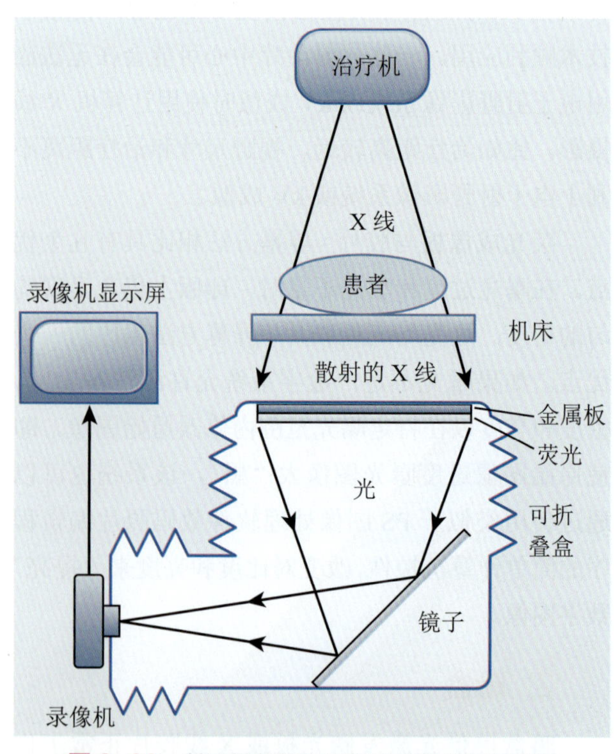

图6-20 基于视频的电子门户成像设备示意图

1. 几何因素

摄影中的一些原则适用于医学成像。两个区域都需要一定强度的光或 X 线能量以及适当的曝光时间来创建图像。在两种情况下都可以记录图像，因为 X 线和可见光光子以直线、发散的方式行进。这种发散的标准是光子从公共点（焦点）沿直线但不同的方向移动，极大地增加了 CT 模拟图像和门控图像上的放大率和失真。两个几何因素在放射肿瘤学中很重要：放大和失真。

放大。CT 模拟图像、门控图像或 LCD 监视器上的所有图像比实际情况更大或更小。当图像看起来更大时，这种情况称为放大。图像表示光束路径中的对象。这些对象可以更靠近公共点源（例如，多叶片准直器附近的物体）或更靠近图像接收器（患者的解剖结构）。图 6-21 说明了发散原理，其中相比于皮肤表面（A）更多组织暴露在腰椎水平（B）。放大程度取决于几个因素，所有因素都与 X 线目标、患者（对象）和显示图像的介质的几何排列有关。

放大可以测量并被表示为因子。放大程度与对象与目标或源的距离成正比，并取决于对象与胶片的距离。放大系数定义如下：

放大系数 = 图像大小 / 对象大小

示例：如果患者体内的组织，如椎体最大宽度为 5.3 cm，图像接收器上的图像为 7.5 cm，则放大系数是多少？

答：放大系数 =7.5/5.3=1.4

确定放大因子的另一种方法是使用相似三角形之间的几何关系。如果相应的角度相等并且相应的边是成比例的，则两个三角形是相似的。图 6-20 显示了典型的发散 X 射线束。在许多放射疗法成像过程中，不可能确定对象（特别是患者）的大小。在这些情况下，可以通过使用目标到图像接收器距离（target-to-image, TID）和目标到对象距离（target-to-object, TOD）的比率来计算放大系数：

放大系数 =TID/TOD

示例：在治疗验证过程中以 140 cm TID 拍摄的图像会在图像接收器上产生 6.5 cm 的门控图像。从目标（源）到对象的距离是 100 cm。放大系数是多少？

答：放大系数 =140/100=1.4

以因子或比率表示放大，是大多数门控图像生成中固有的。这是放射肿瘤学中使用的治疗设备局限性的部分原因。放射肿瘤学比放射诊断允许更大程度的放大，引起影像检查细节的损失对图像质量更为严重。放射治疗师应该了解放大的实际应用，并展示在临床环境中测量其效果的能力。

失真是被检测的结构的大小、形状或外观的变化。放大是尺寸失真的一个很好的例子。更大的放大倍数会引起更大 TODs。相反，TID 越大，图像上对象的放大倍数越小。对于最小的失真，必须特别注意 X 射线束相对于解剖部位（对象）和图像接收器的距离和角度，尤其是对于门控成像来说。

形状扭曲是对被检查结构的实际形状的误解。当被检查的物平面或部件与图像平面不平行时会发生这种情况（图 6-22）。如果这两个平面是平行的，只有尺寸发生失真，并且失真与 TOD 和 TID 直接成正比。由于放大倍数不等，形状失真可能是以下两个因素的结果：

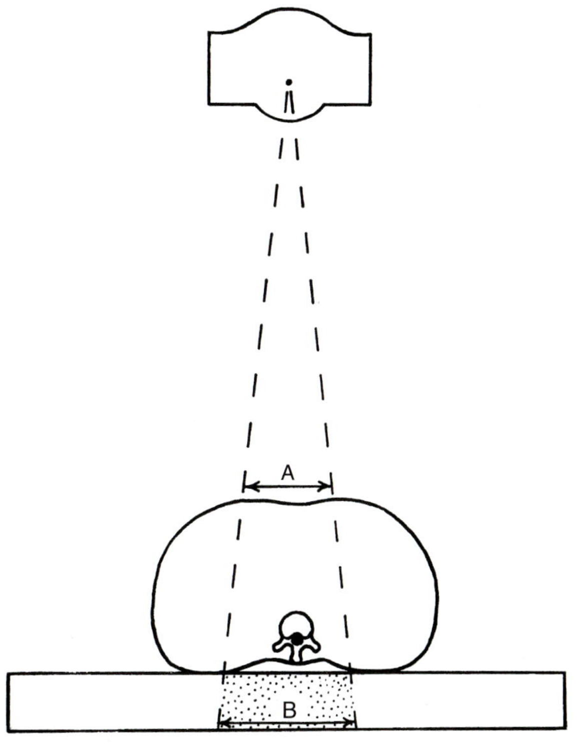

图 6-21 X 射线束的发散。当光束离开患者时比在前皮肤表面处暴露更多组织

（1）X射线束的角度与检查的部分有关。

（2）对象和图像平面在常见的解剖学投影中不平行，例如AP、后前路（PA）和侧面。

在放射治疗计划中，通常需要对射束进行角度测量以避免破坏敏感的正常组织结构。这时，在图像上观察到一定量的形状扭曲。形状扭曲程度的评估没有公式（如放大倍数），而是基于放射治疗师对正常解剖结构的理解来评估。

2. 散射辐射的控制

在曝光期间，一些X线被吸收，而另一些则通过患者到达图像接收器。这是千伏（kVp）X线的部分结果。如果更多光子穿过患者，则放射图像具有更高的密度。如果更多的光子在体内被吸收则相反，更少的光子到达图像接收器：影像密度降低。大量光子在杂乱无章地反射物质后到达图像接收器，产生高密度影像。然而，图像密度不直接与解剖结构相关，因为散射会降低对比度并降低图像质量。

通过准直X线束来限制光束，可以产生较少的散射辐射。如果从X线管发射的初级光子较少，则会产生较少的散射光子。准直初级X线束是控制二次辐射的第一道防线。这种方法通常用于CT模拟和门静脉成像（kV或MV）。

高壮的患者比瘦小的患者吸收和散射更多的辐射。不仅受照组织的数量会影响散射的产生，受照组织的密度也会影响散射量。随着受照组织体积和原子数的增加，散射量也增加。受照材料的原子序数影响产生的散射辐射量，因为在更高密度的材料中X射线光子更易与电子相互作用。例如，与胸部相比，骨盆中会出现更多的散射，因为骨盆的骨骼数量更多（原子数更高），而胸部则有更多的空气（原子数更低）。患者的厚度和体格大小极大地影响了组织照射的体积。较壮的患者和较大的体格会产生更多的散射。

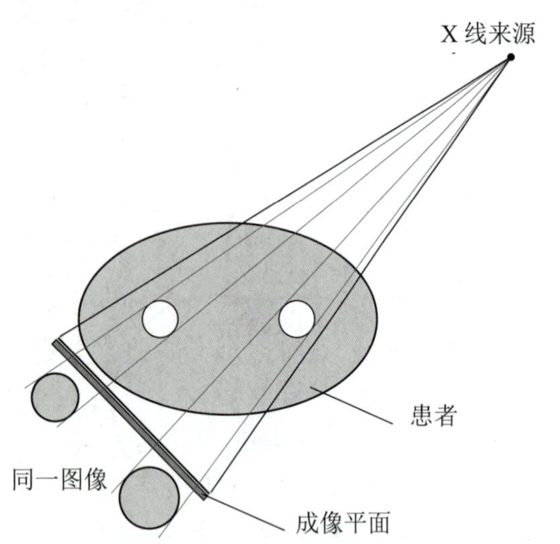

图6-22 从成角度的光束放大物体，显示不等的放大率和失真

九、CT、MRI、超声和核医学的图像生成

本节介绍了CT、MRI、超声和核医学中使用的医学成像原理的概述。这里讨论的原则将应用于其他章节，尤其是实际应用部分。例如，在第35章中了解男性泌尿生殖系肿瘤时，学生将进一步理解定位前列腺的重要性。此外，也将介绍计算机技术成像的基本原则和4种重要成像方式（CT、MRI、核医学和超声），因为它们将在施加辐射剂量和讨论体内剂量分布的治疗计划时涉及。

1. 计算机技术成像

CT和MRI为放射治疗中的治疗计划制订提供了有用的信息，对于模拟和治疗计划都非常重要。自20世纪70年代后期，CT已被用于放射治疗患者的治疗计划过程。先进的三维治疗计划现已成为所有放射治疗科的标准工具。此后，基于CT的治疗计划又补充了MRI和PET。通过将CT、MRI和（或）PET图像覆盖和组合，可以更好地理解肿瘤体积的结构和功能。组合CT、MRI和（或）PET图像被称为图像融合。

CT扫描仪的操作与使用荧光复制或影像检查记录图像的传统模拟方法有很大不同。没有图像接收器，例如胶片或图像增强器。准直X线束穿过患者，通过多行检测器测量光束的衰减并传送到计算机。计算机分析来自检测器的信号，重建图像，然后存储和（或）显示图像。

2. 数字成像

模拟到数字转换意味着什么？传统的直读设备是“模拟的”，即它们以非数字模式提供信息，通常是机械的、机电的或图片的。比如钟表上的指针、汽车里程表、传统的照片和印刷品。为了提供数字图像，模拟图像必须经过计算机化转换为最初记录为一系列二进制数的一系列微小信息。将一系列数字转换为可视图像是一个漫长的过程，40年前几乎不可能完成。必须通过一些模拟扫描方法收集数字，存储，它是CT技术的基石。更复杂的系统可以通过使用体素（体积元素）来创建三维图像，是CT成像和MRI的基础。它可以人工处理图像，以便从各个方面查看图像。图6-23显示CT扫描中的每个细胞是二维表示（像素）和三维表示（体素）。

像素或体素数量之间的关系对于图像质量是至关重要的。这被描述为“分辨率”。矩阵中像素数越大，图像的分辨率越高。缺点是高分辨率设备需要更多时间或更强大的计算机来重建图像。

将“矩阵”想象成一个相框，与电视或电脑屏幕完全相同。荧光透视常用512×512像素的矩阵，但即使这样也不能满足高分辨率数字成像。通常，1024×1024是最低要求，尽管高像素的矩阵可用，但所需的计算能力和重建时间使得它们很难实现。目前，1024矩阵是心脏导管插入术，CT和其他形式数字成像的首选尺寸（图6-24），并且当使用更高的矩阵重建CT数据和DRR时，可以提高分辨率。将一系列数字转换为既可以通过电子查看的图像，又可以转换为纸张或胶片。DRR的一个关键优势是它们能够通过互联网或电子邮件以电子方式移动和查看。

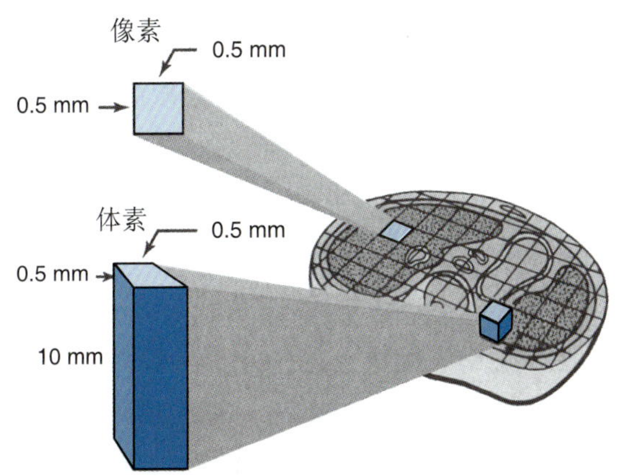

图6-23 计算机断层摄影扫描中的每个单元是二维表示（像素）和三维表示（体素）

（引自Bushong SC: Radiologic science for technologists: physics, biology, and protection, ed 10, St. Louis, 2013, Mosby）

3. 机载成像

在过去，MV射野图像是唯一可用于验证等中心和治疗区域的方法。MV射野图像质量差，因为在高能量水平下散射量增加，此时康普顿相互作

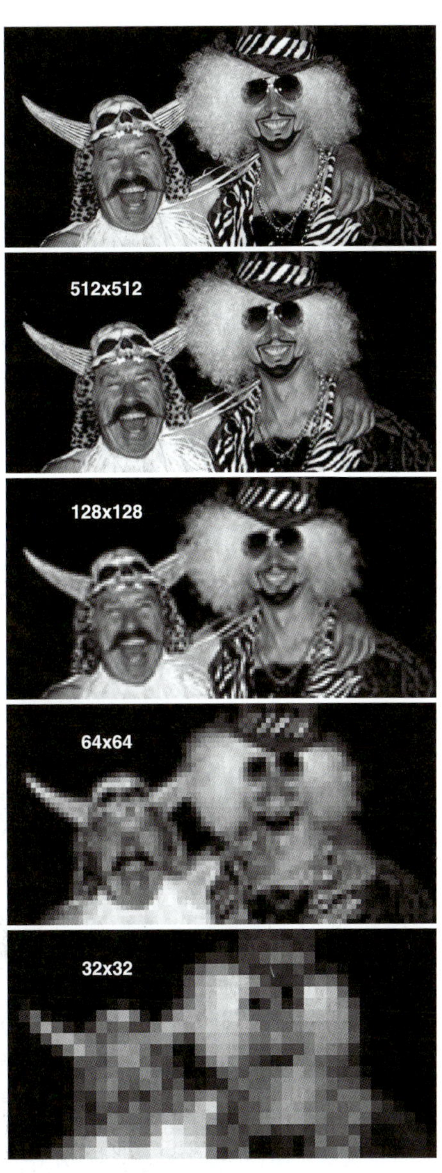

图6-24 通过使用更高的矩阵来增加分辨率，用于重建计算机断层扫描数据和数字重建X线片

（引自Bushong SC: Radiologic science for technologists: physics, biology, and protection, ed 10, St. Louis, 2013, Mosby）

用占主导地位。MV 成像通常导致对比度较差，导致难以区分软组织、骨骼解剖结构和图像上的其他重要结构。机载成像（Onboard imaging, OBI）系统，使用 kV X 线和平板探测器，可提供更好的对比度，改善细节，生成高分辨率的软组织图像。目前，许多供应商为其线性加速器配备了两个成像系统（MV 和 kV）。图 6-25 显示了与 MV 源（与处理相同）和 MV 成像仪（EPID）成直角的 kV X 线源（管）和 kV 成像仪（FPD）。kV 成像系统（OBI）可为治疗师提供 3 种成像选择：

（1）二维图像采集，可用于获得正交图像。

（2）荧光检查，可以详细看到身体部位及其潜在的运动。

（3）三维图像采集或锥形束计算机断层扫描（CBCT），与 CT 模拟图像进行比较。

4. 兆伏成像（MV 成像）

MV 成像可以有两种类型：传统的平板兆伏级系统和兆伏级 CT 成像（MVCT）系统。平板 MV 可以说是放射治疗部门中最通用的成像工具。平板探测器（FPD）是一种非晶硅成像设备，通过可伸缩的托架或机械臂系统连接到线性加速器，可实现按需图像采集。成像系统由 FPD 硬件以及相关的工作站和成像软件组成。MV 图像采集并获得患者的实时电子图像，然后可以与患者在计划过程中创建的数字重建 X 线片（DRRs）进行比较，以便在治疗前验证设置位置。

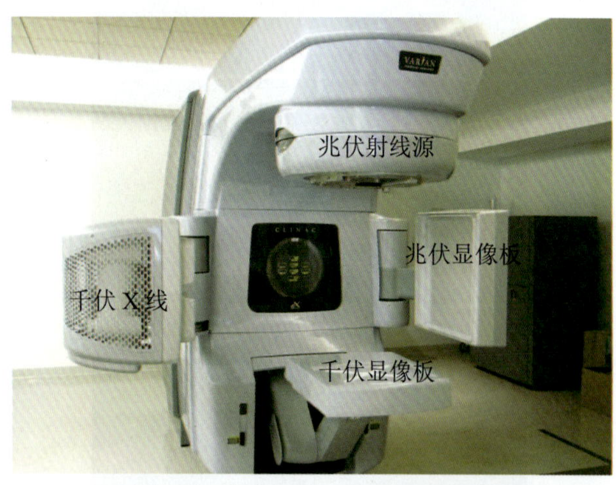

图 6-25 典型的线性加速器，配备板载成像（OBI）系统和传统的兆伏级（MV）成像系统。千伏（kV）成像系统（OBI）可为摄影师提供 3 种成像选择：①二维图像采集，有助于获得正交图像；②透视，使身体部位及其成像可以详细地看到运动；③三维图像采集或锥形束计算机断层扫描

在普遍使用的 MVCT 成像中，例如，在螺旋断层放射治疗中，使用台架对侧的一组 640 氙图像检测器收集数据，从而通过将兆伏 CT（MVCT）图像和之前为了治疗计划而获得的 CT 模拟图像进行比较来验证患者在治疗中的位置。成像模式下线性加速器的标定电压降至 3.5 MV，提供了更好的图像质量并改善软组织对比度。

5. 千伏成像

与 MV 成像类似的成像模式是千伏成像（kV 成像）。kV 成像能量在 kV 范围内，使用单独的 X 线源和非晶硅探测器进行成像。kV 成像硬件通过可伸缩的托架或机械臂系统安装在直线加速器上，并可以根据需要进行图像采集。此外，成像系统还包括硬件以及相关的工作站和成像软件。kV 成像系统不仅可以获得与 DRR 图像进行比较的患者的实时电子图像，而且许多系统还提供荧光图像采集和 CBCT 采集（CT 的一种形式，它使用更宽的 X 线束角度进行扫描，因此能够在一个旋转内扫描更大的体积）。kV 成像的好处在于千伏能量范围内光子相互作用的主要性质，即光电相互作用。骨骼（较高密度），软组织和空气（较低密度）内的 kV X 线的差异吸收可提高对比度。图像上的黑色和白色之间的色调范围为治疗师提供了与骨骼解剖结构和周围结构相关的更多信息。在 MV 范围内，康普顿散射占主导地位，降低了软组织对比度，使治疗师更难以区分软组织结构和骨性标志。另外，与 MV 成像相比，kV 成像使用更低的剂量来对患者成像，比 MV 成像小约 100 倍，保持曝光低到合理可行的水平（as low as reasonably achievable, ALARA）。当比较 kV 和 MV 成像时，需要记住几个重要的概念，例如患者的剂量、图像质量，以及治疗师评估设置不确定性的能力。

X 线的差异吸收观察图 6-26 中腹部的 CT 图

像。该图像显示骨骼（白色）和软组织（浅灰色和深灰色）的差异吸收，因为 X 射线在骨骼中比在软组织中吸收的要多得多。骨骼具有比软组织更高的原子数，因此比软组织或空气腔（例如肺）更容易吸收 X 射线。表 6-4 表明骨的原子数为 13.8，软组织为 7.4。X 线经历光电效应的概率与组织原子数（Z3）的三次方成正比。X 线在骨骼中经历光电效应的可能性大约是在软组织中的 6.5 倍。如果我们从数学上看 X 线在 kV 范围内的吸收对原子数的依赖性，可以看到：

骨原子序数＝ 13.8

软组织原子序数＝ 7.4

（13.8）3 /（7.4）3 = 2628 / 405 = 6.5

康普顿效应独立于原子数，当使用 MV 成像时，康普顿效应较高。骨原子与软组织原子的康普顿散射近似相等，且随着能量的增加而减小。在门静脉成像中使用的能量越高，对于治疗师评估的不确定性的挑战性越大。康普顿散射主要造成对比度的损失，尤其是用 MV 成像所见。

表 6-4 放疗中重要介质的原子数

物质类型	有效原子数
组织类型	
脂肪	6.3
软组织	7.4
肺	7.4
骨	13.8
对照介质	
空气	7.6
碘	53
钡	54
其他	
混凝土	17
钼	42
钨	74
铅	82

引自Bushong SC: Radiologic science for technologists: physics, biology, and protection, ed 10, St. Louis, 2012, Mosby

6. CT 检查

戈弗雷·豪恩斯菲尔德（Godfrey Hounsfield）是英国物理学家 / 工程师，与塔夫茨大学医学物理学家艾伦·科马克（Alan Cormack）共同获得 1979 年诺贝尔物理学奖，他早期开发了用于重建 CT 图像的数学方法。许多科学家认为，在 20 世纪 60 年代早期开发了一种基本 CT 扫描仪的神经科学家威廉·奥尔登多夫应该与他共同获得诺贝尔和平奖。CT 扫描仪的使用为观察人类解剖提供了一个新的方式。现在这种医学成像工具已经改变了我们诊断和治疗疾病的方式。

CT 扫描仪由围绕患者旋转的 X 射线管组成。重建得到的单个图像对应于物体沿着直线发散线的 X 线的吸收。当 X 射线管围绕患者旋转时，一组检测器测量穿过患者的射线量。要获得完整的数据，必须进行多次采集，并在其间进行短程工作台运动。还有其他更复杂和有用的 CT 方法，如螺旋 CT、锥形束 CT 和心脏 CT 成像。当 CT 扫描仪围绕患者旋转时，穿过患者的 X 线量就被测量并记录下来。X 线可以穿过不同类型的组织，例如骨骼，软组织和充满空气的空腔，从 X 线源和探测器的不同角度传输的 X 线的多次测量计算患者体内各种组织的密度。计算机检测 X 线透射检测到穿过身体的不同厚度，显示为横截面图像。

胸部 CT（图 6-26）显示了 3 个不同的观察窗。在每张图像中，从骨骼、软组织和空气方面收集的检测数据都是相同的。计算机通过处理这些信息，以改变图像的对比度。通过对 CT 数据进行处理来改变图像的对比度，数字图像的某些特征可以被修改、增强或抑制。这在胸部非常有用，在检查心脏和纵隔周围的解剖结构的同时可能难以看到肺部细节。除了 CT 之外，可以执行其他成像模态，例如 MRI，尤其是对中枢神经系统或软组织细节感兴趣时。

所有 CT 扫描仪都是锥束计算机断层扫描（CBCT）系统技术。更宽锥形束角的应用也有其益处和挑战。使用更宽锥角进行扫描的好处是能够在一次旋转内扫描更大的体积（整个器官）。然而

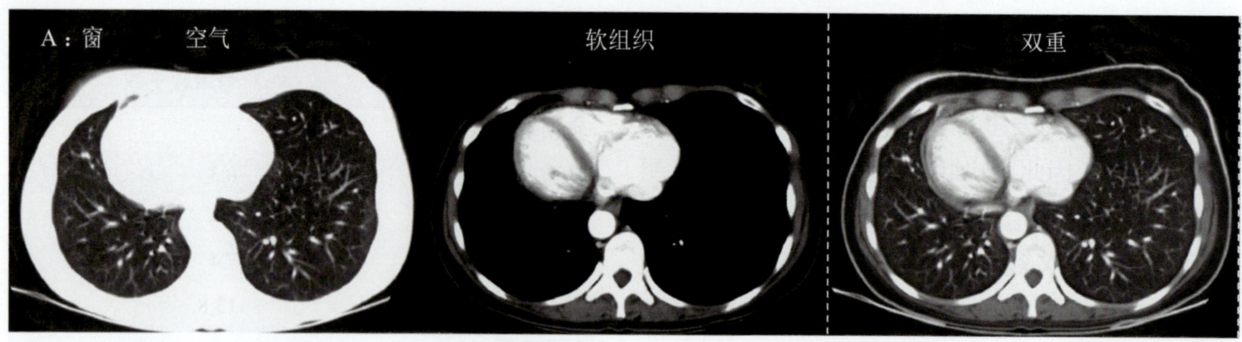

图 6-26 胸部的计算机断层扫描显示 3 个不同的窗口供观看。在骨骼，软组织和空气方面从探测器收集的数据在每个图像中是相同的。计算机操纵信息的显示以改变图像的对比度

（引自 Bidaut LM，Humm JL，Mageras GS，et al：Imaging in radiation oncology.In Leibel SA，Phillip TL，editors：Textbook of radiation oncology，ed 3，Philadelphia，2010，Saunders）

使用更宽的锥角也伴随着挑战，包括到达检测器的散射量的增加，同时导致图像质量的降低；还有成像伪影的产生，这是系统设计本身带来的。在图像引导的放射治疗 IGRT 中，CBCT 与直线加速器结合应用。配备 CBCT 的直线加速器具有垂直于治疗源的耦合到检测器面板上的成像源并通过 180° 或 360° 旋转以多个角度获得患者的若干投影图像，在三个维度上重建患者解剖结构，供治疗师在三个解剖学平面中观察。

商用 CBCT 扫描仪有 kV 和 MV 能量两种，各有利弊。在 kV-CBCT 中，需要在 40 ～ 130kV 能量范围内工作的 kV 管。X 射线管通常垂直安装在线性加速器处理头上，并与平板探测器耦合用于成像。在 MV-CBCT 中，MV 成像的 X 线与用于治疗的相同。来自治疗头的光束射向平板探测器并用于常规门静脉成像。由于在整个扫描过程中获得了体积图像，因此图像重建不需要插值（重新获取切片之间未捕获的信息），并且在所有 3 个解剖学平面中都可以获得真实的图像重建。CBCT 图像质量尚未与诊断性 CT 相匹配。尽管目前 CBCT 系统提供的骨和软组织图像在放射治疗中是可以应用的，但是有一些因素会降低图像质量。CBCT 是在机架围绕患者旋转的一段时间内获得的体积图像。因此，它在扫描期间容易受到运动伪影的影响。得到的图像是扫描窗口期间患者体内的运动的平均值。同时，平板探测器的使用和用于扫描的较大锥角导致了几个问题、散射量大问题：几何成像问题、运动的问题。而且 CBCT 系统并非每次成像能量都是相等的。KV 成像已被证明可以减少患者的总剂量，同时修正软组织图像。

放射治疗实践中的指导原则是利用治疗比：最大化疾病组织的剂量，同时最小化周围正常组织的剂量。图像引导放射治疗（IGRT）允许校正位置误差。这些校正包括两种类型：治疗间和治疗中误差，这可以增加治疗目标的准确性，使肿瘤剂量增加周围边缘剂量减少。治疗间的误差是指每次治疗之间的设置变化；包括定位的不准确性、机器特性的变化以及患者解剖结构和目标形状随时间的变化。治疗中误差是指在一次照射内发生的变化（即器官或患者运动）。IGRT 或在线校正是纠正治疗期间产生的误差的过程。这是通过使用诸如 CBCT 的成像系统在整个治疗之前或在治疗期间成像来实现的，其允许在线图像校对和位置校正。随着三维治疗计划的使用增加，包括调强放射治疗（IMRT）、容积调强治疗（VMAT）、立体定向放射外科（SRS）和立体定向放射治疗（SBRT），更重要的是考虑影响治疗计划和治疗实施的治疗间和治疗中误差。由于进行多次治疗，应考虑以下所有情况。

- 每日摆位变化
- 几何不确定性
- 患者解剖结构和目标形状随时间的变化
- 治疗期间患者运动和内脏器官运动

• 放射治疗师的教育和经验

与每周一次的患者骨骼和（或）软组织解剖的门静脉成像相比，每日成像和（或）结合 EPID、IGRT、CBCT（kV 或 MV）植入的基准标记物减少了随机和系统的变化。

无论使用何种成像方式，IGRT 都遵循相同的基本原则。将治疗时获得的图像与参考图像进行比较。参考图像通常是在计划时制作，并代表治疗计划过程中的最佳患者位置。接着治疗图像被匹配到参考图像上。匹配后，可以识别患者位置的变化，再通过手动调整或自动机器人机床校正。

7. 磁共振成像

与使用辐射的 X 线和 CT 扫描不同，MRI 使用大磁铁和射频波来产生图像。2003 年，保罗 C. 劳特伯勒和彼得曼斯菲尔德爵士发现了 MRI，获得诺贝尔医学奖。

一些物理基本原理可能有助于理解 MRI 技术的复杂性。人体由碳、氢、氧等特定元素组成，具有独有的特征。在正常情况下，电子沿着围绕质子和中子的中心核轨道运行。因此质子和中子都像微小的磁铁一样，在原子核内围绕自己的轴旋转。物理学家发现这些原子核具有“残余磁矩”。那些具有奇数质子和中子数的原子核就像一个小的原子磁铁，只有一个质子具有净正电荷的氢磁矩最强，奇数个原子核（质子中子）的其他原子核磁矩较小。因为人体主要由 H_2O 组成（在 60% 和 80% 之间），所以人体存在大量强磁矩的氢原子。当氢原子或其他具有较弱磁矩的原子的原子核被置于强磁场中时，它们倾向于与所施加的磁场相适应或相抗衡的排列，作为 MRI 中强大的磁体。在 MRI 扫描仪内向患者施加射频（RF）能量脉冲，然后通过信号线圈收集来自患者的返回信号，测量并重建成图像。从患者返回的 RF 能量基于 3 个特征：①信号的强度（代表与患者体内旋转核浓度相关的自旋密度）；②时间常数 T1，称为纵向弛豫时间；③时间常数 T2，称为横向弛豫时间。这 3 个特征形成用于产生磁共振图像的基本参数。现在已经开发了相关的多种方法，比如脉冲序列，将 RF 能量应用于患者并收集和测量从患者辐射的 RF 信号。脉冲序列产生的图像具有关于患者原子结构和功能的空间和对比度信息。图 6-27 显示了女性骨盆的 T2 加权横向 MRI 扫描。

MRI 系统包括与其操作不可分割的三个关键部件：磁铁和相关的线圈；床和计算机处理系统在外观上，MRI 机器类似于 CT 扫描仪，但功能上差别很大。MRI 孔径通常比 CT 扫描仪更深、更小，直径约 60 cm，周围是射频线圈、成像线圈和电磁线圈。由于磁性线圈的性质，它们必须通过液氮和液氦过冷到接近绝对零度的温度才能发挥作用。

在 MRI 扫描期间，患者的定位和稳定性非常重要。与 CT 扫描不同，CT 扫描中的运动会产生局部伪影，MRI 中的运动会影响全部图像。因此，在整个检查期间，位置准确性和患者位置的维持是成功成像的关键。床是患者运输装置，在 MRI 检查期间将患者移入和移出扫描机。

MRI 计算机处理系统允许技术人员选择目标器官所需的适当脉冲序列，以满足 MRI 图像后处理的适当要求。MRI 图像的重建比 CT 工作量大，需要更多数据和更长的处理时间。

MRI 能够显示详细的解剖信息（在矢状面、冠状面和横断面中），例如肿瘤的存在范围，与肿瘤相邻的正常结构的形状，以及复发性肿瘤和坏死。近年来，MRI 计算机处理系统的应用迅速发展，

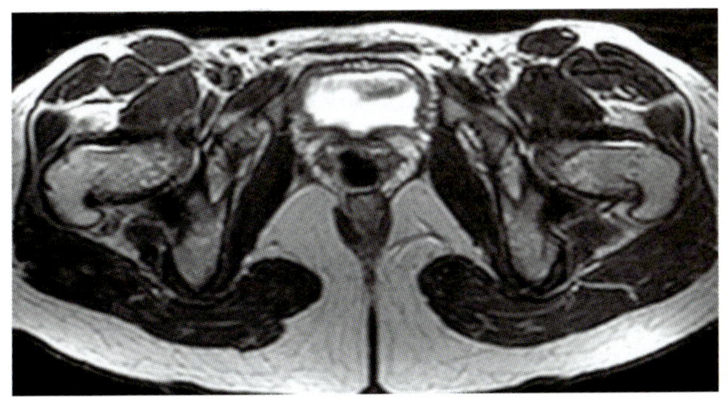

图 6-27　女性骨盆的横向（轴向）T2 加权磁共振成像扫描在刚好低于耻骨联合的水平处拍摄。注意膀胱、阴道和直肠的正常解剖结构

（引自 Kelley LL, Petersen CM: Sectional anatomy for imaging professionals, St. Louis, 2007, Mosby）

特别是它能够捕获 MRI 信息并将其应用于放射治疗计划过程的能力，无论是单独使用还是与其他成像方式（如 CT 或 PET）融合。

8. 正电子发射断层扫描

正电子发射断层扫描（PET）是一种成像形式，将生理学、代谢学和生物化学而非解剖学结构显示在图像中。生理学描述了组织、器官或系统如何发挥作用。解剖学与特定组织、系统或器官的结构有关。CT 成像是显示解剖结构的一个极好的例子，可以详细地显示解剖结构。与 CT 或 MRI 相比，PET 成像缺乏细节。PET 成像显著改变了癌症患者的诊断检查。将功能数据引入放射治疗计划过程目前是重大商业，技术和科学发展的重点。

PET 利用了身体自然形成的代谢过程，标记了一些生命结构的分子。例如，组织或器官使用的氨基酸，分子氧或葡萄糖的量和速率。这是通过标记放射性核素来完成的，放射性核素通常标记为特定的 γ 射线放射性药物，其选择性富集在患者特定组织中。葡萄糖类似物，氟 -18 氟脱氧葡萄糖（FDG）是目前 PET 成像中最常用的药剂。FDG 是正电子发射体。正电子是一种反物质，当从核中释放出来时，与电子配对。正电子与电子的配对被称为湮灭事件，并根据爱因斯坦方程 $E=mc$ 导致物质转化为能量。湮灭事件的结果是一对相反能量的湮灭光子在相反的方向上传播。FDG 发射的光子从身体中逸出，并由位于患者两侧的近距离外部探测器检测。测量过程产生了器官或组织中放射性物质的积累，分布和排泄的“生理图”。虽然已经开发了几种用于 PET 成像的放射性示踪剂，但是大多数临床肿瘤学 PET 研究使用 FDG。使用 FDG 对葡萄糖代谢进行成像观察到恶性细胞具有比正常组织更高的气溶性糖酵解速率。恶性细胞需要更多的葡萄糖来满足其能量需求。

PET 图像可以在横向、矢状或冠状平面中显示。在图像上看到的功能差异可能代表正常或异常的病理组织密度增加。在对任何病理累积进行评估之前，必须全面了解正常的解剖结构和体内正常的 FDG 分布。表 6-5 列出了 FDG 正常累积的器官和身体结构。图 6-28 显示了 FDG 在全身 PET 扫描中的正态分布。近年来，它的应用迅速发展，特别是由于具有了能够捕获 PET 信息并将其应用于放射治疗计划过程的能力，无论是单独使用还是与其他成像模式（如 CT 或 MRI）融合（图 6-29）。

有时，单独获得的 PET 和 CT 图像的融合无法解决准确的肿瘤定位问题。专用 CT / PET 扫描仪的开发克服了融合 CT 和 PET 图像所涉及的许多问题。此外，在一项研究中联合 CT / PET 成像在 56% 的患者的肿瘤体积增长和缩小方面提供了额外的信息。在一次检查中使用专用 CT / PET 扫描仪可同时提供 CT 扫描的结构信息和 PET 扫描的功能信息的成像序列。

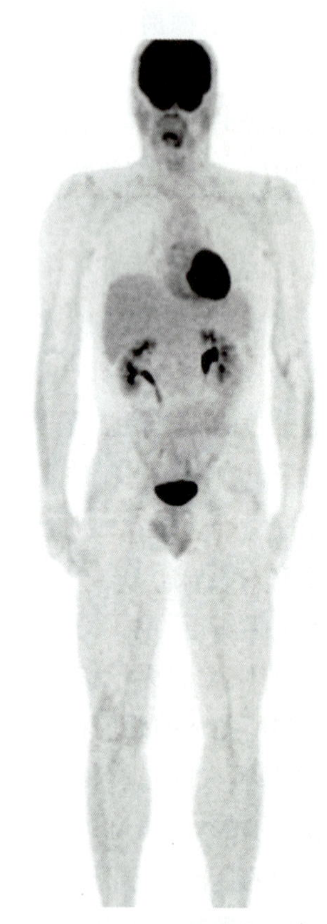

图 6-28 正常的全身正电子发射断层扫描使用氟 -18 氟脱氧葡萄糖进行扫描。强烈的活动积聚在大脑、唾液腺、左心室肌腱（可变）、肾脏和膀胱中。该正常扫描中的中等活性出现在肝脏、脾脏和睾丸中

（引自 Chris-tian PE, Waterstram-Rich KM: Nuclear medicine and PET / CT, ed 6, St. Louis, 2007, Mosby）

表 6-5　正常的全身氟 -18 氟脱氧葡萄糖分布

代谢高的部位	代谢不同的部位
脑	下颌下腺
肝（中度）	甲状腺
肾脏（特别是集合系统）	心脏和血管结构
膀胱	胸腺（儿童）
	脾 食管壶腹 胃 肠（尤其是结肠） 子宫内膜（月经期） 骨髓 肌肉 睾丸

引自Christian PE, Waterstram-Rich KM: Nuclear medicine and PET/CT: technology and technique, ed 7, St. Louis, 2011, Mosby

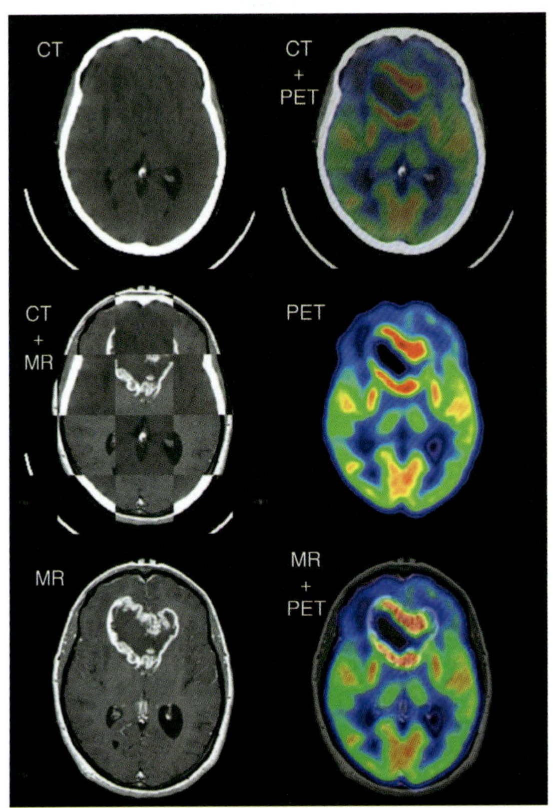

图 6-29　脑瘤的融合图像。同一患者空间融合后的 CT、MRI、正电子发射断层扫描（PET）多平面重建（并排、棋盘、彩色模式）

（引自 Leibel SA，Phillips TL：Textbook of radiation oncology, ed 3, Philadelphia, 2010, Saunders）

9. 超声

超声波，也称为超声波检查，是一种有用的医学成像工具，用于描绘人体表面轮廓和定位内部结构，如前列腺。在这种成像技术中，换能器用于产生穿过组织的机械干扰（压力波）。当声波穿过身体时，它会遇到组织之间的各种界面，这些界面反射和折射超声能量。反射换能器的能量取决于组织的物理密度和超声穿过组织的速度。换能器内的压电晶体用于产生超声波。通过对压电晶体施加瞬时电击来激发超声波，并将晶体设置为振动模式。超声能量从界面反射回来，并作为振幅减小的压力波返回到换能器，在换能器中产生、捕获和处理电信号。

超声波的应用特别适用于描绘仅有微小不同的组织。例如，在施用外放射治疗之前，使用超声波检查来定位下骨盆中的前列腺或前列腺床；它还能有效区分乳房中的实体和囊性病变，因为声波能在充满液体的空腔和囊肿中很好地传播。

因为在治疗计划的初始图像采集时间和开始治疗之间前列腺相对于骨解剖结构移动，所以通常使用诸如超声的实时成像来在开始治疗时准确地定位目标。徒手超声成像通过以任何解剖方向滑动探头或形成弧线获取数据。人们获取了多幅二维图像，直到收集到足够的图像来重建三维矩阵。然后每天通过体内坐标系来确定患者体内前列腺体积的绝对位置，以相对于线性加速器等中心进行每日调整。

在前列腺定位过程中施加在耻骨上区域的压力变化以及轮廓对准过程的交互使用者（从一个治疗师到另一个）的变化可能影响前列腺定位的准确性。

医学成像是一个复杂的过程。有关 X 线、CT、MRI 和超声波产生的知识和理解的应用以及高质量图像的创建对于提供规定剂量的放射治疗所需的精确性和准确性至关重要。即使传统的记录媒体被无需胶片的技术取代，放射治疗师在医学成像的艺术和科学中的作用仍然至关重要。无论是使用计算机技术还是常规X线胶片，最大化肿瘤辐射剂量和最小化对周围正常组织剂量的目标保持不变。直线加速器上的kV影像、CT模拟器和其他诊断成像设备上的kV成像器是实现放射肿瘤学这一目标的重要工具。在医学成像中正确应用原理和实践可以改善患者的治疗效果。

十、总结

- X线具有多种诊断和治疗目的，因此，存在许多帮助医师精确诊断疾病的形式，如放射诊断、核医学、乳房X线照相术、心血管成像和CT扫描。
- X线能够使某些物质发光，使穿过的物质电离，并引起组织的化学和生物学变化。这些性质是X线与物质相互作用的基础。
- 在X线的产生中，电子在真空中朝向目标加速，并且当电子突然停止时，75%～80%的目标相互作用是以X线形式释放的轫致辐射。
- 靶相互作用包括与原子核发生的轫致辐射相互作用，以及主要与靶材料的内壳电子发生的特征辐射。
- 在诊断能量范围内，会发生3种相互作用。光子可以光电吸收或在相互作用期间经历相干（未修饰）或康普顿散射。
- 密度是胶片或图像显示器的暗度。对比是图像上的黑白之间的色调差异（灰度等级）。
- 放大率可以作为一个因素来测量和表达。图像受体上的磁化强度与物体与目标或源的距离成正比，并且取决于物体与图像受体的距离。
- CT和MRI扫描为放射治疗计划提供最有用的信息。
- 将一系列数字转换成可视图像是数字成像的基础。这些数字通过模拟扫描的方法收集、存储，然后重建，形成像素（图片元素）。更复杂的系统可以通过使用体素（体积元素）来创建三维图像，并且它是一些CT成像和大多数MRI的基础。它允许图像的人工调整，以便它们可以从各个方面观看。
- 采用非晶硅的平板探测器基于固态集成电路技术和薄膜晶体管技术形成，并可生成有用的数字图像。
- MV和kV能量可用于获取图像；然而，kV能量具有改善图像质量和减少患者剂量的优点。
- 锥形束CT使用比CT扫描仪更大的锥角来扫描整个患者组织，而不是每次旋转一层。
- 与使用辐射的X线和CT扫描不同，MRI使用大磁铁和射频波来产生图像。
- PET是一种在图像中显示生理学、代谢学和生物化学，而非解剖结构的成像形式。生理学描述了组织、器官或系统如何发挥作用。
- 超声波，也称为超声波检查，是一种有用的医学成像工具，用于描绘表面轮廓和定位内部结构，例如前列腺。在这种成像技术中，传感器用于产生穿过组织的机械干扰（压力波）。

？复习题

登录我们的网站可以找到问题的答案：*http：//evolve.elsevier.com/Washington Leaver / principles*

1．下列哪种条件影响图像的密度

Ⅰ．肺门肿块

Ⅱ．肺切除术

Ⅲ．水肿

Ⅳ．多发性骨髓瘤

Ⅴ．萎缩

A．Ⅰ、Ⅱ和Ⅲ

B．Ⅱ、Ⅲ和Ⅳ

C．Ⅱ、Ⅳ和Ⅴ

D．Ⅱ、Ⅲ、Ⅳ和Ⅴ

2．压电晶体是下列哪种成像方式的最好的传感器

A．磁共振成像

B．CT

C．PET

D．超声（超声）

3．下列哪种被认为是X线与物质一起发生的相互作用

Ⅰ．轫致放射

Ⅱ．康普顿散射

Ⅲ．光电吸收

Ⅳ．整流

A．Ⅰ和Ⅱ

B．Ⅱ和Ⅲ

C．Ⅱ、Ⅲ和Ⅳ

D．Ⅰ、Ⅲ和Ⅳ

4．下面哪一个是数字成像过程的最佳描述

A．模拟图像增强器

B．平板探测器

C．韧致放射效应

D．特征放射效应

5．如果在 120 cmTID 拍摄的照片通过使用 90 cmTOD 产生 3.5 cm 的图像，那么放大系数是

A．0.75

B．1.33

C．2.63

D．4.66

6．有助于产生中等水平的图像的脉冲射频技术是下列哪种成像方式

A．磁共振成像

B．CT

C．PET

D．超声

7．非晶硅通常存在于

A．增强屏幕

B．MRI 图像受体

C．平板探测器

D．X 线靶材料

8．以下是延长 X 射线管寿命的方法，除了

A．遵循制造商的预热程序

B．监测多次曝光期间产生的热量单位

C．尽可能使用高 mA（灯丝电流）值

D．避免接近管道极限的多次曝光

9．千伏锥束 CT 与兆伏锥束 CT 相比具有一定的优势，包括

A．递送给患者的较低剂量

B．能够使用直线加速器 MV 源来生成 X 线图像

C．更好地对比组织和骨

D．A 和 C

10．图像引导的放射治疗可以使用多种不同的成像方式来校正

Ⅰ．治疗间误差

Ⅱ．治疗中误差

Ⅲ．随机误差

Ⅳ．射束平坦度

A．Ⅰ

B．Ⅰ和Ⅱ

C．Ⅱ和Ⅲ

D．Ⅰ和Ⅳ

？思考题

1．讨论 X 线在放射治疗中的使用方式。它们与诊断放射学中使用的不同吗？请说明。

2．讨论产生 X 线所需的条件。

3．比较和对比韧致辐射和特征靶相互作用。

4．描述对诊断成像范围影响最大的两种相互作用。

5．描述曾经用于纯诊断成像的工具现在如何在放射治疗计划和图像引导放射治疗（IGRT）的实践中发挥更大的作用。

6．简要说明 MRI、PET 和超声波所涉及的图像生成过程。

7．定义像素和体素这两个术语，并解释它们与数字成像的关系。

（译者：乔俏　张妙　审校：王艳阳）

参考文献

1．Allisy-Roberts P., Williams J., Farr R.: *Farr's physics for medical imaging*, Edinburgh, 2008, Saunders.

2．American College of Radiology: *ACR practice parameters and technical standards for radiation oncology*, Reston, 2014, American College of Radiology.

3．Bartenhagen L.: *Image-guided radiation therapy*: overview,

Albuquerque, 2013, American Society of Radiologic Technologists.

4. Bentel C.G.: *Radiation therapy planning*, New York, 1993,McGraw-Hill.
5. Bomford C.K., Dawes P.J., Lillicrap S.C., et al.: Treatment simulators, *Br J RadiolSuppl* 23:4–32, 1989.
6. Bushberg J.: *The essential physics of medical imaging*, Philadelphia, 2002, Lippincott Williams & Wilkins.
7. Bushong S.C.: *Magnetic resonance imaging*, St. Louis, 2003,Mosby.
8. Bushong S.C.: *Radiologic science for technologists*: physics, biology, and protection, ed 10, St. Louis, 2013, Mosby.
9. Carlton R.R., McKcnna-Adler A.: *Principles of radiographic imaging*, ed 5, Clifton Park, 2012, Delmar Cengage Learning.
10. Chow M.F.: The effect of a film's sensitivity to its speed, contrast, and latitude, *Can J Med Radiat Technol* 19:147–148, 1988.
11. Christian P.E., Waterstram-Rich K.M.: *Nuclear medicine and PET/CT:technology and technique*, ed 7, St. Louis, 2011,Mosby.
12. CullinanA.M.,CullinanJ.E.: *Producingqualityradiographs*, ed2, Philadelphia,1993,J. B. Lippincott.
13. DeVos D.C.: *Basic principles of radiographic exposure*, Philadelphia, 1990, Lea & Febiger.
14. e-MRI: *MRI Physics* (website), Available atwww.imaios.com/en/e-Courses/e-MRI.Accessed January 17, 2014.
15. Fraass B.A., Jolly S., Eisbruch A.: Conformal therapy and intensity-modulated radiation therapy: treatment planning, treatment delivery and clinical results. In Gunderson L.L., Tepper J.E., editors: *Clinical radiation oncology*, ed 3, Philadelphia, 2012,Elsevier.
16. Francis I.R., Brown R.K., Avram A.M.: The clinical role of CT/PET in oncology: an update, *Cancer Imaging* 5:S68–S75,2005.
17. Fuchs A.W.: Relationship of tissue thickness to kilovoltage, *Radiol Technol* 19:287, 1948.
18. Fuchs A.W.: The rationale of radiographic exposure, *Radiol Technol* 22:62,1950.
19. Glasser O.: *Dr WC Roentgen*, ed 2, Springfield, Ill, 1972, Charles CThomas.
20. Hendee W.R., Ibbott G.S., Hendee E.G.: *Diagnostic imaging and applications to radiation therapy*, ed 3, New York, 2005, John Wiley &Sons.
21. Hufton A.P., et al.: Low attenuation material for table tops, cassettes and grids: a review, *Radiography* 53:17, 1987.
22. Jaffray D.A., Langen K.M., Mageras G., et al.: Assuring safety and quality in image guided delivery of radiation therapy, *Pract Radiat Oncol*3(3):1–16, 2013.
23. Jarritt P.H., Carson K.J., Hounsell A.R., et al.: The role of PET/CT scanning in radiotherapy planning, *Br J Radiol* 79:S27–S35,2006.
24. Johnston J.N., Killion J.B.: Hazards in the radiology department, *Radiol Technol* 76:134–144, 2005.
25. Kachelriess M.: Clinical X-ray computed tomography. In Schlegel W., Bortfeld T., Grosu A.L., editors: *New technologies in radiation oncology*, New York, 2006,Springer.
26. Kalender W.: *Computed tomography*, Erlangen, 2005, Publicis CorporatePub.
27. Karzmark C.J., Nunan C.S., Tanabe E.: *Medical electron accelerators*, Princeton,1993, McGraw-Hill.
28. Khan F.M.: *The physics of radiation therapy*, ed 4, Baltimore, 2009, Lippincott Williams & Wilkins.
29. Kodera Y., Kunio D., Hwang-Ping C.: Absolute speeds of screen-film systems and their absorbed-energy constants, *Radiology* 161:229–239,1984.
30. Li X.: *Adaptive radiation therapy*, Boca Raton, 2011,CRC.
31. Malott J.C., Fodor III J.: *The art and science of medical radiography*, ed 7, St. Louis, 1993, Mosby.
32. McDermott P.N., Orton C.G.: *The physics & technology of radiation therapy*, Madison, WI, 2010, Medical Physics Publishing.
33. Mundt A., Roeske J., editors: *Image-guided radiation therapy: a clinical perspective*, Shelton, 2011, People's Medical Publishing House-USA.
34. Nation Council on Radiation Protection and Measurements: *Medical x-ray,electron beam, and gamma-ray protection of energies up to 50 MeV (equipment design performance and use)*, NCRP Report No. 102. Bethesda, 1989, The Council.
35. Oprax Medical International (website): www.opraxmedical.com/Parts/Tubes/CT/. Accessed December 1, 2014
36. *Physics, techniques and procedures: photostimulable phosphor plate* (website):www.medcyclopaedia.com. Accessed November 20, 2007.
37. Piotrowski T., Skórska M., Jodda A., et al.: Tomotherapy—a different way of dose delivery in radiotherapy, *Contemp*

Oncol 16(1):16,2012.

38. Selman J.: *The fundamentals of imaging physics and radiobiology physics*, ed 9, Springfield, 2000, Charles C. Thomas.
39. Stears J.G., et al.: Radiologic exchange: resolution according to focal spot size, *Radiol Technol* 60:429–430,1989.
40. *Thin film-transistor technology* (website): www.eecs.berkeley.edu/tking/tft.html.Accessed December 1, 2014.
41. Timmerman R., Xing L.: *Image-guided and adaptive radiation therapy*, Philadelphia, 2010, Lippincott Williams & Wilkins/Wolters Kluwer Health.
42. Yartesev S., Kron T., Van Dyk J.: Tomotherapy as a tool in image-guided radiation therapy (IGRT): theoretical and technological aspects, *Biomed Imaging Interv J*3(1):e17, 2007.

第7章

放疗设备

目的

- 论述放射治疗设备的发展史
- 比较和对比千伏级治疗设备的应用，包括浅表治疗设备和深部X线机
- 描述直线加速器支架的4个主要部件：速调管、波导、循环器和冷却系统
- 解释直线加速器如何产生X线
- 描述直线加速器机架的主要部件，包括电子枪、加速器结构（导向器）和治疗头
- 说明定位标的概念，以及它如何用于患者的固定和定位
- 说明多叶光栅在治疗头中的位置及其运作方式
- 描述机器床在调强放射治疗实施和图像引导放射治疗中的重要性
- 讨论钴-60的特性
- 讨论放射治疗设备的几个现代趋势
- 讨论医疗加速器安全性考虑因素

一、治疗设备的概况

直线加速器是迄今为止放射肿瘤学应用最多的治疗机器。它已经发展到通过不同的方法提供光子和电子束。直线加速器中使用的 X 线束能量范围从低至 60 kV（检查患者定位）到高达 25 MV（用于治疗）。今天大多数癌症的治疗，是使用 4 ～ 25 MV 范围内的兆伏级射线束进行的，包括使用电子、质子和 X 线。

直线加速器近年来发展迅速，主要是因为计算机技术的进步。计算机技术的进步包括更快的中央处理器（central processing unit, CPU）的出现，使计算机能够更高效地运行，以更快的速度进行数字图像的重建，并为整个治疗过程提供更为稳定和安全的保障。自 20 世纪 70 年代以来，这种速度大约每 18 个月翻一番。根据摩尔定律，芯片中包含的晶体管数量大约每 24 个月翻一番。例如，第一台计算机处理器 Intel 4004，它只有 740 kHz 处理单元，每秒能处理大约 92 000 条指令。今天的处理器是多核 GHz 处理器，每秒可处理超过 1 000 亿条指令。这种速度的提升，也使得直线加速器能够对运动、变化的目标或者两者兼之的目标，以更高的辐射焦点精度进行照射，同时减少对周围健康组织的剂量。

今天，直线加速器使用复杂的治疗计划程序和多叶片光栅，通过调强放射治疗（IMRT），容积旋转调强（VMAT），立体定向放射外科（SRS）图像引导放射治疗（IGRT）利用了 kV 成像技术（一种由平板探测器和简单的 X 射线管组成，在改善放射治疗剂量输送中非常有用的成像设备），以及影像重建技术（更快的 CPU 和更大的计算机内存）的进步，实现了对放疗准确性更为有效的评估。随着计算机技术的发展，Van Dyke 提到了放射治疗发展的几个现代趋势，包括：

- 更加关注放射肿瘤学的不确定性和错误
- 增加每次的分割剂量（大分割）
- 增加放射治疗计划，引导和监测的图像
- 更加强调放疗计划（逆向计划）的剂量 - 体积终点（正常组织并发症）
- 提高教育和监管要求
- 经济考量和成本效益分析
- 未来的技术发展，包括更复杂的治疗计划算法，更紧凑的机器，以及更加以患者为中心的三维（3D）/ 四维（4D）质量保证

本章向学生介绍各种放射治疗设备，包括低能量机器，如表浅治疗设备和深部 X 线机。还讨论了钴 -60 的特性。本章的很大一部分提供了直线加速器操作的详细概述，包括放射治疗输送设备的几个现代趋势。

二、设备进展

传统上以使用在 300 kV（p）（千伏峰值）电压下产生 X 线的低能设备，自 20 世纪之交以来一直用于放射治疗。这些千伏单位（低电压 X 线放射治疗机）包括 Grenz、接触式、浅表和深部 X 线机。1950 年以后，这种设备的使用急剧减少。这一变化的部分原因是钴 -60 装置日益普及以及随后的直线加速器的发展（一种使用高频电磁波通过线性管加速带电粒子比如电子的放射治疗机）。然而，千伏电压设备至今仍在许多部门使用，部分原因是与兆伏级放疗设备相比，其设计成本低且设计简单。千伏设备的主要应用是治疗皮肤和浅表病变。

随着产生 1MV 或更高的 X 线束兆伏级治疗设备的引入，相对于低能治疗设备自然是一种进步。虽然千伏级治疗设备非常有用，但它们仍有两个主要的局限性，而这些局限性在临床上又是必不可少的：它们无法使深部恶性肿瘤达到足够的放疗剂量，同时它们不能区分皮肤和正常组织。因此，设备制造商开始集中精力解决低能射线机的这些以及其他缺点。

早在 20 世纪中期，是肿瘤治疗设备一个标志性的巨大发展期（图 7-1）。物理界开始尝试加速电子、质子、中子和重离子。在医学上试图找到一种更好的方法为放射治疗提供更精准的剂量给予方式。在北美，Van de Graaff、电子感应加速器、钴 -60 和直线加速器分别于 1937 年、1941 年、1951 年和 1952 年被发明。

直到 20 世纪 50 年中期，大多数接受放射治疗的癌症患者使用的都是低能治疗设备。医生们尽可能地为患者将这些设备的功能发挥到极致，但手术仍然是大多数癌症的首选治疗方法。

三、kV 级 X 线机的特点

中轴深度剂量和物理半影与光束质量相关。在制定治疗计划中，特定光束的中心轴深度剂量分布取决于光束的能量。等剂量曲线的深度随着光束质量而增加。例如，对于 200 kVp 的光束，其 50% 的等剂量线（一条代表光束中沿着中心轴或其他地方有着相同剂量的各个点的连线）比 100 kVp 的光束的 50% 等剂量曲线能够达到更深的肿瘤。与兆伏电压束相比，正电压束显示出对治疗区域外组织的散射剂量增加，因此显示出明显的缺点。换句话说，低能量束介质中主束外的吸收剂量大于高能光束。由于光束主要是向前散射，所以兆伏级光发生场外散射是有限的。

四、kV 级设备的临床应用

1. 浅表治疗设备

浅表治疗涉及在 40 ～ 100 kV 的电位下产生的 X 线的治疗设备。通常，将 1 ～ 6 mm 厚的铝制过滤器插入治疗头的插槽中，使射线束硬化至所需的程度。硬化程度以半值层（HVL）衡量。用于浅表治疗的典型 HVL 范围为 1 ～ 8 mm 的铝制过滤器。浅表治疗使用锥形束或准直器。锥形束的直径通常为 2 ～ 5 cm，如果需要，可根据治疗区域定制铅切口。锥形束直接位于皮肤或引线切口上，并且通常有 15 ～ 20 cm 的源皮肤距离（SSD）。皮肤癌和不超过 0.5 cm 的肿瘤，由于辐射的迅速衰减而得到治疗（图 7-2）。

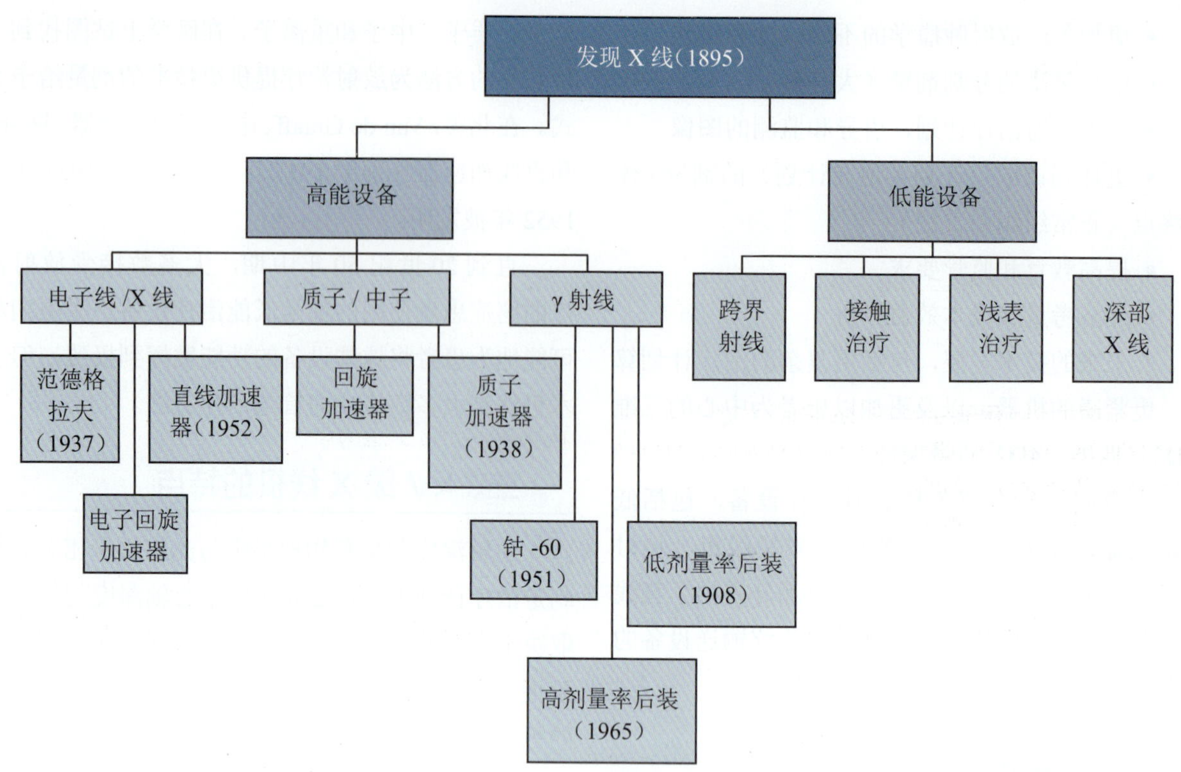

图 7-1 时间表图表说明了自 1895 年发现 X 线以来高能和低能治疗设备的发展。为了提高此图表中信息的准确性我们进行了各种努力。然而，该领域的一些消息来源和专家有时并不认同在临床上应用这些设备的确切日期

（有关更多信息，请参阅 Bentel C：放射治疗计划，纽约，1993 年，McGraw-Hill；和 Grigg EM：隐形光的踪迹，伊利诺伊州斯普林菲尔德，1965 年，Charles C Thomas）

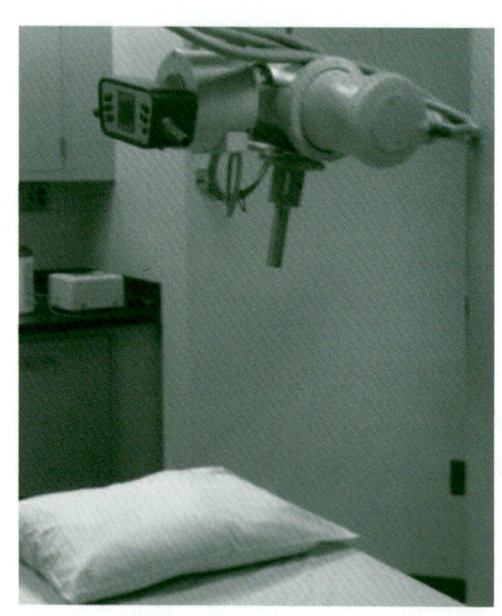

图 7-2 浅表治疗机（Courtesy Linda Alfred）

在控制台区域设置了 3 个参数用于治疗递送：kV、mA（以毫安测量的 X 线电流）和治疗时间。浅表治疗和正电压单元非常可靠，没有机电问题。这有助于减少停机时间，而这对于直线性加速器来说更为常见。使用浅表治疗装置遇到的主要困难在于锥体安装好后必须锁定装置。通常，该装置有各种手柄或旋钮（取决于型号），需要拧紧同时保持锥体就位。这个要求可能是一个挑战。由于系统不附带标准治疗台，患者可以躺在担架上或坐在椅子上进行治疗，从而放大了准确锁定所有旋钮、定位患者和治疗设备的难度。

2. 深部 X 线机

深部 X 线机定义的是在电位范围为 100 ～ 300 kV 产生的 X 线的治疗机器。大多数深部 X 线机在 200 ～ 300 kV 和 10 ～ 20 mA 的范围工作。许多像浅表治疗机、深部 X 线机一样，使用的过滤器能够实现 1 ～ 4 mm 铜（Cu）的 HVLs。深部 X 线机可以使用锥形束准直光束。此外，可以使用由铅板组成的可移动隔膜来调整放射野大小。通常，SSD 为 50 cm（图 7-3）。

适合中能治疗机治疗的肿瘤类型包括皮肤、口

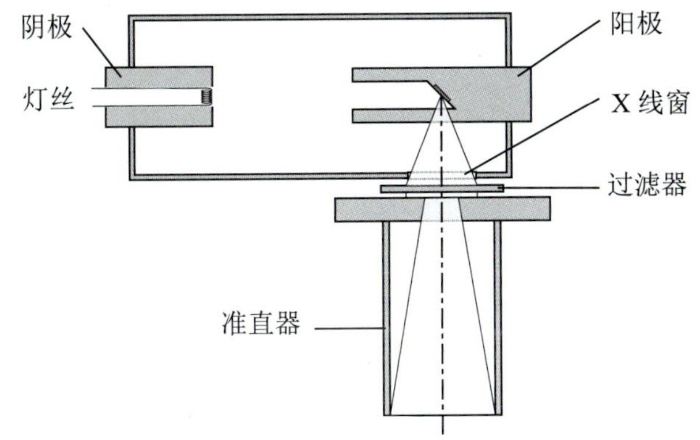

图 7-3 用于治疗皮肤癌的深部 X 机

（引自 Mills JA，Porter H，Gill D：Radiotherapy beam production. In Symonds P, Deehan C, Mills JA, et al：Walter and Miller's textbook of radiotherapy：radiation physics, therapy and oncology, ed 7, London，2012）

腔和直肠癌（锥形插值患者体内）。与低能治疗机一样，根据滤波 kV、规定剂量、准直器或锥尺寸不同，平均治疗时间范围从几秒到几分钟不等。穿透深度取决于 kV 和过滤器。通常，中能治疗机用于超过 2 ～ 3 cm 局限病灶的治疗。

在许多诊所和医院中仍然普遍存在。它们是通过电子线来治疗许多浅表皮肤病变。中能治疗机治疗的大多数皮肤病灶是鳞状细胞和基底细胞癌。由于光束特性，尤其是需要小野照射治疗的皮肤肿瘤，一些临床医生更喜欢选择中能治疗机。

见表 7-1 浅表 X 线机和深部 X 线机特征比较。

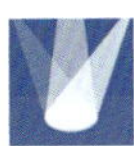

100 ~ 300kV 的 X 线治疗浅表肿瘤如皮肤癌通常更有效，因为深部正常组织的剂量有限。然而，在很多放射治疗中心并没有发现中能治疗机，因为越来越强调治疗患者的新技术如三维适形放射治疗、IMRT 和 VMAT。

五、大型设备

1MV 或以上的 X 线电子束可归为大型设备。临床上的加速器就是大型设备，比如直线加速器。钴 -60 机在发展中国家极其普遍，也被列为大型设备治疗机。

1. 直线加速器

所谓直线加速器就是带电粒子从电磁场中获得能量后沿直线运动的装置。直线加速器（图 7-4）不同于其他类型的粒子加速器，例如回旋加速器，其粒子以螺旋模式运动，以及老式的电子加速器，粒子以环形模式运动。

在直线加速器产生的 X 线和电子束用于治疗各种肿瘤。加速器的结构，类似于一根管道，是最基本的组件。加速电场产生电子从阴极获得能量直到它们离开中空结构的远端。正确理解该设备的使用对放射治疗师具有重要意义，因为是提供规定放射治疗剂量，实现放射治疗的必要设备之一。

本节将讨论直线加速器的各个方面，包括直

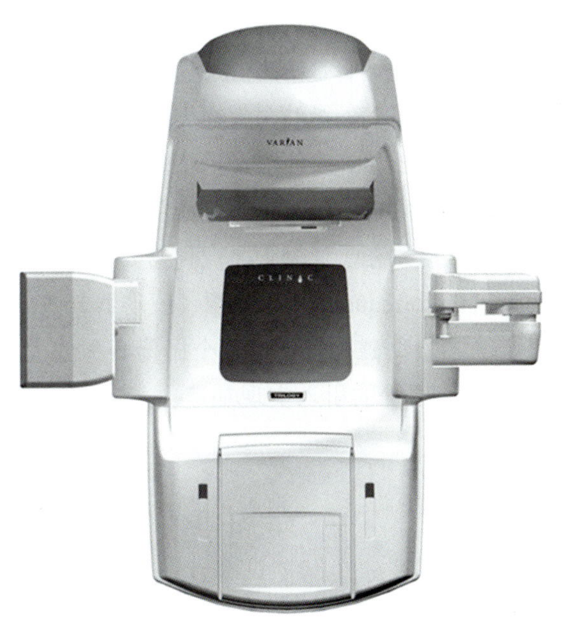

图 7-4 直线加速器的左边为电压源，右边为平板探测器（瓦里安医疗系统公司提供，帕洛阿尔托，加州）

表 7-1 浅表 X 线机和深部 X 线机特点比较

治疗机类型	射线种类	能量范围（千伏）	半值层测量（以铝或铜表示）	剂量测定法（校准参考）
浅表X线机	低能X线	40～100 kV	mm Al	空气法
深部X线机	中能X线	100～300 kV	mm Cu	空气法或体膜法

线加速器的历史、设计特性和主要组件的描述。对直线加速器关键组件的说明提供了其操作的基本概述，将更有助于学生理解这一复杂的设备。这些组件包括速调管、波导、环行器、冷却系统、电子枪、加速波导、弯曲磁铁（用于高能直线加速器，使电子束可以各种角度变换，对准目标）、压扁滤波器、散射箔片等配件。

（1）历史　第1台100cm源-轴距离（source-axis-distance, SAD）“等中心”直线加速器于1961年在美国制造并安装（图7-5）。直线加速器可以产生高能电子束更大程度地保留皮肤，照射边缘的界线更加清晰，半影更少，计算机技术重塑电子流，工作人员受到更少的辐射泄漏。

（2）发展　直线加速器的发展起源于英国和美国。在这些国家，许多人对直线加速器的研究和发展作出了重大贡献。磁控管和速调管被证实发挥了不可估量的作用，是高能直线加速器重要组件。速调管是一种无线电波放大器，明显增加电波产生数量。磁控管和速调管是给直线加速器提供微波的两个特殊类型电子管。微波与普通无线电波相似，但频率要高出数千倍。直线加速器工作所需的微波频率大约为每秒30亿次（3000 MHz）。速调管和磁控管的主要区别在于速调管是一种需要外部振荡器或射频（radiofrequency, RF）源（驱动器）的线束微波放大器，而磁控管就是一个振荡器和放大器。磁控管和速调管的引入实现加速电子所需能量转换，将电子转换成高能X线用于治疗医学上的恶性肿瘤。

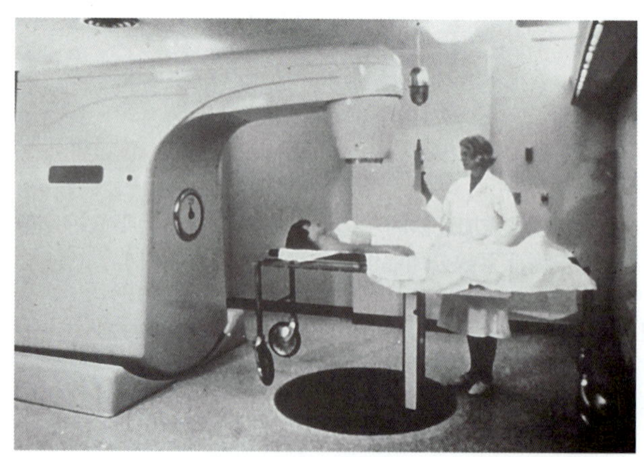

图7-5　1961年美国瓦里安联合公司制造首台100 cm源轴距等中心医用直线加速器
（图片由瓦里安医疗系统公司提供，帕洛阿尔托，加州）

（3）医疗应用　在20世纪40年代末，斯坦福大学放射科主任亨利·卡普兰博士对直线加速器的医学应用产生了兴趣，一台1 MV的直线加速器于1948年在芝加哥的费米研究所安装。1英里长的波导，沿着芝加哥大学金光大道运行，提供光子和电子束。英国也开始了直线加速器的研究，但斯坦福大学的项目证明是最实用的，部分是因为1959年艾森豪威尔总统的支持和1961年美国国会拨款。

1948年，英国卫生部召集了在英国从事直线加速器项目的三个主要团队——由格雷博士领导的医学研究委员会；以弗莱为首的原子能研究机构；还有大都会维克斯电气公司，后更名为由米勒执掌的联合电器工业公司。由此产生的直线加速器在1952年6月安装在伦敦汉默史密斯医院。第一次用8MV电子束治疗的时间是1953年8月19日。1953年8月，纽卡斯尔总医院也安装另一台4 MV直线加速器。1954年10月英国曼彻斯特克里斯蒂医院又安装了一台。首个高架治疗机（图7-6）可以沿轴旋转120°降低治疗室距离。

直线加速器在20世纪50年代引入英国和美国。在英国，具有2 MV的磁控管和3m固定加速器的8 MV治疗机可以输出100 cGy/min剂量，即使以今天的标准衡量，仍然是一项重大成就。在美国，直线加速器于1956年1月首次在斯坦福大学医院临床使用，用于治疗患有视网膜母细胞瘤的儿童。32年后这个患者仍然没有复发。

Nunan指导英国工业团队和斯坦福大学集团的合资企业生产了第一台符合人体工程学的直线加速器（6MV等中心直线加速器，能够360°围绕平躺在治疗床的患者旋转）。

本节将讨论直线加速器的发展，涉及3种类型的直线加速器：早期直线加速器（1953－1961年生产），第二代360°旋转装置（1962－1982年生产），以及第三代计算机驱动的治疗机。

（4）早期加速器　与今天的设计相比，早期直线加速器显得特别大和笨重。1952年，第一台直

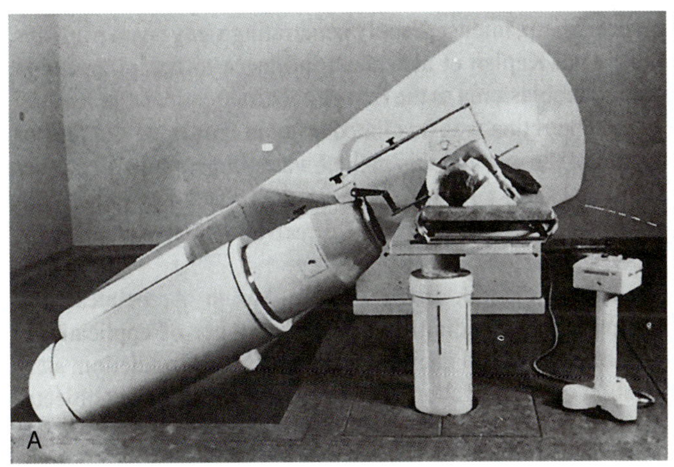

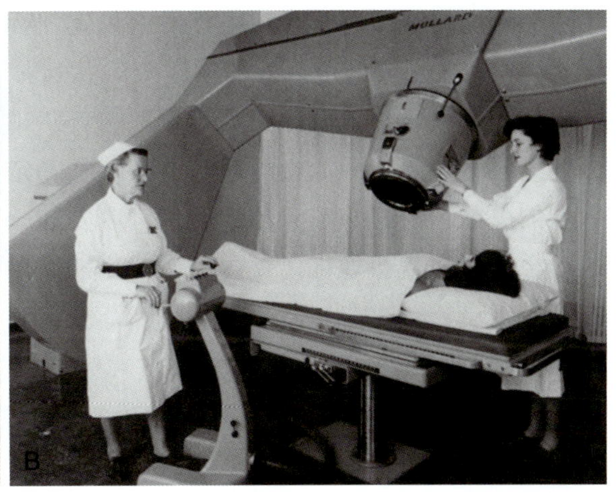

图 7-6 A.1954 年 10 月，英国曼彻斯特克里斯蒂医院安装了首个高架治疗机，可以沿轴旋转 120° 降低治疗室距离；B. 1953 年左右，英国第一个临床直线加速器由大盾制造（后来被菲利普斯医疗系统收购）（A. 图片由曼彻斯特克里斯蒂医院提供；B. 图片由菲利普斯医疗系统提供）

线加速器在伦敦的哈默史密斯医院安装，有 8MV 的 X 线束和局限高架运动。在 20 世纪 50 年代早期到中期，英国还安装了其他几个改进设计特征后的直线加速器。如前所述，美国斯坦福大学的直线加速器在 1956 年治疗了它的第一个患者。从那时起，因临床需要，一些厂商设计并制造了直线加速器。

（5）第二代加速器　第二代直线加速器被称为更老的 360° 旋转治疗机，没有现代治疗机复杂。这些等中心治疗机，其中一些至今仍在使用，可以从任何角度治疗患者。与最早期的机型相比，在准确性和照射剂量方面有了改进，主要是因为具备 360° 围绕等中心点旋转的能力。

第二代直线加速器类似于今天路上的老爷车。它们可能有更多的碰撞、压痕和高里程。它们有时可能工作得很好，但通常需要更多的维护。一辆旧车和一辆新车拥有相同的基本零件，比如引擎、变速器和操作面板（更少的旋钮和按钮）来完成这项任务。第三代直线加速器类似于今天的新车。这款新车配备了许多老款车的基本零件，但增加了空气动力学设计、防抱死刹车和计算机集成等功能组件。

（6）第三代加速器　一般而言，第三代加速器改进了加速波波导、磁体系统和光束修正系统，提供大范围的电子束能量、剂量率、射野大小和操作模式来改善电子束特性。这些加速器可靠性高，设计紧凑。今天，直线加速器比例占到世界大型医用设备 80% 以上。

第三代计算机驱动的直线加速器有多种选择，包括双光子能量、动态楔形、多叶准直器、几种电子能的选择、电子门控验证系统和图像引导装置。由于三维治疗计划的改进，一些新的直线加速器提供了额外的功能。在讨论这些新特性之前，有必要对直线加速器的组件和设计特征有基本了解。

2. 直线加速器组件

典型的直线加速器由驱动器、机头、治疗床和控制室组成。一些直线加速器也可能有一个调制器，它包含分配和监控主电源和高压脉冲到磁控管或速调管的组件。每一个组件对直线加速器的运行和操作都是至关重要的。

3. 设计特点

在治疗室中，直线加速器的主要组件可以分为 3 个具体区域：驱动支架、机头、治疗床（图 7-7）。典型的治疗室是为屏蔽目的而设计的厚混凝土墙。在这个空间里，机头安装在支架上，支架固定在地板上。大多数放射治疗机有 3 个旋转部件：机头、准直器和治疗床。治疗机的位置允许机头 360° 旋转。治疗床安装在围绕该等中心点的旋转轴上。这允许患者平躺或俯卧在治疗床上。一个天花板和两个侧面激光器将小点或线投射到预定的标记上（模拟过程中建立）。有时第四个矢状位激光器安装在驱动架对面墙上，沿着患者的矢状轴引导一条连续线。这种激光可沿着治疗床长轴定位患者的矢状面。在治疗室的墙壁上可以安装一台或多台闭路电视摄像机，让技师在治疗期间监视患者。

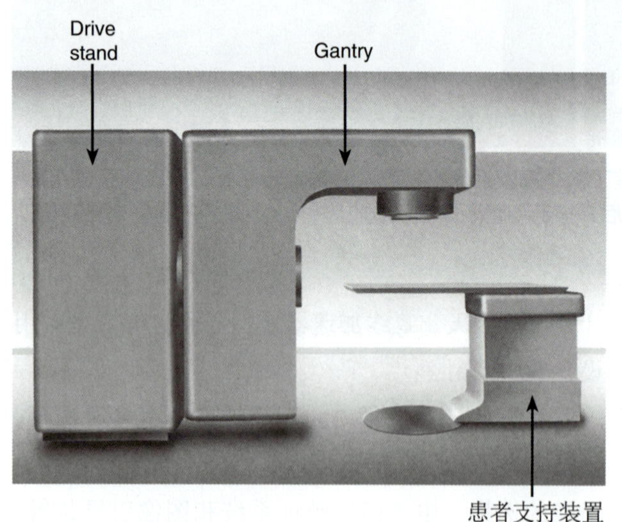

图 7-7　直线加速器的主要组件包括驱动支架、机头、患者支持装置（治疗床）、控制台（未显示）和调制器（也未显示）。（由罗伯特 . 莫顿和医学物理出版社提供，威斯康星州麦迪逊）

（1）驱动支架　机头沿驱动支架轴承水平旋转，驱动支架被牢牢地固定在治疗室的地板上。

驱动器支架完全固定在治疗室中的地板上，机头沿着其轴承的水平方向旋转。顾名思义，驱动器支架是包含驱动器的装置直线加速器，看起来像一个矩形机柜，体积如机头大小。通常两侧是敞开的摆动门，便于接近仪表、阀门、油箱和按钮。支架内有 4 个主要部件：速调管、导波、循环器和冷却系统（图 7-8）。

速调管提供用于加速电子的微波功率源。微波功率被引导至循环器中，继而流出到导波管，类似于铜线将电力输送到家中的插座。然而，导波管通常是空心的管状结构，循环器放置在速调管和波导之间。循环器能够将 RF 能量引导到导波管中，防止任何反射的微波返回速调管，从而延长速调管的使用寿命。循环器的作用很像人体静脉和淋巴系统中的瓣膜，旨在防止血液和淋巴液回流。

水冷系统实际上是一个热稳定系统，保证机头和驱动支架中的许多部件在恒定温度下运行。循环水冷却的部件包括加速器结构、速调管、循环器、靶和其他重要的组件和部件。水冷系统通常是医院

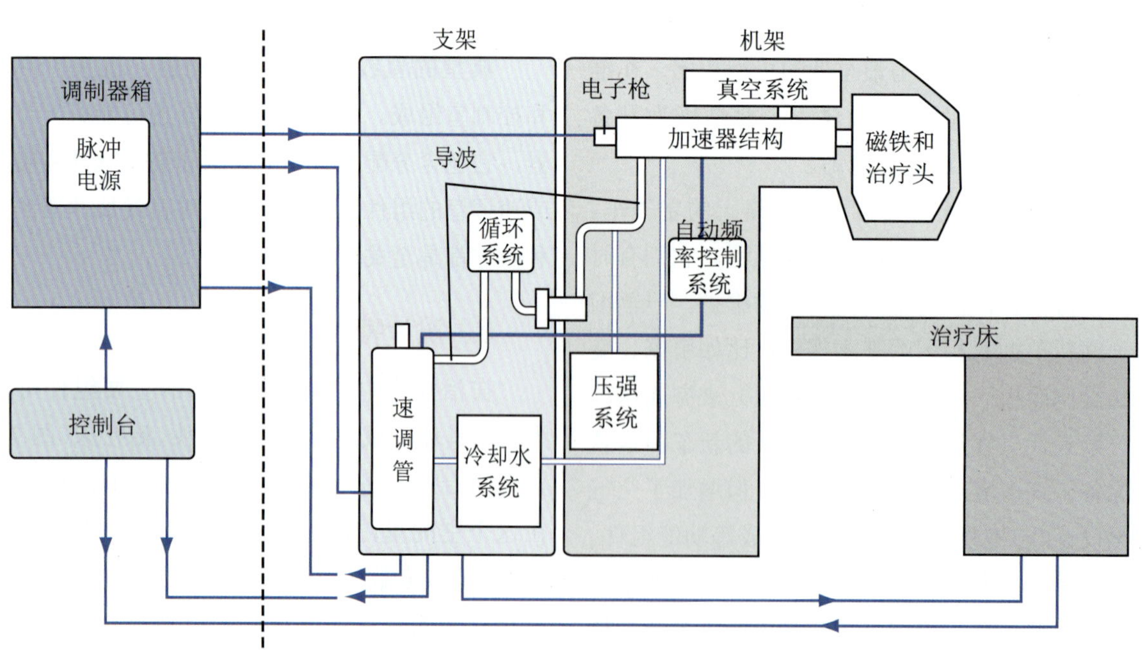

图 7-8　直线加速器的主要部件，包括支架、机头、治疗床、调制器箱和控制台；AFC（自动频率控制）系统
（引自 Robert Morton 威斯康星州麦迪逊医学物理出版社）

或医疗中心供水的一部分。

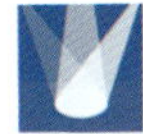

如果医院内的工程部门需要关闭放射治疗科室的供水，用以修复医院另一部门的管道，会发生什么？和班上的其他学生讨论一下缺水会对直线加速器的安全运行产生什么影响？

（2）机头　机头架主要通过位于等中心的单旋转野或多固定野将光子（X线）或电子束照射患者的肿瘤。所谓等中心型治疗中心点位于患者的肿瘤中。使用最新的治疗床通过6个方向(左/右，上/下，进/出，俯仰，翻转和旋转运动)的移动实现等中心，从而精确定位（图7-9)。标准床只配备了4个方向运动（左/右，上/下，进/出和旋转）。

机头架运动的控制装置通常位于控制台上或室外的专用键盘上，可显示数字读数。机头角度、准直器旋转、镜片尺寸（由X_1、X_2、Y_1和Y_2方向准直器或钳口定义）及附加信息一般在机头架的喉部或位于治疗室的单独监视器上显示以便于参考。

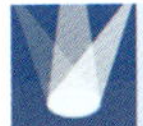

机头架的主要部件包括电子枪、加速器和治疗头（图7-10）。

（3）电子枪　电子枪负责产生电子同时注入加速器结构中。诊断X射线管中产生电子的过程同线性加速器相似。在线性加速器中，阴极是由具有高原子序数的材料（例如钨）制成的球形结构，由于需要高温（介于800～100℃)，钨是首选材料。带有正电位的阳极与阴极分离，电极聚焦引导加速的电子通过阳极中的光束孔。

（4）加速器结构　加速器结构，有时也被称为加速波导管，可水平地安装在机架上（图7-11示高能量机器），或垂直安装（图7-12示低能量机器）。微波功率（在速调管或磁控管中产生）被传输到加速波导管，其中波纹用于减慢波速（有时类似于用于打破海浪的海滩上的小型码头）。结果，微波电场的波峰与流动电子束大致同步。在电子离开加速器结构后，它们被导向位于治疗头中的靶（用于产生光子）或散射箔（用于产生电子）。X线的产生或者电子束的成形都在机架中。

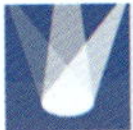

垂直安装的加速器结构提供一个较短的距离以加速低能量治疗机中的电子，而水平安装的加速器结构提供更长的加速电子距离，等同于更高能量的直线加速器治疗机。

从基础放射物理学来看，微波意味着“极小的波长”。因为波长与其能量成反比，所以微波的能量很高。直线加速器所需的微波频率在每秒300万次的范围内。在加速波导管中发生的放大是在封

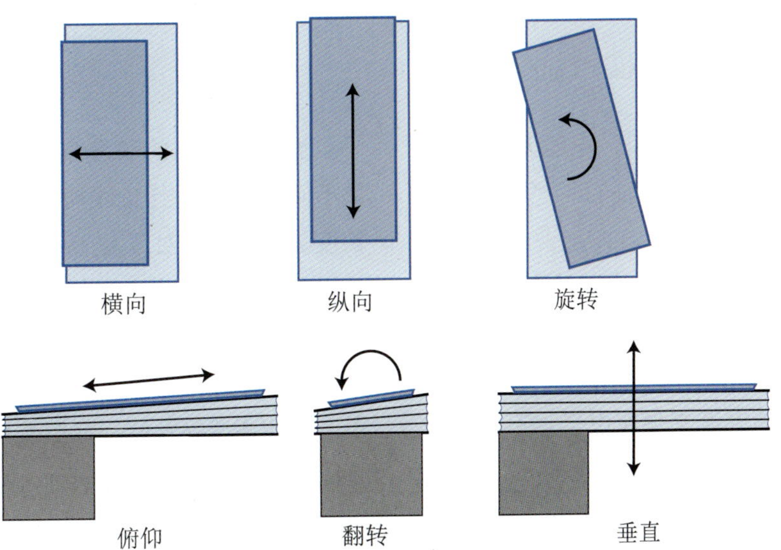

图7-9　现代的治疗机器设备上配备了6个自由角度，包括横向、纵向、垂直方向运动；俯仰（绕X轴旋转）、翻转（绕Z轴旋转）、旋转（绕Y轴旋转）

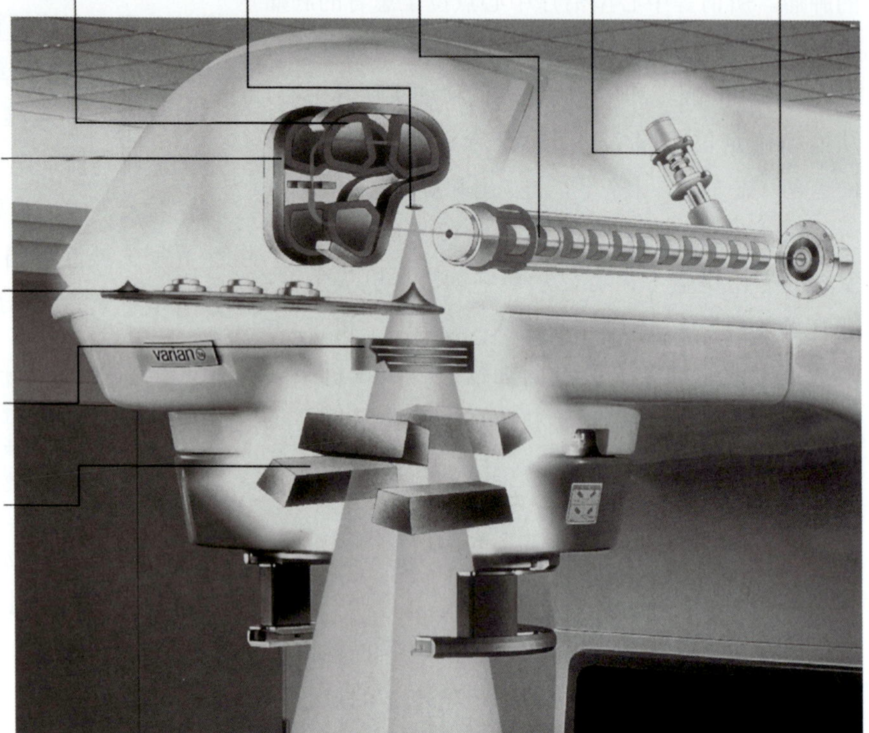

图 7-10 **机架的主要部件包括电子枪、加速器导向器和治疗头，其包括诸如弯曲磁铁、射束射流器、离子室和上下准直器钳口之类的部件**

（引自 Varian Medical Systems，Palo Alto，Calif）

闭的精密制造的铜腔中。在这里，电能为微波混合的低能级电子流提供动量。交替的正、负电荷使电子朝向治疗头加速。

医疗直线加速器通过行波或驻波电磁波加速（图 7-13A、C）。在驻波设计中，微波功率通过边耦合腔连接到结构中，而不是通过射束孔。行波和驻波都是通过微波功率源来加速电子。不同的是，在行波波导管中，电子在加速波上运动（非常类似于冲浪者被海浪强力向前移动的方式），而在驻波波导管中，波的电分量将电子向直线加速器的治疗头移动。

加速器结构的长度根据直线加速器的束流能量不同而不同。当X线能量为4 MV，加速器结构长度为30 cm，对于更高的能量，可能需要1 m。对于高能直线加速器，有时使用多达5个腔来加速足够的电子束以产生所需的能量。治疗师应该记住，随着更多的腔的使用，可以获得更高的能量。在电子离开加速波导管后，它们被导向治疗头。治疗头可能包含各种波束成形装置、辐射监测器，如果使用水平加速器结构，则还可能包含偏转磁铁。

（5）*治疗头* 在治疗头中有若干部件用于治疗束的成形和监测（图 7-14）。对于光子治疗，这

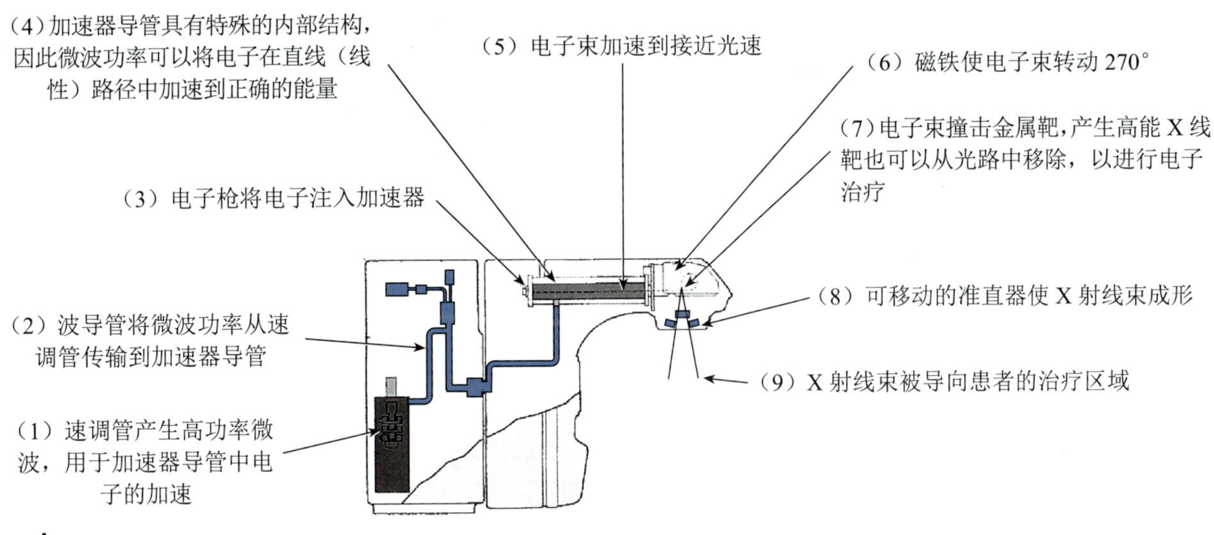
（4）加速器导管具有特殊的内部结构，因此微波功率可以将电子在直线（线性）路径中加速到正确的能量
（5）电子束加速到接近光速
（6）磁铁使电子束转动 270°
（7）电子束撞击金属靶，产生高能 X 线。靶也可以从光路中移除，以进行电子治疗
（3）电子枪将电子注入加速器
（8）可移动的准直器使 X 射线束成形
（2）波导管将微波功率从速调管传输到加速器导管
（9）X 射线束被导向患者的治疗区域
（1）速调管产生高功率微波，用于加速器导管中电子的加速
A

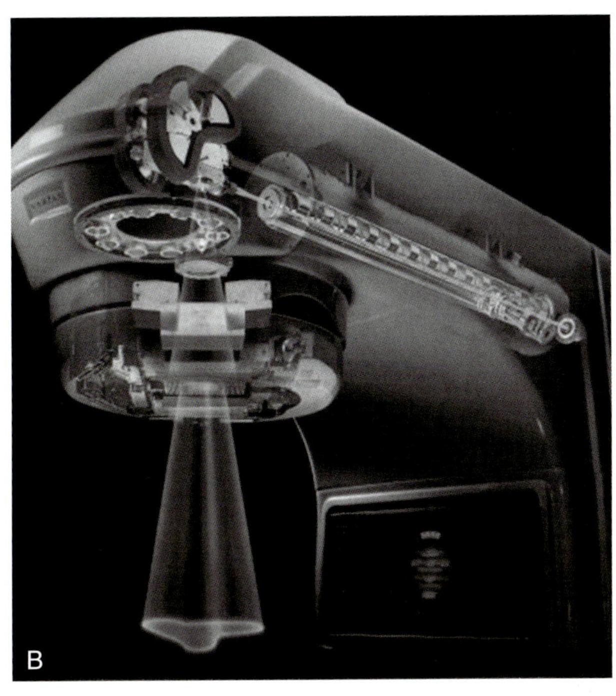
B

图 7-11　A. 这种高能放射治疗机显示了水平安装的加速器结构和 270° 偏转磁铁；B. 水平安装的加速器结构和治疗头显示了电子和 X 射线束的路径
（引自 Courtesy Varian Medical Systems, Palo Alto, Calif）

些部件包括偏转磁铁、X 线靶、初级准直器、均整器、离子室、次级准直器，以及一个或多个用于硬楔形物和其他配件的槽。18 MV 光子束所需的水平安装加速器结构需要偏转磁铁将电子垂直引向仰卧患者进行前野治疗（否则，电子将继续直行，水平通过机架治疗头）。磁体系统可以使电子组偏转 90° ～ 270° 的净角并且到达 X 线靶上（或在散射箔上用于电子制造）。从 X 线靶产生后，X 线由一个初级准直器成形，以限制最大射野尺寸。位于转盘上的散射箔和均整器使 X 线束在其横截面上成

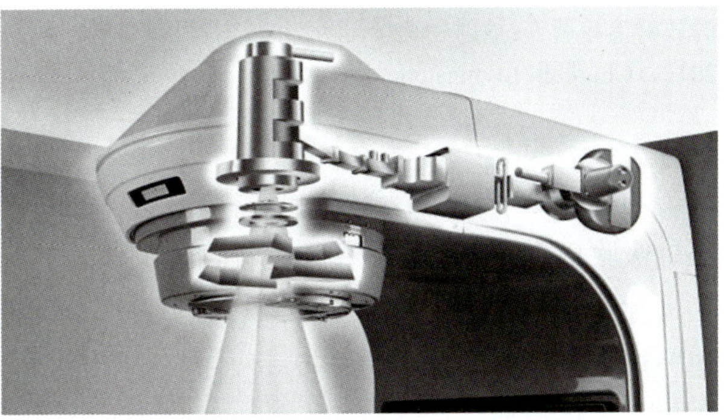

图 7-12　一台低能量线性加速器，演示了垂直安装，直通式梁设计，从而消除了复杂的弯曲磁体系统的需求
（引自 Courtesy Varian Medical Systems, Palo Alto, Calif）

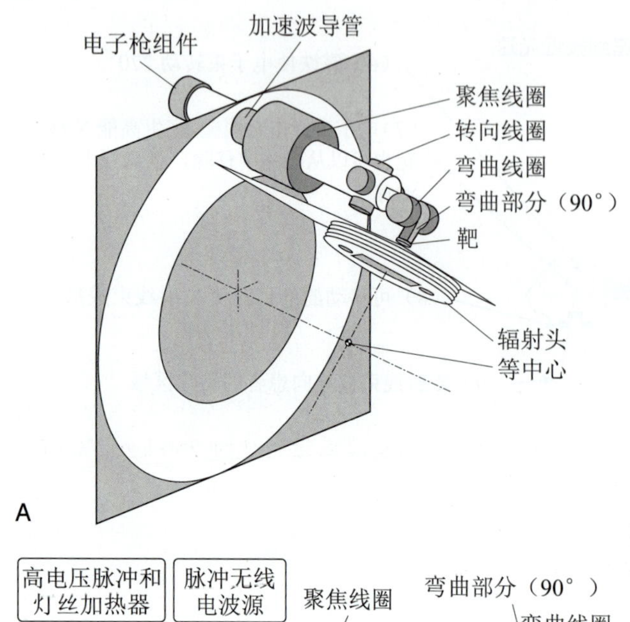

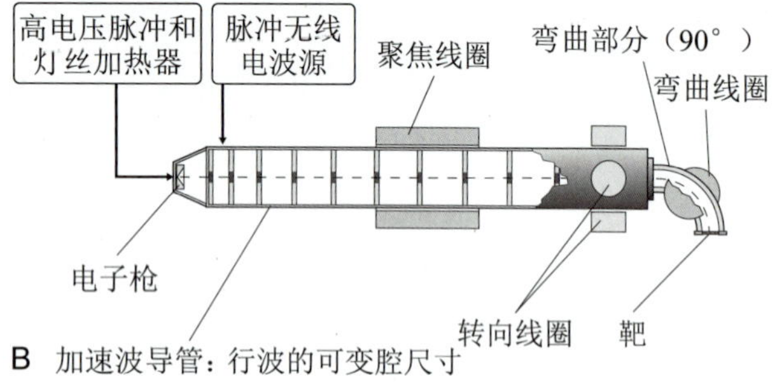

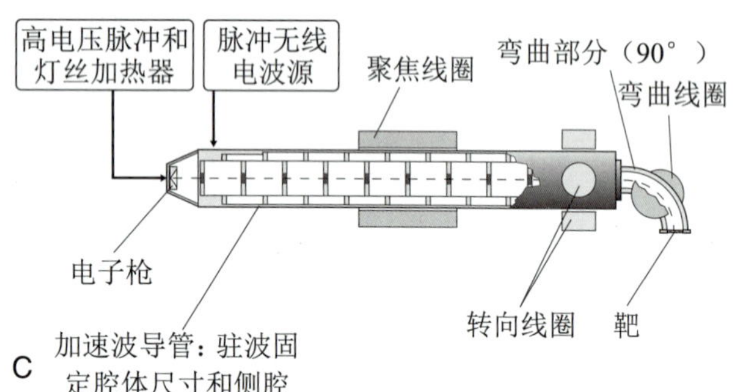

图 7-13 行波导管的横截面图（A）和驻波（B）用于直线加速器（C）

（引自 Symonds P, Deehan C, Mills JA, et al: Walter and Miller 的放射治疗著作：放射物理学，治疗和肿瘤学，第 7 版，伦敦，2012，Churchill Livingstone）

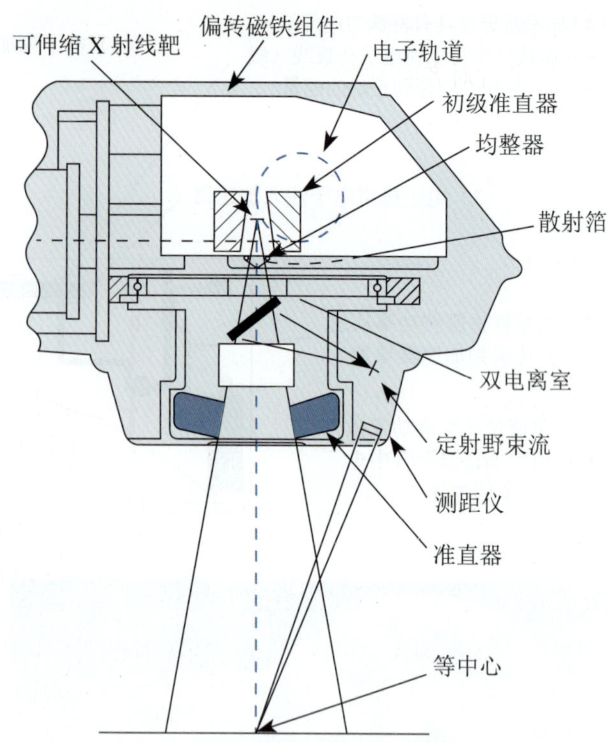

图 7-14 高能直线加速器治疗头的横截面

（引自 Courtesy C.J. Karzmark and Varian Associates, Palo Alto, Calif）

形。均整器是一种锥形金属吸收器，它从束流的中心轴吸收更多的光子，而在外围吸收较少。

如果直线加速器提供两种能量的光子，则需要使用两个均整器（每个光子能量对应一种均整器）来提供更均匀的治疗区域。均整器由钨、钢、铅、铀、铝或这些金属的组合构成，具体成分取决于 X 线的能量。散射箔同样位于转盘上，被用于电子模式。当使用电子而不是 X 线治疗时，靶被缩回，与需要电子能量相匹配的散射箔被移动到位以扩大铅笔状电子束和在整个治疗区域产生一个平面野。不同的电子能量需要使用不同的散射箔。散射箔系统通常由双铅箔组成，其中第一箔片用最少的韧致辐射 X 线散射大部分电子。第二箔的中心区域较厚以便平整整个照射区域。一个电子束产生的少量韧致辐射污染通常小于束流的 5%。

离子室监测束流在左右和上下方向上的对称性。在大多数情况下，监测系统由几个透射型平行板电离室组成。这些腔室用于监测综合剂量、野对称性和剂量率。二次准直是通过远程控制、调整通常由铅或贫铀制成的上部和下部准直器钳口来实现。二次准直也可以从房间外的治疗台自动设置，并软件预设患者的治疗野大小。除了多叶准直器（MLC）之外，其他的束流成形和改变装置，例如楔形块、电子锥形、补偿器或定制屏蔽块，可以放置在次级准直器正下方的槽中。

另外，射野灯位于治疗头中。从一个石英碘

灯泡发出的光勾勒出了在患者身上出现的照射野的尺寸。通过对齐照射野和射野灯照亮的光野可以保证照射野与患者上的参考点的精确定位。MLC 可以进一步限定光野以对应于期望的治疗野形状。

（6）控制台 在控制台上进行直线加速器的监测和控制。控制台位于治疗室外，可以采用数字显示、按钮面板和（或）视频显示终端（video display terminal, VDT）的形式将机器状态和患者治疗信息导入计算机化治疗单元。设备就绪状态时允许治疗师确认治疗参数。必须满足所有连锁装置才能允许机器启动。VDT 上的信号灯亮通常表示机器准备就绪。在患者的整个治疗过程中，束流状态指示器将一直持续到规定剂量照射完为止。

在治疗过程中，必须用远程视频监视器和声音系统对患者进行监测。视觉监视器和听觉监视器都必须功能完好，以便安全地进行规定剂量的放射治疗。这对于长期治疗尤为重要。

连锁可在治疗前或治疗期间启动。连锁系统的设计是为了保护患者、工作人员和设备免受危险。患者保护连锁，包括光束能量、光束对称性、剂量和剂量率监测，用于防止对患者造成辐射和机械危害。例如，互锁保护患者免受极高剂量率的影响，尤其是当治疗单元进行 X 线和电子束照射时。由于 X 线会生产高电子束电流，如果靶标或滤过板不能截获射线，可能导致极高的剂量率。机器连锁用于保护设备免受损坏，如在机器的高压电源、水冷却系统或真空系统中检测到问题时启动。

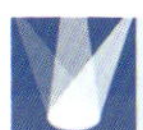

作为一名放射治疗师，你看到第一个治疗野给出正确剂量后治疗床开始上升。你按下位于机架附近墙上的紧急“关闭”按钮，但什么也没有发生。下一步你会做什么？

紧急关闭按钮位于控制面板和治疗室的其他几个位置，可以终止放射治疗和机器运行。这些开关终止了设备的所有电力，启动过程需要在治疗机能够产生电子束或光子束之前完成。

除了显示处理单元的操作模式外，控制台还具有其他几个功能。它可以为规定剂量（监视器单元）及机械参数提供数字显示，如准直器设置、MLC 设置（在单独的监视器上）或机架角度，以及提供其他 50 个状态信息。总的来说，治疗控制台提供了控制和操作直线加速器的中心位置。

（7）治疗床 治疗床是患者接受放射治疗的地方。治疗床的几个独特功能使台面具有移动性。标准功能允许治疗床面在水平和纵轴方向上机械地移动。在患者处于治疗位置时，这种运动必须平稳准确，从而允许在治疗定位期间精准地定位等中心。一些治疗床的支撑重量可达到 250 kg（550 lb），宽度范围 45 ～ 50 cm。如果计算机断层扫描（CT）模拟器上的治疗床宽度与治疗单元的不相符，会影响重复性，尤其是对于那些体型高大的患者。

一些较新的治疗床现在被称为自动修正床。与上一代治疗床相似，它们仍然由碳纤维制成，但它们可在 6 个方向运动，使得能够治疗床台面可围绕患者的等中心移动。除了标准的垂直、横向、纵向和旋转，还增加了俯仰和滚动。治疗师将患者放置在治疗床上之后，可使用在线成像来验证治疗位置。必要时可在不移动患者的情况下纠正患者的位置，然后进行治疗。

使用机器人治疗床对哪些部位的疾病有益，因设备而异。治疗头颈部患者的设备俯仰校正通常由 MV 或 kV 侧面图像或锥形束 CT（cone-beam CT, CBCT）确定。滚转校正只能由锥束 CT 通过轴向切面确定。这种校正不像俯仰校正那样频繁。Kovac 在苏黎世大学的一项研究中指出，不修正俯仰误差会导致计划靶区（planning target volumes, PTVs）的剂量不足，正常组织剂量过高。

大多数制造商为 CT 模拟机和治疗单元提供相匹配的碳纤维治疗床。相互匹配可提高治疗设置的准确性，保障从模拟定位到开始实施治疗乃至在整个疗程中多次放射治疗的重复性。当设备被匹配到治疗床时，可改善从 CT 模拟机传输到治疗机的诸如固定设备精确位置之类信息。然后，利用沿着碳纤维的侧治疗床边缘带有编号或字母的孔或凹槽的系统将患者和固定装置被“锁定”在治疗床上（图 7-16）。在一些模型中，所有设置都有可移动的侧轨，

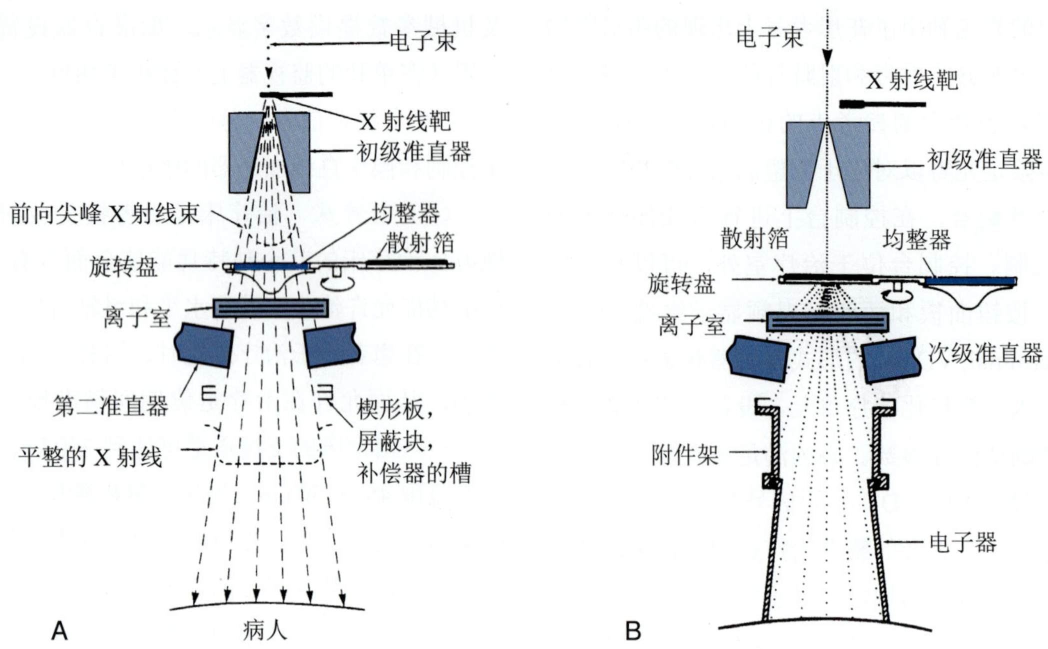

图 7-15 带有高能直线加速器处理头的子系统部件。A. 束流子系统处于 X 线模式，由均准器的位置指示；B. 电子模式中的子系统由散射箔的位置表示

（引自 Courtesy Robert Morton and Medical Physics Publishing, Madison, Wis）

避免了重新移动患者或移动治疗床的麻烦。碳纤维治疗床台面顶部通过减少散射辐射来提高图像质量和改善剂量分布。相互匹配是精确治疗必不可少的，特别是进行 IMRT 时。自动修正治疗床有利于 IMRT 的实施。自动修正治疗床用作每次治疗前有效准确地参照参考图像重新定位目标的有效机制。

（8）调制器　直线加速器的这个重要部件通常位于治疗室，并且是整体中最嘈杂的部分。在一些系统中，调制器包括 3 个主要部件：风扇控制、辅助配电系统和初级配电系统。当需要冷却调制器中

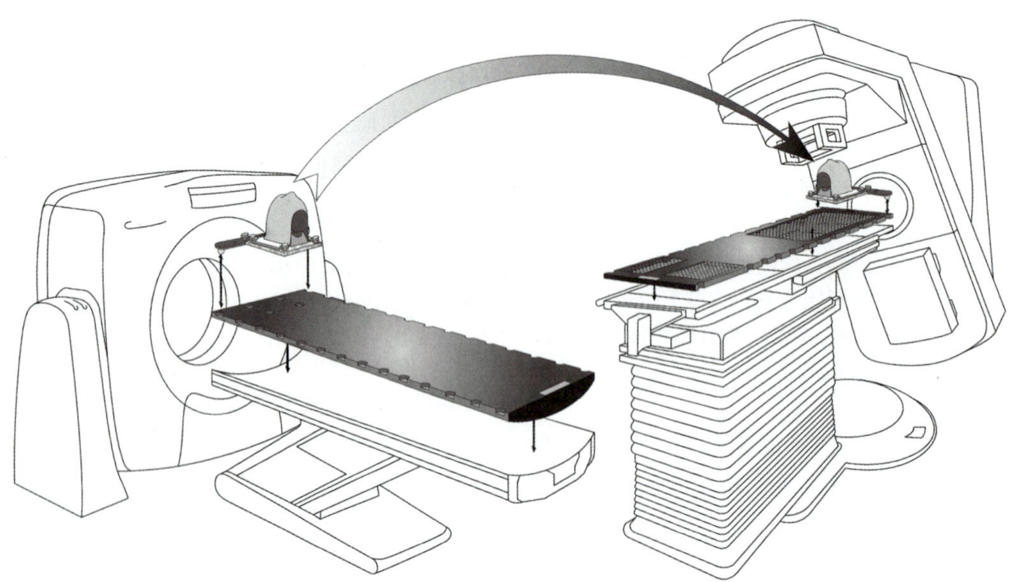

图 7-16 计算机断层成像模拟机和直线加速器演示固定装置匹配在碳纤维治疗床的相同的位置。注意位于治疗床台面侧边用来索引固定装置的小凹槽

（引自 Courtesy MEDTEC, Orange City, Iowa）

的功率分配（辅助和初级）时，风扇控制开关自动关闭和开启风扇。辅助配电板有紧急关闭按钮，该按钮可关闭治疗单元的电源。

4．应用技术

应用技术计算机控制加速器包括多模态治疗单元。由于提高了设计和剂量传递的灵活性，这些加速器被应用于更多的放射治疗中心。双光子能量（从 6 MV 低能 X 线到 15 ～ 25 MV 高能 X 线）为放射肿瘤学家提供了治疗各种疾病时的更多选择。此外，一些 4 ～ 22 MeV 电子线可用于治疗浅表部位的肿瘤。多模态治疗单元有如下优点。由于双光子能量，在其他治疗单元因电气、机械或软件问题而停机时，它们可以暂时替代。此外，患者可以在同一治疗单元上得到多种能量的治疗。在一些具有多个治疗单元的中心，完成每个治疗机的相同校准可以更加灵活地进行治疗延迟方面的管理。

许多技术可以让放射肿瘤学家和放射治疗师提高肿瘤部位的照射剂量。这些技术包括三维适形放射治疗、MLCs、微型 MLC、kV 成像和 IGRT。

三维适形放射治疗（three-dimensional conformal radiation therapy, 3D-CRT）是机架在患者周围移动时照射野形状和射线角度发生变化的技术，需要复杂的计算机控制设备。与传统的治疗形式相比，适形治疗有一定的优势（图 7-17）。IMRT 是 3D-CRT 的一种，在放射治疗计划方面体现出了放疗技术的巨大进步。

这种递送规定剂量的放射治疗方法有利于提高肿瘤体积剂量，降低正常组织的剂量。传统上，3D-CRT 过程中，CT、磁共振成像（MRI）、正电子发射断层扫描（PET）的图像被传送到治疗计划计算机，后者定义了正常组织和肿瘤体积。3D-CRT 的治疗计划是通过“正向计算”过程完成的，通过反复试验来测试照射野布置，直到产生令

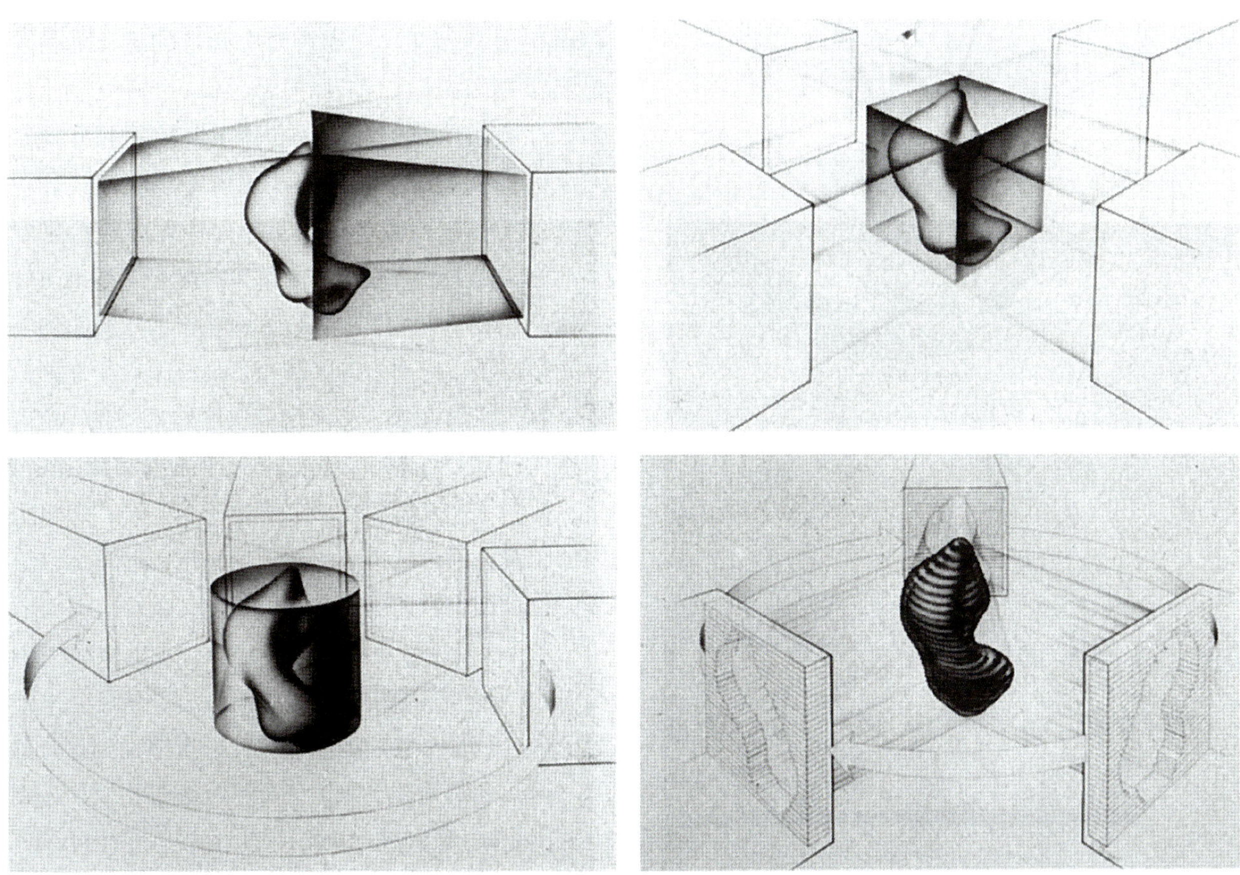

图 7-17　适形治疗对比传统治疗

（引自 Courtesy Dr. Alan Lichter, University of Michigan, Ann Arbor）

人满意的剂量分布。对于复杂的情况，这可能非常耗时。IMRT 使用“逆向计算”制订治疗计划。通过逆向治疗计划，放射肿瘤学家选择正常组织和靶区的剂量参数，并且计算机“逆向计算”所需的剂量分布和射束布置。在精确的计算机引导下，IMRT 计算机还可借助 MLC 移入和移出光束入口来调整穿过射野的射束强度。

动态楔形板也称为虚拟楔形板，用于治疗区域的计算机化塑形（图 7-18）。在计算机控制下，它可以利用大的射野定义准直器或钳口来修改和塑造所需的等剂量分布。在 Elekta 直线加速器中，虚拟楔形板位于离子室正下方、多叶准直器上方，代替其中一个射野定义准直器来产生动态楔形效果。计算机控制的动态楔形板可代替 15°、30°、45°或 60°的物理楔形板。与物理楔形板相比，动态楔形设计的方式是使用不同视野尺寸的楔形剂量分布产生可接受的楔形剂量分布。该设计主要依赖计算机软件来改变治疗期间准直器的剂量率和机械运动来实现。

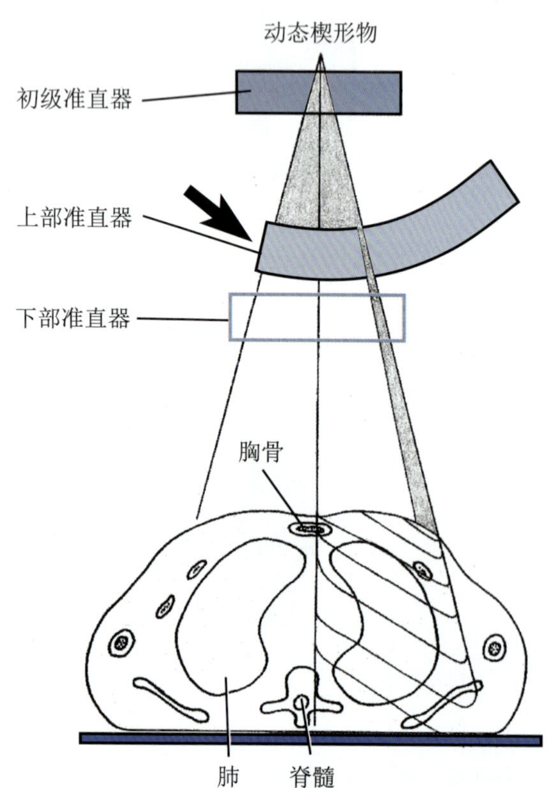

图 7-18　上部准直器在治疗期间移动产生动态楔形效果
（引自 Courtesy Varian Medical Systems, Palo Alto, Calif）

双独立准直器提供多种治疗选择。对于需要接野的一些治疗，可能需要一组或两组准直器的独立运动。通过将其中一个准直器关闭到光束的中心轴屏蔽一半的射野，可获得尖锐非发散的射野。使用独立的准直器运动需要精准的治疗定位，以避免治疗野重叠。

5. 射线束塑形

随着三维适形的广泛应用，塑形射线束使之适应靶区形状至关重要。对射线束的塑形改造包括使用楔形板、初级和次级准直器、合金挡块、补充物以及更重要的多叶光栅的应用。为满足放射治疗临床需求，近年来多叶光栅的设计不断修改和升级。随着三维适形、调强放疗和容积弧形调强的广泛应用，需要更聚焦的射线和更快的出束速度。多叶光栅设计上的进展就应该满足这些要求。

多叶光栅一般由 52 ～ 160 个钨合金条状叶片组成。多叶光栅的运动在等中心处可产生 0.25 ～ 1 cm 射野宽度变化，通过每个叶片的运动到指定位置以生成临床设计的照射野形状，这就达到了塑形放疗照射体积的目的。立体定向放疗和立体定向放射外科通过单次或多次照射给予较常规分割 1.8 ～ 2 Gy/ 次更大的照射剂量，照射体积通常较小，这就需要叶片宽度更小的多叶光栅（超细多叶光栅）。图 7-19 说明了医科达加速器治疗机头内多叶光栅位置。应用多叶光栅塑形射线束对于调强放疗、容积弧形调强、立体定向放射外科、立体定向放疗尤其重要。表 7-2 对比了三个主要品牌：医科达、西门子和瓦里安的多叶光栅结构、在治疗机头内的位置、叶片构成、射线泄露参数、叶片运动速度、位置准确性和半影数据。

Tomo 治疗单元中使用了一种二进制 MLC。64 个 MLC 准直器片阻挡或允许辐射进入扇形光束的各个部分。每个叶片通过从关闭位置移动到打开位置并返回到关闭位置来产生子束。准直仪以二进制方式工作，“开”或“关”。换句话说，单个叶子可以完全打开或完全关闭。当光束绕着进行 IMRT 治疗的患者旋转时，打开 / 关闭周期持续 20 ms。

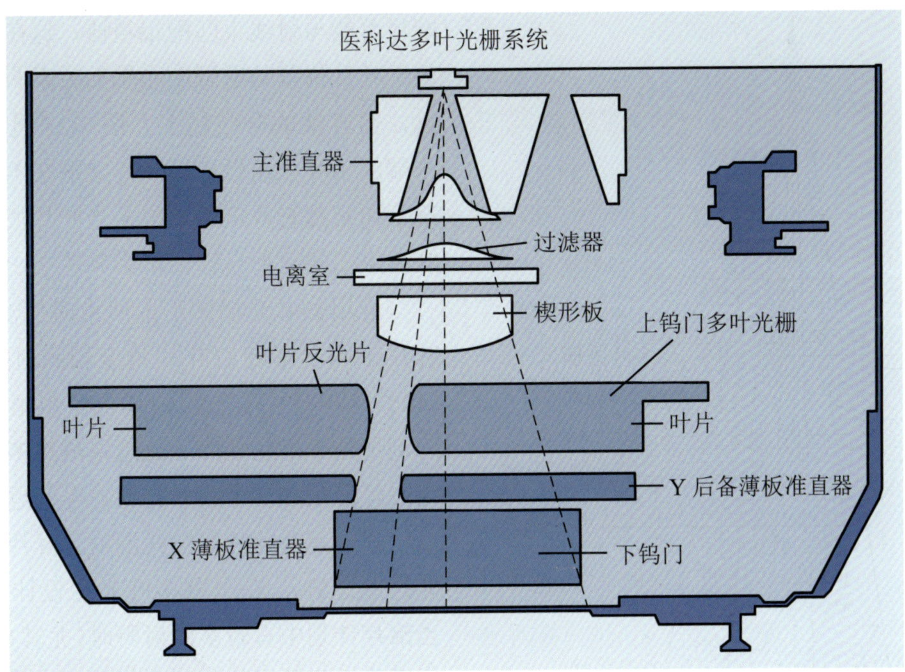

图 7-19 医科达多叶光栅在治疗机头内位置示意图。在本设计中多叶光栅单元代替了上准直器用以塑形射线束

（引自 Xia P, Xing L, Amols HI, et al: Three dimensional conformal radiation therapy and intensity modulated radiation therapy. In Hoppe RT, Phillips TL, Roach M: Leibeland Phillips Textbook of radiation on- cology, ed 3, Philadelphia, 2010, Saunders）

图 7-20 说明了多叶光栅塑形射线的原理。多叶光栅构成上多种特性会影响塑形射线束：例如多叶光栅在治疗机头内的位置（至靶距离），叶片厚度和其他因素（表 7-2）。我们将探讨多叶光栅构成上的以下 3 个重要特性，这些特性与射线漏射及剂量给予相关。

（1）多叶光栅透过射线。

（2）多叶光栅叶片间漏射线。

（3）多叶光栅末端半影。

叶片厚度对减少穿过多叶光栅坞合金叶片的透过射线很重要。与合金挡块类似，穿过整个厚度的透过射线低至 3% ～ 5%。准直器厚度在很大程度上依赖于多叶光栅至靶距离。图 7-21 说明了医科达、西门子和瓦里安三个品牌加速器的治疗机头内多叶光栅的构成。医科达、西门子和瓦里安多叶光栅叶片厚度分别是 7.5 cm、6.5 cm 和 5.5 cm。

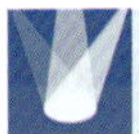

加速器治疗机头内多叶光栅重量对治疗有什么影响?

为使多叶光栅高效运行，多叶光栅叶片需彼此光滑滑动，叶片间隙应尽可能小，以减少射线透过和泄漏。叶片数目越多，设计上的难度越大。舌榫设计可减少射线泄漏。木匠对舌榫设计非常熟悉，用于连接类似部件的边对边连接，常见于高档储物柜或其他木工设计中。沿着木材边缘切割出一条凹槽，与另一块木材边缘上的凸起恰好吻合，从而将二者拼接在一起。这种结构为储物柜提供了有力支撑。对于多叶光栅，有力支撑同样重要，对减少射线透射和漏射则更为重要。

图 7-22 展示了多叶光栅末端视角示意图，展示了舌榫设计和射线透射。多叶光栅射线透射影响治疗计划的计算。射线可以穿过多叶光栅的中央部分、舌榫连接部和多叶光栅远端吗？不同品牌加速器的舌榫设计有细微差别，但所有的设计都力图减少射线透射和漏射，这在照射时间较长的调强放疗中尤为重要。

第三个设计考虑叶片末端半影。多叶光栅末

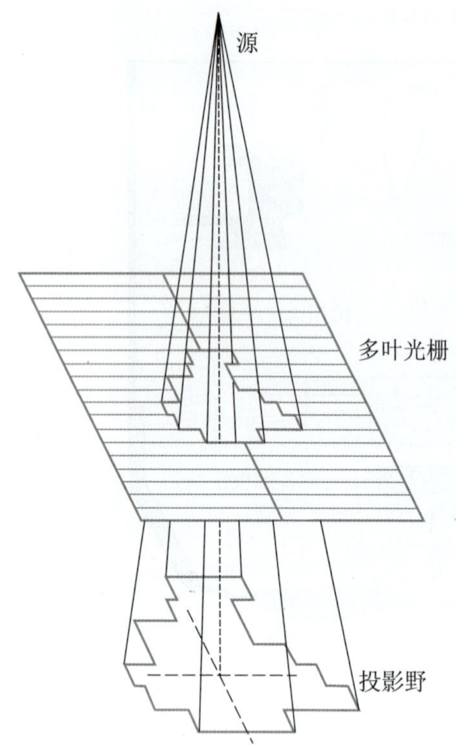

图 7-20 多叶光栅塑形射束示意图。每个叶片由独立电机驱动产生独立运动，从而生成想要的射束形状

（引自 Bourland JD: Radiation oncology physics. In Gun derson S, Tepper J, editors: Clinical radiation oncology, Philadelphia, 2012, Churchill Livingston）

端尽可能与射线束匹配很重要，这在很大程度上依赖于叶片位置与射野中心轴的关系。叶片运动得越远，需容纳的分歧越多。图 7-23 展示了一种圆形末端的多叶光栅设计。叶片末端在不同射野大小情况下通常都有一定的半影，当叶片彼此远离时由于叶片末端的弧形设计，半影高达 20% 甚至更多。

应用多叶光栅塑形射线束时应注意以下几点。叶片末端半影随着叶片角度和照射野内位置不同（射野边缘或中心）可能增加。半影增加了射野边缘剂量的不确定性。三维适形放疗多野照射时，因为剂量分散在多个照射野使这个问题不显著。另一个物理问题是叶片间射线漏射。叶片间射线漏射可能达到 2.5%，在一些多叶光栅设计中可达到 4%。当治疗计划中有较多照射野时（尤其在调强放疗中）需要更多跳数以达到处方剂量，叶片间射线漏射应该被考虑到。

多页准直器的一系列特性在优化治疗计划、获得最佳剂量分布的过程中扮演重要角色。包括射线透射、叶片宽度、半影、叶片运动速度等几何学和物理学特点在内的因素影响着射线束塑形过程。

表 7-2　三大品牌加速器多叶光栅特性参数

多叶光栅特点	医科达	西门子	瓦里安
最大射野（cm）	40×40	40×40	40×40
叶片个数	160	160	120
叶片宽度（mm）	2.5，5.0	5.0	2.5，5.0，10.0
叶片速度	6.5cm/s	4.3cm/s	2.5cm/s
多叶光栅位置	替代 上X准直器	替代 下Y准直器	钨门下方安装 在X和Y准直器下方，作为第三准直器
叶片位置准确性（叶片末端）	1.0mm	1.0mm	2.0mm
多叶光栅至靶距离	37.5cm	46cm	51.4cm
半影（叶片末端）	5.0～6.0mm	4.0～8.5mm	2.4～5.1mm
射线漏射（叶片末端之间）	0.45%	0.63%	1.34%

引自Kim S, Palta JR: Advances in radiation therapy techniques on linear accelerators. In Van Dyk J: Modern technology of radiation oncology, vol. 3, Madison, 2013, Medical Physics Publishing; Xia P, Xing L, Amols HI, et al: Three-dimensional conformal radiotherapy and intensity-modulated radiotherapy. In Hoppe RT, Phillips TL, Roach M: Leibel and Phillips Textbook of radiation oncology, ed 3, Philadelphia, 2010, Saunders; and ElektaAB （Publ）: Multileaf Collimators, Available at www.elekta.com. Accessed November 7, 2014

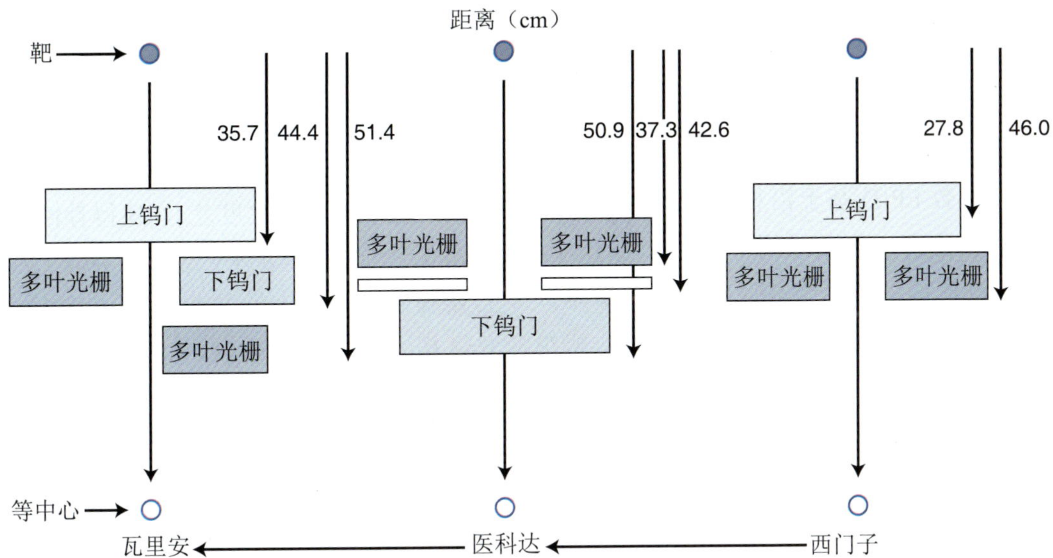

图 7-21　医科达、西门子和瓦里安三个主要品牌的多叶光栅在治疗机头内的位置。注意多叶光栅位置和至源距离。多叶光栅至靶距离分别为：瓦里安 51.4 cm，医科达 37.3 cm，西门子 46 cm

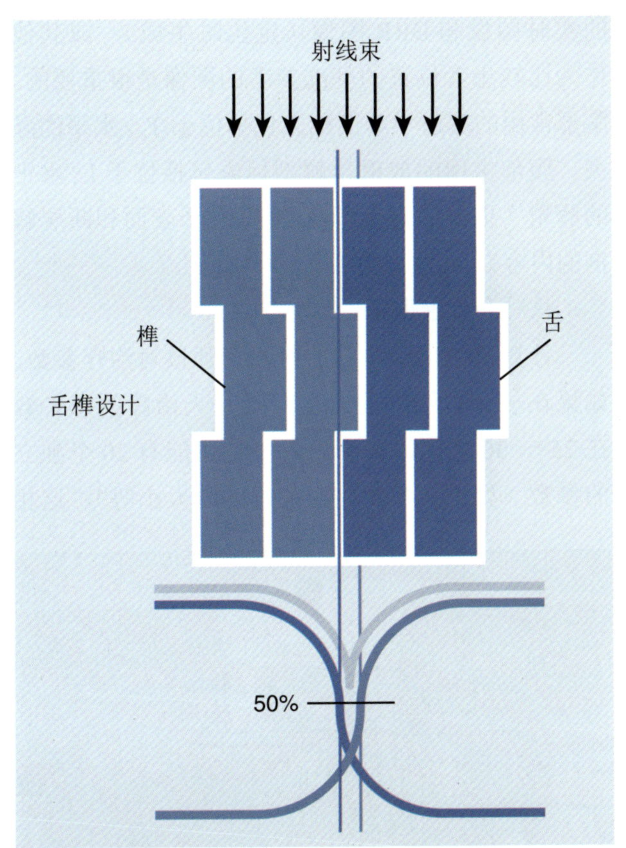

图 7-22　多叶准直剖面的示意图，展示了沟 - 舌设计与对应的射线传输

（引自 Xia P，Xing L，Amols HI 等：三维适形放疗和调强放疗。见 Hoppe RT，Phillips TL，Roach M：Leibeland Phillips 放射肿瘤学教科书，第 3 版，Philadelphia，2010，Saunders）

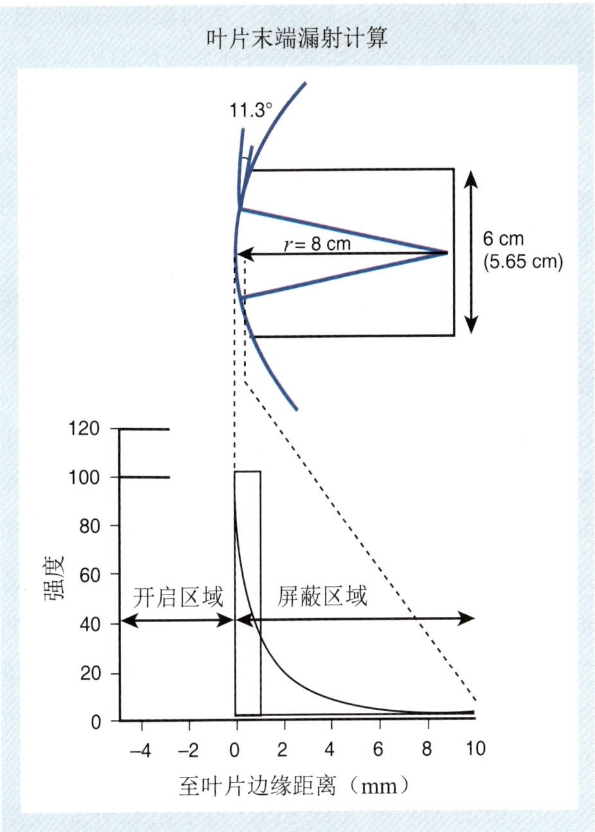

图 7-23　多叶光栅的圆形末端叶片设计

（引自 Xia P, Xing L, Amols HI, et al: Three dimensional conformal radiotherapy and intensity modulated radio- therapy. In Hoppe RT, Phillips TL, Roach M: Leibeland Phillips text- book of radiation oncology, ed 3, Philadelphia, 2010, Saunders）

六、放疗图像

电子射野影像系统（electronic portal imaging device, EPID）是增加治疗野准确性和确定性的另一种方法。多数 EPID 基于沿机架轴方向、较轻便可收起的影像臂，一般采用非晶硅影像技术，提供快速、准确的图像用于前后对比，无信息丢失和重复录入。图像可在控制室在线查看，或稍后用传统离线方式查看。尽管常规射野照片图像质量较差（由于康普顿效应和电子对效应相互作用），使用 EPID 可以获得相当高质量的图像。相比传统的 EPID，一种可提供更佳放射照片细节和对比度的新型射野成像过程将在图像引导放疗部分讲述。

图像探测器与患者的相对位置关系会影响图像放大和散射线这两个因素，从而影响图像质量。Bissonnette 等已经表明基于电视显示的射野图像系统，1.6 的放大因子为最佳。Swindell 等发现 40 cm 的图像接收器距离足以减少散射线对图像质量的影响。注重散射线和图像放大等细节因素可改善采用传统射野成像方法获取图像的质量。

图像引导放射治疗（IGRT）具有改善放疗实施的作用。它可以采用多种方式进行，包括 EPID，同室 CT 机，KV、MV 级锥形束 CT，超声等。IGRT 的理论基础是治疗前采集患者影像，比较实际定位标志的位置与治疗计划中的解剖学标志。在每次治疗实施前修正患者的位置。研究表明靶区和周围正常组织的形状、体积和位置，在分次治疗之间和分次治疗内部会产生相当的变异。这些变异的原因包括呼吸运动、身体或内部结构的运动、体重下降，以及肿瘤缩小等放疗导致的改变。IGRT 可以追踪这些因素中的一部分引起的患者位置改变。

传统的 MV 级 X 线 EPID 用于治疗开始或结束时验证患者的位置。治疗前进行 MV 级成像的缺点包括高成像剂量（1 ～ 5 cGy）和高能 X 线束成像的质量差。所有三大设备制造商——医科达、瓦里安和西门子——提供一种 kV 级 X 线成像设备，它与治疗射线束相垂直，采用 X 线片和锥形束 CT 模块采集患者解剖图像。

采用 kV 级 X 线源和平板探测器的 kV 级成像系统的应用，代表了放疗射野成像的重大突破（图 7-24）。传统的用于 EPID 的 MV 级 X 线显示了较差的影像质量（对比度差），使得骨性解剖标志难以辨认。细节更佳的 kV 级影像类似于常规模拟定位影像和诊断级别的 X 线影像，可以提供更多的关于软组织和骨性解剖标志的信息。一些中心采用埋置式的基准标记来监测患者摆位准确性。采用同机的成像系统可以在患者日常的治疗摆位后、放疗实施前进行这些基准标记的监测。不管是否采用基准标记，这类 IGRT 使得对于安排在治疗单位上的每位患者，治疗前和（或）治疗中患者位置的验证成为可能。

放射学解剖标志的辨认对于比较治疗机产生的实时图像和 DRR 图像（定位时生成），或其他作为比较患者位置的基准参考的图像是很重要的。胸部常用的放射学解剖标志包括位于 $T_{4\text{-}5}$ 水平的隆突。腹部常用的放射学解剖标志包括位于 L_4 水平的髂嵴（更多信息参考第 20 章关于表面和断层解剖的内容）。

核对和记录设备

计算机被用于协助放射治疗师核对治疗参数。如果在一台直线加速器上平均每天治疗的患者数在 25 ～ 30 之间，每个患者平均可能有 20 个独立的参数（如机头角度、距离、射野大小等），这相

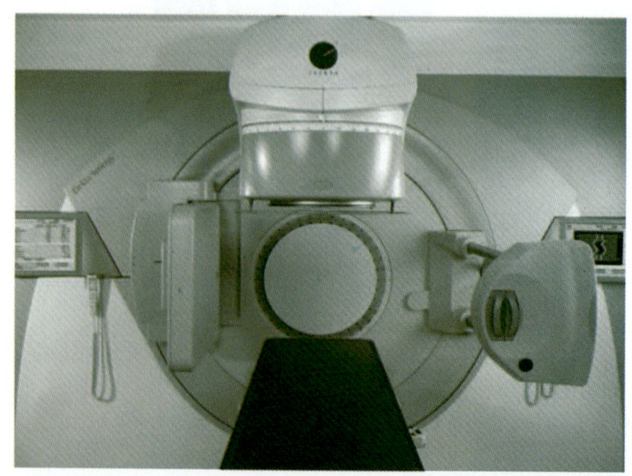

图 7-24　一台医科达直线加速器，装备有千伏级的影像系统，垂直于兆伏级的治疗射线 / 成像系统

当于每天必须要核对 500 ～ 600 个参数。核对系统不仅可以在开机前更正错误的初始参数，也可以提供其他方面的数据，例如计算机辅助摆位、记录患者数据、允许来自模拟定位室或计划室的主机的数据传输，以及帮助质量控制。更详细描述请参考第 26 章关于电子治疗排程与图像管理的内容。

七、更紧凑的直线加速器

更小的、更紧凑的医用直线加速器在 20 世纪 90 年代被引入，用于替代体积更大的 S- 波段传统直线加速器，它采用电子线和 6 ～ 25 MV 的 X 线治疗患者。传统直线加速器采用 S- 波段技术。表 7-3 比较了各微波和雷达波段的射频无线电频率。更小的、更便携的直线加速器现在被用于工业、安防和放射治疗领域。X- 波段技术的引入使得这成为可能。在我们讨论这项技术之前，让我们复习一下加速电子的电磁能的应用。

正如本章之前讨论过的，医用直线加速器在加速结构里利用射频电磁波加速电子线，用于治疗目的。注意，射频是指电磁波的震动频率。微波的频率范围为 300 MHz ～ 300 GHz。大部分医用加速器采用速调管和磁控管产生的 3000 MHz 范围的射频电磁波来加速电子。微波产生后，它们被导入波导，然后与加速器内的电子源结合。

X 波段技术使得制造更小、更紧凑的加速器，使其重量减轻、可用性增加成为可能。X 波段技术也用于工业领域，例如大型货物扫描系统、无损检测、安检及油管成像等。重量更轻的加速器更易于移动，可以更精确地被控制，特别是当它在运动时，如对患者肿瘤给予放射剂量时。目前在放射治疗中有 3 种采用 X 波段技术的医用设备：①螺旋断层调强放疗。②立体定向放射外科射波刀。③移动式术中放疗设备。

在此简要讨论每种采用 X 波段技术的医用直线加速器的结构紧凑、重量轻、移动性等方面情况（更多信息参考第 15 章）。

（1）螺旋断层调强放疗　螺旋断层调强放疗也称为“断层治疗”，从 2003 年用于患者的治疗。这种系统是 IMRT 的进化版，并且具有高等级影像功能。从固定野调强，到序列断层放疗，再到今天的螺旋断层调强放疗，反映了计算机和影像技术的历史性进步。Tomo 治疗的理念将传统的直线加速器技术与 CT 技术相结合，可以进行逆向和正向调强放疗，以及每日的图像引导放疗。日常的 IGRT 是通过一台垂直安装的磁电管驱动的 6MV 加速器（采用 X 波段技术）完成的。治疗实施时，直线加速器持续地旋转，同时治疗床通过机头孔（图 7-25）移动，产生一种螺旋形的治疗射野。这种 6MV 直线加速器的 X 线类似于扇形，在等中心处有 40 cm 宽，1 cm、2.5 cm 或 5 cm 厚。64 个准直器叶片分

表 7-3　300MHz 到 300GHz 范围内使用的电磁波频率与微波 / 雷达波段的比较

FREQUENCY RANGE	MICROWAVE/RADAR BANDS
216～450 MHz	P-Band*
1～2 GHz	L-Band*
2～4 GHz	S-Band"
4～8 GHz	C-Band*
8～12 GHz	X-Band*
12～18 GHz	Ku-Band
18～26.5 GHz	K-Band
26.5～40 GHz	Ka-Band
30～50 GHz	Q-Band
40～60 GHz	UBand
50～75 GHz	VBand
60～90 GHz	E-Band
75～110 GHz	W-Band
90～140 GHz	F-Band
110～170 GHz	D-Band
110～300 GHz	mm-Band

Yujong K,Saitiniyazi S，Mayierjiang M等：S波段、C波段和X波段射频波基于直线加速器的XFELs THz影像，Newport News，5.5-9，2012，国际未来加速器委员会2012未来光源研究会

*波段用于直线加速器

别独立地在扇形的各部分阻断射线，或者让射线通过。每一叶片产生一道射束，通过从关闭运动到打开的位置，再返回关闭的位置。准直器通过二进制的方式工作。也就是说，每个独立的准直器只可完全打开或完全关闭。当射线围绕着患者旋转的时候，准直器的打开 / 关闭周期只有 20 ms。

氙 -640 图像探测装置位于环的对侧，通过比较千伏级 CT 图像与更早获取地用于计划设计的模拟定位 CT 图像，使得验证患者在治疗床上的位置成为可能。在图像模式下直线加速器的标定电压降低到 3.5 MV。不同于传统的直线加速器，没有用于患者摆位的光野。作为替代，患者在两条固定的绿激光和 5 条相交在机头旋转轴上的虚拟等中心点的可移动红激光的帮助下被定位。等中心与源的距离是 85 cm（SAD），这也是孔洞的直径。更短的 SAD 也有助于将剂量率提高到 850 cGy/min。目前全球范围内有 300 多台这样的装置。

（2）射波刀 这种新的放射治疗设备也利用了 X 波段技术的优势，因为采用这种技术的 6 MV 加速器更小、更紧凑，有更好的可移动性。它被认为是一种立体定向放射外科，在这种非侵入性的治疗中，高剂量的聚焦的射线被从身体外的多个位置进入（图 7-26）。目的在于最小化周围正常组织的剂量。通过图像引导的机器人，使得进行全身放疗成为可能。射波刀的组件包括一个图像引导摄像头，用于定位肿瘤，以及一个安装在机器臂上的直线加速器。射波刀以亚毫米的精度可以治疗躯体的血管病变、肿瘤和功能性疾病。治疗过程中系统持续地追踪和监测患者的位置。通过重新定位治疗单元，存储在计算机工作系统的图像被机器用于适应患者位置的变化。

通过在治疗过程中用 X 线定位病变，射波刀可以极好地使射线对准治疗靶区的观察位置。与大部分传统的外照射治疗（external beam radiation therapy, EBRT）不同，每一射线都独立地瞄准，而没有固定的等中心点。本系统可以真正地实时追踪靶区的运动。类似于传统的钴 -60，射波刀的射野大小是定义在 80cm 的 SAD 处，但参考深度是 1.5 cm。

（3）移动式术中放射治疗 术中放疗（IORT）是指在手术中，直接对暴露的肿瘤或瘤床进行照射的方法。这并不是一个新的概念。早在 1909 年 Beck 就将它作为一种肿瘤治疗方法，他当时尝试用 kV 级 X 线治疗胃癌和结肠癌的患者。在美国术中放疗的临床应用是 1970 年由哈佛大学的 Goldson 开始的。这是最终的正常组织保护方式，因为周围正常组织和危及器官（OAR）已被置于放射线外。危及器官可以被定义为可能影响放疗计划或处方剂量的给予的正常组织（关键结构），由于它们对放射损伤的敏感性。肿瘤细胞接受的放射

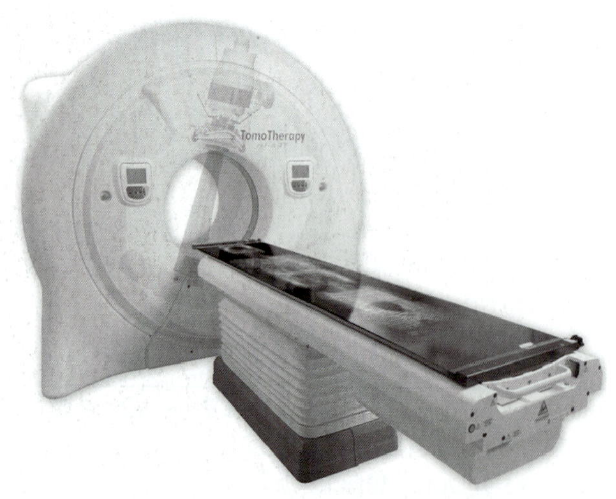

图 7-25 TomoTherapy Hi-Art 直线加速器，采用千伏级射线源来进行治疗和成像

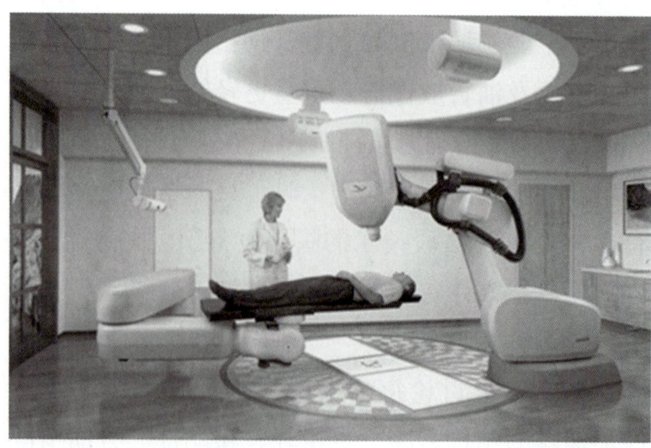

图 7-26 射波刀直线加速器，采用 x 波段技术的优势，因为有更小、更紧凑的 6MV 直线加速器，具有更好的灵活性。它被认为是一种非侵入性的立体定向放射外科治疗，从多个方向聚焦的射线给予高剂量的照射

有效剂量得到了充分提高。理论上，术中放疗也能增加治疗比。

术中放疗可以用于“剂量冲击”，切实地替代数周的常规分割治疗过程，同时避免外照射时对正常组织的不必要照射。它也能实际消除外照射时发生的几何上脱靶的可能，因为靶区是可见的。从放射生物学的立场看来，在其最脆弱时对镜下残留病灶进行照射的方法，有助于提高后续辅助治疗的有效性。

然而，历史条件限制了术中放疗的应用。具有辐射防护条件的手术室少有存在。这就要求将一个麻醉状态下的患者从手术地点转运到放射治疗部门，显著增加了手术时间，同时增加了患者的风险。这项技术也要求复杂的物流和专业团队的很大付出。同时也有用于术中放疗的直线加速器设备的经济现实问题，因此难以被用于患者的常规治疗。即使在建设了具有辐射保护条件的手术室，采用改进的常规加速器进行的机构，费用仍然是一个障碍。

可移动设备可以用于未防护的手术室，与常规直线加速器相比，明显地更轻、更紧凑，可以方便地从一间手术室移到另一间，或者在不同的机构间共享。移动式术中放疗技术为这项应用的大规模开展打开了大门。这对患者也有好处，患者通过一次治疗就可以接受全部剂量，副作用也比外照射时的更少。

术中放疗现在可以单独或者作为外照射的辅助治疗用于早期乳腺癌、与化疗联合用于Ⅱ期非小细胞肺癌，以及Ⅱ / Ⅲ期直肠癌。一些研究表明因为危及器官可以充分从照射路径上移除，提高剂量而避免发生显著副作用的风险是可能的。如果剂量限制在小于 15 Gy，术中放疗带来的并发症也是显著降低的。同时的低并发症率和高局控率是不易达到的。在实践中，剂量强化可以应用于任何手术可以达到、采用外照射有不良并发症的解剖部位。IMRT 也被认为可以降低副作用，但与常规外照射相比，它的放疗实施更花费时间，总治疗周期也更长。考虑到这些因素，对每个患者都进行外照射不是可行的。术中放疗作为 IMRT 的伙伴，缩短了总的放疗实施时间，具有足够的肿瘤控制率和更少的并发症。

八、医用加速器安全性问题（考量）

随着多模态治疗设备的应用的增加，存在着一些单一模态治疗设备没有的潜在风险。对于计算机驱动的直线加速器，监测和控制安全的操作环境比传统的、机电式的设备更困难。

1. 应急程序

如果正确地实施应急程序，可以防止重大事故，可能挽救患者的生命。书面的应急程序应位于或靠近治疗控制台（某些州监管机构这样要求）。放射治疗师在患者发生紧急事件时应熟悉预定的应急程序。知道紧急停止按钮（治疗室内外的）的位置在机器故障发生时是至关重要的。其他紧急情况包括患者的病情状况也需要治疗师注意。

2. 安全问题（考量）

由于加速器更加灵活，多模态治疗设备的电气的、机械的和放射安全的问题一定会更加复杂。一个例子可以更好地强调这种更复杂的安全考量的需要。

某些软件的错误可以允许过大剂量的实施。例如，如果本用于产生 X 线的巨大电子束流被用于电子线治疗，会导致极大的剂量率。如果散射箔就位或射线扫描是可使用的，预计相当于通常的 2Gy 的单次分割剂量在 0.03 s 内就可以 4 000 Gy/min 的剂量率给予患者。这种剂量率将会给患者带来伤害。为了解决这类问题，数字逻辑元件和微处理器已经整合入直线加速器控制和监测功能。

潜在危险问题可来源于处方剂量率的伤害性事件，根据剂量的大小不同，这些问题可大可小，也可能引起患者的死亡或严重伤害。世界卫生组织（WHO）制定了一套患者安全术语的国际分类系统，致力于规范定义。Runciman 等提供了患者安全相关的 WHO 定义的描述。

• 错误是指未能按预计的实施一个治疗计划或执行了一个错误的计划。错误可以表现为在计划或执行阶段做了错误的事（commission）或未能做正确的事（疏忽）。

• 事件是指与患者有关或发生在患者身上的事。

• 伤害事故（不良事件）是指导致患者受伤害的事件。

• 医疗相关伤害是指来自或与为提供医疗服务采取的计划或行动相关伤害。而不是来自潜在的疾病或损伤。

• 患者安全事件是指可能或已经导致患者受到不必要伤害的事件或情况。

• 几近失误是指尚未影响患者的事件。

• 无害事故是指一个影响到了患者，但未发生可识别的伤害的事件。

• 待报告情形是指有显著的伤害潜在可能，但尚未发生事件的情形。

• 违背是指有意地对操作流程、标准或规则的偏离。错误和违规都增加了风险，尽管事故并未实际地发生。

美国医学物理学家协会放射治疗委员会 35 号任务组制作了一份包含大多数涉及医用直线加速器的，潜在威胁生命安全的电气的、机械的、人为的和软件的错误的清单（表 7-4）。

全面理解和熟悉直线加速器的设计、特点、工作参数和操控对肿瘤管理团队的许多成员是必需的。此外，机械的、电气的、软件和辐射安全方面的考量对理论的应用和操控直线加速器治疗患者是关键的。

九、钴 -60 的特征

如今在美国，用于治疗癌症的钴 -60 机越来越少。尽管伽马刀使用了 200 多个单独的钴 -60 放射源，但仍在许多机构中用作 SRS 治疗的有效形式。但在 1980 年代，钴 -60 是大多数放射肿瘤科的中流砥柱。钴 -60 应用的减少始于 1960 年代，当时由于线性加速器的使用，提供了更好的等剂量分布（对肿瘤的剂量更大，对正常组织的剂量更小）、更快的剂量率以及更易于控制的辐射防护。尽管钴 -60 机在美国的受欢迎程度有所下降，但它们仍是许多发展中国家放射治疗部门的骨干力量。之所以如此受欢迎，可能是因为该产品的成本低，设计简单，可靠性高。

在 1950 年代初期，钴 -60 机开始流行，因它们可以在皮肤表面以下提供大剂量辐射。与较早的远程治疗（一定距离的治疗）设备（如镭和铯处理机）相比，钴 -60 设备的给量速度更快，并且在生产和使用同位素方面更具成本效益。当时，开采生产少量镭所需的矿石非常昂贵。钴 -60 装置是第一个实用的放射治疗装置，可在皮肤表面以下提供大剂量，并同时避免了较早方法对皮肤造成的严重影响。这些元素使放射肿瘤学家和放射治疗师可以将更大剂量的放射线传递到更深度的组织。当较大百

表 7-4 医疗加速器的危害

类 型	造成的原因	后 果
照射剂量错误	电，软件和治疗师	严重损伤，增加并发症，遗传效应，继发性原发性肿瘤以及肿瘤控制不佳
照射位置错误	机械性，软件，病人运动，治疗师	严重损伤，并发症增加，遗传效应，第二原发性肿瘤和控制肿瘤的能力下降
机器碰撞	机械性，软件，病人运动，治疗师	严重损伤，死亡
射线错误	电，软件和治疗师	严重损伤，并发症增加，遗传效应，第二原发性肿瘤和控制肿瘤的能力下降
普通危害	电，机械性	严重损伤，死亡

分比的剂量出现在皮肤表面以下时，我们用最大剂量（Dmax）表示。Dmax 是最大累积深度，其中 100％的剂量沉积在其中。对于钴 -60，Dmax 出现在皮肤表面以下 0.5 cm 处。与当时用于治疗癌症的其他类型的设备（尤其是正电压）相比，这是一个巨大的优势。为保护工作人员，当钴 -60 源处于“关闭”位置时，必须对其进行屏蔽。与线性加速器和其他电动治疗设备相比，这些机器不断发出辐射。机器头部的放射源周围环绕着大量高密度材料，例如铅或贫化铀（图 7-27）。为了帮助机器平稳旋转并提供额外的防护，它必须具有配重。这部分是为了平衡容纳放射性钴 -60 源的机器头部的铅屏蔽层。从装有放射源的龙门架的另一端延伸出来的配重称为防束塞。

1. 钴 -60 的产生

钴 -60 是人工合成的同位素。与用于疾病诊断和治疗的许多其他同位素相似，钴 -60 的原子序数发生变化时会变得具有放射性。这可能发生在称为回旋加速器或核反应堆的粒子加速器中。钴 -60 的生产从钴的稳定形式开始，钴的原子质量数为 59。原子质量数是原子核中质子和中子数量的总和。在具有慢中子的核反应堆中轰击或辐照钴 -59 之后，钴 -59 的原子核吸收一个中子并成为放射性钴 -60。可以用以下公式表示：

59Co+1n ≌ 60Co

像任何放射性物质一样，钴 -60 会努力使它恢复到更稳定的状态。钴 -60 活性可以用居里（Ci）表示，Curi 是放射性的历史单位，等于 3.7×1010 Becquerel（Bq）。Bq 是国际标准放射性（SI）单位，每秒崩解等于 1。大多数源具有 750 ～ 9 000 Ci 的活度，可被称为千居里源。此外，该活度可以用 rhm 单位定义［1 rhm 单位表示 1 m 时每小时的 1R（伦琴）］。源产生的辐射的质量不取决于辐射源的活性（Ci）。使用 3 000 Ci 的放射源，该设备可以在 80 cm 的距离内操作，深度 10 cm 的剂量为 56%。放射治疗中使用的放射源通常为 3 000 ～ 9000 Ci，比活度为 75 ～ 200 Ci / g 比活度是每克放射性核素以固定速率衰减时每秒的转化数。比活性是每克的居里数（Ci）。钴 -60 的活性可以高达 400 Ci / g，但对于放射治疗，通常为 200 Ci / g。

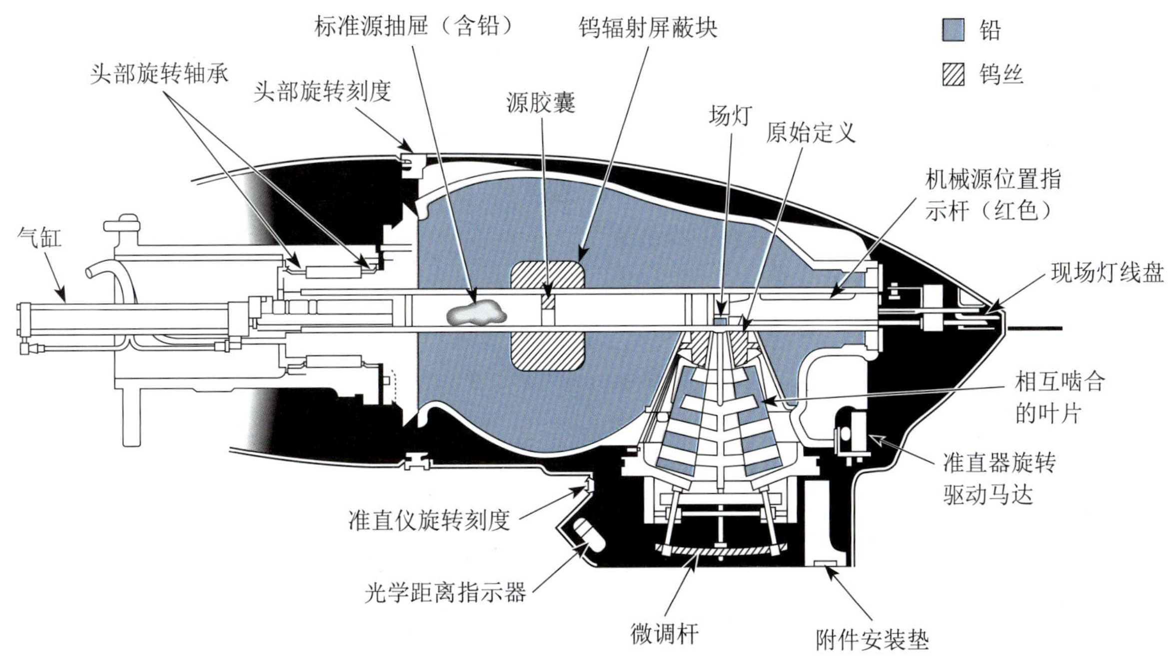

图 7-27　典型的钴 -60 组分的横截面

（引自 Courtesy Atomic Energy of Canada Limited, Medical Products, Kanata, Ontario, Canada）

标准 80SSD 上的较小光源产生的光束强度较低，需要更长的治疗时间。放射性钴 -60 源及其屏蔽（以保护性外壳形式）被称为钴囊。

为了放射治疗的目的，胶囊的直径可以在 1 ～ 3 cm 的范围内；1.0 ～ 2.0 cm 是首选直径。放射性钴源包含成簇或实心圆柱体形式的圆盘，小块或小球，装在不锈钢容器中并通过焊接密封。钴囊被放置在也被焊接的第二钢胶囊内部。多层金属可防止放射性物质泄漏并吸收衰变过程中产生的 β 粒子。

2. 钴 -60 的特征

放射性的钴 -60 原子核以高能 γ 射线形式发射出电离辐射。钴 -60 首先发射能量为 0.31 MeV beta 粒子进而衰变，该粒子在源的钢壳中被吸收。发射出 beta 粒子后，原子核变为激发态镍 -60。激发态的镍 -60 通过级联放出两条 γ 射线衰变成为基态。衰变中两条 γ 射线分别能量为 1.17 MeV 和 1.33 MeV。射线束被认为是多能或多相的，因为不止一种能量在同位素的衰减中被释放。在实践中，通常采用两个能量的均值 1.25 MeV。

因为钴 -60 是一种放射性同位素，它的半衰期（$t_{½}$）定义为放射性物质衰变到一半所必需的时间或其活性下降到 50% 的时间。钴 -60 衰变到 50% 活性的时间为 5.26 年。为了弥补每月输出能量的损失，每月必须对输出能量进行 1% 修正系数调整。修正系数增加了为达到一定治疗剂量的所需治疗时间。为了维持治疗患者足够的输出剂量从而避免治疗时间的过分延长，钴 -60 源至少每 5.3 年更换一次。

电子平衡是描述 D_{max} 的另一个术语。随着能量的增加，电子平衡的深度也在增加。

对于钴 -60，这个点位于皮肤表面以下 0.5cm 处。表 7-5 描述了各种射线的 D_{max} 深度。

对于使用钴 -60 和电子线的放射治疗，挡块通常由 Lipowitz 合金制成。Cerrobend 是一种用于制作光子和电子挡块的特殊制定的 Lipowitz 合金，由 50.0% 的铋、26.7% 的铅、13.3% 的锡和 10.0% 的镉组成。Cerrobend 合金的熔点(70℃)比铅(327℃)更低。因此，Cerrobend 更易于使用也更安全。然而，镉（有毒金属）可以进入工作人员的血液，因此一些制造商也制造一些不含镉的 Lipowitz 合金，但成本略有增加。

表 7-5　不同能量光子的治疗最大剂量深度

射线能量	D_{max}（表面下深度 cm）
浅部治疗机	0.0
深部治疗机	0.0
钴-60	0.5
4 MV	1.0
6 MV	1.5
10 MV	2.5
15 MV	3.0
20 MV	3.5
25 MV	5.0

引自Stanton R, Stinson D:Applied physics for radiation oncology, Madison, WI, 1996, Medical Physics publishing. MV, Megavoltage

十、总结

- 从历史上看，放疗设备是从低能量、治疗皮肤剂量高、系统简单（如深部治疗机）演进到今天的高度计算机化的、高能量、可以治疗各种深部肿瘤的线性加速器。
- 在治疗室里，线性加速器主要部件可以分成三个部分：机柜、机架和治疗床。
- 机柜分为以下四个部分：速调管、波导、环流器和冷却系统。
- 机架的主要部分包括：电子枪、加速器结构（引导）和治疗头。
- 当设备的信息关联到治疗床上时，模拟装置到治疗设备信息的传递可以得到改进，比如固定装置的具体位置等。
- 多叶准直器系统利用大约 52 到 160 个叶片屏蔽相关区域。这些沉重的金属准直杆滑动到相应位置，并通过每个准直杆形成 0.25 ～ 1 cm 宽度的投影，从而形成所需的照射野形状。

• 放射性的钴 -60 原子核以高能伽马射线的形式释放射出电离辐射，Dmax 深度为 0.5 cm。它发射出两条伽马射线，能量分别为 1.17 MeV 和 1.33 MeV。而实践中，通常将两个伽马射线的能量平均能量 1.25 MeV 作为有效能量。

? 复习题

以下复习题的答案可以通过访问我们的网站获得 *http://evolve.elsevier.com/Washington+Leaver/principles*

1．下列哪项与 MLC 漏射或透射传播无关

a．MLC 弯曲末端的形状

b．MLC 的厚度

c．用于增加 MLC 速度的 Cerrobend

d．MLC 的舌槽效应

2．下面哪种千伏级 X 线治疗机被用于 2 cm 厚度的皮肤肿瘤

a．接触治疗

b．浅层 X 线治疗机

c．深部 X 线治疗机

d．直线加速器

3．如果电子束在治疗野内剂量不一致，可能的错误有哪些？

a．散射薄片

b．均整器

c．楔形板

d．多叶准直器

4．用于放射治疗的 ^{60}Co 发射 γ 射线的平均能量是

a．1.17

b．1.25

c．1.33

d．2.50

5．下面关于 Tomo 治疗设备最佳的描述是：

a．一个类似扇形 6MV X 线直线加速器，40 cm 宽，等中心点的厚度为 1 cm、2.5 cm 或 5 cm

b．由钨制成一级准直器和二级准直器，这些金属准直杆滑入合适的位置形成所需的治疗形状。

c．射线束可以被认为是多能或多相的，因为同位素在衰减过程中释放出多种能量

d．在实践中，将两个能量进行平均得到一个有效能量

6．以下哪项不能被用于 IGRT

a．EPID

b．kV 级锥形束 CT

c．超声

d．深部 X 线治疗机

7．是在直线加速器第一次被商业化的用于临床

a．1895 年

b．1930s

c．1950s

d．1980s

8．当进行 ______ 治疗时，需要把束流均整器放在束流的通路上

a．质子

b．电子

c．X 线

d．γ 射线

9．调速管或者磁控管用于生产

a．微波功率

b．交流电

c．加速电子或光子

d．用于偏转束流的磁场

10．线性加速器中跟踪电子轨迹的最佳路径是

Ⅰ．电子枪

Ⅱ．准直器

Ⅲ．加速器波导

Ⅳ．偏转磁铁

a．Ⅰ，Ⅱ，Ⅲ

b．Ⅰ，Ⅲ，Ⅳ，Ⅱ

c．Ⅱ，Ⅰ，Ⅳ，Ⅲ

d．Ⅲ，Ⅰ，Ⅱ，Ⅳ

? 思考题

1. 为什么 IGRT 可能是核对放疗执行的更好的方式?

2. 讨论浅部治疗机和深部治疗机在放疗中的运用。

3. 为什么每月必须对钴-60 治疗计算进行修正?

4. 讨论计算机化与直线加速器操作的整合。优点和缺点是什么?

5. 比较三大供应商的 MLC 特性:医科达、西门子和瓦里安。

6. 讨论直线加速器的主要部件,包括速调管、波导、环行器、电子枪、加速器波导和偏转磁铁。

7. 描述束流均整器和散射箔的不同之处。

8. 描述六维治疗床的优点。

(译者:王奇峰　王毅　审校:冯梅)

参考文献

1. Beavis A.W.: Is tomotherapy the future of IMRT? *Br J Radiol* 77:285–294,2004.
2. Beck C.: On external Roentgen treatment of internal structures, *New York Medical Journal* 89:621–622,1909.
3. Bissonnette J.P., Jaffray D.A., Fenster A., et al.: Optimal radiographic magnification for portal imaging, *Med Phys* 21:1435–1445,1994.
4. BourlandJ.D.:Radiationoncology physics.In Gunderson S.,TepperJ.,editors:*Clinical radiation oncology*, Philadelphia, 2012, ChurchillLivingston.
5. Boyer A., Biggs P., Galvin J., et al.: *Basic applications of multileaf collimators*, AAPM Report No. 72, Madison, 2001, Medical Physics Publishing.
6. Bushong S.C.: *Radiologic science for technologists: physics, biology, and protection*, ed 10, St. Louis, 2012, Mosby.
7. Computer Hope: www.computerhope.com(website). Accessed November 7, 2014.
8. Dieterich S., Famimian B.: Stereotactic and robotic radiation therapies. In Van Dyk J., editor: *Modern technology of radiation oncology*, vol. 3. Madison, 2013, Medical Physics Publishing.
9. ElektaAB (Publ): *Multileaf Collimators*. Available at www.elekta.com. Accessed November 7, 2014.
10. Elshaikh M., Ljungman M., Ten Haken R., et al.: Advances in radiation oncology, *Annu Rev Med* 57:19–31,2006.
11. Faddegon B.A., Garde E.: A pulse-rate dependence of dose per monitor unit and its significant effect on wedged-shaped fields delivered with variable dose rate and a moving jaw, *Med Phys* 33(8):3063–3065,2006.
12. FraassB.A.,JollyS.,EisbruchA.:Conformaltherapy andintensity-modulatedradiation therapy: treatment planning, treatment delivery and clinical results. In Gunderson L.L., TepperJ.E.,editors:*Clinical radiation oncology*,ed3,Philadelphia,2012,Elsevier.
13. Galvin J.M.: The multileaf collimator-a complete guide. American Association of Physicist in Medicine. Accessed November 7, 2014 at www.aapm.org/meetings/99AM/pdf/2787-9625.pdf.
14. Gington E.: An informal history of the microwave electron accelerator for radiotherapy, *Proc Tenth Varian Users Meetings* 1(1):11–19, 1984.
15. Goer Donald A., Musslewhite C.W., Jablonw D.M.: Potential of mobile intraoperative radiotherapy technology, *Surg Oncol Clin N Am* 12:943–953,2003.
16. Goldson A.L.: Preliminary clinical experience with intraoperative radiotherapy, *J Natl Med Assoc* 70:493–495,1978.
17. Grigg F.R.N.: *The trail of the invisible light: from x-olyahlen to radio (bio)logy*, Springfield, IL, 1965, Charles C Thomas.
18. Gunderson LL., Shipley W.U., Suit H.D., et al.: Intraoperative irradiation: a pilot study combining external beam photons with 'boost' dose intraoperative electrons, *Cancer* 49:2259–2266, 1982.
19. Hansen WF.: The changing role of the accelerator in radiation therapy, *IEEE Trans Nucl Sci* 30:1781–1783,1983.
20. Halperin EC, Brady LW., Perez CA, et al.: *Perez and Brady's Principles and practice of radiation oncology*, ed 6, Philadelphia, 2013, Lippincott Williams & Wilkins.
21. Kahn F.M., Gerbi BJ: Treatment planning in radiation oncology, ed 3, Philadelphia, 2012, Lippincott Williams & Wilkins.

22. Karzmark C.J.,MortonRJ:A *primer on theory and operation* of linear accelerators in radiation therapy, ed2, Madison, WI, 1998, MedicalPhysicsPublishing.
23. Karzmark C.J., Nunan C.S., Tanabe E.: *Medical electron accelerators*, New York, 1993, McGraw-Hill.
24. KimS.,PaltaJ.R.:Advances inradiation therapy techniqueson linearaccelerators. InVan DykJ., editor: *Modern technology of radiation oncology*, vol. 3. Madison, 2013, Medical PhysicsPublishing.
25. Kovacs M.: *Six degrees of freedom robotic correction table: integration into routine radiotherapy practice*, Israel, Oct 19, 2012, Presented at European Organization for Research and Treatment of Cancer meeting in Haifa.
26. Ma C.M., Coffey C.W., DeWerd L.A., et al.: AAPM protocol for 40-300 kV x-ray beam dosimetry in radiotherapy and radiobiology, *Med Phys* 28(8):868–893,2001.
27. McDermott P.M., Orton C.G.: *The physics and technology of radiation therapy*, Madison, 2010, Medical PhysicsPublishing.
28. Miller RA: *Personal communication*, January,1995.
29. Mills J.A., Porter H., Gill D.: Radiotherapy beam production. In Symonds P., Deehan C., Mills J.A., et al.: *Walter and Miller's Textbook of radiotherapy: radiation physics, therapy and oncology*, ed 7, London, 2012, Elsevier ChurchillLivingstone.
30. Mishin A.V.: *Advances in X-band and S-band linear accelerators for security, NDT and other applications*, Knoxville, TN, March 5, 2005, Proceedings of 2005 Particle Accelerator Conference.
31. Moore'sLawandtheIntelInnovation:http://www.intel.com/content/www/us/en/history/museum-gordon-moore-law.html(website).AccessedNovember7,2014.
32. Piotrowski T., Skórska M., Jodda A., et al.: Tomotherapy—a different way of dose delivery in radiotherapy, *Contemp Oncol* 16(1):16,2012.
33. Purdy J.A.: Principles of radiologic physics, dosimetry and treatment planning. In Halperin E.C., Brady L.W., Perez C.A., et al.: *Perez and Brady's Principles and practice of radiation oncology*, ed 6, Philadelphia, 2013, Lippincott Williams & Wilkins.
34. Purdy J.A., Biggs P.J., Bowers C., et al.: Medical accelerator safety considerations: report of AAPM Radiation Therapy Committee Task Group No. 35, *Med Phys* 20:1261– 1275, 1993.
35. Runciman W., Hibbert P., Thomson R., et al.: Toward an international classification for patient safety: key concepts and terms, *Int J Qual Health Care* 21(1):18–26,2009.
36. Selman J.: *Basis of physics of radiation therapy*, ed 2, Springfield, 1976, Charles C Thomas.
37. Sen A., West M.K.: Commissioning experience and quality assurance of helical tomotherapy machines, *J Med Phys* 34(4):194–199,2009.
38. StantonR.,StinsonD.,editors: *Applied physics for radiation oncology*, reved,Madison, 2009, Medical Physics Publishing.
39. Sterzing F., Uhl M., Hauswald H., et al.: Dynamic jaws and dynamic couch in helical tomotherapy, *Int J Radiat Oncol Biol Phys* 76:1266–1273,2010.
40. Swindell W., Morton E.J., Evans P.M., et al.: The design of megavoltage projection imaging systems: some theoretical aspects, *Med Phys* 18:651–658,1991.
41. Van Dyk J., Battista J.J.: Technology evolution in the twenty-first century. In Van Dyk J., editor: *Modern technology of radiation oncology*, vol. 3. Madison, 2013, Medical Physics Publishing.
42. Verhey L.J., Petti P.L.: Principles of radiation physics. In Hoppe R.T., Phillips T.L., Roach M., editors: *Leibel and Phillips Textbook of radiation oncology*, ed 3, Philadelphia, 2010, ElsevierSaunders.
43. Xia P., Xing L., Amols H.I., et al.: Three dimensional conformal radiotherapy and intensity modulated radiotherapy. In Hoppe R.T., Phillips T.L., Roach M., editors: *Leibeland Phillips Textbook of radiation oncology*, ed 3, Philadelphia, 2010, Elsevier Saunders.
44. Yujong K., Saitiniyazi S., Mayierjiang M., et al.: *Performance comparison of S-band, C-band, and X-band RF Linac-based XFELs THz image*, Newport News, March 5-9, 2012, International Commission for Future Accelerators 2012 Future light source workshop.

第 8 章

治疗流程

目的

- 为患者设计一个切实可行的治疗方案
- 阐述放疗治疗师在质量保证中的作用
- 回顾放射治疗记录，为决定治疗和选择治疗室提供信息
- 在特定情况下，为患者和放疗治疗师选择并描述最安全的转运方法
- 逐步叙述患者及靶区与机器等中心，坐标系统对齐的过程
- 摆位坐标和射野影像之间的差别
- 列出并定义射束成形和射束修正装置
- 比较准直器、组织补偿物和相邻野对光子束和电子束治疗摆位的影响
- 描述多叶准直器及其在治疗实施中作为射束形成和射束修正装置的应用
- 常见的外照射治疗技术类型。列出对治疗中断的适当处理

以定位、治疗计划和处方剂量管理为基础的放射治疗是肿瘤治疗的重要组成部分，而放射治疗安全有效的实施是放疗治疗师的核心职责。同时，放疗治疗师在肿瘤治疗管理团队中的重要职责是保证定位和治疗实施过程中的准确性和可重复性，以及关注患者的生理和心理需求。放疗治疗师负责实施放射治疗，监控和操作放疗设备，并保存详细的治疗记录。

放射治疗实施的质量取决于放疗治疗师在放射治疗技术、设备操作、放疗反应、沟通技巧和对患者需求的理解等方面的专业知识和技能。治疗的可重复性取决于设备、照射野的几何形状和患者等因素。

熟练掌握放射治疗技术和护理技能、治疗计划、肿瘤学、物理学、放射生物学基本知识以及行医中的法律知识是放射治疗师执行这些职责应当具备的基本素质。

良好的组织和沟通能力，可以在患者较多情况下，成功协调病人的治疗。在治疗前，尽可能优化治疗计划有助于治疗的顺利完成。简单的操作流程提供了治疗的框架（框表 8-1）。在这个基础上建立治疗的详细信息和替代路径，解决了个体化的治疗技术、专业设备和流程的复杂性。

一、肿瘤放射学记录

患者的医疗记录都是独立的，在肿瘤放射治疗科，为每个患者建立并保留专门的临床记录。它的内容是高度个体化的并有私密性。患者的放射治疗和相关护理记录，其完整性、组织性和易读性至关重要。放射治疗师必须保证患者的合法权益和医疗记录的保密性。一般情况下，只有患者委托授权的家属才可以获取其相关信息。

传统的病历由治疗小组成员手写或打印，如今电子病历已成为将文本和图像信息与肿瘤放射治

框表 8-1　放射治疗的简要流程

1. 完成治疗记录
2. 审阅病历。
3. 准备治疗室。将固定装置放置在治疗床上，并将治疗辅助装置放在方便取用的地方。
4. 确认患者。
5. 协助患者到治疗床上的指定位置。
6. 确定治疗部位和顺序，记录治疗暂停时间。
7. 调整治疗床，将治疗区移至射束区。
8. 确定表面标记。
9. 通过使用激光灯、光野和表面标记来调整患者相对于等中心的位置。选择影像和必要的方式来进行摆位校正。
10. 旋转机架和准直器到指定的位置。
11. 放置射束成形装置，并利用光野验证。选择射野验证方式。
12. 放置射束修正装置（楔形板和组织填充物）。
13. 告知患者你将离开，治疗将开始。
14. 监视患者。
15. 记录和验证系统。
16. 开启射束。监测患者和设备功能。当要进行多野照射时，请执行以下操作：
（1）确定输入到加速器的参数并启动加速器，或进入治疗室检查患者、照射野位置和射束修正装置。
（2）重复步骤8到14，完成全部照射野治疗直到结束。
（3）帮助患者离开治疗床和治疗室。

疗实践的工作流程相结合的常规方法。这些数字化系统不仅管理信息，而且指导临床工作流程。集中存储在数据库中的治疗相关信息可以按治疗小组中各成员的职权范围设置独立的显示界面，其访问仅仅受网络访问权限设置的限制。

电子病历和传统的治疗流程都受到了严格的审查，电子病历不是一种必须使用的工具。其获取大量的信息使临床团队成员的责任更大。放射治疗师积极参与患者治疗程序的检查和流程改造，这是无纸化和无胶片化肿瘤科室成功的关键。这种演变迫使专业实践人员需要获得新的技能，并影响那些即将进入这个行业的人对基础教育的要求。

1. 医疗记录 – 治疗反应的依据和记录

放射治疗的依据包括患者相关的病史，其包括疾病的诊断和临床分期，一般状况会影响患者对治疗的耐受性。在治疗前，患者应了解他们的病情、治疗方案及治疗或不治疗的结果，并获得对各种治疗方案的知情同意。知情同意必须以患者可以理解的方式表述。医师应确保患者对知情同意已得到充分的知晓和理解，并确保其记录在案。

在整个治疗过程中都要监测和记录患者的放疗反应。治疗小组应通过血液分析或其他实验室检查、直接观察、询问患者的营养摄入、皮肤反应和其他相关症状来观察放疗反应。评估记录应包括每周与肿瘤放射治疗医生进行治疗总结，记录患者的体重和血细胞计数，症状和反应，以及治疗反应的其他指标。放射治疗反应通常需要药物、营养或心理干预；所有的诊疗活动都要记录在病历中。也可以将治疗小组的辅助成员如营养学家和社会工作者的评估和指导列入放射治疗病历中。

2. 影像记录

与传统病历一样，电子影像记录越来越成为常态。与独立管理的纸质和胶片记录相比，数字化使患者能够获得真正完整的记录。

计算机断层扫描（CT）、图像配准和融合等复杂功能已经成为治疗实施系统的常规配置。数字化图像采用的是非晶硅平板探测器以类似于胶片的方式成像。

电子射野影像装置安装在机头的正对面，而千伏级 X- 线源则与之正交，这些 X- 线信息转换成数字信息后以图像的形式显示在电脑屏幕上。这些影像系统可以快速生成靶区的静态或实时图像，计算机对数字信息的处理则增强了其可视化效果，特别是对兆伏级成像是非常有益的。

这些电子影像极大地改善了治疗计划制定，治疗流程，诊断和计划数据在系统之间的传输。电子成像技术是提高治疗精度和治疗团队沟通效率的重要手段。

3. 放射治疗 – 验证和记录

放射治疗记录是肿瘤放射治疗科电子病历的一个独特的组成部分。放疗处方、治疗计划和治疗记录要求的细节与其他医学专业有所不同。

随着加速器性能和治疗计划复杂性的增加，每个机器的参数数量太大，无法手工设置确认和记录治疗史，手工记录全部治疗参数日趋受限，因此现代治疗技术的实施要求验证和记录系统相结合。

验证和记录系统提供了从治疗计划到治疗机器用于摆位和实施治疗的验证参数。将治疗时的机器设置与规定的设置进行比较，如果超出指定的范围，则禁止出束。被监测的机器参数包括仪表调节（例如机器跳数 [MU] 或时间）、机架位置、准直器和射野大小、治疗床位置、旋转与固定治疗以及使用的射束修正装置。此外，验证和记录系统可以由第三方设备而不是治疗机来直接识别患者以及治疗所需的附件等。可以定义治疗模式，对可用于治疗的模块进行选择并自动设置治疗参数。在一个照射野完成后能自动显示下一组照射野的参数。对于已经设置好照射野序列的加速器，不需要在治疗间隙进入治疗室。在放射治疗师的监控下，有些加速器能够在整个治疗过程中自动运行，而不需要放射治疗师干预。

验证和记录系统类似于电子病历，是使放射治疗可以准确和有效的实施而不需要其治疗实施图表的方法。患者的外照射是在线定义和记录的以便随时获取，为了促进其发展，每个医务人员有责任确保记录的准确性。数据在输入时即被确认，通常与登录联系在一起，并且通常与受密码保护的电子签名相关联。在数据录入时以及在治疗过程中定期询问和检查治疗信息与手动记录一样重要。

4. 质量保证 – 病历评估

质量保证（见第 19 章）由旨在优化患者诊疗行为的文件和活动组成，病历是其主要组成部分。放射治疗师在 QA 项目中的职责是确保肿瘤放疗医师规定的放射治疗方案的准确实施，需要检查患者的记录，检测放疗设备的功能，保证重复治疗时参数的准确性，监测患者一般状况的变化，并保留完整和准确的治疗记录。每周的病历检查都是按规范和开放的交流方式进行的。在质量保证活动中，病历检查是实现计划目标不可或缺的一部分，所以放射治疗师是质量保证委员会中的成员。

质量管理程序要求的病历包括患者病史、诊断评估、治疗的依据、治疗计划的详细描述、知情同意书和治疗实施。如果没有这些信息，不能开始治疗。治疗小组的成员需要定期检查病历，通过检查各工作岗位记录和日程安排，确保病历的完整性，并以书面或电子形式附在每个放射治疗病历上。每周放射治疗师检查的内容包括监控治疗验证审核例如源皮距记录（SSD），半导体探测器测量和物理状态评估，验证影像的次数，和肿瘤专家审核的状态，小数点的准确性和累积剂量，检查治疗单和核对已交付的费用。

电子病历可以通过自动记录条目的日期和时间，记录更改的详细信息，以及督促所需的操作（如签名），从而促进记录保存和病历检查。有选择地过滤和显示与特定任务相关的信息的能力可以大大简化病历检查的过程。

二、治疗前准备

在开始治疗前，需要检查病历的完整性和准确性。重复治疗需要检查的必要信息包括使用数字图像的患者识别信息、签署处方、详细的患者和设备的定位信息，还包括固定装置、处方剂量和治疗史。治疗记录以文本的形式记录了治疗的实施情况；显示分次和总剂量、机器设置和验证影像；并记录处方变更的顺序和执行情况。

1. 放疗处方

放射治疗只能由具备处方权的肿瘤放疗医师的指令下进行。与药物和其他治疗方法类似，放射治疗方案以处方的形式书写，在放射治疗开始前必须由具有高级职称的肿瘤放疗医师审核，且不允许有例外。处方应提供特定的信息，以便专业人员（包括放射治疗师）理解。必须清楚说明照射的解剖位置和达到总照射剂量的分次剂量（单次治疗剂量）和治疗时间。该处方还包括要应用的治疗技术（数量、类型和设野的方向），指定射束能量、照射野大小、入射角度和射束修正装置（改变治疗形状或辐射分布深度的装置）的信息，还应包括处方和患者的定位信息。

放射治疗师是放疗处方的执行者，必须了解放疗对患者的影响、肿瘤致死剂量和正常组织的辐射耐受剂量，在治疗前必须与医生一起检查处方和治疗计划是否超出或偏离标准，因此承担着重大的责任。同时团队的每一位成员都要非常小心地避免错误的发生，确保治疗安全。

每次治疗前检查处方和治疗计划，在治疗过程中处方可能随时改变，一般包括分次剂量和总剂量或改变组织补偿器或照射野大小。计划剂量计算的变化需要对其进行重新审查，并作出纠正确保这些更改能够按照要求正确执行，处方或治疗计划的更改必须有医师的签名及日期，放射治疗师是正确治疗的“最后一道防线”。

2. 治疗计划说明和参考影像

在开始治疗前，对治疗描述进行审核以确保有足够的信息能够重复治疗计划。除照射野外，摆位说明还应包括图表、照片，或两者结合的方式以明确患者的定位和固定装置。

用于指示等中心位置（等中心是机器旋转三轴，机架、准直器、治疗床的交点）和靶区的表面标记必须清晰可辨。如果对初始信息进行了调整，则必须由参与的放射治疗师明确标识、签署和标注日期。

治疗计划由一个或多个照射野组成，旨在最大限度地增加肿瘤的剂量，同时尽量减少正常组织的受量。在治疗前，至少由两名治疗小组的成员对剂量分布和物理师准备的剂量计算进行审核和签字。两人应独立审核治疗计划，以保证计算因素对治疗参数的信度。照射野大小、射束修正装置和治疗深度必须与治疗摆位说明中标识的一致。可以通过在开始治疗时使用半导体探测器或通过在治疗区域内放置在患者身上的其他剂量仪进行直接剂量测量来进一步验证。

治疗区域也称为照射野，是指暴露在单一射束照射下的组织体积。每个治疗区域或照射野都有一个标识符和名称，指示照射位置和射束方向等信息（图 8-1）。一个特定的照射野标识符每个患者将只使用一次，新的照射野将按顺序逐步地添加新的标识符。当靶区和射束方向没有改变时，采用下标字母、数字或标志（′，″）来表示照射野大小，形状，或等中心的变化。照射野提供了特定的射野大小、射束入射方向和要使用的射束修正装置。

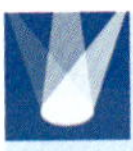

照射野范围以厘米为单位以表示长度、宽度。国际辐射单位和测量委员会报告说，50 和 62 定义了用于开处方和报告辐射剂量的治疗体积。

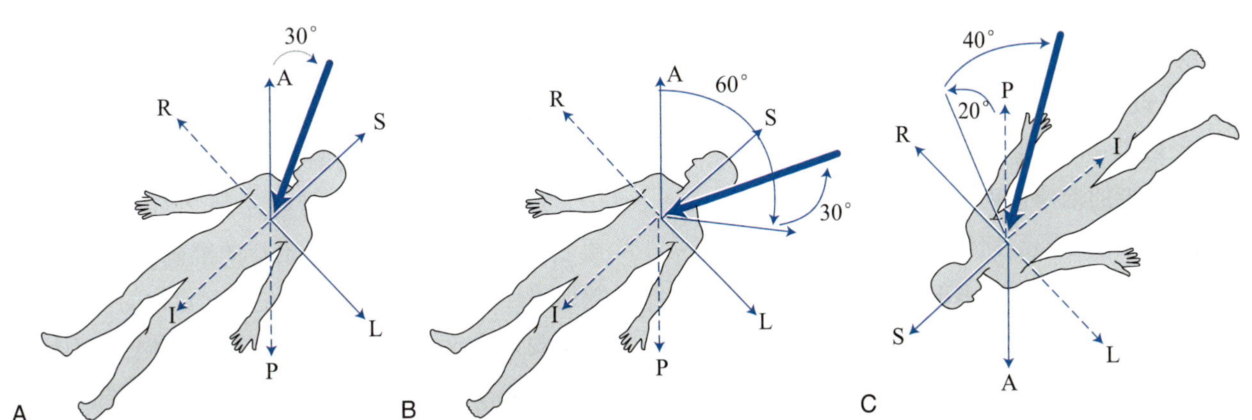

图 8-1 三维射束命名法。射束是参照患者的坐标系统命名的

A. A30S 射束距前轴 30°以上；B. A60L30S 射束距前轴左侧 60°，上方 30°；C. P20R40I 光束从后轴向右 20°，下 40°（参考 Bumberland D: 肿瘤放射物理学。编辑：《临床放射肿瘤学》，ed2，费城，2007，邱吉尔 · 利文斯通）

照射野范围以厘米为单位用长度及宽度表示。国际辐射单位和医学影像进一步完善了治疗计划，参考影像用于比较治疗时的影像，验证治疗位置和记录治疗的执行情况。参考影像包括射野影像和摆位影像。射野影像显示了射束穿过患者时所照射的区域及靶区的形状和方向的射野方向观（BEV）影像。需要将摆位影像与射野影像同时显示，以验证射野影像所在的等中心位置。这种定位中的平面二维影像及通过治疗计划和虚拟仿真系统的 CT 数据得到的数字重建影像就包含传统的参考影像。治疗区域内或周围必须有影像学标记如骨性参考，以便对参考影像位置与患者治疗位置进行比较。

随着锥形束 CT 和 kV 成像系统引入治疗室，大大提高了放射治疗计划的实施精度。快速在线影像系统能够提供三维和软组织对比。计算机图像配准在治疗前能够精确计算摆位误差并校正。有了这些系统，计划 CT 本身就是必要的治疗参考影像。

3. 治疗史

虽然治疗计划和处方指导了治疗，治疗记录记载治疗过程，但对治疗记录的检查影响着后续治疗。适当的决策取决于记录的准确性和完整性。放射治疗师记录并监控靶区的放疗剂量和靶区附近的危及器官，并根据肿瘤放疗医师的指示对治疗计划作出反应或必要的更改。当计划执行时在治疗记录中对治疗计划更改要有记录并签名。

放射治疗师在治疗记录审核过程中，持续评估治疗记录的完整性和准确性。并在治疗即将开始前确认以下问题并采取的措施。问题可能包括：

“最后一次治疗是什么时候？”

“患者的治疗过程需要多长时间？”

“今天患者的治疗位置和区域是什么？”

“是否需要验证或 IGRT 影像？”

“对处方、治疗计划或体位固定有任何更改吗？”

治疗史确定了治疗的日期，治疗的次数，以及治疗持续时间（治疗持续的总时间）。还必须包括分次剂量和总剂量。对特定治疗要特殊记录。例如验证影像（通过射线照相或电子成像设备的治疗记录）：添加或去除多叶准直器（MLC）屏蔽或其他射束修正装置。记录每次治疗结束时的辐射剂量和参数。当一天执行多次治疗时，还需要记录每次执行的时间。

病历检查包括验证以前的记录。在传统的纸质记录中，最常见的病历错误是增加或更改记录，常常可以在剂量记录中看到。任何修改都必须使初始记录清晰可辨。在要修改的记录中画一条线，然后改正，填写改正人的姓名和日期。由于病历是诉讼过程中的主要文件，因此需要进行清晰的更正和合理的解释。使用修正液或其他隐藏初始记录的方法是不妥当的必须避免。在电子记录中，病历的更正在治疗过程中必须清晰可见。对记录进行修改时必须保留初始记录，同时支持查证是谁；什么时间；修改了电子病历的内容。

在治疗过程中，正常的放射剂量也会引起反应，所以放射治疗师作为治疗小组的一员，每次治疗过程中都要观察患者，在监测这些副反应方面有重要责任。肿瘤放疗医师对患者放射反应和干预方法的深入了解，有助于决定是否继续或停止治疗。

4. 影像验证的历史

摆位和射野验证影像在治疗执行和记录中起着关键作用，验证影像完善了治疗记录，提供了对治疗计划重复性的可视化确认。在治疗中患者处于治疗位置拍摄验证影像，并与参考影像进行比较，由此来评估是否需要继续或调整治疗计划。治疗前，应回顾影像学检查情况，同时检查和记录治疗修改的指令，并将未审核的图像通知肿瘤放疗医师。

放射治疗师与肿瘤放疗医师之间就验证影像质量建立良好的沟通，对治疗的准确性至关重要。放射治疗师创建的验证影像是治疗定位的再现（对于可观察的或可触到的体表标志物与体内解剖标识之间的关系）。放射治疗师在评估验证图像时，会根据部门政策和行业的实践指导方针，进行临床判断。随着治疗中电子影像设备越来越多的使用，验证影像得以快速生成，其对治疗前验证影像应用的频率和决策影响越来越大。

摆位校正可以在治疗前进行，肿瘤放疗医师可以离线审核。在美国，不管放射治疗师有多大的自主权，所有的影像和指令更改都必须由肿瘤放疗医师审核并签名。

三、治疗室

外照射是通过使用精密的射线产生装置如直线加速器来完成的。因新技术的应用创造出越来越多的设备如断层治疗，射波刀和重离子治疗。所有这些机器的设计目的都是使射束精确地照射靶区，但是，目前应用外照射的设备仍然以直线加速器为主。

直线加速器的等中心，是实现治疗计划重复性的基础。等中心点是机器转动的三个轴（机架，准直器，治疗床）的交点（等中心点治疗单元的描述见第 7 章）。精确定位使治疗计划等中心与加速器等中心完全重合，进而可以从多个方向精确照射靶区而不需要移动患者，这些治疗机可以设计极其复杂的射野。

治疗室也是围绕着等中心设计的。精心设计的治疗室，方便了治疗附件的使用和在等中心周围的移动。周边放置的架子、储物柜、工作台和计数器应不妨碍进出治疗室。治疗附件应储存在同一个高度以避免需要台阶或梯子取放。常用附件规范有序地摆放可以方便取用，从而提高工作效率。治疗室的维修也应作为部门质量保证计划的一部分。

激光定位系统沿着垂直和水平的平面投射三到四束的点或线，在治疗机等中心相交。从墙壁和天花板（或机架对面）投射出的激光提供了对等中心点位置的视觉参考，使机器坐标与患者外部坐标对齐，使加速器的等中心点与患者计划等中心对齐。红色或绿色的氦氖（HeNe）激光器被广泛使用。绿色激光器比红色激光器发射得更快，因为它们的波长更短在皮肤表面的散射更小。HeNe 激光对皮肤无害但损害视力。提醒每个进入治疗室的人及患者，激光源不能直视。

在治疗室，标准照明和昏暗照明必须结合使用。完整、标准的照明系统为患者进出治疗室提供安全保障，并协助定位辅助装置。调暗治疗室的光线可以使激光和光野更清晰，从而有助于患者定位和治疗摆位。治疗过程中，为了在监视器上可以看到患者的状况，治疗室所有的灯都应亮着。

在患者开始治疗之前准备治疗室。在病历中确认摆位范围、照射野大小、机架、准直器和治疗床的位置。设置照射野大小和机架的位置，使激光显示等中心，并且与光野十字线在垂直和水平方向重合，确保激光灯能够准确标识等中心。升高或降低治疗床至适合位置方便患者上下。一些治疗床设计了双窗选项，可使射线穿过患者不受治疗床影响，从而减少束流衰减。主窗口在治疗床的另一侧打开，并由治疗床两侧的栏杆支撑，适用于大部分的射野安排。对于斜野或旋转野，可能通过侧（杆）轨，选择另一种配置窗口的治疗床中心，该窗口有中央支撑杆支撑左右两侧的聚酯薄膜，可在不减弱射束的情况下支撑患者。这种支撑物可以通过聚酯薄膜下面的碳纤维丝来增强。治疗床也可以不带窗口，完全由碳纤维组成。治疗床必须在每个患者治疗之间进行彻底的清洁、消毒，因此使用无孔窗口的固态碳纤维床面更容易完成。

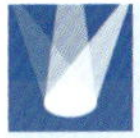

普遍的预防措施是控制感染的方法，在这种方法中，任何人的血液或体液都被当作是已知的具有传染性的。

放射治疗师在控制感染方面要时刻保持警惕。牢记任何人体内都可能存在未经诊断的感染，所以处理所有的血液和体液时，应该将它们视为具有传染性。由于肿瘤患者多数处于免疫缺陷状态，放射治疗师有责任负责预防疾病的传播。每次使用治疗床和定位配件后必须用消毒剂清洗。为每个患者更换床单，覆盖治疗台，保持治疗床清洁。所有患者都应采取普遍的预防措施。接触患者后彻底洗手是预防感染传播最重要的方法。

定位和固定装置如海绵、模具、铸件、面罩和 / 或定位用的咬合块，这些是用于限制患者移动和重现治疗计划位置的装置。为每个患者选择适合的固定装置，并放在治疗台上使用。治疗辅助装置包括楔形板、组织填充物和补偿器，做好标识并放到一个容易取放的位置。

四、患者

1. 患者准备和沟通

从第一次接触患者，放射治疗师开始承担起与患者沟通联系的责任，寻求建立一种鼓励信任和合作的关系。患者将他们的治疗委托给放射治疗师，这种关系通常会持续 2 ～ 8 周。在此期间，放射治疗师是患者的一种资源，有责任建立一种建设性的专业关系，放射治疗师可以把个人的经验和一些应对方法提供给患者。这样可以很好地维系这种关系，也能提高患者对治疗的满意度。

在以后的工作中，放射治疗师有责任预料一些可能出现的与放射治疗相关的问题，并根据患者的需要创造适宜的环境。患者的疾病和辐射引起的焦虑使这一任务变得非常困难。对患者行为的观察有可能改变疾病进程或者表明患者需要心理调节。如果发生这种变化，必须通知医生。作为与患者接触最频繁的放射肿瘤学团队成员，放射治疗师是一个联络员，负责将患者引向旨在满足其生理和心理社会需求。

优先考虑患者的文化水平和语言能力，放射治疗师用每个患者能理解的方式进行明确的指导以示尊重。患者的年龄、心理状况和母语都必须加以考虑。在治疗过程中，了解患者的期望，并通过相互尊重促进交流。必须尽一切努力使患者获得最大的安全感。告知患者不方便或不舒服的操作的目的，如脱去可能改变皮肤标记位置和阻碍治疗位置重复的衣物。如果要求患者在进入治疗室前脱下衣服，应向他们展示放置物品的安全地方。提前了解接近机架、机器运动和治疗的声音，也可在治疗过程中选择播放一些音乐减少焦虑。向他们展示视听监控系统，并向患者保证他们的隐私受到保护，即使放射治疗师离开治疗室，也在保持联系。

通过适当的方法保护皮肤标记，可为患者提供一般皮肤护理和营养指导的课程及咨询服务。护理人员、放射治疗师或其他专家也可提供这些服务，但要注意其执业范围的局限性。相应的决策必须是专业所推荐的。医生评估可观察到的反应（例如皮肤反应，体重变化，行为的变化），决定治疗是否应该继续。使用询问技巧来发现急性放疗反应的发生或严重程度。那些以“谁，什么，何时，为什么”开头的开放式问题不能用“是”或“否”来回答。以“是否愿意，能否，应不应该”开头的封闭式问题应该避免。用开放的提问来鼓励对话。简短的回答之后可能会有一些温和的探究性的问题，以便对患者的治疗反应有一个更全面的了解。

2. 患者识别 / 暂停程序

当治疗室准备工作完成后，向待治疗的患者确认，并带领他或她到治疗室。

至少应有两种识别方法用来确认患者的身份，因为许多因素可导致错误识别。患者可能有相同或相似的名字和因疾病或焦虑导致他们对自己名字的反应能力变差。因此，在识别患者时要小心，不要依赖个人回忆。错误识别可导致从候诊室的不满延伸到治疗不当。

治疗病历包括用于视觉确认的识别图像。住院患者最重要的身份识别是他们的腕带，这是在患者进入治疗室前检查的。门诊患者通常携带身份证接受检查，并可能要求说出自己的姓名、出生日期和治疗区域。条形码及身份证，可以与电子病历和患者管理系统一起使用，以提供独立确认的记录选择。

在全球范围内，越来越多的人意识到安全问题，包括错误地点、错误的操作和错误的个人外科手术。大多数国家都规定了规程，要求注意“3R”（对）或“3C”（查）、患者、地点和操作。在美国，联合委员会（TJC）要求所有被认可的组织遵守以下一般规程：

（1）治疗流程验证（治疗卡和治疗室准备）。核实治疗流程，患者的位置，确定必须进行的治疗流程项目，并将项目与患者匹配。

（2）标记治疗流程节点。

（3）暂停。每天执行一次程序，以确认患者是每天治疗的那个患者，确认患者的实际过程可能因部门而异，但应包括以下内容：

- 组织内的标准化过程。
- 每一次由团队的指定成员发起。
- 团队的成员在积极沟通的同时执行治疗流程。
- 至少通过两种方法确认正确的患者。
- 正确的地点，验证标记。
- 验证了所要做的正确程序。
- 文档组织决定文档的数量和类型。

五、患者转运

患者需要不同程度的协助到治疗床上。大多数门诊患者不需要太多的帮助，有些患者可能只需要一个支持性的手臂或指导，其他人可能坐着轮椅或担架。在患者转运的最初计划中，放射治疗师必须评估他或她对帮助的需求。

结合患者使用的各种辅助医疗设备来评估转运。虽然住院患者使用最多，但门诊患者也会带着氧气或营养支持甚至化疗泵。导管和导尿管必须被识别和小心处理，以免干扰放置或引起感染。

在任何转运的计划中，应该充分考虑患者自身的想法和身体条件，患者可以自己活动或者有疼痛感，他们也希望被考虑。他们可能还有其他的建议来保证他们的安全转运。治疗床的高度通常对行走不稳定的患者、虚弱或四肢受伤的人来说是一个挑战。

引导这些患者用他们强壮的脚为指引，无论他们是从凳子上站起来还是下来。降低治疗床甚至可以不使用台阶凳。

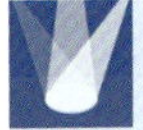

低估对援助的需求可能会对患者和护理人员造成伤害。对最优卫生保健工作者需要安全地把患者从担架上转移到治疗床上的评估，在移动患者前评估并且可能取决于患者的状况，放射治疗的类型和多少，如果有的话，患者的医疗辅助器械。一些科室有专门的转诊小组，帮助肥胖患者减少工作人员的负担，减少受伤的风险。

对于使用轮椅或担架转运的患者，应该保证患者的搬动符合人体力学的要求并配备相应的人员协助。一般情况下抬起患者时要求搬运者保持一个稳定的支撑，双脚分开，一只脚稍微放在另一只脚前面。要移动的患者重心要靠近搬运者，搬运者要屈膝和臀部而不是腰部，同时在背部下部保持正常的曲线。搬运者在搬运患者时，不应该侧着或扭着身体。

1. 轮椅转运

对于不能独立站立的患者，需要综合考虑患者的体重，放射治疗师本身及陪护者的能力，选择合适的人作为主要搬运者，可以显著提高每个相关人员的安全。准备时将轮椅与床平行。如果患者身体的一侧有虚弱或损伤，将较强壮的一侧置于运动方向。把轮椅固定，移开脚垫踏板，搬运者面向患者站立，患者双脚并拢，搬运者双脚站在患者两侧，身体前倾，膝盖和臀部弯曲，同时保持下脊椎的自然曲线。患者双手从后面搂住搬运者肩膀，搬运者双手从患者手臂下穿过，并锁在患者的背部，站直身体抬高患者，当患者脚离开地面时旋转 90 度，使患者的背部面对治疗床。接下来，将患者缓慢地放在治疗床上。一旦稳定下来，一个手臂在患者的肩膀后面，另一个在膝盖后以一个平稳的动作进入到仰卧位。

当患者离开治疗床时，搬运者反向执行这些动作。协助患者坐起来，给他们一点时间来调整适应，因为患者在这样的体位变化中，通常会感到头晕。搬运者要一直协助患者，在其安全回到轮椅上之前，不要让他或她独处。

如因任何原因（如麻痹、疼痛）患者需要更多协助时，为安全起见，应安排担架转运。

2. 担架转运

担架转运至少需要两名陪护人员完成。担架被放置在治疗床旁边，两侧栏杆放下，车轮锁住。治疗床与担架放置在同一水平。如果患者可以平移过去，一人保护担架，而另一个则站在治疗床对面，提供指导并确保患者不会摔落掉地。

不能移动的患者从担架转移到治疗床上，需要多名搬运者协作完成以保证患者身体力学的协调。搬运者分站在治疗床和担架两侧，同时多点稍抬高患者，站在治疗床一侧的搬运者向治疗床方向拖拽患者，另一侧搬运者顺势推送患者。在这个过程要格外小心，保持患者正常的身体姿势。

为了减少患者在搬运过程中受伤，可以借助床单和平板来完成。当搬运人员不足时，最好使用平板，以便安全搬运。平板是相对较薄的塑料片，应足够大可以支撑患者，通常只用于患者在担架和治疗床之间的转运，其方便拖拽，而不需要抬高患者。患者将双手放在胸前。搬运者通过抬起患者治疗床侧上肢下的床单将平板从治疗床侧插入床单下。患者拖拽到平板上后，将平板拉至治疗床上，或将患者滑过担架与治疗床之间的平板拖拽到治疗床上。如果平板在射束路径中或影响治疗体位时，则平板必须移除（图 8-2）。

如果翻转患者有受伤的危险，则不要使用平板。在这种情况下，需要几位受过训练的人的协助转运。搬运者的多少取决的因素如患者的胖瘦或特殊考虑如疼痛。在整个搬运过程中，搬运者自行站位，要保持患者头部、肩膀、臀部和脚的稳定。理想的情况下，可以借助床单将患者从担架转运到治疗床上，这样就可以避免翻转患者。拉紧床单，卷起床单的边缘，紧紧抓住。队长喊口令，以便所有人同时用力抬起。将患者抬高到稍超过治疗床和担架表面，移动并缓慢放在治疗床上（图 8-3）。将担架移开之前，应确保患者安全及附属设备、静脉输液管、导管、氧气和其他管道的安全。

六、患者位置，等中心和照射野

影像和治疗计划系统的进步促进了外照射精度的进一步提高。这也增强了医生、物理师和放射治疗师的信心，他们可以使射线精确照射靶区，同时尽量减少辐射对周围正常组织的影响。验证和记录系统采集详细的机器参数，以设置、验证和记录一个特定计划的治疗机参数的重复性。然而，这些

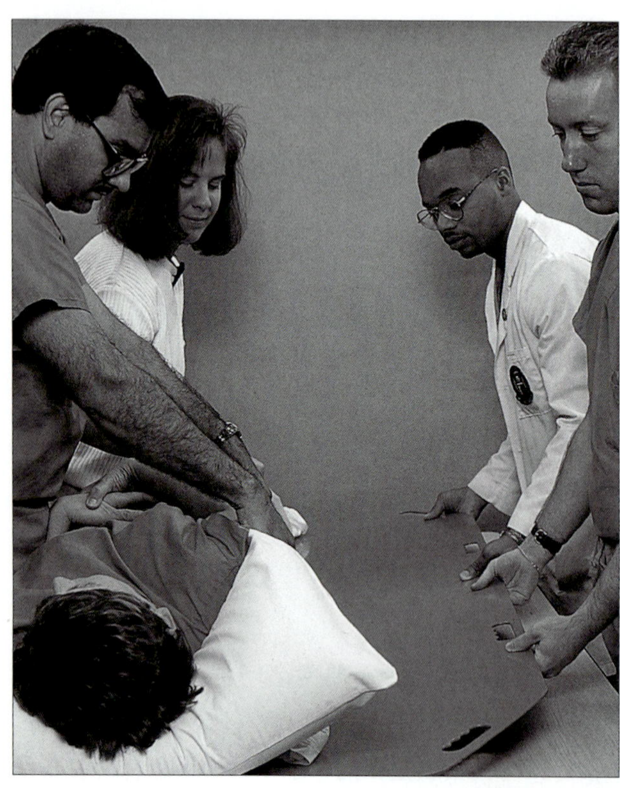

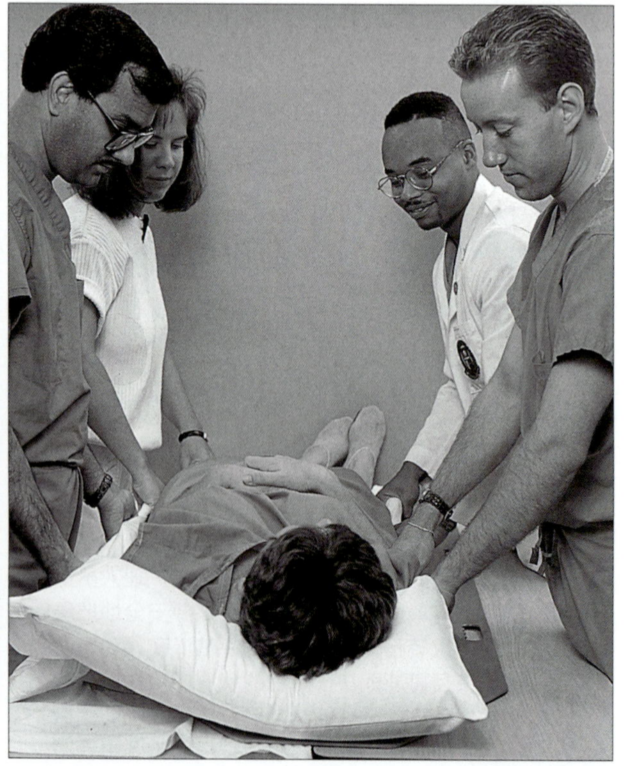

图 8-2　患者通过平板转运

（引自 Christian PE, Waterstram-Rich KM，编辑：核医学与 PET/CT 技术与方法，ed7，圣路易斯，2012，莫斯比）

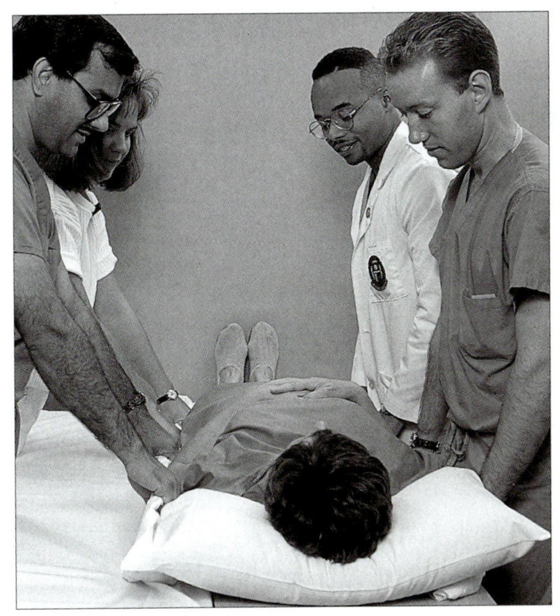

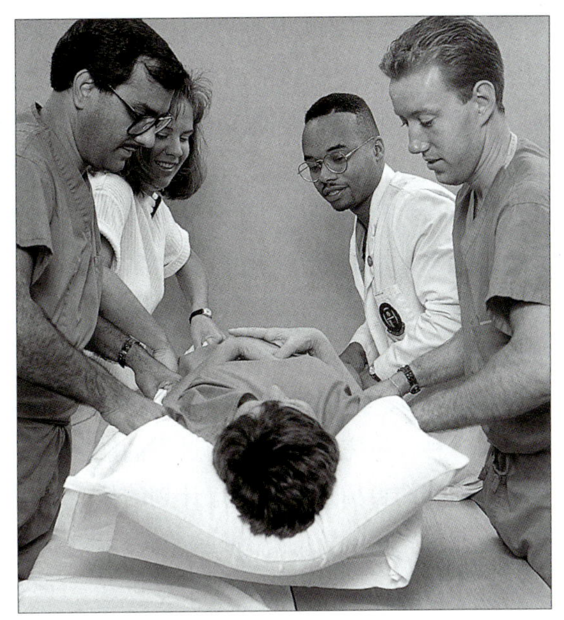

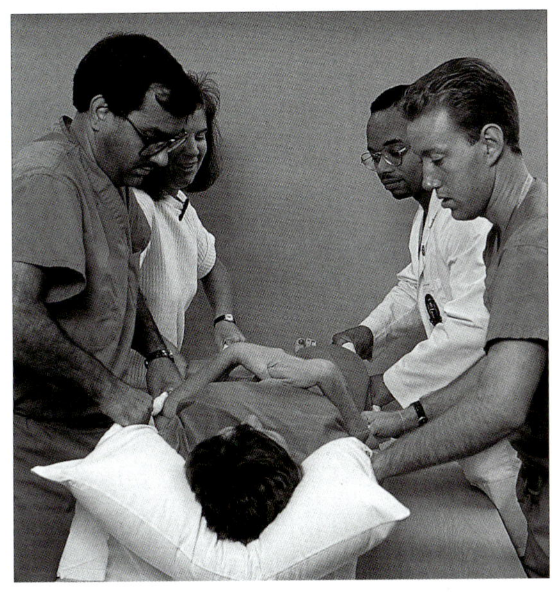

图 8-3　使用床单转运患者

（引自 Christian PE, Waterstram-Rich KM，编辑：核医学和 PET/CT 技术与技巧，ed7，圣路易斯 2012,Mosby）

技术进步的临床意义总是受到将其应用于患者的能力限制。治疗位置重复和固定的准确性、表面标记的稳定性以及与这些参考对齐的精确性极大地影响了治疗实施，因此是应用先进治疗计划的最大障碍。这些因素的管理是放射治疗师面临的主要技术挑战。

1. 患者定位和固定

治疗区域内的人工装置（如假牙和临时假体）应在计划和治疗前尽力摘除。通常情况下，在患者开始治疗前，要放置专门的适合患者的防护装置。例如，由蜡制成并镶嵌一薄层锡的扩张器可以减少从填充物到口腔黏膜的散射，而剂量分布不会发生明显变化。电子线治疗区通常需要自制屏蔽装置以保护正常组织。

在治疗床的适当窗口上方待治疗的区域，患者应躺平并使身体成一直线。患者治疗计划的等中心位置应尽可能靠近治疗床的中心，为围绕患者进行 360 度机架旋转提供最大限度的空间。

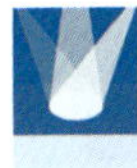

许多相反的斜野或切线野可能在没有旋转治疗床的情况下发生，通过使患者（因此是等中心）相对于治疗床表面的侧向移动。

另外，射野角度与垂直轴夹角较小时，可以通过使患者向射束入射的一侧平移来调节；当射野与垂直轴的夹角较大时(例如用于乳腺切线的角度)可以通过患者向靠近治疗侧平移来调节。

定位辅助装置和固定装置必须与定位时使用的设备一致。患者的舒适度直接影响治疗体位的重复性，因此，定位时就要考虑选择患者能够耐受的治疗体位。还要考虑的因素包括患者的一般情况(如年龄、有无残疾和疼痛)、正常结构的位置、治疗区域的皮肤皱褶、一种体位完成整个治疗过程的能力以及可重复性。治疗的目标是重复治疗计划的位置，确保体表标记与内靶标位置的一致性，并尽量减少正常组织的损伤。胸部照射时手臂应上举以避开射束路径，而头颈部照射时则应放下手臂。

固定装置在限制体位变动同时可以很好再现治疗位置，这项工作的复杂性与解剖位置的可变性有关。因治疗计划和影像评估方法的改进而使克服摆位误差而扩大的正常组织边界明显减少，同时也需要对治疗体位进行固定，通过索引（见图 7-16）系统将固定装置固定在治疗床上指定的位置，可以进一步减少分次放疗的摆位误差。

治疗位置的精确再现对于通过体表标记反映体内靶区具有重要意义。参考标记与靶区中心的对齐依赖于垂直和水平面的精确对齐；即使体位的微小变化也可能意味着与体表标记所代表的靶区中心点存在巨大差异（图 8-4）。按照图表中的摆位说明介绍，再现了模拟定位时的治疗位置。摆位说明中包括插图、照片和描述性说明，如仰卧位与俯卧位、手臂放置、海绵或其他定位装置的名称和位置。

可能会用到解剖的相对位置（例如，下颌到胸骨上切迹或胸骨柄）。

2. 定位标记

在定位时，拉上帘子保护患者的隐私，按摆位说明确定体表标记。定位标记包括解剖结构或人工标记点（确定参考点，应该避免检测时被其他物体干扰）用于无可见解剖结构的定位。标记点分为各种永久和非永久的标记。它们可在患者的皮肤表面、体内或固定于患者身体外面。

最常见的永久性参考标记包括可见的和可触摸的解剖标志（骨性标志或其他可以看到或可触及的指示内部解剖结构的识别点）或患者身上的微小永久性标记（文身）。文身是在表皮下，真皮内用皮下注射针注入少量染料制成的。在治疗期间，永久性标记的患者可以正常洗澡不影响治疗。永久性植入金标或信标不透辐射的标记物为如前列腺等相对于体表或骨性标志物具有移动性的软组织结构定位提供了参考。立体定位框架使用非常严格的和高度可重复的方法，将外部参考标记固定到皮肤表面。

永久性参考标记有很多缺点所以要严格掌握适应证。植入标记物有发生并发症的风险，但是相对于治疗精度的提高这种风险较低。传统的永

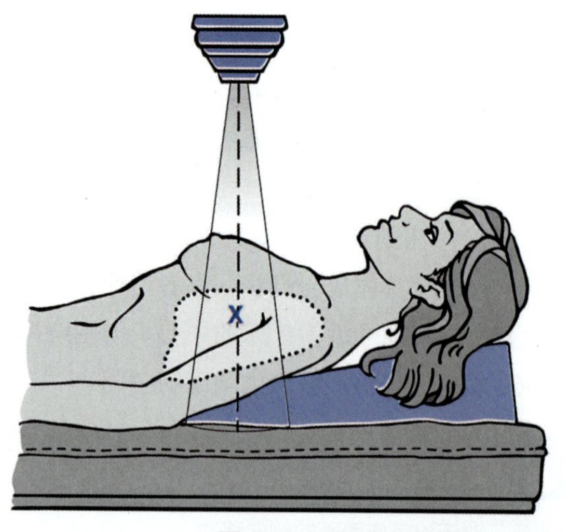

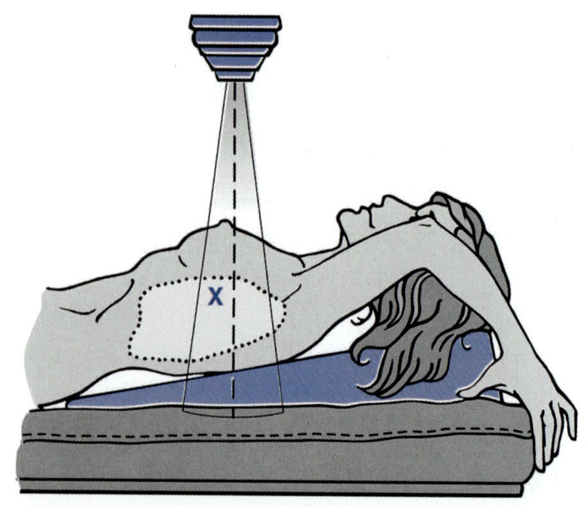

图 8-4　患者体位的改变，改变了定位标记相对应的靶区中心点的位置

久性人工表面标记例如文身，可能会随着目前的治疗方法改进而减少，虽然文身可能为后续评估或治疗提供参考，但是任何新的靶区的对齐必须通过影像确认，这些标记相对于靶区的移动，并不能提供精确的照射区域的组织信息，这也降低了使用永久性可见标记的价值。从患者的心理学角度来看，癌症日益成为一种慢性疾病，永久性标记是对患者艰难的时期的提醒。甚至文身这个词也有社会意义。

在向患者传达操作目的时，可以避免隐含的意义。另外，在治疗过程中，可以使用半永久标记，或半永久性和微型永久性标记的组合来标记三角坐标、治疗区轮廓或标记治疗中心和角。永久性油墨标记笔和油漆笔，容易标记皮肤，不易清除；各种各样的颜色标记笔可以使不同的肤色标记点保持清晰可见。额外的患者教育和合作是必要的，半永久性标记存在褪色或偏移的风险，通过设计粘贴胶带或标记可使敏感患者保持其标记线，而采用适当的方式覆盖标记，可帮助其在洗澡期间不被去除，也可在治疗过程中重复标记。

立体定位框架或热塑性塑料面罩提供了暂时的外部的参考标记。头部框架可以用螺钉直接钉入颅骨来提供精确的参考，它相对于颅内结构是不会移动的，随着无创定位框架或其他定制模具的应用，在分次治疗中可重复使用框架。热塑性面罩也能提供精确的固定，以确保标记点能标记靶区。

3. 等中心配准

治疗机等中心治疗装置被安装在治疗室内的固定位置。它的位置在射野十字线和治疗室内激光灯的交点处。治疗靶区等中心位于患者体内。因不能直接看到机器等中心和患者治疗计划等中心，所以治疗的实施依赖于对准相对内部靶区有一定距离的体表参考标记。治疗靶区与机器对准通常始于一个简单的三角测量的过程，这个三角测量定义为，模拟经过靶区等中心从水平和垂直方向与患者体表相交的三个点，以及这三个点组成的横断面。一个参考标记用于标记从垂直平面进入的点，两个参考标记用于标记从水平方向进入的点。三个点连在一起组成横断面（图 8-5）。

在患者需要治疗的近似位置，对准可见的表面标志，通过移动治疗床把患者移动到预定位置进行治疗。调暗治疗室的灯光，通过使用激光灯和治疗光野，确定患者相对于机器的精确位置。把患者体表的三个标记点与机器的参考标志（激光灯）进行对准，可使患者的治疗位置得以再现。

当患者处于精确的治疗位置时，等中心通过定位标记中心被确定下来。有些情况下，三个体表标记的交点与靶区的等中心是完全重合的(见图 8-5)。然而，在临床工作中，这是很难实现的。解剖参考很少能如此方便地用于定位，而且许多治疗位置不适合放置用于重复摆位的定位标记。例如乳房、腋窝和老年人或肥胖者的可移动的皮肤表面；用切线

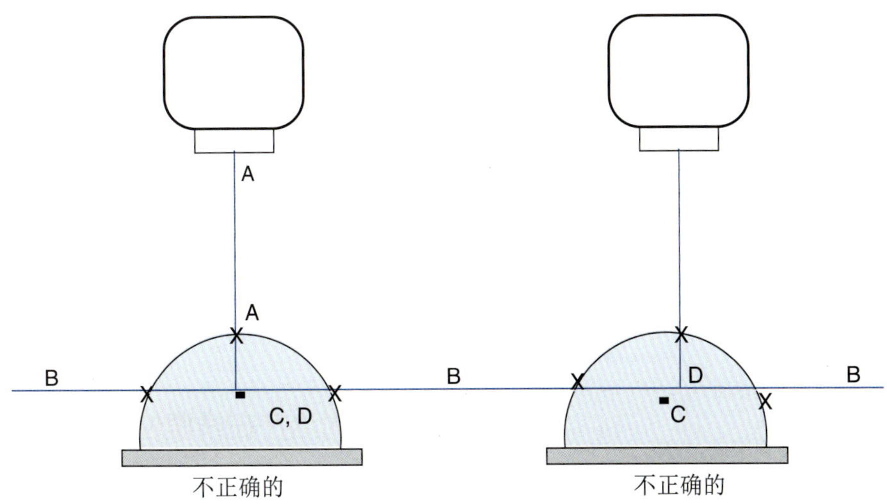

图 8-5　三点定位：文身（X）
A. 十字准线；B. 激光灯；C. 计划等中心点的位置；D. 实际的等心点位置

野治疗的倾斜表面；不规则的表面；敷料覆盖的区域。对于这些情况，可以使用标记和校位系统（图8-6）。等中心位置的再现是通过使用激光灯对准固定的表面标记来实现的。在 X、Y 和 Z 平面上治疗床的移动就是从表面标记点开始的。Z 平面位置可以由治疗床表面或源皮距确定。可以用几种方法来确定源皮距。当患者直接躺在治疗床上时，由于治疗床的高度是确定的，这减少了分次误差及由操作者带来的误差，这对于患者体位确定是有优势的。测量 SSD 时需要借助工具如钢尺，必要时需要光距尺（ODI）或光野。光距尺或光野由投射到患者皮肤上的光线组成，并在交叉的十字准线处与射束的中心光线相匹配。机械的距离指示器包括：安装在小机头上的带递增标记的棒或卷尺，它们可标示出加速器的等中心位置患者皮肤表面的射野大小。带数字线性阅读窗的指引床有助于进行位置调整。

七、验证影像（等中心）

验证等中心的位置最传统的和最常用的做法是通过比较一对平片与相应的参考图像来完成。参考图像可能是某个照射野的生成的，也可能是专为摆位验证而设计的。

单个平片或一对与中心射线投影重合的反向平片不足以证明一个点在三维空间中的位置。在单

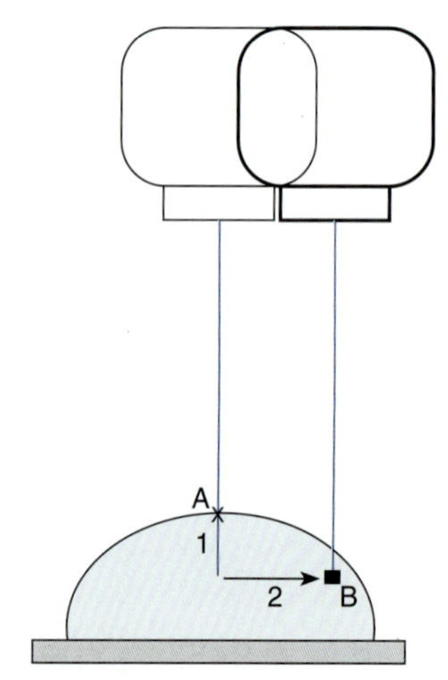

图 8-6　标记和较位法

A. 表面标记（X）；B. 等中心点规划位置。1. 切换到深度；2. 横向变化

个平片上，靶区等中心的位置只能在沿射束中轴线的二维空间中确定；它与放射源的距离无法确定。通过添加第二张平片（以第一幅平片的等中心为轴旋转 90° 得到），可以确定一个近似的三维空间，由两个平片中心轴的交点找到等中心。增加两个平片入射光束之间的角度可以减小几何畸变对每个平片的影响，提高结果的准确性。立体图像是两个从不同角度聚焦于同一点的图像；正交图像是最少重合的立体图像的特例。正交的图像彼此垂直，它们之间呈 90° 角。正交射束对立体图像的检测精度最高。添加更多的投影也能改善结果，锥形束计算机断层扫描可能是将多个平面曝光合成为体积成像的最佳例证。

基于胶片的传统成像技术在时间、射束几何形状、图像质量和评价的主观性方面都有一定局限性。在投影之间存在着图像放大的差异，当胶片不垂直于治疗投影时，就会产生失真。兆伏级射线产生的图像对比度很差，而且参考标记很难体现出来。在治疗后（线下），甚至在随后的几天，才进行图像评估，这将没有机会纠正已经实施的治疗。即使在治疗前拍摄图像（在线），患者在等待治疗和评估时也可能发生移动。

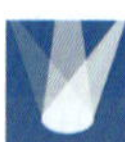

分配线（bb 托盘或点托盘）是一个校准设备，一个托盘适合于准直器，并提供了中心射线，孔径大小，旋转，和数字射线照片上治疗孔径放大的影像学表征。

在过去，射束位置的评估是一个主观过程，它显示出个体之间测量评估的差异性。一种老式的采用胶片进行位置对比的方法是通过将定位片和验证片并排起来进行定性比较，该方法要求评估人员自己衡量不同胶片之间的放大率。电子成像的引入增强了影像质量，配准工具降低主观性和计算误差。即使引进了这些工具，放射治疗师和医师准确使用它们并将计算结果与他们的临床评估进行比较的作用也是至关重要的。

1. 图像引导放射治疗在线摆位校正

电子射野影像和 kV 成像的优势是放射治疗师

和医生验证等中心位置和靶区是否对准，并作出快速和精确的调整，图像在几秒钟内生成，并显示在治疗操作台的终端上，从而减少了移动和频繁拍摄对患者治疗进度的影响。在治疗前（在线）可以通过成像和验证设备使治疗摆位的误差达到最小化。

在治疗前（在线）进行摆位验证，使摆位误差降到最低。图像引导放射治疗（IGRT）技术将在线验证和精准的靶区定位相结合，以校正分次治疗中以及分次治疗之间靶区位置发生的变化。采用多种基于图像和非图像的方法来精确识别易移动的软组织位置。EPIDs 在电脑屏幕上生成接近实时的平面图像，以评估治疗的准确性，并能将植入的标记物可视化。根据治疗过程中获取的图像配准结果来调整治疗床的位置。

其他 IGRT 技术包括超声影像，不需要植入不透辐射的标记物就可以观察到体内组织如膀胱 / 前列腺的边缘。锥形束 CT 通过植入或不植入标记物观察软组织，生成三维图像，以进行最准确的位置验证。平片和 CT 成像的运动技术可以在治疗过程中评估内部组织的运动情况，以确保需要治疗的靶区在照射野范围内。平片和 CT 成像的运动技术可以在治疗过程中评估内部组织的运动情况，以确保需要治疗的靶区在照射野范围内。非成像射频跟踪系统使用植入的标记来定位和跟踪同一分次治疗中和不同分次放疗间的运动，当肿瘤移动到治疗射束外时射束中断。

2. 离线系统摆位校正

在线影像验证有效地减少了日常的摆位误差，因时间和暴露因素不会使所有治疗计划都获得益处。摆位误差由系统和随机误差组成。系统误差是治疗误差的最重要来源。

系统误差在日常摆位中始终存在，主要是来自从模拟机到治疗机的治疗床位置的变化和患者体位的变化。在第一次治疗前，拍摄射野验证影像评估系统误差，参照这个射野验证影像可以纠正这些误差。通过从早期治疗的一小部分病例中总结的平均摆位误差，可以近似估计由于体位因素引起的系统离线等中心摆位误差。修正可以添加到随后治疗阶段的摆位说明中。随机误差包括机械设备和器官运动的误差，这些误差不能事先得到消除。由解剖位置变化引起的随机误差，必须在治疗计划中加以调整。用固定装置和增加在线影像技术可以减少随机误差。

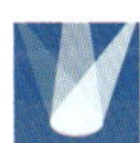

确定系统设置变化的离线协议可以识别设置调整，以产生更精确的结果预成像或预处理。在线和离线治疗方案与趋势分析的合理结合可以为所有患者提供更好的治疗效果。

八、射束的位置和形状

一旦确定等中心重合，将机架旋转到照射位置开始治疗。标准的准直器（用于定义照射野的 x 和 y 轴形状的屏蔽材料）形成矩形野。具有可移动的、相对的“铅门”准直系统安装在治疗机的头部。铅门设置定义了等中心射野的全部尺寸。这些铅门非常方便进行传统的放射治疗。电子线治疗和立体定向技术增加了限光筒和三级准直系统，其通过减少半影来改善剂量分布。

然而，人体以及肿瘤并非是正方形和长方形的。一般治疗计划需要更多的照射野形状。传统的射束成形使用标准或特制的切割块材料，从废铀到铅，再到低熔点的铅，如铅合金。低熔点的铅合金可用于制作光子和电子束成形屏蔽挡块，但更多用于电子线治疗。现在，放射治疗射束成形主要使用特制铅挡块或多叶准直器。

由铋（50%）、铅（26.7%）、锡（13.3%）和镉（10%）合成，合金熔点为 165° F（74℃）。可替代的合金与低浓度的镉具有类似特征，进一步保护工作人员。

射束成形和多叶准直器

配备了 MLC（图 8-7）系统的直线加速器，通过铅门将各组成对多叶叶片有效地分开，组成一系列相对的叶片，来形成射野形状。相对的叶片形成了一对。每片叶片都是独立的，产生不同的靶区形

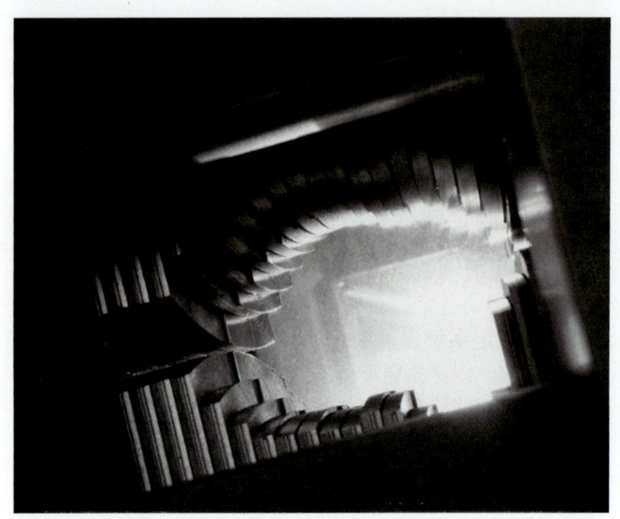

图 8-7 多叶准直器（医科达公司）

状。相邻叶片之间的间隙是漏射线的来源，通过联锁叶片设计或在治疗过程中，将初级准直器置于野外作为备用准直器跟随在射野边缘，可以将漏射线降至最低。

叶片端面边缘是弧面设计的，在一个平面上进行线性移动时，其形状导致射束发散。叶片宽度可在等中心投影处测得，对照射野边缘轮廓的平滑度有影响。叶宽小于 5 mm 的微型 MLC，在射野边缘效果更佳。当不需要 MLC 时，加速器去除 MLC 是非常方便的。不同制造商的 MLC 有不同的叶片对数量、可用的叶片宽度、特殊的性能和控制系统，有些制造商能提供几种型号的 MLC。由于使用 MLC 的治疗程序非常复杂，通常需要使用验证和记录系统来存储和管理计划的参数。MLC 的控制系统可能与加速器控制台集成也可能是单独的，这对选择射野参数、MLC 文件以及在网络中断时的备份选项都有影响。

除了常规靶区适形外，MLCs 还提高了治疗的安全性和精度。MLC 在不需要放射治疗师进入治疗室的情况下重新调整了叶片位置，缩短了整体治疗时间，提高了患者的舒适度和科室效率。

九、验证影像（射野）

射野影像验证了 BEV 影像，包括射野形状、位置和中心轴的投影。射野影像采用 MV 级治疗射束，出射剂量用于曝光 EPID、CR 或传统胶片。

射野影像可以通过使用单曝光或双曝光技术创建。当治疗区域内有足够的标志进行验证时，可使用单曝光影像。在使用传统的胶片时，慢感光胶片（v-film）是一种选择，在治疗开始前将慢感光胶片放置好，直至照射结束才将其取出。双曝光通过开大准直器，来看清靶区和周围解剖结构，从而增加了可供使用的标志，同时也增加了正常组织的剂量。双曝光包括验证照相的短期曝光，然后收缩加速器准直器和多叶光栅后进行第二次曝光。

在各个医疗机构之间，科室制定射野影像的频率是不同的。研究结果表明，增加射野影像的频率可以减少治疗错误的发生，在治疗开始时的射野验证以及在之后的每周一次的治疗位置验证尽管没有得到普遍实施但是已经成为公认的标准。一些临床情况中，如不稳定的定位标记或靶区临近危及器官，可以增加射野影像和 / 或等中心影像频率，因为每周一次射野影像不能完全了解靶区位置的变化。放射治疗师的专业判断对于肿瘤放疗医师制订合适的射野影像验证频率具有重要的作用。

十、射线束修正装置

治疗计划的主要目的是尽量使靶区接受均匀剂量而减少正常组织的受量，在保证治疗靶区准确的前提下，可能需要静态装置或动态准直系统来调整整个靶区的放射剂量分布。

1. 组织填充物

在放射治疗中，组织填充物是指一种对射线相互作用特性与人体组织等效的物质，有多种形式和应用，常见的材料包括石蜡、凡士林纱布、湿纱布或毛巾和水袋。也有用于放射治疗的各种厚度的商业薄片制品（图 8-8）和可以与水混合成型以满足特定形状的粉末。因为组织填充物必须贴合治疗表面而没有空隙并有效，所以其柔软容易成形是非常重要的。

厚度等于最大剂量点深度的组织填充物消除了兆伏级光束的皮肤保护作用。组织填充物可用于

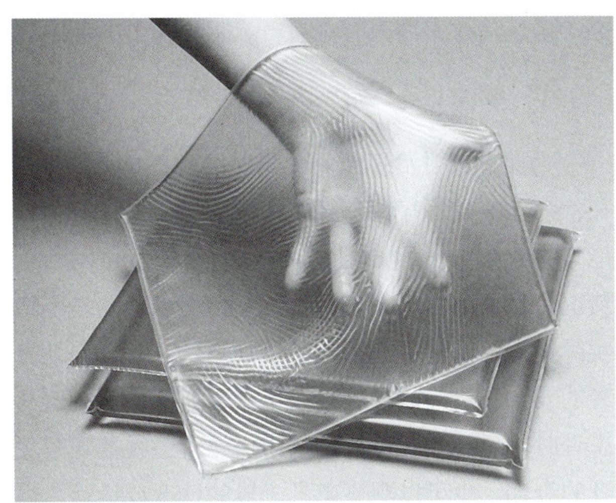

图 8-8 组织填充物的例子：超级松弛肌肉
（由爱荷华州橙城 Civco, Inc. 提供）

整个治疗区域或仅用于疤痕、浅表淋巴结或其他需要区域。当以这种方式使用组织填充物时，剂量建成效应就发生在组织填充物内，从而使最大剂量点深度移向患者的皮肤表面。

组织填充物还可用于补偿体表轮廓的变化或消除空腔中的空隙。应针对特殊情况和特殊构造制作组织补偿物。例如用于切除鼻窦或眼睛恶性肿瘤产生明显的不规则空腔的外科手术留下的解剖缺陷。用凡士林纱布或充水气球等组织填充物填充腔体，可显著改善靶区的剂量分布。此应用仅在皮肤受量增加可接受或需要的情况下才有用。当要保护皮肤时，应制作个体化补偿物（一种根据患者身体轮廓变化而改变辐射输出的射束修正装置）。

2. 组织补偿器

兆伏级治疗机产生的射束，它在垂直于射束的平面上产生相对均匀的剂量。然而，患者很少能提供与入射束垂直的平面。

如前所述，不规则表面引起的剂量分布的倾斜可以通过使用组织补偿材料产生一个水平治疗区域来补偿；然而，这种技术会导致皮肤剂量的增加。为了保持这一重要的效果，位于治疗机头部的补偿器随着患者的轮廓，修正了射束的剂量分布。补偿器可以由多种材料制成，只需已知材料的组织吸收等效性就可以，普通的材料包括铜、黄铜、铅和透明合成树脂。因为调强放射治疗（IMRT）可以非常精确和有效地改变射束的剂量分布，所以现代三维放射治疗中较少应用这些材料。

3. 楔形板

在治疗过程中多个射野方向会在靶区上产生不均匀的剂量分布。在平坦的表面单一照射野的等剂量线与其是相对平行的。当第二射束入射方向与该束相反时，在整个靶区内剂量分布是相对均匀的。然而，当交角（两个交叉射束中心轴之间的角度）减小时（图 8-9），射束重叠区域的剂量变化是非常显著的，在靶区中形成高剂量和低剂量区域。

在物理学上楔形板类似于补偿器，然而它们的应用有很大的不同。这种楔形板设计是为了改变患者体内指定深度处等剂量曲线相对于射线束中心轴的角度。楔形板在交角小于 180 度区域之间减少射束重叠区剂量。楔形板的厚端也就是所谓的足跟侧，射线衰减最大从而使等剂量线更接近皮肤表面。

射线沿楔形板细端或足尖的衰减减小，此处患者的辐射剂量大于在足跟侧靶区的辐射剂量。当使用楔形板的时，足跟相对固定在一起。

标准楔形板系统是使用外置楔形板，当治疗需要时放射治疗师必须将其提起并滑入到治疗机头的托架上。制造商通常为特定的治疗机定制楔形板，标准的楔形板角度有 15°、30°、45°和 60°。

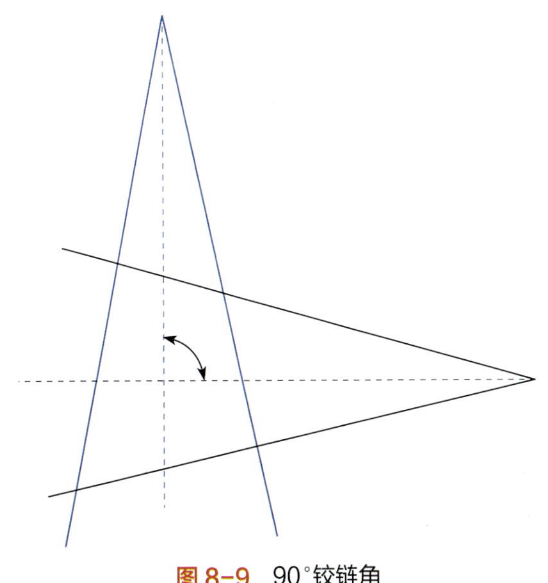

图 8-9 90°铰链角

使用内置楔形板的治疗机可以合成任意的楔形角，在射束路径内放置一个 60°的楔形板，在指定的机器跳数中，治疗中断楔形板被撤回，继续剩余的治疗，楔形束与未楔形束的剂量比例，产生一个特定的楔形角效果。

由于使用了标准的楔形板，照射野大小是受限的。必须注意确保靶区不要超过楔形板足跟侧的边缘（延伸超过足尖是可接受的）。

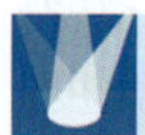

光子束与材料的相互作用产生散射电子，污染光子束并增加患者的皮肤剂量。低能电子在大约 15 cm 的空气中被吸收，因此，所有光子束的成型和修改装置必须与患者表面保持至少 20 cm 的距离。

4. 虚拟楔形和调强

除了传统的靶区适形外，动态铅门和 MLC 的配置还可在治疗过程中动态调整位置，所以逐渐取代物理楔形板和组织补偿器。

虚拟楔形板，是在每个照射野治疗时，一直在出束，一侧铅门从照射野的一侧开始，逐渐打开至另一侧照射野边缘（图 7-18）。以物理楔形的方式把剂量有效地照射在靶区上。铅门开始运动的一侧接收到更多的辐射，相当于楔形板的足尖侧。

MLC 已经彻底改变了放射治疗的方式，除了常规靶区适形外，动态 MLC 可以在整个出束过程中连续运动，由于辐射强度在照射野中是不同的（调制的），所以它可以产生一个类似于补偿器的不均匀的剂量分布。

十一、治疗参数评估及接受治疗参数

在离开治疗室之前对治疗摆位进行最后的检查，确认患者的位置、射束方向和使用的射束修正装置。如果采用容积旋转调强放射治疗技术，或者后续的照射野从治疗室外摆位，必须确保机头在整个治疗旋转过程中不会碰撞治疗床。一旦确定设置的参数符合治疗计划的规定，通知患者你将离开治疗室并操作治疗机进行放射治疗，提醒并安抚患者，告知射束将开启的大概时间及他们随时都在接受监控，确认治疗室内只有患者一人后再离开。

1. 患者监护系统

为保护放射治疗师免受照射，患者必须独自留在治疗室接受治疗。在某些情况下（正压或其他低能量的治疗），可以通过含铅玻璃窗直接监测治疗情况。然而，对于大型兆伏级治疗机来说这是不切实际的，因而需要使用间接监视系统，为了保证患者的安全和治疗的准确性，至少需要两个监视器与患者时刻保持视听接触。通常，一个监视器观察患者的全部，也可以观察患者一般的情况或运动，而另一个监视器观察患者治疗区域和微小运动。

治疗室和控制台之间的双向通信系统对操作者来说是连续的。在必要时，一个开关可以控制治疗室。在第一次治疗前，让患者在控制台区域停留，向新患者演示监视系统，让他们相信在治疗过程中他们会被听到和看到，同时他们的隐私也会得到了保护。

2. 控制台

在治疗室外的治疗控制台区域控制放射治疗。控制台的配置在不同的治疗室之间差别很大，可能包括由多个电脑控制的显示器、显示加速器和辅助系统。

控制台向放射治疗师提供有关治疗室状态和操作的信息。使用射束修正装置需要对位置进行验证，以解开用于治疗的安全联锁。联锁可以防止射束引发，并包括提示治疗摆位和安全程序完成的警报，包括关闭门、射束修正装置（如楔形板和电子线限光筒）以及机器操作要求（如水温、水压和空间）。如果不符合这些联锁的要求，就会触发控制台上的故障灯指示器。故障灯面板提供了关于治疗室内解决问题的信息和治疗设备问题来源的信息。

虽然设备的维护是放射物理师的职责，但对设备运行的监测和向物理 - 集成电路或工程部门报告问题是放射治疗师的一项关键职责。任何影响治疗的设备故障或摆位误差必须向肿瘤放射医师报告，纠正措施必须有书面记录。报告事件和不当管理的定义可能随着时间的推移而改变，因此必须由辐射安全官员确定报告事件。设备故障导致严重伤害或死亡的报告必须通过美国食品和药品管理局的医疗器械报告法案。

十二、治疗实施

1. 出束和停止出束

设置治疗实施的参数，或确认验证和记录系统传输的设置，包括计算的主监控设备和备份监控设备的（或计时器）设置。

启动射束需要转动钥匙，按下开关，或两者都需要。控制台显示剂量率、时间或机器跳数。治疗室内外的红色“辐射开启”灯表示治疗室内存在辐射。

在出束时，机头的电离室测量辐射输出。在直线加速器的控制台上，相对剂量以 MU 为单位显示。主、副、备用系统功能在处方剂量治疗后中断射束。如果主计数器出现故障，则终止射束，备用系统可以手动设置，也可以自动设置，这取决于治疗机的使用情况和作为安全联锁的功能。加速器通常被设计为指定的剂量率，剂量率的下降表明可能存在问题。备用系统包括比主电离室低一个百分比校准的二次电离室和在一段时间后中断束流的定时器。

在辐射到达第一个治疗端口后，应确认患者位置和治疗机的子野的位置。复位射野尺寸、治疗床、机架、准直器角度，并更换治疗附件。治疗机的功能差别很大。有些需要两个照射野之间重新进入治疗室调节机器和安装治疗附件。随着 MLCs 和动态楔形板等射束修正装置控制射束成形越来越广泛的应用，从控制台传输多个照射野变得越来越普遍。通过与外部 V&R 系统的双向交流，越来越多的加速器利用在线参数进行治疗区域摆位。将指定的数据传输到加速器后，可以在加速器控制台或治疗室的手控盒上启用开始功能而启动射束。这种自动摆位功能减少了治疗时间，但必须同时密切观察患者的移动和可移动的设备减少了治疗参数不正确的可能性。

2. 治疗中断

如果患者移动，机器运行不当或加速器未能在规定的剂量停止治疗，操作者必须中断射束。可以按下停止出束键、将操作键关闭或打开治疗室的门中断 X 射线射束。如果这些方法都不能终止射束，那必须使用紧急“关闭”开关，从而完全关闭加速器。紧急“关闭”开关开启后，机器重新开启则需要进行预热。或者某些条件导致机器关闭，在中断时验证并记录下设置（包括 MU）。

根据中断的情况，可以恢复出束或终止治疗。放射治疗师的观察和决策决定了射束中断后的行动，在可能的情况下将恢复和完成治疗；然而，当设备运行或射束出现质量问题时，必须由物理师参与评估。

当需要中断治疗时，必须准确记录已完成的治疗部分，后续治疗可能需要修改以完成所有的治疗。检查治疗室的电子和物理备份监视单元计数器，手动记录读数，并与从治疗机传入到验证和记录系统的读数进行比较。任何不符点都必须记录下来并报告，然后对发生的情况进行调查。

十三、治疗技术

射野的选择取决于肿瘤的位置和附近的重要结构。作为治疗计划小组的一员，放射治疗师与肿瘤放疗医师和肿瘤放射物理师一起工作，在治疗机的能力范围内规划射野安排，包绕靶区并尽可能保护正常组织。

1. 多野照射

大多数治疗计划需要多个照射野进行放射治疗，使靶区达到最佳的剂量分布。采用等中心治疗技术，可大大提高多野照射的准确性。治疗机等中心可以精确定位靶区，通过机架旋转从多个方向照射靶区而无需移动患者并保持治疗精度。与仅有一个射束通过的组织相比，射束重叠区域受到的辐射剂量明显增加。

最基本的多野技术是对穿野（POP）。POP 野的射束交角为 180°。POP 野可以从与患者相关的任意两个方向进入患者，并且通常由这些方向识别。例如，左右两侧对穿（laterals 或 lats）。

前后对穿（AP/PA）、前斜和后斜对穿（斜野）。这些可用于多种部位治疗，除了射束成形和组织补偿器外，通常很少需要治疗附件。在有弧度的浅表靶区如乳房或肋骨，如从患者表面穿过的射野可称为切线野、切线或“切野”。“切线野之间的交角可能从 180° 到 186° 略有变化，调节射束的入射角度，使射野的边缘与靶区的边缘完全重合。”

楔形对技术通过减小两个照射野之间的交角来改变靶区受到照射的剂量。两个射野对之间的夹角越小，形成的重叠区剂量就越高（图 8-10）。重叠区的等剂量线平行于治疗表面，但彼此间不平行，它们叠加在一起，在靶体积的浅表部分产生极高的剂量，比靶体积深部高的剂量分布。通过减少表浅靶区的放射剂量，楔形板通过减少表浅靶区的放射剂量，使整个靶区的剂量分布更均匀。因为第三野进入的一侧剂量增加了，所以三野技术也经常需要使用楔形板来实现同样的剂量均匀性目标。

增加照射野数，增加了射束相交处的剂量，同时减少了周围组织的剂量。深部肿瘤需要更复杂的射束设计。四野技术，有时被称为四盒野、箱式照射。通常被用于治疗盆腔或腹部的深部肿瘤。这些射野彼此之间的角度为 90°，一般不需要射束成形可以使靶区达到最佳的剂量分布。

旋转照射展示了极致的多野技术。在标准的旋转照射中，射束是通过机架旋转同时出束形成弧形实施的治疗，因此通过连续序列的单个射野的重叠治疗实现高效治疗。机架弧形旋转的同时铅门作出相应的改变，使其与靶区的边缘时刻保持一致。在开始治疗前必须检查患者的配备品；辅助医疗设备；治疗床；担架，椅子和凳子。必须放置监视器，以便观察患者和机架的运动。机架角度的变化不能妨碍通过监视器观察患者的活动。

适形治疗是在三维方向上确定肿瘤靶区进行照射野设计。通过 CT 模拟定位，治疗计划系统确定二维成像方法不能观察到的射束角度。射野是通过派生的 BEV 定义的，具有最小正常组织间距的靶区形状。治疗床旋转可能会使射束朝无法实现治疗的方向移动。6 个或 6 个以上的照射野，通常与机架旋转非共面排列，可用于增加靶区的剂量，同时使周围组织的剂量急剧下降。固定装置需很谨慎的设计、治疗方式与其他多野技术相同。高能射束的剂量分布与旋转照射相当。

2. 相邻野

光子束的散射和深度电子线剂量分布的凸起对相邻野的对准提出了挑战。超量或低量的区域

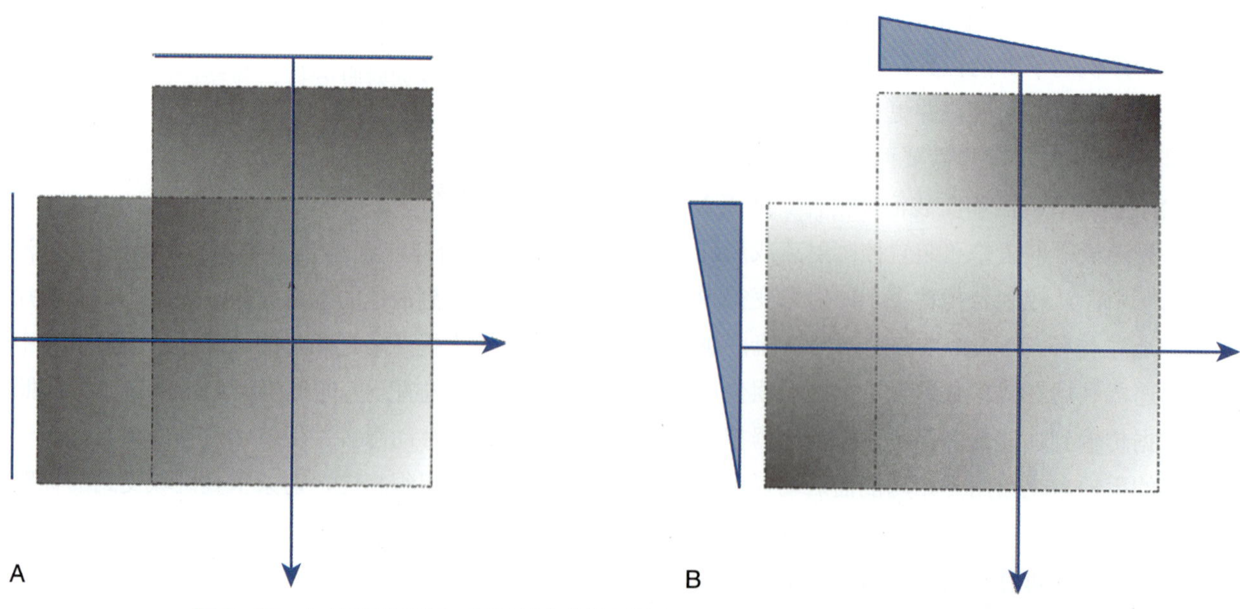

图 8-10　A. 没有楔形板，重叠射束的剂量梯度；B. 楔形对，重叠射束区均匀性减少

都是值得关注的。方法包括相邻野在皮肤表面或一定深度上共面或非共面射束边缘对准。相邻野的边缘皮肤表面下射束重叠产生“热”点。必须仔细评估射束重叠区域的总剂量以确定其耐受性。当低剂量区域在表面及其附近是可接受的，相邻野用一个计算的间隙隔开。可以通过使用独立铅门消除散射（图 8-11A）或通过使用机架、准直器和治疗床旋转来对准照射野边缘（图 8-11B、C）来完成将射野边缘的平面彼此共面的定位。尽管这些几何匹配野的邻接在理论上提供了完美的匹配，避免了其他技术的非均匀性也必须认识到摆位中出现变化的风险。在毗邻或间隙处，羽化技术（衔接点边缘在治疗过程中的迁移）可用于模糊在衔接点处的剂量均匀性。

3. 调强放射治疗

放射治疗计划的目标是将放射剂量均匀分布到靶区，同时降低周围正常组织的受照剂量。包括放射外科在内的常规和适形治疗计划，在几何方式上，使每个照射野的轮廓与肿瘤靶区相对应。射束路径中，组织接受相对均匀的剂量。同时通过控制射束的方向和形状来保护正常组织。与只接受一个射束照射的区域相比，射束重叠的区域接受的照射剂量增加（有关放射剂量分布的详细讨论，请参阅第 24 章）。IMRT 通过使用各种技术和设备在 BEV 上传递非均匀的射束。IMRT 改变了辐射强度（调制），同时可以保护周围重要组织。在靶区内，一个照射野的低剂量区可以通过另一个角度的无需保护的组织的照射野发射的大剂量辐射来补偿。通

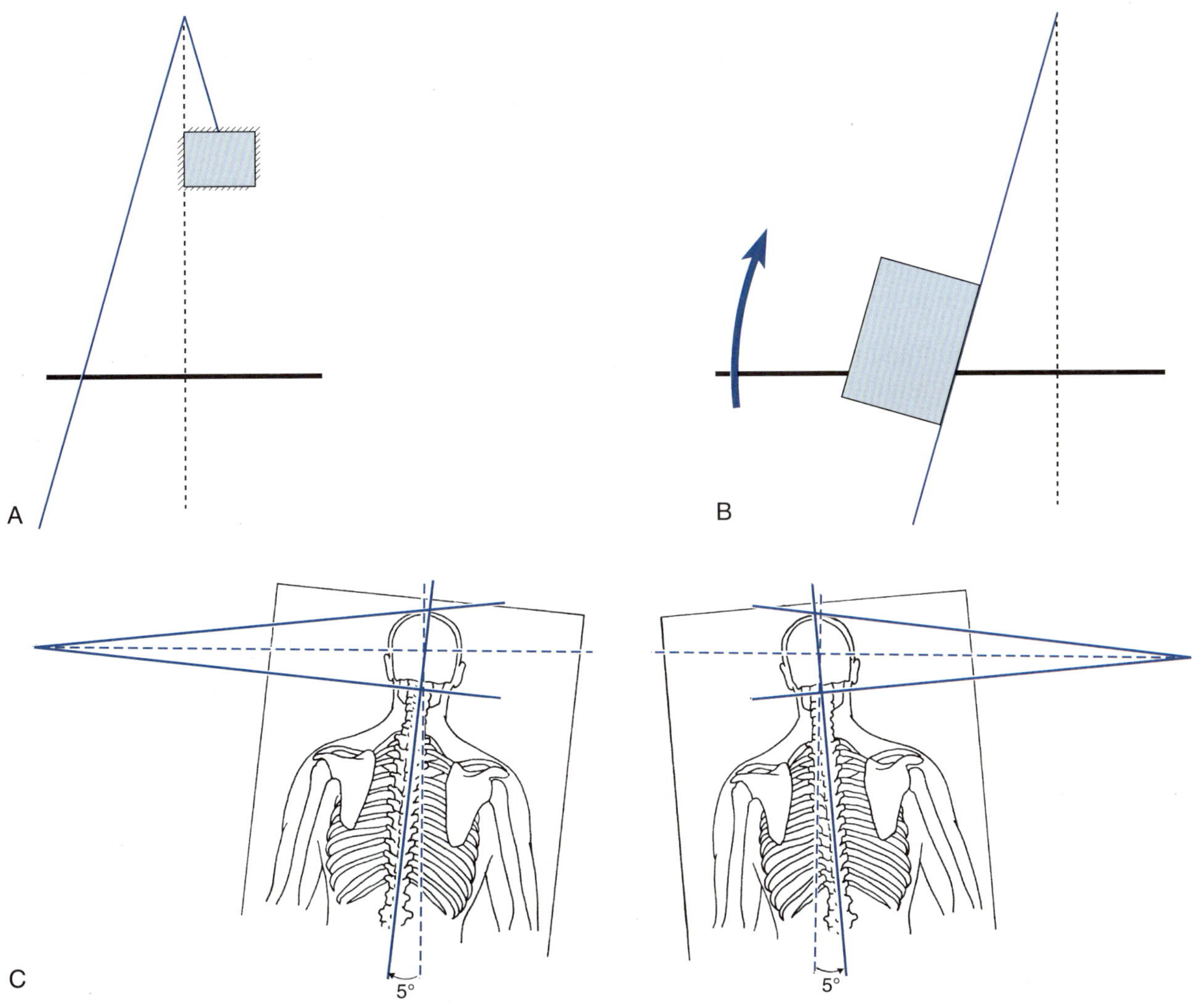

图 8-11 A. 几何匹配，半梁块；B. 准直器旋转；C. 治疗床旋转

过在非共面排列中产生几个这样的调强野，高剂量的辐射被传递到不规则或周围有重要器官的靶区中。这些不均匀的照射使靶区产生均匀的剂量分布，而邻近的正常组织产生陡峭的剂量梯度。IMRT 是三维适形治疗计划的一种高级形式，它使用“逆向计划设计”技术，首先确定临床目标，然后使用计算机程序自动确定达到剂量分布需求的最佳束流参数。

IMRT 需要导出计划用于实施治疗。这个计划物理强度非常高，需要特别配备的加速器和/或 MLC，逆向治疗计划，以及精密的剂量测量和 QA 工具（包括 V 和 R 系统）来管理大型和复杂的治疗计划。对于治疗实施，固定和摆位验证是非常重要的。体位和等中心对齐的变化增加了剂量分配到具有高度边界的体积的剂量的重要性。对于射野影像，可以对辐照区域的轮廓进行成像，以显示“野”的 BEV，但不能提供来自传统技术的相同信息。

使用 MLC 产生调强放疗的加速器可以采用两种方法。分步式多叶调强或 MLC 静态调强是通过 MLC 叶片形成初始射野，射束打开。第一个子野（一个小射束用于细分 IMRT 射束以达到计算的目的）治疗结束，射束关闭，叶片移动到另一个射野。通过每个叶片的运动，打开和关闭射束，再循环，直到治疗结束。加速器在整个治疗过程中控制射束的开/关。另一种使用 MLC 动态 IMRT（有时称为滑窗技术）的加速器，通过射束开启一直移动 MLC 叶片。

在这两种加速器中，操作者的干预都是相似的，放射治疗师将固定患者和加速器，并启动一次射束。使用具有适当 MLC 能力的加速器的 IMRT 在设置和提供治疗实施方面与传统治疗方法没有什么不同。

直线加速器的容积旋转调强治疗通过旋转机架、多重 MLC 叶片位置和改变剂量率来实现调强放疗的一种技术，其使靶区剂量更适形，同时可以避免器官超量。

十四、电子束

表浅治疗可以用加速器电子束来处理。这些射束的物理特性提供了快速剂量建成、均匀剂量沉积和快速剂量衰减。在深度上，剂量倾向于从射野边缘向外弯曲或凸起。与光子线不同，电子线需要通过确定机架位置，使射束表面尽可能与治疗表面平行，使准直器接近治疗表面。电子束治疗的特殊需要包括射束固化、屏蔽和组织填充物。

1. 电子线准直器和射束成形

与光子束相比，电子的质量和电荷在空气中的相互作用增加。电子束的这种散射需要延长准直到接近治疗表面，通过锐化射束边缘的剂量梯度来改善剂量分布。电子线治疗的二级准直系统通常采用限光筒附着在治疗机架的附件托架上，可根据不同的照射野大小进行调整。限光筒只限于几个选定的野的大小，一般为正方形。附着在准直器上的电子线可变限光筒在射野大小上提供了更大的灵活性，但与患者距离增加加大了半影和深度剂量的横向散射。在患者就位前，电子线限光筒通常固定在治疗机上（图 8-12）。

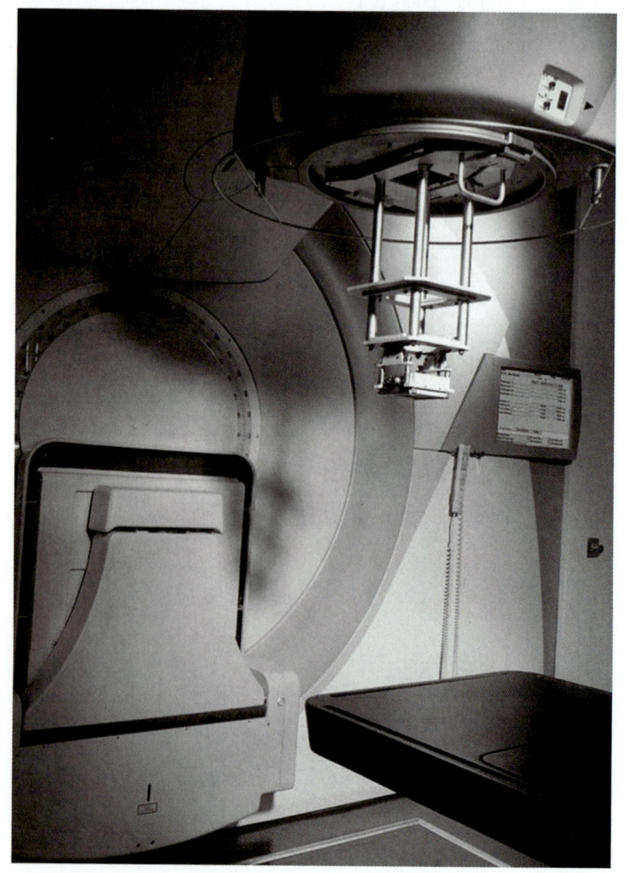

图 8-12　电子线限光筒（医科达公司提供）

电子束照射野成形要求与光子要求有显著的区别，可以用几个同义术语来指代。与光子束相比，完全屏蔽电子束的辐射仅需要几厘米厚度的挡块，而光子束则要六厘米或更多。电子线屏蔽挡块，提供了对电子束的三级准直和束流的形状挡铅可以切割并放置到患者的体表，除非其重量导致患者不适。另外，铅挡块也可以直接设计到限光筒内。这些铅挡块形状可以通过模拟机或治疗计划系统来设计完成。对于临床制作铅挡块，需要将照射野的形状绘制在一个模板上并标记在患者身体表面，以便以后治疗使用。然后用模板形成一个模具来制作成低熔点铅挡块（图 8-13），把它放置于限光筒的底部。

2. 电子线治疗屏蔽

鼻子、耳郭、眼睑和嘴唇等部位常用电子线治疗。这些结构很薄，例如鼻内膜、耳后的皮肤、晶体、鼻泪管和腺体以及牙龈必须受到保护，以免受到不必要的照射。为了达到这个目的，可将挡块放置在肿瘤和正常组织之间。然而，电子线与这些挡之间的相互作用会产生低能散射，会增加入射组织表面的剂量和反应。为了吸收这些低能光子，挡块必须覆盖低质子数的材料，如铝、锡或石蜡。由于射束准直的邻近性和表面光束对准的限制，这些挡块通常会在照射野被确定之前就被设计。

十五、治疗室的维护

治疗室及其设施的维护是放射治疗师的职责。

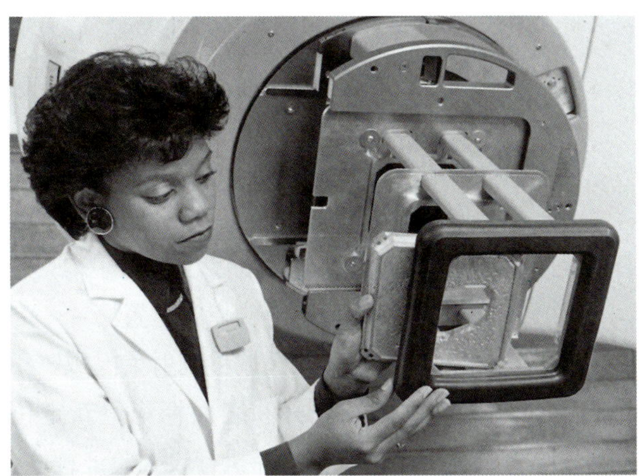

图 8-13 电子线铅挡块（瓦里安医疗公司提供）

除了监测治疗机的性能外，还要检查治疗附件是否有磨损或损坏的迹象。必须检查不可重复使用及一次性物品的准备情况，如胶带、衣物和一些团状填充物。

室内清洁有序对于提供安全的治疗和工作环境至关重要。与患者接触的治疗附件和定位或固定装置使用后必须进行清洗和消毒。必须有合适的货架和橱柜，以便安全地将设备存放在离地面较远的地方并且必须保持适当的照明，任何不安全的情况必须及时报告并纠正。

十六、总结

- 放射治疗师是治疗计划和治疗实施的执行者，其对患者的治疗负有主要责任。无论是姑息性还是根治性的治疗，为达到这一目标，放射治疗师需要准确地重复和实施医生规定的治疗。
- 作为治疗实施方面的专家，放射治疗师非常擅长使用兆伏级治疗机和配件为患者治疗。通过治疗实施和记录，监测治疗机的功能，并纳入部门质量保证委员会管理，放射治疗师积极配合肿瘤放射治疗科团队成员，以不断改进患者的治疗和护理为目标。
- 在评估患者的行动、疼痛或其他影响患者健康的因素时安全和防护是放射治疗师的职责。治疗团队成员与患者互动最频繁，放射治疗师在实践的指导下解决患者的需求和关注，将生理和心理知识应用于放射治疗中。当有特殊的需要时，患者将由医生或其他专业人员护理。
- 治疗室的维护对于提供安全有效的治疗是至关重要的。放射治疗师应保证治疗所需的各种附件有序摆放且便于取用，以便为患者提供标准的、个体化的治疗。
- 在患者到治疗室前，放射治疗师应仔细检查治疗记录，确定在治疗期间已经完成的治疗状况和实施的计划的管理。确定并准备一个行动计划，包括收集和放置在容易达到的必要位置，射束成形和为个别患者准备的射束修正装置，并确定验证程序及照射野的大小。

- 了解治疗中断的处理，并适当地应用于恢复规程，从立即到延迟再到推迟完成。
- 影像诊断技术的进步，治疗计划的信息化和兆伏级治疗机的应用，使得设计复杂的治疗计划成为可能。定位更准确，靶区清晰使得射束更窄，正常组织受到的损伤越小。通过定位、固定和定位标记的发展和应用，以及放射治疗师的勤奋、知识，进行精确的治疗前摆位验证以减少摆位误差得以实现。

? 复习题

通过登录我们的网站：http://evolve.elsevier.com/Washington+Leaver/principles

你可以找到复习问题的答案

1. 患者到肿瘤放射治疗科后，能站立行走几步，最合适的转运方式是什么？

a. 搀扶

b. 轮椅

c. 没有滑板的担架

d. 带滑板的担架

2. 推荐的标识包括：

Ⅰ. 文身

Ⅱ. 明显的骨点

Ⅲ. 非永久性的墨水痕迹

a. 第一和第二

b. 第一和第三

c. 第二和第三

d. 第一、第二和第三

3. 下列哪一项是每天在治疗记录中添加的？

Ⅰ. 治疗的次数

Ⅱ. 累积剂量

Ⅲ. 治疗天数

a. 第一和第二

b. 第一和第三

c. 第二和第三

d. 第一、第二和第三

4. 在实施放射治疗的这段时间为：

a. 分次

b. 曝光时间

c. 伸长

d. 治疗时间

5. 验证了治疗射束的形状和投影的过程是

a. 射野方向观

b. 立体成像

c. 锥形束 CT

d. 射野影像

6. 楔形系统包括以下所有系统，除了：

a. 球的

b. 普遍的

c. 标准托盘安装

d. 虚拟的

7. 与 IMRT 一起使用的多叶准直器可用于以下哪一种？

Ⅰ. 射束的形状

Ⅱ. 弥补组织缺失

Ⅲ. 通过光束传递的不同剂量

a. 第一和第二

b. 第一和第三

c. 第二和第三

d. 第一、第二和第三

8. 羽化技术可用于完成下列哪一项？

a. 消除重叠

b. 增加剂量到有间隙的区域

c. 减少剂量到有间隙的区域

9. 两个照射野中心轴线之间的夹角为：

a. 中央角

b. 机架角

c. 楔角

d. 射束交角

10. 从开始到结束，按照下列任务的先后顺序排列，包括为患者安排放射治疗。

（1）协助患者到治疗床上的指定位置。

（2）升高治疗床，将该区域移到射束区域。

（3）使用等中心、光野和表面标记重新定位患者相对于等中心的位置。选择执行设置验证程序，成像等。

A.（1）、（2）和（3）

B.（1）和（3）

C.（3）和（1）

D.（1）和（2）

? 思考题

1．区分患者体位固定装置和摆位辅助装置。

2．分析放射治疗病历中的信息。

3．阐述治疗设置的三角化过程。

4．讨论影响入射影像频率决策的因素。

5．讨论放射技师在持续提高患者诊疗质量中的作用。

6．练习将封闭式问题转换为开放式问题。

7．讨论验证和记录系统可能带来的系统性或随机误差，以及放疗技师在降低这些风险中的作用。

（译者：陈光烈　韩红梅　陈治行
审校：张洪岩）

参考文献

1．David JE, Castle SKB, Mossi KM: Localization tattoos: an alternative method.

2．Timmerman, Robert D (PI): RTOG 0618, A Phase II trial of stereotactic bodyradiation therapy (SBRT) in the treatment of patients with operable stage I/II,non-small cell lung cancer, Therapy Oncology Group, 10/25/2012. Availableat www.rtog.org/ClinicalTrials. Accessed January 7, 2015.

3．The Joint Commission: 2014 national patient safety goals slide presentat.

第9章

放射治疗设备的感染控制

目的

- 定义流行病学和感染控制相关的术语
- 解释并应用卫生保健机构使用的隔离技术流程
- 讨论标准的预防措施演变和解释必要性
- 选择适合的防护装备特定用于医疗程序或医疗环境
- 在传染病传播过程中使用可以保护患者、公众和您自己的行为
- 确定医疗设备和医疗环境的灭菌和消毒过程
- 描述确保医护人员安全工作环境而制定的法律法规

缩略语表

AAMI，医疗器械促进协会
AFB，抗酸杆菌（结核病）
AIDS，获得性免疫缺陷综合征
AIIR，空气传播隔离室
APIC，感染控制和流行病学专业人员协会
BSI，身体物理隔离
CDC，疾病控制和预防中心
CFR，联邦法规
CSD，中央服务部门
EPA，环境保护局
ESBL，超广谱β-内酰胺酶
HAI，医疗保健相关感染
HBV，乙型肝炎病毒
HCB，丙型肝炎病毒
HCWs，医护人员
HEPA，高效微粒空气（过滤器）
HICPAC，医疗感染控制实践咨询委员会
HIV，人类免疫缺陷病毒
IDSA，美国传染病学会
IGRA，干扰素-γ释放试验
LTBI，潜伏性结核感染
MDR，多重耐药
MDRO，多重耐药生物
MRSA，耐甲氧西林金黄色葡萄球菌
NAA，核酸扩增
NIOSH，国家职业安全与健康研究所
OSHA，职业安全与健康管理局
PEP，暴露后预防
PPD，纯化蛋白衍生物（结核菌素）
PrEP，暴露前预防
SARS，严重急性呼吸道综合征

传染病的控制在医疗系统中具有很长的历史，历史上有关的著名人物包括佛罗伦萨·南丁格尔和约瑟夫·利斯特等。医护人员（health care workers, HCWs）促进监督、控制和预防传染病仍是当前的重点。本章着重介绍了为保护医护人员、患者及公众所采取的措施，还简要讨论了有关监管机构和感染控制方面的法律问题。

一、定义

在急症医疗环境中，流行病学部门负责控制

感染。流行病学这一术语在历史上与流行病的研究有关，例如中世纪的鼠疫。如今，流行病学被定义为研究疾病的分布、影响及关键因素、对人群造成的伤害。流行病学家是指具有丰富流行病学知识的专业人员。为了使读者熟悉流行病学相关术语，需要定义以下内容。

感染涉及人体内的微生物繁殖。疾病是用于描述与感染因子或未知病因相关的临床体征和症状的总称。通常可以在被感染者身上检测到特定的临床体征和症状，同时在身体内部检测到免疫反应。如果一个人受到感染，但临床上没有观察到他（或她）的体征及症状，则该感染被称为亚临床感染。值得注意的是，亚临床感染也会在体内引发免疫反应。而不引发免疫反应的感染称为定植。定植是指已有传染性微生物的繁殖，但身体和微生物之间没有发生能检测到的免疫反应。微生物简单地存在于体内或身体上并且进行倍增。携带定植菌但无病症的人体被称为携带者，携带者可能是一种短期甚至永久性的感染源。

这些相关疾病的感染源使得疾病不仅由明显患病的人传播，而且也由亚临床感染者和携带者传播。污染被定义为在身体上（通常在手上）或无生命物体上存在微生物。人们从一个环境到另一个环境可以直接被感染者传播疾病，也可以因接触被感染者接触过的材料表面和物体而导致发病。了解与疾病的发展及传播相关的因素，可以启动控制和预防措施。

在医疗环境中，工作人员特别关注的医疗相关感染（health care-associated infections, HAIs）称为医院感染。传统上，术语“院感”用于描述在医院中发生的感染或描述在医院中获得但在出院后才发生的感染。现在，“医院”一词已扩大到包括门诊护理设施和其他医疗机构。HAIs 不仅指患者感染，也包括医护人员和访客。如果患者在入院前被感染，但在入院后才出现症状，则不视为 HAIs，因为这是一种与社区相关而非与医院相关的感染。流行病学部门的主要目标是减少所有可预防的 HAIs。医院流行病学小组不断监测发生的感染数量，并调查任何异常的发生或频率，以确定是否可采取某些措施来预防感染。在没有全职流行病学家或团队的小单位中，需要指定的传染病管理员（通常是注册护士）或具有专业知识的外部顾问来减少 HAIs 的数量。

二、监管机构法规和公共监督

疾病控制和预防中心（Centers for Disease Control, CDC）是位于佐治亚州亚特兰大的联邦政府机构，自 20 世纪 50 年代中期以来，该机构一直积极参与帮助医院感染控制人员调查流行病。随着时间的推移，通过这种全国范围内的医院与疾病预防控制中心的合作，已经制定了非常有用的标准和指南，促进了联邦和州法律的改进，并开展了许多研究来监测感染控制措施的有效性。

用于 HAIs 的 CDC 监视系统，即国家医疗保健安全网络，提供了几十年来常见感染发生率的信息。由于大多数医院将其报告限制为与设备相关的感染、手术部位的感染以及由梭菌和耐甲氧西林金黄色葡萄球菌（MRSA）引起的感染，因此目前对美国所有类型的 HAIs 的估计是不准确的。

疾病预防控制中心通过 3 个阶段的努力来制定和开展在多州 HAIs 的流行性调查和抗菌药物的使用，从而解决了这一信息无效的问题。该研究于 2009 年从一个城市开始，并于 2011 年在一项大型调查中达到高峰，该调查评估了急诊医疗环境中 HAIs 的流行情况，根据感染部位和病原体确定了这些感染的分布，并生成了国家最新关于感染负担的估计值。

调查方法的独特之处在于它使用经过培训的医务人员在美国各地的小型、中型和大型医院中进行为期一天的随机抽样调查，调查对象包括所有年龄段的患者。收集的人口统计和临床数据后期由 CDC 培训的数据收集者进行审查，以此确定在调查时活跃的 HAIs。2014 年 3 月出版的“新英格兰医学杂志”上发表的这些调查的结果，研究显示美国急诊医疗环境 4% 的住院患者至少有一例 HAIs，相当于每 25 例住院患者中有 1 例，在住院期间有大约 75 000 例死亡的患者伴有 HAIs。

由于患者人群的差异，参照早期研究成果对 HAIs 建立监测定义、数据收集和分析方法已是非常困难或不可能的。表 9-1 列出了 CDC 三期研究中发现的前 10 种感染类型和引起 HAIs 的前 10 种病原体。

通过减少 HAIs 数量可以节省数十亿美元，这对于患者、医疗保险公司、医院和纳税人来说是显而易见的获益，显然所有人都希望节省这笔费用。很多消费者团体在全国各地倡导减少 HAIs，外部监督也在同步进行。大多数州已通过法律，要求医院披露其患者的感染率，医疗保险要求医院报告其感染率，否则将面临经济处罚。公共的介入为机构降低 HAIs 率提供了强大的动力。他们已经意识到 HAIs 主要是由患者护理实践中的问题引起的，例如洗手。

在过去几十年中，从美国的急诊住院病房到各种门诊（门诊治疗）已经看到医疗保健服务环境发生重大转变。医院门诊、非医院诊所、外科中心、肿瘤中心以及许多其他专业场所都在提供门诊治疗。每年有超过 100 万的癌症患者接受门诊化疗、放射治疗或同步放化疗。尽管癌症护理和设备更加先进，但肿瘤患者由于免疫抑制或者频繁接触医护人员引起的感染，仍是导致高发病率和死亡率的主要原因。在医疗中的积极应对至关重要，必须提供足够的条件支持，以最大限度地减少或消除获得性 HAI 的风险。

疾病预防控制中心和卫生保健感染控制实践咨询委员会（Health Care Infection Control Practices Advisory Committer, HICPAC）于 2011 年年初发布了“门诊患者感染预防指南：最低限度的安全护理”，以有助于将预防感染作为首要措施。他们认识到，和医院相比，门诊护理设施通常缺乏资源和基础设施来支持感染预防和监测。这份基于证据的指南反映了标准预防措施的现行做法以及对安全护理的最低感染预防。减少 HAI 的数量对所有参与者来说都是一个双赢的局面，这将从每个实践者的行动开始。

三、感染周期和疾病阶段

如果不存在感染因子或病原体，就不会发生传染病，病原体是广泛存在的小型原始生命形式中的任何一种。病原体可能是细菌、病毒、真菌、原生动物、藻类或鲜为人知的衣原体、立克次体和朊病毒（图 9-1）。其中，细菌和病毒通常是医院感染的来源，其次是真菌，很少是原生动物或其他形

表 9-1　医院感染中前 10 种感染类型和前 10 种病原体

感染类型	排　名	病原体	排　名
肺炎	1（并列）	艰难梭菌	1
手术部位感染	1（并列）	金黄色葡萄球菌	2
胃肠道感染	3	肺炎克雷伯氏菌或产酸克伯菌	3
尿路感染	4	大肠杆菌	4
原发性血液感染	5	肠球菌	5
眼耳鼻喉口腔感染	6	铜绿假单胞菌	6
下呼吸道感染	7	念珠菌	7
皮肤和软组织感染	8	链球菌	8
心血管系统感染	9	凝固酶阴性的葡萄球菌	9
骨和关节感染	10	肠杆菌属	10

修订自Magill S, Edwards J, Bamberg W, et al: Multistate point prevalence survey of health care-associated infections, N Engl J Med 370:1198-1208, 2014.

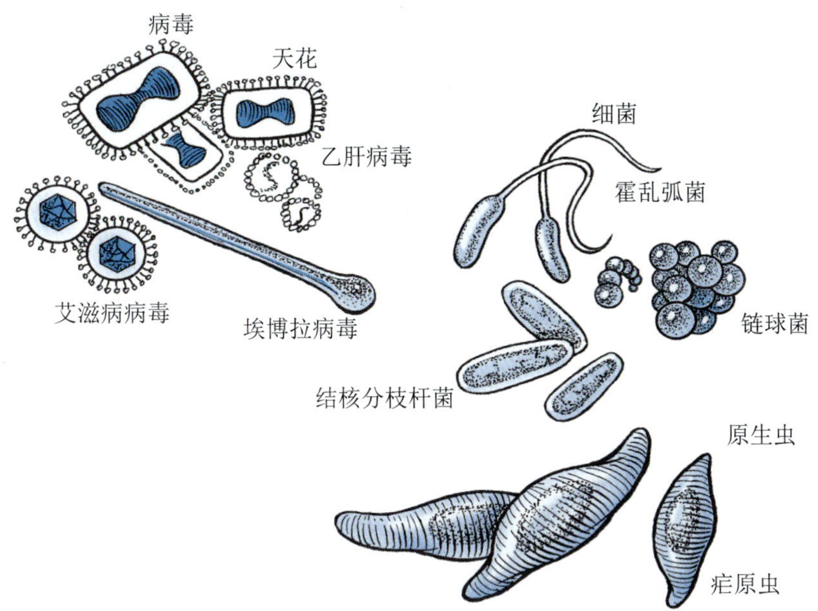

图 9-1 引起疾病的微生物有各种各样的形状和大小
AIDS. 获得性免疫缺陷病毒；HIV. 人类免疫缺陷病毒

式。以下术语与疾病和感染因子有关。

致病性是指感染因子引起临床疾病的能力。换句话说，一些病原体容易引起临床疾病，而其他病原体可能存在但不会引起临床疾病。术语“毒力”描述了临床疾病的严重程度，通常以发病率和死亡率表示。“剂量”是指微生物的数量，感染剂量是指存在足够引发感染的微生物数量。微生物对其宿主也是有选择性的（即它们引起疾病的位置）。感染因子可能导致动物疾病，但不会导致人类疾病，反之亦然，或两者兼而有之。这种选择性称为“宿主特异性”。

为了保持活力，所有微生物都需要一个感染源和一个储存宿主。储存宿主是微生物生存和繁殖的地方。例如，脊髓灰质炎病毒储存宿主是人类，而不是动物，而狂犬病病毒储存宿主可以是人或动物。微生物自然生存、繁殖并排出的宿主或场所被称为感染源，微生物是从感染源移动到宿主，这种转移可以是直接的也可以是间接的。

在普通感冒通过打喷嚏传播的情况下，储存宿主和来源是相同的。储存宿主和来源不相同的一个例子是组织胞浆菌病，这是一种真菌感染，鸡可以作为储存宿主，鸡的粪便沉积在土壤上并作为感染源。粪便在干燥之后，风可以将粪便的残余物带到能由人类吸入的位置。另一个例子是甲型肝炎病毒（HAV）；储存宿主通常是处理食物的人，而经过这个人处理的食物就是感染源。

宿主是受到传染者传染的人。临床疾病是否在宿主中发展取决于感染因子定植的身体部位以及宿主的免疫状态和相关的防御机制。如果易感宿主发生疾病感染，宿主会经历 3 个疾病阶段：潜伏、临床疾病和康复。

潜伏阶段是从感染暴露到最初症状出现的时间间隔。临床疾病阶段是人表现出临床症状和体征的时间段。康复阶段是从疾病中恢复的时间段。这 3 个疾病阶段中的任何一个都可能会对他人造成感染。

在一些疾病中，例如乙型肝炎病毒（HBV）性肝炎，其中存在慢性携带者状态，即外表没有症状的人实际上可以传播疾病。微生物为了将疾病传递给他人，需要一个传播出体外的部位，即排出门户，例如呼吸道、胃肠道、血液和皮肤。

感染因子到达排出门户，可以进行传播。传播被定义为感染因子到宿主的运动。为了引起疾病，感染因子必须进入身体，即侵入门户。侵入门户可以通过正常皮肤，例如钩端螺旋体；也可以通过破损的皮肤感染，例如发生针刺后导致的 HIV 感染；感染因子还可以通过呼吸系统、胃肠道、泌尿道或移植进入。另外，一些医疗器材或设备，例如导管也可以造成感染因子的感染传播。完整的感染周期如图 9-2 所示。

四、传播途径

传播途径因疾病而异。现已确定了 5 条传播路线:接触传播、飞沫和液滴传播、公用交通传播、空气传播和载体传播。框表 9-1 显示了传播路线的简单情况。特定疾病可以有一种或多种传播模式。

接触传播可以是直接的也可以是间接的。接触传输是最常见和最重要的 HAI 传播途径。在直接接触传播中，易感宿主与感染源（感染者或携带者）进行身体接触。通过简单的触摸可以实现人与人之间的传播（例如，帮助患者离开轮椅并进入治疗床）。通过接吻传播的单核细胞增多症和通过性交传播的后天免疫功能丧失综合征（acquired immunodeficiency syndrome, AIDS）也是直接接触传播的例子。间接接触是指传播涉及被感染者接触而污染的物体，然后又与另一个人接触并导致其感染。治疗针被感染了人类免疫缺陷病毒（HIV）的患者污染后又在其他患者身上使用就是一个例子。

通过飞沫液滴传播涉及传染物通过空气在短距离内的快速转移，如当个体说话、咳嗽或打喷嚏接近另一个人的脸时就可能发生。液滴由相对较大、较重的颗粒（> 5 μm）组成，因此分布在短距离［通常 3 英尺（1 英尺 =0.3 m），或更短］，并沉积在宿主的鼻黏膜、口腔黏膜和眼结膜上。关于最大距离存在一些争议，专家们已经指出，在未遮盖的强力打喷嚏或咳嗽的情况下，传染性粒子可以传播到

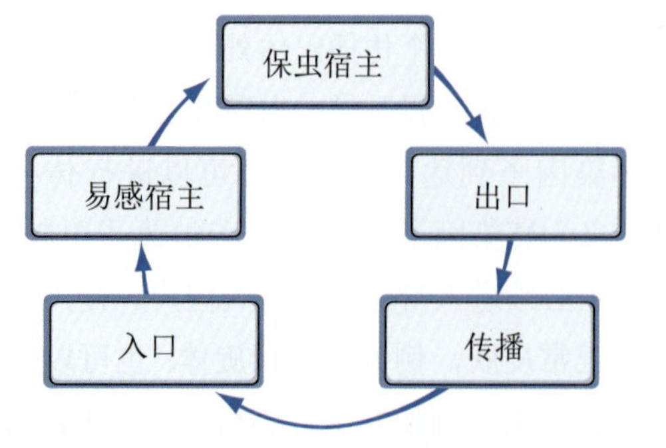

图 9-2　感染周期图。可通过破坏循环中任意环节来阻断疾病传播

框表 9-1　传播路径

1. 接触方式
   直接
   间接
2. 液滴（大）
3. 公共交通（污染物）
4. 空气传播
   a. 微滴核
   b. 尘粒
   c. 皮肤鳞屑
5. 载体传播

10 英尺。风疹（也称为德国麻疹或 3 d 麻疹）、感冒和流感通常以这种方式传播。吸入患有头颈癌患者的液滴是揭示另一个大液滴产生的例子，液滴接触涉及较大且潮湿的水滴，由于它们的重量，它们不会长时间滞留在空气中，因此，不需要特殊的空气处理系统和通风来防止液滴传播。液滴接触传播不应与空气传播相混淆。空气传播是一种完全不同的传播路径，本章稍后将对此进行讨论。

另一种传播途径是公用媒介传播。这种类型的传播涉及被污染的无生命载体，称为污染物，用于将感染因子传播给多个人。受感染的人数是这种传播类型与间接接触传播的区别点，后者涉及感染仅传播给一个人。在公用媒介传播中，所有人都受到了共同的污染。污染物包括食物、水、药物、医疗设备和用品。具有历史意义的一个例子是受到 HIV 或 HBV 污染的血液，在开发技术以筛查这些病毒的存在之前，这些血液被许多人使用。

空气传播涉及通过空气在远距离传播的传染性物质，通常被描述为 6 英尺或更远，甚至远至数英里远。这些空气传播的病原体要么是已经蒸发的液滴（5 μm 或更小）的残留物（液滴核），要么是尘埃颗粒中含有的感染因子，或是脱落的皮肤鳞片（常规脱落的浅表皮肤细胞）。这些传染性微生物也可能在空气中停留数小时甚至数天，并可能被同一房间甚至数英里之外的易感宿主吸入然后沉积其中。

当涉及感染性液滴核时，需要特殊的空气处

理和通风来防止空气传播。例如麻疹和水痘病毒（水痘和带状疱疹），当易感宿主与感染者在同一个房间时便能受到感染。对于这两种传染性病毒性疾病，有免疫力的医护人员可以安全地护理感染患者，但是如果是易感医护人员，则必须在进入房间时佩戴呼吸防护装置。结核（TB）通过液滴核传播。由于空气再循环和低气流速率，结核病可能在医院蔓延。所有医护人员都需要在有已知或疑似传染性肺结核患者的情况下佩戴呼吸防护装置。

一个鲜为人知的空气传播实例是军团病。这种急性细菌性疾病是由军团杆菌引起的，与大型建筑物中的热水浴缸、淋浴和空调装置等气体源有关。这种细菌和疾病是在 1976 年被命名的，当时参加美国退伍军人协会会议的许多人都患上了致命的肺炎样疾病。尽管这种细菌在 1976 年之前就存在，但没有人发现它，因为并没有人研究过它。退伍军人病在 1994 年再次成为头条新闻，当时 1 200 名乘客从皇家加勒比海游轮撤离。病原体通过船舶的空调系统传播。在 2003 年 11 月～2004 年 5 月的 6 个月内，巡航后发生了 8 起案件并向疾病预防控制中心报告。每年向疾病预防控制中心的报告约 3500 例病例，但实际数字被认为要高得多。而症状在暴露后 2～14 d 才开始出现。许多病例被诊断，加上旅行者分散到多个州或国家，使得这种疾病很难识别或追溯其来源。

另一种空气传播途径是经皮肤的传播途径。人体的皮肤细胞一直在不断更新，以取代老化的细胞，老化的细胞位于我们的身体上，最终脱落。如果这些脱落的皮肤细胞被病原体污染，它们就能传播疾病。在一项研究中发现，皮肤鳞片是几种链球菌感染暴发的原因，而且最终被追溯到医院工作人员。

含有感染因子的粉尘颗粒是空气传播的另一种手段。一个例子是荚膜组织胞浆菌，这是疾病组织胞浆菌病的传染性真菌。这种真菌在含有鸟粪的土壤中作为真菌生长，例如在鸡舍或鸽笼中。在刮风的日子，含有这种传染性真菌剂孢子的粉尘可被携带数英里到易感宿主。

另一种空气传播的疾病悲惨地成为美国的头条新闻，夺走了纽约很多医护人员的生命。含有炭疽孢子的邮寄信件造成 5 人死亡，17 人感染。炭疽杆菌是一种传染因子，对恶劣的环境和消毒具有很强的抵抗力，并且可以在受污染的土壤里或受污染的物品上保存多年。吸入炭疽是由于孢子吸入造成的，并且没有证据表明人与人接触传播。含有保护性抗原的细胞外疫苗可从 CDC 获得。最初，疫苗的数量非常有限，但从那时起，已采取措施大规模生产疫苗，以便将来广泛普及。

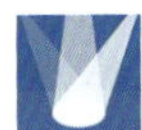
液滴接触和空气传播根据粒径和距离来区分。

媒介传播涉及将感染因子转运至宿主的载体。媒介的一个例子是一种使用自身身体或腿部传播感染因子疟疾的蚊子，称为疟蚊。疟疾将进入被蚊子咬伤的人类受害者血液中。其他媒介传播疾病的例子包括莱姆病和落基山斑疹热，它们由含有感染因子的蜱携带。由于蚊子、苍蝇、老鼠和其他害虫在美国医疗保健机构中并不常见，因此媒介传播并不像世界其他地方那样普遍。

五、防御机制

1. 非特异性防御机制

为了进行感染，病原体必须成功地绕过宿主的防御机制。人体配备了各种各样的非特异性防御机制。例如，皮肤的机械屏障作用，并含有具有抗菌特性的分泌物。上呼吸道系统充满纤毛，有助于病原体的清除。如果纤毛清除病原体不成功，黏液将有助于捕获和去除病原体。呼吸系统还通过其分泌物和防御病原体的防御性白细胞来防止入侵。胃肠道和尿道环境是酸性的，因此不利于某些病原体的入侵。甚至眼泪也表现出抗菌活性并有助于去除病原体。

其他非特异性防御机制包括局部炎症作用、遗传因子、激素因子和营养因子。个人卫生和行为习惯会影响疾病的发生。一个人的年龄也起作用，非常年轻和年龄极大的人最危险。由于皮肤破裂、手术，慢性疾病（如糖尿病或免疫缺陷病，标准药物，化学疗法和放射疗法)改变任何非特异性防御机制，都会通过降低对传染病的抵抗力，最终影响宿主的易感性。

2. 特异性防御机制

免疫在降低宿主易感性方面起着关键作用。免疫以两种形式存在:天然免疫和获得性免疫。表 9-2 显示了不同类型免疫的概述。个体获得特定疾病会导致天然免疫。例如，患过风疹的儿童将永远不会再患风疹。这种相当普遍的规则适用于大多数急性病毒感染，并且这种免疫通常在宿主的一生中持续存在。在亚临床疾病之后也可以产生天然免疫，在此过程中没有观察到明显的疾病。不幸的是，不是所有病原体都会引发终身免疫。单纯疱疹病毒（唇疱疹）就是一个很好的例子。在疱疹发作后，病毒处于休眠状态，直到某些引起病毒复燃的因素引起另一次感染。

获得性免疫可以进一步细分为主动免疫和被动免疫。疫苗有多种形式：灭活疫苗、类毒素疫苗和减毒活疫苗。主动免疫包括接种改造过的病原体或其产品。疫苗作为抗原（外来物质）会触发人体免疫系统产生抗体。抗体是特异性的，它们仅对抗特定抗原。这种特异性的生理学基础在于独特的氨基酸序列，其使得单个抗体与所有其他抗体不同。T 淋巴细胞和 B 淋巴细胞是人体免疫系统中的关键白细胞。

免疫反应需要仔细研究，其复杂性超出了本章的范围。然而，已经确定了 B 淋巴细胞将自身转化为浆细胞。简而言之，这个细胞是一个高度活跃的工厂，它合成了具有自己基因的特异性抗体，并将其释放到体液中。然后抗体寻找特异性入侵抗原。

框表 9-2 免疫类型

1. 天然免疫：活动性疾病
2. 人工免疫
   - 主动免疫：疫苗
   - 被动免疫
     i. 母源抗体
     ii. 将抗体转移至易感宿主

对于一些疫苗如破伤风，一段时间后还需要给予加强剂，因为抗体数量（滴度）下降到不足以提供足够保护的水平。

从历史上看，最早的疫苗是在 1796 年由一位名叫 Edward Jenner 的英国乡村医生开发用于抗击天花的。天花从那时起就被彻底消灭了，仅存在于疾病预防控制中心 4 级研究实验室。在 1950 年以前的几十年里，针对天花、白喉、破伤风和百日咳的疫苗出现，形成了美国公共卫生的基本框架。几十年后，它们开展了针对脊髓灰质炎、腮腺炎、麻疹、风疹和水痘的疫苗。其他疫苗可供世界旅行者、研究科学家和军事人员使用。1981 年，一种针对 HBV 的疫苗被投入使用，并按照法律开始提供于所有高危的 HCW。如今可以使用各种 HBV 疫苗。HBV 疫苗也被列入新生儿推荐的疫苗清单中。目前，免疫学家已经工作了 30 多年，开发了一种有效的 AIDS 疫苗，以遏制全球 AIDS 流行。迄今为止，已经开发了几种实验疫苗，尽管它们的有效性尚未确定。

1998 年 1 月，Andrew Wakefield 在《柳叶刀》杂志上发表的一篇将麻疹、腮腺炎和风疹疫苗与自闭症联系起来的论文。而在下一期中，《柳叶刀》正式撤回了该论文，其他研究人员从研究中删除了他们的名字，因为有证据显示 Wakefield 在这项规模非常小的研究中伪造了 12 名儿童的数据。他被撤销了执业医师执照。英国综合医学委员会的一个纪律小组说，他的研究“不可能和不诚实”，并且“精心设计的欺诈行为”使医学界和科学研究界感到不满。

这篇论文的后果造成关于疫苗“危险论”的持续歇斯底里，这可能是现代医学无与伦比的恶作剧。随后许多大型的研究都斥责了 Wakefield 的庸医科学；没有人发现常见的儿童疫苗和自闭症之间存在任何联系。不幸的是，科学界和公众对风险和收益的理解仍然不同步。一些好莱坞名人通过故意对他们的孩子进行不充分的疫苗接种来热情地宣传这种欺诈行为。在这些抗药性的暴发中，许多儿童已经住院治疗，有些人已经死亡。

在 1963 年之前，当几乎所有美国儿童开始接种疫苗时，估计每年会新增 400 万例病例，其中 48 000 例住院治疗和 500 例死亡。那时，每个人都知道某个孩子有永久性损伤或死于常见的儿童疾病。今天的父母缺乏这些个人经历，因此质疑疫苗的需求。自 Wakefield 的论文发表以来，在英国、爱尔兰和美国一直在暴发质疑疫苗的行为。在圣地亚哥的一个案例中，就有一名儿童从欧洲度假回家，患有麻疹并感染了 11 名未接种疫苗的儿童，其中一个年龄太小而无法接种疫苗的婴儿必须住院治疗。为了防止这一案件蔓延，总花费超过 10 万美元，且其他地方也迫切需要用钱。

总会有父母因宗教信仰或哲学原因故意不给孩子接种疫苗。因此，有必要接触那些被误导事实的人，教育他们让其了解孩子接种疫苗的安全性以及通过这种做法将挽救孩子的生命。如果故意不接种疫苗的情况不会逆转，那么在许多情况下，美国将无法实现或维持现有可预防的疾病消除目标。科学欺诈是一项非常昂贵和严重的问题，这将伤害公众的信任。

被动免疫是另一种形式的人工免疫，定义为保护性抗体从一个宿主转移到易感宿主。实例包括使用血清球蛋白（immune serum globulin, ISG）（例如，含有抗体的血清），用于预防麻疹、伤风、传染性 HAV。通过胎盘将母体抗体转移到胎儿是另一种形式的被动免疫。其他可用于被动免疫的物质包括动物咬伤后使用的抗狂犬病抗体，以及结核病、淋病和梅毒的抗生素。尽管在大多数情况下它可以保护个体免受疾病侵害或减轻疾病严重程度，但被动免疫不能防止未来感染，也不能防止传染给他人。被动免疫通常持续时间短，通常最多几个月。因此，在可能的情况下，例如在破伤风活性疫苗接种中，主动免疫是最优选的。

3. 环境因素导致卫生保健相关疾病

环境因素，如气流、温度和潮湿还会影响感染周期中的环节，因为它们直接影响病原体和宿主。例如，旨在最小化的医院内进行结核病的传播控制措施包括适当调整指定房间内的气流，以便在任何高风区域的房间内出现负压气流。近年来随着相关结核病的抗生素耐药菌的增加，疾病预防控制中心修改了其指南。医院正在采取更大的保护措施来减少医院环境中结核病的传播。宿主易感性也受环境因素的影响，例如，医护人员在冬季往往更频繁地待在室内，门窗紧闭。集中加热使得保护性黏膜干燥。这种减少空气循环和使黏膜干燥的同时作用增加了空气传播疾病的风险。

许多其他环境因素促成了 HAI。人们可以在放疗设备环境中享受地毯的舒适和美丽，但是与油毡表面相比，地毯大大提高了微生物水平，地毯的存在对空气中的细菌数量的影响很小（如果有的话），因此如果不与地毯接触，感染的风险通常可以忽略不计。然而地毯对使用轮椅和在地毯区域玩耍或爬行的儿科患者确实存在更大的感染风险。

地毯也可作为梭菌孢子生长的“海绵”。出于这个原因，地毯已经从美国各地的医疗机构中撤出，因为一旦暴发，就很难控制。

软垫家具应该像地毯一样受到考虑。如果被体液弄脏，则应该丢弃。非软体家具应定期适当地清洗，如使用稀释的漂白剂溶液。新鲜或干燥的花朵和盆栽植物可以使周围环境更美丽，但是它们同样拥有许多微生物，如孢子和细菌。出于这个原因，盆栽植物和水果经常被禁止出现在骨髓移植病房和重症监护病房等高风险地区。遵循这一理念，鲜花和水应该在任何免疫抑制的区域禁止使用。

新洗过的床单应存放在干净、封闭的衣柜或盖好的推车中。应当注意使用后的床单是一个 HAI 的问题。医护人员在处理用过的床单或纸张时应小心谨慎，确保不要剧烈摇晃，如果被血液或其他体液污染，切勿在没有戴手套的情况下进行处理。弄脏的床单应放在职业安全和健康管理局（Occupational Safety and Health Administration, OSHA）批准密封的袋子里。不应将袋子装满，如果有明显的泄漏，则应添加第二个袋子。每位患者应始终使用清洁的床单或纸张。绝不应该大力摇晃用过的床单。如果污染，请小心处理并戴上手套。

在常规放射治疗室内的其他物品也可能存在感染危害。例如，定制的咬合块应在每次使用的单个患者之间进行消毒，然后存放在干燥、干净的密闭容器中。如果不需要定制的设备，一次性使用的咬合块是可商购的。每次使用后应清洁转移患者的治疗台和滑板。

用于识别治疗窗或激光对准的文身或永久墨点是一种常规的患者护理程序，而这对放射治疗师和患者都有风险。医护人员在对一个以上患者使用无菌墨水时应遵循相同的 CDC 指南，包括其他多用途小瓶注射剂或输液药物。它们应保存在患者无法进入的区域，且应该被制造商标记为多人用量，这通常意味着它们含有抗菌防腐剂（即，防止细菌生长）。它们应标有失效日期来确保它们应该是无菌的。如果多剂量墨水管直接进入了患者治疗区域（即模拟床区域），则它只能使用一次，然后应该丢弃。每位患者必须用一次性的注射器和针头进行文身。使用后，切勿将针头重新引入墨水容器，以免污染其无菌内容物。同样地，将墨水吸入注射器然后在不同患者之间换针是危险且不可接受的。与传统文身用品相关的主要感染危险是非无菌墨水库。与传统方法相比，受欢迎的进步是由放射治疗师设计并以 SteriTatt 名称销售的文身装置。该装置包含无菌、无毒油墨，包含在无菌油墨分配袋中，看起来像是吸管和注射器的混合物。该设备专为单个患者使用而设计，因此从感染控制的角度来看，它是文身的理想工具。

在应用文身以进行患者摆位时必须使用无菌技术。永远不要重复使用针头。使用过的针头应放在位于房间内的锐器盒中。

理想情况下，填充材料不应用于多个患者。但是，如果要重复使用推注，必须将其包裹在柔性保鲜膜中，以防止填充材料在使用过程中受到污染，然后再重新包装以便随后的患者使用之前能彻底消毒。另一个容易在多个患者操作中发生失误的项目是在治疗室使用的标记笔。如果标记笔被一名患者使用污染，任何有害微生物都可以很容易地传播到需要加强治疗标记的后续患者身上。放射治疗中心应发现这个问题来加以解决，患者将标记物放入可密封的塑料袋中，该袋与患者的放射治疗图保持一致。重复使用标记笔和填充材料将为流行病学研究和认证现场的研究者提供有趣的数据。

用在患者皮肤上涂抹标记的笔不应该用于多个患者。

热塑性塑料最初用于医疗环境中，用于夹板和铸造断骨。后来，它们作为一种防止运动和提高位置重复性的方法被应用于放射治疗中。低温热塑性塑料的使用已经成为全世界大多数放射治疗师的日常工作。将热塑性材料放在热水浴中，直到它变得足够柔韧以在患者体表上塑模。一旦与患者的皮肤接触，热塑性材料不应再放回水槽中，因为会发生交叉污染。虽然制造商可能会建议改进的设备可以这样使用，但在水槽中这样做是不合适的。如果需要改革，可以使用单独的一次性塑料容器来容纳特定患者的热水，这也是为了防止假单胞菌和葡萄球菌的感染。

切勿重新接触与患者皮肤接触的热塑性材料。始终避免交叉污染。

假单胞菌感染是由多种细菌菌株引起的。人类中最常见的病原体类型见表 9-1，铜绿假单胞菌就位于列表前 10 位的病原体中。严重的感染和死亡通常发生在医院的患者、免疫系统较弱的人群，或两者兼而有之。当然健康人群也可能患上这种严重疾病。

铜绿假单胞菌通常散布在医护人员手上和污染设备上，而感染变得越来越难以治疗，因为细菌对抗生素的抵抗力越来越强。

如果没有很好地维护，用于制造固定装置的热水箱可能是微生物生长的储存器。当忽略安全措施时，热水箱中会形成黏性层。需要 131°F 的温度 1 h 或 140°F 的温度 75 min 才能杀死铜绿假单胞菌。用于热塑性塑料的模拟水箱（浴缸）的推荐温度设置为 165°F（74℃）。在 145～165°F 的温度范围内，似乎足以在维护时杀死大多数受关注的微生物。

在获得详细研究指南之前，谨慎的步骤应包

括定期排水、摩擦刷洗和擦洗，然后使用氯化剂或其他适当的杀菌剂，然后彻底冲洗水浴槽及其盖子。关键的预防措施是不允许罐温在夜间或周末下降。应连续监测和记录水箱温度，并定期校准温度监测装置，以确保其正确记录温度。甚至有可能在水中添加一些东西来阻止不会影响热塑性特性的微生物生长，但这还有待推荐。进一步的流行病学研究和建议目前有必要与制造商合作。另一种可能性是，更新的技术将取代水箱作为使热塑性塑料柔韧的方法。

在整个工作日内监控热塑性水箱的温度。避免周末和假日温度下降。保持水箱清洁。

CDC 是那些有关医疗设施建设、拆除、改造和修复期间感染控制相关科学文献的极好来源。总而言之，最好的避免感染的办法就是做好预防。医护人员应该好好照顾自己的身体，保持非特异性防御机制健康，实行良好的个人卫生和行为模式，利用好主动免疫，并密切关注工作环境。工作人员可以采取任何策略来打破感染周期中的某个环节，这不仅有助于保护自己，也有助于保护他们所关心的人。

六、药品使用和耐药微生物

抗生素已经使用了 60 多年，已成为医学界抗病药物的主要武器。许多曾经可怕的致命性疾病已经变成仅仅是稍微损害健康的疾病，如果有足够早的诊断，可以用药丸或注射剂治愈。不久前，有人设想未来没有传染病，然后事情开始发生变化。变异的细菌和新出现的疾病，如 AIDS，一种由汉坦病毒引起的神秘呼吸道疾病，以及现在致命的埃博拉病毒，这一切都闻所未闻，开始成为媒体的头条新闻。这引发了许多关于这些新发病和复发性疾病起源的问题以及为什么抗生素不像以前那样起作用。这些问题的答案需要审查抗生素和其他药物使用的进展，以及寻求对微生物发挥作用方式的新认识。

通过改变它们的基因构成，微生物可以抵抗药物的影响。许多微生物可以突变并发展耐受先前杀死它们的药物的能力（图 9-3）。微生物的突变比人类快得多，因为与人类数十年相比，创造新一代的时间可能只有几分钟。如果在其相对较短的进化过程中发生耐药突变，那么突变体更适合生存和繁殖。致病菌甚至可以从其他耐药微生物中获得保护性基因（图 9-3）。

由于没有按照规定使用抗生素或者要求接受不恰当的抗生素，人们还不经意间帮助耐药微生物的发展。那些剩下的强耐药病原体最适合生存，突变病原体的出现给研发类似于抗生素的疫苗提出了挑战。这也是持续发展的 HIV 如何成功开发疫苗面临的问题之一。

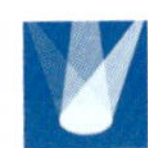

即使你感觉好多了，也不要过早地停止服用处方抗生素。未完成的处方药可能导致二重感染。

由于大量抗生素和其他药物被用于医疗环境，逻辑上提示大部分这些新的突变病原体是引起 HAI 的原因。这引起了人们的极大关注，因为病情最严重的患者也是最难对付的，也就是这些“二重感染”的人。这一事实对于医护人员来说也是令人担忧的，应当注意流行病学部门在帮助保护医护人员和患者方面的重要性。疾病预防控制中心的医院感染控制实践咨询委员会已经提出了控制医院抗药性微生物的方法。通过严格遵守感染控制方案可以减少 HAIs，从而降低医疗保健的总体成本。

七、卫生保健设施流行病学

疾病预防控制中心的医院感染科成立，旨在帮助医院处理医院感染。如果希望获得联合委员会（The Joint Commission, TJC）标准的认可，现在的医院必须建立一个流行病学部门。即使在非 TJC 认可的单位，也必须要有符合州卫生部门或公共卫生法规的许可证，通常还要有包括某种形式的流行病学监督。

州法律还规定了特定传染病的报告和医疗废物的处置。在过去的 30 年中，联邦政府的职业安全与健康管理局（Occupational Safety and Health

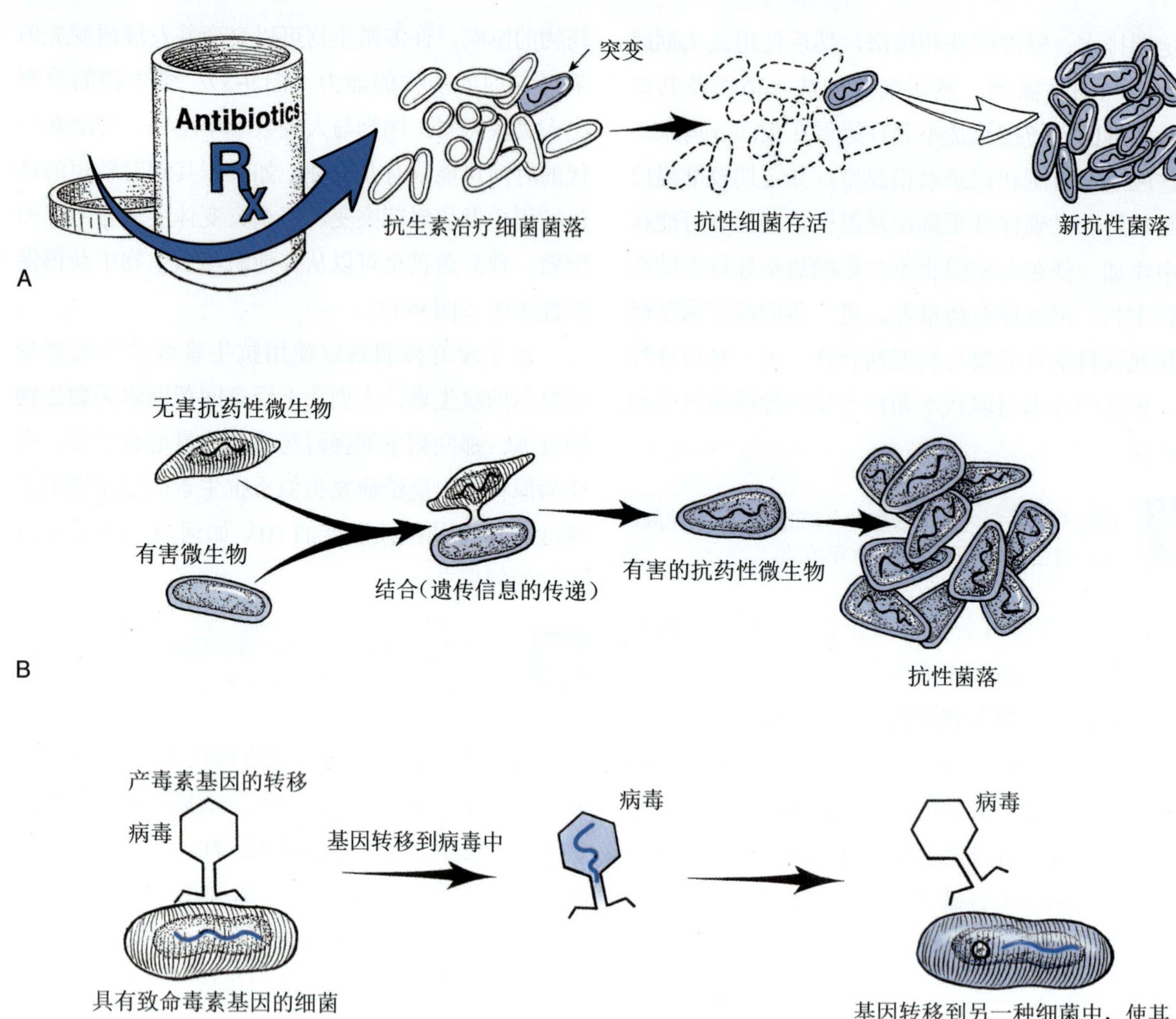

图 9-3　A. 使用抗生素治疗细菌感染时，大多数细菌会死亡，但突变的细菌可能存活并继续产生更多的耐药克隆；B. 通过结合过程将抗药性基因从无害微生物转移到有害微生物；C. 病毒可能对其他类型的细菌具有有害特性，使其变得危险

Administration, OSHA）比以往任何时候都更加关注医疗保健设施和医护人员。事实上，OSHA 要求医护人员的雇主必须提供 HBV 疫苗。虽然联邦授权仅适用于有偿雇员，但未获得报酬的学生也必须符合其放射治疗规范的准入标准，这将包括为保护他们和患者而进行的必要的疫苗接种。州或地方法律也可以规定学生必须遵守的标准。今天的医护人员可以接受就业前的体检，学生可以接受准入体检。所有人通常都需要参加与流行病学相关的健康和安全指导，定期进行在职检查，并接受常规所需的健康服务，如结核病检测和疾病相关滴度检查。

即使是医院报销的第三方付款人（如医保部门、保险公司）也受到医疗机构对护理质量和质量评估（quality assessment, QA）关注的影响。

外部审查员，如医疗保健融资管理局是受到了报销影响报销的协会。放射治疗师、首席放射治疗师或放射治疗科的经理应参与质量保证或质量持续改进（quality continuing improvement, QCI）计划的开发或实施，感染控制只是整个计划的一部分。

八、人员和学生的健康服务以及相关的传染病

与医疗保健机构相关的员工或学生与每个人的健康都息息相关，因为如果有人患有传染病，他

或她不仅会对自己，而且会对患者、同事、朋友和家庭成员构成风险。由于他们所选择的职业性质，他们经常或长期直接接触患有多种传染性病原体的患者，因此风险增加。卫生保健机构和个人都有共同的责任来优化预防和控制计划。这项责任包括必要的疫苗接种计划。

在第一次接触患者之前，应检查健康和疫苗接种史。医护人员还可以按要求证明他们能够在就业前的体检中具备基本的身心功能，以确保他们能够安全、高效地履行其职责。记录应反映该人是否有疾病的记录证据，记录包括疫苗接种史或血清学结果。其他的记录包括：疫苗接种后的任何不良反应、疫苗生产商批号以及疫苗接种者的头衔。良好的记录有助于确定 HCW 可能存在的风险并减少医疗服务中可能的问题。员工和学生也可以保留所有疫苗的永久副本，以备将来的工作需要，这样他们就不必重复接种疫苗。医疗卫生中心对 HCW 疫苗的建议分为两类：医护人员经常需要的和特殊情况下需要的疫苗。医疗卫生中推荐的疫苗清单见框表 9-3。

1. 乙型肝炎病毒

乙型肝炎病毒（HBV）是医护人员职业风险中具有高度易感性的病毒。经皮肤（皮肤破损）接触血液和体液或直接黏膜接触均可导致传染。证据表明这种可能致命的病毒可在室温下存活 7 天。1981 年乙肝疫苗出现。1987 年，疾病预防控制中心推荐医护人员接种疫苗。1991 年 12 月 6 日，OSHA 强制要求乙肝疫苗可供所有有风险的医护人员使用。医务人员应该了解乙肝疫苗只能预防乙型肝炎。丙肝、丁肝、戊肝等还没有疫苗。甲肝通常经粪 - 口途径传播。虽然甲肝疫苗不是必需的，但建议要去美国境外旅行时接种。FDA 于 2011 年 5 月批准了一种新的成人（18 岁或 18 岁以上）二价（联合）甲肝和乙肝疫苗，只需要在其三剂方案中注射一次即可。尽管这几类病毒都可引起肝脏炎症，但它们在遗传学和临床特征上是截然不同的。

在 20 世纪 80 年代中期，疾病预防控制中心估计，美国每年感染 HBV 的人数为 280 000 人，其中 8 700 人是医护人员，其中包括 200 名死亡的医护人员。乙型肝炎病毒会导致慢性肝炎，这与肝细胞癌（肝癌）和其他类型的进行性肝损伤、致死性肝衰竭、肝硬化等密切相关。自 1987 年接种疫苗以来，到 2004 年，医护人员仅报告了 304 例 HBV 感染。这部分数字的下降与 1991 年开始给儿童接种乙肝疫苗有关，其中许多儿童是今天的医护人员。医师仍在解决成人人群中 HBV 接种不足的问题。

吸烟、肥胖、遗传性疾病和免疫抑制都与疫苗接种后免疫状态下降有关。2009 年的一项研究表明，HBV 疫苗在 22 年后仍然在疫苗应答者中有效。如果医护人员的乙型肝炎抗体滴度水平不够，应重新接种。接种疫苗后仍未达到保护水平的人中，有一小部分要么感染了乙型肝炎，要么是基因水平的无应答者。乙肝疫苗已被证实对婴儿、儿童、青少年和成人，包括孕妇都是安全的。三角肌（注射部位）疼痛和发热是最常见的副作用。

2. 丙型肝炎病毒

1989 年发现的丙型肝炎病毒（HCV）越来越受关注。截至 2014 年，HCV 感染已是美国最常见的慢性血源性感染；大约有 320 万人长期感染，慢性感染是美国需要肝移植的主要原因。HCV 的传播主要是通过经皮接触受感染的血液。今天，大多数人通过共用针头被感染。在 1992 年实施筛查之前，HCV 通常通过输血和器官移植传播。性接触也导致传播，但风险很低，需要更多的研究来更好地了解它是如何以及何时传播的。如前所述，目前没有针对 HCV 的疫苗，现在建议对 1945 — 1965 年出生的人进行检测。2013 年年末，FDA 批准了两种新的抗病毒药物 sofosbuvir（Sovaldi）和 simeprevir（Olysio）治疗慢性 HCV 感染。临床试验表明，经过 12 ～ 24 周的治疗后，80% ～ 95% 的患者会出现持续的病毒反应。虽然开发安全有效疫苗的研究仍在继续，但 HCV 具有极高的突变率，且引发免疫反应微弱，这两者都使疫苗开发成为一个挑战。

框表 9-3 推荐医护人员和放疗专业学生需要接种的疫苗＊

乙肝疫苗

- 重组疫苗，三个剂量：第一剂（H1）第二剂（H2）第三剂量(H3)在 5 个月(H2)。在剂量 H3 后 1 ～ 2 个月，血清学检测显示乙肝表面抗体（抗 -HB）超过 10 mIU/ml 认为有效。肌内注射。
- 如果乙肝抗体小于 10 mIU / ml（阴性），则需重新接种并重新检测。
- 如果在第二次疫苗接种系列后仍为阴性，则认为是无应答者。如果确定为无应答者，那么医护人员（HCW）存在风险，应该为其预防措施和治疗方法提供咨询，需要在已知或可能的暴露后给予乙肝免疫球蛋白（HBIG）预防。
- 其他无反应者实际上可能已被感染（HBsAg 阳性），应给予他们医疗评估、治疗和咨询。
- 超过 90% 的健康成年人可获得长效保护。
- 如果医务人员遇到任何与血液相关的医疗事故，建议进行疫苗后检测。

流感疫苗（年度流感季节）

- 优选的是肌内注射三价灭活的流感疫苗（TIV）。有肌内注射和皮下注射两种，适于年龄 18 ～ 64 岁。
- 另一种是鼻内活 / 减毒疫苗（非常弱，不能引起流感疫苗，LAIV），小于 49 岁人群适用。不能用于需要护理的严重免疫功能低下患者（即骨髓 / 干细胞移植）的医护人员。这种疫苗也不适用于孕妇、糖尿病、哮喘和其他慢性心血管疾病、肺部疾病或代谢疾病患者以及患有严重免疫功能低下的家庭成员（即急性白血病）。
- 每年给予一剂 TIV 或 LAIV。疫苗每年将根据流感类型改变。
- 有效性每年都不同，取决于人的年龄和健康状况、疫苗与流行病毒的“匹配”度。如果接受了疫苗的医务人员发生流感（暴发性流感），与没有接种过疫苗的患者相比，他们的流感症状会更轻微，时间会更短。
- 有些人错误地将流感症状与轻微的副作用混淆，副作用包括轻微的发热和轻微的身体疼痛或注射时疼痛。真正的流感症状并不轻微。流感疫苗也可能导致流涕、喉咙沙哑、轻度咳嗽和头痛。

水痘

- 水痘 - 带状疱疹活病毒疫苗。皮下给予两次剂量（间隔 28 d）。所有人都必须通过免疫力记录或有免疫力的血清学证据证明有免疫力。
- 原发感染通常会获得终身免疫力，但并非总是如此。
- 接种过疫苗的人再发生水痘，通常较温和，持续时间较短。

百日咳、破伤风和白喉

- 所有医护人员都需要接种 Tdap 疫苗。肌内注射，Tdap 是一种无细胞百日咳(p)疫苗，于 2005 年首次获得许可。这个疫苗还可预防破伤风（T）和白喉（d）。（该“a”代表“和”）。
- 成年人（以及 2005 年之前出生的任何人）可能在儿童时期时接受了间断 DTP，它是一种全细胞百日咳疫苗。随着时间的推移，它是一般在最后一次疫苗接种后 5 ～ 10 年，其保护作用大幅下降甚至消失。
- 小时候未接种过疫苗的成年人需接受 Tdap，以及两种额外全强度的破伤风（T）和白喉（d）疫苗。
- 目前建议接种 Tdap 后每 10 年再给予一次巩固疫苗，但预计此建议在不久的将来会由另一个 Tdap 代替。

MMR（麻疹、腮腺炎和风疹）疫苗

- 均为减毒活疫苗。在美国不单独注射。这三种疾病的疫苗是一体的。皮下，28 d 给一次，一共两次。效率非常高，但不是 100%。
- 终身免疫。
- 医护人员需要出示两种活疫苗接种的书面文件、免疫力检查证据，曾经实验室确诊患有该种疾病或在 1957 年前出生。目前建议对 1957 年前出生的人群同样接种疫苗。
- 如果麻疹或腮腺炎暴发，所有未接种疫苗（即出生于 1957 年前）的医护人员应接受两剂，初始一剂，1 个月后接受第二剂。不建议进行血清学筛查，因为需要快速应对。
- 如果风疹暴发，所有未接种疫苗（即出生于 1957 年前）的医护人员应接受一剂。不建议进行血清学筛查，因为需要快速应对。

3. 流感病毒

流感和随后的感染导致美国每年平均有超过 200 000 例住院治疗和 3 000 ～ 49 000 例死亡。40 228 229 死亡率取决于在特定年份流行的流感类型。流感会大大增加老年人、慢性病患者和免疫功能低下患者（比如大多数接受放射治疗的患者）的发病率和死亡率。大部分医护人员支持每年接种一次流感疫苗，因为许多研究表明，疫苗的接种大大降低了患者的死亡率和患病率。事实上，大约有 50% 的州和许多其他医疗中心现在要求所有人接种疫苗。由于近年来自愿接种率较低，医护人员参与了一项年度疫苗计划。法律规定了强制性政策和法律。在约翰霍普金斯医院，因医疗或宗教原因而拒绝接种疫苗并获得豁免的个人，要求在靠近患者6英尺（1.8 m）范围内以及在流感季节进入病房时，都必须戴上保护性口罩。否则他们将面临纪律处分，包括解雇。

流感季节通常从10月到3月，并在1月或以后在北半球达到峰值，因此，流感疫苗应优先用于医护人员，并在该年的疫苗可用时立即进行。疫苗起效大约需要2周。同样，咳嗽或有其他上呼吸道症状的门诊放疗患者应该戴口罩，以保护其他患者和访客。在医疗保健设施的入口处张贴视觉警报，且发布标志，让有症状的患者尽可能远离他人。在洗手间，张贴的标志应详细说明如何及何时进行手部清洁，并提及使用纸巾以避免接触门把手和水龙头。垃圾桶应放在卫生间出口处。

流感由正黏病毒科的RNA病毒引起，发生在鸟类和哺乳动物中；存在两种类型，即A和B。A和B的不同菌株每年都在变化。2009年，一种全新的A型H1N1病毒株从人类、猪和鸟进化而来，涉及范围之广，以至于世界卫生组织（WHO）宣称它是一种6级大流行，因为它的传播速度之快，而非因为它的死亡率。流感通过3种主要传播方式传播：通过短距离的大液滴直接接触；空气传播，由小液滴核组成，可以比大液滴传播更长的距离；接触受污染的物质后进行自我接种（这通常涉及将病毒转移到眼或鼻黏膜上）。长距离的空气传播，例如从一个病房到另一个病房，并未记录在案。从感染者身上流出的流感病毒通常在症状出现后持续5～7 d。感染流感后1～2 d不会出现体征和症状。出现时常多种症状同时出现，包括发冷和可能发热（患者可能发热或可能不发热），身体疼痛，头痛，干咳，喉咙痛，疲倦，流鼻涕或鼻塞，食欲缺乏。可能会出现呕吐和腹泻，但这在儿童中更为常见。“胃肠感冒或24 h流感”不是流感，流感患者通常需要1～2周的时间才能恢复。

流感疫苗不会引起流感。医护人员应在流感季节早期接种流感疫苗，以获得更大的保护。

4. 水痘－带状疱疹病毒

水痘-带状疱疹病毒（VZV）在放疗科应受到特别关注。VZV是导致水痘带状疱疹（水痘）和带状疱疹（shin- gles或HZ）的病原体。VZV具有极强的传染性，通过吸入小液滴核或直接接触呼吸道液滴或囊泡液传播。对于儿童，水痘通常以发热和躯干上出现水疱疹为特征。被感染者在发病前1～2 d具有传染性，直至所有病变结痂，通常为4～7 d。皮疹的范围可从一个或两个到数百个，因此，极轻或亚临床感染可能被漏诊。在不同时间，皮肤病灶成群出现，因此可以同时看到晚期和早期病变。美国儿童水痘疫苗接种始于1995年，使所有年龄组的发病率急剧下降。目前，成年人的发病率较低，而未能接种第二剂疫苗或故意未接种疫苗的年轻人群的发病率较高。

在成人中，水痘通常更严重，并发症的风险更高。妊娠早期感染与新生儿并发症和先天性畸形相关，使母婴都处于危险之中。在癌症患者中，由于儿童和成人免疫系统受损，水痘可能是致命的。如果一个无免疫力的肿瘤患者暴露于该病毒，可给予水痘-带状疱疹免疫球蛋白（VZIG）来控制。对于患有水痘或传染性带状疱疹的患者以及免疫功能低下患者，应采取空气传播预防措施和接触预防措施，一直到传染被控制。

带状疱疹是同一病毒复发，再激活感染的局部表现。一个人患有水痘后，VZV被认为在神经根神经节细胞中保持休眠状态。通常在50岁以上的人可看到带状疱疹，然而，带状疱疹偶尔会发生在儿童甚至婴儿身上。受影响的神经支配的皮肤区域出现疼痛的水疱皮疹。临床上，特别是在成人中，常发生疼痛和严重的瘙痒，且通常在病变结痂并愈合后持续很长时间。大量移植或癌症患者，特别是那些患有白血病、淋巴瘤或AIDS相关癌症的患者，由于免疫抑制而出现带状疱疹。2007年，FDA批准了带状疱疹疫苗（Zostavax），一种针对带状疱疹病毒的疫苗。由于VZV对无免疫力的肿瘤患者可能有致命风险，建议对所有医护人员进行疫苗接种。肿瘤科或移植科的所有工作人员或受训人员都应记录各种疫苗，或者应该有显示免疫力的血清学证据。如果允许非免疫医护人员工作并且暴露于患有水痘或带状疱疹的人，则该 HCW 在潜伏期间被认为有潜在的感染性疾病。他们将不得不在暴露后的第 10 天开始休假，并在最长的水痘休假时间是 21 d。此外，任何受感染的员工都不应该重返工作岗位。病变已经干燥和结痂，通常是皮疹发作后 4 ～ 7 d。VZIG 可以在非免疫医护人员接触后使用，以减轻疾病的严重程度。如果无保护的 HCW 在暴露后接收 VZIG，则延长了潜伏期，因此，必须休假更长时间，通常是暴露后的 28 d。

5. 百日咳、破伤风和白喉细菌

百日咳是百日咳博德特菌引起的一种高度传染性（仅限人类）细菌感染。好发于缺乏免疫力的婴儿和未完成接种的幼儿，因此建议准妈妈怀孕时都要接种疫苗，以保护新生儿直到他们能够接种疫苗。在 20 世纪 40 年代及之后开始接种疫苗的老一代人现在被认为是常见的感染源。因为他们的免疫力不是永久性的，并且已经降低到可以传播疾病的程度。年龄较大的儿童和青少年也已表现出免疫状态的下降。免疫力的下降和父母故意不接种疫苗都是近期感染暴发的原因。从 2006 年开始建议所有医护人员接种一种称为 Tdap 的新型疫苗。祖父母、父母和 10 岁或 10 岁以上的儿童接种 Tdap 疫苗，可保护他们免受百日咳感染并且还可以保护婴儿和幼儿。婴儿和幼儿可接受一种名为 DTaP 的相似疫苗。一共给予 4 个剂量，从出生第 6 周开始给。在孩子进入一年级之前，有的会建议给予第 5 次巩固剂量。

百日咳可导致儿童的呼吸道黏液增多，阻塞气道，甚至导致发绀。他们通过剧烈地咳嗽将黏液咳出，得以大口呼吸，发出高亢的“呐喊”声；6 个月以下的婴儿通常由于太柔弱无法深呼吸而不会发出声音。即使使用抗生素，咳嗽也会持续数周至数月。并发症包括肺炎、气胸、硬膜下血肿、脑病、癫痫发作、直肠脱垂甚至死亡。成人通常症状较轻但仍可能发生骨折、尿失禁和继发性肺炎。

破伤风是由土壤中常见的细菌（破伤风梭菌）引起的，而非从一个人传播到另一个人。可导致未接种过疫苗的人或已接种疫苗但已失效的成年人死亡。如果一个人感染破伤风后得以幸存，这得力于非常好的重症监护和呼吸机的支持。首先呼吸衰竭是最常见的死因，其次是心搏骤停和肺炎。穿刺伤口（特别是如果被污垢、宠物粪便或粪便污染）、复合骨折、挤压伤、动物咬伤和其他皮肤损伤都可导致这种疾病。

白喉是由一种主要留在咽部和扁桃体中的细菌（棒状杆菌）引起的，并且会产生浅表坏死性溃疡和灰色假膜的形成。没有接种过疫苗的情况下，初始症状有喉咙痛、血性鼻涕、发冷和发热，然后发展为由白喉毒素引起的更严重的影响，导致神经麻痹（脑神经）、中毒性心肌炎，甚至死亡；感染的成年人中死亡率为 10%。儿童也可能死于呼吸道阻塞和窒息；在 5 岁以下的儿童中，死亡率为 20%。与 DTap 疫苗在不到百万分之一的儿童中引起严重反应的事实相比，这一统计数据令人吃惊。这种疾病通过呼吸传播感染者或没有症状的携带者的液滴（咳嗽，打喷嚏）。如果医师认为有人患有白喉，他们会要求在实验室结果出来之前开始服用抗毒素和抗生素。

6. 流行性腮腺炎、麻疹和风疹病毒

腮腺炎、麻疹（rubeola）和风疹（德国麻疹）（MMR）常发生于儿童中，青少年和成人很少出现。这些疾病的第一批疫苗分别于 1948 年、1963 年和 1967 年开始使用。目前已不再使用。1963 年灭活的麻疹疫苗，也是第一种减毒麻疹疫苗后来被发现是无效的。另外两种疫苗被副作用更少、安全性更高的疫苗所取代。接受过减毒版本的疫苗或不知道自己具体接受过什么疫苗的人，都应再次接种疫苗。这进一步强调需要保留一个人所接受的所有疫苗资料。

那些在 1957 年前出生的人可以免除接种，因为他们小时候可能患过这些疾病。但最近的研究

表明，在 1957 年前出生的医护人员中有 2% ～ 9% 缺乏抗体，现在他们可能需要重新接种疫苗或证明有免疫力。这些疾病的并发症包括死亡、肺炎、耳聋、睾丸萎缩或不育、精神发育迟滞、胎儿死亡、出生缺陷和脑炎。计划怀孕的妇女不应在怀孕前 1 个月内接种疫苗，孕妇不应接种疫苗。其他健康状况也可能指导个人接种风疹疫苗。

7. 其他疫苗和注意事项

如果医护人员接种后仍没有抗体，那他们仍然处于危险之中，应该接受咨询，如果暴露，强烈建议立即采取预防措施。其他疫苗包括人乳头瘤病毒（HPV）和甲型肝炎，除了医护人员也同样推荐用于绝大部分成人。还有一些疫苗被推荐用于去美国境外的旅行者并且是针对特定地区的。其他疾病也需要排除在工作或培训之外的，包括结膜炎、流行性腹泻、链球菌病、HAV，暴露的皮肤区域如手的单纯疱疹和金黄色葡萄球菌皮肤病变。以下疾病值得特别关注，因为没有特定的疫苗，并且都发生过因耐药而导致医护人员死亡。

8. 结核

在 20 世纪之交，结核病（TB）是导致死亡的主要原因之一。1882 年，Robert Koch 博士发现结核分枝杆菌是一种革兰氏阳性，耐酸型细菌，是结核病的致病因子。今天，由于有效治疗，全世界的死亡人数急剧下降。美国在 2013 年报告了 9 588 例新病例。虽然在美国这一数字有所下降，但结核病仍然存在于特定人群中。

到目前为止，结核病还没有有效的疫苗。几十年来在美国以外广泛使用的卡介苗（BCG）疫苗提供了不同程度的保护。BCG 疫苗用于保护来自世界上结核病常见地区的婴幼儿免遭粟粒性结核病和结核性脑膜炎。由于感染风险低，疫苗效果不明确，并且可能导致误诊，因此不建议在美国常规使用 BCG。结核病皮肤测试。该疫苗仅在美国给予特定高危人群以及参与决策的结核病专家。任何免疫功能抑制的患者（例如接受化疗的癌症患者）或在可预见的将来可能会出现免疫功能抑制者（例如肾移植等）都需禁用该疫苗。结核病的主要通过空气传播。当人们打喷嚏、咳嗽或说话时，都可能传播。由于住房和营养得到改善，结核病的发病率一直下降，直到 1985 年。大约在 1985 年，结核病再次出现。在很大程度上，结核病的出现与 AIDS 的流行，疾病复发，移民增加，卫生保健机构采取的预防措施不足，以及多药耐药（MDR）结核病的出现有关。医务人员感染的风险取决于在空气中循环的液滴核的数量和所接触的时间。1989 年在得克萨斯州达拉斯的帕克兰德纪念医院进行的经典研究中，一名急诊科患者导致 6 名员工和 1 名患者出现活动性结核，同时导致至少另外 47 名员工结核复发。空气再循环被认为是一个主要因素。根据 Parkland 的经验和疾病预防控制中心的建议，医院在紧急情况下重新设计了气流系统，所有医疗机构和员工健康诊所现在都将医护人员中的结核病监测作为优先事项。OSHA 要求所有医疗机构有结核病控制计划。

一些住院病房也被重新设计为隔离房间，使它们有负气压流动允许空气流入而不是逃逸，或者作为正压隔离，使气流移出房间。负压室用于疑似结核病和活动性结核病例、麻疹和水痘，而正压室用于干细胞移植或其他需要保护的免疫抑制患者。

2012 年在科罗拉多州的一所高中发生了一次暴发，涉及 1 381 名学生和工作人员。一名在美国境外居住 2 年的学生出现活动性结核，导致 5 名家庭成员发生活动性结核以及学校中 162 人发生潜伏性结核感染（latent tuberculosis infection, LTBI）。LTBI 意味着体内脏器有感染，但并非活动性，且没有结核病的迹象或症状。他们的胸部 X 光检查是正常的，痰检测也是阴性的。当地健康诊所免费提供安全套，因为治疗药物会降低避孕药以及其他药物的有效性。

继 2012 年飓风桑迪之后，卡特里娜飓风的经验教训付诸实施，以确保结核病患者护理的连续性。那些房屋遭到破坏或严重受损的人与传统的无家可归人群接触，这些人通常具有较高的结核病发病率。目前治疗的结核病患者还需要他们的医疗记录和来自破坏或损坏的诊所所给的结核病药物。令人惊讶的是，由于疾病预防控制中心和当地公共卫生官员提出的灾害应对计划，所有在风暴前接受治疗的1899名患者之后仍在接受治疗。

2014年，疾病预防控制中心调查了一个非移植解剖捐赠工作场所，工作人员处理捐赠的尸体，然后由大学和外科手术器械和制药公司用于医学教育和研究。可能未遵守安全工作标准导致该工作场所关闭，这不仅可能接触结核病，还可能接触HIV、HBV和HCV。医学生等最终用户被认为感染的风险要低得多，因为时间已经较长。但所有人都应该认识到，尸体被认为是潜在的感染源，应该采取安全的工作方法。

自1985年至1992年结核病复出以来，年结核病率稳步下降。然而，在1993－2003年，外国出生人口中结核病病例的比例逐年增加，2013年达到64.6%。结核病发病率的种族差异持续存在，地理差异仍然存在。四个州（加利福尼亚州、得克萨斯州、纽约州和佛罗里达州）占2013年报告的所有美国结核病病例的大约50%。除得克萨斯州外，这些州也是2013年无家可归者率最高的前15个州之一。解决这些风险因素的战略对美国控制和消除结核病提出了许多挑战。

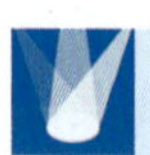

结核病没有有效的疫苗。多重耐药结核病非常危险，可能致命。

由于早期疾病预防控制中心指南仅建议使用特殊的呼吸器来保护医护人员，因此需要并实施联邦法律以保护OSHA管辖范围内的员工。OSHA的授权指定最低要求TB的呼吸保护水平将是国家职业安全与健康研究所（National Institute for Occupational Safety and Health, NIOSH）认证的N95半面罩呼吸器。N95等级表明95%的测试颗粒将被隔断。OSHA还要求需要佩戴此类口罩的医护人员进行医学评估，以便佩戴它们，因为可能会对使用者造成肺部或心脏相关的压力，这需接受培训。简单的手术或隔离面罩是不是防护面罩，也没有经过认证。同样重要的是，有胡须的男性不能使用一些由NIOSH批准的面罩，因为无法保持足够的密封性。标有N、R或P的面罩符合CDC指南，使用的也是如此高效微粒空气（high-efficiency particulate air, HEPA）过滤器，可以戴或不戴呼气阀。

框表 9-4　结核病和其他经空气传播的传染性疾病的个人防护设备：OSHA 的类型和 NIOSH 批准的呼吸器

一次性颗粒防护面罩

- 一次性，轻便
- 负压设计
- 带有面部防溅罩的半面罩或半面罩
- 如果没有呼气阀，可以在无菌区域使用

可更换的颗粒过滤防护面罩

- 带有面部防溅罩的半面罩或半面罩
- 可重复使用，可更换单个或双个过滤器
- 负压设计
- 必须进行消毒和检查
- 不能用于无菌野外区域
- 沟通可能很困难
- 还有全面罩设计，提供更好的密封和保护

动力空气净化呼吸器

- 电池供电
- 半面或全面设计
- 有呼吸管，仅使用高效微粒空气过滤器
- 通常穿着更舒适，更凉爽
- 更容易让用户呼吸
- 不能用于无菌野外区域
- 不是真正的正压装置，可以过度呼吸吸气时
- 必须进行消毒和检查
- 可能笨重而且嘈杂
- 沟通可能很困难
- 两种类型：紧身贴合和宽松贴合，可以容纳面部毛发（胡须）

正压供气式防护面罩

- 使用通过软管输送的固定源的压缩空气
- 更具保护性
- 当其他类型不能提供足够的保护时，应使用
- 最小的呼吸努力
- 无菌操作期间不应穿戴
- 必须进行消毒和检查

OSHA 视频在线可用（呼吸保护培训视频）

1. 呼吸器和口罩之间的区别，2009年，6 min
2. 医护人员的呼吸保护，2011年，33 min

有四种主要的掩模设计，如 BOX9-4 所述。

必须提供 OSHA 批准的面罩，以便与患有活动性或疑似结核病的患者接触。

2005 年“卫生保健环境中预防结核分枝杆菌传播指南”取代了以前所有关于健康环境中结核病控制的疾病预防控制中心指南（1994 年，1999 年），截至 2014 年仍然是最新的。2011 年美国劳工部发布了一份内容长达 30min 的视频，题为“医护人员培训视频呼吸保护”，该视频非常适合放射治疗科室学习。CDC 和 OSHA 已经发布了其他几个解决呼吸安全问题的教育视频；所有这些都可以在线免费观看。OSHA 标准 29CFR 1910.134 详细说明了雇主必须通过法律保护医护人员免受结核病的影响。

建议对所有新的医护人员（包括医疗保健教育计划的学生）进行 TB 感染的基线检测，目前在美国使用两步结核菌素皮肤试验（tuberculin skin test, TST）或干扰素 -γ 释放试验（interferon-gamma release assay, IGRA）进行血液测试，测量对结核蛋白的免疫反应。美国 FDA 批准在美国使用的两种 IGRAs 是 QuantiFERON-TB 金管内试验（QFT-GIT）和 T-SPOT.TB 试验。这些试验与用于测试结核暴发时的试验是一样的。较低成本的 TST 由皮内 Mantoux 结核菌素皮肤试验［结核菌素的纯化蛋白衍生物（PPD）］组成，两步法如图 9-4 所示。TST 反应的阅读和解释在注射后 48 ～ 72 h 进行，并且必须由经过专门培训的人员进行。如果不遵守时间表，则必须在另一只手臂上重复 TST 或距离第一只手臂再次重复试验。TST 结果的解释基于以毫米为单位的反应测量结果和 5 mm、10 mm（典型的大多数医护人员）的反应。15 mm 被认为是阳性标准。TST 不应该执行对于已经记录过先前 TST 阳性结果或结核病治疗记录的人。IGRAs 的优点是它们需要单次患者就诊，不受读者感知的影响，比皮肤测试更具体，并且可在 24 h 获得结果。血样必须在 8 ～ 30 h 处理收集。IGRAs 使用结核分枝杆菌特异

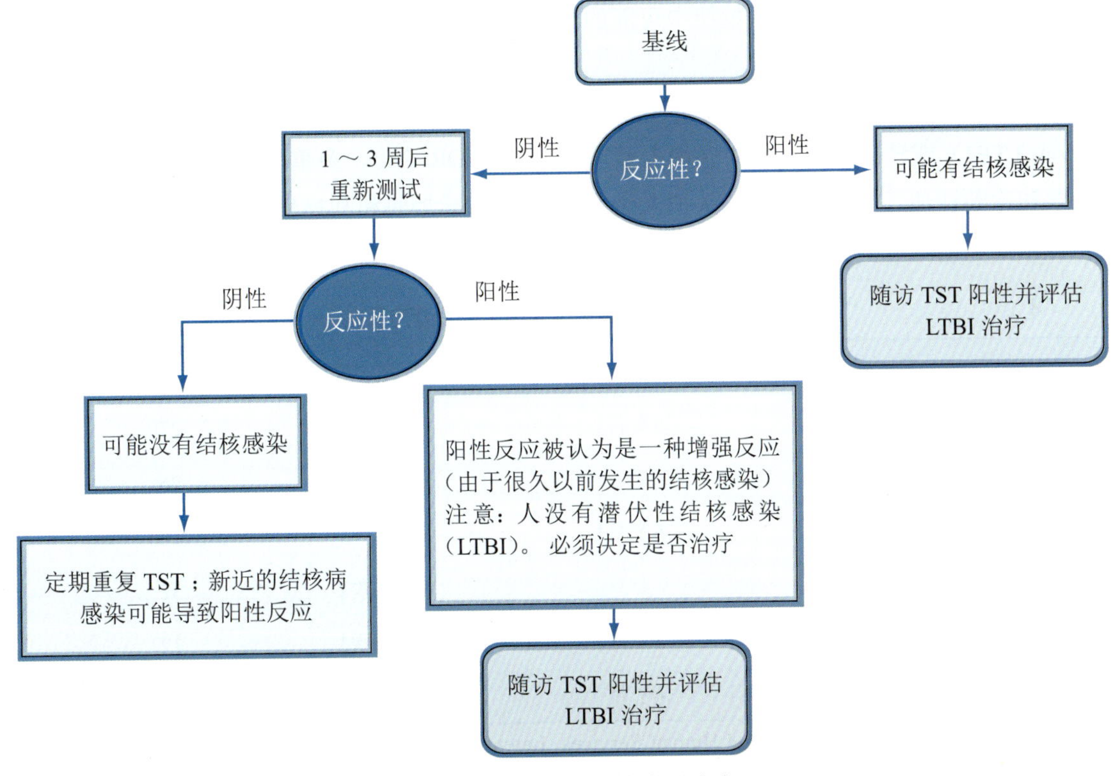

图 9-4　两步结核菌素皮肤试验

LTBI．潜伏性结核感染；TB. 结核病；TST．结核菌素皮肤试验

（引自美国卫生与公众服务部：潜伏性结核感染：初级卫生保健提供者指南，2013 年。可在 www.cdc 上获取。gov / tb / publications / ltbi / pdf / TargetedLTBI.pdf. 访问时间 2014 年 5 月 24 日）

性抗原，这些抗原不会与之前的BCG疫苗接种发生交叉反应，因此不会引起假阳性反应，因此，对于BCG接受者来说，它是优选的。基线测试结果应该记录在案，最好是在医护人员接触过患者的10 d内。

可以通过使用两步皮肤测试（TST）或血液测试（IGRA）来测试HCW。即使在数年之后，具有阳性检测的人也有发展活动性结核病的风险，因此，在结核病发展之前，强烈建议治疗。

可以通过培养或核酸扩增（nucleic acid amplification, NAA）的方法来检测感染微生物的遗传物质，从而验证TB的存在。结核病也可以通过治疗后症状和胸片检查的改善来明确诊断。在2013年，FDA批准了一项药物测试以检测结核菌的DNA以及与耐药相关的基因突变。该测试可以快速获得结果，避免不必要和昂贵的呼吸隔离、治疗和接触调查。联合基因分型和流行病学专家使得公共卫生调查人员能够追踪未知人群中的疾病暴发并确定无家可归者网络、医院急诊室和公共交通枢纽中可能的结核病传播位置。

为确定是否需要治疗潜伏性结核感染（latent TB infection, LTBI）或转阳性的结核，医护人员应被进行医学和诊断评估。结合评估，若医护人员的检测结果为阳性，通过进一步的医学评估排除结核病后，应考虑给予抗潜伏性结核感染治疗。如果雇主或教育机构需要，医护人员需被迫接受TST、IGRA或胸部X线片和LTBI治疗。患有LTBI的人不具有传染性，不能将结核感染传播给其他人，但如果不治疗潜伏性疾病，则通常在感染初期后6～8个月进展为活动性结核病。表9-2显示了当前的美国公共卫生服务治疗LTBI的方案。

当免疫系统被攻克并且微生物开始繁殖时即发生活动性结核病。由于他们的免疫系统或其他健康状况，结核病在某些人中比其他人进展得更快。一般症状包括无法解释的体重下降、食欲缺乏、盗汗、发热、疲劳和发冷。肺结核的症状包括咳嗽3周或更长时间，咳血和胸痛。框表9-5显示了潜伏性结核病和结核病之间的比较。其他症状取决于受影响的身体部位。所有有过结核病史或结核病检测阳性的人都应该被警告他们将来甚至几年后有可能再次患上这种疾病，因此应及时报告任何肺部症状。患有活动性结核病的医护人员会对他人构成风险，应该停止工作，直到进行适当的治疗，咳嗽已消退，连续三次痰涂片中没有结核杆菌。随着时间的推移，耐药不断发展，一些患者出现多重耐药结核病（MDR TB）。多重耐药结核病意味着该生物体至少对异烟肼和利福平具有耐药性。多重耐药结核病还包括一个广泛耐药（XDR TB）的新子类，其

表9-2　潜伏性结核感染的药物治疗方案*

药　物	年　龄	持续时间	间隔时间	最少用药次数
异烟肼（INH）	成人或儿童	9个月†	每天	270
			每周2次‡	76
异烟肼（INH）	成人	6个月†	每天	180
			每周2次‡	52
异烟肼和利福喷汀	成人或大于12岁儿童	3个月	每周1次‡	12
利福平	成人	4个月	每天	120

修订自United States Department of Health and Human Services: Latent tuberculosis infection: a guide for primary health care providers, 2013. Available at www.cdc.gov/tb/publications/ltbi/pdf/TargetedLTBI.pdf. Accessed May 24, 2014

*方案的选择应基于药敏结果（如果已知）、合并的基础疾病及药物相互作用来进行

†在成年人中，最有效的用药时长是9个月而不是6个月，但应由医师选择

‡医师应提供用药指导

表明对任何氟喹诺酮和三种可注射抗结核药物中的至少一种具有额外抗药性。多重耐药结核病难以治愈，需要用药物治疗 18～24 个月，会产生较大毒性，

框表 9-5 区分潜伏性结核（TB）感染与结核病

潜伏性结核

- 无症状工体征提示活动性结核病
- 通常结核菌素皮肤试验或干扰素 -γ 释放试验检测结果为阳性
- 胸片通常是正常的
- 呼吸道标本（如有）涂片且培养阴性
- 无法将结核病传播给他人
- 应该考虑治疗，使感染不会发展为活动性结核病

结核病

- 症状包括以下一种或多种：发热，咳嗽，胸痛，盗汗，食欲下降，疲劳或咯血
- 结核菌素皮肤试验或 γ- 干扰素释放试验结果呈阳性
- 胸片通常是异常的。但是，在晚期免疫抑制或肺外疾病患者中这可能是正常的
- 呼吸道标本通常涂片或培养阳性。但是，对于肺外疾病或轻度或早期肺部疾病患者，可能是阴性
- 可将疾病传播给他人
- 需要治疗结核病

修订自United States Department of Health and Human Services: Latent tubercu- losis infection: a guide for primary health care providers, 2013。Available at www.cdc.go v/tb/publications/ltbi/pdf/TargetedLTBI.pdf.Accessed May 24, 2014

且死亡率高于对标准药物敏感的结核病。XDR TB 更具挑战性，临床试验目前正在进行中。对于任何形式的多重耐药结核病，死亡率和发病率的风险都会增加，但治疗效益大于潜在风险。

9. 人类免疫缺陷病毒和获得性免疫缺陷综合征

在 30 多年前的 1981 年 6 月 5 日，疾病预防控制中心报告了第一例他们称之为 AIDS 的新病例。今天，AIDS 和 AIDS 的首字母缩略词继续在社区和医疗机构中引起恐惧和焦虑。自 1983 年记录第一例职业性 HIV 感染病例以来，医护人员内部充斥着大量关于 AIDS 阳性患者照顾风险的信息和文献。由于这些患者并不总是具有明显的疾病特征，医护人员可用于自我保护的唯一逻辑方法是假设所有患者都是 HIV 阳性。自 1981 年以来，AIDS 监测一直是国家、州和地方监测 AIDS 流行范围和影响的基石。美国的死亡率在 1981 年后稳步上升，并在 1995 年达到顶峰。此后死亡率显著下降，主要是因为采用了抗反转录病毒疗法，同时也因为 HIV 传播发生率的减少。虽然已有超过 65 万人死于 AIDS，但目前的担忧主要集中在美国 110 万 AIDS 病毒感染者身上。过去 10

表 9-3 2010 年按种族 / 民族估计的美国 HIV 感染率

种族 / 民族	人 数	%	（95% CI*）	率 †	（95% CI*）
美洲印第安人/阿拉斯加原住民	210	<1	（20-400）	11.0	（0.9-21.1）
亚洲人	950	2	（560-1,300）	8.4	（5.0-11.8）
黑人/非裔美国人	20,900	44	（18,200-23,600）	68.9	（59.9-77.8）
西班牙裔/拉丁美洲裔‡	9,800	21	（8,300-11,400）	27.5	（23.2-31.8）
夏威夷土著/其他太平洋岛民	70	<1	（0-170）	19.0	（0.0-48.1）
白人	14,900	31	（12,800-17,000）	8.7	（7.5-9.9）
多种族	710	1	（390-1,000）	24.2	（13.5-34.9）

修订自Centers for Disease Control and Prevention: HIV surveillance Report: estimated HIV incidence in the United States, 2007-2010, December 2012

*置信区间（CI）反映了影响模型不确定性的随机变异性，但可能没有反映出模型假设的不确定性，解读时应谨慎

†率：每100,000人口

‡西班牙裔/拉丁裔可以是任何种族

年美国新感染率每年约为 50 000 人。1/6 的 AIDS 病毒感染者并未意识到自己的感染情况，因此现在建议所有 13 ～ 64 岁的人进行常规 HIV 检测。某些人群的死亡率仍然不成比例。虽然美国只有 2% 的人口是男性接触者，但 2010 年这一群体占新 AIDS 病例的 63%。黑色人种新感染 HIV 的比例最高（68.9%），其次是老挝（27.5%），白色人种（8.7%）（表 9-3）。从地理位置来看，大都市地区的发病率有所增加，哥伦比亚特区的人口比例高于全国每 10 万人口。纽约、洛杉矶和迈阿密也位列榜首。2011 年，10 个州 / 地区占 AIDS 诊断的 2/3（表 9-4）虽然这些统计数据对预防和治疗计划至关重要，但在异性恋者中也有 HIV 感染报道（所有病例中有 27% 发生在不使用毒品的异性恋者中），女同性恋、所有州、农村地区以及所有种族 / 族裔群体中均有报道。由于持续的 AIDS 流行不均匀分布，疾病预防控制中心目前正采用

表 9-4　2011 年美国成人和青少年 HIV 感染的前 10 位和后 10 位

前 10 位		后 10 位	
地　区	比率	地　区	比率
哥伦比亚特区	177.9	佛蒙特州	2.3
路易斯安那州	36.6	北达科他州	2.6
马里兰州	36.4	蒙大拿州	2.6
佛罗里达州	33.2	爱达荷州	3
佐治亚州	31.4	怀俄明州	3.4
纽约	30.1	南达科他州	3.8
密西西比州	25.3	犹他州	4.3
得克萨斯州	24.5	新罕布什尔州	4.5
马萨诸塞州	22.5	阿拉斯加	4.6
南卡罗来纳州	22	爱荷华州	5

修订自Centers for Disease Control and Prevention: Monitoring selected national HIV prevention and care objectives by using HIV surveillance data-United States and 6 dependent areas-2011. HIV Surveillance Supplemental Report 18(5), 2013. Available at www.cdc.gov/hiv/library/reports/surveillance/. Accessed May 12, 2014

一种名为“影响预防”将其资源投入到受影响最严重的人群和（或）地区，并被认为是对特定人群和（或）地方最有效的措施。

HIV 阳性状况并不意味着个人患有 AIDS，AIDS 是 AIDS 最晚期的阶段。适当的治疗可防止进展为AIDS。2014 年，美国公共卫生服务局（United States Public Health Service, USPHS）发布了一份修订的 AIDS 病毒监测病例定义，涵盖了所有年龄段的人。该修订版适应了近期诊断标准的变化，现已将确诊病例分为 5 个阶段（0,1,2,3 或未知）。阶段 0 是早期感染，6 个月内无感染 HIV 的病史。阶段 3 是 AIDS。分期系统和监测病例的定义不适用于临床个体，而主要用于监测 HIV 负荷和费用以及一级预防计划。

2014 年 5 月，USPHS 发布了第一份临床实践指南，旨在向 HIV 阴性患者提供每日避孕药，这些患者由于不安全的性行为或注射吸毒而面临巨大风险。暴露前每日预防使用抗反转录病毒药物（PrEP）已被证明可以将感染风险降低 92%。PrEP 针对异性恋者，伴侣 AIDS 病毒感染状况不明且不戴避孕套的、任何患有其他性病的、有多个性伴侣的、非法吸毒的、男同性恋或双性恋、伴侣已知有 HIV 阳性的。

防止暴露于血液和体液是预防职业或个人发生 HIV 感染的主要手段。适当的暴露后预防（postexposure prophylaxis, PEP）管理也是工作场所安全的重要因素。当暴露事件发生时，第一个也是最紧迫的问题是“可以采取什么措施来降低传播风险？”1996 年，首次公布 USPHS 关于在职业性接触 HIV 后使用 PEP 的建议，这些建议已经多次更新。PEP 涉及在一次高风险事件后使用抗反转录病毒药物试图阻止 AIDS 病毒复制并传播。有时，术语职业 PEP（oPEP）用于区分医疗保健工作场所暴露与非职业 PEP（nPEP），其中包括性侵犯、无保护性行为和共用药物。最新的 USPHS HCW PEP 指南于 2013 年 9 月发布。在强调任何指南和建议之前，都应再次回顾医护人员的身份、暴露和感染 HIV 的风险。医护人员（HCW）和职业暴露的定

义与 1996 年相比保持相对不变。HCW 是指所有在医疗机构工作的有薪和无薪人员，他们有可能接触传染性物质（即血液、组织、特定体液，或医疗用品、设备和与这些物质混淆的环境表面）。可能使医护卫生人员感染 HIV 的风险被定义为经皮损伤（即针刺或尖锐物体的切割）或黏膜或非接触性皮肤接触（即暴露的皮肤有干裂、磨损，或患有血液、组织）或其他潜在传染性体液的皮炎。除了血液和明显血腥的体液外，精液和阴道分泌物也被认为具有潜在的传染性。

以下液体也被认为具有潜在的传染性：脑脊液、滑液、胸膜液、腹膜液、心包液和羊水。粪便、鼻腔分泌物、唾液、痰液、汗液、眼泪、尿液和呕吐物被认为不具有潜在传染性，除非它们明显是血性的；这些液体和材料传播 HIV 的风险很低。有少量报道因咬人传播 HIV，但卫生保健机构没有发生过这种情况。迄今为止，已经证明没有额外的传播途径在职业性 HIV 暴露中，与受感染患者发生的偶然接触（如握手）显然对 HCW 没有任何风险。暴露或认为可能已暴露的医护人员应立即寻求专家意见，不要犹豫。还要记住，美国发生的 HCW 职业病例传播不到 60 例，自 1999 年以来没有确诊病例，这是强制性保障和培训的结果。

从统计学上计算，获得 HBV 的风险是获得 HIV 的风险的 10 ～ 100 倍。针刺或切除暴露涉及 HBV 阳性患者血液的风险高于 HIV。在医护人员的研究中，经皮暴露于 HIV 感染的血液后 AIDS 病毒传播的平均风险估计约为 0.3%，黏膜暴露后约 0.1%（眼、鼻、口），完整皮肤暴露后小于 0.1%。还没有在完整皮肤上短时间内接触少量血液（几滴）后出现 HIV 传染的报道。经皮暴露是 84% 的职业性获得 HIV 病例，其次是皮肤黏膜暴露（13%）和经皮 / 黏膜皮肤接触（3%）。有纪录片记录了破损皮肤暴露后的 HIV 传染事件。接触其他非血性的体液或组织后传播的风险可能远低于血液暴露，但统计数据尚不清楚。

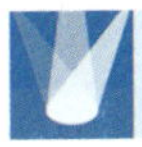
针刺伤占与职业相关 HIV 感染的 84%。

当发生暴露事件时，工作场所必须立即提供给医护人员机密的医疗评估和随访。医护人员应立即免除其执行的职责，应由另一名合格的医护人员介入；即使在外科手术中，外科医师也应该停职。如果医护人员正怀孕或哺乳，则提供治疗的决定应与任何其他医护人员相同；然而，由于存在特殊性，需针对儿童或胎儿进行讨论，并建议咨询专家。在暴露后，工作场所必须遵守所有联邦（如 OHSA）和州的记录和报告要求。正在执行程序的日期、时间和详细信息以及暴露的详细信息都应记录在暴露报告和暴露的医护人员的机密医疗记录中。许多大型协会，如美国护士协会和纽约州公共卫生局建议 PEP 在暴露后的前 2 h 内开始。PEP 必须在最长 72 h 内开始，因为研究表明经过 72 h 后，PEP 可能无效。请记住，随着暴露时间的延长，PEP 的效果会降低。指南还要求记录暴露的类型和严重程度，因为这些信息最终会提供更好的流行病学数据。例如，记录针的类型（如空心、手术）、针的规格、穿透深度、血液或体液的体积，以及体液（如精液、羊水）有助于提供更好的分析。PEP 的另一个重要因素是感染性病毒株是否已知或怀疑对抗反转录病毒药物具有抗药性。报告的编写不应延误医护人员寻求治疗；文书工作应在专家咨询后立即完成。

真正的职业暴露需要进行有血清学转换的记录。这意味着医护人员同意进行 AIDS 病毒检测，并在暴露后不久检测出其 HIV 基线阴性，但随后的临床和（或）血清学证据证实医护人员发生 HIV 感染。上述文件对于排除因非职业因素而导致的 HIV 阳性是必要的。

虽然没有数据证明急救能有效预防 AIDS 病毒的传播，但使用急救程序是唯一合乎逻辑的直接管理策略。应指示医护人员在可能的情况下立即启动净化程序。受血液或体液污染的皮肤和受伤部位应用肥皂和水清洗。口腔和鼻腔黏膜表面应用水彻底冲洗。眼睛应该用水、盐水或其他合适的无菌溶液灌洗。一旦采取这些步骤，医护人员应将事件报告给主管并立即寻求治疗。如果医疗服务提供者对治疗职业暴露有任何疑问，可提供 24 h 电话热线。

尽管没有证据表明消毒剂的使用降低了 HIV 传播的风险，但消毒剂的应用是合乎逻辑的。也没有证据表明挤压或使伤口流血会降低风险。强烈建议不要在伤口部位使用漂白剂、注射灭菌剂或消毒剂等腐蚀性物质。

如果事件涉及来源个体，则定义为任何人，无论是活人还是死者，其血液或其他潜在的传染性身体物质可能是暴露的来源，将对来源个人进行识别，除非这样做是不可行或法律禁止的。如果已知来源为 HIV 阳性，则可以收集医疗记录中的信息并用于帮助医务人员的 PEP 治疗计划。自 2006 年疾病预防控制中心发布建议以后，患者需要在入院或治疗前签署职业暴露测试和披露的同意书，内容常包括诸如“我明白得克萨斯州法律规定，如果有任何健康护理人员暴露于我的血液或其他体液，得克萨斯放射治疗中心可能会对我的血液或其他体液进行测试，以确定是否存在 HIV（与 AIDS 相关的病毒）。如果医护人员意外暴露，我进一步同意测试其他可传染性疾病，包括但不限于肝炎和梅毒。我理解这种测试对于保护那些照顾我的人是必要的。”患者可以选择退出。截至 2013 年，只有内布拉斯加州和纽约州仍然制定了与 CDC 建议不一致的法律；他们与知情同意和咨询有关。如果 AIDS 病毒感染状况不明，并且未事先签署一般性同意文件，可以对来源的血液进行测试，以确定一旦获得同意，该来源是否为 HIV 阳性。但是，知情同意的签署具有特殊性，强调患者的行为能力、昏迷状态、精神障碍，甚至死亡。许多州已经通过立法，允许在职业暴露后进行 HIV 检测，即使传染源患者拒绝进行检测，也可能包括“匿名”检测，但未经过消息同意，测试没有附加名称。在这种情况下，结果永远不会放在来源的医疗记录中，并且不能告知来源结果是什么。此类法律并不排除来源被告知已执行匿名测试。测试结果应向 AIDS 专家提供者和医护人员公布，但必须告知工作人员有关源头身份（如果知道）和传染性状态的机密性的法律。为方便起见，CDC 保留一份清单这使得查找州特定的 HIV 检测法更容易，它位于 http：//www.cdc.gov/hiv/policies/law/states/testing.html。大多数 AIDS 患者拒绝给予同意的历史原因是担心他们的保险被取消，但现在联邦法律基于先前存在的条件拒绝提供医疗保险。在全国许多地方大家都可以进行匿名检测。已有两款家用检测已获得 FDA 批准。

一旦 HIV 进入活体，它就会寻找目标细胞 $CD4^+$ 淋巴细胞进行复制。在这个初始阶段，病毒在血液中是检测不到的，甚至也不会被认为是通过输血传播的。然而，病毒会存在于感染者的器官或捐赠的器官中，例如肾脏。不久后，低浓度的 HIV 病毒开始在血液中流通。随着时间的推移，浓度呈指数增长，然后平稳并开始下降，而身体通过制造抗体来攻击病毒做出反应。窗口期是病毒开始流通的时间点与病毒抗体可经 HIV 检测到的时间窗。有几种类型的 HIV 检测。一种是免疫检测，可以在血液或唾液中寻找抗体，可以在实验室中进行，也可以作为筛查快速检测。血液检测往往会更快发现感染。较新的实验室测试可以检测抗体和抗原（病毒本身的一部分），从而导致早期检测到感染。如果第一次免疫测定结果为阳性，则进行随访诊断测试，因为尽管初始免疫测定通常非常准确，但后续测试允许个体及其提供者确保诊断正确。随访测试包括用于区分 HIV-1 和 HIV-2 的抗体分化测试，用于寻找病毒本身的 HIV-1 核酸测试（NAT），或用于检测病毒的 Western 印迹或间接免疫荧光测定。RNA 检测在感染后约 10 d 可检测到 HIV 病毒本身，但成本更高。HIV 检测是一个不断发展的过程，采用新的检测方法和新设备，旨在实现更便宜、更快速、更准确的诊断。

OHSA 规定，必须对传染源患者采取快速 HIV 检测技术，FDA 批准的快速检测结果通常在 20 min 或更短的测试时间内获得，其敏感性和特异性与第一代和第二代酶免疫分析（EIAs）接近。在自动化平台上运行的第三代化学发光免疫分析可以检测 HIV 特异性抗原，并在 1 h 或更短的时间内产生检测结果。最新的第四代组合 p24 抗原 - HIV 抗体（Ag / Ab）测试，可快速准确地给出结果，甚至允许在大多数窗口期内进行检测。传

框表 9-6 强烈建议对 HIV 暴露后预防（PEP）进行专家 * 咨询

暴露后（超过 72 小时）延迟报告

- PEP 获益不明确

未知来源（如洗衣店或垃圾桶）

- PEP 的使用要视情况而定
- 考虑暴露的严重程度和 HIV 暴露的流行病学可能性
- 不要测试针或锐器是否感染 HIV

已知或怀疑怀孕的医疗保健工作者（HCW）

- 在等待专家咨询时，不应推迟提供 PEP

医疗保健工作者（HCW）的母乳喂养

- 在等待专家咨询时，不应推迟提供 PEP

已知或怀疑源病毒对抗病毒药物耐药

- 如果已知或怀疑病毒对一种或多种考虑用于 PEP 的药物耐药，建议选择其他不太可能耐药的药物
- 在等待病毒耐药性测试结果时，不要推迟启动 PEP

初始 PEP 方案的毒性

- 症状（胃肠道和其他症状）通常可以通过抗肠蠕动药或止吐药来控制，而不需要更改 PEP 方案
- 对副作用的管理提供咨询和支持处理非常重要，因为医护人员的焦虑往往会加剧症状

受感染者合并严重医疗疾病

- HCW 合并的重大潜在疾病（肾脏疾病和其他疾病），或者医护人员已经在服用多种药物，可能会增加药物毒性和药物相互作用的风险

修订自Kudar D, Henderson DK, Struble KA, et al: Updated US Public Health Service guidelines for the management of occupational exposures to human immunodeficiency virus and recommendations for postexposure prophylaxis, Infect Control Hosp Epidemiol 34:875-892, 2013

*请参见本章中专家的定义。大多数医生不具备HIV治疗资质。PEP专家热线请致电888-448-4911

染源患者的快速测试可为后续启动或继续 PEP 提供关键的信息。在等待测试结果时不应延迟 PEP 的管理，因为如果确定来源是 HIV 阴性，则可以简单地停止 PEP。由于 HIV PEP 的复杂性以及建议的更新，USPHS 建议及时与传染病专家，尽可能是抗反转录病毒药物管理方面的专家，或其他医师进行协商。特别是如果传染源患者已经事先接受过治疗或是目前正在接受 AIDS 治疗，特别是耐药性 HIV。框表 9-6 显示其他需要咨询专家的情况。但是，如果没有立即可以咨询的医师，另一位医师（例如接受过 HIV 暴露培训的急诊室医师）可以开始使用单剂量“starter packet”进行治疗。医师应该至少能够根据 USPHS 的最新建议提供咨询和执行所有医疗评估和程序，包括 PEP 管理（不能是患者的家庭医生或放射肿瘤学家）。

立即报告任何针刺或身体意外暴露。快速寻求专家护理，因为时间是一个关键因素。明确你的权益。确保医师合格。

最新的 USPHS 职业接触指南鼓励使用 PEP 方案，该方案选择的药物副作用少，毒性低，给药方便，依从性高，无需根据暴露风险水平来确定药物使用量，修改并扩大了可使用的抗反转录病毒药物清单，并提供在暴露后 6 个月内完成 HIV 随访测试的选择。USPHS 目前建议暴露的医护人员接受为期 28 d 的 3 种药及 3 种药以上的药物治疗。现已有 6 种抗反转录病毒药物可用于治疗 HIV 感染。典型的治疗方案包括恩曲他滨 + 替诺福韦地索普西富马酸盐（又称特鲁瓦达）+ 雷特格韦。相当一部分医护人员报告了以前的治疗方案存在许多副作用，许多人无法完成治疗，预先使用降低不良反应的药物可以提高患者的依从性。医护人员还应了解药物可能存在相互作用，如口服避孕药、质子泵抑制剂以及非处方药和营养补充剂。有趣的是，有证据表明服用 HIV PEP 的医护人员比服用相同药物的新 HIV 患者有更多的副作用。已有对全部可用抗反转录病毒药物均耐药的报道，并已在职业暴露中被发现。

无论医护人员是否选择服用 PEP，随访都应包括咨询、暴露后检测和医疗评估。初次评估时应向医护人员提供给他们需要采取的预防措施，以防止二次传播。在开始 PEP 治疗之前，需要在暴露后 2 周再次进行全血细胞计数和肾功能、肝功能检查，以监测药物毒性。初次评估之后，建议在 3 d 内进行另一次评估以降低患者焦虑水平，并允许其提出更多问题，增加理解，增加对药物的依从性，更有效地讨论任何症状或副作用，并获得有关传染源患

者结果的更多信息，这可能会改变他们的治疗方法。不可低估或轻视可能或已证实的 AIDS 病毒传播的心理影响。任何 HIV 检测的所有结果都应该是面对面的，绝不是通过电话、短信或电子邮件。AIDS 病毒检测也应在职业暴露后 6 周、12 周和 6 个月进行（第四代检测为 4 个月）。如果医护人员在暴露于一个同时伴有 HIV 和 HCV 感染的传染源后，经检测感染上 HCV，那么推荐将其 HIV 随访时间延长至 12 个月。对于焦虑程度较高的医护人员或任何出现 HIV 症状的人，也可以延长随访。表 9-5 显示了与血清学相关的症状。OSHA 规则进一步指出，如果员工同意采血但不同意进行 HIV 检测，那么样本必须保存至少 90 d，以防医护人员改变主意。

对医护人员的咨询还应该解决在血清转化发生之前应该进行的生活方式改变，或者直到有足够的时间让员工被认为没有感染 HIV。生活方式的改变包括在性交过程中不交换体液、推迟怀孕、停止母乳喂养、不要亲密接吻、不分享剃须刀或

表 9-5　急性（原发性）HIV 感染的临床症状和体征

症　状	总　数 (n = 375)	男　性 (n =355)	女　性 (n = 23)
不明原因的发热	75	74	83
疲劳	68	67	78
肌肉疼痛	49	50	26
皮疹	48	48	48
头痛	45	45	44
咽喉痛	40	40	48
颈淋巴结肿大	39	39	39
关节疼痛	30	30	26
盗汗	28	28	22
腹泻	27	27	21

修订自Centers for Disease Control and Prevention, US Public Health Service: Preexposure prophylaxis for the prevention of HIV infection-2014: a clinical practice guideline, 2014. Available at www.cdc.gov/hiv/pdf/guidelines/PrEPguidelines2014.pdf. Accessed January 13, 2015

牙刷，并且不捐献血液、精子或器官。如果医护人员参与导致出血的事故，应立即消毒受污染的表面。

一般而言，应允许员工在职业暴露后履行其标准的患者护理职责。如果血液状态提示如 HIV 或 HBV 阳性，雇主不得歧视雇员。员工受到康复法案第 504 节和美国残疾人法案的保护，该法案禁止歧视有残疾的人，包括对 HIV 或 HBV 呈阳性的人。雇主必须尽一切努力维持个人的就业，只要其能够执行工作并不会对他人构成合理的感染威胁。与此同时，员工和学生应对自己的行为承担责任，不进行任何可能对同事或患者造成危险的行为。

九、隔离防护实践

自从患者需要被集中安置以来，医疗相关的感染一直是一个严重的问题。即使在圣经时代，人们也认识到需要隔离患有麻风病的人。在 20 世纪早期，医护人员穿着特殊的礼服，用消毒剂洗手，对受污染的设备进行消毒，并采取各种隔离措施来控制结核病等传染病。1970 年，疾病预防控制中心发布了第一份医疗保健指南——HAI 和隔离技术。这些指南建议根据疾病传播途径使用 7 种隔离类别。

因为并非所有类别的疾病都需要采取相同程度的预防措施，这种方法虽然简单易懂且适用，但却导致许多患者过度隔离。在接下来的 10 年中，很明显虽然这种方法有助于防止传统传染病的传播，但它既没有解决新的耐药病原体或新的综合征，也没有关注特殊护理部门的 HAI。因此，1983 年 CDC 发布了新的指南。添加了接触隔离、抗酸杆菌（AFB，TB 的另一个名称）、血液和体液，并删除了保护性隔离类别。这些重大变化鼓励医院的感染控制委员会在特定类别和特定患者的隔离类别之间进行选择。

1. 常用预防措施

AIDS 来了。20 世纪 80 年代早期 AIDS 大流

行的开始大大改变了医护人员在全世界实施整体感染控制程序的方式。这是第一次强调将血液和体液预防应用于所有人。根据现在被称为通用预防措施（universal precautions, UP）的这种新的感染控制方法，所有人体血液和某些体液都应被视为已知对 HIV、HBV 或其他血源性病原体具有传染性。

UP 旨在补充而不是取代控制非血源性病原体的标准建议。尽管旧的血液和体液隔离类别被新概念所否定，但早期的 CDC 类别特定或疾病特异性隔离预防措施仍未完善。1988 年年末，疾病预防控制中心发布了一项扩展的 UP 指南，该指南针对针刺的预防和传统手套和长袍的使用，并重点介绍了面罩、护目镜和其他防护设备和程序。

2. 身体物理隔离

身体物理隔离（body substance isolation, BSI）于 1987 年在两家医院提出，一家在西雅图，另一家在圣地亚哥。BSI 专注于通过手套等防护设备隔离所有患者的所有体液。BSI 还讨论了非体液相关病原体的传播，例如那些仅通过空气传播的病原体。在 BSI 系统中，如果患者患有空气传染性疾病，则在患者病房的门上放置“stop”标志，进一步按照护士站的指示。所采取的保护措施类型是基于具体的患者，且由负责该患者的专业人员决定。

3. 常用预防措施与人体物理隔离的比较

总的来说，BSI 的许多方面与 UP 概念完全相同或极其相似。BSI 与 UP 的不同之处在于 UP 的重点主要放在与血源性病原体传播有关的血液和体液上，而 BSI 则专注于隔离所有患者体内的所有物质。换句话说，术语“常用”指的是所有患者，而不是所有体液或所有病原体。UP 不适用于眼泪、汗液、唾液、粪便、呕吐物、鼻腔分泌物或痰液，除非可见血液存在。另一方面，BSI 处理所有体液。一个主要的区别是磨损手套和洗手指南。在 BSI 系统中，除非取下的手套有破损或手被明显弄脏，否则在取下手套后不需要洗手。这也被许多人认为是 BSI 的一个缺点。

4. 职业安全与健康管理局和血源性病原体

1991 年 12 月 6 日，OSHA 在 Federal Register 出版了“29 CFR 部分 1910.1030- 职业暴露血源性病原体最终规则”。有趣的是，这个任务 OSHA 在 1986 年开始时，各种劳动代表医护人员的工会请求 OSHA 采用标准来保护他们免受危险工作条件的影响。一些医疗保健管理员更关心成本而不是医护人员的安全。医护人员因 AIDS 患者极高的死亡率（当时几乎 100%）而感到恐慌，类似于 2014 年左右埃博拉病毒的传播造成的恐慌。虽然以前对 UP 建议没有强制执行，因为那只是建议，但美国劳工部和 OSHA 新颁布的规则和条例在职业暴露方面具有法律效力。OSHA 选择采用 UP 概念而不是 BSI 概念。1999 年年底，OSHA 公布了执行程序的另一项授权，即制定政策并提供解释，以确保在进行 OSHA 检查时遵循统一的检查程序，以审查与血源性病原体有关的记录。

至少所有有职业暴露风险的医护人员必须严格遵守 UP。执法保护医护人员及其所关心的人员。此外，医疗机构可能因未遵守 OSHA 规则和法规而面临巨额罚款和处罚。OSHA 要求雇主免费为新的医护人员提供职业接触培训，并在初次分配职业接触任务之前的工作时间内提供。雇主还必须在初次签约后的 10 个工作日内免费向医护人员提供乙肝疫苗。如果医护人员拒绝接种乙肝疫苗，则需要签署弃权书。如果医护人员稍后改变主意，雇主必须在那时提供疫苗。但正如之前所述，法院坚持认为医疗机构和（或）州应对医护人员强制接种疫苗。OSHA 还要求在上一次培训的 1 年内对医护人员进行年度在职培训。

关于血源性病原体的 OSHA 规则和法规的主要亮点见框表 9-7。生物危害标志在图 9-5 中显示和解释。

框表 9-7 OSHA 关于职业性接触血源性病原体的规则和规定的要点

1. 符合食品药品管理局医用手套标准的手套应在任何可能与患者血液或其他特定体液接触的情况下佩戴。职业安全与健康管理局（OSHA）规定的其他体液有精液、脑脊液、心包液、腹膜液、胸腔积液、滑膜液、羊水、牙科手术时的唾液、阴道分泌物、任何可能被血液污染的体液。其他潜在危险的物质包括来自人、细胞或组织培养物等任何未固定的组织或器官，以及来自感染HIV或HBV的实验动物组织。当接触任何黏膜或破损的皮肤表面时，应戴手套。在处理任何设备或在进行任何侵入性操作时应戴手套。应在处理完每位患者的手术后更换手套。
2. 如果员工对提供的手套过敏，则必须提供Nonlatex手套、手套衬垫、无粉手套或类似替代品。
3. 雇主必须提供易于使用的洗手设施。如果不可行，雇主必须提供适当的消毒洗手液。如果不使用这种洗手液，员工应尽快用肥皂和自来水洗手。如果不小心被血液或任何列出的体液污染，应立即彻底清洗双手和任何其他皮肤表面。
4. 处理针头或任何能够造成伤害的尖锐器械时，应特别小心。受污染的针头或尖锐物不应重新盖上，用手弯曲或从注射器中取出。针头、尖锐物和相关的一次性物品应放置在可封闭、防漏、防刺穿、直立、特殊标记或红色的容器中，且不得过满。如果必须使用可重复使用的针头，则必须使用保护手部的机械装置或使用单手铲技术进行重新安装或拆除针头。通常，最好避免使用可重复使用的锐器。可重复使用的针头和尖锐物同样应放置在可封闭、防漏、防刺穿的容器中，以便运输到消毒部门。
5. 随着更安全的产品的出现，使用和更新自锁针，更安全的医疗锐器工程设计和无针系统。应保持锐利伤害标志。（“针杆安全和预防法”于2000年签署成为法律）
6. 在任何可能发生喷洒、溅出或溅入血液或其他潜在感染性物质的过程中，必须佩戴保护性全眼罩或全面罩以保护眼睛、鼻子和口腔黏膜。
7. 个人防护装备还包括长袍或优选防水围裙，在任何可能发生喷洒或溅入血液或特定体液的过程中应穿戴防水围裙。一般工作服被认为不具保护性。在可以合理预见严重污染的情况下，必须佩戴外科手术帽或头套、鞋套或靴子。
8. 口腔复苏口罩，带单向阀或其他通气装置，可提供口对口复苏的替代方案，可在需要复苏的任何区域内进行预测。花一点时间来获得合适的设备。[如下所述，卫生保健工作者（HCW）对患者进行口对口复苏后，很少发生传播。]
9. 在有潜在暴露危险的工作区域禁止进食、饮用、涂抹化妆品或润唇膏、处理隐形眼镜和吸烟。
10. 应尽可能少地处理污染的衣物，不得摇晃或其他形式的搅拌，并在使用它的地方装袋。如果衣物潮湿，则袋子应防漏。袋子必须标有生物危害标志或红色；如果医疗机构采用UP方法，认为所有衣物被污染，并且所有员工都知道这种方法，则对衣物的标签和颜色要求做出区别。
11. 必须通过OSHA批准的生物危害警告标志/标签向员工传达实际或潜在的传染性危害。红色容器或生物危害标签必须贴在受管制（垃圾）废物，如受污染的尖锐物容器、储存血液的冰箱、冰柜或其他潜在传染性产品以及用于储存运输的容器上。许多设施超出标准，并使用红色和标签进行视觉警报。
12. OSHA的任务还涉及如果医护人员接触血源性病原体必须遵循的程序。
13. 雇主必须记录前线医护人员的意见，以确定评估和选择新产品，实现更安全的工作。曝光计划必须每年更新。

修订自Occupational Safety and Health Administration: Occupational Safety and Health Administration: title 29, code of federal regulations, part 1977.12. In: Labor Department of, ed. Washington D.C., 1989, Department of Labor, Occupational Safety and Health Administration; and Mejicano C, Maki D: Infections acquired during cardiopulmonary resuscitation: estimating the risk and defining strategies for prevention, Ann Intern Med 129:813-828, 1998

十、因隔离混乱而制订的一个新的隔离指南

在 20 世纪 90 年代初，UP 和 BSI 的支持者继续争论他们的优点。一些医院合并了部分或全部 UP，一些使用部分或全部 BSI，其他医院使用了各种组合。对于特定体液需要采取哪些预防措施存在很多困惑。一些医院表示他们练习 UP 但实际上使用的是 BSI，反之亦然。一些重要预防措施被遗漏或误解，比如手洗、空气传播和液滴传输的预防措施、结核病传播程序的实施。回顾所有问题，很明显需要进行更改，并且快速修订所有现有方法——UP、BSI、CDC 隔离指南或任何其他隔离系统，都不是解决方案。

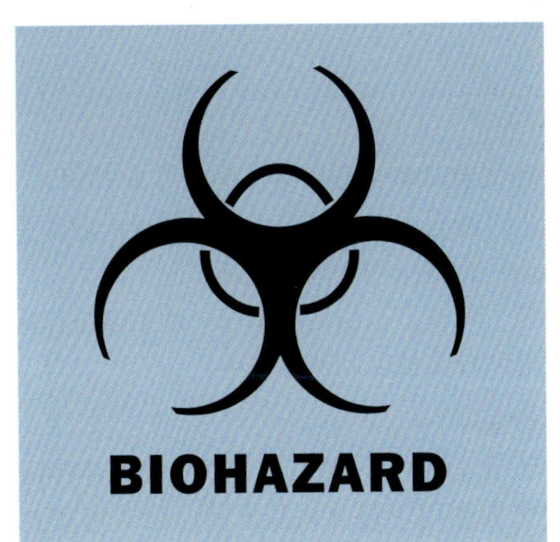

图 9-5 生物危害标志用于表示实际或潜在存在的生物危害。这些提醒可以在感染控制所保证的任何地方找到。根据世界安全与健康管理局的规定，生物危害标志是"荧光橙色或橙红色，带有字母和对比色的符号。"需要标注"生物危害"一词。标签应以防止其丢失或意外丢失的方式粘贴

由 DHHS 建立的 HICPAC 于 1996 年 1 月发布了一份特别报告——医院隔离预防指南。该指南包括两个预防措施，这些措施在 2007 年指南中再次得到认可，自 2014 年起仍在使用。第一个也是最重要的是为所有医院患者的护理设计的预防措施，无论其诊断或假定的感染状态如何，这些被称为标准预防措施。第二个称为基于传染的预防措施，包括仅用于特定患者护理的预防措施。

1. 标准预防措施

标准预防措施结合了 UP 和 BSI 的主要特征，因此比 OSHA 指南（基于可执行的法律）更严格，并且是美国医疗机构自愿接受的护理标准。正如预期的那样，标准的预防措施适用于：血液；除汗液外的所有体液，分泌物和排泄物；非接触性皮肤和黏膜。标准预防措施旨在通过降低已知和未知感染源的传播风险来控制 HAI。标准预防措施的主要组成部分见框表 9-8。

始终采取标准预防措施。把所有患者都想象成有未确诊的感染。

2. 基于传播源的预防

针对已确诊或可疑的病原体，其传播的预防措施需采取超出标准预防措施的额外预防措施。表 9-6 列出了一些基于需要传播的预防措施的疾病。空气、液滴和接触预防措施是三种指定类型的基于传播的预防措施。三者中的每一种都可以单独使用或组合使用，用于具有多种传输途径的疾病。因通常无法确定患者的明确诊断，入院诊断时的经验方法可能很重要，直到完成大量的测试和流程，这可能需要几个小时到几天。如果怀疑的诊断一旦明确，可采取预防措施来预防疾病的传播。

十一、感染控制基础

任何有效的隔离计划背后都是所有医护人员日常使用的基本实践和程序。如果始终遵循以下基本的感染控制措施，则可大大减少疾病传播的风险。

1. 手卫生

关于医护人员手卫生的第一份官方指南之一是由美国公共卫生部门发布的 1961 年培训影片。此后，许多科学研究、国家指南，甚至世界卫生组织（WHO）的最新全球指南已发表。在这 50 多年的历史中，不变的是手卫生是防止 HAI 传播的最重要方法。手卫生是为减少在正常皮肤表面层定植的暂时菌群而采取的措施。在与患者直接接触或接触受污染的环境表面时，HCW 接触到暂时菌群，如果手卫生不充分或遗漏，则可通过交叉污染将其传给其他医护人员、患者，甚至同一患者。手卫生经常被认为是减少卫生机构中传染性病原体传播的最重要的一种做法，它显然是标准预防措施的基本要素。

世界上大多数医护人员都知道手卫生在外科手术中是必须的。医护人员也会通过扶起患者、量脉搏或血压、接触线性加速器手控器和键盘、触摸患者的手、触摸患者的长袍或床单而接触到瞬时致病菌群。而这些所谓的"清洁"活动也有助于整体 HAI 率，并且在每次活动后都需要洗手。

虽然肥皂和水仍然起着积极重要的作用，但我们现在有药物（抗菌）肥皂、酒精、氯己定、氯二甲酚、碘和碘伏、季铵化合物和其他消毒剂。其他焦点包括产品如何应用，需要什么体积，以及应该执行擦洗操作多长时间。洗手产品，特别是肥皂

框表 9-8 标准预防措施简介

手卫生

- 如果被血液、体液明显污染或在照顾了已知或疑似腹泻的患者后，请用肥皂和水洗手 40-60 秒。
- 除上述情况外，优先选择以酒精为基础的洗手液，因其使用方便且可减少皮肤干燥。涂抹时应足以覆盖所有手部区域并揉搓至干燥（20-30 秒）。
- 即使戴了手套，也要在接触患者或执行无菌任务之前洗手。
- 摘下手套后以及与患者最后接触后应立即洗手。
- 在病人护理期间，如果双手要从污染部位转移到洁净部位，请洗手。
- 在接触患者所处位置附近的无生命物体（即治疗台）后应洗手。

手套

- 干净，无菌的手套足以应付大多数手术。
- 接触血液，体液，分泌物，排泄物及任何被污染的物品，黏膜或破损皮肤时，应戴手套。
- 在照料同一位患者过程中，若接触了潜在感染性材料，应更换手套后再行其他操作。
- 在接触无污染的物品、设备之前，应立即摘下手套并执行手卫生。

口罩，眼罩和面罩

- 在可能导致血液，体液，分泌物或排泄物飞溅或喷溅的过程中，请佩戴这些设备以保护眼睛，鼻子和嘴的黏膜。取下口罩时请勿用手触摸口罩正面。
- 执行无菌任务时应戴上口罩。
- 请勿将口罩和防毒面具混淆。

罩衣

- 清洁、无菌的罩衣足以满足大多数情况。
- 穿上罩衣以保护皮肤并防止在可能溅水或喷雾的地方弄脏衣物。
- 立即换掉弄脏的罩衣。

针头安全

- 可以选择文身时戴手套（目前尚无专业共识）。如果文身过程中可能有出血或手部皮肤有破损，应戴手套。
- 用酒精清洁、擦拭并让区域干燥。
- 即使更换了针头，也切勿使用同一注射器进行文身。
- 将注射器和针头放入利器容器中。

患者护理设备

- 小心处理用过的物品 / 设备，以防止病原体传播。
- 在其他患者使用可重复物品之前，应对可重复使用的物品进行清洁、消毒或再处理。

环境控制

- 这涉及对环境表面（例如治疗床，治疗设备和其他经常触摸的表面）的日常护理，清洁和消毒。

麻布

- 小心运输和处理所有沾有血液，体液，分泌物或排泄物的麻布，避免病原体传播。

职业健康和血液病原体

- 使用尖锐物品或提沉重的放疗设备时，应防止受伤。
- 请勿重新盖好用过的针头；不要用双手接触用过的针头，也不要将针头指向身体的任何部位。
- 使用接口管，复苏袋或其他通气设备替代口对口复苏方法。

呼吸卫生 / 咳嗽礼仪

- 从进入医院开始直至整个访视期间，应采取措施以隔离有呼吸道感染症状 / 体征的患者 / 陪同人员。进入医院时，为咳嗽的患者提供口罩。
- 张贴标志告知打喷嚏或咳嗽时应掩盖口鼻。提供纸巾和非接触式垃圾桶以进行垃圾处理。
- 在整个医院中应提供酒精消毒剂，以供工作人员和访客使用。
- 将污染环境或不能（或不能指望）协助保持卫生的患者安置在单独的房间或区域。

修订自Centers for Disease Control and Prevention: Guide to infection prevention in outpatient settings: minimum expectations for care. In Prevention CfDCa, ed: Health associated infections, 2011. Available at http://www.cdc.gov/HAI/settings/outpatient/outpatient-care-guidelines.html. Accessed July 24, 2014

和其他洗涤剂对皮肤的刺激可以通过添加润肤剂和保湿剂来解决。无论最终选择还是最新建议，医护人员使用的防腐卫生产品都受到 FDA 的监管。

表 9-7 和框表 9-9 和框表 9-10 概述了 CDC、HICPAC、美国卫生保健流行病学协会（SHEA）目前认可的建议，适用于感染控制和流行病学（APIC）和美国传染病学会（IDSA）的专业人士。在框中输入的数据也符合 2009 年世界卫生组织关于洗手文件中的建议，该文件由 100 多位国际专家编写。在表 9-7 和框表 9-9 中，重点放在最有可能的工作习惯上。放射治疗师会遇到这种情况。手术卫生程序也发生了很大变化。框表 9-10 显示了当前外科手消毒的重点。虽然分析了很多的研究和药物，但还需要进一步更新指南。

表 9-6　建议针对特定感染采取的预防措施类型

感染情况	预防类型 *
炭疽	S
艰难梭菌	S, C
白喉	S, D
埃博拉病毒†	S, C, D
流感（如果处于大流行/流行水平）	S, D
汉坦病毒	S
甲型肝炎	S
——若有使用尿布或大小便失禁	S, C
乙型，丙型，丁型，戊型，G型肝炎	S
麻风	S
麻疹	S; A（若在一个房间共处超过2小时）
猴痘	S, C; A（直到天花被消除）
多重耐药生物（MRSA，VRE，VISA / VRSA，ESBLs，耐药性肺炎）	S, C
腮腺炎	S, D
诺如病毒（游轮，学校等）	S; D（如果有使用尿布、大小便失禁或呕吐）
百日咳（咳嗽）	S, D
肺炎球菌性肺炎	S
SARS	S, A, C, D
天花	S, A, C
金黄色葡萄球菌（非MRSA）	S
——如果有皮肤伤口、烧伤	S, C
A组链球菌	S, D
——如果有皮肤伤口、烧伤	S, C, D
——如果是肺炎	S, D
风疹（德国麻疹）	S, D
结核	S, A, C
——肺外（引流性病变）	S, A, C
——肺部或咽部	S, A
水痘（水痘，带状疱疹）	S, A, C
病毒性（其他常见）	S

修订自Siegal JD, et al: 2007 guideline for isolation precautions: preventing transmission of infectious agents in healthcare settings, 2007. Available at www.cdc.gov/hicpac/2007ip/2007isolationprecautions.html. Accessed January 13, 2015

*预防类型：A，空气传播预防措施；C，接触传播预防措施；D，液滴传播预防措施；S，标准预防措施。每当A,C和/或D是必需的，也应同时实施S措施。标准预防措施（S）意味着根据医护人员与患者互动的暴露程度和性质，采用手部卫生，手套，口罩，护目镜或面罩等预防措施。 预防级别与死亡率无关

†根据迄今为止的研究

表 9-7　手卫生的注意事项

如何洗手	适应证
• 使用酒精类的洗手液：对皮肤刺激性不强，对大多数常规护理更有效。	• 污渍不明显 • 在与患者或患者所在环境的日常接触中 • 在与患者直接接触之前 • 在插导尿管或进行其他非手术的有创操作前 • 在接触患者无创皮肤后（例如，举起或握手） • 在护理同一患者过程中，从受污染的身体部位移至“干净”的身体部位时 • 在接触了患者附近的物体后（包括医疗设备，床栏，轮椅，治疗床等） • 摘下手套后
• 用水和肥皂洗手（普通或抗菌型）	• 被血液或其他体液 / 排泄物明显污染的，有黏膜接触，皮肤受损，接触伤口敷料等 • 进食前 • 使用厕所后 • 照顾已知患有艰难梭菌或腹泻的患者后
• 除非另有说明，否则在商店 / 超市中售卖的有香味的非酒精类洗手液均未经 FDA 批准 • 酒精类洗手液易燃，应在规定的区域内存放	

修订自 World Health Organization: WHO guidelines on hand hygiene in health care: first global patient safety challenge, clean care is safer care, 2009. Available at whqlibdoc.who.int/publications/2009/9789241597906_eng.pdf. Accessed January 13, 2015; and Centers for Disease Control and Prevention: Guideline for hand hygiene in health-care settings: recommendations of the Healthcare Infection Control Practices Advisory Committee and the HICPAC/SHEA/APIC/IDSA Hand Hygiene Task Force, MMWR 51:1-44, 2002

框表 9-9　非手术手部卫生的技巧和特点

以酒精为基础的洗手液	肥皂（洗涤剂）和水洗
• 基于成本、有效性成为目前的金标准（但需要洗手的临床情况除外） • 涂于手掌上，并擦拭以覆盖手和手指表面 • 揉擦至完全干燥 • 使用制造商指定的量 • 装在口袋大小的容器中 • 比水和肥皂更少引起皮肤刺激和干燥	• 用不烫的水打湿手 • 涂抹肥皂等，覆盖全手和手指表面 • 用力摩擦双手至少 40-60 秒（摩擦力有助于去除微生物） • 冲洗干净（多用水可以清除更多的微生物） • 用一次性毛巾轻拍皮肤直至完全干燥（干燥时摩擦会刺激皮肤） • 用纸巾帮助关闭水龙头 • 肥皂可能是固态，液体，粉末状 • 使用过酒精洗手液 10-15 次后，应用肥皂水洗手 • 之后应使用乳液 / 乳霜，以减少皮肤刺激

修订自Centers for Disease Control and Prevention: Guideline for hand hygiene in health-care settings: recommendations of the Healthcare Infection Control Practices Advisory Committee and the HICPAC/SHEA/APIC/IDSA Hand Hygiene Task Force, MMWR 51:1-44, 2002

框表 9-10　手术洗手消毒

- 开始擦洗之前，取下戒指，手表和手镯
- 使用具有“持续活性”的抗菌肥皂或酒精消毒剂（即可以长时间有效）
- 按照制造商建议的时间（通常 2 至 3 分钟）擦洗手，指甲，手指和前臂。不需要更长的时间（例如 10 分钟）
- 如果使用酒精类消毒剂，则在使用之前，应先用非抗菌肥皂预洗手和前臂以去除孢子，并彻底干燥
- 戴无菌手套之前，手，手指和前臂应彻底干燥
- 不再建议使用刷子进行擦洗。可以使用刷子和海绵，但不再硬性要求，因为它们会刺激皮肤

修订自Centers for Disease Control and Prevention: Guideline for hand hygiene in health-care settings: Recommendations of the Healthcare Infection Control Practices Advisory Committee and the HICPAC/SHEA/APIC/IDSA Hand Hygiene Task Force, MMWR 51:1-44, 2002; and World Health Organization: WHO guidelines on hand hygiene in health care: first global patient safety challenge, clean care is safer care 2009 (website). whqlibdoc.who.int/publications/2009/9789241597906_eng.pdf. Accessed January 13, 2015

洗手是减少医疗相关感染的最重要和最有效的武器。应勤洗手。

指甲是手上微生物群落的主要储存库，即使在强效洗涤后也是如此。指甲底部，即甲下区域，含有最多的微生物。禁用指甲油和人工指甲。研究表明，接触高风险患者的医护人员不应该使用指甲油和人工指甲。如今大多数医疗机构都有政策规定，指甲必须整洁并修剪成通常大约 1/4 英寸的长度，并禁止佩戴任何类型的人造指甲。医护人员应意识到，这不仅可以提高患者的安全性，还可以降低某些不必要的风险。

指甲应该是天然的、未抛光的、短的、整洁的。

另外值得注意的是，已有针对医护人员佩戴戒指的研究，以确定戒指佩戴者的细菌数量是否高于不佩戴戒指的。一些研究表明，戒指下面的区域更容易藏匿细菌。但目前还没有证实佩戴戒指会增加病原体的传播，因此没有做出推荐。建议在进行放射治疗任务时不戴戒指或减少戴戒指数量，并且要特别注意洗手液到达戒指下的皮肤区域。

随着血液传播疾病的发展，如孢子驱动的艰难梭菌相关性腹泻和多重耐药性生物体（MDROs）[例如耐万古霉素肠球菌（VRE）和 MRSA]，患者的法律行为以及与卫生保健相关的感染指出，手部卫生成为医疗保健和公众关注的焦点。患者和公众都非常清楚医护人员并不总是按照要求进行洗手。在一半以上的州，法律公开了特定医疗机构的感染率，因此，在机构层面上进行积极的洗手教育活动是非常值得的。世界各地的机构正在改进其对医务人员的教育和安全战略，以促进大家遵守洗手流程。一些机构监督员工的依从性，建议他们改进技术；其他机构在实现目标时奖励员工，在工作场所张贴海报，更换洗涤剂。一些机构还提供洗手液和面霜，以尽量减少手部刺激。

放射治疗师应在患者面前进行洗手，以让他们看到。应告知患者如果他们没有看到医护人员进行洗手，请随时提醒医护人员。如果患者提醒治疗师洗手，治疗师应该感谢提醒并立即进行洗手（即使他们刚洗过），决不能因此而恼怒。

2. 戴手套

戴手套有几个重要原因：一是为 HCW 提供保护屏障，防止他或她的手被严重污染；二是保护患者免受可能存在于 HCW 手上的任何微生物的影响；三是在接触患者后立即取下手套，那么手套就不会成为污染物感染其他患者。在 OSHA 要求机构提供手套并且要求在存在血液或体液接触时佩戴手套后，手套成本和手套使用量大幅增加。

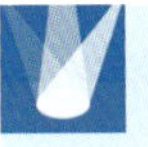

为医疗目的而制造的手套需要经过 FDA 评估和批准

戴手套并不能保证安全，因为它们的制造缺陷太小而无法看到，并且很容易被撕裂或刺破。在去除手套时，手容易且不知不觉地受到污染。由于这些原因，CDC 指南规定在取下手套后应及时清洁双手。

手套通常由乳胶、天然橡胶或合成材料（例如乙烯基、腈和氯丁橡胶）制成。随着手套使用频率的增加，人们很快意识到，越来越多的医护人员对乳胶敏感甚至过敏。手套必须以粉状乳胶、无粉乳胶或合成乳液的形式提供，以适应对胶乳敏感的医护人员。虽然一对通常就足够了，但请注意乙烯基手套的失败率较高。使用石油基润手乳液或乳膏与乳胶屏障保护有负相关，因此，不要留尖锐或粗糙的指甲，因为它们容易产生无法在视觉上检测到的裂痕。

在操作手柄和卧榻控制器、操作加速器控制台、接听电话、推开门关闭按钮或接触任何其他治疗配件之前，应始终取下手套。治疗团队通常由两名治疗师组成，因此一名治疗师可以在协助患者后取下手套，充当负责处理设备的“清洁”治疗师。或者，两位治疗师都可以根据需要取下手套，并在需要时换上另一对手套。

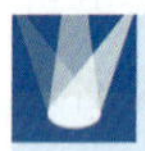

在护理患者时戴上手套，但在处理加速器控制器或其他物体时不戴手套。取下手套后洗手。

3. 口罩、呼吸防护、眼睛保护和面罩

戴口罩有 3 个目的：①医护人员佩戴可以保护他们免于接触传染性物质；②咳嗽患者佩戴可以保护医护人员；③医护人员在执行无菌操作时佩戴以保护患者。口腔、鼻、眼和受损面部皮肤（痤疮）的黏膜均可作为感染的入口。有两种口罩类型：手术用口罩必须具有防水性且经 FDA 批准，隔离用口罩不防水也不用经 FDA 批准。如果手术（例如吸痰、支气管镜检查）会导致血液、体液、分泌物或排泄物飞溅，则需要佩戴护目镜和面罩；不宜使用个人眼镜。呼气换气会导致布面罩或纸面罩逐渐变湿。由于传染风险会随着湿度的增加而增加，因此应根据需要及时换用干燥的面罩。医护人员需要接受移除面罩、护目镜的培训。OSHA 有关血源性病原体的规定强制要求医务人员在可能产生飞溅或喷雾的操作期间佩戴口罩、护目镜和面罩。不应将面罩与颗粒呼吸器相混淆。

4. 颗粒防护面罩

一种称为“微粒防护面罩”的特殊装置，可防止由小液滴核组成并通过空气传播的病原体。OSHA 和 CDC 需要呼吸器经过综合测试，由 NIOSH 认证的 N95 或更高级别的微粒过滤式呼吸器，需要教育培训和定期的重新评估。颗粒式呼吸器有多种类型，简要描述于框表 9-4 中。医护人员每次都应进行密封检查。颗粒呼吸器在 1989 年首次被推荐用于结核病，且继续被推荐用于结核病、生物恐怖症炭疽、小痘、禽流感（禽流感）、严重的急性呼吸道病毒（SARS，起源于中国），以及其他新发生的传播数据有限的出血性发热。

5. 白大褂和防护服

白大褂作为医护人员穿在制服或普通服装外的保护屏障。为了保护衣服和皮肤，应提前预估到污染液体的数量，以选择普通布料或防水布料。当存在或预期存在飞溅或大量液体时，还需要在腿部和颈部加用覆盖物、靴子或鞋套。

6. 患者安置

任何感染控制计划的一个重要组成部分是指定患者是否拥有单独房间。当涉及直接接触或间接接触传播病原体时，当患者有不良卫生习惯，污染环境或不能期望其参与感染控制时，需要将其放置在单独房间。如果没有单间，则可以将有相同感染病原体的患者安置在一起。特殊空气处理和负通风的单间在空气传播疾病中很重要，并被称为空气传播感染隔离室（airborne infection isolation room, AIIR）。在放射治疗中，不可能有私人直线加速器室，但如果患者患有感冒或者带状疱疹等疾病，可以提前给医护人员打电话，医护人员可以安排单独的入口或安排在其他时间再来，以便他们不会坐在候诊室暴露于其他人。

7. 传染病患者的运输

为降低传染风险，除非有非常重要的事，传染病患者都需要离开他们的房间。如还有必要的程

序要走，患者应戴口罩，穿上任何对其携带的特定病原体具有隔离作用的衣物。并提前通知执行程序的人员，以便他们准备接收患者。患者应接受有关如何帮助防止病原体传播给他人的指导。如果患者被送往门诊放疗，医护人员需要了解其所在医院或护理中心的病历。

8. 患者护理设备和用品

用于患者护理的设备和物品需要在受到污染后进行适当处理。许多物品是一次性的，而其他物品可以在再加工后重复使用。处置或再处理的方法取决于相关疾病的严重程度、相关病原体的环境稳定性、物品的物理特性以及机构的感染控制计划。如果一次性物品很锋利并且可能造成伤害，则必须在使用后立即将其置于防刺穿容器中以符合 OSHA 标准。其他物品可以简单地装袋。如果袋子坚固且不受外面污染，则只需要一个袋子；如果没有，则使用两个袋子。可以重新处理的项目分为三类：临界、半临界和非关键，本章后面的部分将对此进行介绍。

9. 清洗房

每位患者应始终使用干净的枕套或床单。如果以防止病原体传播的方式处理、运输和洗涤污染的衣物，则受污染的衣物传播的风险非常低。联邦标准规定，使用衣物应尽可能少地移动，并装袋或放在使用它的地方的容器中。对于放射治疗部门，这意味着在所有治疗室、更衣室和检查室都应放置容器。如果衣物被污染或弄湿，应戴上手套将衣物放入袋中，以防止浸透或渗漏。受污染的衣物还必须放在带标签的或红色的袋子里，除非医疗机构将所有衣物视为污染的且所有员工都知道这种做法。商业洗衣店经常使用温度为 160° F 的水和 50 ～ 150 ppm 氯漂白剂用于严重污染的床单。对于家庭洗衣，使用尽可能热的水，尽量买比较耐热的织物。许多治疗中心建议医护人员脱掉工作鞋并将其放入停车场，然后在进入汽车之前换一双干净的，以避免将传染性病原体带到家中。回家后，及时更换工作服并使用单独的洗衣篮也是一种明智的做法。

10. 常规清洁环境

患者使用后的物件应该按照与标准预防措施相同的方式进行清洁，除非病原体或环境污染的数量需要特殊操作。除了常规清洁外，可能还需要具有特定病原体的消毒剂，这些病原体能够长时间在无生命环境中存活。每次患者接触后，应清洁治疗台和支撑架、脚凳手柄、俯卧枕、胸板、头部和颈部支撑以及多个特定患者使用的任何其他定位装置。

清洁的方法和清洁或消毒产品的选择应根据设备制造商的要求以及感染护理专家的建议进行，并归为暴露控制计划的一部分。

治疗每一位患者后都需要清洗。擦拭患者接触的任何物品。

11. 血液或体液溢出

应立即清理血液或体液溢出物。OSHA 未指定特定程序或单个特定消毒剂。应使用环境保护局（Environmental Protection Agency, EPA）批准用于医院使用的消毒剂或 1:10 新鲜的家用漂白剂（次氯酸钠）溶液，1 份漂白剂和 10 份水。家用漂白剂抗菌谱广，价格低廉，作用快；但是，它具有腐蚀性且相对不稳定，因此必须保持新鲜才能有效。它也与有机物相互作用，这意味着它在杀死微生物后变得无用。产品的选择应该在暴露控制计划中。

12. 学生教育

学生应在专业教育的最早阶段接受血液和体液指导。应在积极参与教育的临床部分之前对 OSHA 规则和法规以及医疗机构感染控制计划和危险材料计划进行全面了解。在一些教育计划中，学生需要轮转多个医疗机构。学生在参与之前必须对这些课程完全熟悉。学生必须立即向临床监督员报告任何已知或可能的血液临床暴露情况，然后迅速联系教育项目官员。

医护人员拥有合法权利要求雇主提供适当的

保护措施。OSHA 通过在全国范围内促进安全健康的工作条件，保障员工工作安全和健康，且立法措施也已到位。医护人员可以合法地拒绝在真正不安全的条件下工作，并有权坚持使用防护设备，但如果他们希望自己的权利受到保护，他们就不能离开工作。医护人员必须将不安全的情况告知雇主。如果雇主没有回复，雇员应联系 OSHA 提交投诉并要求进行调查。OSHA 将根据要求对投诉员工的姓名保密。在投诉之前，医护人员应该确保不安全状况确实很严重（情况可能导致死亡或严重伤害）。报复行为是违法的。

相反的情况也可能发生。有时医护人员可能有不合理的担忧且过于谨慎。例如，某些医护人员拒绝靠近 AIDS 病毒感染者或 AIDS 患者，或坚持要求穿着不必要的全身防护装备。这种反应通常是由于缺乏对医护人员进行传播风险和适当保护措施的教育所致。雇主应让医护人员表明担心和看法，然后用便于理解的表述向医护人员提供必要的科普教育。医护人员不能因误解或向 OSHA 投诉过而受到任何形式的解雇或歧视。认为自己受到歧视的医护人员应在涉嫌受到歧视行为的 30 d 内向其最近的 OSHA 办公室提出投诉。但是，如果在调查后发现医护人员是在被认为合理安全且有适当保护措施下仍拒绝为例如 AIDS 患者提供医疗服务，那么雇主就有权解雇该医护人员。

如果发生职业性获得性感染，医护人员也拥有合法权利。每个州确立的工人赔偿法都是为了保护雇员。医护人员必须是在其工作范围内导致的残疾或被杀，才能要求补偿。例如，在午餐时间从医院的十七楼跳下则不能获得补偿，因为它超出了放射治疗师的工作范围。在大多数情况下，除了赔偿要求之外，医护人员无权提出疏忽或刑事诉讼，除非他们能够证明其雇主故意忽视感染风险。医护人员还必须能够确定感染实际上是在工作中获得的，而不是在社区中获得的。

医护人员另一个非常重要的权利就是绝对保密。为了保护隐私，大多数医疗机构采取特殊措施，避免将医护人员的“患者”信息放在其他员工可以访问的地方。此外，这种诊断也不会放在计算机化的信息系统上。

十二、中心服务部门的地位

由于对血源性病原体和新出现疾病的关注，许多医疗中心选择将医疗用品和设备的处理权留在专家手中。一些放射治疗中心现在发送需要消毒的物品进行处理，并聘请专家顾问进行现场检查，以查看所需物品，推荐适当的产品，编写感染控制性能协议，并进行员工在职培训。在大型医疗机构中，这一专业领域通常被称为中心服务部门或中心供应室。中央服务部门（CSD）负责准备、处理、分类和分发患者护理所需的医疗用品和设备。这个中心占地位置经济实惠，并且根据 TJC 标准受到严格的质量控制。TJC 的认证适用于传统医院和门诊医疗机构。几个主要的癌症中心都经过认证并挂网。

对学生或员工而言，参观一个医疗机构的 CSD 是非常有启发性和教育性的体验。污染设备首先由经过培训的、穿着特殊的工人进行预清洁和净化。穿着的特殊衣物包括防水围裙和面罩等。再处理包括装置拆卸并发送设备通过类似于商业的洗车间，完成预浸循环、洗涤循环和干循环。然后通过最合适的方法制备灭菌器械。理想情况下，每个需要消毒的包装都标有控制编号，以防需要召回任何物品。标签上可以识别使用的灭菌物品、负载、灭菌的时间和日期、失效日期，有时还包括包装它的个人（图 9-6）。

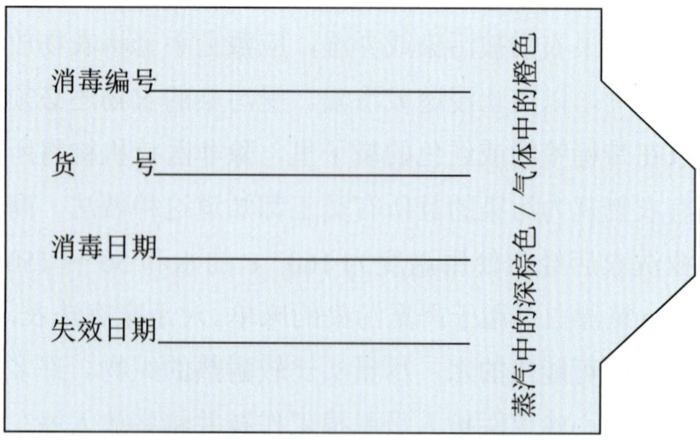

消毒编号__________
货　　号__________
消毒日期__________
失效日期__________
蒸汽中的深棕色 / 气体中的橙色

图 9-6　灭菌标签用作中央服务部门质量控制计划的一部分。如果必须调用某个项目，则可以通过其控制编号对其进行跟踪

包装经过杀菌或消毒后，应尽可能少地处理，并存放在低流量、干净、干燥、封闭的区域。如果物品与某物接触并弄脏，掉落在地板上，暴露在潮湿环境中或被物理渗透，则被视为污染且不应使用。无菌物品应远离地板、天花板、外墙、通风口、管道、门和窗户。温度应约为 75° F（24℃），相对湿度不超过 70%，每小时进行 4 次空气交换。封闭式搁板优于抽屉，因为打开或关闭抽屉时损坏灭菌包装的风险更大。如果无法选择封闭式机柜，则开放式货架是一种可行的解决方案。在消毒过的包装上放置指定的无菌塑料防尘罩可以减少污染的机会。

每个医疗机构确定消毒物品的储存时间，并确定是否与事件有关。确定保质期的重要因素包括包装材料和开放式或封闭式货架设计，两者结合起来比时间更重要。在打开灭菌包装后，将使用无菌技术并检查失效日期。按包装日期先后顺序，应首先使用尚未过期的旧项目。商业化的消毒用具应在供应商提供的失效日期后丢弃。

十三、灭菌和消毒技术

一般而言，医疗用品和设备可根据物品的使用情况分为不同风险类别。关键物品是指插入身体正常无菌区域或血液中的产品或器械，必须无菌使用。此类别中的项目包括针头、手术器械、导尿管和植入物。中度危险品是指那些与黏膜表面接触但通常不穿透身体黏膜表面的物品。非接触性皮肤也包括在该组中。该组中包括的项目包括内镜、温度计、喉镜和麻醉设备。最好对此类物品进行消毒，但也可以使用高级别灭菌。非关键物品通常不会接触患者或仅接触患者完整的皮肤，因此，它们不需要是无菌的。此类别包括桌面、便盆、拐杖和血压袖带等物品。

美国食品和药物管理局（FDA）要求出售带有明确指示的医疗器械，说明器械是单次使用还是可重复使用的物品。如果是可重复使用的设备，需提供重新加工的程序。重复使用被标记为一次性使用的物品是一个在监管、道德、医疗、法律和经济问题等多方面有争议的话题。2000 年，FDA 要求选择再加工单一用途物品的医院或其他第三方加工商将受到与原始制造商相同的严格程序并承担风险。重复使用规则继续改进。对于最新的要求，医护人员应参考 FDA 关于该主题的出版物。

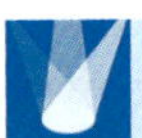
关键物品、临界物品和非关键物品是用于对医疗设备利用的污染风险进行分类的标签。

灭菌是一种破坏所有微生物生命形式的过程，包括抗性孢子。可以通过物理或化学过程实现灭菌。消毒没有程度之分，物品要么是消毒的，要么是未消毒的。用于灭菌的过程包括加压蒸汽、干热、低温灭菌（环氧乙烷气体、过氧化氢气体等离子体、臭氧）和特定液体化学品（过氧乙酸浸泡）。

消毒是一种减少微生物生命形式的过程，范围从高水平消毒到中级消毒甚至低水平消毒。低水平消毒是清洁的同义词。高水平消毒是消除了所有微生物的生命形式，除了有大量细菌孢子或细菌的情况。中级消毒杀死结核菌、大多数病毒和大多数真菌，但不杀死大多数细菌孢子。低水平消毒可以灭活大多数细菌、某些病毒和一些真菌，但对结核菌和细菌孢子几乎无效。要记住的重点是消毒过程无法消除某些微生物的生命形式。在医疗保健环境中，通常通过使用液体化学品或巴氏灭菌（非常热水）来实现消毒。

防腐剂与消毒剂不同。防腐剂是使用于皮肤表面的抗微生物物质。灭菌和消毒的方法在下文中提到，其在生物灭菌剂、生物灭菌作用、灭菌剂和微生物之间的接触以及处理的严重性方面不同。如果在此过程之前没有进行细致的清洁，那么无论灭菌或消毒这两个过程都不可能成功。一个基本的前提是，在简单清洁后剩余的微生物越少，需要杀灭的就越少，从而增加了安全边界。在灭菌或消毒过程之前，使用简单分类、拆卸、浸泡、擦洗和刷洗、冲洗和排水或干燥。在不充分的清洁和处理之后残留的异物通常使物品无法使用。

1. 加热

使用加热、潮湿或干燥，是破坏微生物最可

靠、实用和经济的方法。沸水（100℃，212°F）可能是最古老的方法。虽然沸腾大大减少了微生物的数量，但它不会破坏所有的微生物，如孢子，因此沸腾适合灭菌而不是消毒。实际上，低温煮（50～70℃，122～158°F）足以杀死大多数病毒、细菌和真菌。AIDS 病毒在 60℃（140°F）的湿热条件下在 30 min 内被破坏，温度远低于沸水要求。热水巴氏杀菌是一种使用温度为 63℃（145°F）的水 30 min 的过程，但同样必须强调的是，这不是一种消毒过程。

高压蒸汽只要温度和时间合适，就能够摧毁所有生命形式。旧式的教科书通常引用特定的时间、温度和压力组合。但实际上，蒸汽灭菌是一种反向关系，许多组合同样有效。因此，蒸汽灭菌类似于用于治疗癌症的各种时间 - 剂量关系。简而言之，蒸汽灭菌所需的时间会随着温度的升高而降低，但不应使用高于 134℃（273.2°F）的温度。蒸汽灭菌器通常被称为蒸汽自动装置，可以描述为封闭的金属腔室。自动夹具可分为两大类：重力位移和高速预真空装置。重力位移型使用较低的温度 121℃（250°F）。但需要更长的曝光时间 30 min。预真空类型使用 132℃（270°F）4 min。这些时间 / 温度组合是包装物品的标准建议，代表时间最小值。蒸汽灭菌是医疗保健设施中最常用的灭菌方法，因为它成本低，没有有毒残留物，并且可用于对各种各样的材料进行灭菌。干燥周期是在暴露于蒸汽之后进行的。通常是高压灭菌周期中最慢的部分。

所有生命形式在压力为 30 磅 / 平方英寸（psi）121℃（250°F）的蒸汽中都会死亡，除了可引起克雅病的朊病毒（蛋白质感染性粒子）。在此温度和压力下持续 15～20 min 足以杀死大多数生命形式；然而，耐热的 Creutzfeldt-Jakob 试剂需要在重力置换装置中在 132℃（270°F）的温度下暴露 1 h。

朊病毒一词，由 SB Prusiner 在 1982 年提出（他获得 1997 年诺贝尔奖），是用于描述由蛋白质组成但缺乏可识别核酸的独特的传染性 CNS 试剂。朊病毒的功能尚不完全清楚，它由长链蛋白质组成，是大脑和其他组织的正常成分。只有当它们变坏并开始将自身折叠成不同于其正常结构的三维结构时，它们才会引起疾病。朊病毒疾病不引发免疫反应，是局限于中枢神经系统的非炎症病理过程，其潜伏期长达数年，且通常在诊断后 1 年内导致死亡。CJD 的症状表现为快速进展的痴呆症，导致昏迷然后死亡。没有治愈方法。一种比较有名的朊病毒变异的 CJD 相关疾病是牛海绵状脑病，通常被称为疯牛病，通过受污染的牛肉产品传播给人类。CJD 与角膜移植、硬脑膜图、垂体生长激素注射和其他神经外科手术相关。已有医护人员因职业暴露而死亡，因此应特别注意脑组织和中枢神经系统液体的接触暴露。

另一种称为终端灭菌器（以前称为闪蒸灭菌器）的设备可用于紧急情况（但不能用于 CJD 再处理）。该设备在 132℃的温度下操作，在 27～28 磅的压力下（如果是重力设计）暴露 4 min 或特定制造商对该装置或要闪光的仪器的要求。不应为了节省时间或购买额外的替代品，而将闪光高压灭菌用常规高压灭菌程序替代。

棉织物和特殊的蒸汽可渗透塑料或纸可用作包装材料。为任何灭菌方法选择合适的包装材料所必需的其他标准包括抗穿刺和撕裂、微生物渗透以及没有有毒或生物有害颗粒。在包装用于蒸汽灭菌的物品时必须小心，以确保蒸汽可以到达特定物品的所有表面和空腔。例如，盖子必须从容器中取出，许多物品可能需要拆卸。包装中的物品必须松散地布置，因为过度包装可能会导致非灭菌。

蒸汽灭菌也有其局限性。具有尖点（例如针）或切割边缘（例如手术刀）的器械可能会变钝。某些金属也可能发生氧化和腐蚀。粉末和油产品不应自动进行，因为蒸汽难以渗透这些物质。许多产品如橡胶和合成聚合物对热敏感并且可能熔化或变质。其他产品，例如可注射溶液，在经受高热水平时可能失去其生物学有用性。

由于包装注意事项、包装材料的差异、产品对热的敏感性以及 TJC 质量控制标准，任何负责蒸汽灭菌或任何灭菌方法的人都需要全面的知识。鉴于这些原因，消毒最好由专家或 CSD 的员工完成。但一些中心在没有专家建议的情况下开展消毒工作。总而言之，蒸汽灭菌技术以及压力、温度和时间的组合也受到要破坏的微生物类型、仪器和使用单元的影响。

干热也用于灭菌。虽然自一次性注射器和针头采用其他方法消毒后，其使用量急剧下降，但干热对于可重复使用的针头、玻璃注射器、锋利的切割器具和钻头、粉末和油性产品以及暴露在潮湿环境中易氧化或腐蚀的金属仍然有用。干热的优点是它能够渗透固体、非水粉末或油和密闭容器。这些装置易于安装且运行成本相对较低。与蒸汽相比，它的主要缺点是需要更高的温度和更长的暴露时间才能实现灭菌。通常引用的温度为 150℃（300° F），持续 150 min，160℃（320° F）120 min，170℃（350° F）60 min。类似于在家用烤箱中烹饪，铝箔或铝制容器通常用于包装。对热敏感的物品应通过其他可用技术进行消毒。

焚烧是另一种形式的热量，经常用于处理医疗保健环境中产生的生物危害废物。一些焚烧炉位于医院内，但大多数焚烧炉远离医院、住宅区和高利用率建筑物。由于焚化炉通常位于一定距离之外，因此需要特殊的车辆将生物危险废物运输到焚化炉现场。最后需要注意的是，应该停止所有使用玻璃珠“灭菌器”的行为，因为它们未经 FDA 批准。

2. 气体

气体消毒器可用于不能承受高温的医疗产品，如内镜和塑料制品。在过去的几十年中，由于使用了大量不能承受高温暴露的仪器和产品，因此使用天然气变得越来越重要。然而，最近尽管天然气仍然被广泛使用，但由于环境问题，清洁空气法案以及 EPA 和 OSHA 监督，正在引入新方法。气体是比干热或湿热更复杂和昂贵的方法。环氧乙烷（通常写作“ETO”）是大多数气体灭菌器中使用的气体。过去，ETO 与氟利昂混合，但由于氟利昂对臭氧层的有害影响，二氧化碳（CO_2）现在是首选添加剂。只有合格的专家才能尝试使用气体灭菌器，因为这些气体会产生火灾和爆炸危险。气体消毒器配有特殊的探测器，可在发生燃气泄漏时提醒人员。

截至 2010 年 2 月 28 日，由于 ETO 对人类的致突变性毒性作用，产品必须在同一腔室中进行充气和气体运输。包装通常在 37 ～ 63 ℃的温度下暴露于 ETO 混合物中。然后在 50 ～ 60 ℃下充气 8 ～ 12 h。高气流用于消散任何残留的 ETO，因为它可能导致组织灼伤。气体不应用于对无法承受的产品进行低热消毒。

回顾一下：气体更慢，更昂贵，并且有可能存在有毒残留物。很少有医院有环氧乙烷灭菌器。大型医疗机构经常合作并向中小型医疗机构提供气体灭菌通道，以协助降低成本。气体灭菌不适用于包装在不透气包装纸中的液体或产品。产品可以用与蒸汽灭菌相同的包装材料包裹。

自 1993 年上市以来的过氧化氢气体等离子体装置由高度充电的真空状态的气体组成。产生的自由基与微生物相互作用以破坏它们。整个过程需要 28 ～ 75 min，取决于模型的新程度以及模型是否经过 FDA 批准。这些材料不产生有毒排放，因此不需要必要通气。现在仍然存在一些技术相关的问题。它们不能用于基于纤维素的产品，例如纸和麻布，并且可能无法穿透小流明的光，因此它们的使用受到许多物品的限制。

3. 臭氧

臭氧在 2003 年 8 月被 FDA 批准用于灭菌，单位使用美国药典（USP）级氧气，电力产生蒸汽水质，然后使用灭菌剂转化为氧气和水蒸气，在排入室内之前通过催化剂进行灭菌。循环持续时间约为 4 小时 15 分钟，30 ～ 35℃。该工艺可用于不锈钢、钛、陶瓷、玻璃、聚氯乙烯、硅和其他材料。低温、无毒排放、无通气残留使其成为许多物品消毒的有吸引力的替代品。

4. 辐射

虽然不是常规用于医疗保健环境，但电离辐射在商业中广泛用于不耐热的医疗产品和设备。常使用来自钴 -60 源或线性加速器光子和电子束的 γ 射线束。电子因其穿透性较差，在使用中受到更多限制，并且通常不使用超过 10 MV 的光子束，因为它们可诱导显著的放射性。极高的吸收剂量（kGy）是必要的，因为微生物比人类对辐射更具抵抗力。

灭菌所需的时间取决于装置的剂量率和所需的吸收剂量。包装材料和其中包含的产品经过灭菌。当辐射被用作药物的消毒剂时必须小心，因为它可能通过破坏化学键引起化学变化，从而使一些药物失活或改变。一个有趣的学生项目是检查商业准备的包装，用于各种一次性使用的无菌（一次性）产品，以查看有多少被照射。

辐射灭菌用于锶 -90（^{90}Sr）涂药器的自动固化。在对眼睛的翼状胬肉进行锶治疗后，将涂抹器的放射性末端擦拭无菌酒精垫以除去任何生物碎片，然后用无菌水冲洗。典型的 50 mCi 锶 -90 源发出的表面辐射输出大约为每秒 50 cGy，这个速率足够高，可以在 24 h 内以超过 400 万 cGy 的剂量对自身进行灭菌。

非紫外线（UV）和红外线或微波等非离子化辐射也能够杀死微生物，但波长太低而不能进行任何显著的渗透。紫外线源价格昂贵，需要持续的服务和维护，因此，除少数极其有限的应用外，它们不用于灭菌目的。当湿度保持较低时，大多数病毒和细菌很容易被紫外线杀死。UV 源已经用于 TB 隔离区域、手术室和烧伤单元，以将微生物浓度保持在环境空气和一般表面环境中。微波装置未经 FDA 批准用于灭菌。

5. 化学液体

使用化学品进行灭菌或消毒可能是一个相对简单的过程。可以将物品放置在足够深的盆中以完全浸没它，小心地确保化学品可以到达所有内表面和外表面、孔和裂缝。应注意确保化学品不会损坏待处理的物品或含有化学品的外包装。最困难的部分是选择最好、最合适的化学品。因此，放射治疗师应联系合格的 CSD 专家，以便在选择使用产品和方案时提供意见。

化学品具有极其广泛的抗微生物作用并且对时间敏感。很少有人可以真正消毒，绝大多数不能，而那些可以称为化学消毒剂。FDA 对用于处理关键和半临界医疗设备的防腐剂和消毒剂（化学和气体）进行管理。EPA 规定环境表面使用的消毒剂和非医用化学消毒剂（如床栏、桌面和地板）。

好消息是，没有数据显示抗生素耐药细菌（即 MRSA、VRE）比普通细菌更难杀死。大多数化学品显示更高的浓度会缩短杀灭时间。许多需要特定的比例与水结合，大多数组合时的杀灭效率高于单独使用时的杀灭效率。每种化学物质都有自己最短的杀灭时间，必须观察到化学物质的有效性，因此医护人员应仔细阅读标签。现在许多州都规定了医疗消毒剂的处理；有些可以以有限的浓度从排水管中排出，有些不能通过排水管处理掉。因此，医护人员必须了解其特定州的治疗规定。

CDC 不能认可特定产品，但它可以为选择产品提供指导。APIC 和 AAMI 等其他专业团体也发布了极为有用的指导方针。制造商还负责提供有关产品再加工生产的建议。因此，用于特定项目的化学品基于专家指南、科学文献和制造商产品信息。仅依靠标签是不够的，有时甚至是误导性的。因此，应谨慎使用诸如“医院强度消毒剂”之类的措辞。术语“医院消毒剂”是优选的，因为它表示更高水平的消毒。

许多化学产品的标签上可能有其他术语，可提供有效的有用信息。例如，杀菌剂能够杀死微生物（细菌）但不指定何种细菌。术语抑菌剂用于描述抑制细菌生长但不一定杀死它们的药剂。杀菌剂具有杀灭非孢子细菌、杀真菌剂具有杀灭真菌及其孢子的能力，杀孢子剂可以杀死细菌孢子，杀病毒剂可以使病毒无感染，杀结核菌剂可以杀死结核菌和其他耐酸细菌。在哮喘患者和其他患有肺癌或慢性阻塞性肺疾病等呼吸系统疾病的化学物质使用时，建议谨慎行事。以下文字涉及常用化学品。

寻找专家，了解您的治疗和模拟复位时应使用哪些化学药剂。始终遵循书面操作流程。

肥皂作为消毒剂的用途因其微弱的抗菌作用而受到限制。肥皂的主要优点是它有助于去除污染物。氯或氯化合物被广泛用作消毒剂，尽管如此它们对大多数微生物（包括 HIV 和 HBV）非常有效，它们对孢子无效并且具有刺激性气味。酒精、乙基或异丙基对孢子和一些病毒也无效。碘或碘化合物可具有杀孢子活性。此外，一些人对碘和碘化合物过敏。六氯苯可用于手术消毒，但不会杀死所有微生物。甲醛对大多数微生物有效，但其蒸汽极具刺激性。Alka-line 戊二醛如果暴露在足够长的时间内就能杀死孢子，但它有刺激性的气味并且对时间敏感，最终导致它失效。用于消毒的其他化学品是过氧化氢、邻苯二甲醛、酚醛树脂和季铵化合物。一些化学品，当陈旧和（或）过稀时，会促进而不是阻碍微生物的生长。一些化学消毒剂的作用极短，而其他化学消毒剂则在不同的时间内继续阻碍微生物的生长。据报道，使用消毒化学品会导致不良反应，包括过敏反应。

放射肿瘤检查室使用的内镜需要特别注意。在清洁柔性内镜之前，需要制定书面程序、文件化培训、试纸和个人防护装备。需要细致的护理以确保有效的质量保证过程，并且需要一个日志来指示所使用的内镜的程序、患者、日期、序列号或其他标识符，以及进行内镜检查的人。另一个特殊的请注意，液体消毒剂不应用于清洁近距离放射治疗设备。

除非您已经接受了适当的、有文件证明的培训，否则不要承担处理内镜或其他医疗设备的责任。

6. 消毒质量控制

指包装外部和（或）内部在灭菌过程中使用多种机械、化学和生物指示剂。该指标的目的是提醒医护人员在灭菌过程中避免问题。机械监控包括观察压力表和查看计算机磁带打印输出。对磁带的审查只是第一次检查，而不是保证任何东西都经过消毒。

外部和内部的化学指示剂是方便且廉价的。它们通常由热或化学敏感的墨带或条带组成，如果暴露在灭菌过程中会变暗或变色（图 9-7）。外部指示器不能保证已达到无菌状态，它们仅表明包装已暴露于该过程。内部指标战略性地放置在最不可能被穿透地点的包裹内（图 9-8）。与外部指标类似，内部指标并不能保证所有微生物都被破坏。不同类型的外部和内部化学指示剂可用于不同的特定灭菌过程。

生物指标是直接监测是否实现灭菌的唯一过程。生物指示剂由特殊制备的条带组成，条带涂有非常难以杀死的细菌孢子，并封装放置在测试包内的小容器中。在测试包与其他包装一起经过灭菌过程后，微生物学家或其他专家检查生物指示剂以确定是否所有微生物都被杀死。如果没有，则可

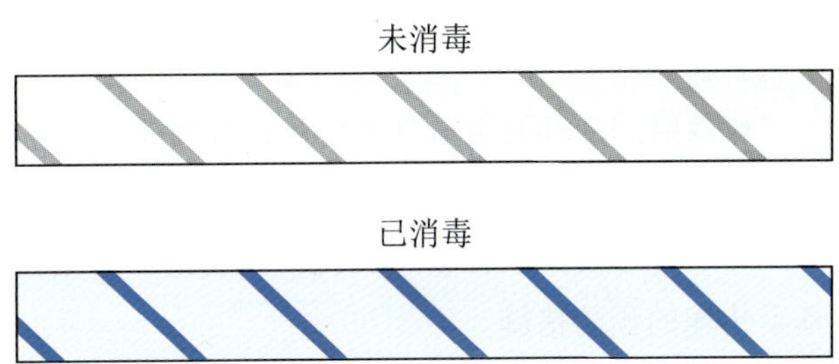

图 9-7　外部指示器放在要消毒的包装的外面。在暴露于灭菌过程之后，胶带变暗或变色。外部指标不保证消毒，它仅表示该程序包已进行过消毒操作。不同类型的胶带用于不同的灭菌过程（如气体、蒸汽）

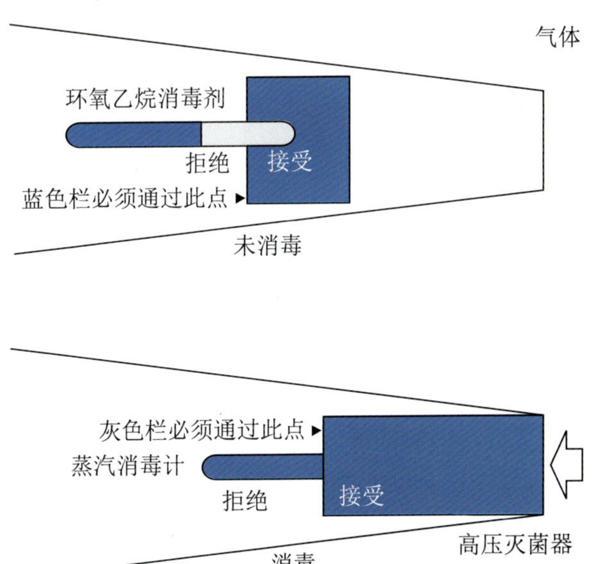

图 9-8　内部指示器放置在待消毒的包装内。它们被放置在最不可能通过灭菌过程到达的地方；内部指示器也不保证消毒

以通过其处理编号调用所有包。外部认证机构（如TJC）要求对生物指标进行常规使用。这些指标每天在每个灭菌单位周期和特定单位的任何修复后使用。需要生物指标、外部和内部化学指示以及密切关注适当的时间和温度组合，以确保产品和设备对患者安全。

十四、总结

- 流行病学是评估和研究医疗保健相关感染（HAI）的一个非常重要的组成部分。
- HA 在经济上影响患者、公共和医疗保健工作者。
- 放射治疗师应承担个人责任，确保他们的疫苗接种完整且每年一次，以保护他们的患者、同事、家人和朋友。
- 放射治疗师负责确保在治疗区环境中实施适当的感染控制措施。
- 所有患者护理程序均应使用标准预防措施和基于传输的预防措施。
- 避免疾病传播最重要的方法是持续和细致地洗手。
- 放射治疗师应充分了解其所在地区使用的灭菌和消毒技术以及他们使用的设备或用品。
- 放射治疗师应该能够安全有效地清理干净血液和体液。
- 放射治疗师应以最小化病原体传播的方式处理和运输衣物。
- 如果需要，放射治疗师应了解他（或她）是否有责任向其监护人或外部机构报告不安全的工作条件。
- 放射治疗师应该充分了解如果他（或她）曾经参与过诸如针刺或血溅、溢出事故等事故，他们应该采取适当的行动。
- 放射治疗师应通过适当评估情况并预测可能需要的情况，穿戴适合于该情况的防护服。
- 放射治疗师将每天为每位患者提供清洁的治疗床和治疗配件。

? 复习题

登录我们的网站可以找到问题答案：*http://evolve.elsevier.com/Washington+Leaver/principles*

1．以下哪个是合法监督员工的工作安全和健康保护的政府机构

a．CDC

b．DEA

c．JSHP

d．OSHA

2．以下哪种病毒能够在物体表面存活长达 7 d

a．人类免疫缺陷病毒

b．乙型肝炎病毒

c．流感病毒

d．风疹病毒

3．用于描述血液样本中存在的抗体数量的术语是

a．抗原系数

b．免疫球蛋白

c．免疫血清水平

d．滴度

4．雇主必须向与被诊断患有以下哪种活动性疾病的患者互动的医护人员提供特殊的呼吸装备

a．人类免疫缺陷病毒

b．组织胞浆菌病

c．甲型肝炎

d．结核

5．通用预防措施的概念最适用于

a．所有体液

b．所有患者

c．所有患者的血液和其他某些体液

d．所有患者和所有体液

6．根据标准预防措施，哪种体液被认为不具有潜在的传染性

a．鼻腔分泌物

b．汗液

c．唾液

d．尿液

7. 以下所有临床情况均适用以酒精为基础的手部清洗，除外

a. 当双手明显弄脏时

b. 外科人员对手进行术前清洁

c. 在插入导尿管、血管内导管或其他侵入性设备之前

d. 去除手套后

8. 哪种病原体会导致孢子扩散引起腹泻，此时卫生保健机构主要担心的是

a. 艰难梭菌

b. 金黄色葡萄球菌

c. 大肠埃希菌

d. 铜绿假单胞菌

? 填空题

1. 研究疾病发病率、分布和决定因素的医学领域的名称是 __________。

2. 一个人被克隆但是缺乏免疫力被称为 __________。

3. 目前没有疫苗的两种院内传染病是 __________ 和 __________。

4. 易感宿主经历的三个阶段是 __________。

5. 时间使用最长的用于气体灭菌的气体是 __________。

? 思考题

1. 讨论普遍预防措施和身体物质隔离之间的差异。

2. 练习戴口罩，并使用推荐的预防感染技术脱掉口罩。

3. 比较并对比灭活、类毒素和减毒活疫苗。

4. 比较接触，液滴和空气传输所需的动作和保护装置。

5. 比较医疗环境中用于控制感染的各种液体化学药品的标签，并讨论它们可以杀死和不能杀死什么。

6. 比较大液滴和小液滴核传递之间的主要差异。

7. 讨论当医护人员对乳胶发生过敏时，应该采取哪些行动。

8. 一人和两人情况下玩“清洁”手和“肮脏”手的角色扮演。

9. 讨论延迟血清转换的意义。

（译者：兰美　审校：黄叶才）

参考文献

1. AIDs.org: *Post-exposure prophylaxis. 2013(website)*. http://aids.gov/hiv-aids-basics/prevention/reduce-your-risk/post-exposure-prophylaxis/.Accessed January 13, 2015.
2. AlfaM.J.,DeGagneP.,OlsonN.,et al:Comparison of ionplasma, vaporizedhy drogen peroxide,and100%ethylene oxidesterilizerstothe12/88ethyleneoxidegassterilizer,*Infect Control Hosp Epidemiol* 17:92–99,1996.
3. Alper C., Kruskall M., Marcus-Bagley D., et al: Genetic prediction of nonresponse to hepatitis B vaccine, *N Engl J Med* 321:708–712,1989.
4. Alter M.: The detection, transmission and outcome of hepatitis C virus infection, *Infect Agents Dis* 2:155–156,1993.
5. American National Standard. Comprehensive guide to steam sterilization and sterility assurance in health care facilities, Amendment 3. In: Instrumentation AftAoM, ed. ANSI/AAMI ST79:2010/A3:20122012.
6. American Nurses Association: *Needlestick prevention guide*, 2002 (website). http://www.nursingworld.org.Accessed May 23, 2014.
7. Anderson R.: Biological evaluation of carpeting, *Appl Microbiol*18:180–187, 1969.
8. Andrade A., Flexner C.: Progress in pharmacology and drug interactions from the 10th CROI, *Hopkins HIV Rep* 15(7):11,2003.
9. Appold K: *Medicare penalties make hospital-acquired-infections a priority* (website). Accessed August 10, 2014.
10. Bartholomew A: Mixedupovermadcow:how worriedshouldyoureallybe?Two experts sit down to hash it out, *Reader's DigestAugust* 104–109,2001.
11. Bartlett J.: *Pocketbook of infectious disease therapy*, Baltimore, 1991, Williams & Wilkins.
12. Bartley J.: APIC state-of-the-art report: the role of infection control during construction in healthcare facilities, *Am J*

Infect Control 28:156–159,2000.

13. Beekman S., et al: Risky business: using necessarily imprecise casualty counts to estimate occupational risk of HIV-1 infection, *Infect Control Hosp Epidemiol* 11:371–379, 1990.
14. Bell D.: Occupational risk of human immunodeficiency virus infection in health-care workers: an overview, *Am J Med* 102:9–15,1997.
15. Benenson A.: *Control of communicable diseases in man*, ed 13, Washington, 1981, American Public Health Association.
16. Berezow AB: *Vaccine-autism researcher should be prosecuted* (website). www.cnn.com/2011/OPINION/01/14/berezow.autism.vaccine.link.Accessed August 24,2014.
17. Block S.: *Sterilization and preservation*, ed 4, Philadelphia, 1991, Lea &Febiger.
18. Bond W., Favero M.S., Peterson N.J., et al: Inactivation of hepatitis B virus after drying and storage for one week (letter), *Lancet* 1:550–551,1981.
19. Boyce J.: It is time for action: improving hand hygiene in hospitals, *Ann InternMed* 130:153–155, 1999.
20. Brachman P.: Epidemiology of nosocomial infections. In Bennett J., Brachman P., editors: *Hospital infections*, ed 3, Boston, 1992, Little,Brown.
21. Brachman P.: Epidemiology of nosocomial infections. In Bennett J., Brachman P., editors: *Hospital infections*, ed 4, Philadelphia, 1998,Lippencott-Raven.
22. Braunstein H., Thomas S., Ito R.: Immunity to measles in a large population of varying age significance with respect to vaccination, *Am J Dis Child* 144:296–298,1990.
23. Deleted in proofs.
24. Campbell C., Malaria: In Hoeprich P., Jordan M., editors: *Infectious diseases, ed* 4, Philadelphia, 1989, JB Lippencott.
25. Carman W., Elder A., Rothan-Tondeur M., et al: Effects of influenza vaccination of health-care workers on mortality of elderly people in long term care: a randomized control trial, *Lancet* 355:93–97,2000.
26. Casewell M., Phillips I.: Hands as route of transmission for Klebsiella species, *Br Med J* 2:1315–1317, 1977.
27. Cawson R.A., McCracken A.W., Marcus P.B., et al: *Pathology: the mechanisms of disease*, ed 2, St. Louis, 1989, Mosby.
28. Centers for Disease Control and Prevention: Achievements in public health: hepatitis B vaccination-United States, 1982-2002, *MMWR Morb Mortal Wkly Rep* 51:549–552, 2002.
29. Centers for Disease Control and Prevention: American Thoracic Society: targeted tuberculin testing and treatment of latent tuberculosis infection, *MMWR Morb Mortal Wkly Rep* 49:1–80, 200.
30. Centers for Disease Control and Prevention: Availability of an assay for detecting*Mycobacterium tuberculosis* including rifampin-resistant strains and considerations for its use-United States, 2013, *MMWR Morb Mortal Wkly Rep* 62:821–824,2013.
31. Centers for Disease Control and Prevention: *Bloodborne infectious diseases: HIV/ AIDS, hepatitis B, hepatitis C: emergency needlestick information*, 2011. Available at http://www.cdc.gov/niosh/topics/bbp/emergnedl.html. Accessed May 22, 2014.
32. Centers for Disease Control and Prevention: CDC *emergency preparedness and response:smallpox fact sheet*,2004(website).www.bt.cdc.gov/agent/smallpox/disease. Accessed May 25, 2014.
33. Centers for Disease Control and Prevention: *CJD (Creutzfeldt-Jacob Disease),classic*, 2013 (website). www.cdc.gov/ncidod/dvrd/cjd.Accessed August 5,2014.
34. Centers for Disease Control and Prevention: Controlling tuberculosis in the United States, recommendations from the American Thoracic Society, CDC, and the Infectious Disease Society of America, *MMWR Morb Mortal Wkly Rep* 54:1–81,2005.
35. Centers for Disease Control and Prevention: Data and statistics: HAIprevalence survey. 2014 (website). www.cdc.gov/hai/surveillance.Accessed July 22,2014.
36. Centers for Disease Control and Prevention: Diphtheria. 2013 (website).www.cdc.gov/vaccines/vpd-vac/diphtheria/fs-parents.html.Accessed July 29, 2014.
37. Centers for Disease Control and Prevention: Emergency preparedness and response, 2014 (website). www.bt.cdc.gov.Accessed August 10,2014.
38. Centers for Disease Control and Prevention: Epidemiology and prevention ofvaccine- preventable diseases. The pink book, ed 12, 2012 (website). http://cdc.gov/vaccines/pubs/pinbook/index.html.Accessed July 29, 2014.
39. Centers for Disease Control and Prevention: Estimated HIV incidence in the United States, 2007-2010. HIV

Surveillance Supplemental Report 2012, 17, no.4, 2012 (website). www.cdc.gov/hiv/topics/surveillance/resources/reports/Hsupplemental.Accessed May 5, 2014.

40. Centers for Disease Control and Prevention: Estimates of deaths associated with seasonal influenza-UnitedStates, 1976–2007, *MMWR Morb Mortal Wkly Rep* 59: 1057–1062, 2010.

41. Centers for Disease Control and Prevention:Factsheets:BCGvaccine,2012(website). www/cdc.gov/tb/publications/factsheets/prevention/bcg.htm. Accessed May 26, 2014.

42. Centers for Disease Control and Prevention: Fact sheets: the difference between latent TB infection and TB disease. 2012 (website). www.cdc.gov/tb/pulicaitons/factsheets/general/ltbiandactivetb.htm Accessed May 6,2014.

43. Centers for Disease Control and Prevention: FDA approval for a combined hepatitis A and B vaccine, *MMWR Morb Mortal Wkly Rep* 50:806–807, 2011.

44. Centers for Disease Control and Prevention: The fluseason, 2014 (website).www.ced.gov/flu/about/season/flu-season.htm. Accessed July 28,2014.

45. Centers for Disease Control and Prevention: General recommendations on immunization: recommendations of the Advisory Committee on Immunization Practices (ACIP), *MMWR Morb Mortal Wkly Rep* 60:1–64,2011.

46. Centers for Disease Control and Prevention: Guide to infection prevention in outpatient settings:minimumexpectationsforcare.In PreventionCfDCa,editor:Health-associated infections, 2011. Available at http://www.cdc.gov/HAI/settings/outpatient/outpatient-care-guidelines.html. Accessed July 24,2014.

47. Centers for Disease Control and Prevention: Guideline for hand hygiene in health- care settings: recommendations of the Healthcare Infection Control Practices Advisory Committee and the HICPAC/SHEA/APIC/IDSA Hand Hygiene Task Force, *MMWR Morb Mortal Wkly Rep* 51:1–44,2002.

48. Centers for Disease Control and Prevention: Guidelines for environmental infection control in health care facilities, recommendations of CDC and the Healthcare Infection Control Practices Advisory Committee (HICPAC), *MMWR Morb Mortal Wkly Rep*52:1–44, 2003.

49. Centers for Disease Control and Prevention: Guidelines for hand hygiene in health-care settings, MMWR Morb Mortal Wkly Rep 51:29,2002.

50. Centers for Disease Control and Prevention: Guidelines for preventing the transmission of *Mycobacterium tuberculosis* in health-care settings, *MMWR Morb Mortal Wkly Rep*54:1–141, 2005.

51. Centers for Disease Control and Prevention: Guidelines for preventing the transmission of *Mycobacterium tuberculosis* in health care facilities, *MMWR Morb Mortal Wkly Rep*43:78–81, 1994.

52. Centers for Disease Control and Prevention: Guidelines for preventing the transmission of tuberculosis in healthcare settings, with special focus on HIV-related issues, *MMWR Morb Mortal Wkly Rep* 39:1–29,1990.

53. Centers for Disease Control and Prevention: Guidelines for prevention of TB transmission in hospitals. Atlanta, 1982, US Dept of Health and Human Services, Public Health Service.

54. Centers for Disease Control and Prevention: Hepatitis B FAQ for health professionals. 2014 (website). www.cdc.gov/hepatitis/HBV/HBVfaq.htmHoverview.Accessed June 19, 2014.

55. Centers for Disease Control and Prevention: Hepatitis C information for health professionals, 2014 (website). www.cdc.gov/hepatitis/hcv.Accessed July 27,2014.

56. Centers for Disease Control and Prevention: Hepatitis D information for health professionals, 2013 (website). www.cdc.gov/hepatitis/HDV.Accessed September 18, 2014.

57. Centers for Disease Control and Prevention: Hepatitis E information for health professionals, 2012 (website). www.cdc.gov/hepatitis/HEV/HEVfaq.htm.Accessed September 18, 2014.

58. Centers for Disease Control and Prevention: HIV and AIDS in the UnitedStates by geographic distribution, 2013 (website). www.cdc/gov/hiv/statistics/basics/geographicdistribution.htm. Accessed May 12, 2014.

59. Centers for Disease Control and Prevention: HIV in the United States: at a glance, 2013 (website). www.cdc.gov/hiv/statistis/basics/ataglance.html.Accessed May 20, 2014.

60. Centers for Disease Control and Prevention:HIV surveillancereport,2011,vol.23, 2013. Available at http://www.cdc.gov/hiv/topics/surveillance/resources/reports.Accessed May 12, 2014.

61. Centers for Disease Control and Prevention: HIV/AIDS: testing, 2014 (website).www.cdc.gov/hiv/basics/testing.html.Accessed May 12, 2014.

62. Department of Health and Human Services,Centers for Disease Control and Prevention: Hospital Infectious Controls Practices Advisory Committee meeting agenda, Atlanta, May 7, 2001, Federal Register 66(59),2001.
63. Centers for Disease Control and Prevention: Hospital Infectious Controls Practices Advisory Committee, meetings, Federal Register 58:103, 1993.
64. Centers for Disease Control and Prevention: Immunization of health-care personnel.Recommendations of the Advisory Committee on Immunization Practices (ACIP),2011 (website). www.cdc.gov/mmwr/pdf/rr/rr6007.pdf.Accessed August 1,2014.
65. Centers for Disease Control and report: *Infection control: frequently askedquestions– bloodborne pathogens-occupational exposure, 2013* (website). www.cdc.gov/oralhealth/infectioncontrol/faq/bloodborne_exposures.htm. Accessed May 25, 2014.
66. Centers for Disease Control and Prevention: Infection prevention and control recommendations for hospitalized patients with known or suspected Ebola hemorrhagic fever in U.S. hospitals, 2014 (website). www.cdc.gov/vhf/ebola/hcp/infection-prevention-and-control-recommendations.html.Accessed August 10, 2014.
67. Centers for Disease Control and Prevention: Interim guidance for specimen collection, processing, and testing for patients with suspected infection with novel influenza A viruses associated with severe disease in humans, 2014 (website). www.cdc.gov/flu/avianflu/h7n9/specimen-collection.htm.Accessed August 10, 2014.
68. Centers for Disease Control and Prevention:Interimguidelines for clinicians considering the use of preexposure prophylaxis for the prevention of HIV infection in heterosexually active adults, *MMWR Morb Mortal Wkly Rep* 61:586–589,2012.
69. Deleted in proofs.
70. Centers for Disease Control and Prevention: Investigation of infectious disease risks associated with a nontransplant anatomical donation center – Arizona, *MMWR Morb Mortal Wkly Rep* 63:384–385,2014.
71. Centers for Disease Control and Prevention: Key facts about influenza (flu) & flu Vaccine, 2013 (website). www.cdc.gov/flu/keyfacts.htmHsymptoms.Accessed July 28, 2014.
72. Centers for Disease Control and Prevention: Legionella *(Legionnaires' disease and pontiac fever): fast facts*, 2013 (website). www.cdc.gov/legionella/fastfacts.html.Accessed August 31, 2014.
73. Centers for Disease Control and Prevention: Legionellosis — United States, 2000- 2009, *MMWR Morb Mortal Wkly Rep* 60:1083–1086,2011.
74. Centers for Disease Control and Prevention: *Legionellosis: Legionaire's disease (LD) and Pontiac fever. Division of bacterial and mycotic diseases, 2007* (website). www.cdc.gov/ncidod/dbmid/diseaseinfo/legionellosis-g.htm. Accessed July 11, 2007.
75. Centers for Disease Control and Prevention:Likelyfemale-to-female sexual transmission of HIV-Texas 2012, *MMWR Morb Mortal Wkly Rep* 63:209–212,2013.
76. Centers for Disease Control and Prevention: Monitoring selected nationalHIV prevention and care objectives by using HIV surveillance data-United States and 6 dependent areas-2011. HIV Surveillance Supplemental Report 18(5):2013 (website) www.cdc.gov/hiv/library/reports/surveillance. Accessed May 12, 2014.
77. Centers for Disease Control and Prevention: Multi-dose vials, 2011 (website). www.cdc.gov/injectionsafety/providers/provider_faqs_multivials.html.Accessed August 5, 2014.
78. Centers for Disease Control and Prevention: *NIOSH TB respiratory protection program in healthcare facilities — administrator's guide*, Cincinnati, 1999, Department of Health and Human Services. Available at http://www.cdc.gov/niosh/docs/99-143/.Accessed January 2015.
79. Centers for Disease Control and Prevention: Notes from the field: outbreak of tuberculosis associated with a newly identified *Mycobacterium tuberculosis*genotype— New York City, 2010-2013, MMWR Morb Mortal Wkly Rep 62:904, 2013.
80. Centers for Disease Control and Prevention: Occupational HIV transmission and prevention among health care workers, 2013 (website).www.cdc.gov/pertussis/about/causes-transmission.htmlwww.cdc.gov/hiv/risk/other/occupational.html.Accessed May 22, 2014.
81. Centers for Disease Control and Prevention: Pertussis (whooping cough): causes & transmission, 2013 (website). Accessed July 29,2014.
82. Centers for Disease Control and Prevention:Pertussis:clinicalfeatures,2012(website). www.gov/pertussis/clinical/

features.html. Accessed July 29, 2014.

83. Centers for Disease Control and Prevention: Preventing tetanus, diphtheria, and pertussis among adults: use of tetanus toxoid, reduced diphtheria toxoid and acellular pertussis vaccine: recommendations of the Advisory Committee on Immunization Practices (ACIP), *MMWR Morb Mortal Wkly Rep* 55:1–33,2006.
84. Centers for Disease Control and Prevention: Prevention of measles, rubella, congenital rubella syndrome, and mumps, 2013: summary recommendations of the advisory committee on immunization practices (ACIP), *MMWR Recomm Rep* 62:1–34,2013.
85. Centers for Disease Control and Prevention: Prevention of varicella: recommendations of the Advisory Committee on Immunization Practices (ACIP), *MMWR Recomm Rep*12:1–36, 2007.
86. Centers for Disease Control and Prevention: Prevention-strategies forseasonalin fluenza in healthcare settings, 2013 (website). www.cdc.gov/flu/professionals/infectioncontrol/health care settings.htm. Accessed July 28,2014.
87. Centers for Disease Control and Prevention: Proceedings of the first international conference on nosocomial infections. First international conference on nosocomial infections; Atlanta, August 5-8, 1970.
88. Centers for Disease Control and Prevention: Provisional CDC guidlelines for the use and safety monitoring of bedaquiline fumarate (Sirturo) for the treatment of multidrug resistant tuberculosis, *MMWR Recomm Rep* 62:1–12, 2013.
89. Centers for Disease Control and Prevention: Pseudomonas aeruginosa in health care settings. 2014 (website). www.cdc.gov/hai/organisms/pseudomonas.html.Accessed July 26, 2014.
90. Centers for Disease Control and Prevention: Public Health Service guidelines for the management of health-care worker exposures to HIV and recommendations for postexposure prophylaxis, *MMWR Recomm Rep* 47:1–33,1998.
91. Centers for Disease Control and Prevention. Reco - mmendations for preventing transmission of infection in the human T-lymphotropic virus type III/ lymphandenopathy-associated virus in the workplace. In: Prevention CfDCa, ed. 34, 1985, pp 681–695.
92. Centers for Disease Control and Prevention. Recommendations for prevention of HIV transmission in health care settings. In: Prevention CfDCa, suppl 2S, 1987, pp 1–19.
93. Centers for Disease Control and Prevention: Recommendations of the Advisory Committee on Immunization Practices: varicella-zoster immune globulin for the prevention of chickenpox, *MMWR Morb Mortal Wkly Rep* 33:84–100,1984.
94. Centers for Disease Control and Prevention: The revised recommendation for HIV testing of adults, adolescents, and pregnant women in healthcare settings, *MMWR Morb Mortal Wkly Rep* 55:1–17,2006.
95. Centers for Disease Control and Prevention: Revised surveillance case definition for HIV infection-United States, 2014, *MMWR Morb Mortal Wkly Rep* 63:1–10,2014.
96. Centers for Disease Control and Prevention: Severe acute respiratory syndrome (SARS) 2013 (website). www.cdc.gov/sars/guidance/C-healthcare/app2.html. Accessed August 10, 2014.
97. Centers for Disease Control and Prevention: State HIV testing laws: consent and counseling requirements, 2013(website). www.cdc.gov/hiv/policies/law/states/testing.html.Accessed May 26, 2014.
98. Centers for Disease Control and Prevention: Surveillance for occupationally acquired HIV infection — United States, 1981-1992. Personal communication update with CDC National AIDS Clearinghouse, 1995, *MMWR Morb Mortal Wkly Rep* 41:823–825, 1995.
99. Centers for Disease Control and Prevention: Transmission of *Mycobacterium tuberculosis* in a high school-based supervision of an isoniazid-rifapentine regimen for preventing tuberculosis — Colorado, 2011-2012, *MMWR Morb Mortal Wkly Rep* Centers for Disease Control and Prevention: Transmission of *Mycobacterium tuberculosis* in a high school-based supervision of an isoniazid-rifapentine regimen 62:805–809, 2013.
100. Alami N.N., Yuen C.M., Miramontes R., et al: Trends in tuberculosis—United States, 2013, *MMWR Morb Mortal Wkly Rep* 63:229–233,2014.
101. Centers for Disease Control and Prevention: Tuberculosis control activities before and after Hurricane Sandy – Northeast and Mid-Atlantic States, 2012, *MMWR Morb Mortal Wkly Rep* 62:206–208,2013.

102. Centers for Disease Control and Prevention: Update: provisional Public Health Service recommendations for chemoprophylaxis after occupational exposure to HIV, *MMWR Morb Mortal Wkly Rep* 45:468–472,1996.
103. Centers for Disease Control and Prevention: Update: human immunodeficiency virus infections in health-care workers exposed to blood of infected patients, *MMWR Morb Mortal Wkly Rep* 36:285–289,1987.
104. Centers for Disease Control and Prevention: Update: universal precautions for prevention of transmission of human immunodeficiency virus, hepatitis B virus, and other bloodborne pathogens in health care settings, *MMWR Morb Mortal Wkly Rep*37:377–388, 1988.
105. Centers for Disease Control and Prevention: Updated recommendations for use of tetanus toxoid, reduced diphtheria toxoid and acellular pertussis (Tdap) vaccine from the Advisory Committee on Immunization Practices, *MMWR Morb Mortal Wkly Rep*60:13–15, 2011.
106. Centers for Disease Control and Prevention: Updated recommendations for use of tetanus toxoid, reduced diphtheria toxoid and acellular pertussis vaccine (Tdap) in pregnant women and persons who have or anticipate having close contact with an infant 12 months of age – Advisory Committee on Immunization Practices (ACIP). In: Practices ACoI, ed 2011.
107. Kuhar D.R., Henderson D.K., Struble K.A., et al: Updated US Public Health Service guidelines for the management of occupational exposures to human immunodeficiency virus and recommendations for postexposure prophylaxis, *Infect Control Hosp Epidemiol* 34:875–892,2013.
108. U.S. Public Health Service: Updated US Public Health Service guidelines for the management of occupation alexposurestoHBV, HCV, and HIV and recommendations for postexposure prophylaxis, *MMWR Recomm Rep* 29: 1–52, 2001.
109. Centers for Disease Control and Prevention: U.S. Public Health Service:preexposure prophylaxis for the prevention of HIV infection-2014: a clinical practice guideline, 2014 (website). www.cdc.gov/hiv/pdf/guidelines/PrEPguidelines2014.pdf.Accessed May 17, 2014. www.cdc.gov/hiv/pdf/guidelines/PrEPguidelines2014.pdf.
110. Centers for Disease Control and Prevention:Washing infected material,2011(website). www.cdc.gov/HAI/prevent/laundry.html.Accessed August 10, 2014.
111. Centers for Disease Control and Prevention, Association of PublicHealth Laboratories: Laboratory testing for the diagnosis of HIV infection: updated recommendations, 2014 (website). stacks.cdc.gov/view/cdc/23447.Accessed July 15, 2014.
112. Chan M.: World now at start of 2009 influenza epidemic, Statement to the press, World Health Organization, June 11, 2009.
113. Cheney K.: Skin so sad: shingles shot, AARP 34, 2007.
114. CIVCO: Guide to thermoplastics for enhanced positioning & immobilization, 2013(website). www.civco.com/ro/resources/brochures/Thermoplastic_Guide.pdf.Accessed June 23, 2014.
115. Coppage C.: Hand washing in patient care [motion picture], Washington DC, 1961, US Public Health Service.
116. Craven D., Awdeh Z., Kunches L., et al: Nonresponsiveness to hepatitis B vaccine in health care workers. Results of revaccination and genetic typings, *Ann Intern Med*105:356–360, 1986.
117. CuthbertsonB.,RennieJ.G.,AwD.,et al:Safety of albumin preparation smanufactured from plasma not tested for HIV antibody, Lancet 4:41,1987.
118. Domrose E: New mandates raise the stakes in flu vaccinations for nurses, 2013(website) http://news.nurse.com/article/20130930/NATIONAL05/130927003HU9Z6BYwo4gB.)Accessed July 28, 2014.
119. Environmental Protection Agency: Ethylene oxide (ETO): Hospitals andhealthcare facilities must use a single chamber when sterilizing medical equipment with ETO, 2012 (website). www.epa.gov/oppsrrd1/reregistration/ethylene_oxide/ethylene_oxide_fs.html.)Accessed August 6, 2014.
120. Equal Employment Opportunity Commisssion: Equal Employment OpportunityCommisssion: a technical assistance manual on the employment provisions of the Americans with Disabilities Act, Washington, 1992, EqualEmployment Opportunity Commisssion.
121. Ewglinet C., et al: Cruise-ship-associated Legionnaire's disease, *JAMA* 294,2004.
122. Fichtenbaum C., Gerber J.: Interactions between antiretroviral drugs and drugs used for the therapy of the metabolic complications encountered during HIV infection, *Clin Pharmacokinet* 41:1195–1211,2002.

123. Fried D., et al: Splinting using a new thermoplastic material, J Am Phys TherAssoc 47:1123–1125, 1967.
124. Gardner J., Peel M.: Introduction to sterilization, disinfection and infection control,ed 2, New York, 1991, Churchill Livingstone.
125. Garner J.: Hospital Infection Control Practices Advisory Committee: guideline for isolation precautions in hospitals, *Infect Control Hosp Epidemiol* 17:53–80,1996.
126. Garner J., Favero M.: CDC guidelines for the prevention and control of nosocomial infections: guidelines for handwashing and hospital environmental control, *Am J Infect Control* 14:110–129,1986.
127. Garner J., Simmons B., CDC: Guidelines for isolation precautions in hospitals, *Infect Control* 4:245–325,1983.
128. Garrett R.: Bill makes hospital reveal infections, Dallas Morning News, March 21,2007.
129. Gerberding J., Henderson D.: Management of occupational exposure to bloodborne pathogens: hepatitis B virus, hepatitis C virus and human immunodeficiency virus, *Clin Infect Dis* 14:1179–1185,1992.
130. GlaxoSmithKline Biologicals: Twinrix [Package insert], Rixensart, Belgium, 2011.
131. Gross A., Cutright D., D'Alessandro S.: Effects of surgical scrub on microbial population under the fingernails, *Am J Surg* 138:463–467,1979.
132. Gupta A., Della-Latta P., Todd B.: Outbreak of extended-spectrum beta-lactamase- producing *Klebsiella pneumoniae* in a neonatal intensive care unit linked toartificial nails, *Infect Control Hosp Epidemiol* 25:210–215,2004.
133. Guris D., Jumaan A., Mascola L.: Changing varicella epidemiology in active surveillance sites—United States, 1995–2005, *J Infect Dis* 197:S71–S75,2008.
134. Guvton H., Decker H.: Respiratory protection by five new contagion masks, *Appl Microbiol* 11:66–68,1963.
135. Hahn J.: The source of the "resident" flora, *Hand* 5, Lecture at BaylorUniversity Medical Center, 1973.
136. Haley C: Drug resistant TB, Dallas, Lecture at Baylor University Medical Center, February 25, 1994.
137. Haley C., McDonald R.C., Rossi L., et al: Tuberculosis epidemic among hospital personnel, *Infect Control Hosp Epidemiol* 10:204–210,1989.
138. HaleyR.:The development of infection surveillance and controlprograms.InBennettJ., Brachman P., editors: Hospital infections, Philadelphia, 1998,Lippencott-Raven.
139. HaleyR.:Thedevelopmentofinfectionsurveillanceandcontrolprograms.InBennettJ., Brachman P., editors: Hospital infections, ed 3, Boston, 1992, Little,Brown.
140. Halpern M., Yabroff K.: Prevalence of outpatient cancer treatment in the united states: estimates from the Medical Panel Expenditures Survey (MEPS), *Cancer Investigation* 26:647–651, 2008.
141. Hayward A., Harling R., Wetten S., et al: Effectiveness of an influenza vaccine programme for care home staff to prevent death, morbidity, and health service among residents: cluster randomised control trial, BMJ 333:1241, 2006.
142. Henderson D.: Zeroing in on the appropriate management of occupational exposure to HIV-1, *Infect Control Hosp Epidemiol* 11:175–177,1994.
143. Henry Kaiser Foundation: *The HIV/AIDS epidemic in the United States, 2014*(website). http://kff.org/hivaids/fact'sheet/the-hivaids-epidemic-in-the-united-states/. Accessed May 20, 2014.
144. Hoeprich P., Jordan M.: Infectious diseases: a modern treatise oninfectious processes, Philadelphia, 1989, JPLippincott.
145. Hoffman P.N., Cooke E.M., McCarville M.R., et al: Micro-organisms isolated from skin under wedding rings worn by hospital staff, *Br Med J* 290:206–207,1985.
146. Holmberg S.D., Solomon S.L., Blake P.A., et al: Health and economic impact of antimicrobial resistance, *Rev Infect Dis* 9:1065–1078,1989.
147. Hospital Infection Control Practices Advisory Committee: Guideline for isolation precautions in hospitals, *Infect Control Hosp Epidemiol* 17:53–80, 1996.
148. Hospital Infection Control Practices Advisory Committee: Recommendations for preventing the spread of vancomycin resistance, *Rev Infect Dis* 16:105–113,1995.
149. Hughes J.: Hantavirus pulmonary syndrome: an emerging infectious disease,Science 262:850–851, 1993.
150. Immunization Action Coalition: Tetanus: questions and answers, 2014(website). www.immunize.org/catg.d/p4220.pdf.Accessed July 29, 2014.
151. Institute of Medicine: Adverse effects of vaccines: evidence and causality, 2011(website). www.iom.edu/Reports/2011/Adverse-Effects-of-Vaccines-Evidence-

and-Causality.aspx.Accessed July 20, 2014.

152. Institute of Medicine: To err is human, Washington, 1999, National AcademyPress.

153. Jacoby G.A., Archer G.L.: New mechanisms of bacterial resistance to animicrobial agents, *N Engl J Med* 324:601–612,1991.

154. James C: Personal communication, 1995.

155. James J.T.: A new, evidence-based estimate of patient harms associated with hospital care, *J Patient Saf* 9:122–128,2013.

156. Johns Hopkins Medicine: Mandatory flu vaccination, 2012 (website). www.hopkinsmedicine.org/mandatory_flu_vaccination/faq.html. Accessed July 28,2014.

157. Joint Commission on Accreditation of Healthcare Organizations: Accreditation manual for hospitals, Chicago, 1995, Joint Commission on Accreditation of Healthcare Organizations.

158. Jones R.D., Jampani H., Mulberry G., et al: Moisturizing alcohol hand gels for surgical hand preparations, *AORN J* 71:584–599,2000.

159. Kampf G., Kramer A.: Epidemiologic background of hand hygiene and evaluation of the most important agents for scrubs and rubs, *Clin Microbiol Rev* 17:863–893,2004.

160. Kates S.G., McGinley K.J., Larson E.L., et al: Indigenous multiresistant bacteria from flowers in hospital and nonhospital environments, *Am J Infect Control*19:156–161, 1991.

161. Kilbourne E.: The influenza virus and influenza. In Douglass Jr. R., editor: Influenza in man, New York, 1975,Academic.

162. Kim M., LaPointe J., Liu F.: Epidemiology of measles immunity in a population of healthcare workers, *Infect Control Hosp Epidemiol* 13:399–402,1992.

163. Kollmorgen G., Bedford J.: Cellular radiation biology. In Dalrymple G., editor: Medical radiation biology, Philadelphia, 1973, WBSaunders.

164. Korniewicz D., El-Masri M., Broyles J., et al: Performance of latex and nonlatex medical examination gloves during simulated use, *Am J Infect Control* 30:133–138,2002.

165. Kozoil D., Henderson D.: Risk analysis and occupational exposure to HIV and HBV, *Curr Opin Infect Dis* 6:506–510, 1993.

166. Kubiatowicz D.: Important safety information (business letter communication), St. Paul, 1990, 3M Health Care.

167. Kudar D.T., Henderson D.K., Struble K.A., et al: Updated US Public Health Service guidelines for the management of occupational exposures to human immunodeficiency virus and recommendations for postexposure prophylaxis, *Infect Control Hosp Epidemiol* 34:875–892,2013.

168. Kütting B., Drexler H.: Effectiveness of skin protection creams as a preventive measure in occupational dermatitis: a critical update according to criteria of evidence based medicine, *Int Arch Occup Environ Health* 76:253–259,2003.

169. Larson E.L.: APIC guidelines for hand washing and hand antisepsis in health care settings, *Am J Infec Control* 23:251–269,1995.

170. Larson E.L.: Guideline for the use of topical antimicrobial agents, Am J InfecControl 23:251–269, 1995.

171. Lemaitre M., Meret T., Rothan-Tondeur M., et al: Effect of influenza vaccination of nursing home staff on mortality of residents: a cluster-randomized trial, *J Am Geriatr Soc* 57:1580–1586,2009.

172. Lemonick M.: The killers all around, Time September 12:183–185, 1994.

173. Lynch P., Jackson M., Rogers J.: Rethinking the role of isolation precautions in the prevention of nosocomial infections, *Ann Intern Med* 107:243–246,1987.

174. MagillS.S.,EdwardsJ.R.,BambergW.,etal:Multistatepoint-prevalencesurvey of health care-associated infections, *N Eng J Med* 370:1198–2008,2014.

175. Matera J.: Sterile tattooing: improving quality of care, *Radiat Ther* 10:165–167,2001.

176. Mayo Clinic: Diseases and conditions. tetanus, 2013 (website).www.mayoclinic.org/diseases-conditions/tetanus/basics/definition/con-20021956.Accessed April 24, 2014.

177. McCormick R.D., Buchman T.L., Maki D.G.: Double blind, randomized trial of scheduled use of a novel barrier cream and an oil-containing lotion for protecting the hands of health care workers, *Am J Infec Control* 28:302–310,2000.

178. McMahon B., Dentinger C., Bruden D., et al: Antibody levels and protection after hepatitis B vaccine: results of a 22-year follow-up study and response to a booster dose, *J Infect Dis* 200:1390–1396,2000.

179. Mejicano C., Maki D.: Infections acquired during

cardiopulmonary resuscitation: estimating the risk and defining strategies for prevention, *Ann Intern Med* 129:813–828, 1998.

180. Merriam-Webster Dictionary, 2014 (website). www.merriam-webster.com/dictionary/epidemiology.Accessed August 30, 2014.

181. New York State Department of Health: *How New York State's new HIV testing law affects consumers. 2010.* www.health.ny.gov/diseases/aids/providers/testing/law/q_and_a_for_consumers.htm.Accessed August 30, 2014.

182. New York State Department of Health: Tetanus (lockjaw). 2014(website). www.health.ny.gov/diseases/communicable/tetanus/fact_sheet.htm.Accessed July 29, 2014.

183. Noble R.: Infectiousness of pulmonary tuberculosis after starting chemotherapy: review of the available dataonanu-nresolvedquestion, *AmJ Infect Control* 9:6–10,1981.

184. Occupational Safety and Health Administration: The difference between respirators and surgical masks. United States Department of Labor, 2009 (website). www.osha.gov/SLTC/respiratoryprotection/training_videos.html. Accessed September 11,2014.

185. Occupational Safety and Health Administration: Enforcement procedures for the occupational exposure to bloodborne pathogens. OSHA Directive CPL 2–22.44D. In: OSHA, editor: Washington, 1999, Occupational Safety and Health Administration.

186. Occupational Safety and Health Administration: Laundry labeling requirements.2014. (website). www.osha.gov/SLTC/etools/hospital/laundry/label.html.Accessed August 10, 2014.

187. Occupational Safety and Health Administration: NC TB Control Program Policy Manual. Occupational Safety and Health Administration, 2012 (website). http://epi.publichealth.nc.gov/cd/lhds/manuals/tb/Chapter_VIII.pdf.Accessed September 14, 2014.

188. Occupational Safety and Health Administration: Occupational exposure to bloodborne pathogens: Final rule 29, CFR, Part 1910:1030, *Federal Register* 56:64003–64182, 1991. In Labor Do, ed. 5317-25, 2001.

189. Occupational Safety and Health Administration: Title 29, code of federal regulations, part1903.2.InDoLabor,editor:Washington,1989,DepartmentofLabor,Occupational Safety and Health Administration.

190. Occupational Safety and Health Administration: Title 29, code of federal regulations, part 1977.12. In Do Labor, editor: Washington, 1989, Department of Labor, Occupational Safety and Health Administration.

191. Occupational Safety and Health Administration: OSHA standard interpretation.CFR1910.134 subject: tuberculosis and respiratory protection. July 30, 2004. UnitedStates Department of Labor, 2004 (website). www.osha.gov/pls/oshaweb/owadisp.show_document?p_table=INTERPRETATIONS&;p_id=24895.Accessed September 14, 2014.

192. Occupational Safety and Health Administration:Respirato-ryprotection.2014(website). www.osha.gov/dcsp/ote/trng-materials/respirators/respirators.html.Accessed August 10, 2014.

193. Occupational Safety and Health Administration: Respiratory protection for healthcare workers training video. United States Department of Labor, 2011 (website)..osha.gov/SLTC/respiratoryprotection/training_videos.htmlHvideo.Accessed September 11, 2014.

194. Occupational Safety and Health Administration, National Institute for Occupational Safety and Health: TB study funding announcement, Federal Register 148,1993.

195. Occupational Safety and Health Administration, United States Department of Labor. Occupational exposure to bloodborne pathogens, Final rule 29, CFR Part 1910.1030.*Federal Register* 64004–64182,1991.

196. OrfitIndustries.2007(website).http://orfit.com/usa/radiotherapie/index.html.Accessed August 31, 2007.

197. Owens D., Nease R.: Occupational exposure to human immunodeficiency virus and hepatitis B virus: a comparative analysis of risk, *Am J Med* 92:503–512,1992.

198. Penn State University: Isolation rooms and pressurizatio-n control, 2008 (website) www.engr.psu.edu/iec/abe/control/ isolation.asp.Accessed February 12, 2014.

199. PittetD.,et al:Members of the infection control program:compliance with handwashing in a teaching hospital, *Ann Intern Med* 130:126–130,1999.

200. Polder J., Tablan O., Williams W.: Personnel health services. In Bennett J., Brachman P., editors: Hospital infections, ed 3, Boston, 1992, Little,Brown.

201. Rhame F.: The inanimate environment. In Bennett J., Brachman P., editors: Hospital infections, ed 4, Philadelphia, 1998,Lippincott-Raven.

202. Rhame F.: The inanimate environment. In Bennett J.,

Brachman P., editors: Hospital infections, ed 3, Boston, 1992, Little,Brown.

203. RID – Committee to Reduce Infection Deaths: *State legislation and initiatives on healthcare-associatedinfections*,2011(website)http://hospitalinfection.org/legislation.shtml.Accessed August 9, 2014.

204. Riedel S.: Edward Jenner and the history of smallpox and vaccination, *Proc (Bayl Univ Med Cent)* 18:21–25,2005.

205. RileyL.E.:Varicella-zoster virus infection in pregnancy, 2013(website)www.uptodate.com/contents/varicella-zoster-virus-infection-in-pregnancy.Accessed July 7, 2014.

206. Rotter M.L., Koller W., Neumann R.: The influence of cosmetic additives of the acceptability of alcohol-based hand disinfectants, *J Hospital Infect* 18:57–63,1991.

207. Roush S., et al: Manual for the surveillance of vaccine-preventable diseases, ed4, Atlanta, 2011, Centers for Disease Control and Prevention.

208. Rutala W.: APIC guideline for selection and use of disinfectants, Am J InfectControl 24:313–342, 1996.

209. RutalaW,WeberJ:Guide line for disinfection and sterilization in health care facilities, 2008 (website). cdc.gov/hicpac/pdf/guidelines/disinfection_nov_2008.pdf. Accessed August 3, 2014.

210. Rutala W., Weber J.: Society for Healthcare Epidemiology of America: Guideline for disinfection and sterilization of prion-contaminated medical instruments, *Infect Control Hosp Epidemiol* 31:107–117, 2010.

211. Saiman L., Siegel J.: Infection control recommendations for patients with cystic fibrosis: microbiology, important pathogens, and infection control practices to prevent patient- to-patient transmission, *Infect Control Hosp Epidemiol* 24:S6–S52,2003.

212. Salisbury D., Hutfilz P., Treen L.M., et al: The effect of rings on microbial load of health- care worker's hands, *Am J Infect Control* 25:24–27,1997.

213. Shaffer J.: Microbiology of hospital carpeting, Health Lab Sci 3:73,1966.

214. Siegal JD, Rhinehart E, Jackson M, et al: 2007 guideline for isolation precautions: preventing transmission of infectious agents in healthcare settings. 2007 (website). www.cdc.gov/hicpac/2007ip/2007isolationprecautions.html.Accessed August 11,2014.

215. Smith A.: Principles of microbiology, ed 7, St Louis, 1973,Mosby.

216. Smith E., Welch W., Berhow M., et al: Measles susceptibility of hospital employees as determined by ELISA, Clin Res 38:183,1990.

217. Snider Jr. D., Ceuthen G.: Tuberculin skin testing of hospital employees: infection, "boosting", and two-step testing, *Am J Infect Control* 12:305–311,1984.

218. Sokol W.: Nine episodes of anaphylaxis following cystoscopy caused by Cidex OPA (ortho-phthalaldehyde) high-level disinfectant in 4 patients after cytoscopy, *J Allergy Clin Immunol* 114:392–397,2004.

219. SteriTatt: Sterile tattooing for precise radiation delivery. 2014(website). www.steritatt.com/.Accessed August 11, 2014.

220. Stewart A., Rosenbaum S.: Vaccinating the health-care workforce: state law vs. institutional requirements, *Public Health Reports* 124:615–616,2010.

221. Sugerman D, Barskey E, Delea G, et al: Measles outbreak in a highly vaccinated population, San Diego, 2008: role of the intentionally undervaccinated, 2010. Available at https://e-dition.jcrinc.com/MainContent.aspx.Accessed September 17, 2014.

222. Taylor J: FDA device clearances: hepatitis C test, laser-assistedlipolysis, percutaneous support catheter. 2007 (website). www.medscape.com/viewarticle/559882. Accessed September 7, 2014.

223. The Joint Commission: Improperly sterilized or high-level disinfectedequipment. 2014 (website). www.jointcommission.org/assets/1/23/Quick_Safety_Issue_Two_May_2014.pdf.Accessed August 7, 2014.

224. The Joint Commission: Infection prevention and control standards. The Joint Commission, 2014 (website). https://e-dition.jcrinc.com/MainContent.aspx.Accessed September 17, 2014.

225. The Joint Commission: Standards. 2014 (website). www.jointcommission.org/accreditation/ambulatory_healthcare.aspx.Accessed August 7, 2014.

226. ThermaPureHeat:Killing bacteria with heat. 2011 (website). www.thermapure.com/enviornmental-services/bacteria.) Accessed Sep 13, 2014.

227. Thomas C., editor: *Taber's cyclopedic medical dictionary*, ed 1, Philadelphia, 1973, FA Davis.

228. Thompson W., Shay D., Weintraub E., et al: Influenza-associated hospitalizations in the United States, *JAMA* 292:1333–1340,2004.

229. Thompson W.W., Weintraub E., Dhankhar P., et al: Estimates of US influenza- associated deaths made using four different methods, *Influenza Other Respir Viruses*3:37–49, 2009.

230. Trick W., Vernon M., Hayes R., et al: Impact of ring wearing on hand contamination and comparison of hand hygiene agents in a hospital, *Clin Infect Dis*36:1383–1390, 2003.

231. Umscheid C.A., Mitchell M.D., Doshi J.A., et al: Estimating the proportion of healthcare- associated infections that are reasonably preventable and the related mortality and costs,*Infect Control Hosp Epidemiol* 32:101–114,2011.

232. United States Department of Health and Human Services: Latent tuberculosis infection: a guide for primary health care providers, 2013 (website).www.cdc.gov/tb/publications/ltbi/pdf/TargetedLTBI.pdf.Accessed May 24, 2014.

233. United States Department of Health and Human Services: PHS guideline for reducing human immunodeficiency virus, hepatitis B virus, and hepatitis C virus transmission through organ transplantation, *Public Health Reports* 28:247–343,2013.

234. United States Food and Drug Administration: Medical glove guidancemanual. U.S. Department of Health and Human Services, 2008 (website). www.fda.gov/MedicalDevices/DeviceRegulationandGuidance/GuidanceDocuments/ucm081752.htm.Accessed August 10, 2014.

235. Vidmar L., Poljak M,Tomazic J., et al: Transmission of HIV-1 by human bite,Lancet 347:1762–1763, 1996.

236. Vyas JM: Diphtheria. US National Library of Medicine, National Institute of Health, 2013 (website). www.nlm.nih.gov/medlineplus/ency/article/001608.htm.Accessed July 30, 2014.

237. Ward J., Cherry J., Chang S.: Efficacy of an acellular pertussis vaccine among adolescents and adults, *N Engl J Med* 353:1555–1563,2005.

238. Washington Post: Journal says doctor faked data linking autism to vaccines.Reuters, 2011. Available athttp://www.reuters.com/article/2011/01/06/us-autism-vaccines- :dUSTRE7050J420110106. Accessed July 24, 2014. Reprinted in the Washington Postat http://www.washingtonpost.com/wp-dyn/content/article/2011/01/05/AR201.

239. Washington Post: Mad cow disease: engineered cattle avoid infection, Starr Telegram, 2007.

240. Weber D., Consoil C., Sickbert-Bennett E., et al: Susceptibility to measles, mumps, and rubella in newly hired (2006–2008) healthcare workers born before 1957, *Infect Control Hosp Epidemiol* 31:655–657,2010.

241. *Webster's New World Medical Dictionary*, Ames, 2001. John Wiley &Sons.

242. WFR Aquaplast Corporation. 2007 (website).wfr-aquaplast.com/pages/protosheets.html.Accessed August 31, 2007.

243. Williams W.: Centers for Disease Control: CDC guidelines for infection control in hospital personnel, *Infect Control* 4:326–349,1983.

244. World Health Organization: WHO guidelines on hand hygiene in health care: first global patientsafety challenge, cleancareissafercare,2009(website).whqlibdoc.who.int/publications/2009/9789241597906_eng.pdf. Accessed August 9,2014.

245. World Health Organization: WHO guidelines on hand hygiene in healthcare(advanced draft), part of the WHO Consultation on Hand Hygiene in Healthcare Global Patient Safety Challenge, 2005-2006. Clean care is safer care, Geneva, 2005, WHO World Alliance for Patient Safety Practice Guidelines.

246. Wright L., Carlquist J.: Measles immunity in employees of a multihospital health-care provider, *Infect Control Hosp Epidemiol* 15: 8–11, 1994.

第 10 章

患者评估

目的

- 描述在癌症卫生保健环境中有效的卫生保健提供者的属性和责任
- 在不同的场景展示有效的口头和非语言交流
- 确定构成照顾癌症患者的专业间方法的决定因素
- 讨论癌症患者疼痛、心理、社会、营养和文化评估的重要性，并确定在健康管理中如何评估和解决这些问题
- 讨论在患者接受放射治疗期间监测其放射剂量和预期副作用时间的重要性
- 讨论卫生保健专业人员的文化能力的意义及其与患者护理与放射治疗师的关系的相关性

一、患者评估定义

癌症患者的评估（确定患者的独特需要以及健康管理团队将如何满足这些需要的计划）并为有效的癌症治疗提供基础。癌症的诊断可使患者及其家庭的生活发生急剧变化。这些变化可以是生理的、心理的和精神的。为了理解癌症诊断对患者及其重要亲属或家庭的影响，必须将诊断视为一个过程而不是事件。这个过程是动态的、连续的，并且随时间而变化。

通过连续、系统的评估获得的信息，允许卫生保健提供者：①确定问题的性质；②选择针对该问题的干预措施；③评估干预措施的有效性。只要患者需要并能促进提高患者生活质量，就应持续进行评估。评估可以通过跨专业（患者护理可以包括来自不同专业背景的从业人员提供服务和协调护理）的方法最有效地进行，这种方法需要整个肿瘤学团队，包括外科肿瘤学家、内科肿瘤学家、放射肿瘤学家、放射治疗师、肿瘤学护士、社会工作者、营养学家、精神顾问和患者导航员。患者导航员是指在患者通过医疗保健系统时，为患者提供个人指导、医疗、社会和金融服务的个人。

1. 肿瘤患者评估的重要性

癌症患者的评估是护理结构的基石。然而，患者评估不仅仅包括获得患者病史、患者到达放射肿瘤科时情绪焦虑、身体疼痛。患者和亲人经常感到非常脆弱，需要帮助、理解和指导。患者常常迫切地希望早日解除病痛，接受治疗，恢复正常的生活。他们期望医疗保健提供者是专家，并且知道帮助他们的正确方法。大多数患者不仅需要身体和精神上的支持，而且需要一个有能力的倡导者，在这个脆弱的时刻，以真正的同情心坚定地站在他们身边。从通过咨询、诊断、治疗传递和随访的初始接触点开始，患者将不可避免地经历极端的情绪范围。过去的应对技能可能受到挑战或改变，而患者可能经历健康变化、家庭动态改变，以及不同程度的在未知环境中保持控制的能力。

2. 治疗关系的建立

要重点注意，在患者和卫生保健提供者之间的关系中存在着内在的权力失衡。患者可能感到明显处于不利地位，可能不像他（或她）通常那样行事。卫生专业人员必须了解和认识患者需求的层次结构，优先考虑其饮食、安全和舒适的需要。患者的反应和行为通常基于这些需求是否被充分满足。例如，处于痛苦和沮丧中的患者可能无法响应治疗师要求患者保持在治疗床上的请求。放射治疗师必须通过参与移情和治疗关系来尊重和支持所有患者。在与患者的初次接触中，放射治疗学家传达专业精神、能力和移情是至关重要的，这些属性将作为治疗关系的基础（这是医护人员与患者之间的关系，治疗师和患者希望共同参与，相互影响，在患者中产生有益的变化）。在这种关系中，使用语言和非语言交流是很有用的。为了有效地评估患者，放射治疗师必须使用沟通技巧，包括倾听口头信息、感知非语言信息，以及口头和非口头两种信息反应。

框表 10-1 列出与患者进行有效沟通的有益行为；框表 10-2 列出对与患者进行有效沟通无益的语言和非语言行为。

框表 10-1　有益的行为

语言的

- 不做结论。
- 避免应用医学术语。
- 反思、澄清和总结患者的陈述。
- 对患者口头和非口头表达的信息做出响应。
- 应用“我明白了”和“是的”等口头强化语。
- 提供适当的信息。
- 适当应用幽默来缓冲紧张。
- 适当平静语速。
- 温和的语气。

非语言的

- 适当的目光交流。
- 适当的触碰。
- 偶尔点头示意。
- 表达开放的肢体语言。
- 展示生动的面部表情。
- 经常和适当的微笑。

框表 10-2　无益的行为

语言的

- 讲道。
- 责备。
- 安抚。
- 指导和要求。
- 提出建议。
- 傲慢的态度。
- 偏离主题。
- 过多地谈论自己。
- 过度地分析或过度解释。
- 智能化。
- 应用患者不懂的词汇。
- 过度的讨论，尤其是关于“为什么”的问题。
- 不友善的语气。

非语言的

- 没有目光交流。
- 皱眉。
- 面无表情。
- 嘴巴闭得紧。
- 打哈欠。
- 对患者指指点点。

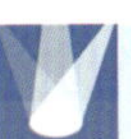

放射治疗师必须是一个忠实的倾听者，通过认知和情感途径与患者充分沟通。

一些人类学家认为超过 2/3 的交流是通过非语言传播的。因此，必须解释手势、面部表情、姿势、个人外表和文化特征以理解患者。非语言行为提供了潜在情感的暗示，但不是结论性的证据。然而，研究表明，非语言暗示（表 10-1）往往比语言线索更可靠。

用简单短语来回应负面非语言的暗示，包括“你似乎心烦意乱”和“你似乎不开心”。框表 10-3 提供了用于帮助重新认识非语言暗示的练习。

口头信息比非口头信息更清晰。言语信息由认知内容和情感内容构成。

认知内容由信息中包含的实际事实和词语组成。情感内容可以是口头的或非口头的，包括情感、态度和行为。是否能够同时听到认知和潜在情感信息的能力区分了无效听众和有效听众。

表 10-1 非语言交际暗示

线　索	举　例
眼神接触*	坚定，飘忽或逃避
眼睛	睁开，流泪，闭合和频繁眨眼
身体状态	放松，面对或远离和紧张
嘴	放松，微笑，紧绷和咬嘴唇
表情	生动，痛苦，温和和远离
手臂	展开和抱紧
身体姿势	放松，无精打采和僵硬
声音	缓慢，低语，高音，快速和火爆
一般表现	干净，整洁，整齐和邋遢

*基于文化差异，眼神接触在适当性方面可能有所不同

情感信息表达感觉和情绪。这些信息比认知信息更难交流、听到和感知。

虽然人类的情感是多种多样的，但它们通常只分为四大类：愤怒、悲伤、恐惧和幸福。一种感觉掩饰或掩盖另一种感觉并不罕见。例如，愤怒可能掩盖恐惧，因为恐惧往往是愤怒的根源。一个看起来非常生气的癌症患者可能正在经历死亡恐惧和失去控制，并且不能诚实地表达这种感觉。框表 10-4 给出了治疗师与患者互动的认知和情感反应的例子，并演示了两种类型应答之间的差异。

识别言语信息中的潜在情感起初是困难的，并且与人的安慰水平以及识别和表达个人情感的熟练程度有关。卫生保健专业人员必须倾听患者的信息，识别他（或她）的感受，而不是将个人感受投射到患者身上。这种能力需要实践和觉悟。相同的陈述在不同的人可以解释成不同的感受。在倾听患者的真实感受时，必须仔细注意非语言和语言暗示。

框表 10-3 非语言暗示练习

下列举动对你来说意味着什么？当你完成这个练习后，把你的答案和你的同学进行比较。你有不同的看法吗？

- 一个患者拒绝和你说话，拒绝和你目光接触。
- 一个患者直视你的眼睛，伸出双手，手掌向上。
- 和你谈话的患者把一只紧紧握住的手放在她背后，同时用另一只手在她身边握紧拳头。
- 一个患者走进检查室与医师进行放射治疗咨询，笔直地坐着，在说话前把折叠的双臂交叉在胸前。
- 一个患者坐在候诊室里，懒洋洋地坐在椅子上，一言不发，眼泪顺着面颊流下来。

框表 10-4 认知与情感应答练习

- 患者：“我的皮肤越来越红了，我觉得你快把我烤死了。”

认知应答：“你把乳液涂在皮肤上了吗？”

情感应答：“我知道皮肤反应使你很不舒服，这些是正常和暂时的，我们每天都在关注你的皮肤反应。”

- 患者：“我的喉咙痛，还能更痛吗？我可不想要那些营养管。”

认知应答：“你是不是喝了酸性的东西，吸烟了吗？你用了漱口液了吗？”

情感应答：“喉咙痛是不需要用营养管的，如果疼痛不能忍受可以休息几天。”

- 患者：“这只是治疗第二天，我就腹泻了！”

认知应答：“嗯，你看吃了什么？”

情感应答：“腹泻出现的确实有点早，你觉得还有没有其他可能引起腹泻，我们去问问医生怎么说。”

- 患者：“我还是很痛，放疗什么时候开始起作用？”

认知应答：“你吃镇痛药了吗？”

情感应答：“很抱歉，您的疼痛没有尽快缓解。每个人都是不同的，有时需要更长的时间才能得到缓解。你去看看医生，镇痛药是否需要调整。”

- 患者：“我很难入睡，这正常吗？”

认知应答：“嗯，你睡了多久？你白天打盹吗？”

情感应答：“告诉我你睡觉前脑子里都在想些什么呢。”

- 患者：“我有一个问题，它可能很愚蠢，但我还是要问它。”

认知应答：“没有问题是愚蠢的。”

情感应答：“我总是感激那些提出问题的患者，它帮助我知道对你来说重要的事情。”

- 患者：“这会治好我吗？”

认知应答：“医生告诉你什么？”

情感应答：我觉得你一定很关心这件事，我们一起去问一下医生，看医生是怎么说的。”

- 患者：“我的家人不愿意听我提及死亡的事。”

认知应答：“你的家人需要多和你说话。”

情感应答：“对于你来说，有这种濒临死亡的感觉而不能向你的家人表达一定很可怕。这是一种家庭疾病，而不仅仅是你独自经历的。让我们看看我们需要什么样的社会服务来帮助他们完成这个过程。”

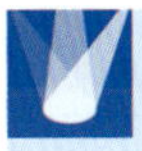

情感交流包括愤怒、悲伤、恐惧和幸福的感觉。放射治疗师需要反思地倾听患者，并识别患者的感受。

反思性倾听（反映患者非言语表现或交流的具体内容或隐含的感受，患者感觉被忽略或强调）包括同理心反应。移情被定义为认同他人的感受、想法或经历。

想要知道别人的想法，医务工作者需要扪心自问：如果我处在对方的位置，我会是什么感受？移情的一个关键部分就是分享对方言语交流的感受。例如，移情反应包括：是的，我理解；我也会感到生气；是的，我很高兴……这也会让我感觉很好。

人们很少以直接方式交流他们的想法和感受。反思性倾听是一种有效的倾听和沟通方式。良好的反思性倾听的结果如下。

- 听者意识到小问题，并防止它们发展成大问题。
- 听者被别人认为是真正关心、热情、理解和公平的。
- 听者对他人有更多的了解，这有助于以真诚的方式与他人沟通。

反思性倾听不是放射治疗师唯一可以使用的语言反应形式。反思性倾听对于形成适合于相关问题的口头反应至关重要。以下是 10 种最常用和有用的语言反应。

（1）最低限度的语言反应：最低限度的语言反应是偶尔点头的口头反应。这些是诸如“是”“啊哈”和“我明白了”之类的口头线索，表明卫生保健提供者正在倾听和理解患者。

患者：我治疗结束后要先去一趟杂货店，然后接孩子回家。

治疗师：嗯，我明白了。

（2）反思：反思是指医务工作者通过与患者的沟通，理解他们的认知和观点。医务工作者通过非语言观察或交流的具体内容或暗示的感受来了解他们认为被忽略或被强调。下面是反思的例子：你对结束治疗感到不舒服，听起来你好像真的对这种疾病很生气，你真的讨厌别人像患者一样对待你。

患者：我不知道怎么做才是对的 .

治疗师：你看起来很沮丧，你想让我能帮你解决？

（3）释义：释义是一种可与患者的陈述互换的口头陈述。这些单词可能是患者使用的单词的同义词。释义向患者承认他们确实在被倾听。见以下例子：

患者：在我们家里，孩子们不做任何家务。

治疗师：你家里的孩子不做家务。

（4）探测：探测是一种用于获取更多信息的开放式语句。对于我想知道……告诉我更多和你能说……这样的陈述最有效。”平滑流畅陈述比如何、什么、何时、何地或谁等问题更能促进开放的对话。

患者：我妻子今天让我治疗晚了。

治疗师：你能多告诉我一些吗？

（5）澄清：澄清用于获得更多关于模糊的、模棱两可的或矛盾的信息。澄清的例子包括：我对……听起来就像你在说……

患者：不管怎样，我不能这么做，它太贵了。再说，反正他们也不会帮我的。

治疗师：听上去你是说检测太贵，结果不值得花费。是吗？

（6）解释：解释是治疗师在患者的陈述中添加一些内容或试图帮助患者理解潜在的感觉。医务工作者可以分享他们的解释、含义或事实，从而为患者提供确认、否认或提供替代解释的机会。患者可能会说“是的，就是这样”或“不，不是那样，但是……”。

患者：这个世界上没有人关心我。

治疗师：没有人关心你听起来真可怕。

（7）检查：当治疗师对患者的语言或非语言行为感到困惑或者有预感需要检查时，就会进行检查。例如，“它看起来像……”“我有预感，这种感觉你很熟悉，你是说……”治疗师要求患者确认或纠正他们对患者话语的感知或理解。

患者：每个人都告诉我自己有多棒。我想如果我的肿瘤缩小了，我应该会感觉不那么痛。

治疗师：你是说你现在感觉更痛吗？对吗？

（8）告知：当治疗师分享客观和事实信息时，就会发生告知。比如："你的白细胞数非常低，所以避开那些接触细菌和病毒的机会较高的人群会更安全。"

患者：你认为这是一个好的癌症中心吗？

治疗师："XYZ 协会把这个癌症中心列为全国第一。"

（9）面对：面对包括治疗师让患者知道他们的观察与患者的话不一致。这种反应必须尊重患者，并且极其机智，这样就不会引起防御性反应。一个对抗的例子是这样的陈述：你说你生气、沮丧，但你在微笑。

患者：我不想谈这个。

治疗师：你曾经告诉我，坦诚面对自己的病情对你来说很重要，但是你现在不愿意这么做。

（10）总结：总结是治疗师对交流的信息进行浓缩和整理。当患者长篇大论并且难以清楚传达事件时，这是非常有帮助的。总结的一个例子是："我听你说的意思是……"

患者：我想这大概能说明问题。

治疗师：让我们看看我们是否可以回顾一下我们今天讨论的内容。你觉得是这样吗？

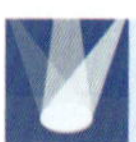

通过运用 10 个言语反应，可以实现移情交际。

二、癌症患者跨专业评估

放射治疗师在肿瘤患者的评估、护理和治疗中起着不可或缺的作用。需求的复杂性和患者群体日益增加的多样性增加了对医务工作者改进协作实践的需求。跨专业实践可以改善医务工作者之间的沟通、合作、研究、改善患者预后和减少医疗差错或管理失当。

1. 一般健康评估

一般健康评估是由肿瘤学实践者经过会谈过程进行的。会谈通常由肿瘤科护士或放射肿瘤学家进行，但有些情况下，放射治疗师也可能进行会谈。病史包括收集有关患者过去和现在健康的数据。虽然历史和身体评估是由转诊医生完成并发送的，但是验证和当前的身体评估以及基线实验室信息也应该完成。

框表 10-5　倾听情感的练习

对于以下每个陈述，写下你认为对方的真实感受。问问你自己，这里潜在的感觉是什么？

1. 医生告诉我到这里来做所有这些检查。我会坐在这儿等你准备好。
2. 你听说过这位新社工的事吗？我下午3点见她。
3. 治疗似乎对我没有帮助。
4. 医生，这个星期你还来看我吗？
5. 再过两个星期，我就完成治疗了。

和你同组的人讨论你的答案。然后在Evolve网站上的答案中查看所有可能的答案。

健康评估的一种方法是自我报告调查。在这样一项调查中，个人披露了有关他们生活的各个方面的信息，这些信息对于放射肿瘤学小组设计患者的护理计划是重要的。自我评估工具一般收集全面的信息，包括医疗信息（医疗条件、药物、过敏、牙齿、视力和听力条件）；营养信息（饮食模式、排泄模式、锻炼）；社会信息（家庭角色、朋友和家人的支持、活动，包括性活动）；生活方式信息（酒精和烟草使用、睡眠模式、压力、价值观 / 信仰）；最后，癌症对患者生活的影响（例如，疼痛、角色和生活方式的改变）。

2. 身体评估

放射治疗师常常是评估患者状况重要变化的跨专业肿瘤学小组的第一名成员，并且在必要时为干预和转诊提出建议。表 10-2 列出了治疗师负责评估日常和后续干预的身体方面。客观地评估不良反应。不良反应与接受放射治疗的区域直接相关。当患者正在接受辅助治疗时，这些效应可能增强。图 10-1 显示了患者在治疗期间可能经历的典型皮肤反应。辐射的其他影响患者报告，评估和治疗同样重要。患者评估的关键方面包括营养、疼痛和生化平衡（血细胞计数）。

表 10-2 每日身体评估的构成要素——特异性与非特异性反应

不良反应	剂 量*	干预措施特异性反应
特异性不良 皮肤反应 • 淡红斑 • 红斑 • 干性脱皮 • 湿性脱皮	1600（cGy） 2000～3000 cGy 3000～4000 cGy 4000～6000 cGy	指导患者做以下工作： • 评估和监测皮肤完整性和变化 • 淋浴后使用规定的润肤露，避免抓痕 • 避免含酒精的乳霜 • 避免将治疗区域暴露于热、冷、风、肥皂、除臭剂和剃须刀下 如果出现皮肤红斑，请执行以下操作： • 根据医师的要求使用润肤露 • 保护皮肤免受进一步的刺激，穿宽松的棉衣 如果出现皮肤破溃，请执行以下操作： • 如果出现干燥脱屑，继续使用保湿乳液 • 如果皮肤很嫩，按照指示使用可的松霜 • 对于湿性脱皮，咨询护士和医师处理或湿性愈合技术（医师可以考虑暂时停止进一步的治疗） • 尝试给皮肤破损的部位通风透气，特别是在皮肤皱褶处
脱毛/脱发 （脱发）	2000 cGy	保护头皮不受热、冷和风的影响。建议适当的头部覆盖 采取以下措施减少头皮的刺激： • 避免频繁洗头 • 避免使用吹风机、喷发剂、凝胶或其他发用制剂 • 将润肤乳液涂抹在头皮上 • 探索与身体形象相关的问题（例如，在治疗开始时戴上假发或发夹）
口腔改变 • 口腔炎 • 口干 • 黏膜炎 • 味觉改变	都发生在 2000～3000 cGy	• 检查口腔 • 评估是否存在口腔炎、口干、黏膜炎和味觉改变 • 指导患者进行软、温和的饮食，避免使用酒精等干燥剂并进行温和的牙齿护理。按照医师的指示使用漱口液
咽炎 喉炎 食管炎	2000～3000 cGy 4000 cGy 2000～3000 cGy	• 评估吞咽时的疼痛（咽痛） • 适量饮水 • 把饮食改成软的、不辣的和不酸的食物 • 按规定使用局部麻醉药和镇痛药 • 评估咳嗽
恶心呕吐	1000～2000 cGy （治疗后数小时可出现急性反应）	• 预测恶心呕吐高危患者，并在治疗前和需要时持续预防性地使用止吐剂，防止恶心呕吐 • 适当补液，预防脱水 • 向患者介绍或指导低脂低糖饮食 • 少食多餐 • 使用非药理学措施，如针灸、放松和意象引导
腹痛/腹泻	2000～5000 cGy	评估肠功能 • 指导患者在腹泻时使用低残渣饮食 • 按处方使用抗痉挛药物 • 指导患者进行肛周护理

续 表

不良反应	剂　量*	干预措施特异性反应
膀胱炎	3000～4000 cGy	评估膀胱功能 • 监测尿潴留 / 急迫 / 频率、排尿困难、夜尿或血尿 • 按处方使用抗痉挛药物 • 监测膀胱感染 • 充分的水合
疼痛	与不同剂量的炎症反应相关	• 评估部位和强度 • 指导患者定时服用药物
非特异性反应 皮肤苍白 体重减轻		每周监测血红蛋白、白细胞计数和血小板水平 每周监控体重，并绘制图表 确定饮食问题
乏力		评估能量水平 确定疲劳增加的周期 帮助患者调整生活节奏，倾听他们的身体 确保足够的营养摄入
睡眠		评估日常的睡眠模式和变化 查找影响睡眠的原因
神经变化 头痛 视力变化 步态和运动能力的变化 性格的显著变化 精神状态的变化		如果患者出现这些变化，放射治疗师应立即向放射肿瘤学家转诊

*所有剂量都基于每天180～200 cGy的分割计划，如果患者正在进行或已经进行完化疗，副作用将更早发生。副作用还将取决于照射体积和照射范围所包含的重要组织器官

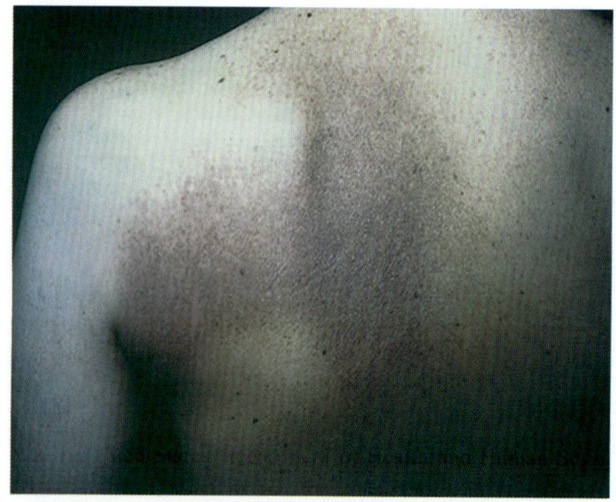

图 10-1　红斑和皮肤干性脱皮是外照射治疗的反应
（引自 Monahan F: Phipps' medical-surgical nursing: health and illness perspectives, ed 8, St. Louis, 2007, Mosby）

3. 营养评估

营养评估涉及肿瘤学跨专业小组的所有成员。肿瘤科护士进行营养筛查的首选，可以向营养专家或营养师提供推荐。此外，治疗师在这方面的知识和认识使他们能够监测正在治疗的患者，评估患者当前的饮食习惯或顾虑，在适当的时候提出饮食和营养建议，并在必要时进行转诊。

体重减轻往往是提醒癌症患者寻求治疗的第一个身体变化。它是预后不良的指标，一些肿瘤，如肺癌和上消化道肿瘤，在诊断时分别有60%～80%的患者存在体重减轻，维持良好的营养状态是治疗癌症患者最困难的挑战之一。营养评估是制定癌症患者营养管理综合方法的关键第一

步。两种筛查/评估工具、患者生成的主观整体评分（PG-SGA）和营养不良筛查工具（MST），已被确定为用于癌症患者的最佳验证工具。MST是纯筛查工具，如框表10-6所示，并可由团队的任何成员管理。PG-SGA是一个金标准的全面评估工具，它测量许多有助于完整营养图片的因素。患者填写一个简单的清单，上面列有他们的体重（或体重减轻）、饮食摄入量、影响他们饮食能力的症状以及功能能力，剩下的由医师、护士或营养师完成。评估的完成包括通过有限的身体检查，以确定体重减轻或水肿的物理指示，考虑癌症部位、类型和分期，以及患者的总体印象是健康、部分营养不良或严重营养不良。

体重变化的百分比是营养状况的良好度量，并且指示由于营养不足或代谢因素导致的组织丢失的程度。因此，每周监测体重变化对于正在接受放射治疗的患者是至关重要的。表10-3显示了相关百分比重量变化的样本。

应特别注意头颈部或胃肠道的癌症患者。对于这些患者，在治疗的初始阶段必须解决潜在的营养问题，并尽早实施恢复措施。每天接触患者的治疗师在监测变化和干预的有效性方面处于良好的地位。

$$体重变化百分数=\frac{日常体重-实际体重}{日常体重}\times 100$$

框表10-6 营养不良筛查工具

如果存在风险，则采取适当措施。
营养不良筛查工具是一种简单的营养不良筛查测试。
患者回答下列问题；他们的答案被评分：
- 你有没有故意减肥？
- 你体重减了多少？
- 你是不是因为食欲减退而吃得少？

评分总计表明营养不良的风险。

引自Leuenberger M, Kurmann S, Stanga Z: Nutritional screening tools in daily clinical practice: the focus on cancer, Support Care Cancer 18（Suppl 2）:S17-S27, 2010

表10-3 体重变化的评估＊

时间	有意义的体重减轻	严重的体重减轻
1个月	5%	>5%
3个月	7.5%	>7.5%
6个月	10%	>10%

引自White JV, et al: Characteristics recommended for the identification and documentation of adult malnutrition（undernutrition）, J Acad Nutr Diet 112:730-738, 2012
＊体重变化百分数的价值

4. 癌症的营养

癌症的严重副作用可能是被称为恶病质的多维问题。一个国际专家小组提出了恶病质的定义：恶病质是一种复杂的代谢综合征，与潜在的疾病相关，其特点是肌肉的丧失伴或不伴脂肪量的丧失。恶病质的显著临床特征是成人体重减轻（纠正液体滞留）或儿童生长衰竭（不包括内分泌紊乱）。厌食、炎症、胰岛素抵抗和肌蛋白分解增加常与恶病质有关。恶病质不同于饥饿、与年龄相关的肌肉量减少、原发性抑郁症、吸收不良和甲状腺功能亢进，并且与发病率增加有关。癌症患者的恶病质与身体功能减退、抗癌治疗反应减弱和生存率降低有关。由患者介绍的原因包括厌食（食欲丧失）、早饱、味觉改变或由肿瘤或治疗的梗阻。

营养干预常常对逆转癌症恶病质无效。由于肿瘤的存在而引起的新陈代谢变化（例如，炎症）也将影响患者的病情。目前认为癌症恶病质分为先兆恶病质、恶病质和难治性恶病质。在早期阶段，监测和预防性营养支持可能是所有需要的。处于难治性阶段的患者无法对营养或其他干预措施做出反应，只能从缓解中获益。在中期阶段，患者需要的不仅仅是补充营养，还包括解决导致恶病质进展的药物治疗。治疗在早期阶段是最有效和最容易的，通过适当的干预，对患者进行密切监测可以防止这种危及生命的进展。

5. 疼痛评估

疼痛是癌症最可怕的后果之一，是一个具有生理、社会和精神层面影响的复杂过程。所有的疼痛都是真实的，不管是什么原因，而且大多数疼痛都是生理因素和心理因素的结合。这种现象与人类生存的本质有关，常常引发有关生命本身意义的问题。疼痛严重影响癌症患者。

疼痛评估有 3 个目的。第一，它建立了治疗和干预的基线。第二，它帮助临床团队确定最适合患者的干预措施。第三，它能够评估所选择的干预措施是否合适。疼痛评估应该是系统的、有组织的、持续的。一般来说，在评估经历疼痛的癌症患者时应遵循 8 个原则（框表 10-7）。

Dalai 和 Bruera 对癌痛的多维概念有助于我们理解癌痛。他们提出在评估和管理癌痛的 6 个维度：①生理（疼痛的机体原因）；②感官（疼痛强度、位置和性质）；③情感（抑郁和焦虑）；④社会文化（文化背景和家庭）；⑤行为（与疼痛相关的行为，如药物摄入量和活动水平）；⑥认知（疼痛的意义、理解、态度和信仰、认知水平）。

生理和感觉维度。评估疼痛的身体维度是一个复杂的过程。组成部分必须包括疼痛的严重程度，疼痛的位置，持续时间或时间特征，以及疼痛的性质。评估患者疼痛的金标准是自我报告。使患者理解解决疼痛问题是整体治疗的一部分，抗癌治疗同等重要。应当鼓励患者与治疗师讨论日常疼痛。他们可以帮助需要紧急关注的患者评估疼痛，包括那些对镇痛药物效果欠佳的患者、那些日常活动（如睡眠、工作、社会交往和情绪）受到疼痛影响的患者，以及那些持续疼痛的患者。将这些患者转诊给肿瘤学家。每天关注疼痛不那么剧烈的患者，可以增加治疗师的实践经验，并帮助肿瘤学小组及时解决疼痛需求。疼痛的严重程度通常用一维的工具来评估。数字评分表是最常用的量表，要求患者从 0 ～ 10 中选择一个最接近描述他们疼痛程度的数字。在这个尺度上，0= 没有疼痛，10= 可以想象的最严重的疼痛。其他类似的工具包括言语评分量表、视觉模拟量表和面部量表，一种描绘表情疼痛程度的面部的图形量表。图 10-2 说明了一些简单的疼痛量表。

框表 10-7　癌症患者疼痛评价

- 相信患者抱怨的疼痛。
- 仔细记录患者的疼痛史。
- 评估患者的心理状态。
- 进行仔细的医学和神经学检查。
- 订购并复习适当的诊断研究。
- 治疗疼痛，促进适当的功能恢复。
- 再评估患者对治疗的反应。
- 个性化的诊断和治疗。

临床医师可以通过要求患者指出受伤部位或区域，或者通过显示身体图来识别疼痛的位置，以便患者能够标记疼痛区域。临床医师应该意识到，疼痛可能同时存在于许多区域。临床医师可以通过询问患者疼痛症状的起始和持续时间、疼痛的性质（持续的、间歇的）以及整天的疼痛变化、与活动和治疗的相关性。患者对疼痛性质的描述（感觉的方式）可能有助于确定疼痛的来源。使用诸如尖锐的、刺痛的、灼烧的和钻心的等形容词来描述疼痛，可能有助于临床医师治疗疼痛。虽然患者自己的话是最好的描述，但可以提供一个列表以帮助那些不能理解疼痛性质概念或者不能确定疼痛性质的患者。

6. 急性和慢性疼痛

急性疼痛通常是新发的和暂时的。它可能来自诊断或外科操作。当新发疼痛与肿瘤的生长或压迫直接相关（例如肠梗阻或脊髓压迫引起的疼痛症状）时，应视为紧急情况，并立即处理。所有新发急性疼痛都应该进行评估，以找到疼痛的来源，并根据需要提供治疗。已经存在 3 个月或更长时间的疼痛被认为是慢性疼痛。大多数慢性疼痛是肿瘤侵袭骨骼、软组织、内脏、血液和神经的结果。慢性疼痛的其他来源可能是患者接受的外科手术、化疗和放疗（例如慢性放射性肠炎和直肠炎）的结果。

7. 情感维度

疼痛常常导致抑郁、焦虑，以及其他可能增加患者痛苦的心理因素或性格特征。焦虑和抑郁是影响患者对疼痛的反应及耐受和应对疼痛的能力的关键因素，因为焦虑常常增加疼痛。不幸的是，这

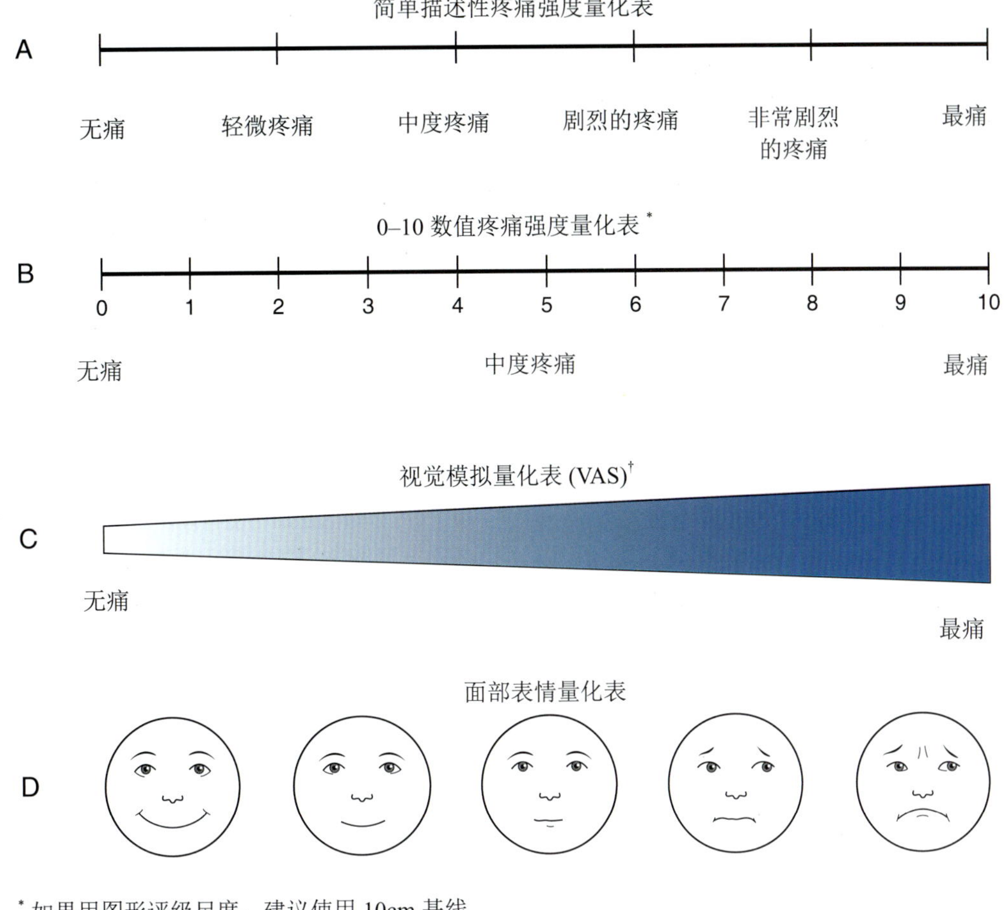

图 10-2　疼痛量化表举例

（引自 Swartz M: Textbook of physical diagnosis: history and examination, ed 7, Philadelphia, 2014, Saunders）

些症状在疼痛评估中通常不被考虑。对于有药物滥用史的患者，使用药物或酒精应用增加可能影响有效的疼痛管理，加重阿片类药物治疗疼痛的可能并发症。整体评估在疼痛评估中尤其重要。设计用于测量痛苦的简单工具（例如，视觉模拟量表，其中 0= 无痛苦，10= 极度痛苦）将给治疗团队一个通过支持患者或提供心理或精神支持服务来解决疼痛的机会。

8. 认知维度

认知影响患者如何看待疼痛以及如何向医护人员表达他们的需求。一个认知完整的个体，对疼痛认识可能会改变痛苦对他们的生活的影响。如果他们觉得癌痛是不可避免的，而且什么也做不了，他们就不太可能报告疼痛的加重或者寻求治疗疼痛的帮助。他们可能觉得医师只关心肿瘤的治疗，不想听到疼痛。一些患者经历了错误逻辑的疼痛。对患有未解决的癌痛的亲戚或朋友的记忆，导致他们过度痛苦。与这些患者讨论他们的感受可以减轻痛苦，并纠正这些错误的逻辑。如果患者有认知障碍，应该尝试安抚他们的恐惧心理，对他们的疼痛的评估需要重点依赖他们的行为的综合方法。

9. 行为维度

癌痛引起行为上的变化，可能导致疼痛增加或身体功能衰退。活动可能导致患者疼痛，活动减少可能增加不利的医学情况，如呼吸并发症。治疗师是观察患者日常行最佳人选。当患者被叫出候诊室时，他或她如何移动？患者是否依靠椅子扶手或支撑装置站立？患者在治疗台上和就位治疗有困难吗？最重要的是，所有这些困难是否在恶化，表明潜在的疼痛增加？疼痛行为的评估应包括语言和非语言反应，如呻吟、痛苦的表情和抱怨。功能评估（例如日常活动）也是疼痛行为的重要方面。诸如体育锻炼、疲劳和做家务的能力等因素被用来测量疼痛。用于评估癌症患者功能表现的两个工具是东部肿瘤协作组（Eastern Collaborative Oncology Group, ECOG）功能状态评定量表（评分从 0 到 5，其中 0= 未受损，5= 死亡）和 Karnofsky 功能评定量表（评分从 100 到 0，其中 100= 正常功能，0= 死亡）。

卡氏评分和 ECOG 评分见表 10-4 和表 10-5。

评估疼痛时需要将应用镇痛药和其他治疗考虑在内。药物的种类和数量、给药途径和方式也很重要。患者常常害怕麻醉性镇痛药，只有在疼痛时才服用。治疗师应该鼓励患者规律服药，并解释稳定药物血清水平的重要性，这是治疗疼痛所必需的（按时间，而不是按疼痛）。应注意药物作用的持续时间和情绪变化对给药的影响。

当患者因晚期肿瘤或其他疾病（如痴呆或谵妄）严重损伤认知能力时，肿瘤学小组将不能依靠患者的自我报告，应使用替代方法来评估疼痛。虽然可以问问题，但是疼痛评估将依赖于行为提示（例如哭、呻吟和痛苦的面容）、身体活动（例如紧握拳头、不安和保护）和社会互动（例如退缩、沉默和易怒）。陪护人员的报告也将有助于评估这一人群的疼痛。诸如严重痴呆患者的疼痛评估工具可以提供正规的评分手段，并在一段时间内观察疼痛水平的变化。

社会文化维度。每个人都有疼痛的经历。疼痛的社会文化维度包括民族、文化、人种、精神和其他相关因素，这些因素影响一个人对疼痛的感知和反应。文化和宗教习俗对痛苦感受有很强的影响。有些文化中患者愿意表达疼痛，而有些文化中患者不愿意表达疼痛。许多美国人普遍认为一个好的患者在疼痛时不会抱怨，抱怨者已经失去了自制力，但是医师并不希望这样。

年龄、性别和种族有着不同的疼痛体验。研究表明，女性和老年人增加了疼痛的语言表达。

表 10-4 卡氏评分

评分（%）	状 态
100	正常，无症状和体征
90	能进行正常活动，有轻微症状和体征
80	勉强可以进行正常活动，有一定的症状和体征
70	生活可以自理，但不能维持正常活动或工作
60	有时需要人扶助，但大多数时间可自理
50	常需要人照顾
40	生活不能自理，需要特别照顾
30	生活严重不能自理
20	病重，需住院积极支持治疗
10	病危，临近死亡
0	死亡

引自 Yates JW, Chalmer B, McKegney FP: Evaluation of patients with advanced cancer using the Karnofsky Performance Status, CA Cancer J Clin 45:2220-2224, 1980

表 10-5 ECOG 评分

级 别	状 态
0	无症状，活动没有影响
1	有症状，但几乎完全可以自由活动
2	有时卧床，但白天卧床时间不超过50%
3	需要卧床，白天卧床时间超过50%
4	卧床不起
5	死亡

引自 Oken MM, Creech RH, Tormey DC, et al: Toxicity and response criteria of the Eastern Cooperative Oncology Group, Am J Clin Oncol 5:649-655, 1982

在癌痛的许多方面，全面和多学科的评估和管理是必不可少的。如上所述，许多因素影响了疼痛体验。

癌症疼痛的多维概念需要多种卫生保健学科参与评估和管理。需要包括肿瘤学家、初级医生、护士、放射治疗师、社会工作者、药剂师、心理学家、麻醉学家和职业治疗师的参与。

评估疼痛的工具必须简易和准确的。一维的工具，如数字评分表被用来测量疼痛的一个方面，如疼痛的严重程度。多维工具可能包括以下内容：关于疼痛强度和情绪的问题、用于定位疼痛的身体图、语言描述和药物疗效问题。McGill 疼痛问卷用于测量复杂的疼痛，如慢性癌痛。它广泛用于研究和临床。它是可靠和有效的，并被应用于多种语言。该测试在研究人员 / 临床医生的分析和患者完成测试时有一定的局限性。简短疼痛量表最初是为肿瘤患者开发的，并已证明具有可靠性和有效性。它易于使用，在大多数问题上只需要选择从 1 到 10 的数值，可以由患者或肿瘤学小组的面试官完成。它包括疼痛强度的测量，疼痛区域的位置图，功能评估和药物有效性的问题。

放射治疗师在持续评估患者的疼痛中至关重要。了解每位患者对疼痛的信念和偏见，学习如何倾听和沟通，成为一个敏锐的观察者，发现关键问题，是所有医护人员必须掌握的技能。

准确的疼痛评估是理解患者感受疼痛的第一步。良好的评估可以促进患者和护理者之间基本的治疗关系。评估是寻找治疗癌痛有效干预措施的基础。

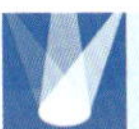

疼痛评估有 6 个维度，在患者的整个过程中都必须加以考虑。放射治疗师在持续评估患者的疼痛中至关重要。

10. 血液评估

评估癌症患者的血液学改变至关重要，因为造血组织细胞增殖速度快，如骨髓。造血组织特别容易受到癌症治疗（化疗和放射治疗）的伤害，经常导致骨髓抑制和功能下降，可导致贫血、白细胞减少和血小板减少。

贫血是外周血红细胞计数的减少。没有足够的红细胞，循环系统的携氧能力就会受损。这是由于含有血红蛋白的红细胞是氧气从肺部到组织的载体。贫血患者通常出现皮肤苍白、肌肉无力和疲劳（可能是最普遍的症状）。正常血液值见表 10-6。

表 10-6　血液正常值 *

水　平		百分率 / 范围
红细胞压积（HCT）		
男		38.8～46.4
女		35.4～44.4
血红蛋白（HGB）†		
男		13.3～16.2 g/dl
女		12.0～15.8 g/dl
儿童		11.5～14.5 g/dl
每立方毫米血细胞计数		
红细胞（RBC）		
男	4.30～5.60×10^6	100
女	4.00～5.20×10^6	100
	0.8%～2.3%redcells	
白细胞总数（WBC）	3500～9050	100
Bands	0～450	0～5
淋巴细胞	710～4530	20～50
嗜酸性粒细胞	0～540	0～6
嗜碱性粒细胞	0～180	0～2
单核细胞	140～720	4～8
血小板	165 000～415 000（严重降低<20 000）	

引自 Kratz A, Pesce MA, Basner RC, et al: Appendix: Laboratory values of clinical importance. In Longo DL, editor, et al: Harrison's principles of internal medicine, ed 18, New York, 2012, McGraw-Hill

*因实验室方法不同，数值可能略有不同

†严重降低<7.5 g/dl

Siparsky F, Accurso FJ: Chemistry & hematology reference values. In Hay WW, et al: Current Diagnosis & Treatment: Pediatrics, ed 21, New York, 2012, McGraw-Hill

白细胞减少是白细胞计数的减少，增加了癌症患者感染的风险。由于化疗、大体积骨髓照射，或疾病过程本身，导致患者免疫系统受损。因此，在治疗期间监测白细胞计数是至关重要的（参见表 10-6 以获得正常值）。由于患者自身免疫系统不能抗击疾病，他们需要降低暴露风险。应该告知患者尽量减少与他人接触，尤其是与患者接触。如果医护人员带病工作，他们也需要与患者保持距离。

血小板减少是循环血小板数量的减少。可能是由于骨髓中产生血小板的巨核细胞减少。这可能是由多种因素造成的，如化疗、放疗、疾病或压力。受照区域内红骨髓的体积决定放射治疗相关的骨髓抑制风险高低。因此大范围放射治疗时，监控血小板计数非常重要。血小板的正常值见表 10-5。

三、社会心理评估

1. 生活质量

对癌症患者生活质量的日益关注反映了社会和卫生保健人员的态度变化。癌症治疗的价值不仅取决于生存率，还取决于生存质量。近年来，生活质量这个术语已经出现，用来概括疾病和治疗的联合作用以及两者之间的平衡的广泛评估。

癌症及其治疗，也许比其他任何医疗状况都更能决定患者的生活质量。有人提出，癌症的情绪影响远远超过其他疾病的情绪影响，癌症产生的情绪痛苦可能超过癌症造成的身体痛苦。因此，良好的生活质量信息可以提高对癌症患者的管理。

生活质量的一个更普通的定义是一个人衍生自个人整体生活体验的主观幸福感。对个人来说最重要的生活领域或私人空间对他们的生活质量影响最大。图 10-3 显示了使生活有意义的重要领域和关系。

人们普遍认为评估生活质量的领域应包括生理、心理和社会因素。在生理领域，由于疾病过程和治疗的身体影响，生活质量受到功能丧失、症状和活动受限的影响。在心理领域，已经确定了 5 个主要的情绪主题：①由诊断产生的恐惧和焦虑，并且由于与护理者的沟通不充分而加剧；②与治疗依赖相关的个人控制丧失；③治疗结果的不确定性；④医生对治疗的热情持续性；⑤标准癌症治疗的削弱效果。此外，自尊心的丧失和焦虑、抑郁、怨恨、愤怒、泄气、无助、绝望、孤立和排斥的情绪也很常见。

2. 评估工具

有许多方法可用于评估生活质量（quality of life, QoL）或与健康相关的生活质量（health-related quality of life, HrQoL）。医疗机构可以采用特定的

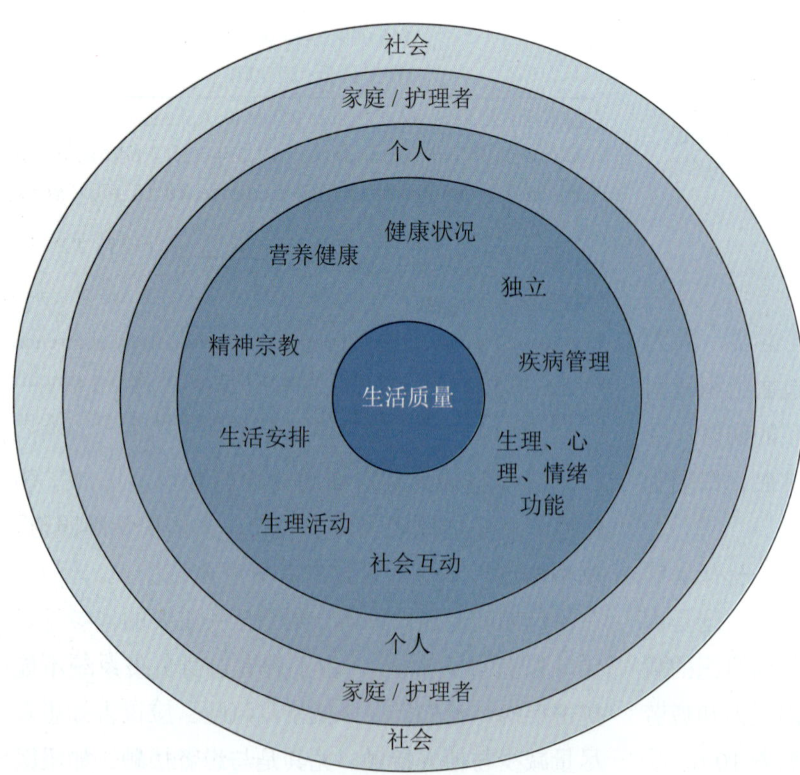

图 10-3 生活质量影响因素
（引自 Kuczmarski MF, Weddle DO, American Dietetic Association: Position paper of the American Dietetic Association: nutrition across the spectrum of aging, J Am Diet Assoc 105:616-633, 2005）

评估工具或者使用自己开发的工具。使用标准化评估工具的优点是，它们已经被研究过，它们在肿瘤人群中测量的有效性以及它们的心理测量的有效性和可靠性已经在文献中有所报道。以下是一些可供使用的评估工具。

生活质量指数。Spitzer 生活质量指数（quality of Life Index, QLI）主要关注一个人现在（最近一周）的生活质量。它由 5 个主题组成：活动、日常生活、健康、支持和与患者的一般生活质量有关的展望。每个主题后面跟着 3 个陈述，分别代表幸福水平（例如，支持，陈述 2。我从家人和朋友那里得到的支持是有限的。得分是 1 分）。总分从 0 到 10 不等，得分越高，幸福感越强。QLI 可以由卫生保健工作者管理，患者也可以采取 QLI 自我评估。两个版本内容是相同的。QLI 实用并且易于使用。结果表明，该方法具有信度和效度。

癌症相关功能性生活指数。癌症相关功能性生活指数是一个 22 项量表，通过患者日常生活质量的评估表明癌症的影响。它是最早开发的癌症 QoL 测量之一，它使用 7 点 Likert 型量表。该量表用于测量与癌症患者的关注程度是否一致（例如，"衡量你对生活感到沮丧的频率"）。据报道，约 15% 的文献使用癌症相关功能性生活指数。大多数用户保持了原来的 22 项。

癌症治疗功能评估量表。癌症治疗综合功能评估（FACT-G）量表，目前第 4 版有 27 个项目，其中患者用一个 5 点的量表（例如，我感觉不舒服）来标记他们同意的陈述（例如，我感觉不舒服），范围从一点也不到非常严重。根据患者过去一周的感受所做出反应，可以产生 4 个方面的信息：患者的身体情况、社会和家庭情况、情绪情况和功能情况。FACT 已经针对许多特定类型的癌症（例如，肺癌的 FACT-L）进行了定制，并添加了适当的问题，并被翻译成多种语言。

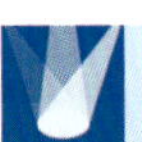

评估工具可用于确定癌症对患者的影响并实施干预措施。

应对策略与反应。在过去的几十年里，人们重点关注评估个体对疾病的心理社会适应能力。构成心理社会问题的领域很多。

癌症患者最常见的情感反应是焦虑和抑郁。评估工具大多集中在这两个主要领域。

焦虑。焦虑的定义是个体对感知到的威胁做出的情绪反应，这种反应随着不确定、不愉快和不安的感觉增加而增加。癌症患者最常使用的焦虑量表是状态特质焦虑量表。状态特质焦虑量表由两个量表组成：A-trait 和 A-state。A-state 由 20 个项目组成，具有 4 点等级：一点也不，有点，中等，非常。对反应进行总结，测量患者在特定时刻的感受。分数显示了暂时性焦虑的水平，忧虑、紧张感觉的特征，以及由自主神经系统引起的焦虑、紧张和忧虑的症状。A-trait 问卷旨在测量一般唤醒水平和预测焦虑倾向。建立了该工具的结构效度和信度。

另一种常用的测量焦虑的工具是广泛性焦虑障碍，它用于筛选和评估焦虑症状的严重程度。该测试要求患者对过去两周内他们经历 7 种焦虑状态（例如，感觉害怕，好像有什么可怕的事情可能发生）的频率进行评估。评级的值从 0= 完全没有，到 3= 几乎每天。总分越高，焦虑程度就越严重。

每位患者都有应对癌症的经验。患者使用过许多方法来管理他们的焦虑。框表 10-8 列出了有效和无效的应对策略。

抑郁。抑郁是癌症患者第二个常见的情感反应。抑郁症被定义为感知到自尊的丧失，导致一系列情感行为（食欲改变、睡眠障碍、缺乏活力、退缩和依赖）和认知（注意力不集中、犹豫不决和自杀念头）反应。抑郁症严重影响癌症患者及其家庭的生活质量。然而，经验和临床报告表明，抑郁是癌症患者对诊断不足和可能治疗不足的反应。

如何识别抑郁症是所有肿瘤保健提供者的关键技能。例如，有一个未确诊抑郁症患者在放射治疗后返回家中自杀，医生、护士和治疗师认为这个头颈部放射治疗中出现严重副作用的患者只是一个安静的人，未发现抑郁的迹象，并且没有向专业人员进行转诊。

抑郁症状的标准如下（通常在至少 2 周内几

框表 10-8 有效与无效的应对策略

有效策略

- 信息搜寻
- 参加宗教活动
- 分散注意力
- 表达情感
- 积极思考
- 节约能源
- 保持独立
- 保持控制
- 设定目标

无效策略

- 否认感情
- 症状最小化
- 隔绝社会
- 消极承受
- 睡觉
- 滥用药物
- 逃避决策
- 责备别人
- 过度依赖

引自Miller JF: Coping with chronic illness: overcoming powerlessness, Phila- delphia, 2000, FA Davis

乎每天出现这些症状中的 5 种或更多）：

（1）患者报告或别人看到的抑郁情绪（感到悲伤、空虚、绝望）（例如流泪）。

（2）一天中的大部分时间对一切或大多数活动的兴趣或乐趣减弱。

（3）在没有节食时体重显著减轻或体重明显增加；食欲减少或增加。

（4）失眠或嗜睡（例如，难以入睡，在起床时间前 30 ～ 90 min 醒来，在半夜醒来，难以恢复睡眠，睡眠时间增加，经常小睡）。

（5）精神激动或迟钝（他人容易发现，不仅仅是主观感受）。

（6）缺乏能量或疲劳。

（7）感到无价值、过度或不适当的内疚。

（8）抱怨和思维或专注能力减弱，如思维迟缓或犹豫不决。

（9）反复出现的死亡思想、自杀意念、希望死亡或自杀企图。

每天与患者见面和交谈的放射治疗师处于识别抑郁症征兆的绝佳位置。重点关注患者的饮食、睡眠习惯或能量水平的问题。治疗师必须仔细倾听和辨别这些问题的答案。例行的危险在于，卫生保健专业人员无法通过他们的语言或非语言暗示知道患者想说什么。实践和发展本章第一部分所讨论的技能对于照顾整个患者是至关重要的。

癌症患者通常由于疾病或治疗而经历诸如睡眠障碍、体重变化、食欲障碍和能量减少等生理变化。此外，患者大多会有一定程度的抑郁，因为癌症不仅代表了潜在的生命损失，而且代表了身体部位、形象、功能、角色和关系的潜在损失。肿瘤学小组必须评估抑郁症的水平是否与功能改变相关以及抑郁症是否持续。下面描述的抑郁筛查工具将帮助团队决定是否需转诊给专家。

各种各样的工具可用于评估抑郁症。这些工具是为患有精神疾病的患者设计的，不只是癌症继发的抑郁症。这些数据可表明肿瘤患者存在问题，但应对患者进行访谈来确定是否需要治疗。以下工具是最受欢迎的工具之一。

第一个工具是 Beck 抑郁量表 - Ⅱ。这个工具是包含用于评估抑郁症症状的 21 项自我报告的量表。每个项目都由一组陈述组成，这些陈述基于一个类别（例如，悲观或哭泣），以症状的严重程度分级，并以 0 ～ 3 分进行测量，其中较高分代表更严重的症状（例如，我感觉我的未来无望，只会变得更糟在量，表中为 3 分）。患者选择最好的描述他们当前感觉的工具，对反应进行统计，并评估抑郁程度。该工具只需要几分钟即可，因此很容易在临床环境中使用。患者健康问卷 -9 是患者健康问卷中的抑郁模块。它询问患者在过去两周中多长时间受到特定问题的困扰（例如，阅读报纸或看电视等活动时难以集中精力）。患者从 4 种反应中选择一种，从完全没有到几乎每天都有。总分越高，抑郁发生率越高。

对精神社会问题信号和征兆的系统和连续评估可以提高癌症患者的生存质量和数量。

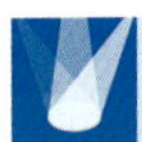
焦虑和抑郁是癌症诊断的重要和常见的情感反应，应该由专家评估。

康复。在癌症治疗中，重点往往放在疾病上，而不是它的功能后果。癌症及其治疗可以产生显著的长期和永久性的功能损失，即使目标是治愈的情况下。医师需要尽量改善或保留功能。与患有心脏病、卒中或脊髓损伤等其他疾病的患者相比，很少有人考虑癌症患者的积极康复。所有癌症患者的5年总生存率目前约为67%，由于癌症幸存者的数量不断增加，癌症康复越来越重要。在美国，癌症幸存者总数达到1 380万人，而新诊断的癌症患者为160万人，死于癌症的人数为569 000人。到2020年，癌症幸存者的数量预计将增加到1 810万人。欧盟也有类似的趋势。

癌症康复被定义为在恶性肿瘤及其治疗限度内，最大限度地恢复身体、心理、社会、职业、娱乐和经济功能。

1971年《国家癌症法》通过后，国家癌症研究所（NCI）负责开展全国抗癌工作，包括开展研究、建立癌症中心和培训计划。癌症康复计划是1972年由NCI发起的会议确定的。

全国癌症康复规划会议确定了4个癌症康复目标：

（1）癌症诊断后的心理支持。

（2）癌症治疗后的最佳生理功能最佳。

（3）如有需要，应尽早进行职业咨询。

（4）作为所有癌症控制治疗的最终目标的最佳社会功能。

尽管国家做出了这种努力，仍然不能为许多患者提供癌症康复，这些患者会由于肿瘤或癌症治疗而生活受到限制。虽然住院期间的癌症康复已经开始实施，由于癌症治疗技术的改进（例如，乳腺癌手术后淋巴水肿减少），减少了住院时间，减少了传统上需要康复治疗的急性副作用。癌症康复未成为标准癌症护理的必要组成部分。目前在美国广泛采用癌症康复治疗的障碍很多。Stubblefield等人指出，大约有8 300名董事会认证的物理治疗师，很少在癌症康复中心实习。只有两个癌症康复领域的奖学金项目（纽约的纪念斯隆-凯特琳和得克萨斯州休斯敦的M.D.安德森）存在，它限制了加入这个专业的医生人数。财政障碍阻止许多主要医疗机构建立癌症康复中心。康复转诊系统也存在先天偏见。在创伤、卒中或心脏事件的情况下，考虑转诊康复是主要治疗方法的一部分。癌症康复转诊只要在主要的癌症治疗中心才被提供，而且癌症护理服务的趋势是让患者去社区中心，在那里癌症康复很少不被考虑。重点一直放在治疗癌症上，而不是通过早期康复或对生活质量的思考来预防未来的功能受限。Stubblefield等认为：几乎每个患有与癌症或癌症治疗相关的疼痛或功能问题的患者都应该考虑接受康复服务。这包括在癌症的所有阶段的患者，从最近诊断的、正在接受初始治疗的患者到被认为治愈了疾病的患者。越来越多的人希望看到癌症康复始于诊断（康复），患者准备好接受严格的癌症治疗，并获得尽可能好的结果。

许多工具可用于评估癌症患者和癌症幸存者的未被满足的需求。一个特定的工具被开发用来帮助评估康复的需要。癌症康复评估系统（Cancer Rehabilitation Evaluation System, CARES）涵盖139项横跨许多领域的项目，这些项目是癌症治疗、癌症生活和治疗后果的一部分。评估可以在20 min内完成。患者可以跳过不适用的部分，以减少他们需要回答问题的数量。一个典型的陈述，比如我走路有困难可以被患者从“0=根本不到”“4=非常”，然后是标题为“您需要帮助”的专栏，患者对此做出“是”或“否”的回答。CARES的内容包括关于运动、活动水平、疼痛、信息需求、情绪、认知、关系、就业以及与正在进行的治疗相关的问题。

与其他评估一样，对康复需求的评估是一个动态的过程。当新的问题出现或过去的问题再次出现时，它应该继续进行，并且最好由满足每个患者的特定需求的多学科团队来完成。

3. 文化评估

文化体现了被几代以上相当多的人所同化的

智慧、经验、信念、价值观、家庭和性别责任。民族优越感是一种信仰，被认为是一种最好的做事方式，而文化相对主义则认为其他方法和信念也同样重要。刻板印象是指所有具有某种属性的个人或对象都是相同的，这是不公正的。

文化评估是指对个人和团体的文化信仰、价值观念和实践进行系统的评价。文化信仰和习俗常常影响家庭和文化群体的健康行为。接受和尊重患者的独特差异是肿瘤护理人员的重要属性。图 10-4 显示了护理中使用的文化评估模式。文化意识和敏感度对患者的适当评估和整体护理至关重要。美国卫生和人类服务部已经公布了文化和语言上适当的服务标准。标准规定患者 / 消费者从所有工作人员那里得到有效、可理解和尊重的照顾，这种照顾是以符合他们的文化健康信念、做法和优选语言的方式提供的。

全面的患者评估是一个整体的过程，包括评估和理解患者的价值观和信仰。当这些价值观和信念与卫生保健提供者的价值观和信念不同或直接发生冲突时，这尤其重要，并可能影响患者的护理。价值观和信仰形成的习俗包括饮食习惯、宗教习俗、交流模式、家庭结构和健康习俗。实施文化意识和评估技能的卫生保健提供者更有可能改善治疗关系，更有能力对护理计划进行有效干预，并提醒专业间小组注意患者不断变化的需求。框表 10-9 提出了提高文化敏感性的方法。

文化能力。根据美国卫生部和少数民族卫生服务办公室的说法，文化和语言能力是在系统、机构或专业人员之间汇聚在一起的一整套一致的行为、态度和政策，从而能够在跨文化环境中有效地工作。对雇员的教育可以提高医疗保健质量和安全的结果，并满足更广泛患者的需要。在他们生命中最脆

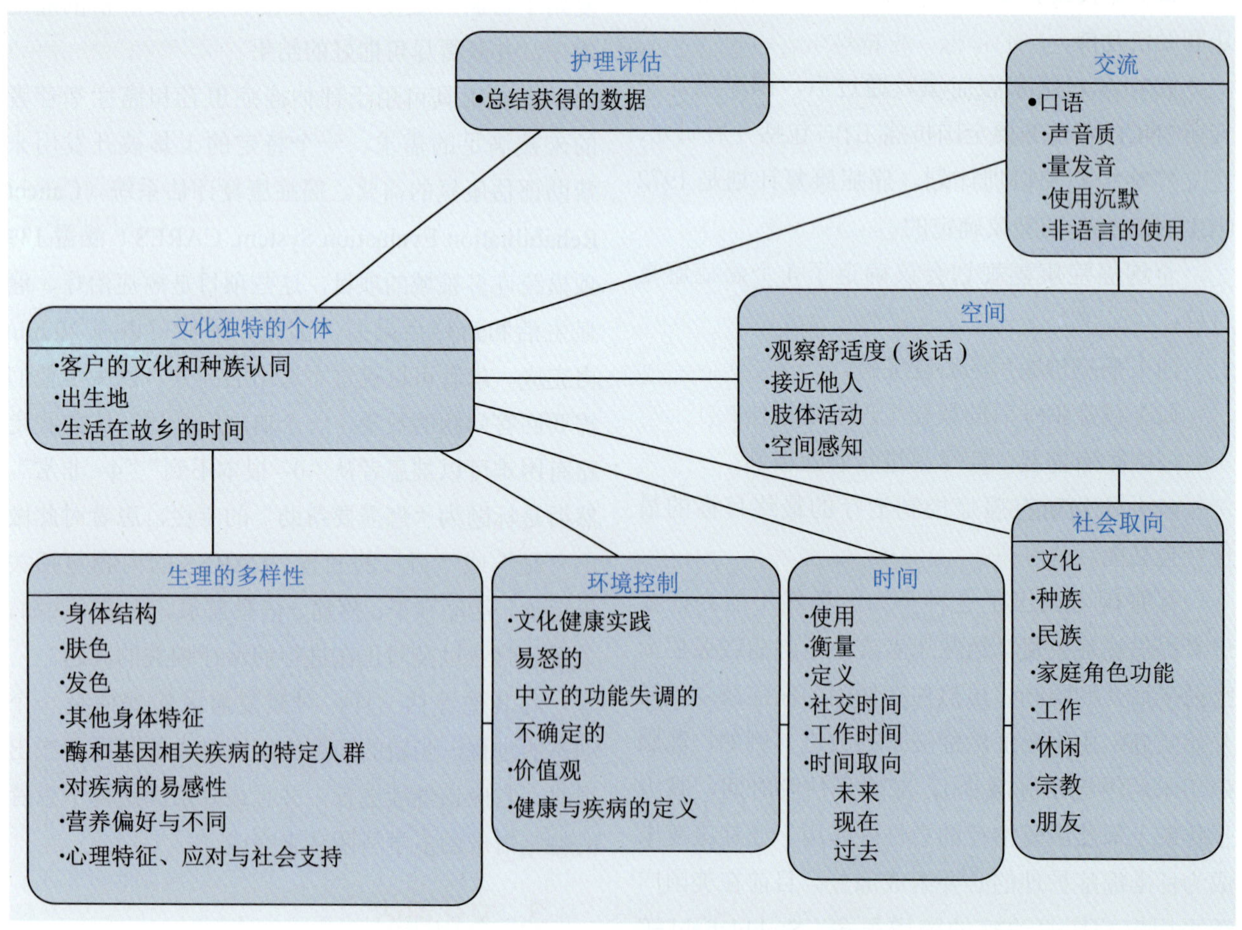

图 10-4　Giger 和 Davidhizar 的跨文化评估模型

（引自 Giger JN, Davidhizar RE: Transcultural nursing: assessment & intervention, 5 ed, St. Louis, 2008, Elsevier）

框表 10-9 提高文化敏感性的方法

- 认识到文化多样性的存在
- 表现出对人作为独特个体的尊重，文化是促成其独特性的一个因素
- 尊重陌生人
- 确定并检查自己的文化信仰
- 认识到一些文化群体对健康和疾病有定义，并试图促进健康和治疗疾病这些定义和实践可能与健康护理者自己的定义和实践显著不同
- 愿意根据患者的文化背景修改医疗保健的提供方式
- 不要期望一个文化群体的所有成员都以完全相同的方式行事，要认识到每个人的文化价值观都是根深蒂固的，因此很难改变

引自 Stulc P: The family as bearer of culture. In Cookfair JN, editor: Nursing process and practice in the community, St. Louis, 1990, Mosby

弱的时刻关心他人的独特地位。培养具有文化能力的信念和实践将有助于患者理解治疗交付过程、日常治疗领域再生产的目标、支持性资源，以及他们可能经历的身体和心理社会变化。

卫生保健专业人员不可能真正掌握所有文化的知识和技能，但应具有文化敏感性、好奇心，并尊重不同的患者群体，同时避免文化定型。以下对文化的概括是对美国几种主要文化的介绍性概述，并不旨在促进文化刻板印象。概括与刻板印象的不同之处在于：它们是信息的起点，不像作为最终观点的刻板印象那样。同样重要的是，要注意群体内的文化特征可能大不相同，并且可能随着人口内不同程度的同化而改变。

与卫生保健有关的主要文化概述如下：

拉美裔 / 拉丁裔：

- 在与卫生保健专业人员的沟通中可能不发挥积极作用
- 一般来说，在家庭决策中，男性负有责任
- 家庭作为一个凝聚力单元，协作以满足单元的需要。家庭存在和参与是预期的
- 可能有不同的时间概念，不能如期到达
- 具有深厚的精神和价值观念的有组织的宗教，主要是罗马天主教

非洲裔美国人：

- 沟通倾向于以人为中心，而不是以主题为中心
- 家庭是以大家庭和老年人参与为中心的核心价值
- 有组织的宗教团体发挥重要和支持的角色

高加索人：

- 非语言沟通方式包括正面点头、微笑和直接的眼神交流
- 家庭群体各不相同，性别角色也各不相同
- 大多数人具有不一定与正式宗教相关的灵性意识

亚洲人：

- 男性成员扮演着重要的角色，长者对团体很重要
- 许多初级语言存在，并且群体经常是具有不同英语水平的多语种
- 可能不会公开表达情感，但也可能在治疗性接触中占有重要地位
- 间接眼神接触可能被认为比直接眼神接触更有礼貌

使用口译员。放射治疗师可以通过评估患者对放射治疗实施过程的理解程度，以及通过评估患者对治疗和干预的情绪和身体反应来展示文化敏感性。当需要患者翻译时，评估其需要和使用是很重要的。尽管经常见到在一些地区邀请家庭成员充当治疗师和患者之间的翻译员，但必须注意避免让家庭成员来解释和传递敏感和（或）私人健康信息。随着新兴技术和应用软件的出现，使用多种语言进行实时翻译变得越来越容易。这些技术的用户从语音到语音或语音到文本的翻译中受益。放射治疗师应该查询卫生保健组织内的语言翻译资源，以及探索应用软件并尽可能使用这些资源。放射治疗师通过各种方式意识到与患者治疗实施相关的不同文化期望，并需要对这些差异敏感。有关一些示例，请参阅框表 10-10。

4. 精神评估

对患者进行整体护理的方法不仅涉及一个人所

框表 10-10 文化对日常治疗活动的影响

- 家庭成员的参与（例如，患者伴随大的家庭群体）；患者要求家庭成员转化
- 性别限制（例如，拒绝异性治疗师的护理）
- 对约会时间和日程表有不同的态度
- 谦虚的问题
- 遵从和不愿意提问或透露症状
- 饮食差异及其对营养干预的影响
- 替代医学和实践

经历的身体、情感和家庭层面，也包括精神领域。一个常见的误解是精神和宗教是同一概念，或者是可以互换的。精神包含一种满足感与一种比自己更强大的力量的联系，而宗教可能包含独特的原则和仪式，要么独自实践，要么在既定的群体中实践。

传统上，医师被训练成关注患者的身体方面，并认为人体的评估、诊断和治疗是他们的专业领域。在评估个体时，他们常常不能解决精神层面的问题。对精神护理的作用缺乏明确性已被证明是基于缺乏对医师和护士以及其他肿瘤学专业人员的教育。

精神层面包含一个人对围绕生命、疾病和死亡的意义问题的满意答案的需要。精神状态常常是个体生活质量的一个非常重要的考虑因素，尤其是那些被诊断为癌症的人。肿瘤患者的医护人员应尽一切努力提高这个领域的技能。在患者放射治疗的整个过程中，他（或她）可能开始讨论宗教或精神，并反思宗教或精神在他（或她）的生命中的价值。放射治疗师常常意识到出现的精神需要和关注，并且有机会通过积极倾听、展示同理心，以及向卫生保健组织或社区内的牧师或精神护理提供者进行适当转介来支持患者。护理的精神、宗教和存在方面是国家优质姑息护理共识项目中确定的临床实践领域之一，它包括生活回顾、希望和恐惧的评价、意义、目的、余生的感觉、悔恨、宽恕以及实现人生目标。应当使用标准化的精神评估工具来评估患者的宗教和（或）精神历史、倾向以及相关的原则和实践。

联合委员会并不要求使用特定的精神评估工具，而是要求卫生保健组织调查患者可能影响护理及其对护理的满意度的任何文化、宗教或精神问题。

对那些进行精神评估的人来说，重要的考虑因素包括如何提出问题，以及如何以非领导的方式进行询问，允许个人表达他的价值观和感受。信仰、重要性 / 影响、社区和地址 / 护理行动（FICA）精神历史工具的创建是为了向医生和卫生保健专业人员提供一个评估患者的精神问题的工具。

希望是护理的宗教和精神方面的关键概念和基本要素，也是治愈过程的主要组成部分。为现实的希望提供支持是肿瘤护理人员能够为患者提供的强大礼物。对于一些患者来说，希望是生死之间的主要决定因素。

医生常常成为希望的象征。通过医生的持续关注，患者并不绝望。害怕被这个有希望的人抛弃可以明显地改变患者的行为。患者为了保护他们和医生的关系，不询问医生，减少他们的抱怨，按照医生希望的方式对待他们，就像圣地工作者一样。当这种情况发生时，专业间团队的其他成员的角色就变得至关重要。建立治疗关系和应用有效的沟通技巧是照顾这个患者的关键。

希望是一个多维的结构，它不仅仅是目标达成情况，不容易量化。希望是人类存在的意义和超越的基础。由于这些原因，对患者进行整体评估和护理中“希望”是必不可少的。

认识和尊重患者的信仰、价值观和实践，是作为一名有效的卫生保健者必不可少的。

5. 家庭评估

癌症诊断的动态性超越了患者，扩展到整个家庭。对经济和社会心理资源、家庭发展阶段及不同疾病需求的反应将各不相同。

癌症患者家属的生活变得复杂。家庭成员必须经常学习新的角色、自我护理技能以及彼此、朋友和卫生保健团队联系和沟通的方式。为了支持家庭成员，评估他们的功能以揭示问题领域可能是必要的。

一般来说，卫生保健服务的重点是个人。肿瘤学护理的独特之处在于，它需要对患者进行专业间和家庭系统的护理。把家庭看作整体促进了对患

者的护理。

支持资源和干预措施可解决整个家庭单元的身体需求和对与疾病有关的压力源的情绪适应。

对于卫生保健提供者来说，重要的是要认识到患者的家庭概念，包括彼此相爱和支持的人，无论他们是否有血缘关系。未婚夫妇、同性夫妇和混合家庭在患者的护理和支持中可能发挥重要作用，其价值不容忽视或减少。

大多数放射治疗师都知道家庭对其成员的健康所起的不可或缺的作用，经常会见陪同患者去放射治疗预约的家人和朋友。监测患者和家庭的痛苦征兆（情绪、精神和财政）很重要，因为当一个人生病时，家庭动态会随着其成员的角色和责任的改变而改变。放射治疗师可以通过向他们打招呼、教他们治疗实施过程的各个方面，包括改变护理计划或治疗时间表，以及在需要时进行适当的社会服务转介来显示对家庭成员重要性的尊重。

6. 评估中的特殊案例

必须特别注意满足处于人生不同发展阶段的患者以及具有不同性取向患者的不同需求，因为这些集合体可能需要额外的支持服务和宣传。

儿童。患癌症的孩子需要整体护理，评估孩子的主要照顾者（通常是父母）的需要和关注是必不可少的。对父母来说，给孩子做出危及生命的诊断是非常有压力的事情。

癌症儿童的评估是一项多维的任务。应该考虑的功能领域有抑郁、退缩、焦虑、犯罪、成就、家庭关系和发展。

儿童的发育水平直接关系到他们对癌症诊断的感知、理解和反应。有大量的护理学、医学、精神病学、心理学和社会工作方面的文献详细描述了儿童癌症的心理效应。对患有癌症的儿童、父母、兄弟姐妹和大家庭成员来说，诊断的震惊、治疗的不适和不便以及生活在危及生命的疾病中的负担是痛苦和破坏的来源。

那些为患癌症的儿童提供医疗保健的人在帮助儿童和家庭应对出现的情况方面起着关键作用。Wechsler 和 Sanchez-Iglesiassuggests 的研究表明，大多数接受癌症治疗的儿童在心理上和健康儿童一样得到调节。这在一定程度上是由于照顾者的关心和帮助。然而，儿童癌症的成年幸存者可能具有由肿瘤或治疗导致的症状，并经历与健康相关的生活质量下降。

青少年。发展理论认为，青少年在建立自尊、形成身体形象观念、建立自主性、发展社会功能的过程中是一个关键阶段。患有癌症的青少年经历这些重要过程的中断。因此，对青少年的评估必须考虑和解决这些独特的领域。患有癌症的青少年可能因为对患者角色的不熟悉和脆弱性而面临自尊心的丧失。这种作用可以使青少年感到自卑和依赖，从而抑制建立独立的发展阶段任务。

随着青少年接受治疗和住院的事实，与他人的关系和自我认知会发生改变。癌症的不可预测性和不确定性会限制青少年的控制感和自主性。身体形象的改变、活动的中断，以及处方的治疗对青少年的自我形象会产生深远的影响。由于治疗、由疾病或截肢引起的畸形，或体重减少而导致的身体外观的快速变化会混淆和损害青少年的自我感知。

这些是复杂的过程，必须加以评估并纳入青少年护理计划。卫生保健小组必须促进生长和发育成熟，同时认识到癌症在满足发展任务方面给青少年带来的负担。

老年人。当个体进入生命的晚期，患癌症的风险增加。对老年人的社会学问题的特别关注，对于癌症的适当评估和治疗至关重要。

对老年人进行评估的一个重要问题是可能存在的感觉和认知损害的数量。评估老年患者听、看或理解的能力对于他们的护理和整体安全至关重要。从正常行为、日常例行公事和社会交往中识别出任何变化是极其重要的。身体健康的丧失、有限的经济资源、家庭结构的变化和社会地位的丧失，极大地影响了老年人的生活质量。获得完整的病史，包括药物、家庭健康经历和病史、功能状况和当前的关注是健康护理的关键。框表 10-11 列出了与老年患者进行治疗性沟通的一些建议。

框表 10-11　与老年患者进行治疗性沟通的建议

- 如果可行的话，在会面前收集初步数据。申请以前的病历，或让患者或家庭在家里或电话完成问卷
- 尽量避免让患者重复他们的问题或不止一次的担心
- 在系统回顾中，询问睡眠困难、失禁、跌倒、抑郁、头晕和能量损失
- 运用反思性倾听技巧，加快面试的步伐。老年患者可能需要额外的时间来制定答案
- 不要打断患者，也不要表现出不耐烦的非语言迹象
- 如果患者在开放性问题上有困难，使用“是”或“不是”或简单选择问题
- 鼓励患者及其护理人员列出他们的主要关注事项和问题，以帮助确保讨论对他们重要的问题
- 要求患者随身携带他们正在服用的所有药物（包括处方药、替代药物和非处方产品）的清单
- 询问患者的功能状况，如饮食、沐浴、穿着、烹饪和购物。这些区域的突然变化是有价值的诊断线索
- 确定患者是否是护理人员。许多年长的妇女照顾配偶、年长的父母或孙子。患者报告症状的意愿取决于他们是否认为自己有能力生病

引自 National Institute on Aging, National Institutes of Health: Talking with your older patient: a clinician's handbook, Bethesda, Md., 2008, National Institute on Aging, National Institutes of Health

持续的沟通是评估和帮助老年患者有效工作的关键。促进持续沟通的最好方法是从一开始就进行良好的沟通，并花时间建立治疗和康复的关系。

女同性恋、男同性恋、双性恋和变性人。美国政府每隔 10 年就制定并公布健康人倡议，以预防和促进健康。《2020 年健康人国家卫生倡议》首次提出了促进女同性恋、男同性恋、双性恋和变性人的健康、安全和幸福的目标。女同性恋、男同性恋、双性恋和变性人在健康方面存在差异，对其性身份和性偏好存在敌意反应，这往往造成卫生保健的障碍和对寻求医疗照顾的抵制。

（1）卫生保健专业人员越来越了解并意识到易性癖及其相关的医疗和外科干预措施。对这一群体实施文化上称职的护理包括增加对变性人进食调查的选择选项，让非歧视性信息公开，提供男女共用的浴室，以及对卫生保健专业人员进行教育和敏感性培训。

（2）护理变性患者的放射治疗师应通过与患者讨论其性身份和首选使用术语来展示关心和体贴。

（3）与其他患者群体一样，放射治疗师应尊重患者的尊严，适当地覆盖患者，保密，识别重要他人，并整体治疗患者。

姑息和临终。癌症治疗被认为是在患者接受了标准的治疗干预，而疾病尚未恢复时发生的。一些患有晚期癌症的患者，被他们的医疗保健提供者认为无法治愈。姑息性治疗是提供的干预措施，旨在减轻疾病症状和治疗的副作用，并提高患者的生活质量。许多患者接受姑息性放射治疗。姑息性治疗包括处方和非处方药物、营养和水合干预、使用替代药物以及心理社会支持治疗，当与标准护理结合时，显示出生活质量的提高。一个常见的误解是姑息治疗和临终关怀是一样的。当肿瘤学医学专业人员确定治疗干预已经停止并且癌症控制不可持续时，则可以开始临终关怀。放射治疗师常常是职业间团队中第一个评估患者变化的人，这些变化不仅可以指示治疗的晚期副作用，还可以指示晚期疾病的晚期副作用。放射治疗师不仅应该向护士和医师介绍患者，而且他们应该与团队讨论转诊的原因。这种评估和转诊的一个例子是正在接受原发性肺癌治疗的患者表现出的神经变化，如步态、个性、视力或头痛的变化。医师可以对患者进行全面的身体评估和诊断工作，以寻找诸如脑转移等进展性疾病。临终关怀是指当治疗的目标仅转向舒适护理时，提供身体和心理社会干预。医师只关注治疗干预，而不关注患者和家庭的整体护理或生活质量，很容易忽视这一过渡时期。在此阶段转介临终关怀服务允许患者和家人享受剩余的时间，并为生命的终结做准备，同时不花费时间在各种侵入性或痛苦的医疗干预上。放射治疗师亲眼看到接受姑息性放射治疗的患者在身体和情感上的损失，通常会在身体的多个部位，并且可能在医师就临终关怀转诊的适当性对话中发挥作用。

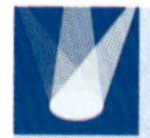

放射治疗师了解这些聚集体的各种需求很重要，因为它们可能需要额外的服务和支持。

四、总结

• 与癌症患者的沟通可以通过语言和非语言网络来实现。放射治疗师需要成为一个有效的倾听者才能通过认知和情感手段成功地与患者沟通。

• 情感交流包括愤怒、悲伤、恐惧和高兴。放射治疗师需要反省地倾听患者，并识别患者的感受。通过使用 10 个语言反应，治疗师将能够有效地与患者沟通，并且能够移情。

• 放射治疗师每天对患者进行身体评估，对于评估治疗引起的副作用的发生是必不可少的。治疗师需要了解所有辅助治疗，如化疗，以便做出准确的患者评估，并让患者向医师、营养师、肿瘤护士或社会工作者咨询如何护理和治疗任何副作用。

• 疼痛评估具有许多维度，在将癌症患者作为一个整体进行治疗时，所有维度都必须加以考虑。

• 血液计数受化疗和放射治疗的影响，需要在患者的整个治疗过程中进行监测。

• 癌症患者的生活质量需要仔细评估，可以使用几种工具来确定癌症对患者的影响。

• 焦虑和抑郁是常见的情感反应，应由专家进行评估。

• 家庭单元也可能被癌症诊断打乱，一些家庭需要额外的支持来应对家庭生活的额外方面。评估工具可用于帮助家庭确定他们是否需要帮助，以便建立帮助。

• 当患者在癌症诊疗中幸存下来时，康复成为焦点，目的是鼓励患者在治疗后恢复最大程度的功能。

• 了解和尊重患者的信念、价值观和做法，即使它们不同于卫生保健提供者的价值观，也是具有文化意识和文化敏感性卫生保健专业人员的重要方面。

• 必须特别注意满足不同发展阶段患者和具有不同性取向患者的不同需要，那些正在接受治疗的患者也可能接受姑息和对症治疗。

• 当意图从治疗意图转变为仅舒适护理时，应考虑临终关怀。

病例Ⅰ

一位 61 岁的非洲裔美国人，有肥胖症、克罗恩病和息肉病史，大便直径改变及大便内有血液。他的分期检查包括粪便隐血检查、前哨淋巴结活检和结肠镜检查。他的血细胞压积是 30，血红蛋白 10 g/dl。病理显示升结肠腺癌Ⅲ A 期（T3，N1，M0）。

家族史

• 父亲、母亲叔叔和一个 50 岁的哥哥有结直肠癌病史

社会史

• 很少活动

• 已婚并有 3 个成年子女

• 信奉穆斯林

体格检查

体重 243 磅；脉搏 88 次 / 分；血压 132/92 mmHg；体温 98.6 ° F；Karnofsky 状态，100；ECOG 状态，0；肠音亢进，X4 象限。

治疗

• 手术和术后同步放、化疗

讨论 / 思考

• 营养学教育

• 药物副作用、剂量和干预

• 家庭和耐心的应对技巧

• 文化和宗教问题

病例Ⅱ

患者是一名 59 岁的中国女性。当她进行每年常规的乳房检查时，在她左乳上象限发现一个肿块。切除活检显示一个直径为 1 cm 的恶性肿块。进一步的活检包括前哨淋巴结。所有活检均为阴性。病理显示浸润性导管癌 T1N0M0 期。

家族史

• 患者是两个孩子的母亲

• 她的母亲因绝经后乳腺癌接受了治疗

社会史

• 每天吸 10 支烟

• 有两个健康的女儿

• 英语水平有限，经常通过她的孩子进行交流

体格检查

体重 121 磅；脉搏 74 次 / 分；血压 112/78 mmHg；体温 98.4° F；Karnofsky 状态，100；ECOG 状态，0。未触及淋巴结。

治疗

• 肿块切除术后放疗，切线野治疗，电子线瘤床加量和他莫昔芬治疗。

讨论 / 思考

• 药物副作用、剂量和干预
• 沟通问题 / 对口译员的需要
• 文化问题
• 家庭 / 患者应对技巧

? 复习题

可以通过登录我们的网站：*http://evolve.elsevier.com/Washington+Leaver/principles*

1. 定义患者评估。
2. 解释信息认知中包含的内容。可举例。
3. 解释什么是移情反应。
4. 在有效交流中陈述 10 种最常用的语言反应。
5. 说明放射治疗师在以下领域在日常治疗中的评估责任——这与每日剂量和分割以及副作用何时发生有关。
   • 皮肤反应
   • 腹泻
   • 脱发
   • 疲劳
   • 膀胱炎
   • 疼痛
   • 睡眠
   • 恶心
   • 皮肤苍白
   • 口腔改变和呕吐
   • 体重减轻
   • 咽炎和食管炎
   • 神经学变化
6. 陈述经常出现的营养不良的第一征兆。
7. 陈述与疼痛原因相关的两个重要特征。
8. 定义白细胞减少症并解释其症状和体征。
9. 陈述抑郁症的主要症状。
10. 定义能体现文化意识和敏感性的文化能力和行为。

? 思考题

1. 为什么做肿瘤学评估很重要？
2. 有效的治疗（交流）关系的基础是什么？
3. 为什么观察非语言交流如此重要？
4. 疼痛评估的 3 个目的是什么？
5. 为什么癌症患者的康复很重要？
6. 有什么方法可以帮助患者满足精神需求？
7. 民族中心主义、文化相对主义和刻板印象有什么区别？

（译者：张洪岩　朱宝杰　审校：苏群）

参考文献

1. Alfano C.M., Ganz P.A., Rowland J.H., et al: Cancer survivorship and cancer rehabilitation: revitalizing the link, *J Clin Oncol* 30(9):904–906,2012.
2. American College of Obstetricians and Gynecologists Health Care for Transgendered Individuals (website): www.acog.org/Resources_And_Publications/Committee_Opinions/Committee_on_Health_Care_for_Underserved_Women/Health_Care_for_Transgender_Individuals. Accessed March 6,2014.
3. American Psychiatric Association: *Diagnostic and statistical manual of mental disorders*: DSM-5, ed 5, Washington, DC, 2013, American PsychiatricPublishing.
4. Argiles J.M., Lopez-Soriano F.J., Busquets S.: Mechanisms and treatment of cancer cachexia, *Nutr Metab Cardiovasc Dis* 23:s19–s24,2014.
5. Bauer J., Capra S., Ferguson M.: Use of the scored Patient-Generated Subjective Global Assessment (PG-SGA) as a nutrition assessment tool in patients with cancer, *Eur J Clin Nutr* 56:779–785,2002.
6. Beck A.T., Beamesderfer A.: Assessment of depression: the Depression Inventory. In Pichot P., Olivier-Martin R., editors:

Psychological measurements in psychopharmacology: modern problems in pharmacopsychiatry, vol. 7. New York, 1974, S. Karger.

7. Bozzetti F.: Nutritional support of the oncology patient, *Crit Rev* OncolHematol 87:172–200, 2013.
8. Brusin J.H.: How cultural competency can help reduce health disparities, *Radiol Technol* 84(2):129–147,2012.
9. Cancer.net—ASCO Recommends Palliative Care as a Part of Cancer Treatment (website): http://www.cancer.net/research-and-advocacy/asco-care-and-treatment-recommendations-patients/asco-recommends-palliative-care-part-cancer-treatment.Accessed March 6, 2014.
10. Cancer.net—Understanding Statistics Used to Guideand Evaluate Treatment(website): http://www.cancer.net/navigating-cancer-care/cancer-basics/understanding-statistics-used-guide-prognosis-and-evaluate-treatment. Accessed March 6,2014.
11. Carlson L.E., Waller A., Mitchell A.J.: Screening for distress and unmet needs in patients with cancer: review and recommendations, *J Clin Oncol* 30(11):1160–1177,2012.
12. Cella D.F., Tulsky D.S., Gray G., et al: The Functional Assessment of Cancer Therapy Scale:development and validation of thegeneral measure, *J Clin Oncol* 11(3):570–579, 1993.
13. Dalal S., Bruera E.: Assessing cancer pain, *Curr Pain Headache Rep* 16:314–324,2012.
14. D'Arcy Y.: Assessing pain in patients with cancer. In Davies P., D'Arcy Y., editors: *Compact clinical guide to cancer pain management: an evidence-based approachfornurses*, New York, 2013, SpringerPublishing.
15. Daut R.W., Cleeland C.S., Flannery R.C.: Development of the Wisconsin Brief Pain Question naire to assess pain incancer and other disease, *Pain* 17:197–210,1983.
16. Erickson P.: Assessing health status and quality of life of cancer patients: the use of general instruments. In Lipscomb J., Gotay C.C., Snyder C., editors: *Outcomes assessment in cancer: measures, methods and applications*, Cambridge, 2005, Cambridge University Press.
17. Evans W.J., Morley J.E., Argiles J., et al: Cachexia: a new definition, *Clin Nutr* 27:793– 799, 2008.
18. Fearon K., Strasser F., Anker S.D., et al: Definition and classification of cancer cachexia: an international consensus, *Lancet Oncol* 12:489–495,2011.
19. Ferrell B., Otis-Green S.: Spirituality in cancer care at the end of life, *Cancer J* 19(5):431–437, 2013.
20. George Washington Institute for Spirituality and Health —FICA Spiritual Assessment Tool (website): http://smhs.gwu.edu/gwish/clinical/fica.Accessed March 5, 2014.
21. GLMA (Gay and Lesbian Medical Association) —Guidelines for the Care of Lesbian, Gay, Bisexual and Transgender Patients (website): http://www.qahc.org.au/files/shared/docs/GLMA_guide.pdf.Accessed March 6, 2014.
22. GoorenL.:Care of transsexualpersons, *NEnglJMed*354: 1251–1257,2011.
23. Halbur K.: *Essentials of cultural competency in pharmacy practice*, Washington, DC, 2008, American Pharmacists Association.
24. HealthyPeople.gov—Lesbian, Gay, Bisexual, Transgender Health (website): http://minorityhealth.hhs.gov/templates/browse.aspx?lvl=2&lvlID=11.AccessedMarch5, 2014.
25. Huang I., Brinkman T.M., Kenzik K., et al: Association between the prevalence of symptoms and health-related quality of life in adult survivors of childhood cancer: a report from the St. Jude Lifetime Cohort Study, *J Clin Oncol* 31(33):4242–4252,2013.
26. Joint Commission—Road Map for Hospitals (website): http://www.jointcommission.org/assets/1/6/ARoadmapforHospitalsfinalversion727.pdf.Accessed March 4, 2014.
27. Karnofsky D.A., Burchenal J.H.: The clinical evaluation of chemotherapeutic agents in cancer. In MacLeod C.M., editor: *Evaluation of chemotherapeutic agents in cancer*, New York, 1949, Columbia University Press.
28. Kroenke K., Spitzer R.L., Williams J.B.W.: The PHQ-9: validity of a brief depression severity measure, *J Gen Intern Med* 16(9):606–613,2001.
29. Kyie K.A., Engel-Hills P.: Pain assessment: the role of the radiation therapist, *South African Radiographer* 49(1):13–16,2011.
30. LeuenbergerM.,KurmannS.,StangaZ.:Nutritional screening to olsindaily clinical practice:thefocusoncancer,*SupportCa-reCancer*18(Suppl2):S17–S27,2010.
31. MariottoA.B.,YabroffK.R.,ShaoY.,etal:Projections of the cost of cancercare in the United States: 2010-2020, *J Natl Cancer Inst* 103:117–128,2011.
32. McDowell I.: General health status and quality of life. In McDowell I., editor: *Measuring health: a guide to ratings scales and questionnaires*, ed 3, Oxford, 2006, Oxford University Press.

33. Medscape—Cancer and Rehabilitation (website): http://emedicine.medscape.com/article/320261-overview. Accessed March 11, 2014.

34. Melzack R.: The McGill Pain Questionnaire: major properties and scoring methods, *Pain* 1:277–299, 1975.

35. National Cancer Institute—Cancer Trends Progress Report-2011-2012 update (website): http://progressreport.cancer.gov/doc_detail.asp?pid=1&did=2011&chid=105&coid=1027&mid=#survive.Accessed March 6, 2014.

36. NationalCancerInstitute—NationalCancerActof1971(website):http://legislative.cancer.gov/history/phsa/1971#centers. Accessed March 11,2014.

37. National Cancer Institute—Nutrition in Cancer Care (PDQ) (website): http://www.cancer.gov/cancertopics/pdq/supportivecare/nutrition/HealthProfessional.Accessed February 11, 2014.

38. National Center for Cultural Competence— Assessment of Spirituality and Religion (website): http://nccc.georgetown.edu/body_mind_spirit/assessment.html.Accessed March 5, 2014.

39. National Consensus Project for Quality Palliative Care (website): http://www.national consensus project.org. Accessed March 5, 2014.

40. Oken M.M., Creech R.H., Tormey D.C., et al: Toxicity and response criteria of the eastern cooperative oncology group, *Am J Clin Oncol*5(6):649–655, 1982.

41. Portenoy R.K.: Treatment of cancer pain, *Lancet* 377:2236–2247,2011.

42. Radiation Therapy Oncology Group (RTOG): Title of measure: Functional Assessment of Cancer Therapy-General (FACT-G) (website): http://www.rtog.org/LinkClick.aspx?fileticket=bAZw9mE3jlQ%3D&tabid=118. Accessed March 13,2014.

43. Richardson A., Medina J., Brown V., et al: Patients' needs assessment in cancer care: a review of assessment tools, *Support Care Cancer* 15:1125–1144,2007.

44. Schipper H., Clinch J., McMurray A., et al: Measuring the quality of life of cancer patients:theFunctionalLivingIndex-Cancer:developmentandvalidation, *J Clin Oncol* 2:472–483, 1984.

45. SilverJ.K.,BaimaJ.:Cancerprehabilitation:anopportunitytodecreasetreatment-related morbidity, increase cancer treatment options, and improve physical and psychological health outcomes, *Am J Phys Med Rehabil* 92(8):715–727,2013.

46. Spielberger C., Gorusch R., Lushene R.: *Manual for the State-Trait Anxiety Inventory*, Palo Alto, Calif, 1970, Consulting Psychologists Press.

47. Spitzer R.L., Kroenke K., Williams J.B.W., Lowe B.: A brief measure for assessing generalized anxiety disorder, *Arch Intern Med* 166:1092–1097,2006.

48. Spitzer R.L., Kroenke K., Williams J.B.W.: Patient Health Questionnaire Study Group. Validity and utility of a self-report version of PRIME-MD: the PHQ Primary Care Study, *JAMA* 282:1737–1744,1999.

49. Spitzer W.O., Dobson A.J., Hall J., et al: Measuring the quality of life of cancer patients: a conciseQL-indexforusebyphysicians, *J Chronic Dis*34:585–597,1981.

50. Stubblefield M.D., Hubbard G., Cheville A., et al: Current perspectives and emerging issues on cancer rehabilitation, *Cancer* 119(11 suppl):2170–2178,2013.

51. Stubblefield M.D., Schmitz K.H., Ness K.K.: Physical functioning and rehabilitation for the cancer survivor, *Sem Oncol* 40(6):784–795,2013.

52. Thekkumpurath P., Walker J., Butcher I., et al: Screening for major depression in cancer outpatients, *Cancer* 117:218–227,2011.

53. Thomas D.C., Ragnarsson K.T.: Principles of cancer rehabilitation medicine. In Hong W.K., et al: *Holland-Frei cancer medicine*, ed 8, Shelton, 2010, People's Medical Publishing House-USA.

54. UCLA Jonsson Comprehensive Cancer Care Center — Cancer Rehabilitation Evaluation System (CARES) (website). http://www.cancer.ucla.edu/Index.aspx?page=1221.Accessed March 11, 2014.

55. USDHHS, The Office of Minority Health — What is Cultural Competency (website): http://minorityhealth.hhs.gov/templates/browse.aspx?lvl=2&lvlID=11.Accessed March 4, 2014.

56. Warden V., Hurley A.C., Volicer L.: Development and psychometric evaluation of the Pain Assessment in Advanced Dementia (PAINAD) scale, *J Am Med Dir Assoc*4(1):19–15, 2003.

57. Wechsler A.M., Sanchez-Iglesias I.: Psychological adjustment of children with cancer as compared with healthy children: a meta-analysis, *Eur J Cancer Care* 22:314–325, 2013.

58. World Health Organization— Framework for Action onInterprofessional Eduation and Collaborative Practice (website): http://whqlibdoc.who.int/hq/2010/WHO_HRH_HPN_10.3_eng.pdf?ua=1. Accessed March 9, 2014.

第 11 章

药理学与药品使用

目的

- 了解与药物相关的常见定义与命名法
- 举例说明放射肿瘤科某代表性药品的商品名与通用名
- 识别不同类别的药物
- 展示如何在药物参考书中查找药物
- 列出正确用药的六个原则
- 列举给药方法
- 准备静脉用药物
- 介绍给药的相关步骤
- 明确药品使用常用缩写词

在放射肿瘤科，放射治疗师每天都与患者接触，与患者互动密切，其可能是最早注意到患者不良反应或异常症状的人。称职的患者护理要求放射治疗师具备药理学的一般知识，并熟知每个患者的用药史细节。通过对药物治疗及其常见副作用的基本认知，放射治疗师能够区分预期的副作用与需要医疗干预的不良反应。

尽管施用药品并不是放射治疗师的主要职责，但这是整个患者护理的重要部分。放射治疗师能够对用于放射治疗的特定药物，如对比剂、麻醉药或静脉输液的给药予以协助。为有效地照护患者，放射治疗师还须知晓患者目前正在使用的所有药物及用药目的。

本章讨论药物给药的一般原则，其目的并不是提供特定药物的信息，而是旨在明确放射治疗师为能使患者安全地用药所需掌握的必要前提知识。本章内容涉及药物评价、配制和使用各个不同层面。最后，也对药品使用的相关法律问题加以讨论。

一、药品法规

1938 年颁布的《联邦食品、药品和化妆品法案》及 1971 年《管制物质法案》规范了美国所有药品的标签、供应与流通。放射治疗师须随时掌握执业领域涉及药品的最新信息。目前，很多更安全、更有效的药物，如非离子型对比剂仍在持续发展。药品法规明确要求所有新药在投入临床应用之前须经广泛临床试验验证；然而，只有在实际使用过程中才能证实药品的价值与不足。因此，放射治疗师在施用这些药物并向药学人员提供反馈的过程中扮演了非常重要的角色。

二、药品命名

药物（或称“药品”）是指可改变生理功能并对健康有潜在影响的物质。药物治疗通过使用药品达到治疗效果。所有的药物治疗都基于药品，但并非所有的药品都能实现药物治疗目标。药理学是研究药物来源、化学性质及作用机制的学科。医疗用药品品种目录随新的药物分子结构的发展不断更新。每种药品至少有 4 个不同的名称——化学名（化学式成分）、通用名（由最初研发该药的生产企业确定）、官方名称（常与通用名一致）及商品或商标名（官方发布的药品名）。一些药品生产企业会生产同一通用名的药品，但会以不同商品名加以区分。放射治疗师及所有医疗专业人员都要能很方便地获取药品的名称信息。最常用的资源包括：医师案头参考、美国药典及专用药品包装。其中，医师案头参考给出了药物公认的用途、副作用、禁忌证及可选药品的剂量。

化学名：4-[5-(4-甲基苯基)-3-(三氟甲基)-1H-吡唑-1-基]苯磺酰胺
通用名：塞来昔布
商品名：西乐葆

三、药理学原理

药物对机体的影响方式称为药效学。每种药物都有独特的分子结构，便于其能作用于特定的酶或细胞类型。药物附着在体内称为受体的靶部位，就像两块拼图拼在一起。药物与受体结合改变了靶细胞或酶的反应并导致患者的生理变化。

药物在机体内转运到达适当受体部位的方式被称为药代动力学。给药后，药物在机体内吸收、分布（转运到必要部位）、代谢和排泄。药物在体内的上述过程受到诸多因素影响，患者对药物的疗效与反应也存在个体差异。

1. 吸收

药物须吸收进入血液循环后才能发挥作用。吸收的程度和速度取决于给药途径、环境 pH、剂型溶出度及在转运过程中药物与体内化学物质相互作用等因素。

2. 分布

药物通过血液循环到达受体部位并与受体结合。药物需与特定蛋白结合或通过跨膜转运才能达到预期作用。许多药物可穿过胎盘绒毛从而影响胎儿。几乎没有药物能透过血-脑屏障。部分药物能暂存在组织中以便发挥后续作用。

3. 代谢

代谢，又称为生物转化，是指底物在机体作用下其化学组成发生改变的过程。肝脏可降解包括药物在内的几乎所有进入体内的外源性物质。药物降解为无作用物质这一过程还涉及血液系统或其他如胆囊、肺及小肠等器官参与的化学过程及酶促反应。如果药物蓄积、与体内其他物质发生协同作用或器官受损，其代谢和排泄就会非常困难。

4. 排泄

机体能以多种方式排泄药物及其代谢物。大多数药物主要经肾排泄。有时，药物代谢后的挥发性物质可经肺随呼气排出。汗腺、泪腺、唾液腺、小肠及乳腺均能排出少量药物。排泄的速度取决于身体系统、药物半衰期及其在组织中的浓度。

四、影响患者对药物反应的因素

照护者须考虑各种影响患者对药物反应的因素。以下将讨论其中几个影响医师处方最佳剂量的因素。

1. 患者相关因素

年龄。尽管幼儿和老年人因不同原因需调整剂量，但为达到同等治疗效果，往往其所需剂量较成年人平均剂量小。

儿童和婴儿的器官还处在发育阶段。儿童对药物敏感性较高，因此，为降低意外事件发生的可能性，通常应从最小剂量起始用药并密切监测用药时的反应。以体重计算给药剂量比用年龄计算更安全，但因儿童新陈代谢不成熟，该计算方式仍不够精确。儿童常有吞咽药片的困难，口服液体制剂时易吐出，也会抗拒栓剂或打针，因此，按处方剂量给儿童用药具有挑战性。

老年人有时需要小剂量，有时需要大剂量。随年龄增长机体代谢率下降。老年人循环减慢、酶逐渐被消耗、敏感性增加、吸收降低，肝脏和肾脏不能有效地解毒。此外，老年患者常同时服用多种可因相互作用产生不良反应的药物。应监测老年患者用药以确保其用药剂量恰当。

体重与生理状态。给药的平均剂量是以体重中位数为 150 磅的健康成年人计算。肥胖或过瘦均可影响循环或机体代谢，对体重高于或低于上述标准的患者须调整给药剂量。确定最佳给药剂量时，需考虑肝脏或肾脏受损程度、电解质失衡、循环障碍、营养缺陷、感染及其他生理性疾病。

性别。女性平均体重低于男性，药物代谢有所不同。女性激素水平、体内脂肪数量及分布与男性有较大差别，可影响所需药物的剂量。性别不同所致体液平衡差别也是影响给药剂量的重要因素。诸多药物都对胎儿有影响，因此，考虑妊娠增加用药的复杂性也是至关重要的。

个人与情感需求。患者用药存在个体差异。咖啡因就是一个常见例子；有些人可以整天喝咖啡但无睡眠障碍，而另一些人却无法耐受咖啡因。因此，针对患者独特的用药需求须个体化评估。比如，态度消极或焦虑的患者往往比内心平静且心态积极的患者需要更高强度的镇静。尽管有些患者倾向于服用最小剂量，但有些患者却视药品为灵丹妙药。医疗保健专业人员须视患者为独立个体，并留意每个患者对所用药物的情绪反应。

2. 药物相关因素：非治疗性反应

不期望发生但可预测的副作用与药物不良反应或并发症之间存在重要差别。副作用是可预期的药物治疗反应；并发症属不可预期的药物治疗反应，程度由轻至重不等。在放射治疗中，诊断及治疗用的对比剂与治疗前后所服用的各种药物相互作用可产生毒性反应并引起患者不适。

过敏反应。过敏反应是指再次接触已致敏药物所产生的免疫反应。过敏反应发生时，药物作用类似于抗原，机体对药物产生抗体。这种反应的体征和症状可从轻度皮疹到危及生命的过敏性休克不等。一旦发生过敏反应，继续用药会加重症状。青霉素就是一种常见的致敏药物。此外，使用造影剂也存在致过敏风险，当患者出现不良反应时，放射治疗师须知道如何紧急处理。

耐受性。如果机体适应了某特定药物，则需更大剂量以达到预期效果，由此产生耐受性。例如，长期使用麻醉药 / 阿片类药物可导致机体耐受，产生躯体依赖性，但这并不意味着该个体成瘾。肿瘤患者服用阿片类药物包括吗啡和羟考酮（奥施康定）用于缓解中、重度疼痛。抗菌药物不仅能杀死有害细菌还能杀死有益细菌，过度使用会导致药效越来越差。抗菌药物还可能导致继发感染。在抗菌药物使用后存活的细菌可在体内变异，成为对后续用药产生耐药的菌株。当某一抗菌药物疗效不佳时，需更换其他类别的抗菌药物。

蓄积作用。如果机体无法及时解毒并排出药物，或一次摄入剂量过大，就会产生蓄积作用。除非调整剂量，否则药物会在组织中蓄积并产生毒性。地高辛是一种减慢心率的药物，因其潜在的蓄积作用，须谨慎使用。地高辛蓄积可致心率过缓。但某些情况下，蓄积作用是有益的，如处方药物用于预防抑郁时。

特异质反应。特异质反应是因患者遗传缺陷所致无法解释且不可预期的症状。该症状与预期症状完全不同，且可能在首次用药时就出现。

依赖性。药物依赖性可由长期接触某种药物，或强迫继续用药以满足需要或避免引起身体感到不适。大多数人产生药物依赖性是因为生理或心理原因。许多肿瘤患者因顾虑药物依赖性或成瘾而害怕服用镇痛药物。医师和护士向患者充分解释服用这些药物的合理性及益处非常重要。

药物相互作用。药物相互作用发生于同时给予两种或两种以上药物，或食物与药物同时使用对患者产生的积极或负面影响。药物相互作用若为协同作用，可增强疗效；若为拮抗作用，则可降低药效。例如，酒精与镇静药合用可导致毒性反应，但麻醉时给予止吐药可起到协同治疗作用。老年人常同时使用多种药物，药物相互作用可能会导致中毒性休克。在未查阅药物配伍表或经药师审核确认前不宜随意配伍使用药品。

放射治疗师还应熟悉医源性疾病这一术语。该疾病源于长期使用随时间推移可造成器官损害或导致其他疾病的药物。放射治疗和化学治疗引起的医源性疾病包括继发性肿瘤及血小板减少。

在上述这些非治疗反应中，用于治疗疾病的药物也可能导致疾病。放射治疗师应当清楚药物治疗引起的并发症。

五、专业的药物评价与管理

1. 患者用药史评估

患者是自身药物治疗管理的参与者。尽管医疗保健专业人员能对药物使用和依从性起到教育、评估及帮助作用，但患者始终对自身药物治疗负有责任。如果患者健忘、困惑、抑郁或同时服用多种药物，或有不良饮食及生活习惯，则难以区分到底是患者依从性差还是其有额外的治疗需求。例如，引起肝或肾功能受损的原因较多，包括药物滥用、既往疾病无改善、血液循环减慢致药物分布较差、过敏反应、酒精或药物滥用导致的器官损伤，或药物相互作用的拮抗效应等。用药史记录在很大程度上取决于患者口头叙述及不完整的回忆，因此，评估变得更加复杂。

尽管存在上述困难，放射治疗师仍须通过记录患者服用的所有药物（包括酒精）进行评估，并特别注意滥用或使用不充分的处方药物。误用药物会影响放射诊断或治疗效果。准确的用药史对正确的诊断与治疗是非常必要的（详见法律问题部分）。

2. 正确给药六大原则的应用

（1）识别正确的患者。

（2）选择正确的药品。

（3）给予正确的剂量。

（4）在正确的时间用药。

（5）以正确的途径给药。

（6）确保记录正确。

以下将进一步详细讨论正确给药的六大原则。

为正确识别患者，仅仅检查房门上的姓名或查看插槽中的记录还不够。放射治疗师应检查患者的识别腕带，如果可能，需同时要求患者说出自己的姓名。呼叫名字时患者点头或微笑示意，也不一定意味着就是患者本人。这种反应包括了其他可能性：①患者点头或微笑表示承认；②患者太年轻而无法理解；③没有必备的助听器，非英语母语，或昏昏欲睡听错了。因此，检查患者的识别腕带至关重要。

放射治疗师不承担选择正确给药剂量的主要责任；但与所有照护者一样，须密切防范给药错误。即便医师或护士（在常规情况下）已开具了处方，放射治疗师也应检查给药剂量。如前所述，高龄或婴幼儿患者有特殊的剂量要求，不同体重、性别、生理状态、过敏情况及情感需求的患者所需剂量也不一样。务必对给药剂量予以复查核对。

尽管须由医师（而非放射治疗师）开具处方，放射治疗师仍可再次确认医师是否为患者处方了恰当的药物，所处方的药物也是拟使用的药物。如果医嘱不一致，患者可能会最先注意到。患者的关注是对放射治疗师检查医嘱变化或发现用药错误的提醒。任何时候所有患者都应接受正确的药物治疗。因此，应始终根据患者记录、药品标签及药品核对书面医嘱。联合委员会要求使用医疗对账单以协助预防用药错误。

各部门须建立给药前由药师审核所有处方用药适宜性的流程。就静脉对比剂而言，只要制订了适当的方案以界定放射科医师、放射肿瘤科医师或具有独立执业资格的医师在部门中的职责，他们便获得授权可使用这类药物。经授权的合格医师可开具口服对比剂。

某些药物可以多种方式给药，其他药物只能以一种特定途径给药。如果药物使用不当，后果可涉及轻度损伤甚至死亡。在放射学科领域，给药途径错误会导致结果偏差。特别是对比剂，必须以正确的给药途径到达特定部位，以增强显影便于诊断或治疗。对比剂是为增强器官、器官表面或管腔内影像观察效果而引入到人体的物质。使用时应当对给药途径复查核对。

给药时间错误也会造成包括吸收欠佳、血浆或血清药物浓度波动、不良反应增加在内的严重后果，以对比剂为例，其无法达到最佳诊断水平。因手术或诊断是预先安排且在特定时间执行的，因此，术前或实施诊断程序之前须准时给药。患者须按时接受药物治疗。

3. 执行恰当的紧急程序

如果发生药物紧急事件，放射治疗师或其他医疗保健专业人员须遵循恰当的紧急处置程序。每个医院及诊所均有自己的紧急处置代码及程序。一旦发生紧急情况，放射治疗师须在第一时间通过“呼叫代码”来寻求帮助。放射治疗师须知晓应急物资供应部门的位置，在模拟室可能有处理对比剂反应的设备，旁边还有完整的代码。放射治疗师还须知晓正确的输氧和心肺复苏的方法。

识别症状并实施恰当的紧急处理程序是放射治疗师的必备技能。如果在对比剂给药过程中发生不良反应，放射治疗师应立即终止给药并呼叫肿瘤科医师。一定不能将出现不良反应的患者单独留在治疗室。

放射治疗师最可能遇到的紧急情况类型如下：

（1）哮喘发作：可引起气紧或胸闷、轻中度呼吸急促、喘息及咳嗽。

（2）肺水肿：因体液积聚所致肺组织异常肿胀，伴有呼吸加快、呼吸困难、咳嗽及发绀。

（3）过敏性休克：可引起恶心、呕吐、腹泻、荨麻疹、气短、气道阻塞和血管性休克等症状。

（4）心搏骤停：是指心脏突然停止跳动，呼吸和其他身体功能因此停止。

处理医疗紧急事件的能力随实践经验的增加而提高。所有放射治疗师都应在该领域接受广泛的教育。

六、与放射治疗有关的药物类别

肿瘤患者须有明确的症状或有使用某些特定类别药物的指征。以放射治疗为例，某些药物（如止泻药和止吐药）可缓解治疗引起的相关症状，而其他药物（如对比剂）则可辅助治疗前的诊断与计划。

药理学家通常根据作用的特定受体部位，其对身体系统的影响，对症状的缓解或其化学基团对药物进行分类。这些类别有交叉可用于治疗同一种疾病。以下包括了针对肿瘤放射治疗之前伴发或治疗时引起的相关症状的常用药物类别。

（1）镇痛药：缓解疼痛。麻醉性镇痛药 [如吗啡、可待因和哌替啶（杜冷丁）] 从阿片中提取，用于中、重度疼痛。这些麻醉性镇痛药不仅会使人上瘾，还会导致副作用。非麻醉性镇痛药，如对乙酰氨基酚（泰诺），右丙氧酚（达尔丰）及阿司匹林都不会使人上瘾，但不足以缓解重度疼痛。

（2）麻醉药：通过作用于中枢神经系统从而抑制感觉。全身麻醉药，如硫喷妥钠（喷妥撒），压迫整个中枢神经系统，使患者失去知觉，以便进行大型手术。局部麻醉药，如普鲁卡因（奴佛卡因）仅作用于小部分神经。利多卡因（赛罗卡因）为黏性溶液，用于口腔及咽部黏膜发炎。

（3）抗焦虑药：相当于温和的镇静药，有助于安抚焦虑的患者，缓解肌肉痉挛。劳拉西泮（安定文）、地西泮（安定）、阿普唑仑（赞安诺）及氯二氮平（利眠宁）属抗焦虑药，可与放射治疗同步使用。

（4）抗菌药物：抑制细菌感染。如红霉素，常用于呼吸道感染，青霉素及四环素同属广谱抗菌药物，对多种细菌感染有效。

（5）抗凝药：防止血液过快凝结致血栓形成，或使静脉输液通道保持开放。这类药物中以口服的华法林（可迈丁）及静脉给药的肝素最常用。

（6）抗癫痫药：抑制或控制癫痫发作。这类药物中最常用的是氯硝西泮和苯妥英（大仑丁），前者为口服，用于预防癫痫小发作；后者可口服或静脉给药，用于治疗癫痫大发作。

（7）抗抑郁药：影响大脑细胞间信号传递。这些药物可作用于神经递质，阻止其将信号从一个神经细胞传递到另一个神经细胞，由此参与情绪控制及对其他反应和功能如饮食、睡眠、疼痛和思考的控制。最常用的药物包括氟西汀（百忧解）、帕罗西汀、依地普仑和舍曲林（佐洛复）。其他抗抑郁药如阿米替林，作用于 5- 羟色胺及去甲肾上腺素受体。抗抑郁药通常需服药 1 个月乃至更长时间才能见效。此外，该类药物还会使人上瘾且常对其他药物产生拮抗效应。

（8）止泻药：可控制通常由细菌感染、其他药物或放射治疗引起的胃肠道不适。如地芬诺酯（止泻宁）、洛哌丁胺（易蒙停）。

（9）止吐药：预防恶心、呕吐，在症状出现之前用最有效。这类药物常用于减轻放、化疗副作用。常用的止吐药包括普鲁氯嗪、异丙嗪（非那根）和昂丹司琼（枢复宁）。

（10）抗真菌药：治疗真菌感染，如酵母菌感染和鹅口疮。酮康唑（里素劳）、大扶康或制霉菌素可用于患有口腔鹅口疮的头颈部肿瘤患者。

（11）抗组胺药：常用于治疗过敏，但感冒药和晕车药中也含有该成分。因诸多药物都可致易感人群过敏，抗组胺药常在术前给药。苯海拉明（苯那君）、异丙嗪、氯苯拉敏（氯屈米通）与开瑞坦是常见的抗组胺药。

（12）降压药：用于降低血压。可乐定（降保适）、美托洛尔和利血平均为降压药（高血压是诸多医疗处置程序需考虑的因素）。

（13）抗炎药：可减轻炎症反应。尽管不及糖皮质激素起效快，但几乎没有副作用。常用抗炎药包括布洛芬（摩特灵）、吡罗昔康和萘普生。

（14）抗肿瘤药：是肿瘤科医师用来治疗全身肿瘤细胞的化学药物。化学治疗是一种使用抗肿瘤药物的治疗方式，由于其对全身系统都有影响，它可能会非常具有攻击性并导致副作用。

（15）对比剂：增强了诊断成像内部组织的可见性。肿瘤科医师依靠这些药物来精准确定放射治疗的靶区。

（16）糖皮质激素：可减轻炎症，有时也可用于治疗肾上腺缺乏症。常用药有地塞米松和氢化可的松。

（17）利尿药：可清除细胞中的液体。因此利尿药既可用来治疗水肿，也常与降压药联用以降低血压。任何时候使用利尿药，都需密切监测水及电解质平衡。常用药包括乙酰唑胺、氢氯噻嗪和呋塞米。

（18）降糖药：用于治疗高血糖。常用药有二甲双胍（格华止）和格列美脲。

（19）激素：用于治疗内分泌激素失调。雌激素用于女性；甲基睾酮用于男性。性激素也可用于治疗异性的肿瘤性病症，即雌激素可用于男性，甲基睾酮用于女性。其他激素包括用于治疗糖尿病的胰岛素和用于治疗甲状腺疾病的激素左甲状腺素。泼尼松和亮丙瑞林（利普安）也是常用的激素类药物。

（20）麻醉药：属联邦政府管制药品，可通过抑制中枢神经系统从而缓解疼痛。常用药物包括可待因、哌替啶、羟考酮、美沙酮和吗啡。

（21）麻醉药拮抗剂：用于拮抗麻醉药。麻醉药拮抗剂与阿片受体结合，竞争性拮抗麻醉药与阿片受体的结合。代表药物有纳洛酮和纳曲酮。

（22）放射性同位素：是核医学的诊断显像剂，包括锝-99m和碘-131。用于放射治疗的放射性同位素包括钯-103、碘-125、铱-192和锶-89。

（23）镇静药：通过抑制中枢神经系统使焦虑患者平静，促进睡眠或使人失去意识。巴比妥类药物，如司可巴比妥（速可眠）和戊巴比妥（耐波他）可致患者成瘾。非巴比妥类镇静药包括劳拉西泮、苯海拉明和咪达唑仑。水合氯醛是儿童常用镇静药。

（24）骨骼肌松弛药：可使骨骼肌放松。这类药物用于治疗如纤维肌痛症、紧张性头痛和肌面部疼痛综合征在内的肌肉骨骼疾病。骨骼肌松弛药有巴氯芬、卡利普多和地西泮（安定）等。

（25）皮肤科用药：外用可保持皮肤柔软，减轻红斑引起的疼痛和瘙痒。如1%氢化可的松、阿夸弗尔和优塞林。

（26）兴奋药：用于增强活动。如苯丙胺盐（阿得拉）和哌甲酯（利他林）通过刺激中枢神经系统用于治疗注意缺陷障碍。多巴酚丁胺和多巴胺通过激动心肌从而治疗低血压和休克。

（27）镇静药：可缓解焦虑，如氯氮䓬和地西泮。

（28）血管扩张药：可使血管扩张。硝酸甘油是一种有效的冠状血管扩张药，可通过舌下、口服和局部给药用于治疗血管性疾病、心绞痛。

（29）维生素和其他营养类物质：可以在体内起药物作用，但过量服用或与其他药物联用可能会产生副作用。

七、对比剂

尽管有些科室不涉及使用对比剂，但这类药物却常属放射治疗师的执业范畴。本节将重点介绍对比剂的使用。

对比剂可增强软组织及其他低对比区域的可见度。每一种影像学检查都有其特定要求，各肿瘤科室也对实施的影像学程序有特定的计划。以下为每位放射治疗师处理放射性对比剂时必须掌握的基本原则。

1. 对比剂类型

对比剂有两种基本类型：阴性对比剂（射线可透过性）和阳性对比剂（射线不可透过性）。射线可透过型对比剂原子序数低，易透过 X 线。容纳这类物质的空间（通常为气体形式）在射线照片上呈黑色。空气和二氧化碳是最常见的阴性对比剂。空气有时可单独为喉或上呼吸系统的其他部分的射线照相提供足够的对比度。

射线不可透过型对比剂原子序数高且能吸收 X 线光子，因此填充这些物质的空间在影像学片上看起来不透明（白色）。对于某些影像学程序，联用阴性和阳性对比剂足以证明某些内部结构。如胃和大肠的诊断测试通常需联用硫酸钡与空气或二氧化碳作为对比剂。

2. 重金属盐

硫酸钡，是一种重金属盐，为胃肠道检查最常用的对比剂。它常以水性混悬剂的形式以口服或直肠给药。硫酸钡附着在消化器官的内层，由于不透射线，因此，其对比度非常高。使用硫酸钡的危害和不便之处在于需要使用添加剂以促进摄入并防止结块，且必须将其浓缩以涂覆器官。如果太厚，硫酸钡将不易流动且难以吞咽。硫酸钡会刺激结肠并引起痉挛。它还可以刺激身体吸收过多的液体，从而导致血容量过多或肺水肿。如果用于结肠穿孔或阴道破裂的患者，硫酸钡可引起便秘或腹膜炎。若已存在使用硫酸钡的禁忌证，肿瘤科医师将开具水溶性碘化物作为代替选择。

3. 有机碘化物

与硫酸钡一样，碘原子已被证明是成像的最佳对比元素之一。碘原子附着在水溶性载体分子或油基乙酯上，并分散到机体的某些区域。然后这些原子取代细胞中的水并吸收这些区域中的 X 线光子。

大多数常规的、年代久远的碘化合物为高毒性离子型碘剂。这些化合物之所以被称为离子型是因为其分子在与体液接触时会分裂成两个颗粒（即一个带负电的颗粒，另一个带正电）。这种分裂导致在血浆中溶解成溶液碘粒子的数量增加了 1 倍。有这种化学结构的离子能从细胞中吸收水分，且由于数量较多，可能会严重影响体液平衡。离子型对比剂具有较高渗透压，溶液中离子数目较多。含碘量高使得对比度更好，但也增加了毒性和黏稠度。最常用的离子型对比剂有葡甲胺碘盐和各种钠碘盐。

上述讨论的带电离子是过敏原，可引起过敏反应。在此基础上研发了非离子型对比剂。非离子型对比剂渗透压低——碘粒子保持完整而不被电离——因此其对细胞影响较小。不带电荷的粒子被引入体内。这类对比剂可达到同等成像效果，但成本远高于离子型对比剂，因此，一些肿瘤科保留其作为易过敏患者的备选用药。常用的三种非离子型对比剂为碘帕醇、碘克沙醇和碘海醇。渗透压低的对比剂往往比渗透压高的对比剂毒性小。

有些对比剂同时具有离子型和非离子型的特性（称为离子二聚体）；其分子更大且不存在渗透（水移动）效应，因此渗透性较低，但电离后仍是离子。这类对比剂以碘克沙酸葡胺钠为例。

通常，碘对比剂是黏稠的，尤其在室温下。这一特性常在注射时引起患者不适，尽管这种不适是可通过对其预热至接近体温来缓解的。有些碘对比剂黏稠度非常高，给药时最好使用强力注射器。

上述四种碘化物均为水溶性。碘对比剂也有油脂性的。油基制剂不溶于水，在体内停留时间更长。其稳定性较差，遇光或热会分解。尽管曾用于支气管造影术和脊髓造影术，但目前油基对比剂在各科室应用有限。

八、对比剂的吸收与分布

不同类型的影像学检查需要特定的对比剂与精准的引入途径。例如，当需要快速在全身分布时，常选择弹丸式或加压注射给药。直接在造影部位引入对比剂可在其进入血液循环之前对器官或关节形成最佳成像并随后排出。如为胃肠道造影，离子型对比剂会增加肠道内液体，增强肠道收缩（蠕动）并由此产生更佳显影。

为增强造影效能并降低对比剂毒性，患者必须遵从如禁食及灌肠等准备要求。依从性良好能保证用最少的对比剂达到符合质量要求的诊断影像。准确掌握患者病史有助于确定最佳剂量、预防不必要的不良反应、确定正确的给药途径，以便对比剂的分布和代谢达到预期部位并呈现特定的显影效果。

表 11-1 列出了需使用对比剂的常见影像学程序。

使用对比剂前，准确获取病史尤为重要。大多数科室有了解患者既往使用对比剂的专用表格。以下为了解患者既往使用对比剂的常见问题：

- 是否曾做过需用到对比剂或染料的计算机断层扫描或其他检查？
- 使用对比剂后是否出现了过敏反应？
- 是否有药物过敏史？若有，请列出。
- 是否有其他过敏史？若有，请列出。
- 是否有哮喘、花粉热或肺病史？
- 是否患有肾脏疾病？
- 是否正在服用二甲双胍（格华止）、格列本脲 / 二甲双胍复方制剂、马来酸罗格列酮 / 二甲双胍复方制剂或格列吡嗪 / 二甲双胍复方制剂？
- 是否怀孕或备孕？
- 列出目前您正在服用的所有药物。

为降低对比剂相关肾毒性风险，使用对比剂前需行血液学检查以评估肾功能、尿素氮及肌酐水平。尿素氮与肌酐均从肾脏排泄，若结果值较高则提示肾脏无法有效排泄。尿素氮的正常水平为 7 ～ 20 mg/μl，肌酐的正常水平为 0.6 ～ 1.4 mg/dl。尿素氮与肌酐超出正常上、下限属静脉注射碘对比剂的禁忌证。每个放射肿瘤科均应制订书面程序以明确静脉注射对比剂前需行血液学检查。

在静脉注射对比剂之前，还应关注患者是否正在服用二甲双胍。二甲双胍属降糖类药物，适用于 2 型糖尿病患者。该药主要从肾排泄，某些肾功能不全的患者有发生二甲双胍相关性乳酸酸性中毒的潜在风险。

对正在服用二甲双胍的患者使用经血管内给药碘对比剂可引起二甲双胍相关性乳酸性酸中毒。美国放射学会对比剂使用手册建议使用经血管内给药的碘对比剂前 48 h 应停用二甲双胍。各科室应建立规范并列出适当的程序。

1. 对比剂的代谢消除

当大量的外源性物质必须注入体内以方便显影时，放射治疗就具有侵袭性。与药物的治疗意义不同的是，对比剂属非治疗性的毒性物质，可快速从体内清除，自身毒性作用受到限制。

通过肾排泄是最常见的消除方式，如导尿管可用于快速排出膀胱积蓄的大量水性对比剂。

2. 患者使用对比剂的反应

在碘离子的渗透作用下，血浆中的水被迫进入细胞或特定区域。过量的液体导致血管充盈、膨胀，破坏血管系统造成血容量不足，或导致因血管内液体丢失引起的休克。离子分子的渗透作用也可引起肾功能的急剧变化。静脉输液可抵消这一急剧变化。

非离子型和水溶性离子型对比剂均对肾功能有毒性。合并有肾脏疾病、糖尿病、过敏、哮喘、镰状细胞性贫血、甲状腺疾病、妊娠、老年人、高血压或冠心病的患者使用对比剂可能会产生危及生命的反应，应仔细评估。儿童及老年人往往不能耐受离子型对比剂引起的脱水。

离子型碘化合物可诱发从荨麻疹到过敏性休克不同程度的过敏反应。患者使用对比剂的反应通

表 11-1　常见诊断成像程序使用的对比剂

程　序	给药途径	对比剂＊
心血管	血管内	泛影葡胺，60% 泛影酸钠，50% 碘帕醇，61.2% 碘海醇
关节照相术	直接注射	泛影葡胺，60% 碘克沙酸葡胺钠 空气
支气管造影术	气管内导管	丙碘酮油
胆管造影术	静脉注射（IV）	胆影葡胺，10.3% 泛影酸钠，50%
胆囊造影术	口服	碘泊酸钠，500mg 碘番酸，500mg
计算机断层扫描	静脉注射或灌注	碘佛醇，68% 泛影葡胺，60% 碘海醇
膀胱造影术	导尿管	碘他拉葡胺，17% 碘酞钠，17% 泛影葡胺，17%
椎间盘造影术	直接注射	泛影葡胺，60% 泛影酸钠，60%
食管造影术	口服	硫酸钡，30%～50%
子宫输卵管造影术	宫颈注射	碘他拉葡胺，60%
淋巴系统造影术	直接注射	乙碘油
磁共振成像	静脉注射	钆及其衍生物
脊髓造影术	鞘内（腰椎穿刺）	碘海醇
肾盂造影术	通过导管灌注	泛影葡胺，20% 泛影酸钠，20% 碘甲磺酸钠，20%
涎管造影术	导管	碘海醇
脾门静脉造影术	经皮注射 导管	泛影葡胺，60% 泛影酸钠，50% 碘克沙酸葡胺钠
上、下消化道检查	口腔/直肠	硫酸钡
尿路、肾实质造影术	静脉注射	泛影葡胺，60% 碘甲胺葡甲胺，24% 葡胺碘达酸钠 碘海醇
静脉造影术	静脉注射	碘克沙酸葡胺 碘克酸钠 碘海醇

＊部分科室倾向选择非离子型对比剂以减轻患者不良反应

常发生比较迅速（如给药后几分钟内）。

对比剂导致的不良反应严重程度分级如下：

- 轻度不良反应，无须干预，包括恶心、干呕及轻度呕吐。
- 中度不良反应，需一定程度干预，但不危及生命且对干预能迅速反应，包括眩晕、胸腹痛、头痛、寒战、重度呕吐、呼吸困难、全身散在荨麻疹及头面部或喉部水肿。
- 重度不良反应，严重且危及生命，需强化治疗，包括晕厥、抽搐、肺水肿、危及生命的心律失常、心脏或呼吸骤停。
- 死亡。

放射治疗师须做好采取补救措施的准备，以防患者出现上述症状。

九、给药途径

接受放射治疗的患者可在治疗前后接受特定的药物治疗。放射治疗前的药物主要用作镇静、细胞治疗和诊断；放射治疗后的用药一般是姑息性的（如用于缓解痛苦症状）。不论放射治疗师的知识是主要作用还是辅助作用，他们都必须清楚药物的给药途径。

药物可通过多种途径给药。在临床教科书中可以找到关于各种给药途径的一般信息。以下 4 种给药途径对放射治疗和放射成像尤为重要：

- 口服给药
- 黏膜给药
- 局部给药
- 肠外给药

本节以下内容将讨论上述 4 种给药途径及有关患者的护理问题。表 11-2 总结了给药途径及其优、缺点。

1. 口服给药

口服给药对患者和照护者而言是比较安全、简单、方便的。与注射给药相比，药物经口服后缓慢吸收进入血液循环，药效较弱但作用时间较长。口服给药的感染风险也较其他给药途径低，如氟西汀（百忧解）、丙氯拉嗪和地塞米松。但一些患者由于恶心、呕吐、神志不清、插管、检查或手术前禁食、吞咽困难或拒绝合作而无法口服给药，后两种情况尤以儿童更常见。

表 11-2 给药途径

给药途径	优 点	缺 点
口服	给药方便 便宜 吸收良好	部分患者吞咽困难 可能会刺激胃黏膜
黏膜给药 直肠 舌下	用于儿童恶心与呕吐 吸收迅速 直接入血	不方便 吸收缓慢 会刺激黏膜 可能刺激口腔黏膜 小剂量限制
局部给药	简单 无创 副作用风险降低	吸收非常缓慢
肠外给药 皮下 肌肉 静脉	吸收缓慢 避免经胃肠道（GI） 易进入体内 避免经胃肠道 快速起效 避免胃肠道 紧急情况及昏迷患者首选	注射部位疼痛 药物可能导致局部组织损伤 可能无法正常吸收 不良反应风险增加 可能难以找到合适的静脉

在放射治疗时，某些用于治疗前诊断的对比剂必须口服给药，如用于食管或小肠定位的钡剂。姑息治疗的药物也常以口服给药。口服给药时，照护者应做好以下工作：

（1）洗手。

（2）准备药品剂量前后需要阅读药品标签及医嘱，且需药房审核。

（3）确认患者。

（4）检查过敏情况。

（5）通过检查和记录生命体征以评估患者。

（6）在不直接接触药品前提下准确配制药品。

（7）与医师确认医嘱。

（8）如有需要，准备水或其他饮料，如冰块、橙汁或刺激性饮料。

（9）若患者仰卧，需抬高患者头部。

（10）观察并确保药品是被吞咽而未被呛入。

（11）丢弃容纳药品的容器。

（12）再洗手。

（13）确认患者已服药。

（14）在病历中记录用药情况。

某些医师鼓励患者自行服药。然而，放射治疗师应特别注意某些抑郁症患者可能会藏匿药品而用于自杀。

2. 黏膜给药

某些药物不能口服的可能原因如下：胃分泌物致药物失活、药物具有不良气味、损害牙齿、引起胃痛，或患者自身原因无法口服。若药物存在上述潜在副作用，可通过直肠或阴道黏膜以栓剂形式给药。如硝酸咪康唑阴道膏或栓剂用于治疗阴道感染，乙酰氨基酚（泰诺）栓剂经直肠给药用于治疗发热。

其他黏膜给药方法包括：

- 雾化吸入
- 直接涂抹
- 含漱
- 以无菌或含药液体冲洗靶部位

也可通过舌下含服给药。其中某些给药方式较其他方式起效更快，但上述所有给药方式均为全身起效。不论选择使用何种给药途径，患者服药时都不能直接用手接触药品，否则会破坏药品的无菌状态。

3. 局部给药

局部给药涉及直接将药物涂抹或敷在皮肤上。这是经放射治疗后皮肤受损的常见给药方式。局部给药也适用于注射、涂抹药膏、乳液和透皮贴剂给药前的消毒。这种贴剂可缓慢而恒定地释放东莨菪碱、雌激素或尼古丁。照护者为患者局部给药时，应戴上手套，以防止造成患者感染及药物吸收进入照护者体内。

4. 胃肠外给药

胃肠外给药意味着药物避开了胃肠道。从字面理解，其包括局部给药和部分经黏膜给药方式，但 parenteral 一词常狭义理解为“注射给药”。

药物经胃肠外给药可迅速吸收并起效。经胃肠外给药可以避免药物被消化酶破坏，因此，给药剂量一般较小。有以下情况时，常选择经胃肠外给药：

- 药物刺激性太大而不能口服
- 需迅速起效，如急诊
- 在一段时间内需静脉注射给药
- 患者因神志不清或其他情况不能口服。如术前或行检测前需禁食

胃肠外给药有刺穿皮肤引起感染的风险，也增加了因其吸收迅速造成不可逆转用药错误的风险。注射给药也会引起某些患者真正的恐惧。长期胃肠外药物治疗也会损害注射部位。

根据注射部位和注射深度可将胃肠外给药进行分类（图 11-1）。以下为 4 种最常见的胃肠外给药途径：

- 皮内注射—皮肤各层之间较浅的注射方式
- 皮下注射—以 45° 或 90° 角度将药物注射到皮下组织
- 肌内注射—以 90° 角度将药物注射到肌肉，以满足更大剂量需求或更快的全身效果
- 静脉注射—药物直接入血，立即起效

放射治疗师可能成为医疗团队中的一员，通过不太常见的胃肠外途径给予药物。与放射肿瘤科相关的其他给药途径包括：

- 鞘内给药，将药物直接注射到椎管内，如使用化疗药物
- 气管内给药，药物直接进入气管发挥作用
- 颅内给药，药物直接进入脑内发挥作用
- 插入导管给药，包括尿管导管给药

医师或麻醉师以上述方式给药，放射治疗师起辅助作用。

十、静脉给药

在 4 种胃肠外给药途径中，静脉给药是放射治疗师最常用到的。在美国大多数州，静脉注射或静脉穿刺属于放射治疗师的执业范畴。学习该项技

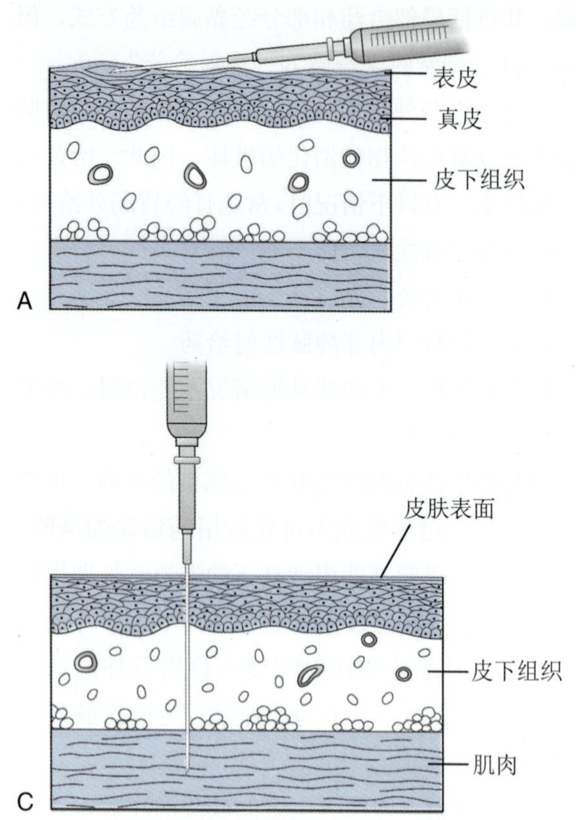

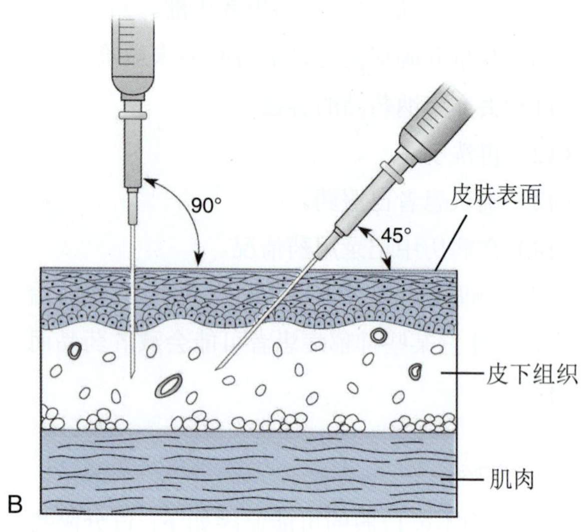

图 11-1 A. 注射器几乎与皮肤平行，注射针头斜角向上进行皮内注射，药物沉积在皮下，形成一个小的凸起区域；B. 注射器与皮肤成 45° 或 90° 角度进行皮下注射，药物沉积在皮下组织中；C. 注射器以 90° 角垂直进行肌内注射，药物是沉积在皮下组织正下方的肌肉区域

术的最好方式是亲身实践。静脉给药的实例如雷尼替丁（善胃德）和肝素。

当患者需要持续静脉输液治疗时，可埋置外周静脉导管，置管可保留数日。每一位放射治疗师都应做好零差错准备，会使用恰当的设备，具备精湛的静脉穿刺技术并具备良好的床旁关怀态度。即便达到上述要求，静脉穿刺仍存在潜在风险。持续静脉输液的优点在于静脉的完整性仅穿刺时被破坏。这种导管既可用于间歇性输液，也可用于持续输液，或两者兼而有之。如果无须连续输液，照护者可在留置导管末端接肝素锁停止输液。肝素锁在不使用时具有自封闭功能。

放射治疗师在为患者静脉给药过程中绝不能让其单独一人，须持续监测患者。

不同静脉给药方法服务于不同用药目的。最安全的静脉给药方式是持续静脉输液，即将药物加入大容量溶媒，在一段时间内逐步给药。其次，药物可通过输液阀“携带”（添加）至主静脉输液通道中，便于其按规定要求间歇性给药。随给药进行，静脉输液量逐渐减少。该过程通常不到 1 h，之后输液量再次恢复至最初水平。静脉输液前后用生理盐水冲管非常重要。

第三种静脉给药方法是使用注射器或通过静脉输液港一次将药物全部以弹丸式注射液，或推注至静脉。该方法起效迅速且不可逆转，因此需对患者密切监护。

有两种主要的静脉注射给药方式适合放射治疗师：一种是需稀释后给药，另一种是弹丸式注射。多数非口服给药的对比剂常以弹丸式或加压注射给药。需稀释的药物或用以维持液体水平的溶液通过静脉缓慢滴注给药。

1. 弹丸式及加压注射给药

某些药物，包括对比剂，须加压给药。如果患者已建立静脉输液通道且正在持续静脉输液，放射治疗师采用弹丸式注射给药时须暂停输液以避免输液混合。因射线不可透过性且毒性很高，所致反应发生迅速，应保留静脉输液通道。一旦发生不良反应，可立即通过静脉输液通道给药进行抢救。

弹丸式及加压注射给药的准备工作与上述讨论的其他给药途径要求相同（如检查药品、确认患者及洗手）。需准备恰当剂量的对比剂。静脉用对比剂常以安瓿或小药瓶包装，每种药物有各自特定的使用要求。每支安瓿含有单剂量药品；使用时，将安瓿从瓶颈处折断，使用过滤针头抽吸药液至注射器（图 11-2A）。每个小药瓶都有橡皮塞，将针头穿过塞子插入瓶中将药物抽吸出来（图 11-2B）（由于橡皮塞可能会被污染，通常不使用多剂量药瓶，但如果小药瓶药量超过一次剂量，应每次更换新的针头并在使用前用酒精擦拭瓶塞）。应在药瓶上注明启用日期及时间并签名。启用后未用完的剩余药液应在 24 h 内丢弃。

如果药物不宜直接通过静脉给药，可选择通过静脉输液端给药（图 11-3A、B）。首先用酒精擦拭导管注射端或用无菌盐水冲洗肝素锁，再通过端口将药物缓慢注入。应在输液袋或医嘱中注明正确的注入速率。如果药物进入静脉速度过快，可因其毒性引起严重且危及生命的不良反应，导致患者迅速休克。注射给药后，应再次用酒精擦拭导管注射端，并用肝素溶液冲管填满肝素锁。只有这样才能恢复静脉血流。

化疗药物常通过不同类型的植入式静脉输液港给药，如 Hickman、三向瓣膜式（Groshong）、Port-A-Cath 及 PAS Port（图 11-3C）。

2. 静脉输液与静脉穿刺装置

在实施静脉穿刺或注射前，医疗保健专业人员须备齐所有必需装置。因缺少设备而中断操作是极其不专业的，且该行为会影响患者对照护者的信任。静脉输液装置用导管密封，便于在实施静脉穿刺前或静脉输液港就位后就可连接。静脉输液装置准备的时机取决于制度要求或医师指令。

静脉滴注给药所需装置包括配有滴速调节器保护夹的输液器、输液瓶或塑料输液袋、悬挂输液袋的支架、静脉过滤器和监测滴速的仪表。输液管两端是最常被污染的无菌区域；即便戴了手套，也不能接触无菌溶液及与静脉导管连接的末端。若不慎接触了任何一端，须在使用前消毒、丢弃或更换。

静脉输液装置应根据药物和剂量选用。装置托盘包括止血带、消毒棉签、手套、注射器、针头、

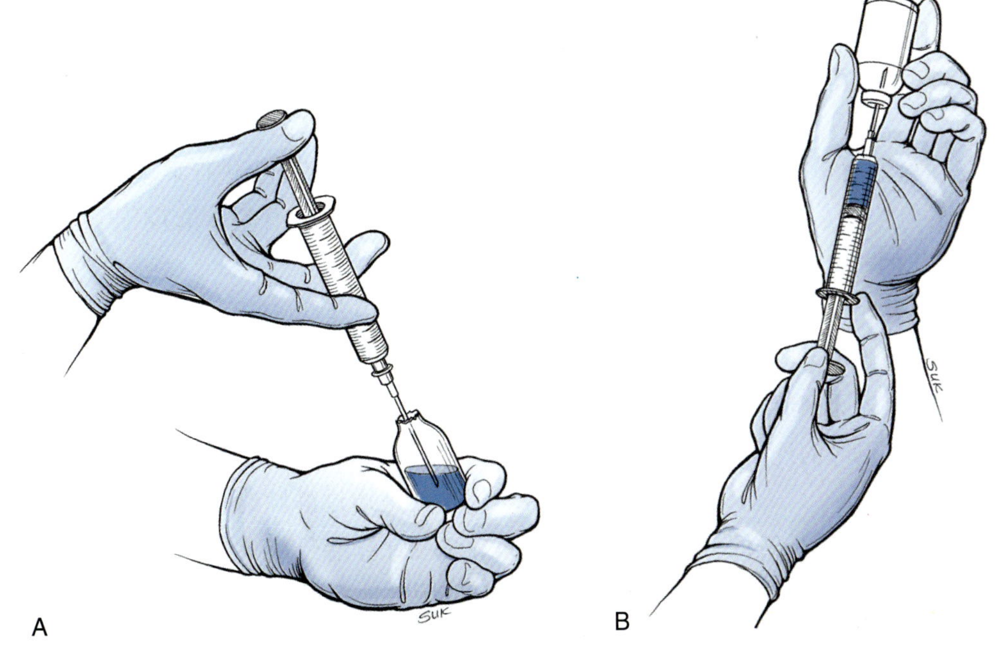

图 11-2 A. 该图展示了从安瓿抽吸药物的方法。放射治疗师可通过来回推拉注射器活塞抽吸药液。治疗师从折断的安瓿瓶颈处插入及退出针头时，应注意避免污染；B. 该图展示了从小药瓶抽取药物的过程。在将注射针头插入小药瓶前，用酒精擦拭橡胶塞。为平衡瓶内压力，须向瓶内注入、抽出等量空气

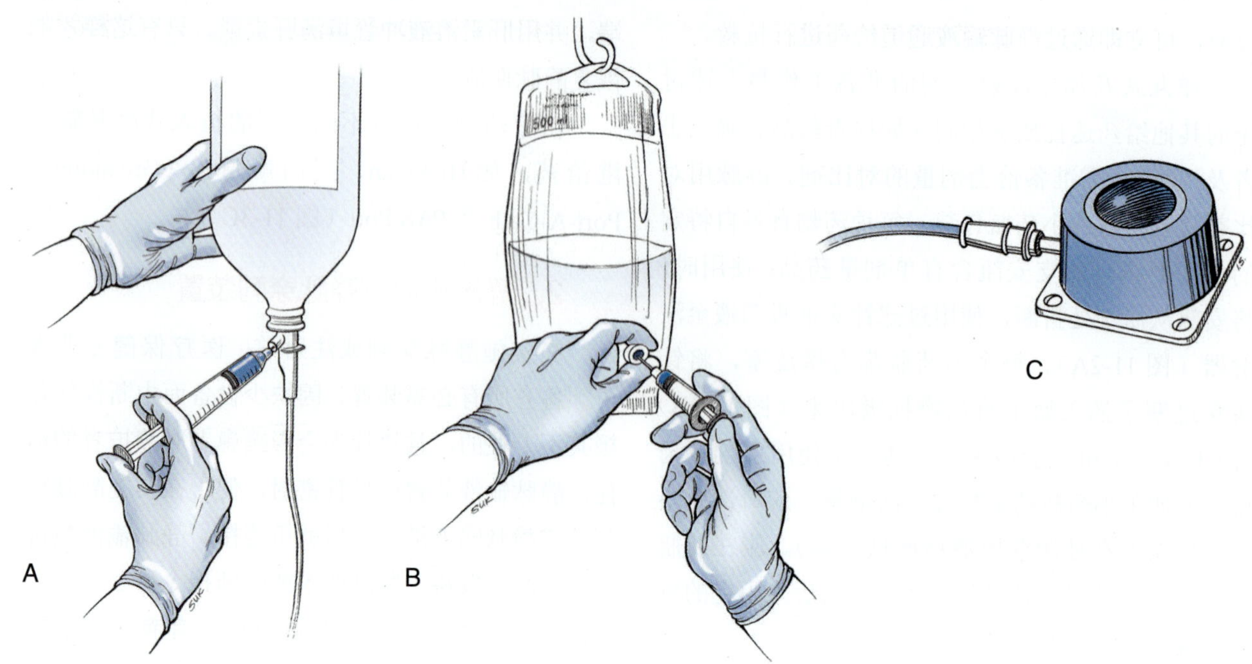

图 11-3 展示了向药瓶（A）或输液袋（B）中添加药物。C. 化疗药物通过植入式静脉输液港给药

棉球、正确的药品及医用黏性绷带。操作前，还需备齐导管、输液器、橡胶管、滴瓶、电极和监测仪。

药物种类及患者生理特征决定了静脉注射拟用到的装置。一次性注射量为 30 ml 或更少，使用常规针头（如根据药物黏稠度及患者静脉大小选择 18 ～ 20 号）和注射器即可。输液时间较长需用到蝶型留置针，即附着在两个塑料“翅膀”并固定于皮肤上的特殊钢针。蝶型留置针可将针头牢牢固定在静脉里。

使用加压注射器给予对比剂应选用柔性塑料套管。滴速要求为 3 mL/s 及以上时，20 号或以上导管更适用。较粗的前臂静脉是压力注射给药的首选静脉通道。实施这种快速给药方式前需仔细准备以确保注射器及加压管中无空气。注射前应检查导管是否有静脉回流，若无回流则可予以生理盐水冲管。为降低注射对比剂时的外渗风险，须谨慎准备压力注射装置。

当需输注大量液体或长时间输液治疗时，可行静脉置管。输液管应灵活、柔软，方便患者活动，且较坚硬的钢针刺激性小。有两种静脉导管：一种是通过空心针插入的窄管，另一种导管的管道内有针。后者更长、更细，且可插入更深的静脉。这种导管常用于输注抗肿瘤药物。导管推进到指定位置并固定后即可退针。

3. 剂量、剂量计算与剂量反应

药物表列出了标准计量单位（如公制或药衡制）、对应缩写及大多数常用药品的推荐剂量。表 11-3 列出了处方药物的常用缩写。如果标准包装与处方剂量不同，医疗保健专业人员需计算患者用药的具体剂量。为计算用药量，放射治疗师或护士须在包装剂量基础上进行乘除法以换算成所需剂量（确保两者为同一计量单位）。计算结果常须另一人复查核对。

儿童用药剂量应根据体重或体表面积计算。因后者考虑了儿童的身高及身体密度，结果更准确。

尽管剂量计算的细节超出了本章讨论范畴，但良好的护理记录仍可说明如何正确地计算给药剂量。

凡是通过静脉给药，都应根据患者输入的液体总量计算给药剂量（弹丸式给药除外）。由于滴速和吸收速率存在波动，应密切监测计算结果。此外，药物须以恰当的比例稀释，并以适当的给药速率和正确的剂量给药。与长时间静脉输液治疗相比单次注射或添加式给药的剂量更容易控制。

表 11-3　处方药物时的常用缩写

缩写	释义
a．c.	餐前
Bid	每日2次
¯c	伴随
Et	和
GM	克
Gtt	滴剂
h	小时
h.s.	睡前
IM	肌内注射
IV	静脉注射
mg	毫克
mL	毫升
Od	用于右眼
Os	用于左眼
p.c.	饭后
PO	口服
p.r.n.	必要时
Q	每
q3h，q4h，and so on	每3小时1次，每4小时1次，以此类推
Qh	每小时
Qid	每日4次
Qod	隔日1次
Stat	立即
SQ/SC	皮下注射
Tid	每日3次

影响静脉注射给药速率的因素有很多。输液管扭结、针管或导管内血凝块、针尖压住静脉壁，或输注部位问题等都可能阻断血流。滴速还可取决于患者的吸收速率，常因人而异。输液装置机械故障或患者自行拔出导管均可引起静脉给药速率突然波动。上述所有因素均会影响静脉输液治疗的准确性。

4．静脉输液治疗的开始

患者教育。静脉给药前，放射治疗师须向患者表明身份、评估患者情况并解释给药操作程序。评估涉及以下几个方面：

- 获取患者过敏史（如已获取过敏史，应阅读患者病历）
- 获得患者血压基线读数
- 确认患者是否服用过影响凝血功能的药物
- 询问患者（而非护士）是否禁食

医师有责任向患者解释给药操作程序；放射治疗师可通过描述该程序及回答问题来安抚患者的焦虑情绪。碘对比剂可于给药后几分钟内产生不良反应，因此，放射治疗师务必在给药前向患者提出报告任何可能出现的症状的要求。这一做法可帮助患者了解一些与药物有关的常见感觉及其严重程度。

5．静脉穿刺部位的选择

选择静脉穿刺部位取决于所给药物及建立静脉输液通道部位所允许的留置时间（图 11-4A）。手臂的前肘静脉较粗，便于抽血或注射单剂量或黏稠度较高的药物，但因其妨碍了患者活动，不适用于长时间静脉输液。长时间静脉输液治疗的最佳穿刺部位包括前手腕静脉（下头静脉、副头静脉和基底静脉）或手背静脉（基底静脉、掌骨静脉和头静脉）（图 11-4B）。如果患者惯用右手，可在左臂建立静脉输液通道，以便其继续使用惯用手臂。

特定静脉穿刺部位的某些禁忌证提示应更换穿刺部位。这些禁忌证包括：穿刺部位有瘢痕组织或血肿，穿刺部位感染，皮肤损伤可能会导致感染入血，烧伤，因静脉塌陷或太小无法选择合适型号等。对有静脉曲张、静脉炎、透析或极度肥胖的患者，可采用特殊技术进行穿刺。如果患者正服用血液稀释剂，需额外加压。

6．静脉穿刺技术

静脉穿刺应在完成如物资补给、患者身份确认、告知其实施程序及评估等准备工作后进行。实

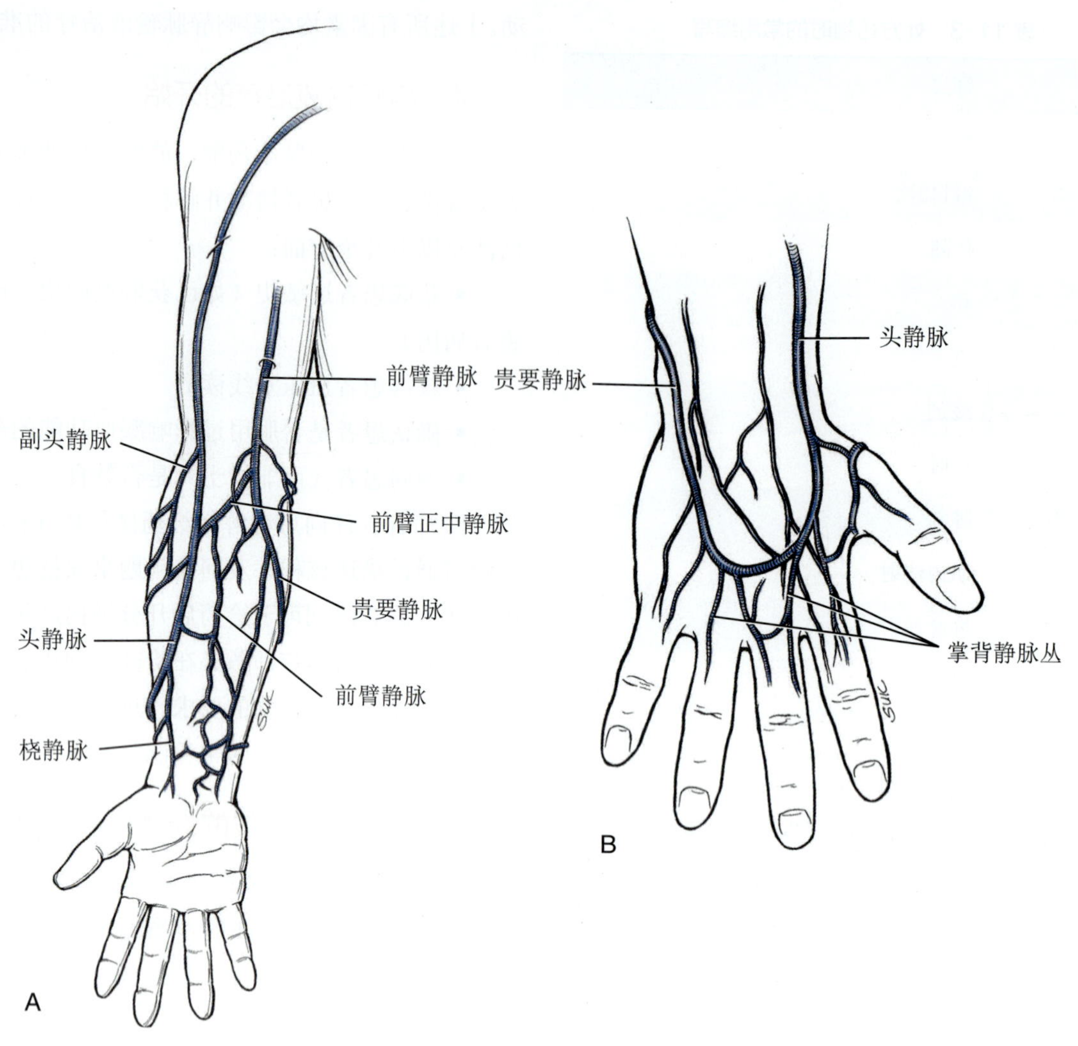

图 11-4 A. 前臂静脉穿刺部位；B. 手腕与手的静脉穿刺部位

施程序如下：

（1）患者摆位。患者应坐着或平躺，手臂放松。若患者过于活跃，可能需要把手臂固定在臂板上。

（2）确定最佳静脉穿刺部位。

（3）洗手、戴手套。因穿刺过程中可能会接触到患者体液，应遵守所有标准防范措施。这些预防措施包括戴手套、口罩及护目镜；妥善处理针头；将用过的物品弃置于生物有害物质容器中。很多医疗机构使用一次性注射针头。

（4）绑紧止血带以便单手可取下。止血带应绑在穿刺部位上方 2 ～ 4 英寸处。绑紧时间不能超过 2 min。

（5）轻拍或抚摸静脉，或让患者握拳以便静脉充盈（图 11-5）。

（6）使用抗菌溶液（2% 碘酊、10% 聚维酮碘、70% 异丙醇或氯己定）螺旋式消毒皮肤，半径约 2 英寸，待干。已消毒区域不能再接触非无菌物品。若需使用局麻药，应皮下注射。

（7）确认已备好正确的药品。

（8）用另一只手的拇指和示指绷紧穿刺部位上下皮肤，防止静脉“滚动”。

（9）将针尖斜面朝上，平行于静脉，倾斜 30° 角插入，然后将针平展成 10 ～ 15° 角。角度过浅，针会在皮肤和静脉之间掠过；角度太深，针尖会穿透静脉后壁，导致出血，血液进入组织。当看到血液流回注射器或套管中时，针已进入静脉。连接导管之前，应让血液填满套管，以确保空气不会进到管道。

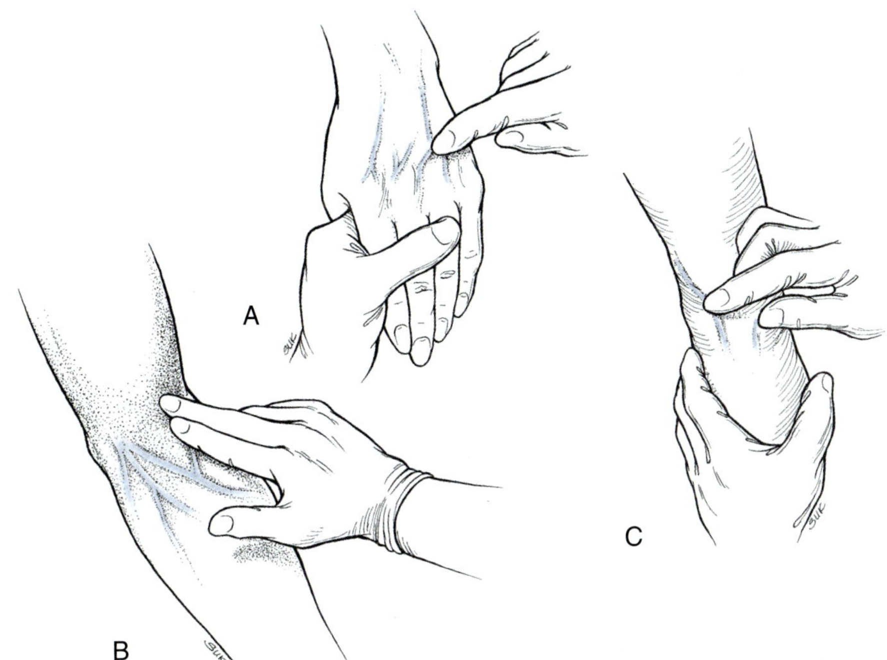

图 11-5　使静脉充盈的技术包括轻拍静脉（A），轻抚静脉（B）及让患者握拳（C）

（10）将针从导管中取出。松开止血带，在可行情况下将导管推进到静脉更深的位置，直至中心。

（11）将输液器与穿刺部位相连，在穿刺部位放置消毒棉签或贴片，用胶带固定导管，若选用的是蝶型留置针和注射器给予对比剂，应将蝶型留置针固定好后继续注射给药。

（12）如果静脉穿刺不成功，应拔出针头或导管，并立即轻压穿刺部位并取下止血带。

7. 静脉输注药物

静脉穿刺完成后准备输注药物的操作程序已完成，静脉输液治疗后步骤如下：

（1）洗手。

（2）复查核对患者姓名。评估患者。询问患者药物过敏情况。

（3）根据输液标签再三核对医嘱。

（4）检查输液袋或输液瓶保质期、是否存在污染迹象（如变色、混浊或污染物）、是否有裂缝或漏液。

（5）戴手套，按制度要求遵循所有标准防范措施。

（6）在不接触橡胶塞的情况下，从滴瓶或输液袋上取下金属盖和橡胶膜片。

（7）夹闭输液管，连接内联过滤器，在不接触无菌端前提下将输液器尖刺插入橡胶塞内。

（8）将输液容器倒置，悬挂于静脉上方 18 ～ 24 英寸的静脉输液架上。

（9）取下输液器下端阀盖，松开滴速调节器保护夹，让液体通过输液器以排出小气泡（如果空气留在输液器内，就会被压迫进入静脉）。关闭滴速调节器保护夹。将输液器与静脉输液通道相连。

（10）监测滴速，直至平稳。

（11）监测患者反应。

（12）根据制度规定丢弃使用过的材料及手套。

（13）再洗手。

（14）在患者病历上记录给药操作程序。

8. 静脉输液的风险

也许，静脉输液治疗的最大挑战是在不引入可导致感染的外源性微生物前提下保证药物进入静脉。因细菌可从输液容器端口、针、输液管末端或输液装置的其他位置等入血，因此，任何人都不能触碰上述位置。勤于观察静脉穿刺部位可帮助照护者尽早识别败血症的症状。

静脉输液治疗有其独特风险。注射部位周围任何伴有发冷、皮肤苍白及可能出现硬块的肿胀，或局部疼痛，都是浸润的迹象。即使已拔出导管或输液针，但液体已渗入邻近皮下组织，也会发生上述情况。若输液瓶悬挂过高，静水压力过大，静脉不足以快速吸收输液，液体则会浸透周围组织造成浸润。若放射治疗师误将对比剂注射到静脉周围组织，不仅会引起疼痛，还会造成严重的组织损伤，导致类似浸润的结果，称为外渗。

静脉输液治疗的其他风险包括：药物过敏反应，因未能消除输液器小气泡引起的空气栓塞，代谢或电解质失衡，因着装过紧或输液过多引起的水肿，给药过快造成的快速休克，药物不相容，血栓（血凝块）及静脉炎。如果输液针足够小，血液可在其周围流动，那么静脉炎是可预防的。“保持静脉畅通”式的静脉滴注可防止血流在该部位凝结；同样，在肝素锁中注入肝素能阻止注射部位血流形成血凝块。

静脉输液装置引入的循环液体量突然增加通常属于意外情形。若患者极度虚弱或头部有外伤，循环液体量负荷陡增是致命的。任何时候，若输液速率过快，多余的液体就会积聚在肺部，从而导致肺水肿。输液过快也会导致药物过量。输液过少则可能导致脱水或所需药物剂量不足。这些仅仅是须重视密切监测静脉输液治疗的其中几个原因之一。

9. 静脉输液治疗的停止

因静脉输液治疗所致潜在污染风险较高，应每 24 ～ 48 h 更换一次输液器。若静脉输液治疗须持续较长时间，则有必要在原穿刺部位变换新的静脉穿刺部位。放射治疗师使用的药物大多都是在短时间内通过单一穿刺部位给药。

要移除静脉输液通道，放射治疗师必须备齐以下用品：无菌纱布垫、手套及胶带。经确认是患者本人，并告知相关程序后，应按以下步骤操作以停止静脉输液治疗：

（1）洗手。

（2）夹闭静脉输液器，取下固定导管的胶带。

（3）戴手套，遵循制度规定及标准防范措施。

（4）用无菌纱布覆盖导管入口，用拇指压住。缓慢、平稳地将输液针或导管拔出。

（5）观察穿刺点愈合情况。

（6）用胶带固定纱布垫，抬高患者手臂。直接按压 1 ～ 2 min。

（7）妥善处理静脉输液物料。

（8）再洗手。

（9）在病历中记录相关信息。

十一、法律问题

考虑法律问题时，须审查放射治疗师的执业范围。放射治疗师的执业范围包括用射线治疗疾病。同时也要求对患者予以照护，使患者感受到舒适、有尊严、受到教育、监测和记录。静脉穿刺、给予静脉药物和对比剂也越来越多地包括在放射治疗师的执业范围内。

放射治疗师不具有诊断、解释影像学结果、向患者或家属透露检测结果、开具处方、收治或安排患者出院或检查的资格。上述为医师的职责。法律要求放射治疗师与其他医疗保健专业人员一样应主动报告不良事件或用药错误，发生紧急情形且患者无其他护理时，可采取行动而不承担责任（《善良的撒玛利亚人法》）。

放射治疗师在法律上有责任对患者进行有效的治疗并与其准确地沟通。在放射科及肿瘤科，导致医疗事故的两种最常见的投诉是骨折或肿瘤误诊及误用造影剂。肿瘤科医师并非独自承担上述风险。放射治疗师是医疗团队的一员，也处在患者护理第一线。

尽管放射肿瘤科团队成员无需承担对不良健康结果的责任，但若由其行为疏忽造成，就应担责。这个职业风险如此之高，以至于在进行任何程序或治疗之前，努力沟通所有风险才能保障每个人的最佳利益。实际治疗中，都须为每个患者采取一切预防措施。

不同的州有不同的法律来规范放射治疗师的执业范围。放射治疗师须遵守有关静脉穿刺和用药的国家法律、制度政策及程序。

1. 用药记录

医疗记录属于法律文书，是照护者与患者在产生纠纷或诉讼时的证据。因此，确保病历上的信息是完整且准确的，对放射治疗师最有利。例如，如果患者口头告知放射治疗师对碘过敏，而放射治疗师未能将信息记录，其理应对不良反应负责。既往过敏史在病历中是永久的、明确的，因此，放射治疗师有责任注意并确保医师也知道患者的过敏史。

病历和医疗记录通常是医疗团队成员之间的主要交流方式。每个患者通常由若干不同的专业人员处理，所有人都应知道整个病史以便有效开展工作。

精准的记录可防止在治疗中出现错误；同样，准确的病历保护可防止护理者产生程序、伦理或法律上的错误。每一种药物，每一项治疗程序，所有的诊断性测试，甚至口头交流都应记录在患者永久保存的医疗记录中。

每个医疗机构都制定了各自的档案保存制度，医疗行业的各个认证机构均有一定共同的标准，这些标准包括以下内容：

（1）患者身份和人口信息。

（2）病史，包括家族史、过敏史和既往病史。

（3）现病史及检查、治疗经过。

（4）检查或程序医嘱及结果。

（5）用药记录，不论其属于自购、处方或专科用药。这些信息应当包括但不限于时间、给药途径、剂量、使用地点和照护者签名。

（6）医师记录、说明及结论。

（7）知情告知同意书。

对患者而言，任何有关药物治疗并发症或不良反应的记录都至关重要。药物过敏情况须在病历中明确体现。为消除并发症而采取的补救行动也应记录。

放射治疗师有责任知道如何正确阅读记录及在病历中录入信息。不能直接抹去书写错误或用修正液覆盖，应用直线划掉并签名（以便原始信息清晰可辨）。然后重写信息、标注日期并签名。

病历属保密文书，未经患者同意不得公开。任何决定须医疗保健专业人员签字确认。

2. 知情同意

放射治疗和诊断成像需经患者知情同意。患者在进入医疗机构时，除了一般同意书外，每一项放射治疗程序都需单独告知。

特别是在放射治疗和离子型对比剂的潜在风险如此之高的情况下，“知情同意”存在灰色区域。若患者经书面同意接受离子型对比剂但发生了不良反应，而此时肿瘤科医师并未告知患者存在非离子型对比剂，其可能要承担责任。不应由费用问题（例如，非离子型对比剂费用比离子型对比剂高得多）决定医师告诉患者内容的多少。公开风险及费用相关信息是患者法定权利的一部分。

知情同意书及文件因州和机构不同有差别。知情同意书一般包括执业医师的姓名；拟实施程序及相关药物描述；确保目的、利益、风险及任何其他选择已被告知并被正确理解；在知情同意书中，患者可用自己的语言写下手术可能承担的风险；免责声明，尽管在法庭上并不总是有效，但可免除照护者及其同事对治疗并发症或治疗失败的责任。

十二、总结

- 静脉穿刺技术和协助静脉药物及对比剂给药是放射治疗实践的关键技术。
- 本章内容并不是要授予放射治疗师从事上述实践的资格，在此仅为总结与概述。
- 放射治疗师须掌握药理学原理，且在为患者实施这些技术之前具备实践经验。
- 放射治疗师具备所有与给药的相关知识为放射治疗团队的成功提供了不可估量的服务。
- 药理学原理包括吸收、分布、代谢和排泄。
- 与患者有关的影响因素包括年龄、体重、生理状态、性别及个人与情感需求。
- 与药物有关的影响因素包括过敏反应、耐受性、蓄积作用、依赖性及药物相互作用。

- 正确给药的 6 个原则是：识别正确的患者，选择正确的药物，给予正确的剂量，在正确的时间用药，以正确的途径给药，确保记录正确。
- 给药途径包括口服、黏膜、局部和胃肠外给药。
- 胃肠外给药途径包括皮内、皮下、肌内及静脉注射。
- 实施任何静脉给药前都须评估患者、了解过敏史、基线血压读数，确定患者是否正在服用任何可能影响凝血的药物。如果合适，还应询问其是否禁食。

? 复习题

登录网站http://evolve.elsevier.com/Washington+Leaver/principles 获取“问题回顾”的答案。

1．以下哪一项不是正确给药的 6 个原则之一

a．正确的患者

b. 正确的途径

c. 正确的时间

d. 正确的注射器

2．以下哪一项不是与患者有关的影响药物反应的因素

a. 体重

b. 生理状态

c. 耐受性

d. 情感需求

e. 年龄

3．药物作用于机体的方式称为

a. 药代动力学

b. 代谢

c. 药效学

d. 药物有效性

4．以下哪一项不是胃肠外给药途径

a. 皮下给药

b. 腔内灌注

c. 静脉给药

d. 肌内注射

5．能够缓解肿瘤患者恶心、呕吐的药物类别是

a. 抑酸药

b. 腔内灌注

c. 静脉给药

d. 肌内注射

6．药物在体内转运到达恰当的受体部位的过程称为

a. 药效学

b. 排泄

c. 分布

d. 药代动力学

7．缩写为“qod”代表

a. 每日 1 次

b. 隔日 1 次

c. 逐日

d. 以上均不是

8．洛哌丁胺属于哪一类药物

a. 镇痛药

b. 止泻药

c. 抗焦虑药

d. 抗凝血药

9．需血液稀释的患者应该服用哪类药物

a. 苯妥英钠

b. 地塞米松

c. 肝素

d. 舍曲林

10．液体从血管内进入周围组织，导致局部血管收缩，称为

a. 过敏反应

b. 外渗

c. 水肿

d. 血肿

11．以下哪一项是胃肠外给药途径

a. 静脉给药

b. 局部给药

c. 口服

d. 吸入

? 思考题

1. 为什么在给药期间遵循标准防范措施很重要？

2. 讨论药物经胃肠外给药的重要性。

3. 比较性别对药物吸收的差异。

4. 分析离子型与非离子型对比剂之间的差异。

（译者：蒋倩　余婷　刘辉　审校：刘磊）

参考文献

1. ACR Committee on Drugs and Contrast Media: *ACR manual on contrast media*, version 9, 2013 (website). Accessed December 1, 2014, at http://www.acr.org/~/media/ACR/Documents/PDF/QualitySafety/Resources/Contrast%20Manual/2013_Contrast_Media.pdf.
2. Adler A.M., Carlton R.R., editors: *Introduction to radiologic sciences andpatient care*, ed 5, Philadelphia, 2012,Saunders.
3. American Society of Radiologic Technologists: *Radiation therapy practice standard,* Albuquerque, 2007, The American Society of Radiologic Technologists.
4. Beebe R.O., Funk D.L.: *Fundamentals of emergency care*, Albany, 2001, Delmar.
5. Brice J.: Imaging and the law: simple tactics to minimize exposure to malpractice, *Diagn Imaging* 14(3):43–46,1992.
6. Dugdale D, National Institutes of Health: Creatine blood test (website), MedlinePlus, 2013, U.S. National Library of Medicine, Accessed December 1, 2014, at http://www.nlm.nih.gov/medlineplus/ency/article/003475.htm.
7. National Institutes of Health: *Substance use disorder*, National Library of Medicine. Available at http://www.nlm.nih.gov/medlineplus/ency/article/001522.htm.Accessed January 23, 2015.
8. Ehrlich R.A., Daly J.A., McCloskey E.D.: *Patient care in radiography with an introduction to medical imaging*, ed 8, St. Louis, 2012,Mosby.
9. Dialysis Clinic, Inc: *Exploration of lab values* (web site). www.dciinc.org/values.php.Accessed December 1, 2014.
10. Medscape Nurses: *Acute pain management in the opioid-tolerant individual*(website) New York, 2008, Medscape. Accessed April 2014 at http://www.medscape.org/viewarticle/581948.
11. Holleb A., Fink D.J., Murphy G.P.: *Clinical oncology*: a *multidisciplinary approach for physicians* and students, ed 8, Atlanta, 2001, The American CancerSociety.
12. Kienle P., Useton J.: *Maintaining compliance with joint commission medication management standards*, Marietta, Ga, 2008, Lionheart Publishing, Inc (website). Accessed December 1, 2014, athttp://www.psqh.com/julaug08/medication.html.
13. Perry A.G., Potter P.A.: *Clinical nursing skills and techniques*, ed 5, St. Louis, 2006, Mosby.
14. Potter P.A., Perry A.G.: *Fundamentals of nursing*, ed 6, St. Louis, 2005, ElsevierMosby.
15. Taylor C., Lillis C., LeMone P.: *Fundamentals of nursing*: *the art and science of nursing care*, ed 5, Philadelphia, 2005, JBLippincott.
16. TheJointCommission:*Sentinel event alert, issue35:Using medication reconciliation to prevent errors*(website) Oakbrook Terrace, Ill, 2008, The Joint Commission. Accessed December 1, 2014, at http://www.jointcommission.org/ assets/1/18/SEA_35.PDF.
17. Torres L.S.: *Basic medical techniques and patient care in imaging technology*, ed 7, Philadelphia, 2009, Lippincott Williams & Wilkins.

第二篇　物理、模拟和治疗计划

第 12 章

应用数学复习

目的

- 解释放射治疗中为什么涉及数学，并解释其在治疗中的意义
- 正比例和反比例之间的差异性比较和对照
- 描述三个最常见的与直角三角形相关的三角函数及其在治疗中使用实例
- 了解什么时候在治疗中使用线性插值
- 解释自然对数和指数因子是如何互为反比的
- 三种测量不确定度的比较和对照
- 解释准确度和精密度两个概念间的区别及其在放射治疗中的应用
- 描述为什么放射治疗会出现错误

放射治疗的实践要求使用准确的定量测量来精确地传输治疗剂量。患者模拟、治疗计划和质量保证对数学有很强的功能依赖性。因此，放射治疗师和医疗剂量师必须具备良好的基础数学和高等数学技能的应用知识，才能准确地履行他们的职责。本章回顾了在癌症治疗中电离辐射传递过程中涉及的重要的数学概念原理，重点是实践应用，而不是理论原理的教学。本章也回顾了比率和比例、指数函数、对数、基本单位、不确定性和量纲分析的概念，适当地强调实际应用。最初的小章节是对数学概念的回顾，读者应具备基本的初级大学代数知识。

一、数学概念回顾

1. 一元代数方程

在许多情况下，一个代数方程能够描述一个基于几个因素相互作用的物理现象，例如，从近距离治疗源到任何点的剂量描述需要了解射源活度、源衰减、源到计算兴趣点的距离，以及其他一些因素。求解未知变量值方程的能力很重要，记住下面的代数“规则”有助于达到这一点：

- 当一个未知数乘以某个量时，等式两边同时除以这个量，以分离出未知数。
- 当一个量被加到一个未知量时，从方程两边减去这个量以分离出未知量。当这个量从未知数中减去时，把它加到两边。
- 当一个方程以分数形式出现时，也就是说，未知数除以某个量，两边同时乘以那个量，然后解出未知数。

代数运算是放射治疗中常用的一种方法，因此放射治疗师和医学剂量师应熟练掌握解决这类方程的技能。在本章最后给出了一个典型的代数操作场景的实例。

2. 比率和比例

比率是两个数字、值或项的比较。比值表示两个变量之间的关系。通常，辐射治疗师可以通过这些关系预测趋势。一个数值或项（x）与另一个

数值或项（y）的比率通常写成：

$$x/y \text{ 或 } x:y$$

比率的一个重要属性是如果两个变量同时进行相同的操作，x/y 比值不变。比如，32/80，分子分母同时除以两个数字的公约数 16，可将其简化为 2/5，比值不变。

如果两个比率相等，这就是所谓的比例。一个比例也可以看作是两个比率的方程式。这一原理有助于在一个比例下求解未知因素。例如，检查以下比例：

$$5:7 = n:49$$

这可以重写为一个更容易识别的形式如下：

$$5/7 = n/49$$

通过交叉相乘，这个比例可以求出 n：

$$(49 \times 5) = 7n \text{ 或 } 7n = (49 \times 5)$$

$$7n = 245$$

$n = 35$

在临床放射治疗环境中，反比例和正比例可能以各种方式出现。反比例和正比例的概念与电离辐射治疗癌症有关，因此简要回顾这些概念是有益的。

3. 反比例

考虑这样的一种假设情况：若干架飞机必须完成 1000 英里的飞行。每架飞机以不同的速度飞行。每架飞机需要的飞行时间取决于飞机的速度。表 12-1 列出了每架飞机的时间和速度。

从这些数据中我们可以确定什么简单的关系？通过对表的检查，可以得出以下结论：

当速度增加时，时间减少。

当速度加倍时，时间减半。

当速度增加 4 倍时，时间减少了 4 倍。

这个例子说明了反比例的概念。速度（v）与时间(t)成反比。在数学上，这个概念写成如下形式：

$$v \propto 1/t \text{ 或 } v = k/t$$

其中 k 是比例常数。我们还可以将两种不同飞机的速度和时间写成反比例：

$$v_1:v_2 = t_2:t_1 \text{ 或 } v_1/v_2 = t_2/t_1$$

在实际示例部分中的示例 2 演示了在求解未知项时的反比例关系。

反比例在放射治疗中很常见。例如，深度和百分深度剂量成反比（深度增加，百分深度剂量减小），束流能量和半影宽度也是如此（能量增加时，光束半影宽度减小）。反比例的另一个好例子是平方反比定律，它指出点源的辐射强度与源距离的平方成反比。

4. 正比例

飞机以恒定速度飞行的距离取决于飞机在空中飞行的时间长度。假设一架飞机以每小时 400 英里的恒定速度飞行。这架飞机飞行 100 英里所需的时间是 0.25 h；200 英里，时间是 0.5 h；等等。表 12-2 列出了几段距离以及飞机完成每段距离所需的时间。

与反比例的例子相似，从表中的数据可以得出如下结论：

- 随着时间的增加，距离也在增加。
- 时间加倍，距离加倍。
- 时间 3 倍，距离 3 倍。

表 12-1 飞机的速度和完成行程的时间

飞 机	速度（英里 / 小时）	时间（h）
A	500	2.0
B	400	2.5
C	240	4.0
D	200	5.0
E	125	8.0

表 12-2 飞机的距离和时间值

飞 机	距离（英里）	时间（h）
A	0	0.00
B	100	0.25
C	200	0.50
D	300	0.75
E	400	1.00

因此，我们说距离（D）与时间（t）成正比。在数学上，这写成如下形式：

$$D\alpha t \text{ 或 } D = kt$$

k 是比例常数。我们也可以将两个不同的距离和时间写成正比例：

$$D_1:D_2 = t_1:t_2$$

或：

$$D_1/D_2 = t_1/t_2$$

在实际示例部分中的示例 3 演示了在求解未知项时正比例关系。

正比例在放射治疗中也很常见。例如，射野尺寸和百分深度剂量成正比（射野尺寸增加，百分深度剂量增加），射束能量和组织空气比（TAR）或组织最大比（TMR）亦是如此（能量增加，TAR 和 TMR 增加）。这些关系假定所有其他相关因素都是恒定的。

5. 三角比和直角三角形

角的计算在患者模拟和治疗的设置中很常见，比如准直器角度和机架角度，还有与这些角度相关的深度和长度。在许多情况下，通过使用直角三角形的性质可以得到一个解。直角三角形是一个三面多边形，其中一个角是 90°。与直角三角形相关的 3 个最常见的函数是正弦、余弦和正切。图 12-1 表示了这些量。描述直角三角形有 6 个量：3 个角（α、β 和 90 度角）和 3 个长度（线段 AB、AC 和 BC）。直角三角形的角的正弦、余弦和正切在数学上定义如下（示例通过使用角 α）：

$$\sin(\alpha) = \frac{\text{对边}}{\text{斜边}} = \frac{AC}{BC}$$

$$\cos(\alpha) = \frac{\text{临边}}{\text{斜边}} = \frac{AB}{BC}$$

$$\tan(\alpha) = \frac{\text{对边}}{\text{临边}} = \frac{AC}{AB}$$

在这些方程，对边是指直角三角形中指定角度对面的边的长度。斜边指三角形的最长边的长度，临边也是指直角三角形中指定角度的邻近或毗邻边的长度。

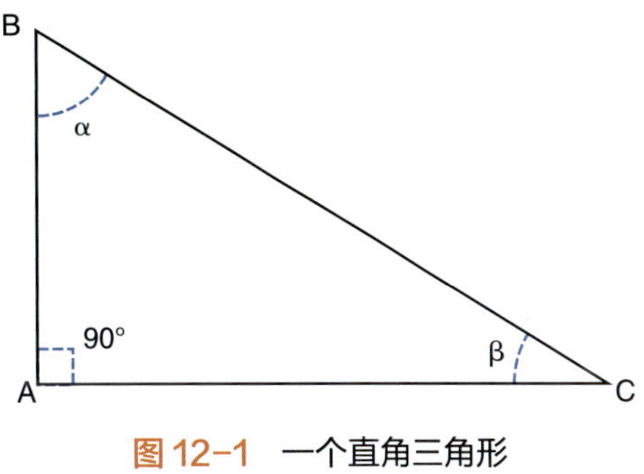

图 12-1 一个直角三角形

要解出直角三角形中的任何未知数，必须知道其余 5 个量（不包括 90° 角）中的两个的特定组合。直角三角形的另一个特征是三角总和等于 180°，用数学表达，就是：$\alpha+\beta+90 = 180$。在实际示例部分中的示例 4 说明了如何确定直角三角形中的未知量。

正弦、余弦和正切是放射治疗师所需要的基本三角知识，它们经常用于特定的临床功能中，如匹配两个相邻治疗射野的分歧或测量胸壁的角度或厚度。特定三角函数的值可以通过在表格中查找或使用手持的科学计算器来确定。科学计算器简单易用，这里使用它来计算角度的正弦、余弦或正切。

科学计算器使用 SIN、COS 和 TAN 键。要获得所需的特定三角函数值，请将已知的角度以度数输入计算器，并按下所需的三角函数键。例如，要找到 30° 的正切，输入以下命令：

3	0	TAN	=

计算器应显示 0.57735，这意味着 30° 角的对边与 30° 角的邻边之比为 0.57735。也可以通过知道两边的比值来确定角度的大小。如果对边与斜边的比值为 0.6，则可以计算出与这个比值相关的角。记住斜边的对边比定义了这个角的正弦值，即 $\sin\alpha = 0.6$。要计算这个角度值，我们需要 0.6 的反正弦。这可在大多数科学计算器上通过按反正弦 $\boxed{SIN^{-1}}$ 按钮或按钮 $\boxed{INV}$ 后按 $\boxed{SIN}$ 按钮获得。在这个例子中，0.6 的反正弦等于 36.87°。因此 $\alpha = 36.87°$。

在很大程度上，正确地理解三角函数和恒等式取决于临床应用。三角函数是许多放射治疗从业者最困难的数学问题。通过教学工作或亲身体验这些问题可以帮助辐射治疗师和医学剂量师认识到这些问题并在它们发生时解决它们。

6. 线性插值

要确定在放射治疗实践中经常使用的一些因素，我们必须能够从包含这些必要因素的表中找到值。射野尺寸依赖因素 TARs、TMRs、百分深度剂量等都方便地列在易于阅读的表格中。例如，辐射治疗师或医学剂量师可以轻松查找射野 10 cm×10 cm、深度 10 cm 处的 TAR 值。然而，表中只列出增量值对应的因素。如果需要计算的深度和 / 或射野尺寸没有列在表中或位于两个表值之间，会发生什么情况？在这种情况下，放射治疗师或医学剂量师可以对中间点进行近似评估。从已知值计算未知值的过程称为线性插值。线性插值假设下列陈述是真实的：

（1）已知两个特定的值。

（2）已知值之间的变化率是常数。

（3）必须找到一个未知的数据点。

当寻找未知值时，我们将常用的值之间的变化率假设为常数。为了使任何固有的变化速率最小化并更加精确，使用相近的已知值最为重要。在大多数辐射治疗剂量计算表中，可以使用代数比来帮助辐射治疗师和医疗剂量师找到中间数。如果所需的点直接位于两个已知点之间，则确定未知值所需的就是两个已知点的简单平均值。当所需的点不是直接位于两个已知点之间时，未知值必须由简单比值确定。未知值与上、下已知值之差的比值等于表中期望点与上、下点之差的比值。在某些情况下，当未知值在两个不同方向的已知值之间，我们需要的未知值可能需要双插值。例如，我们想知道射野尺寸 11 cm×11 cm、深度 8.5 cm 时的 TAR 值。在这种情况下，需要的射野大小和深度的值没有在 TAR 表中列出，在计算其他未知数之前，有必要查找其中一个未知数的值。实例部分中的示例 5 演示了当已知值位于未知值“上面”和“下面”时，如何用表中数据插值。在已知值之间建立关系，在整个计算过程中保持这些关系不变，以得到正确的数值。

7. 指数

指数（或幂）是一种简写的符号，表示一个数字在给定次数下的乘法。例如，$4^3 = 4\times4\times4 = 64$。在本例中，上标3表示指数，4表示底。3也被称为幂。一个人可以口头把 4^3 念为“4 的 3 次幂”。下面这些简单的规则在处理指数时非常重要：

（1）$x^0 = 1$

（2）$x^a \times x^b = x^{a+b}$

（3）$(x^a)^b = x^{ab}$

（4）$(xy)^a = x^a y^a$

（5）$(x/y)^a = x^a/y^a$

（6）$x^{-a} = [1/x^a]$ 且 $[1/x^{-a}] = x^a$

科学记数法是指数的一种特殊用法，以 10 为底。它用来表示非常大或非常小的数字。用科学记数法表达的数字是这样写的：

$n.nnn \times 10^p$

其中 n.nnn 表示指定数字的前四个数值。底数为 10 的幂 p 取决于指定数字的大小。例如，2657.89 可以用科学记数法写为 2.65789×10^3；也可以写成 26.5789×10^2。然而，在科学界，在小数点的左边只放置一个数字是首选的样式。实例部分中的示例 6 演示了指数的使用。

8. 有效数字

所有的测量都是近似的；没有任何测量装置能够在不存在实验不确定度的情况下进行完美的测量。在大多数放射肿瘤学物理测量中，这种不确定性通常非常小。坦白地说，在一个测量或计算中有效数字的个数是在一定程度上知道的可靠性数字的个数。10.2 这个数字可以说有 3 位有效数字，10.20 这个数字有 4 位有效数字。

在一个测量的量中，有几个规则来决定有效数字的个数。

（1）所有非零数字均有意义：1.234 g 有 4 位有效数字，1.2 g 有 2 位有效数字。

（2）非零数字之间的零是有意义的：1002 kg 有 4 位有效数字，3.07 mL 有 3 位有效数字。

（3）第一个非零数字左边的 0 无意义；这样 0

只显示小数点的位置：0.001℃只有1位有效数字，0.012 g有2位有效数字。

（4）一个数字小数点右边的0是有意义的：0.023 mL有2位有效数字，0.200 g有3位有效数字。

（5）当一个数字以小数点左侧的0结尾时，这些0并不一定有意义：190英里可能有2或3位有效数字，5040 cm（cGy）可能有3或4位有效数字。

最后一条规则可以通过使用标准指数或科学记数法来变得更清楚。例如，根据3位或4位有效数字是否正确，我们可以将5040 cGy写成：

5.04×10^3 cGy（3位有效数字）或者 5.040×10^3 cGy（4位有效数字）

当将不同准确度和精确度的测量（有效数字不同位数）结合在一起时，最终数值的精度不能大于精度最低的测量。这一原则可以解释为以下规则：

- 当测量值被加或减时，最终数值不能包含比精度最低的测量值更多的小数位数。
- 当测量值相乘或除以时，最终数值不能包含比精度最低的测量值更多的有效数字。

9. 自然对数和指数函数

对数的作用与指数符号相反。虽然示例4在指数符号中被认为是“4的3次幂”，等于64，但64以4为底的对数等于3。在数学表示法中，对数的写法如下：

$$\log_b(N) = x$$

其中b是底，N是期望值，x是幂。在指数表示法中，这可以写成如下形式：

$$b^x = N$$

在自然界中我们发现某些物理过程遵循一种特殊的对数性质。例如，放射性物质按指数衰变。这意味着放射性物质发生的物理过程可以用指数符号来描述。然而，基数并不是整数，而是数学家欧拉发现的一个特殊数字。这个特殊的数字用字母e表示，被称为欧拉常数或“自然对数的底”。用数字表示，e = 2.718272…。以e为底的对数称为自然对数。指数函数是用来描述e的幂的术语，它的表达式如下：

$$e^x = N$$

自然对数也有一个特殊的符号。符号ln是“（自然的）以e为底的对数”的简写，可以这样写：

$$\ln(N) = x$$

这两个方程可以结合起来得到一个重要的恒等式：

$$\ln(e^x) = x$$

换句话说，自然对数和指数函数互为倒数。指数函数有以下几个重要的特性，可以帮助到放射治疗师：

- 如果幂（x）大于0（即幂为正），那么 e^x 的值大于1。
- 如果幂小于0（即幂为负），那么 e^x 的值大于0且小于1。
- 如果幂恰好为0，那么 e^x 的值恰好等于1。

可总结为如下：

$$e^x > 1，如果 x > 0$$

$$0 < e^x < 1，如果 x < 0$$

$$e^x = 1，如果 x = 0$$

实例部分中的示例7演示了如何使用指数函数。

10. 基本单位

放射治疗中最常用的基本单位制度是公制或国际单位制度（SI）。该制度是世界科技工作标准。公制是基于时间、距离、质量和电流的基本单位，以及四个基本单位的组合。此外，在四个基本单位前添加前缀，以表示大量或少量的基本单位。

公制中的四个基本单位是秒（时间）、米（距离）、千克（质量）和安培（电流）。这些单位的国际标准保存在法国巴黎附近的实验室。然而，大多数国家的国家实验室都保持二级标准。在美国，国家标准与技术研究所（National Institute of Standards and Technology, NIST）维持二级标准。表12-3列出了常用前缀及其含义。

已经为放射科学确定了专门的单位。伦琴（R）是辐射暴露的单位，表示空气中辐射产生的电离量。一个衍生单位是库仑/千克（C/kg）。两个量之间的关系是1伦琴 = 2.584×10^{-4} C/kg。

表 12-3　与 SI 单位一起使用的数字前缀

前　缀	符　号	乘　数
皮	p	10^{-12}
纳	n	10^{-9}
微	μ	10^{-6}
毫	m	10^{-3}
厘	c	10^{-2}
分	d	10^{-1}
千	k	10^{3}
百万	M	10^{6}
亿	G	10^{9}

国际单位制

吸收剂量公认单位是戈瑞（Gy）。吸收剂量描述的是辐射 × 介质吸收能量的一个量。戈瑞（Gy）可以用焦耳 / 千克（J/kg）表示。被 Gy 替换的过时单位是拉德（rad），1 rad = 0.01 Gy，或者，100 rad = 1 Gy。因此，1 rad = 1 cGy。

能量公认单位是焦耳（J），1 J = 1 kgm^2/s^2。相对于放射治疗的能量而言，1 焦耳的能量是相当大的一个能量。因此，另一个特殊的派生单位是电子伏特（eV）。电子伏特与焦耳的关系如下：

$1\ eV = 1.602 \times 10^{-19}\ J$

千电子伏特（keV = 10^3 eV）和兆电子伏特（MeV = 10^6 eV）是放射治疗中最常用的能量单位。

11. 测量和实验不确定度

在放射治疗的过程中，一个初学者最终会熟悉某些值，例如源轴距（SAD）和源皮距（SSD）的测量值，以及某些单位，如吸收剂量（cGy）、照射量（伦琴）和活度（毫居里）。可以使用不同的仪器测量不同的物理量。测量的过程基本上就是尝试确定已知量的值大小。

例如，SSD 的量是距离的物理量。假设在治疗模拟过程中，辐射源到患者胸壁的 SSD 测量为 93.5 cm。这个测量结果表明，以厘米为长度单位，源到皮肤表面的距离是这个单位的 93.5 倍。换句话说，测量是数量的大小（多大或多小）与公认标准的比较。在该测量和其他测量中，例如通过使用温度计来确定温度，通过使用气压计来测量气压，或者通过使用照射率表来确定照射率，量的不确定性是固有的。因此，测量过程要求，进行测量人知道这种不确定性的存在。SSD 93.5 cm 的测量误差不仅由测量设备引入，而且还包括由于吸气和呼气，患者很可能会移动的情况。这种固有的或内在的测量不确定性几乎是所有科学的特征。不确定性可分为三类：系统误差，随机误差和错误。

系统误差。系统误差是测量设备中固有的误差或不确定性。系统误差总是以相同的方式影响测量：测量值将太大或太小，具体取决于测量设备。这些误差很常见，例如，由以下一个或者多个因素引起：人的偏好，如视力不准确；例如，在实验设置期间可能使用的不完美方法，以及不可接受的仪器校准。例如，电离室的泄漏，以及在退火过程中读取模拟温度计的不准确性都是系统误差。

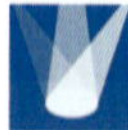

尽管计算机控制的治疗计划降低了随机治疗传递错误的速率，但它们更可能发生难以检测的系统性错误。当员工对新设备没有适当知识或培训储备时，新技术将可能会产生新的错误。对新技术与科技的充分教育必须成为实施计划的一部分来限制这类新的系统错误的发生。

随机误差。顾名思义，随机误差是由不可避免的随机性而造成的。随机误差可以增加或减少测量结果。要纠正这种类型的误差，通常的做法是进行多次测量并对其平均。通过改进测量设备和（或）技术也可以减少随机误差。例如，温度或气压不受控制的快速变化，患者在设置期间的意外移动，以及电子噪声都是随机误差的例子。

错误测量。错误测量过程中的错误是由于代数或算术计算中的人为错误或测量设备的不当使用而导致的错误。判断错误也可归类为错误。可以通过适当教育测量人员来避免这些错误。还可以通过将所获得的测量值与已知的正确测量值进行比较，甚至将其与理论值进行比较来避免这些错误。如果正确值与个人获得值之间存在较大差异，那么一定是进行了错误操作，一种纠正错误的简单方法是回溯设置和整个过程。

不确定性可能与人为错误直接相关，人为错误是由个体之间的相互关系、他们使用的工具以及他们生活和工作的环境引起的。在任何情况下，教育、培训、熟悉程度和责任都是限制不确定性的关键。

测量的准确性和精确性。另一个必须讨论的测量方面是测量的准确性和精确性之间的重要性和差异。当进行测量时，个人必须关心测量与真实值的接近程度。尽管无法准确知道真实值，但可以通过理论计算定义一个被接受为真值的值。测量值与该真实值的接近程度称为准确性。测量精确性表示特定测量的可再现性或测量的一致性。

图 12-2 说明了准确性和精确性之间的差异。圆心代表真实值。箭头表示测量值。在第一张图中，测量既不精确也不准确。箭头（测量值）没有击中圆心，它们也没有相互靠近。在第二张图中，箭头是精确但不准确的。它们都靠近同一个位置，但并不接近圆心。在第三张图中，箭头是精确和准确的，因为它们被组合在一起靠近圆心。

另一个例子，作为日常质量保证计划的一部分，考虑由三位治疗师执行线性加速器的输出测量。在安装必要的设备并遵循政策和程序大纲之后，收集以下数据。每个治疗师用电离室进行四次测量，以获得输出量的平均值，从而消除随机误差。

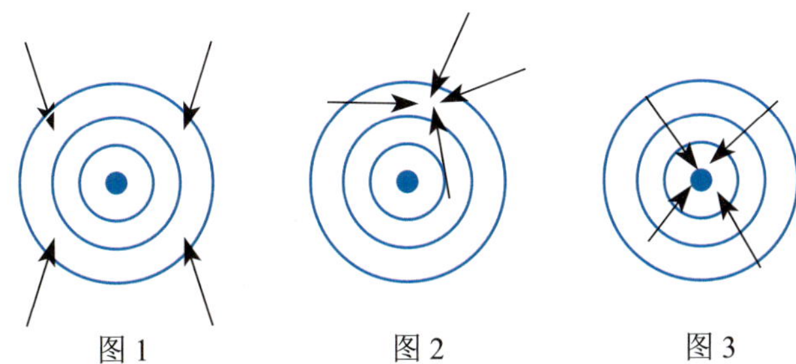

图 12-2 表示准确性和精确性之间的差异
图 1 既不准确也不精确，图 2 显示了精度但不准确，图 3 显示了准确和精确

	治疗师 A	治疗师 B	治疗师 C
	2.702	2.701	2.702
	2.702	2.650	2.660
	2.655	2.651	2.738
	2.578	2.737	2.579
平均值	2.702	2.654	2.657

该加速器的输出公认值为 2.658。关于放射治疗师所获得的值，可以提出许多问题。哪位治疗师的值最准确？哪位治疗师的值最精确？哪位治疗师的整体效果最好？治疗师 A 测量更一致，更精确，因为数值相差不超过 0.001。然而，治疗师 B 和 C 获得的平均结果更接近于公认值。显然，治疗师 B 和 C 比治疗师 A 更准确，尽管治疗师 A 是最精确的。通过比较治疗师 B 和 C 获得的每个值，可以看出治疗师 C 的值范围较大。因此，尽管治疗师 C 的平均值是最接近公认值的，但它是通过不精确的读数获得的。因此，治疗师 B 获得的值被认为是最可接受的，因为它们是精确和准确的。

从该示例中可以明显看出，测量可以精确而不准确，反之亦然。放射治疗从业者不仅要关注准确性，还要关注精确性。区分两者是分析判断的能力和批判性思维的技巧，这两者在放射治疗的实践中都非常重要。

实验的不确定性。由于无法消除所有系统误差、随机误差和错误，无法实现绝对准确和精确的测量。虽然这对科学家来说似乎令人沮丧，但有一种被科学界所接受的方法来处理这种实验的不确定性。通常的做法是在测量中计算相对误差百分比，以确定准确性的程度。相对误差百分比可以认为是测量中相对于公认值的误差百分比。计算公式如下：

$$\%相对误差=\left[\frac{实验值-公认值}{公认值}\right]\times 100$$

查看治疗师 A 的测量结果，该结果的相对误差百分比可以由上式计算得到：

$$\%相对误差=\left[\frac{2.702-2.658}{2.658}\right]\times 100=1.65$$

治疗师 A 获得的结果中的相对误差百分比为 + 1.65%。这意味着结果比公认值高出 1.65%，由治疗师 B 和 C 获得的结果中的相对误差百分比可以由读者分别计算为 -0.15% 和 -0.04%。这两个值都很低。

12. 量纲分析

量纲分析是一项在放射治疗（以及其他许多科学分支）中非常有用的技术。量纲分析是一个过程，涉及在计算特定量时使用的测量单位的仔细评估，涉及消去等式中分子和分母上相同的单位。当计算一个或多个量以获得指定量时，已知数量的单位在组合时必须等于该特定量的计量单位。例如，要得到特定的速度量，必须用距离除以时间。换句话说，速度的测量单位是 m/s，距离的测量单位是米，时间的测量单位是秒。

当使用等式时，重要的是要确保所有单位在组合时等于所需的单位。在分析等式的量纲时，可以使用一些“经验法则”。首先，任何数除以 1 等于它本身，接下来，任何数除以其本身等于 1，此外，除法过程相当于将分子乘以分母的倒数。使用这些法则，可以在任何等式中消去单位，直到不能再消去为止。剩下的单位应该等于所需的单位。如果不是这样，则必定发生了错误。

二、放射治疗中的数学应用实例

必须将数学理论付诸实践，使放射治疗师真正理解放射治疗的概念及放射治疗实践的意义。本章中使用了几个例子来将内容体现到有用的信息中。本章的这一部分将更深入地分析放射治疗中数学原理的实际应用实例。

示例 1—代数方程

对于要确定的未知值，有必要使用代数规则。例如，如果放射治疗师知道患者要接受的总剂量和分次剂量，那么可以确定治疗次数。假设总剂量为 5000 cGy，每日剂量为 200 cGy。次数可以由下式确定：

$$200\ \text{cGy/次} \times N\text{(次)} = 5000\ \text{cGy}$$

其中 N 表示次数。为了将未知数（N）放在等式一边，可以在不影响等式相等的情况下，将等式两边同时除以 200：

$$200\ \text{cGy/次} / 200\ \text{cGy/次} \times N = 5000\ \text{cGy} / 200\ \text{cGy/次}$$

该等式中的第一项等于 1，任何数乘以 1 等于该数。另外，因为单位 cGy 出现在等式右边分数的分子和分母上，所以可以消去它。因此得到的等式为：

$$N = 5000/200 \times 1/1$$

此时，可以应用另一个代数规则。出现在分数分母中的任何分数都可以写为该分数的倒数。因此，我们的最终答案如下：

$$N = 5000/200\ \text{次} = 25\ \text{次}$$

因此，放射治疗师知道患者有 25 次处方。如上所述，可以从等式的两边减去值以找到答案。假设放射治疗师知道医生想要在特定的一天提供 200 cGy 并且知道在前一天患者接受了 250 cGy。因此，由下式可知：

$$250\ \text{cGy} - X = 200\ \text{cGy}$$

显然，这是一个简单的问题，但它可以说明一个原则。从这一点开始，可以从等式的两边减去 250 cGy，如下所示：

$$250\ \text{cGy} - X - 250\ \text{cGy} = 200\ \text{cGy} - 250\ \text{cGy}$$

从自身减去 250 等于 0，并且 0 加到任何数上等于该数。另外，可以将等式的两边乘以相同的值而不会影响相等性。因此，如果等式的两边都乘以 −1，则结果如下：

$$-X = 200\ \text{cGy} - 250\ \text{cGy} = -50\ \text{cGy}$$

$$(-1) \times -X = (-1) \times -50\ \text{cGy}$$

$$X = 50\ \text{cGy}$$

因此，放射治疗师知道每日剂量减少了 50 cGy。

示例 2—反比例

一位放射治疗师刚刚从医学物理学家那里了解到，治疗单元将以每天 400 cGy/min 的剂量率运行。放射治疗师知道正常剂量率是 300 cGy/min，想知道这种新的剂量率将如何影响患者的治疗时间。这个例子说明了反比例关系。如果一个患者的治疗时间是 1.2 min，正常剂量率是 300 cGy/min，那么新剂量率会是多长时间？这可以通过以下等式来求解：

$$300\ \text{cGy/min} \times 1.2\ \text{min} = 360\ \text{cGy}$$

$$360\ \text{cGy}/400\ \text{cGy/min} = 0.9\ \text{min}$$

因此，当剂量率增加时，治疗时间减少，这证明了反比例的概念。

示例 3—正比例

放射肿瘤学家想要增加患者每次接受的剂量但不想改变次数。假设最初，医师计划分 25 次每次给出 200 cGy，然后决定 230 cGy 将获得更好的结果。最初，总剂量如下：

$$200\ \text{cGy/次} \times 25\ \text{次} = 5000\ \text{cGy}$$

但由于每次的剂量变为 230 cGy，总剂量也会发生变化：

$$230\ \text{cGy/次} \times 25\ \text{次} = 5750\ \text{cGy}$$

因此，请注意，当单次剂量增加时，总剂量增加。这是正比例的一个例子。

示例 4—未知数量和直角三角形

一位医学物理学家想知道壁挂式激光器对准地板的角度。假设她还想知道激光到地面交叉点的距离。首先，她测量从墙面到地面交汇点的距离(线段 AC 为 12 英尺)。然后她测量激光器安装在墙上的高度（AB 段为 8 英尺）。

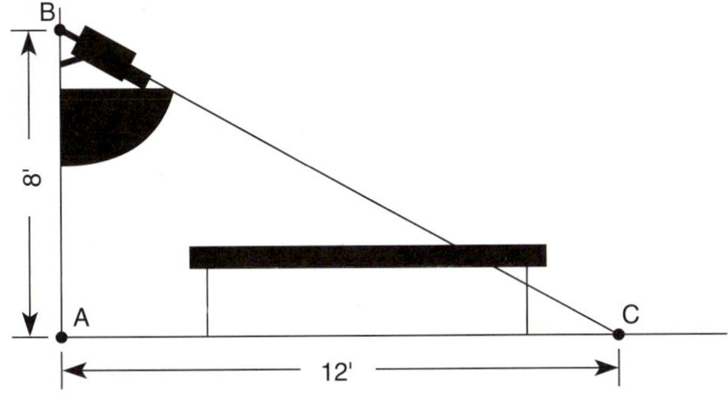

根据文中概述的三角恒等式，物理学家知道这个角的正切等于对边的长度除以邻边的长度。可以用数学形式表示如下：

$\tan\beta$= 对边 / 邻边

$\tan\beta = AC/AB = 12\ \text{feet}/8\ \text{feet}$

$\tan\beta = 1.5$

$\beta = \tan^{-1}(1.5)$

$\beta = 56$

因此，β 等于 56°。此外，物理学家知道 b 的正弦等于对边的长度除以斜边。这可以写成如下：

$\sin\beta$= 对边 / 斜边 = AC / BC

因为需要段 BC 的长度，所以可以重写该等式并求解该长度：

BC = 对边 / $\sin\beta$ = 12 ft/sin（56°）= 12/0.829 = 14.5 ft

因此，激光器在光束壁上的位置到光束与地面相交点的距离为 14.5 英尺。

示例 5—线性插值

医学剂量测量师想要从下表中确定一个特定日期的两个不同射野的钴机器的输出量。射野尺寸 12 cm×12 cm 和 19 cm×19 cm。预期的日期是 3 月 30 日。假设这个日期恰好是 3 月 15 日到 4 月 15 日之间。

由于表中列出了 12 cm×12 cm 的射野，因此确定该射野尺寸的输出量所需的唯一步骤是确定该射野从 3 月 15 日到 4 月 15 日输出量之间的中间值。3 月 15 日和 4 月 15 日 12 cm×12 cm 射野的输出量分别为 216.18 和 213.82 cGy / min。因此，3 月 30 日 12 cm×12 cm 射野的输出量是两个输出量的简单平均值：

$$\frac{216.18+213.82}{2}=\frac{430.0}{2}=215.00\ \text{cGy/min}$$

确定 19 cm×19 cm 射野的输出量的第一步是确定 3 月 30 日输出量的中间值，对于最接近 19 cm×19 cm 的射野尺寸 15 cm×15 cm 和 20 cm×20 cm 的射野，求出这两个射野的输出量中间值。3 月 15 日和 4 月 15 日 15 cm×15 cm 射野尺寸的输出量分别为 219.60 和 217.21 cGy / min，而 3 月 15 和 4 月 15 日的 20 cm×20 cm 射野尺寸的输出量分别为 223.24 和 220.80 cGy / min。对于每个射野尺寸，确定 3 月 30 日的中间值，计算简单平均值，对于 15 cm×15 cm 射野尺寸，为 218.41 cGy / min，对于 20 cm×20 cm 射野尺寸，为 222.02 cGy / min。下一步是确定 19 cm×19 cm 射野尺寸在较小或较大射野尺寸中的比率。对于此示例，我们将选择较小的射野尺寸为基准。19 cm×19 cm 的射野尺寸比 15 cm×15 cm 的射野尺寸大 4 cm。15 cm×15 cm 和 20 cm×20 cm 射野尺寸之间的差异是 5 cm。因此，19 cm×19 cm 的射野尺寸是两个已知值之间"距离"的 4/5，因此 19 cm×19 cm 射野尺寸的输出量也必须是两个中间输出量之间"距离"的 4/5。应该注意的是，在确定输出量时，15 cm×15 cm 射野与 20 cm×20 cm 射野，在表格上的移动顺序相同。另外，现在，要计算所需的输出量，必须知道两个中间值之间的距离，然后将该距离乘以射野大小距离比。求出所需的输出量为 221.30 cGy / min：

222.02 cGy/min − 218.41 cGy/min = 3.61 cGy/min

3.61 cGy/min×4/5 = 2.89 cGy/min

218.41 cGy/min + 2.89 cGy/min = 221.30 cGy/min

因此，对于 19 cm×19 cm 射野，3 月 30 日的输出量为 221.30 cGy / min。虽然钴 -60 在临床使用中持续减少，但这里展示的概念仍然有助于放射治疗师的理解，特别是在理解所描述的数学关系方面。

示例 6—指数

这里只演示了使用指数的一个简单示例。在放射治疗领域中指数的主要用途是在科学记数中。如果我们需要计算用科学计数法表示的两个数字的乘积，本章列出的一些规则可能会有用。例如，假设放射物理师想要确定在一定质量的空气中电离辐射产生的总暴露量。放射物理师应该知道 1 R 等于每千克空气释放 2.58×10^{-4} 库伦的电荷，测得 1 kg 空气质量内有 3.23×10^{-2} 库伦的电荷。从数学上来说，是这样写的：

$$\text{Exposure}(x)=\frac{3.23\times10^{-2}\text{ C}}{1kg\ air}\times\frac{1\text{R}}{2.58\times10^{-4}\text{ C}/1\text{kg air}}$$

$$\text{Exposure}(x)=\frac{3.23\times10^{-2}\text{ C}/1\text{kg air}}{2.58\times10^{-4}\text{ C}/1\text{kg air}}\times1\text{R}$$

$$\text{Exposure}(x)=1.25\times\frac{10^{-2}}{10^{-4}}\text{R}$$

如果一个带负指数的数在一个分数的分母上，那么这个数就等于这个带正指数的数移到分数的分子上：

$$\text{Exposure}(x)=1.25\times10^{-2}\times10^{4}\text{ R}$$

$$\text{Exposure}(x)=1.25\times10^{(-2+4)}\text{ R}$$

$$\text{Exposure}(x)=1.25\times10^{2}\text{ R}$$

示例 7—指数函数

放射性物质以指数形式衰变。因此，如果想计算某一特定物质在某一特定时间后的活度，可以使用以下公式：

$$A_t=A_0\times e^{-\lambda t}$$

在这里，A_t 是时间 t 后的活度，A_0 是初始活

2009 年（每月 15 日）780 放射治疗机 80 cm 空气中（源轴距治疗）的输出量（cGy/min）

射野	1 月 15 日	2 月 15 日	3 月 15 日	4 月 15 日	5 月 15 日
5 cm × 5 cm	210.71	208.41	205.13	203.88	201.66
10 cm × 10 cm	218.58	216.19	213.83	211.50	209.19
12 cm × 12 cm	220.98	218.57	216.18	213.82	211.49
15 cm × 15 cm	224.48	222.03	219.60	217.21	214.83
20 cm × 20 cm	228.19	225.70	223.24	220.80	218.39

度，λ 是衰变常数，特定的放射性物质具有的特定量。举个例子，假设我们知道铱 -131 从制造商那里收到后两天的活度，现在我们想知道铱 -131 收到时的活度是多少。收到后两天的活度是 5 个居里（Curies，Ci），即我们知道 $t = 2$，$A_t = 5$ Ci。铱 -131 的衰变常数为 8.6×10^{-2}/ 天。将这些值代入衰减方程会得到如下结果：

$$5\ \text{Ci} = A_0 \times e^{-(8.6\times10-2/\text{day})\times(2\ \text{days})}$$

$$5\ \text{Ci} = A_0 \times e^{-0.172}$$

$$A_0 = 5\ \text{Ci}/e^{-0.172} = 5\ \text{Ci}/0.842$$

$$A_0 = 5.94\ \text{Ci}$$

因此，铱 -131 从制造商那里收到时的活度是 5.94 Ci。我们也可以用同样的方法来确定任意时间的放射性物质活度。读者可以独立计算。

三、总结

- 虽然治疗计划和计算检查在很大程度上是由剂量或物理小组的成员进行的，但每个放射治疗工作人员都必须知道如何进行基本的治疗计算。
- 掌握了计算的基本知识，辐射治疗师就能够确定治疗剂量是否与将要治疗的剂量相符；如果有些东西看起来可疑，治疗师可以让治疗计划小组的另一名成员核实剂量，以避免可能将要发生的治疗偏差。
- 紧急情况下要求治疗师有较好的治疗计划实践经验和知识。这些情况经常发生在门诊时间以外或需要非常迅速地进行放射治疗时，因此，在没有治疗计划的情况下，由放射治疗师来计算并执行剂量。

? 复习题

通过登录我们的网站，可以找到关于复习题的答案。网站地址为：http://evolve.elsevier.com/Washington+Leaver/principles

1. $(10^3)^5$ 等于

a. 10^8

b. 10^2

c. 10^{15}

d. 10^{-2}

2. 将 190 600 000 转换为科学记数

a. 1.906×10^8

b. 1.906×10^7

c. 19.06×10^8

d. 1906×10^7

3. 如果将距离点源 1 m 的仪器移动到离点源更近 50 cm 处，辐射强度为

a. 增加了 4 倍

b. 增加了 2 倍

c. 减小了 4 倍

d. 减小了 2 倍

4. 随着组织深度的增加，深度剂量百分比值降低。这是一个____例子

a. 反比例

b. 正比例

c. 插值

d. 以上都不是

5. 100 cGy 和 500 cGy 的比值是多少

a. 5:1

b. 1:5

c. a 和 b

d. 既不是 a 也不是 b

6. 780 000 000 有多少位有效数字

a. 2

b. 3

c. 6

d. 9

7. 0.0101 中有多少位有效数字

a. 2

b. 3

c. 4

d. 5

8. 由于代数计算或算术计算中人为失误或因不正确使用测量装置而发生的错误为

a. 系统误差

b. 随机误差

c．错误

d．精密度

9．ln（e^x）= x 是

a．真

b．假

10．$\frac{10^x}{10^y} = 10^{x+y}$

a．真

b．假

（译者：靳富　罗焕丽　审校：王先良）

参考文献

1. Amols H.I.: New technologies in radiation therapy: ensuring patient safety, radiation safety and regulatory issues in radiation oncology, *Health Phys* 95(5):658–665,2008.
2. Bushong S.C.: *Radiologic science for technologists: physics, biology, and protection*, ed 10, St. Louis, 2012, Elsevier Health Sciences.
3. Christian P.E., Waterstram-Rich K.M.: *Nuclear medicine and PET/CT technology and techniques*, ed 7, St. Louis, 2012, ElsevierMosby.
4. Ford E.C., Fong-de Los Santos L., Pawlicki T., et al.: Consensus recommendations for incident learning database structures in radiation oncology, *Med Phys* 39:7272–7290, 2012. http://dx.doi.org/10.1118/1.4764914Accessed December 1, 2014.
5. Harris M.: *Radiation therapy physics handbook*, Houston, 1992, The University of Texas M. D. Anderson Cancer Center.
6. Khan F.M., Gibbons J.P.: *Khan's the physics of radiation therapy*, ed 5, Philadelphia, 2014, Lippincott Williams & Wilkins.
7. Linear interpolation (website): http://en.wikipedia.org/wiki/Linear_interpolation.Accessed December 1, 2014.
8. Significant figures (website): http://www.chem.tamu.edu/class/fyp/mathrev/mr-sigfg.html.Accessed December 1, 2014.
9. Significant figures (website): http://www.chem.sc.edu/faculty/morgan/resources/sigfigs/sigfigs3.html.Accessed December 1, 2014.
10. Stanton R., Stinson D.: *Applied physics for radiation oncology*, ed 2, Madison, 2009, Medical Physics Publishing.

第 13 章

放射治疗物理介绍

目的

- 识别和描述不同源的电离辐射
- 了解放射治疗常用的单位和测量方法
- 识别粒子间相互作用力的类型
- 定义结合能，激励，电离，并将它们与放射治疗

联系

- 区分并描述不同类型的放射衰减
- 识别和描述用于放射治疗的不同类型的光子作用

辐射是以电磁波、带电粒子和中性粒子的形式从太阳和原子等不同源传输的能量。放射治疗涉及电离辐射，该电离辐射可以电离它所通过的介质，以向靶细胞递送致死剂量，同时放射治疗应尽可能将递送给正常组织的剂量保持在耐受水平以下。这种电离辐射可来自不同的来源，如由加速器和放射源产生的 X 线、γ 射线、电子、质子、其他重带电粒子或中子束。组织中剂量沉积的过程涉及电离源和组织分子之间的复杂相互作用。对于源和辐射规律以及组织间辐射转化和相互作用的良好认识可以帮助放射治疗从业者制定递送到患者目标体积的辐射剂量。本章的目的是介绍一些放射治疗物理学的基本原理。

一、辐射量和单位

在辐射物理中 4 个主要的物理量是：①放射性；②辐射照射；③辐射吸收剂量；④辐射等效剂量。每一个物理量都由其大小和单位特性表征。涉及的单位与标准测量单位一致，例如米、秒和克。其他的单位都可以以由上诉的基本单位定义。在 1977 年之前，两套单位系统并存，即英尺 - 英磅 - 秒（FPS）单位系统以及米 - 千克 - 秒（MKS）单位系统以描述对长度、质量、时间的测量。在 1977 年颁布了新的国际单位制（SI），以实现全球统一的单位标准。

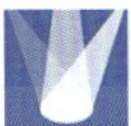

国际单位制（SI）给出了 7 个物理量的单位：
长度（l）：米（m）
质量（m）：千克（kg）
时间（t）：秒（s）
电流（I）：安培（A）
温度（T）：开尔文（K）
物质的量：摩尔（mol）
光照强度：坎德拉（cd）
其他的物理量和其单位均可由以上 7 个物理量及其单位推导得到。更多关于 SI 单位的信息详见：http://physics.nist.gov/cuu/Units/index.html.

例子：速度是位置的变化率，可由距离 / 时间的比计算。因此它是由l / t量化的。它的单位是m / s。

练习：已知动量等于质量乘以速度，求动量的单位？

*作者希望承认Timothy George Ochran对本章之前版本的贡献。

每个重要辐射量度的原始单位表 13-1 中给出了与辐射相关的重要物理量及其原始定义单位，其对应的在 SI 系统下的新单位和相应的与原始定义单位间的转换因子也在该表格中给出。

通常我们需要开展不同系统及单位的转换运算。

例子：2 h 14 min 是多少分钟？

$$2\ \text{h} \times \frac{60\ \text{min}}{1\ \text{h}} + 14\ \text{min} = 134\ \text{min}$$

2.5.5 英里是多少米？

$$5.5\ \text{miles} \times \frac{5280\ \text{ft}}{1\ \text{mile}} \times \frac{12\ \text{in}}{1\ \text{ft}} \times \frac{2.54\ \text{cm}}{1\ \text{in}} \times \frac{1\ \text{m}}{100\ \text{cm}} = 8851.4\ \text{m}$$

在本章中你将有很多机会进行很多类型单位间的转换。

二、原子物理

1. 亚原子微粒

保留元素性质的最小元素单位为原子。我们都知道原子是由电子和原子核（包括质子和中子）组成。质子、中子、电子被称为亚原子微粒。电子被认为是基本的微粒，属于一类称为轻子的粒子。中子和质子是复合粒子，属于强子类。强子被认为是由组合夸克构成的，且通过胶子被结合在一起。自从 1897 年 J.J. Thomson 发现电子以来，多种类型的亚原子微粒被发现和假设。亚原子微粒可以分为两大类：轻子和强子。在不同的微粒之间有 4 种类型的作用力：

（1）引力：描述质量非零的微粒间的相互作用，具有无穷大的作用范围。

（2）电磁力：描述带电粒子或者磁矩非零粒子间的相互作用。该力具有有限大的作用范围。这种力可以使电子与中子被束缚而形成原子，使原子相结合形成分子，使原子和分子相结合形成液体和固体。在电磁相互作用中伴随着光和电磁辐射。

（3）强力：是一种短程力，用以描述中子质子或者强子类粒子间的相互作用。

（4）弱力：是一种短程力，用以描述诸如中微子和反中微子等基本粒子间的相互作用。该种力也负责解释中子到质子、电子、中微子的辐射衰变，称为 β 衰变。

在上述 4 种力中，强力是强度最强的力，其次是电磁力，其次是弱力，最小的是引力。受强力作用的粒子被称为强子，其他粒子为轻子。

对放射治疗有重要意义的几种亚原子粒子有电子、正电子、质子、中子和光子。这些粒子的静止质量和电荷量是我们需要关注的。静止质量是指粒子没有运动时的质量。由爱因斯坦的狭义相对论知亚原子微粒在高速运动时，其质量会增加。这里，我们只需了解有这个性质，而不用深入关注。

亚原子微粒的质量可以通过标准公制质量单

表 13-1　辐射活度，辐射照射，辐射剂量的测量单位

测　量	旧单位	新国际标准单位	换算因子
辐射活度	curie (Ci) = 3.73 × 10^{10} dps	becquerel (Bq) = 1 dps	1 Ci = 3.7 × 10^{10} Bq 1 Bq = 2.7 × 10^{-11} Ci
辐射照射	roentgen (R) = 2.58 × 10^{-4} C/kg	coulomb/kg (C/kg)	1 R = 2.58 × 10^{-4} C/kg 1 C/kg = 3.88 × 10^{3} R
辐射吸收剂量	rad = 100 erg/g	gray (Gy) = 1 J/kg	1 rad = 0.01 Gy
			1 Gy = 100 rad
辐射剂量当量	rem = QF × rad	sievert (Sv) = QF × Gy	1 rem = 0.01 Sv
			Sv = 100 rem

引自Christian PE, Waterstram-Rich KM，编辑：Nuclear medicine PET/CT: technology and techniques, ed 6, St. Louis, 2007, Mosby. dps：每秒崩解，QF：质量因子，SI：国际标准单位

位测量，即千克。对于更熟悉美制单位的人来说，1 kg 约等于 2.2 lb。由于这些粒子都具有很小的质量，用千克描述它们将显得不太方便。因此定义了一个原子质量单位（amu）。

原子质量单位的定义方式为：碳 -12 原子的原子数正好为 12 amu。你可能记得 12g 碳 -12 中的原子数为 6.022×10^{23}，即为阿伏伽德罗常数。因此每一个碳 -12 原子的质量 =12/（6.022×10^{23}）grams=1.99×10^{-23}/1000kg =1.99×10^{-26}kg，且等于 12 amu。因此 1amu =1.99×10^{-26}/12kg=1.66×10^{-27}k

$$1\ \text{amu}= 1.66\times10^{-27}\ \text{kg}$$

这个关系可以被用来转换质量单位。

例子：质子的质量为 1.007 27 amu，求质子的质量用千克表达：

$$(1.007\,27\ \text{amu})\times\frac{1.66\times10^{-27}\ \text{kg}}{(1\ \text{amu})}=1.672\times10^{-27}\ \text{kg}$$

电荷可以反映亚原子粒子的基本性质和特点。它决定了亚原子粒子的电磁相互作用强度，正如粒子的质量决定了其引力相互作用的强度一样。粒子可以带有正电荷、负电荷或零电荷。根据定义，电子被分配一个负电荷，而质子是一个正电荷。电子和质子具有相同的电荷量，即 1.6×10^{-19} 库伦（C）（C 是电荷的度量单位）。中子，顾名思义，不带电荷。光子是不同频率的电磁能量的量子化，具有零静止质量和电荷。带有相同符号电荷的两个粒子具有相互排斥的电磁力，而当两电荷具有相反符号时，这个力是吸引力。

通过原子的电子和原子核的相互作用，辐射能被传递到任何介质。对于原子结构具有好的理解，有助于理解辐射与物质的相互作用。

2. 原子结构

历史上 J.J. Thomson 提出了第一个原子模型，即面包葡萄干或称为李子布丁模型。根据该模型，正电荷和负电荷均匀地分布于半径为几埃的原子的球形体积内。然而，Geiger Marsden 的经金属箔散射得到的 α 粒子实验证明上述模型是错误的，因为意外地观察到大概率的散射角大于 90° 的情况，这一点与 Thomson 的模型相悖。这一点促使 Rutherford 在 1911 年提出了新的原子模型。根据 Rutherford 模型，原子中的正电荷（+Ze）不是均匀地分布于原子的整个体积中，而是局限分布于直径为 10^{-14}m 的小局域内，被称为原子核。带负电荷的电子分布于直径为 10^{-10} m 球形原子体积内的剩余空间中，并假设其围绕原子核旋转，即同行星在太阳系中运动类似。该模型可以很好地解释由金属箔产生的 α 粒子的后向散射，即是带正电的 α 粒子与带正电的原子核之间的相互排斥。然而该模型不能解释原子的稳定性。当电子在原子核周围旋转时，它们将受到向心力加速，将会不断失去能量，最终会塌陷到细胞核。Rutherford 模型同样无法解释原子辐射的离散光谱现象。1913 年 Neils Bohr 尝试将 Rutherford 模型和当时新提出的爱因斯坦与普朗克提出的量子理论相结合以解释观察到的原子光谱情况。此模型被称为波尔原子模型，虽然已经被复杂的量子力学模型替代，但是仍然为直观理解原子结构的有效方法。图 13-1 中的波尔原子由中心核，即原子核，以及在固定轨道上运行的电子组成。波尔的原子模型建立在以下 4 个假设上：

（1）围绕原子核的电子只存在于某些能量状态或轨道中。

（2）当电子驻留在任何允许的轨道中时，电子不会失去能量。

（3）当原子从高能量轨道运动到低能量轨道，原子将辐射能量。损失的能量视为原子光谱。

（4）在任何允许的轨道，由电子的质量乘以其速度和轨道半径得到的电子的角动量（L）只能取量化或固定值，并且是基值得整数倍，基值被称为普朗克常量（h）。这个模型已成功地预测了氢原子以及类氢原子和离子（例如单电离氦和双电离锂）的能量等级。

围绕轨道旋转的电子的能量由下式得到：

$$E_n=13.6\ \text{eV}\ (Z/n)^2$$

其中 Z 是原子核内的质子数，n 是一个整数，被称为基本量子数，它与电子可以填充的轨道直接

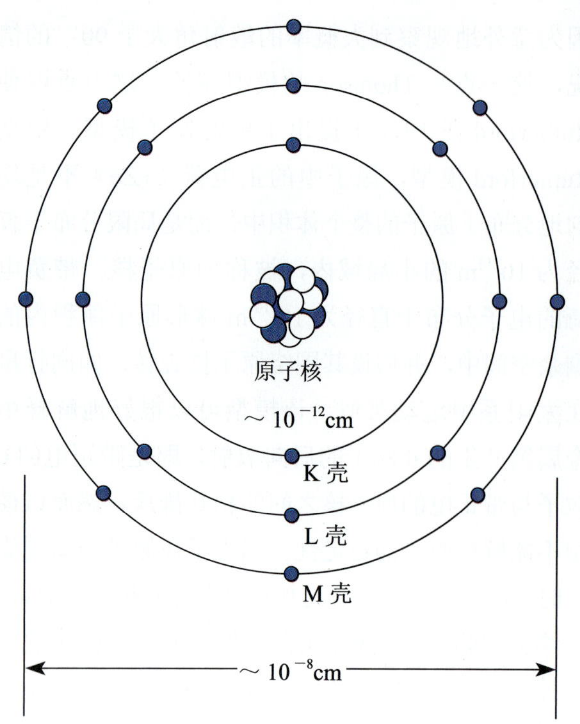

图 13–1 被电子轨道围绕的中心原子核对应的波尔原子模型

（引自 Christian PE, Waterstram-Rich KM，编辑：Nuclear medicine PET/CT: technology and techniques, ed 6,St. Louis, 2007, Mosby）

相关。基态，即能量最低的状态，*n*=1；*n*>1 对应激发态。为了使电子从基态到不同的激发态，必须给原子提供一些能量。类似地，当电子从高 *n* 激发态移动到低 *n* 激发态或 *n*=1 的基态时，必须释放一些能量，这就对应了在相应原子和离子中观察到的离散光谱。

对于多电子原子和离子，波尔的原子模型可以用来定性地预测电子的束缚能量以及电子在其可能运行的轨道跃迁时释放或吸收的光子。对于多电子原子，电子被分配到不同的壳。方程中的质子数 Z 被 Z_{eff} 代替，Z_{eff} 是外层电子所看到的有效质子数，用以解释芯电子的净核电荷屏蔽。波尔模型是基于假设而没有坚实的物理基础的，它有许多局限性，不能解释原子物理学中许多观察到的现象。波尔模型被基于量子力学的原子模型取代，即原子或分子中的电子都被其对应的特征波函数和量子数描述。波函数或原子轨道给出了电子在原子核吸引力或其他电子影响下绕原子核位置的概率描述。波函数和相应的量子数是由求解多体薛定谔方程得到的。量子数反映了电子势能函数的对称性，以及多体问题便捷条件的限制。利用量子力学以及高速计算机，目前可以高精度的计算任意原子的电子结构。原子中电子的能量和空间分布有赖于其对应的 4 个量子数：主量子数（*n*）、方位角或轨道角动量量子数（l）、磁量子数（m_l）和自旋量子数（m_s）。轨道的三维特性需要 3 个量子量 n、l、m 来描述，用以区分不同的轨道，m_s 电子自旋相关。主量子数决定原子轨道的能量和大小，其只能取非零正整数值（*n* = 1, 2, …）；具有相同 *n* 的电子被认为属于相同的外壳。*n* = 1，*n* = 2，*n* = 3，*n* = 4，*n* = 5，*n* = 6，*n* = 7 被指定为 K、L、M、N、O、P 和 Q 壳层。壳的能量随着 *n* 的增加而增加。l 量子数的值决定了角轨道的形状，它还决定了由于轨道运动而产生的电子角动量。l 的值取决于轨道的 *n* 值，并且只可取 0 和 *n*—1 之间的整数值。例如，如果 *n* = 1，则 l = 0。当 *n* = 4，l 的允许值为 0，1，2，3。电子的能量也由其轨道的 l 的值决定，随着 l 的增加而增加。在同一原子中，具有相同 l 值的电子被认为是属于同一个子壳。子壳被指定为 s、p、d 和 f，即分别为 l = 0、1、2 和 3。磁量子数（m_l）用于区分每个子壳层的轨道取向。它是用来描述电子在外界磁场影响下的能量变化。如果电子没有接受外部磁场的作用，将不受 m_l 的影响。m_l 的取值只能是 -l 到 l 的整数。所以 m_l 可以有 2l-1 个值。例如，当 l 为 0 时，m_l 取 0；当 l 为 2 时，为 -2、-1、0、1、2 五个值。允许的 m_l 的可能取值的数目决定了子壳内可能的轨道数目。每一个基本粒子类的电子都有其自旋角动量。类似于地球围绕其自身轴的旋转运动，这是由于电子的自己的旋转运动。故可以有两个值来描述电子自旋的顺时针或逆时针方向。这两个值是 +l/2 或 l/2。

不同允许轨道的电子排布结构或占有情况都要遵守每一个电子都想占有能使原子处于最低能量（基态能量）的轨道原则。电子同时也满足 Pauli 不相容原则，即同一原子中的两个电子不能具有完全相同的四个量子量。

根据这些原则以及上述讨论过的量子量的可能取值可以制定出元素周期表中不同原子的电子轨道排布情况。

如图13-1所示，电子壳层被编号，并以升序的字母名称表达其相对原子核的距离。

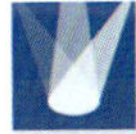

任意壳中的最大电子数。由公式 $2n^2$ 确定，其中 n 是壳数。当原子序数增加时，为保持原子的电中性，电子数也需要增加。其对应的电子填充壳层规则如下：
没有外壳可以容纳超过它的最大数量的电子。
最外层的壳层最多可容纳不超过8个电子。

例子：描述稳定氮原子（Z=7）的电子壳层分布。

前两个电子将填充第K层，剩下的5个电子将填充第L层可能的8个电子位置中的5个位置。

例子：描述中性钴（Z=27）的电子壳层分布。

第K和L壳层包含10个电子。余下的17个电子会在M和N壳层间分布，虽然M壳层最多可以容纳18个电子，这是由于必须满足上述的第二条规则，即最多只有8个电子可以在最外层壳。为了预测电子排布的精确模型，需要用到化学原理，故我们不在这里讨论。重要的事实是电子将在4个壳层中分布。

练习：具有8个电子的中性氧原子具有多少个壳层？

需要了解更多有关原子结构的内容，请访问：
http://education.jlab.org/qa/atom_idx.html

3. 原子能级

电子的结合能是从原子中移除电子时所需的能量。在每一壳层中，电子具有不同的结合能，且结合能同原子核的结构相关。原子核中正电荷的数目越大，其对电子的吸引力越大，因此需要较高的结合能。电子结合能取负值，通常用千电子伏（keV）测量。它代表了为了使电子脱离原子时必须添加给电子的能量。

原子最外层的电子被称为价电子，与原子同其他原子的化学反应以及结合相关。当一些能量被传递给原子中的电子，电子将移动到高能量空态，称为激发态，然后原子会到达不稳定的状态。这个过程称为激发。最终，过剩的能量将通过电子返回到它的基态被释放为辐射。与紧密结合的核心电子，价电子的激发需要更少的能量。如果为原子给予足够的能量，原子的一个或多个电子可以克服它（它们）的结合能完全逃离原子。这个过程称为电离。当核心电子电离时，其壳层出现空缺。高能轨道中的一个电子将立即填充这个空缺或洞。这个转化伴随着对过量能量以光子形式的释放，被称为特征X线。这些光子的能量等于参与转变的两个轨道能量之差。过剩能量也可以击出原子的外部电子。这种被击射的电子被称为俄歇电子（发音“O-zhey”）。

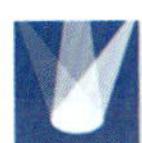

当任何材料的原子暴露于辐射时，原子的电子可以被激发电离，导致从入射的辐射到介质的能量转移。

4. 原子命名

原子由原子核和轨道电子组成。原子核由质子和中子由一种称为强核力的力紧密结合而成。在非常小的距离下，核力非常强，即在原子核内它可以使相互排斥的带正电荷的质子保持在一起。在原子核外部，强核力迅速衰减。原子核内的质子和中子个数定义了原子的物理和化学性质。元素是由单一种类的原子构成的物质。一些熟悉的元素包括氧、碳、氢、铝和钴。所有其他物质都称为化合物，是由各种物质组成的元素的组合。如前所述，每个元素在其原子核中包含唯一数量的质子：碳有6个，氧有8个，等等。如果一个原子核获得或失去质子，其元素身份将改变。例如，如果碳原子获得质子，它变成氮的正离子（它有7个质子）。原子核中质子的数量称为原子的原子序数。原子核中质子和中子的数量被称为原子质量数。

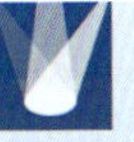

用于识别原子（X）的符号，其原子序数（Z），原子质量数（A）如下：

图13-2中的元素周期表列出了元素和其相应的符号。

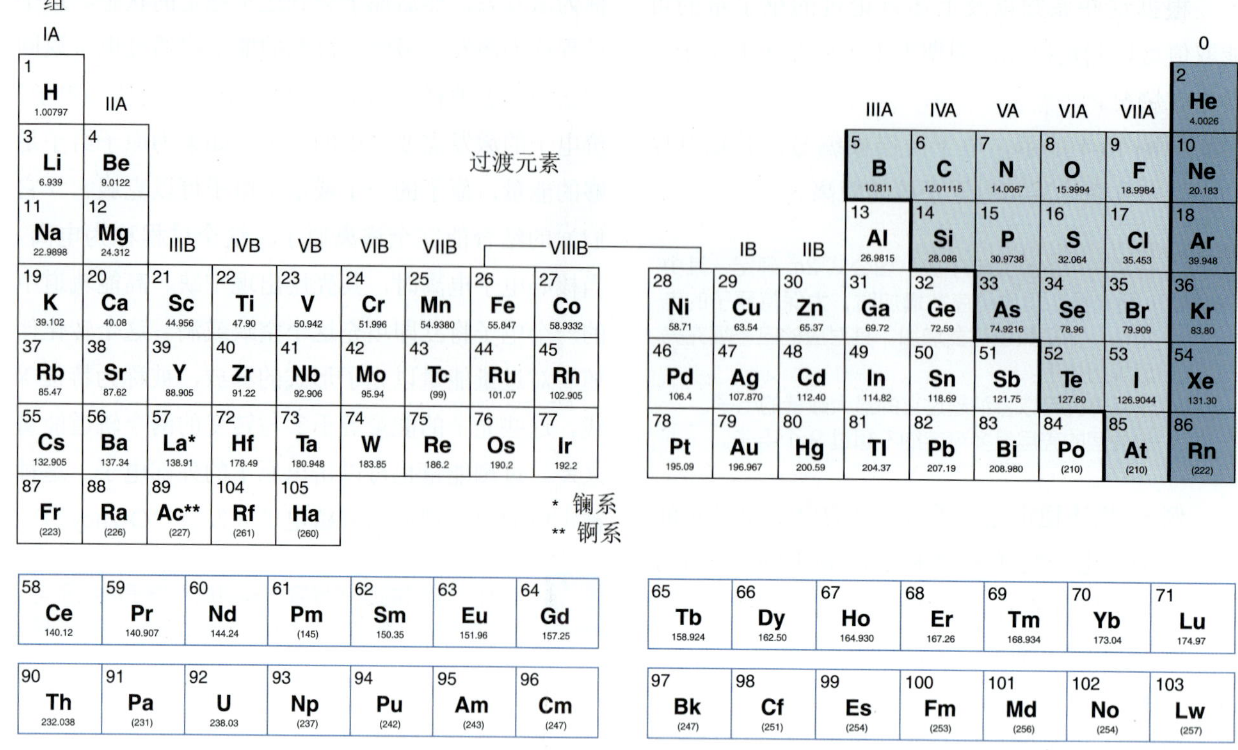

图 13-2 元素周期表

（引自 Christian PE, Waterstram-Rich KM，编辑：Nuclear medicine PET/CT: technology and techniques, ed 6,St. Louis, 2007 Mosby）

5. 核力

原子核由质子和中子组成，二者被称为核子。质子是带正电荷的粒子，中子呈电中性的，没有电荷。可以想见带正电荷质子间的静电力会使得质子相互排斥。要把一个原子核保持在一起，就必须存在另一个力。这种力必须足够强，以克服试图破坏核的静电力。这种特殊的约束力称为核力。核力只在很短的距离（约等于 10^{-14}m）内发挥作用。这种力以及核内其他的将原子核保持在一块的力的性质是复杂的。在这里没有详细讨论，但是应该明确将原子的原子核保持在一块的主要力是核力。

6. 原子核结构，稳定性和同位素

原子核中核子的排列由核壳模型描述。核子在原子核中占据不同的壳层，具有类似原子壳层模型中的离散能级。将原子核保持在一起所需的总能量称为核结合能，以兆电子伏特计（MeV）。为了比较一个原子核与另一个原子核的结合能，必须计算每个核子的结合能。每个核子的结合能是结合能除以原子质量数。应当注意的是，原子质量数约为 56 的峰代表铁（Fe）的最稳定状态。一个原子核的能量比稳定所需要的要多，为了说明这个问题，可以类比楼梯。基态是将核子保持在一起所需的最小能量。底部台阶代表原子核的基态。越来越高的楼梯台阶代表了越来越高的原子核能量状态。在楼梯中，台阶数是有限的。原子核的能级在台阶之间没有过渡区，所以原子核的能级必须是一个台阶或另一个台阶，而不是介于台阶之间。

每个更高的台阶称为激发核能级。与原子一样，如果能量被传递到原子核，一些核子可以移动到更高能量的壳层。不稳定的原子核或原子是不处于它们的基态。与原子类似，激发的核趋向于失去多余的能量而返回到它的基态。这可以通过多种方式实现，包括放射性。放射性是以电磁辐射或高能粒子形式从核发射能量。

可以想象，任何元素都可以有不同的核构型。

原子数相同但原子质量数不同的称为原子的同位素。表 13-2 总结了与不同原子序数以及中子数组合的其他核构造情况。记住这个表的一个简单方法是回忆配置的倒数第二个字母：同位素，同位异构素，同中子素，同质异能素，即表明了不变量（假定 e 代表所用量都不变）。例如，当观察同位素时，Z 或原子序数保持不变。因此，定义元素的质子数保持不变。这种情况下，字母 p（倒数第二个字母）是一个快速的提醒。其他的同位素也可以采用相同办法记忆。

表 13-2　原子核结构

名　称	原子序数	原子质量数	中子数
同位素	相同	不同	不同
同位异构素	不同	相同	不同
同中子素	不同	不同	相同
同质异能素	相同	相同	相同

7. 粒子辐射

辐射可以被认为是由波和粒子组成的。1925 年，德布罗意假设物质的二重性。根据他的原理，波可以具有粒子性，每个粒子都可以具有波形特征。因此电磁波有时作为粒子。这些粒子被称为光子，类似于其他粒子，它们具有动量。这对于粒子辐射的定义很重要，因为传播的能量具有确定的静止质量、确定的动量（在极限内）以及任何时间的位置。这一假设将在后面更详细地讨论。

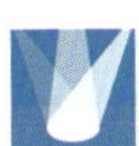

放射疗法使用可以在介质中产生电离的辐射来移除目标原子壳上的电子，这将导致由化学键断裂和其他损伤造成的细胞死亡。该辐射被称为电离辐射，所有其他辐射被称为非电离辐射。电离辐射分为两组，即直接电离辐射和间接电离辐射。顾名思义，直接电离辐射产生电离本身，由带电粒子如电子、质子和 α 粒子以及其他重带电粒子组成。间接电离辐射由诸如光子和中子的中性粒子组成，并且这类电离包括两个步骤。第一步，它们与靶的电子和原子核相互作用，使介质中产生带电粒子如电子、正电子、质子和其他重离子。然后，这些释放的带电粒子在第二步中产生目标原子的实际电离。

三、电磁辐射

辐射被定义为原子激发并穿过空间的能量。这种能量可以采取电磁辐射的形式，或者可以转变为亚原子粒子如电子，来使粒子远离原子。本节介绍电磁辐射现象。

1. 光子

光子是任何以光速（3×10^8 m/s，真空中）穿过空间的能量“包”。虽然可以将光子设想为粒子，但它自身没有质量，也没有电荷量。它只有能量，且对某个光子来说该能量是固定的。因此，高能光子可以毫发无损地穿过数英里的密集材料，因为它们没有质量可以“撞击”原子，也没有电荷来吸引或排斥可能干扰其行程的其他粒子。

光子的本质使物理学家感到困惑，直到 20 世纪早期，一个名为量子力学的物理学新分支的突然出现。这个研究领域试图从他们的层面解释原子和核现象，而不是将这些极小的特殊物质的物理学规律与大型物体（如汽车或行星）一一对应。新科学的发现之一是光子可以用两种方式中的一种来看，用哪一种取决于具体情况：一种是前面描述过的无质量的粒子，另一种是类似于小提琴弦的运动或人声的波形式。光子是一种被称为电磁波的特殊波，它由电场和穿过空间的磁场组成，彼此正交（图 13-3）。

光子有时表现出粒子的特征，有时表现出波的特征。这种现象称为波粒二象性。

以下各节将讨论光子的这些表现形式以及如何用一个方程将它们关联起来。

电磁波的物理特性：电磁波有 3 个主要区别的物理特征，它们紧密相关。

（1）波的频率用希腊字母 ν（读作 nu）表示，是波振荡或每秒周期的次数，以每秒周期数为单位进行测量。因为术语“循环”实际上并不是一个单位，而只是一个数字，所以频率单位是 1/s，称为赫兹（Hz）。

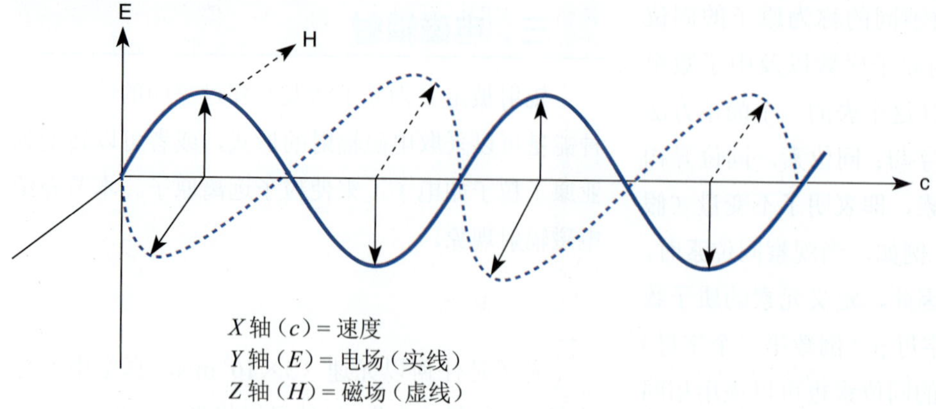

图 13-3 电磁波能量场分量
（引自 Christian PE, Waterstram-Rich KM，编辑：Nuclear medicine PET/CT: technology and techniques, ed 6, St. Louis, 2007, Mosby）

（2）波的波长是波峰之间的物理距离。波长用希腊字母读作 λ（lambda）表示，以米（m）为单位。通常我们用到的波长约为十亿分之一米，因此为了避免不断写入非常小的数字，我们将以纳米（nm）表示波长，1 nm 等于 10^{-9}m。经常看到的另一个波长单位是埃（Å），1Å 等于 10^{-10} m 或 0.1 nm。

（3）波最后一个重要的特征是穿过空间的速度。在此我们假设所有电磁波以相同的速度传播，即真空中的光速，用字母“c”表示，c=3×10^8 m/s。

这 3 个物理量的关系为：

$$c = \nu\lambda$$

交换变量可得到另两种形式的等式：

$$\nu = c/\lambda$$

$$\lambda = c/\nu$$

仔细观察这些方程，可以看出电磁波的频率（ν）和波长（λ）呈反相关。一个变大，另一个则变小。表 13-3 列出了已知电磁波范围内的一些频率和波长。

例子：计算频率为 4.5×10^{14} Hz 的电磁波波长。

要从频率计算波长，我们可以使用等式 $\lambda = c/\nu$：

$$\lambda = c/\nu = \frac{3\times10^8\text{m/s}}{4.5\times10^{14}\text{Hz}} = 6.67\times10^{-7}\text{m}$$

答案也可以用纳米和埃来表示：

（6.67×10^{-7}m）（1 nm/10^{-9}m）=667 nm, 或 6670 Å

例子：FM 广播电台以 3.125m 的波长广播。您将以什么频率在收音机上找到此电台？

$$\nu = c/\lambda = \frac{3\times10^8\text{ m/s}}{3.125\text{ m}} = 96\ 000\ 000\text{ Hz, 或 } 96\times10^6\text{ Hz}$$

表 13-3 电磁波谱

放射源	平均 λ (m)	平均 ν (Hz)
γ射线	10^{-12}	10^{20}
紫外线	10^{-8}	10^{17}
可见光	10^{-6}	10^{14}
红外线	10^{-5}	10^{13}
微波	10^{-2}	10^{10}
广播电视波	10^{2}	10^{6}

引自 Christian PE, Waterstram-Rich KM，编辑：Nuclear medicine PET/CT: technology and techniques, ed 6, St. Louis, 2007, Mosby

该电台以 96 兆赫兹（MHz）广播。

2. 光子能量

如前所述，特别是从放射治疗物理学的角度来看，光子的能量是其主要特征。幸运的是，有很多方法可以在知道其他物理量时计算波的能量。例如，当波的频率（ν）已知时，可以通过以下等式计算能量：

$$E = h\nu$$

- 其中 E 是波的能量，h 是一个常数，称为普朗克常数，其值为 6.626×10^{-34} J·s，这相当于 4.15×10^{-15} eV·s。两个值都可以使用，具体取决于是希望得到焦耳能量（J）还是电子伏特（eV）。
- 焦耳（J）是公制系统（SI）能量单位，相当于 1 kg·m^2/s。该装置通常用于涉及“现实世界”

物体的应用，例如台球、淡啤酒罐和航天飞机。然而，电磁波的能量通常远小于上述情况所涉及的能量（可能除了淡啤酒），因此使用另一个较小的单位 eV，它表示一个电子在通过电位差为 1 V 的电场时能够吸收的能量。该单位将成为本文中光子能量的标准单位，它与焦耳的关系如下：

$$1\ \text{eV} = 1.6\times10^{-19}\ \text{J, 或}1\ \text{J} = 6.25\times10^{18}\ \text{eV}$$

例子：如果电磁波的频率为 1.8×10^{20} Hz，那么它的波长和能量（以 eV 为单位）是多少？

$$\lambda = c/\nu = \frac{3\times10^{8}\text{m/s}}{1.8\times10^{20}\ \text{Hz}} = 1.667\times10^{-12}\ \text{m}$$

$$E = h\nu = \left(4.15\times10^{-15}\ \text{eV}\cdot\text{s}\right)\left(1.8\times10^{20}\ \text{Hz}\right)$$

$$= 747,000\ \text{eV} = 0.747\ \text{MeV}$$

例子：从放射性同位素 ^{99m}Tc 衰变发射的光子具有大约 142 keV 的能量。这个光子的频率和波长是多少？

我们知道 E = 142 keV = 142 000 eV，所以可以通过以下方式得出 v：

$$\nu = E/h = \frac{142\ 000\ \text{eV}}{4.15\times10^{-15}\ \text{eV}\cdot\text{s}} = 3.422\times10^{-19}\ \text{Hz}$$

并得出 λ：

$$\lambda = c/\nu = \frac{3\times10^{8}\ \text{m/s}}{3.422\times10^{-19}\ \text{Hz}} = 8.77\times10^{-12}\text{m}$$

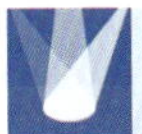

关于光子的另一个有趣的事实可以通过使用爱因斯坦的相对论来发现，即他著名的将任何物体的质量与它可以转换成的能量相关联的方程式：

$$E = mc^2$$

其中，E 代表能量，m 代表物体的质量，c 代表光速。请注意，因为 c^2 的单位为 m^2/s^2，所以有必要以千克为单位表示物体的质量，以便当我们使用这个等式时能得到焦耳的答案。

这个等式向科学界提供了第一个指示，即物质和能量实际上是同一现象的不同方面，并且可以直接转换为另一个。这一发现增加了我们对宇宙的理解，使我们能够在核聚变反应中利用类似恒星的能力。核聚变反应将少量物质直接转化为巨大的能量，这彻底改变了我们生活的世界。不幸的是，在任何可实现的意义上，目前唯一使用这种知识的是我们的武器库中存在的氢弹储备。

如果将 E 的等式设置为等于普朗克方程并求解，则可以得出：

$$m = h\nu/c^2$$

利用该等式就可以计算光子的等效质量。虽然光子没有实际质量，但是这个等式允许人们将光子视为具有自身质量，且能量越多，等效质量就越大。该式巧妙地将光子的粒子和波性质组合进了同一个等式。

例子：计算名义上波长为 520 nm 的绿光的等效质量：

首先计算此绿光的能量，即 $\nu = c/\lambda$

$$E = hc/\lambda = \frac{\left(6.626\times10^{-34}\ \text{J}\cdot s\right)\left(3\times10^{8}\ m/s\right)}{520\times10^{-9}m} = 3.823\times10^{-19}\text{J}$$

注意，为了保持单位的一致性，我们在普朗克常数中使用了焦耳。在光子波长中出现的 SI 单位的米将和其他单位如秒一起被抵消。得到能量之后，利用爱因斯坦质能方程，我们现在可以计算出等效质量。

$$m = E/c^2 = \frac{\left(3.823\times10^{-19}\ \text{J}\right)}{\left(3\times10^{8}\ m/s\right)} = 4.248\times10^{-36}\ \text{kg}$$

四、放射性活度

不稳定的原子核趋向于寻找它们的基态，这意味着它们趋向于释放过剩的能量，直到它们达到核中的能量刚好足以维持核稳定的程度。它们失去能量的过程称为放射性。放射性可能涉及粒子的发射、EM 辐射（光子）或两者的组合。本节讨论原子摆脱这些过剩核能的过程，以及用来描述它们的数学方法。

1. 核稳定曲线

核稳定性曲线如图 13-4 所示。垂直轴表示原子的原子数（Z），即原子核中的质子数。水平轴代表核中中子（N）的数目。直线表示条件 N/Z=1，即原子核中具有相同数量的中子和质子。曲线表示了“稳定线”；置于这条线上的质子 / 中子组

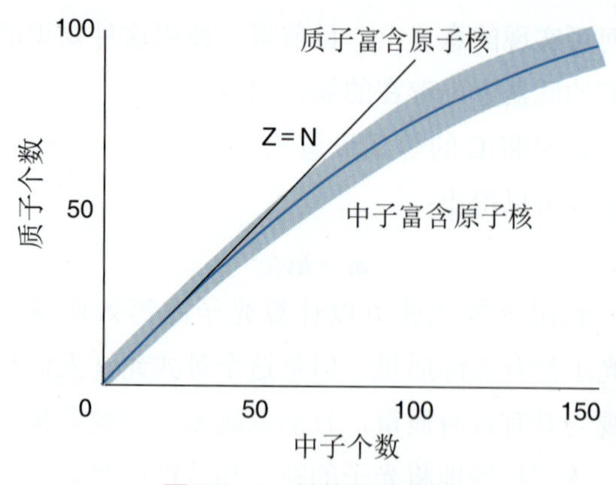

图 13-4　核稳定性曲线

（引自 Christian PE, Waterstram-Rich KM，编辑：Nuclear medicine PET/CT: technology and techniques, ed 6, St. Louis, 2007, Mosby）

合的原子是稳定的，不会经历放射性衰变，因为它们没有多余的能量。这两条线在 Z 值较低时一致。

例如当 Z ＜ 20 时，即这些原子具有相同数量的质子和中子。当 Z 增加时，曲线开始偏离理想线，向右弯曲。这表明，随着质子数量的增加，为了维持稳定性需要比质子更多的中子，以及当 Z 增加时，所需中子、质子比增加。不符合这个标准的原子出现在图上的其他位置，远离稳定性曲线；这些表示不稳定原子。当这些原子失去能量时，它们会移动接近稳定曲线，达到稳定状态。

你可以回忆一下同位素，同量异位素的组合、同中子素是指不同的核粒子排列方式。类似地，术语“同位素的”“同重元素的”和“同中子素的”指的是将原子转变为自身同位素、同量异位素或同中子素的转换。例如，同位素跃迁是指原子的 Z 保持不变，但原子质量数（A）增加或减少的转变。类似地，在同重元素转变过程中，原子的 A 保持不变，Z 和 N 适当变化；在同中子素转变过程中，N 保持恒定，A 和 Z 变化。通过经历尽可能必要的这些转变，原子可以从不稳定状态变化到稳定状态。

2. 放射衰变类型

α 衰变。由希腊符号 α 表示的 α 粒子，由两个中子和两个质子结合而成。这相当于一个氦原子(Z = 2）被剥夺了它的两个电子。具有大量过剩能量的、不稳定的原子倾向于通过 α 粒子的发射而经历放射性衰变，α 粒子消除了 4 个核粒子，因此消除了大量的过剩能量。放射性衰变方程如下：

$$^{A}_{Z}X \rightarrow ^{A-4}_{Z-2}Y + ^{4}_{2}\alpha + Q$$

其中 Q 代表原子核放出的额外的能量。这种能量通常以光子的形式出现，这是因为它们的核起源，所以被称为伽马射线（γ 射线）。

仔细分析这个方程。它的字面意思是具有已知 A 和 Z 的原子 X 衰变为具有原子质量数 A—4 和原子数量 Z—2 的新原子，两个缺失的质子和两个缺失的中子表现为从原子核发射的 α 粒子。此外，一定量的能量是以动能的形式溢出（即，α 粒子的速度）或 γ 射线，或更常见地，即为两者的组合。这个方程的一个关键特征是箭头两侧的质子、中子和电荷的数目一律相等。这是所有放射性衰变方程的关键特征。箭头的两边必须精确地以粒子数、电荷和能量来平衡。然而，尤其需要注意的是，由于两个核中质子的损失，原来的原子现在变成了一个新元素。

例子：铀原子经历 α 衰变。结果如何？

$$^{238}_{92}U \rightarrow ^{234}_{90}Th + ^{4}_{2}\alpha + \gamma$$

铀原子已转变成钍原子。

当 N/Z 比值太低时，α 衰变发生。原子在 N/Z 图上落在“稳定”曲线之下。通过消除两个中子和两个质子，再加上相关的能量，这个跃迁增加了 N/Z 比，试图纠正对于衰变前存在的太低的 N/Z 比。

对于一个给定同位素发射的 α 粒子的能量是固定的和离散的。即使一个同位素可以发射多个 α 粒子，每个 α 粒子都会有一个固定的能量。这与后面两节中描述的 β 衰变形成对比，其中无限数量的粒子能量在本质上是可能的。

β^-衰变。回忆一下，β^-粒子与电子相同。其名字的差异在于来源的差异。电子在电子壳层中做轨道运动，而 β^-粒子由于核衰变而发射。为了理解衰变，把中子看成一个质子与电子的“混合”：

$$n^0 \rightarrow p^+ + e^-$$

在 β^-衰变过程中，核中的中子“衰变”成质子和电子，如上式所示。质子留在原子核中，电子被抛出并离开原子，这个被抛出的电子称为 β^- 粒子。β^- 衰变方程如下：

$$^{A}_{Z}X \rightarrow ^{A}_{Z+1}Y + ^{0}_{-1}\beta + v_a$$

其中符号 v_a 表示发射的被称为反中微子的微小粒子。当 β^- 没有带走原子全部多余能量时，v_a 带走了剩余的能量。可以看到，当经历 β^- 衰变时，原子的 Z 增加 1，同时保持相同的 A（失去一个中子但获得了一个质子），即为同重元素转换。由于这种性质，这个原子的 N/Z 将减小。通常，β^- 衰变后的子核本身是放射性的，并且可以通过许多方式经历放射性衰变，典型可以将其过量的能量作为 γ 射线发出。事实上，只有很少的同位素只发射 β^- 粒子，大多数情况都伴随有子核的 γ 射线发射。

例子：钴 -60 通过 β^- 衰变为 ^{60}Ni 的激发态，然后通过发射两个高能 γ 射线衰变如下：

$$^{60}_{27}Co \rightarrow ^{60}_{28}Ni + ^{0}_{-1}\beta + v \rightarrow ^{60}_{28}Ni + 2\gamma$$

发射 β 粒子的同位素不像 α 发射体那样释放固定能量的 β^- 粒子。相反，发射的 β^- 粒子具有 0 到给定最大值（E_{max}）之间的能量，从而产生所谓的 β 光谱（图 13-5）。谱中 β^- 粒子的平均能量约为 E_{max} 的 1/3。E_{max} 和 β^- 粒子的实际能量之间的额外能量被反中微子（v_a）带走。

β^+ 衰变。有一种亚原子粒子具有和电子完全相同的特性，只是它具有正电荷而不是负电荷，这个粒子被称为正电子，由符号 β^+ 表示。此外，类似于 β^- 粒子，它是从原子核中弹出的。在这种情况下，核质子衰变成中子和正电子：

$$p^+ \rightarrow n^0 + \beta^+$$

因此 β^+ 衰变方程如下：

$$^{A}_{Z}X \rightarrow ^{A}_{Z-1}Y + ^{0}_{+1}\beta + v$$

由于质子的损失和中子的增加，原子保留了相同的 A，但是原子的 Z 减小，原子的 N/Z 比增加，即为同重元素转换。

钠 -22（$^{22}Na_{11}$）是一种常见的天然钠放射性同位素。它随着 β^+ 粒子和 γ 射线的发射而衰变为气体氖的稳定同位素，其方式如下：

$$^{22}_{11}Na \rightarrow ^{22}_{10}Ne^* + ^{0}_{+1}\beta \rightarrow ^{22}_{10}Ne + \gamma$$

与 β^- 衰变一样，β^+ 衰变发射出能量谱，其平均能量为 $1/3E_{max}$；剩余的能量由中微子（v）带走，同 β^- 衰变一样。

电子捕获。尽管原子的玻尔模型描绘了原子核外固定轨道中的电子，但是根据量子力学理论，电子可能在某个时候非常接近原子核。偏离原子核太近的电子可能被捕获并与质子结合，从而逆转 β^- 衰变的过程：

$$p^+ + e^- \rightarrow n^0 + \upsilon$$

这个过程称为电子俘获，并且具有与 β^+ 衰变相同的结果，换句话说，母核的 Z 减小了 1，原子的 N/Z 比增大。

由于 K 壳层接近原子核，捕获的电子很有可能从这个壳层中捕获，尽管也有可能从 L 或 M 壳层捕获电子。当一个电子从其中一个电子壳层中取出时，它在壳层中留下一个“空穴”；这将使原子在能量方面处于不稳定的状态，因为内壳层电子的能量低于外壳层电子。结果，来自外壳的一个电子将“坠落”到原子核，从较高能量状态转变到较低能量状态，并且这个过剩能量，由于不再被维持稳定性所需要，将以 X 线的形式释放。这种辐射类型被称为特征辐射，是许多放射性衰变方案和辐射 / 物质相互作用的重要组成部分。

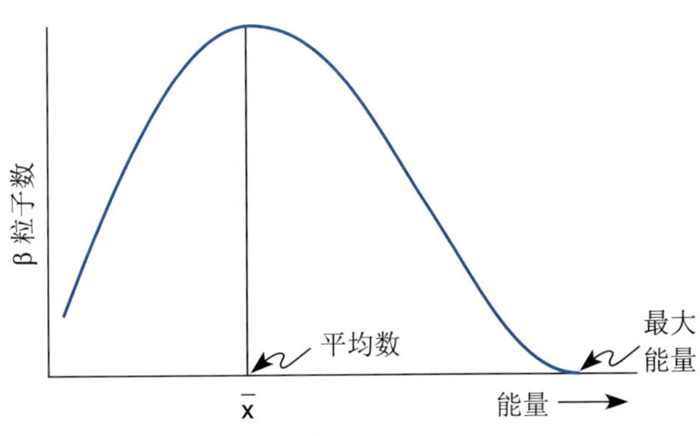

图 13-5 β 粒子能谱

（引自 Christian PE, Waterstram- Rich KM，编辑：Nuclear medicine PET/CT: technology and techniques, ed 6, St. Louis, 2007, Mosby）

同分异构跃迁或 γ 衰变。同分异构体是具有相同原子Z和A原子的原子，且目前处于亚稳状态。这代表其他类型的衰变的子产物，它本身处于激发态，但是它不会立即发射 γ 射线衰变（参见 β^- 衰变的例子），而是在给定的时间段内保持这个激发态，然后衰变。这样的原子核由原子质量数旁边的小“m”表示，如 ^{99m}Tc。一个没有亚稳态且立即衰变的核在其化学符号（$^{60}Ni^*$）的右边有一个星号。亚稳同位素，或称异构体，通常通过以 γ 射线的形式发射过剩能量而衰变。

^{99m}Tc 是一种在核医学过程中使用的同位素。它是一个 ^{99}Mo 的子产物，其衰变方程如下：

$$^{99}_{42}Mo \rightarrow ^{99m}_{43}Tc^* + ^{0}_{-1}\beta + \nu \rightarrow ^{99}_{43}Tc + \gamma$$

3. 放射性鉴定

为了定量给定样品中存在的放射性量，在20世纪早期，居里（Ci）被定义为1 g ^{226}Ra 的活性，这是当时最著名的同位素。不幸的是，尽管测量技术得到了改进，但是关于1 g ^{226}Ra 的活度对于放射性原子的存在数量究竟意味着什么，却产生了争议。因此，最终的放射性单位——居里，被证明如下：

$$1\ Ci = 3.7 \times 10^{10}\ dis/sec$$

dis/sec 表示每秒的核崩解，也就是每秒经历某种放射性衰变的原子数。因为崩解只是一个量，没有单位，所以居里在数值上等于1/sec或 sec^{-1}。事实上，放射性的SI单位，贝克勒尔（Bq）等于1 dis/sec。因为即使是很小的放射性物质样品，每秒也会出现很多崩解，贝克勒耳比居里小得多。您可以很容易地看到 $1\ CI = 3.7 \times 10^{10}\ BQ$ = 370亿Bq。由于这个原因，居里仍然是最流行的放射性单位，尽管我们应该使用SI单位。

对于各种量的放射性材料，使用居里数倍数，例如毫居里（mCi，10^{-3}Ci）和微居里（μCi，10^{-6}Ci）。典型的核医学过程使用数百毫居里范围内的放射性量，而钴远程治疗机使用5 000～6 000 Ci范围内的活性的钴-60源。

4. 放射性指数衰减

给定样品中存在的放射性量绝不是恒定量，而是通过样品中放射性原子的衰变而连续减少。这种衰变过程遵循一种称为指数行为的数学模式。任何以指数形式增加或减少的值都会在一定时间内加倍或减半。

当该时间间隔再次经过时，该值将进一步减少一半或增加2倍。虽然不可能确切地说放射性样品中的哪些原子在任何给定时间都会衰变，但是可以确定原子在给定的时间量。

放射性指数衰减方程如下：

$$A_t = A_0 e^{-\lambda t}$$

其中，A_t 是时刻 t 的活性，A_0 是时刻0处的活性（当测量活性时），λ 是称为指数衰减常数的值，稍后将更详细地讨论。符号e表示控制指数行为的自然对数基数，它的值为：e=2.718282……

根据对数法则，e对任何负幂总是小于1.000，e对非常小的负数幂将非常接近1.000，在这种情况下，许多手工计算将给出1.000的值。然而，这个数字不应该超过1.000；如果是这样，您就犯了一个数学错误，因为放射性衰变总是会导致放射性存在的量减少。

为了明确这一点，我们将使用一些代数来重新排列前面的方程：

$$At/A0 = e^{-\lambda t}$$

这个方程说明最终的放射性量除以初始量等于方程的指数侧，它总是在0～1之间。

使用自然对数的另一个重要性质是指数函数e的逆是自然对数ln，它使得

$$\ln(e^{anything}) = Anything$$

或者以下列形式：

$$\ln(e^{-\lambda t}) = -\lambda t$$

例子：放射性样品被测量为含有100 mCi的放射性。如果该同位素的衰变常数为0.115 hr^{-1}，24h后还有多少活动？

$$At = A0e^{-\lambda t} = (100\ mCi)e^{(-0.115)(24)} = 6.329\ mCi$$

注意 λ 的单位为 t^{-1}。因为 t 的单位是时间的，所以 λ 的单位是 t^{-1}，二者必须抵消掉，使得 e 的指数没有单位。为了实现这一点，λ 和 t 必须处于相同的时间单位，即分钟、小时、天、年等。

对于给定的同位素，λ 是一个常数，也就是说，给定同位素的所有原子都会以相同的 λ 衰减，无论环境条件如何，这种衰减都不会改变。你不能用热、压力或任何其他已知的因素改变同位素的 λ。

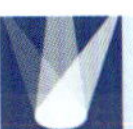

如何求解半衰期方程？我们知道，通过定义，一个半衰期后的活性将是初始活性的一半。因此可以得到如下内容：

$$A_t/A_0 = 0.5$$

在此基础上得到 t_h：

$$A_t/A_0 = e^{-\lambda t}$$

$$0.5 = e^{-\lambda t_h}$$

$$\ln(0.5) = \ln(e^{-\lambda t_h})$$

$$-0.693 = -\lambda t_h$$

抵消负号并且做除法得到最终解：

$$t_h = \frac{0.693}{\lambda}$$

如果需要可以整理为：

$$\lambda = \frac{0.693}{t_h}$$

你应该多次进行此推导并亲自尝试，以便熟练掌握。这些等式在放射性同位素的计算中经常被涉及。

我们如何利用指数衰减方程来导出有用的量，即同位素的半衰期？半衰期是指特定放射性同位素的任何样品的活性衰减到其初始值的一半所需的时间。

因此，我们需求解的量是时间 t，且定义半衰期的符号为 t_h。

例子：经测量半衰期为 8.0 d 的同位素样品，周一中午的活性为 25.0 mCi。那星期五中午的活性是多少？

使用之前的方程式求出 λ，使用 4.0 d 作为 t 的值：

$$\lambda = \frac{0.693}{t_h} = \frac{0.693}{8.0\text{d}} = 0.087d^{-1}$$

指数衰减方程很有用，因为它可以通过多种方式进行代数求解，具体取决于所需的结果。例如，如果从一份同位素样本中取两次活性读数，定义为 A_0 和 A_t，两次读数之间经过的时间为 t。接着就可以通过将指数衰减方程重新排列为新形式来找到此同位素的衰变常数和半衰期：

$$\frac{A_t}{A_0} = e^{-\lambda t}$$

$$\ln\frac{A_t}{A_0} = \ln e^{-\lambda t} = -\lambda t$$

$$\ln\frac{A_t}{A_0} \times \frac{-1}{t} = \lambda$$

注意，我们用到了 ln 和 e 之间的关系，即自然对数函数和指数函数是反函数，一个会消除另一个的影响。这允许我们找到指数函数的指数中可能存在的任何未知量，例如 λ 或 t。前面的等式可用于找到 λ，从而找出同位素的半衰期。

放射性样品活性的两次读数间隔为 40 h。首次读数为 125.0 mCi；第二次为 1.232 mCi。计算这种同位素的半衰期。

先得到 λ，然后得到 t_h：

$$\ln\frac{A}{A_0} \times \frac{-1}{t} = \lambda$$

$$\ln\frac{1.232\text{ mCi}}{125.0\text{ mCi}} \times \frac{-1}{40.0\text{ hr}} = \lambda$$

$$(-4.620)(-0.025) = 0.116\text{ hr}^{-1} = \lambda$$

$$t_h = \frac{0.693}{0.116\text{ hr}^{-1}} = 6.0\text{ hr}$$

在衰变 24 h 后测量具有衰减常数 $\lambda = 0.043\text{ hr}^{-1}$ 的同位素的活性。在结束时测得的活性 17.8 mCi。则最初的活性是多少？

$$A_t = A_0 e^{-\lambda t}$$

$$17.8 = A_0 e^{(-0.043)(24)}$$

$$17.8 = A_0\,(0.356)$$

$$A_0 = 50\text{ mCi}$$

称为同位素平均寿命($\bar{t}$)的量有时用在涉及短寿命同位素（即具有短半衰期的同位素）的近距离放射治疗计算中。$\bar{t}$ 的平均寿命与同位素的半衰期和衰变常数有关，如下：

$$\bar{t} = 1.44t_h = \frac{1}{\lambda}$$

5. 放射性平衡

一些放射性同位素，特别是高 Z 同位素，通常会衰变为本身具有放射性的子产物。这个过程的一个例子是 ^{226}Ra，它是沿着自然界中发现的 ^{238}U 在数百万年的过程中衰变到 ^{206}Pb 时产生的子产物"链"的许多同位素之一。当以这种方式存在亲代和子体同位素时，有可能在该体系中建立平衡条件（即平衡）——子体和亲代同位素将开始出现几乎相同的半衰期并且拥有同样的活性。

为了说明这一点，考虑通过 α 衰变衰减 ^{226}Ra 到 ^{222}Rn 的情况：

$$^{226}_{88}Ra \rightarrow ^{222}_{86}Rn + ^{4}_{2}\alpha + Q$$

^{226}Ra 的半衰期超过 1600 年，而子代 ^{222}Rn 的半衰期仅为 3.8 d 左右。纯镭样品开始衰变成氡，导致氡的累积。然而，氡衰减的半衰期较短，因此活性较高（每秒崩解的次数）。最终，子产物非常活跃，基本上等于亲代的活动。这种情况称为长期平衡，只有当亲代的半衰期远远大于子同位素的半衰期时才会发生，即

$$t_{hparent} >> t_{hdaughter}$$

如果亲代和子代的半衰期差异不那么显著，但亲代的寿命仍然比子代长，那么子代的活性实际上会比亲代的活性略高，然后几乎以同样的速度衰变（相同的半衰期）。这种情况称为瞬态平衡，并发生在：$t_{hparent} > t_{hdaughter}$ 时，在 $t_{hparent} < t_{hdaughter}$，的情况下，不存在平衡。

可以利用放射性平衡条件来提供核医学程序中使用的一些放射性同位素的稳定来源。这方面的一个很好的例子是使用含有 Mo 源的"发生器"，其通过 β^- 衰变为亚稳态同位素 *Tc。67 h 的亲代半衰期大于 6 h 的子代半衰期，因此达到了瞬时平衡。每周都有一台新的发电机送到核医学部门。在每天开始时，技术人员向引燃器添加溶剂，将 ^{99m}Tc 与 ^{99}Mo 进行化学分离，并取出 ^{99m}Tc。然后，^{99m}Tc 可用作许多诊断研究中的放射性注射剂。当然，因为 ^{99}Mo 正在衰变，所以在每天 ^{99m}Tc 的产量都比前一天少。因此，在一周结束时，将发电机存放以进一步衰减，然后在辐射水平达到可接受的水平时返回制造商。

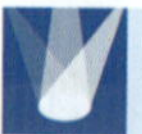

您可以访问 http://www.lbl.gov/abc/. 了解有关基础核物理的更多信息。

五、光子相互作用

当来自任何源的辐射束撞击某些材料时，可能发生许多过程，这些过程导致能量从辐射传递到介质；然后，这种能量可以通过多种方式影响介质。例如，生物组织的核酸结构 [脱氧核糖核酸（DNA）] 可能遭到损害，并失去其复制能力，从而损害整个生物体。其他材料可能由于能量转移而发生物理或化学变化，例如晶体结构的加热或破坏。本节讨论光子（X 线或 γ 射线）与物质相互作用的方式。

1. 反平方律

辐射束的流动强度定义为每平方厘米光束中的光子数。注意，该定义没有考虑光束中辐射的能量，只考虑在每平方厘米给定时刻光束中存在的光子数量。因此，如果光束每平方厘米只有几个光子，即使光子的能量非常高，也可称为"低强度"；类似地，"高强度"光束完全可以由大量非常低能量的光子组成。出于实际目的，辐射束的强度通常根据光束在该点的曝光速率（$\dot{X}$, mR / hr）或剂量率（$\dot{D}$, cGy / min）来测量，而不是根据光子数量。

通常在放射治疗物理学中，我们有兴趣描述来自点辐射源的强度。点光源是一个如此小的光源（从观察者的角度来看）它似乎没有区域，并且来自它的所有光子似乎都来自同一点。实际上，大多数辐射源都有一些有限的区域；但是，如果距离源很远，则看起来像是一个点。例如，从 3 m 的距离观看的硬币似乎是一个点。因此，如果从源到感兴趣点的距离是源的物理尺寸的至少 5 倍，则源可以被视为点源。该假设大大简化了大多数放射治疗计算，因为从放射治疗源到感兴趣点的距离很少小于源尺寸的 5 倍，所以大多数源可以被认为是点源。而对于

内部植入的放射性同位素，情况并非总是如此。

鉴于我们正在使用点光源，可以通过假设辐射从光源各向同性地发射来确定来自该光源的辐射光束的强度，即，从点光源向所有方向均匀地辐射。如果是这种情况，则通过将来自光源的光子数除以该距离处光源周围的球面积来计算距离光源任何距离的光束强度。如果以 Δp 代表点源在任何瞬间发射的光子数，则距点源距离 d_1 的光束强度为：

$$I = 光子数 / 球面积 = \Delta p/4\pi d_1^2$$

其中 $4\pi d_1^2$ 是半径为 d_1 的球体的面积。

当靠近或远离点源时，强度如何变化？假设没有光子被衰减（从光束中取出），那么 Δp 将保持不变，只有点源的距离 d 才会改变。如果使用新距离 d_2，那么此时的强度为：

$$I_2 = \Delta p/4\pi d_2^2$$

因此，从距离 d_1 移动到距离 d_2 的强度变化是 I_1 与 I_2 的比率：

$$\frac{I_1}{I_2} = \left(\frac{\Delta p/4\pi d_1^2}{\Delta p/4\pi d_2^2}\right) = \left(\frac{d_2^2}{d_1^2}\right) = \left(\frac{d_2}{d_1}\right)^2$$

当我们为得到 I_2 求解这个等式时，得到以下结果：

$$I_2 = I_1\left(\frac{d_1}{d_2}\right)^2$$

这就是平方反比定律的定义，它是放射治疗物理学中的一个重要定律。

平方反比定律的基本思想是，非吸收介质中辐射束的强度随距离平方的倒数减小或增大。

一些例子可以说明这一定律的用法。

例子：在 10 cm 的距离处测得辐射束的强度为 10.0 mR / hr。这个光束在 20.0 cm 处的强度是多少？

设 I_1 = 10 mR / hr，d_1 = 10.0 cm，d_2 = 20.0 cm。d_2 的强度如下：

$$I_2 = (10.0\ \text{mR/hr})\ (10.0\ \text{cm}/20.0\ \text{cm})^2 = 2.5\ \text{mR/hr}$$

距离两倍处的强度是原始强度的 1/4。

如果在前面的例子中，d_2 等于 5 cm（即新距离比原始距离更近），那么光束强度变为多少？

当 d_2 等于 5 cm 时，解决方案变为：

$$I_2 = (10.0\ \text{mR/hr})\ (10.0\ \text{cm}/5.0\ \text{cm})^2 = 40.0\ \text{mR/hr}$$

因为距离变化与前一个例子的方向相反，所以强度增加了 4 倍。

如前所述，平方反比定律是放射治疗剂量计算中的重要因素。

2. 指数衰减

只有在满足某些条件时，平方反比定律才是严格正确的。例如，辐射源的尺寸必须足够小，以便作为点源处理。此外，我们假设从光源发射的辐射都没有从光束中减少，而是从光源向外不受干扰地传播。当光子在空气中传播时，这种条件基本能够满足，这使得平方反比定律能适用于大多数情况。对于高能量医疗加速器，当光子在某些材料（例如水或患者组织）中传播时，平方反比定律只在有限的程度下适用。在大多数情况下，光子在材料中确实会与材料的原子产生相互作用，使它们的能量从光束中减少。此过程称为衰减。

之前我们看到放射源的衰变是指数函数，由下式描述：

$$At = A0e^{-\lambda t}$$

其中，λ 是给定放射性同位素的常数，t 是测量 A_0 和 A_t 间隔的时间。这代表了对问题的统计观点；不可能确切地说每个原子何时会衰变，但可以对大量原子的描述可以达到很高的精度。也可以用这种方式描述介质对辐射的衰减。为此，我们用符号 μ 来定义一个称为线性衰减系数的量。它描述了光束中的每个光子与介质相互作用并且每个光子通过每厘米材料失去其能量的概率，它具有 cm^{-1} 的单位。它不像 λ 那样是常数，而是在很大程度上取决于光子束的能量和发生相互作用的介质。

通过以下等式计算介质对光子束的衰减程度：

$$I_x = I_0 e^{-\mu x}$$

其中，I_0 是光束撞击介质之前的强度，I_x 是通过介质后的强度，μ 是对应于这种能量和介质的线性衰减系数，x 是介质的厚度（cm）。注意，该等式与放射性衰变的等式完全相同，表明这两个过程彼此相似，因为它们本质上是统计的，而不是精确的。

与放射性衰变方程类似，衰减方程可以以多种方式使用。随后给出了一些例子。

例子：一束钴 -60 光子入射到 1.0 cm 厚的铅板上。设钴束（I_0）的初始剂量率为 50 cGy / min，如果该束在铅中的 μ 值为 0.533 cm^{-1}，则光束通过铅片后的剂量率是多少？

$$I_X=I_0e^{-\mu x}$$

$$I_X=(50)e^{(-0.533)(1.0)}$$

$$I_X=(50)(0.587)$$

$$I_X=29.35cGy/min$$

例子：在上一个例子中，如果测得光束通过铅板后的剂量率为 15.0 cGy / min，计算初始剂量率。

从上一个例子得出，μ= 0.533 cm^{-1} 和 x = 1.0 cm：

$$I_X=I_0e^{-\mu x}$$

$$15.0=I_0e^{(-0.533)(1.0)}$$

$$15.0=I_0(0.587)$$

$$I_0=25.55\ cGy/min$$

表 13-4 中提供了放射治疗中重要的材料和光子能量的 μ 值。

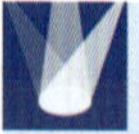

指数放射性衰减方程可用于推导特殊量，半衰期——描述同位素衰变到其初始活性一半所需的时间。以同样的方式，我们可以定义一个称为半值层（HVL）的量，也就是将光束强度降低到其原始值一半所需的材料的厚度：

$$HVL = 0.693/\mu$$

因为 μ 取决于光束的能量和辐射相互作用的材料，所以 HVL 值必须通过能量和衰减材料来确定。如果光子束是单能的，即如果它仅由单光子能量组成，则该过程相当简单。不幸的是，大多数现代放射治疗设备产生的光子束不是这种情况，它产生于广谱光子能量组成的多能光束。因此，通常简单地测量 HVL 用于固定的机器和射束能量，并且在低能量 X 线单元的情况下，描述治疗射束的特性。

我们知道，在半对数图纸上绘制的指数衰减数

表 13-4 线性衰减系数（μ）(cm^{-1})

能量 (MeV)	水	组 织	铝	铜	铅
0.010	5.0660	5.360	71.1187	1964.0300	1507.4720
0.050	0.2245	0.2330	0.9803	22.9466	88.7330
0.100	0.1706	0.1760	0.4604	4.0759	62.0370
0.200	0.1370	0.1412	0.3306	1.4067	11.2612
0.500	0.0969	0.0998	0.2281	0.7500	1.8040
0.662	0.0857	0.0883	0.2013	0.6496	1.2314
0.800	0.0787	0.0810	0.1846	0.5914	0.9906
1.000	0.0707	0.0729	0.1660	0.5277	0.7963
1.250	0.0632	0.0651	0.1482	0.4704	0.6600
1.500	0.0575	0.0593	0.1352	0.4301	0.5873
2.000	0.0494	0.0510	0.1169	0.3763	0.5146
3.000	0.0397	0.0409	0.0955	0.3226	0.4737
4.000	0.0340	0.0350	0.0839	0.2975	0.4714
5.000	0.0303	0.0312	0.0767	0.2840	0.4805
8.000	0.0242	0.0249	0.0713	0.2715	0.5157
10.00	0.0222	0.0229	0.0626	0.2778	0.5544
20.00	0.0182	0.0186	0.0586	0.3055	0.6952
30.00	0.0171	0.0176	0.0594	0.3324	0.7952
50.00	0.0167	0.0172	0.0623	0.3692	0.9168
80.00	0.0169	0.0173	0.0656	0.4005	1.0122
100.0	0.0172	0.0177	0.0677	0.4184	1.0544

据为一条直线。该技术也可以通过绘制透过材料的辐射百分比作为材料厚度的函数应用于指数衰减。通过绘制这些数据，以及由数据连成的直线，可以得到实验确定的光束 HVL。一旦完成图表，只需通过读取图表就可以找到将光束强度降低到其初始值的任何部分所需的材料的厚度。如果采用大量衰减读数，则曲线实际上可能不会显示单行而是一系列斜率递减的线段。这种效果是由束的“硬化”引起的，这一内容将在下节中做出解释。

3. X 射线束质量

HVL 是光子束的重要参数，可以用于“光束质量”的描述。光子束可以被分类为“硬”或“软”光束，具体取决于它们的 HVL。尽管没有严格的规则要求确定辐射束的硬度或柔软度，硬束具有比软束更高的 HVL 和更高的穿透能力。

当考虑各种涉及的因素时，这种束的硬度概念变得更加重要。较软的光束具有较小的穿透能力，

因此倾向于将它们的能量很快地沉积在介质中。如果所讨论的介质实际上是放射治疗患者，这意味着将增加对该患者皮肤的剂量。在某些情况下，这是可取的；然而，在许多情况下并非如此。例如，考虑传统的放射治疗模拟器（或任何诊断 X 线的设备）。软光束不能充分穿透患者到达胶片，而是在患者体内留下大剂量而不会使最终胶片有任何质量提高。在这种情况下，技术人员应该尝试降低光束的软度（以及对应患者的剂量），而不需要大量增加辐射以获得荧光。

为了理解解决这些问题的方案，考虑一种多能射线束撞击介质，如铅。光束由具有各种能量的 X 线组成——有些能量低，有些能量高。当光束穿过导线时，较软的 X 线（具有较低能量的 X 线）倾向于被铅吸收，而较硬的 X 线，其 μ 值较低，不太可能被吸收，所以可以不受影响地通过铅线。因此，如果检查光束通过导线之前和之后的各种能量，可以看到从导线射出的光束相比初始光束将具有更高的平均能量（即更少的低能量 X 线）和更大的 HVL。使光束通过该铅衰减器，实际上是增加了光束的整体 HVL，尽管光束的强度已经降低，这种效应称为射束硬化，在诊断和放射治疗设备的设计和使用中非常重要。

低能量 X 线单元（诊断和表面治疗）通常具有一定量的“固定过滤”，即将一些过滤材料内置于机器中。通常指金属窗口，辐射束经过管的内腔，在路径上添加少量过滤材料（通常是铝）以硬化光束，以用于患者诊断和治疗。高能量 X 线单元（线性加速器和回旋加速器）在治疗探头中具有硬化光束的若干装置，除了改变场内辐射的分布以使穿过患者身体的剂量均匀。这些装置有助于改善治疗体积内剂量的均匀性，同时在组织积留的区域内避免过量的剂量。

4. 光子相互作用的类型

对光子与被照射介质原子相互作用的确切机理的理解在很大程度上来自于汤姆森、爱因斯坦、康普顿、卢瑟福等在 19 世纪末到 20 世纪初所做的工作。在放射治疗所关注的能量范围内存在 5 种光子相互作用过程：

（1）瑞利（相干）散射。

（2）光电散射。

（3）康普顿（非相干）散射。

（4）电子对效应。

（5）光分解。

瑞利（相干）散射在瑞利散射中，入射光子能量非常低，不足以使原子电离。进入区域靠近原子的光子被吸收，但由于没有足够的能量来释放任何电子，原子重新激发出第二个光子，其能量与入射光子完全相同，但是朝向一个新的方向。因此，从外面看，光子从原子反射到另一个方向。在这种情况下，原子没有受到损害，因此这种相互作用没有产生生物效应。这种相互作用被称为相干，因为激发光子的波长和能量与入射光子的波长和能量相同，该条件在物理学中又被称为相干。

光电散射。爱因斯坦首先详细描述了光电效应，他因这一发现而被授予诺贝尔物理学奖（他的其他理论在当时被认为太具争议性，且远未考虑成熟）。这种相互作用仅在低光子能量（≤ 1MeV）下发生，与其说是放射治疗其实更像是放射诊断。

在光电相互作用中（图 13-6），入射光子与原子内壳层中的电子相互作用，通常为 K 或 L 壳，导致光子的所有能量转移到电子上。当壳层中电子

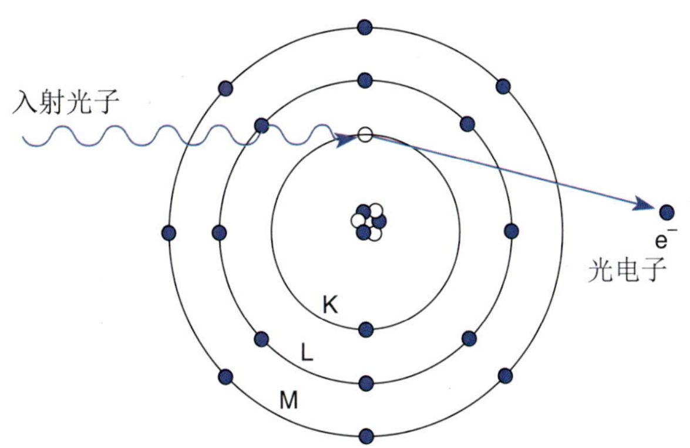

图 13-6　在光电效应中，入射光子被完全吸收，并将其全部能量传递到产生的光电子

（引自 Christian PE, Waterstram-Rich KM，编辑：Nuclear medicine PET/CT: technology and techniques, ed 6, St. Louis, 2007, Mosby）

接收的能量足以克服其结合能时，该电子以下式能量从原子中射出：

$$E^{electron}=E^{photon}-E^{binding}$$

其中，$E^{electron}$ 是电子离开原子的动能（与其质量和速度有关），E^{photon} 是入射光子的能量，$E^{binding}$ 是有关电子壳的结合能。电子射出后，电子壳上有一个“洞”，然后由外层填充。即壳层电子“落入”，并在过程中失去能量。这些外壳电子损失的能量通常表现为低能 X 线，称为特征辐射。

每当产生特征辐射时，就有可能特征 X 线光子被轨道电子吸收而不是离开原子。现在能量过剩的电子将取代光子从原子中射出。以这种方式离开原子的电子称为俄歇电子，它能够自己造成生物损伤。

康普顿（非相干）散射康普顿散射是辐射治疗中能量范围内最常见的光子相互作用。在康普顿相互作用中，如图 13-7 所示，入射光子与外壳电子相互作用，即电子非常松散地与原子结合（有时称为自由电子，因为电子的结合能远小于入射光子）。这个电子吸收了光子的一些能量，并从外壳中射出，与入射光子的方向成一个角度。光子从其入射路径被散射，并且具有与入射光子不同的能量和波长。这种相互作用也称为非相干散射。发射电子，也称

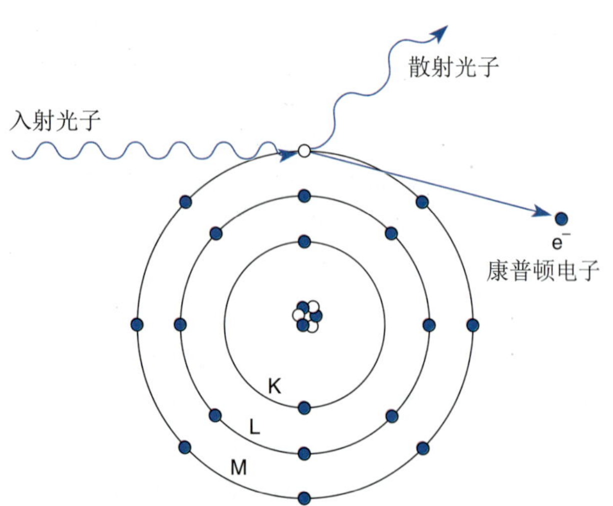

图 13-7　康普顿散射发生在外电子壳层，原子被电离了
（引自 Christian PE, Waterstram-Rich KM，编辑：Nuclear medicine PET/CT: technology and techniques, ed 6, St. Louis, 2007, Mosby）

为康普顿电子，和散射光子以不同角度离开原子，这可以通过使用几个复杂的方程式来计算，这些方程式涉及相互作用发生前后粒子的角度和能量。

散射光子（h′）的能量和康普顿电子（E_k）的动能方程可以用能量和动量守恒的物理原理导出，即：

$$h\nu'=h\nu\frac{1}{1+\varepsilon(1-\cos\theta)},\ E_k=h\nu\frac{\varepsilon(1-\cos\theta)}{1+\varepsilon(1-\cos\theta)}$$

式中，h 是入射光子的能量，θ 是入射光子和散射光子路径之间的角度，ε 等于 h/m_ec^2，其中 m_e 是电子的其余质量，m_ec^2=0.511 MeV。

光子的散射角（θ）与康普顿电子相对于入射光子方向的散射角（φ）之间的关系由以下方程给出：

$$\cot\varphi=(1+\varepsilon)\tan(\Theta/2)$$

虽然这个过程的数学是复杂的，但是以下几个例子可以显示角度对康普顿相互作用结果的影响。

（1）直接打中目标原子。如果入射光子直接撞击原子，康普顿电子将向前直行（与入射光子行进的方向相同）并带走大部分能量，而散射光子将从原子反向散射、带走最小能量。这种效应称为反向散射。在高光子能量（例如来自典型治疗加速器的能量）下，次级光子的能量接近 0.255 MeV 的最大值，并且直接向后散射的光子数量非常小。

（2）擂过打中目标原子。入射光子对原子的掠射将造成非常小的能量损失；大部分能量将由散射光子带走，因此散射光子将具有与入射光子几乎相同的能量。

（3）90° 散射。为了辐射防护的目的，观察当散射光子以与入射光子成 90° 的角度出现时发生了什么情况是很重要的。结果表明，这个光子的能量达到最大值为 0.511 MeV，并且基本上独立于入射光子的能量，即使在非常高的光子能量下。

电子对效应。成对产生相互作用发生在高能量下；事实上，当入射光子的能量小于 1.022 MeV 时，它们在物理上是不可能的。在成对产生相互作用中

（图 13-8），入射光子通过原子核附近。当光子与核的电磁场相互作用时，它被吸收，并立即以电子－正电子对（β^-，β^+）的形式重新发射能量，然后从原子中射出。如果使用爱因斯坦方程 $E=mc^2$，将 m 视为等于电子的质量，则可以计算电子或正电子的剩余能量（即在相互作用期间产生一个电子所需的能量）等于 0.511 MeV。因为产生了两个这样的电子，这就解释了为什么必须存在至少两倍的能量（$2m_ec^2$）或 1.022 MeV 才能发生成对生产相互作用。在用 1.022 MeV 产生电子－正电子对之后，入射光子的剩余能量被分成电子和正电子动能。电子－正电子对的产生也可以在靶材料中电子的电磁场作用下发生，称为三重态产生。电子－正电子对和光子所作用的电子共享所有的光子能量。三重态的产生具有 4 m_ec^2 或 2.044 MeV 的阈值能量，并且与目标介质中的其他光子相互作用相比具有相对小的发生概率。

产生的电子通常开始与原子外部的其他原子相互作用，直到失去其多余的能量并被吸收。然而，正电子的命运更为有趣。当它经历了几次相互作用，并且移动得比离开原子时稍微慢一些。

当发生电子对效应时，它将与自由电子碰撞，产生湮没反应。正电子被称为电子的“反物质”，当两者相遇时，两者都被毁灭，并以两个光子、180°（即，相反方向）形式发射，且每一个能量为 0.511 MeV。这两个光子将进一步与介质的原子相互作用。

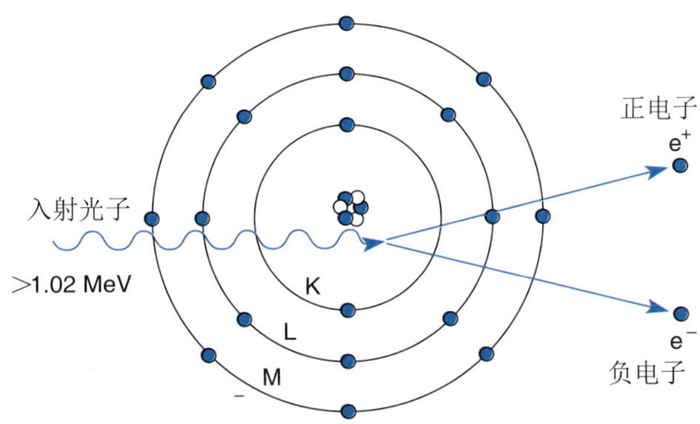

图 13-8　在电子对效应中，入射光子通过原子核附近并产生正负电子对。正电子将与另一个电子湮没

（引自 Christian PE, Waterstram-Rich KM，编辑：Nuclear medicine PET/CT: technology and techniques, ed 6, St. Louis, 2007, Mosby）

光分解反应。光分解反应是指光子直接撞击靶原子核并被吸收的反应。这种能量的突然吸收使原子核发射出中子和 γ 射线，以试图维持稳定。这种相互作用主要发生在高 Z 材料中，并且通常具有较高的能量（高于 7MeV），且取决于材料。因此，在生物组织中它是一个非常不容易发生的相互作用，其中 Z_{eff} 约为 7.42（换句话说，非常低的 Z）。然而，当使用高能医用加速器（光子或电子束能量为 10 MeV 或更高）时，这个反应是极其重要的。由于这些射线束的高能量，再加上这些加速器的束流生产系统中大量的高 Z 材料，如铅和钨，可能对患者或工作人员造成严重的中子危害。如果我们看一下高能直线加速器的处理头的内部，你可能会看到一些中子屏蔽，它们以硼化塑料的形式存在，使中子减速（“中等”），从而可以被捕获。

联合相互作用的影响。当辐射束与介质相互作用时，不会发生单一类型的光子相互作用；相反，结果通常是先前两种或更多种相互作用的组合。前面讨论的 μ 因子实际上表示给定能量和材料的所有可能发生相互作用的组合效应：

$$\mu = \sigma_{coh}+\tau+\sigma_{inc}+\pi+II$$

其中：σ_{coh}. 瑞利（相干）散射；τ. 光电相互作用。σ_{inc}. 康普顿（非相干）作用，π. 电子对效应；II. 这里没有讨论的光解和其他高能反应。这些符号中的每一个都表示光子与介质相互作用时将经历这种反应的概率；μ 描述相互作用的总概率。表 13-5 显示了放射治疗物理学中最令人关注的 3 个相互作用的相对重要性：光电相互作用、康普顿相互作用和电子对效应。

从表 13-5 中可以看出，在低能量下，大多数光子相互作用都是光电（τ）相互作用。然而，当能量增加时，康普顿（σ_{inc}）相互作用迅速占据主导地位，并且当能量持续增加时，慢慢地被电子对效应（π）和其他相互作用所取代。用于放射治疗的大多数光子束的平均能量落入康普顿效应占优势

表 13-5　水中光子相互作用的相对重要性（每 100 个光子发生的每种类型的数目）

光子能量（MeV）	τ	σ inc	π
0.010	95	5	0
0.026	50	50	0
0.060	7	93	0
0.150	0	100	0
4.000	0	94	6
10.00	0	77	23
24.00	0	50	50
100.0	0	16	84

的 1 ～ 5 MeV 范围内。我们在表 13-4 中可以看到这种趋势，特别是铅：μ 值开始非常高，在能量为 4.0 MeV 左右时下降到最小值，然后在成对生产相互作用开始产生越来越多的同时再次开始攀升。随着能量的增加而相互作用。在考虑指数衰减问题时，应牢记 μ 的这种行为。

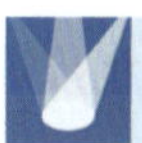

不同光子与衰减器相互作用的相对重要性取决于光子的能量、原子数（Z）和衰减材料的电子密度。相干散射只对能量小于 10 KeV 的高 Z 材料光子很重要，在放射治疗中没有意义。众所周知，在 KeV 范围和高 Z 材料中，光电相互作用在低光子能量时占主导地位。在低 MeV 范围内，康普顿相互作用对光子能量起主导作用，这种相互作用的概率与 Z 无关，而取决于每克衰减材料的电子数。在高 Z 材料中，对于大于 10 MeV 的光子能量，电子对效应占主导地位，其阈值为 1.02 MeV。对于能量在 MeV 范围内的光子，通常发生光分解，并且具有阈值能量，该阈值能量取决于材料中存在的原子核。这种相互作用的概率远小于电子对效应的概率，但是这种相互作用是放射治疗的高能加速器中中子产生的主要来源。可以想象，光子的康普顿相互作用在成像和放射治疗中扮演着重要的角色，并且是造成诊断和 MeV 级验证影像对比度损失的主要原因。其也是导致 MeV 治疗光子束在组织内剂量沉积的主要过程。

六、其他粒子的作用

由于粒子的辐射原理不同，非光子粒子辐射与物质的相互作用与光子的相互作用有很大不同。虽然光子没有质量，也没有电荷，但粒子确实有质量，而且大多数粒子也有一定量的电荷。因此，粒子和原子之间的相互作用常类似于“台球”之间的相互作用，我们在日常生活中很熟悉。本节研究用于放射治疗的粒子辐射的一些相互作用，即电子、质子、重电荷粒子和中子。其中，电子束放射治疗应用广泛，质子束治疗逐渐被普及，重电荷粒子束治疗和中子束治疗在世界少数放射治疗中心使用。电子、质子和重带电粒子，如碳 -12，是带电粒子，它们通过库仑力与材料中的轨道电子和原子核相互作用，这些原子核也是带电实体。粒子辐射与材料的原子电子的碰撞或相互作用导致原子的激发和电离。带电粒子与核的相互作用可以通过轫致辐射损失能量。重带电粒子也可以与材料的原子核发生核反应，并使它们具有放射性。

中子是中性的，无电荷。中子与材料的原子核碰撞产生质子或其他带重电荷的粒子。这些质子和重带电粒子通过前面讨论的不同过程在材料中沉积它们的能量。因此中子是一种类似于光子的间接电离粒子。

1. 弹性与非弹性碰撞

粒子辐射的碰撞可以比喻为诸如台球等大型物体之间的碰撞。每个球可以被描述为具有动能，即由它在空间中的运动引起的能量。当球碰撞时，它们的方向和速度将根据碰撞的条件而改变，因此每个球可能损失或获得动能，然而，总动能可能在碰撞前后保持不变，也可能发生改变。如果在碰撞中不损失系统的动能，则碰撞是弹性的；如果从系统中损失动能，则碰撞是非弹性的。

例子：两个动能等于 10 J 的球都会发生碰撞。碰撞后，一个球的动能是 15 J，另一个球的动能是 5 J。由于系统中总动能没有发生变化（20 J=20 J），所以碰撞是弹性的。

如果在同一个例子中，两个球在碰撞后的动能为 12 J 和 6 J，这就是非弹性碰撞，因为在碰撞过程中动能损失（20 J ＞ 18 J）。剩下的 2 J 能量被转换成其他形式的能量，如振动能量或热量。

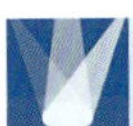

注意，无论动能是否守恒，系统的总能量（包括所有其他形式的能量，如热）必须保持不变。在第二个例子中，2J 动能损失，但能量并没有消失，而是转换成另一种形式的能量。这个概念被称为能量守恒原理，是物理学和化学的基本概念之一。

原子和粒子辐射之间的相互作用可以以相同的方式进行分类。如果粒子和原子的总动能相互作用后是相同的，那么就会发生弹性碰撞；如果没有，则碰撞是非弹性的。接下来，我们来看看这些定义如何应用于电子、质子、重电荷粒子（如碳 -12 离子）和中子辐射与介质相互作用的情况。

2. 电子作用

电子 - 电子相互作用。当来自辐射源的电子与介质中原子不同壳层中的电子相互作用时，它们向原子中的电子释放能量，使之向新的方向脱离原子。因为能量被传递给了原子中的电子，所以原来的电子现在以较慢的速度运动（因此动能较少）。原子轨道中的目标电子可以“踢”到离原子核更远的外壳（激发），或者如果从入射电子获得的能量足够高，则可以完全从原子（电离）中脱离。请记住，两个粒子之间的“碰撞”并不一定意味着粒子之间的实际物理接触已经发生；如果两个粒子的电磁场足够接近，能够彼此相互作用，那么也可以导致碰撞，这种距离可能比这些粒子的物理尺寸大几倍。

回顾我们对康普顿相互作用的研究，外层电子被认为是“自由”电子，因为它们的结合能与入射光子的能量相比非常低。如果这些自由电子之一涉及刚才描述的电子 - 电子相互作用，则靶电子的结合能很小，可以忽略不计，因此碰撞前后入射电子和目标电子的总动能是相同的。在这种情况下，碰撞可以被认为是弹性的。然而，如果相互作用涉及靠近原子核的壳层中的电子，则必须考虑结合能。在这种情况下，由于已经讨论过的能量守恒原理，在目标电子可以改变壳层或离开原子之前，原始电子的一些动能将损失以克服目标电子的结合能，从而使得这是一种非弹性碰撞，因为粒子的最终总动能从其初始值减少。

当电子的能量最终被一系列的碰撞耗尽时，在它附近的一个原子将捕获它。

弹性电子 - 核碰撞在比氢（Z=1）重的材料中，具有一定能量的电子，比原子中的电子作用相比，更容易受到原子核的弹性散射，与电子弹性碰撞（已经描述）一样，入射电子损失少量能量到原子核，并以减少的能量反弹。因为原子核比电子重得多，所以电子将比与电子碰撞时保留更大的能量百分比，并且在碰撞后更有可能直接从原子反弹。当入射电子的能量增加时，这种效应迅速减小，并且，在通常用于放射治疗（4 ～ 25 MeV）的能量范围内，电子主要通过电子 - 电子散射（前面讨论）或非弹性核散射（后面讨论）相互作用。

非弹性电子 - 核碰撞。如图 13-9 所示，高能电子可以靠近目标原子的原子核通过，并且被原子核中的电荷强烈地吸引，以致它们将减速，失去一些动能；这种能量将作为能量等于 hv 的光子从原子发射，且等于电子减速时所损失的能量。这个过程被称为韧致辐射（德语中为“制动辐射”），是治疗单元中产生 X 射线束的最重要方法。

在韧致辐射过程中产生的光子可以是从零到入射电子能量的任何能量，并且可以在任何方向从原子中发射。因此，类似于 β 衰变，韧致辐射产生的不是单能 X 射线，而是从零到入射电子束能量的 X 射线能谱。韧致辐射谱的平均能量约为最大可几能量（E_{max}）的 1/3。

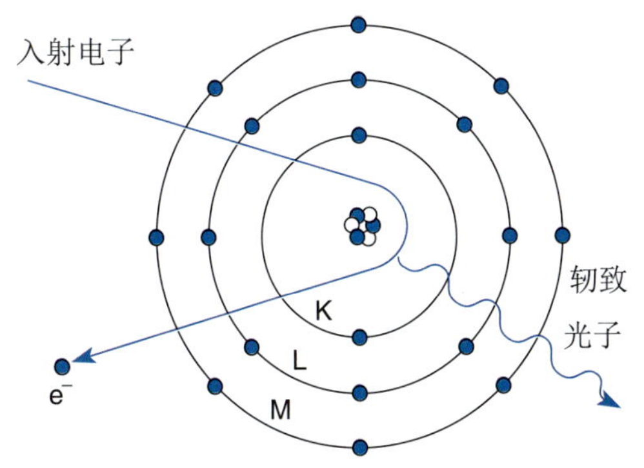

图 13-9　带电粒子在靠近原子核处减速导致韧致辐射形式的能量释放

（引自 Christian PE, Waterstram-Rich KM，编辑：Nuclear medicine PET/CT: technology and techniques, ed 6, St. Louis, 2007, Mosby）

当电子束处于较低能量范围（50 ~ 300 keV）时，光子以较宽的角度发射。当电子束能量增加时，光子趋向于发射到更接近入射电子的方向，这种现象称为光子束的正向峰值。这种效应在诸如线性加速器和电子倍增管之类的高能光子机的设计和使用中非常重要，因为对于击中这些机器中靶区的高能电子束而言，其产生的轫致辐射光子束是呈现大量向前的。

在高 Z 材料（如铅或钨）中比在低 Z 材料（如水或组织）中更容易产生轫致辐射。由于这个原因，高 Z 材料可以被高能电子束轰击以在放射治疗机中产生高能光子束。对于低 Z 材料，如水或软组织，电子束产生的轫致辐射非常小。电子的能量损失主要是由电离和激发引起的，导致能量沉积在介质中。电子在水中或软组织中损失约 2 MeV/cm。

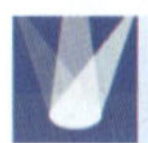

X 线是由电子与任何物质的相互作用产生的光子。X 射线管和高能放射治疗加速器使用高压电源和必要的技术来产生窄的或聚焦的高能电子束，然后撞击高 Z 靶产生 X 射线束用于成像和放射治疗。产生 X 线的两个原子过程是：①轫致辐射；②原子 – 电子的特征 X 线发射。本章前面讨论了这些过程的物理。X 线能谱包括连续的轫致辐射光子能量，介于零点到入射电子能量与目标辐射特性的离散能量叠加的峰值。通过该方法产生的X线的效率与靶的原子序数(Z)和所施加的高电压的强度成正比。通常，小于 1% 的电子动能被转换成 X 线或光子，其余的被转化为热量，因此需要一个良好的冷却系统来去除热量。X 线束发射的方向取决于入射电子的能量。在 KeV 能量范围内，大部分 X 线在垂直于入射电子束路径的方向上发射。在 MeV 能量范围内，X 线以与入射电子相同的方向发射。因此，在诊断能量 X 线管中使用了一个反射型靶，而在治疗加速器中使用了一个厚的透射型靶。厚靶不仅可以阻止电子，而且通过滤过 X 线谱的低能成分来硬化光束。合适的滤波器也被添加到诊断和浅表千伏治疗单元中，以去除不必要的低能量 X 线光子硬化射线束和减少患者的皮肤剂量。

您可以通过以下网站了解更多有关 X 线生产的物理学知识：http://www.colorado.edu/physics/2000/xray/making_xrays.html

3. 重带电粒子相互作用

质子、α 粒子（带有两个质子和两个中子的氦原子核）以及较重的带电粒子，如碳 -12 离子，由于与原子电子和原子核的 C 相互作用而失去能量。此外，它们还与核发生核反应。与电子类似，重电荷粒子经历多次散射，由于电子和核的弹性碰撞而不损失能量。由于其质量大，与电子相比，它们的多重散射较少。主要通过与原子中的电子的非弹性碰撞产生的电离和激发能量将其沉积在介质中。重电荷粒子与介质核的非弹性碰撞产生核碎片。这些碎片，通常在本地沉积它们的能量。与电子不同，轫致辐射能量损失对于重电荷粒子来说并不重要。单位路径长度的能量损失率与粒子电荷的平方成正比，与粒子速度的平方成反比。当重带电粒子减慢时，能量损失率增加，导致介质中剂量沉积增加。因此，当这些粒子非常接近于停止时，它们沉积最大剂量，从而产生如图 13-10 所示的布拉格峰。超出布拉格峰的剂量非常迅速地降到零。这是重荷电粒子剂量分布的最具吸引力和最有用的特征之一。通过结合具有不同能量的重荷粒子的布拉格峰，借助于距离调制轮或其他能量调制方案，这些峰可以展宽为任何期望的宽度。布拉格峰的存在允许使用这些光束在目标体积内沉积最大剂量，同时将超过目标的剂量减少到非常小的值。

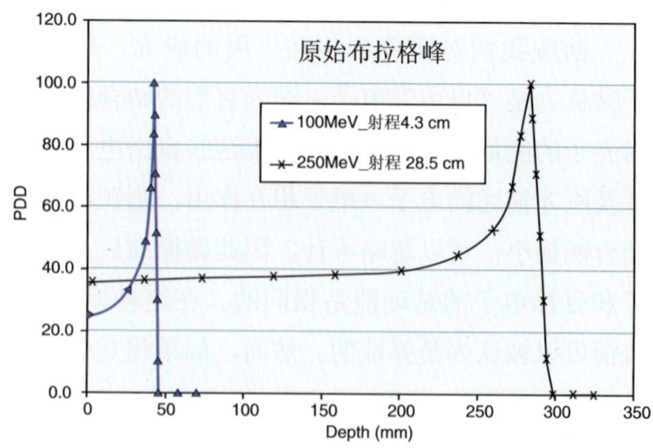

图 13-10 250MeV 质子束的深度剂量曲线显示布拉格峰（PDD，百分比深度剂量）

（引自 Christian PE, Waterstram-Rich KM，编辑：Nuclear medicine PET/CT: technology and techniques, ed 6, St. Louis, 2007, Mosby）

4. 中子作用

中子具有类似于光子的零电荷，但是相对于电子的质量很大。中子通过核力与介质原子核的核子相互作用。中子不能通过除去原子电子来产生任何电离。然而，当中子与原子核发生正面碰撞时，会产生其他带电粒子，如质子和 α 粒子。

这些次级带电粒子通过与原子中的电子和原子核的非弹性碰撞沉积能量。当中子与氢原子核碰撞时，从中子到次级粒子的能量传递是非常高的，氢原子核是一个质子，其质量几乎等于中子。因此，对于中子束照射，脂肪组织将积累更高的剂量。由于高浓度的氢原子，中子与较重的核碰撞时损失的能量很小。中子与介质中的核发生核反应可导致核分裂，产生更多的中子、重带电粒子和 γ 射线。如前所述，这些次级粒子将其能量沉积在介质中，中子束的剂量分布类似于来自钴 -60 源的 γ 射线的剂量分布。

你可以通过以下资料了解重离子治疗：http://www-bd.fnal.gov/ntf/reference/hadrontreat.pdf

七、总结

为了理解放射物理学这门学科，人们必须熟悉自伦琴在 1895 年发现 X 线以来的发展、理论和技术进步。从发现放射性并确定 1 g 镭（^{226}Ra）活性的居里夫妇，到玻尔试图解释原子，到爱因斯坦为他赢得诺贝尔光电效应奖的工作，在原子物理学和核物理学的领域都做出了重大贡献。推动了放射诊断和治疗放射学的发展与进步。了解辐射与亚原子粒子的相互作用对于理解辐射疗法的科学基础和智能应用至关重要。本章介绍了以下概念，为理解辐射物理学的学科提供了理论基础。

原子结构。原子由带负电荷的电子组成，这些电子分布在由质子和中子组成的带正电荷原子核的特定轨道上。量子力学定律决定了轨道的占有。电子在确定对放射治疗物理学重要材料的结构和性能方面起着至关重要的作用。质子和中子通过强核力在原子核中结合在一起。只有当它们处于最低能量基态构型时原子和原子核才是稳定的。当它们处于激发态时，它们趋向于通过以不同种类的辐射发射过剩能量回到它们各自的基态。

辐射。辐射可以是电磁波或粒子的形式表现。根据德布罗意波粒对偶原理，每个粒子都具有波状特征，反之亦然。粒子的特征波长（λ）由方程 $\lambda=h/p$ 表示，其中 h 表示普朗克常数，p 表示粒子的动量，等于 $m \times v$，即粒子的质量（m）与速度（v）的乘积。根据爱因斯坦的质量 - 能量等效原理，任何质量（m）都具有等效能量（E），反之亦然，它们的关系由公式 $E=mc^2$ 表示。一些辐射可以通过从靶物质的原子壳中除去电子来电离物质，被称为电离辐射。电离辐射可以是直接电离，例如电子、质子和重电荷粒子，它们是带电粒子，也可以是间接电离，例如光子和中子，它们是中性的。放射治疗仅使用电离辐射。

光子：光子是与电磁场相关的粒子，其能量由公式 $E=h\lambda$ 表示。光子的频率与电磁波的波长有关（$\lambda=c/v$）。

放射性：放射性是指不稳定核以辐射的形式放弃多余的能量，向稳定的基态运动的过程。放射性核通过发射 α 粒子（He-4 核）、β 粒子（电子或正电子）和 γ 射线（光子）而衰变，这些分别称为 α 衰变、β 衰变和 γ 衰变。特征 X 线和俄歇电子也是在放射性过程中由原子的电子壳层产生的。γ 射线是从原子核发射的，而 X 线是从电子发射的，并且两者都由光子组成。放射性还可以分类为同位素、等中子、同分异构或异构转变，其中质子或中子的数量或它们的总数或二者在衰变后分别保持不变。所有放射性在原理上是统计性的，并遵循指数衰减规律，任何时间（t）的活性（A）由初始活性 A0 由 $A=A_0e^{-\lambda t}$ 确定。衰变的半衰期（t_h）=0.693/λ，λ 为衰变常数。活性的 SI 单位是贝克勒尔（Bq）或每秒崩解，而居里（Ci）是古老而广泛应用的实用单位：1Ci=3.7×1010 Bq。

光子相互作用：当一束 X 线和 γ 射线光子击中目标时，一些光子将：

（1）穿过目标而无任何交互作用。

（2）通过与电子相干瑞利散射改变运动方向而不损失任何能量。

（3）通过电子的非相干康普顿散射改变方向并损失能量。

（4）损失能量。

a. 通过光电效应或三重态产生，同时与原子电子相互作用。

b. 通过与靶核相互作用产生电子对效应或光分解。

各种光子与靶的原子、电子和原子核相互作用的概率取决于光子的能量和目标材料的原子数 Z。在光子损失部分或全部能量的相互作用中，在低 keV 光子能量范围内的光电效应、高 keV 到低 MeV 范围内的康普顿效应和高 MeV 范围内的电子对效应中占主导地位。在放射治疗使用的高能线性加速器中，光 - 核相互作用负责中子的产生。初始强度为 I_0 的光子束通过靶时的衰减服从指数规律，I_x=I0e^{-}μ^{x}，I_x 是光子束通过介质中 x cm 厚度后的强度，μ 是介质的线性衰减常数。光束的质量或者说光束穿透的能量与束的半值层（HVL）相关，它代表衰减器将束的强度衰减为初始值一半时所需要的厚度。HVL 和 μ 的关系为 HVL = 0.693 /μ。十分值层（TVL）是衰减器将光束强度减小到其初始值 10% 所需要的厚度，它与 μ 的关系为：TVL =ln（10）/μ。

电子和较重带电粒子的相互作用：带电粒子在通过目标介质时会失去能量，主要通过原子电子的激发和电离。此外，与靶原子核的相互作用会因轫致辐射导致能量损失，因为 X 线会产生光子以及核碎片的较重粒子。电子也会发生多次散射但不会有显著的能量损失。电子在水中每传播 1 cm 会损失约 2 MeV 的能量。与光子不同，带电粒子在介质中只能传播有限的范围，超出该范围后它们的强度将降至零。此外，较重的带电粒子（如质子、α 粒子和碳 -12 离子）的能量损失在某些深度会呈现布拉格峰，这取决于它们的初始能量。这一特性使得它们在适形放射治疗领域具有一定的吸引力。

中子的相互作用：中子与目标中原子的原子核相互作用，并通过类似台球碰撞的过程将能量输送到目标原子核。这些碰撞将产生带电粒子，例如质子、α 粒子和 γ 射线，然后通过它们与靶介质的电子和核的相互作用来沉积能量。中子在水中的剂量分布与来自钴 -60 源的光子的剂量分布非常相似。

平方反比定律：根据平方反比定律，在诸如空气的非吸收介质中，来自源的任何距离 *d* 处的有效点源的辐射强度与 d 的平方成反比。因此，距离 d_2 处的强度 I_2 可以从距离方程的距离 d_1 处的强度 I_1 计算，$I_1 / I_2 = d_2 / d_1$。

? 复习题

登录我们的网站可以找到复习题的答案：http://evolve.elsevier.com/Washington+Leaver/principles.

1. 2.54 min 内有多少秒

a. 174.0

b. 114.0

c. 152.4

d. 92.4

e. 254

2. 频率为 3.95×1014 Hz 的电磁波的波长是

a. 1.32×10^{6}m

b. 13.2×10^{6}m

c. 7.59×10^{-8}m

d. 7.59×10^{-7}m

e. 7.59×10^{-6}m

3. FM 广播电台在收音机上以 102.0 MHz 广播。该电台的信号波长是

a. 34.0 m

b. 3.40 m

c. 2.941 m

d. 2.941×10^{6} m

e. 29.41 m

4. 电磁波的频率为 2.1×10^{21} Hz。该电磁波的能量是

a. 3.355 × 1054 eV

b. 1.39 × 1012 eV

c. 5.060 × 1035 eV

d. 8.250 MeV

e. 8.715 MeV

5. 如果电磁波的能量为 6 MeV，它的波长是

a. 50m

b. 3.313×10^{-32} m

c. 2.075×10^{-13} m

d. 2.075×10^{-12} m

e. 2.075×10^{-7} m

6. 同位素样品的半衰期为 74 d，并且当天中午测量的活性为 8.675 Ci。则该同位素在 94 d 后的下午 6 时的活性是

a. 4.338 Ci

b. 3.588 Ci

c. 3.596 Ci

d. 5.034 Ci

e. 2.37 Ci

7. 在 100 cm 处测量放射性光束的强度为 250 mR / min。此光束强度在 105 cm 时是

a. 226.8 mR/min

b. 238.1 mR/min

c. 205.7 mR/min

d. 275.6 mR/min

e. 262.5 mR/min

8. 6MeV 光子束入射在 1.5 cm 厚的铅板上。如果光束的初始剂量率为 300 cGy / min，且光束在铅中的线性衰减系数为 0.4911 cm^{-1}，那么在它通过铅板后的剂量率是

a. 79.0 cGy/min

b. 183.6 cGy/min

c. 147.33 cGy/min

d. 143.6 cGy/min

e. 221.0 cGy/min

9. 问题 8 中光束的 HVL 是

a. 2.72 cm

b. 4.07 cm

c. 0.941 cm

d. 1.386 cm

e. 1.411 cm

10. 在问题 8 中需要将剂量率降低到小于 9 cGy / min 的最小铅厚度是多少？

a. 2 cm

b. 10 cm

c. 100 cm

d. 7.0 cm

e. 7.5 cm

? 思考题

1. 射野图像采用高能光子束（MeV 范围）拍摄。为什么该图像在诊断质量方面与在模拟器上拍摄的图像（keV 范围）相比较差？

2. 解释材料的十分值层（TVL）与其线性衰减系数之间的差异。

3. 解释使用铅作为 X 射线室和（或）拱顶屏蔽材料的原因。

4. 解释指数衰减常数的概念及其与半衰期的关系。

5. 质子剂量分布的哪个特征使其比电子和光子剂量分布更具吸引力。

（译者：黎杰　王伊玲　审校：靳富）

参考文献

1. Christian P.E., Waterstram-Rich K.M., editors: *Nuclear medicine PET/CT:technology and techniques*, ed 7, St. Louis, 2012,Mosby.

2. Hendee W.R., Ritenour R.: *Medical imaging physics*, ed 4, New York, 2002, Wiley- Liss.

3. JohnsH.E.,CunninghamJ.R.:*The physics of radiology*,ed 4,Springfield,1983,Charles C Thomas.

4. Khan F.M.: *The physics of radiation therapy*, ed 4, Baltimore, 2010, Lippincott Williams & Wilkins.

第 14 章

近距离放射治疗

目的

- 了解近距离放射治疗作为治疗选择的重要性
- 能够列出近距离放射治疗的优缺点
- 区分不同类型的近距离放射治疗
- 认识最常用的同位素源，它们的半衰期和能量分类
- 描述远程后装是如何减少医务人员和患者的照射量
- 比较和区分高剂量近距离放射治疗和低剂量近距离放射治疗
- 描述不同类型的腔内施源器
- 了解不同成像方式在近距离放射治疗中的作用
- 掌握并解释近距离放射治疗中使用的替代标志物的作用

一、历史概述

伦琴在 19 世纪晚期发现的 X 线对现代医学产生的影响比其他任何创新都要大。在发现 X 线后不久，亨利·贝克勒尔（Henri Becquerel）和皮耶尔·居里（Pierre Curie）开始研究已知荧光材料产生的类似射线的存在。Curie 在他的实验中故意在他的手臂上产生溃疡并详细描述了他对潮湿的表皮和康复各个阶段的体验。那时他给同事一个小镭管，并建议同事把它插入肿瘤中。随后，几位医生开始研究这些射线对恶性肿瘤的影响，从而开始了使用电离辐射的治疗历程。使用镭源的初步经验被称为经典近距离放射治疗。尽管技术和计算不断进步，经典的近距离放射治疗仍然是当今许多近距离放射治疗程序的基础。

目前，近距离放射治疗是大量恶性肿瘤的标准治疗模式，包括子宫和子宫颈、肺、前列腺和乳腺。近距离放射治疗在癌症治疗中的应用不断增加，这与日益增长的改善器官保护和提升美容效果的需求相一致。在目前的肿瘤学实践中，医学剂量师和放射治疗师有很多机会参与近距离放射治疗的实际应用。医学剂量师和放射治疗师的工作领域要求对近距离放射治疗临床应用中的关键概念和批判性思维有深入的了解。

二、什么是近距离放疗

术语 brachytherapy 来自希腊语，“brachy”的意思是短，“therapy”的意思是治疗。近距离治疗，是指放射治疗中将放射源放置在靶区体积附近或直接放置在靶区体积中，在短距离范围内进行的治疗。与此不同，远距离治疗（“tele”是希腊语中“长”的意思）是指放射源远离患者的放射治疗。

用于近距离放射治疗的源通常是密封源，放射性同位素源被封装并密封在小金属结构内，金属结构通常是钛或不锈钢管，末端焊接闭合（图 14-1）。最近，引入了一些新的放射源，其中放射性同位素源嵌入在塑料或类似材料中。

一个特别令人感兴趣的方向是电子近距离放

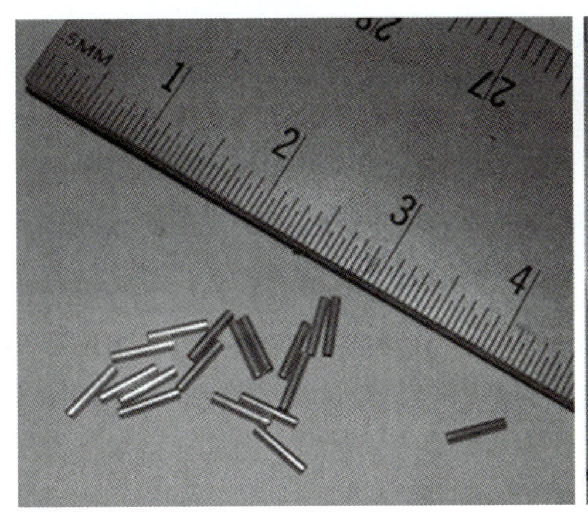

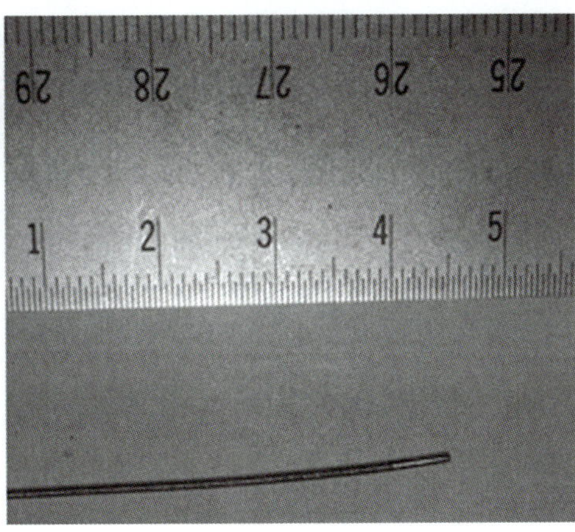

图 14-1 用于永久性植入和一些临时性应用的放射性粒子（左）和高剂量率放射源（右）。通过使用焊接源的金属丝将高剂量率源插入导管和施源器中并从导管和施源器收回。尽管源的活度存在很大差异，但请注意源的大小是相似的

射治疗。在过去几年中电子近距离放射治疗已用于临床实践，它使用微型 X 线设备代替放射源。这种新兴技术的辐射安全优势是显而易见的。然而，由于 X 线发生器需要冷却，因此源组件仍然太大而不能完全替代所有临床中应用的传统放射源。虽然电子近距离放射治疗很有前景，但其应用仍然有限。在下文中，我们将回顾使用放射性物质作为放射源的“传统”近距离放射治疗的基本原则。

近距离放射治疗剂量分布的特征是在放射源附近具有非常高的剂量区。虽然近距离放射治疗随着放射源距离的增加，组织吸收的剂量减少（可以通过使用高能光子的平方反比法来预估：见下面的讨论），或者相反，感兴趣的点越接近放射源，在该点的吸收剂量越高。因此，近距离放射治疗的剂量分布从根本上就是不均匀的。外放射治疗通常使热点最小化，与此相比，近距离放射治疗中医生可使用这些热点来增加治疗的治疗比。通过策略性地将放射源放置在治疗体积或紧邻治疗的体积中并远离正常组织，可以将非常高的杀灭肿瘤的剂量照射到肿瘤区域，同时保护周围的组织和器官。近距离放射治疗可作为单一疗法单独使用，或用于外照射的辅助疗法，通常称为补量。联合治疗可以带来近距离放射治疗局部高剂量的益处，并通过使用外照射治疗远端的肿瘤区域。例如，在宫颈癌的治疗中，用于治疗子宫颈和子宫体的近距离放射治疗对位于距离源 5 cm 或更远处的骨盆淋巴结贡献了一小部分剂量，因此，还需用外照射给予整个骨盆补充治疗。最后，因为近距离放射治疗通常涉及有创的外科手术，所以一些患者可能难以接受这种治疗方式。

三、放射源规格

1. 放射源活度和放射源强度

从放射源发出的辐射量与其周围的吸收剂量成正比。在设计近距离放射治疗之前，必须知道从放射源发出的辐射量。用于描述源强度的量就是活度。

源活度定义为特定源单位时间的衰变数。因此，请注意，随着源衰减，任何放射源的活度都会随着时间而变化。历史上活度的单位是居里（Ci），以玛丽·居里（Marie Curie）的名字命名并定义为 1 g 镭的活度。1 Ci 相当于每秒 3.7×10^{10} 个衰变。国际单位制（International System of Units，SI）推荐的活度单位是贝克勒尔（Bq），以法国科学家亨利·贝克勒尔（Henri Becquerel）的名字命名。每秒衰变一次是 1Bq。因此：

$$3.7\times10^{10}\text{Bq} = 1\ \text{Ci}$$

虽然贝克勒尔是推荐使用的单位，但旧习惯很难改变，居里仍然常用。

源的活度虽然易于计算，但难以测量，因为一些放射源放出的射线与源和封装材料相互作用。由于这个原因，活度不适合用于剂量计算，美国医学物理师协会（American Association of Physicists in Medicine，AAPM）任务组 43（TG-43）建议使用源强度。推荐用空气比释动能强度作为源强度度量，用符号 S_K 表示，单位为 U，其中：

$$1U = 1\ cGy/h\ cm^2$$

TG-43 引入的形式已经应用于所有光子放射源，并且是当前临床近距离放射治疗计划系统中剂量计算的基础。

2. 辐射能量

光子放射同位素源的平均能量（E_{ave}）决定了源周围的剂量分布。通常，光子的能量越高，穿透性就越强。近距离放射治疗中的光子放射源通常分为高能量组和低能量组。高能量组中源发射的光子主要通过康普顿散射与物质相互作用。该组中的源类似于经典的镭源，因为与它们相关的剂量分布大致遵循平方反比定律。相反，低能量组中源发射的光子主要通过光电吸收与物质相互作用。与高能量源相比，这导致更加陡峭的剂量分布。表 14-1 列出了近距离放射治疗中常用的光子放射同位素源的平均能量。

表 14-1 子放射同位素源

同位素源	E_{ave}（MeV）	$T_{½}$	Γ
镭-226	0.830	1622年	8.25
钴-60	1.25	5.27年	13.1
铯-137	0.662	30.0年	3.26
铱-192	0.380	73.83天	4.69
金-198	0.412	2.7天	2.33
碘-125	0.028	59.4天	1.51
钯-103	0.021	17天	1.48

β（电子）放射性同位素源也已用于近距离放射治疗。锶-90（^{90}Sr）已用于治疗很多年。磷-32（^{32}P）以胶体形式用于注射多年，最近被研发成新的固体源用于脊髓硬化和其他局部肿瘤的治疗。钌-106（^{106}Ru），历史上在欧洲用于治疗眼部黑色素瘤，现在在美国也在使用。

与光子放射源相比，β 源的剂量分布比用低能光子源得到的分布更陡峭。β 粒子的射程很大程度上取决于粒子的能量。由于电子的能谱是连续的，因此通常将最大能量和最大射程制成表格。表 14-2 列出了上述同位素源的数据。

表 14-2 （电子）放射同位素

同位素	E_{max}（MeV）	$T_{½}$	水中最大射程（cm）
锶-90/钇-90	2.27	28.9年	1.1
磷-32	1.71	14.3d	0.7
钌-106/铑-106	3.55	367d	1.8

3. 放射性衰变

放射性衰变是一个随机过程。如果我们能够选择已知同位素源的单个放射性原子，我们就无法确定它何时会发生衰变。然而，通过对大量原子的观察，我们将知道它在某个时间间隔内衰变的概率 t。该概率就是同位素源的衰变常数 λ，单位为 s^{-1}。现在考虑这种同位素源的大量原子 N。在时间间隔 Δt 内衰变的原子分数 $\Delta N/N$（或 N 个原子将衰变的概率）为：

$$-\frac{\Delta N/N}{\Delta t}=\lambda$$

其中添加负号是因为原子数 N 随时间而减少。在数学上定义具有 N 个原子的给定源的活度为 A，可以重写此等式为：

$$-\frac{\Delta N}{\Delta t}=\lambda N=A$$

读者应将此定义与前面放射源活度的描述进行比较。正如预期的那样，源的活度与存在的同位素源原子的总数 N 成正比。

再次考虑活度的等式（前面等式中的 delta 符号在这里用字母“d”替换，表示非常小的时间变化）：

$$\frac{dN}{dt}=-\lambda N$$

重新整理和对 t 进行积分（具有微积分知识的读者可以尝试将其作为练习），获得放射性衰变的指数表达式：

$$N_t=N_0e^{-\lambda t}$$

其中 N_0 表示源中存在的同位素源的初始原子数，N_t 表示经过时间 t 后剩余的原子数。将等式的两边乘以衰变常数，得到一个类似的活度的关系式：

$$A_t = A_0 e^{-\lambda t}$$

其中 A_0 表示源的初始活度，而 A_t 表示经过时间 t 后源的活度，与上面 N_t 的定义对应。

现在让我们重新考虑衰变常数的定义，即原子在某个时间 t 内衰变的概率，或样本中将在某个时间 t 内衰变的原子分数。该量的倒数 $1/\lambda$，是样品中的原子衰变所需的平均时间。这是同位素源的平均寿命：

$$T_{avg} = \frac{1}{\lambda}$$

或

$$T_{Avg} = \frac{1}{\lambda}$$

将上面的等式中代入，可获得以下等式：

$$A_t = A_0 e^{-\frac{t}{T_{Avg}}}$$

例 1：碘 -125（^{125}I）的平均寿命为 85.5 天。^{125}I 样品衰减到初始活度的一半需要多长时间？

答案：如果 A_0 是初始样本活度，那么我们希望求解时间 t 之后样本活度 A_t，等于 $0.5A_0$。因此，我们可以写下面的内容：

$$\frac{1}{2}A_0 = A_0 e^{-\frac{t}{T_{Avg}}}$$

或

$$\frac{1}{2} = e^{-\frac{t}{T_{Avg}}}$$

两边采用自然对数并求解 t，我们发现

$$\ln(0.5) = -\frac{t}{T_{Avg}}$$

或

$$t = \ln(2)\, T_{Avg}$$

最后，求解 t：

$$t = \ln(2) \times 85.5 = 0.693 \times 85.5 = 59.4 \text{ d}$$

上面例子中计算的量是 ^{125}I 的半衰期。半衰期是放射性同位素源样品衰变到其初始活度的一半所需的时间，用 $T_{1/2}$ 表示，它比平均寿命更常用。从上面的例子可以得到 $T_{1/2}$ 的表达式是

$$T_{1/2} = \ln(2) T_{Avg} = \frac{\ln(2)}{\lambda}$$

然后可以将放射性衰变的等式写成如下形式：

$$A_t = A_0 e^{-\frac{\ln(2)\, t}{T_{1/2}}}$$

表 14-1 和 14-2 列出了放射治疗中常用的同位素源的半衰期。

例 2：1986 年 3 月 15 日测定铯 -137（^{137}Cs）源，此时源的活度测定为 69.5 mCi。2010 年 6 月 15 日该源的活度是多少？

答案：计算经过的时间（以年为单位以保持单位相同）并使用放射性衰变的公式：

$$A_t = A_0 e^{-0.693\frac{t}{T_{1/2}}} = 69.5 e^{-0.693\frac{24.25}{30}}$$

$$A = 39.7 \text{ mCi}$$

例 3：由于其半衰期长，铯源可以使用多年。如果得到的剂量计算结果在 ±1% 范围内，需要多长时间测定一次源的活度？

答案：回答这个问题的关键在于剂量和活度之间的直接关系。换句话说，我们希望测定源的活度在 ±1% 范围内，或者 A_t 和 A_0 之间的差值约为 2%。因此：

$$0.98 = \frac{A_t}{A_0} = e^{-0.693\frac{t}{T_{1/2}}}$$

$$t = \frac{\ln(0.98)}{-0.693} 30y = 0.86y$$

或近似 1 年。

虽然根据同位素源的半衰期来考虑活度和衰变速率很方便，但同位素源的平均寿命在剂量计算中仍然是有用的量。请考虑以下练习。

例 4：在永久性植入中，碘 -125（^{125}I）粒子留在患者的前列腺中衰减。植入的初始剂量率为 7 cGy/h。植入的总剂量是多少？

答案：^{125}I 的平均寿命是：

T_{Avg} = 1.44 ×（59.4 d）×（24 h/d）= 2057 h

照射到前列腺的总剂量是：

D = 7 cGy/h × 2057 h = 14 400 cGy

例 5：在这种情况下，计划使用铱 -192（^{192}Ir）

的临时性植入，其持续时间恰好为5 d（120 h）。然而，由于临床原因，植入推迟了3d。如果使用原计划，达到处方剂量照射需要持续多长时间？

答案：^{192}Ir的半衰期为73.83d(表14-1)。3 d内，源将通过以下方式衰减：

$$e^{-0.693\frac{t}{T_{1/2}}}=e^{-0.693\frac{3}{73.83}}=0.972$$

由于剂量率与源活度成正比，植入持续时间与源活度成反比，因此植入持续时间如下：

$$\frac{5\ \text{d}}{0.972}=5.14\ \text{d}=123.4\ \text{h}$$

4. 时间考虑

从以上例子可以容易看出，可以通过使用多种时间模式来进行近距离放射治疗。我们讨论一下这些内容。永久性近距离放射治疗或粒子植入是指将小放射源直接放置在靶区组织中，在那里让它们衰变。这些源或粒子在数周或数月的时间内将剂量传递至肿瘤。现在最常见的永久性近距离放射治疗是前列腺癌治疗。顾名思义，临时性近距离放射治疗是指在将放射源从患者体内移除之前，在有限时间内将放射源放置在靶区体积中或其附近。在实施临时性植入时，医师通常使用所谓的后装技术，将施源器或导管先放置在患者体内（通常患者为麻醉状态）。当治疗计划和源准备好并核查通过后，开始治疗。在近距离放射治疗临时性植入的早期应用中，医生手动将源放置在施源器或导管中。在治疗完成时，从患者体内取出源和施源器。这种方法意味着患者在治疗过程中会具有“放射性”。因此，要求患者在医院中保持隔离，并且医院工作人员在照顾患者时以及在插入或移除植入物时都将受到照射。因此，必须采取辐射安全防护措施，以尽量减少这些照射，包括保护工作人员和其他患者，以及限制患者访客。远程后装技术消除了与手动近距离放射治疗相关的辐射。通过这种方法，高活度放射源被整合在治疗机（图14-2）中，通过编程，该治疗机可根据预设的治疗计划将源发送到施源器或导管中。以这种方式实施的每个治疗分次需要几分钟

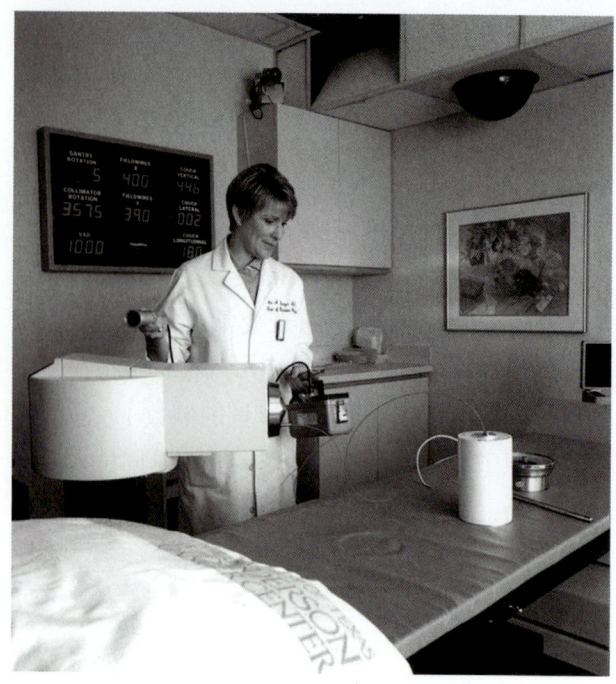

图14-2 高剂量率治疗机正在进行质量保证测试

才能完成，之后源被收回到远程后装机中的屏蔽位置。临时性植入治疗方案可涉及单个治疗分次或多个治疗分次。侵入性较小的临时性植入可能涉及间隔几天或几周的多次施源器放置。

治疗持续时间变化很大，需要不同的剂量率和相应的总剂量以实现预期的临床效果。根据用于治疗实施的剂量率，临时性植入治疗可以在几分钟或长达几天的短时间内进行。

近距离治疗中使用的剂量率分类如下：低剂量率（low-dose rate，LDR）治疗是指最高为2 Gy/h的剂量率，中剂量率（medium-dose rate，MDR）治疗是指剂量率2～12 Gy/h，高剂量率（high-dose rate, HDR）近距离放射治疗是指剂量率大于12 Gy/h。这些剂量率的分类不是任意的。相反，它的分类基于治疗持续时间与肿瘤细胞增殖速率之间的关系。也就是说，如果治疗的持续时间与细胞增殖率相比较长（例如，永久性植入的情况），则植入将被视为低剂量率治疗。另一方面，如果治疗持续时间与细胞增殖速率相比较短（如在几分钟内完成全剂量的术中放射治疗程序的情况），植入被认为是高剂量率治疗。

此外，由于生物效应随着剂量率的增加而增

加，因此应该相应地减少总的处方剂量。表 14-3 列出了 LDR 和 HDR 治疗的一些常见的剂量处方。

表 14-3 距离放射治疗中典型剂量处方的例子

	低剂量率	高剂量率
前列腺	^{125}I-永久性植入144 Gy ^{103}Pd-永久性植入125 Gy	4次9.5~10 Gy = 38～40 Gy
子宫颈	两次植入20 Gy = 40 Gy	5周，每周 1 次 6 Gy = 30 Gy 4周，每周 1 次 7 Gy = 28 Gy
STS/乳腺	单次植入照射 45～50 Gy	BID，10 次 3.4 Gy = 34 Gy 单次IORT治疗 15～20 Gy

BID.每天2次； IORT：术中放射治疗；STS.软组织肉瘤

当然，为了能够实施 HDR 治疗，还需要高活度的放射源。使用这种高活度放射源的同时也引入了一些辐射安全风险。涉及 HDR 近距离放射治疗的事故通常是灾难性的。在实施 HDR 治疗期间，必须有合格的医师和物理师在场。必须采取特殊防护措施和应急程序来处理辐射紧急情况。参与 HDR 治疗的治疗师必须熟悉其机构的应急程序并接受每年一次的培训。

远程后装机很贵。初期投资还包括额外的安装和屏蔽成本。除了不断增加的人员要求之外，持续的维护花费也很高。然而，减小医务人员接受辐射的风险，通过门诊治疗降低成本，以及个体化治疗使 HDR 成为当今近距离放射治疗标准的一部分。

医师希望通过远程后装技术重现低剂量率治疗的生物学效果，他们已采用脉冲剂量率（pulsed-dose rate，PDR）近距离放射治疗。利用这种模式，和那些用于 HDR 近距离放射治疗的远程后装机相似，一台远程后装机用于实施短脉冲照射。由于一个辐射脉冲大约照射 1 h，所以 PDR 与 HDR 近距离放射治疗的一些辐射安全优势相当。

用于 HDR 近距离放射治疗的源必须具有高比活度（specific activity），比活度定义为单位质量放射性物质的活度（例如，Ci / g）。比活度决定了给定质量的源可以具有的最大活度。虽然一些放射性同位素可能对植入有一些特别的优势，但它们可能不适合 HDR 近距离放射治疗，因为它们的比活度可能不够高。

思考：描述放射性同位素源用于永久性植入的必要标准。

5. 近距离放射治疗应用

对近距离放射治疗进行分类的另一种方法遵循源放置方法。插植近距离放射治疗是指将放射源直接放置在肿瘤或瘤床中。刚性针或柔性管可用于源的实际放置。插植近距离放射治疗通常用于治疗颈部、乳腺、前列腺和软组织肉瘤。

腔内治疗是指将植入物置于体腔内进行的治疗。将施源器放置在腔内，然后将放射源插入施源器中。50 多年来，这种类型的近距离放射治疗一直是治疗宫颈癌的主要方法。

管内近距离放射治疗是指通过导管和各种中心施源器将放射源放置在诸如食管、气管和支气管的管道内。与管内近距离放射治疗密切相关的是血管内近距离放射治疗。过去广泛用于降低血管成形术后的再狭窄率和血管中支架的放置，由于药物洗脱支架，血管内近距离放射治疗已经没有广泛应用。

表面近距离放射治疗是将放射源置于待治疗区域的表面。常用于治疗非黑色素瘤皮肤癌，可以采用定制的治疗身体部位的模具，将源放置在确定的位置并给予一定的处方剂量进行照射。通常用外部施源器治疗的其他区域包括口腔、鼻腔、硬腭和眶窝，此处仅举几例。聪明才智和创造性思维通常用在发明用于治疗这些浅表病变的施源器。这些模具可以设计成包含对相邻敏感器官的屏蔽，这样它们就不会像病变那样受到高剂量照射（图 14-3）。对于较小的皮肤病变，Leipzig 和 Valencia 施源器已被广泛使用。眼片用于治疗眼部肿瘤，如葡萄膜黑色素瘤和再生母细胞瘤（图 14-4）。

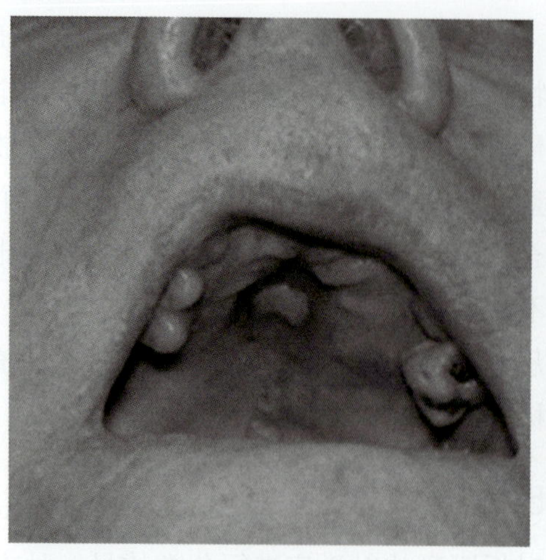
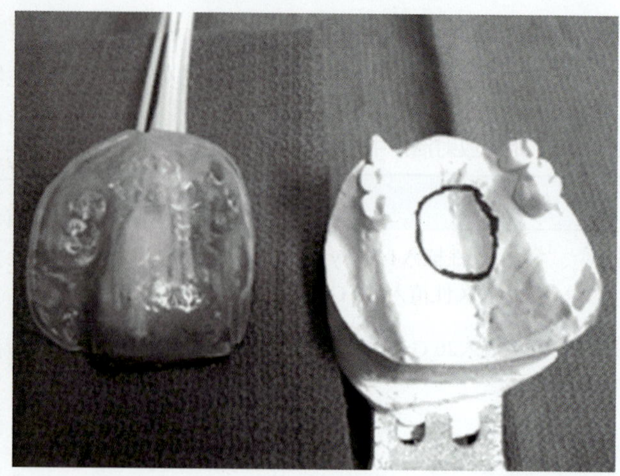

图 14-3　用模具（右）治疗硬腭的病变（左）。制作了患者口腔的印模，从中设计了模具。注意用于保护口腔舌头的铅屏蔽罩。该模具用于高剂量率治疗，源通过导管进行治疗

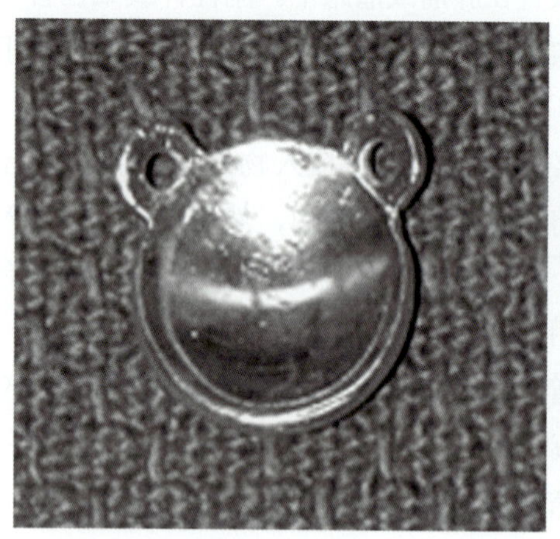
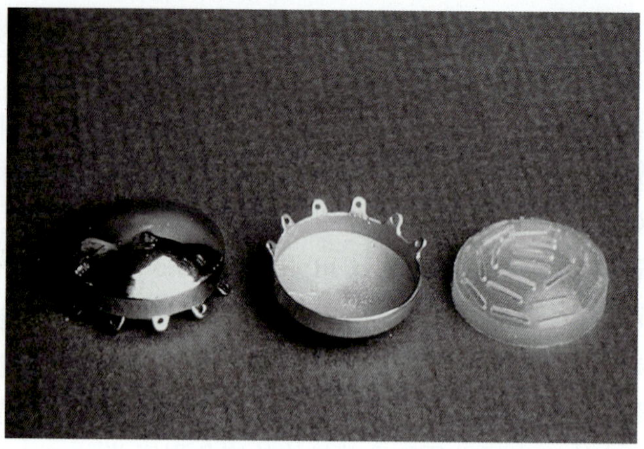

图 14-4　于眼部局部近距离放射治疗的 ^{106}Ru 眼片（左）和眼部黑色素瘤协作研究眼片（右）的实例。眼片背面的薄金屏蔽足以阻挡 99% 以上使用的 ^{125}I 和 ^{103}Pd 的低能光子

在过去，眼球摘除术（手术切除眼）是治疗眼部黑色素瘤的主要选择。眼部黑色素瘤协作研究（Collaborative Ocular Melanoma Study）通过使用 ^{125}I 粒子将手术（金标准）与眼片放射治疗进行了比较。该研究表明，眼片近距离放射治疗可用于中小型肿瘤，具有与手术相似的生存结果，还具有保留部分视力和改善美容效果的额外益处。简要描述该过程，将 ^{125}I 粒子置于位于眼正上方的杯形金属片中。在几天的时间里照射 8500 cGy 的剂量。读者可能感兴趣的是，眼癌的第一次治疗实际上是用镭针完成的。今天，^{103}Pd 粒子也用于眼部黑色素瘤协作研究。随着 ^{106}Ru β 源的使用还引入了其他片状物设计。这些眼部治疗的近距离放射治疗也与质子和立体定向放射治疗相竞争。

6. 放射源的照射量

大多数辐射测量在空气中进行。照射量定义为空气中每单位质量沉积的电荷：

$$X = \Delta Q/\Delta M$$

照射量的单位是伦琴，用 R 表示：

$$1\ \mathrm{R} = 2.58 \times 10^{-4}\ \mathrm{C/kg}\ 空气$$

例如，当物理师将电离室放置在直线加速器射野中时，它们测量电离室空腔中的空气照射量。辐射安全员使用巡检仪来测量照射量或照射量率以确定区域是否安全。类似地，在近距离放射治疗中使用井型电离室来确认源的强度（图 14-2）。

在近距离放射治疗中，我们通常对预测特定源的照射量感兴趣。已经测量的各种同位素源的照射量率常数Γ（表14-1），Γ定义如下：

$$\Gamma \equiv X\frac{d^2}{A}\frac{R \quad cm^2}{mCi \cdot hr}$$

其中X是来自源的照射量率，d是距测量源的距离，A是源的活度，单位如前所示。然后通过以下方式给出已知源的照射量率：

$$\dot{X}=\Gamma A\frac{1}{d^2}$$

并且在一段时间（t）内来自已知源的总照射量是：

$$X=\Gamma A\frac{1}{d^2}t$$

例6：在辐射紧急情况期间，治疗师正在帮助医生从患者身上移除9.5 Ci的^{192}Ir HDR源。如果需要15 min将源送到屏蔽的安全位置，请计算治疗师的照射量。假设从治疗师到源的距离为20 cm。

答案：给定^{192}Ir的Γ = 4.69 R · cm^2 / mCi · h，d = 20 cm，A = 9.5 Ci和t = 15 min，可得到以下公式：

$$X=4.69\frac{Rcm^2}{mCi{\cdot}h}9500mCi\frac{1}{20^2cm^2}0.25h\cong 28R$$

7. 镭替代源

使用镭得到的大量临床经验促进了植入技术的发展，被称为经典系统，其中医师的处方是毫克小时的镭。当用其他更安全的同位素源替代镭时，临床医师需要估计达到镭源所获得的相同临床结果所需的等量活度。他们希望继续使用经典的植入系统，并用新的同位素源重现其临床结果。换句话说，临床医师想知道新同位素源的量为多少时，会产生与1 mg（或1 mCi）的镭相同的效果。为了计算这一点，我们使用上面的照射量定义，并设定两个源的照射量相等：

$$X=\Gamma_{Ra}A_{Ra}\frac{1}{d^2}t=\Gamma A\frac{1}{d^2}t$$

因此我们可以得到以下等式：

$$\Gamma_{Ra}A_{Ra}=\Gamma A$$

重新排列这个等式，我们现在可以定义一个等效活度，毫克镭当量（mRe）如下：

$$A_{eq}=\frac{\Gamma}{\Gamma_{Ra}}A$$

其中A是新同位素源的活度，A_{eq}是该同位素源的镭当量。

例7：为了了解其工作原理，考虑在10cm下照射1 h的25.0 mCi的^{137}Cs源。计算：①源的照射量；②源的毫克镭当量；③第2部分计算的等效活度的照射量（比较①和③中得到的结果）。

答案：

（1）^{137}Cs的照射量率常数为3.26。因此，我们可以得到以下等式：

$$X=25\cdot 3.26\cdot\frac{1}{10^2}\cdot 1=0.815R$$

（2）使用Cs（3.26）和Ra（8.25）的剂量率常数比：

$$A_{eq}=\frac{3.26}{8.25}25=9.879mRe$$

（3）因为我们使用镭当量活度，所以计算照射量就像使用的同位素源是镭一样。

$$X=9.879\cdot 8.25\cdot\frac{1}{10^2}\cdot 1=0.815R$$

8. 经典系统

镭-226的剂量分布是经典近距离放射治疗中所有剂量计算的基础。如前所述，镭替代源和镭之间的关系医师已知，通过解剖学知识和遵守既定规则为医学剂量师和放射治疗师提供了为患者制定优化治疗计划的能力。本节提供了关于插植植入的剂量测量和剂量分布的一般性讨论。讨论了3种系统：Paterson-Parker（也称为曼彻斯特系统），Quimby和Paris（巴黎）系统。

9. Paterson-Parker（曼彻斯特系统）

基于先前已经说明的点源近似值，通过使用镭的伽马因子，可以进行镭剂量计算。然而，对于患者剂量测定通常使用多个源，精确计算这些植入源的剂量分布是一个复杂的过程。此外，它要求在计算完成之前将放射源植入患者体内，因此医师、医学物理师和医学剂量师不知道在源已经到位之前患者是如何治疗的。在20世纪30年代，英国曼彻斯特医院，R.Paterson和H. M. Parker研发了一系列指南和剂量测定方法，称为Paterson-Parker或曼彻斯特镭剂量测定系统，以解决这些困难。

Paterson-Parker植入理念致力于为平面或体积提供均匀的剂量。为了实现这一目标，该系统使用不均匀的放射性物质分布来产生均匀的剂量分布，建立了一套源分布指南，如果遵循这些指导原则，将在靶区范围或体积内产生±10%的均匀剂量。该系统假设线性镭源以平面或其他几何形状植入组织中，并给出了在每种情况下放置镭源的规则。在计算机可用计划设计之前，系统提供了表格以及分布规则，用于计算向靶区照射所需剂量需要的治疗时间和活度（毫克－小时）。这些针对平面和体积植入建立的规则可以很容易地适用于现代近距离放射治疗源，这些规则仍然是当今临床中有用的工具。

例如，对于方形和矩形植入，表14-4总结了源的平面布置。在这种情况下，处方平面被定义在距离源平面的H处，使得靶区组织在源平面和处方平面之间。也就是说，待治疗的组织要至少接受处方剂量，最靠近源的组织接受最高剂量。处方距离通常为0.5 cm或1 cm。但是这些表格也适用于其他距离的治疗，以及处方距离过大情况下的两个平面植入，这会导致源平面相邻组织剂量过高。

如果植入体积的形状类似于多平面的三维形状，称为体积植入。Paterson-Parker系统定义的形状包括圆柱体、椭圆体、球体和立方体等。已经为体积植入设计了与平面植入相似的分布规则。建议有兴趣的读者阅读本章末的参考文献清单。

总的来说，已经证明曼彻斯特系统预测的源位置和毫克小时值非常接近计算机优化计划。这种相似性是通过努力达到一个治疗区域最均匀的剂量实现的。这使得曼彻斯特系统成为对近距离放射治疗计划进行独立验证的有效工具。

10. Quimby / Memorial剂量学系统

Quimby系统在概念上与Paterson-Parker系统类似。它提供了一组表格，给出一些植入参数，如面积或体积，以及规定的剂量，用于计算镭所需的毫克小时数。然而，在Quimby系统中，植入范围内的活度分布是均匀的，导致剂量分布不均匀。Quimby系统背后的基本原理之一是，当植入实体肿瘤时，肿瘤中心的细胞乏氧，因此比其他肿瘤细胞更具抗辐射性，在植入体积的中间需要更高的剂量。然而，人们认识到，对于通常切除了肿瘤的平面植入，植入中心的剂量应该降低，而不是在靶区边缘处定义处方（如对体积植入所做的那样），平面植入的处方应定义在靶区的中心。

Quimby系统的使用频率低于Paterson-Parker系统，但已被改编成一个被称为Memorial系统的系统，其表格基于计算机计算，计算所有角度的衰减，现代活度单位以及剂量。在Memorial医院开发的剂量计算系统构成了今天使用的现代AAPM TG-43形式的基础。

思考：为什么均匀的活度分布导致不均匀的剂量？热点在哪里？

进一步思考：为了比较Quimby和Paterson-Parker系统，可以考虑一个4 cm×4 cm平面植入的例子，共有25个相同活度的源。根据每个系统，周边和中心各有多少源？

表14-4 曼彻斯特平面植入源分布规则

面积（cm^2）	外围活度的分数
面积< 25	2/3
25<面积<100	1/2
面积>100	1/4

处方平面

H

源平面

11. 巴黎系统

巴黎系统基于 Pierquin 博士和 Chassange 博士在 20 世纪 60 年代所做的临床工作。它遵循远程后装技术的发展，并在 10 年前由 Henschke 博士在纽约 Memorial 医院引入 ^{192}Ir 源进入临床实践。

与 Quimby 系统类似，巴黎系统使用放射源的均匀分布。这里新介绍的基准参考点，位于植入平面的中心，与相邻的源线等距，此处剂量梯度相对较低，剂量计算更可靠（图 14-5）。

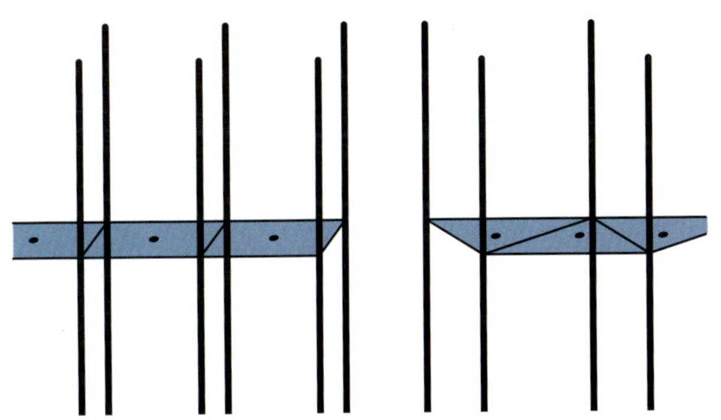

图 14-5　巴黎系统矩形（左）和三角形（右）植入几何形状的示意图。基准点位于植入平面的中心并且与源线等距

巴黎系统试图通过确保基准点的有限剂量来避免与植入中心高剂量相关的毒性。巴黎系统中明确定义的几何形状和基准点剂量的定义意味着它可以很容易在现代基于计算机的治疗计划系统中实现。

12. 近距离放射治疗中的剂量计算

以下是近距离治疗中剂量计算的关键术语和定义的简要说明。之前，我们介绍了照射量（这是我们测量的空气中每单位质量的电荷）。我们测量的电荷是入射辐射产生电离的结果。事实证明，每个离子对产生的平均电荷是恒定的。产生每个离子对的能量为 33.97 j / 库仑（C），用 W/e 表示。

让我们介绍一个新的量：介质的比释动能，kerma（其中字母“a”是出于语音原因而添加的）。如下所示，通过使用比释动能，我们将能够计算组织中的剂量。出于这个原因，粒子制造商以源标准距离产生的空气比释动能率为单位来指定源的强度。

为了将测量的照射量转换为空气中的比释动能，我们使用产生一个离子对所需的平均能量，W/e：

$$K_{air}=\frac{W}{e}X$$

对于临床计算，我们希望知道组织中的比释动能而不是空气中的比释动能。通过使用组织与空气的质量衰减系数的比率来计算该转换，如下：

$$K_{tissue}=K_{air}\left(\frac{\mu_{en}}{\rho}\right)_{air}^{tissue}$$

现在，将其扩展到与源的距离为 r，得到：

$$K_{tissue}(r)=K_{air}\left(\frac{\mu_{en}}{\rho}\right)_{air}^{tissue}\varphi(r)$$

其中考虑介质中通过距离 r 的衰减。

如前所述，源强度的定义是基于空气中照射量的测量。使用上述形式，我们可以计算来自具有已知空气比释动能强度的任何源的组织剂量。记住源强度类似于源活度，空气比释动能率定义为：

$$\dot{S}_K=\dot{K}_{air}r_0^2$$

单位为 U，1U = 1cGy / h cm^2，其中 r_0 是参考距离（在这种情况下，为 1cm）。

为了简单起见，让我们假设一个点源。强度源 $\dot{S}k$ 在距源的距离 r 处的剂量率为：

$$\dot{D}(r)=\dot{S}_K\left(\frac{\mu_{en}}{\rho}\right)_{air}^{tissue}\phi(r)\frac{1}{r^2}$$

在 TG-43 方法中，质量衰减系数的比率对应于剂量率常量（Λ），穿透因子与径向剂量函数 [g（r）] 相关：

$$\dot{D}(r)=S_K\Lambda g(r)\frac{1}{r^2}$$

考虑源几何形状和各向异性，该等式更详细的公式用于现代近距离放射治疗计划系统中的剂量计算。然而，通过使用上面显示的基本公式，可以近似得到水中近距离放射治疗源的剂量率。虽然在治疗计划系统中有效且易于实施，但是由于放射源在无限水介质中是近似的，这个公式有一些局限性。事实上，人体是一种有限而复杂的介质。引入基于模型和蒙特卡罗的剂量计算后，剂量计算方法有了新的进展，这种模型考虑组织不均匀性、空气腔、施源器和屏蔽罩的剂量扰动。然而，在本章的编写中，

TG-43 公式仍然在世界各地的医疗机构广泛使用。

13. 临床实例

虽然在概念上类似，但近距离治疗过程的细节临床各异。在一些诊所中，治疗师可能负责维护施源器和辅助设备、成像系统的准备和操作，包括在近距离放射治疗过程中使用的超声、X 线透视和计算机断层扫描（CT）。涉及近距离放射治疗过程的放射治疗师应具有高水平能力，这种能力包括对临床过程、成像系统和远程后装机的操作，以及每个程序使用的施源器和附件的理解。对所使用的各种程序和系统的描述超出了本章的范围。

永久性植入今天大多数永久性近距离放射治疗植入用于治疗前列腺癌。尽管 ^{125}I 和 ^{103}Pd 是更常用的同位素源，但 ^{125}I、^{103}Pa、^{131}Cs 和 ^{198}Au 都已用于永久性植入。待治疗的肿瘤体积通常需要放置许多源，这反过来又需要快速和准确的源使用方法。

在最简单的应用中，嵌入缝合或丙交醋双聚合物 910（Vicril）网中的粒子可以放置在手术暴露区以治疗切除肿瘤后的区域。该技术已用于肺、颈和脑部肿瘤。然而，为了植入诸如前列腺的深层靶区体积，需要图像引导。直肠超声（transrectal ultrasound，TRUS）的引入彻底改变了前列腺近距离放射治疗，因为它能够显示前列腺、尿道、直肠和膀胱等紧要器官，以及插入的针头。通过 TRUS 图像，医师可以有计划地植入以确保将治疗剂量照射到靶区并且保护危及器官。两种方法与 TRUS 联合用于前列腺植入。在第一种方法中，使用预先加载有根据标准方案或患者特定治疗计划制备的粒子或粒子链的针，将粒子或链置于靶区体积中。粒子可以由制造商根据在手术前一周或两周提前准备，或者在手术室内完成具有术中设计的治疗计划，也称为术中放射治疗技术。在第二种方法中，根据治疗计划，使用枪状施源器进行粒子放置。在这里，也可以使用术前计划或术中计划。该装置称为 Mick 施源器，允许医师对粒子进行即时调整以实现最佳植入。当使用术前计划时，这可能尤其重要，因为患者解剖和器官定位可能在计划和治疗之间发生变化。在将针刺穿皮肤进入要放置粒子的肿瘤区域之后，将施源器连接到针的针座上，然后将源通过针推入肿瘤中。在重复过程中，将针抽出指定的距离，并将源插入针尖处的组织中，直到实现计划的治疗长度和所需的源。虽然 TRUS 提供了前列腺治疗的优越可视性，并且现在普遍用于指导植入手术，但是由于出血，腺体中的钙化、针或其他邻近粒子造成的伪影，有时难以看到粒子。为了确保粒子可视化并确认粒子放置，也可以使用 X 线检查。然而，透视的患者解剖结构可能仅从替代标记物推断，例如预先植入腺体中的金粒子或置于膀胱中的 Foley 导管。任何永久性植入的一个重要步骤是植入后评估以验证粒子是否放置在正确的位置，以及患者是否接受了充分的治疗。这些植入后评估可以在植入后立即进行，以便医师医师可以立即评估植入质量，但是许多医师更喜欢在手术水肿消退后（通常在植入几周后）让患者返回评估。尽管磁共振成像（MRI）可以改善前列腺的勾画，也已经实现了基于 MRI 的评估，但是这些评估通常使用 CT 完成（图 14-6）。

14. 高剂量率前列腺植入

与永久植入类似，前列腺的 HDR 植入（图 14-7）在超声（ultrasound, US）引导下在手术室中进行。前列腺的 HDR 植入最常用作调强放射治疗（intensity-modulated radiation therapy, IMRT）的辅助治疗。然而，根治性治疗和姑息性治疗（以解决放射治疗后局部复发）也在研究中。植入和计划技术范围比较广泛：植入在一次插入和几个治疗分次中进行，一周插入两次或每个治疗分次插入一次，但分两部分，以及单次插入，单次治疗。

治疗计划可以通过单独使用 US 或用植入后 CT 或 MRI 设计。对于具有屏蔽手术室的医院，超声可能会更受欢迎，患者可以在麻醉状态下进行植入和治疗。对于可以进入 MRI 的诊疗机构，使用这种方式可视化前列腺带来的益处可能更有吸引力。然而，随着 CT 的广泛应用，它是这类治疗最常用的成像方式。

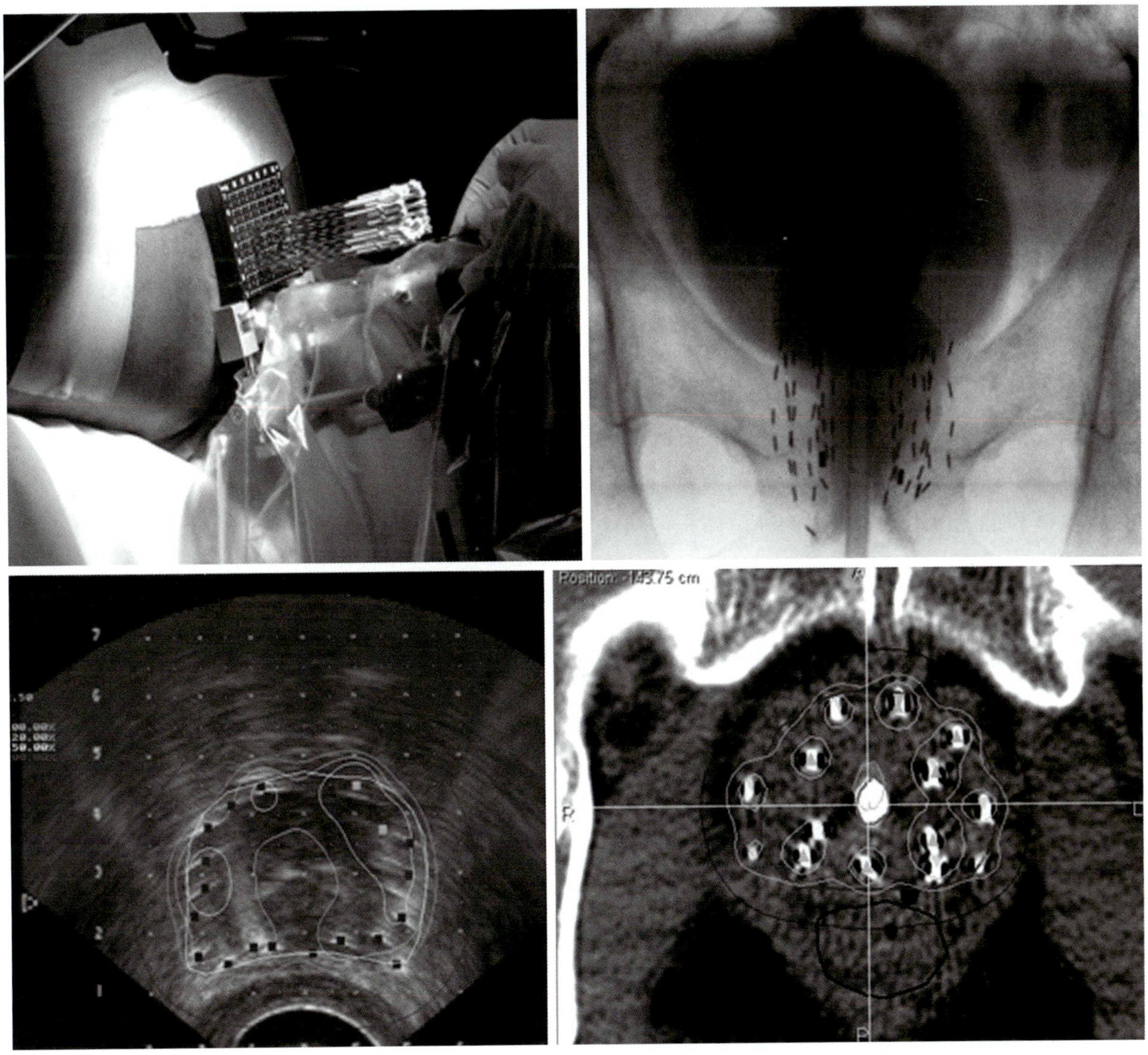

图 14-6　前列腺植入体位(左上)，患者处于伸展的截石位，针位于腺体中。直肠超声探头用于显示前列腺、尿道和针/粒子。典型的横断超声图像(左下)。在植入过程中，透视成像(右上)可用于验证粒子放置(注意黑色金属标记物和 Foley 导管，导管用作前列腺的上边界和下边界的替代物)。完成植入后，使用 CT 图像来评估植入的最终剂量(右下)

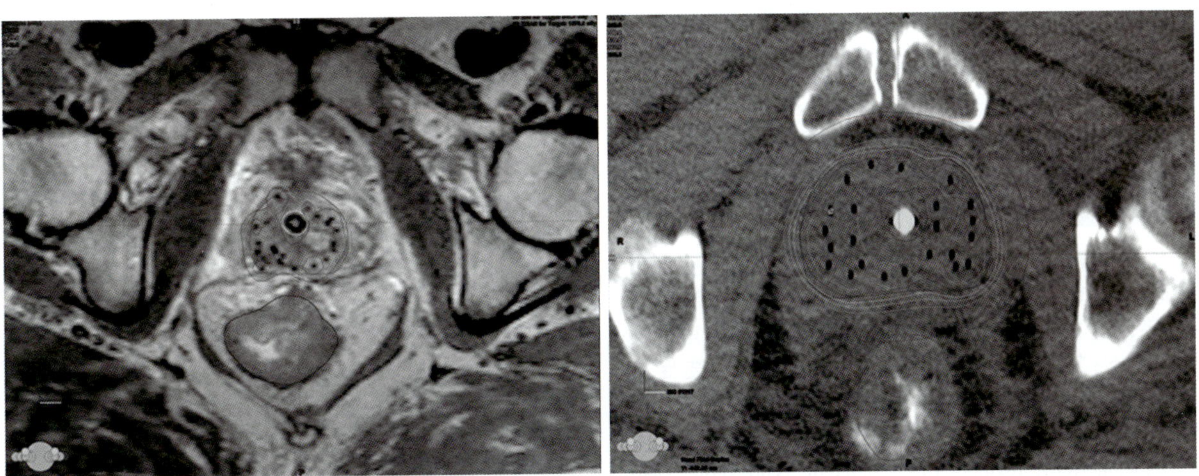

图 14-7　前列腺高剂量率植入的计算机断层图像(左)和磁共振成像(右)的示例

15. 腔内植入

多年来，将放射源插入体腔已成为放射治疗的标准组成部分。已经设计和使用了多种施源器，大多数用于治疗妇科肿瘤。新型施源器的设计允许医师利用三维（3D）成像模式（例如 CT 和 MRI）进行治疗，以获得肿瘤剂量最大化和避开相邻敏感器官的个体化剂量分布。

到目前为止，最常见的腔内植入用于治疗宫颈癌。宫颈癌通常采用外照射和腔内近距离放疗相结合的方法治疗。外照射治疗位于近距离放射治疗之前有两个目的：①治疗不能用近距离放射治疗的宫旁疾病和盆腔淋巴结；②减少肿瘤体积，从而减少治疗体积和随后的与近距离放射治疗相关的毒性。用于 LDR 或 HDR 的妇科近距离放射治疗插入通常使用宫腔管和卵形施源器。这些施源器已使用多年，具有良好的临床效果。简而言之，通过子宫颈将宫腔管的细长管插入到子宫中。两个圆柱形或半球形的卵形帽（或阴道镭置器）插入阴道外侧穹窿（图 14-8）。这些施源器套件具有各种型号的宫腔管长度和曲率以及不同型号的卵形尺寸和卵形帽，以适应患者解剖结构的差异。

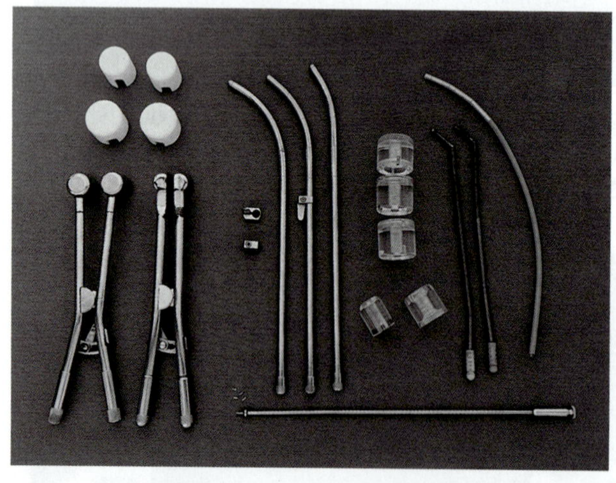

图 14-8 图中显示了一个 Delclos 手动后装系统的 Fletcher 套装。从左到右：小 colpostats，带有额外帽子，可转换为大中型；microcolpostats；宫腔管 “tandems；” Delclos 和圆柱形 colpostats（选定）；colpostats 载体；宫腔管载体。底部，水平：Anderson 标记针

（引自 Fletcher GH: Textbook of radiotherapy, Balti- more, 1980, Williams & Wilkins）

在经典的施源器中，除了最小的卵形施源器，所有卵形施源器都在源的前面和后面放置了小屏蔽层。这样做是为了保护膀胱和直肠，同时最大化宫颈剂量（位于卵形施源器和宫腔管之间的中间和上方）以及对宫旁疾病（位于植入物的侧面）加量。早期用于 HDR 后装施源器将屏蔽层结合在卵形施源器。现在，为了避免图像伪影，新的施源器取消了屏蔽层。这样做为新的施源器设计铺平了道路，例如宫腔管和环形，以及用环形（如名称所示）取代卵形的开口环形施源器（图 14-9）。

将宫腔管和卵形帽置于女性解剖结构中并用填充材料固定。这种阴道填充材料（无菌纱布）不仅在放置过程中使施源器稳定，而且还可使直肠和膀胱从近源处移开。这种填充材料可以用专门的气球或推开器代替，如图 14-8 所示。

历史上，后装植入的治疗计划基于平面胶片。以这种方式进行计划设计使得施源器以及放置在患者体内的基准标记物和成像对比可视化，但是不能直接看到软组织。因此，患者体内的施源器和射线照相标记物被用作靶区和危及器官的替代物。妇科（Gynecological，GYN）腔内植入也不例外。用于植入物几何重建和治疗计划剂量计算的宫腔管和卵形帽施源器的典型定位胶片如图 14-10 所示。

历史上用于子宫颈和子宫体治疗的解剖学点是 A 点和 B 点。指定处方剂量的 A 点位于沿宫腔管的卵形帽顶部 2 cm 处，在施源器平面中位于宫腔管侧方 2 cm 处。它大概处于子宫动脉和输尿管相交的位置，选择 A 点是因为可以确保位于 A 点和施源器之间的子宫颈至少受到处方剂量照射。B 点位于卵形帽顶部上方 2 cm，患者中线侧方 5 cm 处，代表宫旁淋巴结。图 14-11 显示了相对于施源器的 A 点和 B 点的示意图。施源器重建和治疗计划的一个重要部分是危及器官的定位。这里 Foley 气球用作膀胱的替代品，直肠标记和阴道填塞用作直肠前壁的替代物。

虽然这些剂量标记点已经使用多年，但是它们在现代治疗计划剂量处方中的使用正逐渐被替代，同时在临床上中引入了基于 MRI 的精准靶区勾画。然而，这些标记点作为强大的剂量计算点的功能

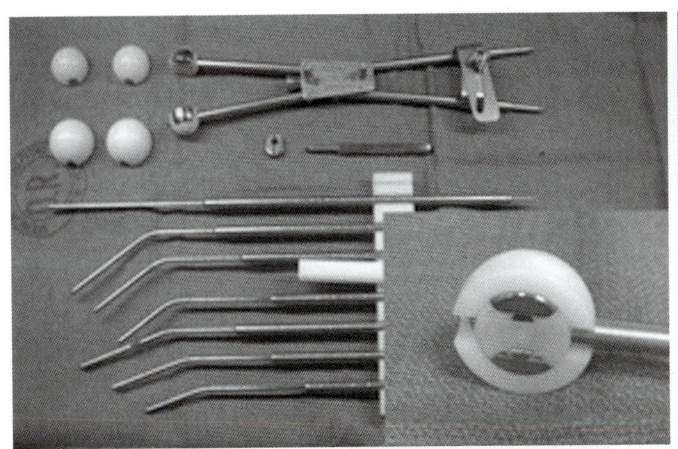
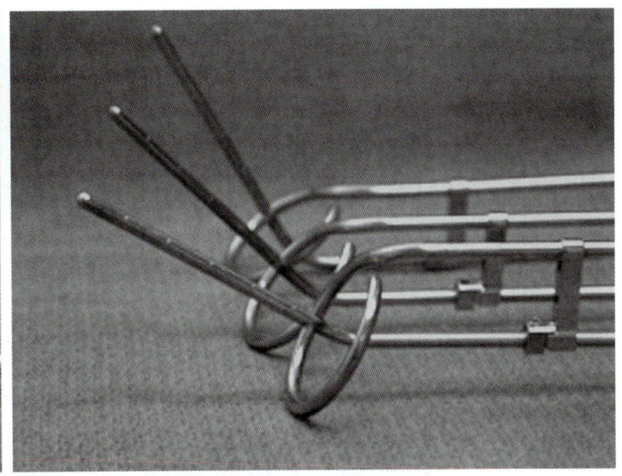
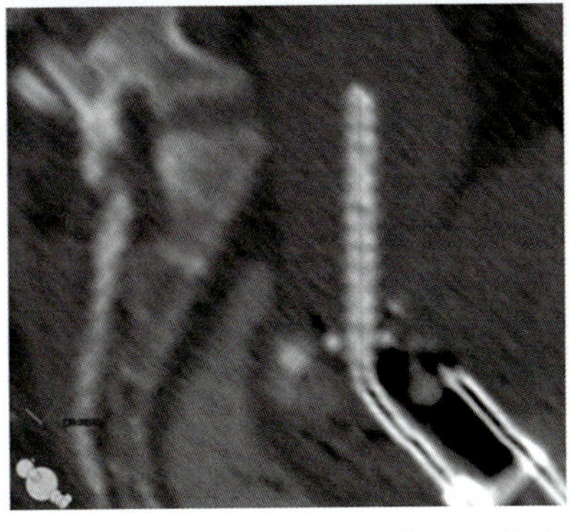
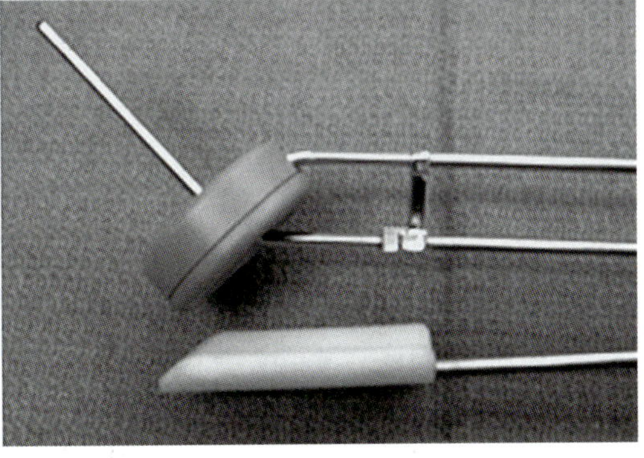

图 14-9 左上方顺时针方向：Henschke 施源器的高剂量率版本，具有不同长度和角度的宫腔管和卵形帽。在卵形帽的前部和后部方向的钨屏蔽是可见的（插图）；宫腔管和环形施源器，具有各种角度和 6 cm 宫腔管；宫腔管和环形施源器配有建成帽和可选的直肠推开器（注意细长的施源器设计和没有屏蔽层）；宫腔管和环形应用的矢状位的 CT 图像（注意宫腔管在子宫中的位置以及直肠和膀胱相对于植入物的位置）

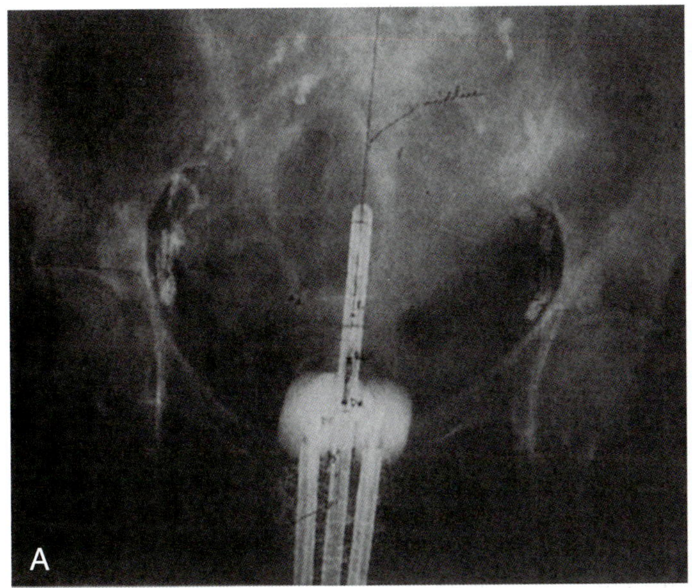
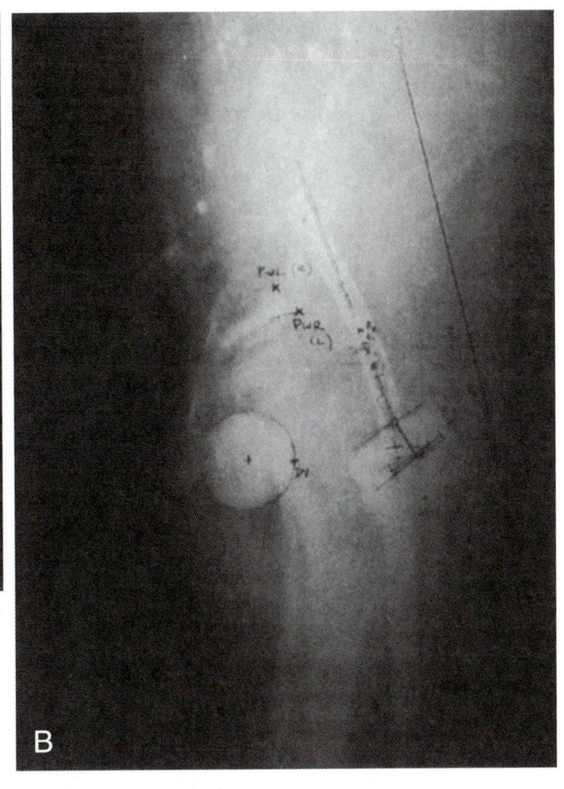

图 14-10 腔管和卵形帽定位的正交射线图片

A. 前后；B. 左侧。注意填充材料用于固定施源器放置以及将膀胱和直肠推开

（引自 Cox JD: Moss' radiation oncology, ed 7, St. Louis, 1994, Mosby）

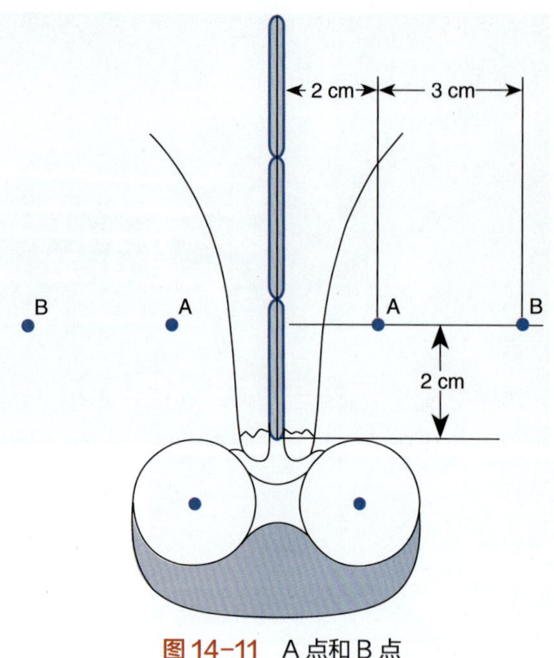

图 14-11　A 点和 B 点

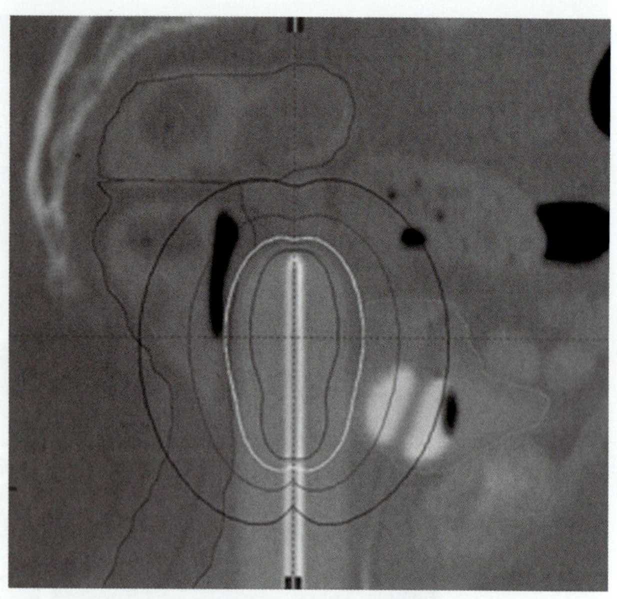

图 14-12　图中显示了用阴道柱治疗子宫内膜癌的 CT 计划矢状位重建的例子。这种特殊的施源器允许源到达施源器的顶端，也被称为阴道残端柱。注意膀胱和直肠与阴道口的接近程度

使它们成为治疗计划质量保证（quality assurance, QA）中的有用工具。此外，即使 3D 成像模式取代平面胶片用于治疗计划，平面胶片仍然是治疗前验证的主要方式，用于确保从放置、计划到实际治疗期间保持精确的治疗几何形状。MRI 是 GYN 植入的首选影像模式。通过使用 MRI 来完成 GYN 植入计划，临床医生能够确保肿瘤区域得到适当的治疗。此外，由于能够将治疗体积设定为实际靶区，随着肿瘤体积减小，总体治疗体积可以减小，这会避开危及器官，降低其毒性。

16. 阴道柱

更常见的 GYN 近距离放射治疗应用之一是子宫内膜癌切除术后的预防性治疗。施源器具有不同的长度、直径，可以包含屏蔽层。通常使用标准单通道阴道柱，但也可以使用定制的多通道施源器，其设计用于给阴道病变照射高剂量，同时避免膀胱和直肠照射过高剂量。

这些治疗很简单：它们不需要麻醉，可以在门诊进行。这种子宫内膜癌治疗通常给 3 个分次，分次间隔一周。治疗处方通常在距施源器表面 5 mm 处（图 14-12），但应注意不要过量照射阴道表面和尿道。

17. 临时性插植植入

基于上述经典近距离放射治疗的临床经验，在组织间植入的塑料导管或金属针用于放射性同位素源的放置。^{192}Ir 是常用的放射源。根据经典经验，导管通常间隔 1 cm；根据肿瘤的大小和形状，可以使用几个导管平面或体积几何形状。当计划基于平面 X 线片时，使用虚拟源线（可在射线图像上看到的非放射性不透射线的标记）。虚拟源的排列和间隔就像放射性粒子一样。这样做是为了能够可视化源放置，确保植入物正确定位，以及用于治疗计划和剂量计算，而不会对患者和工作人员产生不必要的照射。在这里，重建的虚拟源线也是靶区体积的替代品，靶区体积无法在平面图像上直接显示（图 14-13）。切除肿瘤时尤其如此，靶区体积仅由瘤床组成。在这种情况下，即使使用 3D 影像，靶区体积也只能通过替代标记来定义。图 14-14 显示了术后侧颈癌的 HDR 插植的导管放置和 CT 计划。

18. 临时性乳腺植入

由于希望降低乳腺癌治疗的毒性，临床医生已经设想出多种方法来进行局部照射。这些方法包括

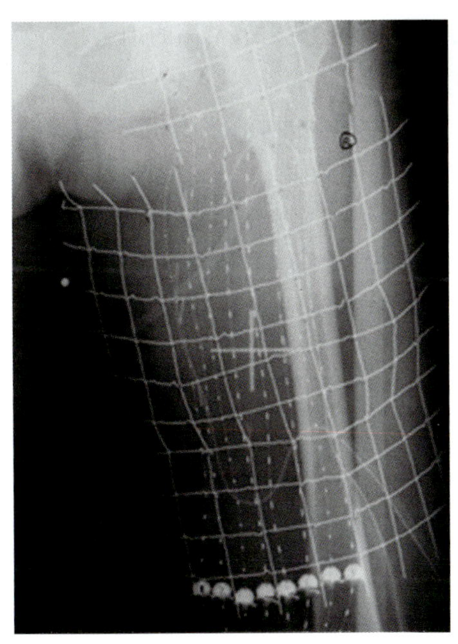

图 14-13　用于治疗大腿软组织肉瘤的插植模拟胶片。虚拟源线用于识别实际源位置。将不透射线的矩形网格放置在皮肤上以帮助确保皮肤剂量保持在可接受的范围

外照射和近距离放射疗法，通常被称为部分乳房放射疗法。植入物在肿块切除手术时或术后不久放置。在这些方法中，除非存在重要器官，否则靶区体积包括乳腺肿瘤切除术腔及 1 cm 的外扩边界。需要避免的重要器官主要是皮肤和胸壁。近距离放射治疗植入物分为三类：基于插植导管的植入物、基于球囊的植入物和基于术中放射治疗的治疗物。

在美国，基于球囊的方法因简单、美容效果好和患者舒适度高而受到欢迎。这里，具有一个或多个导管的球囊放置在乳房肿瘤切除术腔中。通过利用插入后获得的 CT 图像来评估球囊施源器在腔内的位置及其与重要器官的接近程度。该 CT 也用于治疗计划和日常治疗的参考。

当用于根治性治疗时，患者相当于接受了 45Gy LDR 植入的治疗（表 14-3）。在撰写本章时，仍在进行各种治疗方法的比较研究。然而，一般而

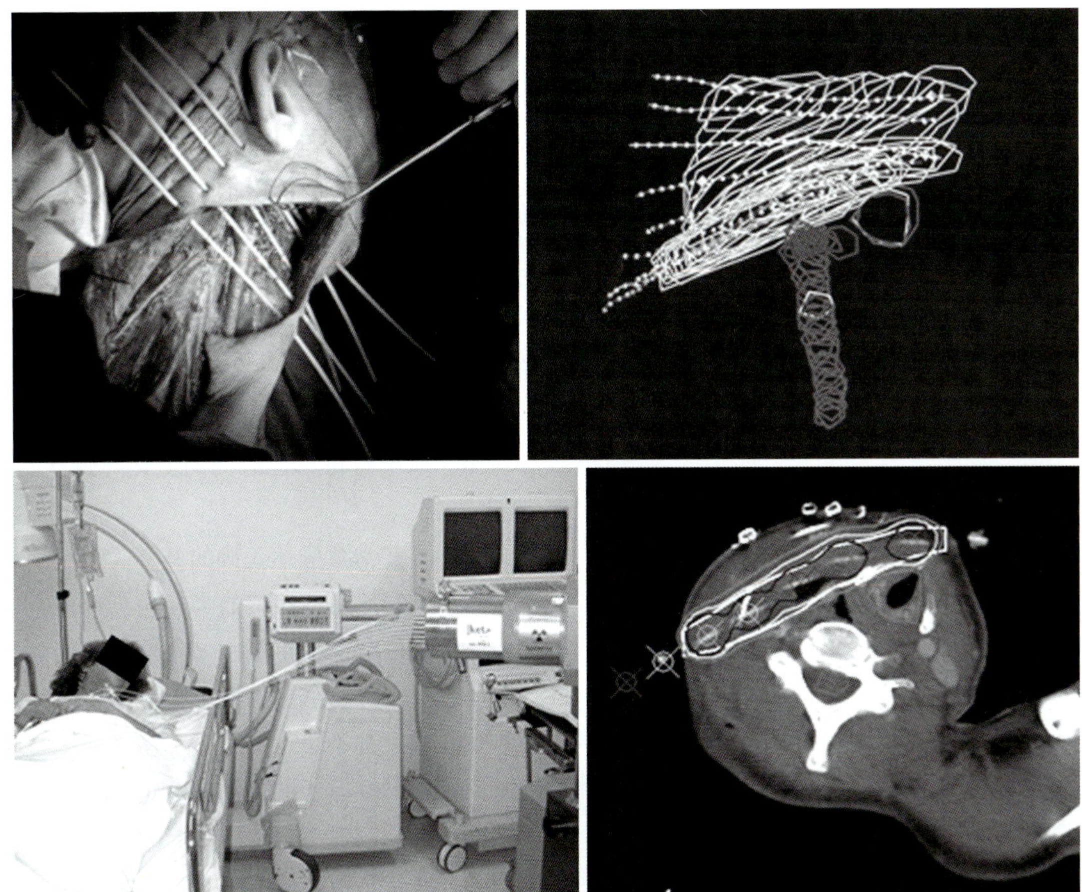

图 14-14　从左上方顺时针方向：在手术室中放置导管（注意导管与颈动脉的接近程度）；3D 植入物重建，包括使用导管作为替代物的靶区轮廓，以及危及器官的轮廓；基于 CT 图像的计划显示的典型等剂量分布；高剂量率治疗的患者体位

言，这些技术仅限于低风险患者。

19. 辐射安全和质量保证

多年来，放射性的安全处理一直是医院关注的问题。如果处理不当，那些看似无害的带子和管子会给人体造成很大的危害。近距离放射治疗的实际辐射安全问题与治疗给药这个重要问题一样，都值得进行一些原则性思考。

源的存储应该有助于根据类型和强度来识别源。从初始接收到校准、库存、治疗和处置，应保留适当的文件来进行源控制。

所有治疗计划和剂量计算也应进行双重检查。QA 计划是安全的辐射管理和避免大规模辐射的有效手段。

所有放射治疗在执行前都要进行验证。对于 HDR 治疗，需要在每个治疗分次之前进行验证。新治疗机可以提供记录和验证系统来协助完成这项任务。

最后，HDR 的使用需要特别的预防措施。HDR 治疗机的故障可能使患者和工作人员受到放射源照射，可能会带来灾难性后果。每个 HDR 诊疗机构都要有适当的应急程序，旨在处理可能遇到的各种情况。参与 HDR 治疗的所有工作人员每年演练应急程序，如果发生辐射紧急情况，需要物理师和医生的积极干预。进行每次 HDR 治疗，经认证的放射肿瘤学医师和合格的医学物理师必须亲自到场。放射治疗师对各自诊疗机构的硬件和临床程序的熟练掌握有助于确保 HDR 治疗的安全实施。

思考：比较使用 LDR 和 HDR 近距离放射治疗对员工的照射程度。参见上面的例子 6。LD50 的照射量是多少？[LD50 代表杀死 50% 实验动物所需的个体化剂量（致死剂量）。]

四、总结

- 近距离放射治疗是一门艺术和科学，多年来已经发展成为治疗恶性疾病的一项专门技术。
- 现在近距离放射治疗是一种通过各种手段治疗大量恶性肿瘤的标准技术。
- 通过使用放射性同位素源，可以在保护正常组织的同时向肿瘤照射非常高的剂量，与使用电离辐射进行疾病治疗的基本原则一致。
- 由于近距离放射治疗具有高度适形性，因此可用于治疗局部疾病。
- 一般近距离放射治疗提供了许多便利，特别是 HDR 近距离放射治疗，需要训练有素的人员和治疗计划质量保证，以确保治疗的安全性和准确的。
- 近距离放射治疗已成为许多早期癌症（如乳腺癌、宫颈癌和前列腺癌）的首选治疗方法，并且随着研究的不断深入，在未来将得到不断发展。

? 复习题

登录我们的网站可以找到问题回顾的答案：http ：//evolve.elsevier.com/WashingtonLeaver/principles

1. 发展后装技术主要是为了减少

a. 加载错误的可能性

b. 植入所需的时间

c. 人员的照射

d. 靶区附近有剂量限制器官的照射

2. 下列关于放射性的陈述哪一项是正确的

a. 每单位时间原子数的变化与存在的原子数成正比

b. 原子数每次变化的单位时间的变化与存在的原子数成比例

c. 每单位时间原子数的变化等于每秒的衰减数

d. 原子数每单位时间的变化与每秒的衰减数成正比

3. 衰变常数描述正确的是

a. 特定放射性核素的半衰期

b. 单位时间在组织中产生的电离数

c. 单位时间衰变的原子数的分数

d. 以上都不是

4. 放射性原子的平均寿命定义为

a. 半衰期

b. 衰变常数

c. 特定活度

d. 平均寿命

5. 近距离放射治疗源周围的剂量分布（深度剂量曲线）取决于源的

a. 活度

b. 强度

c. 能量

d. 半衰期

6. 新一批 ^{192}Ir 源已经到货，必须检查其校准。供应商表示材料的活度在 10 天前为 0.351 U / 粒子。今天 ^{192}Ir 的预期活度是

a. 0.002 U

b. 0.320 U

c. 0.386 U

d. 0.910 U

7. 永久植入最常用的同位素源是

a. ^{125}I 和 ^{103}Pd

b. ^{198}Au 和 ^{125}I

c. ^{137}Cs 和 ^{103}Pd

d. ^{226}Ra 和 ^{192}Ir

8. 妇科植入的填充材料有以下用途吗

Ⅰ. 空间源均匀剂量分布

Ⅱ. 有助于推开剂量敏感器官，远离源

Ⅲ. 可以保证施源器位置的稳定性

a. Ⅰ和Ⅱ

b. Ⅰ和Ⅲ

c. Ⅱ和Ⅲ

d. Ⅰ、Ⅱ和Ⅲ

9. 源的活度

a. 与粒子能量成反比

b. 与治疗时间成反比

c. 与剂量率成反比

d. 与照射量率成反比

10. 在距离 ^{192}Ir 源 15 cm 处，照射量率为 313 mR / h（0.313 R / h）。这个源的活度是

a. 1.0 mCi

b. 15.0 mCi

c. 48.0 mCi

d. 70.5 mCi

（译者：王先良　审校：黎杰）

参考文献

1. Paterson R., Parker H.M.: A dosage system for interstitial radium therapy, *Br J Radiol* 11:252–266, 1938.
2. Quimby E.H.: Dose calculation in radium therapy, *Am J Roentgenol Radium Ther* 57:622–627, 1947.
3. Quimby E.H., Castro V.: The calculation of dosage in interstitial radium therapy, *Am J Roentgenol Radium Ther Nucl Med* 70:739–759,1953.
4. Henschke U.K.: Afterloading applicator for radiation therapy of carcinoma of the uterus, *Radiology* 74:834, 1960.
5. Kubo H.D., Glasgow G.P., Pethel T.D., et al: High dose-rate brachy therapy treatment delivery: Report of AAPM Radiation Therapy Committee Task Group No. 59, *Med Phys* 25:375–403,1998.
6. Rivard M.J., Coursey B.M., DeWerd L.A., et al: Update of AAPM Task Group No. 43 Report: a revised AAPM protocol for brachytherapy dose calculations, *Med Phys* 31:633–674, 2004.
7. Beaulieu L., Tedgren A.C., Carrier J.F., et al: Report of the Task Group 186 on model- based dose calculation methods in brachytherapy beyond the TG-43 formalism: current statusandre commendations for clinical implementation,*Med Phys* 39(10):6208–6236, 2012.
8. Meredith W.J., editor: *Radium dosage: the Manchester System, Edinburgh*, 1967, Livingston.
9. International Commission on Radiation Units: Measurements: *dose and volume specification for reporting intracavitary therapy in gynecologytherapy*, Bethesda, 1985, ICRU. ICRU Report No. 38.
10. Pierquin B., Marinello G.: *A practical manual of brachytherapy*, Madison, 1997, Medical Physics Publishing.
11. American College of Radiology:*ACR–ASTRO practicepar-ameter for the performance of high-dose-rate brachytherapy*, Revised2014(resolution39).Availableathttp://www.acr.org/~/media/b563249005d447da9c3cef1abcacbed2.pdf. Accessed December 26, 2014.

第 15 章

特殊技术

目的

- 提供图像引导放射治疗、颅内和颅外立体定向放射治疗、呼吸动度管理和质子治疗这4种解决常规放射治疗某些局限性的特殊技术的基本概念
- 阐明千伏和兆伏级治疗影像的选择
- 锥形束CT的定义
- 比较超声影像和千伏级影像的区别
- 列举基准点引导的放射治疗的优点和缺点
- 立体定向治疗的要素
- 四维CT的描述
- 展示门控治疗的基本概念
- 列举动度管理方法的优缺点
- 阐明质子治疗的潜在价值

放射治疗已演变成一种基于复杂、整合影像的治疗计划和治疗实施过程，单一治疗实施系统的时代已经过去。现代治疗实施单元本身就是一个网络和有线网络世界的一个节点。现代治疗单元不仅能提供治疗射线束，还能控制自身的多叶准直器、兆伏（megavoltage，MV）电子门控影像系统、千伏（kilovoltage，kV）影像系统及其开 / 关门控治疗系统。现代加速器能通过读取治疗前的治疗参数和参考影像，上传治疗后的治疗实施信息和每日患者摆位图像，实现与电子病历记录的信息交流。在原始信息生成系统与多个数据库之间的信息流已经成为确保放射治疗准确实施的一个重要部分。图 15-1 是放射治疗实践中信息流的示意图。图 15-2 显示了 5 种不同的计算机监测器和 6 种不同的计算机终端，这都是现代光子治疗实施系统的全部构成。

放射治疗是一种伴有潜在风险的有效治疗手段。确凿的数据表明，对于特定类型的肿瘤患者，更高的剂量将会带来更好的局部控制。为了减少对靶区和周围组织的治疗剂量带来的副作用，使放射治疗变得越来越精准，通过使用计算机断层成像（computed tomography，CT）、磁共振成像（magnetic resonance imaging，MRI）和正电子发射断层扫描成像（positron emission tomography，PET）进行靶区设计，在治疗室通过多种成像方式以确认患者的治疗体位。放射肿瘤学的目的之一就是计划和实施精准的治疗。准确治疗是指其偏离标准治疗的范围在可接受的范围内。精确治疗是指实施的治疗与计划的治疗及其他日间的治疗保持高度一致。精确治疗也可能彻底地漏掉靶区，因此精准治疗的目的是计划和实施误差在可接受的范围内的，分次治疗之间、执行和计划治疗方案之间保持高度一致的治疗（图 12-2）。

本章回顾了图像引导放射治疗，立体定向放射治疗、呼吸动度管理和质子治疗基本原则。越来越多的治疗单位能提供所有这些技术。

一、图像引导放射治疗

图像引导放射治疗（image-guided radiation

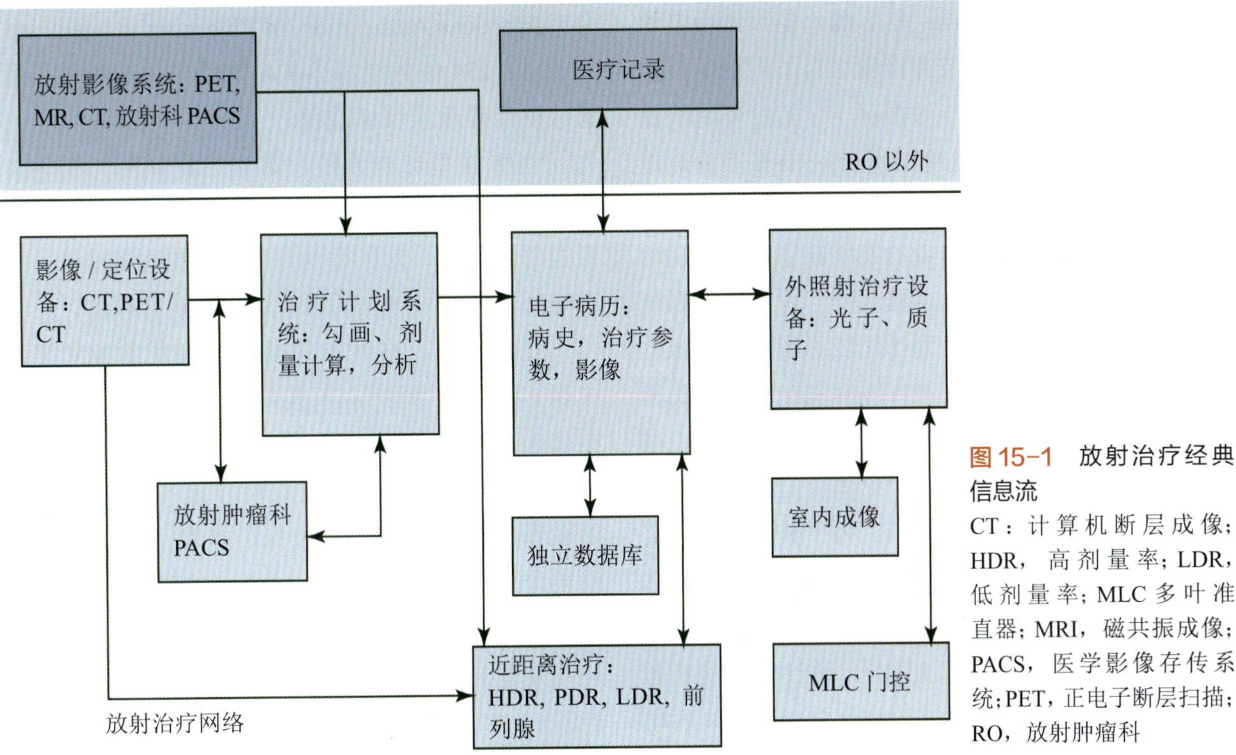

图 15-1 放射治疗经典信息流

CT：计算机断层成像；HDR，高剂量率；LDR，低剂量率；MLC 多叶准直器；MRI，磁共振成像；PACS，医学影像存传系统；PET，正电子断层扫描；RO，放射肿瘤科

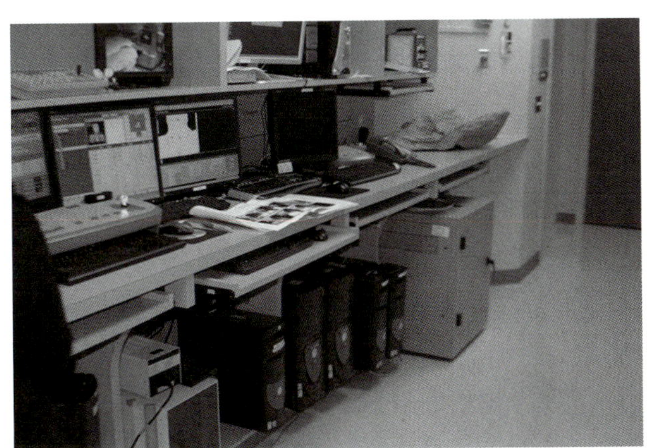

图 15-2 一台拥有多台计算机的直线加速器。最上面架子上有机构为特定图像功能编程的平台。在底架上，有至少 7 个平台，包括一个用于电子病历、一个用于呼吸监控和若干拥有特定影像功能的平台

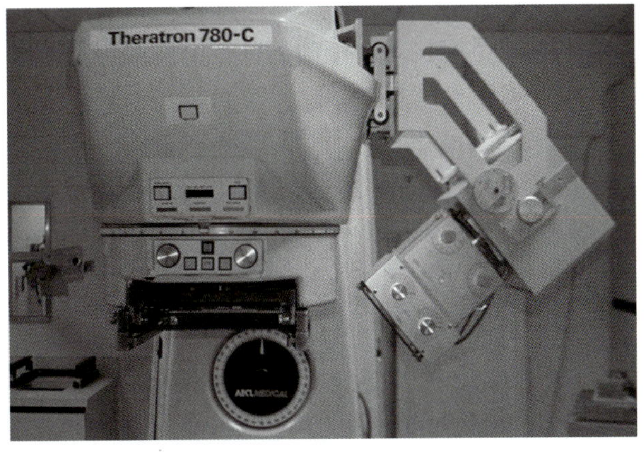

图 15-3 装在 780C- 钴机旁边的 kV X 线管和外壳

therapy，IGRT）的临床应用已经有几十年的历史。千伏级 X 线装置以一定角度安装在钴 -60 治疗机的侧面，其产生的 kV 影像能为肿瘤医师提供更多的信息（更好分辨率、更高对比度的图像），在此基础上准确确定患者的治疗体位。图 15-3 是安装在 780C- 钴机旁边的 kV X 线管。

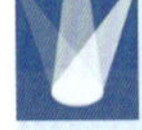

超声及其相关的新设备在前列腺癌放射治疗中的大量应用增加了医师的信心，因为患者的日常治疗体位真正地重复了患者模拟定位时的体位。例如，膀胱扫描仪的应用，它是一种能定量读取膀胱尿液体积的手持设备，可以使治疗师确定患者是否已经做好被带到治疗室的准备。如果没有准备好，患者可以在治疗师给其他人治疗的时候继续喝水，节约了大家的时间。

大约在 10 年前，超声（US）成像在商业上被

引入用于前列腺的定位，其使用二维（2D）B超模式的方法来获得较薄断层的影像。超声影像是通过向身体发送高频超声波并接受来自不同组织界面的回波信号实现成像。一般情况下，治疗师将线性相控超声探头放在患者盆腔前表面，并在室内监控器上查看超声图像。图15-4显示了一个治疗师正在握住探头在一个男性患者的盆腔获取矢状或横断面图像，其面部被超声显示器遮挡。除了影像系统本身，这些系统的设计是为了比较患者在治疗床上与在模拟定位时，前列腺和周围解剖结构（膀胱和直肠）的位置的差异。因为治疗计划是基于这些模拟定位的图像进行设计的，治疗体位与计划时的体位匹配得越好，对患者就更好。为了获得计划与实施更加一致性的治疗，须将超声设备与治疗设备进行配准，以获取前列腺位置的图像信息（即参考加速器的等中心点进行图像配准）。通过获取横断面和矢状面的超声图像，并将治疗计划时所勾画的靶区覆盖在图像上进行配准。图15-5展示了一张横断面超声图像与基于CT模拟图像勾画的膀胱、前列腺和直肠的靶区。治疗师可以定量移动超声图像到这两种数据集（来自计划系统的靶区和看起来互相重叠的超声图像）合理、一致的位置。治疗床可以通过刚确定的位置来进行移动。美国医学物理学会（American Association of Physicists in Medicine, AAPM）154任务组描述了超声引导的前列腺外照射放射治疗质量保证过程。

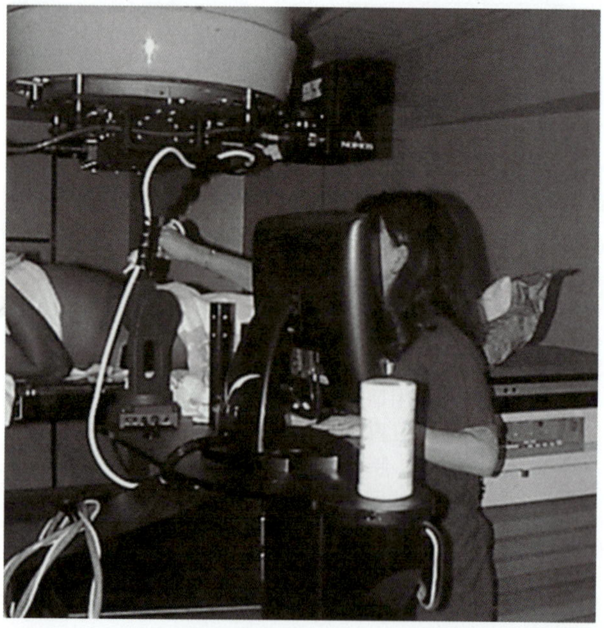

图15-4　治疗师正握住超声探头以定位患者治疗体位的前列腺

这些B型超声系统已得到广泛认可，因为若干生产厂家的这些设备若干代都来自同一供应商。人们普遍认为，为了得到更为精确的患者摆位，配准时所需要额外增加的几分钟时间是合理的。

几十年来，直线加速器射野视角的MV平面成像已经很常见。由于使用源自MV级的X线，图像的软组织对比度较差，但直线加速器（linear accelerator, linac）的小焦点尺寸能提供高分辨率的图像。为了进行MV成像，开发了需要少量监视器单元（monitor units, MUs）的特殊胶片。这种胶片被放在铅盒或纸盒中。近10年来，许多单位用电子门控成像设备（Electronic portal imaging devices, EPID）取代了胶片。EPID至少拥有两种不同的基本设计，一种通过使用一个闪烁屏和电视摄像机获得图像，另一种设计采用非晶硅平板探测器，它由一系列光电二极管组成，这些光电二极管可检测到来自X线激发的闪烁光。这两种方法都能产生临床可用的电子MV图像。电子格式图像的一个优势是这些图像能在多个位置看到，而不像胶片图像，只能携带胶片查看。

作为直线加速器治疗实施系统的组成部分，kV室内平面X线系统已经很好地建立了商业化应用。肿瘤医师、治疗师等更乐于接受kV图像，因

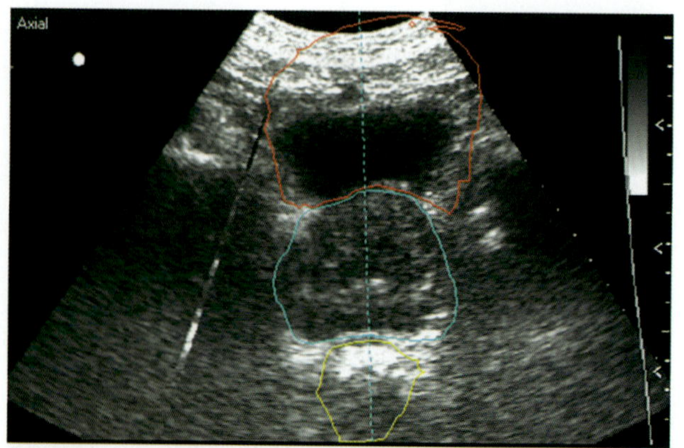

图15-5　超声横断面图像与基于CT模拟图像勾画的膀胱、前列腺和直肠的靶区

为相比 MV 图像，kV 图像能提供更好的软组织对比度。因此，理论上讲 kV 图像能提供一种更容易保证患者在治疗床上合适体位的工具。kV 成像系统已经以若干种不同的方式安装应用。这种 kV X 线系统通常仅用于观察解剖结构，因为它具有与治疗的几何形状不同的几何角度。AAPM 142 任务组通过提供包括治疗机上的 kV 成像系统在内的全面的质量保证推荐，报告了医用加速器的质量保证。

瓦里安板载成像仪是一种商业化平面显像产品，它在加速器的 EPID 系统 MV X 线射束 90° 机架的机械臂安装 X 线单元和图像接收系统。图 15-6 显示了这样的设备。这样可获得患者治疗体位的 KV 和(或)MV 平面图像。因为机架能够旋转，所以也能获得两个垂直平面的 kV 图像。可以从治疗计划系统下载参考图像（如数字重建的 X 线片），并把它作为与患者在治疗床上拍得的 kV 图像进行比较的金标准。软件工具可用于配准两个不同的图像，并通过比较骨性解剖结构的重叠情况来确定床的移动参数。Elekta 为其直线加速器开发了类似的 kV 产品，如图 15-7 所示。

另一个平面影像引导的 X 线系统的商业案例是来自 BrainLAB 的 ExacTrac，ExacTrac 并未安装在加速器上，而是使用两个落地式 X 线单元和两个安装在天花板上的非晶硅平板探测器。从这个系统获取的图像可用于分析和计算床校正，以在治疗前进行患者摆位。红外线跟踪系统用于在治疗期间对患者进行跟踪。

容积成像 [三维（three-dimensional，3D）成像与 2D 成像] 在治疗室的应用已经有 10 余年，它与加速器共享一个登记系统，但是使用的是独立于加速器的一个 CT 单元。Uematsu 等首先报道了它设计用于无框架放射治疗。治疗床有两个旋转轴：一个用于围绕加速器的等中心旋转，另一个用于在加速器和 CT 扫描仪之间旋转。图 15-8 显示了治疗室里的治疗床在成像体位时的 CT 装置。另一种方法是将 CT 模拟器放置在治疗室中并使用移动床顶部在 CT 扫描仪和加速器治疗床之间运送患者。由通用电器和西门子提供的至少两种不同商用版本进行在线计算机断层扫描。加速器的治疗床能进行 180° 旋转，当处于静止位置的患者在治疗床上成像时，CT 单元随之在轨道上移动（这显然与常规 CT 成像方法不同，常规 CT 的 CT 单元是静止的，治疗床将患者移动到成像位置）。这种 CT 在线单元如得到合理的使用和维护，能为患者提供非常准确的定位，其误差小于 1 mm。利用这个移动 CT 单元获取的图像拥有与获取自静态 CT 单元基本一致的图像质量。但是与床能移动的 CT 相比，在线 CT 单元只能获得低对比度、分辨率更差的图像。治疗单位不得不编写自己的软件来计算这些系统的床校正，这代表了这种方法的潜在弱点。然

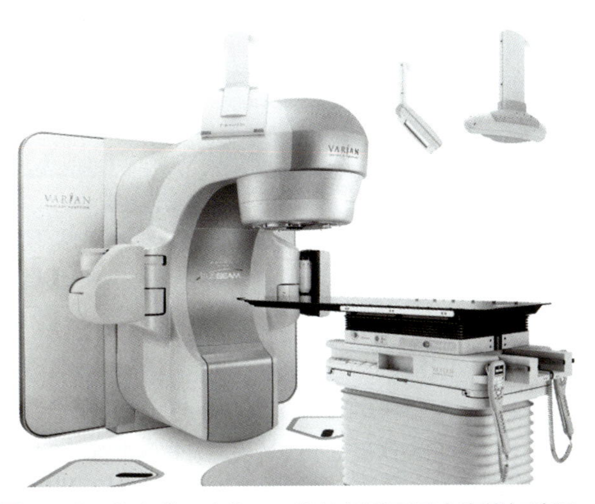

图 15-6　整合若干功能于一体的新型瓦里安直线加速器
（经瓦里安医学公司许可使用，帕洛阿尔托，加利福尼亚州）

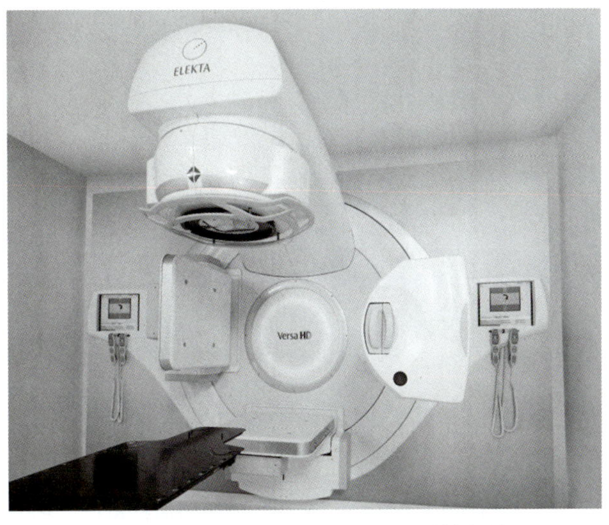

图 15-7　整合若干功能于一体的新型医科达加速器
（经医科达医学公司许可使用，斯德哥尔摩，瑞典）

而，这些系统可用于提供非常精确的治疗（如距脊髓 1 ～ 2 mm 的椎体转移灶）。

Tomo 治疗机是通过使用同一个 X 线源将 CT 成像和实施治疗结合起来的一个商业产品，如图 15-9 所示。它拥有 360° 连续环形机架，构成了 CT 扫描仪，支持直连 6-MV 波导，这可以用于 MV CT 成像和 MV 治疗。与 kV 图像相比，MV 图像的对比度低，分辨率较差，但是它仍然能用于确定治疗床上患者的位置。MV 图像的好处之一是这种图像避免 kV 图像中存在的金属伪影（如髋关节假肢）。在患者成像后随之进行螺旋断层调强放射治疗。因而治疗实施能随着患者的配准位置做调整。这个单元仅仅是为了进行螺旋断层调强放射治疗设计的，这与特定或矩形射野相反，患者以类似于诊断 CT 成像一样被移动到成像 / 治疗环节。这种独立的方法具有一定的美学吸引力。

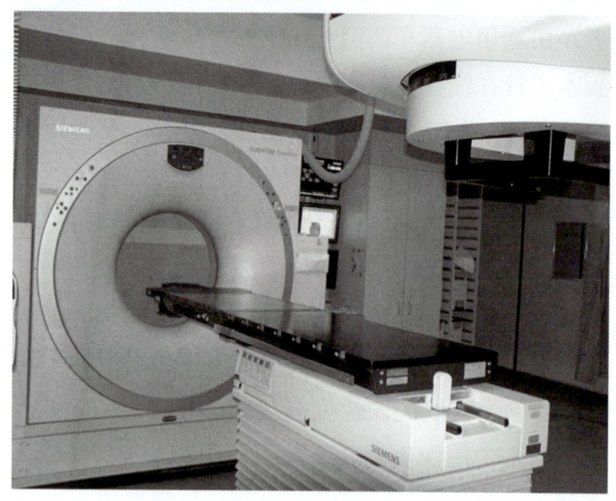

图 15-8　治疗床被旋转到成像位置的计算机断层扫描系统（注：治疗机头在前下方）

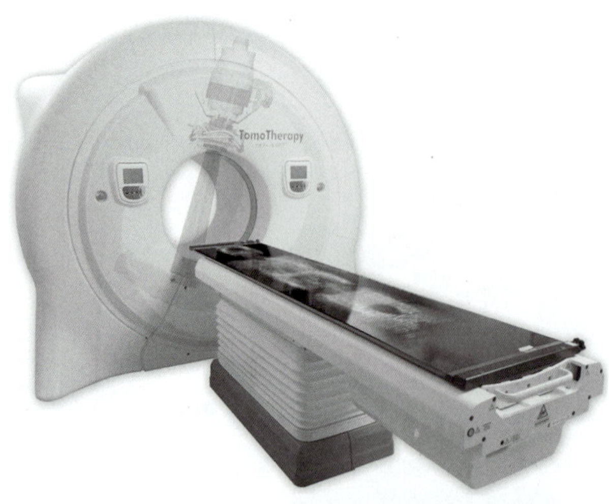

图 15-9　TomoTherapy Hi-Art 成像和治疗系统，它使用相同的 MV 源进行计算机断层扫描和治疗
（经 TomoTherapy 许可使用，麦迪逊，威斯康星州）

采用若干种不同的方法，将 X 线系统整合到加速器上进行容积成像的方法已经应用于临床。锥形束 CT（CBCT）与扇形束 CT 不同之处在于，CT 探测器是一个区域探测器（一个 2D 的扩展数字阵列）（图 15-10）。在机架旋转期间，经一定角度的停顿时（如每隔 1 秒），采集单个投影图像。这些不同机架角度的图像彼此略微偏移，成为 3D 数据集产生的基础。最终形成的 3D 数据集可以将图像投影为 3 个正交平面（轴向、矢状和冠状）。出于安全考虑，标准规范规定机架旋转的转速是每分钟 1 转。因此，在这 1 min 的旋转期间患者的运动可能会导致伪影。另外，散布在患者体内的 X 线可能使得到的图像变差，尤其是在对诸如骨盆这样较厚的部位进行成像时。然而，最终产生的是患者处于治疗位置的 3D CT 数据集。

这种技术允许两种不同的 3D 数据集进行配

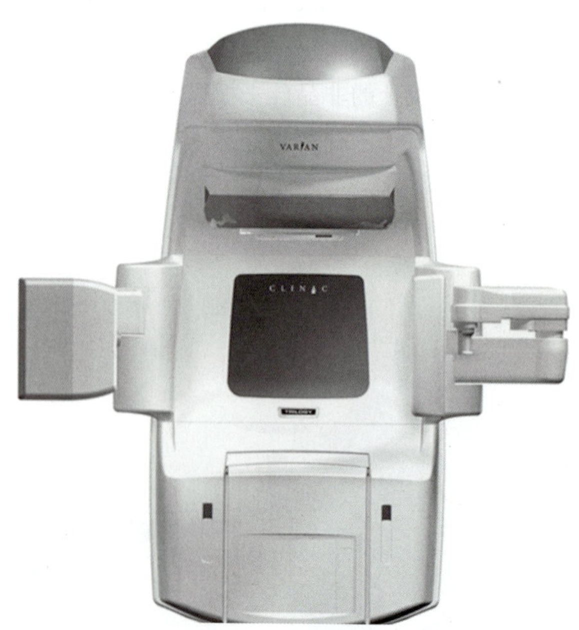

图 15-10　一台左侧带有千伏 X 线源、右侧带有平板探测器的直线加速器。随着一系列图像的获取，机架可以沿着患者 360° 旋转。这些图像构成了一个 3D 计算机断层数据集

准。配准是将多个数据集对齐到单个坐标系中的过程，以使相应点的空间位置重合。这在医学上是一个重要而且是研究得很好的问题。一个简单的例子是进行刚性配准的两种图像，就像将桌子上的一个硬币图像和第二张在同一张桌子的 X 轴和 Y 轴（横向和纵向）方向上移动的同样硬币的图像。为了配准这两张图像，需要计算出这两张硬币图像在 X 轴和 Y 轴方向的位移量。这个过程称几何变换。刚性配准通常用于医学图像配准（例如，PET 图像和 CT 图像的配准是通过显示两个数据集的彼此叠加）。2D 数据集的配准通过调整参考图像与日常图像之间的平移位置差异很容易实现。图 15-11 是这种图像配准的例子。3D 体积数据集可以通过调整水平和轴向差异实现。在放射治疗应用中，CT 参考数据集是在模拟扫描的时候获取的，这是治疗计划的基础。其他从 CBCT 或在线 CT 获取的 3D 体积数据集，是在患者治疗前在治疗床上获得的。

前述的 IGRT 的方法，依靠刚性配准（如骨性解剖的配准）实现。刚性配准受限于仅收集到在 *X* 轴、*Y* 轴和 *Z* 轴方向的移动和旋转的组合位移，这些数据足够用以描述固定对象的移动。许多治疗床可以进行旋转，但这种床受限于仅仅围绕等中心旋转而不能沿着治疗床的长轴（斜向）或短轴（轴向）方向选择。目前商业应用机器人治疗床能进行 6 个方向的自由旋转，这种床将会常规用于临床。

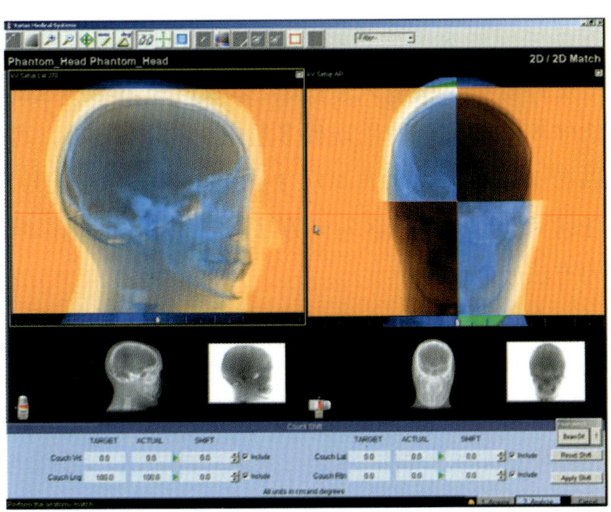

图 15-11 2D 参考图像（前后位和侧位）和日常图像进行配准和融合。即将计算出能将这两个数据集更好对齐的床移参数

形变配准比刚性配准更困难，就像一盘冰激淋里嵌着糖果，现在糖果和冰激淋的混合物融化后几乎是液体。形变配准就是将变了形的冰激淋糖果混合物中的糖果与原来冰激淋里的糖果进行映射。形变配准最初的一个应用就是关联拥有清晰神经解剖的颅脑功能影像与颅内病变的图像。对于基于模型运算的形变配准，3D 数据集的表面被定义后被扭曲（弯曲和扭曲）成在目标数据集特征对齐的队列。还有一种基于像素的像素配准方法。图像扭曲是图像处理的一个活跃领域，在这个领域，图像的几何扭曲符合给定的规格。在多数交互式扭曲系统中，用户以通常的方式指定扭曲，然后软件自动插入这个指令以生成映射。

在放射肿瘤学领域，形变配准被定义成将图像模块形变转换到感兴趣目标图像队列中。例如从日常的 CBCT 图像集到 3D 参考图像集。这可以用于在 5 ～ 8 周的放射治疗中，随着患者解剖学变化，追踪靶区和周围组织放疗剂量。这使得自适应放射治疗的发展成为可能。

总之，今天我们可以对患者在治疗床上的体位进行成像和分析，并将这种图像与患者治疗计划的图像进行对比。更好地避免了正常组织照射和限制毒性，将会产生更为精准的治疗。随着患者日常信息的获取和回顾，现在的治疗实践将发生改变。Barker 等报道图像引导放射治疗的一个潜在应用的研究，15 例头颈部肿瘤患者每周 3 次的 CT 扫描，研究证实这些患者在放射治疗期间出现了显著的解剖学变化：肿瘤治疗中心位置在治疗期间发生了改变，腮腺向内侧移动。何时调整患者治疗过程中的变化，有待于临床对于治疗期间怎样修改以及何时修改治疗计划的进一步理解。

1. 呼吸动度管理

前文讲到的 IGRT 是用于解决分次间的运动差异或患者体位在治疗计划时的图像、第一次治疗的图像或参考图像与日常图像的差异。然而，尽管患者的体位与参考图像集几近完美的高度一致，这仍然只能解决分次间的运动问题。患者的呼吸引发了许多器官位置的改变，受呼吸过程影响，可能发生位置改变的器官有肺、乳腺、食管、肝和胰腺。作为对放、化疗的反应，患者的呼吸模式在治疗期间可能发生显著改变。一个健康成人静息状态下在一个呼吸周期内，每分钟进行 12 ～ 16 次的呼吸或约每 4s 进行一个呼吸周期的呼吸。正常情况下，成人在每个呼吸周期内约吸入 0.5 L、呼出 0.5 L 空气（除了呼吸动度，蠕动也会对正常组织照射体积限制产生影响）。

呼吸动度管理已经成为放射治疗的一个重要话题。至少有 5 种方法用于减少呼吸动度的影响，即屏气技术、呼吸门控、腹压带、动度 - 治疗计划一体化和追踪技术。AAPM 报告发表了一个报告——AAPM76 任务组放射治疗呼吸动度管理报告。呼吸动度的大小是一个 3D 概念，具有患者特异性。尽管将它一般化可能不准确，Ekberg 等还是发现在肺下叶的病灶呼吸动度在头脚方向多达 12 mm，在前后方向和左右方向为 5 mm。呼吸动度对于每一个患者并不都是显著的。在一项 22 个患者的研究中，Stevens 等的报道显示有 10 例患者在头脚方向并无肿瘤的移动，剩余 12 例患者在头角方向的动度为 5 ～ 22 mm。

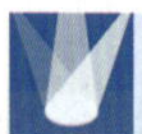

门控技术在肺癌、食管癌及腹部肿瘤等多种肿瘤类型的治疗已经变得非常常见。医师们已经开始尝试将这种技术应用于乳腺癌的治疗，用以监测患者呼吸期间肺和心脏组织在射野内外的移动。随着呼吸门控在乳腺癌治疗的应用，医师仍然能在减少心脏剂量的同时，在乳腺组织周围保持充足的边缘。

动度管理的简单办法是向腹部施加压力。已有设计用于压住腹部从而限制患者能吸入的气体量，进而减少动度的商业设备。这种被动体表呼吸控制技术最初是设计用于肺和肝脏的立体定向治疗。这种设备包含一个带有真空袋的刚性立体框架，在框架上附着一个压力板。腹压的大小受压力板位置的控制，这可以通过一个螺丝结构进行调节。有研究报道了这种机械系统的准确性和可重复性。其他常用的机械系统还有压力带或压缩带。

随着 CT 模拟机作为放射肿瘤的常用设备的出现，CT 现在已广泛用于呼吸动度管理（也有使用 PET 和 MRI，但相比 CT 并不常用）。至少有 3 种不同的 CT 方法用于呼吸动度管理，慢 CT 扫描技术、双相（吸气相和呼气相）屏气 CT 扫描和四维 CT（4D CT）。慢 CT 扫描技术涉及调节扫描器到每秒钟较少的转速（每秒 1 转或更大），以能在同一张轴向图像上记录多个呼吸时相。吸气相和呼气相屏气技术要求患者在进行这两种独立的 CT 扫描时，能进行重复屏气。随后进行数据配准，在某一个数据集中定义的靶区将与另一个数据集的靶向相融合。典型的 4D CT 方法是使用采样螺距为 0.5 的螺旋 CT，扫描仪旋转的时间为 1.5 秒，外加呼吸信号（螺距的定义是每 360° 旋转时进床毫米数，除以探测器排数与准直器叶片毫米数的乘积的比值）。螺距 0.5，表示在患者体内同一位置存在于多个轴向图像中。从 4D CT 获取的图像能被分类到与之相对应呼吸时相的数据集中。一套完整的呼吸循环图像，即 4D CT 数据集，将显示出在呼吸周期中的靶区运动。如果已获得 10 个不同时相的图像集，随后就可以看到从吸气峰经呼气中期到呼气峰，最后经吸气中期返回吸气峰的共 10 个不同呼吸时相的完整图像集。一个追踪肿瘤的有效办法就是使用最大密度投影，这是在 4D CT 数据集的给定体素中发现最大 CT 值，以使肿瘤运动所包围的体积可视化。使用现代多层螺旋 CT 扫描仪，可以在 1 ～ 2 分钟完成 4D CT 扫描。人们普遍认为，任何考虑运动的靶区勾画方法都要比忽略运动影响的方法好。

在完成基于 4D CT 的治疗计划后，患者就可以进行考虑呼吸动度的治疗了。一个简单的办法就是通过定义一个内靶区，它包括了靶区在整个呼吸循环中的最大范围。这是一个保守的方法，它可能包括了比绝对有必要照射的体积更多的正常组织。另一种方法是门控治疗，即当靶区运动到治疗体积时进行治疗，当靶区运动到治疗靶区之外时停止治疗。图 15-12 展示了这种方法。随着直线加速器的开启和关闭，治疗实施所需要的时间将显著延长。

怎样知道治疗床上的患者正在移动着的解剖靶区的位置呢？现在，ViewRay 这个治疗系统能够进行同步成像和治疗。该系统包含能进行容积成像和多平面成像的分体式磁场 MRI，和 3 个用于治疗的包含独立多叶准直器的钴 -60 源。多平面成像每隔 500 ms 进行一次。磁共振引导的直线加速器正在开发中，预计将在几年内开始用于治疗患者。现代动度管理的方法常涉及能提供体外呼吸信号的商业设备的使用。这些设备都是用于跟踪体内靶区动度的体外设备，是了解体内靶区动度的替代方案。瓦里安实时体位管理系统就是其中一个，它将一个红外反射塑料盒放置在患者的上腹表面。通过治疗室内的摄像机探测反射标记进行动度追踪。这个设备能用于监测成像和治疗期间的呼吸动度。这种方法是基于这样一个假设，即放在患者上腹部的设备能恰当地追踪患者肺内靶区的动度。其他厂家也拥有自己的治疗设备门控方法，如医科达主动呼吸协调系统，它可以帮助患者屏住呼吸。由 Giraud 和 Houle 最近发表的综述讨论了呼吸门控的主要技术详情和临床获益。

分次间和分次内的动度管理的一种完全不同方法是在治疗部位或其附近植入电磁应答器（应答器是一个无线电发射器和接收器，通过接收预定信号而被激活以进行传输）。这个长 8.5 mm、直径 1.85 mm 的玻璃封装电路形成的电磁应答器，可通过侵入性技术放置在靶区内。如图 15-13 所示，通过使用放置在患者上方的电磁阵列定位系统，能获得来自基于应答器接收信号的靶区位置。因为靶区等中心的监测频率多达每秒钟 10 次，所以其提供的是实时反馈。Litzenberg 等报道了使用这种方法的一种商用系统进行前列腺定位。这种技术在包括肺在内的其他治疗部位的应用正在开发中。

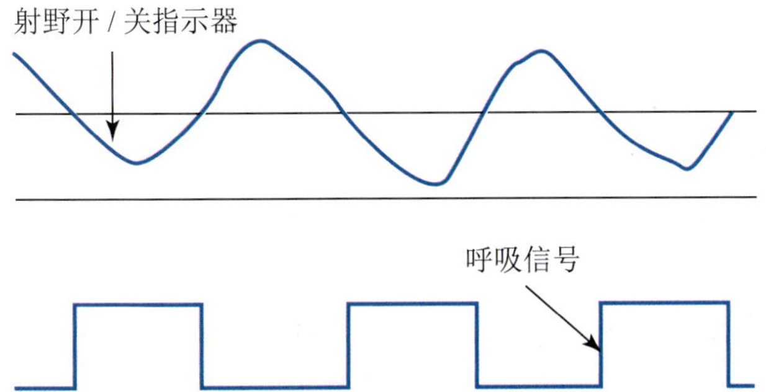

图 15-12 上面的曲线展示了患者的呼吸模式。下面的轨迹显示了加速器何时开与关
（注：在呼吸周期的呼气相时加速器开）

2. 立体定向放射治疗

几十年以来，颅内立体定向放射治疗已经成为一项常规治疗技术。1951 年，有人首先报道了立体定向治疗的方法，这引领了专用治疗单元的发展。（如 γ 刀，有多达几百个独立的钴 -60 源，聚焦在一个单一的点上），图 15-14 展示了这种治疗单元。不管是恶性还是良性病变，都可以使用这种方法进行治疗。

立体定向治疗和常规治疗的差别在哪里呢？立体定向是神经外科、神经病学研究和放射肿瘤学中使用的一种的方法，这种方法通过使用基于 X、Y 和 Z 笛卡尔坐标系的外部 3D 参考框架来定位颅内某个点。颅内靶区的位置与外部基准系统相关（基准点是包括测量学在内的许多学科的参考标准，Fiduciary 是一个广义术语，涉及基于对另一个人

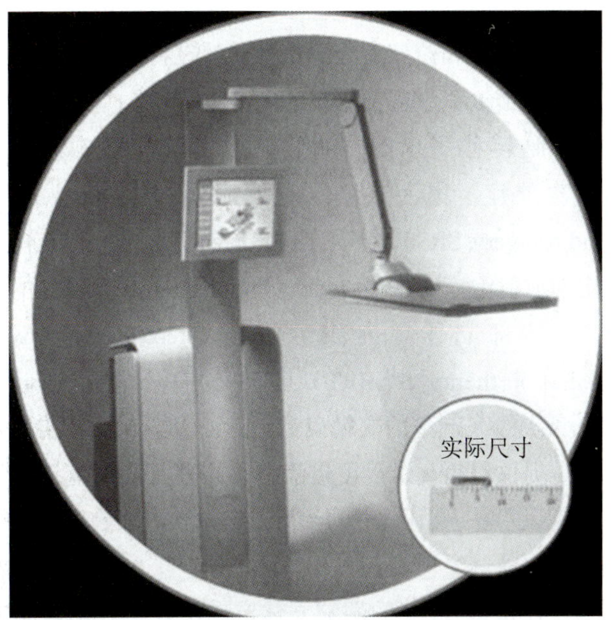

图 15-13 电磁阵列定位系统，能用于定位体内的应答器的位置。光子放射束经过这个系统
（经瓦里安医学系统同意使用，帕洛阿尔托，加利福尼亚州）

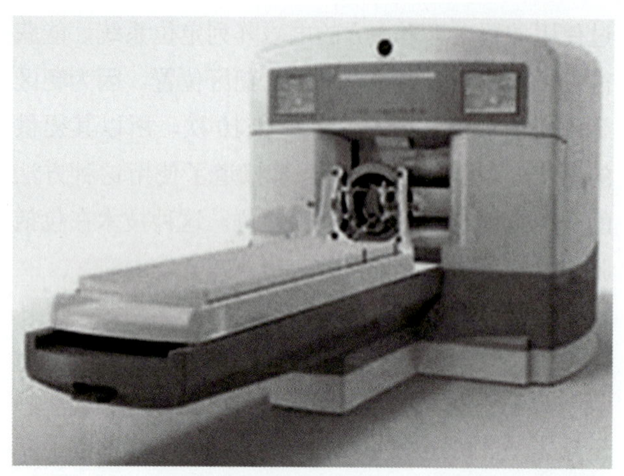

图 15-14　γ 刀（无患者在治疗床上）。通过一系列的点进行给量。患者要接受治疗时，屏蔽门打开，患者移动到治疗位置，聚焦的射线束照射到患者头部小体积内。随后屏蔽门关闭，患者被移动到射线束外，治疗架重新定义一个新的点，再自动重复这个过程

的信任而持有某样东西，或者在一个光学仪器中用作参考点或测量标尺的系统）。在放射治疗中，基准点用于定义治疗计划和实施过程中的坐标系，它是通过体外 3D 参考框架定位肿瘤的基础。立体定向放射治疗可以被认为是一种高精度靶向技术，它与 3D 治疗方法相结合，产生具有快速剂量跌落的聚焦剂量分布。颅脑立体定向放射治疗涉及采用侵入性方法向颅骨植入基准系统，随后进行成像、治疗计划制订和治疗实施。基准系统在持续 3 ～ 8 小时的整个过程中应保持在患者身上。

脑转移病灶的立体定向放射治疗通常涉及单次放疗，称为立体定向放射外科（stereotactic radiosurgery, SRS）。分次立体定向治疗通常叫作立体定向放射治疗（stereotactic radiation therapy，SRT）。

体部立体定向放射治疗（stereotactic body radiation therapy，SBRT）被定义为体部单次或较少分次的大剂量的高精确的放疗方法。SBRT 的目的是提供以极高准确度覆盖靶区，并且剂量能迅速跌落以保护周围组织的治疗。SBRT 治疗在最多 5 次内完成。

在接近 50 年的颅脑立体定向治疗实践后，这种方法才被扩大到颅外病灶的治疗。为什么这种高度聚焦、准确、治疗野局限的治疗方法用于治疗体部病灶经历了如此长的时间？因为体部立体定向治疗需要若干种重要的技术的进步。其中一项就是图像引导。靶区的范围需要精确的定义以降低几何误差的可能。此外，需要使用来自患者的图像信息将其置于治疗体位。另一项技术进步是动度管理。较大治疗野的单次大剂量治疗可导致显著的急性和慢性不良反应。对于立体定向治疗，靶区的较大部分应为肿瘤，其动度必须很好地控制，因为患者将被置于治疗床上一段时间，而这个时间远远长于常规治疗。

为了利用好立体定向治疗在靶区和治疗实施的精确性的优势，必须将患者和参考框架很好地固定。将患者固定在框架上有多种不同方法，包括使用侵入性框架和基于真空垫的患者固定系统。参考框架伴随着患者模拟定位、计划运算和治疗过程。治疗实施中使用的等中心位置，是利用参考框架的坐标系在计划运算时定义的。立体定向技术从专用单元演变为通用直线加速器，两者的基本概念都是使用基于立体定向框架的高精度、小野治疗。为了提高基于直线加速器的立体定向治疗的准确性，一种早期的方法是为患者的头部安装一个独立于治疗床的独立支撑装置。随着如前所述的高质量在线成像技术、更为严格加速器机械性能的出现，对这种精心设计的患者支撑装置的需求已经减少。美国放射学会发布了 SBRT 的操作指南，该指南规定，放射治疗过程允许的机械误差应为 ±2 mm。该指南的第二部分介绍了参与这项治疗的人员，包括放射肿瘤医师、有资质的医学物理师和放射治疗师。该指南规定放射治疗师职责应明确界定，在临床和技术方面获得放射肿瘤医师和医学物理师的批准后，协助治疗组进行患者定位、固定及治疗单元的操作。

AAPM101 任务组发表了一个关于体部立体定向放射治疗的报告，该报告概括了 SBRT 最好的实践指南。报告的第五部分涵盖了体位固定、图像引导的定位、摆位、肿瘤追踪和呼吸动度管理的门控技术，图像引导技术、可视化追踪技术、呼吸门控技术和数据传输报告，该报告强调 SBRT 涉及的每个人需要随着技术的改变参加继续教育和培训。

美国放射肿瘤治疗协会（ASTRO）发表了体部立体定向放射治疗质量与安全问题的白皮书。ASTRO 报告列举了放射治疗师在 SBRT 中的潜在职责。这些职责包括治疗室准备、患者摆位 / 固定、通过回答任何关于患者体位设置的问题协助治疗组，以及在放射治疗医师和医学物理师对治疗射野的临床和技术的批准后操作治疗单元。

赛博刀是另一种放射外科系统，是设计用于人体任何部位的高精度非等中心治疗方法。这是一个整合了工业机器人的加速器和两个悬挂在天花板上的 X 线管的系统（图 15-15）。机器人将加速器移动到预定位置，实施相对小野的放射线束。采用外部红外基准标记和射线成像相结合的方式，图像引导几乎达到实时。该系统提供了无框架脊柱、肺追踪技术。据报道，患者从第一次被带进治疗室开始，能在 30 ～ 90 min 完成治疗。Yu 等报道，对于相对固定的脊柱病变，采用基准点追踪技术，该系统具有亚毫米级的准确性。该系统的自身定位是在许多不同的临床情况下作为外科手术的替代方案。

标准直线加速器的重要升级使得 SBRT 治疗变得更快、更准确。容积调强放射治疗（VMAT）就是新治疗方法的例子，这种方法可能加快治疗的速度。治疗实施时机架可进行一个或多个弧的旋转，每个弧内可进行多达 360° 旋转。随着机架旋转，剂量率和射野大小随之改变，这形成了调强适形剂量分布。无均整器的光子传输系统是采用更高剂量率射线进行更快治疗的另一个例子。均整器被移动到射野外，这产生了高剂量率（1400 ～ 2500 cGy/min）、无均整光子束。对于 SBRT 类型的治疗，这种射线可缩短治疗时间。为了增加患者摆位的准确性，最近推出了具有 6 个方向自由运动的治疗床。除了标准的 *X*、*Y* 和 *Z* 方向的运动（上 / 下，左 / 右，进床 / 出床）外，这种治疗床还可在一定弧度范围内进行旋转运动。俯仰是围绕治疗床短轴的旋转运动，可使头部或脚的俯仰度升高或降低。滚动是围绕治疗床长轴的运动，可使患者身体从左到右旋转。偏移是整个治疗床围绕一个轴旋转，比如围绕治疗床支架的旋转。能进行小的旋转和转向运动将带来更好的患者摆位，尤其是在拥有好的图像分析工具的情况下。

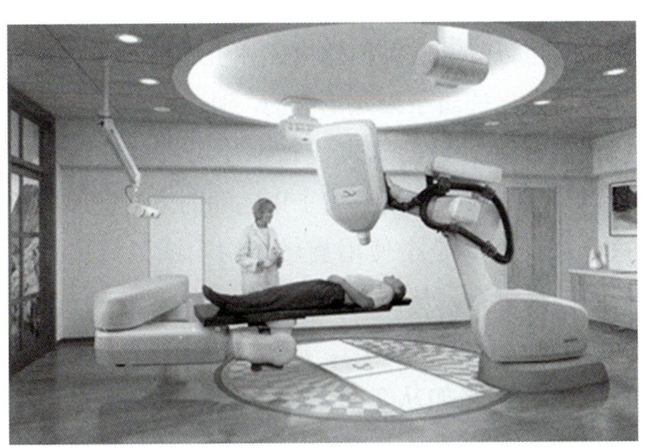

图 15-15 机器人臂型加速器。清楚显示了两个悬挂在天花板上的 X 射线管

颅外立体定向治疗的一个完善的应用体系是脊柱骨转移灶的管理。匹兹堡大学报道了 500 例脊柱转移灶的放射外科治疗经验。采用平均肿瘤内剂量 20 Gy 的放射外科治疗作为首次治疗手段时，90% 的病灶获得了长期肿瘤控制。许多其他机构也报道了这个重要的姑息治疗方法。

对于肺癌和肝脏的原发或继发肿瘤，低分次立体定向治疗也深受关注。某些早期肺癌患者因医学原因不能耐受手术。Timmerman 等报道了一项 3 次方案的剂量爬坡 Ⅰ 期临床研究，在该研究中，患者按照肿瘤大小被分为 3 个不同组。对于小于 5 cm 的小肿瘤组，采用 20Gy×3 次方案的治疗，取得了大于 90% 的局部控制。接受该治疗过程的患者存在包括致命毒性在内的不良事件的风险。然而，也可以获得实质性的好处，包括获得疗程短、较高的局部控制等。需要强调的是，SBRT 的治疗必须非常谨慎地进行模拟、计划和实施。

国家癌症中心成立了包括放射肿瘤治疗组在内的肿瘤 NRG 协作组，这个协作组正在或计划开展一系列立体定向治疗方法的研究，特别是针对肺肿瘤的立体定向治疗方法研究。这些研究包括不能手术的中央型肺癌和可手术切除的肺癌。这些研究要求使用一个由基准参考点定义的固定 3D 坐标系统。患者体内靶区的位置通过这个坐标系统进行定义。在这些研究中，允许使用包括金标在内的许多不同的基准系统。通过侵入性的方法将金标放置在肺内肿瘤附近。这些研究的典型剂量是45～60 Gy，在2周时间内分5次完成。这种治疗方法需要对勾画好的正常组织的靶区剂量进行限制。这些研究需要考虑由呼吸动度引起的器官间的运动的影响并在每次治疗时获取患者在治疗床上的定位图像。相比传统的治疗方法，这种治疗方法对获得更好的局部控制和更小的治疗毒性有潜在的价值。这种治疗方法也可能增加接受放射治疗的早期肺癌患者的数量。

放射治疗的发展走向是更为精确的靶区定义、患者定位和内脏器官的运动，这提出了剂量分布需要更精确的问题。调强放射治疗是获得更为精确治疗的一种方法。其他的方法是重带电粒子治疗，比如质子治疗。

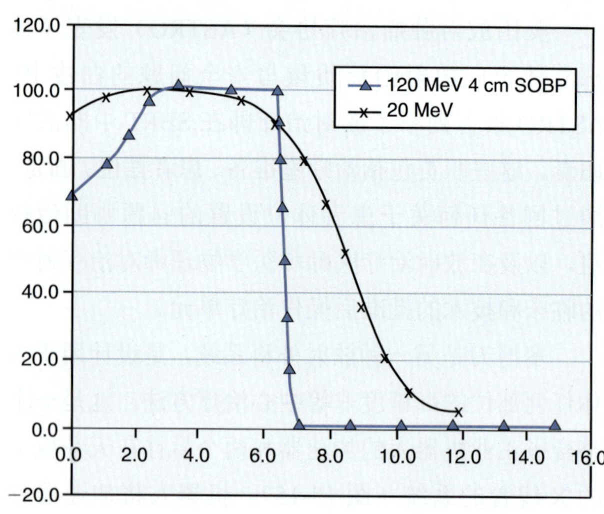

图15-16 拥有4 cm宽的展开布拉格峰的120 MeV质子束和20 MeV电子束在水中百分深度剂量。两种射线的90%深度剂量是相同的

（注：质子束剂量从90%衰减到10%需要几毫米，而电子束需要几厘米）

3. 质子治疗

质子是重带电粒子。电子也是带电粒子，但比质子轻约2000倍。质子束的范围在水膜中可精确在1 mm以内。除了其射束范围的可限定性，质子拥有一个比较陡的跌落峰，这是质子最大的临床优势。如图15-16所示。射束可限定/跌落峰陡也可能成为其潜在的主要缺陷。质子的优点在于它能够将剂量局限在靶区内，并避开靶区周围的正常组织。在考虑一个患神经管细胞瘤患者的靶区体积的时候，脊髓部位放射束常采用从后进入的方式。后进入的质子束在治疗靶区的同时射线并不进入腹腔和胸部。后进式质子束将在其射线边缘停止。如果靶区的最大深度是5 cm，质子束在5.3 cm处停止时，患者能接受好的治疗。然而，当靶区的深度是5.0 cm、质子束在4.7 cm的处停止时，患者并没有得到好的治疗。相比光子治疗，质子治疗对于患者的模拟定位、治疗计划和治疗实施细节提出了更高的要求。DeLaney和Kooydeng对质子放疗进行了全面的综述。

质子在放射肿瘤领域的应用已有数十年。一篇1957年的肿瘤杂志发表了使用质子照射脑垂体的文章。2013年底，美国有超过10家机构开展质子治疗，自此，开展质子治疗的机构越来越多。在今后的10年里，开展质子治疗或其他重离子治疗的机构有望显著提高。修建质子设备价格昂贵，是光子治疗设备的10～100倍，其维护成本是光子设备的10倍。可能从这种昂贵的治疗中获益的临床适应证以及实施治疗的要求正在制定中。很明显，这些适应证包括接受放射治疗的儿童患者和可能因急性和长期毒性限制了治疗选择的患者。

尽管单一治疗室的质子系统已经开始用于治疗患者，但质子设备最常见的设计是由一个质子加速器和3～5个治疗光束线管或治疗室构成。当被加速到所需的能量后，质子就会从加速器中发射出来，经可以打开或关闭的电磁体引导到治疗室。从加速器发出的质子束是单能的，具有较好的布拉格峰。现在大多数的光束线管都使用被动散射技术来调节质子束——沿着质子束运动的方向扩散质子束。被动调节是指使用旋转调制轮或类似装置来吸收能量进行，从而产生展开的布拉格峰（spread-out Bragg peak，SOBP）。通常，SOBP的宽度是可以改变的，比如从2 cm到16 cm。扫描光束治疗通过改变光束点的位置和光束能量来调节剂量分布。调节光束点是很容易做到的，因为质子是带电粒子并且可以被磁场控制。通过使用现代临床质子加速器可以相对容易地改变质子束的能量和范围。扫描光束使得质子调强治疗（intensity-modulated proton therapy，IMPT）成为可能。使用扫描光束进行剂量优化的方法有若干种，其中一种方式是将每一个野都进行单独优化后分别为整个靶区提供一小部分处方剂量。单野优化的方法也能进行同步加量治疗。另一种方法是将所有射野里的所有光束点的权重进行同步优化，整个靶区的处方剂量是在所有射野治疗后才能完成。尽管关于 IMPT 的确切定义尚未达成共识，这种多野计划和放疗实施的过程被描述成 IMPT。可能从 IMPT 中获益的治疗部位包括口咽和肺。显然，这两个部位的剂量分布是复杂的。最终的剂量分布是多个野的总和。许多人认为这种扫描光束法是质子治疗的未来。许多在建的质子中心，将仅开展扫描光束治疗。

质子的优势在于其有限的剂量范围（即质子跌落），如果能适当解决不确定性问题，正常组织将不会有多余的剂量照射。限制正常组织的剂量可能带来更小的治疗毒性的放射治疗，即使对于非常大的剂量照射也是如此。为了实现质子治疗的优势，需要花时间开展精心设计的研究进行证实。

质子治疗室与光子治疗室有很多共同的地方，例如，都有一个可以 360° 旋转的机架、患者治疗床和确定患者的治疗体位的若干室内成像装置。机架支持射线出束包含光束散射箔和旋转调制轮，两者都用于被动调节。出束口还包括传输电离室和设计用于支持孔径的系统。自定义模块或孔径用于定义治疗野；补偿器是一种低原子序数的设备，它可以作为含有空腔气体和骨骼的患者的治疗补偿。组织异质性影响患者体内的质子剂量范围。

质子治疗是图像引导的治疗。在将患者置于治疗床后，治疗师拍摄一张正交 X 线片，肿瘤医师和治疗师查阅这些图像，同时将患者调至合适体位。和光子治疗类似，可以从电子病历下载参考图像，并和日间图像进行比较。日常的治疗室内摆位图像能上传到电子病历。有些质子治疗出束口不含有光子治疗中常用的协助摆位的光野或十字线。

视网膜细胞瘤是一种少见的肿瘤（每年接近 200 例），尽管存在确定的后遗症，但对于这种疾病的外照射放射治疗，仍积累了大量的经验。麻省总医院已开展质子治疗几十年。该院正在开展质子治疗用于对视网膜母细胞瘤局部控制和放疗副作用影响的研究。质子治疗阻止了放射线进入颅内，应能减少放射治疗带来的副作用。图 15-17 所示，得克萨斯大学 MD 安德森癌症中心治疗的一个 16 个月的视网膜母细胞瘤患儿的等剂量曲线，图中显示质子治疗的剂量优势。

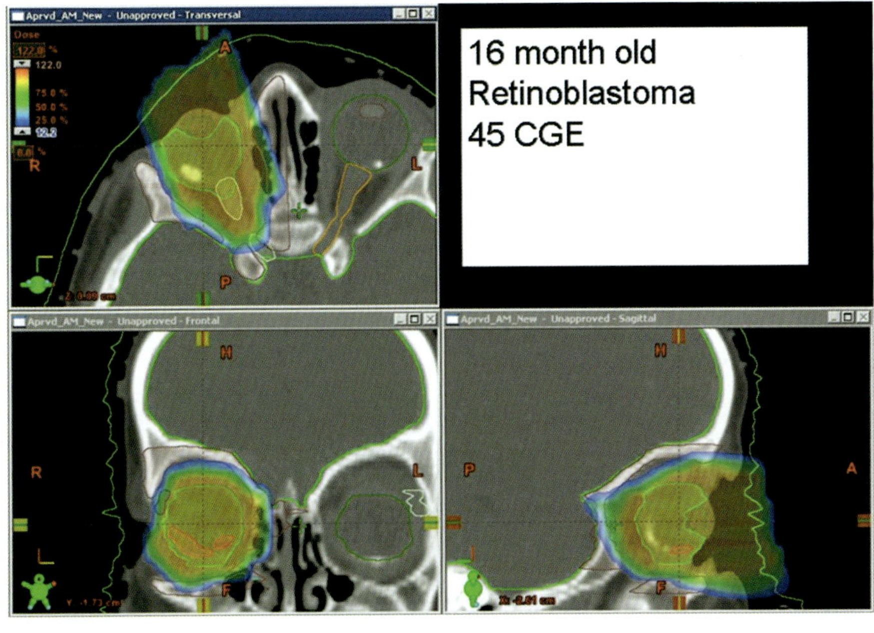

图 15-17　一个 16 个月大的视网膜母细胞瘤患儿的质子剂量分布
注：正常组织的剂量限制，如脑。CGE：钴灰等效

二、总结

• 放射治疗对于许多不同类型的肿瘤是一种有效的治疗方式。

• 放射线并无选择性，它能损伤恶性组织，也能损伤正常组织。

• 放射肿瘤治疗方式的成熟性包括通过改进诊断设备更好地确定靶区、在线成像、运动管理和立体定向治疗技术。

• 这种成熟性还包括采用近 10 年来已成为标准治疗技术的调强放射治疗进行更为适形的治疗。这种治疗也包括质子调强放射治疗。

• 调强放射治疗似乎将发展成为未来 10 年的标准治疗技术。

? 复习题

复习题的答案可以登录以下网站查看：

http://evolve.elsevier.com/Washington+Leaver/principles）

1. 现代质子治疗单元包括

a. 用于接收治疗特异信息的医院网络上的设备

b. 拥有 kV 和 MV 成像能力

c. 多个电脑系统控制

d. 设计和实施非等中心治疗设计

e. 以上全部都是

2. 图像引导放射治疗

a. 仅在 21 世纪才出现

b. 允许进行更快的患者摆位

c. 必须将模拟定位的体位和治疗体位的图像进行配准

d. 需要一个固定在加速器 C 形臂上的 X 线管

3. MV 图像与 kV 图像的区别在于 MV 图像具有

a. 更好的软组织对比度

b. 更高的空间分辨率

c. 少量的金属伪影

d. 更低的辐射剂量

4. 四维 CT

a. 需要患者屏气

b. 能用于定义呼吸动度的范围

c. 在呼吸周期内不能展示靶区的动度

d. 仅仅进行一次解剖位置的成像

5. 椎形束 CT 与常规 CT 的区别是椎形束 CT

a. 使用一个二维 X 线探测器

b. 必须使用低于 10 kV 的 kV 级 X 线管以减少散射

c. 产生的图像有更少的散射

d. 必须使用 MV 线源进行成像

6. 正常成人静息状态下的呼吸周期接近为

a. 1 s

b. 4 s

c. 10 s

d. 15 s

e. 20 s

7. 立体定向治疗的要求是

a. 专用治疗装置，如 γ 刀

b. 病灶在颅内

c. 用于成像和治疗的参考框架

d. 单次大剂量治疗

8. 管理患者的呼吸动度可以通过以下哪种方式完成

a. 让患者屏气大于 1 min

b. 使用真空带将患者固定在治疗床上

c. 腹压带

d. 呼吸门控

e. c+d

9. 质子治疗与光子治疗的一个显著优势是

a. 质子比光子生产更便宜

b. 能量仅沉积于恶性组织而不沉积在正常组织

c. 质子在体内有剂量限制范围

d. 不需要图像引导

10. 基准标记引导的治疗优势是基准标记

a. 发射电磁波

b. 容易采用超声成像

c. 包含放射活性材料，可植入于盖革计数器

d. 容易进行X线追踪

? 思考题

1. 进行精准外照射放射治疗的实施系统最重要的硬件特点是什么？

2. 进行精准外照射放射治疗的实施系统最重要的软件特点是什么？

3. 专用治疗装置与通用治疗装置对比的优势是什么？

4. 专用治疗装置与通用治疗装置对比的劣势是什么？

5. 2020年的放射治疗治疗装置会是什么样的？

（译者：黄叶才 审校：阴骏）

参考文献

1. American College of Radiology: *ACR practice guideline for the performance of stereotactic body radiation therapy*, Reston, 2006, American College of Radiology.pp 1–8.
2. Barker Jr. J.L., Garden A.S., Ang K.K., et al: Quantification of volumetric and geometric changes occurring during fractionated radiotherapy for head and neck cancer using an integrated CT/linear accelerator system, *Int J Radiat Oncol Biol Phys* 59:960–970, 2004.
3. BenedictS.H.,YeniceK.M.,FollowillD.,et al:Stereotactic body radiation therapy:the report of AAPM Task Group 101, *MedPhys*37:4078–4101,2010.
4. Boyer A.L., Antonuk L., Fenster A., et al: A review of electronic portal imaging devices (EPIDs), *Med Phys* 19:1–16,1992.
5. Brock K.K., Dawson L.A., Sharpe M.B., et al: Feasibility of a novel deformable image registration technique to facilitate classification, targeting and monitoring of tumor and normal tissue, *Int J Radiat Oncol Biol Phys* 64:1245–1254,2006.
6. Chandra A., Dong L., Huang E., et al: Experience of ultrasound-based daily prostate localization, *Int J Radiat Oncol Biol Phys* 56:436–447,2003.
7. Chang E.L., Loeffler J.S., Riese N.E., et al: Phase I clinical evaluation of near- simultaneous computed tomographic image-guided stereotactic body radiotherapy for spinal metastases, *Int J Radiat Oncol Biol Phys* 59:1288–1294, 2004.
8. Court L., Rosen I., Mohan R., et al: Evaluation of mechanical precision and alignment uncertainties for an integrated CT/LINAC system, *Med Phys* 30:1198–1210,2000.
9. Delaney T.F., Kooy H.M., editors: Proton and charged particleradiotherapy, Philadelphia, 2008, Lippincott Williams & Wilkins.
10. Ekberg L., Holmber O., Wittgren L., et al: What margins should be added to the clinical target volume in radiotherapy treatment planning for lung cancer? *Radiother Oncol*48:71–77, 1998.
11. Gerszten P.C., Burton S.A., Ozhasoglu C., et al: Radiosurgery for spinal metastases: clinical experience in 500 cases from a single institution, *Spine* 32:193–199,2007.
12. Giraud P., et al: Respiratory gating for radiotherapy: main technical aspects and clinical benefits, *ISRN Pulmonology*,2013.
13. Green O., et al: SU-E-T-352: Commissioning and Quality Assurance of the First Commercial Hybrid MRI-IMRT System, *Medical Physics* 39(6):3785,2012.
14. Hajnal J.V., Hill D.L.G., Hawkes D.J., editors: *Medical image registration*, Boca Raton, Fla, 2001, CRC Press.
15. Jaffray D.A., Siewerdsen J.H., Wong J.W., et al: Flat-panel cone-beam computed tomography for image-guided radiation therapy, *Int J Radiat Oncol Biol Phys*53:1337–1349, 2002.
16. Keall P.J., Mageras G.S., Balter J.M., et al: The management of respiratory motion in radiation oncology report of AAPM Task Group 76, *Med Phys* 33:3874–3900,2006.
17. Klein E.E., Hanley J., Bayouth J., et al: Task Group 142 report: quality assurance of medical accelerators, *Med Phys* 36:4197–4212,2009.
18. Krengli M., Hug E.B., Adams J.A., et al: Proton radiation therapy for retinoblastoma: comparison of various intraocular tumor locations and beam arrangements, *Int J Radiat Oncol Biol Phys* 61:583–593,2005.

19. Langen K.M., Pouliot J., Anezinos C., et al: Evaluation of ultrasound-based prostate localization for image-guided radiotherapy, *Int J Radiat Oncol Biol Phys* 57:635–644, 2003.
20. Lawrence J.H.: Proton irradiation of the pituitary, *Cancer* 10:795–798,1957.
21. Litzenberg D.W., Willoughby T.R., Balter J.M., et al: Positional stability of electromagnetic transponders used for prostate localization and continuous, real-time tracking, *Int J Radiat Oncol Biol Phys* 68:1199–1206,2007.
22. Forrest L.J., Mackie T.R., Ruchala K., et al: The utility of megavoltage computed tomography images from a helical tomotherapy system for setup verification purposes,*Int J Radiat Oncol Biol Phys* 60:1639–1644,2004.
23. Molloy J.A., Chan G., Markovic A., et al: Quality assurance of U.S.-guided external beam radiotherapy for prostate cancer: report of AAPM Task Group 154, *Med Phys*38:857–871, 2011.
24. Negoro Y., Nagata Y., Aoki T., et al: The effectiveness of an immobilization device in conformal radiotherapy for lung tumors: reduction of respiratory tumor movement and evaluation of daily setup accuracy, *Int J Radiat Oncol Biol Phys* 50:889–898,2001.
25. Potters L., Steinberg M., Rose C., et al: American Society for Therapeutic Radiology and Oncology and American College of Radiology practice guidelines for the performance of stereotactic body radiation therapy, *Int J Radiat Oncol Biol Phys* 60:1026–1032, 2004.
26. Serago C.F., Chungbin S.J., Buskirk S.J., et al: Initial experience with ultrasound localization for positioning prostate cancer patients for external beam radiotherapy, *Int J Radiat Oncol Biol Phys* 53:1130–1138, 2002.
27. Solberg T.D., Balter J.M., Benedict S.H., et al: Quality and safety considerations in stereotactic radiosurgery and stereotactic body radiation therapy: executive summary,*Pract Radiat Oncol* 2:2–9,2012.
28. Stevens C.W., Munden R.F., Forster K.M., et al: Respiratory-driven lung tumor motion is independent of tumor size, tumor location, and pulmonary function, *Int J Radiat Oncol Biol Phys* 51:62–68,2001.
29. Timmerman R., Papiez L., McGarry R., et al: Extracranial stereotactic radioablation: results of a phase I study in medically inoperable stage I non-small cell lung cancer patients, *Chest* 125:1946–1955,2006.
30. Uematsu M., Fukui T., Shioda A., et al: A dual computed tomography linear accelerator unit for stereotactic radiation therapy: a new approach without cranially fixated stereotactic frames, *Int J Radiat Oncol Biol Phys* 35:587–592,1996.
31. Wong J.R., Grimm L., Uematsu M., et al: Image-guided radiotherapy for prostate cancer by CT-linear accelerator combination: prostate movements and dosimetric considerations, *Int J Radiat Oncol Biol Phys* 61:561–569,2005.
32. Yorke E., Rosenzweig K.E., Wagman R., et al: Interfractional anatomic variation in patients treated with respiration-gated radiotherapy, *J Appl Clin Med Phys*6:19–32, 2005.
33. Yu C., Main W., Taylor D., et al: An anthropomorphic phantom study of the accuracy of Cyberknife spinal radiosurgery, *Neurosurgery* 55:1138–1149,2004.

第 16 章

粒子治疗

目的

- 粒子治疗定义及其在放射治疗中的作用
- 描述传统放射治疗和粒子治疗之间的差异
- 描述粒子治疗配送系统的类型
- 解释了解粒子治疗中不确定度的重要性
- 比较和对比被动散射粒子治疗和调强粒子治疗
- 讨论粒子治疗与传统光子治疗相比的先进性和优越性

一、概述

放射治疗的目的是尽可能给予肿瘤组织以较高的放疗剂量，同时避免周围正常组织遭受辐射。为了达到对肿瘤组织最大剂量照射的目的，光子治疗需要采用多个照射野，这使较多的正常组织体积暴露在低剂量辐射中。光子在试图增加目标照射靶区剂量时，正常组织不可避免地会暴露于不必要的辐射中，这是限制某些部位肿瘤放疗剂量不可增加的主要原因。与其相反，粒子治疗因为其最大能量可以集中在每个患者的特定范围内，能够减少肿瘤周围正常组织的辐照。粒子治疗是一种利用高能加速的粒子治疗肿瘤的方法，因此粒子治疗也是一种外照射技术。最常用于治疗的粒子是质子和碳离子，其他的粒子，如中子、氦、氖和硅也曾使用过。粒子的特性决定了其在有限且确定的深度上提供最大能量成为可能。通过扩展最大能量范围，使单个束流可以三维地覆盖肿瘤靶区，这在常规光子治疗中是不可能的。正常组织辐射剂量的减少，使得肿瘤靶区剂量增加成为可能，进而增加了肿瘤控制概率。

离子束具有剂量急剧跌落的特性，正因为如此，一些不确定因素，如扫描范围不确定、CT 密度转换不确定和粒子束远端的相对生物学效应（relative biologic effectiveness, RBE）不确定会影响照射的精度。即便如此，粒子疗法已被临床广泛用于治疗各种肿瘤，包括颅底肿瘤、葡萄膜黑色素瘤、头颈部肿瘤、肝细胞癌、肺癌、乳腺癌、脊柱肿瘤和儿童肿瘤。

质子治疗约占总的粒子治疗市场的 88%，在美国则为 100%，因此，本章的大部分内容主要集中在质子方面。传统的质子治疗方法是被动散射质子治疗（passively scattered proton therapy, PSPT），PSPT 提供单一能量的质子束，利用光栅和补偿器能够使单一均匀剂量覆盖整个肿瘤靶区。随着质子束流配送系统的发展，能够进行笔形束扫描（pencil-beam scanning, PBS）治疗，也被称为调强质子治疗（intensity-modulated proton therapy, IMPT），它通过用铁扫描的多种能量的质子离散点而覆盖肿瘤。目前，IMPT 可以与高剂量适形的调强放射治疗（IMRT）媲美，并拥有减少正常组织低剂量辐照的优势。质子加速器设计及其相应技术的进步促进了美国乃至世界质子治疗市场的扩大。

本章主要阐述粒子疗法的优势及其不确定性，重点集中于质子治疗方面。

二、发展历史

Ernest Rutherford 于 19 世纪初发现了质子线，他用希腊单词“protos”(“最初”的意思)来命名它们。他早期的实验认为质子束具有一个确定的范围，峰值剂量沉积在与质子能量相关的一定深度，峰值以外几乎没有剂量。这一现象由 William Bragg 命名为布拉格（Bragg）峰现象（图 16-1）。

美国物理学家 Ernest O. Lawrence 和他的团队于 1930 年发明了第一台回旋加速器，它能够加速质子至足够高的能量而用于癌症的治疗。回旋加速器通过圆形磁场中的交变电场来加速带电粒子。十年后，他们研发了一个直径为 184 英寸的同步回旋加速器，能够加速产生 340 MeV 能量的质子。

哈佛大学物理学家 Robert Rathburn Wilson 于 1946 年首次提出质子治疗癌症的概念，他强调质子的基本属性的 Bragg 峰可控制在毫米级以内，并可以通过使用一个射程旋转调制器来进行 Bragg 峰最大能量的展宽。旋转调制器是由多个不同厚度的吸收器组成的，这些吸收器在线束的路径上旋转，以改变达到靶区最远端所需的最大能量的射程。第一个接受质子治疗的是一位脑垂体瘤患者，他于 1954 年在加州大学伯克利分校接受治疗。1954 ～ 1957 年，有 30 名患者在这家医院接受了质子治疗。

20 世纪 50 年代和 60 年代，粒子治疗设备研发发展缓慢，1957 年在瑞典的 Upssala、1961 年在麻省理工学院和哈佛回旋加速器实验室、1967 年在莫斯科理论和实验物理研究所分别建立了粒子束治疗设备。大多数早期的设备主要用于研究而不是治疗，经过一段时间的发展，初步尝试用于治疗颅内或眼部肿瘤。粒子治疗领域在 20 世纪 70 年代和 80 年代逐渐发展起来，主要基于粒子治疗眼、脑、颅底和儿童肿瘤方面的临床研究结果，在此期间，肿瘤靶区和正常组织勾画的辅助技术以及质子治疗计划的算法也得到了长足的发展。1990 年，世界上第一个拥有质子治疗设备的医院在加州洛玛琳达开业，该设备拥有一个 250MeV 的被动散射同步加速器，有 3 个旋转机架和 1 个固定束流。同步加速器使带电粒子在电场中加速，并通过增大磁场而增加能量。

由于许多质子治疗不同类型肿瘤的临床结果发表数量不断增加，在世界范围内，粒子治疗中心数量几乎增加了两倍，从 1954 ～ 2005 年的 25 个中心增至 2006 ～ 2014 年的 69 个中心，主要分布在美国、亚洲和欧洲。此外，商业化运作和加速器设计上的进步，导致了粒子治疗设备成本和运行成本的降低。粒子治疗协作组的网站上可以浏览到截至 2018 年世界范围内正在运行和即将安装的粒子治疗设备的全面清单。

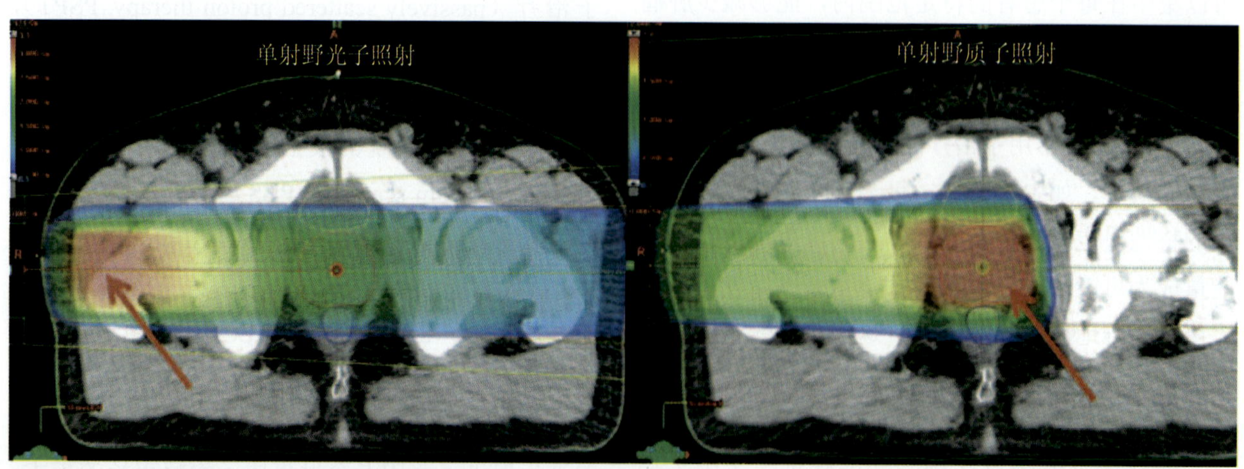

图 16-1　单个射野的光子和质子剂量分布对比

三、粒子治疗的基本原则

1. 加速器

用于癌症治疗的加速器可分为回旋加速器和同步加速器两种类型。世界范围内回旋加速器和同步加速器均有应用。一般来说，同步加速器通过一种清洁的方法获得连续可变的能量，而回旋加速器产生均匀的剂量强度，但剂量率更高。

虽然回旋加速器可靠、紧凑且易于操作，但同步加速器也能够产生患者治疗所需的线束能量，同时能够避免线束下游对降能器的需要。降能器的应用额外增加了与束流的相互作用，从而增加了次级中子的产生。中子的增加反过来又需要增加束流出口附近的屏蔽系统厚度。这种设计也使降能系统中的金属变得更加具有放射性，因为金属需要时间来“冷却”，这势必会延迟维护开始时间。同步加速器的缺点是需要复杂的系统来引出治疗所需的精确能量。此外，同步加速器的流强小于回旋加速器，这需要更长的治疗时间。然而，同步加速器设计方面的进步基本已经解决了这个问题，其能够产生与回旋加速器相似的剂量率，目前这两种加速器都可以产生 1 ～ 2 Gy/min 的剂量率和 30 cm×30 cm 大小的照射野。

用于治疗的质子被加速到很高能量，通常在 50 ～ 250 MeV 的范围内。加速的质子通过一系列强磁铁在真空中传输，这些磁铁将通过传输系统的笔形质子束聚焦并传输到每个治疗室。束流传输到质子治疗室的类型有多种选择，束流可以通过水平固定、垂直固定或特定角度，360° 机架或部分机架（如 185° ）传送。目前世界上最大的质子中心有 5 个治疗室，大多数治疗中心有多种方向的束流配送方式。

治疗头内的装置可以进一步聚焦和塑形质子束。这些装置针对加速器和质子治疗实施技术的类型 [即被动散射质子治疗（PSPT）与笔形束扫描（PBS）] 特殊定制。

2. 被动散射粒子治疗（PSPT）

PSPT 方法是目前最常用的质子束治疗方法。PSPT 使用一些设备将质子束横向和纵向散射，治疗头内的单或双散射装置将聚焦的质子束扩散到射野的边缘，利用射程调制轮产生展宽的 Bragg 峰（spread-out Bragg peak, SOBP），其最大能量可以覆盖从最远端至最近端的整个肿瘤。补偿器的应用能够让靶区远端的剂量分布更适合肿瘤形状，这种补偿器是由丙烯酸或石蜡材料制作而成的。补偿器是由治疗计划系统（TPS）计算患者皮肤表面和靶区远端之间的水等效厚度而设计制作，然后进行模糊技术处理，模糊技术是根据肿瘤内部运动和摆位的不确定性对补偿器设计进行修改，使之能够尽可能保证在引入不确定因素时靶区剂量不受影响。补偿器设计还考虑了组织类型的特异性和患者的外形轮廓的个体性。

PSPT 使用多叶片准直器（multileaf collimators, MLCS）或黄铜挡块来进行准直，黄铜挡块更常用。这些准直装置可以调整横向剂量分布。临床结果表明利用 MLC 和黄铜挡块两者的剂量分布具有差异。尽管 MLC 是替代黄铜的一个高效和经济的设备，但是一些临床医生担心钨合金 MLC 的使用产生更多的次级中子，可能会导致患者和工作人员的中子辐射暴露增加。

3. 笔形束扫描粒子治疗（PBS）

PBS 利用质子的带电荷特性和两个磁场，以扫描的方式聚焦并引导质子贯穿肿瘤（图 16-2）。回旋加速器只能引出最大能量的束流，因此回旋加速器中利用束流引出后和治疗头前的能量选择系统提供适合的扫描束流进行治疗，而横向扫描是通过栅扫描系统或离散点扫描系统实现的。同步加速器通过在每个射程内引出所需的能量来实现扫描束治疗，并通过侧向点扫描横向扩散质子。PBS 不需要束流塑性装置，因此，剂量分布在近端和远端更加适形，这也减少了射野中潜在的中子数量。

PBS 分均匀扫描和非均匀扫描两种方式。均匀扫描通过多个均匀射野的照射而使整个肿瘤靶区呈现出均匀的剂量分布。如果采用多个射野进行照射，每个射野都能独立地使剂量完全地覆盖肿瘤靶

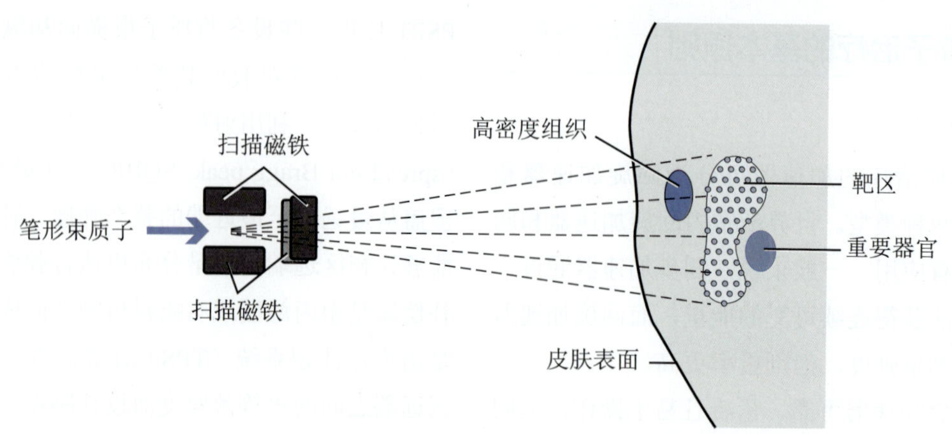

图 16-2　点扫描适形质子治疗（由 MD Anderson 癌症中心网站提供）

区。与此不同，非均匀扫描方式中，每个射野提供的是非均匀剂量，通过多个射野的组合使靶区剂量分布更为均匀（图 16-3）。非均匀扫描技术类似于光子治疗的调强放射治疗技术（intensity-modulated radiation therapy，IMRT），由于它与光子 IMRT 具有相似的技术特点，因此非均匀扫描也称 IMPT。

4. 放射生物学

与常规光子线相比，粒子放疗具有重要的放射生物学因素。相对生物学效应（the relative biologic effectiveness, RBE）用于评价一种射线与另一种参考射线比较时的生物学有效性，带电粒子的相对生物学效应高于光子，因此，获得相同的生物效应需要较低的辐射剂量。

质子比碳离子的 RBE 低，因为它们具有更低的线性能量传递（linear energy transfer, LET）值。LET 是带电粒子在一定距离的介质内传递时损失的平均能量。质子的 RBE 值为 1.1，而碳离子的 RBE 值在布拉格峰值区域 3 ～ 5 之间变动。虽然这些值在常规使用，但是 RBE 可以根据束流路径中的物理和生物特征而变化。超出布拉格峰值 1 ～ 2 mm 的区域，具有最高不确定性和最大剂量，当束流指向重要器官时这部分剂量可能会延伸到重要器官（图 16-4），这是制订治疗计划时应该考虑的一个重要因素，特别是当 RBE 值增加时，更应注意朝向敏感正常组织的射束（图 16-5）。

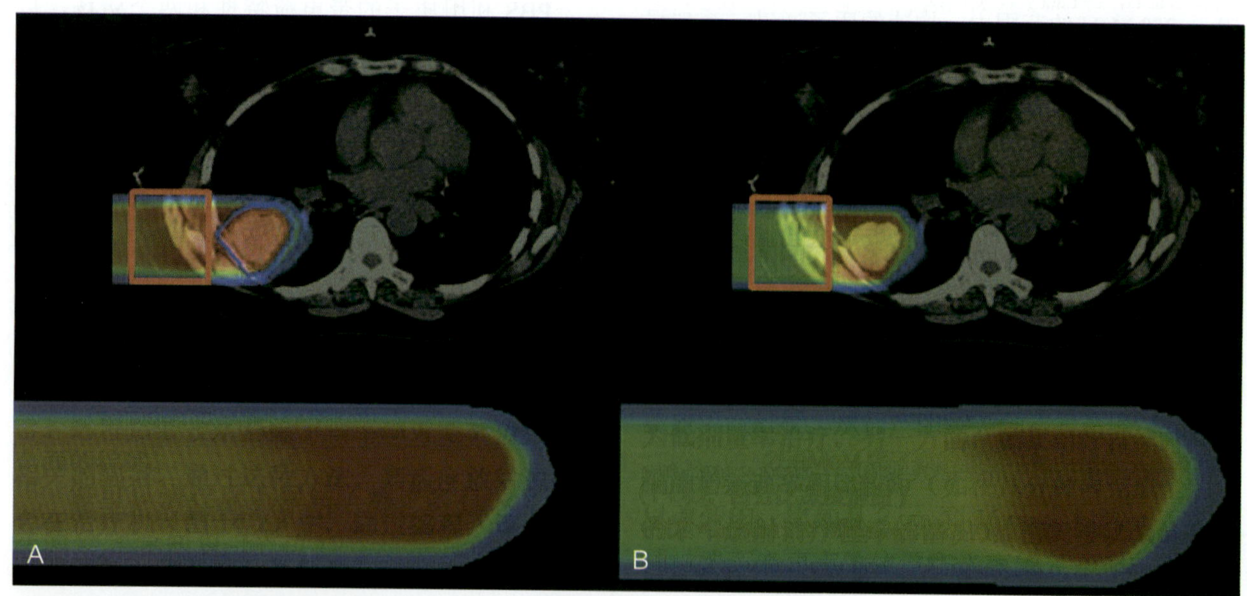

图 16-3　肺癌的被动散射粒子治疗（A）和笔形束扫描治疗（B）

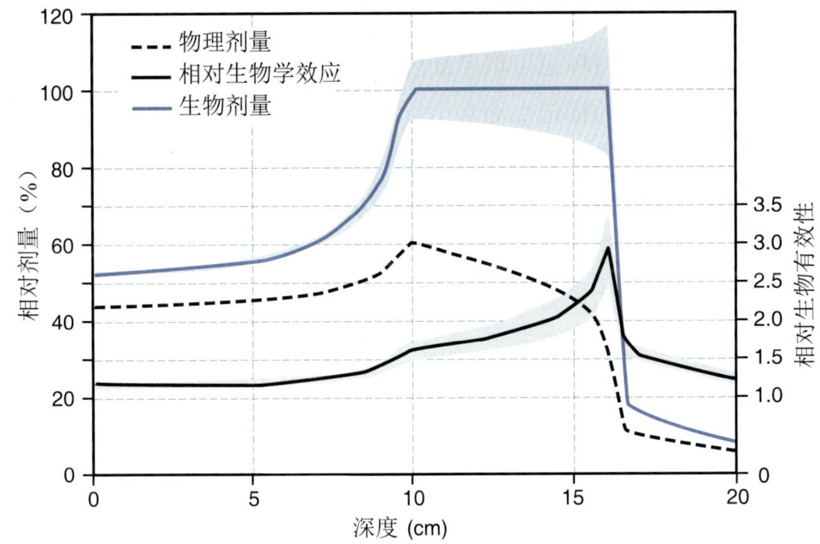

图 16-4　生物剂量、物理剂量、RBE 之间差异

（引自 Suit H, DeLaney T, Goldberg S, et al：Proton vs carbon ion beams in the canceritive radiation treatment of cancer patients，Radiother Oncol 2010.95：3-22）

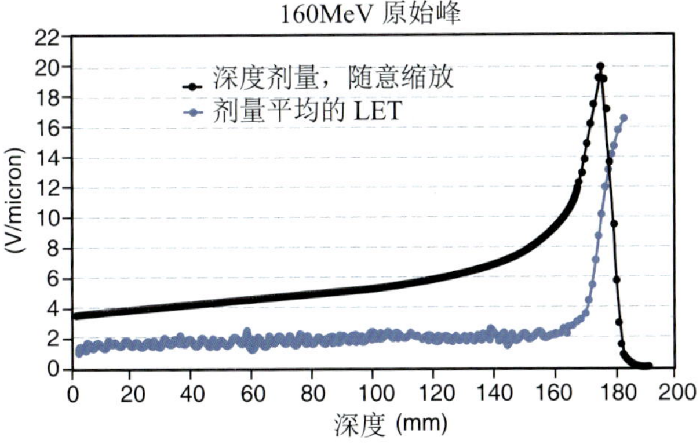

图 16-5　质子束的线性能量转移（LET）显示了质子束的平均能量如何沿束流路径沉积，某个深度达到峰值由能量决定

（引自 Suit H，DeLaney T，Goldberg S，et al：Proton vs carbon-ion beams in the canceritive radiation treatment of cancer patients，Radiother Oncol 2010.95：3-22）

四、模拟定位

1. 图像采集

放射治疗计划主要采用 CT 影像。三维（3D）信息用于勾画肿瘤和正常组织结构。体位固定技术已在放射治疗中得到很好的应用。体位固定的目标是为患者在日常治疗中提供可重复的治疗体位。在模拟定位过程可采用热塑性体膜、聚氨酯发泡剂和真空成型模具定制设计固定装置和（或）体模，可伸展的头部固定器通常用于头部和颈部以及颅内靶区，以增加可选择的射野数量。粒子治疗市场增长迅速，定位产品供应商也正在研究提供粒子治疗特定的解决方案。值得注意的是，对于具有多种设备（即质子和光子）的机构，粒子治疗特异性固定装置可用于光子治疗，但光子治疗固定装置不一定适用于粒子治疗。

此外，还需考虑以下因素：固定装置日常变化的不确定性，患者和固定装置的边缘效应，解剖变化，设备不确定性和靶区运动。固定类型根据特定部位和以利于最佳射束入射的最大解剖位置来选择。束流选择和入射方向是粒子治疗的重要组成部分，因此，每天的设置必须是一致的并且可重复，因为轻微的内部或外部变化可显著改变布拉格峰的深度。这可能导致剂量覆盖肿瘤的范围减小，或者某个危及器官接受的剂量增加。固定装置应尽可能与治疗床关联。关联将简化患者的摆位并最大限度地减少成像前患者初始位置的巨大变化。如果可能，应尽可能使用边缘密度变化不明显的固定装置，特别是头部固定装置。

必须特别注意固定装置中所用材料的类型和厚度。最小化水等效厚度（water equivalent thickness，WET）非常重要，因为它会影响半影和射程的不确定性。WET 是射束穿过材料的水等效厚度。当 WET 值增加时，束流衰减得更多。必须知道每个设备的 WET 并在 TPS 中精确建模，以便可以精确计算射程。

2. 固定装置的不确定度

在临床治疗之前，正确评估定制的固定装置是很重要的。当它们相对于患者治疗的分次间、分次内或模拟 CT 扫描时移位，其厚度的不均匀和真空袋的不一致都可能影响剂量范围的不确定性，确保模型和身体形状不会随时间变化也很重要。外部刺激（如热、冷或湿度）可能会改变固定装置的形状。这些变化不仅会降低固定装置的稳定性，还会造成射束射程的不确定性。因此，这凸显了对新的可定制固定装置进行一段时间内的一致性、成形性和可靠性的全面评估非常重要。

在模拟定位过程中使用哪些装置的沟通在模拟和治疗室之间非常重要，因为在治疗期间使用的所有固定装置必须具有与模拟定位时相同的尺寸、形状、组成和湿度。在使用一个设备代替另一个设备之前，必须彻底评估其可替换性。没有评估的任何参数的变化可能会引入额外射程的不确定性。每个治疗室的固定装置的标准化以及为工作人员在每个治疗室内使用这些装置设置权限，有助于消除可能的摆位和固定误差。

3. 解剖变化

患者外部解剖结构的一致性也非常重要。外部解剖结构的变化，无论这种结果是由肥胖患者的体重减轻或是由组织移位造成的，都可以改变最初计算的粒子束的最小化水等效厚度。靶区水等效深度的变化可导致靶区照射不足和（或）远端边缘之外结构的过度照射。体模通常用于肥胖患者，以提高皮肤表面的可重复性。体重减轻，尤其是对于头颈部肿瘤患者，是一个值得关注的问题，因为它会降低固定装置的稳定性和重复性。

4. 运动管理

粒子治疗的内部运动管理概念与常规光子治疗技术非常相似。肿瘤运动估计不充分可能导致丢失肿瘤靶区或肿瘤外的正常组织超量照射。建议受呼吸运动影响的部位使用四维 CT 扫描，屏气门控或呼吸门控来评估肿瘤相对应的其他内部结构（如肋骨、胸骨、锁骨和肩部）的运动。植入低 Z 材料标记可以帮助肿瘤跟踪和患者摆位。粒子治疗中的标记点通常用于肺癌、肝癌和前列腺癌，但使用低密度的标记点非常重要，这样可以最大限度地减少 CT 扫描时产生的伪影（图 16-6）。

小肠内气体、直肠气体或膀胱充盈等内部变化也会影响肿瘤运动。前列腺癌患者可通过直肠内放置充满水或空气的球囊而改善内部变化的不确定性。Wang 等表明前列腺癌的对称内部外扩边界因此减少了 40%。直肠内球囊还减少了由直肠气体引起的前列腺位置的不可预测的不确定性（图 16-7）。

患者固定和摆位在粒子治疗中发挥着重要作用。综合考虑上述所有因素，由于射程不确定性，应减少固定装置对肿瘤覆盖和正常组织剂量的可能的影响。

五、治疗计划考虑因素

粒子治疗能使肿瘤照射剂量最大化并减少正常组织剂量的能力是其相对于其光子治疗的主要优势。正常组织剂量的减少使得靶区剂量提高变得更可行，同时降低了毒性反应的可能性，并降低了年轻患者继发性恶性肿瘤的风险。

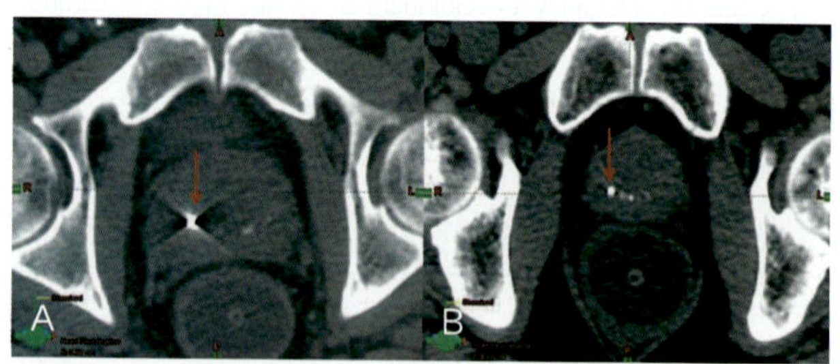

图 16-6 伪影较多（A）和可接受的伪影（B）的标记点图像

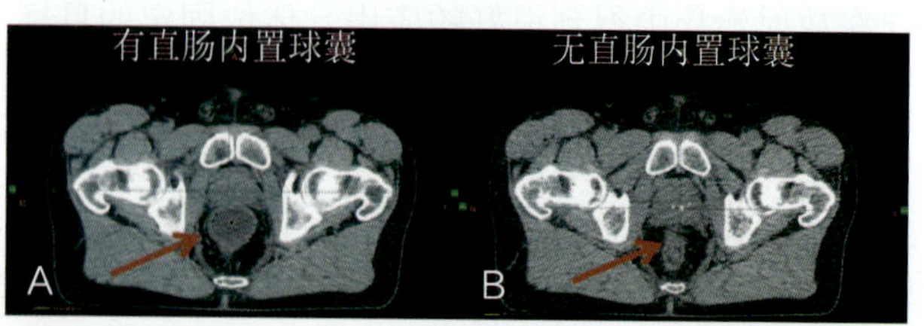

图 16-7 内置（A）和没有内置（B）直肠球囊示意图

1. 治疗计划的不确定性

粒子治疗的优势是以可控制的额外不确定度为代价，但在治疗计划时需要特别考虑。以下是治疗计划审查要考虑的因素：射程不确定度，相对生物学效应，固定装置，摆位误差，器官运动，解剖变化以及金属和人工制品。

射程不确定度。多种因素可影响粒子束的射程不确定度，例如剂量计算、摆位误差、器官运动和解剖变化以及生物学影响。射程不确定度定义为质子束射程预期末端的计算不确定度。

利用千伏（kV）能量的 X 线采集 CT 图像，并且基于 CT 图像计算射线的衰减和散射。CT 中的原始线性衰减系数信息被转换为 Hounsfield 单位（HU），它给出每个像素中的物质相对于水的线性衰减系数，然后必须将 HU 转换为相对电子密度以计算治疗粒子的相对阻止本领（relatwe stopping power, RSP）。文献中已经提出将 HU 值转换为 RSP 用于质子治疗。根据 Moyer 等的计算，由 CT 值 / HU 对阻止本领转换引起的射程不确定度的可接受值是 3.5%，通过使用上述 RSP 转换方法对 PSPT 的靶区前缘和后缘的外放边界的计算已经很好地建立，因为剂量配送和调制技术不同于 PSPT，该方法并不能有效地适用于 PBS。靶区前缘和后缘的边界在束流路径的近端或远端方向上对临床靶区体积（clinical target rolume, CTV）还需要额外外扩，以克服摆位、运动和射程的不确定度。

质子断层成像设备是消除与 RSP 转换相关不确定性的一种方法，因为生成的图像将直接计算体内的质子阻止本领。质子断层成像是在 1981 年提出的，但到目前为止尚未推出商用产品。因此，正确地校准 CT 并使用合适的转换表以获取相对阻止本领是非常重要的，这使粒子束远端射程的不确定度可以最小化。

由于布拉格峰尾部计算的不确定度导致了额外的射程不确定度。布拉格峰可以发生变化，变化的量取决于质子能量和束流相对于布拉格峰的路径上的不均匀性。已有的结论是，对于 220 MeV 的质子束，在峰的剂量跌落区的 80% ～ 20% 的范围内，存在大约 2 mm 的位置差异，对于 90% 的位置，大约为 1.5 mm。治疗计划算法没有考虑峰尾的计算误差，因此必须将额外的外放加到 RSP 转换率的 3.5%CT 数上。增加的额外的外放边界由治疗中心自行决定，但它的范围建议为 1 ～ 3 mm。

当使用远端射程可进入重要器官的射束时，应高度谨慎，因为实际射程很有可能比治疗计划系统中计算的更远。对某些病例来说这可能很难避免，因此，如果必须使用朝向重要器官的射野，则建议计划中使用的其他射野避免进入相同的重要器官。

鲁棒分析。鲁棒分析是对可能具有很大程度不确定度病例的通用分析方法。通过将 CT 值缩放到 RSP 转换曲线以相同程度的预期射程不确定度（如 ±3.5%）并创建具有固定参数的验证计划来执行该分析。该分析将总结肿瘤覆盖率和重要器官剂量的总不确定度影响。如果对鲁棒分析结果不满意，可以重新优化治疗计划。也可以在鲁棒分析中模拟等中心位移（如 ±3 mm），并且可以在剂量体积直方图（dose volume histogram, DVH）上显示所有验证计划的最坏情况。该分析工具有助于增加一定程度的信心，使治疗计划更加安全可靠（图 16-8）。

相对生物学效应（RBE）。RBE 是在进行粒子治疗计划时应该考虑的另一个重要因素。临床上接受的质子治疗的 RBE 值为 1.1。碳粒子的 RBE 范围为 3 ～ 5。因为 LET 随 SOBP 中的深度而增加，质子束远端的 RBE 可以比临床增加的 10% 高出 25%。当对射程远端的 RBE 校正时，即 90% 深度剂量的远端范围，可以额外增加 2 mm 或更多。理论上，额外的 2 mm 应该在质子束中添加或者更多，以考虑通过 SOBP 的 LET 变化和在射程结束时增加的 RBE。与射程不确定性类似，特别是在射程末端 RBE 很高时治疗计划系统没有考虑有效的 RBE。因此，需由临床团队来评估 RBE 对每个治疗计划可能的影响。

摆位误差。由于射野和靶区的位置偏移，摆位误差会显著影响 CTV 的剂量覆盖范围。PTV 是光子治疗中使用的几何概念，用于确定侧向边缘，以便 CTV 在可能的摆位误差的情况下接收处方剂

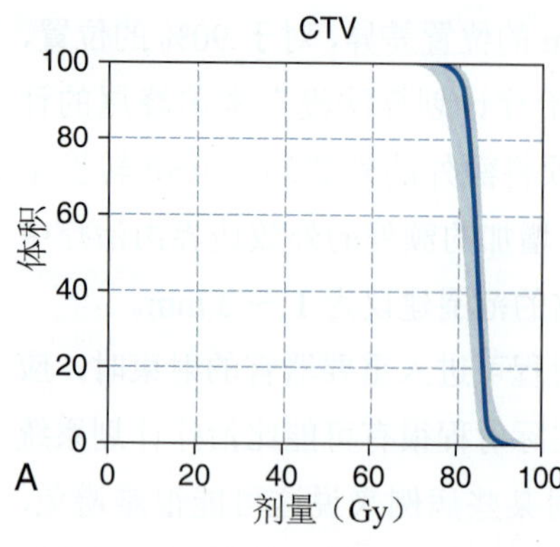

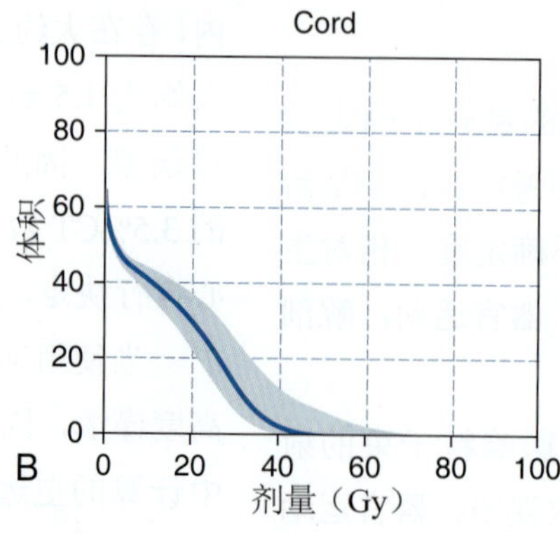

图 16-8 剂量体积直方图的鲁棒分析
（由 MD Anderson 癌症中心的 Mohan 博士和 Liu 博士提供）

量。摆位误差不仅影响粒子治疗的侧边缘，而且影响深度方向。因此，PTV 概念不适用于质子治疗，因为必须在深度方向上有额外的考虑以解决射程不确定度，其通常不同于侧向边缘。如果摆位误差在射束入射方向上而没有改变 WET，那么对肿瘤覆盖的影响将是最小的，但光子可能会受到显著影响。国际辐射单位和测量委员会 ICRU78 号报告《质子束治疗的处方、记录和报告》是用于解决与质子治疗射程不确定度有关具体问题的一个指南。对于同一 CTV，每个射野由于远端射程和束流路径中材料的特性，将具有不同的远端和近端外扩。因此，均匀外扩的 PTV 并不适用（图 16-9）。

在 PSPT 方法中，通过使用笔形束算法来计算最大能量。将质子束分割成小的笔型窄束，并且追踪每个窄束的射程以确定治疗野所需的 WET。基于射程追踪结果设计补偿器，使得剂量在肿瘤的远端上适形。例如，补偿器厚度在射线追踪检测到骨骼的地方较薄，而在射线追踪检测到低密度肺组织的地方较厚。患者体外或体内的运动，或摆位误差可以改变患者与补偿器的相对间距，从而产生补偿器和原始 WET 计算的误差。如果由于内部器官运动而使骨骼相对于补偿器移动，则小束可以穿过补偿器中更厚或更薄的区域，使其分别在肿瘤的远端之前停止或超出肿瘤远端后才停止。可能引起这一问题的内部运动的常见例子是肩部移位、肋骨运动和骨盆旋转。评估肿瘤周围结构的运动是一种在光子放疗中不常用的概念，但它是粒子治疗计划的一个重要方面。为了评估器官运动的影响，每周的四维 CT 扫描对于在肺部或膈肌内或附近的患者是很有必要的，而器官运动不一致的患者，例如膀胱充盈或肠胀气，可能仅需要在治疗过程中根据验证 CT 的具体情况而定。

Urie 及其同事提出了模糊的概念，以解决由于摆位误差或器官运动导致的 WET 的一些可能的变化。补偿器中较薄部分由给定的半径模糊修改边界，该边界等于或大于可能的摆位误差或器官运动（图 16-10）。

在摆位误差或器官运动的情况下，为了保证肿瘤覆盖而通过模糊技术减少补偿器的总体厚度，这导致更多的剂量超出肿瘤后沿并进入健康组织。

模糊技术并不适用于 PBS，因为该方法不使用补偿器，并且实施技术更复杂，因为剂量是由一个

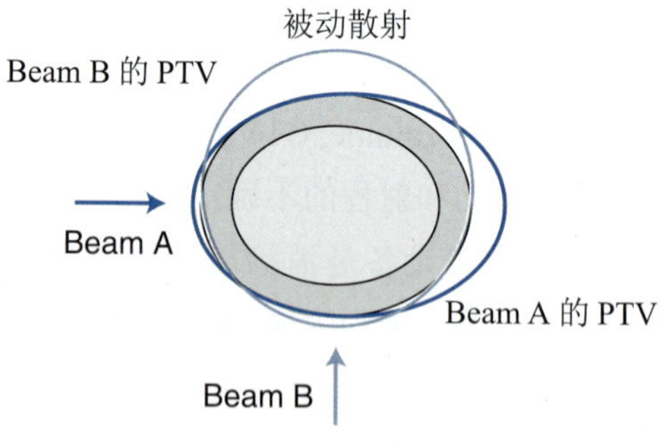

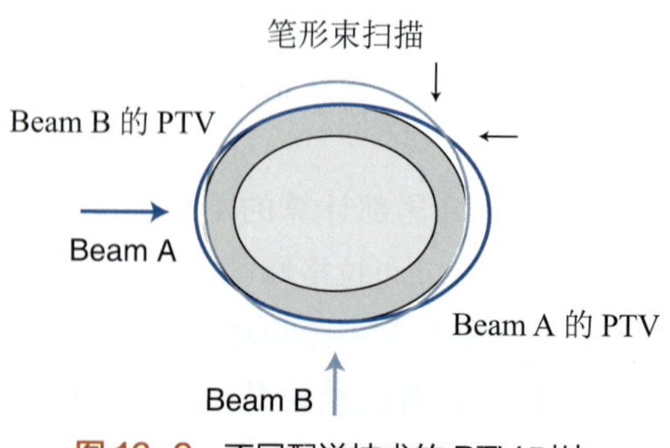

图 16-9 不同配送技术的 PTV 对比

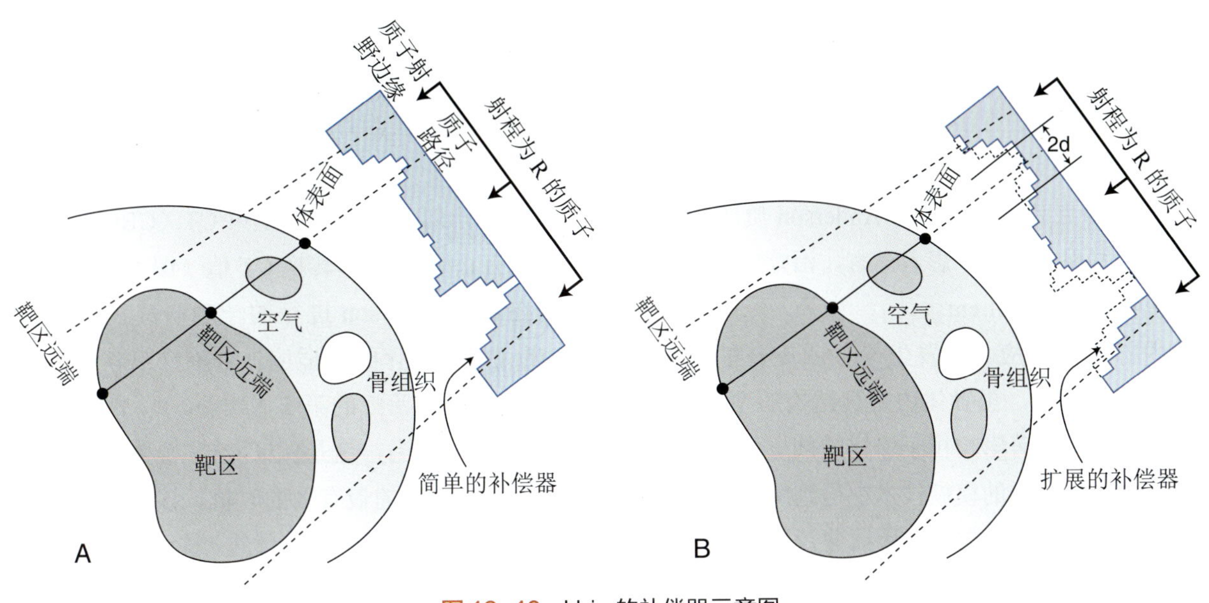

图16-10 Urie的补偿器示意图

（引自Urie M，Goitein M，Wagner M：Compensating for heterogeneities in proton radiation therapy, Phys Med Biol 1984.29:553-566）

个小束斑逐层填充到靶区的。针对PBS均匀扫描的射程不确定度提出一个概念称为射野特定计划靶区（beam-specific planning target volume, bsPTV）。均匀扫描技术不使用物理补偿器，这导致了射程的一些意想不到的变化，因此，标准、统一的PTV可能不能满足这些射程的不确定度。然而，可以通过修改射线追踪来创建用于质子治疗的bsPTV，以解决由摆位误差或器官运动引起的射程不确定度。系统射程不确定度被添加到CTV的近端和远端边缘，进而为可能的射程误差添加额外的外扩。

目前正在进行研究以寻找解决非均匀扫描IMPT的摆位误差和器官运动的技术。器官运动时，在多层中配送的数千个束斑之间的相互影响，将成为一个需要解决的复杂问题。WET变化可能导致束斑配送在其他层中，这会导致重叠处的剂量热点和预期束斑所在处的剂量冷点。所有这些可能的不确定度在常规治疗计划中都没有考虑。研究表明，对于多个部位，每个分次的照射误差可能很大，例如肺部治疗中单个分次的误差为34%，30个分次误差为18%，肝脏治疗一个分次为33%。当IMPT治疗的器官很有可能运动时应考虑跟踪，可以使用运动管理技术，如门控、屏气门控和金标追踪等，以便最大限度地减少照射范围。在IMPT的剂量配送时，建议将照射至整个靶区的总剂量分多次照射，这一方法称为“重绘”。重绘的缺点是治疗时间会随着重绘次数成比例增加。

鲁棒优化方法。鲁棒优化方法也在积极地研发中，这是一种通过将PBS不确定性纳入优化过程来使其最小化的计划设计方法。一种（鲁棒优化）方法使用九个计划中的“最坏情况”，其中包括每个方向上的±摆位误差（A-P，R-L，S-I），每个计划的±射程不确定度以及最低要求的优化计划。优化程序根据所有九个计划为CTV内的每个像素点分配最低剂量，并为CTV外的每个像素点分配最高剂量，然后优化该计划以满足目标，与基于PTV的计划相比，该技术已证明对摆位误差和射程不确定性更具鲁棒性，并且减少了健康组织的照射剂量。

外部边缘效应。边缘效应可以定义为穿过固定装置（即治疗床或头部固定架）的边缘的粒子束。如果射野穿过，当患者相对于该边缘位置发生移动时，粒子束射程可以受到显著影响。相对于这些边缘的定位装置差异不仅影响射程，而且影响边缘周围剂量的不均匀性。

如果需要这些固定装置确保稳定的固定，则在治疗计划过程中选择的射野应该避开这些区域。当射野通过该区域进行治疗时，治疗床的边缘会引起严重的问题，因为患者不会每天横向位于相同的确切位置。得克萨斯大学 MD Anderson 质子中心的一项研究发现，相对于患者而言，治疗床每日横向的位置移位可超过 1 cm。

内部边缘效应。当发生平移或旋转的摆位误差或器官运动时，患者体内解剖结构的 WET 的急剧变化，这将显著影响粒子治疗的剂量分布。这些变化可以在补偿器的模糊技术中得到解决，但代价是牺牲靶区的剂量均匀度。因此建议避免使用与高梯度 WET 区域平行的射野。

解剖变化。包括肿瘤在内的解剖学变化在头颈部（head and neck，HN）和肺部是很常见的，并且质子束路径中的任何组织变化都可以引起剂量学变化。HN 肿瘤的解剖学变化主要是肿瘤缩小和体重减轻的结果。肺部，特别是体积巨大的肺肿瘤，可能会发生较大的变化。固定装置（即真空袋）可引起解剖学变化，这可能会导致胸壁周围软组织发生不必要的变化。当需要射野从后背入射时，真空袋或体模可能是有优势的，因为这些装置可以使组织始终保持同一形状从而使得 WET 保持不变。乳房组织的再现性很难控制，因此应仔细考虑乳房组织或周围的射野角度的选择。

每周离线 CT 是评估整个治疗过程中解剖学变化的有效技术。每周 CT 可生成新的解剖结构的验证计划，可以在治疗过程中实施自适应计划，以减少解剖学变化对剂量分布的影响。离线 CT 通常用于验证计划，因为与锥型束 CT（CBCT）相比，它们具有正确的 RSP 转换 CT 值（图 16-11）。

在 MD Anderson 进行的一项研究显示，完成 HN 的 IMPT 治疗的自适应计划治疗第 4 周内使用离线 CT，并在治疗的第 5 周实施，与 33 个分次中的 10 分次时相当，这是保证 CTV 覆盖率并尽量减少腮腺剂量增加的最有效的时机。该研究表明，如果患者在治疗的前 4 周内体重减轻 10 磅或 5% 以上，则需要进行自适应计划。

Shi 等针对肺癌进行了类似的研究，他们报道，针对肿瘤显著缩小的肺癌病例，如果没有自适应重新计划，相比于原计划肺 V20 将增加 20% 或更多，脊髓增加 150%，食管增加 200%。其他已发表的研究表明，自适应计划对肺、颅咽管瘤、脊柱肿瘤、腹膜后肉瘤、胰腺、肝肿瘤和前列腺患者的直肠充盈有益。

对于 IMPT 来说，自适应计划补偿解剖变化的优势是显而易见的，但大多数治疗部位的自适应计划的指南、频率和时间尚未确定，这是质子治疗行业评估的一个重要领域，因为很明显，当靶区存在解剖学变化时，IMPT 很容易发生重大变化。例如，

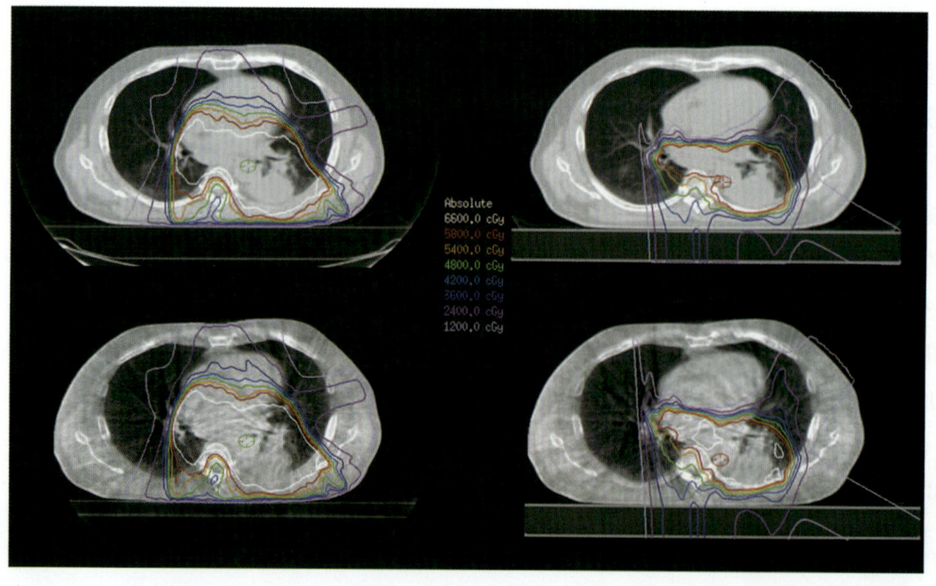

图 16-11　锥形束 CT 与离线 CT 扫描剂量计算对比（由 MD Anderson 癌症中心的 Joey Cheung 博士提供）

Beltran 等建议当 PTV 体积变化分别为 5%、10% 和 25% 时，应考虑重新设计颅咽管瘤的 IMPT、IMRT 和 PSPT 计划。

高 Z 材料和内植物。将高 Z 材料和内植物植入体内会导致质子束剂量计算的不确定度，因为在大多数 CT 扫描仪中可以计算的最高 CT 值是 4095。因此，任何 CT 值大于 4095 的高 Z 材料都将被 CT 扫描仪错误的分配 CT 值为 4095。必须勾画金属及其对射线的散射引起的较高和较低密度伪影，并指定正确的 CT 值。高 Z 材料的 CT 值定义非常重要，可以转换为正确的阻止本领，从而防止在治疗计划期间出现计算错误的剂量（图 16-12）。

2. 被动散射治疗与笔形束扫描治疗

两种实施技术的剂量学优势是相似的，但每种都有其独有的特征，使其成为某些类型病例的首选。大多数正在建设的新中心只有 PBS，所以将一些 PSPT 优势转化为在 PBS 技术下的临床实现是非常重要的。无论选择哪种技术，都必须考虑前面提到的所有不确定度和考虑因素。

一般而言，PSPT 方法适用于大多数病例，因为当存在摆位误差、器官运动或解剖学变化时，它更具鲁棒性。PSPT 对于简单形状的肿瘤、浅层的肿瘤和具有预期的器官或肿瘤运动的病例是优选的。而 PBS 优选于包绕重要器官的肿瘤、复杂形状的肿瘤或同步加量的凹形肿瘤。

已经使用一些 PSPT 方法来治疗复杂形状的肿瘤。一种技术称为补丁计划，另一种技术使用远端遮挡。补丁计划利用两个射野来治疗肿瘤，每个射野治疗肿瘤的一部分体积。“贯穿”野治疗大部分肿瘤，而补丁野与“贯穿”野的 SOBP 末端的剂量跌落区的 50% 等剂量线相匹配。这种计划技术通常要求射野衔接来使匹配线处达到均匀的剂量。一种衔接技术是在治疗过程中使用 3 个补丁野，此技术将改变补丁野剂量配比，从补丁野的 50% 等剂量线和贯穿野的 50% 的等剂量线衔接，经过一段分次数后补丁野的 25% 等剂量线和贯穿野的 75% 的等剂量线衔接，再在一定数量的分次后达到 12.5% 和 87.5% 的衔接。这种技术调制“热”点，使它们不落在整个治疗的相同位置。补丁野的计算错误或摆位错误可能导致补丁野的远端范围进入“贯穿”野或结束在衔接线之前。两种情况都可能具有显著的劣势，例如分别增加对附近紧要器官的剂量或者肿瘤靶区覆盖差。该技术非常困难，并且对于治疗计划和实施都需要极高的精确度。

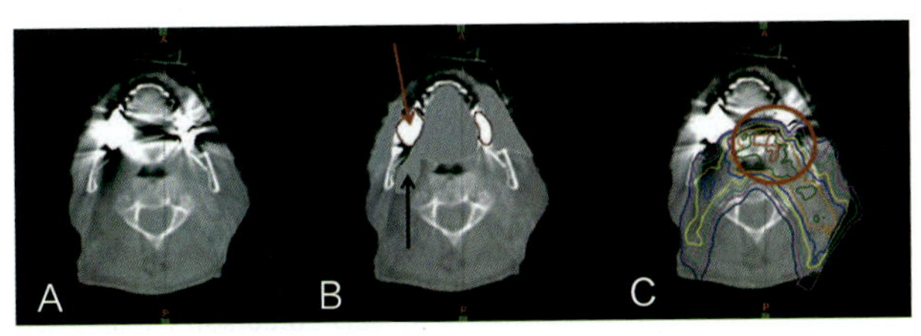

图 16-12 带有金属伪影的影像

远端遮挡。远端遮挡是一种增加补偿器厚度的技术，以实现远离肿瘤体积的紧要器官获得额外的保护。当肿瘤环绕紧要器官时，可以使用该技术。补偿器的修改可能会影响射程的不确定度。此外，摆位误差或运动可能导致增加的厚度和紧要器官的错位，这将使遮挡失效。在粒子治疗射野选择过程中，临床医生应该考虑治疗计划技术、肿瘤位置、附近的紧要器官、外部和内部边缘效应、射束路径的不均匀性、远端射程不确定度和组织间隙。与电子计划类似，质子笔形束半影越小，可伸缩治疗头离患者越近。治疗头和可伸缩治疗头外壳可能很大且笨重，有时在治疗计划过程中难以建模。治疗计划系统不能准确地对治疗室或装置进行建模，因此应在治疗前验证可伸缩治疗头位置，或者应选择保守的可伸缩治疗头位置以避免与患者发生碰撞。由于上面考虑的因素和限制，与光子治疗相比，射野选择通常是质子治疗的困难任务。

PBS 可分为两种不同的递送类型：均匀扫描和非均匀扫描。表 16-1 突出显示了要考虑的注意事项。

束斑的特性和配送系统会影响计划质量。治疗计划系统算法被设计成能够基于配送系统尽可能有效地放置 PBS 的束斑。与具有较大束斑的配送系统相比，较小束斑的配送系统可在肿瘤边缘

表 16-1 均匀扫描和非均匀扫描的方式对比

均匀扫描	非均匀扫描
在执行非均匀扫描之前首要考虑	质子调强治疗
每个射野覆盖肿瘤体积，类似于质子的被动散射	支持射野的剂量修补以产生均匀剂量
适用于简单靶区	更多才能获得更好的计划
不确定度相对较低	不确定度相对较高
根据最低能量，浅表治疗可能会受到限制	在计划设计或评估时应考虑鲁棒优化或鲁棒分析
可以结合同步加量	可以结合同步加量

产生更高的剂量梯度。这对于需要更严格的剂量梯度要求（如颅内肿瘤）的病例是很有益处的。一方面，较大的束斑尺寸对于器官运动或解剖学变化的情况可能更有利。在 MD Anderson 质子中心进行的一项研究评估了 PBS 与均匀和真实的呼吸运动相互作用的剂量学效应。该研究得出结论是，使用具有较大束斑的配送系统和等层重绘技术可能不会产生较大的差距。作者评论说，他们的研究结果是基于与其他机构的病例相比可能与较大的束斑有关，因此建议应谨慎引用。评估 PBS 靶区运动和束斑大小之间的关系的另一项研究也得出结论，较大束斑比较小束斑更可靠。另一方面，本研究中提到的较小束斑的好处是因为更陡峭的剂量梯度，从而减少了对正常组织的剂量。大多数配送系统都有一个或多个束斑尺寸，但将来可能会根据所治疗的肿瘤类型选择束斑大小。

3. 计划评估

由于与粒子治疗相关的射程不确定度，因此每个射野具有独特的性质，应该分别分析复合剂量分布及每个射野的单独剂量分布。评估每个射野的剂量分布有助于显示束流与束流路径中组织之间的可能的射程问题、异质性和相互作用。每个束流与复合剂量分布的独立修改是一种很好的系统方法，这可以尽可能减少不确定度。

与 PSPT 相比，IMPT 具有显著的灵活性，因为它被认为与光子的 IMRT 相当。与 IMRT 不同，IMPT 具有第三个维度，即深度，需要加以解决。额外维度使其比使用光子的 IMRT 更容易变差。通过鲁棒分析可以最好地显示可能的治疗计划变差的效果。一个鲁棒分析显示了 9 个不同计划靶区和正常组织结构的 DVH，6 个在 AP、RL 和 SI 平面中引入摆位误差，2 个具有缩放 CT 值转换曲线的射程不确定度计划，以及建议的最佳治疗计划。DVH 宽度表示给定日期的可能的误差。这种分析是一种有价值的工具，但它没有解释计划中的所有不确定度，因此将它作为附加工具与本章中提到的所有其他注意事项一起使用非常重要。

随着技术的不断发展，不仅可以获得更优的鲁棒分析工具，而且还有诸如鲁棒优化等具有射程不确定度的 DVH 等先进技术，并且 RBE、生物优化将在治疗计划过程中得到改善，因此每个计划的执行都会尽可能地安全。

六、治疗实施

1. 配送系统

粒子治疗中心的治疗室与传统的光子治疗室有一些相似之处，但存在明显的差异。对于多个治疗室共用同一加速器束流的中心而言，同时治疗多个房间中的患者是不可能的。等待束流的房间必须经过适当的安全检查才能加入申请束流的队列。治疗患者的房间会将束流传递到队列中的另一个房间。因此，由于这个问题，可能会有增加治疗配送时间。先进的控制系统可以根据队列最大限度地提高房间之间的效率和切换时间。当存在需要短时间照射的复杂病例时，控制室能够为特定患者或某一治疗室的一段时间分配优先等级，这种分配更常用于麻醉下的儿科患者。

2. 束线类型

目前运行的 48 个中心中的 41 个（85%）至少有一个水平或垂直固定束。使用固定束具有操作简便的优势，但患者摆位、影像的应用可能受到限制。束流的角度限制在一个方向，因此，有时必须使用创造性的摆位技术来实现所需的方向，但应仔细考虑固定技术以实现这些患者的位置，使其具有可重复性和安全性。其他一些治疗中心安装了倾斜束流或有限旋转束流。这种配送技术比固定水平束具有更大的灵活性，但束流角度选择仍然有限。等中心旋转机架可以围绕通常处于仰卧体位的患者旋转，这提供了更高的束流选择自由度。旋转机架系统有一个主要问题：它们需要一个装有大磁铁的大型旋转系统，以便精确地偏转束流。例如，MD Anderson 质子中心的机架重达 220 吨，高度占据三层楼。

占地面积小的机架是最近开发的新技术，专门为了一些正在准备开展质子治疗但没有资金建造一个拥有多个房间和传统机架系统的大型设施的治疗中心而设计。由于回旋加速器或同步回旋加速器设计的进步，已经实现了这种设计。这些进步大大减少了加速器的尺寸，因此可以安装在机架的机头上。附近的其他小面积的房间则用来安装加速器。小尺寸的等中心直径约为传统机架系统的 25%。小尺寸质子系统通常没有完整的 360° 旋转系统。它们中的大多数设计具有大约 180° 的灵活旋转机架，但它们配备有六维机器人治疗床，使其与完整机架系统具有相同的自由度。这些系统加速了质子治疗行业的发展，因为它们更便宜并且由多个供应商提供。

3. 粒子束的被动散射技术与笔型束扫描技术的剂量配送

PSPT 配送系统比 PBS 更复杂，因为它们需要在射野和特定能量的束流路径中使用多个装置，例如射程移位器、黄铜的限光桶、射程补偿器和脊型过滤器。这些设备中的一些必须在下一个束流配送之前更换，但设备更换时间略有减少，因为通常每次治疗计划只设计有 1 ～ 3 个射野。此外，一个治疗室通常会将束流传递到另一个治疗室，固定地给予放射治疗师足够的时间来改变设备的使用而不增加总剂量配送时间。治疗头与患者之间的间隙对于 PSPT 更常见，因为补偿器通常悬挂在治疗头外部，并且尺寸随着 SOBP 的增加而增加。这可能限制了射野的选择，并且可能需要使得治疗头的位置缩回超过期望的距离以满足增加的 SOBP 所需的间隙。具有 PSPT 的治疗中心通常具有小、中、大三种不同尺寸的伸缩治疗头，可伸缩的治疗头非常大而且很重，通常由一组带液压系统的工程机械更换，可伸缩治疗头的转换可能需要 20 ～ 40min，因此具有相同治疗头的患者将被安排在一起以提高效率。

与 PSPT 相比，PBS 的主要优点是治疗患者时并没有额外的装置，从束流路径中消除黄铜或其他准直装置还减少了由于高能质子束激活装置产生的质子和中子而引起的对工作人员和患者的更多辐射。

4. 影像

由于质子束的陡峭衰减和所需的高精度，图像引导放射治疗是质子治疗的一个不可分割的组成部分。大多数中心配备了 3 个用于 kV 成像的 X 线管和一个治疗室内的成像室。一些中心已经采用了摆位室，因为成像可以占整个摆位时间的很大一部分。患者被固定在固定架上，固定架可以通过手动或机械手推车转运到治疗床。摆位室与治疗室的距离最大限度地接近对缩短转运时间至关重要。在一项研究中作者得出结论是，根据计算机模拟，使用外部摆位室可以将患者吞吐量提高多达 30%。在另一项研究中，使用标准输入参数计算的蒙特卡罗模拟，用于 1、2 和 3 个治疗室及可变转运车和成像和校正速度。蒙特卡罗模拟显示，摆位房间使得治疗室的个数从 1 个增加到 2 个时的优势逐渐减少，并且在所有模拟中3个治疗室并没有任何好处（图16-13）。

容积成像在以前并未配备在粒子治疗中心的房间中，因此，大多数中心离线CT通常用于验证患者的解剖结构和肿瘤大小。CBCT最近才被配置到新的治疗中心。与传统CT相比，CBCT图像质量不理想，因此，通过精确定义剂量分布所需的肿瘤和紧要器官的相对成像质量，可以减少用CBCT对患者在治疗位置成像的附加优势。滑轨CT-摆位是另一种选择，可以在患者处于治疗位置时提供高分辨率CT图像。质子中心配置射野内正电子发射断层扫描可能是未来的发展，这可以提高观察每个治疗分次的剂量沉积的能力。

七、质量保证

在从模拟到治疗的整个过程中，执行了许多级别的质量保证（QA）。以下质量保证程序是正式和最佳实践建议。

1. 模拟定位

CT扫描设备所需的QA是全部QA流程中非常重要的一部分，因为它验证CT扫描仪对剂量计算是准确的。建立患者固定标准也很重要。在治疗计划之前验证固定装置的质子兼容性的是物理师或剂量师的一个重要程序。CT定位时正确的记录非常重要，以便治疗时放射治疗师使用正确的固定装置。

2. 治疗计划质量保证

所有治疗计划均由物理师在治疗前进行质量保证。医生批准的最终计划中的所有治疗计划参数，TPS、打印的治疗计划报告和R & V软件中应进行交叉检查以确保一致性。治疗计划也进行了彻底剖析，以确保所有的不确定度和外扩边界准确地添加到每个射野上。如上所述，使用的一个工具是鲁棒分析报告，该报告显示了在摆位和（或）射程不确定性应用于计划时的最坏情况。

束流间隙是QA流程中的另一个需要检查的项目。大多数TPS软件不包括治疗室的3D模型，其中治疗计划中具有所选择的束流、等中心、伸缩治疗头的位置、治疗头和治疗装置。手动验证，也称为演习，是确保所选定束流的治疗床、治疗设备和患者之间的位置均清晰的一种方法。这降低了重新计划和延迟患者开始日期的风险，但如果必须为大多数治疗计划进行手动验证，则可能增加大量的

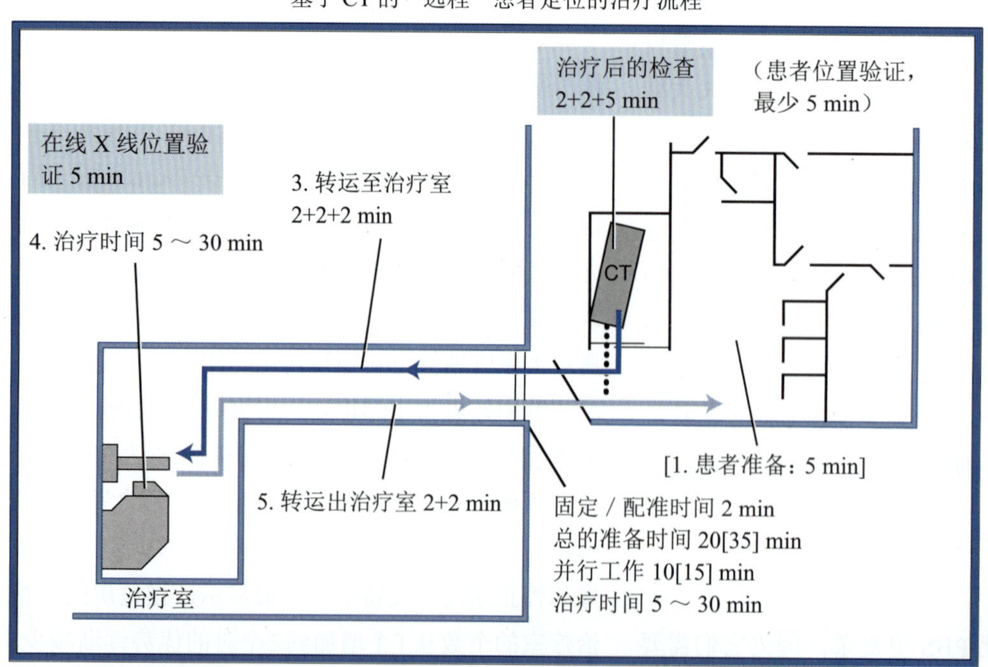

图16-13 瑞士Paul Scherrer质子治疗研究所的基于CT的远程摆位流程

工作量。一些中心已经将其治疗室的 3D 模型开发成可供治疗计划读取的参数。这是在计划设计过程中验证治疗计划参数更有效的方法，但是该技术也具有局限性，因为它并不总是 100% 准确。例如，CT 扫描通常不包括整个患者和固定装置，因此，软件必须在 CT 没有扫描到的区域进行估算。

3. 设备质量保证

补偿器的 QA 和限光桶设计和制造对 PSPT 很重要。补偿器的 3D 图案和限光桶的 2D 图案从 TPS 以电子方式发送到加工车间。软件和铣床能够读取文件并生成设备所需的适当“切割”模式。有许多不同的方法可以铣削设备以实现相同的最终产品。分辨率越高，设备所需的加工时间越长。补偿器通常用锥形钻头铣削，锥形钻头通过插入和切出补偿器来切割丙烯酸树脂材料，直到达到所需的形状。一些内部形态可能难以铣削，特别是在补偿器非常厚而深度发生极大变化的情况时。开发一种技术来验证补偿器和限光桶的最终设计是否与 TPS 匹配是一项很重要的工作。有多种技术可以使用，最简单的技术是在补偿器中随机选择 10 个点，并使用特殊标尺手动测量深度。将该深度与从 TPS 发送的文件的深度进行比较。另一种验证工具是用补偿器图案和射野边界重叠的透视图，以便在视觉上检查与补偿器设计的等深线是否相匹配。另一种技术是使用 CT 扫描补偿器，然后将获得的 CT 影像和从 TPS 输出的参考深度图进行比对。该技术需要进一步开发以使更有效且临床上可接受。文献中提到的另一种技术是使用荧光屏的电子射野成像装置（electronic portal imaging device, EPID）来验证补偿器厚度。其基本原理是基于射野中有和没有补偿器的射野剂量传输的比率来确定补偿器的厚度。

4. 剂量学验证

测量剂量与 TPS 的计算剂量相匹配的剂量学验证对于粒子治疗非常重要，因为存在很多不确定度，尤其需要考虑远端射程的不确定度。由于配送系统的可变性以及供应商和粒子治疗行业的相对初期，正式的 QA 程序尚未得到充分建立。对于 PSPT 和 PBS 技术以及均匀扫描与非均匀扫描 PBS 之间的 QA 技术也将不同。由于 PBS 剂量测定验证的复杂性，进行测量和分析数据可能非常耗时。可以参考以下文献深入了解质子治疗 QA。

5. 每日质量保证

每日质量保证（QA）程序与用于光子治疗的程序非常相似。每日 QA 可确保治疗室内的所有设备都能稳定有效地工作，并且质子束以正确的输出、射程和对称性配送剂量。这对于实施的机构非常重要。Ding 等列出每天检查的所有 QA 参数。参数根据安全性，机械，成像和剂量测定进行分类，并且还包括了它们的容差。

6. 治疗实施

与光子治疗相比，质子治疗计划具有独特的参数。具有记录和验证（R&V）功能的电子病历（Electronic medical records, EMRs）已经适用于质子治疗。该系统实施起来比较复杂，因为只有少量质子中心，所有供应商都有相似但不同的参数。许多加速器供应商已经创建了自己的 R&V 软件，记录了照射的剂量和验证图像，然后将这些信息传输到商业 R&V 软件中。此过程需要更多的信息技术参与和检查，以确保两个 R&V 系统之间的信息正确传输。应在治疗前和每周质量保证图表检查期间每天检查参数。

粒子治疗中心使用与光子治疗类似的成像技术。一组正交摆位图像被发送到 R&V 软件，并用作标准，用于验证患者摆位的每日平面（或平板）图像。重建摆位图像，以便可以在图像上看到金属夹或基准点。这有助于治疗师验证等中心（射野中心）是否在正确的位置。可以将摆位结构的勾画映射到图像中以获得附加信息。

7. 每周质量保证

每周或定期的离线 CT 扫描对于可能存在问

题，由于体重减轻或肿瘤缩小而可能发生解剖学变化或在治疗区域中具有显著运动的患者是常见的。验证 CT 很重要，因为它们有助于评估目前正在接受治疗计划的鲁棒性。原始治疗计划参数摆位为静态，并应用于每周 CT。得到的剂量分布显示在当前解剖结构上并与原始治疗计划进行比较。如果靶区的覆盖范围已经显著减少或紧要器官剂量已经超过可接受水平，则通常会改变治疗计划。如果需要新计划，则必须为新计划重复整个治疗计划和质量保证流程。粒子治疗的自适应计划率高于光子治疗，因为它对上面列出的变化更敏感。

每周图表检查也是质量保证流程的一部分。该程序验证治疗第一天的参数在整个治疗过程中是相同的。

八、总结

- 粒子治疗具有独特的性质，与传统的光子治疗相比具有多种优势。
- 其主要优点是能够在肿瘤内的所需深度处照射更高的剂量，同时减少靶区前方的剂量且靶区后方没有剂量。
- 靶区附近的正常组织的剂量减少使得提高靶区剂量变得可行。提高靶区剂量增加了局部控制率的可能性。
- 粒子治疗剂量分布的适形度对 PSPT 是通过挡块和补偿器实现，对 PBS 是通过调强的小笔形束束斑来实现。
- PBS 技术的发展和进步使粒子治疗成为一种类似于 IMRT 的高度适形技术，且对健康组织的剂量显著降低。
- 这些进步可能会带来额外的不确定度。对于任何实施粒子治疗的中心来说，充分了解这些不确定度并在治疗计划过程中解决这些问题非常重要。
- 由于这种技术的潜力，粒子治疗行业正在快速发展，并且随着它的发展，将开发更多的技术来帮助解决不确定性并使治疗更安全。
- 从模拟过程到治疗过程，整个临床团队在粒子治疗中发挥着重要作用。

? 复习题

登录我们的网站可以找到回顾问题的答案：http：//evolve.elsevier.com/Washington+ Leaver / principles

1. 粒子治疗最大剂量峰值的名称是

a. 卢瑟福峰

b. 劳伦斯峰

c. 质子峰

d. 布拉格峰

2. 使用什么装置扩展最大剂量

a. 同步加速器

b. 射程旋转调制器

c. 回旋加速器

d. 能量吸收器

3. 比起同步加速器，回旋加速器的射束末端更多地产生哪种粒子

a. 中子

b. α 粒子

c. β 粒子

d. 电子

4. 为什么要使补偿器“模糊”

a. 使设计更加流畅

b. 使补偿器更容易进行 QA

c. 修改设计，使其可以考虑内部运动和摆位误差

d. 减少补偿器对剂量分布的影响

5. 用于准直被动散射粒子治疗剂量的最常用设备是

a. 低熔点合金

b. 黄铜

c. 锡

d. 铝

6. 质子治疗的 RBE 是

a. 1.1

b. 5

c. 1.6

d. 0.5

7．为了考虑粒子治疗射束的射程不确定度，靶区中怎样增加边界

a．前向和后向

b．均匀的增加

c．头向和脚向

d．近端和远端边缘

8．应用射程不确定性和摆位误差可以生成哪些分析来测试治疗计划

a．安全分析

b．鲁棒分析

c．模拟分析

d．配送分析

9．通过基于半影将两个射野衔接在一起来描述 PSPT 治疗复杂肿瘤形状的方法是

a．方块法

b．圆圈法

c．射程法

d．补丁计划

10．所有粒子治疗束都是用旋转机架进行治疗的吗

a．是

b．不是

? 思考题

1．与光子治疗相比，每个治疗部位的粒子治疗有哪些优势？

2．哪些治疗领域尚未完善需要进一步研究？

3．在行业持续增长的同时，您如何看待粒子治疗在放射肿瘤学中的作用？

（译者：张秋宁　刘志强　罗宏涛

审校：王先良）

参考文献

1. Particle Therapy Co-Operative Group (PTCOG): *Particle therapy facilities in operation* (website). http://ptcog.web.psi.ch/ptcentres.html.Accessed December 4, 2014.
2. Brown A., Suit H.: The centenary of the discovery of the Bragg peak, *Radiother Oncol* 73:265–268, 2004.
3. Wilson R.R.: Radiological use of fast protons, *Radiology* 47:487–491,1946.
4. Levy R.P., Blakely E.A., Chu W.T., et al: The current status and future directions of heavy charged particle therapy in medicine, *AIP Conf Proc* 1099:410–425,2008.
5. Coutrakon G.B.: Accelerators for heavy-charged-particle radiation therapy, *Technol Cancer Res Treat* 6(4 Suppl):49–54,2007.
6. Peach K., Wilson P., Jones B.: Accelerator science in medical physics, *Br J Radiol*. 84(1):S4–S10, 2011.
7. Koehler A.M., Schneider R.J., Sisterson J.M.: Flattening of proton dose distributions for large-field radiotherapy, *Med Phys* 4:297–301,1977.
8. Koehler A.M., Schneider R.J., Sisterson J.M.: Range modulations for protons and heavy ions, *Nucl Instrum Methods* 131:437–440,1975.
9. Wagner M.S.: Automated range compensation for proton therapy, *Med Phys* 9:749–752, 1982.
10. Urie M., Goitein M., Wagner M.: Compensating for heterogeneities in proton therapy, *Phys Med Biol* 29:553–566, 1983.
11. Moyers M.F., Miller D.W., Bush D.A., et al: Methodologies and tools for proton beam design for lung tumors, *Int J Radiat Oncol Biol Phys* 49: 1429–1438,2001.
12. Daartz K., Bangert M., Bussiere M.R., et al: Characterization of a mini-multileaf collimator in a proton beamline, *Med Phys* 36(5):1886–1894, 2009.
13. Moskvin V., Cheng C.W., Das I.J.: Pitfalls of tungsten multileaf collimator in proton beam therapy, *Med Phys* 38(12):6395–6406,2011.
14. Diffenderfer E.S., Ainsley C.G., Kirk M.L., et al: Comparison of secondary neutron dose in proton therapy resulting from the use of a tungsten alloy MLC or a brass collimator system, *Med Phys* 38(11):6248–6256,2011.
15. DeLaneyT,KooyH:*Proton and charged particle radiotherapy,* Philadelphia, Lippincott Williams & Wilkins, pp.1–320.
16. Wambersie A.: RBE, reference RBE and clinical RBE: applications of these concepts in hadron therapy, *Strahlenther Onkol* 17(Suppl 2):39–43,1999.
17. Paganetti H.: Significance and implementation of RBE variations in proton beam therapy, *Technol Cancer Res*

Treat 2:413–426,2003.

18. Weyrather W.K., Kraft G.: RBE of carbon ions: experimental data and the strategy of RBE calculation for treatment planning, *Radiother Oncol* 73(Suppl 2):S161–S169, 2004.
19. Dale R.G., Jones B., Carabe-Fernandez A.: Why more needs to be known about RBE effects in modern radiotherapy, *Appl Radiat Isot* 67(3):387–392,2009.
20. Robertson J.B., Williams J.R., Schmidt R.A., et al: Radiobiological studies of a high-energy modulated proton beam utilizing cultured mammalian cells, *Cancer*35(6):1664–1677, 1975.
21. Washington C., Leaver D.: *Principles and practice of radiation therapy*, ed 3, Philadelphia, 2009, Mosby.
22. Wroe A.J., Bush D.A., Slater J.D.: Immobilization considerations for proton radiation therapy, *Technol Cancer Res Treat* 13, 2014.217–216.
23. Wang K.K., Vapiwala N., Deville C., et al: A study to quantify the effectiveness of daily endorectal balloon for prostate intrafraction motion management, *Int J Radiat Oncol Biol Phys* 831055–831063,2012.
24. Ma C., Lomax T.: *Proton and carbon ion therapy*, Boca Raton, 2012, CRCPress.
25. Paganetti H.: Range uncertainties in proton therapy and the role of Monte Carlo simulations, *Phys Med Biol* 57:R99–R117,2012.
26. Mustapha AA, Jackson DF: The relation between x-ray CT numbers and charged particles stopping powers and its significance for radiotherapy treatment planning, *Phys Med Biol* 28:169–176, 1983
27. Schneider U., Pedroni E., Lomax A.: The calibration of CT Hounsfield units for units for radiotherapy treatment planning, *Phys Med Biol* 41:111–124,1996.
28. Schaffner B., Pedroni E.: The precision of proton range calculations in proton radiotherapy treatment planning: experimental verification of the relation between CT- HU and proton stopping power, *Phys Med Biol* 43:1579–1592,1998.
29. Moyers M., Sardesai M., Sun S., et al: Ion stopping powers and ct numbers, *Medical Dosimetry* 35(3):179–194,2010.
30. Hanson K.M., Bradbury J.N., Cannon T.M., et al: Computed tomography using proton energy loss, *Phys Med Biol* 26(6):965–983,1981.
31. Petti P.L.: Differential-pencil-beam dose calculations for charged particles, *Med Phys* 19:137–149, 1992.
32. Petti P.: L: Evaluation of a pencil-beam dose calculation technique for charged particle radiotherapy, *Int J Radiat Oncol Biol Phys* 35:1049–1057,1996.
33. Urie M., Goitein M., Holley W.R., et al: Degradation of the Bragg peak due to inhomogeneities, *Phys Med Biol* 31:1–15, 1986.
34. Sawakuchi G.O., Titt U., Mirkovic D., et al: Density heterogeneities and the influence of multiple Coulomb and nuclear scatterings on the Bragg peak distal edge of proton therapy beams, *Phys Med Biol* 53:4605–4619,2008.
35. Goitein M.: The measurement of tissue heterodensity to guide charged particle radiotherapy, *Int J Radiat Oncol Biol Phys* 3:27–33,1977.
36. Goitein M., Sisterson J.M.: The influence of thick inhomogeneities on charged particle beams, *Radiat Res* 74:217–230,1978.
37. Paganetti H., Goitein M.: Radiobiological significance of beam line dependent proton energy distributions in a spread-out Bragg peak, *Med Phys* 27:1119–1126,2000.
38. Carabe A., Moteabbed M., Depauw N., et al: Range uncertainty in proton therapy due to variable biological effectiveness, *Phys Med Biol* 57:1159–1172,2012.
39. Robertson J.B., Williams J.R., Schmidt R.A., et al: Radiobiological studies of a high-energy modulated proton beam utilizing cultured mammalian cells, *Cancer* 35: 1664– 1177,1975.
40. Wouters B.G., Lam G.K.Y., Oelfke U., et al: RBE measurement on the 70MeVproton beam atTRIUMFusingV79 cells and the high precision cell sorter assay, *Radiat Res*146:159–170, 1996.
41. ICRU report 50: Prescribing, recording, and reporting photon beam therapy, 1993. Available at http://www.icru.org/home/reports/prescribing-recording-and-reporting-photon-beam-therapy-report-50.Accessed January 2015.
42. ICRUreport78:Prescribing,recording,and reporting protonbeam therapy,2009.Available at http://www.icru.org/home/reports/prescribing-recording-and-reporting-proton-beam-therapy-icru-report-78. Accessed January2015.
43. Park P., Zhu R., Lee A., et al: A beam-specific planning target volume (ptv) design for proton therapy to account for setup and range uncertainties, *Int J Radiat Oncol Biol Phys* 82(2):e329–e336,2012
44. Rietzel E., Bert C.: Respiratory motion management in

particle therapy, *Med Phys 37*449–460, 2010.

45. Kraus K.M., Heath E., Oelfke U.: Dosimetric consequences of tumor motion due to respiration for a scanned proton beam, *Phys Med Biol* 56: 6563–6381,2011.
46. Seco J., Robertson D., Trofimov A., et al: Breathing interplay effects during proton beam scanning: simulation and statistical analysis, *Phys Med Biol* 54:N283–N294,2009.
47. ZhangY.,BoyeD.,TannerC.,etal:Respiratory livermotion-estimation and itseffecton scanned proton beam therapy, *Phys Med Biol* 57:1779–1795,2012.
48. Zenklusen S.M., Pedroni E., Meer D.: A study on repainting strategies for treating moderately moving targets with proton pencil beam scanning at the new Gantry 2 at PSI,*Phys Med Biol* 55:510351–510321,2010.
49. Liu W., Zhang X., Li Y., et al: Robust optimization of intensity modulated proton therapy, *Med Phys* 39:1079–1091,2012.
50. Li Z.: Toward robust proton therapy planning and delivery, *Translational Cancer Research* 1(3),2012.
51. Palmer MB: *The optimal timing for off-line adaptive planning for head and neck intensity modulated proton therapy (IMPT) is week* 4, Presentation at the meeting of American Society for Radiation Oncology, Boston, October 2012.
52. Shi W., Nichols R.C., Flampouri S., et al: Tumour shrinkage during proton-based chemoradiation for non-small-cell lung cancer may necessitate adaptive replanning during treatment, *Hong Kong J Radiol* 14:190–194,2011.
53. ShiW.,NicholsR.C.,FlampouriS.,et al:Proton-based chemoradiation for synchronous bilateral non-small-cell lung cancers: a case report, *Thoracic Cancer* 4(2):198–202, 2012.
54. Hui Z., Zhang X., Starkschall G., et al: Effects of interfractional motion and anatomic changes on proton therapy dose distribution in lung cancer, *Int J Radiat Oncol Biol Phys* 72:1385–1395,2008.
55. Koay E.J., Lege D., Mohan R., et al: Adaptive/nonadaptive proton radiation planning and outcomes in a Phase II trial for locally advanced non-small cell lung cancer, *Int J Radiat Oncol Biol Phys* 84(5):1093–1100,2012.
56. Beltran C., Naik M., Merchant T.E.: Dosimetric effect of target expansion and setup uncertainty during radiation therapy in pediatric craniopharyngiomas, *Radiother Oncol* 97:399–403, 2010.
57. Beltran C., Roca M., Merchant T.E.: On the benefits and risks of proton therapy in pediatric craniopharyngiomas, *Int J Radiat Oncol Biol Phys* 82:e281–e287,2012.
58. Albertini F., Bolsi A., Lomax A.J., et al: Sensitivity of intensity modulated proton therapy plans to changes in patient weight, *Radiother Oncol* 86:187–194,2008.
59. Swanson E.L., Indelicato D.J., Louis D., et al: Comparison of three-dimensional (3D) conformal proton radiotherapy (RT), 3D conformal photon RT, and intensity-modulated RT for retroperitoneal and intra-abdominal sarcomas, *Int J Radiat Oncol Biol Phys* 83:1549–1557,2012.
60. Nichols Jr. R.C., Huh S.N., Prado K.L., et al: Protons offer reduced normal-tissue exposure for patients receiving postoperative radiotherapy for resected pancreatic head cancer, *Int J Radiat Oncol Biol Phys* 83:158–163,2012.
61. Vargas C., Mahajan C., Fryer A., et al: Rectal dose-volume differences using proton radiotherapy and a rectal balloon or water alone for the treatment of prostate cancer, *Int J Radiat Oncol Biol Phys* 69:1110–1116,2007.
62. Hug E.B., Adams J., Fitzek M., et al: Fractionated, three-dimensional, planning-assisted proton-radiation therapy for orbital rhabdomyosarcoma: a novel technique, *Int J Radiat Oncol Biol Phys* 47(4):979–984,2000.
63. Li Y., Zhang X., Dong L., et al: A novel patch-field design using an optimized grid filter for passively scattered proton beams, *Phys Med Biol* 52:N265–N275,2007.
64. Li Y., Kardar L., Li X., et al: On the interplay effects with proton scanning beams in stage III lung cancer, Med Phys 41:021721,2014.
65. Grassberger C., Dowdell S., Lomax A.J., et al: Motion interplay as a function of patient parameters and spot size in spot scanning proton therapy for lung cancer, *Int J Radiat Oncol Biol Phys* 86:380–386,2013.
66. Lomax A.J., Pedroni E., Rutz H.P., et al: The clinical potential of intensity modulated proton therapy, *Med Phys* 14:147–152,2004.
67. Bolsi A., Lomax A.J., Pedroni E., et al: Experiences at the Paul Scherrer Institute with a remote patient positioning procedure for high-throughput proton radiation therapy, *Int J Radiat Oncol Biol Phys* 71(5):1581–1590,2008.
68. Fava G., Widesott L., Fellin F., et al: In-gantry or remote patient positioning? Monte Carlo simulations for proton therapy centers of different sizes, *Radiother Oncol*103(1):18–24, 2012.

69. Enghardt W., Parodi K., Crespo P., et al: Dose quantification from in-beam positron emission tomography, *Radiother Oncol* 73(suppl 2):S96–S98,2004.

70. Li H., Zhang L., Dong L., et al: A CT-based software tool for evaluating compensator quality in passively scattered proton therapy, *Phys Med Biol* 55:6759–6771,2010.

71. Yoon M., Kim J., Shin D., et al: Computerized tomography-based quality assurance tool for proton range compensators, *Med Phys* 35(8):3511–3517,2008.

72. Pasma K., Kroonwijk M., van Dieren E., et al: Verification of compensator thicknesses using a fluoroscopic electronic portal imaging device, *Med Phys* 25(8):1524–1529, 1999.

73. Arjomandy B., Sahoo N., Ciangaru G., et al: Verification of patient specific dose distributions in proton therapy using a commercial two-dimensional ion chamber array,*Med Phys* 37(11), 2010.5831–5387.

74. Pedroni E., Scheib S., Böhringer T., et al: Experimental characterization and physical modelling of the dose distribution of scanned proton pencil beams, *Phys Med Biol*50:541–561, 2005.

75. Boon N., Van Luijk P., Schippers M., et al: Fast 2D phantom dosimetry for scanning proton beams, *Med Phys* 25:464–475,1998.

76. Arjomandy B., Sahoo N., Ding X., et al: Use of a two-dimensional ionization chamber array for proton therapy beam quality assurance, *Med Phys* 35(9):3889–3894,2008.

77. Zhu R., Poenisch F., Song X., et al: Patient-specific quality assurance for prostate cancer patients receiving spot scanning proton therapy using single-field uniform dose, *Int J Radiat Oncol Biol Phys* 81(2):552–559,2011.

78. Ding X., Zheng Y., Ziedan O., et al: A novel daily QA system for proton therapy, *J Appl Clin Med Phys* 14(2):115–126,2013.

第 17 章

辐射安全和防护

一、引言

对于在放射肿瘤学领域工作的专业人员而言，提高辐射防护意识的重要性至关重要。很早以前，对接触的辐射剂量的担忧就深深扎根在我们这个领域同行的心中。许多早期先驱者出现辐射相关疾病，因为尚未完全了解辐射对人体组织的损害，其中一些损害是致命的。居里夫人就在她早期研究镭 -226（^{226}Ra）和她在第一次世界大战战场上使用 X 线设备工作时受到了辐射的影响。这些早期的经历，使我们不断加深了对辐射防护理解和方法的改善，不可否认，这些理解和方法还在不断更新。本章将讨论在放射治疗设备的环境中放射防护的一般原则，但所概述的原则不能代替对某个设备的个性化放射防护的理解。

二、单位

1. 照射量

照射量单位是用于描述辐射相互作用的最古老的单位。照射量仅适用于光子（即在空气中相互作用时的 X 线和 γ 射线）。照射量定义为每单位质量空气中的光子在空气中产生的电离量。照射量的单位是伦琴(roentgen，R)。电荷单位是库仑(coulomb，C)。

$$1\ \text{R} = 2.48\times10^{-4}\ \text{C/g}$$

照射量仅适用于能量低于 3 MeV 的光子。

2. 吸收剂量

单位吸收剂量定义为电离辐射与物质相互作用时，用来表示单位质量的受照物质吸收电离辐射能量大小的物理量。与照射量不同，吸收剂量不限于空气。传统的吸收剂量单位是拉德（rad）。尔格(erg)和焦耳(joule)都是能量单位。在国际(Système International，SI）命名法中，吸收剂量的单位是戈瑞（Gray，Gy）。

$$1\ \text{rad}=100\ \text{erg/g}$$

$$1\ \text{Gy}=1\ \text{J/kg}=100\ \text{rad}$$

由于 1 Gy=100 rad=1 cGy，目前的标准还包含使用 cGy 来描述吸收剂量。

3. 当量剂量

当量剂量是试图解释不同类型的辐射在组织中相互作用时的生物学效应。像 α 粒子和中子的辐射每单位路径长度比光子沉积更多的能量。每单位路径长度沉积的能量称为线性能量转移（linear energy transfer，LET)，单位为 keV /μm。对于 α 粒子，LET 可以是 100 keV /μm，而对于光子，LET 可以是 1 keV/μm。为了解释这些差异，将吸收剂量乘以权重因子（quality factor，QF）形成称为当量剂量的新单位。传统的当量剂量单位是 rem，或者在

* 这个简短的章节不能完全阐明近距离放射治疗方面的知识。更完整的讨论请参阅 NCRP 第 155 号报告，第 4 节和附录 C（本章引用作为参考文献 17）。

SI 命名法中，是 Sv。

$$rem=rad \times QF$$

$$sievert=Gy \times QF$$

将两者相关联时，1 Sv 等于 100 rem。

4. 活度

单位活度定义为放射性核素单位时间衰变量。该单位最初是用来衡量量与其子产品平衡的 1 g 镭的衰变。使用当时可用的仪器，1 g 镭等于 1 居里（curie，Ci）活度。更新的说法认为这种观点略不正确。然而，在较早描述一些治疗应用的文章中，活度以镭的毫克数来定义。

$$1\ Ci=3.7 \times 10^{10}\ 衰变/秒$$

这是非常大量的活度，并且通常使用较小的居里细分单位（例如，毫居里 [mCi] 和微量 [μCi]）。在 SI 命名法中，活度单位是贝克勒尔（Bq）。

$$1\ Bq=1\ 衰变/秒$$

$$1\ Ci=3.7 \times 10^{10} Bq$$

表 17-1 提供了传统单位和 SI 的单位总结。

表 17-1　传统单位和 SI 单位

数　量	传统单位	SI 单位
照射	伦琴（roentgen，R）	2.58×10^{-4}C/ kg
活度	居里（curie，Ci）	贝克勒尔（Bq）
吸收剂量	拉德（rad）	Gy
当量剂量	雷姆（rem）	希沃特（Sv）
线性能量传递	千电子伏/微米（keV/μm）	

SI.国际单位制

三、天然本底辐射

辐射是自然环境中的一部分。天然本底辐射包括其他星球发射到地球的高能光子等辐射，主要来自太阳。这些辐射即所谓的“宇宙辐射”。在到达地球表面之前大气层会吸收其中一部分辐射。其最终影响因地球上的位置（经度和纬度）、日照周期和海拔高度等因素的影响而不同。在美国，丹佛（美国科罗拉多州首府）的宇宙辐射量大约是海平面量的两倍。

地球中的土壤和矿物元素本身含有少量天然存在的放射性物质。具有高矿物质含量的区域具有较多的放射性物质和较高的本底辐射。在美国各地，这些可能会有 1/4 的差异。因为我们人体也是由元素组成，其中一些具有放射性。人体内部接受的照射主要来自钾 -40（^{40}K），约为 20 mrem 或 0/2 mSv/ 年。氡是一种放射性气体，存在于大气层和富含花岗岩地层的地区。在美国的平均浓度约为 1 pCi /L（37 mBq/L），产生的剂量约为 200 mrem（2 mSv）/ 年。美国人口天然本底剂量值通常 300 mrem 或 3 mSv。

有关天然本底辐射的汇总，请参阅表 17-2。

表 17-2　天然本底辐射源

放射源	剂量 / 年
宇宙辐射	26 mrem；026 mSv
地面辐射	16 mrem；0.16 mSv
内照射剂量	20 mrem；0.2 mSv
氡气	200 mrem；2 mSv

国家辐射防护和测量委员会修改：辐射防护风险估算，报告115，贝塞斯达，国家辐射防护和测量委员会，1993年

除了天然本底辐射外，人群还受到医疗设施的辐射，主要来自用于诊断的 X 射线。由于计算机断层扫描（CT）技术越来越广泛的运用，该剂量一直在稳步增加。1987 年报道的人口医疗照射对个人辐射照射总量的贡献约为 15%，2009 年的医疗照射率为 48%。美国国家辐射防护和测量委员会（National Council on Radiation Protection and Measurements，NCRP）现在估计来自医学 CT 应用的剂量可能接近人群从天然环境中获得的剂量。

四、基本要素

通常“时间、距离和屏蔽”被认为是辐射防护的三个基本要素。以下讨论这些原则的部分应用。

1. 时间

显而易见，辐射或在辐射源附近受照射的时间越短，所接收的剂量越低。从实践的角度来看，放射肿瘤科很少运用这种准则。尽管在美国仍然很少有人使用该准则，但“时间”的概念在钴 -60（^{60}Co）远距离治疗装置的使用中很重要。因为在这些治疗中辐射源永远不会“关闭”，所以在治疗室中花费尽可能少的时间似乎是合乎逻辑的。同样，使用组织间植入物治疗的患者（见第 14 章）可能由于放射源在体内而具有可测量的照射率，并且应该限制在其附近停留的时间。

2. 距离

辐射源的距离增加将大大减少辐射照射。平方反比定律通常适用于近似点源的源。增加 1 倍到源的距离将使剂量率降低 4 倍。如果距离增加 3 倍，剂量率将减少 9 倍（图 17-1）。

即使对于较大的源，距离的增加也会导致剂量率的快速下降。

3. 防护

在放射肿瘤科，防护用于许多方面。其在设施设计中的应用将在本章的另一部分中讨论。屏蔽材料的选择取决于辐射的能量。由于其重量和密度，铅通常被认为是优选的屏蔽材料。其在较低能量的诊断区域运用是合理的，因为主要相互作用是光电事件。然而，当能量增加到康普顿事件是主要相互作用时，可以基于空间和成本使用其他材料，例如混凝土或钢。每种材料所需的厚度不同。对于没有空间限制的新设施，混凝土可能是最经济的选择。

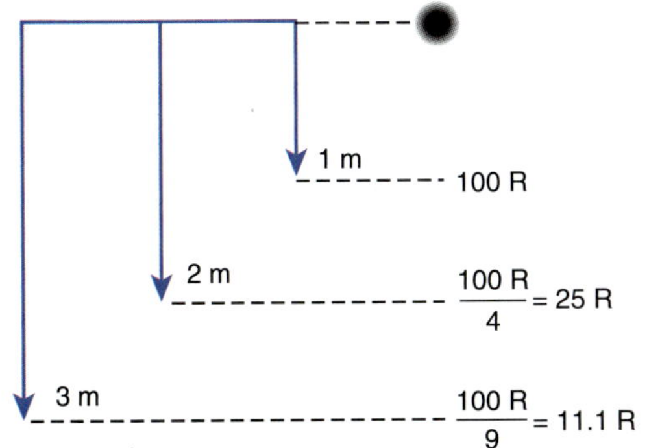

图 17-1 平方反比关系。小放射源的辐射强度与距离的平方成反比。例如，如果距离加倍，则照射减少到原始值的 1/4（m. 米；R. 伦琴）

五、监管者

放射线的使用是最应受监管的工种之一。为了帮助分门别类，以下将按类别例举各个组。

1. 联邦机构

联邦机构是所有联邦监管机构中最重要和最主要的是核管理委员会（Nuclear Regulatory Commission，NRC）。最初作为原子能委员会成立于 1954 年，几十年间，现在的 NRC 作用也已经变化了。委员会最初控制的是原子裂变的副产物和反应堆辐照产生的产物。这种材料的实例包括碘 -131（^{131}I），锶 -90（^{90}Sr）和钴 -60（^{60}Co）。最近，委员会已将其作用扩大到包括加速器产生的放射性物质，如回旋加速器 [如氟 -18（^{18}F）] 和天然存在的放射性物质，如镭 -226（^{226}Ra）和氡 -222（^{222}Rn）。NRC 的规定发布在联邦法规的第 10 章中。辐射的医学用途公布在第 10 章第 35 部分，剂量限值标准公布在第 20 部分。关于放射性物质运输的规定在美国运输部（United States Depart ment of Transportation，USDOT）第 49 号条例。这些法规规定了材料的包装、包装上的信息、托运人信息和允许的运输工具。例如，放射性物质可以由客机和货机运输，其中法规规定了这些包裹允许的剂量率。

食品和药物管理局（Food and Drug Administration, FDA）也在放射性药物和辐射生产设备方面发挥作用。除非 FDA 审查了制造商的索赔和设备的电气安全性，否则不得出售包括直线加速器在内的 X 线机。FDA 关于放射性药物的规定见联邦法规第 21 章。这些规定描述了放射性物质的常规和研究用途以及这些用途的药学限制。

2. 国家机构

国家机构的作用也在不断发展。国家法规规定了诊断性 X 线设备的参数。法规可能因所在州而不同，但一般而言，它们规定必须执行某些测量的频率，这些测量必须满足限制，以及在某些状态下，谁有资格执行这些测量。在大多数状态下，不用于诊断应用的设备不需要满足诊断剂量限值。

对于使用正电子发射断层扫描（PET/CT）单元进行模拟定位的情况，这些单元必须满足放射性物质的国家要求和 CT 检查的部分。下面讨论这些单元的认证。

国家机构也对放射性物质拥有管辖权。某些州被指定为“协议国家”。协议国家已与 NRC 签订合同或协议，授权他们许可和检查其境内使用或拥有的副产品、源或特殊核材料。根据这些协议，NRC 放弃了对该州某些副产品、源和特殊核材料使用的监管控制。NRC 定期评估该州计划的兼容性和充分性，以便与国家放射性物质计划保持一致。

3. 认证机构

联合委员会。联合委员会（The Joint Commission, TJC），前身为卫生保健组织认证联合委员会，对符合委员会制定的标准的医疗保健设施，包括医院和诊所进行认证。委员会的测量员，至少包括医生、护士和管理员定期对每个设施进行实地访问（例如，每 3 年一次）。他们的部分现场访问包括对放射肿瘤学和放射学的实践标准的审查。未经 TJC 认可，设施无法获得医疗保险或公共医疗补助报销。最近，TJC 已开始授权放射学方面的实践，并向 CT 和放射介入诊断和治疗的患者发出有关放射剂量的要求。更多信息可以在 TJC 网站（www.jointcommission.org）上找到。

美国放射学院。美国放射学院（The American College of Radiology，ACR）是美国放射学委员会的赞助商，该委员会分别为放射治疗学和放射肿瘤物理学的医生和物理学家提供认证。ACR 还认证了超声波、乳房 X 线照相术、磁共振成像和分子成像方面的实践。放射肿瘤学对符合 ACR 标准的设施进行了认证。此认证通常为期 3 年，并通过实地考察进行初始认证和更新认证。现场参观者包括物理学家和放射肿瘤学家。医疗保险和公共医疗补助报销需要 ACR 认证。

设施也可能由美国放射肿瘤学会认可，该学院已建立放射肿瘤学实践标准。个别州对于 ACR 或美国放射肿瘤学会的认证可能是可以接受的。

最近，美国放射治疗及肿瘤学会（the American Society for Therapeutic Radiology，ASTRO）宣布，它打算建立一个放射肿瘤学实践的认证过程，与 ACR 的认证过程分开。

4. 志愿组织

各种科学组织通过一系列报告提供志愿标准。其中一些志愿性标准最终会进入监管阶段。

全国辐射防护与测量委员会。发布报告的最有影响力的组织是 NCRP。他们的报告涉及从核电到太空旅行到医疗的所有辐射相关产业。他们的报告将在本节后面引用。 NCRP 以小册子形式或在线发布报告。

美国医学物理学家协会和美国治疗放射学会。美国医学物理学家协会和 ASTRO 发布的报告涵盖了各种主题，包括质量保证和绩效改进。这些报告可以在他们的期刊或在线发表。报告旨在建立良好行为标准。

六、个人剂量限值

个人剂量限值建议的发展源于辐射的发现。最初，对使用放射源或产生辐射的设备的人员没有限制，辐射对放射治疗职业人员的生物学影响尚不清楚。许多早期先驱者患有癌症和受到辐射诱发的影响。由于镭和放射治疗的应用被视为“万能药”，在治疗皮肤病如癣，畸形如强直性脊柱炎和其他非癌症问题的患者中可见继发性癌症和放射效应。当曼哈顿项目在 20 世纪 40 年代进行时，已经实施了剂量限值。日本广岛和长崎曾经是并且仍然是研究人类辐射损伤的“活体生物实验室”。持续发布的联合国原子辐射影响小组委员会 22 的报告，记录了对第二代和第三代幸存者的辐射影响。这些报告和其他人类辐射经验已纳入国家科学院的报告，即所谓的电离辐射的生物效应（Biological Effects of

Ionizing Radiation, BEIR）报告，定期审查人体经历的辐射损伤并建议将辐射危险值用于推导限值剂量。

辐射效应可分为非随机效应和随机效应。非随机效应具有诱导阈值，并且影响的严重性随剂量而增加。这些影响的实例包括红斑、脱毛和白内障形成。随机效应没有诱导阈值，并且与接收的剂量成比例。这些作用的实例包括癌症诱导、遗传效应和致畸作用。这些放射生物学影响和剂量建模在第 4 章中已讨论。无论使用哪种模型，人们普遍认为辐射剂量越小，风险越低。

1. ALARA 原则

通常，术语 ALARA 原则（as low as reasonable achievable）（可合理达到的尽量低的水平）用于描述剂量限值原理。接受的剂量必须与合理的正常的剂量限值预防措施一样低。“合理”一词指合适的代价下获得利益。放射从业人员与所谓的损伤风险约为每年 1/10 000 的“安全行业”的工人进行比较。

因为辐射的影响有一个潜伏期（即损伤表现前的一段时期），这些比较较为困难。NCRP 的报告对放射职业人员和公众剂量限值提供审查和建议。由 NCRP 建议的限值如表 17-3 所示。从业人员的剂量高于一般公众，因为以人口作为一个整体，放射工作者的数量是相对较小的。这个团体承受的风险被认为造福于整个人口。以及该风险均在可接受范围内。推荐的剂量限值不包括天然本底、医疗以及牙科手术中的剂量。

幼儿发展中的细胞和胚胎已被证明比成人细胞对辐射的影响更敏感，因此对这些群体的剂量限值低于从业人员的限制。对于公众的剂量限值甚至更低，因为整个人口将受这些剂量的影响。孕妇的剂量限值更低，基本上是职业人员的限制值的 1/10。一个女人怀孕的宣布是自愿的。一旦宣布怀孕，孕妇应该与辐射安全官（radiation safety officer，RSO）商榷她的工作环境。RSO 可能会建议其变动工作环境，并在孕期佩戴特殊的检测器。

表 17-3 各种电离辐射的质量因素

辐射类型	质量因素
X线和 γ 射线	1
β粒子，正电子和介子	1
高能量外质子	1
质子，而不是反质子和能量>2 MeV	2
热中子	5
快中子	20
α粒子	20
裂变碎片和其他重核	20

根据国家辐射防护与测量委员会修正：电离辐射照射限值，报告116，贝塞斯达，国家辐射防护与测量委员会，1993

2. 遗传有效剂量

遗传有效剂量（genetically significant dose，GSD）是一个以人口作为整体，测量受电离辐射照射的部分或全部的人的遗传风险的指标。GSD 是一个剂量，每个人实际受到剂量照射的总和预计等于该群体的总遗传效应。但每个人对 GSD 的贡献不同。除了具有生育能力的人，其他接受剂量的人对 GSD 没有影响，年轻人（例如，青少年）接受的剂量具有更高的权重系数，因为年轻人有更长的生殖寿命。第 93 号 NCRP 报告讨论了美国人口的 GSD。

七、工作人员（放射量）监测

一般来说，人员一旦进入使用产生辐射的设备或放射性材料的区域就会涉及工作人员（放射量）监测。是否进行检测由 RSO 判断，并且结果可能因以下几方面而不同。

工作人员（放射量）监测的目的是评估个人在辐射区工作或进入辐射区接收的剂量。该监视器还允许管理人员确认辐射环境现状并永久记录接受的剂量。一般来说，工作人员（放射量）监测需要潜在接受 10% 的职业个人剂量限值的人穿戴。

1. 胶片监测器

“传统”的人员监控依靠使用一个在一个不透

光的包装比牙科膜包装的尺寸更小的胶片。这部分胶片被放置在一个带夹子的支架上并按个人分配。胶片本质上是能量依赖性的和受温度和湿度影响的制品。评估照射的辐射能量时，需要将个体化的过滤器被添加到胶片架。随着胶片的发展，它可由光密度计读取。将每个过滤器下的光密度与胶片未过滤部分进行比较，并评估辐射的剂量和能量。胶片的另一个主要问题是它在相对较短的时间内老化，并且在约6个月后无法检索到胶片上的信息。如果胶片监视器存储在高温或高湿度的环境中，也可能导致产生影响读取精度的伪影。胶片相对便宜，但它作为主要监测正逐渐在许多设施中被取代。

2. 热释光剂量计

热释光剂量计（thermoluminescent dosimeters, TLD）的体积小，已发现在多种肿瘤放射治疗中应用，包括在治疗中对患者的测量。它由一个晶体物质组成，被照射时，晶格上电子被取代。用于人员剂量监测的一个典型的晶状物质是氟化锂（lithium fluoride, LIF）。当晶体被特征性的能量辐射加热时，电子恢复到正常的位置（即，它们回到原来的初始能级与价带），通过使用一个由光电倍增管和阅读器构成的探测器，探测特征辐射能量。接受的剂量与晶体的辐射损伤成正比。但这种读取只能做一次，这是一个重要的问题。TLD佩章也包含过滤器来解析不同的辐射能量或各种类型的放射。虽然少量的TLD佩章可以被一家单独的机构读取，但标准化和校准的要求，一般需要一个商业服务。

3. 光激发光剂量计

一个最新可用于人员监测技术的是使用含有光激发光剂量计的佩章（optically stimulated luminescent dosimeters, OSL）。这些佩章也含有晶体，但采用激光技术读。它们被照射后不超过1年，且未被热和湿效应影响，即能被阅读。过滤器被用于这些佩章，同时用于评估放射对读取质量的影响。由于OSL本身体积小，剂量仪越来越多地应用在肿瘤放射治疗中患者的测量。

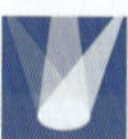

OSL 剂量计在很大程度上取代了用于职业人员监测的胶片式射线计量器。

八、辐射测量

虽然物质辐射的相互作用通常无法被看到或被人的感官感觉，但已开发可检测辐射相互作用的仪器。这些仪器是专业的，不是每个仪器适用于所有目的。被称作“电离室”的仪器检测一定体积的空气相互作用。因此，电离室可用来直接测量曝光。专门的电离室可用于测量在直线加速器等中心的输出（即，剂量率）。这类仪器不适用于辐射安全方面的应用如测量通过屏蔽机房墙的传输剂量率，或测量植入碘-125（^{125}I）粒子患者体的剂量率。在本节中，我们将讨论作为辐射防护设备和它们的一些应用的各类工具。

1. 电离室测量仪表

便携式电离室测量仪是用来测量具体情况下的曝光量。在这种情况下，探测器和电子产品都包含在一个装置，可以很容易地从一个地方移到另一个地方。该设备直接读取每单位时间（例如，毫伦琴/小时）。

有各种范围以调节以增加或减少设备的灵敏度。如果一个电离室“钉”(即到达规定的最高点，并持续存在)，说明辐射场大于仪器允许的监测阈值。这种情况需要专业评估辐射安全（图17-2）。

2. 盖革－米勒探测器

盖革-米勒（Geiger-Müller，GM）探测器是经典的辐射测量仪器。当人们提及放射性的检测，人们的脑海中就会浮现该探测器，该检测器是一个充气管，具有或薄或厚的管壁，决定辐射的能量是否能被检测到。一旦一个电离事件在管中发生，这种现象称为气体倍增使单一事件乘以高达10^6的系数。其导致一个非常大的脉冲，相较于最初的单一事件，更容易被发现。因此，大多数的盖革计数器，非常敏感，甚至能探测到本底辐射。GM管的制造

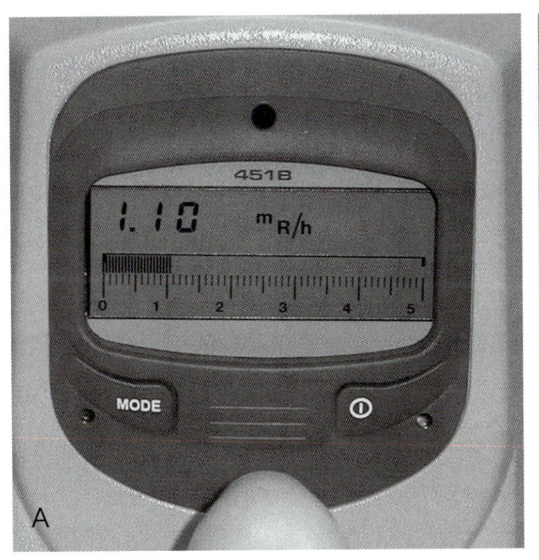

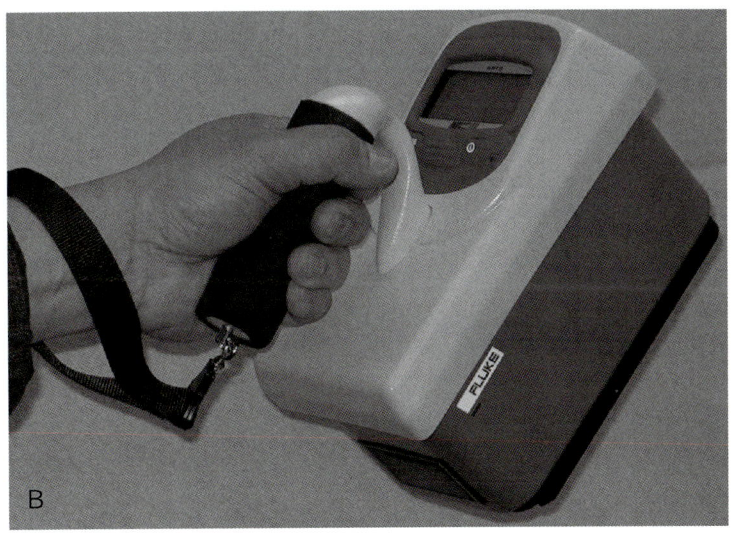

图17-2 Victoreen 游腔侦检器
（福禄克生物医疗、克利夫兰、俄亥俄提供）

成本也比离子室便宜。常见的GM应用包括检测污染（即，检测的是不希望它们存在的区域或表面上的放射性材料）。在HDR房间或远程治疗室中使用的源位置指示器是GM检测器。在这些应用中，这些设备显示辐射的存在（例如，一个超出安全水平的源），但不能提供定量信息。

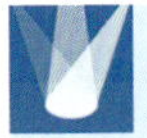

由于它们的灵敏度，GM最适合用于发现污染和其他低水平的辐射。

3. 闪烁探测器

闪烁探测器不依靠气体。晶体用于电离事件的检测。最常用的闪烁晶体是碘化钠（NaI）。这些设备是非常灵敏的辐射探测器并由于其灵敏度广泛应用于核医学成像。相较于通用计数器，唯一的要求是，电离事件是在晶体中检测。闪烁探测器采用电子管，称为光电倍增管，始发事件放大产生的巨大脉冲便于分析。闪烁计数器可以用于某些方面，如发现丢失或错误的源和检测低水平的污染的存在。

盖革计数器和闪烁探测器均是“事件”或脉冲探测器。在非常大的辐射场中，探测器可以被“淹没”（即事件的数目太多，探测器无法检测）。如果检测仪持续没有显示辐射的存在，有两种可能：电池没电或存在一个大的辐射场，人员应远离此处直到RSO完成评估。

九、近距离放射治疗

近距离放射治疗，从字面上看，在近距离范围内的治疗，是一种至少可追溯到19世纪90年代的技术，这是放射治疗的曙光。最初的治疗采用镭源和含氡及其子产品的粒子进行。使用这种形式的治疗持续到20世纪50年代直到因为技术人员接受的剂量接近接受剂量的限值，认为放射源替代镭源。当时，铯-137（^{137}Cs）被提出作为替代镭-226（^{226}Ra），铱-192（^{192}Ir）和碘-125（^{125}I）被提出作为氡粒子的替代源。一些光子近距离治疗放射源的重要特性包括光子能量、半衰期、特定活动、生产成本、毒性和放射性核素及其衰变产物的安全性。光子能量在近距离治疗中的重要性不如外束放射治疗。源的能量高于100 keV的发射光子，平方反比定律预测大于治疗距离0～5cm以内的5%以内的横向轴剂量衰减。低能量光子源，如碘-125（^{125}I）和钯-103（^{103}Pd），产生的剂量率分布明显偏离平方反比定律的近似值，取决于周围组织的原子组成，并对光子光谱小的变化敏感。即使穿透组织的基本上是大于100keV独立的光子能量，铅的半值层能量急剧上升。因为它们有几乎相同的深度剂量特性，人工放射性核素的平均光子能量超过100keV通常被称为“镭的替代品”。NCRP建议总结列在表17-4。

表 17-4 国家辐射防护与测量委员会推荐的总结

A. 职业照射（年）†	50 mSv	（5 rem）
1. 有效当量剂量限值（随机效应）		
2. 组织和器官的当量剂量限值（随机效应）		
a. 眼睛晶状体	150 mSv	（15 rem）
b. 其他所有组织/器官（例如，红骨髓、肺、乳腺、性腺、皮肤及四肢）	500 mSv	（50 rem）
3. 指导：累积照射	10 mSv×年龄/年	（1 rem×年龄/年）
B. 计划特殊职业照射，有效当量剂量限值†		
C. 急救职业照射指导†		
D. 公共风险（年）		
1. 有效当量剂量限值，持续或频繁曝光†	1 mSv	（0.1 rem）
2. 有效当量剂量限值，罕见曝光†	5 mSv	（0.5 rem）
3. 补救行动的建议时：	>5 mSv	（>0.5 rem）
a. 有效当量剂量†		
b. 氡及其衰变产物照射†	>0.007 Jhm^{-3}	（>2 WLM）
4. 眼睛晶状体，皮肤，四肢当量剂量限值†	50 mSv	（5 rem）
E. 教育培训风险（年）†		
1. 有效当量剂量限值	1 mSv	（0.1 rem）
2. 眼睛的晶体，皮肤，和四肢的当量剂量限值	50 mSv	（5 rem）
F. 胚胎-胎儿照射†		
1. 总当量剂量限值	5 mSv	（0.5 rem）
2. 一个月的当量剂量	0.5 mSv	（0.05 rem）
G. 不计个人风险水平（年）†		
每个源或实体的有效当量剂量	0.01 mSv	（0.001 rem）

Jhm^{-3}，每立方米焦耳小时

*不包括医疗照射

*外部和内部的风险总结

†包括环境但不包括体内照射

§ WLM（working level month）指的是1个工作月（170h）累积的照射量。当用于氡及其子产品，1 WLM代表在170小时内100 pCi/L浓度的氡引起的累积照射。矿工职业限值是4 WLM /年，导致0.15 SV/年的吸收当量剂量

1. 腔内应用

放射治疗的一种治疗形式是腔内植入。这种方式涉及施源器的定位以及适当的源放入体腔以最大限度靠近靶组织。腔内治疗最广泛用于局部晚期宫颈癌放疗及其他妇科疾病治疗过程中。腔内植入都是暂时性植入，在达到所需的处方剂量后就被移除。阴道圆筒是在妇科治疗中最常用的腔内表面剂量施源器。腔内近距离放射治疗包括一个单一的线源插入体腔内治疗其表面和邻近组织。

放射治疗的其他常见的形式是组织间植入，包括小放射源外科放置，也被称为“粒子”直接进入靶组织。将临时组织间植入放射源放到插入靶组织的钢针或塑料导管中。在预计治疗或停留时间结束后，这些源被移除。永久性植入将永久保留在人体

内。植入组织后持续给予剂量直至完全衰变完。

2. 远程后装（高剂量率后装）

高剂量率（high-dose-rate，HDR）近距离放射治疗结合了传统的腔内、组织间和外部波束瞬时剂量率的腔内剂量传递策略、门诊治疗定位和剂量-时间-分割方案。远程后装系统由气动或电动源传输系统自动传送屏蔽安全和每个治疗部位之间的放射性物质。施源器或导管通过传输管连接到一个屏蔽后的安全区域。大多数远程后装机配备一个定时器，当程序设定的治疗时间，修正差距和中断并完成后，会自动回缩源。一个常见远程后装模型使用一个单个 370 GBq 驱动电缆，铱-192（^{192}Ir）源，依次治疗每个导管的每个驻留点位置。

因为 HDR 近距离放射治疗是门诊模式，患者的便利性增加及该方式能通过住院治疗，降低成本。几乎完全消除了对人员的辐射照射。最后，HDR 近距离放射治疗提供了极大的技术灵活性，因为每个驻留点可以放置在导管轨道的任何位置，并且其驻留时间可以单独编程。治疗计划软件能够优化靶体积覆盖或改善剂量均匀性，其通过主要的供应商提供的驻留时间分布的自动处理实现。

复杂性的增加，对计划和治疗过程的时间压缩，快速进行高剂量分割照射这些 HDR 近距离放射治疗特点，为严重的治疗实施误差创造了可能。这种方式需要一个有序的过程、大量的技术人员和一个复杂的质量保证程序。HDR 单元的典型配置包括治疗室或具有专业化进行用近距离治疗的特定设备。至少，团队治疗应具有 4 个必不可少的参与者：放射肿瘤学家、放射肿瘤物理学家、放射剂量测试员和治疗单元操作者（通常是一个放射治疗师）。一个成功的项目需要一个合格的和综合的治疗小组，具有比正式认证程序更多的专业能力。其他超出委员会认证所需的额外的专业知识，通常是通过专注的自学、精心计划和准备、设备的广泛实践，并参观了 HDR 近距离放射治疗程序获得。

尽管发生一个急救事件的概率较低，但所有实行 HDR 近距离治疗的机构，应该计划和培训员工，在适当的急救程序，迅速将不能回收的源控制的能力。这样的程序也应该解决施源器的紧急移除。NCRP155 号报告的第 4 节和附录 C 对 HDR 治疗时的质量保证有讨论。

3. 组织间植入

几乎任何具有明确目标体积的、手术可达的身体部位都可以用局部组织间近距离放疗。使用这种技术的常见部位包括乳房、头颈部、妇科和泌尿生殖系统、四肢、大脑和各种体腔（包括食管、胆道系统和支气管）的局部肿瘤。目前，寿命较长但能量极低的光子发射器用于永久植入，即碘-125（^{125}I）和钯-103（^{103}Pd）。患者自己的组织或薄铅箔足以将外部接触率限制在很低的水平。使用这些源可减少对放射肿瘤学家手掌和手指的照射，并消除仅出于辐射防护目的而住院的患者的需要。组织间植入物需要严格的库存控制，以最大限度地减少粒子丢失的可能性。粒子可以放在一个单独的控制和锁定的空间里，以便保存在一个受控制、安全区域内的“热实验室”中。

低能量粒子植入物（通常为 3 ～ 20 cGy/h）的低初始处方剂量率要求提供 100 ～ 145 Gy 的剂量，用于根治性治疗，而标准的种子植入物的剂量为 60 ～ 80 Gy。最常见的永久性植入物是使用经直肠超声引导的会阴前列腺植入物。一个具有矩阵列的模板用于引导会阴植入针。模板可以严格地安装到超声探头上。通常情况下，对处于治疗位置的患者进行治疗前超声检查，或进行“体积”研究。对横向图像进行轮廓处理，形成靶体积、直肠前壁和尿道的三维模型。然后将这些数据下载到治疗计划计算机中。治疗计划用于优化针头位置、深度和放射性粒子和间隔器的加载序列，以实现前列腺和正常组织的可接受剂量的覆盖。在超声引导下，针头的位置尽可能接近术前治疗计划。手术完成后，CT 成像用于定位粒子和显示前列腺。

然后重新计算剂量分布，以评估该过程的技术是否成功。经直肠超声引导的会阴植入术需要质量保证和治疗计划和发送的准确性，以避免大剂量发送错误。

关于常用的放射性核素的清单，请参见表17-4。术语“半价层”，用于描述将辐射强度减弱到初始值一半时所需要的物质厚度。半价层是参照铅的厚度给出的，是各种源发出的辐射能量的函数。

十、远程治疗

“远程治疗”，或远距离治疗，起源于运用 ^{60}Co 单位进行外部光束治疗。钴-60 机器是在 20 世纪 60 年代开发的，用于商业用途，但已逐渐被线性加速器所取代。其原因很多：大约每 5 年需要更换一次源，实现的剂量率低于加速器，源对设备构成安全风险。通常情况下，将源从防护位置移动到非防护位置需要使用液压系统，并且若回缩源出现了罕见故障，这就要求治疗师手动将源推回防护位置，并将患者从治疗室移出。

钴-60 源继续用于所谓的“γ 刀”设施，用于治疗良性或恶性的头部肿瘤。这些机器放在专门的设备，并需要专门的操作培训。

十一、屏蔽设计

用于放射治疗的设备辐射产生的光束的剂量率比诊断性 X 线设备产生的剂量率更强烈。此外，治疗光束的能量远远高于诊断能量。由于这些原因，在设计旨在最大限度限制对职业人员和公众的剂量的防护和预防措施时，需要格外关注。

加速器制造商将向设施部或买家提供设计或安装包，其中包含加速器安装规范和房间布局。这些套件可能包括典型的屏蔽设计，并说明放置机器所需的最小治疗室尺寸。这种屏蔽设计通常带有免责声明，即设施的设计必须由合格的专家单独评估，制造商提供的设计只是用于进一步评估的模板。

“合格专家”一词的定义是，有能力在放射治疗设施中设计辐射防护，并获得美国放射学委员会、美国医学物理委员会、美国健康物理委员会，或加拿大医学物理学院认证的医学物理学家或健康物理学家。这样的专家可以在该设施工作，被聘为该设施的顾问，或被建筑公司雇用监督设计。一些州在其条例中规定了这些专家需要的条件，并要求这些专家得到相关的许可和批准。

“控制区”的定义是，在负责辐射防护的人员监督下，工作人员受到产生辐射的设备或放射性材料的职业照射的限制进入区。对于放射肿瘤学设施部，这些区域通常包括治疗室、控制台和任何相邻的治疗室。一个“不受控制的地区”将包括环境中的其他任何地区。例如，大厅、办公室、等候区、检查室、休息室和室外区域。适合大众接受的剂量将适用于这些地区。

控制区域的员工接受辐射防护技术方面的培训。NCRP 报告 147 和 151 建议辐射区域的个人每年剂量限值为 50mSv/ 年，累积剂量不超过 10 mSv 乘以工龄的数值。尽管有这一剂量限值，但 NCRP 建议，在设计新设施时，1 年的总剂量应在 10 mSv 以内。

治疗室内的辐射来自机器本身、来自治疗头单元传输漏射辐射以及原射线束路径中散射的辐射。原射线束，又称为“有用束流”，直接从加速器发出，并“瞄准”患者（即在治疗领域）。拦截原射线束的屏障称为主屏蔽。通常情况下，加速器将以 360° 圆圈旋转，并将等中心点作为圆的中心点。部分地板、天花板和墙壁通常会接收原射线束，并且是主要的屏障。漏射辐射产生于治疗头的辐射相互作用。漏射辐射传输量是可调节的，相较于初始光束能量只是轻微下降。在治疗室发现的剩余辐射来自患者和原射线束路径中的其他物体的散射辐射。只接受治疗头的漏射辐射和患者的散射辐射的屏障被称为“次防护屏蔽”。

1. 工作负荷

计算防护的最重要因素是对设施中预期工作负荷（workload，W）的评估。工作负荷的定义是距离“源”1 m，由最大吸收剂量深度决定的吸收剂量率的时间积分（cGy/min 或 rad/min）（NCRP 151）。通常，工作负荷为周累积量。工作负荷的值通常被认为是每周从光子传递到等中心的吸收剂量。选择的值必须是光束“打开”（即在处理模式下）

的时间量的函数。对于能够在多个光子能量下工作的机器（例如，6 mv、10 mv、15 mv 或 18 mv），较高能量模式下的防滑计算通常将决定所需的防护。但是，在某些情况下，可能需要分别计算每种处理模式下的防护。应用调强放射治疗和图像引导放射治疗技术将增加工作负荷。

2. 使用因子和占用因子

在 NCRP 报告（NCRP 151）中给出了使用因子（use factor，U）和占用因子（occupancy factor，T）的定义。这两个因素都是为了修正工作负荷，以便使计算者能够更准确地估计屏蔽区域受到的实际照射剂量。使用因子（U）要求知道指向屏蔽区域的光束的“出束”时间（即工作负荷）的部分。使用因子仅适用于主光束。物理学家通常认为在侧壁的光束点约为总出束时间的 25%。这对室内整体治疗模式的评估是至关重要的。

占用因子（T）是指占用防护空间的时间比例。这是治疗室建在建筑物最底层的典型原因，具体而言，其下面没有被占用，在大多数情况下，可能不需要防护，只需要结构材料。控制区域的占用因子必须始终占一个。在考虑机房室顶周围的占用情况时，设计师不妨考虑未来对机房室顶上方和周围空间的使用。例如，如果一个花园或公共空间建造天花板上方，是否有可能使用防护墙作为基础来建造另一座建筑物或空间？在防护机房室顶上方的占用，如果位于设施的最低层，则可有一个公共出入区，如大厅、自助餐厅或其他不受控制的区域位于其上方。

3. 距离

房间的设计应该最大限度地利用平方反比降低辐射强度。厂商安装说明将建议放置机器所需的最小距离（distances，d）、治疗室内机器控制方法以及治疗床移动的要求。此外，该安装说明指定将机器运入机房所需的最小距离，包括机器最小尺寸和重量。典型的尺寸包括门框 7 英尺的高度和 4 英尺的宽度。由于加速器的重量及其相关的屏蔽，通常需要提供索具来放置加速器。需要结构工程师的建议来规划运送路线，因为它可能会经过一些需要加强地板负荷能力的位置。

通过增加距离来降低辐射强度总是比额外的屏蔽更有效。建筑师经常使用英式单位，因此需要转换为公制单位，才能参考 NCRP 报告中的屏蔽要求。治疗配件，如模具、挡块和电子施源器将存放在治疗室，也包括对准装置、相机和其他物品。这些项目将增加所需的整体内部空间。

有关放辐射肿瘤学装置屏蔽材料厚度的示例值，见表 17-5。

表 17-5 加速器屏蔽厚度的示例值

x 线能源（MV）	主屏蔽（混凝土英尺）	次防护屏蔽（混凝土英尺）
6	6	3～4
15	7～9	4～5

所示的值适用于密度为 2.35g/cm^{3}或 147lb/ft^{3}的混凝土。这些值不应用于特定装置。每个装置需要单独计算，并由合格专家进行审查

十二、安全设备

在放射治疗室，一些安全设备是根据法规和惯例规定的。这些设备包括以下装置。

1. 门联锁装置

当电路中断时，门联锁需要关闭辐射光束。这些设备是所有使用治疗设备的装置所必需的。一旦联锁激活，操作人员需要采取强制行动，才能恢复治疗。

2. 安全边缘

治疗室的所有门都需要安全边缘。这些安全边缘在激活时导致门重新开启。两侧门的水平和垂直位置都存在安全边缘。曾经发生过一名心理医生试图在门关上时进入的事故。这是一个非常危险的做法，安全边缘可以确保当感应到身体的某个部位时，门不会向人关闭。

3. 警示灯

治疗设备入口需要设置警示灯。这些指示灯指示光束何时“打开”，或者在进行 HDR 或 ^{60}Co 机治疗时，指示源位于安全位置之外。治疗室内也可设置警示灯，这样被误留在治疗室的人就会意识到光束被激活。

4. 视觉和听觉沟通

所有治疗室都必须能让操作人员听到治疗室内的任何动静（例如，患者或其他人在不知情的情况下被留在治疗室内的哭声）。操作人员还必须能够在治疗过程中看到患者。大多数装置需要至少两个电视显示器，分别显示患者的近视野和患者周围区域的远视野。

5. 紧急关闭电源的开关

紧急关闭电源开关通常位于治疗床上或机架上。这些开关可关闭机器和治疗床的所有电源。还建议将这些开关置于治疗室的墙壁上，并对所有紧急程序进行演习。

十三、总结

- 放射治疗主要有两种类型：体外放射治疗和近距离放射治疗。
- 人们普遍认为，接收到的辐射剂量越少，风险越低。
- 应采取一切手段减少个体剂量。
- 外照射防护包括时间、距离和屏蔽三要素。
- 使用各种形式的近距离治疗需要放射肿瘤学从业者进一步研究和保持对辐射安全实践和保护的全面了解。

? 复习题

有关评论问题的答案，请访问我们的网站，网址为：

http://evolve.elsevier.com/Washington+ Leaver/principles

1．活度定义为

a．质子的剩余质量

b．核衰变的速度

c．每单位质量由光子电离

d．吸收剂量和质量因子的产物

2．美国的人口最大剂量的辐射来源是

a．医疗器械

b．核电

c．天然本底

d．宇宙辐射

3．下列哪一类人群受照射最有可能影响人口遗传有效剂量

a．一个 70 岁的老人

b．一个 50 岁的女人

c．一个 20 岁的女人

d．以上均是

4．放射职业人员的年度有效当量剂量为

a．0.5 mSv

b．5 mSv

c．50 mSv

d．500 mSv

5．影响加速器屏蔽设计的最重要因素是

a．使用因子

b．占用因子

c．工作负荷

d．加速器的能量

6．在距离辐射点源 2 m 的地方较 1 m 时照射率将减少几倍

a．2

b．4

c．8

d．16

7．以下哪一个单位不是国际单位制

a．戈瑞（Gray）

b．贝可勒尔（Becquerel）

c．雷姆（Rem）

d．西弗特（Sievert）

8．以下哪种辐射探测器不依赖于晶体技术

a．TLD

b. OSL

c. 闪烁探测器

d. 电离室

9. 近距离治疗技术包括以下所有除了

a. HDR 单位

b. 碘 -125（^{125}I）植入物

c. 腔内治疗

d. 立体定向放射治疗

10. 所有以下均需用于外部光束装置，除了

a. 警示灯

b. 联锁装置

c. 电视显示器

d. 运输

? 思考题

1. 试图帮助公众防护天然本底辐射是否合理？

2. 监管机构是否必须监督用于患者治疗的辐射？

3. 在日益强调质量保证的同时，还面临哪些具体挑战？

4. ALARA 原则的概念如何影响辐射防护实践？

5. 应用调强放射治疗和图像引导放射治疗技术增加工作负荷如何影响机房设计？

（译者：路顺 张硕 审校：黄叶才）

参考文献

1. American Association of Physicists in Medicine (website). www.aapm.org.Accessed March 31, 2014.
2. American College of Radiology (website). www.acr.org. Accessed April 2, 2014.
3. American College of Radiation Oncology (website). www.acro.org. Accessed March 31, 2014.
4. American Society for Therapeutic Radiology (website). www.astro.org. Accessed March 31,2014.
5. Blasko J.C., Radge H., Schumacker D.: Transperineal percutaneous iodine-125 implantation for prostatic carcinoma using transrectal ultrasound and template guidance,*Endocurie Hypertherm Oncol* 3:131–139,1987.
6. Curie E.: *Madame Curie*, Garden City, Doubleday, Doran and Company, 1937.
7. Dauer L., Zelefsky M., Horan C., et al.: Assessment of radiation safety instructions to patients based on measured dose rates following prostate brachytherapy, *Brachytherapy*3:1–6, 2004.
8. Joint Commission (website). www.jointcommission.org. Accessed April 1, 2014.
9. National Research Council Committee on the Biological Effects of Ionizing Radiation:Health *effects of exposure to low levels of ionizing radiation*: BEIR V, Washington, 1990, National Academy Press.
10. National Council on Radiation Protection and Measurements, www.ncrponline.org,Accessed December 19, 2014.
11. National Council on Radiation Protection and Measurements: *Ionizing radiation exposure of the population of the United States*, *report* 93, Bethesda, 1987, National Council on Radiation Protection and Measurements.
12. National Council on Radiation Protection and Measurements: *Limitation of exposure to ionizing radiation, report 116*, Bethesda, National Council on Radiation Protection and Measurements, 1993.
13. National Council on Radiation Protection and Measurements: *Structural shielding design for medical x-ray imaging facilities*, report *147*, Bethesda, National Councilon Radiation Protection and Measurements, 2004.
14. National Council on Radiation Protection and Measurements: *Structural shielding design and evaluation for megavoltage x- and gamma ray radiotherapy facilities, report 151*, Bethesda,2005,National Councilon RadiationProtectionand Measurements.
15. National Council on Radiation Protection and Measurements: *Management of radionuclide therapy patients, report 155*, Bethesda, 2006, National Councilon Radiation Protection and Measurements.
16. National Council on Radiation Protection and Measurements: *Ionizing radiation exposure of the population of the United States, report 160*, Bethesda, National Council on Radiation Protection and Measurements, 2009.

17. National Council on Radiation Protection and Measurements: *Risk estimates for radiation protection, report 115*, Bethesda, National Council on Radiation Protection and Measurements, 1993.
18. United States Food and Drug Administration: *Title 21, part 361, code of federal regulations*. Available at www.fda.gov.Accessed March 31,2014.
19. United States Department of Transportation: *Title 49, Code of Federal regulations.* Available at www.usdot.gov. Accessed March 31, 2014.
20. U.S. Nuclear Regulatory Commission: *Title 10, code of Federal regulations: energy, standards for protection against radiation, chapter 1, part 20.*Available at www.nrc.gov.Accessed April 1, 2014.
21. United States Nuclear Regulatory Commission: *Title 10, code of federal regulations- energy, part 35, medical use of by-product material*, chapter 1, part 35, 1987. Available at www.nrc.gov.Accessed March 20, 2014.
22. United Nations Subcommittee on the Effects of Atomic Radiation: *Sources, effects and risks of ionizing radiation, 2013*. Available at www.unscear.org. Accessed March 31, 2014.

第 18 章

放射肿瘤学科中的安全文化

目的

- 探讨当前开发和管理放射肿瘤学科中持续质量改进（CQI）面临的挑战
- 比较和对比具有高可靠性和创造价值的机构（旨在提高放射肿瘤中心质量与安全性）所采纳的最佳实践方法
- 描述如何完成基础设施来推动放射肿瘤中心质量和安全的持续改进
- 定义重要的辐射安全术语

一、研究动机

2010 年，Walt Bogdanich 在《纽约时报》上刊登的文章震惊了放射肿瘤界，他的著作对放射肿瘤界的领导力、放射剂量和患者安全进行了深入研究。放射肿瘤界遭受了有史以来第一次关于缺乏安全性和领导力的指控（表 18-1）。针对这些文章，美国放射治疗及肿瘤学会（American Society for Radiation Oncology, ASTRO）、美国医学物理学家协会（AAPM）、放射肿瘤学管理协会（Society of Radiation Oncology Administrators, SROA）、美国医学剂量师协会（American Association of Medical Dosimetrists, AAMD），以及美国放射技术专家学会（American Society of Radiologic Technologists, ASRT）都发表了关于患者安全性的指导声明。此外，ASTRO 和 AAPM 的主席被召集到华盛顿特区的国会听证会上，听证会主题即为医疗辐射的问题概述。上述协会发表的声明，再加上国会听证会上的证词，使得放射治疗专业协会在临床实践中制定政策提高患者安全方面具有更强的领导作用。

例如，ASTRO 发起了一项旨在改善放射治疗实践问责制的新认证计划。其职责在于：“通过客观评估放射肿瘤护理团队、医疗机构本身及机构政策来认证机构。”目前会在认证过程中使用 16 项标准。特别吸引人的是第 7 点——安全文化。

在第 7 项标准中，ASTRO 称“现代放射治疗过程是复杂且迅速发展的。需要许多肩负不同责任的人付出协调一致的努力才能安全实施放射治疗。”放射肿瘤学的快速发展要求不断重新评估治疗过程和工作流程。放疗科最重要的活动之一就是有机构的审查监控，包括安全、错误和质量的各个方面。创建“安全文化”有赖于机构和放射治疗部门领导的指导、指示和财政支持，有赖于每个部门员工的努力，有赖于国际放射治疗协会各级机构对质量和安全的支持。动态管理安全文化至关重要，变化有助于安全和质量。此外，所有团队成员必须对团队中的任何成员（无论是否担任领导职务）提出的安全问题、建议和变革持开放态度。事实上，往往是一线员工更容易了解当前治疗程序的局限性，并提出改进建议。因此，只有当允许并鼓励员工提出建议并领导变革以提高放射治疗的安全、质量和效率时，才是一个具有安全意识文化的理想开放环境。

这是关于安全文化关注的一个重大转变。到目前为止，主要由一组选定的利益相关者（大多数是医生和物理学家）来监督放射肿瘤中心的质量和安全问题，其监督目标是要达成一系列预先定义的质量和安全性指标。改进达到这些质量和安全性指标后，则认为达到了目的，有人便认为几乎没有必要再进一步提高安全文化。那么这个现状就不再被作为目标了。预期的安全性文化要求几乎所有机构成员都要有效参与进来。为何？由于技术的不断创新，放射肿瘤学领域正在迅速发展，这些新技术不仅提供了治疗癌症的新方法，也为已有的临床实践带来了新的挑战。这种飞速变化就意味着，现在有必要将安全文化的重点从一种保证（通过专门的干预，每年可能会发生几次）转变为一种持续的投入——需要不断努力才能跟上发展步伐，并继续为员工和患者提供高效安全的工作场所。

我们需要付出大量的努力才能将这种模式的转变付诸现实。为了成功进行机构层面的变革，放射肿瘤中心必须集中精力培养人们的安全意识，正如先前所说，具有高可靠性和创造价值的机构所表现出来的那样（图 18-1）。要实现这一变革取决于很多因素，最重要的就是领导力。机构文化的彻底改革需要大量的领导去努力。保留可靠的实践程序，同时不断地对流程和工作场所进行改进，这就需要一些有献身精神和受过培训的人员对这种改革中的各个项目进行监督。接下来，就需要持续支持安全文化。放射肿瘤学作为一门学科，从一开始就已经有了很大的发展，它需要继续发展，才能为患者提供高标准的治疗手段。安全文化是一种转变，它远离了对犯错的惩罚或嘲笑的机构规范，而转变为允许人们报告并质疑他们看到的错误和低效事件，这样每个人都可以从改进中受益。这些改进来自一个改进循环系统，这是挑战的最后一部分。这种系统由可靠的方法和工具支持，以确保对过程的改进能

表 18-1　放射治疗失误的例子

患者姓名	年龄（岁）	事故地点	错误类型	误治结果
Scott Jerome-Parks	43	纽约曼哈顿的St. Vincent医院	在将头颈计划从计划系统传送到治疗机时，由于计算机多次重启，造成多叶光栅形状丢失。多叶光栅的位置被清除，直线加速器开野直接照射。患者受到的辐射量是计划的7倍	短期并发症包括头颈部严重肿胀、剧烈疼痛、恶心、味觉丧失和吞咽困难。长期以来，他失去了大部分视力，听力退化，同时失去了平衡感。他最终需要用胃管进食，并服用大量药物。在他接受不当的放射治疗两年后去世
Alexandra Jn-Charles	34	布鲁克林州南部医学中心大学医院	乳腺癌治疗没有用到楔形板。在27个治疗疗程中，患者受到3.5倍的计划辐射量照射	患者的伤口1年多后愈合。在她康复的大部分时间里，肋骨感染暴露，散发浓烈气味。她不能为自己或家人做任何事情。经过多次手术，伤口终于愈合了。但由于在她的治疗中错误使用楔形板，除了造成严重伤害以外，她的肿瘤没有得到充分治疗，几个月后患者便去世了
Frederick Stein	71	新泽西州东奥兰治退伍军人事务医疗中心	在没有严格质量控制的情况下，患者的一项IMRT计划被批准。部门人员签署了本该由医学博士签署的IMRT计划的各个部分	在治疗过程中患者出现严重喉部疼痛。随后出现皮疹，并伴有其他皮肤问题。吞咽困难加剧，导致患者体重减轻。他的疼痛加剧到需要给予吗啡治疗的程度，随后就是其他镇痛药。他的两名治疗师告诉管理者，认为他放疗过量。此后不久，他们被解雇

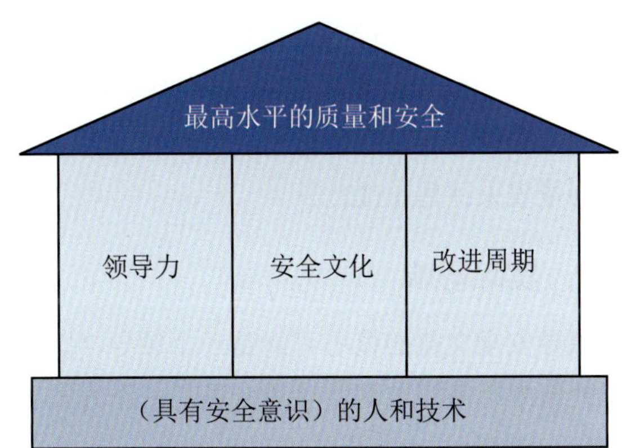

图 18-1　目标：最高水平的质量和安全。底座：人（工作人员）。支柱：积极并强有力的领导力，机构向安全意识文化的转变，由可靠方法和工具支持的改进周期

够随着时间的推移而持续。

二、领导力

要想实现如此巨大的变革，强有力的领导力至关重要。每个机构都建立了特定的工作方式和合作模式，每个机构建立的目的都是以某种方式工作并发展自己的合作模式。这些模式早就形成了一种势头。这种势头不仅有用，而且对于维护任何机构系统而言都是必要的。然而，正是这种势头使得实施强烈变革变得尤为艰难。因此，领导者需要找到那些能够帮助他们指导其他员工完成这一变革过程的员工。这些人员开始找出那些与本机构相关且适当的改进。领导者定期提醒其他员工已经设定的改进目标，以及为实现这些目标而选择的各种方法。在取得进展的同时，这些领导者会让每个人了解至今为止哪些流程正在改进，哪些流程仍需要继续努力。

1. 领导变革

放射肿瘤中心变革的实施不仅仅是一项技术的挑战，也是对变革管理的挑战。成功的管理变革需要强大的领导力。

Kotter 建议，要想成功实施变革，领导层必须首先对改进工作产生高度紧迫感。接下来，需要建立一个强大的指导联盟，从高层领导开始改进。随后，需要拟定目标和战略，并向下级清晰传达。接下来就是授权人员采取广泛行动，从而创造并巩固短期的胜利，以在未来稳定新的方法（图 18-2）。

研究表明，在机构层面，与 Kotter 的变革管理推荐不相同的领导行为和风格，导致了医疗领域——尤其是在治疗和管理之间的硬性分歧（除了医护之间以外）。这些分歧对医疗的创新和改进产生了负面影响。Weingart 和 Page 基于明尼苏达患者安全管理会议的结果强调，很少有人知道领导者应该如何实施有效的机构管理，才能在患者安全性方面带来必要的变化。Ramanujam 和 Rousseau 建议，可以通过专职领导和患者安全组织结构（这种结构能够促进持续改进），来实现预期的改进。McFadden 和 colleagues 测试了以下美国卫生健康研究与质量管理署（Agency for Healthcare Research and Quality, AHRQ）提出的 7 种改进策略：与利益相关者维持伙伴关系，报告错误免责，对错误进行公开讨论，文化转变，教育与培训，数据统计分析，系统再设计。作者得出结论：医院领导的当务

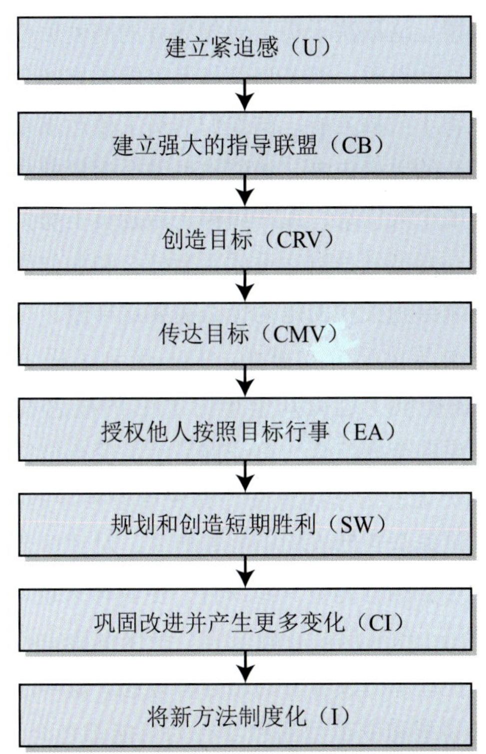

图 18-2　北卡罗来纳大学计算机断层扫描模拟过程的价值流程图示例

（引自 Chera BS, Jackson M, Mazur L 等：通过改进放射肿瘤学的日常实践提高患者治疗质量，放射肿瘤 22:77-85, 2012）

之急应该是向患者安全文化转变。除了医疗行业以外，在各种其他工业环境中得出的结果指出，成功的变革需要强劲且有效的领导力。对于放射肿瘤学科所需的多专业变革工作而言更是如此，其中，医生、物理师、剂量师、放射治疗师、护士和管理人员，每一类人员都有待解决的具体需求和挑战。根据变革管理专家的说法，如果机构变革要取得成功，就必须要交易型和变革型领导（transactional-transformational leadership, TTL）并济，使得领导力能在各级发挥作用。变革型领导关注的是领导者和员工之间的关系和互动。交易型领导通过一系列交易或交换，定义了领导者和员工的关系，当员工遵从领导者的意愿时，他们会得到奖励或肯定；相反，如果他们违背了领导者的意愿或期望，员工就会受到惩罚。交易型领导是一种任务导向的领导指挥控制方法（用于领导），其重点在于需要做什么，以及如何做。而变革型领导则关注于领导者和员工之间的关系。它关注的是激励和鼓舞员工做超出预期的事情，这取决于员工对领导者的高度信任、钦佩、忠诚和尊重。变革型领导者可能具有超凡魅力或非常善于鼓舞人心，向他们的员工传达出令人相信并期待的美好未来。他们也可能会深思熟虑员工的专业或个人需求，或在精神上激励员工努力超越规范。交易型领导更注重的是做什么和如何做，而变革型领导则关注的是为什么需要这样做。

在领导力研究文献中，TTL 受到了极大的关注。Bas 提供了过去几十年内 TTL 的概念和一般研究结果的全面审查。有证据显示，变革型领导可以提高员工的工作满意度，有变革型领导的存在，员工更可能会帮助机构中的其他人，对领导者更为信任，员工的行为更具组织性。更具体来说，TTL 已经应用于检查医院行政长官、社区健康中心医务主任和护理部门领导者的领导有效性。值得注意的是，交易型和变革型的领导行为可能都是合适的，这取决于领导力挑战方面的背景和性质。研究表明，无论是为了探索还是为了开发，领导风格和欲实现目标的性质之间都存在动态的相互关系。当机构在现有的约束和结构内运作，并争取利用效率来获取收益时，交易型领导行为就是有价值的。而当机构试图适应、创新和改变以应对新的机遇和挑战时，变革型领导行为就是有价值的。可以利用多因素领导行为量表来评估 TTL。

2. 实际影响

倡导安全文化的核心可能是一个领导“悖论”。放射肿瘤中心需要接受能够改变员工工作方式的流程创新，但是这对于员工来说可能是一种难以接受的变革。这可能表明变革型领导更为适用，其中领导力的有效性取决于在变革目标人群中建立的信任、动力和对内承诺。然而，放射肿瘤中心接受和实施安全文化的程度，会使工作人员转向可变性更少、重复性更高和更标准化的工作。换句话说，工作可能会变得更倾向于利用效率来获取收益。这可能表明交易型领导是一种更合适的领导方式，在这种方式下，领导力的有效性取决于所需变革的明确定义，以及对这些期望的绩效的监控。有效的放射肿瘤中心领导（如部门主任、质量和安全总监）必须能够对机构的所有部门做出动态响应，并能做出适合手头任务的领导行为。

一个关于领导变革的例子见于临床同行评议中的 ASTRO 白皮书。过去，ASTRO 的所有白皮书都解决了技术和治疗方面的进展。对于领导层来说，授权一份关于同行评议的白皮书是一个巨大的文化变革。关于同行审查的 ASTRO 白皮书具有明确的同行评审概念，不仅针对放射肿瘤医师和医学物理师，也针对医学剂量师和放射治疗师。应该指出的是，在撰写本白皮书时，医学剂量师和放射治疗师在其专业标准中都没有提到同行评审。

《纽约时报》上刊登的文章是放射治疗行业历史上的第一篇，其中所有五个专业协会（ASTRO、AAPM、SROA、AAMD 和 ASRT）同时发表了关于领导和患者安全的公开声明。《纽约时报》的文章是我们 40 年职业生涯中的一个定义点：曾经被认为是领导典范的标准不再适用。由于我们行业的变化速度和公众监督的增加，领导力的水平也有待提高，并要具有不同的推动力。放射肿瘤学专业已经发展成为一个价值数百万美元的行业，承担着更大的公共责任，也增加了对其利益群体的问责水平。对《纽约时报》刊登文章做出的最大反应可能就是最近 ASTRO 创建了自己的专业认证项目，该项目的标准由 ASTRO 制定。所有这一切都导致医生、物理师、剂量师和放射治疗师群体（所有人共同努力创造一种安全文化）对领导力的需求。

领导者必须要积极合作，才能加强安全性和效率性。成功的医疗变革管理需要对变革有高度紧迫感、有魅力、有远见的可信赖的医生。医生必须要充当变革型领导者，明白促进、鼓励、激励和指导员工安全和质量意识是至关重要的。所有这一切都取决于对领导者高度信任、忠诚且尊重的员工。领导者必须是：好的倾听者，允许发生建设性的双向交流；坚持不懈，有决心达到患者的安全和质量目标；不惧批评。这些品质不一定是天生的，领导者在推广这些原则时需要保持一致。领导者的行为、举动和言辞是很有分量的，因为其他人会效仿他们。一个领导者如果没有一贯并公开地支持这些原则，就可能会在无意中阻止其他人接受这些概念。领导者需要不断激励人们超越他们自己的常规职责，并设法提高质量和安全性。

三、安全文化

放射肿瘤学创新和进步的速度已经到了常规的问题解决方法已经无法追上并维持高水平患者护理和临床实践的地步。一个支持高可靠性和价值创造的机构基础设施是创造安全文化的必要条件。我们可以向航空公司学习。以下是商业航空公司为实施安全文化而采取的一些关键措施。

（1）培训：首先，有必要开展培训活动，重点是减轻可能由人为错误导致的二次灾难性事件（疏漏、失误和错误）。比如说，大多数商业航空公司都会鼓励、奖励并支付员工工资，以确保他们能接受所需的质量 / 安全培训。如果员工错过或未通过培训 / 熟练程度检查，他们通常会受到一些限制，直到他们的不佳表现得到纠正。一个很受欢迎的飞行员培训项目称为机组资源管理（CRM）。CRM 是一个培训项目，注重于文化、团队合作、沟通和错误的不可避免性。它还涵盖了一些方法，能在错误导致严重或灾难性的伤害之前，避免、诱使（即控制）和减轻错误造成的危害。

（2）执行安全操作的政策和程序：必须由两名生理和心理健康的飞行员驾驶飞机。这一最低安全要求适用于任何情况。通常是利用随机药物和酒精测试来审核是否满足这项要求。此外，在飞行的安全关键阶段，例如飞行高度在 10 000 英尺以下时，飞行员和机组人员必须遵守严格的标准操作程序，不得从事任何不必要的活动（如看报纸或闲聊）。这种安全要求被称为“净化驾驶舱规则”。机组人员被教导在需要特别集中注意力的时候，如何灵活要求在额外时间执行净化驾驶舱规则。可通过警告或警报系统通知全体成员该规则何时生效。放射肿瘤中心采用类似的政策可能会引起争议，但这能更好地确保患者的安全。

（3）飞行记录仪：这些记录仪器，也称为“黑匣子”，监控着每次飞行中的关键飞行参数，每次飞行后都由计算机分析这些数据。读数超出预定可接受范围则会触发警告信号，引发调查。人们只会在灾难性的情况下全面考察飞行记录，但是飞行员和工作人员都知道他们的所有行动和对话都被监控和记录。那么，我们如何开始建立一种基础设施来支持放射肿瘤中心的安全文化呢？我们从哪里开始？在放射肿瘤科内部，与新出现的患者安全威胁做斗争的理念与方法，需要一个机构来发展并保持对变革和创新的高度紧迫感。也许第一步就是认识到员工倦怠的症状，这种症状在我们的行业中留存已久，但还没有得到积极主动的处理。第二步，我们可能希望运用强有力且有效的方法，朝着更突出的心理安全文化迈进，而不是在无用的方面花费更多的时间。

1. 心理安全与倦怠

心理安全以及短期解决医疗问题方法的主导地位，往往是实施改进的主要障碍。Edmondson 表明，心理安全可使人们愿意参与“二级”解决问题行为，因为改进工作本身就有风险，并且对提出问题的人会产生负面影响。当员工除了解决问题之外，还采取行动解决问题的根本原因时，就会出现二级问题解决行为，这样就可以完成眼前的任务。问题与变革工作相关联会造成人们的声誉受损，因此如果员工觉得自己有一些保护措施可以避免这种声誉受损，就更有可能参与改进工作。Nembharth 和 Edmondson 表明，领导者包容性——领导者为邀请和赏识他人的贡献所展示的言行——可以帮助医疗人员和团队克服心理安全的抑制作用，使得成员能在流程改革中相互协作。Tucker 和 Edmondson 建议，如果管理人员在护理楼层亲自出现，进行有关安全性和改革的发声，并且能投入时间解决问题，那么护士可能会参与改进工作。这种管理人员的存在和支持通常可以增加人员满足感，同时防止一线医疗专业人员产生倦怠感。具有良好记录（高可靠性和安全性）的机构研究表明，在安全威胁真正成为错误、不良事件，或者两者兼有之前，一线员工的心理安全和警惕性对于检测安全威胁而言至关重要。此外，研究人员已经表明，通过促进自我管理，心理安全和自治性能与更高的满意度和生产力相关联，因此也与更高的改革努力相关。反过来通过授权他们做出能影响其生产力的决定，又增强了员工的积极性。

很明显，放射治疗师一直被认为是有压力的职业——和癌症患者一起工作压力变得越来越大。尽管社会、经济和技术资源不断减少，临床放射治疗师却被迫为更多的患者提供治疗。因为报销的变化以及癌症患者及其家人的需求增加，放射治疗师也需要提供更多的患者治疗服务。由于他们的专业工作类型，放射治疗师的压力可能与放射治疗小组其他成员的压力有很大不同。

职业压力和职业倦怠是独立的概念。理论上，当个人在一段时间内职业压力增加时，他们可能会出现倦怠症状，因此，压力会导致倦怠。Gillespie 将倦怠定义为“一种对长期工作压力的反应，其特点是工作条件、工作压力、员工压力和防御应对所导致的身体、情绪和精神疲惫”。Dr. Harold Freudenberger——一名加州大学伯克利分校的心理学家，发现了倦怠的根源。Freudenberger 发现，身体疲惫的信号是疲劳、头痛、乏力、肠胃问题和失眠。对于放射治疗师来说，职业倦怠增加的原因很多。放射治疗师给予肿瘤高剂量照射，同时还要尽量减少对周围组织的辐射剂量。美国每年约有 170 万人接受癌症治疗，其中大约 100 万名癌症患者将接受放射治疗。癌症的发病率随着年龄的增长而增加（大约 2/3 的癌症患者年龄超过 65 岁），因为美国的人口结构正在向老龄化转变，未来对放射治疗服务的需求很可能会增加。

放射治疗师必须明白这一点，倦怠是以线性方式发生的。倦怠的程度有 3 种：情绪低落，人格解体，个人成就感降低。这些阶段会依次发生，随着时间的推移，放射治疗师更有可能成为倦怠感的受害者。在第一种倦怠、情绪低落的状态下，放射治疗师会经历身体和情感的疲惫，出现睡眠不佳、易头痛易感冒。整个人在情感上变得过度投入，感觉要被其他人的要求所吞没。一旦开始发生情绪低落，放射治疗师个人会感觉他或她不再能“给予”他人。在职业倦怠的第二阶段，即人格解体阶段，放射治疗师会对同事、患者和自己变得愤世嫉俗。这就为超脱与非人性化行为奠定了基础。在职业倦怠的最后阶段，个人成就降低，个人对每个人和所有事情都感到厌恶。很少会遇到这个阶段的人，因为这些人通常已经离开放射治疗行业。

Adams 和 Akroyd 进行了美国放射治疗师职业倦怠的原始研究。他们的研究表明，与其他类型的医疗专业人员（医生、护士和放射物理师）相比，放射治疗师的情绪低落和人格解体程度更高。此外，在大不列颠及澳大利亚都进行了相同的放射治疗师研究，结果几乎相同。三个国家的研究表明，放射治疗师有很高的职业倦怠水平。对于放射治疗师来说，重要的是要认识到职业倦怠的症状，并相应地采取行动来缓解这些症状，保持较高水平的患者治疗和安全性。

2. 向丰田公司学习

丰田公司生产系统（Toyota Production System,

TPS）可能是迄今为止旨在有效设计和管理大规模运营的最强大的模型。第二次世界大战后，这个系统帮助丰田汽车公司从一个在困境中挣扎的小型卡车制造商，发展成为 2009 年世界上最大的汽车制造商之一。Spear 和 Bowen 的研究揭示了丰田公司“精益”管理流程的一些基本原则。他们发现，丰田公司专家根据“联系”和“途径”来定义流程，然后重新设计流程来简化路径，并通过简单的二进制通信建立直接联系。他们进一步了解到，这个过程的每一部分都是基于对运作预期结果的可检验假设，这样就能容易看到不同于预期的结果，并采取相应对策。这个过程解释了标准化工作对系统如此重要的原因。每次提出改进建议时，该提案都会明确说明可以通过实验来验证或反驳的预期结果（即假设）。每个员工都接受了这种改进方法的培训。

医疗改进研究机构认为，精益原则可以而且已经成功地应用于提供医疗流程中。因此，仔细研究丰田公司在发展安全文化方面的经验是有意义的。

拥护 TPS 优势（或“精益”）的学者和实践者代表性地描述了精益原则的两个层面。在概念层面，精益是一种哲学，是一种观点，指的是不懈努力消除缺陷和损耗，并不断向这两者进攻，以不断追求完美。精益这个词最近变得流行起来，和许多流行词汇一样，它有着各种不同的含义和履行方式，但其中有一些却偏离了其发明者的本意。因此，大多数对精益的描述很快超越了哲学范畴，转而涉及一系列相互关联的应用，应用范围从工厂的总物流到详细的工作和设备设计以及人力资源实践问题都有涉及。

在操作层面，精益配备有两个基本工具，价值流计划图（图 18-2）和 A3 问题解决工具（图 18-3）。价值流计划图用图形表示交付产品或服务所需的关键人物、材料和信息，旨在区分增值和非增值步骤。术语 A3 作为丰田公司使用的一种解决问题的方法，源自用于报告的纸张大小，相当于 11×17 的纸张。

有两个医疗机构在精益系统方面的工作特别值得认可，就是 Dr. Gary Kaplan 带领的西雅图 Virginia Mason 医院，以及曾由 Dr. John Toussaint 带领的威斯康星州的 ThedaCare 公司。Virginia Mason 通过努力消除浪费，在现有的项目和实践中创造了更多的生产力，因此取消了计划中的扩建，节省了大量资本开支：不再需要用 100 万美元采购一个额外的高压氧舱；不再需要用 100 万～ 300 万美元搬迁内镜检查套件；不再需要 600 万美元置办新的手术室。与精益大师级专家密切合作，消除缺陷，ThedaCare 仅用 4 年时间，就将心脏病发作率从百万分之 91 471 降至百万分之 7000。

3. 实际影响

术语“安全文化”可以考虑从机构整体水平到每个工作领域的水平，包括护理、剂量测定、治疗和机构的其他部分中，所有建议的改革。然而，当我们使用这个词语时，实际上指的是每个机构领导者所认可的方法。这可能就包括晨间的模拟评审——一种在线“良好捕获”（或错误报告）系统，以及其他鼓励员工参与系统的改进过程。这些工具都不能单独创建安全文化。相反，它们表明机构的意图在于倾听任意有想法的人关于如何改进系统的意见，然后根据这些想法采取行动，做出必要的改进。当这些机制与强化这些信条的领导者相结合时，文化动力就会从起点开始转向安全意识。

在放射肿瘤学中，有各种各样其他的做法可以促进积极的文化向安全意识转变。以下是其中的一些做法。

（1）良好捕获：一个良好的捕获系统，能让部门成员快速报告他们一天中注意到的各种问题。其范围小至变通办法，大至患者事件。理想情况下，该系统允许员工匿名和非匿名提交问题，工作人员就不用担心报告他们所看到或犯下的问题和错误。允许以这种方式提交也可以鼓励那些对机构支持下进行改进工作表示认可的人。

（2）晨间模拟定位回顾（图 18-4）：多年来，放射肿瘤部门已经认识到让尽可能多的团队成员回顾并讨论每位患者治疗计划的价值。其中涉及放射肿瘤医师、剂量师、护士、物理师和放射治疗师等

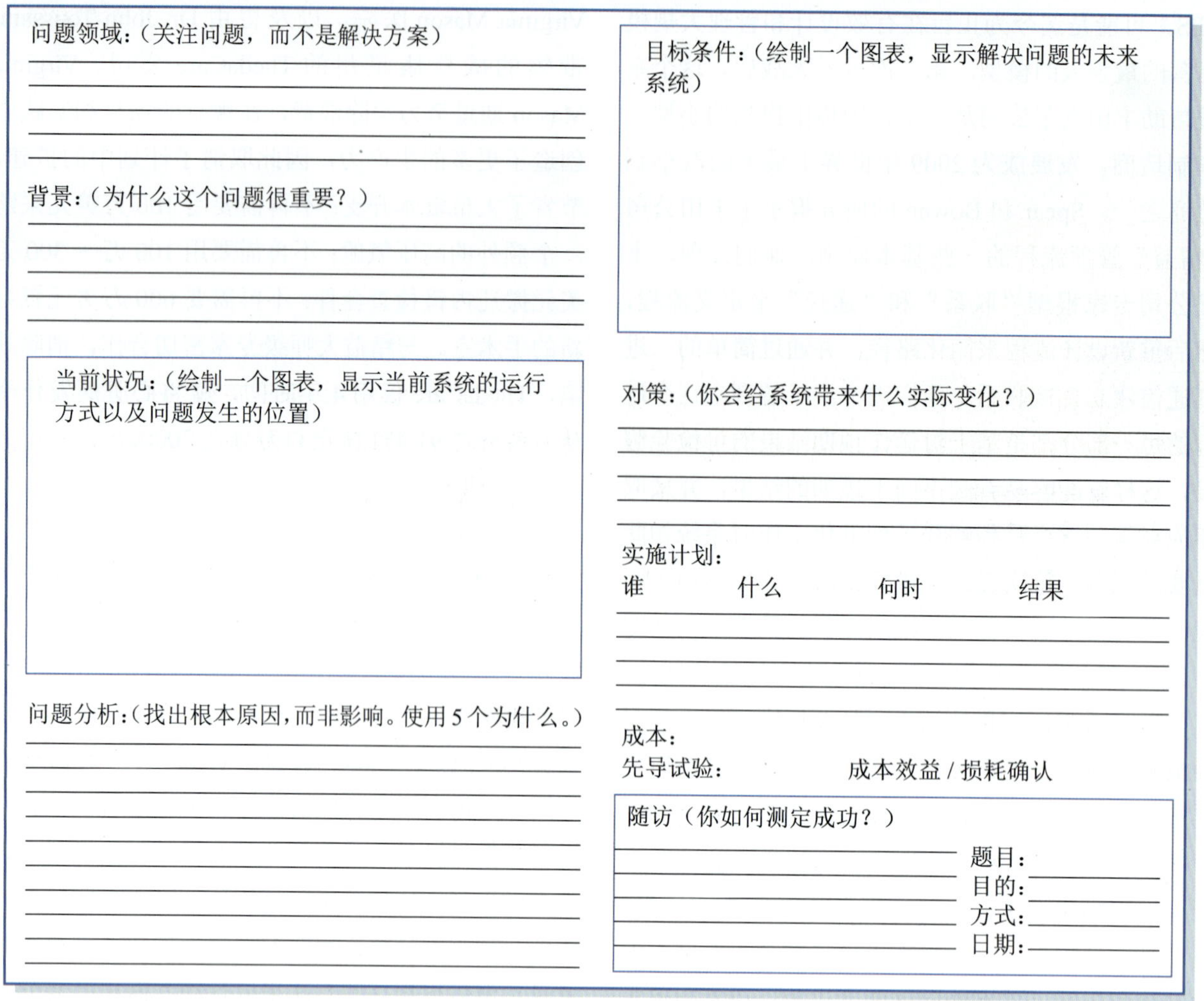

问题领域：（关注问题，而不是解决方案）

背景：（为什么这个问题很重要？）

当前状况：（绘制一个图表，显示当前系统的运行方式以及问题发生的位置）

问题分析：（找出根本原因，而非影响。使用5个为什么。）

目标条件：（绘制一个图表，显示解决问题的未来系统）

对策：（你会给系统带来什么实际变化？）

实施计划：

谁	什么	何时	结果

成本：

先导试验：　　　　成本效益 / 损耗确认

随访（你如何测定成功？）

题目：

目的：

方式：

日期：

图18-3　A3工具由四个阶段组成，研究者必须经历这四个阶段才能从“面临的问题”到“解决的问题”。总之，在每个阶段，研究者都要进行以下活动。阶段1：通过确定问题和解决这些问题的想法，来计划（P）改进你的操作。阶段2：执行（D）旨在解决小规模或实验性问题的改进。阶段3：学习（S）验证变化是否达到了预期的效果。阶段4：如果验证成功的话，对大规模实施的变革作出反应（A）。如果验证不成功，研究人员会跳过反应（A）阶段，回到计划（P）阶段，提出解决问题的新想法，并重复这个循环。这一迭代过程使得A3思维稳健，并解释了为什么部门会选择使用它

人员。其目的是最大限度地减少计划中的任何错误，并确保给予最高水平的患者治疗。理想情况下，应该在患者接受首次治疗之前进行这种模拟定位回顾，以便尽可能减少发生错误的可能。传统上来说，应在治疗开始后的某个时候进行这种回顾，但是，现代患者放疗方式发生变化，导致了对患者治疗的纠错能力下降。前面讨论的改变这种回顾时间，就是旨在解决能力下降的问题。

（3）安全查房：可以让部门领导与一线员工讨论如何使他们的工作区域变得更加安全和高效。安全查房的目标是确保员工在各自环境中都拥有维持稳定运行所需的工具。这可以使员工对于成功完成工作需要哪些问题或资源展开讨论。可以每月或每季度进行一次安全查房。

（4）小型私人会议：召开简短会议，改善各部门工作团队之间的沟通。在日常的小型会议中产生的创新想法可能会迅速提高工作日的质量和安全性。小型会议也有助于改善人际关系，并能瓦解不必要的等级制度。

（5）同行审查：也称为对同一领域其他人员创造性工作或表现的评价，以提高员工的工作质量或绩效。以下问题比较受欢迎：“确定是这个患者

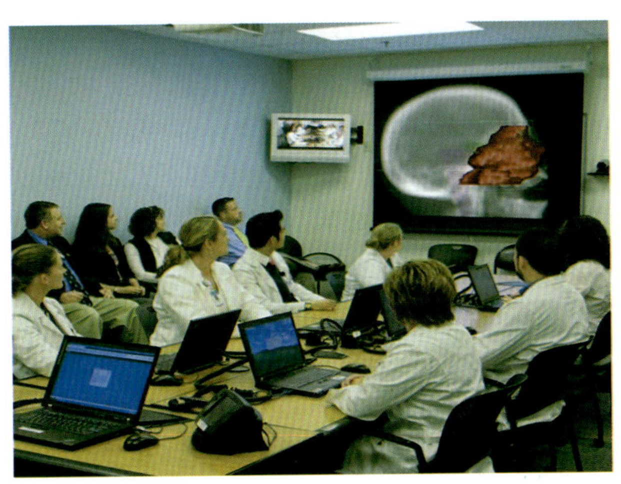

图18-4 来自北卡罗来纳大学放射肿瘤学系的晨间模拟定位回顾，涉及放射肿瘤医师、剂量师、护士、物理师和放射治疗师等。其目的是最大限度地减少治疗计划中的任何错误，并确保给予最高水平的患者治疗

吗？”“我们治疗的部位正确吗？”“是否与先前辐射的区域有重叠？”“鉴于上述所有情况，治疗区域和监控单元有作用吗？”

（6）工作负荷优化：直线加速器复杂性的增加导致需要为每台机器配备两名或更多的治疗师——至少有部分原因是为了分配工作量、优化环境感知，允许治疗师检查彼此的工作。然而，许多治疗组和成对治疗师有时会使用“分治”的方法。每个治疗师为了工作速度和效率而执行不同的任务，忘记了互相检查。这种情况只会变得越来越复杂，而其他系统（比如图像引导放射治疗、运动管理和门控）却变得更为普遍。了解并优化参与放射治疗过程的所有工作人员的工作量应该是领导者的核心工作之一。

（7）手术安全管理（time-out）：手术安全管理是一种标准化的方法，帮助审查放射治疗实施过程中最关键的方面（类似于手术室里的术前检查清单）。比如说，患者放射治疗摆位是一种定性行为，因为以一种可重复且精确的方法来摆位是一种偏差范围和决定性质的问题，而非具体的正确和错误行为。治疗技师利用每天的手术安全管理时间对关键信息进行审查，可能会提高患者摆位过程中所做决策的正确性。在具有高可靠性的机构中可以找到这种做法以及许多其他做法。

（8）人们对此达成共识：高可靠性机构有很强的安全意识，这反过来又增强了他们的高可靠性。随着创建和实施改善患者安全文化，必须要创造新的工具来衡量文化改善方面的进展。Colla 及其同事审查了九项测量院内患者安全性的调查工具。九种工具中只有一种，AHRQ 患者安全调查，检查了患者疾病和患者安全性之间的关系，这对放射肿瘤中心来说似乎特别重要。

文化改革通过社会关系传播到整个机构。社会关系不同于机构的正式结构，在正式结构中定义了机构的报告关系和层次结构。相反，社会关系是一个丰富的关系网络或链接，其内部嵌入了领导者、变革代表、中层管理人员和一线专业人员。人们理解社会关系来揭示这些组织关系的拓扑和强度，以及网络内信息交换的类型。这些可以包括知识共享、寻求或提供建议、影响他人、解决问题和制定决策。了解熟悉活跃于放射肿瘤中心变革工作中的各类个人的社交关系是很有价值的。对于变革型领导者来说，他们的社交关系预计会对实施过程产生重大影响。Bono 和 Anderson 研究了变革型领导者的建议和影响网络，从而确定变革型领导者是否比非传统领导人要更多地依赖于建议，对机构决策的影响更大。他们发现变革型领导与这些领导者在建议和影响网络的程度之间存在着积极的联系。这种关联表明，变革型领导者也许特别能利用他们广泛的社交关系来领导整个机构的变革工作。同样，Balkundi 和 Kilduff 开发了一个将领导力与社交关系联系起来的框架，发现适当的领导风格和通过发达的网络使用社会资本都有助于有效的领导作用。除了变革型领导者之外，重要的是要确定在每个机构中，一线专业人员和中层管理人员向谁寻求建议和对变革计划的支持。

四、改进周期

为了引领变革，我们需要改进周期。这是推动变革向前发展的引擎，并能确保所提议的改进能得到实施和持续进行。这个周期通常被称为 PDSA 循环（Plan-Do-Study-Act, PDSA）。放射肿瘤科是高度复杂的机构，需要同时工作的众多员工群体来安全、有效且高效地实现治疗患者的共同目标。在这些团队中，每一个团队内部都有许多改进工作流程和成果的机会。尽管任何改进都可能对其特定群体产生积极影响，但由于为实现这一改进所做的改变，其他群体确实有可能出现无法预料的问题。当正确实施时，PDSA 循环能考虑到这些群体之间相互关系的复杂性，并能考虑所建议的改进可能会对整个系统（而非仅仅一部分）产生意外后果。周期的主要步骤如下：

（1）计划：这是周期的开始。在规划阶段，确定并详细描述系统内的一个问题，以便确定一组目标和预期结果。

（2）执行：这是最初的实施阶段。规划步骤中进行的修正已经就位，并且收集了与这些修正的有效性相关的数据。

（3）学习：这是周期的其中一个阶段，这一阶段利用上一步收集的数据，分析每件事情的运行情况。在这个阶段，人们可以确定这些变化的结果是否符合预期。这里所做的分析将继续进行到下一阶段。

（4）反应：这个阶段有时被称为周期的“调整”阶段。重点是从研究阶段进行分析，并确定可以或应该进行哪些调整，以更好地解决目标问题。

选择 PDSA 作为持续改进的理论基础是基于一种信念：改进工作是一种经验性学习的形式，其中改进的有效性取决于改变人类行为的能力。因此，与 PDSA 改进工作相关的因素是以个人如何自我调节自己的行为为基础的。英国国家卫生服务机构利用这种方法来探索个人和机构学习，以及巩固机构文化所需的特征。

参与改进工作的个人十分重视基本价值观，这种价值观管理着从起初就推动人们行动的组织行为。一个显而易见的重要问题是：可能指导或推动放射肿瘤中心改进周期的关键行为和因素是什么？

Mazur 及其同事发现，当系统因缺陷而受损时，个人将试图快速解决问题，而不会解决根本原因，或尝试确定并开始努力消除问题的根源。或者，系统没有受到缺陷带来的危害时，个人会出现以下三种行为之一：继续遵守标准程序和流程，通过采取不会明显降低操作性能或影响患者安全的捷径完成工作，偏离了标准程序和流程，或者本着持续改进的精神，努力完成永久性改进工作流程和活动。图 18-5 和以下要点描述了改进行为的类别：

（1）快速修复：检测并纠正缺陷。尽管承认存在缺陷，但重点是要修复错误并继续前行。

（2）倡导：正式报告缺陷并倡导改进工作（如 PDSA）来改进系统。这点还涉及了机构对缺陷的

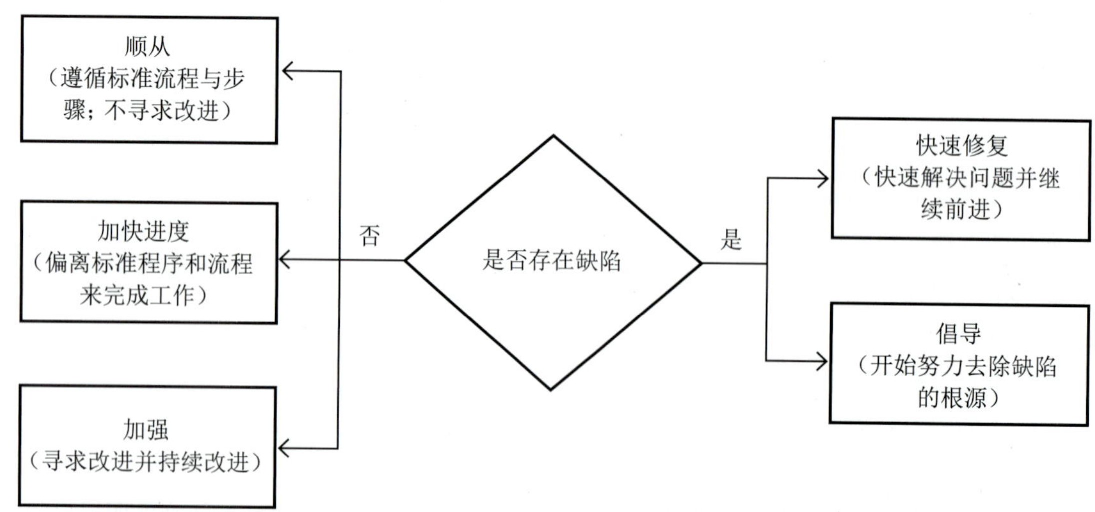

图 18-5 在有无缺陷的情况下采取的行为和决策的类别。首选的行为是加强和倡导，因为它们促进个人或机构的学习向着高可靠性和价值创造的方向发展。剩下的三种行为，顺从、加快工作和快速修复，导致系统衰退和无用的知识与学习

（引自 Mazur LM, McCreery J, Chen G：医院质量的提高？是什么触发了行为的改变？ Healthc Eng 4:621- 648, 2012）

正式承认，以及纠正缺陷采取的行动。

（3）顺从：在无缺陷系统情况下，遵守标准程序和流程。

（4）加快进度：在无缺陷系统情况下，不遵守程序的完成工作。

（5）加强：努力在工作效率、有效性或患者安全方面做出长期的系统改进，尽管系统没有明显缺陷。

这五种行为的每一种对机构的影响都是不同的。当发生缺陷时，快速修复行为能有效解决眼前的危机，但不一定能有效防止再次出现导致缺陷的根本原因。在没有缺陷的情况下，个人可以顺从、加快进度或增强改进。最理想的行为是加强改进，因为这类人会专注于提高机构提供高效、高质量医疗服务的能力。因此，放射肿瘤中心面临的挑战是促进、支持和维持倡导与加强行为。相比之下，实际上应该消除加快进度和顺从行为，因为它们意味着走捷径和偏离标准操作程序，并且不会激励个人做出持续的质量改进努力。接下来的章节提供了指导个人完成倡导和加强行为的可行建议。

1. 转变行为

这一挑战是在缺陷发生时，放射肿瘤专业人员对缺陷的反应之一，而并非他们是否会做出反应。总的来说，放射肿瘤学专业人员是以患者安全为荣的敬业员工。除了支持性和参与性的领导力以及强大的安全文化之外，培养倡导和加强行为是个人和机构的责任。表 18-2 显示了当机构试图培养员工的倡导和加强行为时，影响个人的额外关键驱动力（左栏）和约束力（右栏）。

（1）标准操作程序：支持员工检测缺陷。当标准操作程序持续“失败”时，将导致与符合现有操作方式的愿望发生冲突。这反过来应该会激发个人的变革动机。

（2）积极反馈：员工需要知道他们的改进努力受到重视，即使最终结果不理想。如果这种反馈是积极的，员工更有可能投身于未来的改进工作。

（3）榜样：员工需要看到倡导和加强行为能得到奖励。奖励的确切性质，无论是金钱、职称还是其他非货币形式的认可，都不如奖励对受者有意义、受到机构成员重视这一事实重要。这为其他人树立了可仿效的榜样。

（4）与职业相关的自治性：如果没有自治感，员工会倾向于循规蹈矩，尤其是当员工认为这些规则足够好并且不会对自身造成伤害时。没有自治性，员工们就会将顺从视为一种安全的选择。

（5）来自直接主管的支持：这是为倡导与加强行为创建具有吸引力的环境所必需的条件。主管必须授权员工实施行动。

（6）员工的个性化属性：对患者、同事和机构有强烈关心和担忧感的员工更有可能脱离现状，在倡导和加强行为的基础上采取改进措施。

（7）批判性思维技能：员工必须接受培训，能熟练地概念化并评估情况，质疑假设，确定应对情况的选择，应用改进工具，并做出明智的决策。

（8）机构问责制：这种问责制指的是成为一个持续改进的机构。在存在缺陷的情况下，领导的职责是将改进期望设定在一个很高但可达到的水平。在没有缺陷的情况下，领导层必须培养员工这种紧迫感，以提高和传达这种紧迫感的重要性。

虽然理解、发展和促进积极变革的驱动力非常重要，但也必须认真考虑约束力，因为约束力可能成为向倡导和加强行为转变的障碍。

表 18-2　能影响个人，同时发展倡导和加强行为的关键驱动力和约束力的总结

驱动力	约束力
• 标准操作程序	• 人员配备水平低，工作量大
• 积极反馈	• 负荷的效率要求
• 榜样	• 烦琐的缺陷报告系统
• 与职业相关的自治	• 心理安全问题
• 来自直接主管的支持	• 满足感和倦怠感
• 员工的个性化属性	• 关于改进理念的次优培训
• 机构问责制	• 缺乏对改进方法 / 工具的了解
	• 缺乏促进个人进步的员工社交网络

（9）人员配置水平低和工作效率要求高：如果员工想成为倡导人或促进者，他们首先必须在工作日有足够的时间能采取必要的行动来完成改进工作。如果人员配备水平低，对效率和生产率的要求高，人们会觉得没有足够的时间来进行真正的改进。因此就更有可能发生快速修复、加快进度或顺从行为。

（10）烦琐的缺陷报告系统：当报告系统的行政负担过重时，员工不会愿意报告缺陷，这反过来会降低机构的学习能力。

（11）心理安全问题：经反复证实，员工无需担心对自我形象、地位或职业的负面影响而能够自由思考和行动的能力，是一种重要的约束力量。如前所述，先前的研究表明，较高的心理安全性会提高个人意愿，使员工乐于参与缺陷报告和改进行为，尽管这种努力本身就有风险，会对个人和职业产生负面影响。

（12）满足感和倦怠感：自然，在时间压力下，人们最初对于快速解决的问题或程序捷径会产生一些满足感。这种即时满足感会成为一种强大动力，促使员工继续采取快速修复和加快解决问题行为。这种灭火式解决法的行为便成为常态，真正改进的愿望也受到了抑制。然而从长远来看，当员工发现自己解决了同样的问题，随着时间的推移，由于个人的倦怠感，会出现一种潜在的更为有害的抑制力量。这可能会导致不希望的顺从行为发生。

（13）遵守工作程序的文化：当机构要求遵守标准工作程序的压力很大时，员工就无法得到激励去参与流程改进工作。请注意，这种力量并不意味着放弃制定标准工作程序的努力。相反，这意味着遵守工作程序的意愿可能会激励员工一如既往地继续工作。

（14）关于改进理念的培训：如果员工没有接触到工作中的改进理念，他们就不太可能知道如何持续改进。必须要将成功倡导和加强行为所需的专门的方法、工具和思维方式传播给一线员工。这需要专门的培训和领导团队的持续投入。

（15）缺乏专用的改进时间：如果没有能用于倡导和加强行为的时间，员工会发现很难长期维持这种行为。

（16）缺乏对改进方法/工具的了解：那些在倡导和加强行为方面发挥作用的人需要在这些领域接受培训，并随时间积累应用工具和方法的经验。

（17）缺乏操作可见性：放射肿瘤中心是一个紧密耦合的系统，其中一个专业团体的行为易于影响其他专业团体，或易被其他专业团体的行为所影响。看不见其本地工作区域是如何与更大的操作系统连接的，会限制员工有效倡导和增强行为的能力。如果没有足够的可见性和了解，员工很难发现缺陷的来源并实施系统范围的改进。

（18）缺乏促进个人进步的员工社交网络：除了高层领导、直接监督和明确的持续改进角色模型之外，潜在的倡导者和加强者需要一个来自同事的支持系统。努力加强的员工在前进的道路上将会遇到不可避免的挫折和挑战。同事们的支持和鼓励对于坚持行为而言是无价的。

2. 实际影响

那些在放射肿瘤中心拥有正式权力的人，可以在上述许多领域采取积极行动，增加倡导和加强行为，减少快速修复、顺应和加速工作行为。研究人员发现，如果一线员工开始报告缺陷并开始实施改进，领导者和管理者则必须要培养心理安全感。因此，正如 Mazur 及其同事所说，“管理参与、管理风格和明确的管理行为，在机构变革中发挥着重要作用。也许在发展高度可靠性机构的过程中，存在一个关键步骤：领导者和管理者需要‘自我审视’，承认他们有责任发展改进行为，因此，他们必须要建立一个具有超越了快速修复、顺从和加速工作的价值观和目标的机构。”

领导团队只能做这么多。当面对工作流程和方式的缺陷和深层次问题时，每个人都有责任付出努力，成为有价值的贡献者。这种工作会持续很长一段时间，这取决于每个员工对工作环境实施改变的理解、动机及能力。因为如果由一名孤立的员工尝试倡导和加强行为通常很困难，一个很好的例子，能帮助员工完成这种行为的一种协调合作活动，那就是多天、多次培训的快速改进活动。参与这些和其他改进活动将会让员工产生信心，相信他们会有所作为。有各种基本工具可以在促进员工改进过程中的转变。以下是其中一些工具：

（1）鱼骨图：鱼骨图是为了找出导致错误或不良结果的因素。错误被列在鱼的“头部”，鱼骨头是导致错误的因素。这些因素按类型分组。常见的分组是人员、方法、机器、材料、测量和环境。

（2）直方图：对于一个特定问题，不仅仅要了解事件的平均发生率。查看数据集条目范围的能力将有助于确定改进的方法。直方图是显示此范围的图表，以便进行这些改进。

（3）帕累托图：一种条形图样式，其中突出显示了更重要的因素。它通常允许用户直观看出因果关系的“80/20”法则。

（4）散点图：是一种散点图，在一组X轴和Y轴上绘制了数据点，用于确定X轴和Y轴的两个变量之间是否存在关系。

（5）控制图：这些图表直观地描述了随着时间的推移，不同的流程是如何变化的，这使得一个部门能够确定一项变化在其当前的实施中是否有效。

五、总结

- 放射肿瘤中心面临的巨大挑战就是发展一种安全文化，这种文化能够有效地引导质量和安全方面的积极变化。
- 领导者是完成这项伟大任务的最重要的组成部分，因为如果没有他，几乎就无法成功完成重大的机构变革。放射肿瘤中心的领导者必须有一个目标和一系列明确的质量安全目标。他们需要在改进过程中不断增强员工的能力并为其提供支持。领导者必须通过他们的行动和行为，公开、口头或含蓄地传达这一信息。其次，持续支持安全文化至关重要，因为必须维持这一制度，才能让工作人员开始以不同的方式看待他们的工作，而不再需要接受变通办法和承受无能为力带来的痛苦。相反，工作人员必须认识到他们有两个角色：一是做好自己的工作，二是要改进自己的工作方式。最后，各部门需要制定一种系统方式来考虑问题和潜在的解决方案。我们提供了一种可靠的方法，即PDSA循环，特别是如果工作人员均有广泛参与，就能有助于确保某一特定问题的所有方面都得到充分考虑。
- 安全文化的力量在于它的系统性而非其特定结构。研究高可靠性和价值创造产业（如商用汽车、航空或核电站）的学者推测，他们的机构长期高效率取决于他们持续不断的、永不停止的安全意识工作，这就需要领导力、安全文化和改进周期之间的互动。要实现这一最终目标，可以为机构提供一些众所周知的方法包括精益、六西格玛和变革管理计划。

? 复习题

可以登录我们的网站找到复习问题的答案：http://evolve.elsevier.com/Washington+ Leaver/principles

1．放射肿瘤学领域正在迅速发展，因为

a．文化变革

b．教育需求

c．技术进步

d．认证要求

2．如ASTRO认证文件标准7所述，安全文化取决于

a．该机构和放射治疗部门领导的引领、指导和财政手段

b．该部门每个成员的个人努力

c．在机构的每一级机构对质量和安全的支持

d．上述全部

3．以下哪一个因素对于创建整个机构向安全文化的转变而言至关重要

Ⅰ．领导力

Ⅱ．高水平技术

Ⅲ．安全文化

Ⅳ．改进周期

a．Ⅰ，Ⅱ和Ⅲ

b．Ⅰ，Ⅱ和Ⅳ

c．Ⅰ，Ⅲ和Ⅳ

d．上述全部

4．提倡安全文化的领导者的期望特征是

Ⅰ．做一个好的倾听者

Ⅱ．坚持和决心

Ⅲ．缺乏同情心

Ⅳ．在经济约束下工作的能力

a．Ⅰ，Ⅱ和Ⅲ

b．Ⅰ，Ⅱ和Ⅳ

c．Ⅰ，Ⅲ和Ⅳ

d．上述全部

5．2010年，《纽约时报》的文章对放射肿瘤学进行了提出了质疑，文章探讨了

Ⅰ．领导力

Ⅱ．辐射剂量

Ⅲ．患者安全

Ⅳ．环境因素

a．Ⅰ，Ⅱ和Ⅲ

b．Ⅰ，Ⅱ和Ⅳ

c．Ⅱ和Ⅳ

d．Ⅲ和Ⅳ

6．丰田公司使用的、已经用于医疗的解决问题工具是

a．A2

b．A3

c．B3

d．B2

7．放射肿瘤学实践中安全查房的目标是

a．员工有必需的工具

b．员工能对安全性有所了解

c．员工可以进行更高层次的物理质量保证

d．员工有机会实践继续教育

8．期望的改进行为是

a．顺从

b．倡导和加强

c．加快工作

d．快速修复

9．什么是PDSA循环

a．计划，执行，安全性，反应

b．计划，执行，学习，反应

c．准备，执行，学习，反应

d．实施，讨论，简化，接受

10．以下哪些是PDSA流程的工具

Ⅰ．鱼骨图

Ⅱ．帕累托图

Ⅲ．散点图

Ⅳ．Venogram

a．Ⅰ，Ⅱ和Ⅲ

b．Ⅰ，Ⅱ和Ⅳ

c．Ⅰ，Ⅲ和Ⅳ

d．上述全部

？思考题

1．什么是文化？

2．什么是安全文化？

3．发展安全文化需要哪些关键因素？为什么？

4．什么是安全意识？

5．丰田生产系统（TPS，或精益生产系统）的实践能够用于放射肿瘤学中心发展安全文化吗？为什么？

6．除了改进周期（PDSA），在放射肿瘤学中心还有什么其他方法可以使用？

7．你将如何为机构持续质量改进做出贡献？

（译者：李璐　审校：欧阳伟炜）

参考文献

1. Adams R., Church J., Chang S., et al: *Fostering a culture of patient safety*, Presented at University of North Carolina Hospitals Poster Sessions, October 19,2010.

2. Adams R., Church J., Chang S., et al: *Quality assurance in clinical radiationtherapy: a quantitative assessment of the utility of peer review in a multi-physician academic practice*, Presented at the American Society for Radiation Oncology (ASTRO), Chicago, October 2009.

3. Adams R.: *Improving patient safety through lean techniques in radiation oncology*, Presented at The National Medical Dosimetrist Conference of the American Association of Medical Dosimetrists (AAMD), San Antonio, Tex., June 2013.
4. Adams R.D., Marks L.B., Pawlicki T., et al: The new radiation therapy clinical practice: the emergingrole of clinical peerreview for radiation the rapistsand medical dosimetrists,*Med Dosim* 35:320–323,2010.
5. Aiken L.H., Clarke S.P., Sloane D.M.: An international perspective on hospital nurses' work environments: the case for reform, *Policy, Politics, and Nursing Practice* 2:255–263, 2001.
6. AkroydD.,AdamsR.:Examiningstressandburnout,*Industry Insider* 1:4–7,1999.
7. Akroyd D., Adams R.: The cost of caring: a national study of burnout in radiation therapists, *Radiation Therapist: The Journal of the Oncology Sciences* 9:123–130, 2000.
8. Akroyd D., Caison A., Adams R.: Burnout in Radiation Therapists: The predictive value of selective stressors, *Int J Radiat Oncol Biol Phys* 52:816–821,2002.
9. Akroyd D., Caison A., Adams R.: Patterns of burnout among US radiographers, *Radiologic Technology* 73:215–223, 2002.
10. ASTRO: Hearings Before the Subcommittee on Health of the House Committee on Energy and Commerce, February 26, 2010, Testimony of Michael Herman, PhD, American Association of Physicists in Medicine. Available at http://www.aapm.org/publicgeneral/Statement BeforeCongress.asp. Accessed January 2015.
11. American Cancer Society: Annual report of cancer facts and figures, Atlanta,2014 (website). www.cancer.org. Accessed December 19, 2014.
12. ASTRO: Hearings Before the Health Subcommittee of the House Energy and Commerce Committee, February 26, 2010, Testimony of Tim Williams, MD, Chairman of the Board of Directors on Behalf of ASTRO, Available at http://democrats.energy commerce.house.gov/sites/default/files/documents/Testimony-Williams-HE-Medical-Radiation-2010-2-26.pdf.Accessed January 2015.
13. Deleted in proofs.
14. ASTRO: Accreditation program for excellence (APEX), Washington, 2014.
15. Avolio B.J., Bass B.M.: *Multifactor leadership questionnaire*, Redwood City, 1995, Mindgarden.
16. Balkundi P., Kilduff M.: The ties that lead: a social network approach to leadership, *Leadership Quarterly* 17:419–439, 2006.
17. Bass B.M., Bass R.: *The Bass handbook of leadership: theory, research, and managerial applications*, ed 4, New York, 2008, FreePress.
18. Bass B.M.: *Leadership and performance beyond expectations*, New York, 1985, Free Press.
19. Bass B.M.: *Transformational leadership: industry, military, and educationa limpact*, Mahwah, 1998, Erlbaum.
20. Bogdanich W.: Radiation offers new cures, and ways to do harm, *The New York Times*, January 23, 2010.
21. Bogdanich W.: As technology surges, radiation safeguards lag, *The New York Times*, January 26, 2010.
22. Bogdanich W.: At hearing on radiation calls for better oversight, *The New York Times*, February 27, 2010.
23. Deleted in proofs.
24. Bono J.E., Anderson M.H.: The advice and influence networks of transformational leaders, *The Journal of Applied Psychology* 90:1306–1314,2005.
25. Borgatti S.P., Foster P.C.: The network paradigm in organizational research: a review and typology, *Journal of Management* 29:991–1013,2003.
26. Brass D.J., Galaswiewicz J., Greve H.R., et al.: Taking stock of networks and organizations: a multilevel perspective, *Academy of Management Journal* 4:795–817, 2004.
27. Brass D.J.: Social capital and organizational leadership. In Zaccaro S.J., KlimoskiR. J., editors: *The nature of organizational leadership: understanding the performance imperatives confronting today's leaders*, San Francisco, 2001, Jossey-Bass, pp.132–152.
28. Deleted in proofs.
29. CampionM.A.,MedskerG.J.,HiggsA.C.:Relations betweenwork group characteristics and effectiveness: implications for designing effective work groups, *Personnel Psychology* 46:823–847,1996.
30. Chassin M.R., Loeb M.J.: The ongoing quality improvement journey: next stop, high reliability, *Health Affairs* 30:559–568,2011.
31. Colla J.B., Bracken A.C., Kinney L.M., et al.: Measuring patient safety climate: a review of surveys, *Quality Safety Health Care* 14:364–366,2005.

32. Das P., Johnson J., Hayden S., et al.: Rate of radiation therapy events in a large academic institution, *Journal American College of Radiology* 10452–10455,2013.
33. Davidoff F.: Heterogeneity is not always noise: lessons from improvement, *JAMA* 302:2580–2586, 2009.
34. Davies H.T., Nutley S.M.: Developing learning organizations in the new NHS, *Br Med* J 320:998–1001, 2000.
35. Dutton J.E.: The making of organizational opportunities: an interpretive pathway to organizational change. In Cummings L.L., Staw B.M., editors: *Research in organizational behavior*, Greenwich, 1993, JAI Press, pp: 195–226.
36. Deleted in proofs.
37. Edmondson A., Moingeon B.: Learning, trust and organizational change. In Easterby- Smith M., Araujo L., Burgoyne J., editors: *Organizational learning and the learning organization, London*, 1999,Sage.
38. Edmondson A.C.: Psychological safety and learning behavior in work teams, *Administrative Science Quarterly* 44:350–383, 1999.
39. Eisenbeiss S.A., van Knippenberg D., Boerner S.: Transformational leadership and team innovation: integrating team climate principles, *The Journal of Applied Psychology* 93:1438–1446, 2008.
40. Ferlie E.B., Shortell S.M.: Improving the quality of health care in the United Kingdom and the United States: a framework for change, *Milbank Quarterly* 79:281–315,2001.
41. Fine B., Golden B., et al.: Leading lean: a Canadian healthcare leader's guide, *Healthcare Quarterly* 12:26–35, 2009.
42. Frankel A., Grillo S.P., Pittman M., et al.: Revealing and resolving patient safety defects: the impact of leadership walkrounds on frontline caregiver assessments of patient safety,*Health Service Research* 43:2050–2066,2008.
43. Fratt L.:*The new economics of radiation oncology* (website).http://www.healthimaging.com/topics/health-care economics/new-economics-radiation oncology. Accessed December 19,2014.
44. Frederberger H.: The staff burnout syndrome in alternative institutions, *Psychotherapy Theory Research and Practice* 12:73–82,1975.
45. Galpin T.: *The human side of change: a practical guide to organization redesign*, San Francisco, 1996, Jossey-Bass.
46. Gawande A.:*The checklist manifesto:how to get things right*, ed1, New York, 2010, Metropolitan Books.
47. Ghoshal S., Bartlett G.A.: Linking organizational context and managerial action: the dimensions of quality of management, *Strategic Management Journal*15:91–112, 1994.
48. Gillespie D.: Burnout among health service providers, *Administration and Policy in Mental Health* 18:161–171, 1991.
49. Grol R.: Quality improvement by peer review in primary care: a practical guide, *Qual Health Care* 3:147–152,1994.
50. Gunderson L., Tepper J.: Clinical radiation oncology, ed 3, Philadelphia, 2012, Saunders/Elsevier.
51. Hackman J.R.: The design of work teams. In Lorsch J., editor: *Handbook of organizational behavior*, Englewood Cliffs, 1987,Prentice-Hall.
52. Herzer K., Mirrer M., Xie Y.: Patient safety reporting systems: sustained quality improvements using a multidisciplinary team and 'good catch' awards, *Joint Committee Journal Quality Patient Safety* 38:339–347,2012.
53. Deleted in proofs.
54. Huq Z., Martin T.N.: Workforce cultural factors in TQM/CQI implementation in hospitals, *Health Care Management Review* 25:80–93,2000.
55. *Going lean in health care*, Innovation Series white paper. Cambridge, 2005,Institute for Healthcare Improvement.
56. Institute of Medicine: *Quality through collaboration: the future of rural health care*, Washington, 2005, National Academies Press.
57. Institute of Medicine: *To err is human: building a safer health system*, Washington, 1999, National Academies Press.
58. Jansen J.P., Vera D., Crossan M.: Strategic leadership for exploration and exploitation: the moderating role of environmental dynamism, *Leadership Quarterly* 20:5–18,2009.
59. Janz B.D., Colquitt J.A., Noe R.: Knowledge worker team effectiveness: the role of autonomy, interdependence, team development, and contextual support variables,*Personnel Psychology* 50:877–904,1977.
60. Judson A.: *Changing behavior in organizations*, Cambridge, 1991, Black well Publishing.

61. Kahn W.A.: Psychological conditions of personal engagement and disengagement at work, *Academy of Management Journal* 33:692–724,1990.
62. Kahn F.: *The physics of radiation therapy*, ed 4, Madison, 2010, Medical Physics Publishing.
63. Kerfoot K.: Staff engagement: it starts with the leader, *Medsurg Nursing: Official Journal of the Academy of Medical-Surgical Nurses*17:64–65, 2008.
64. Kotter J.P.: Leading change: why transformation efforts fail, *Harvard Business Review* 73:59–67,1995.
65. Kotter J.P.: *Leading change*, Boston, 1995, Harvard Business SchoolPress.
66. Kotter J.P.: *Our iceberg is melting*, ed 1, New York, 2006, St. Martin's Press.
67. Koys D.: The effects of employee satisfaction, organizational citizenship behavior, and turnover, on organizational effectiveness: A unit-level, longitudinal study, *Personnel Psychology* 54:101–114,2001.
68. LaPorte T.: High reliability organizations: *unlikely, demanding and at risk*, *Journal of Contingencies and Crisis Management* 4:60–71,1996.
69. Liker J.K.: *The Toyota way: fourteen management principles from the world's greatest manufacturer*, New York, 2004,McGraw-Hill.
70. Marks L.B., Adams R.D., Pawlicki T., et al.: Enhancing the role of case-oriented peer review to improve quality and safety in radiation oncology: Executive Summary,*Practical Radiation Oncology* 3:149–156,2013.
71. Marks L.B., Hubbs J.L., Light K.L., et al.: Improving safety for patients receiving radiotherapy: the successful application of quality assurance initiatives (abstract), *Int J Radiat Oncol Biol Phys* 72:S143,2008.
72. Maslach C., Jackson S.: Burnout in health professions: a social psychological analysis. In Sanders G., Suls J., editors: *Social psychology of health and illness*, Hillsdale, 1982, Erlbaum, pp 227–251.
73. Mazur L., Mosley P., Jackson M., et al.: Quantitative assessment of workload and stressors in clinical radiation oncology, *International Journal of Radiation Oncology (Red Journal)* 83:e571–e576p,2012.
74. Mazur L.M., Chen S.J.: An empirical study for medication delivery improvement based on healthcare professionals' perceptions of medication delivery system, *Health Care Management Science* 12:56–66,2009.
75. Mazur L.M., Chen S.-J.: Evaluation of industrial engineering students' competencies for process improvement in hospitals, *Journal of Industrial Engineering and Management* 3:603–628,2010.
76. Deleted in proofs.
77. Mazur L.M., Chen S.-J., Prescott B.: Pragmatic evaluating of Toyota Production System (TPS) analysis procedure for problem solving with entry-level nurses, *Journal of Industrial Engineering and Management* 1:240–268,2008.
78. Mazur L.M., McCreery J., Chen S.-J.: Quality improvement in hospitals: what triggers behavioral change?, *Journal of Healthcare Engineering* 4:621–648,2012.
79. Mazur LM, Mosaly P, Hoyle L, et al: Relating physician's workload with errors during radiotherapy planning, *Practical Radiation Oncology,* inpress.
80. Mazur L.M., Mosaly P., Hoyle L., et al.: Subjective and objective quantification of physician's workload and performance during radiotherapy planning tasks, *Practical Radiation Oncology* 3(4): e171–e177,2013.
81. McAlearney A.S.: Leadership development in healthcare: a qualitative study, *Journal of Organizational Behavior* 27:967–982,2006.
82. McCreery J., Aiman-Smith L.: Organizational boundary spanners: identifying competencies and gaps, *Proceedings of 2008 PICMET Conference* 2416–2428,2008.
83. McFadden K.L., Towell E.R., Stock G.N.: Implementation of patient safety initiatives in US hospitals, *International Journal of Operations and Production Management* 26:326–347, 2006.
84. Deleted in proofs.
85. Medical Dosimetry News Archives (website). www. MedicalDosimetry.org.Accessed December 19, 2014.
86. Montgomery V:Impact of staff-led safety walk rounds (website). http://www.ahrq.gov/downloads/pub/advances2/vol3/advances-montgomery_42.pdf.Accessed December 19, 2014.
87. Mosaly P., Mazur L.M., Jones E., et al.: Quantification of physician's workload and performance during cross-coverage in radiation therapy treatment planning, *Practical Radiation Oncology* 3:e179–e186,2013.
88. Nembharth I.M., Edmondson A.M.: Making it safe: the effects of leader inclusiveness and professional status on psychological safety and improvement efforts in health

care teams, *Journal of Organizational Behavior* 27:941–966,2006.

89. Odle TG, Rosier N: Radiation therapy safety: the critical role of the radiation therapist (white paper) [website]. www.ASRTFoundation.Org.Accessed December 19, 2014.

90. Perkins M.B., Jensen P.S., Jaccard J., et al.: Applying theory-driven approaches to understanding and modifying clinicians' behavior: What do we know? *Psychiatric Services* 58:342–348,2007.

91. PerrowC.:*Normalaccidents:living with high-risk technologies*, New York,1984,Basic Books.

92. Podsakoff P.M.,MacKenzie S.B.,Bommer W.H.: Transformational leadership behaviors and substitutes for leadership as determinants of employee satisfaction, commitment, trust, and organizational citizenship behaviors, *Journal of Management* 22:259–298, 1996.

93. Probst H., Griffiths S., Adams R., et al.: Burnout in therapy radiographers in the United Kingdom, *British Journal of Radiography* 85:e760–e765,2012.

94. Ramanujam R., Rousseau D.M.: The challenges are organizational, not just clinical, *Journal of Organizational Behavior* 27:811–827, 2006.

95. Reason J.: Human error, Cambridge, 1990, Cambridge University Press.

96. Roberts K.H., Bea R.: Must accidents happen? Lessons from high reliability organizations, *Academy of Management Executives* 15:70–79,2001.

97. Runciman W., Hibbert P., Thomson R., et al.: Toward an international classification for patient safety; key concepts and terms, *Int J Qual Health Care* 21:18–26,2009.

98. SchneiderM.E.,KnightK.,LucD.,etal.:*Sustainability, productivity,and efficiency in health workforce education and training: Occupational burnout among Australian medical radiation science health professionals-the impact of a quality workforce*, Presented at the People in Health Summit-Developing Victoria's Health Workforce. Melbourne, May 2014, Australia.

99. Schneider M.E., Wright C.A., Church J.A., et al.: *Occupational burnout among radiographers and radiation therapists in Australia*, Presented at the ASMMIRT 10th Annual Scientific Meeting. Hobart, March 2013, Tasmania,Australia.

100. Scott J.G., Sochalski J., Aiken L.: Review of magnet hospital research, *Journal of Nursing Administration* 29:9–19,1999.

101. Senge P.M.: *The fifth discipline: the art & practice of the learning organization*, New York, 1990, Doubleday Currency.

102. Spear S.J., Bowen H.K.: Decoding the DNA of the Toyota Production System, *Harvard Business Review* 77:97–106,1999.

103. Spinelli R.J.: The applicability of Bass's model of transformational, transactional, and laissez-faire leadership in the hospital administrative environment, *Hospital Topics* 84:11–18, 2006.

104. Deleted in proofs.

105. Stordeur S., Vandenberghe C., D'hoore W.: Leadership styles across hierarchical levels in nursing departments, *Nursing Research* 49:37–43,2000.

106. The Society for Radiation Oncology Administrators (SROA): Medical radiation: an overview of the issues, February 26, 2010 (website). https:www.sroa.org/advocacy/index.cfm.Accessed December 19, 2014.

107. Toohey J., Shakespeare T., Morgan G.: RANZCR peer review audit instrument, *Journal Medical Imaging Radiation Oncology* 52:403–413,2008.

108. Tucker A.L., Edmondson A.C.: Why hospitals don't learn from failures: organizational and psychological dynamics that inhibit system change, *California Management Review* 45:55–72,2003.

109. Tucker A.L.: An empirical study of system improvement by frontline employees in hospital units, *Manufacturing and Service Operations Management* 9:492–505,2007.

110. Deleted in proofs.

111. Tucker A.L., Edmondson A.C., Spear S.: When problem solving prevents organizational learning, *Journal of Organizational Change Management* 15:122–137,2002.

112. Uribe C.L., Schweikhart S.B., Pathak D.S., et al.: Perceived barriers tomedication-error reporting: an explanatory investigation, *Journal of Healthcare Management* 47:263– 279, 2002.

113. Weingart S.N., Page D.: Implications for practice: challenges for healthcare leaders in fostering patient safety, *Quality and Safety in Health Care* 13:ii52–ii56,2004.

114. Weingart S.N., Morath J.M., Ley C.: Learning with

leaders to create safe health care: the executive session on patient safety, *Journal of Clinical Outcomes Management*10:597–601, 2003.

115. Womack J.P., Jones D.T., Roos D.: *The machine that changed the world*, New York, 1990, Rawson Associates.

116. Xirasagar S., Samuels M.E., Stoskopf C.H.: Physician leadership styles and effectiveness: an empirical study, *Medical Care Research and Review* 62:720–740,2005.

第 19 章

放射肿瘤学的质量改进

目的

- 讨论放射肿瘤学质量改进的演变和目的
- 在放射肿瘤学安全文化发展的范围内讨论质量管理方案的组成部分
- 描述认证和监管机构以及专业组织在制定放射肿瘤学质量改进方案中的作用
- 阐明质量改进团队成员在放射肿瘤学方面的职责
- 区分质量控制，质量保证和质量管理
- 确定放射肿瘤学的质量指标，并将其与疗效和回报联系起来
- 强调放射治疗师负责的质量控制程序和推荐的容差范围
- 解释质量审核的重要性
- 辩护自愿错误报告的理由

一、引言

多年来，多家组织采取了多种方法来确保质量。这些方法取决于行业的需求、质量的定义和过程的管理。为了能够在任何系统中进行改进，人们必须定义质量的构成以及如何测量质量。本章遵循美国放射技师学会推荐的放射治疗教育课程。作者讨论了质量改进在放射肿瘤学中的作用，并列举一个机构如何实现有效的方案以确保最佳的护理。

二、质量改进的演变

质量改进模型

很难找到一个全面的质量定义。放射肿瘤学家可能将质量定义为提供最复杂治疗技术的能力，而放射治疗师可能将质量定义为精确治疗实施所涉及的专业知识。从患者的角度来看，质量可能是短暂的等待时间和最小的副作用。医学研究所（Institute of Medicine，IOM）将医疗保健质量广泛地定义为个人和人群提供的健康服务增加预期健康结果的可能性，并与当前专业知识保持一致的程度。效果可以描述为计划流程实施的预期获益或结果。

质量的概念源于美国的工业革命，以确保统一的制造工艺，例如亨利福特实现的流水线。

在那个时期，质量与检查有关。Joseph M. Juran 和 W. E. Deming 在 20 世纪扩展了质量的概念。Juran 提倡意大利经济学家 Vilfredo Pareto 提出的 80/20 法则，倡导对个人的教育和培训，为质量管理增加了人性化的一面。质量管理采用 80/20 法则，认为 80% 的问题是由 20% 的缺陷引起的。W.E. Deming 于 1950 年向日本科学家和工程师联盟提出了全面质量管理（total quality management，TQM）的概念，又继续建立了计划—实施—检查—运用（plan-do-check-act，PDCA）或计划—实施—评估—运用（plan-do-study-act，PDSA）的质量改进模型，这是当今医疗界中广泛使用的模型。有关 Deming 模型原理的摘要，参见框表 19-1。

框表 19-1　W.E. Deming 管理的 14 点

1. 为改进产品和服务创造稳定的目标，旨在提高竞争力，保持业务并提供就业机会。
2. 采用新理念。
3. 为改进质量，停止对质量检验的依赖。将产品质量放在第一位。
4. 结束仅依靠价格赚取业务的做法。相反，最大限度地降低总成本。因为长期关系建立在忠诚和信任基础上，任何一个器件都寻求一个供应商。
5. 不断改进生产和服务系统，提高质量和生产力，从而不断降低成本。
6. 建立工作培训。
7. 设立领导帮助人们更好地完成工作。
8. 消除恐惧，让每个人都能有效地为组织的利益而努力。
9. 打破各部门之间的障碍。
10. 消除工作人员的口号、劝告和目标。
11. 取消工作配额。替换领导。
12. 取消绩效评级系统。
13. 制订有活力的教育和自我改善计划。
14. 让组织中的每个人参与到全面质量改进（total quality improvement，TQI）的转型中。

引自Deming WE：Out of the crisis, Cambridge, Mass. 1986，Center for Advanced Educational Services, MIT Press

其他模型包括由丰田汽车公司在 20 世纪 40 年代开发的精益方法，以及摩托罗拉公司在 20 世纪 80 年代提出的六西格玛。

如前所述，计划—实施—检查—运用模型在医疗中很常见。它着重于以下四个概念：

（1）计划：团队成员就项目和变更干预达成一致。

（2）实施：进行变更测试，并记录结果。

（3）检查（评估）：分析数据以评估变更是否成功，以及下一个改进周期可能需要采取的行动。

（4）运用：改变干预措施；当达到预期结果时，实施行动。

PDCA 模型促进快速完成小改变，以逐步改进流程。与 PDCA 不同，六西格玛是一个统计驱动的改进过程。西格玛是指一个过程与其平均性能的标准差。如果一个过程在平均性能的六个标准差之内，那么就说它在六西格玛内。此时，该过程每百万次大概会导致 3.4 个错误，或者它的 99.99996% 没有错误。六西格玛的框架包括：定义、测量、分析、改进和控制（define, measure, analyze, improve, and control, DMIAC）。该模型理想地用于通过消除过程中的变化和错误来改进过程、产品或服务。有关 DMAIC 框架的详细信息，参见框表 19-2。

框表 19-2　六西格玛工具

定义	定义项目、目标和其他参数
测量	使用工具确定质量，识别变化，验证测量过程并收集数据
分析	确定问题的根本原因，从抽样样本中测试统计显著性
改进	实施解决方案以改进流程，从而实现高效、经济和安全的目标
控制	系统已到位，以确保持续改进

引自Varkey P, Kollengode A: Methodologies for quality improvement. In Pawlicki T, Dunscombe P, Mundt AJ, editors: Quality and safety in radiotherapy, Boca Raton, Fla., 2010, CRC Press: Taylor & Francis Group

无论机构选择哪种模型，都必须以患者为中心。需要通过数据驱动的决策和团队合作的意愿来持续改进质量。

三、监管机构

监管机构经美国国会授权制定法规，解释实施法律所需的技术、操作和法律细节。规定是强制性要求，适用于个人、企业、州或地方政府、非营利机构和其他机构。放射治疗机构必须遵守国家、州和专业机构制定的标准和规定，以确保高质量的患者护理和安全。这些标准和法规为放射肿瘤学机构的质量改进方案奠定了基础。放射治疗机构必须熟悉影响机构运行的所有国家的、州的和专业的法规。这个过程一直不间断，因为随着新设备和治疗技术的开发与应用，必须遵循新的指导方针和实践标准。

联邦政府和州政府、专业人员和认证机构都规定了标准，以确保设备不仅功能齐全、在可接受的范围内运行，并且该设备的操作员是真正有资格的个人。

1. 联邦机构

1946 年，美国国会通过了《原子能法》，核监管成为原子能委员会（Atomic Energy Commission, AEC）的责任。AEC 的计划旨在确保公共健康和安全免受核电危害的影响，但却犹豫是否要施加阻碍行业发展的过多的要求。经过严格审查后，美国核管理委员会（Nuclear Regulatory Commission, NRC）于 1974 年经国会批准成为独立机构。其使命是确保放射性物质的安全使用，同时保护人类和环境。委员会的职责范围包括监管核电厂、研究反应堆以及其他医疗、工业和研究使用者，放弃使用和储存放射性物质，以消除不必要的照射并保护放射工作人员和公众。

NRC 通过联邦法规第 10 篇第 20 部分，特别是“辐射防护标准”，规范了放射性物质的使用。该机构的要求包括：

- 辐射工作人员和公众成员的剂量限制
- 个别放射性核素的照射限值
- 放射性物质的监测和分类
- 在辐射区域内和辐射区域周围张贴标志
- 报告盗窃或丢失的放射性物质
- 对违反 NRC 规定的进行处罚

虽然 NRC 是确保充分保护放射性物质使用的公共健康和安全的主要联邦管理机构，但是其他联邦机构协助 NRC 履行其使命。其中一个机构是美国环境保护署（Environmental Protection Agency, EPA）。EPA 成立于 1970 年，旨在将一系列联邦研究、监测、标准制定和执法活动合并为一个机构，以保护环境。EPA 的辐射防护计划涉及对放射性物质的应急响应、储存、处理和处置的监管。饮用水中放射性核素的出现和氡气的环境照射标准是 EPA 的主要责任。

交通部（Department of Transportation，DOT）监控和管理危险物质的运输。DOT 的工作通过途径和危险材料安全管理局（Pipeline and Hazardous Materials Safety Administration，PHMSA）进行协调，该管理局负责监督通过航空、铁路、公路和水路运输危险物质的国家安全计划。PHMSA 的愿景是危险材料运输不会造成任何危害。

负责辐射防护的另一个联邦机构是美国食品和药物管理局（Food and Drug Administration，FDA）。该机构负责监管生产同类素的装置的制造和使用；但是，实际设备或装置的运行情况由各州监测。FDA 还负责设备和放射健康中心（Center for Devices and Radiological Health，CDRH）计划，以保护公众免受有辐射产生的电子产品的不必要的照射。一些受监管设备的例子可以在框表 19-3 中找到。

框表 19-3　由放射健康设备中心监管的设备

诊断X线成像设备
微波炉
工业X线系统
X线或电子发生器
电视接收器和监视器
手机
日光灯
娱乐激光器
超声成像设备

引自US Food and Drug Administration: Radiation-emitting products. Available at www.fda.gov/Radiation-Emitting Products/FDA Radiological Health Program/default.htm. Accessed November 14, 2014

CDRH 的目标是通过以下方式实现：

（1）在电子产品辐射控制规定和 1976 年联邦食品、药品和化妆品法案（Federal Food, Drug and Cosmetic Act，FFDCA）的医疗设备修正案的授权下，规范医疗和非医疗辐射释放产品。

（2）根据乳房 X 线图像质量标准法（Mammography Quality Standards Act，MQSA）的规定，对乳房 X 线检查设备进行监管。

（3）通过支持 FDA 的紧急响应行动来保护公众。

FFDCA 的规定要求有辐射释放的这些产品的制造商记录其产品的质量测试记录，并与辐射安全问题相关的这些产品的交易商、分销商和购买者进行沟通。

该法案还要求制造商负责报告有关产生辐射的电子产品的安全问题。1990 年的安全医疗器械法案（Safe Medical Devices Act，SMDA）要求医疗机构向 FDA 报告任何导致患者或员工死亡或受伤的医疗器械。未报告此类事件可能导致医疗机构和医疗保健专业人员受到民事处罚。

为了保护医疗服务提供者，美国国会通过了 1970 年的职业安全与健康法案。根据该法案的规定，职业安全与健康管理局（Occupational Safety and Health Administration，OSHA）的成立是为了确保工作人员的安全和健康的工作条件、制定和执行标准，并提供培训、拓展和教育。

在 20 世纪 80 年代中期，OSHA 规定了一项关于血源性病原体的政策，该政策规定必须对所有可能接触血液和其他传染性物质的行业工人制订接触控制计划。该计划必须包含预防程序、员工教育计划和适当的处置程序。血源性病原体政策是放射肿瘤学机构政策和程序手册的一部分。

虽然 OSHA 还制定了主要涵盖工业工作环境的镉和铅暴露标准，但这些标准也适用于在辐射肿瘤设施中制造屏蔽块的模具室。在模具室工作的人员必须了解并遵守 OSHA 概述的安全标准。有关标准，请访问 www.osha.gov/Publications/ 3136-08R-2003-English.html。

2. 州机构

1954 年“原子能法”第 274b 节为 NRC 放弃其监管机构中有关许可和管理副产品材料（放射性核素）、原料（铀和钍）以及一定数量的特殊核材料的国家部分提供了基础。第一个州协议于 1962 年在肯塔基州联邦成立。目前，已有 37 个州与 NRC 达成协议。有关列表，请参见图 19-1。

在此类协议中，NRC 向各州提供协助，审查协议请求，培训课程和研讨会，以及评估技术许可和检查问题。

3. 代理机构

医疗保健质量的变化使机构反思他们提供的医疗服务，并制定策略来优化医疗服务。其中一种策略是确定基于证据的质量指标。指标通常是定量变量；质量指标量化了机构对其质量指标的依从程度。质量指标将在本章后面讨论。多年来，已经成

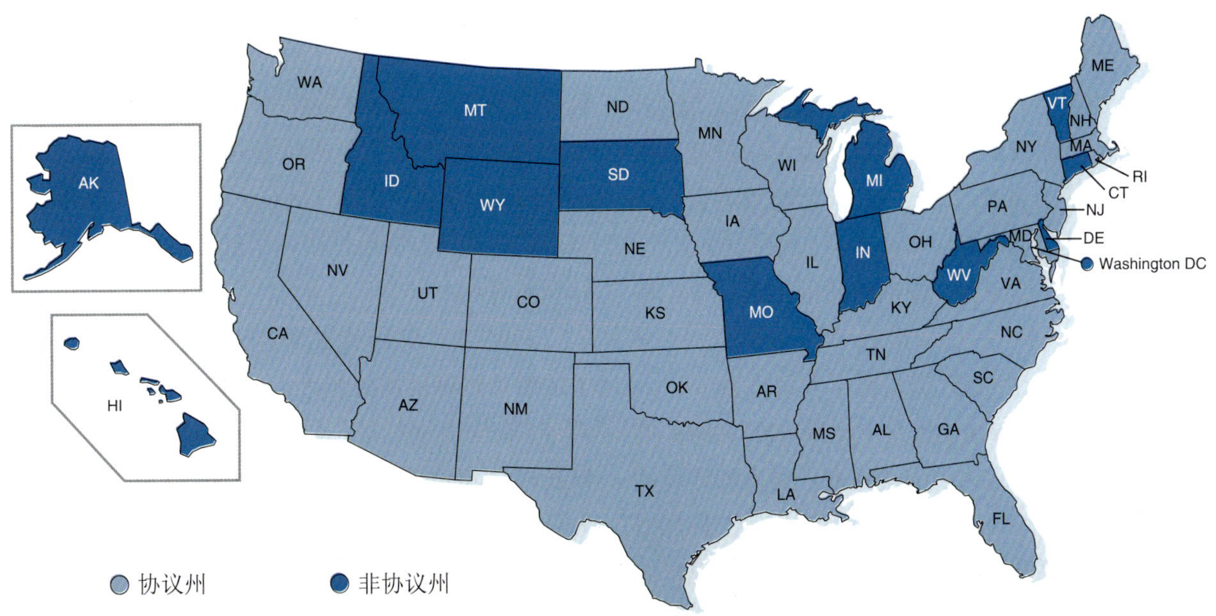

图 19-1　管理委员会协议和非协议州

（来自美国核管理委员会：州协议计划。可在 www.nrc.gov/aboutnrc/state-tribal/agreement-states.html 获取。访问时间为 2013 年 12 月 23 日）

立了许多机构来解决和提高医疗质量。这些机构包括国家质量保证委员会、医疗保健研究和质量机构、医疗保险和医疗补助服务中心（Medicare and Medicaid Services，CMS）以及联合委员会（The Joint Commission，TJC）。

联合委员会是一家非营利组织，对美国的超过 20 000 家医疗单位进行授权和认证。TJC 的授权和认证标志着单位对某些性能标准的质量承诺。TJC 的认证对于单位而言非常重要，因为它为员工提供最佳实践的专业建议和教育，并得到保险公司和第三方的认可，并且认证可能符合某些州的监管要求。如果没有 TJC 认证，机构可能无法从 CMS 报销，无法获得住院医师培训项目，也无法获得医疗事故保险。美国放射肿瘤学实践认证计划（the American College of Radiation Oncology-Practice Accreditation Program，ACRO-PAP）计划于 1993 年建立，旨在认证独立的肿瘤学中心。该认证过程包括对以下领域的设施进行同行评审：

（1）设施：停车场，公共区域以及用于模拟定位、治疗和评估的独立区域。

（2）放射治疗人员：认证或许可的肿瘤学家、物理师、剂量师和治疗师。

（3）放射治疗设备：计划和治疗设备、校准设备和治疗急救措施。

（4）放射治疗过程：咨询，知情同意，计划，模拟定位，治疗验证和治疗实施以及后续护理。

（5）持续的质量改进：CQI 计划和委员会，流程审查和一般实践审查。

（6）辐射安全计划：校准和验证系统，建立和维护人员安全。

（7）教育计划：持续提供医学教育机会。

DNV Healthcare Inc 也是 Det Norske Veritas 的一部分，该基金会致力于促进生命、财产和环境的安全，也可获得医院 / 重症监护认证。它于 2008 年获得了医疗保险和医疗补助服务中心的认证，并整合了国际标准化组织（International Organization for Standardization，ISO）9001- 质量管理要求。

医疗保险和医疗补助服务中心成立于 1965 年，是针对认证合格的医疗援助计划。CMS 根据诊断和临床配比资源消耗设定服务的支付标准。联邦政府基于州人均收入向州支付一定比例的支出，称为联邦医疗援助百分比（Federal Medical Assistance Percentage，FMAP）。报销的平均百分比为 57%。这个百分比可以使组织具有相当大的未覆盖成本，从而强化了良好的质量控制体系的重要性。

4. 专业组织

一些专业组织提供资源和实践标准，以指导其组织内受过良好教育的专业人员。专业实践标准确立了从业者的角色，并创建了绩效评估中使用的标准。美国放射学院（American College of Radiology，ACR）拥有超过 36 000 名成员，是美国放射科医师、放射肿瘤学家、医学物理师和专职医疗专业人员的主要组织。ACR 致力于以安全有效的方式为需要的人提供图像。他们还通过鼓励医生提交疗效信息，与 CMS 和医师质量报告系统合作。国家医疗保健议程，包括“平价医疗法案”，根据成本和质量指标建立了支付修改，以确保改善对患者的护理安全质量。

美国医学物理学家协会（AAAPM）是医学物理师的专业组织，一直是制定最低标准的先行者，以指导医学物理师制订治疗计划和实施相关的质量保证方案。AAPM 的特别工作组编写了几份关于制订放射肿瘤学全面质量保证计划的报告，如 AAPM 任务组（Task Group，TG）40，TG142 和 TG53 报告，这些报告概述了针对放射治疗计划的综合质量保证计划。

1995 年，美国放射术专家学会（ASRT）制定了放射治疗师的实践标准。专业实践标准分为 3 个部分：临床表现标准，定义与患者护理相关的活动以及程序和治疗的实施；质量性能标准，包括从业人员在涉及设备安全和 TQM 性能技术领域的活动；专业绩效标准，定义了教育、人际关系、个人和职业自我评估以及道德行为等领域的活动。为了有效，质量改进方案必须包含质量改进团队每个成员的所有实践标准。

美国放射治疗及肿瘤学会（American Society for Radiation Oncology，ASTRO）成立于 1958 年，目前拥有超过 10 000 名成员，包括放射肿瘤学家、医学物理师、放射治疗师和癌症护理团队的其他成员。ASTRO 为其专业会员提供继续教育，截至 2014 年 1 月，它还作为一个名为卓越认证计划（Accreditation Program for Excellence，APEx）的实践认证机构。APEx 以五大卓越支柱为基础，其中包括：

（1）护理过程。

（2）放射肿瘤学团队。

（3）安全。

（4）质量管理。

（5）以患者为中心的护理。

认证过程包括同行评审现场访问和评估，目的是鉴别高质量的肿瘤中心。它通过从循证指南建立标准来确保问责制度。目前，ASTRO 提供了一个 4 年的认证。APEx 计划遵循的标准可以在框表 19-4 中找到。

框表 19-4　美国放射肿瘤学会的卓越认证计划标准

1. 患者评估，护理协调和随访
2. 治疗计划
3. 患者特定的安全干预措施，治疗准备和实施的安全实践
4. 员工角色和责任
5. 员工的资格和持续培训
6. 安全的人员配备计划
7. 安全文化
8. 辐射安全
9. 应急准备和计划
10. 机构和设备
11. 信息管理和系统整合
12. 治疗程序和方式的质量管理
13. 临床过程的同行评审
14. 患者同意
15. 患者教育和健康管理
16. 业绩衡量和成果报告

引自American Society for Radiation Oncology: APEx: accreditation program for excellence. Available at www.astro.org/Practice-Management/Practice-Accreditation/ Index.aspx. Accessed March 25, 2014

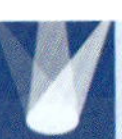

放射治疗师可通过访问以下网站，遵守各相关机构制定的法规和指南：

全国：
NRC: www.nrc.gov
IOM: www.iom.edu
DOT: www.dot.gov
OSHA: www.osha.gov
CMS: www.cms.gov

州：
NRC agreement states: http://nrc-stp.ornl.gov/

专业组织：
ACR: www.acr.org
AAPM: www.aapm.org
ASRT: www.asrt.org
ASTRO: www.astro.org

评审机构：
TJC: www.jointcommission.org
ACRO-PAP: www.acr.org
ASTRO: www.astro.org

5. 定义

关于质量改进的各个组成部分存在多种定义；本章其余部分使用的定义是由国际标准化组织（International Organization for Standardization，ISO）制定并被美国国家标准接受的定义。

质量，放射肿瘤学的质量被定义为“能够满足患者明确或隐含需求的放射治疗过程的特点和特征总和。”为了确定是否满足质量标准，必须辨别和测量放射治疗过程的每个特点或特征，并对结果进行分析。

质量保证（QA）定义为:“为产品或服务提供足够信心的，以满足给定的质量要求所必需的所有计划或系统行动”。肿瘤学质量保证是为确保放射治疗机构始终如一地为患者提供高质量治疗而采取的行动，以最少的副作用产生最佳结果。可以使用质量审核来检查 QA 计划的所有方面。质量审核相当于对具有基于证据的良好实践标准的计划进行同行评审。评审员无权执行制裁，评审没有任何监管机构；它旨在为质量改进提出建议。

质量控制（QC）定义为“用于满足质量要求的技术操作和活动。”该术语通常指用于监测或测试和维护放射治疗质量改进体系组成部分的程序

和技术，例如测量治疗设备机械完整性的测试。质量评估是系统的数据收集，质量改进（quality improvement，QI）包括旨在通过减少系统中的错误或变化来提高系统质量的活动。同义词包括持续质量改进（continuous quality improvement，CQI）和全面质量管理（TQM）。TQM 是一种以客户为中心的方法，由数据和长期改进策略驱动。如前所述，Deming 让这种方法广受欢迎。相比之下，CQI 的原则是每一个过程都存在改进的空间。CQI 强调将医疗作为一个过程的观点，重点关注整个系统，而不是个人的行为，它将质量保证、质量控制和评估整合到一个围绕医疗组织使命的全系统改进的计划和目标中。

6. 标准

联合委员会现在要求衡量患者的效果。1987 年，TJC 推出了“变革议程”（agenda for change）。该议程包括一套标准化的核心衡量指标，用于认证过程。其中，发病率、死亡率、疾病复发率、存活率以及患者满意度和生活质量的衡量是核心标准。1999 年，实施了 ORYX 倡议，包括一套更加标准化的有效、可靠和基于证据的质量措施。当开始公开报告绩效时，全国平均值（对照图）被作为与报告机构的对比值。将效果与对比值分析，在统计学上有明显不同。这种方法并不理想，因为与全国平均水平的大的统计差异导致了误导性的结果。为了克服这个问题，TJC 已经转向目标分析方法。

除对照图外，目标分析的使用是联合委员会分析方法的一个关键特征。在对照图分析中，规范是根据组织自己的历史数据确定的，以便人们可以评估组织的内部程序稳定性。在目标分析中，基于多个组织的绩效数据的平均值，用于评估组织的相对绩效水平。使用两种方法可以更全面地评估组织的整体绩效水平。

7. 放射肿瘤学的安全建议

对放射肿瘤学团队所有成员的要求越来越高。国家医疗体系和财务方面的变化以及计费和报销水平的变化增加了医疗专业人员的负担。文档要求随着治疗计划和实施的复杂性呈指数增长。管理变革的文化必须存在，以确保质量和安全，并采用更有效的程序。美国放射肿瘤学会于 2012 年发布了“安全无事故：质量放射肿瘤学与护理框架 ”（safety is no accident: a framework for quality radiation oncology and care）。它指出放射治疗部门需要满足的多项质量要求。以下列表是建议框架的摘要。整个框架可在 www.astro.org/clinical-practice/patient-safety/safety- book / safety-is-no-accident.aspx 上查看。

（1）机构本身的质量管理。治疗室的设计必须包括适当的屏蔽，患者监测能力和用于剂量测量验证的电缆。每个部门必须能够访问 CT 或 MRI，以便对患者信息系统、图片存档和通信系统（PACS）进行规划和电子访问。

（2）放射肿瘤学方案要求。该方案应由放射肿瘤学特定认证机构认可，并实施详细描述的制度和程序。能力要求包括机器校准设备、设备维护和维修的预案，以及同行评审过程。

（3）辐射安全。必须遵守 AAPM 处理放射源的准则，并且必须使用针对所有人员的监测方案。

（4）监测安全性、错误和医疗质量。意识和安全文化对于建立放射治疗非常重要。为了确保实现这一目标，每个部门都应该有一个审查委员会来评估可能导致错误的险兆（良好捕获）、事件（错误）和程序问题。

根据得克萨斯大学 MD 安德森癌症中心的一项研究，事件或错误按严重程度分类为：

Ⅰ．患者、部位、能量或照射类型错误，或与处方剂量偏差＞ 20%。

Ⅱ．错误的射野、位置或时间安排；或与处方剂量偏差＞ 10%。

Ⅲ．任何其他错误或事件。

接近过失和良好捕获被定义为未发生并且在治疗实施之前被识别的事件。

需要每月审查剂量差异、事故报告以及涉及肿瘤团队所有成员的患者发病率和死亡率。通过设定具有足够时间分配的过程，可以避免由时间限制导致的安全问题。有关时间分配过程的示例，见表19-1。

（1）监督专业表现。所有团队成员都需要维护所有相关的认证和注册或许可。为维持能力，必须终身学习和结构化自我评估。

（2）设备和装置。对于放射治疗中使用的每种设备，必须进行多项程序以确保安全性和精确性。购买系统后，即可进行验收测试、调试和发布。系统投入使用后，进行适当的系统质量保证活动。本章后面将讨论放射治疗中使用的特定设备的质量保证要求。应制定日常维护和外部审查程序，使设备保持正常工作状态，并且不仅需要对更换、维修和升级进行监控，还要监控医疗质量、患者和人员的安全，以及经济运行情况。

除了强调质量和安全的重要性，治疗计划和实施过程必须评估患者特定的问题。为了妥善协调患者的护理，应定期举行多学科的病例会议或肿瘤委员会。根据 ACR 放射肿瘤学实践指南，如果遵循放射治疗流程，就可以提供高质量的患者护理。该流程中的步骤包括对患者的全面临床评估，病史和身体状况；进行多学科评估以协调服务；然后是 CT 模拟、轮廓和计划评估步骤。安排治疗期间的观察、轮次和随访，以评估肿瘤反应和辐射引起的副反应。

疗效是癌症治疗的驱动力。患者在治疗前、治疗期间和治疗后的状态是疗效的良好衡量标准，肿瘤反应也是。各部门应遵守隶属于 TJC 和 CMS 的医师质量报告系统（physician quality reporting system，PQRS）。肿瘤登记，例如监控、流行病学和最终效果程序（Epidemiology and End Results program，SEER），为临床医师提供按年龄、性别、种族、诊断年份和地理区域分层的人口数据。这些信息可以辨别治疗、护理过程中的变化，以及其他可以改善医师癌症治疗方法的变量。

8. 放射肿瘤学人员配备

尽管放射治疗师在放射肿瘤医师的监督下工作，但他们的责任仍在继续扩大。操作复杂的设备、审查方案和处方，以及每天监控和评估患者都需要

表 19-1 过程示例单

程序步骤	为安全起见所需的最短处理时间
图像获取后：确定靶区体积，定义计划，批准正常组织体积和解剖结构	X天
解剖结构批准后：	X天
计划：3D适形放射治疗	X天
计划：3D IMRT，VMAT	X小时
计划：3D SBRT	
计划：SRS	
IMRT QA和分析	在治疗前X小时完成
治疗准备：从计划系统转移到治疗系统	允许X小时
治疗前的最终检查	X分钟或小时
治疗摆位和实施：随治疗的复杂程度而变化	X分钟

引自American Society for Radiation Oncology: Safety is no accident: a framework for quality radiation oncology and care, 2012. Available at www.astro.org/uploadedFiles/Main_Site/Clinical_Practice/Patient_Safety/Blue_Book/SafetyisnoAccident.pdf. Accessed December 31, 2013

3D，三维；IMRT，调强放射治疗；QA，质量保证；SBRT，立体定向放射治疗；SRS，立体定向放射手术；VMAT，容积旋转调强治疗

时间和资源。根据患者负荷、治疗的复杂性和认证要求，放射肿瘤科的人员配置需求因机构而异。

在 ASRT 的白皮书“Radiation Therapy Safety: The Critical Role of the Radiation Therapist”中，最佳实践记录为由美国放射技师登记处（ARRT）认证和注册治疗师提供的所有放射治疗，并且所有医疗站点每台机器至少两名治疗师。一名治疗师专注于监控患者，另一名治疗师操作治疗台。一些机构建议每台机器配备第三名治疗师，以便查找文件，执行质量保证或与其他专业人员沟通（图 19-2）。指南也由认证机构设定。

图 19-3 绘了一个工作表，显示了如何计算医学物理师和认证医学剂量师的全职等效（full time equivalent，FTE）要求。

部门中治疗师的数量很重要，但他们的能力也很重要。目前有 16 个州没有规范放射治疗师的许可。尽管缺乏监管，机构设定的最低资格和建议包括 ARRT 认证和注册的治疗师。临床能力的其他指南包括：

- 在应用培训之前和之后评估治疗师技能。
- 点对点评估。
- 遵守实践标准并报告治疗中的任何错误。
- 促进专业文化。

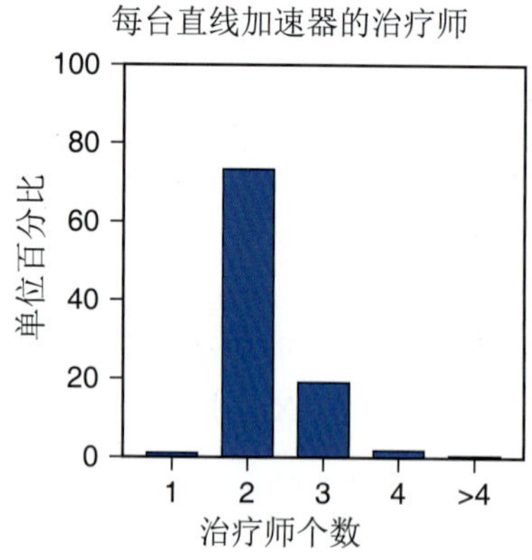

图 19-2　国放射技师协会的人员调查显示每台机器的治疗师人数

（修改自 American Society of Radiologic Technologists: Radiation therapy staffing and workplace survey, 2012. Available at asrt.org/docs/default-source/research/rttstaffing2012final.pdf?sfvrsn=2. Updated November 2012. Accessed January 3, 2014）

四、质量改进和保证的组成部分

1．质量改进团队

有效的质量保证体系需要放射肿瘤科中每个人的支持。放射肿瘤学质量改进团队包括放射肿瘤学医师、医学物理师、放射治疗师、医学剂量师、护士、工程师和其他辅助人员。每个成员必须了解质量保证体系的原则、概念和操作，以便实现全面改进。

通常的做法是放射肿瘤学中心的医疗主任负责建立和推进质量改进体系。主任可指定质量改进委员会来制定和监督体系，收集和评估数据，确定需要改进的领域，在确定改进领域时实施变更，并评估所采取行动的结果。表 19-2 描述了质量改进委员会的职责，其中包括制订安全措施，确保建立监测和报告错误和险兆机制，并确保领导层了解趋势，以便在需要改进时有一种处理方案。

董事还负责确保所有员工都有资格履行职责。职位描述必须明确说明每个职位的资格、证书或许可证，继续教育要求和实践范围。机构要求包括掌握心肺复苏、出席传染病、消防和安全研讨会以及遵守所有辐射安全标准的资格，这些都需要董事监督。

临床医师必须积极参与部门质量改进活动，并将参与文件作为医务人员重新培养过程的一部分进行审查。在流程审查、发病率和死亡率会议、部门政策和程序的审查和制定、平板影像审查、患者和家庭教育以及事故报告的完成和审查期间，需要放射肿瘤学医师参与。

物理部门的成员（物理师、剂量师和工程师）制订并实施质量控制方案，以满足部门的需求，并符合国家、州和专业认可或授权的标准。他们还对治疗记录进行每周的物理评估以及最后的物理评估。

放射治疗师对治疗机执行预热程序，对模拟机和治疗机进行质量控制测试，确认是否存在已完成和签署的处方和同意书，在开始治疗前检查每位患者的处方和治疗计划，提供符合处方的准确治疗，准确记录所提供的治疗，拍摄初次和每周平板影像，

			相对 FTE 因子		要求的 FTE		要求的总 FTE	
设备，放射源和系统	服务-治疗机或许可证数目	系统数目	物理师	剂量师	物理师	剂量师	物理师	剂量师
	多能加速器	4	0.25	0.05	1	0.2		
	单能加速器	0	0.08	0.01	0	0		
	Tomo治疗，射波刀，伽马刀	1	0.3	0.03	0.3	0.03		
	Co治疗机，IMRT, PACS, EMR和轮廓勾画设备	0	0.08	0.03	0	0		
	正电压和表面治疗机	0	0.02	0.01	0	0		
	人工近距离治疗；LDR粒子植入	1	0.2	0.03	0.2	0.03		
	HDR近距离治疗	1	0.2	0.02	0.2	0.02		
	模拟机，CT-模拟机，PET，MRI图像融合	1	0.05	0.02	0.05	0.02		
	计算机计划系统（每10台工作站）	1	0.05	0.02	0.05	0.02		
	HDR计划系统	1	0.2	0.01	0.2	0.01		
						小计	2.0	.033
患者程序的数目	每年患者接受程序数量	患者数目						
	采用3D计划的体外RT	500	0.0003	0.003	0.15	1.5		
	常规计划的体外RT	200	0.0002	0.002	0.04	0.4		
	密封源的近距离治疗（LDR&HDR）	100	0.008	0.003	0.8	0.3		
	非密封源治疗	25	0.008	0.005	0.2	0.125		
	IMRT, IGRT, SRS, TBI, SBRT	400	0.008	0.005	3.2	2		
						小计	4.39	4.33
非临床估计计的总FTE影响	FTE影响的总估计（物理师、剂量师）	FTE影响						
	教育和培训（FTE）	0.1	0.667	0.333	0.0667	0.00333		
	生成的内部报告（FTE）	0.1	0.667	0.333	0.0667	0.00333		
	委员会&会议；增加的辐射安全（FTE）	0.1	0.667	0.333	0.0667	0.00333		
	行政和管理（FTE）	0.5	0.667	0.333	0.0667	0.00333		
						小计	0.53	0.27
						共计	6.92	4.92

图 19-3　计算物理师和剂量师的人员配备的样本工作表（全职等效）

EMR，电子病历；FTE，全职等效；HDR，高剂量率；IGRT，图像引导放射治疗；IMRT，调强放射治疗；LDR，低剂量率；MRI，磁共振成像；PACS，图像存档和通信系统；PET，正电子发射断层扫描；RT，放射治疗；SBRT，立体定向放射治疗；SRS，立体定向放射手术；TBI，全身照射

（引自 American Society for Radiation Oncology: Safety is no accident: a framework for quality radiation oncology and care, 2012. Available at www.astro.org/uploadedFiles/Main_Site/Clinical_Practice/Patient_Safety/Blue_Book/SafetyisnoAccident.pdf. Accessed December 31, 2013）

在治疗前每天评估患者的健康状况，以确保对治疗或其他即将发生的身体或心理问题没有需要帮助的不良反应，参与患者和家庭教育，并提供护理和满足患者的舒适需求。

肿瘤护士对每位新患者进行护理评估，以确定整体和心理状态；评估每个患者和家庭的宣教需求，以确定任何教育障碍；制订宣教方案以满足患者和家庭的需求；评估整个宣教方案的有效性，宣教方案包括放射肿瘤学医师，护士和放射治疗师给予患者的宣教；在整个治疗过程中，按常规或按需监测患者的健康状况；并且根据部门政策采集、评估、记录血液参数和体重。

表 19-2　质量改进委员会成员的职责

质量保证活动	目　标	频　率	报告机制
制订和监督QA计划	监督部门同行评审活动	继续进行	QA委员会会议纪要
收集和评估数据	根据需要制定和实施新的政策和程序	每月会议	轮次报告
确定需要改进的领域	监督部门政策和程序的实施和遵守情况		政策和程序
必要时实施变更			
评估所采取行动的结果			事故报告

引自American Society for Radiation Oncology: Safety is no accident: a framework for quality radiation oncology and care, 2012. Available at www.astro.org/uploadedFiles/MainSite/Clinical_Practice/Patient_Safety/Blue_Book/SafetyisnoAccident.pdf. Accessed December 31, 2013

部门的辅助人员收集相关信息，并在患者初次就诊前准备治疗程序；联系患者或家属，设定预约时间，并给予患者需要携带的信息或诊断报告的说明；每天迎接和协助患者和家人；告知放射肿瘤学医师、护士或放射治疗师患者的到来；尽可能回答患者的问题并提供帮助，或将患者转诊给可以提供帮助的个人；完成并提交治疗记录；为整个放射治疗建立基础。

2. 制订一份质量改进计划

质量改进计划是一份官方声明，用于定义开展提供患者护理活动的特定质量实践和资源。框表19-5 列举了质量改进计划的组成部分。

放射肿瘤学团队制定一份文件，文件描述了实施全面质量计划的组织结构、职责、程序、流程和资源。计划中还包括质量审核机制。质量审核是一种独立的外部评价、评估或同行评审。

QI 计划必须足够全面，以涵盖整个放射治疗过程，因此可以判定不确定性。为护理的每个方面设定容差水平，然后为每个要检查的参数设定行为标准。建立反馈机制，以便质量保证团队了解任何需要改进的问题，并及时解决。如果肿瘤科寻求认证，TJC 要求所有机构保持更新政策和程序手册。至少需要有关患者评估、治疗计划、随访和发病率 / 死亡率评估的简明政策。手册中包含的其他程序概述了治疗计划、治疗实施、设备质量保证和辐射安全。作为认证过程的一部分，TJC 还创建了指标测量系统

框表 19-5　质量改进计划的组成部分

评估护理的质量和适当性
评估模式或趋势
评估个别临床事件
采取行动解决已查明的问题
确定评估护理的重要方面
确定监测指标和可接受的阈值
数据收集方法
质量改进方案有效性的年度审查

引自Saw CB, Ferenci MS, Wanger H: Technical aspects of quality assurance in radiation oncology, Biomed Imaging Interv J 4（3）:e48, 2008. Available at www.aapm.org/pubs/reports/rpt_46.pdf. Accessed January 3, 2014

（indicator measurement system，IM 系统）。该系统提供持续的绩效评估，帮助医疗机构通过使用共同质量指标（quality indicators，QIs）来衡量和改善其护理质量。质量指标作为工具，用于衡量一个部门随着时间推移的绩效、程序和效果。每个季度，参与该系统的组织都需要以电子方式将数据发送到系统的国家数据库，然后为每个指标准备一份对比报告。

3. 质量指标和效果

随着 QIs 的发展，需要明确测量目的的重要性。由于潜在用户的多样性，不太可能为所有目的制定一套通用的指标，但用于基准、认证、资格认证和回报的量化需求正在增加。到目前为止，质量改进工作集中在具有大范围、高花费和高发病率和死亡率的疾病上。QIs 已经设定了用于结直肠癌、乳腺

癌、前列腺癌和非小细胞肺癌，以及针对医学、外科和放射肿瘤学的一些专业。

QA 和医疗改进的现有框架是体系 - 过程 - 效果模型，由 A. Donabedian 在 1960 年代引入。该模型体系部分着眼于机构和物质资源，人力资源和机构的组织结构。这些指标说明了该机构提供医疗服务的能力。体系指标的示例可以在表 19-3 中找到。改进模型的过程部分着眼于如何提供护理。指标包括咨询、影像学研究和治疗程序（表 19-4）。最后是效果的指标，其中一些衡量总体生存（overall survival，OS）、无疾病生存率、患者满意度和生活质量（quality of life，QoL）。

质量效果一直是国家癌症研究所（National Cancer Institute，NCI）和 TJC 的重点，但在放射肿瘤学中，这些有时很难衡量。放射治疗的最终效果，例如 5 年生存率，通常不会立即显现。此外，患者接受不同的护理组合，使得对比很困难。由于

表 19-3　体系指标

指　标	实　例
认证	TJC，ACR
设备	放射治疗设备
员工的培训/能力	放射治疗师/ CMD /护士

引自Donabedian A: The quality of care: how can it be assessed? JAMA 260: 1743–1748, 1988

ACR.美国放射学院；CMD.认证医疗剂量师；TJC.联合委员会

表 19-4　过程指标

指　标	实　例
临床阶段的文件	TNM分级文档
知情同意	治疗前签署同意书
适当使用放射治疗	手术/化疗后的治疗顺序
适当评估复发情况	PSA，DRE，乳腺X线检查

引自Donabedian A: The quality of care: how can it be assessed? JAMA 260: 1743–1748, 1988

DRE.数字直肠检查；PSA.前列腺特异性抗原；TNM.肿瘤-淋巴结转移分期系统

这些复杂性，医疗改善的大部分工作都集中在与改善效果相关程序的衡量上。衡量程序而不是直接衡量效果的好处包括：

- 直接反馈以帮助实现 QI 的初衷。
- 减少对风险调控的依赖。
- 基准测试的适用性。
- 减少衡量所需的随访时间。

一旦确定了体系 - 过程 - 效果的每一部分，就必须设定各个质量改进项的特征。如前所述，必须定义质量改进。质量改进项必须可靠和可行，有效指标也需要阈值或标准。该标准是基于某种对比的统计值。前哨事件（sentinel event）是一个应该有零阈值指标的例子；在数据分析中需要考虑一些因素，因为有些结果不能归因于质量问题。例如，在前列腺癌治疗的预期中，数据被分层以排除诸如年龄、阶段、分级和生活预期等混杂因素。数据库是质量改进的重要组成部分；当从数据库中添加或提取数据时，应该在数据的一致性以及如何收集信息方面培训人员，以便信息对机构有用。一旦确定了所有质量改进指标，就应该完成一个指标清单，以列出测量的基本原理，记录混杂因素和阈值，并确定指标的总体使用情况。

质量审核验证了既定的强大质量保证方案。如上所述，质量审核是对机构的同行评审。TJC 要求对肿瘤科进行年度评估。

现场审查期间，审核人员、机构和提供的所有服务，包括远距离治疗和近距离放射治疗、物理测量工具和校准，以及适当的 NRC 或州许可证。审查也可以在较小的范围内进行。一个例子是 ACR 建议每月检查患者病历。此审查需要由不直接负责此任务的人员执行。另一个例子是将热释光剂量计（TLD）邮寄到第三方服务部门，以验证治疗机器校准是否符合国家标准。

4. 质量改进的进展

医疗总体上从 QA 的发起者那里学到了很多东西。如前所述，计划—实施—检查—运用模型和六西格玛彻底改变了质量的定义。更具体地

说，放射治疗也改变了质量和安全性的测量方法。1993 年医学研究所的 *To Err is Human: Building a Safer Health System* 的出版使医疗保健中的 QA 成为首要任务。报告显示，由于医疗错误导致美国每年多达 98 000 人死亡，报告中将这些错误列为死亡原因的前 10%。从这项指控中，根据 1999 年总统医疗保健行业消费者保护和质量咨询委员会的建议创建了国家质量论坛（National Quality Forum，NQF），其使命包括通过国家优先事项和绩效改进目标达成共识来提高医疗质量。放射肿瘤学也在借鉴航空业识别和解决安全问题的方式。空中安全报告系统（air safety reporting system，ASRS）是一个国家错误报告系统，商业航空安全小组使用该系统“预设飞机以外的风险。”在国际上，存在放射肿瘤学安全信息系统（radiation oncology safety information system，ROSIS）；在美国，ASTRO 和放射肿瘤学研究所目前正在开发国家放射肿瘤登记处（national radiation oncology registry，NROR）。登记处的目标是允许比较治疗方式、结果、质量和安全以及成本。该资源将通过教育和拓展计划得到推广。其他机构包括医疗研究和质量机构以及最近的医院质量联盟（Hospital Quality Alliance，HQA）。

所有这些委员会和机构都有一个共同的目标：强调报告、分析和改善程序的重要性，以便建立提供安全程序和更少错误的系统。Kalapurakal 及其同事开始在其部门实现自愿错误报告系统，该系统用于研究导致错误的因素，分析其临床后果，并制定广泛的共识建议以减少或防止错误发生。许多质量保证策略包括使用检查表和时效。图 19-4 显示了如何整合该系统。Kalapurakal 研究的结果包括：

（1）在引入电子数据传输而非手动输入记录和验证后，与治疗计划和数据传输相关的错误从 23 名患者中的 101 个错误减少到 2 名患者中的 2 个错误。

（2）制定每个机器两名治疗师政策后，与放射治疗师活动相关的错误由 75 名患者中的 79 个错误减少到 25 名患者中的 51 个错误。

（3）随着检查表和时效的引入，错误总数从 126 名患者中的 221 个错误减少到 13 名患者中的 35 个错误。

（4）在自我报告的错误中，包括治疗错误的患者，错误的部位或错误的剂量，错误出现数从 14 个患者中的 23 个错误变为在使用检查表和时效期间的零错误。

该研究的结果表明，严格的 QA 方案可以提高效率并减少放射治疗部门的错误。质量保证方案能与执行的质量控制程序一样好。下一节将讨论推荐的在设备和流程上执行的特定程序，以确保质量效果。

持续的质量改进对于放射肿瘤设备的操作至关重要。医疗组织正在寻求各种方法来帮助放射肿瘤实现高质量的结果。要查找有关 CQI 方法的更多信息，请访问美国质量协会网站 www.asq.org。

五、质量控制与改进的临床方面

1. 质量控制程序所需的设备

质量改进方案的一个主要组成部分侧重于在模拟机、成像设备、固定装置、辅助设备、治疗计划系统和治疗机上常规执行、记录和评估的质量控制程序。根据制造商、部门和国家规范，这些程序确保所有工作正常。用于执行质量控制检查的仪器包括用于设备校准的电离室和用于治疗计划系统的 QA 测量工具，以及用于绝对剂量测量的各种测量工具，例如 TLD 和胶片。验证机器输出和一致性的设备包括几何模体和仿真人模体。每个放射肿瘤中心根据设备性能的稳定性和 AAPM 设定的建议确定这些质量控制检查的频率。通常会为质量控制程序设定固定间隔（例如每日、每月或每年）。每日测试包括可能严重影响患者定位的那些，如激光和光学距离指示器（optical distance indicator，ODI），以及验证患者剂量照射准确性，如输出一致性。日常质量控制检查中包括紧急开关、门联锁和通信设备等安全设备。每日质量检查最好在早晨第一位患者进行模拟定位或治疗之前进行。清除开关、急停开关、限位开关和碰撞环等机械和电气设备是治疗师应定期检查的设备。手持式悬挂器 / 床的控制依靠某开关来保证机器和患者的安全，此开关也称“死人”开关。以下是测试清除开关的过程。

（1）检查是否有足够的间隙进行测试，在无损害的情况下设置故障。

（2）打开主开关，但不要按下清除开关。应该没有活动。

（3）将主开关置于打开位置，按下清除开关。活动开始。

（4）松开清除开关。活动应该停止。

应该每天进行这种抽查，容差是合格或不合格。

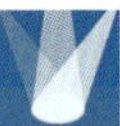

所有机械和电气安全检查的结果均为合格或不合格。如果通过测试，则机器适合使用。如果任何测试失败，应立即通知物理师或工程师，并且不使用机器。用于验证已进行改正的后续操作应记录在永久日志文件中。

每月测试包括更精确的参数测试，这些参数对患者的影响较小或者在 1 个月的时间内不太可能发生变化。每月检查包括治疗床指示器，光野 / 射野一致性和射束平坦度。质量控制程序和容差由物理师建立和管理；然而，由于治疗师熟悉和了解设备，放射治疗师在获取这些信息方面起着重要作用。因此，治疗师必须熟悉常用的质量控制程序和部门中为所有设备和程序建议的容差。

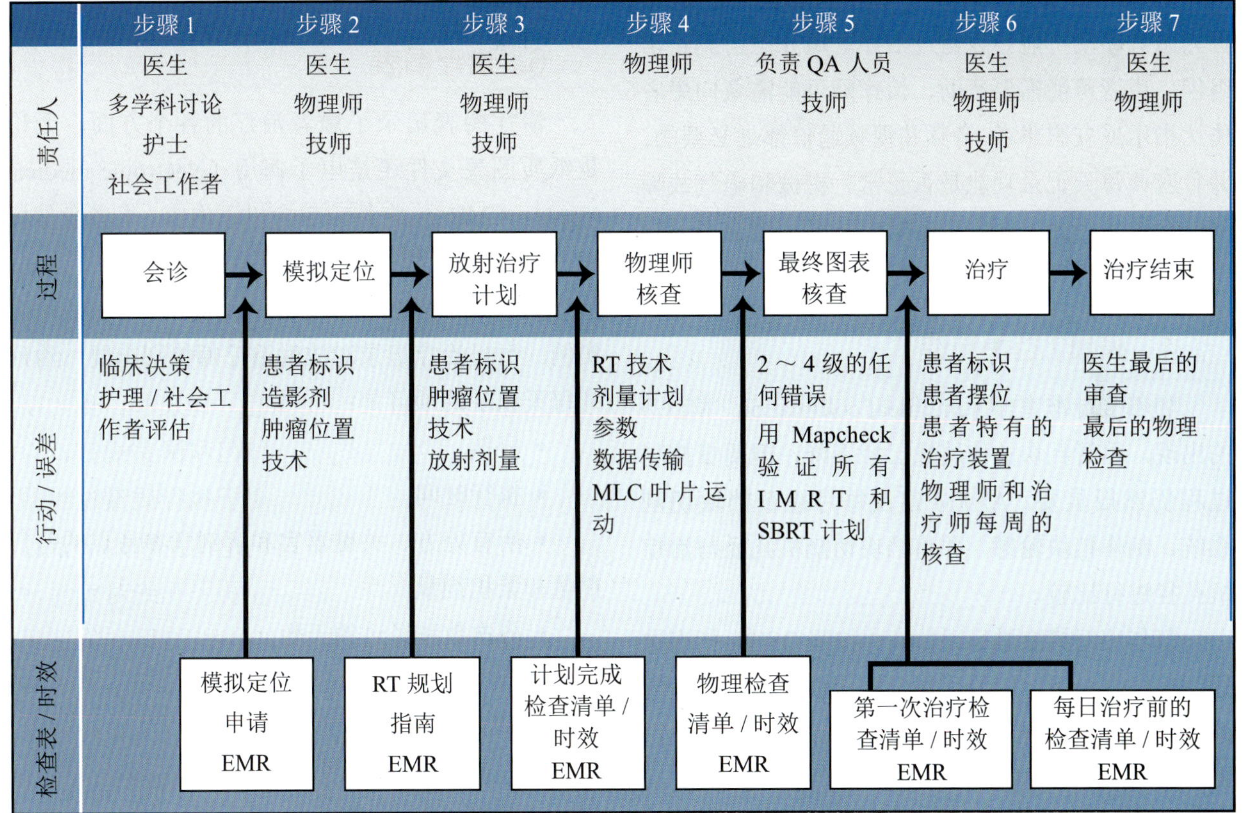

图 19-4 放射肿瘤学中检查表和时效的结合

EMR，电子医学病例；ID，身份标识；IMRT，调强放射治疗；MLC，多叶准直器；QA，质量保证；RT，放射治疗；SBRT，立体定向放射治疗

（引自 Kalapurakal JA, Zafirovski A, Smith J, et al: A comprehensive quality assurance program for personnel and procedures in radiation oncology: value of voluntary error reporting and checklists, Int J Radiation Oncol Biol Phys 86:241–248, 2013）

2. 患者护理区的一般条件

如果不注意常规情况的细节，就会减少对患者的护理，并且在某些情况下可能会有危险。治疗室应清洁有序，灯光、加热和温度控制正常。应该提供治疗摆位的常规用品，如足够的纱布、呕吐盆、应急用品、静脉注射（intravenous，IV）杆、标记工具和手电筒等。需要房间状况良好的理由是患者护理，安全和卫生。检查一般条件的频率应该是每天的开始或结束时。如果需要采取任何纠正措施，文档很重要。采取纠正措施应联系服务工程师和医疗库房人员，应为所有房间保留全部必要的项目清单。

3．通信

确保通信设备在治疗室中正常运行是重要的，因为患者移动可能导致错过治疗区域并照射到正常组织。患者可能需要帮助，治疗师可能需要向患者传达指示或安慰患者。音频和视频通信都是必要的，并且应该每天记录功能是否正常。机械和电气故障可能会发生，如果通信设备发生故障，应立即通知工程师或物理师。

4. 模具 / 挡块制造

随着多叶准直器（multileaf collimation，MLC）的出现，尽管挡块的使用量已经下降，但质量控制过程仍然很重要。AAPM 建议每月检查挡块切割系统，制作挡块轮廓，并将挡块切割机孔径与治疗机孔径进行比较。

每年应对模室进行评估，并按照 OSHA 指南进行空气样本分析。应使用集尘器地板垫和高效微粒捕集（high-efficiency particulate arrestance，HEPA）真空吸尘器作为暴露的金属氧化物烟雾的保护措施。将应有的文档保存在日志中，并记录所有纠正措施。

5. 辅助设备

治疗附件用于指示射束方向，改变光束衰减，并有助于摆位和固定。应检查这些设备的物理完整性和可靠性。应每月检查用于联锁的附件（例如电子线限光筒、楔形板、托盘和补偿器）的锁定结构。检查设备的方法包括目测、操作和辐射成像。每种方法的示例包括：

- 目测：检查凹槽和片状物的楔子，托盘是否有明显裂缝。
- 操作：检查胸板是否牢固锁定到位，头枕在压力下不会下垂。
- 辐射成像：将楔形板或挡块成像，检查密度变化。

结果记录应包括检查日期、设备评估、设备状况、缺陷告知的人员、采取的纠正措施，以及随访日期和信息。治疗辅助设备良好的 QA 可以提高患者安全性、摆位精度，以及治疗实施和节省部门的财物。

6. 治疗图表

治疗图表记录了患者治疗的各个方面。无论是纸质图表文件还是电子病历（electronic medical record，EMR），它都应包含以下内容：患者身份标识；初步的患者体格检查，包括治疗信息、治疗计划、治疗执行，以及质量保证清单。表 19-5 包括每个实例。每日治疗记录对放射治疗师特别重要。治疗师每天记录的项目是：

- 日期。
- 执行时间。
- 所有处方、关键器官和解剖学参考点的每日剂量和累积剂量。
- 分次数和经过的天数。
- 治疗辅助工具。
- 验证图像。

一旦建立了治疗图表，就需要开展图表的质量保证。应该多次执行图表检查协议。第一次是在治疗实施前。应根据处方检查治疗计划，并确认所有数据均已正确传送至治疗机。第二次是放射治疗师和物理师每周的图表检查。该检查用于标注自上次检查或任何即将进行的更改以来的任何修改。在治疗完成时对图表进行最终审查，以验证是否遵守了部门政策。表 19-6 显示了图表检查协议的样本。

表 19-5　治疗图表的组成部分

治疗图表的组成部分	用到的材料
患者标识	患者姓名
	身份
	图片
初步评估	疾病的组织学诊断
	分期
	分级
	病史和体格检查
治疗计划	模拟机和摆位说明
	射野和患者参数
	MU或时间设置
	体内剂量测定结果
	特殊情况的物理计算
治疗实施	签署同意书
	处方
	每日的记录
	用时记录
	治疗变化表格
	治疗射野文件：平面图像和射野标记图像
	摆位、治疗设备、修饰物、射野参数的描述
	治疗临床评估
	治疗总结和随访
QA检查清单	图表检查

引自Kutcher GJ, Coia L, Gillin M, et al: Comprehensive QA for radiation oncology: report of AAPM radiation therapy Task Group 40, 1994. Available at www.aapm.org/pubs/reports/RPT_46.PDF. Accessed January 10, 2014

MU.跳数；QA.质量保证

如果 EMR 取代了传统的纸质图表，治疗师可以相对轻松地查看记录和验证（record and verify，R&V）中的计划和数据，并确保它们是正确的。R&V 系统的质量控制程序应在其他特定时间进行。一个例子是对 R&V 系统或直接与系统共享信息的治疗计划软件更新。在任何时间修改机器库都需要校准，验证治疗束数据是否正确非常重要。R&V 系统显示的所有意外值或消息都应记录在案，并由机构的工程师或物理师跟进。请记住，纸质图表和电子图表都是合法且有约束力的文件，可以在法庭中采用，因此一旦完成，就可以获得与患者治疗相关的任何信息，不应进行任何更改。

7. 平板 / 机载成像

由于立体定向放射手术，剂量增加和器官运动，图像引导放射治疗（Imaged guided radiation therapy，IGRT）已出现在放射治疗中。关于电子成像设备的 QA 建议有些通用，但都是基于安全性、几何精度、图像质量和剂量等主题。对于诸如千伏锥形束 CT（kilovolt cone beam CT，kV-CBCT）、兆伏 CBCT（MV-CBCT）和轨道 CT 技术，由于成像器和直线加速器的辐射等中心之间的空间关系，几何精度很重要。表 19-7 总结了对基于 CT 的 IGRT 系统 QC 的建议。

表 19-6　每周图表审核清单样本

审查项目	日期 5/10	日期 5/17	日期 5/24	日期 2/6
病史和体格检查	√			
病理	√			
执行报告	√			
手术报告	√			
完整的治疗处方	√			
标明的疾病分期	√			
模拟注意事项		√		
疼痛评估		√	√	√
物理/剂量核查		√	√	√
账单	√			
识别照片		√		
表明的治疗意图	√			
出院摘要				√
最后的体格检查				√
最终的结算审核				√

引自Levy L: Radiation therapy equipment and quality assurance. In Levy L, editor: Mosby's Radiation therapy: study guide and exam review, St Louis, 2010, Mosby

表 19-7　千伏和兆伏室内计算机断层扫描成像设备的质量保证建议

质量检查	频　率	容　差	责任人
碰撞/门联锁	每日	正常工作	技师
警示灯和声音			
激光/图像/治疗等中心点重合性		±2 mm	
模体的位置及治疗床偏移			
kV/MV/激光的一致性	每月	±1 mm	技师或物理师
治疗床偏移和运动的精确性			
高对比度的空间分辨率		≤2 mm	物理师
CT值准确度		基准	
噪声和均匀性			
成像剂量	每年		
X线产生器性能（仅限kV）			

引自Song WY: Linear accelerator-based MV and kV imaging systems. In Pawlicki T, Dunscombe P, Mundt AJ, editors: Quality and safety in radiotherapy, Boca Raton, Fla., 2010, CRC Press: Taylor & Francis Group；and from Bissonnette JP, Balter PA, Dong F, et al: Quality assurance for image-guided radiation therapy utilizing CT-based technologies: a report of the AAPM TG-179, Med Phys 39（4）:1946–1963, 2012. Available at www.aapm.org/pubs/reports/RPT_179.pdf. Accessed January 12, 2014

CT.计算机断层扫描图像；KV.千伏；MV.兆伏

对于使用电子射野影像系统（electronic portal imaging device，EPID）或机载成像设备（onboard imager，OBI）进行平面成像的设备，QA 建议类似于基于 CT 的成像设备。应该每天验证联锁功能，成像和治疗射野也应重合。重合测试的容差应为 2 mm 或更小。kV 和 MV 成像设备的每月 QA 程序考虑图像的均匀性和噪声，应该小于基线容差。每年计算成像设备的成像剂量，这也应保持在基线水平。

8. 模拟机

基于荧光或传统的模拟机通过静态二维成像或荧光透视来定位肿瘤区域。图像增强器（image intensifier，Ⅱ）位于千伏 X 线管的对面，可将光子转换为光并在显示器上显示成像以供查看。荧光透视模拟机的质量控制分为三类：辐射安全检查、机械完整性检查和照射或输出检查。建议治疗师每天进行的检查包括验证房间激光和光学距离指示器（optical distance indicator, ODI）是否在 2 mm 容差范围内，其他质量控制程序见表 19-8。

CT 产生高空间分辨率和保真的图像，可以在三维空间上定义解剖结构。正确校准后，CT 图像还可以提供电子密度信息，而这些信息又用于基于非均匀的治疗计划和剂量计算。

检测器配置，扫描仪几何结构和重建算法的改进会定期发生。因此，CT 模拟机的 QA 项目更复杂。典型的质量保证方案包括评估：

（1）辐射和患者安全：安全联锁和紧急关闭开关。

（2）CT 剂量：剂量指数比较。

（3）机电组件：检查 X 射线发生器参数（kVp，mAs）和床 / 激光对准。

（4）图像质量：分辨率和对比度。

表 19-9 给出了 AAPM 推荐的质量控制程序的完整清单。

放射治疗师进行的一些日常检查可能包括测量图像噪声和机头激光与成像平面中心的一致性。AAPM 指南推荐 CT 值精度检查如下：每天用水，每月用 4 ～ 5 个不同密度的材料，每年用电子密度体模。目的是检查均匀性、准确度和电子密度转换。该过程涉及用 110 kV 和 130 kV 光子扫描水体模。在 5 个感兴趣区域（regions of interest，ROI）测量 Hounsfield（HU）值，AAPM 推荐的均匀性结果必须在 5 HU 以内。

表 19-8　基于荧光透视的模拟机的质量保证

频率	程　序	容　差*
每日	定位激光	2 mm
	距离指示器（ODI）	2 mm
每月	射野指示器	2 mm
	机架/准直器角度指示器	1°
	十字中心	2 mm直径
	焦点-轴指示器	2 mm
	荧光透视图像质量	基准
	紧急/碰撞避免	工作正常
	光野/照射野一致性	2 mm或1%
	胶片处理器感光度测定	基线
每年	机械检查	
	准直器旋转等中心	2 mm直径
	机架旋转等中心	2 mm直径
	治疗床旋转等中心	2 mm直径
	准直器，机架，治疗床和等中心的一致性	2 mm直径
	治疗床头下降	2 mm
	治疗床垂直运动	2 mm
	放射成像检查	
	照射率	基准
	用荧光进行床头照射	基准
	千伏峰值和毫安校准	基准
	高低对比度分辨率	基准

引自Kutcher GJ, Coia L, Gillin M, et al: Comprehensive QA for radiation oncology: report of AAPM radiation therapy Task Group 40, 1994. Available at www.aapm.org/pubs/reports/rpt_46.pdf. Accessed January 10, 2014

ODI距离指示器

*容差意味着参数超过列表中的值（例如，在机架旋转下测量的等中心直径超过2 mm）

不仅应评估设备，还应评估模拟过程。在模拟的一个方面执行的操作可能会影响整个过程的准确性和效率，因此整个过程的改进应包括：

- 患者定位和固定。
- 扫描限制和协议。
- 增强对比或特殊说明，包括儿科和麻醉病例。
- 数据采集。
- 定位和标记。
- 虚拟模拟。
- 数字重建图像（digitally reconstructed radiograph，DRR）和设置文档。

图像融合在放射治疗中变得越来越普遍。伴随着 CT 成像，MRI、核医学成像与单光子发射计算机断层扫描（single photon emission computed tomography，SPECT），尤其是正电子发射断层扫描（positron emission tomography，PET）等模式也正在计划过程中使用。解剖学和生物学信息辅助设备都用于设计患者的放射治疗过程。PET / CT 制造商正在开发评估生成 PET / CT 图像所需步骤的 QA 测试和评估最终图像本身的 QC 测试。通常，在每天的基础上，应评估探测器的性能，包括系统中所有探测器的信号、重合性、时间和能量漂移。探测

表 19-9　CT 模拟机的质量保证

程　序	容差（±）
每日	
机头激光和图像平面中心的一致性	2mm
每月以及激光调整之后	
机头激光原点和对应的成像平面原点	超过激光投影长度2mm
侧壁激光相对于机头侧向激光的间距	2mm和扫描平面
墙壁激光原点和对应的成像平面原点	超过激光投影长度2mm
房顶激光原点和对应的成像平面原点	超过激光投影长度2mm
每月或当每日激光QA测试显示有旋转问题时	
CT扫描床头原点和对应的成像平面原点	超过床头长度和宽度2mm
每月	
床垂直和长轴方向运动	床运动范围内超过1mm
每半年	
轮廓宽度灵敏度	标称值1mm
每年	
床指示和位置	扫描范围内超过1mm
机头倾斜精度	机头倾斜范围内超过1°
机头倾斜位置精度	标称位置1° 或1mm
扫描位置	扫描范围内超过1mm
照射轮廓宽度	制造商规格
更换主要发电机组件后	
产生器测试	制造商规格或AAPM 39号报告推荐

引自Mutic S, Palta JR, Butker EK, et al: Quality assurance for computed-tomography simulators and the computed-tomography simulation process: report of the AAPM Radiation Therapy Committee Task Group No. 66, Med Phys 30（10）:2762–2792, 2003. Available at www.aapm.org/pubs/reports/RPT_83.pdf. Accessed January 16, 2014

AAPM.美国医学物理师协会；CT.计算机断层扫描；QA.质量保证

器归一化和计数器校正应每季度进行一次，扫描仪对准以及全漂移分析应该是一个年度程序。

MRI 模拟机的 QA 侧重于 MRI 设备的安全和准确操作。它应包括由技术专家或治疗师进行的每日和每周测试，以及医学物理师每季度和每年进行的额外测试。框表 19-6 是 MRI 模拟机的 QA 测试和评估的总结。

9. 直线加速器

对线性加速器进行质量保证，以确保机器的特性与验收和调试时相比没有大的变化。验收测试涉及根据制造商规范测量直线加速器的输出和性能。直线加速器的调试确定了在未来剂量测量中使用的基准值，验证机器在一定容差范围内和机械完整性下运行。2009 年之前，直线加速器的质量遵循 AAPM TG40 推荐。自 TG40 发表以来，众多技术已在临床实践中普及。这些技术包括 MLC、EPID、立体定向放射手术（stereotactic radiosurgery，SRS），立体定向放射治疗（stereotactic body radiation therapy，SBRT）和调强放射治疗（intensity-modulated radiation therapy，IMRT）。2009 年，AAPM 发布了 TG142，基于先前的推荐

框表 19-7 磁共振成像模拟机的质量保证测试和评估

- 评估项目
- 物理和机械检查
- 相稳定性
- 磁场均匀性
- 磁场梯度校准
- 所有线圈的射频校准
- 所有线圈的 SNR 成像
- 所有体积线圈的强度均匀性
- 层厚度和位置精度
- 空间分辨率和低对比度对象的可检测性
- 伪影评估
- 胶片处理器质量控制
- 硬拷贝保真度
- 软拷贝保真度
- MRI 安全性评估：MRI 安全规则的实施，环境和公告

引自Mutic S, Mawlawi OR, Zhu JM: Computed tomography, positron emission tomography, and magnetic resonance imaging. In Pawlicki T, Dunscombe P, Mundt AJ, editors: Quality and safety in radiotherapy, Boca Raton, Fla., 2010, CRC Press: Taylor & Francis Group；and from Chen CC, Wan YL, Wai YY, et al: Quality assurance of clinical MRI scanners using ACR MRI phantom: preliminary results, J Digit Imaging 17（4）:279–281, 2004

MRI．磁共振成像；QC．质量控制；SNR．信噪比

设定了这些新技术的推荐。

如前所述，直线加速器质量保证的目的是在设定的容差范围内保持与基准值的偏差。偏差可能由机器故障或机械故障引起。更换波导或偏转磁铁等部件可能会改变设备性能和设备的整体老化。AAPM TG142 增加了直线加速器的测试范围和变量数量。程序时间层次分为每日、每月和每年，并且还包括非 IMRT、IMRT 和 SRS / SBRT 治疗能力的机器类型容差。除了设备 QA 之外，IMRT、SRS 和 SBRT 治疗也需要患者和流程 QA。例如，在第一次或唯一分次之前，必须验证靶区的重建，设定图像引导方法，并验证跳数（monitor units，MU）；同样必要的是确保经过充分培训的人员熟悉个性化设置。对 QA 的需求增加也增加了执行所需的时间。测试应该简单、快速、可重复。质量保证团队的每个成员都有责任；表 19-10 显示了主要负责的治疗师的每日质量保证。

与激光定位和检查联锁功能是否正常一样，X 线和电子线输出一致性也属于日常测试程序。表 19-11 和表 19-12 列出了每月和每年执行的一些程序。这些责任通常落在医学物理师身上。完整的程序清单可在 www.aapm.org/pubs/reports/RPT_142.pdf 上找到。

如果测量值超出偏差允许范围，则需要调整机器使其值恢复到合规状态。医学物理师设定行动水平，以确定何时需要干预，干预取决于值超出容差的程度和频率。行动级别分为 1 ～ 3 级。级别 1 是检查操作，在此期间可继续治疗，但应核查偏差的原因。预设的行动属于第 2 级，在这种情况下的治疗也可以继续进行，但是干预应该在 1 ～ 2 个工作日内安排。例如，当机器的剂量率一致性稍微超出容差但不会导致显著临床影响时，应在一天或两天内安排维护。第 3 级行动需要立即采取行动或采取纠正措施，在此期间应停止治疗。3 级行动的示例是射野的平坦度的重大偏差或门联锁不工作。

10．多叶准直器

多叶准直器已成为直线加速器的主要组成部分。每个叶片的运动都用电荷耦合器件（charge coupled device，CCD）来监测。CCD 是一种蚀刻在硅表面上的集成电路。入射在该表面上的光子产生电荷，可以用电子学读取，并变成落在装置上光图案的数字副本。QA 关注的 MLCs 分为两个主要类别：衰减特性和位置精度。根据 AAPM TG142，每周应进行 IMRT 和容积旋转调强放射治疗的直线加速器性能测试。这一测试的例子是观察叶片间射线穿透的偏差，称为栅栏试验。

每月程序应包括 MLC 设置与照射野的验证。对于非 IMRT 照射，容差为 2 mm；对于 IMRT 照射野，在四个机架角度的叶片位置精度为 1 mm，以考虑重力对叶片的拉力。图 19-5 示出了用于叶片位置验证的图案。每年 QC 程序包括检查所有能量的叶片和叶片间漏射，平均值与调试期间建立的基线值相比要小于 ±0.5%。

表 19-10 医用加速器每日的质量保证

程序	机器类型和容差		
	非 IMRT	IMRT	SRS/SBRT
剂量			
X线输出一致性（所有能量）	3%		
电子线输出一致性（如果没有配备，则每周1次）			
机械			
激光位置	2 mm	1.5 mm	1.0 mm
等中心的距离指示器（ODI）	2 mm	2 mm	2 mm
准直器大小指示器	2 mm	2 mm	1 mm
安全			
门联锁（停止出束）	正常工作		
关门安全性			
音频/视频监视器			
立体定向联锁（关闭）	NA	NA	正常工作
辐射区域监测（如果使用）	正常工作		
出束指示器			

引自Levy L: Radiation therapy equipment and quality assurance. In Levy L, editor: Mosby's Radiation therapy: study guide and exam review, St. Louis, 2010, Mosby

IMRT.调强放射治疗；ODI.光学距离指示器；SBRT.立体定向放射治疗；SRS.立体定向放射手术

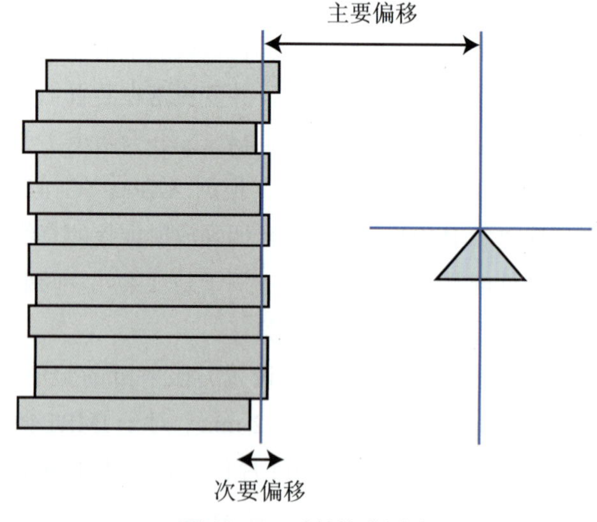

图 19-5 叶片校准测试

（引自 Hounsell AR, Jordan TJ: Quality control aspects of the Philips multileaf collimator, Radiother Oncol 45:225–233, 1997）

11. 粒子加速器

粒子加速器 QA 测试的某些方面是由 NRC 或州法规强制要求的，因此必须遵循测试的特定频率和容差，以便遵守国家的规定。当提到 Co-60 装置时，质量保证程序应主要关注人员的安全性和患者照射的持续性。日常检查包括确保门联锁、治疗机房监视器和视听监视器正常运行，通常由放射治疗师执行。室内激光器和 ODI 的日容差为 2 mm。表 19-13 中列出了推荐的 Co 治疗机的 QA 完整列表。

其他粒子加速器没有这种结构化的 QA 建议和协议。Ding 及其同事建立的系统实现了由放疗技师每天执行的过程，完成整个程序的时间与直线加速器相当。评估了 4 个类别（安全、机械、图像和

表 19-11　医用加速器每月的质量保证*

机器类型的容差			
规　程	非 IMRT	IMRT	SRS/SBRT
剂量			
X线输出一致性		2%	
电子线输出一致性		2%	
备用监控电离室一致性		2%	
典型剂量率输出一致性	NA	2%（@ IMRT剂量率）	2%（@ stereo剂量率）
光子线射野离轴比曲线一致性		1%	
电子线射野离轴比曲线一致性		1%	
电子线能量一致性		2%或2 mm	
机械性能			
光野/射野一致性		2 mm或单边1%	
光野/射野一致性（非对称）		2 mm或单边1%	
激光距离检查装置与前顶点相比		1 mm	
机架/准直器角度指示器		1°	
附件托盘（胶片刻度端口）		2 mm	
铅门指示器（对称）		2 mm	
铅门指示器（非对称）		1 mm	
十字中心		1 mm	
治疗床位置指示器	2 mm/1°	2 mm/1°	1 mm/0.5°
楔形板放置精度		2 mm	
补偿器放置精度		1 mm	
楔形板，挡块托盘锁定		正常工作	
定位激光	±2 mm	±1 mm	±1 mm
安全			
激光防护联锁测试		正常工作	
呼吸门控			
射野输出一致性		2%	
相位，幅度射束控制		正常工作	
室内呼吸监测系统		正常工作	
门控联锁		正常工作	

引自Klein EE, Hanley, J, Bayouth J, et al: Quality assurance of medical accelerators: report of the American Association of Physicists in Medicine Task Group 142, 2009. Available at www.aapm.org/pubs/reports/RPT_142.pdf. Accessed January 3, 2014

IMRT．调强放射治疗；SBRT．立体定向放射治疗；SRS．立体定向放射手术

*有关详细信息，请参阅美国医学物理师协会第142工作组（AAPM TG142）报告

表 19-12 医用加速器每年的质量保证＊

机器类型的容差			
规 程	非 IMRT	IMRT	SRS/SBRT
剂量			
X线平坦度与基准间的变化		1%	
X线对称性与基准间的变化		±1%	
电子线平坦度与基准间的变化		1%	
电子线对称性与基准间的变化		±1%	
X线/电子线输出校准		±1%	
X线的质（PDD_{10} 或 $TMR_{10/20}$）		与基准变化小于±1%	
X线MU的线性	±2% ≥ 5 MU	±5%（2～4 MU） ±2% ≥5 MU	±5%（2～4 MU） ±2% ≥5 MU
机械性能			
准直器旋转等中心		与基准变化小于±1%	
电子线限光筒联锁		正常工作	
照射与机械等中心重合	与基准变化小于±2 mm	与基准变化小于±2 mm	与基准变化小于±1 mm
治疗床头下降		与基准变化小于2 mm	
治疗床角度		1°	
安全			
遵循制造商测试程序		正常工作	
呼吸门控			
射野能量一致性		2%	
呼吸相位/振幅的替代校准		预期100 ms	
联锁测试		正常工作	

引自Klein EE, Hanley, J, Bayouth J, et al: Quality assurance of medical accelerators: report of the American Association of Physicists in Medicine Task Group 142, 2009. Available at www.aapm.org/pubs/reports/RPT_142.pdf. Accessed January 3, 2014

IMRT.调强放射治疗； MU.跳数；PDD.百分深度剂量；SBRT.立体定向放射治疗；SRS.立体定向放射手术； TMR.组织最大比

*有关详细信息，请参阅美国医学物理师协会第142工作组（AAPM TG142）报告

剂量）。属于安全类别的参数是门互锁功能和质子束的验证。治疗床运动和成像板定位属于机械类别，容差水平小于 1 mm。质子束输出和射野对称的剂量测量的容差水平小于 3%。AAPM 最近成立了粒子束工作组（Working Group on Particle Beams，WGPB）。WGPB 打算创建任务组，以解决质子治疗特有的 QA 程序。解决质子相关问题的 3 个工作组是 TG156，它正在研究校准被动散射的质子束；TG185，负责系统调试；TG183，专注于术语、规程、安全和验收测试。

12. 近距离放射治疗

近距离放射治疗利用放射性核素在短距离内提供高剂量的照射。放射治疗师可能不直接参与近距离放射治疗程序，但了解 QA 如何帮助确保准确性和精确度非常重要。一个用于近距离放射治疗的良好的方案包括源校准和校准器的测试、治疗计划和剂量评估、近距离放射治疗设备以及辐射安全性。AAPM 建议源的校准需直接或间接追溯到国家标准，并且同批次源的校准值与厂家值的偏差在 3% 以内。源的完整性也应通过每 6 个月的物理检查和

表 19-13　Co-60 治疗机的质量保证

频率	程　序	容　差*	频率	程　序	容　差
每日	安全			输出一致性	2%
	门联锁	正常工作		射野输出因子和输出一致性	2%
	治疗机房监视器	正常工作		中心轴剂量参数一致性（PDD/TAR）	2%
	视听监视器	正常工作		所有标准配件的穿透因子一致性	2%
	机械			楔形板穿透因子一致性	2%
	激光	2 mm		定时器线性度和误差	1%
	距离指示器	2 mm		机架角度的输出一致性	2%
每周	检查放射源位置	3 mm		机架角度的射野均匀性	3%
每月	剂量			安全联锁	
	输出一致性	2%		射野指示灯	正常工作
	机械检查			遵循厂家的测试程序	
	灯光/照射野一致性	3 mm		机械性能检查	
	射野指示器（准直器设置）	2mm		准直器旋转中心	2 mm直径
	机架和准直器角度指示器	1°		机架旋转中心	2 mm直径
	十字中心	1 mm		治疗床旋转中心	2 mm直径
	楔形板和托盘锁定	正常工作		准直器、机架、治疗床与等中心的重合性	2 mm直径
	安全联锁			照射与机械中心的重合性	2 mm直径
	急停	正常工作		治疗床下沉	2 mm
	楔形板联锁	正常工作		治疗床垂直运动	2 mm
每年	剂量			射野指示灯	正常工作

引自 Kutcher GJ, Coia L, Gillin M, et al: Comprehensive QA for radiation oncology:report of AAPM radiation therapy Task Group 40, 1994. Available at www.aapm.org/pubs/reports/RPT_46.PDF. Accessed January 10, 2014

ODI.光学距离指示器；PDD.百分深度剂量；TAR.组织空气比

*表中列出的容差应解释为：①如果参数超过表格中的值（例如，机架旋转下测得的等中心直径超过2mm）或②参数变化超过标称值（例如，输出变化超过2%），则需要采取措施。在后一种情况下使用术语“一致性”强调了这种区别。此外，对于一致性，百分比值是±参数相对于其标称值的偏差；距离是指到等中心或源到皮肤的距离

泄漏测试进行评估。

所有近距离放射治疗计划都需要源清单。长期和短期半衰期源都有放射性清单，位于热实验室和医学物理师保管的永久档案中。放射性清单中包括的一些项目包括源的数量、它们的活度以及诸如印记或颜色编码的识别方法。永久文件包含泄漏和擦拭测试的结果以及机构对校准的验证。

剂量计算验证建议及时完成，这样任何错误都可能在治疗实施之前修正。对于每次植入，最少必须独立计算一个关键点。独立检查和剂量计算之间的一致性应在 15% 以内。在高剂量率（high dose rate，HDR）近距离放射治疗中使用的远程后装机应保持适当的性能。在表 19-14 中可以找到使用后装机每天进行的测试列表，所有 AAPM 建议在 www.aapm.org/pubs/reports/RPT_46.PDF 中。

无论近距离治疗是使用 HDR 还是低剂量率（low dose rate，LDR）进行，尽可能低的合理可行的原则（as low as reasonably achievable，ALARA）

表 19-14　远程后装治疗机的质量保证

测试 *	容　差
治疗室安全：门联锁，指示灯，警报	正常工作
控制台功能：开关，电池，打印机	正常工作
目视检查导源钢丝	没有打结，牢固附着
验证色带准备的准确性	自动感光成像

*每个测试在每个治疗日之前进行

引自 Kutcher GJ, Coia L, Gillin M, et al: Comprehensive QA for radiation oncology: report of AAPM radiation therapy Task Group 40. Available at www.aapm.org/pubs/ reports/RPT_46. PDF, 1994. Accessed January 10, 2014

都适用。时间、距离和屏蔽规则有助于将辐射保持在最低限度。需要辐射安全措施的类别包括：

- 设施：库存，存储，运输。
- 维护：识别，清洁，处置。
- 临床应用：放射源准备，患者出院和人员监测。
- 紧急情况和特殊预防措施：污染，源丢失，患者死亡，所有人员的教育和培训。

13. 治疗计划系统和医学剂量

治疗照射中的错误通常是随机性错误（例如，忘记为治疗放置补偿块），与此不同，治疗计划系统的错误往往是系统性的。计划使用 30° 楔形板而不是 45° 楔形板可导致患者严重过量照射。治疗计划系统的质量保证是持续质量改进总体目标的重要组成部分。建议医学物理师使用带有自动剂量采集系统的水箱获取所有射束数据。应为每台治疗机和每种能量调试计算机软件，在购买和更新时进行检查，并且每年进行检查。治疗计划系统的日常 QA 程序包括验证输入和输出设备（如数字化仪），偏差落在初始计划参考值的 1 mm 范围内。应在调试时和每年进行 MU 检查，此 QA 程序准确度的容差为 2%。

一旦完成了治疗计划和剂量计算，患者个体也会有 QA。整个放射治疗团队在个体患者 QA 中发挥作用。治疗前，治疗计划应由肿瘤科医师和物理师进行审查。如果无法做到这一点，则应在第三次照射或在照射 10% 剂量之前进行检查。当治疗师实施该计划时，他们也应该验证所有附件和剂量是否正确地输入治疗机。建议是第一次照射时医生在场，并检查所有治疗或复杂姑息治疗的预处理图像。国际辐射单位和测量委员会（International Commission on Radiation Units and Measurements，ICRU）建议，辐射剂量与处方剂量的偏差应在 5% 以内，这意味着治疗过程的每个步骤，包括模拟定位、计划、图像和照射，必须是每个偏差都不到 5% 才能达到目标。随着 IMRT、呼吸门控、生物优化和自适应放射治疗等先进技术的增加，有效 QA 方案的时间需求也在不断增加。TG53 的建议是，机构将精力集中在该机构的高优先级问题上，以便达到最佳的个体化效果。

为使质量保证方案有效，应记录年度质量保证报告。报告中包含的项目遵循 AAPM 设定的范围，可以归类为：

- 剂量
- 机械
- 安全
- 图像
- 特殊设备和步骤

该报告应由医学物理师进行验证，并纳入更大的质量改进过程。

14. 持续质量改进的实施

在放射治疗中可以改进无数的指标。下面是如何实现 PDSA 模型的示例。治疗计划和实施过程有许多组成部分，每个部分都有其自身的不确定性。其中一个不确定性是观察者之间的正常组织勾画的变化。据报道，危及器官（organs at risk，OAR）的最大剂量偏差为 –22% ～ +35%。根据 Breunig 及其同事实施的有效的 PDCA 模型，可以减少正常组织勾画的变化。

计划：产生高质量的正常组织轮廓的同时减少

变化。

实施：有许多剂量师在病例图像上勾画出正常的解剖结构。

检查：将轮廓与医生勾画轮廓的金标准进行比较；提供建议。

运用：由于培训可以减少差异，执行额外的轮廓勾画并重新评估。

图 19-6 为持续质量改进活动的处理流程。

Breunig 研究结果显示，基于该研究的分析，30 个 OAR 勾画中，19 个获得了及格分数。那时，剂量师将他们的结果与金标准轮廓进行比较，并允许在需要时用磁共振融合图像重新调整结构。再次测试显示，在 11 个 OAR 重新调整中，10 个病例有所改善。从这一点看，可以确定新目标，且不断重复循环，该过程不断改进。对于这个过程，进一步的目标是包括书面指南和图片示例，以帮助剂量师和医师根据具体情况提供反馈。

医疗质量的提高源于其他行业的知识。航空模拟、汽车行业的流水线、专注于过程的持续质量改进而不是专注于适合放射治疗部门的人。持续监测质量指标和取得的成果。这些成果影响了服务的回报和机构的认证。这个循环永无止境，所以一个勤勉的，包括自愿的错误报告系统、患者安全和护理文化的 QA 计划是必不可少的。质量不能与过程相辅相成，但必须在设计阶段进行整合，并贯穿在整个过程中。

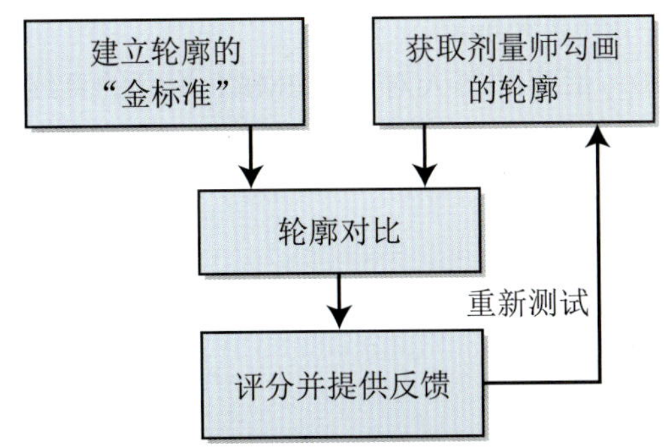

图 19-6 危及器官勾画的计划—实施—评估—运用过程示意图

（引自 Breunig J, Hernandez S, Lin J, et al: A system for continual quality improvement of normal tissue delineation for radiation therapy treatment planning, Int J Radiat Oncol Biol Phys 83:e703–e708, 2012）

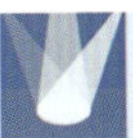

统计分析评估质量改进过程中收集的数据，对于选择适当的解决方案或响应至关重要。应以一种易于理解的格式整理这些数据。访问美国质量协会 www.asq.org，了解有关可用于显示数据不同类型图表的更多信息。

六、总结

- 医疗中的质量改进（Quality improvement，QI）是持续研究和改进提供医疗服务，满足患者和他人需求过程的系统方法。同义词包括持续质量改进（continuous quality improvement，CQI）和全面质量管理（total quality management，TQM）。它的前提是 W. E. Deming 博士的 14 项管理原则。这些原则通过积极的员工参与客户响应环境来强调 CQI。QI 包括做正确的事情并把事情做好。
- 监管机构设定质量和安全要求。国家机构包括美国核管理委员会（Nuclear Regulatory Commission，NRC），美国食品和药品管理局（Food and Drug Administration，FDA）以及职业安全与健康管理局（Occupational Safety and Health Administration，OSHA）。个别州可以与 NRC 达成协议，并且机构遵循其州政府机构的规定。
- 与医疗保险和医疗补助服务中心（Centers for Medicare and Medicaid Services，CMS）一样，机构通过授予认证［联合委员会（TJC）］和惩罚措施指导质量。
- 质量是通过质量控制（quality control，QC）程序在质量保证（quality assurance，QA）方案中确保 QI 实现的。
- 由于医疗机构的多样性，组织可以选择使用多种管理方法来实施 CQI 计划。这些方法可以包括采用全系统的程序，如六西格玛或计划—实施—评估—运用（PDSA）。
- 放射治疗的复杂性正在增加。因此，建议每台机器有两名治疗师参与，治疗师作为一部分参与由医疗主管领导的质量改进小组。
- 已为高发病率和高死亡率的疾病制定了质量指标。可以衡量 QI，并且质量审核的执行可确保最佳实践。

• QC 的临床方面是放射治疗师的主要责任。每日的质量控制应对治疗过程中使用的所有设备执行。每月和每年的测试主要由医学物理师进行。沟通和文档是 QC 测试的关键。

• 行动级别设定为 1 ～ 3，以指示何时需要对一台设备进行干预。在采取纠正措施之前，3 级行动应终止设备的使用。

• 成功的 QI 计划是所有医疗提供者始终秉承承诺和始终参与的最终结果。与成本控制、提高护理质量、专业实践标准和 TJC 标准相关联，CQI 已成为提供高质量医疗的常规做法。

? 复习题

登录我们的网站可以找到问题回顾的答案：http：//evolve.elsevier.com/WashingtonLeaver/principles

1. QI 模式中的 PDSA 代表

a. 计划—文档—学习—评估

b. 过程—发展—学习—行动

c. 计划—实施—评估—运用

d. 准备—发展—结构—分析

2. 放射肿瘤学应鼓励安全文化，实现的最好方法是

a. 报告所有错误和险兆

b. 支持治疗师的继续教育活动

c. 包括所有员工绩效评估中的能力评估

d. 起诉发生错误的员工

3. TJC 是 ______ 的一个机构

a. 联邦监管机构

b. 机构认证主体

c. 肿瘤学家专业协会

d. 国家同行评审机构

4. EPA 规定

a. 一个机构放射性物质的使用

b. 一个机构同位素的处理和处置

c. 使用产生同位素的装置

d. 污染程序

5. 什么是质量保证

a. 同行的质量评估

b. 用于实现质量的业务活动

c. 满足质量要求而计划采取的行动

d. 满足患者需求的过程

6. 制订质量改进计划是 ______ 的责任

a. 物理师主任

b. 医疗主任

c. 辐射安全员

d. 部门经理

7. 哪一个是质量改进计划中质量体系指标的一个例子

a. 员工能力

b. 知情同意

c. 生活质量

d. 上述所有

8. 哪个被认为是非功能性的音频 / 视频通信

a. 1 级行动

b. 2 级行动

c. 3 级行动

d. 4 级行动

9. 在 kVCT 成像仪上检查图像 / 处理等中心重合的频率和容差是

a. 每日和 ±2 mm

b. 每日和基线

c. 每月和 ±1 mm

d. 不需要检查

10. 治疗师每天对进行 IMRT 治疗的直线加速器进行激光定位检查。这种现场检查的容忍度是

a. 1.0 mm

b. 1.5 mm

c. 2.0 mm

d. 2.5 mm

? 思考题

1. 解释短语“无损不修”为什么不能用于质量改进计划。

2. 改进流程的第一步是定义用于完成流程的

那些活动。制定一个流程图，列出在放射肿瘤科完成模拟定位所需的步骤。

3．参考 Deming 的管理原则，你会给那些一直抱怨与放射肿瘤学治疗过程有关的特定问题的同事提出什么建议？

4．描述放射肿瘤科的不确定性是如何影响效果的。

5．“平价医疗法案”将如何影响放射肿瘤学部门的运作方式？

（译者：王先良　审校：康盛伟）

参考文献

1. Institute of Medicine: *Crossing the quality chasm: the IOM health care quality initiative*. www.iom.edu/Global/News%20Announcements/Crossing-the-Quality-Chasm-The-IOM-Health-Care-Quality-Initiative.aspx. Accessed November 13,2013.
2. Carrigan M.: Quality management: an overview. In Pawlicki T., Dunscombe P., Mundt A.J., editors: *Quality and safety in radiotherapy*, Boca Raton, Fla, 2010, CRC Press: Taylor & Francis Group.
3. Sun G.H., MacEachern M.P., Perla R.J., et al: Health care quality improvement publication trends, *Am J Med Qual*,2013.
4. Papp J.: Introduction to quality management. In Papp J., editor: *Quality managementin the imaging sciences*, ed 5, St Louis, 2011,Elsevier.
5. Seidl K.L., Newhouse R.P.: The intersection of evidence-based practice with 5 quality improvement methodologies, *J Nurs Adm* 42:299–304,2012.
6. Varkey P., Kollengode A.: Methodologies for quality improvement. In Pawlicki T., Dunscombe P., Mundt A.J., editors: *Quality and safety in radiotherapy*, Boca Raton, Fla, 2010, CRC Press: Taylor & Francis Group.
7. US Nuclear Regulatory Commission: *About NRC*. www.nrc.gov/about-nrc.html.Accessed December 23, 2013.
8. US Nuclear Regulatory Commission: *Regulations of radioactive materials*. www.nrc.gov/about-nrc/radiation/protects-you/reg-matls.html.Accessed December 23, 2013.
9. US Environmental Protection Agency: *Radiation protection*. www.epa.gov/radiation/programs.html.Accessed December 23, 2013.
10. US Department of Transportation: *PHMSA*. Available at phmsa.dot.gov/about/mission.Accessed December 23, 2013.
11. US Food and Drug Administration: *Radiation-emitting products*. www.fda.gov/Radiation-EmittingProducts/FDARadiologicalHealthProgram/default.htm.Accessed December 23, 2013.
12. Occupational Safety and Health Administration: *About OSHA*. www.osha.gov/about.html.Accessed December 23, 2013.
13. Occupational Safety and Health Administration: *Bloodborne pathogens and needle stick prevention*. www.osha.gov/SLTC/bloodbornepathogens/index.html.Accessed December 23, 2013.
14. US Nuclear Regulatory Commission: *Agreement state program*. www.nrc.gov/about-nrc/state-tribal/agreement-states.html. Accessed December 23,2013.
15. Albert J.M., Das P.: Quality indicators in radiation oncology, *Int J Radiat Oncol Biol Phys* 85(4):904–911,2013.
16. The Joint Commission: *About The Joint Commission*. www.jointcommission.org/about_us/about_the_joint_commission_main.aspx.Accessed December 30, 2013.
17. Cotter G.W., Dobelbower R.R.: Radiation oncology practice accreditation: the American College of Radiation Oncology, Practice Accreditation Program, guidelines and standards, *Crit Rev Oncol Hematol* 55:93–102,2005.
18. DNV-GL: *Simply better accreditation*.www.dnvaccreditation.com/pr/dnv/default.aspx.Accessed March 28, 2014.
19. Centers for Medicare and Medicaid Services: *Medicare-Medicaid* coordination. www.cms.gov/Medicare-Medicaid-Coordination/Medicare-MedicaidCoordination.html.Accessed December 30, 2013.
20. Medicaid: *Financing and reimbursement*. www.medicaid.gov/Medicaid-CHIP-Program-Information/By-Topics/Financing-and-Reimbursement/Financing-and-Reimbursement.html. Accessed December 30,2013.
21. AmericanCollegeofRadiology:*Quality measurement*. www.acr.org/Quality-Safety/Quality-Measurement. Accessed December 30,2013.
22. Fraass B., Doppke K., Hunt M., et al: American

Association of Physicists in Medicine Radiation Therapy Committee Task Group 53: quality assurance for clinical radiotherapy treatment planning, *Med Phys* 25(10):1773–1829,1998.

23. American Society of Radiologic Technologists: *Practice* standards. www.asrt.org/main/standards-regulations/practice-standards/practice-standards. Accessed December 30, 2013.
24. American Society for Radiation Oncology: APEx: *accreditation program for excellence*. www.astro.org/Practice-Management/Practice-Accreditation/Index.aspx. Accessed March 25, 2014.
25. International Standards Organization: *International Standards Organization report ISO- 8402-1986*, Netherlands, 1986,Springer.
26. Izewska J., Salminen E.: Role of quality audits: view from the IAEA. In Pawlicki T., Dunscombe P., Mundt A.J., editors: *Quality and safety in radiotherapy*, Boca Raton, Fla, 2011, CRC Press: Taylor & Francis Group.
27. Dunscombe P.B., Cooke D.L.: Perspective on quality and safety in radiotherapy. In Pawlicki T., Dunscombe P., Mundt A.J., editors: *Quality and safety in radiotherapy*, Boca Raton, Fla, 2011, CRC Press: Taylor & Francis Group.
28. The Joint Commission: Specifications manual for Joint Commission national quality measures. http://www.jointcommission.org/specifications_manual_joint_commission_national_quality_core_measures.aspx. Accessed January 30, 2015.
29. American Society for Radiation Oncology: *Safety is no accident: a framework for quality radiation oncology and care*. http://www.astro.org/uploadedFiles/Main_Site/Clinical_Practice/Patient_Safety/Blue_Book/SafetyisnoAccident.pdf.Published 2012. Accessed December 31, 2013.
30. Das P., Johnson J., Hayden S.E., et al: Rate of radiation therapy events in a large academic institution, *J Am Coll Radiol* 10:452–455,2013.
31. American College of Radiology: *Practice guideline for radiation oncology*. www.acr.org/~/media/ACR/Documents/PGTS/guidelines/Radiation_Oncology.pdf. Revised 2009. Accessed December 31, 2013.
32. National Cancer Institute: Surveillance, epidemiology, and end results program.seer.cancer.gov/data/.Accessed December 31, 2013.
33. Odle T.G., Rosier N.: *Radiation therapy safety: the critical role of the radiation therapist*, Albuquerque, NM, 2012, American Society of Radiologic Technologists Education and Research Foundation, American Society of RadiologicTechnologists.
34. American Society of Radiologic Technologists: *Radiation therapy staffing and workplace survey* 2012. http://www.asrt.org/docs/default-source/research/rttstaffing2012final.pdf?sfvrsn=2.Updated November 2012. Accessed January 3,2014.
35. American Society of Radiologic Technologists: *Individual state licensure information*. www.asrt.org/main/standards-regulations/state-legislative-affairs/individual-state-licensure-info#top. Accessed January 3,2014.
36. Cheung K.Y.: Role in training. In Pawlicki T., Dunscombe P., Mundt A.J., editors:Quality and safety in radiotherapy, BocaRaton,Fla,2010,CRCPress:Taylor&Francis Group.
37. Klein E.E., Hanley J., Bayouth J., et al: *Quality assurance of medical accelerators: report of the American Association of Physicists in Medicine Task Group 142*. www.aapm.org/pubs/reports/RPT_142.pdf.Published 2009. Accessed January 3, 2014.
38. Saw C.B., Ferenci M.S., Wanger H.: Technical aspects of quality assurance in radiation oncology, *Biomed Imaging Interv J* 4(3):e48, 2008. www.ncbi.nlm.nih.gov/pmc/articles/PMC3097727/.Accessed January 3, 2014.
39. International Atomic Energy Agency: *Comprehensive audits of radiotherapy practices: a tool for quality improvement: quality assurance team for radiation oncology (QUATRO)*, Vienna, 2007, International Atomic Energy Agency.
40. Albert J.M., Das P.: Quality assessment in oncology, *Int J Radiat Oncol Biol Phys* 83(3):773–781, 2012.
41. Donabedian A.: The quality of care: how can it be assessed? *JAMA* 260:1743–1748, 1988.
42. Viti V.: Medical indicators of quality: terminology and examples. In Pawlicki T., Dunscombe P., Mundt A.J., editors: *Quality and safety in radiotherapy*, Boca Raton, Fla, 2010, CRC Press: Taylor & Francis Group.
43. Sibata C.H., Gossman M.S.: Role of quality audits: view from North America. In Pawlicki T., Dunscombe P., Mundt A.J., editors: *Quality and safety in radiotherapy*, Boca Raton, Fla, 2010, CRC Press: Taylor & Francis Group.

44. Kohn L.T., Corrigan J., Donaldson M.S.: To err is human: building a safer health system, xxi, Washington, DC, 2000, National AcademyPress.
45. deJonge V., SintNicolass J., van Leerdam M.E., et al: Overview of the quality assurance movement in health care, *Best Pract Res Clin Gastroenterol* 25:337–347,2011.
46. Terezakis S.A., Pronovost P., Harris K., et al: Safety strategies in an academic radiation oncology department and recommendations for action, *The Joint Commission J Qual Patient Safety* 37(7):291–299,2011.
47. Palta J.R., Efstathiou J.A., Bekelman J.E., et al: Developing a nation radiation oncology registry: from acorns to oaks, *Practical Radiat Oncol* 2(1):10–17,2012.
48. McIntyre R.C.: Improving quality improvement, *Am J Surg* 204:815–825,2012.
49. Kalapurakal J.A., Zafirovski A., Smith J., et al: A comprehensive quality assurance program for personnel and procedures in radiation oncology: value of voluntary error reporting and checklists, *Int J Radiat Oncol Biol Phys* 86(2):241–248,2013.
50. Molineu A.: Dosimetry equipment and phantoms. In Pawlicki T., Dunscombe P., Mundt A.J., editors: *Quality and safety in radiotherapy*, Boca Raton, Fla, 2010, CRC Press: Taylor & Francis Group.
51. Kutcher G.J., Coia L., Gillin M., et al: Comprehensive QA for radiation oncology: report of AAPM radiation therapy Task Group 40. www.aapm.org/pubs/reports/RPT_46.PDF. Published 1994. Accessed January 10, 2014.
52. US Department of Labor: Occupational Safety & Health Administration: *Cadmium*. www.osha.gov/Publications/3136-08R-2003-English.htmlAccessed January 10,2014.
53. Levy L.: Radiation therapy equipment and quality assurance. In Levy L., editor: *Mosby's Radiation therapy: study guide and exam review*, St Louis, 2010,Mosby.
54. International Atomic Energy Agency: *Record and verify systems for radiation treatment of cancer: acceptance testing, commissioning and quality control*,Vienna, Austria, 2013, IAEA. www-pub.iaea.org/MTCD/Publications/PDF/Pub1607_web.pdf. Accessed January 12, 2014.
55. Song W.Y.: Linear accelerator-based MV and kV imaging systems. In Pawlicki T., Dunscombe P., Mundt A.J., editors: *Quality and safety in radiotherapy*, Boca Raton, Fla, 2011, CRC Press: Taylor & Francis Group.
56. Bissonnette J.P., Balter P.A., Dong F., et al: Quality assurance for image-guided radiation therapy utilizing CT-based technologies: a report of the AAPM TG-179, *Med Phys*39(4):1946–1963, 2012. www.aapm.org/pubs/reports/RPT_179.pdf.Accessed January 12, 2014.
57. Saw C.B.: Conventional simulators. In Pawlicki T., Dunscombe P., Mundt A.J., editors:*Quality and safety in radiotherapy*, BocaRaton, Fla, 2011, CRCPress:Taylor & Francis Group.
58. Mutic S., Mawlawi O.R., Zhu J.M.: Computed tomography, positron emission tomography,and magneticr esonanceimaging. InPawlickiT., DunscombeP., MundtA. J., editors: *Quality and safety in radiotherapy*, Boca Raton, 2011, CRC Press: Taylor & Francis Group.
59. Mutic S., Palta J.R., Butker E.K., et al: Quality assurance for computed-tomography simulators and the computed-tomography simulation process: report of the AAPM Radiation Therapy Committee Task Group No. 66, *Med Phys*30(10):2762–2792, 2003. www.aapm.org/pubs/reports/RPT_83.pdf. Accessed January 16,2014.
60. Chen C.C., Wan Y.L., Wai Y.Y., et al: Quality assurance of clinical MRI scanners using ACR MRI phantom: preliminary results, *J Digit Imaging* 17(4):279–281,2004.
61. Solberg T.D., Balter J.M., Benedict S.H., et al: Quality and safety considerations in stereotactic radiosurgery and stereotactic body radiation therapy, *Practical Radiat Oncol* (Suppl):1–49,2011.
62. Spectral Instruments Inc: What is a CCD?. www.specinst.com/What_Is_A_CCD.html.Accessed January 27, 2014.
63. Hounsell A.R., Jordan T.J.: Quality control aspects of the Philips multileaf collimator, *Radiother Oncol* 45:225–233, 1997.
64. Ding X., Zheng Y., Zeidan O., et al: A novel daily QA system for proton therapy, *J Applied Clin Med Physics* 14(2):4058, 2013.www.jacmp.org/index.php/jacmp/article/view/4058/2858.Accessed January 27, 2014.
65. Maughan R.L.: Proton radiotherapy. In Pawlicki T., Dunscombe P., Mundt A.J., editors:*Quality and safety in radiotherapy*, Boca Raton,Fla,2011,CRC Press: Taylor & Francis Group.
66. Jamema S.V.: Treatment planning systems. In Pawlicki T., Dunscombe P., Mundt A.J., editors: *Quality and safety in radiotherapy*, Boca Raton, Fla, 2011, CRC Press: Taylor & Francis Group.

67. International Commission on Radiation Units and Measurements: *Doses pecifications for reporting external beam therapy with photons and electrons, ICRU Report* 29, Bethesda, Md, 1978, ICRU.

68. Nelms B.E., Tome W.A., Robinson G., et al: Variations in the contouring of organs at risk: test case from a patient with oropharyngeal cancer, *Int J Radiat Oncol Biol Phys* 82(1):368–378, 2012.

69. Breunig J., Hernandez S., Lin J., et al: A system for continual quality improvement of normal tissue delineation for radiation therapy treatment planning, *Int J Radiat Oncol Biol Phys* 83(5):e703–e708,2012.

第 20 章

体表和断面解剖

目的

- 影像学在放射治疗中的重要相关性及其应用
- 比较和对比放射肿瘤学团队在制订治疗计划和治疗实施过程中所利用的解剖学定位，解剖学特征及器官/组织位置的异同
- 了解淋巴系统的组成、功能及其在治疗区域设计中的作用
- 将体表解剖标志和横断面视角的深层内部解剖结构相关联

放射治疗实践要求所有团队成员都要对人体解剖学和生理学具有敏锐的认识。放射治疗师在早期的教育中就认识到，他们必须对体表和横断层解剖有全面的了解。人体解剖学知识对于模拟、治疗计划制订和精确的每日照射至关重要。本章重点介绍放射治疗师在模拟和治疗实施过程中所使用的体表和断面解剖学。体表解剖与人体内的深层结构有关。本文概述了用于显示内部结构的诊断工具，并对淋巴系统生理学进行了回顾。之所以包含这一回顾是因为淋巴系统在治疗区域设计和疾病控制中起着重要的作用。此外，本文还简要回顾了骨骼解剖学，以确保拥有一个共同的基础来理解重要的空间关系。体表、断面及局部解剖的标志在实际的放射治疗应用中呈现。

一、视角

通过放射治疗来控制癌症的主要目标是将足够的剂量沉积到目标区域，从而导致癌细胞死亡，同时尽量减少对周围健康组织的影响。目前的挑战是确定一种能够针对患者的个体化治疗方案，该方案可以定位肿瘤和周围存在剂量限制的组织，如脊髓、肾脏和眼睛等。此外，放射治疗师必须在整个治疗过程中保持计划的完整性。在过去的 50 年里，体表解剖学变化很小。其临床应用对于理解疾病的解剖基础、内部结构的相应表面位置和内部影像结构的外观是必不可少的。

视觉、触觉和影像解剖学检查构成了放射治疗临床检查的基础。体表解剖和断层解剖为放射治疗师在模拟、治疗计划制订和每日照射管理方面发挥有效的作用奠定了基础。没有这个基础的工作就像是第一次在没有任何计划的情况下从加利福尼亚州到缅因州旅行：我们知道我们想去的地方的大致方向，但我们不知道到达那里最有效的方法。断层解剖学强调内部结构之间的物理关系。放射治疗师必须完全了解能够使得肿瘤可视化的成像方式和相关淋巴解剖结构的鉴别，以及体表和断层解剖结构之间的对应关系。系统地获取这些信息可以使得放射治疗师将重要的课堂信息与其临床应用联系起来。

二、模拟和肿瘤定位中使用的相关成像方式

与其他任何创新相比，无痛可视化活体内部的

能力在 20 世纪的医学实践中占据着主导地位。近年来，医学影像技术的进步为诊断和定位病理性疾病提供了有效的方法。对感兴趣区域进行成像和定位能力的提高使得治疗团队能够更好地针对更加精确的治疗区域。结合先进的固定技术，我们可以增加传递到目标的剂量，同时限制到达邻近区域的剂量。用于模拟和肿瘤定位的医学成像方式分为两类：电离和非电离成像研究。电离成像研究使用电离辐射来产生主要显示解剖结构的图像。电离成像研究的实例包括传统放射成像术、计算机断层扫描（CT）和核医学显像，特别是正电子发射断层扫描（PET）以及 PET 和 CT 的融合。非电离成像研究使用替代方法来全身成像，例如磁共振成像（MRI）中的磁场和超声扫描中的回声波。

1. 传统放射成像术

射线照片（X 线片）提供了身体内部的二维图像。计算机 X 线摄影（computerized radiography, CR）和数字 X 线摄影（digital radiography, DR）也可用于在不曝光物理胶片的情况下显示内部解剖结构。在这两种情况下，光敏板或探测器都能捕捉潜在的图像，以便在计算机屏幕上可视化。所产生的潜在图像显示了身体组织密度的差异；然而，X 线并不总是能够区分组织密度的细微差别。图 20-1 显示了利用放射治疗模拟机下拍摄的常规胸片。相关的解剖结构可以被区分和显示，并用于实践。任何与正常图像标准发生变化的结构都是可识别的，任何应考虑剂量限制的结构也是一样。

放射治疗在日常实践中使用了大量的诊断成像工具。透视模拟机使用专门的诊断 X 线设备来定位治疗区域并在治疗之前再现治疗光束的几何形状。定位用射线成像曾经是最常用的定位肿瘤体积的方法，目前仍然是获取治疗计划信息的一种可行方法。

2. 计算机断层扫描

在现代放射治疗的计划制订和实施过程中，CT 成像是最常用的数据采集手段。三维信息的

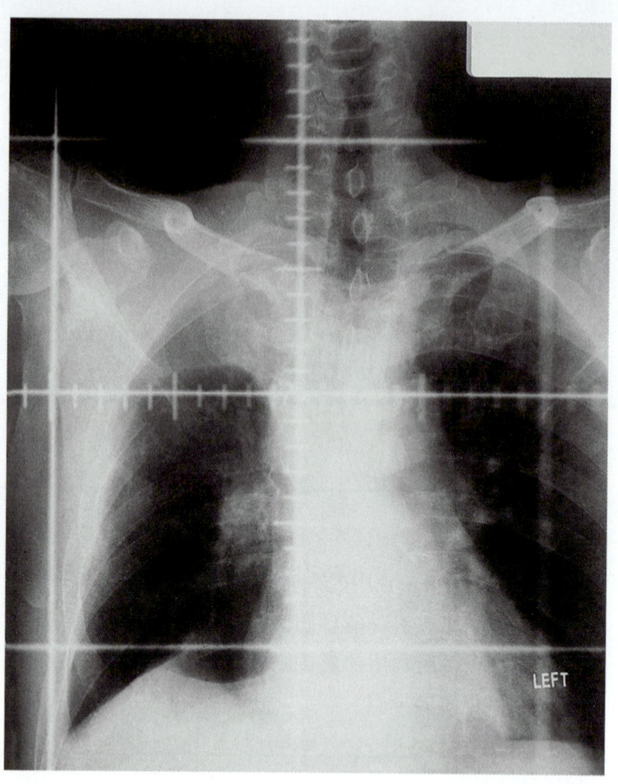

图 20-1 典型的胸部常规模拟胶片。请注意骨骼解剖与软骨和软组织的区别

转换对于当今使用的复杂治疗实施系统至关重要，例如调强放射治疗（IMRT）、立体定向放射外科（SRS）和所有图像引导放射治疗（all image-guided radiation therapies, IGRTs）。

计算机断层扫描是一种基于电离辐射的技术，这种技术中的 X 线可以和比 X 线胶片更敏感的闪烁晶体相互作用。CT 扫描结合了 X 线原理和先进的计算机技术。X 线源在被扫描的身体部分周围以弧形移动并且不断地发出辐射光束。当光束穿过身体时，组织会吸收少量的辐射，吸收量取决于它们的密度。光束被转换为投射到计算机屏幕上的信号。这些图像看起来像穿过身体的切片的射线照片。它们通常垂直于患者身体的长轴。CT 扫描快捷地提供了重要的解剖和空间关系。通过一系列扫描，可以对患者的解剖结构进行一个断面接一个断面的检查。

整个 CT 的扫描过程中，每个层面只需几秒钟，而且完全无痛。所产生的图像的细节大约是常规射线照相细节的 10 ～ 20 倍。CT 图像的显示反映了

4 种基本密度之间的差异：空气（黑色）、脂肪（深色 / 灰色）、水 / 血液（灰色 / 浅色）和骨骼 / 金属（白色）。CT 能较好地显示骨骼细节。放射治疗计划通常使用 CT 图像，特别是所有适形治疗计划和虚拟仿真技术。

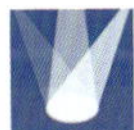

四维 CT（4D CT）：随着 4D CT 的实施，物理师能够在整个呼吸周期内跟踪移动肿瘤（例如，在肺部）的运动，因此医师可以准确地跟踪肿瘤在呼吸周期的各个阶段内所处的位置。同样的技术被用于呼吸门控技术：在模拟过程中，在患者的腹部 / 胸部放置一个带有指示标记的盒子。这使得医生能够确定使用呼吸门控技术（仅在患者呼吸周期的某一特定部分给予照射）进行治疗，能够使计划人员最大限度地减少照射野内健康组织的数量。

3. 核医学显像

在诊断和治疗疾病时使用放射性同位素的医学分支被称为核医学。核医学显像利用电离辐射来提供有关生理（功能）和解剖结构的信息。这些信息通常对于发现肿瘤活性，特别是转移性疾病所导致的异常是非常有用的。灵敏的辐射探测装置显示通过身体摄取的放射性药物的图像及其在组织中的吸收情况。虽然这种成像技术在肿瘤成像中起着重要作用，但它能够检测到的疾病传播不仅仅只是原发性肿瘤。骨转移和肝转移可以利用核医学扫描进行定位。这些扫描相对安全并且可以提供有价值的信息。放射性核素骨扫描是骨骼扫描的适宜选择。图 20-2 显示了骨扫描。摄取增加的区域，即黑点，显示出与病理改变相对应的高活性区域（膀胱是正常摄取）。放射性核素肝扫描是肝转移的首选扫描方法。镓扫描可以定位淋巴瘤患者的炎症和肿瘤活动区域。它们有助于监测肿瘤大小的变化。辐射安全程序在核医学扫描中具有重要意义。在静脉应用和口服摄入放射性同位素时，注意监测患者暴露在电离辐射中的情况是很重要的。消除贯穿全身的同位素（通过排尿）也需要仔细监测和预防。

正电子发射断层扫描使用短寿命的放射性同位素，例如碳 -11、氮 -13 和氧 -15，这些同位素贮存在通常被注射到患者体内的溶液中。放射性同位素在体内循环并发射带正电荷的电子，称为正电子。这些正电子与人体组织中的常规电子发生碰撞并导致伽马射线的释放。这些射线被检测并记录下来。计算机创建一个彩色 PET 扫描来显示功能而不是结构。它可以检测通过大脑和心脏等器官的血流情况，诊断冠状动脉疾病，并确定卒中或心脏病发作损伤的程度。PET 可用于许多不同癌症的诊断。通过这种方式，医师可以尽早地给出适当的治疗方案。此外，PET 图像被越来越多地用于勾勒特定的解剖区域，然后在治疗计划中与 CT、MR 等其他影像学研究相关联。PET / CT 的作用越来越大，不仅仅是作为肿瘤分期的工具，而且是一种为更有效的治疗计划提供额外信息的有效手段；越来越多的放射肿瘤科将 PET / CT 作为确定治疗区域的重要工具。由于大小的原因，CT 扫描并不总能够看到疾病的延伸。而 PET / CT 在结合解剖学和生理学信息之后，具有使得疾病扩展可视化的潜力，这种潜力可以指导放射肿瘤学团队以确保照射野覆盖所有疾病区域。这本身就可以转化为更好的整体治疗效果。

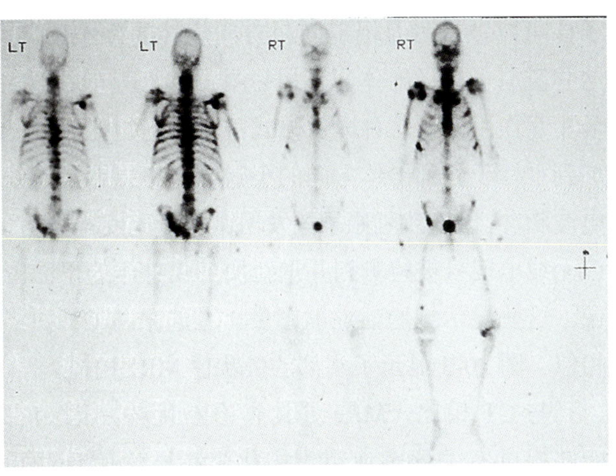

图 20-2　放射性核素骨扫描。前列腺癌患者骨骼中的多灶性病变

4. 磁共振成像

磁共振成像在放射肿瘤学中变得越来越重要。MRI 的技术进步不仅使得各部门能够更好地对目标区域进行成像，以便进行更准确的规划，而且还有助于日常治疗的实施，特别是在自适应射治疗方面。MRI 记录的数据基于氢原子核的磁性，氢原

子核可以被认为是沿着随机方向旋转的微小磁体。这些氢原子核（磁体）与相邻原子以及所有外加磁场相互作用。在这种成像方式中，强均匀磁能被施加到平行于外部磁体方向的小磁场中。患者被无线电波脉冲，这导致氢原子核发出微弱的无线电信号，该无线电信号被检测到并重新加工成身体的平面图像。这些显示细胞活性的图像，看起来与 CT 扫描相似。图 20-3 显示了头部的矢状位 MRI 扫描。

与 CT 相比，MRI 更具有诊断优势，因为它能够提供有关器官或组织中化学物质的信息。因此，MRI 可用于肿瘤的无创性活检（不涉及皮肤穿刺、切开或将异物插入体内）。MRI 的缺点包括磁屏蔽要求昂贵，与 CT 相比吞吐量（一台机器一小时可以服务的患者数）较低，以及与 CT 相比成本增加。MRI 扫描通常被索引，注册并与 CT 扫描融合，用于治疗计划过程。在这些情况下，最好的两种成像方式被用来勾勒肿瘤以获得更好的适形治疗计划。

尽管 MRI 不需要采取与电离辐射成像方式相同的预防措施，但由于磁体的强度，严格的安全措施是必要的。MRI 套件的设计需要标识分区安全区域。团队必须密切注意保持一个无铁的区域，因为磁铁的强度可能会导致这些带铁的物品强行飞入装置的孔中。在该区域中患者使用的所有物品必须是非磁性的。在 MRI 套件中保持一个安全的环境对于提供安全的患者护理至关重要。

5. 超声扫描

超声扫描（US）使用人耳无法听到的高频声波。这些波向前行进并继续移动直到它们与物体发生接触；此时，一定量的声波会反弹回来。潜艇利用这一原理来寻找其他水下船只以及探测海底深度。对于早期研究来说，超声扫描仍然是一种较便宜且危害较小的选择。换能器是一种手持式仪器，可产生高频声波。它在被检查者的身体部位移动。换能器还可以接收到返回的声波。正常和异常的组织表现出不同的密度，因而其反射的声波也不同。将得到的图像处理到屏幕上并称之为声波图。这些图像既可以是静止的二维横断面图像也可以是运动图像，如胎儿的心脏。

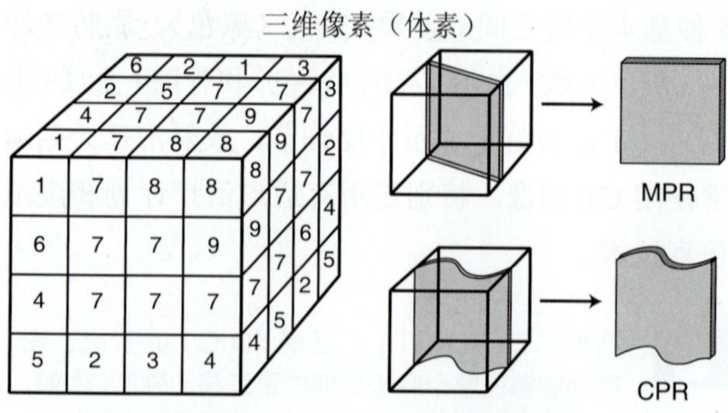

图 20-3 头部矢状位磁共振成像

（引自 Kelley LL，Peterson CM: Sectional anatomy for imaging professionals，ed 3，St. Louis，2012，Mosby）

超声波扫描不会暴露于电离辐射，是无创无痛的，不需要造影剂。然而，它不能有效地穿透骨骼或充满空气的空间，因此不能用于颅骨、肺或肠的成像。在放射治疗中，超声扫描的使用不断增加。它对无创地确定内脏器官的位置很有帮助，例如越来越多地使用超声扫描来定位和引导近距离治疗植入物，定位眼睛内的肿瘤，以及提高应用 IMRT 适形前列腺癌治疗时的定位效率。图 20-4 显示了一位放射治疗师为即将接受前列腺癌治疗的患者获取超声定位信息。

尽管所有提到的成像方式在放射治疗计划和照射野设计中都非常有用，但是在一个融合图像中使用多个图像源是极其重要的。CT 和 PET 以及 CT 和 MRI 的联合使用提供了有价值的解剖学和生理学信息，这确保了对在生理上和功能上可以被“看到”的肿瘤的恰当覆盖。图像融合和确保图像相互记录的过程在现代治疗计划中的使用不断增加。PET / CT 和 MR 模拟在各部门中变得越来越普遍。

在某些情况下，图像是在不同的时间点在患者身上拍摄的，就像在放射治疗的初始疗程之后需要额外治疗的患者的情况一样。要确保图像的准确记录，就需要一个被称为图像变形的过程。图像变形是指移位或扭曲图像以确保解剖特征正确匹配或记录的过程。通过将一个图像上的解剖结构改变为另一个图像上的确切位置，图像的变形可以帮助解释两个时间点之间的解剖学变化。变形结果可以帮助临床医生评估可能需要重新照射的解剖结构，从而更好地确定现在的靶区，因为它们与之前已经完成的工作有关。

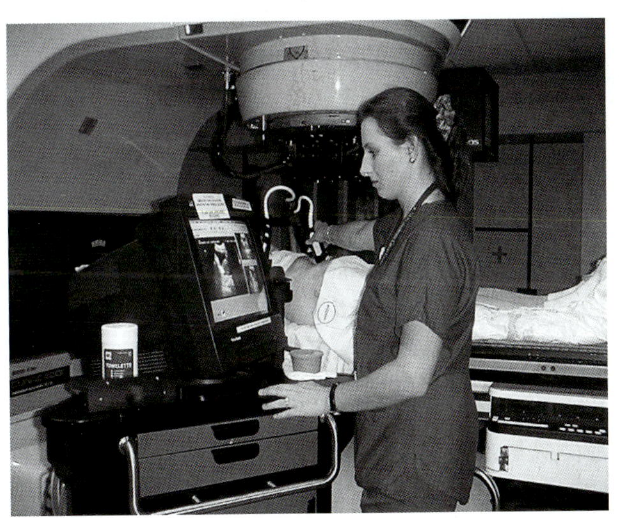

图 20-4　治疗师获取用于调强放射治疗（IMRT）的超声信息

现代成像方式为放射治疗团队定位肿瘤和验证膀胱容量提供了重要信息。横断面图像是非常有价值的，它们可以提供患者内部的视图，并通常在治疗位置以正常的形状和方向来显示器官。这种直接关系保证了治疗计划的准确性。患者的体表解剖结构可与内部结构相关联。除了可以观察到正常形态的器官外，还可以观察到正常的解剖关系，特别是断层图像的研究

使放射治疗的医务人员能够形成一个极好的三维解剖学概念。这些成像方式提供了在体表和断层解剖学中发展关键性思维技能所必需的基本信息，这对于放射治疗师来说是必不可少的。

三、解剖学姿势

放射治疗需要每日可重复的定位以进行有效的治疗。放射治疗师使用各种术语来描述解剖部位、平面和剖面之间的关系，这些关系是理解人体结构计划的基础。

1. 术语定义

使用参考人体位置的术语时，首先需要假定身体处于解剖学姿势以便于明确参考方向关系。解剖学姿势是指受试者直立，双脚平放在地板上，脚趾向前，双臂下垂于身体两侧，手掌朝前，手指伸展，拇指指向身体外侧。图 20-5 显示了这个姿势。

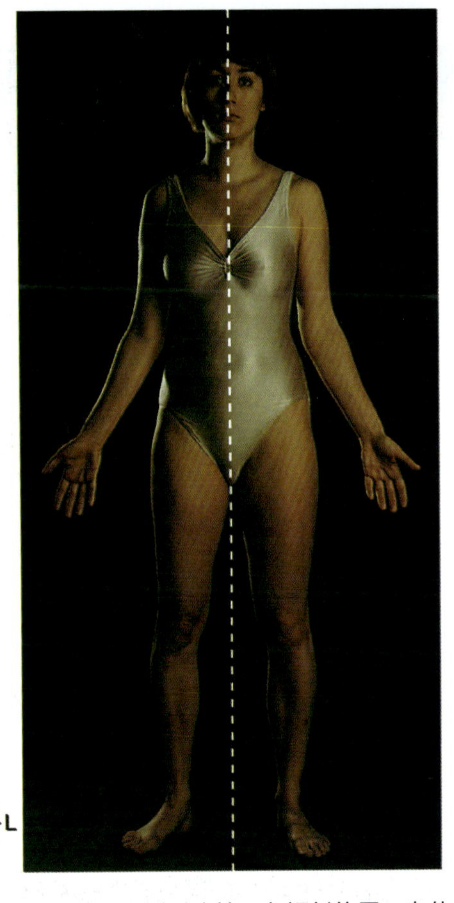

图 20-5　解剖位置和双侧对称性。在解剖位置，身体呈直立或站立姿势，双臂和手掌向前。头部和脚部也指向前方。虚线表示身体的双侧对称性。由于这种组织特征，身体的右侧和左侧是彼此的镜像

（引自 The body as a whole. In Thibodeau GA，Patton KT，editors: Anatomy and physiology，ed 6，St. Louis，2007，Mosby）

方位术语解释了各种身体结构相对于彼此的位置。这些术语是精确的，可以避免使用其他不必要的词语，并为放射治疗师描绘出一幅清晰的画面。朝向头部的为上；朝向脚的为下；朝向身体中线的为内侧；朝向一侧或另一侧的称为外侧。前涉及更靠近身体前部的解剖结构，后更靠近或位于身体背部。同侧是指身体同一侧的身体成分，而对侧是指身体的相反侧。仰卧意味着面朝上躺着；俯卧是指面朝下躺着。表 20-1 概述了放射治疗团队常用的方位术语。

2. 平面和剖面

人体也可以通过平面来检查，这些平面是通过身体的假想平面。图 20-6 显示了标准的解剖平

表 20-1　解剖和方位术语

术语	定　义	例　子
上	朝向身体的顶部	胸骨柄在胸骨体上方
下	朝向身体的底部	胃在肺的下方
前	朝向身体的前部	气管在食管的前面，食管在脊髓的前面
后	靠近背部(后方)	食管在气管的后面
内侧	靠近中线；远离边线	尺骨位于前臂的内侧
外侧	远离中线或靠近边线	胸膜腔位于心包腔的外侧
同侧	在(身体的)同一侧	升结肠和阑尾是同侧的
对侧	在(身体的)另一侧	升结肠和降结肠是对侧的
近侧	靠近原点或附着点	肱骨位于桡骨的近端
远侧	远离原点或附着点	指骨位于腕骨的远端
浅	在体表或接近体表	皮肤相对胸部脏器而言是浅表的
深	远离体表	肋骨相对胸部皮肤而言是深的

引自 Thibodeau GA，Patton KT: Anatomy and physiology，ed 6，St. Louis，2007，Mosby

面。矢状面将身体垂直地分成左右两部分。正中矢状面将身体分成左右对称的两个部分。只有一个正中矢状面。旁矢状面是与正中矢状面平行的垂直平面，它把身体分成左右两个不相等的部分。冠状面或额状面与矢状面垂直（成直角）并且垂直地将身体分成前后两部分。水平面或横断面垂直于正中矢状面、矢状面和冠状面，并将人体分为上、下两部分。当医疗保健专业人员观察身体结构时，这些结构通常以剖面图的形式被看到。剖面图着眼于通过三维结构切割而成的平面。

放射治疗中的体表和横断层解剖不仅仅是一组定义或身体部位的列表。医务人员必须将身体的物理视角与其整体功能联系起来。标准化解剖术语的提出有助于准确地实现这些关系。

四、体腔

体内包含内脏器官的空间称为体腔（图 20-7）。两个主要的腔是后部背侧腔，以及前部腹侧腔。背侧腔可进一步分为：①脊椎或椎体腔，由椎骨保护，其中包含脊髓；②包含大脑的颅腔。

前腔被一水平肌即膈肌细分为胸腔和腹盆腔。胸腔又进一步分为包含心脏的心包腔以及包括右肺和左肺的两个胸膜腔。

腹盆腔有两部分：上腹腔和下盆腔。两者之间不存在中间分区。位于腹腔的主要结构是腹膜、肝脏、胆囊、胰腺、脾脏、胃以及大部分的大肠和小肠。盆腔部分包含大肠和直肠的其余部分，膀胱及内部生殖系统。

腹盆腔较大，可被一横断面分为 4 个象限，该横断面与正中矢状面交汇于脐处。4 个象限分别是右上、左上、右下、左下。腹腔也可以分成多个区域。图 20-8 显示了腹部和骨盆的象限和区域。表 20-2 概述了腹腔的区域。

所有结构的体表标记和位置都是近似的和大概的。然而，对不同体型的了解为放射治疗师提供了实用信息。如果治疗师知道内部结构的位置，特别是在模拟过程中，那么他们就可以更快、更准确地定位治疗参考点的位置。这意味着在模拟机台上花费的时间更少，并且可以更快地获取患者的 CT 检查图像。

五、体型

伦琴发现 X 线使得 19 世纪之交的科学家们掀起了医学领域的一场革命，包括诊断和治疗。这些

表 20-2　腹腔区域

区　域	描　述
脐区	位于脐周的中央
腰部	在脐的左右两侧；腰指的是位于这里的下背部
上腹部	位于脐区上部的中央区域
季肋区	位于上腹部区域的左右两侧，位于肋软骨的下方
下腹部	位于脐区下部的中央区域
髂区	位于下腹部区域的左右两侧，髂骨指的是位于这里的髋骨

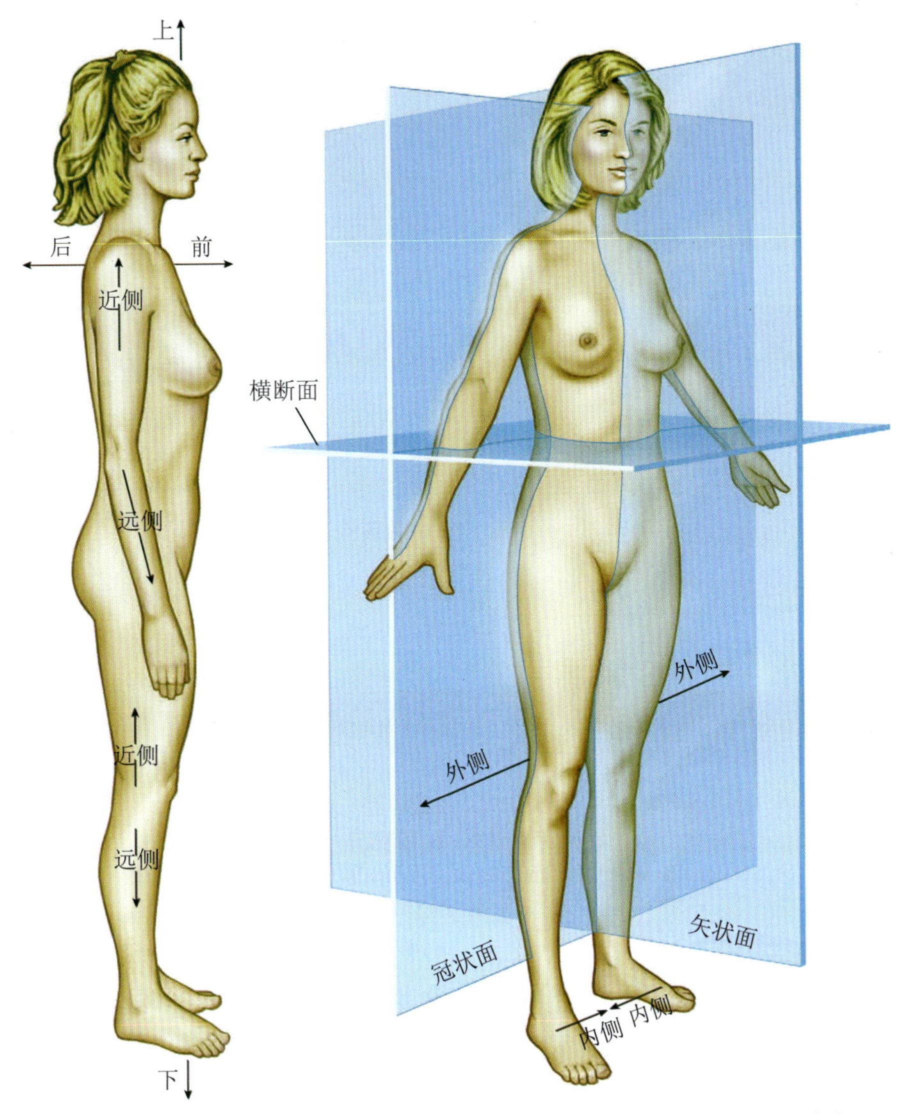

图 20-6　身体的方向和平面。这些平面为放射治疗师提供了标准化的参考

（引自 Organization of the body. In Thibodeau GA，Patton KT，editors: Anatomy and physiology，ed 6，St. Louis，2007，Mosby）

早期的 X 线照片显示了人体内部解剖学位置在人与人之间存在差异。虽然每个人都有相同的器官，但器官并不一定在同一个地方。人们一致认为，就结构特征而言，人类是一个可变的物种，很明显，体形上的变化会与内脏形态、位置和运动的巨大变化相对应。某些体型与某些内脏的形态和排列方式之间存在一致性。一定尺寸的胸腔显然只能容纳一定形态的肺部。腹部也是如此。这方面的知识可以极大地帮助放射治疗师将内部解剖结构与不同的身体类型联系起来。

体格，或个体化体型可以分为四类。

超力型，约占人口的 5%。这种体型表现出一个短而宽的躯干，巨大的体重和一个沉重的骨架。腹部长，容量大，消化道高，胃几乎全在胸部。盆腔很小。当拍摄这种体型的胸片时，可能需要将胶卷暗匣横向翻转以对整个胸部进行成像。

强壮型，与超力型相似，代表了大多数发育良好的个体。强壮型最高，约占总人口的 50%。与超力型个体相比，这些人具有相当重的体重和沉重的骨架。与超力型一样，消化道很高，但胃位于躯干稍低的位置。

衰弱型，约占总人口的 35%，具有平均体型。这种体型具有许多强壮型的特征，可能很难识别。其腹腔介于强壮型和无力型之间。

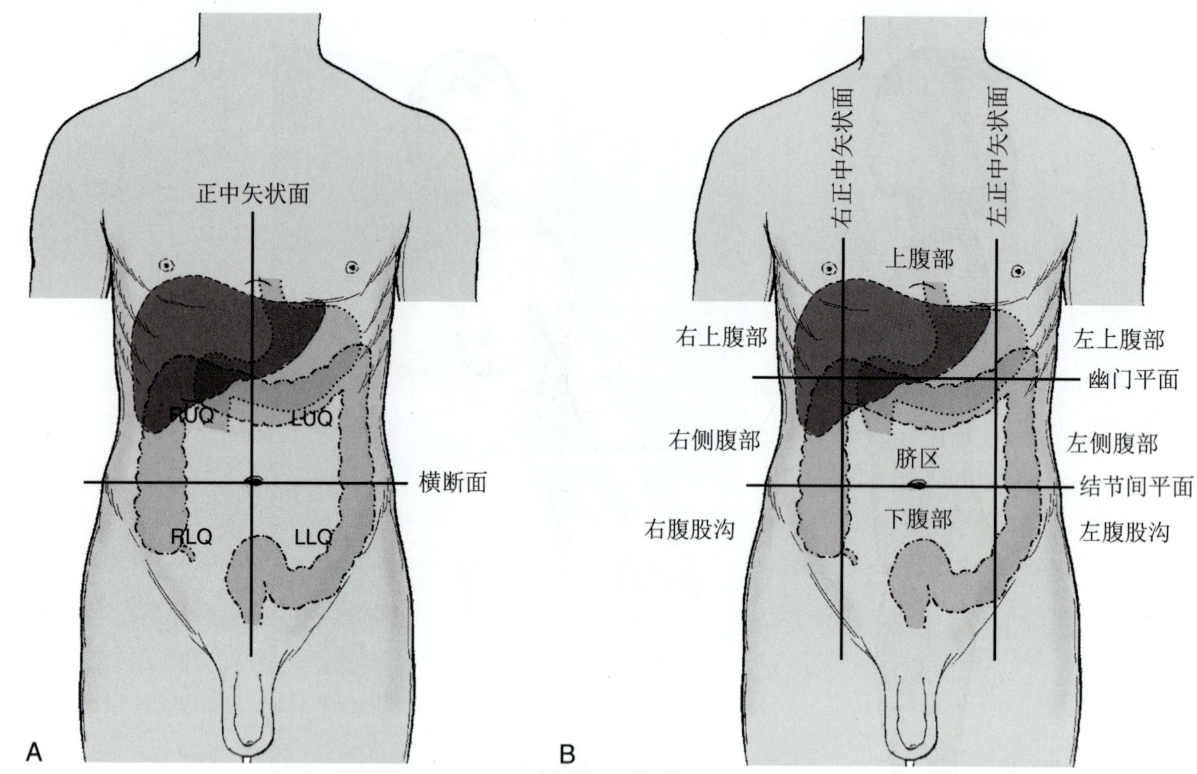

图 20-7　主要体腔

A. 矢状视图；B. 前视图

（引自 Kelley LL，Peterson CM: Sectional anatomy for imaging professionals，ed 3，St. Louis，2012，Mosby）

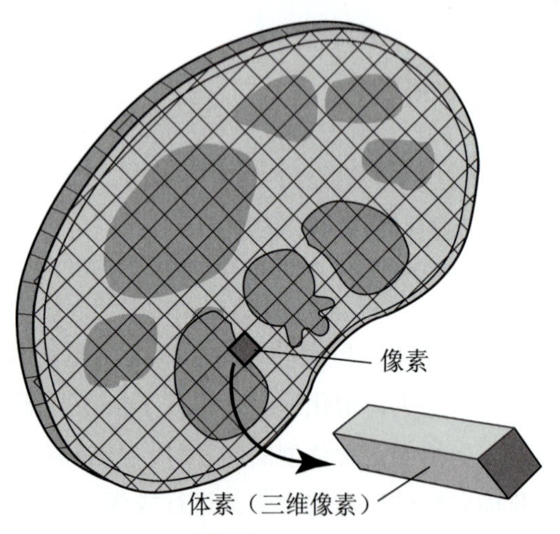

图 20-8　腹部

A. 将腹部分为 4 个象限，图示内脏与腹盆腔象限的关系；B.9 个腹盆腔区域显示最浅表的器官

（引自 Kelley LL，Peterson CM: Sectional anatomy for imaging professionals，ed 3，St. Louis，2012，Mosby）

无力型，具有更苗条的体型、更轻的体重和更轻的骨架。在 10% 的人口中发现这种体型。胸部有狭长的肺野，其中最宽的部分位于上部区域。心脏似乎“悬挂”在“胸腔”中，几乎像一个吊坠。无力型的身体拥有一个比超力型更长的腹部，并且通常伴有一个巨大容量的骨盆。消化道是所有类型中最低的。图 20-9 比较了各种体型。虽然内部各部分在所有体型中都是相同的，但位置却不同。这些类别可有助于标化人与人之间的差异。

六、淋巴系统

淋巴系统的知识在放射治疗中很重要。为了实现对恶性疾病过程的局部和区域控制，必须考虑淋巴系统的解剖学。许多肿瘤通过这个系统播散，通常仅根据该知识来预测肿瘤扩散区域。例如，在头颈部治疗计划中，锁骨上窝（supra clavicular fossa，SCF）即使没有肿瘤存在的临床证据，也通常被治疗（预防性治疗）。这种治疗很重要，因为头颈部的淋巴引流最终会流到该区域，即左、右淋巴管的位置。这增加了将疾病传播到身体其他部位的可能性。在任何针对放射治疗而进行的体表和横断面解

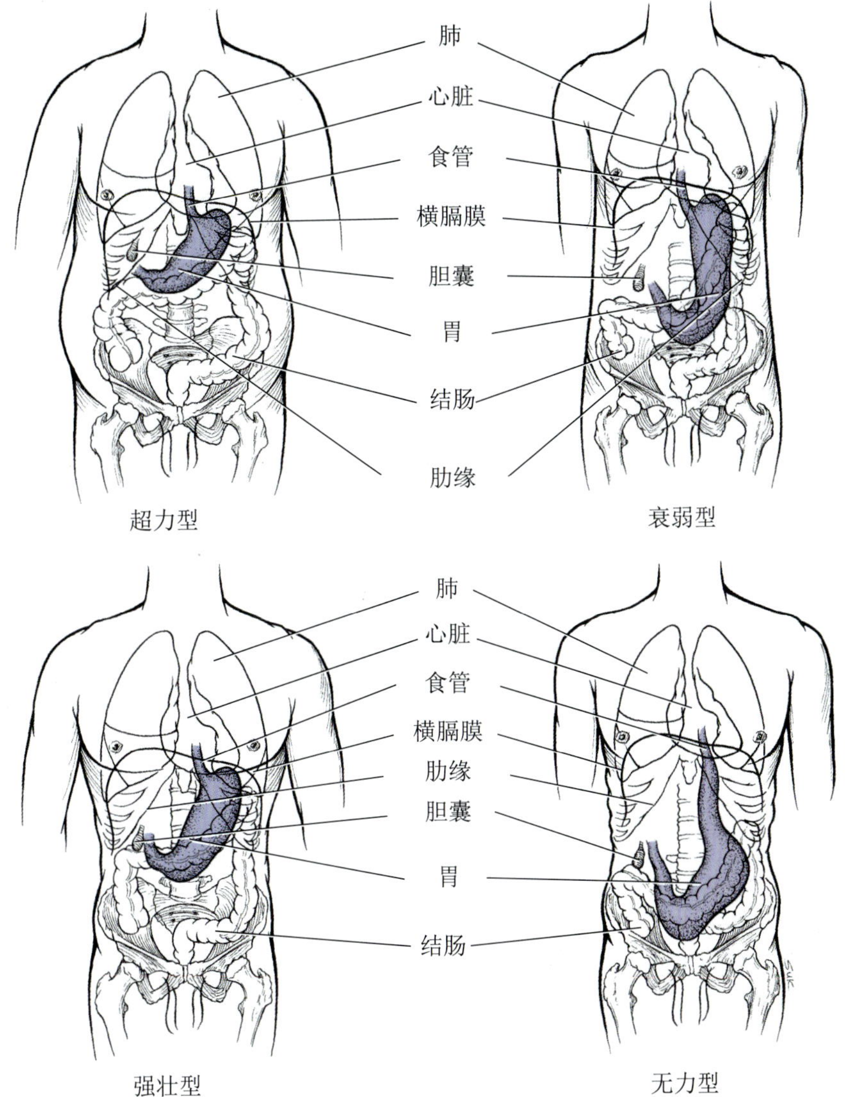

图 20-9 4 种体型的比较

注意，所有这些体型都具有相同的结构，而不同体型的人的内脏所处部位各不相同

剖学检查中，淋巴系统都很重要。

淋巴系统由淋巴管、淋巴器官和通过淋巴循环的液体即淋巴组成。该系统与心血管系统密切相关，由含有大量淋巴细胞的特殊结缔组织组成。淋巴组织遍布全身。

淋巴系统有 3 个主要功能。首先，淋巴管将从毛细血管和疏松结缔组织中逸出的组织液从组织间隙中吸收，过滤后使其重新回到血液中，这是维持体内整体液体水平的一个必不可少的部分。这种排出和输送组织液的功能是淋巴系统最重要的作用。其次，淋巴系统吸收脂肪并将其输送到血液中。最后，这个复杂的系统在身体的防御和免疫方面起着重要作用。免疫力是身体抵御感染性生物体和异物的能力。具体而言，淋巴细胞和巨噬细胞通过识别和应答异物来保护机体。

1. 淋巴管

淋巴管内含有淋巴。淋巴是过剩的组织液，主要由毛细血管中的水和血浆蛋白组成。它不同于血液，因为没有血液的有形成分（红细胞、白细胞和血小板）。淋巴管从细胞间隙开始，到那时，它们被称为毛细淋巴管。这些淋巴管分布广泛。事实上，身体中每个有血液供应的区域都富含这些毛细淋巴管。很显然，那些无血管的区域没有相同数量的淋巴管。这些无血管区域的实例是中枢神经系统和骨髓。毛细淋巴管比相关的毛细血管对物质的通透性更强。细胞碎片、脱落细胞和细胞间隙中出现的外来物质更容易通过这些淋巴途径收集起来，然后运走过滤。它们盲目地在间隙空间内开始流动并且仅朝一个方向流动。

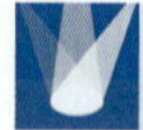

淋巴水肿，也称为淋巴阻塞，是由于淋巴系统受损所引起的局部液体潴留的一种情况。这经常成为乳腺癌放射治疗领域的一个问题。在切除和分期乳腺癌的手术中，外科医师经常切除许多腋窝淋巴结，以观察癌症是否已经开始扩散。这样，淋巴通过手臂的自然流动就会中断，如果没有康复，淋巴水肿就会发生。在这些患者中，手臂肿胀，通常会减少血液循环；这种肢体可能会发生感染。淋巴水肿通常可以通过压迫绷带和运动疗法来控制。外科医师也已经开始使用一种称为前哨淋巴结活检的技术，希望通过减少手术中切除的淋巴结的数量来降低淋巴水肿发生的风险。

毛细淋巴管连接形成更大的淋巴管。淋巴管的结构类似于静脉，但壁较薄，瓣膜更多，促进单向流动。这些较大的淋巴管跟随静脉和动脉，最终排空到上胸腔中的两条导管之一——胸导管或右淋巴导管——然后流入锁骨下静脉。

淋巴系统中的液体运动依赖于通过骨骼肌收缩而增加的静水压和渗透压。当淋巴管周围的肌肉收缩时，淋巴会通过一个单向关闭的瓣膜，从而阻止淋巴回流。呼吸运动在淋巴系统的两端之间产生压力梯度。每次吸气时压力下降，流体便从腹部等高压区域流到胸腔等低压区域。

2. 淋巴结

沿着淋巴管的路径分布有淋巴结。这些淋巴结的大小从 2 ～ 30 mm 不等，并且它们经常成组出现。淋巴结内既有输入淋巴管，也有输出淋巴管。输入淋巴管经凸面上的几个点进入淋巴结。它们包含通向淋巴结的单向阀，将淋巴带入其中。在淋巴结的另一侧是输出淋巴管。输出淋巴管的直径总体上小于输入淋巴管；它们的瓣膜在远离淋巴结的地方开启，再次促进单向流动。进淋巴结的输入淋巴管比出淋巴结的输出淋巴管要多，这减缓了淋巴通过淋巴结的流动。这类似于在高峰时段沿着四车道高速公路行驶，然后到达一个交通管制区域。你只能朝一个方向前进，并且必须等到轮到你的时候才能穿过这个区域。这种减慢通过淋巴结的过程使得淋巴结能够有效地过滤淋巴，并且通过吞噬作用，淋巴结的内皮细胞可以吞噬、失活和去除污染物。图 20-10 显示了典型淋巴结的组成部分。这些物质可能会被困在网状纤维和整个淋巴结的路径中，从而导致水肿。水肿是组织中过多的液体积聚，产生肿胀。当过多的异物、淋巴和碎片被淋巴结吞没时，可能会出现水肿。当一个人患有感冒或流感时，这种情况很明显。位于下颌角下方颈部的颈二腹肌淋巴结，由于该区域的吞噬活性增强而变得肿胀和柔软，以清除体内被捕获的污染物。随着病原体的消失，肿胀逐渐消退。当改变的淋巴途径引起超过正常量的淋巴过滤时也会发生水肿。乳房切除术后常见到这种情况。由于手术后自然淋巴通路改变，手术侧的手臂经常肿胀。相同数量的淋巴通过替代途径被重新定向，导致淋巴流动减慢。

3. 淋巴器官

脾脏是人体内最大的淋巴组织，长约 12 cm。它位于腹腔内胃的后部和左侧、胃底和横膈膜之间。脾脏主动过滤血液，去除旧的红细胞，制造淋巴细胞（特别是 B 细胞，它们可发育成产生抗体的浆细胞）用于免疫监视，并储存血液。因为脾脏没有输入淋巴管，所以它不会过滤淋巴。然而，脾脏通常被认为是血液的大淋巴结。在对腹腔进行外科检查的剖腹探查术中，淋巴瘤患者的这个器官经常被切除以用于活检和分期。在这种情况下，骨髓和肝脏继而承担脾脏的功能。

胸腺位于胸上部、气管旁、心脏上方、胸骨后方。该腺体在儿童中比在成人中更大，并且在儿童免疫中更活跃。胸腺是 T 淋巴细胞成熟的部位。

扁桃体是包埋在黏膜中的一系列淋巴结。它们位于口腔和咽部的交界处。这些淋巴组织的集合通过产生淋巴细胞来防止异物浸润。咽扁桃体或腺样体位于鼻咽部，腭扁桃体位于口咽后外侧壁，舌扁桃体位于口咽的舌根部。

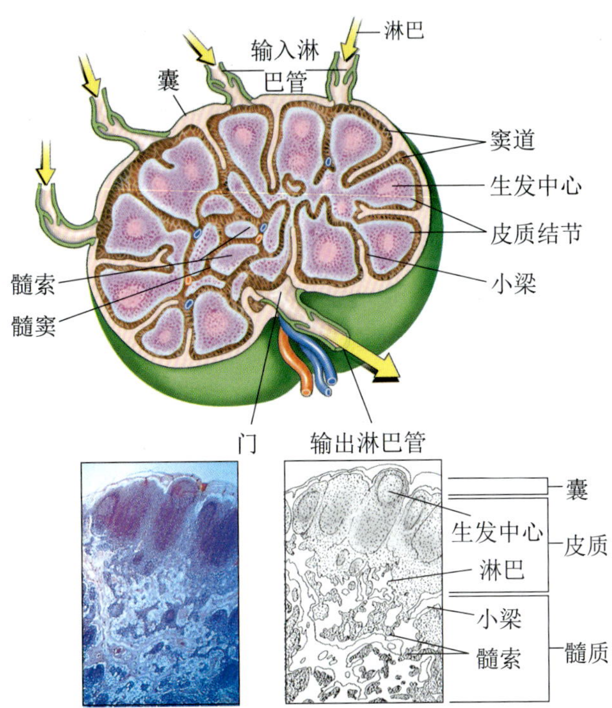

图 20-10　淋巴结。箭头表示淋巴流动的方向。生发中心是淋巴细胞增殖的部位。当淋巴通过淋巴窦时，巨噬细胞会清除异物

（引自 Lymphatic system. In Thibodeau GA，Patton KT，editors: Anatomy and physiology，ed 6，St Louis，2007，Mosby）

胸导管位于身体左侧，通常比右淋巴导管大。它服务于下肢、腹部、左臂和头颈的左侧，并最终注入左锁骨下静脉。该导管长 35 ～ 45 cm，开始于第二腰椎（L_2）的前方，在那里它被称为乳糜池。当淋巴通过下肢进入乳糜池时，它会继续向上行进入胸导管。当它通过纵隔时，绕过了许多纵隔淋巴结。由于这一解剖学事实，足淋巴管造影术，一种通过将染料注射到足部淋巴出口来显示淋巴结状态的技术，不能用于显示纵隔疾病。右淋巴导管仅服务于右臂和头颈部的右侧，并最终注入右锁骨下静脉。该管道长 1 ～ 2 cm。这些导管汇入右锁骨下静脉和左锁骨下静脉，然后通过上腔静脉汇入心脏。框表 20-1 概述了淋巴在淋巴系统内的流动情况。

了解淋巴结的位置和淋巴流动的方向对于转移性疾病的诊断和预后具有重要意义。癌细胞，尤其是来源于上皮组织的癌，通常通过淋巴系统传播。转移性疾病的转移部位可通过其原发部位的淋巴流动来预测。对淋巴系统了解不足可能导致治疗无效。

框表 20-1　淋巴流动概述

组织液离开细胞组织间隙，变成淋巴；当它进入毛细淋巴管时，它与其他毛细淋巴管合并形成输入淋巴管，进入淋巴结，在那里淋巴被过滤。然后它通过输出淋巴管离开淋巴结，传播到其他淋巴结，接着与其他淋巴管合并形成淋巴干。后者与其他干线合并，汇入收集管（右淋巴导管或胸导管），然后排入锁骨下静脉，最终淋巴回流到血流中。

七、中轴骨：颅骨、脊柱和胸骨

大多数成像方式通过显示解剖密度的差异来提供有价值的信息。组成成分的密度越大，则射线照相图像上就显得越白。中轴骨为放射治疗师提供了大量用于参考内部解剖结构位置的信息。以下部分简要回顾了中轴骨的解剖结构，并为读者提供了将内部结构与体表解剖结构相关联的必要参考。

1. 颅骨

颅骨大约有 29 块骨，这些骨大部分通过缝合线连接。连接处由结缔组织构成，这限制了它们的活动。下颌骨和听骨是中耳骨，是颅骨中唯一没有通过缝合线连接的骨头。额骨、顶骨、颞骨、蝶骨和枕骨均形成颅骨穹隆的侧面。前两个在颅顶前囟点的中线相遇，前囟点通常又被称为“软点”，最后两个在人字点（后囟）处相遇。面颅包括面部的 14 块骨。它由两块上颌骨、两块颧骨、两块鼻骨、两块泪骨、两块腭骨、两个下鼻甲和两块下颌骨组成。

2. 缝合线

颅骨上的 4 条突出的缝合线，或纤维连接，使它们之间很少移动或没有移动，这使得颅骨之间平滑而稳定。冠状缝位于额骨和两侧顶骨之间。它开始于前囟，止于颞骨，分布于颅骨的两侧。矢状缝位于两个顶骨之间，从前囟点到人字点。人字缝位于颅骨的后部，介于顶骨和枕骨之间。最后，在颅骨两侧各有一条鳞状缝，位于耳附近，介于顶骨和颞骨之间。通过射线照相识别这些缝合线可以帮助放射治疗师定位相应的内层结构。图 20-11 显示了颅骨和缝合线。

3. 鼻窦

颅骨和面骨包含鼻窦，鼻窦是周围颅骨内的含气空腔的总称，可减轻颅骨的重量并为声音提供共鸣声。当一个人患有鼻窦炎和鼻窦腔堵塞时，他的声音通常有“堵塞”的音调（失去共振）。成对的鼻窦是额骨，上颌骨、蝶骨和筛骨内充满空气的空间。它们内衬黏膜，出生时相对较小，在恒牙发育期间扩大，并在青春期后不久达到成人大小。在 X 线平片、CT 和 MRI 上很容易看到鼻窦。横断面是研究这些区域体表关系的极好工具。图 20-12 显示了横断面上的鼻窦。

上颌窦是一个被封闭在上颌骨中的金字塔形的空腔。它是最大的鼻窦。窦顶形成了眼眶的底部。上额窦位于眼眶上方的额骨中。它可能位于以下 3 个点所构成的三角形表面：鼻根点及其上方 3 cm 的点和眶上缘（superior orbital margin, SOM）内中 1/3 交界点。蝶窦位于鼻咽的后上方，在颧弓水平被蝶骨体包围。鼻窦上部与蝶鞍和垂体有关（蝶鞍位于外耳道前 2 cm 和上 2 cm 处）。垂体可通过经蝶窦入路手术切除，该入路穿过鼻腔；在经蝶入路不可行的疾病中，可以使用经颅方法。筛窦是双侧

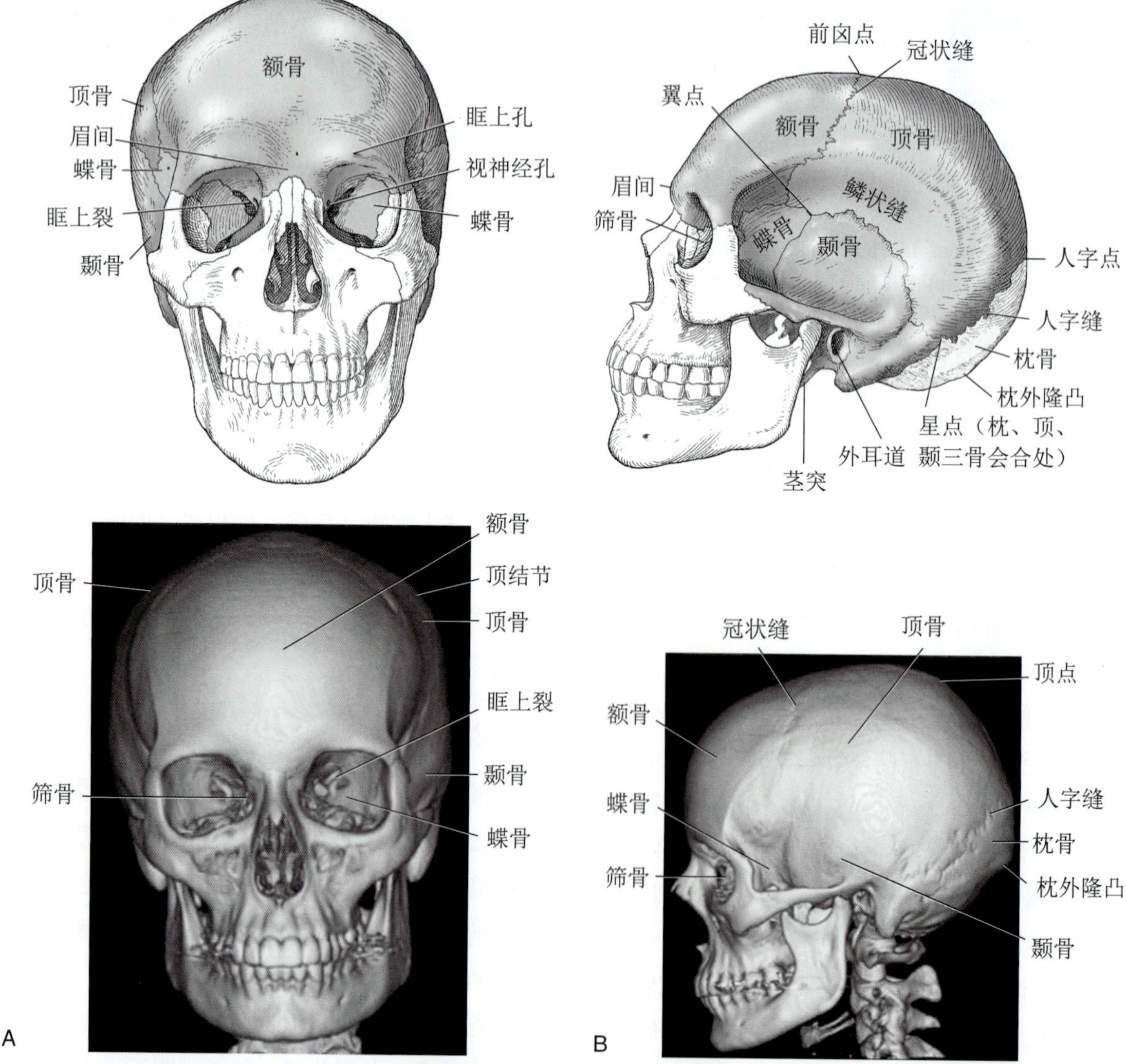

图 20-11 颅骨

A. 颅骨的前视图；B. 从左侧看颅骨

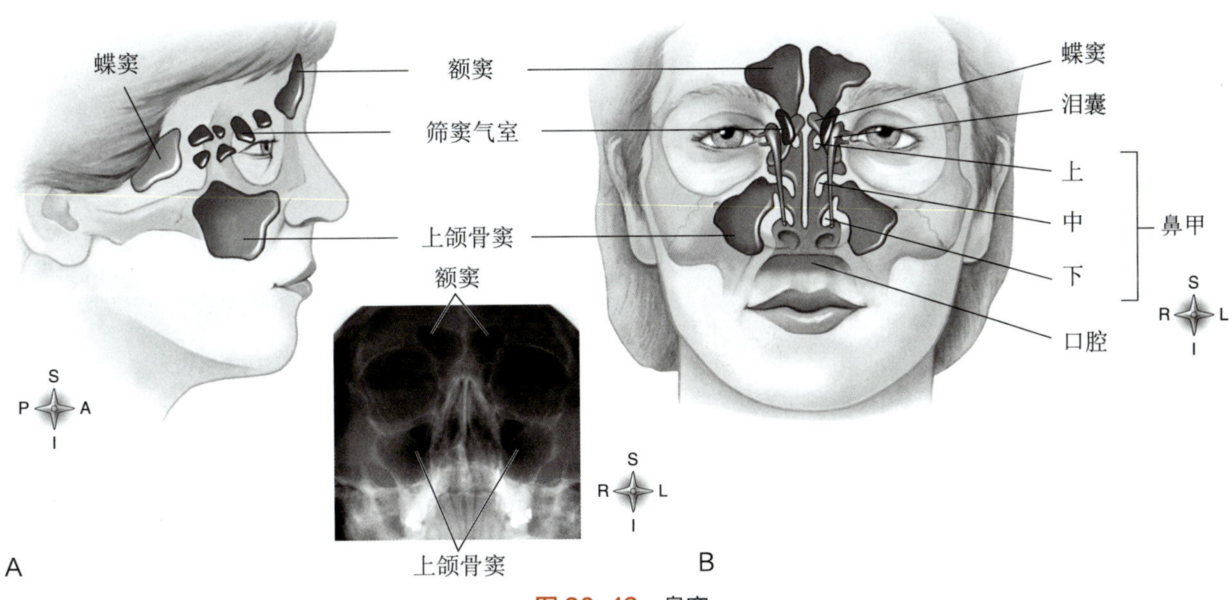

图 20-12 鼻窦

A. 侧视图；B. 正面视图。插图是一张投影射线照片，显示了面部骨骼的轮廓和一些鼻旁窦

（引自 Skeletal system. In Thibodeau GA，Patton KT，editors: Anatomy and physiology，ed 6，St. Louis，2007，Mosby）

的，由位于眼眶中壁和鼻上外侧壁之间的蜂窝状气囊组成。

4. 脊柱

脊柱位于后腔的正中矢状平面中，从颅骨延伸至骨盆。它由分开的骨骼，即椎骨组成，在 X 线片上显示为矩形密度。成人脊柱中的 33 块骨骼如图 20-13 所示，其中还显示了每个节段的骨骼数量。共有 7 块颈椎，12 块胸椎，5 块腰椎，5 块骶骨和 4 块尾骨。在脊柱下方，骶骨有 5 块融合骨，而尾骨由 4 块融合骨组成。

骶骨支撑脊柱的其余部分，从而为人体的直立提供必要的支撑。椎骨由被称为椎间盘的透明纤维软骨分开。在颈椎和胸椎中，椎间盘的厚度相似。在腰椎中，高度沿脊柱向下逐渐增加。

脊柱也极具弹性。虽然两个任意相邻椎骨之间仅存在有限的运动，但是脊柱能够进行大量的运动。脊柱还可以保护脊髓并为颅骨、胸部和四肢提供附着点。

大多数椎骨具有几个共同的特征。它们的椎体附着在后椎弓上。这两个部分毗邻椎孔，椎孔即脊髓通过的通道。棘突和横突使得肌肉得以附着。棘突为后部，在两个椎板相遇的地方形成。这些椎板在脊柱矫治领域经常用于触诊。横突是椎弓根连接椎板的外侧突起。图 20-14 显示了带有突出特征的典型椎骨。

前两个椎骨，C_1 和 C_2，和其他椎骨相比是非典型的。C_1，寰椎，具有支撑颅骨的特殊功能，并允许头部在“yes”运动（点头）中倾斜。它没有椎体。C_2，枢椎，具有一个向上伸到寰椎中的齿突。当头部从一侧转向另一侧时，它在这个过程中扭转。这两个椎骨如图 20-15 所示。

脊柱可表现出多个不同程度的弯曲。这些弯曲可以分为原发性或代偿性（继发性）弯曲。当胎儿在 C 形胎位发育时，原发性椎体弯曲在子宫内形成，并且它们在出生时就存在了。当孩子学会坐起来和走路时，就会产生代偿性或继发性椎体弯曲。肌肉的发育和协同作用影响继发性弯曲发展的速度。

颈椎弯曲从第一颈椎延伸到第 2 胸椎（$C_1 \sim T_2$）。它是向前凸出的，随着儿童在大约 4 个月大时学会抬起头并独自坐着而发育。该弯曲是继发性弯曲。胸椎弯曲从 T_2 延伸到 T_{12} 并且前凹。这是脊柱的主要弯曲之一。腰椎弯曲从 T_{12} 延伸至 L_5 的前表面。当儿童在大约 1 岁学会走路时，这个向前凸的弯曲

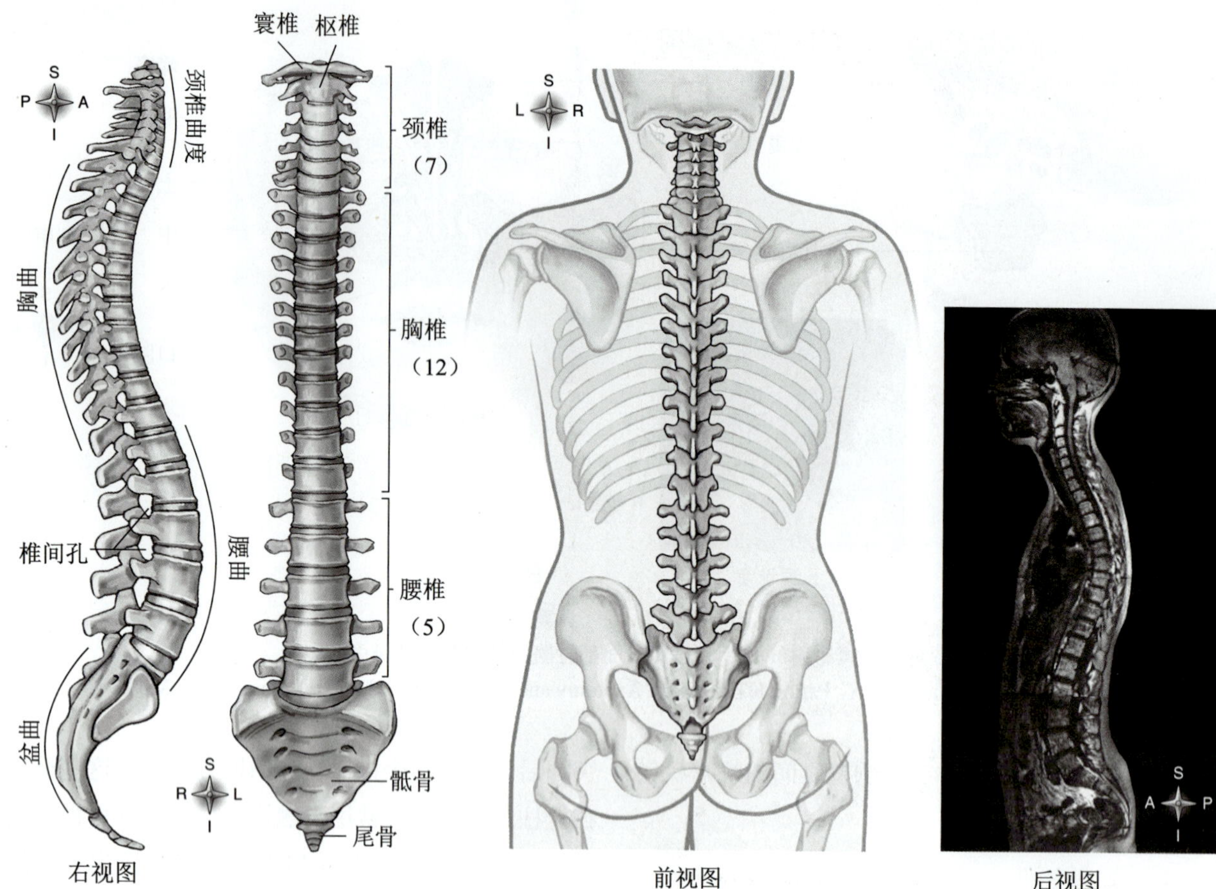

图 20-13 脊柱的右侧视图、前视图和后视图。插图显示了左侧脊柱的正中矢状磁共振图像
（引自 Support and movement. In Thibodeau GA，Patton KT，editors: Anatomy and physiology，ed 6，St. Louis，2001，Mosby）

就发育了。骨盆弯曲向前和向下凹，并从骶骨和尾骨的前表面延伸。这是另一条主要的弯曲。胸部也可以有轻微的右侧或左侧弯曲，这受到儿童在童年和青少年期间主要使用右手或左手的影响。

颈曲、胸曲、腰曲和骨盆弯曲存在于正常人体的脊柱中。在临床上和影像学上也存在 3 种异常的弯曲。脊柱后凸是脊柱向后凸出的过度弯曲。这种弯曲可能伴随退行性椎体改变而发展。脊柱侧凸是脊柱的异常侧弯，在胸区有过度的左右弯曲。如果儿童患者只有一侧（一半）椎体受到照射，这种异常弯曲就会发生，就像治疗 Wilms 肿瘤患者的情况一样。射线减缓了一侧椎体的生长，而对侧以正常速度生长，从而造成脊柱侧凸改变。脊柱前凸是脊柱的腰椎曲线过度凸起。当脊柱的一个椎骨在其下方的椎骨上向前滑动时会发生脊柱滑脱。脊柱滑脱最常发生在腰椎（腰背）。图 20-16 显示了这些异常的脊柱弯曲。

5. 胸骨

图 20-17 中的插图显示了完整的胸腔，由胸骨、肋软骨、肋骨和与之相连的胸椎形成的骨笼组成。胸腔包裹并保护胸腔和上腹部内的器官。它还为胸带和上肢提供支撑。

胸骨和肋骨胸骨包括 3 个部分：柄部，即上部；体部，即中间和最大部分；剑突，它是作为韧带和肌肉附着物的下部凸起。胸骨柄具有一个称为胸骨上切迹（supra sternal notch, SSN）的凹陷，相当于在 T_2 水平并且与锁骨的内侧端相连接。当不使用热塑性固定面罩时，这一点可用于测量头颈癌患者的下巴倾斜角度。在设置 SCF 野时，它也是一个明显的标志。胸骨柄还与前两个肋骨相连。胸骨柄和胸骨体的交界处形成胸骨角，也称为 Louis 角；

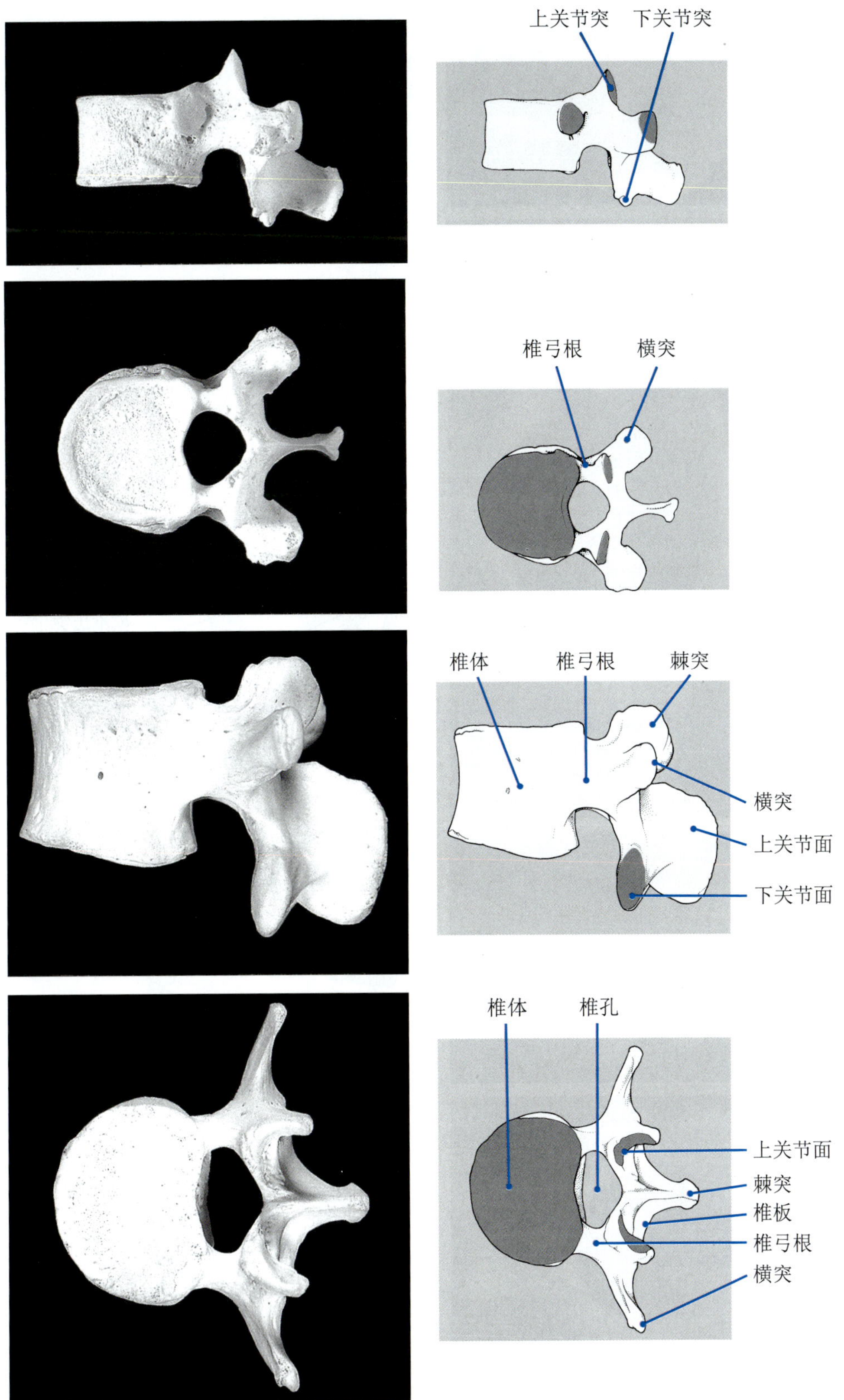

图 20-14　腰椎。L_3 的侧面图和俯视图
（引自 The skeletal system. In Thibodeau GA，Patton KT，editors: Anatomy and physiology，ed 6，St. Louis，2007，Mosby）

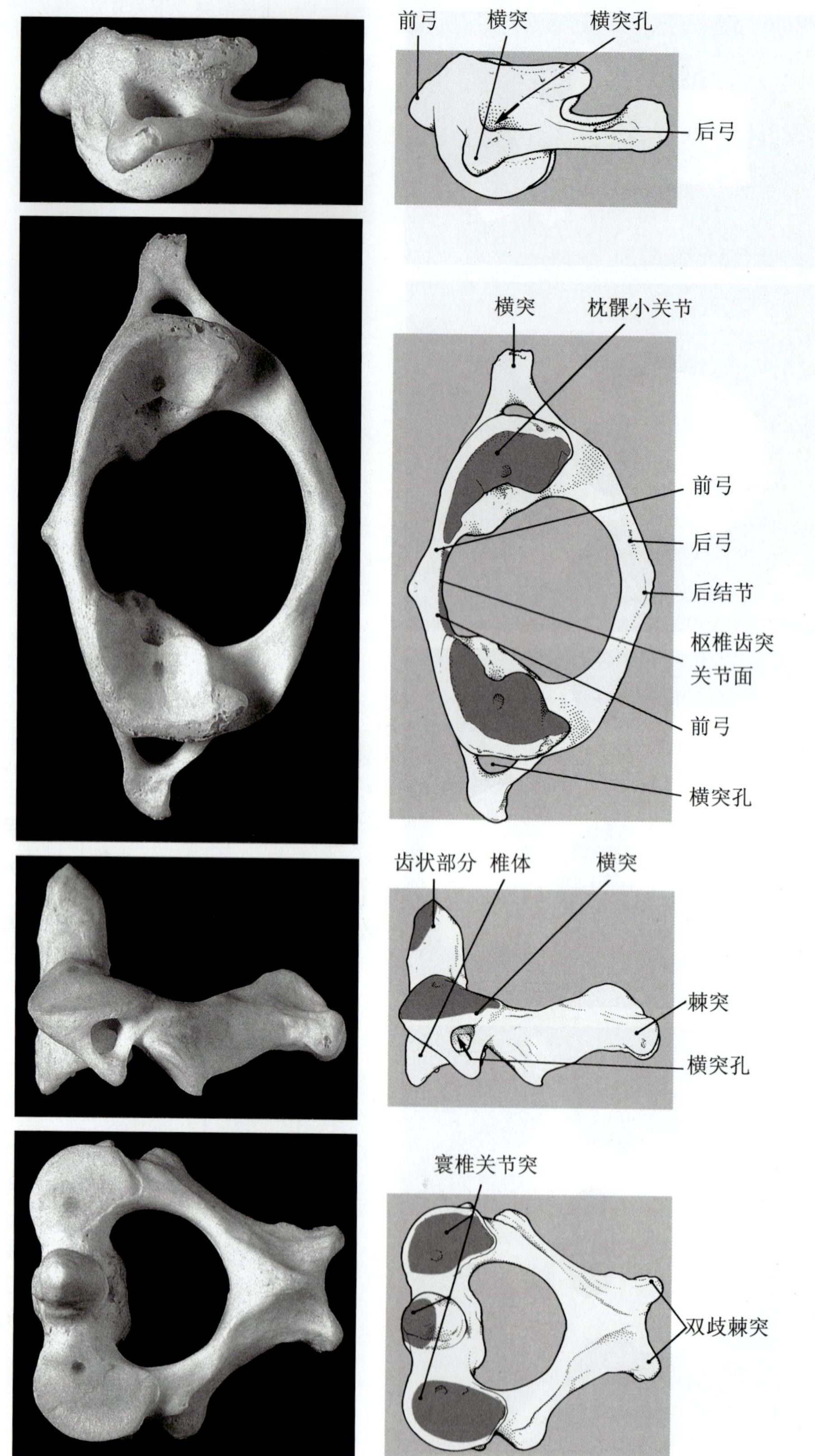

图 20-15　颈椎 A. 寰椎 C_1 的侧面图和俯视图；B. 枢椎 C_2 的横向和俯视图

（引自 The skeletal system. In Thibodeau GA，Patton KT，editors: Anatomy and physiology，ed 6，St. Louis，2007，Mosby）

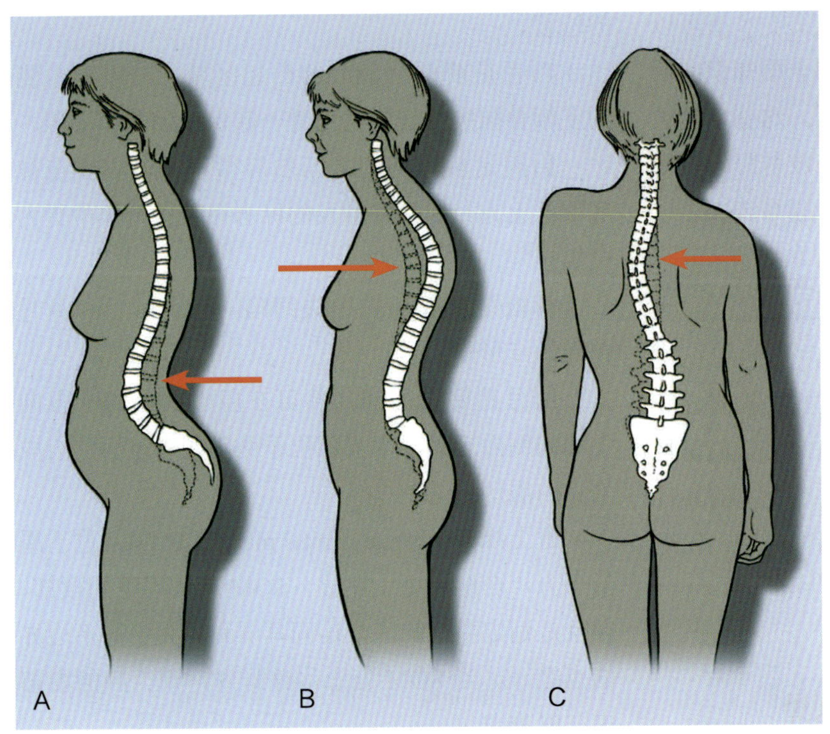

图 20-16　异常的脊柱弯曲

A. 脊柱前凸；B. 脊柱后凸；C. 脊柱侧凸

（引自 Skeletal system. In Thibodeau GA，Patton KT，editors: Anatomy and physiology，ed 6，St. Louis，2007，Mosby）

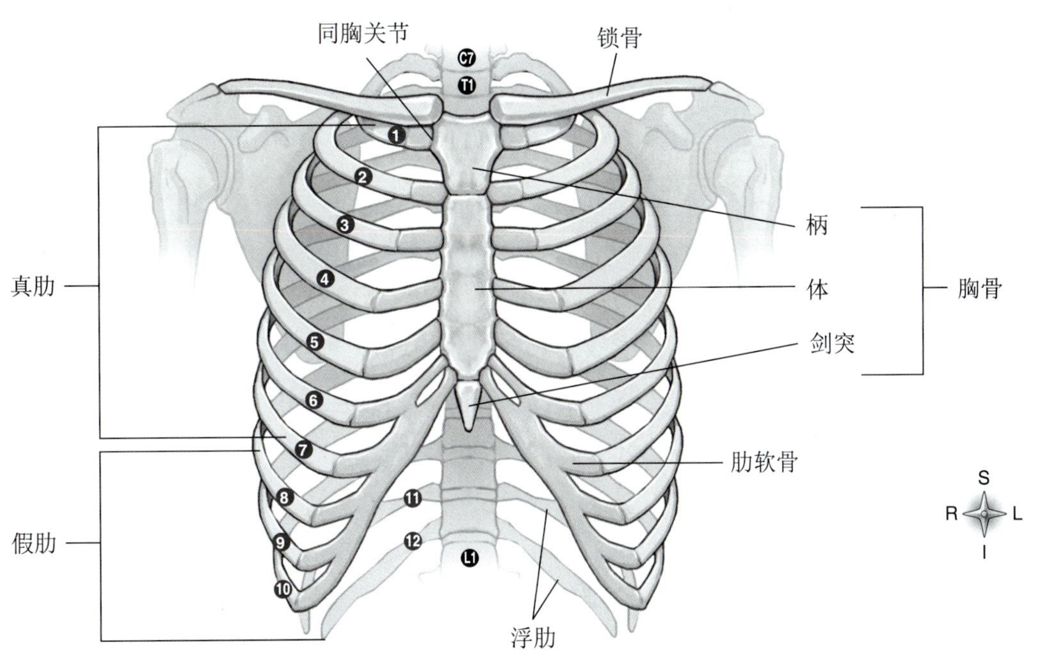

图 20-17　胸部骨架提供了许多有用的标志

（引自 Skeletal system. In Thibodeau GA，Patton KT，editors: Anatomy and physiology，ed 6，St. Louis，2007，Mosby）

相当于在 T_4 水平。

胸骨体与第 2 ～ 10 肋骨相连。在 12 对肋骨中，上部的 7 对被认为是真正的肋骨。它们在无力型身体中很容易被看到，并且在大多数人都可以触及。它们向后与椎骨相连，向前通过软骨关节与胸骨直接相连。这些被称为椎胸肋。接下来的 3 对通过前肋骨的软骨与椎骨的前部和后部相连接。这些肋骨被分类为椎软骨肋骨。下一对（最后一对）只与椎骨相连，不以任何方式与胸骨相连，它们被称为浮肋。

在放射治疗中使用的大多数成像技术都可以很容易看到中轴骨。有关这些组件的全面知识应用有助于放射治疗师的日常操作全过程。这些信息被用于将体表和横断面解剖结构以及在放射野设置和治疗计划中利用的可触及的骨骼标志联系起来。

八、头颈部的体表和断层解剖学及标志

人体头部具有各种解剖学特征，这些特征对于放射治疗师来说既有趣又有用。这些结构富含骨质标志和可移动的软组织标志以及经常用于放射野设置和位置定位的淋巴管。骨骼标志是稳定的并且通常被用作参考点，如定位或中轴刺青标记。软组织标志物也非常有用。然而，它们往往更具移动性，而且提供的参考不如骨性标志可靠。

1. 骨骼标志：前颅骨和侧颅骨

图 20-18 和图 20-19 概述了前、外侧部骨结构的位置。

额骨是前额上最大的凸起区域，与眼眶内侧的上颌骨前突相连，与泪骨一起保护泪管和泪腺。

眉间是额骨两眶之间的轻微隆起。它就在鼻底部的上方。这个可触及的标志在某些个体中更为突出。

鼻根是鼻底部的中央凹陷。它由额骨和鼻骨相连的点形成。

眉弓起始于眉间，并可在眉中央部的上方向上和向侧面运动。中央部位于两侧额窦表面，组成颅骨的眉。

眶上缘（superior orbital margin, SOM）位于眉的下方，在侧方更为明显。SOM 形成眼眶的顶部，并且是划定整个脑区（连同耳屏和乳突尖）下边界的点之一。当 SOM 处于治疗野内，则大脑的前部也在射野中。

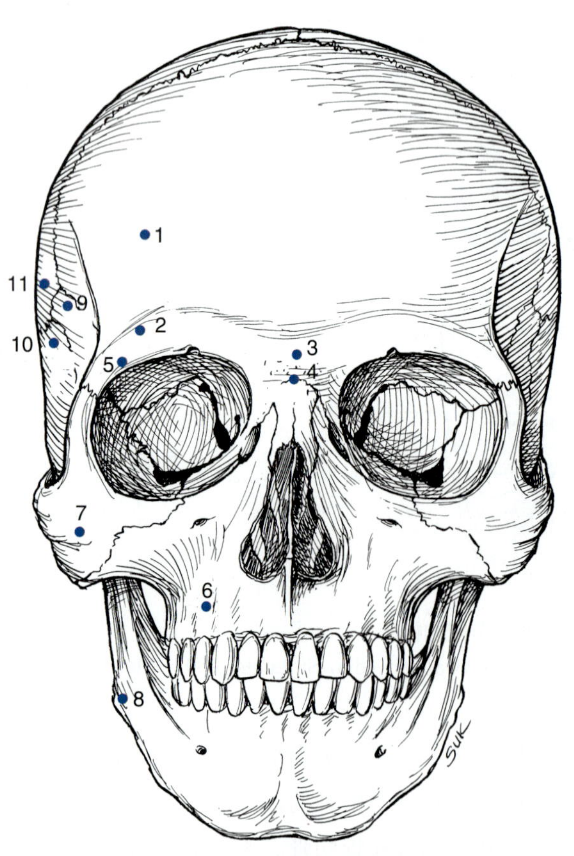

图 20-18　前颅骨的骨性标志

1. 额骨；2. 眉弓；3. 眉间；4. 鼻根；5. 眶上缘；6. 上颌骨；7. 颧骨；8. 下颌角；9. 蝶骨（大翼）；10. 颞骨；11. 顶骨

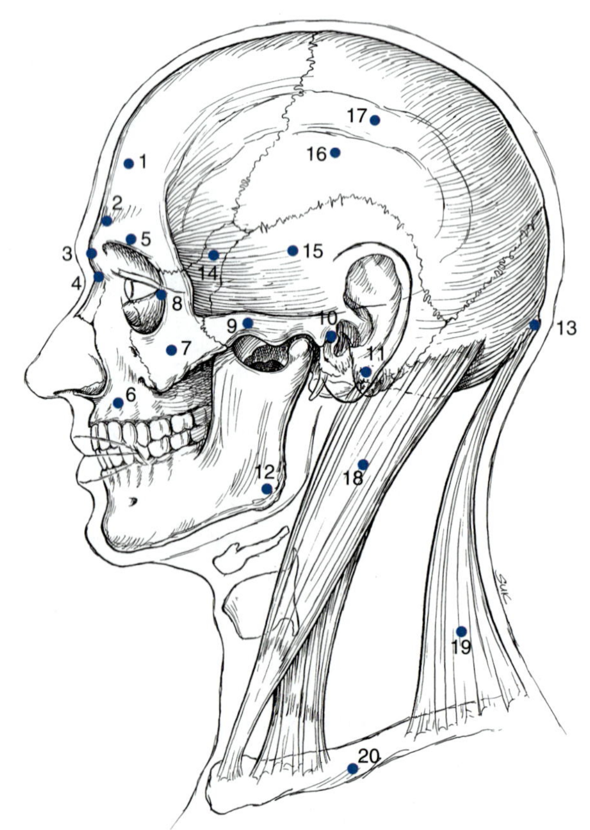

图 20-19　侧颅骨的骨性标志

1. 额骨；2. 眉弓；3. 眉间；4. 鼻根；5. 眶上缘；6. 上颌骨；7. 颧骨；8. 外眦；9. 颧骨中点；10. 外耳道；11. 乳突；12. 下颌角；13. 枕外隆突；14. 蝶骨大翼；15. 颞骨；16. 顶骨；17. 顶结节；18. 胸锁乳突肌；19. 斜方肌；20. 锁骨

上颌骨是位于鼻翼（鼻外侧软组织突起）和面颊隆起之间的骨。这块骨头容纳了最大的鼻旁窦。上颌骨的下牙槽嵴内包含有牙槽窝。

颧骨是眶外侧部和颊突的一部分。颧骨额突和额骨颧突之间的关节可以在眶外侧缘（lateral orbital margin, LOM）中触及。中颧点大致位于蝶窦底部和鼻咽顶部，介于外耳道（external auditory meatus, EAM）和外眦之间。该点上方 1 cm 对应于蝶鞍底，该点上方 1.5 cm 对应于脑垂体。

乳突是颞骨乳突部在耳垂水平上的延伸。它通常用于描绘全脑下界（从 SOM 延伸到乳突尖的假想线，通常经过耳屏）的后点。

枕骨外突（external occipital protuberance, EOP）是颅骨枕骨后外侧突出的部分。

下颌角是咀嚼肌的附着点。此外，有几个淋巴结群位于该点的下方和内侧。它也是扁桃体的典型标志。

2. 眼周围的标志

在任何可行的情况下，眼周围使用的标志都应当是骨性标志。它们在放射学上是可见的，并且如果在相同或相邻区域需要进行第二疗程放疗时，它们很容易被检查到。软组织标志通常随年龄、体重和手术变化而变化。由于皮肤的极度柔韧性，它们容易受到不同的解释和误解。图 20-20 说明了这些标志。以下概述了眼周围的重要标志。

眶上缘构成了眼眶的上边界。

眶下缘（IOM）形成了骨性眼眶的下边界。

眶外侧缘是一个骨性标志，形成了骨性眼眶的外侧边界。

眶内侧缘非常难于触诊，因此临床上不能用作解剖标志。它在放射学中有一些用处。

内眦（IC）是一个软组织标志，其形成于眼内侧的上眼睑和下眼睑的交界处。

外眦（OC）是一个软组织标志，其形成于眼外侧的上眼睑和下眼睑的交界处。

泪点是一个软组织标志，可用作眼表面解剖的参考点。眼的这个白色部分紧挨着下眼睑的内眦。

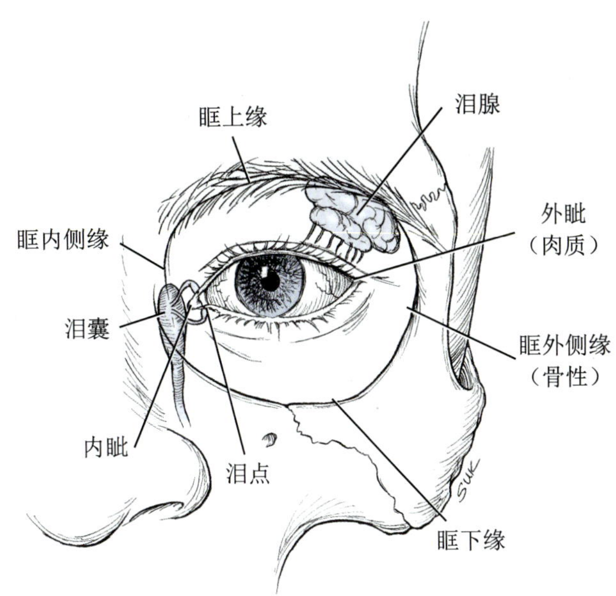

图 20-20　眼和眼眶周围的标志

泪液通过该导管排入泪道。该开口可能被施加到该区域的电离辐射所造成的纤维化而阻塞，从而导致持续流泪。应格外小心，以避免这种情况发生，尤其是对前上颌窦进行照射时。

3. 鼻周围的标志

和眼的情况一样，鼻周围的使用标志也应当是骨性标志。软组织标志常常随着年龄、体重和手术变化而变化，并且由于皮肤的极度柔韧性，容易出现各种不同的解释和误解。图 20-21 说明了这些标志。以下概述了鼻周围的标志，其中一些内容在前几节中已经叙述过。

外侧鼻翼（LAN）是由鼻翼的侧向附着于面颊形成的软组织标志。下鼻翼（IAN）是鼻翼的下部附着于面颊形成的软组织标志。二者在大多数人中都很突出，可以作为任何方向测量的有用标志，例如上部至下部、内侧至外侧、前部至后部。

鼻根是鼻的凹陷处，鼻在 SOM 水平上与前额相连于此。如果它深而明显并且与鼻的褶皱一致，那么它是一个有用的标志。如果它很浅，就容易出现不同的解释。

眉间是额头上的骨性突出，刚好在 SOM 水平上方。与鼻根一样，如果它突出且尖锐，则是有用的。如果它是平的或极度弯曲的，它就容易

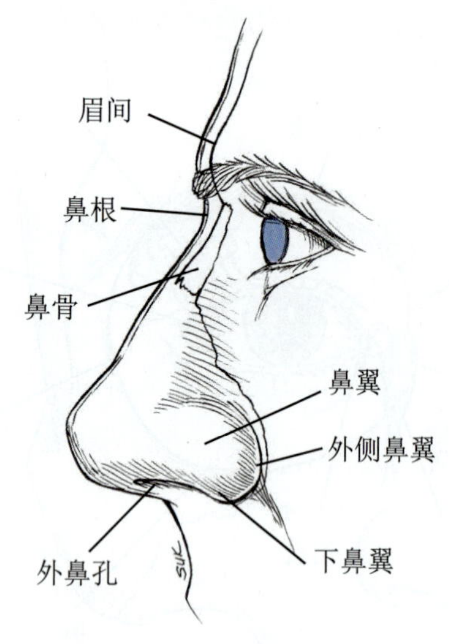

图 20-21 鼻周围的标志

被误解。

鼻翼、鼻背和外鼻孔可作为鼻体表解剖结构的检查点，在放射治疗野的定位中非常有用。

4. 口周标志

由于该区域极具弹性，口周围的标志通常不是非常准确。如果可能的话，应尽一切努力，参考更稳定的解剖点来记录这些标志。如果使用这些标志，则需要注意口腔的位置，以及所使用的任何定位或固定装置，例如软木塞、口腔支架或类似装置。图 20-22 显示了口周围的标志。

口的接合处在上唇和下唇的连接处形成。这个标志极具移动性。

黏膜皮肤交界处（MCJ）位于唇红缘与面部皮肤的交界处。

鼻小柱位于鼻部皮肤与人中上端面部皮肤的交界处。

5. 耳周标志

外耳由耳郭构成，耳郭由许多被皮肤覆盖的不规则形状的纤维软骨片形成。它有一个附属的小叶即耳垂及一个前耳屏，这些经常被用于解剖学参考。部分耳周标志见图 20-23。

耳屏由相当稳定的软骨构成，部分覆盖外耳道，常用于放射治疗的初始定位。彼此重合的一对光学

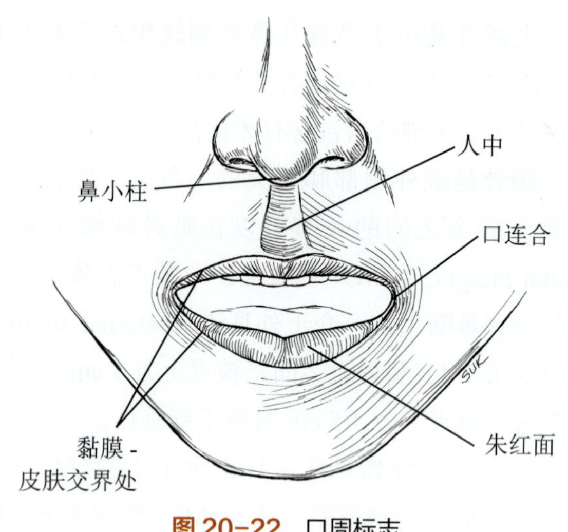

图 20-22 口周标志

激光器可以聚焦在患者两侧的耳屏上。这就使得患者的头部处于一个相对不倾斜的姿势，因为它们的位置通常是对称的。耳屏的前壁对应于鼻咽的后壁。许多头颈部为避开脊髓设野就依赖这一标志点。

耳屏切迹是耳部的半圆形切口，位于耳屏的下方。耳屏上切迹（STN）构成了耳屏切迹的上缘。耳屏下切迹（ITN）是耳屏切迹的下缘。耳屏前切迹（ATN）构成了耳屏切迹的前缘。

6. 颈周的标志及解剖学

颈部的前界为上方的下颌体、下颌角以及胸骨和锁骨的上缘和 SSN。颈部后侧上方与 EOP 相连，外侧与乳突相连。后下界在 C_7 ～ T_1 的水平。图 20-24 显示了颈部解剖结构的特征。

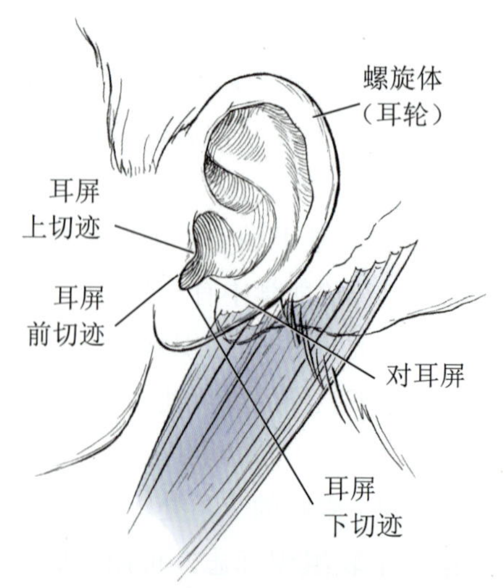

图 20-23 耳周标志

上颈椎不易触及，最后一块颈椎和 C_1 是最易触及的。舌骨位于 C_4 上缘对面。当头部处于解剖学姿势时，舌骨可以用拇指和中指左右移动，约比下颌角水平面 $C_{2\sim3}$ 低 1 cm。表 20-3 将颈部骨性标志的位置与其他相关的解剖特征联系起来。

7．咽

咽是一个从颅底延伸到食管的膜性管道。它将鼻腔、口腔与喉、食管连接起来。咽分为鼻咽、口咽和喉咽，如图 20-25 所示。需要注意的是，在低位颈部的剖视图中，治疗师可以很容易地记住如何区分脊髓、食管和气管的顺序。从后侧到前侧，顺序总是设置为：S，脊髓；E，食管；T 气管。

（1）鼻咽或称上咽，与鼻腔连通，在呼吸过程中为空气提供通道。

（2）口咽或称中咽，在软腭的后面开口进入鼻咽，作为食物经口下移的通道和空气进出鼻腔的通道。

（3）喉咽或称下咽，位于口咽下方，通向喉和食管。

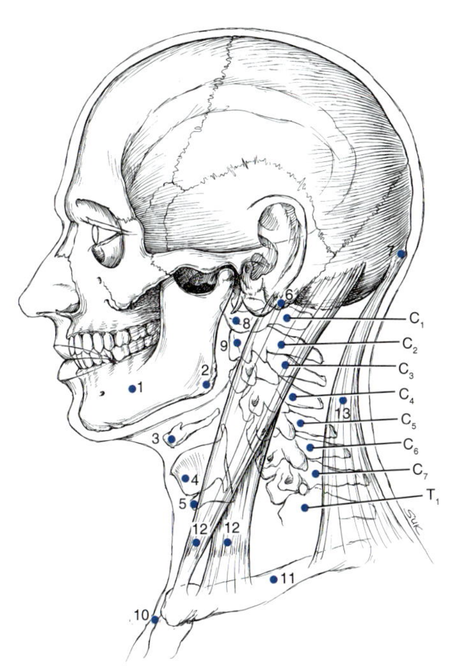

图 20-24 颈部有许多有用的解剖标志，可以帮助放射治疗师。将表面结构与更深的解剖结构联系起来对于放射治疗实践至关重要

1. 下颌体；2. 下颌角；3. 舌骨；4. 甲状软骨；5. 环状软骨；6. 乳突；7. 枕外突（EOP）；8. 寰椎；9. 枢椎；10. 胸骨上切迹；11. 锁骨；12. 胸锁乳突肌；13. 斜方肌

表 20-3 颈部标志及相关解剖结构

颈椎相关解剖	
C_1	横突（侧块）在乳突的下方；可以在耳下的凹陷处触诊
$C_{2\sim3}$	下颌角水平；位于枕外隆突下方5～7 cm处
C_4	位于颈部舌骨上方；作为肌肉附着点
C_5	甲状软骨的上部水平，标志着喉的开始
C_6	环状软骨水平；喉与气管、咽与食管交界处的位置
C_7	颈后第一个突出的棘突

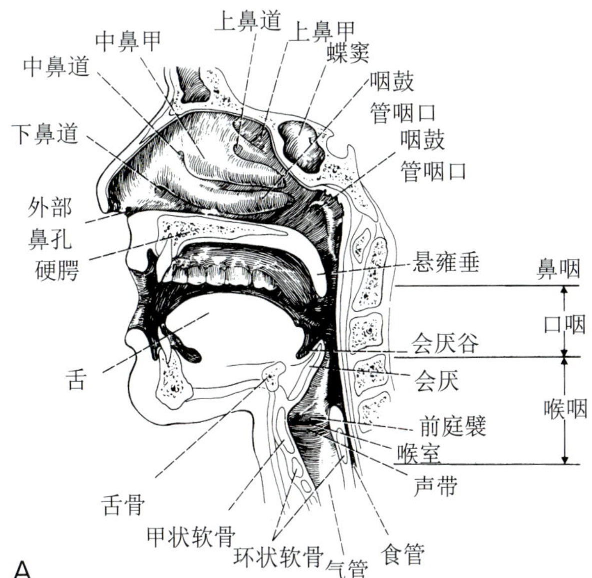

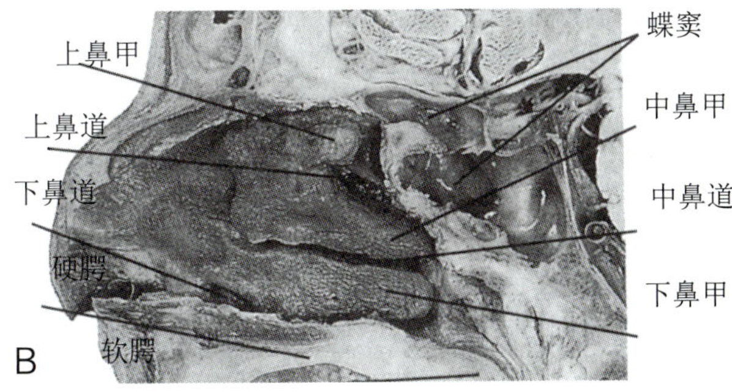

图 20-25 鼻腔和咽部

A. 从内侧看通过鼻腔和咽部的矢状切面；B. 鼻腔矢状切面的照片

（A. 引 自 Symonds P，et al:Walter and Miller's textbook of radiotherapy，ed 7，St. Louis，2012，Churchill Livingstone. B. 引 自 The lymphatic system and immunity. In Seeley RR，Stephens TD，Tate P，editors: Essentials of anatomy and physiology，St. Louis，1991，Mosby）

8. 喉

喉向上与咽下部相连，向下与气管相连。它从 C_3 和 C_4 交界处的会厌顶端延伸到 C_6 椎体水平的环状软骨的下部。喉被细分为 3 个解剖区域：声门上区、声门区和声门下区。图 20-26 展示了喉部的截面图。喉部实际上是气管顶部和咽部下方的气道。它是空气进出气管的通道，具有防止异物进入气管的功能。

甲状软骨形成一个中线突起，称为喉结或亚当的苹果，在成年男性中更为明显。声带附着在这个突起的后部。环状软骨是喉的下缘，是呼吸道中唯一完整的软骨环，其他软骨则在后部开放。它是一个可触及的狭窄的水平条，低于甲状软骨，位于 C_6 椎体水平。

9. 鼻腔和口腔

鼻腔通过鼻孔向外界环境开放。后鼻孔与鼻咽连续，内衬有纤毛黏膜。口腔有一个前庭，前庭是面颊和牙齿之间的空间，口腔本身在后部或口咽处开放，容纳软腭、硬腭、悬雍垂、舌前部和口底。

10. 颈部体表解剖

颈部周围的解剖学标志主要用作检查点和参考点，其可以确定患者的位置或治疗区域的解剖位置。最常用的颈部标志如下：

（1）皮肤的轮廓。

（2）胸锁乳突肌，附着于乳突和枕骨上方，胸骨和锁骨头下方。这些肌肉在颈部形成 V 形，并与大量淋巴结相关。

（3）锁骨。

（4）甲状腺切迹。

（5）乳突尖。

（6）枕外隆突。

（7）棘突。

这些颈部表面标志有助于放射治疗师参考治疗区域的位置和剂量限制结构，如图 20-27 所示。

11. 头颈部淋巴引流

头颈部区域富含淋巴管，其淋巴引流是在颅底周围，通过深层和浅层淋巴管及淋巴链完成的。颈部淋巴结肿大在临床实践中最常见。它们通常与上呼吸道感染相关，但也可能是来自头颈部、肺部或乳房的转移性癌或原发性淋巴网状疾病（如霍奇金病）。头部和颈部的淋巴结在下一节中概述。图 20-28 和图 20-29 显示了头颈部的淋巴链和淋巴结。

枕部淋巴结（通常为 1 ～ 3 个）位于头部后方，靠近斜方肌边缘，附着在枕骨上。这些淋巴结输出引流至颈深上淋巴结。

耳后淋巴结（通常为两个）位于胸锁乳突肌的乳突端插入深部的耳后肌处。它们引流后颞枕区

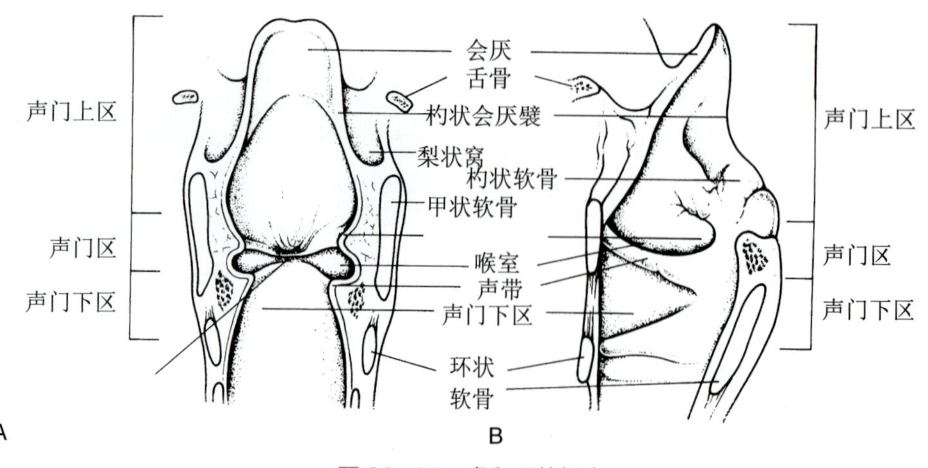

图 20-26 喉和咽的标志

A. 后部；B. 侧面

（引自 Symonds P，et al: Walter and Miller's textbook of radiotherapy，ed 7，St. Louis，2012，Churchill Livingstone）

域、耳郭和外耳道的淋巴结，这些淋巴结输出引流至颈深上淋巴结。

深部腮腺淋巴结分为两组。第一组是嵌入腮腺的，其上缘为颞下颌关节（temporomandibular joint, TMJ）；后缘为乳突；下缘为下颌角；前缘为前支。第二组为腮腺下淋巴结，位于腺体深处并位于咽侧壁上。两者都能从鼻、眼睑、额颞叶头皮、外耳道和上颚引流。这些淋巴结输出引流至颈深上淋巴结。

上颌下淋巴结是分布在眶下区域的面部淋巴结。它们从鼻和面颊之间的凹槽延伸到颧弓。颊淋巴结分布在颊肌上。这些淋巴结将眼睑、鼻和面颊的淋巴结引流至下颌下淋巴结。下颌下淋巴结位于下颌骨外表面。它们引流头皮、鼻、面颊、口底、舌前 2/3、牙龈、牙齿、唇及额叶、筛窦和上颌窦淋巴结，这些淋巴结输出引流至颈深上淋巴结。

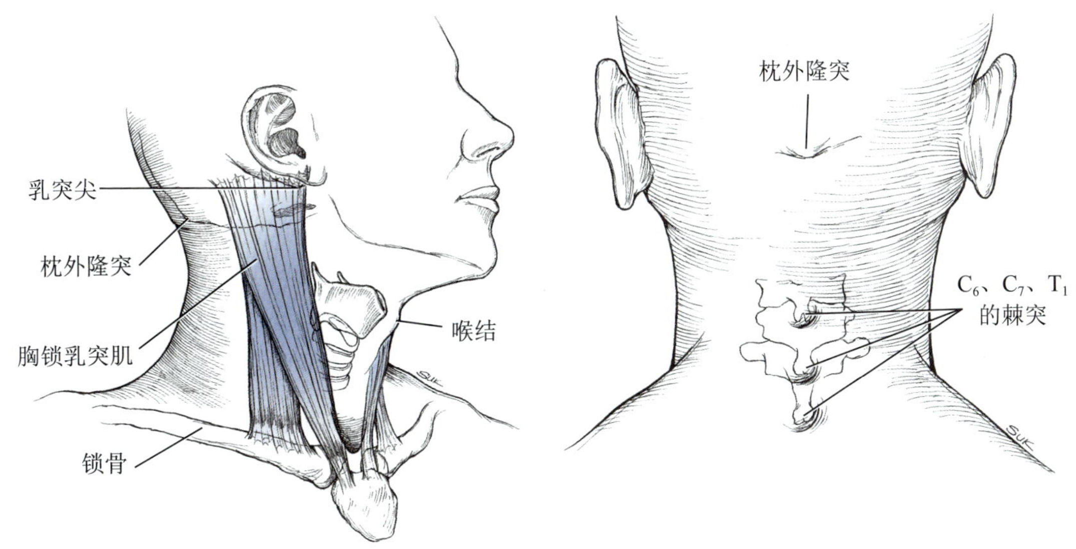

图 20-27　颈部表面解剖

A. 前外侧视图；B. 后视图

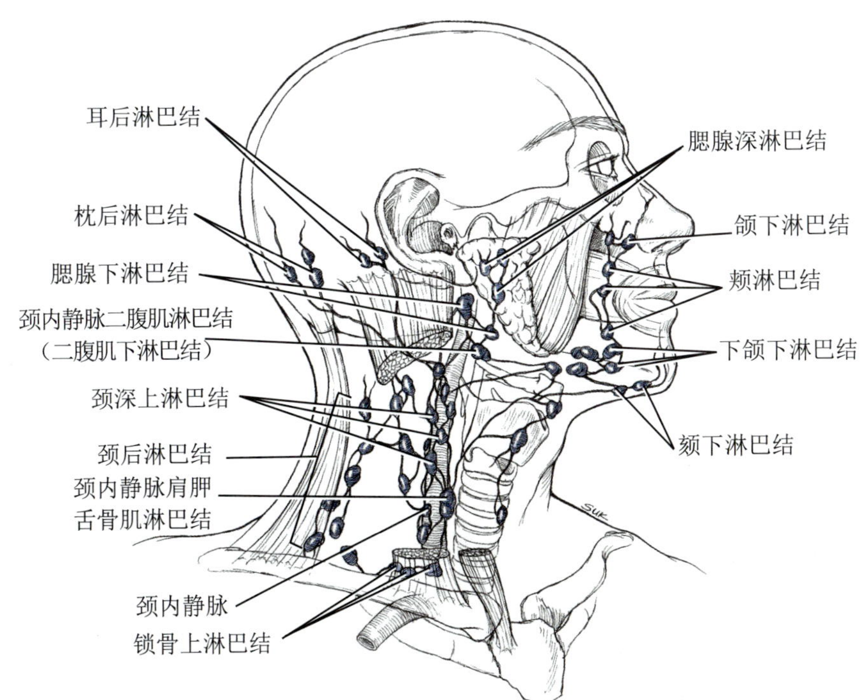

图 20-28　头颈部的淋巴结的分布

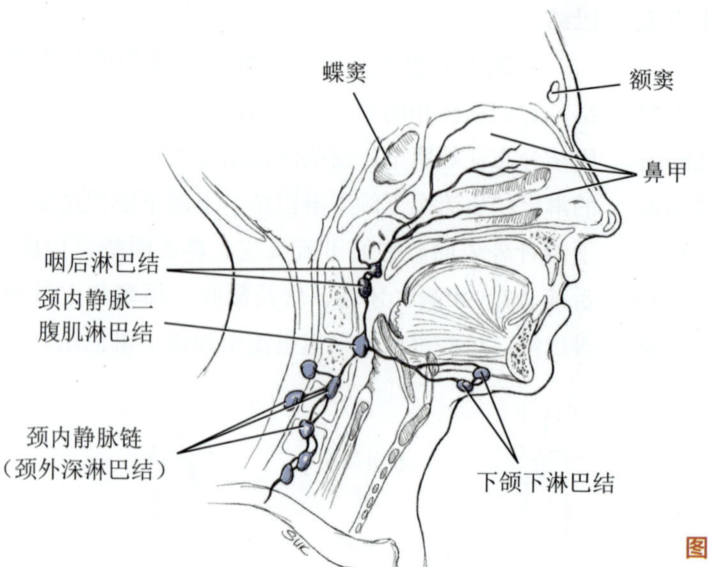

图 20-29　头部和颈部深部淋巴结与深层结构关系的矢状面图

咽后淋巴结（1～3），位于颊咽窝，位于上咽部后方和寰椎弓前方。这些淋巴结通常涉及鼻咽肿瘤，并且随后会包括在治疗野中。

颏下淋巴结存在于由二腹肌、下牙龈、唇、舌、口底和下颌皮肤形成的颏下三角中。这些淋巴结输出引流至下颌下淋巴结。

颈浅淋巴结由一组位于舌骨下方和喉、气管和甲状腺前方的淋巴结组成。

颈深淋巴结沿着颈动脉鞘和沿着胸锁乳突肌的颈内链周围形成一个由 20～30 个淋巴结组成的链。往下走，这些淋巴链延伸至锁骨下三角。颈内静脉二腹肌淋巴结，有时也称二腹肌下淋巴结，通常位于下颌角的上面，引流扁桃体和舌的淋巴液。在这组淋巴结中的其中一个，位于肩胛舌骨肌肌腱里面的淋巴结被称为颈内静脉肩胛舌骨肌淋巴结，当这两组淋巴结变大时，可能提示舌癌，因为颈部淋巴结肿大可能是该疾病的唯一征兆。这些输出淋巴管组成颈干后流向锁骨上窝里的右淋巴导管和胸导管。颈部淋巴结通常包括在大多数通过淋巴扩散的头颈癌的治疗野中，这里包括绝大多数的头颈癌。包围这组淋巴结的区域通常称为颈后区。

九、胸部和乳房的体表和断层解剖及标志

在人体的胸腔中可以发生各种恶性疾病，如肺癌、乳腺癌和纵隔淋巴瘤。要求放射治疗师必须要有关于胸部体表和断层解剖的知识。胸腔从锁骨上方向下延伸到肋弓下缘。人体胸腔具有各种解剖学特征，这些特征通常用于放射野设置、位置定位等。

1. 前胸廓标志

锁骨全长在前胸部都是可见的，特别是在身体瘦长的人，锁骨很容易被触及。放射治疗师在勾画下颈部和上胸部淋巴管治疗照射野时会使用到锁骨。锁骨上淋巴结位于锁骨的上端，它们通常在头颈癌和肺癌中需要预防性治疗。另外，位于锁骨内侧的臂丛神经常涉及肺上沟癌（pancoast），可以参考锁骨这个点。

前胸壁的肌肉组织包括胸大肌、胸小肌和三角肌。胸大肌内侧附着于锁骨和上五条肋软骨，它的侧面延伸至腋窝。成年女性的肌肉被乳房覆盖，下缘不明显。胸小肌与胸大肌重叠，三角肌形成肩部的圆形部分。

2. 乳房及其标志

男性乳房在一生中均不发育，而女性乳房在青春期有不同程度的发育。尽管女性乳房的尺寸变化大，但它们通常位于第 2 肋骨上缘和第 6 肋骨下缘之间，其内侧缘位于胸骨外侧缘，外侧缘对应于腋

窝中点。女性乳房如图 20-30 所示。乳房组织呈泪滴形，中间呈圆形、下垂，上外侧延伸到腋窝，称为斯潘斯（Spence）腋尾。如果锁骨上窝不治疗的话，典型的切除范围高达胸骨上切迹（SSN），上限包括整个乳房和斯潘斯腋尾。

乳房可分为 4 个象限：外上，内上，外下，内下。大多数肿瘤位于乳房外上象限。肿瘤位置对于肿瘤扩散模式有重要的关系。如果乳腺肿瘤位于内象限，则可能涉及位于内侧的淋巴结，例如内乳淋巴结。如果肿瘤位于外象限，则需要检查腋窝淋巴结是否受累。该信息对治疗师特别重要，因为肿瘤位置和转移决定了照射野参数。

乳房的其他体表解剖结构包括乳头、乳晕和乳房下沟。乳头突出于乳房中央正下方。在男性中，乳头位于第 4 肋间；女性的位置各不相同。乳晕是围绕乳头的区域。它的颜色随着激素水平的变化而变化，如怀孕期间更明显。乳房下沟，位于乳房下缘的附着点，因人而异。在乳房较大的女性中，乳房悬垂在附着点并在其外照射治疗期间应引起注意，因为这些病例中乳房可能会起到补偿模的作用。

在影像学上，乳房产生的阴影很容易在传统的 X 线片上看到。图 20-31 显示了经过胸腔和乳房的 CT 扫描片。注意患者的内部解剖结构与乳房轮廓的关系，该信息在治疗计划中极其有用。

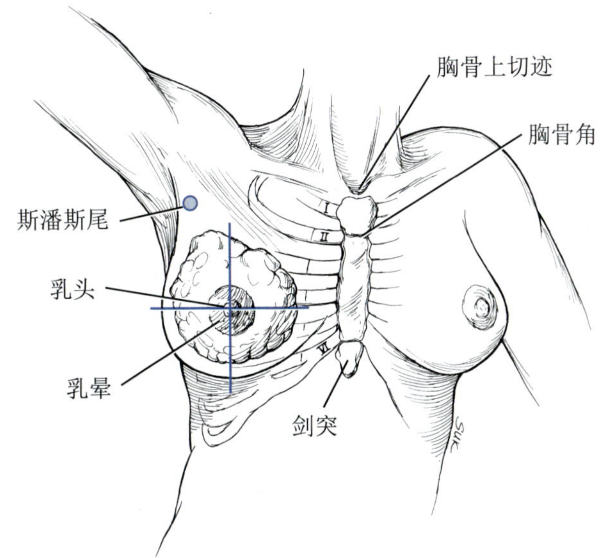

图 20-30　女性乳房的体表解剖。乳腺呈泪滴状，其一部分从前胸壁延伸到腋窝

3. 后胸廓标志

后胸廓通常由背部的结构组成。在初步检查时，背部由各种肌肉和骨性标志组成。主要的肌肉组织包括斜方肌、大圆肌和背阔肌。斜方肌是一个平坦的三角形肌肉，在肩部有侧角，产生一个梯形形状，最上角在枕外隆突，最下角在 T_{12} 水平。大圆肌是肩胛骨下角和肱骨之间的肌肉带，它形成了腋窝的后部。背阔肌是背部两侧的宽阔肌肉，它从骨盆髂骨嵴跨到后腋窝。图 20-32 显示了后胸廓的表面解剖结构。

胸椎的棘突向下倾斜，尖端比相应的椎体更低，并且易于触及。肩胛骨是上肢带骨中的大后骨，很容易在背部触诊。肩胛冈位于 T_3 水平，肩胛骨下角位于 T_7 水平。

下背部有一些骨性标志，可以很好地提示给放射治疗师。髂嵴位于 L_4 水平，这一点对于定位蛛网膜下腔是很重要的，该点通常是腰椎穿刺点。髂后上棘（PSIS）距离中线约 5 cm，易于触及，位于 S_2 水平。

4. 胸部的内部及断层解剖学

CT 扫描层面可以很容易地显示骨骼细节。MRI 显示了传统 X 线设备无法清晰看到的软组织解剖结构。识别筋膜平面可以鉴别器官系统、血管供应、肌肉、骨骼和淋巴系统。胸腔的剖面图为许多放射治疗师提供在日常放疗管理中使用的解剖学信息。

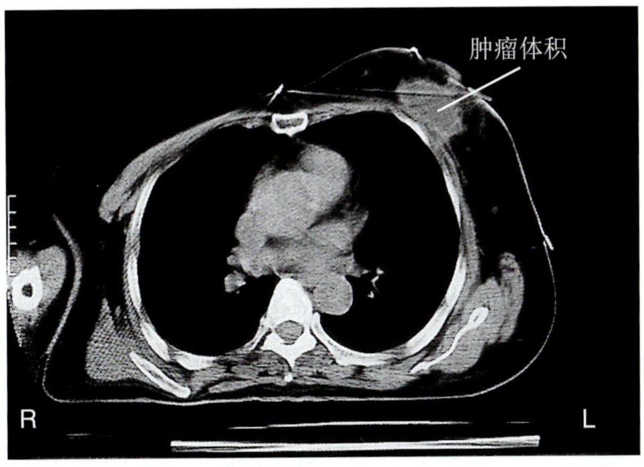

图 20-31　女性乳房和胸部的 CT 断层扫描图。这些乳房和胸壁轮廓的图像大大提高了治疗计划的准确性。注意肿瘤体积如何容易地与其他内部解剖结构相关

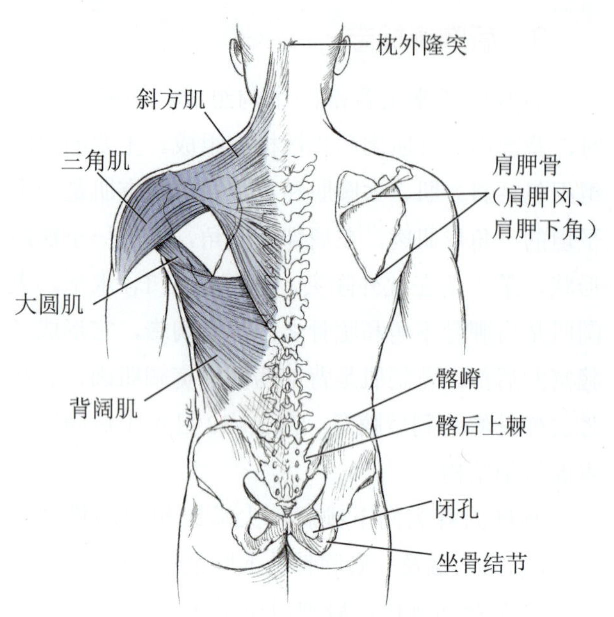

图 20-32 后胸廓的表面解剖

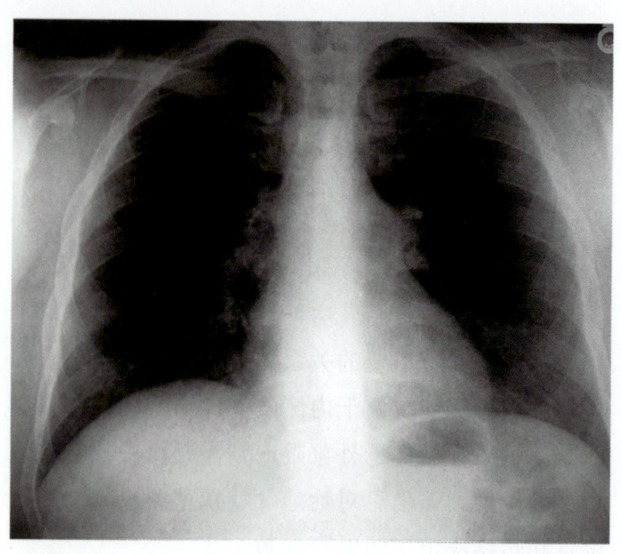

图 20-33 该 X 线图像显示气管及其远端隆突分叉，分叉通常发生在 $T_{3\sim4}$

气管是气道的一部分，它长约 10 cm，从处于 C_6 水平的环状软骨下开始，延伸到 $T_{4\sim5}$ 水平称为气管隆嵴的分叉点。通常，它对应于路易斯角（Louis）（图 20-33）。气管分叉是左、右主支气管的起始部，这可以帮助治疗师定位治疗区域边界的初始位置，尤其是肺癌，其下边界通常位于该解剖参考点下方几厘米处。

膈肌是圆顶形的肌肉，分隔胸部和腹部。它在呼吸中很重要，位于 T_{10} 和 T_{11} 之间。食管和下腔静脉在 $T_{8\sim9}$ 水平穿过膈肌，而降主动脉穿过 $T_{11\sim12}$ 水平。这些特征在图 20-34 的横断面中显示。

胸膜腔的上缘在锁骨的中间 1/3 向上延伸 3cm 处。胸膜腔的前缘到达胸骨角的中线。胸膜在外部胸壁周围的区域更广泛。膈肌从下方凸进到相应的胸膜腔。胸膜标志着肺扩张的限制范围。

除没有向下延伸到外侧隐窝外，肺部与胸膜紧密相连。右肺的前缘对应于右肋骨和纵隔胸膜的交界处，直至第 6 个胸肋关节的水平。左肺前缘来自胸膜反折线横向弯曲。肺和胸膜的体表投影如图 20-35 所示。

心脏直接位于膈肌上的心包腔内，前面被胸骨体覆盖。心脏的底部位于 T_4 水平。在胸部的 X 线片中可以清楚地看到心脏阴影。

与胸部和心脏联系紧密的是大量的大动脉和大静脉。主动脉分成上升和下降的两部分。升主动脉从左侧第 3 肋间隙内侧端的主动脉口延伸至右侧第 2 胸骨软骨关节，这个拱形一直在胸骨角的右侧上方，然后在第 2 个左肋软骨后面转向下。降主动脉在这个软骨后面向下走，逐渐移动到达中线左侧，在剑胸关节下方大约 9 cm 处进入腹部。左侧颈总动脉和左锁骨下动脉从该主动脉弓延伸出来。上腔静脉位于 T_4 水平。穿过心包，进入心脏。下腔静脉在胸腔内不会延伸很长的距离，它位于右心膈角，从右侧第 6 肋软骨后面进入心脏。

5. 乳房和胸部的淋巴管

胸腔和乳房的淋巴引流对放射治疗师很重要。胸腔富含淋巴管。腋窝、锁骨上窝和纵隔淋巴管在乳房、头颈部、肺部和淋巴瘤的放射治疗计划中起主要作用。胸腔的淋巴结分为引流胸壁和乳房的淋巴结以及引流胸腔内脏的淋巴结。

乳房淋巴管。3 条淋巴通路与乳房相关：腋窝、经胸部和内乳通路。这些通路是乳房淋巴引流的主要途径。每个相关通路特殊的淋巴结组，如图 20-36 所示。

腋窝淋巴通路来自乳房上半部和下半部的淋巴主干。淋巴沿着导管被收集在小叶中，并在乳房后面的乳晕汇合，从该点开始，流入腋窝。该途径

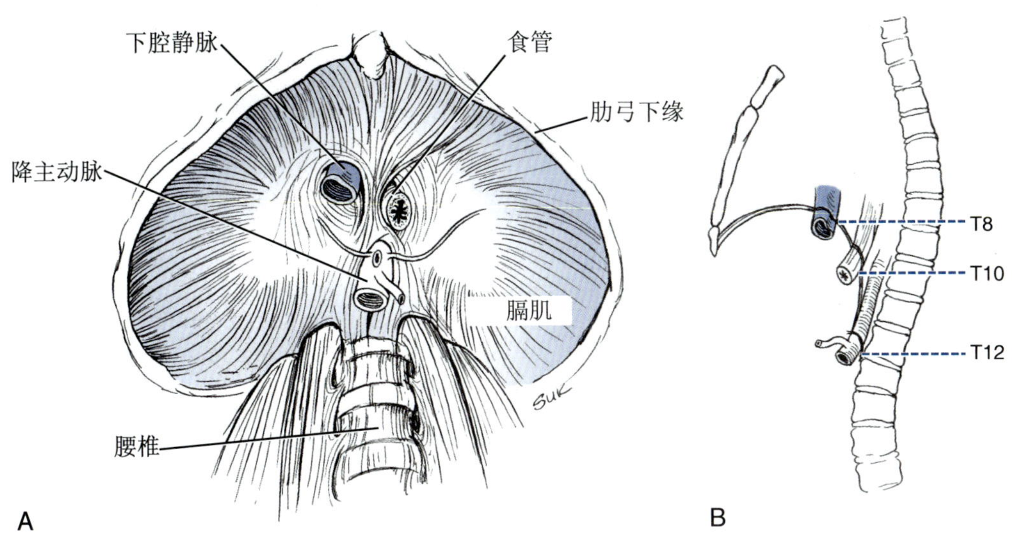

图 20-34　显示食管和下腔静脉穿过膈肌的下胸廓的横断面
A. 膈肌的下表面；B. 膈肌的矢状面

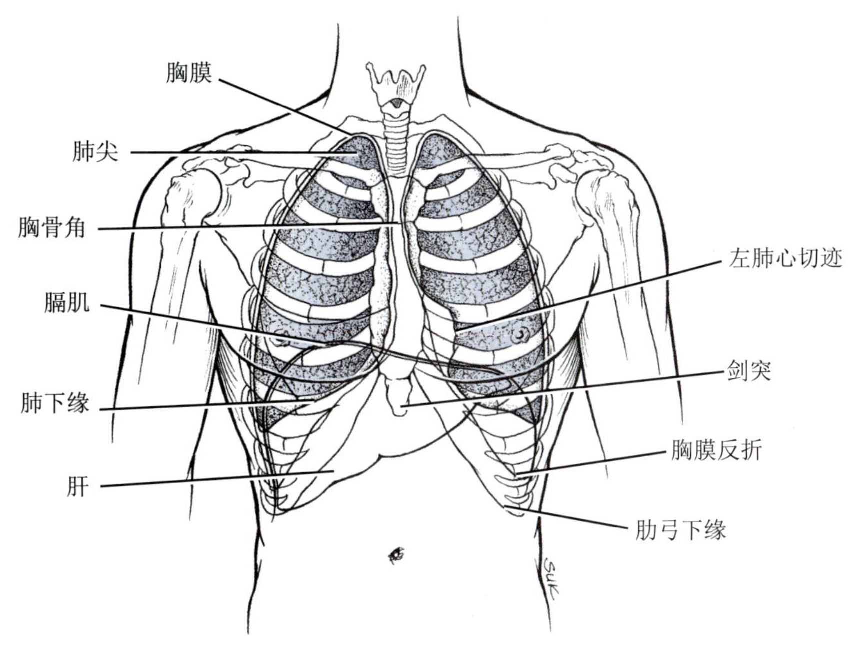

图 20-35　肺和胸膜的表面投影

被认为是主要途径。该通路的淋巴结引流乳房的外侧半部。在浸润性乳腺癌中，这些淋巴结非常重要，腋窝淋巴结活检通常是用于评估疾病转移。腋窝淋巴结通常位于第 2 ～ 3 肋间隙的水平，并且可以分为低、中和腋尖淋巴结。

经胸部淋巴通路穿过胸大肌引流至锁骨上窝和锁骨下窝淋巴结。锁骨下窝中有一个中间淋巴结称胸肌间淋巴结（Rotter）需值得注意。锁骨上窝和下颈淋巴结，通常 1 ～ 3 cm 深，通常在侵及经胸部的淋巴通路时需进行治疗。在下颈部或者锁骨上窝发现的斜角肌淋巴结，常常通过活检以判断疾病是否扩散。

内乳淋巴通路向中线延伸并穿过靠近胸骨体（$T_{4\sim9}$）的胸大肌和肋间肌，与该途径相关的是乳房内淋巴结。这些位于乳房内象限淋巴结并具有阳性腋窝淋巴结，常见于原发性乳腺癌。这些淋巴结

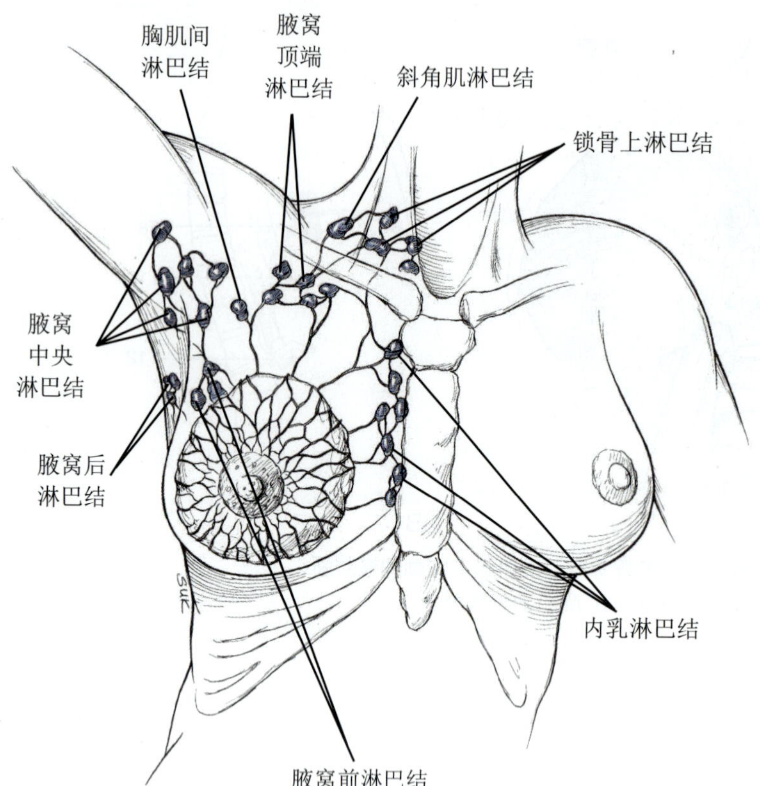

图 20-36　与乳房相关的淋巴通路：腋窝、经胸部和乳房内部

通常距离中线约 2.5 cm（从 0 ～ 5 cm 的变化）并且大约深 2.5 cm（变化范围为 1 ～ 5 cm）。CT 扫描对放射肿瘤学团队评估这些淋巴结的位置非常有帮助。横向位置和深度分别有助于确定野宽和治疗能量。

从手术的角度来看，乳房淋巴引流也很重要。对于根治性乳房手术，淋巴引流常常受到损害，因为通过外科手术干预改变了淋巴引流通道，淋巴回流到心血管系统的引流路径较少。这种减慢的引流导致水肿，有时在接受过根治性乳房手术的患者的手臂中可见。锻炼和肢体的抬高有助于引流停滞的淋巴。这种并发症导致癌症管理团队在尽可能的情况下少使用根治性手术以及其他方式。

胸淋巴管。纵隔具有丰富的相互链接的淋巴网。最值得注意的淋巴结是胸部内脏和肺静脉淋巴结。它们通常在霍奇金病和肺癌中受侵，可以在影像学上观察到扩大的纵隔。肺和纵隔的淋巴如图 20-37 所示。

上纵隔淋巴结位于上纵隔。它们位于头臂静脉、主动脉弓和主动脉发生的大动脉干之前。接纳胸腺、心脏、心包、纵隔胸膜和肺门的淋巴。气管淋巴结沿着胸腔气管的两侧延伸，也称为气管旁淋巴结。上气管支气管淋巴结位于气管的两侧。它们位于气管分叉成两个主支气管的上侧方。

下纵隔淋巴结位于下纵隔。下气管支气管淋巴结位于气管分叉处下方。它们也被称为隆突淋巴结。

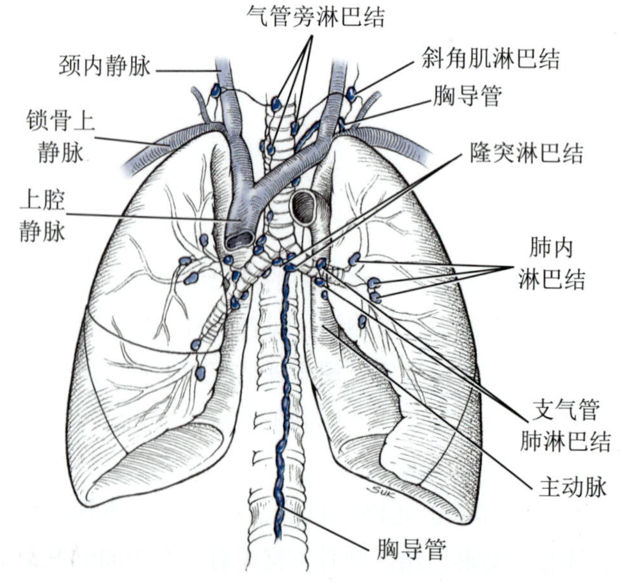

图 20-37　纵隔大量淋巴结

支气管肺淋巴结通常称为肺门淋巴结，位于主支气管和肺血管分支成小叶支气管和血管的肺门处。大多数肺癌病例涉及这些淋巴结。肺淋巴结，也称为肺内淋巴结，沿着肺实质内二级和三级支气管分布。

在右肺，3 个肺叶淋巴都流入肺淋巴结和肺门淋巴结。然后它们流到隆突淋巴结，再到气管旁淋巴结，再经过斜角肌淋巴结和右淋巴管到达头臂静脉。在左肺，引流肺上叶淋巴至肺内和肺门淋巴结，经隆突淋巴结、左上气管旁淋巴结，通过胸导管至头臂静脉。左下叶淋巴引流至肺淋巴结和肺门淋巴结，然后到右侧气管旁淋巴结，沿着右肺所示的路径流向头臂静脉。这些在设计肺癌患者的治疗野时是重要的。

十、腹部和骨盆的体表和断层解剖及标志

腹部和骨盆容纳许多被治疗的恶性疾病器官。由于腹腔和盆腔内有丰富的放射敏感结构，对放射治疗师和剂量师的治疗计划提出了挑战。当相邻的解剖结构耐受性较低时，将结直肠癌治疗剂量调至 60 Gy 或更高是很困难的。了解腹部和骨盆的体表和断层解剖结构对于放射治疗是至关重要的。放射治疗师必须能够将体表和断层解剖学的知识与各种体型联系起来，以使内部解剖可视化。然而，将内部结构与该区域的体型相关联是一项挑战，尤其是在前腹部。与头部、颈部和胸部相比，前腹部没有太多骨性标志可供参考。然而，在骨盆中，一些稳定的骨性标志常常可以涉及。

1. 前腹壁

前腹壁上界是下肋缘，下界是耻骨联合、腹股沟韧带、髂前上棘（anterosuperior iliac spine, ASIS）和髂嵴。前壁由交错的肌肉片形成，其为腹部提供稳定性和形状。帮助形成前腹壁的主要肌肉包括腹直肌、腹横肌、腹内斜肌和腹外斜肌。

腹外斜肌从下八个肋骨延伸至从髂嵴跨越至中线腱膜，片状肌腱将一个肌肉连接到另一个肌肉。它从外侧面延伸到中线。

腹内斜肌从髂嵴和腹股沟韧带跨越到最后四根肋软骨。它从中线延伸至外侧面。

腹横肌从髂嵴，腹股沟韧带和最后六个肋软骨延伸到剑突、白线（从剑突到耻骨联合的坚韧纤维带）和两侧的耻骨。因此，腹横肌从一侧会延伸到另一侧。

腹直肌通常被运动爱好者称为“六块”。这部分的肌肉从耻骨联合延伸到剑突的过程中，有 3 条横向纤维带，将肌肉分成 6 个部分，在具有明显肌张力的个体中是非常突出的。

这些肌肉共同组成前腹壁。图 20-38 显示了这些肌肉的相互关联性。

腹部可以触及许多结构。剑突位于 T_9 水平的上腹部区域。这个骨性标志非常稳定。放射治疗师通常通过这个结构和胸骨上切迹来确保患者躺直在治疗床上。如果两个标志矢状面激光的投影呈一条直线，则胸部通常是直的。剑突也可用于与耻骨联合或与相关的软组织标志相结合，以确保下半身是直的。由第 7 ～第 10 肋软骨形成肋缘，其形成肋骨的下边缘。

脐，也称为肚脐，是前腹部位置不定的移动标志。当个体处于仰卧位时，它通常处于 L_4 水平。当站立、婴儿和腹部下垂，它位于较下的水平。

2. 后腹壁（躯干）

在后腹壁，下肋骨、腰椎、髂后上棘和髂嵴可触及。髂嵴之间连线称为嵴间线，该线通常在 T_3 和 T_4 之间穿过，这是腰椎穿刺的重要位置。

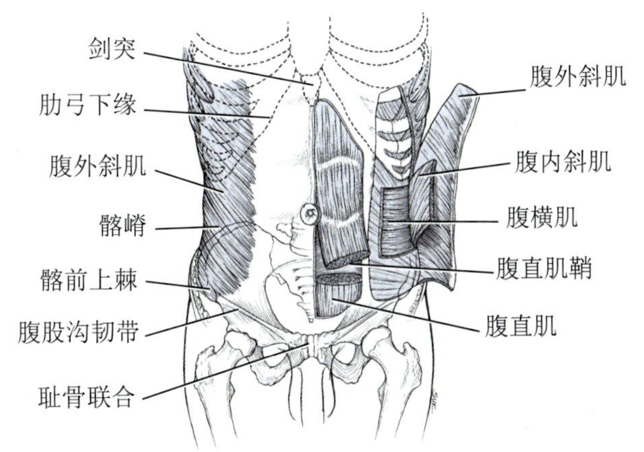

图 20-38 前腹壁和外侧腹壁的肌肉协调工作，为躯干提供结构和稳定性

3. 骨盆前缘的标志

前骨盆有一些对放射治疗师有用的骨和软组织标志。如图 20-39 所示，将在下一节中概述。

髂嵴从髂前上棘延伸至髂后上棘。髂前上棘是可触及的，可以从该点上、下方或中间侧方进行测量。它通常用于参考股骨的位置。侧髂嵴也易于触及，位于骨盆外侧壁，可以用作判断前骨盆或后骨盆的横向水平。连接左、右两边侧髂嵴的线为外侧髂嵴水平线。这些嵴是外侧骨盆壁上髂骨的最上缘，可以在该水平上下进行测量。

当考虑骨盆侧面解剖时，股骨头和大转子虽然不是骨盆的直接组成部分，但是也很重要。股骨头与臀部在髋臼连接。如果被照射剂量超过耐受范围，则可发生纤维化并引起关节疼痛或运动受限。通常这种关节到大骨盆入口处会被适度地防护以避免这种情况发生。大转子是股骨近端唯一可以触诊到的部位，因此，它与髋骨骨性标志的关系很重要。放射治疗师在模拟过程中通过大转子对准患者以减弱骨盆转动。当大转子与治疗床面处于同一高度时，患者应处于水平位置。放射治疗师可以用尺子和光学激光测量它。

在骨盆下部之间的耻骨联合有 5 mm 中线间隙。耻骨上缘可触及，位于耻骨中线的上部。除极度肥胖的患者外，触诊是相当容易的。触诊时，应注意覆盖的软组织。耻骨下缘亦可触及，位于耻骨中线下方，但它不像耻骨上缘那样容易触及，因为它位于更后下方，所有这些都可以通过射线准确定位。放射治疗师在设置前列腺外侧区域的前边界时可涉及这些信息（前列腺位于耻骨联合的正后方）。

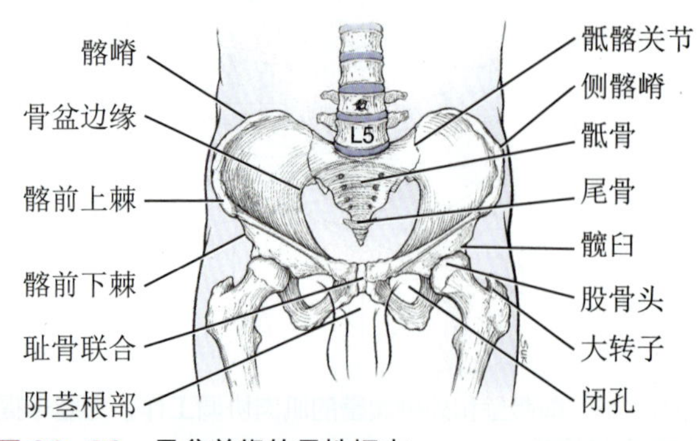

图 20-39 骨盆前缘的骨性标志

坐骨结节位于骨盆的下部，这对应于臀部的下部区域。当一个人坐下时，坐骨结节承受身体的重量。许多放射肿瘤学家使用坐骨结节作为前列腺治疗前后野的下界。

当照射骨盆时，放射治疗师可以通过会阴的解剖结构来帮助定位设野，会阴的菱形区域外侧是坐骨结节，前部是耻骨联合，后部是尾骨。这些区域的设野标记线通常因汗水和衣服摩擦而褪色。因此，该区域的知识可以提供验证野的实用方法。男性和女性解剖学都有有用的标志。

大阴唇的前连合在女性中很容易区分。它是一个重要的软组织标志，它可以被用作测量耻骨上界或下界的参考点。因此，重新检查该软组织标志可以消除耻骨触诊的差异。

阴茎的根部被视为阴茎的前部皮肤与前骨盆壁的皮肤连接处。该水平用作测量男性耻骨的上界或下界的参考点。治疗师可以根据阴茎根部通过适当的测量方法来测量前列腺区域侧面位置的变化。

4. 后骨盆标志

后骨盆最常用的表面骨标志是髂后上棘、尾骨、髂嵴和侧髂嵴。因为后两部分在上一节中提到过，所以这里只讨论髂后上棘和尾骨。髂后上棘由臀部上方和内侧的凹陷所突显，距离中线 5～6 cm。它们是可触知的，并且可以在上下或内侧方向上进行测量。尾骨位于臀沟的深处，其下端距离肛门约 1 cm。

5. 盆腹部脏器

腹部和骨盆的器官可以用各种方法可视化。X 线片、CT、MRI 和 US 通常用于提供有关器官位置的信息。需要注意的是，腹部和骨盆中任何器官的位置都可以随着呼吸、解剖位置和饱腹程度的变化而改变，这就是将放射治疗患者放置在日常限制活动的可重复位置是非常重要的原因。如先前所观察到的，体型影响内部器官的位置。这也适用于腹部和骨盆。本节讲述腹部和盆腔内脏的位置。

6. 消化器官的位置

食管从颈部环状软骨的下边缘开始，穿过膈肌进入贲门括约肌，即胃的入口，位于 T_{10} 水平在中线左侧 2～3 cm 处。对于食管的可视化射线成像，通常指示患者在检查之前吞咽诸如钡剂的不透射线物质。

十二指肠是一个长约 25 cm 的 C 形小肠，从中线右侧上腹部边缘的开始。胃位于十二指肠和远端食管之间，大小和位置可变，部分被左肋骨覆盖并充满上腹部。小肠由空肠和回肠组成，从十二指肠延伸到大肠的入口。

大肠的开始是盲肠。它位于 L_4 水平的右髂区。升结肠（长 15 cm）和右侧结肠肝曲以及左侧结肠脾曲和降结肠（长 25 cm），大部分属腹膜后结构，而横结肠和乙状结肠有肠系膜，它们的位置因人而异。然而，在普通的身体体型中差别不大。直肠从 S_3 水平开始，距离肛门约 4 cm 结束。这是前述的前列腺治疗区域需剂量限制结构之一。因此，在模拟过程中，直肠可视化很重要。

图 20-40 描绘了腹部和骨盆中消化道的表面投影。

7. 非消化性器官的位置

放射治疗师受益于腹部和骨盆的非消化器官的实用知识。许多时候，这些器官涉及恶性疾病过程，必须包括在患者的治疗方案中。图 20-41 显示了此处提及的器官体表投影。

肝脏是一个不规则形状的器官，位于肋缘上方的腹部右侧季肋区。肝脏的上缘凸出到膈肌，处于 $T_{7\sim8}$ 的水平。肝脏通常用 CT 扫描、超声和核医学成像。

胆囊位于肝脏下缘的下方并与腹壁接触，腹直肌外侧缘与第 9 肋软骨相交处。这个位置被称为幽门平面。另外，超声可用于区分胆道阻塞和胆结石。

先前提到的作为血液淋巴结的脾脏位于 $T_{10\sim11}$ 水平，中线左侧约 5 cm 处。正常时，位于身体左侧第 9～第 11 肋骨下方。通常在淋巴瘤患者中，手术检查该器官以确定疾病是否扩散。在霍奇金病的腹部治疗中，为了活检如果移除该器官，则脾蒂，与其血管和淋巴连接点也包括在内。

胰头、胰体和胰尾 3 个组成胰腺。胰头位于十二指肠的 C 部分。胰体在 L_1 水平过中线，略微向左上延伸。胰腺的尾部进入脾门，这是脾脏血管入口和出口的凹点。

8. 泌尿道器官的位置

肾脏位于腹膜后间隙的后腹壁。右肾门处于 L_2 水平，而左侧肾门则处于 L_1 水平。由于邻近肝

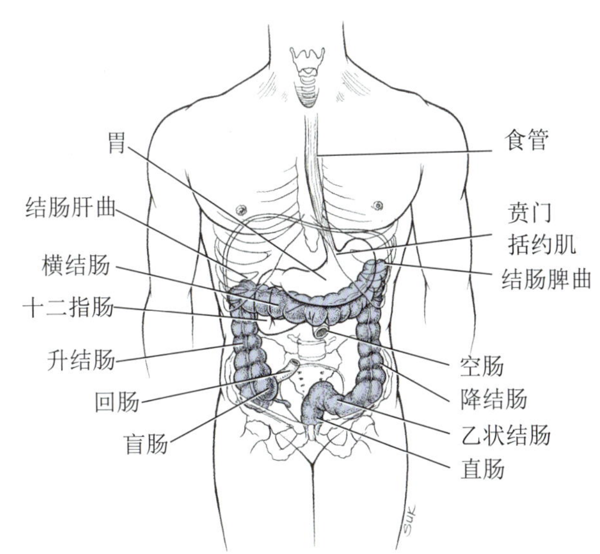

图 20-40　消化道器官的体表投影

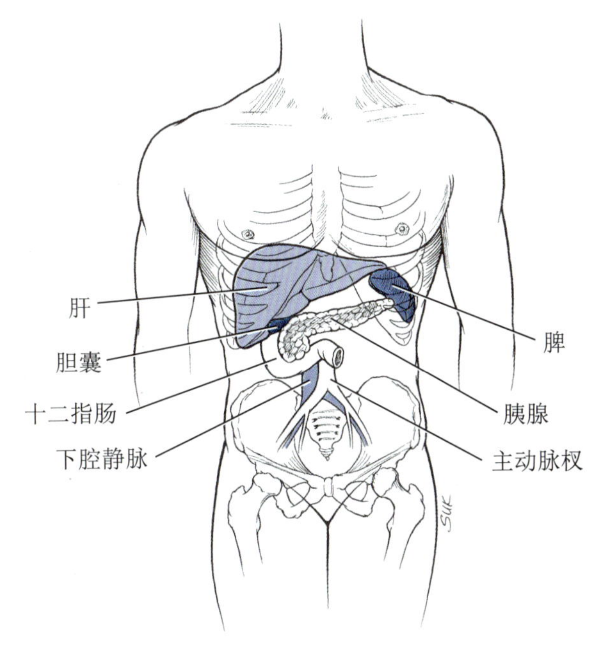

图 20-41　非消化道器官的体表投影

脏的存在，右肾比左肾低。肾脏的上部和内侧是肾上腺。肾脏通常不固定在腹壁上，可以随着呼吸移动 2 cm。当放射治疗师勾画这些辐射敏感结构的位置时，考虑到这一运动是很重要的。

输尿管是管状结构，其将尿液从肾脏输送到膀胱。它们在腰肌前面行走并进入盆腔侧壁，到骶髂关节（SI）。输尿管及肾脏通常用 CT 扫描、超声以及静脉内和逆行造影成像。

膀胱位于盆腔中。膀胱颈位于耻骨联合后方和直肠前方。该器官也位于男性的前列腺正上方。膀胱是治疗前列腺癌时的剂量限制结构。它通常在模拟过程中用造影剂可视化。

泌尿道器官的位置关系如图 20-42 所示。

9. 腹部和骨盆的淋巴管

腹部和骨盆的淋巴引流路径对放射治疗师很重要。在身体这部分结构中发现有丰富的淋巴管。腹膜后和骨盆的淋巴管在妇科、泌尿生殖系统和淋巴肿瘤的放射治疗领域中起主要作用。图 20-43 和图 20-44 显示了这里概述的淋巴结和淋巴结组。

腹部的淋巴通路和淋巴结通常被称为内脏淋巴结，因为它们与腹部器官密切相关。注入乳糜池或胸导管之前的 3 个主要腹部淋巴结分别是腹腔淋巴结、肠系膜上淋巴结和肠系膜下淋巴结，也称为主动脉前淋巴结，分别引流相应的内脏淋巴。

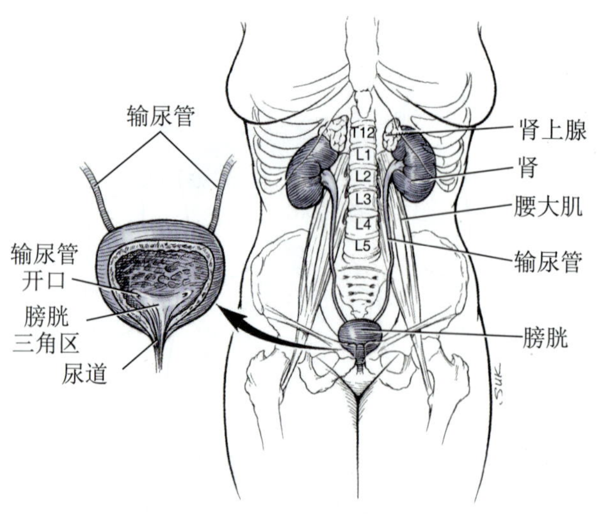

图 20-42 尿道和肾上腺的表面投影

腹腔淋巴结引流包括胃、大网膜、肝脏、胆囊、脾脏以及来自胰腺和十二指肠的大部分淋巴。肠系膜上淋巴结引流胰头部分，十二指肠的一部分，整个空肠、回肠、阑尾、盲肠、升结肠和大多数横结肠的淋巴。肠系膜下淋巴结引流降结肠、左侧肠系膜、乙状结肠和直肠的淋巴，后腹壁具有丰富的淋巴网。腹主动脉旁淋巴输出引流到乳糜池，乳糜池是胸导管的开始，这些淋巴结在 T_{12} 到 L_4 的腹主动脉旁走行。这些淋巴系统主要接收大多数来自身体下部区域淋巴液。腹主动脉淋巴结直接引流子宫、卵巢、肾脏和睾丸的淋巴。有趣的是，胚胎期的睾丸在肾脏附近发育并在出生后下降到阴囊内。当它们下降后，将直接采用血管和淋巴管收集血液和淋巴液流动。

髂总淋巴结位于 L_4 水平的腹主动脉分叉处。这些淋巴结直接引流膀胱、前列腺、子宫颈和阴道的淋巴。该淋巴链侧向移动并分成髂内和髂外淋巴结。髂外淋巴结引流膀胱、前列腺、子宫颈、睾丸、阴道和卵巢的淋巴。髂内淋巴结，也称为下腹部淋巴结，可以引流阴道、子宫颈、前列腺和膀胱的淋巴。这些淋巴结位于前面提到的髂外淋巴结的更内侧和更后方。

腹股沟淋巴结比前面提到的淋巴结更浅。这些淋巴结直接引流外阴、子宫、卵巢和阴道的淋巴。这些淋巴结由于其位置表浅通常采用电子线照射。

10. 应用技术

本章介绍的知识在实际应用中非常重要。为了加深对所呈现关系的全面理解，本章最后一部分提供经过头部、颈部、胸部、腹部和骨盆的椎体水平和 CT 扫描相关联结构的图表，显示了放射肿瘤医务人员临床工作所需要的结构。图 20-45 ～图 20-49 显示了这些图表和扫描。

十一、总结

- 放射治疗要求医务人员对体表和断层解剖有大量的知识和深刻的理解。
- 用于患者治疗的复杂模拟程序和计划要求严

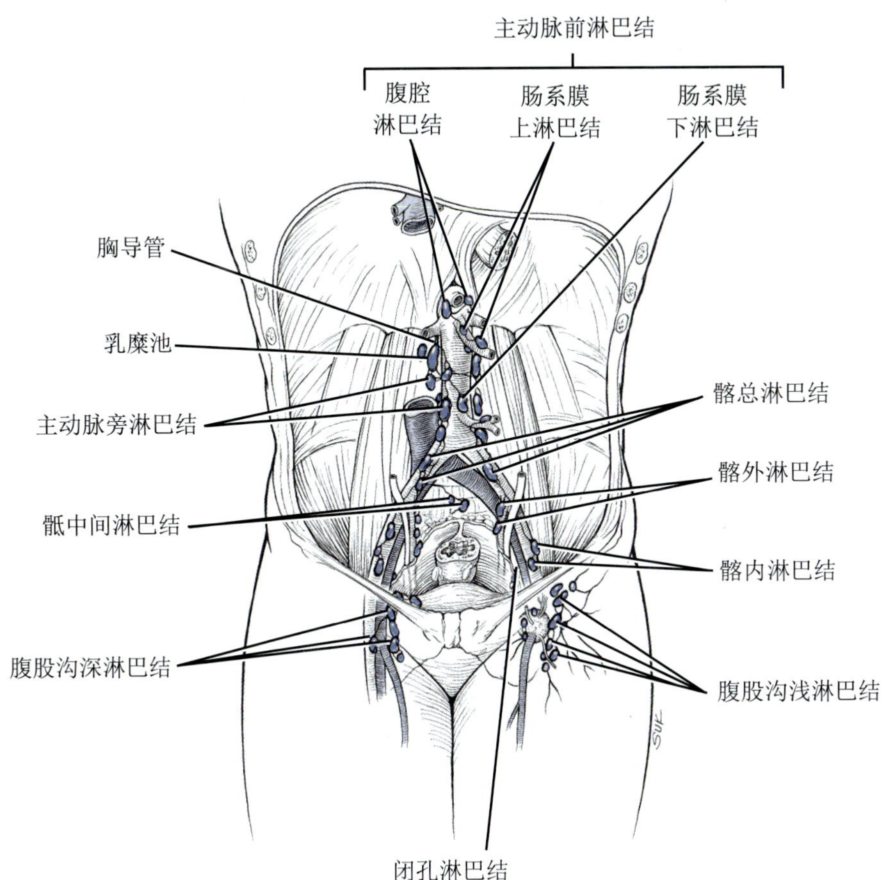

图 20-43 骨盆的淋巴结

格注重细节。

• 放射治疗师必须使用由几种成像方式提供的信息来实现最终目标：向肿瘤和肿瘤区域实施杀肿瘤放射剂量，同时尽可能多地保护正常组织。

• 淋巴管在治疗区域的勾画和疾病处理中起主要作用。

• 放射治疗的复杂性要求放射治疗师使用所有可用的手段来有效地发挥作用。所有治疗师都应该评估他们在体表和断层解剖学方面的实践技能，因为这对于准确进行治疗计划设计和实施至关重要。

• 为了使患者完全受益于放射治疗的新技术，放射治疗师必须具有坚实的解剖学基础，以便有效实施治疗。

• 医学成像不仅有助于定位，而且还通过更精确和更严格的手段促进更好治疗方案的选择。

• 体型知识有助于放射治疗师快速定位治疗区域并将内部结构位置与体型相关联。了解人体如何变化对于有效治疗至关重要。

• 淋巴系统及其相关部分描述了肿瘤扩散的可能途径。淋巴系统的单向流动使得播散模式可预测。淋巴通道与邻近结构和心血管系统密切相关，癌症侵及范围的诊断在放射治疗野的设计和实施中非常

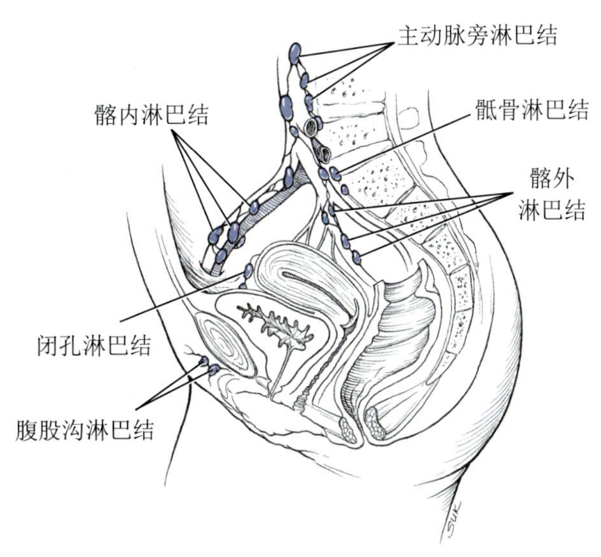

图 20-44 骨盆的淋巴结

重要。

• 解剖标志是定位和再定位治疗区域的重要工具。应考虑两种类型的标志：骨和软组织。尽管这些都提供了有用的信息，但是骨性标志更稳定且更可预测。软组织界标在定位一般区域时很有用，但与骨性标志相比可能不那么精确。

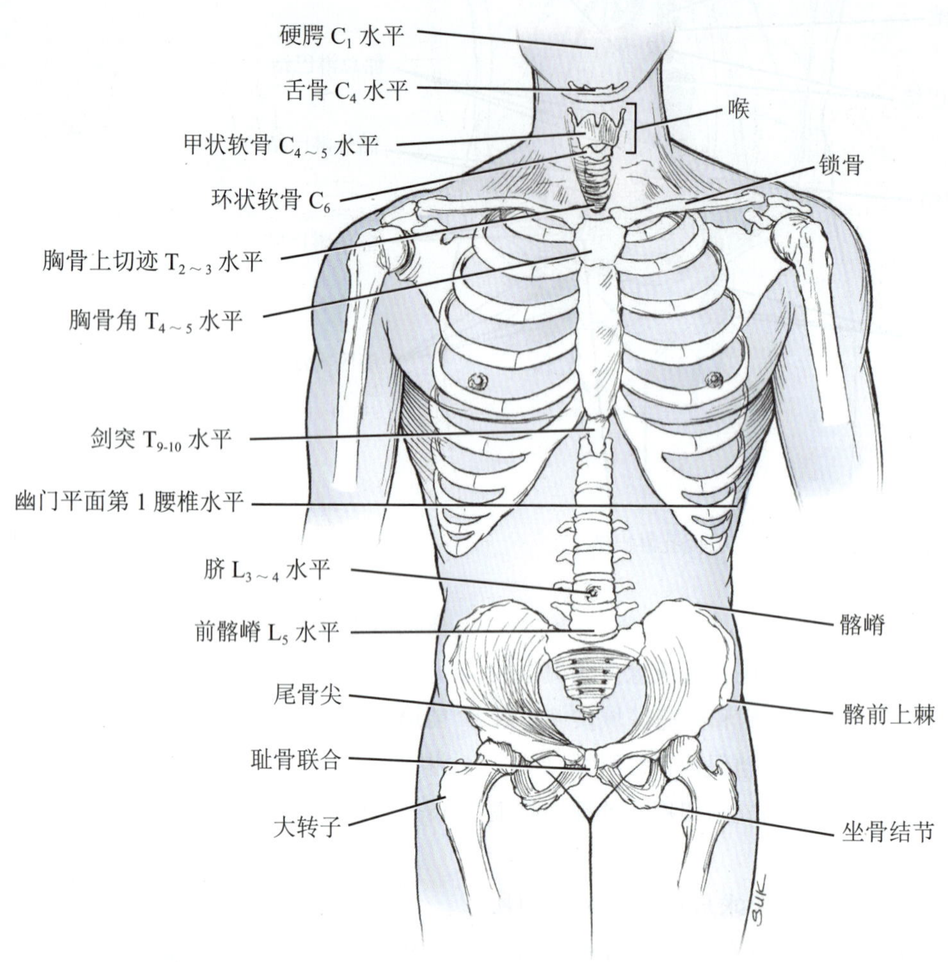

图 20-45　特殊的骨骼解剖结构的前体表投影

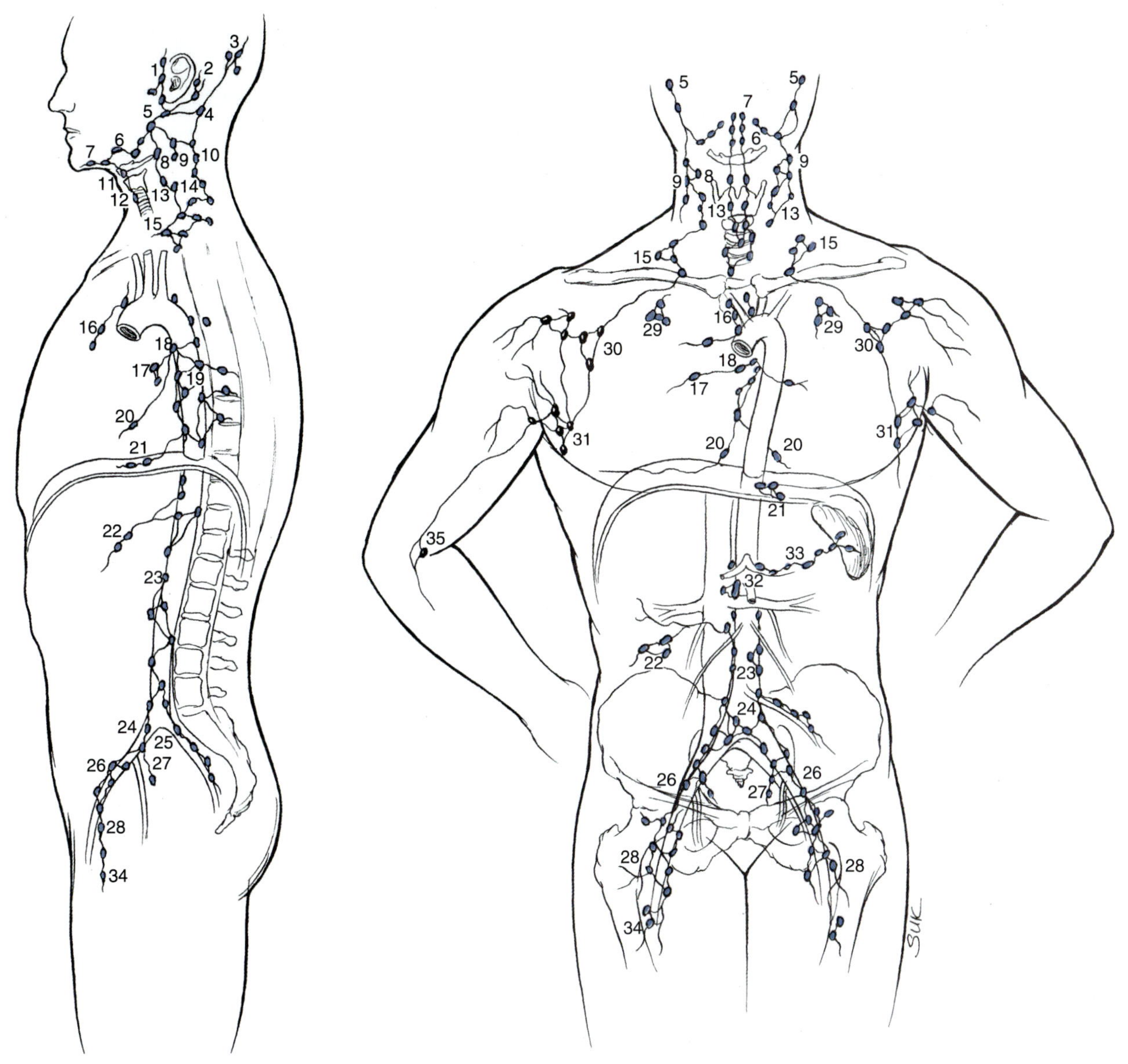

图 20-46　腹部和骨盆的主要淋巴结

1. 耳前；2. 乳突；3. 枕骨；4. 上颈椎；5. 腮腺；6. 颌下；7. 颏下；8. 颈内静脉二腹肌；9. 颈深上部；10. 脊副淋巴链；11. 舌骨下；12. 气管前；13. 颈内静脉肩胛舌骨肌；14. 颈深下部；15. 锁骨上；16. 纵隔；17. 叶间；18. 气管内；19. 后纵隔；20. 心包外侧；21. 膈肌；22. 肠系膜；23. 腹主动脉旁；24. 髂总；25. 髂内；26. 髂外；27. 下腹部；28. 腹股沟；29. 胸肌间；30. 腋窝顶部；31. 腋窝；32. 乳糜池；33. 脾脏；34. 股骨；35. 肱骨内上髁

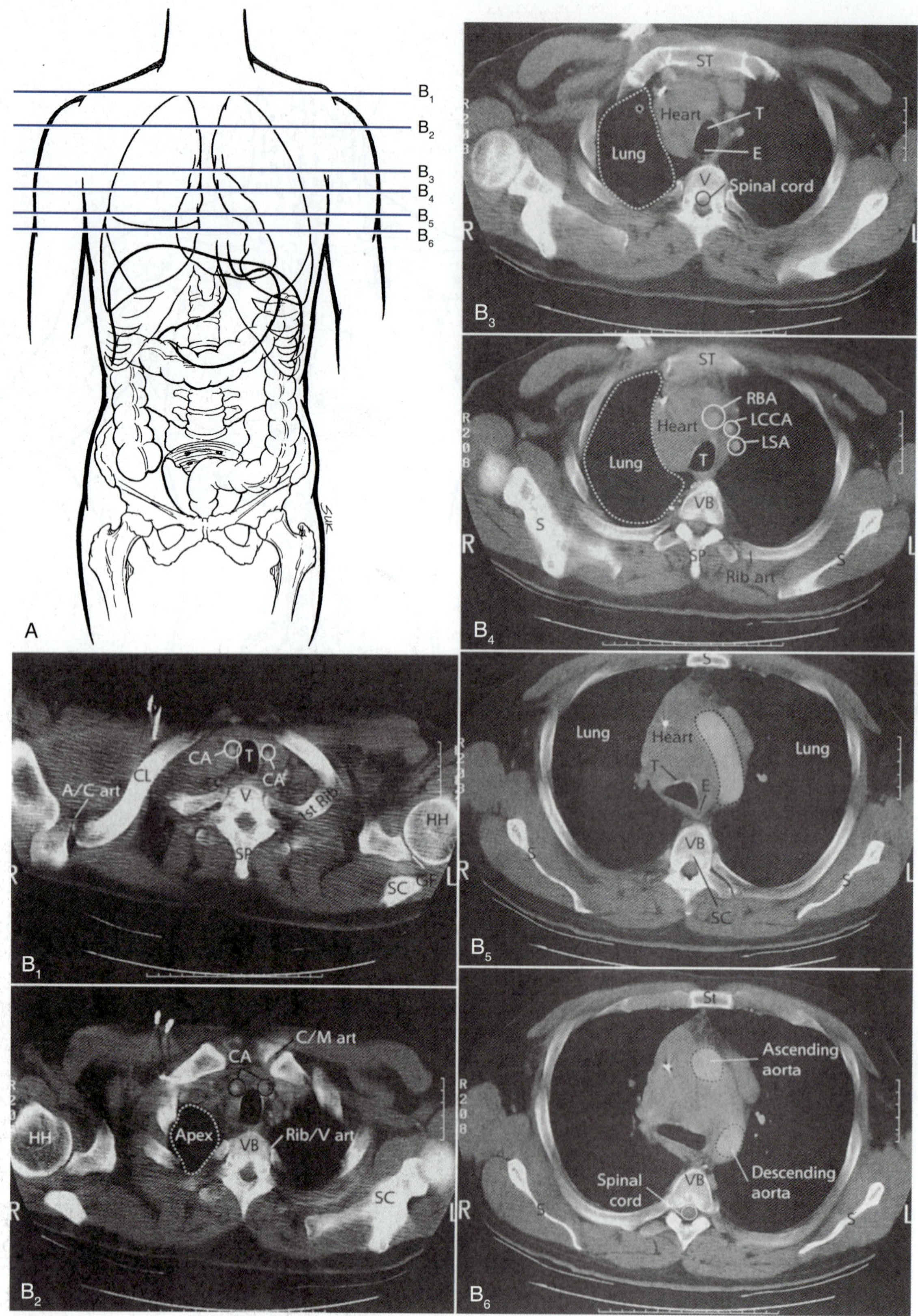

图 20-47 A. 带有解剖结构标记的胸部断面 CT 扫描图（B）

ACA. 升主动脉；A/C art. 肩锁关节；CA. 颈动脉；CL. 锁骨；C/M art. 胸锁关节；DCA. 降主动脉；E. 食管；GF. 关节盂；HH. 肱骨头；LCCA. 左颈总动脉；LSA. 左锁骨下动脉；RBA. 头臂干；Rib/V art. 肋骨 / 椎动脉；SC. 肩胛骨；SP. 棘；ST. 胸骨；T. 气管；V. 静脉；VB. 椎体

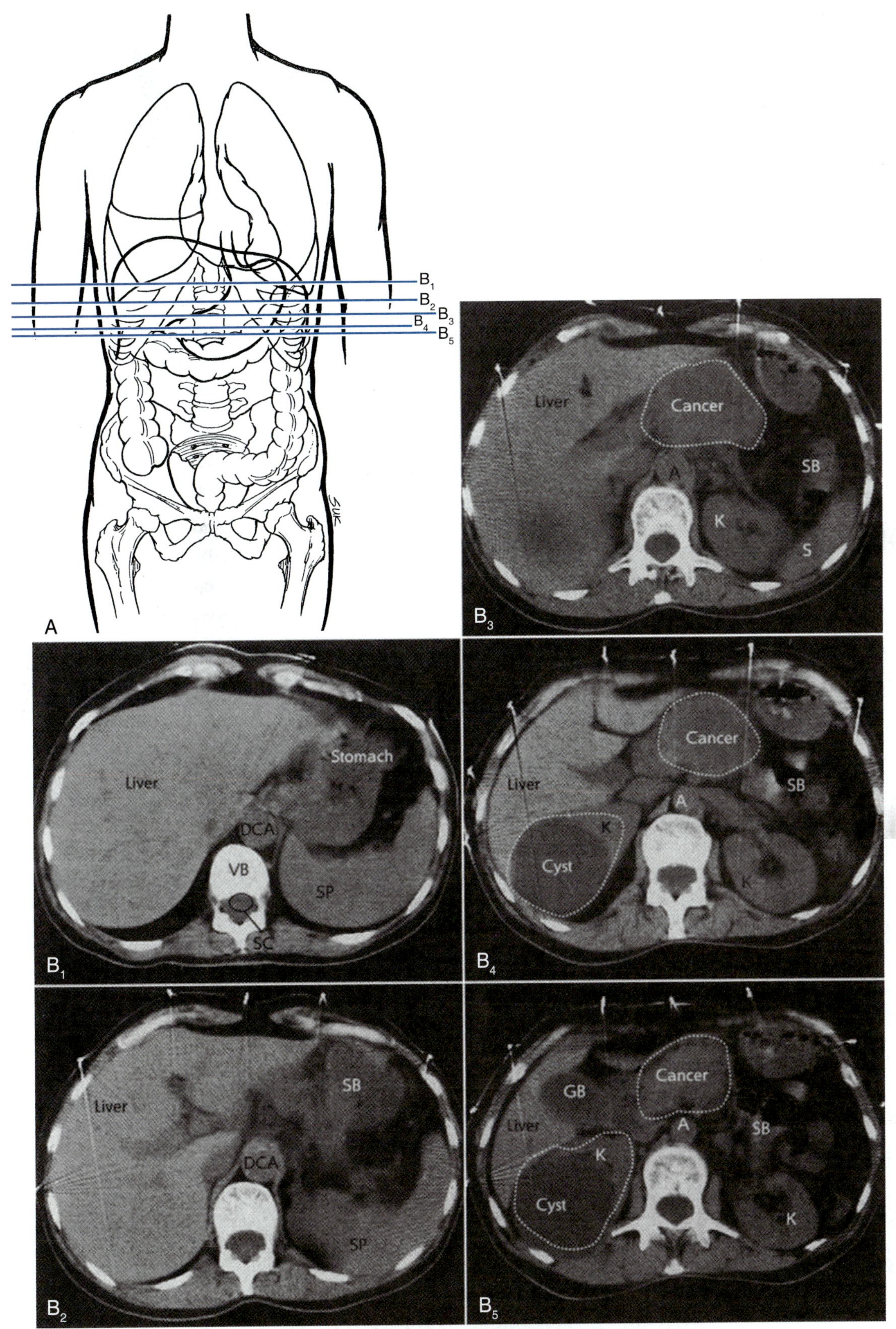

图 20-48　A. 带有解剖结构标记的腹部断层 CT 扫描图（B）

A. 主动脉；DCA. 降主动脉；GB. 胆囊；K. 肾；L. 肝；S. 脾；SB. 小肠；SC. 脊髓；SP. 棘突；VB. 椎体

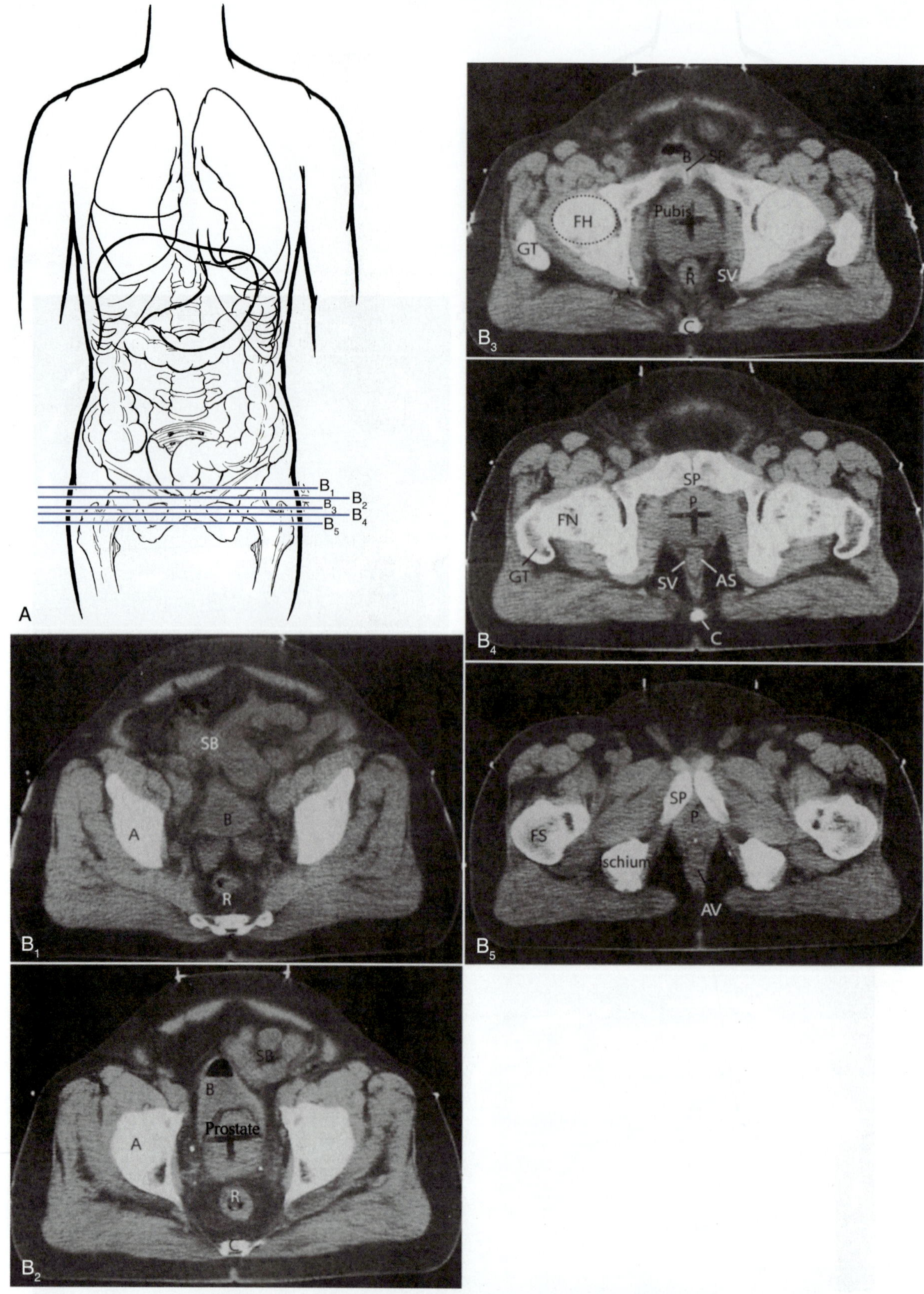

图 20-49 A. 带有解剖结构标记的男性骨盆 CT 横截面图（B）

A. 髋臼；AS. 轴向括约肌；AV. 肛门边缘；B. 膀胱；C. 尾骨；FH. 股骨头；FN. 股骨颈；FS. 股骨干；GT. 大结节；I. 坐骨；P. 前列腺；R. 直肠；S. 骶骨；SB. 小肠；SP. 耻骨联合；SV. 精囊

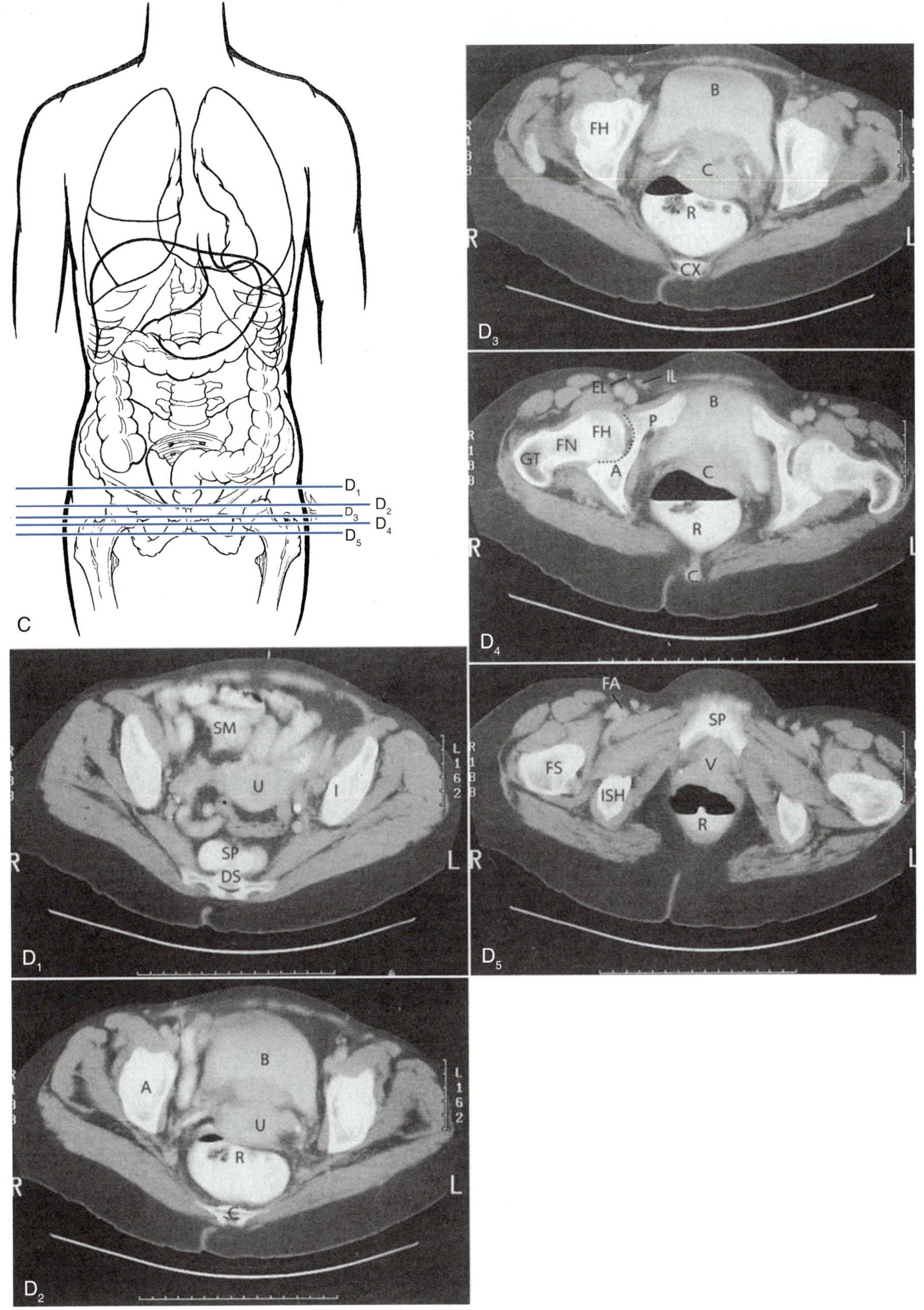

图 20-49 （续）C. 带有解剖结构标记的女性骨盆 CT 横截面图（D）

A. 髋臼；B. 膀胱；C. 子宫颈；CX. 尾骨；DS. 降乙状结肠；EL. 髂外；FA. 股动脉；FH. 股骨头；FN. 股骨颈；FS. 股骨干；GT. 大结节；I. 髂骨；IL. 髂内；ISH. 尾骨；P. 耻骨；R. 直肠；SM. 小肠；SP. 耻骨联合；U. 子宫；V. 阴道

? 复习题

登录我们的网站可以找到下面问题的答案：

http：//evolve.elsevier.com/Washington+Leaver/principles

1. 哪个平面从前到后通过头骨的矢状缝穿过身体中部，将身体分成两个相等的部分

a. 矢状面

b. 冠状面

c. 水平面

d. 上面

2. 哪块肌肉将前腔分成胸腔和腹腔

a. 膈肌

b. 腹直肌

c. 斜方肌

d. 胸大肌

3. 除了右上肢和胸部，头部和颈部的右侧，哪条淋巴管将整个身体的淋巴液返回血液中

a. 乳糜池

b. 胸导管

c. 右淋巴管

d. 上腔静脉

4. 下颌角一般位于哪一水平的椎骨

a. C_1

b. C_4

c. T_1

d. T_4

5. 哪一个结构位于在腰大肌（肌肉）之前，并进入骨盆外侧到达骶髂关节（这些结构中的肿瘤非常罕见）

a. 肾脏

b. 尿道

c. 输尿管

d. 肾上腺

6. 如果眼睛的泪腺过度照射，可能发生纤维化改变。如果发生这种情况，临床症状是

a. 干眼症

b. 眼睛不断流泪

c. 白内障

d. 眼肌萎缩

7. 在下颈部，食管位于

a. 气管前方和脊髓后方

b. 脊髓前方和气管后方

c. 气管前方和脊髓下方

d. 在脊髓下方和气管后方

8. 以下哪一个是原发性曲线的例子

Ⅰ. 胸部

Ⅱ. 侧方

Ⅲ. 盆腔

a. Ⅰ和Ⅱ

b. Ⅰ和Ⅲ

c. Ⅱ和Ⅲ

d. Ⅰ，Ⅱ和Ⅲ

9. 气管是一根长约 10 cm 的中空管，从喉部延伸到分叉处，该分叉称为

a. 支气管

b. 隆突

c. 细支气管

d. 肺

10. 以下哪一项是骨盆前缘常用的软组织标志

a. 脐

b. 阴茎根部

c. a 和 b 都是

d. 既不是 a 也不是 b

? 思考题

1. 复习淋巴液如何通过淋巴系统运输的过程。

2. 描述如何通过淋巴系统促进淋巴液的定向流动。

3. 描述当淋巴通道因手术或辐射损伤而受损时可能发生的事件。

4. 为什么采用口周围的标志以及其他软组织的标志不是很准确？为了使它们准确我们需要做些什么？

5. 治疗师如何仅使用体表标记来定位脑垂体？

6．描述放射治疗师如何利用体表标记来定位患者的脏器？

7．在乳腺癌患者接受治疗时，将一部分肺组织包括在切线照射区域内有什么意义？

8．分析表面解剖学知识与有效模拟程序性能的关系。这些知识如何影响日常治疗管理？

（译者：韩非　孙壮　黄润达　审校：马代远）

参考文献

1. Lumley J.S.P.: *Surface anatomy: the anatomical basis of clinical examination*, ed 4, London, 2008, Churchill Livingstone.
2. Keogh B., Ebbs S.: *Normal surface anatomy*, Philadelphia, 1984,Lippincott.
3. Khan F.M., Gerbi B.J.: *Treatment planning in radiation oncology*, ed 3, Philadelphia, 2012, Lippincott Williams & Wilkins.
4. El-Khoury, et al: *Sectional anatomy by MRI and CT with website*, Philadelphia, 2007, Elsevier Churchill Livingstone.
5. Christianson P.E., Waterstram-Rich K.M.: *Nuclear medicine and Pet/CT:technology and techniques*, ed 7, St Louis, 2012,Mosby.
6. Foldi M., Strosenreuther R.: *Foundations of manual lymph drainage*, ed 3, St Louis, 2005, Mosby.
7. Philippou M., et al: Cross-sectional anatomy of the nose and paranasal sinuses, *Rhinology* 28:221–230, 1990.
8. TortoraG.J.,GrabowskiS.R.:*Principles of human anatomy*,ed13,NewJersey,2002, John Wiley &Sons.
9. Kelley L.L., Peterson C.M.: *Sectional anatomy for imaging professionals*, ed 3, St Louis, 2012, Mosby.
10. Cox J.D., Ang K.K., editors: *Radiation oncology: rationale, techniques*, results, ed9, St Louis, 2009, Mosby.
11. Collins J.D., et al: Anatomy of the abdomen, back, and pelvis as displayed by magnetic resonance imaging: part two, *J Natl Med Assoc* 81:809–813,1989.
12. Collins J.D., et al: Anatomy of the abdomen, back, and pelvis as displayed by magnetic resonance imaging: part three, *J Natl Med Assoc* 81:857–861,1989.
13. Collins J.D., et al: Anatomy of the abdomen, back, and pelvis as displayed by magnetic resonance imaging: part one, *J Natl Med Assoc* 81:680–684,1989.
14. Collins J.D., et al: Magnetic resonance imaging of chest wall lesions, *J Natl MedAssoc* 83:352–360, 1991.

第21章

模拟机设计

目的

- 陈述模拟和计算机断层扫描（CT）发展的历史视角
- 解释计算机在医疗保健的应用，定义PACS、HL7、DICOM和HIS
- 列出多层CT模拟机的组件并讨论它们的功能
- 区分轴向，spiral/helical，单切片和体积CT扫描
- 明确并描述CT图像形成的原理
- 解释亨氏单位在CT图像形成中的应用及其在治疗计划中的应用
- 定义以下术语并说明其应用：像素，矩阵，体素，线性衰减系数，CT值/亨氏单位，窗宽，窗位，空间分辨率，对比度分辨率，噪声，时间分辨率，扫描视场，显示视野，倾斜，切片厚度和位深度
- 说明常见伪影的类型和外观
- 解释如何将伪影最小化
- 减少患者剂量的方法
- CT的质量保证

放射治疗的目的是向靶区传递一定剂量的辐射，同时减少对正常周围组织的剂量。这需要高准确度和高精确度。高科技设备的正确组合例如计算机断层扫描（CT）模拟机，以及专职专业人员的参与有时可以改善位置误差对治愈癌症患者的影响（框21-1）。

CT模拟目前是标准模拟方法，也可能包括其他成像研究，如磁共振成像（MRI）、正电子发射断层扫描（PET）和超声波，可以帮助放射肿瘤学家计划如何指导辐射。

商用CT模拟机的发展是融合患者扫描、肿瘤和靶区定位，治疗计划和治疗射野验证为一个完整统一的操作流程。CT模拟在许多方面不同于传统模拟。在传统模拟中，患者数据通过使用荧光投射，放射线照相和患者的物理测量获得（图21-1）。然后将此信息输入治疗计划计算机。通过CT模拟，通过在所有3个解剖平面中使用详细的CT图像来收集患者数据。在将患者数据通过计算机链接以电子方式传输到治疗计划计算机之前，外部激光校准和患者标记系统记录模拟过程（图21-2）。在以下部分中，将讨论CT模拟机设计，以及与模拟过程的历史视角相关的信息。

一、历史视角

从历史上看，放射肿瘤学始于诊断放射学的一个小节。模拟过程也源于诊断放射学，因为传统的模拟机使用X射线管作为一个主要组成部分。在模拟机的广泛商业可用性之前，大多数患者治疗计划发生在钴单元，电子感应加速器或直线加速器上。放射科内的空间和资本预算要求的竞争促成了在治疗单位建立新患者的早期阶段的初始方法。

在过去，治疗单位或传统诊断X射线单元安

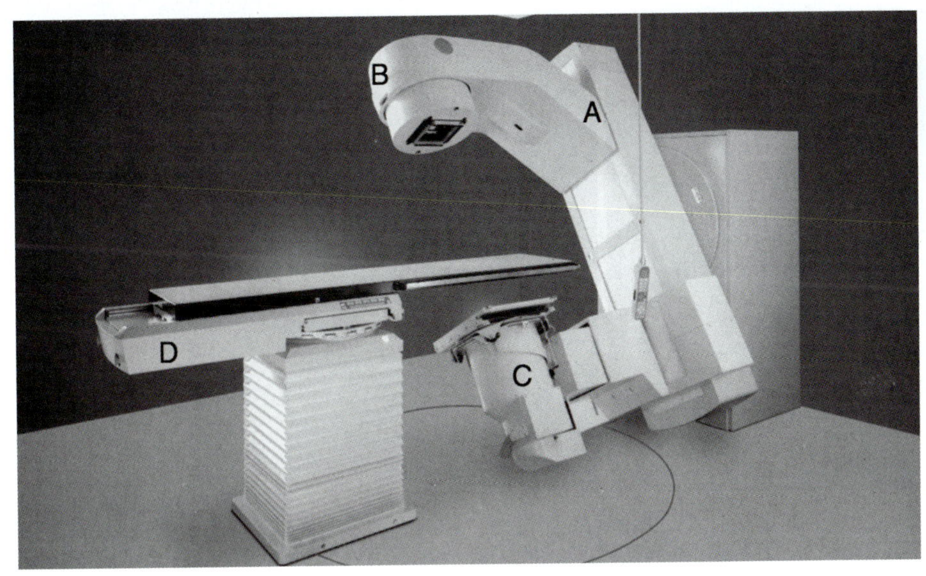

图 21-1　放射治疗模拟机的组件和运动。这些包括机架（A）、准直头（B）、图像增强器（C）和患者支撑组件（D）（治疗床）

（西门子医疗解决方案友情提供；引自 Leibel SA，Phillips TL；放射肿瘤学教科书，第 2 版，Philadelia, 2004, Saunders）

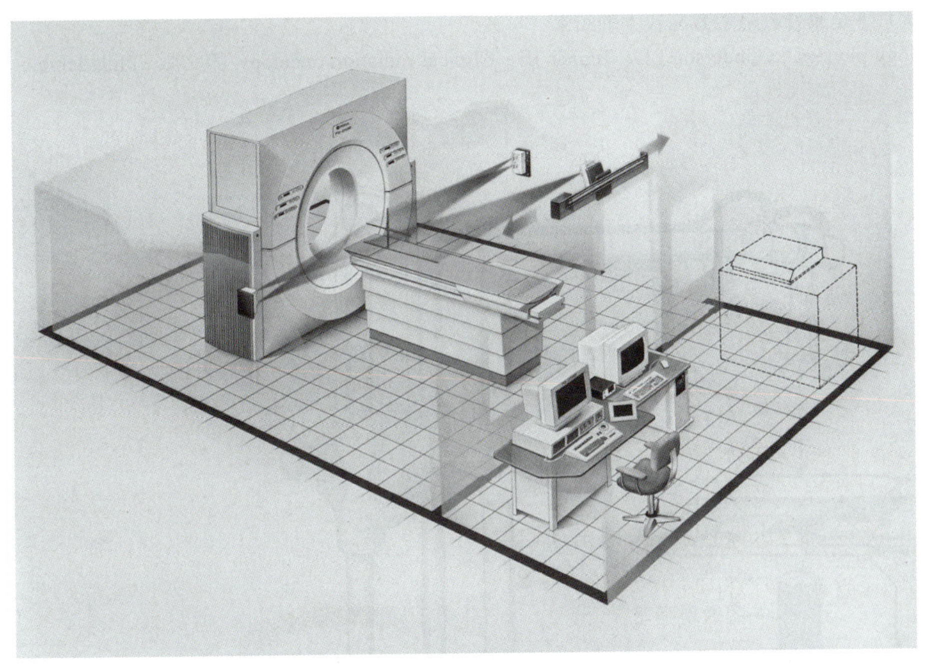

图 21-2　虚拟仿真。该技术使用基于计算机断层扫描（CT）的模拟机链接到治疗计划计算机中。一旦计划完成，激光系统就会描绘出边界

（引自 Picker International, Cleveland, Ohio）

排了“模拟时间”，以“建立”新患者进行治疗。这种程序有几个问题：首先，它减少了治疗患者的可用时间。“房间模拟”（治疗室）需要相当长的时间来充分估计目标体积并提供一些参数，以确保在随后的治疗日重现。其次，计划射线照片（这是一种 X 光照片）的质量非常差。高能 X 射线和伽马射线不能产生高质量的骨骼解剖图像，因为康普顿散射比光电效应占主导地位。此外，目标体积的初始估计（无需借助于荧光检查，CT 图像或两者）在很大程度上取决于放射治疗团队对局部解剖学的理解和应用。图 21-3 说明了传统模拟射线照片和射野影像之间的差异。模拟射线照片（图 21-3A）通过使用诊断范围内的 X 射线曝光，定义为 70 ～ 120 kVp（峰值），与相应的射野定位影像（图 21-3B，它是通过使用 6-MV X 射线束产生）相比，显示出整体改善的对比度和细节可见度。

通过引入线性加速器和其他高能量治疗装置促进了传统放射治疗模拟机的发展（图 21-4）。据认为，如果可以制造可重复治疗单位的机械和几何特征的机器，则治疗单元可以用于其初衷：向患者

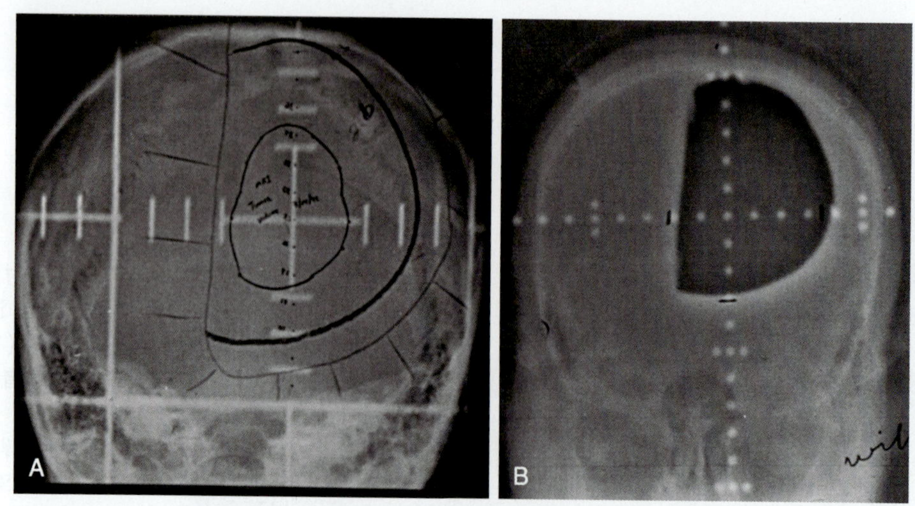

图 21-3 模拟射线照相

A. 通过使用诊断范围（70 至 120 kVp）的 X 射线曝光，与相应的射野影像（B）相比，显示出整体较好的对比度和细节可见度，B 使用 4-32MV 的光子线。A 中较高对比度是在较低能量（千伏）下观察到的光电效应量增加的结果。B 中较差的对比度在较高能量范围（兆伏）下是康普顿散射效应较大的结果

（引自 Bourland J：Radiation oncology physics。Gunderson LL，Tepper JE：Clinical radiation oncology, 第 2 版 , Philadelphia, 2007, Churchill Livingstone）

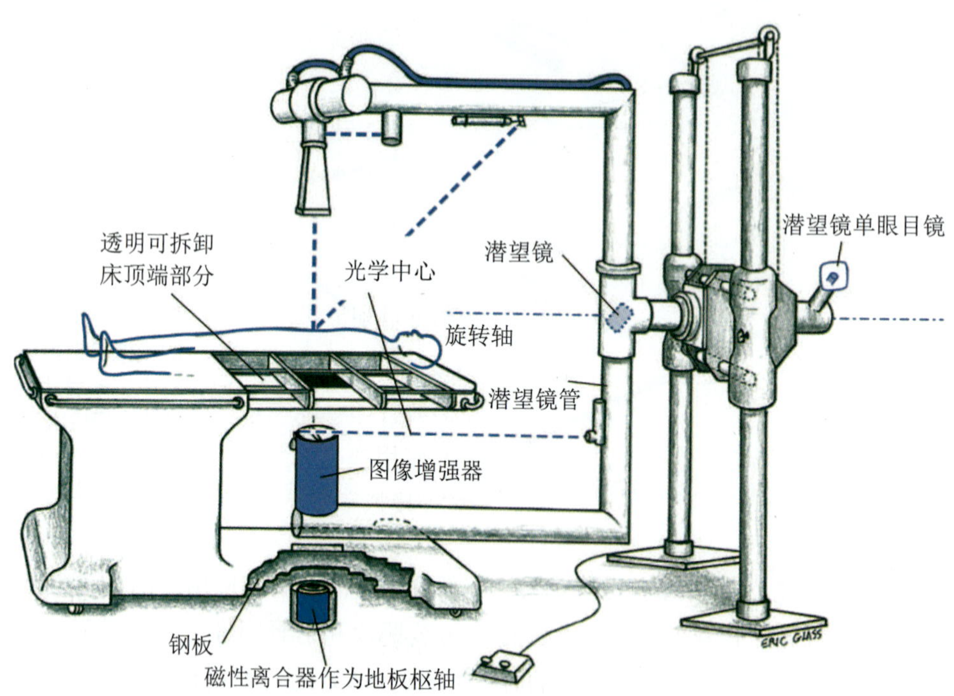

图 21-4 定制的模拟机。该装置于 1955 年在英格兰纽卡斯尔使用，显示了等中心功能和用于成像目的的潜望镜系统

（引自 Farmer ET，Fowler JF，Haggith JW：兆伏级治疗计划和千放射性照相术的使用，Br J Radiol 36：426-435,1963）

递送规定剂量的辐射。不久之后，传统模拟机的优势也得以确立。

在传统的模拟过程中，可以安排时间来定位，固定和对准患者和目标体积与模拟机的等中心，从而提供更准确的数据并减轻治疗单元的负担。借助于 X 射线透射检查和诊断质量图像，在传统模拟机上创建的图像极大地改善了模拟过程。

传统的模拟机设计用于模拟各种治疗单元的

框表 21-1　美国肿瘤学院的放射肿瘤设备标准*

设备规格

高能光子和电子束，基于计算机的治疗计划系统，模拟，放射物理师直接参与的剂量测定，近距离放射治疗，立体定向放射外科治疗，放射性同位素治疗以及配套的治疗辅助设施都必须为所有患者提供，无论是现场还是与其他中心的安排。

放射肿瘤设备，无论是现场还是通过其他中心安排，都应包括：

1. 用于外照射疗法的兆伏级放射治疗设备。
2. 用于治疗皮肤病变或皮肤损伤的电子束或X射线设备超级病变。
3. 能够复制任何兆伏级单元的设置，并且产生标准射线照片或要治疗的视野的数字重建射线照片的模拟机。可以用专用的计算机断层模拟机代替传统的模拟机。
4. 适当的近距离放射治疗设备，用于腔内和间期治疗（或安排转诊至适当的机构）。
5. 立体定向放射外科手术的适当设备（或转诊到适当设施的安排）。
6. 能够提供外部光束等剂量曲线以及近距离治疗等剂量曲线和三维放射治疗计划的计算机化剂量测定设备。
7. 所有设备的物理校准装置。
8. 光束整形装置。
9. 固定装置。

来自美国放射学院：ACR实践放射肿瘤学指南，Reston，2009，美国放射学院。

*美国放射学院的标准不是规则，而是试图明确通常应该达到的高质量患者护理的实践原则的指南

机械、几何和光学条件。这种模拟是他们的基本目的。至关重要的是，机械参数和几何特征与处理单元的机械参数和几何特征相匹配。

直到 20 世纪 90 年代，大多数模拟过程都是在传统的基于透视的模拟机上进行的。相比于使用传统模拟机，使用计算机软件和患者治疗位置的 CT 图像进行的计算机辅助模拟已获得更广泛的接受。Sherouse 首先使用术语“虚拟模拟”来描述计算机模拟技术，CT 模拟和数字重建射线照片的组合。

自从 CT 第一次于 20 世纪 70 年代问世以来，需要花费很多年才能充分发挥 CT 对放射治疗模拟和治疗计划过程的潜力。这种延迟大部分可归因于医疗和计算机行业开发更快的 CT 扫描能力和快速的计算机处理速度来重建 CT 图像。

模拟过程进入了放射治疗 CT 模拟和治疗计划的新时代。与 25 年前的技术相比，它要求更高，并且需要更高的准确性和精确度来识别肿瘤和周围的关键结构。

二、CT 模拟机设计

1. 医疗保健中的计算机技术

在讨论 CT 模拟过程之前，我们首先必须对计算机及其在医疗保健中的应用有基本的了解。今天几乎所有患者的医疗记录都是电子的。计算机用于存储和共享各种信息。例如，在医院成立影像科时，图片存档和通信系统（PACS）被用来存储图像，该图像可以从放射治疗部门以及医院的其他地方方便地访问。为了确保正确传达图像，建立了使用特定协议的标准，例如 HL-7（健康等级 -7）和数字成像和医学通信（DICOM）。HL-7 是卫生信息系统中最常用的协议。由美国放射学院开发的 DICOM 用于 PACS。大多数计算机对数字数据（离散单元）进行操作而不是模拟信号。大多数计算机使用二进制数字操作，只有 2 位数字，0 或 1，因为任何十进制数字都可以转换为二进制数字。

计算机系统都具有类似的组件：输入设备，例如键盘和鼠标；中央处理单元（计算机的大脑）；内部存储器；外部存储器 / 存储器，以及输出设备，例如打印机和显示器。CT 模拟机是这类计算机技术应用的一个很好的例子，它推动了放射治疗中 CT 模拟和治疗计划的领域。

在 20 世纪 70 年代早期，CT 成像技术被引入临床医学，特定诊断放射学。这极大地改变了解剖学的观察方式。它是第一个应用我们对医疗使用的计算机基本知识的医学成像技术之一。

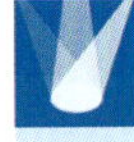

有趣的知识点：没有披头士，CT 是不可能出现的。*http://news.cnet.com/8301-13526_3-9995690-27.html.*

Godfrey Hounsfield 是一位为英国电气和音乐工业公司工作的物理学家 / 工程师，于 1973 年首次展示了 CT 成像。这款头部扫描仪在扫描过程中

设计了一个位于头部上方的水浴（图 21-5）。塔夫茨大学医学物理师 Alan Cormack 开发了用于重建 CT 图像的数学。因此，Cormack 和 Hounsfield 分享了 1979 年诺贝尔物理学奖，因为他们在 CT 方面取得了进展。1974 年，Robert Ledley 博士开发出第一个全身 CT。

有关 Godfrey Houns eld 和 CT 扫描仪历史的更多信息，请访问网站
http://nobelprize.org/nobel_prizes/medicine/laureates/1979/hounsfield-autobio.html

2. 计算机断层扫描概述

CT 扫描仪的基本机械和电气部件如下：CT 扫描架和患者台，对讲机，带阵列处理器的 CT 计算机和高压发生器。位于机架外部的是用于沙发移动，机架倾斜、紧急关闭按钮和 CT 定位激光器的控件。位于机架内部的是探测器阵列、X 射线管和发电机。非常稳定和精确的外部激光患者标记系统也是必需的。已经开发了几代 CT 扫描仪，每一种都改进了上一代的扫描技术。

3. 不同世代的 CT

第一代数据采集几何结构由笔形波束和单个检测器组成。X 射线管和检测器组件沿直线轴向移动穿过患者完成平移。第一次平移后，管和检测器旋转 1 度并完成另一次翻译。这一过程一直持续到收集到至少 180°的数据。这个过程称为平移 - 旋转扫描运动。产生更快扫描速度的第二代扫描仪基于平移旋转运动，但探测器（设计用于将辐射转换成光的固态设备）由三个探测器的扇形光束组成。第三代扫描仪基于弯曲的探测器阵列，其中 X 射线管和探测器在患者周围不断旋转，这是当今扫描仪中使用的当前技术。不再使用的第四代扫描仪由静止探测器组成，只有围绕机架旋转的管子。图 21-6 显示了 CT 扫描的几代。扫描仪几何形状的其他变化已经开发和销售，并且可能被一些人称为后代扫描仪（即第 f 代，第六代和第七代扫描仪）。

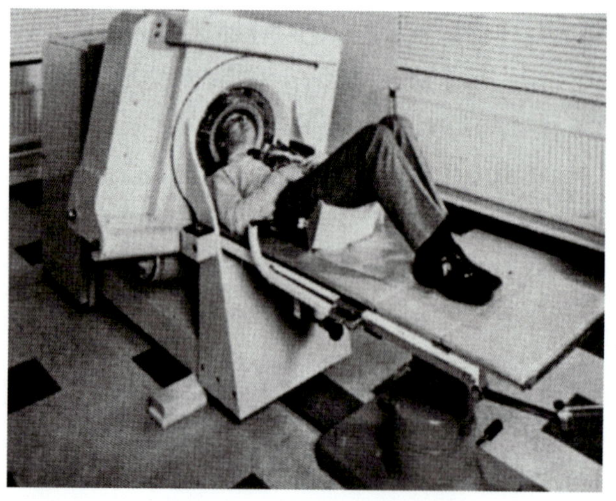

图 21-5 计算机断层扫描头部扫描仪的第一代模型
（由英国伦敦的 Thorn EMI 提供。In Seeram E：计算机断层扫描：物理原理，临床应用和质量控制，第 2 版，Philadelphia，2001，Saunders）

4. 轴向、体积和多层扫描仪

第一代 CT 扫描仪称为常规或轴向扫描仪，需要将患者定位在固定点，并且 X 射线管可围绕患者旋转 360 °。管停止旋转，然后工作台移动固定距离。X 射线管和检测器可以继续围绕患者旋转，而不用担心使用滑环技术缠绕电缆。滑环是一种金属条带，带有电子信号和电源，由金属制成的特殊刷子扫过。滑环的使用可以等同于碰碰车的天花板上的金属。保险杠车的动力来自连接在汽车上的与天花板之间连接的金属杆。

1989 年，William Kalender 博士开发了体积扫描。通过体积，螺旋或螺旋 CT，将患者定位在固定点，当 X 射线管旋转时，患者移动到孔中以产生类似“紧身”或盘绕弹簧 22 的扫描模式（图 21-7）。

CT 扫描仪设计是精细准直的 X 射线扇形光束和探测器阵列构成（又称探测器组），可以连续围绕患者旋转（图 21-8）。精细准直光束是有由患者身体前后的准直器通过连接到 X 射线管的金属板产生。准直吸收的光子会以几个角度进入患者体内，产生不必要的散射和辐射（图 21-9）。患者体前准直器在传统（单切片）CT 扫描仪中的位置确定了切片厚度，当 X 射线管和相对的探测器在患者周围完成一次完整的旋转（360°）时，探测器会记录

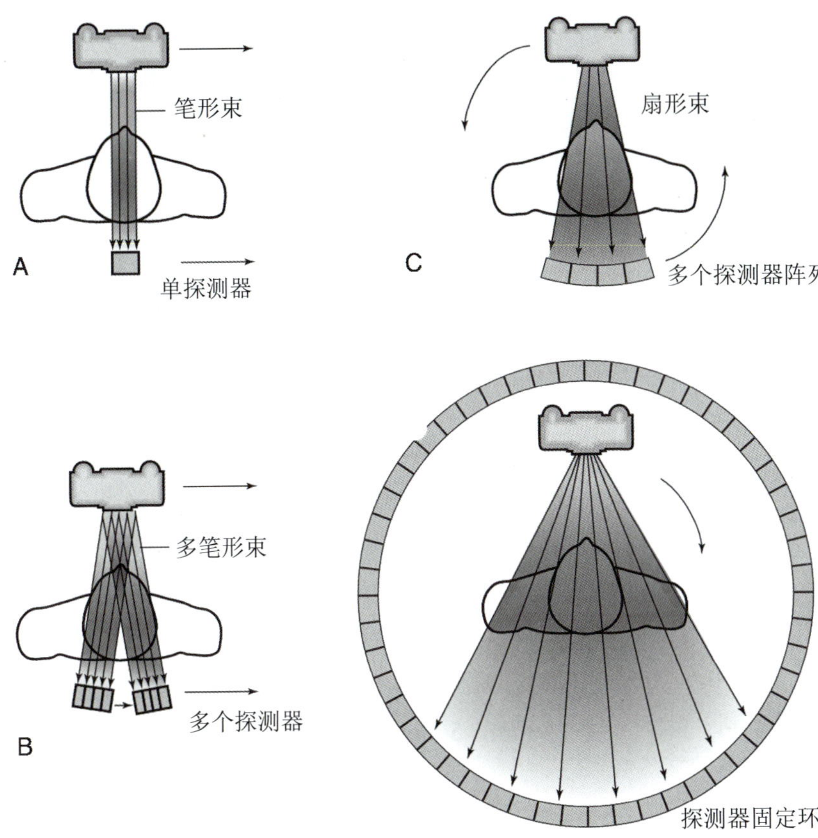

图 21-6　几代计算机断层扫描仪
A. 第一代；B. 第二代；C. 第三代；D. 第四代
（引自 Seeram E：计算机断层扫描物理原理，临床应用和质量控制，第 3 版，圣路易斯，2009 年，桑德斯）

数千个 X 射线透射测量值，通常由一组固态图像记录会记录 25 个 CT 信息。

多层探测器阵列是在 20 世纪 90 年代早期引入的（图 21-10）。这种成像技术的优点是每次扫描的成像时间更短或者能够在相同或更短的时间内对更多的解剖结构进行成像。4 单层 CT 扫描仪和多

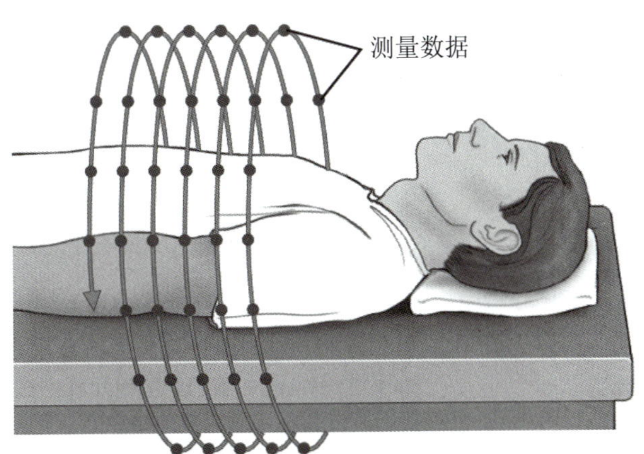

图 21-7　A. 在螺旋计算机断层摄影期间，连续采样图像数据；B. 执行数据的插值以在任何横向平面中重建图像。
（引自 Bushong SC：技术专家的放射科学：物理学，生物学和保护学，第 8 版，圣路易斯，2013 年，莫斯比）

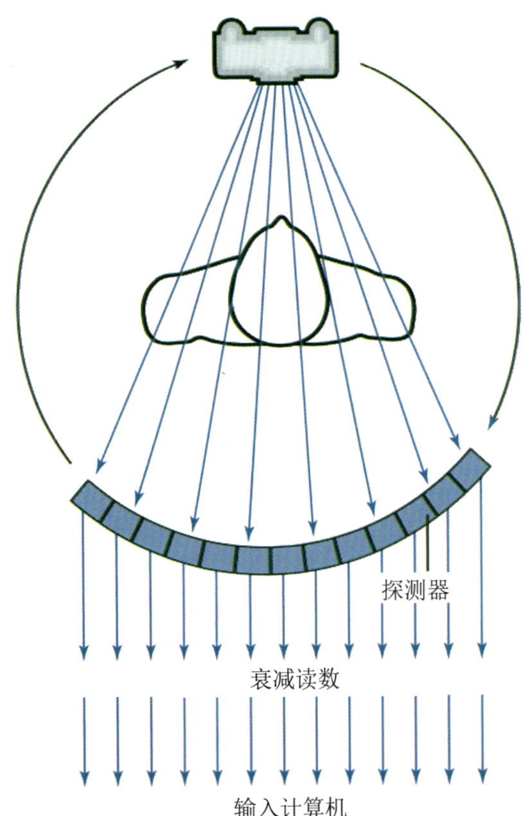

图 21-8　在扫描期间，X 射线管和检测器围绕患者旋转以收集视图

层 CT 扫描仪的一个本质区别在于切片的厚度或切片厚度确定。对于单层 CT，切片宽度由物理预备和后置（预检）准直器的组合确定。图 21-11 显示了 CT 扫描仪的发展。Multislice 系统利用多个检测器行来更有效地使用 X 射线束并获取更多数据。对于这些 CT 扫描仪，X 射线束必须足够宽以照射特定扫描所需的所有有源检测器行。在多层扫描中，光束准直和探测器阵列大小的组合由协议参数准直控制。

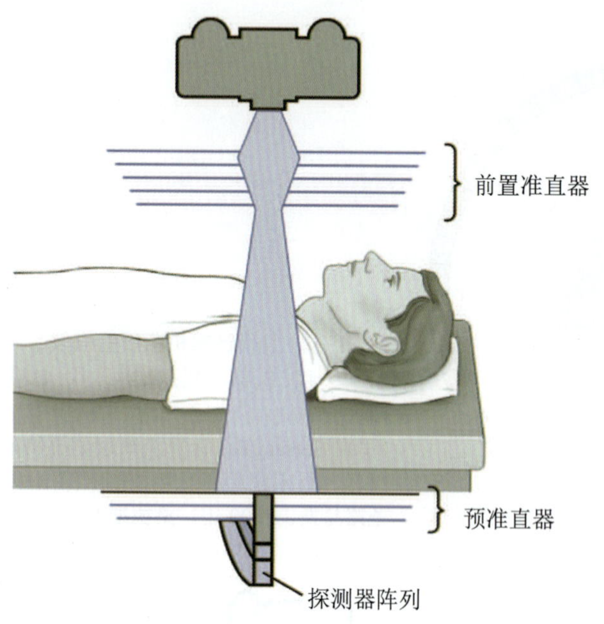

图 21-9　计算机断层扫描成像系统包括准备准直器和预检准直器

（引自 Bushong S：技术专家的放射科学：物理学，生物学和保护学，第 10 版，圣路易斯，2013 年，莫斯比）

所选择的准直器（包括体前和体后准直器）均可以影响 X 射线的几何形状，准直器可用于掩蔽探测器的部分并减小剩余暴露探测器的有效尺寸。准直模式还确定了活跃的检测器行列用于数据收集。探测器阵列影响原始数据的收集方式，这将决定可用于重建的切片宽度选择（CT 计算机分析和处理从探测器接收的信息并将其显示在电视监视器上的过程）。切片厚度是 CT 重建参数，其确定重建图像的厚度。切片增量是 CT 重建参数，其确定 CT 切片中心之间的距离。使用较小的有效探测器尺寸，可以使用更薄的切片进行重建（图 21-12）。通过组合或融合多行信号，可以重建更宽的切片厚度（3 mm，5 mm 和 10 mm）（图 21-13）。

5. 组件

所有 CT 扫描仪都有 3 个主要的系统组件，放射治疗师应该熟悉它们：机架、沙发和计算机控制台。我们将检查这些组件及其子系统中的每一个部分。

机架：包含旋转 X 射线管的 CT 扫描仪的台架

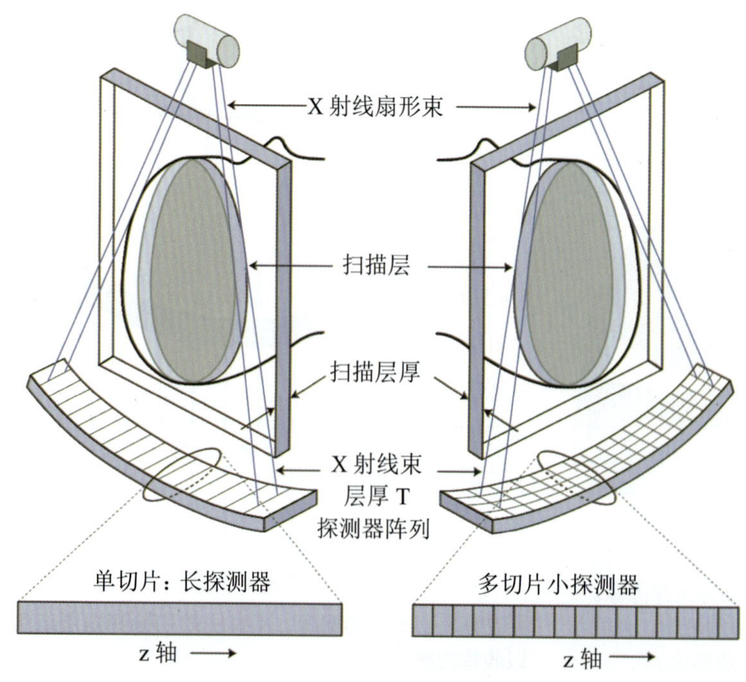

图 21-10　左，单切片计算机断层扫描阵列，包含沿 z 轴的单个长元素。右，多切片计算机断层扫描（MSCT）用几排小探测器元件进行射线照射。直接计算机断层扫描成像系统显示圆形机架和患者卧榻

（摘自 Goldman LW：CT 原理：多层 CT，J Nucl Med 36：57-68,2008）

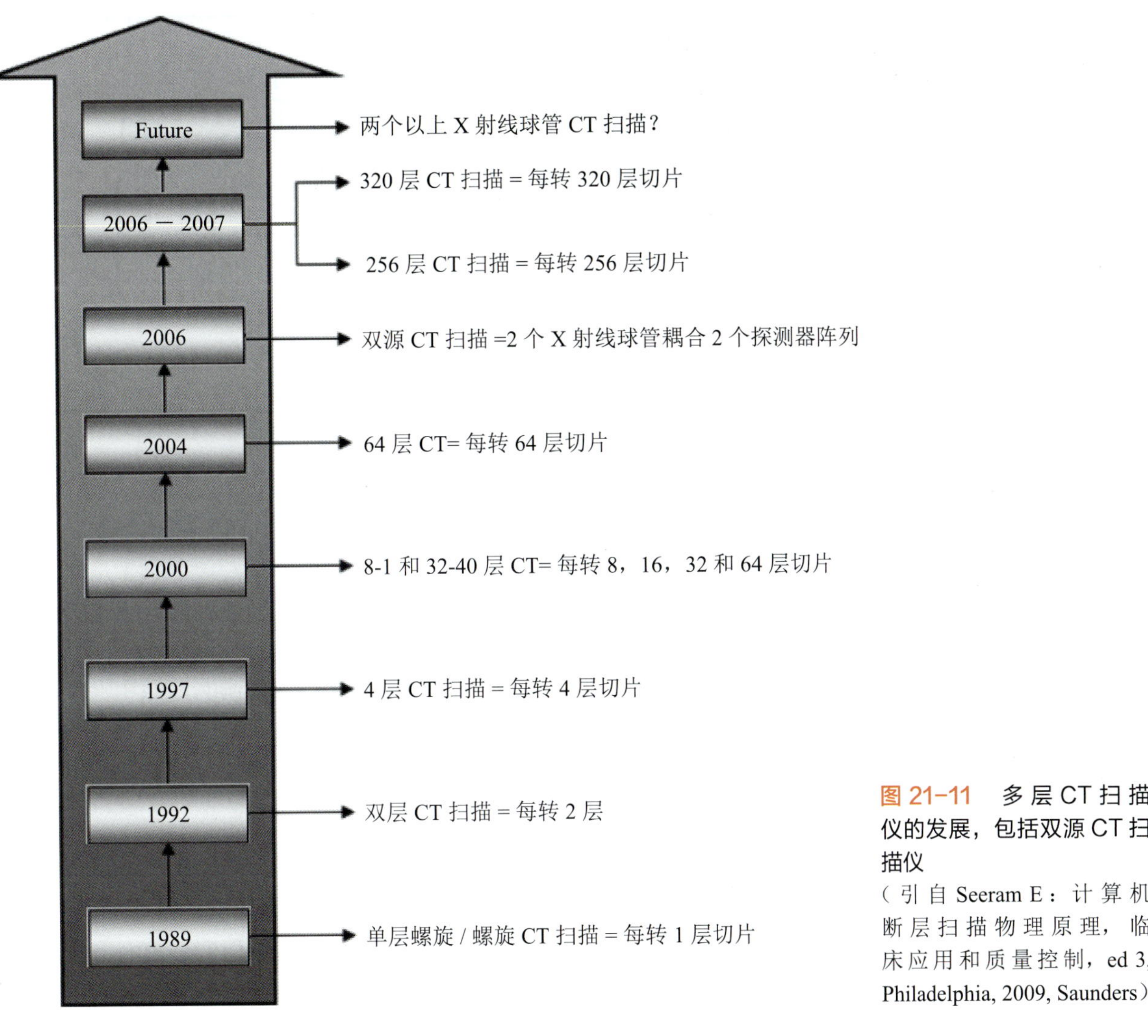

图 21-11　多层 CT 扫描仪的发展，包括双源 CT 扫描仪
（引自 Seeram E：计算机断层扫描物理原理，临床应用和质量控制，ed 3, Philadelphia, 2009, Saunders）

基本上是在扫描期间患者插入其中的圆形“甜甜圈”。患者所在的孔的直径，通常也称为孔径，是放射肿瘤学的重要因素。理想情况下，孔径应为 80 ～ 90 cm，以适应各种患者设置，特别是乳房模拟等其他更宽的身体部分，如骨盆。某些装置上的小孔径扫描仪可能无法始终生成确切的处理位置。

机架包括 X 射线管，探测器阵列，高压发生器，滑环和机械支撑装置。这些子系统从操作控制台接收电子命令，并将数据传输到计算机，在计算机上进行图像生成。

X 射线管：用于 CT 成像的 X 射线管，在设计上类似于传统模拟机、诊断 X 射线设备以及血管造影术中使用的 X 射线管，具有一些特殊功能。由于在 CT X 射线管上施加了很大的压力，因此在每天安排的许多患者的短时间内，该管必须能够承受多次暴露的大量热量。通过使用大直径、厚的阳极盘可以消散热量，以 10 000 rpm 的速度快速旋转；在 X 射线管周围循环的冷却油、小风扇，以及在某些情况下的热交换器，可用于减少 X 射线管周围的热量累积。制造商通常会在 KHU（千热单位）中列出 MHU（百万热单位）的阳极热容量和最大阳极散热量（从管组件中除去热量的速度）。对于螺旋 CT，对 X 射线管施加更大的热量需求，因为该管可以连续通电长达 120 秒。高热容量和高冷却速率是设计用于螺旋 CT 的 X 射线管的标志。

探测器：固态探测器的设计是用于将辐射转换为光（图 21-14）。然后光电二极管将光转换为电子信号，接收并测量来自旋转 X 射线管的衰减光束。

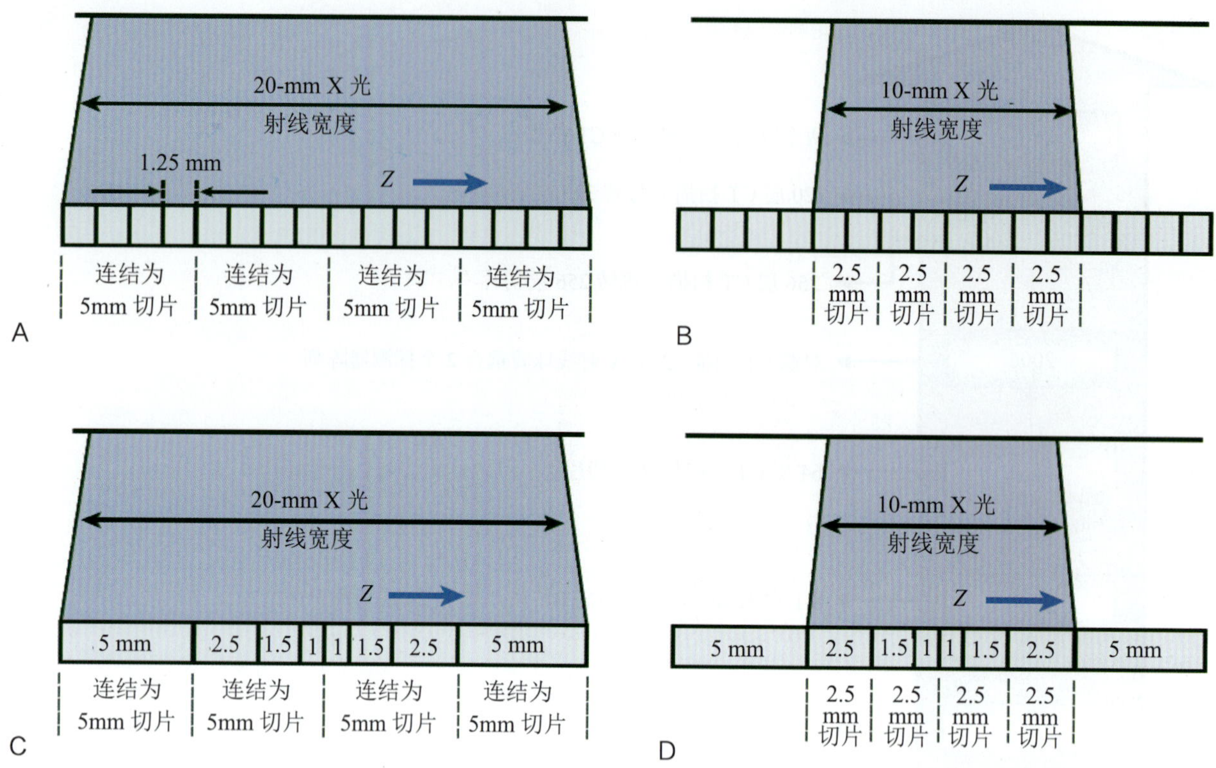

图 21-12 几种 16 切片探测器的设计示意图（z 方向）。最内部的元素可用于采集 16 片薄切片或相互连结成对后用于采集较厚的切片

（引自 Goldman LW: Principles of CT: multislice CT, J Nucl Med 36:57-68, 2008）

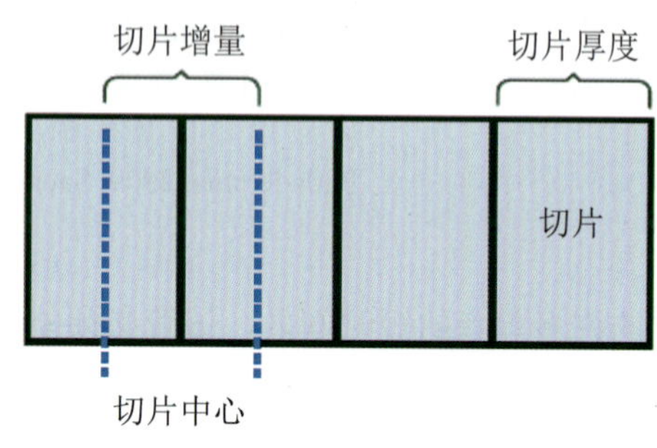

图 21-13 切片厚度 / 增量

探测器的间距取决于设计；然而，通常每厘米 1 ～ 8 个检测器或每度 1 ～ 5 个检测器。由于探测器的间距，净输出接近 90%。数据采集系统（DAS）位于探测器阵列和电脑之间且多项功能，例如测量发射的放射射线，将测量结果转化成二进制代码以及将二进制数据传输至电脑。

治疗床：治疗床用于放置病人并可以用于调整病人的高度以及将病人送入或移出扫描环（图 21-15）。用于放射治疗的 CT 治疗床的桌面和传统的模拟机桌面类似，都是用碳纤维等低 Z 材料制成。诊断用 CT 扫描仪的治疗床表面有一定弧度，因此需要购置相应的填充物将表面调整成为平面，从而可以在患者处于治疗位置的时候进行扫描。大多数的 CT 扫描仪都可以安装平整的放射治疗床桌面，这类桌面与线性加速器的桌面类似。有一些治疗床的侧边会有已打好的孔或者凹槽，从而为头部支架、俯卧骨盆固定装置以及胸部支架等固定装置提供了合适的锁定位置。这个特征在三维保型疗法以及强度调制放射疗法的频繁使用中非常重要。用于放射治疗的 CT 治疗床必须能够提供较高的位置精度，因为精确控制病人的位置非常必要，尤其是在需要在打开的机中将病人索引到特定位置的时候。碳纤维制成的桌面在几乎不会对 X 射线造成衰减的同时还能为病人提供不错的纵向支撑。这些特征对于治疗床在机中移动的过程中极为关键。治疗床及其桌面在其伸展以及通过 CT 环的过程中不应出现偏转或者下垂。对治疗床进行定期的质量检查，从而确保其位置及运动的精确对于制定治疗计划十

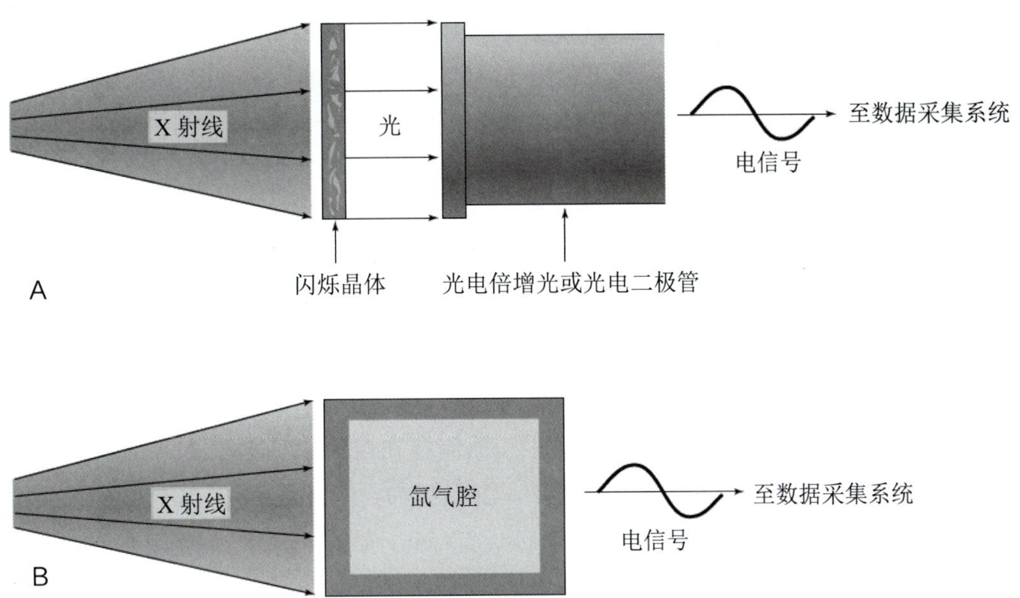

图 21-14 将 X 射线光子转化成电能的两种方式

A. 闪烁晶体探测及转换机制；B. 通过气体电离将 X 射线转化成电能

（引自 Seeram E: Computed tomography physical principles, clinical applications, and quality control, ed 3, Philadelphia, 2009, Saunders）

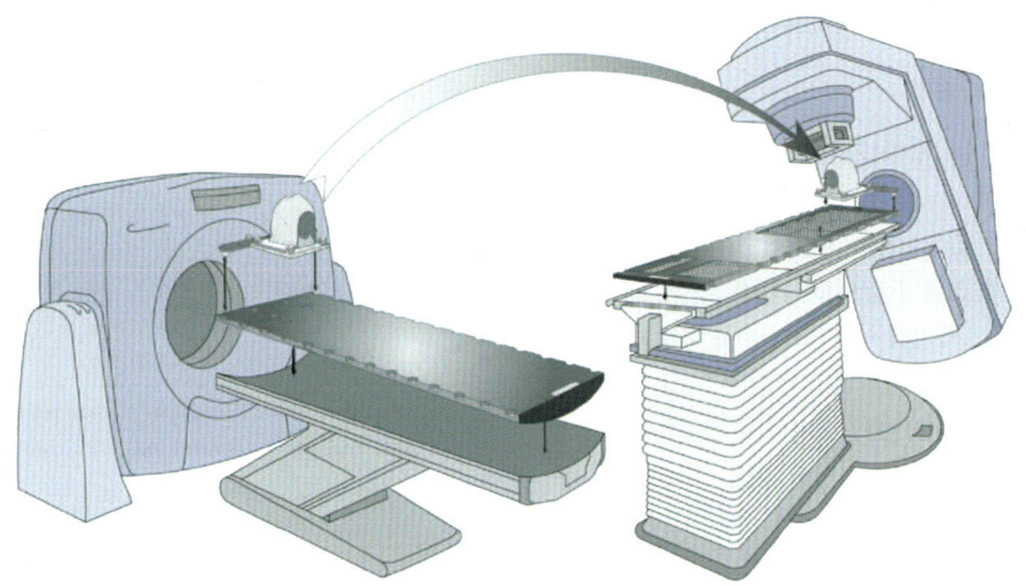

图 21-15 具有热塑面具的计算机断层成像模拟机和线性加速器。热塑面具被定位在模拟机和治疗床上，主要同于固定头部及颈部。注意两个设备的桌面两侧均有多个用于定位固定装置的凹槽

（图片来源 MED-TEC, Orange City, Iowa）

分重要。

更多关于治疗床下垂以及公差的信息请参考以下网址 TG66：http://www.aapm.org/pubs/reports/rpt_83.pdf

电脑控制台：计算机技术随着处理器速度的提升以及内存容量的增加得到了发展，从而缩短了程序时间以及图像重建所需的时间。根据图像格式的不同，对其进行处理需要高性能计算机同时求解大量的方程（数十万计）。图像处理一般是通过位于电脑控制台或其附近的图像重建服务器进行。重建时间，即图像重建系统对探测器得到的信息进行分析处理并将其显示在电脑显示器上所需要的时间，在CT模拟的应用中是一个重要的参数。通过运用特殊的阵列处理器，它可以从探测器读取原始数据并通过并行运算对数据进行重建，从而实现在一秒钟之内重建多张图片。这些图片被迅速显示在CT控制台的一个或多个显示器上并支持导入多种应用中用于操控和观察。通常情况下图片会被输出到PACS系统中供放射肿瘤科医生进行审查和存储。在放射疗法CT模拟中，这些图片可以被导入到模拟软件，导出至CT模拟工作站或者导出到治疗规划系统中。根据图片中的数据，重建后的图片也可以被重新格式到各个不同的平面。

三、操作原理

CT成像过程包括三个步骤：数据采集、图像重构和图像显示。图像在显示之后支持操纵、存储、导出至远程位置或者存档等操作（图21-16）。

1. 数据采集

如前所述，无论传统式CT还是螺旋式CT都包含数据采集这一步骤，也即采集自病人并用于生成CT图像的信息。病人被置于扫描环的中央从而保证病人的轮廓图不会被横向切断，否则有可能在扫描窗口或扫描视野（SFOV）中看不到病人的解剖轮廓。扫描视野比机的孔径要小。CT扫描仪一般具有固定的扫描视野。操作人员根据需要观察的解剖图像定义显示视野。显示视野，也叫重构视野，在显示出来的重构图像上可以小于或者等于扫描视野。小或者窄的显示视野意味着较大的图像尺寸，较高的空间分辨率（CT图像中细节的清晰程度或尺度）以及较强的噪声。

在X射线管围绕病人旋转的同时探测器对穿过病人的辐射量进行测量。该辐射量会由于射线通过处结构的密度以及有效原子数量（骨骼、空气和软组织）发生变化。辐射强度曲线或者投影可以通过一个模数转换器转换成为数字格式并作为原始数据储存在电脑中。框表21-2描述了图21-17中采集数据的一些节点。

对于螺旋式CT扫描仪来说需要确定螺旋

框表21-2　计算机断层成像中基本的数据采集模式

在图21-17中需要注意以下几点：

1. X射线管和探测器需完美对齐。
2. 射线管和探测器对病人进行扫描从而采集大量的射线透射数据。
3. 射线在从射线管中发射时需通过特殊的滤片对其形状进行调整。
4. 射线需进行准直处理从而保证其只通过一片所需的切片。
5. 射线在透射过病人的过程中会发生衰减，透射后的光子通过探测器进行测量。
6. 探测器将X射线转化成为电信号（模拟信号）。
7. 魔术转换器将模拟信号转化成数字信号。
8. 数字信号被送至计算机进行图像重构。

引自Seeram E: Computed tomography physical principles, clinical applications, and quality control, ed 3, Philadelphia, 2009, Saunders

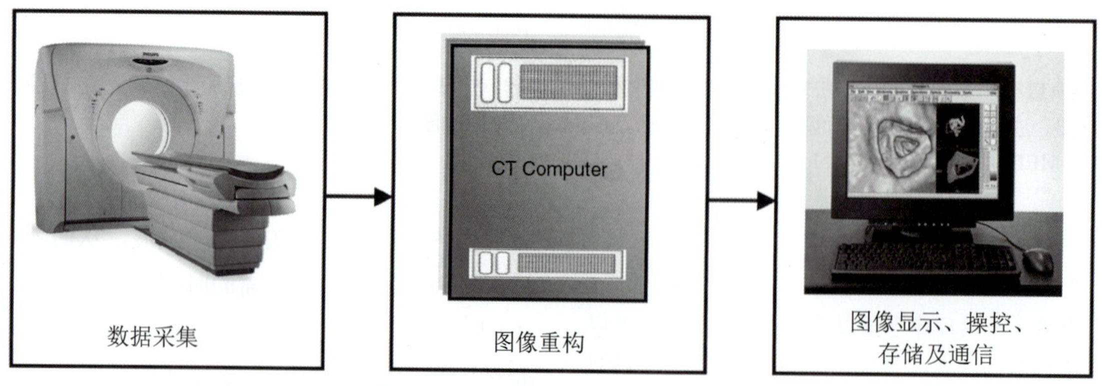

图21-16　计算机断层成像的步骤

（图片引自Seeram E: Computed tomography physical principles, clinical applications, and quality control, ed 3, Philadelphia, 2009, Saunders）

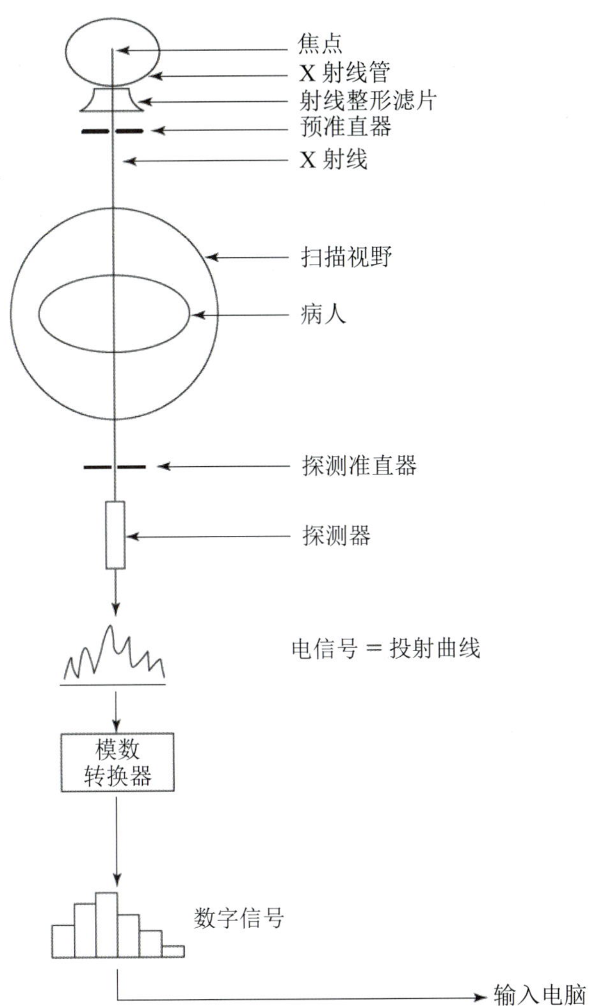

图 21-17　计算机断层成像中基本的图像采集模式

（引自 Seeram E: Computed tomography physical principles, clinical applications, and quality control, ed 3, Philadelphia, 2009, Saunders）

间距，即治疗床在 x 射线管旋转一圈的过程中移动的距离。螺旋间距决定了螺旋的紧凑程度（图 21-18）。以下公式可用于计算多切片螺旋式扫描仪的螺旋间距：

例子：螺旋间距 1 = 24 mm 治疗床移动距离 / 24 mm 射线宽度 1 ∶ 1 比例

增大螺旋间距可以增加一定时间内的成像区域，但却会造成数据采样的损失。过高的螺旋间距有可能造成图像失真，尤其是在对移动对象进行成像的时候。在 CT 中，失真指的是重构的图像中 CT 数之间的任意系统偏差，属于不必要的数据变动。采用较低的螺旋间距有利于提升时间分辨率。在多切片扫描仪上，剂量和螺纹间距在保持 mA 不变的情况下互成反比。但是某些系统会为了保证剂量不变从而对 mA 进行自动调整。

由于螺旋式扫描仪以螺旋的形式进行数据采集，因此得到的数据必须进行插值处理才能得到横向（轴向）平面（图 21-19）。插值的数学过程可以估计两个已知点之间的衰减量，一般在图像重构之前完成（图 21-20）。

2. 图像重构

因为必须收集足够的传输数据以产生可供使用的图像，所以 CT 扫描仪必须围绕患者旋转至少 180°。许多算法，即一组特定的指令生成一组特定的输出，被设计出来将原始数据重建成可重构的数据。图 21-21 显示了信号离开显示器后的处理步骤。一种适用于 CT 的常用算法是反投影（FBP）技术，这是一种常用的重建 CT 数据的方法，称为卷积方法（图 21-22）。

这里使用的术语“过滤器”是指一种特定的数学函数，而不是金属过滤器。以一个简单的重建算法为例课解释过滤器的原理。假设一个方形盒子，每侧有两个孔，分成四个标有 a，b，c 和 d 的单元格（图 21-23）。在单元格 c 中有蝴蝶图样。如果盒子被盖住并且可以看到四组孔，则可以确定蝴蝶的位置。我们用“1”表示每次观看时蝴蝶存在。 如果无法看到蝴蝶，则用“0”表示。检查路径的所有可能性由以下等式表示：

4 个方程如果同时求解，则解决方案是 c = 1，其表示蝴蝶的位置。对于每个投影，给每个像素赋予一个值（构成图像的离散的元素）。每个像素的每个投影的平均线性衰减系数导致分配给每个像素的精确密度。我们称之为不同灰度梯度的像素的衰减率，即计算机断层扫描数或 Houns eld 单位（HUs）。

数十年来，滤波投影一直是 CT 图像重建的行业标准。虽然 FBP 是一种非常快速且相当稳健的方法，但对于采样不良的数据或噪声超过图像信号的情况，FBP 是次优的算法选择。这种情况可能发

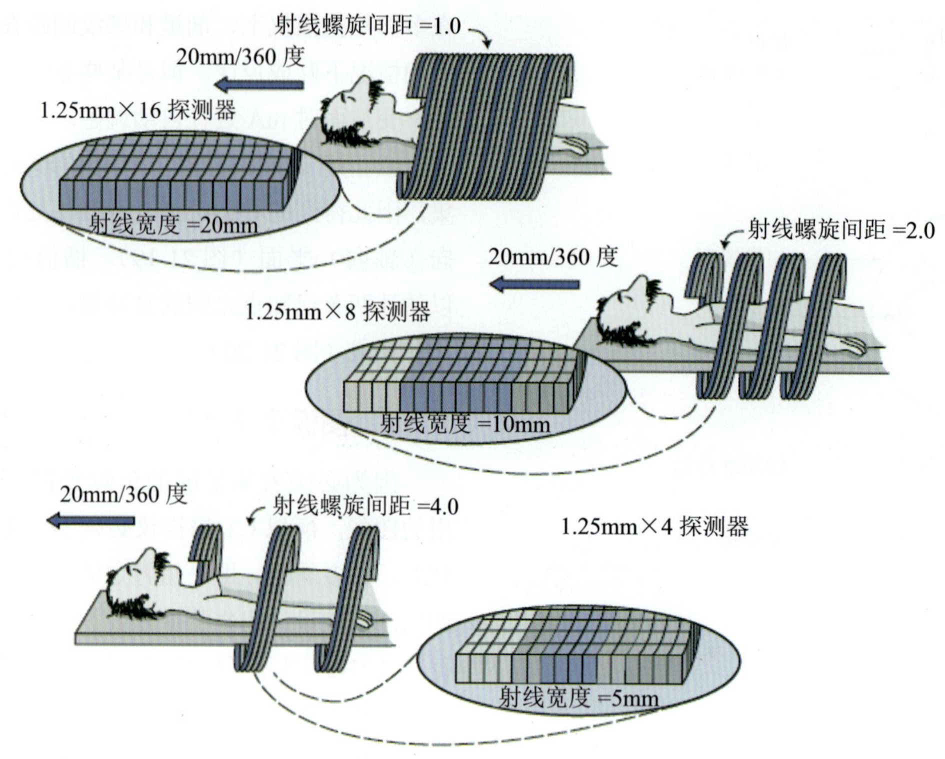

图 21-18　射线螺旋间距为治疗床移动距离除以 X 射线宽度
（引自 Bushong S: Radiologic science for technologists: physics, biology, and protection, ed 8, St. Louis, 2013, Mosby）

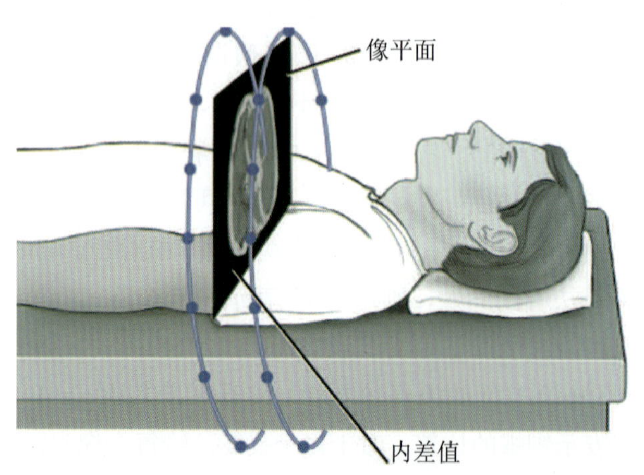

图 21-19　A. 在螺旋计算机断层扫描期间，图像数据不断采样；B. 执行数据的插值以在任何横向平面中重建图像
（引用于 Bushong S: Radiologic science for technologists: physics, biology, and protection, ed 8, St. Louis, 2013, Mosby）

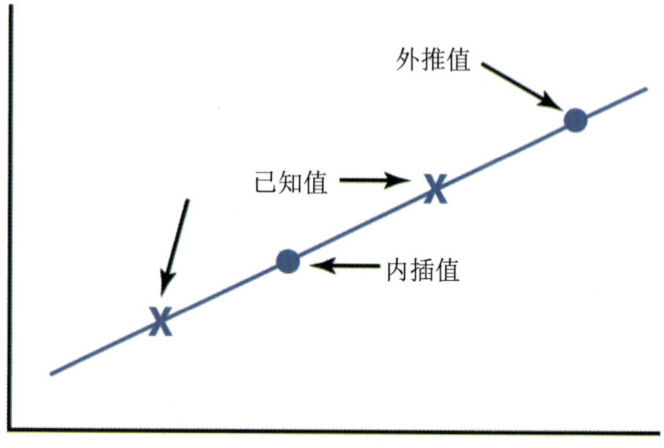

图 21-20　插值估计两个已知值之间的值。外推估计超出已知值的值
（引用于 Bushong S: Radiologic science for technologists: physics, biology, and protection, ed 8, St. Louis, 2013, Mosby）

生在低剂量或管功率受限的采集中（如病态肥胖个体的扫描）。当剂量降低时，检测器采集的信号减少并且噪声增加。当通过重构算法计算出这些非常高的噪声水平时，生成的是高噪声水平的图像。

较新的迭代重建（IR）技术试图找到根据所获取数据的最佳图像。最嘈杂的测量对迭代过程中的最终图像贡献很小。因此，IR 技术可减少所得重建图像中出现的噪声和伪影。计算机硬件设计和算法优化方面的创新已经允许在 CT 中广泛使用 IR 技术。

计算机断层扫描数字。扫描出来的结构可以从黑色到白色，取决于结构的密度和检测器接收的信息量。与基于 uoroscopy 的模拟相比，这是 CT 模拟的优势之一。CT 可以区分软组织结构，如胰腺和胃，比放射线图像好得多。当光束被患者衰减时，X 射线束的吸收程度会有不同程度的变化，这取决于光束穿过的组织（患者厚度）和组织类型。当探测器穿过胸腔中的肺组织时，探测器将记录更多的 X 射线束，而不是当 X 射线束穿过腹部的软组织时。身体组织的衰减系数与其原子序数直接相关，或者原子核中包含多少质子和中子。原子核中的质子和中子越多，原子序数越高，X 射线束通过光电效应和康普顿散射吸收或衰减的可能性就越大。骨骼和金属，例如手术夹、ducial 标记或牙齿，最有可能吸收或衰减 X 射线束，并且在扫描中看起来更白。CT 扫描的黑色区域代表低密度物体，如胃中的气体或肺部的空气。

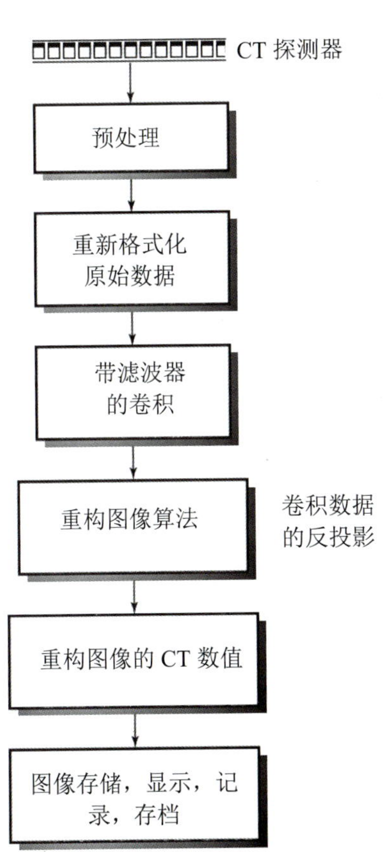

图 21-21　信号离开探测器后的处理过程

（引用于 Seeram E: Computed tomography physical principles, clinical applications, and quality control, ed 3, Philadelphia, 2009, Saunders）

Houns eld 单位以发明 CT 的英国工程师 Godfrey Houns 先生的名字命名。他第一次实验是扫描一个保存完整的人类大脑，然后在新鲜的牛脑上进行，他允许扫描他自己的大脑，以进一步记录医学成像的突破研究成果。他将骨密度设为 +1000，

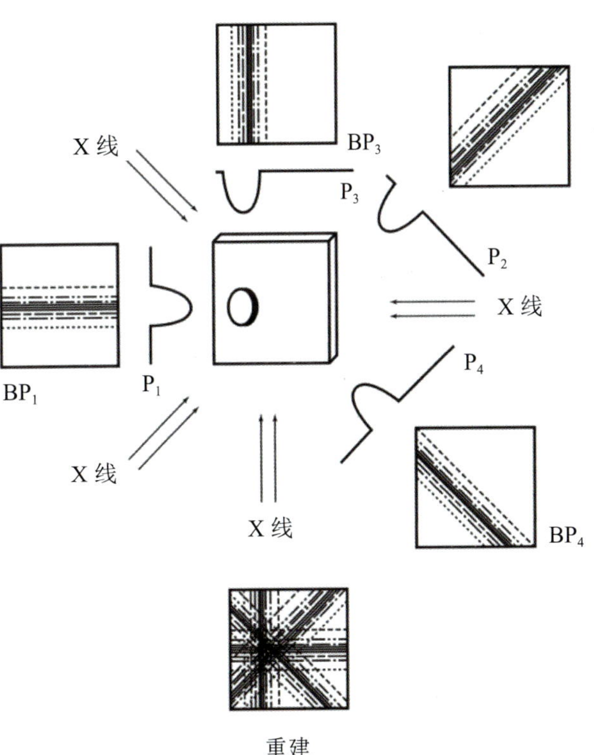

图 21-22　传输和重建技术图示

（引用于 Seeram E: Computed tomography physical principles, clinical applications, and quality control, ed 3, Philadelphia, 2009, Saunders）

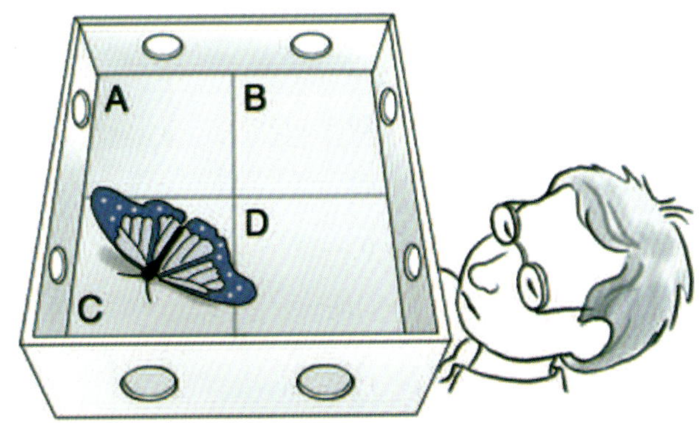

图 21-23　四像素矩阵演示用于重建计算机断层扫描图像的背投影方法

（引用于 Bushong S: Radiologic science for technologists: physics, biology, and protection, ed 8, St. Louis, 2013, Mosby）

空气密度为 -1000，并将水表示为 0。光束衰减小于 0 的结构用负数表示，衰减数大于 0 的结构为正数。这些单元在治疗计划中具有重要应用，因为 CT 扫描的代表性密度可用于计算特定治疗计划的剂量。表 21-1 和图 21-24 提供了有关几种 kVp x 射线值。HU 对应于特定组织（如肺，软组织和骨骼）的电子密度，对于空气（零密度）设定为小于 1000，对于水（单位密度）设定 0，对于脑脊髓组织设定为 15，20 为血液，40 为灰质，50 为肌肉，1000 为致密骨。最初，量表的值大于 1000；然而，对于具有高原子序数的金属替代品（如髋关节置换术）的患者，CT 扫描仪现在报告的 HU 远高于 1000。

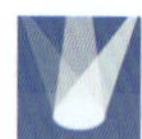

CT number = k(Ut − Uw)/(Uw)
其中 Ut 表示被分析像素中组织的衰减系数，Uw 表示水的 X 射线衰减系数，k 表示确定 CT 数范围的比例因子的常数。当 k 为 1000 时，CT 编号称为 Houns eld 单位。

3. 图像显示

数字图像结构可以根据几个特征来描述，包括矩阵像素，体素和位深度。信号由计算机分析并在监视器上重建，给出了身体的横截面。在屏幕上看到的图像是行和列中的单元格的显示，称为图像矩阵。可以选择矩阵大小，然而，在 CT 中通常使用 512×512。在 512×512 矩阵中，总共有 262 144 个像素的信息。图像矩阵上的每个单元称为像素（图像元素），它是相应组织的二维表示。每个像素和切片厚度或体积称为体素（体积元素）。图 21-25 说明了如何在查看 CT 扫描应用的图像时使用像素和体素。位深度是指每个像素的位数。单个位将显示图像为黑色或白色。位深度 2 意味着每个像素将具有 4 个灰度级。每个像素包含表示亮度级别的数值（离散值）。对于 16 位（2 字节）的典型位深度，可以有超过 10 000 个不同的亮度级别，并且图像大小将为 512 kB 的量级。可以通过将视场除以矩阵大小来确定像素大小，每个像素的物理长度和宽度。可以使用以下公式确定像素大小：

Pixel size = FOV(mm)/ 矩阵大小

像素尺寸越小，空间分辨率越高，但噪声越大。当像素尺寸减小时，对于相同的 FOV，矩阵尺寸

表 21-1　各种组织的计算机断层扫描（CT）值和 3 种不同 kVp 值的 X 射线线性衰减系数（cm^{-1}）*

大概的 CT 值		线性衰减系数（cm^{-1}）		
组织	CT 值	100kVp	125kVp	150kVp
密骨	1000	0.528	0.460	0.410
肌肉	50	0.237	0.208	0.184
（脑及脊髓的）白质	45	0.213	0.187	0.166
（脑的）灰质	40	0.212	0.184	0.163
血液	20	0.208	0.182	0.160
脑脊液	15	0.207	0.181	0.160
水	0	0.206	0.180	0.160
脂肪	-100	0.185	0.162	0.144
肺	-200	0.093	0.081	0.072
空气	-1000	0.004	0.003	0.002

引自Bushong SC: Radiologic science for technologists: physics, biology, and protection, ed 10, St. Louis, 2013, Elsevier
*列出了各种组织的Houns字段和几个kVp x射线值的线性衰减系数。注意肌肉，灰质，脑脊髓和水的近似CT数的微小差异。CT编号范围从+1000到−1000

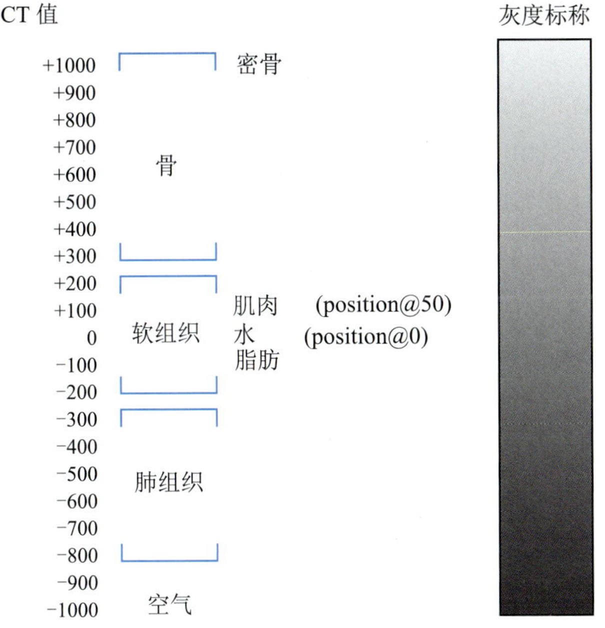

图 21-24　计算机断层扫描（CT）数与亮度水平之间的关系

（引自 Seeram E: Computed tomography physical principles, clinical applications, and quality control, ed 3, Philadelphia, 2009, Saunders）

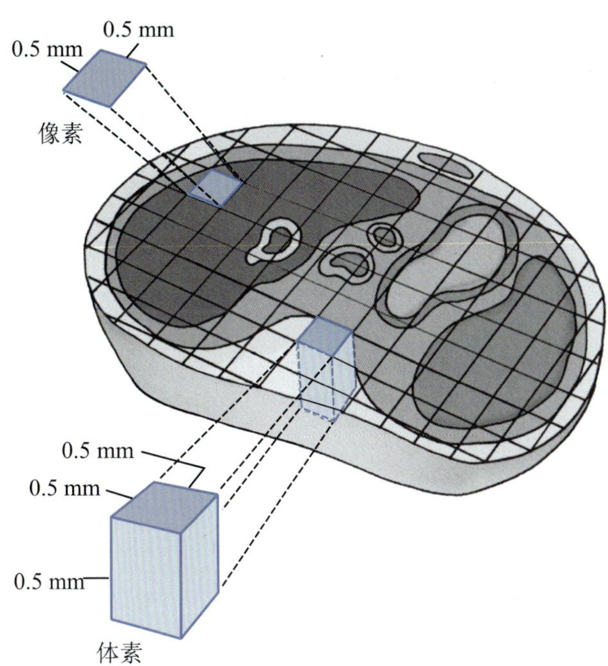

图 21-25　计算机断层摄影图像矩阵中的每个单元是一组体积（voxel：体素）的二维表示

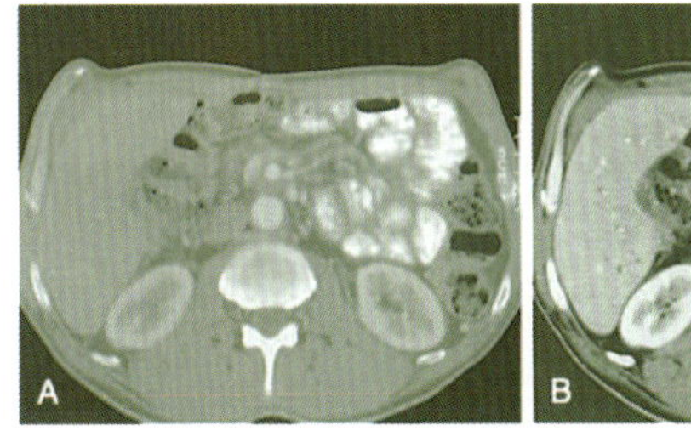

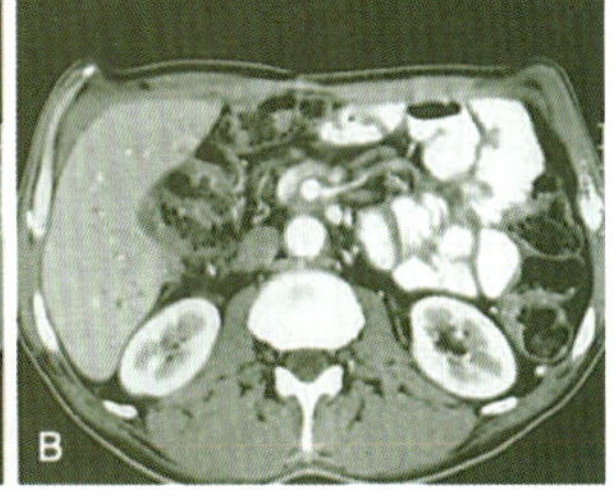

图 21-26　不同窗口宽度和窗口水平设置对计算机断层摄影图像外观的影响的图示

（引自 Seeram E: Computed tomography physical principles, clinical applications, and quality control, ed 3, Philadelphia, 2009, Saunders）

增加。3 个因素决定体素大小：切片厚度，矩阵大小和视场。体素大小可以描述为等离子或各向异性显示。各向同性显示意味着长度宽度和高度（x、y 和 z）尺寸相等，或者体素是完美的立方体。各向同性成像增加了空间分辨率并增强了三维重建。

放射治疗师能够通过 CT 扫描仪采集（窗口）技术，从而控制图像的外观。窗口化的两个特征是窗口级别（WL）（这表示窗口宽度内所有 CT 编号的中央 Houns 字段单位）和窗口宽度（WW）（显示的数字范围或 CT 图像上的对比度）。这些选项允许通过添加或减去对比度，密度或两者来操纵图像以查看特定类型的组织。例如，窗口水平 50 可用于腹部成像（图 21-26），窗口水平小于 500 表明胸腔中有良好的肺部细节。

计算机显示器只能显示 256 个灰度级，其中只有大约 80 个是肉眼可辨别的。可以通过更改 HU 在屏幕上的显示方式来优化显示。这可能与电视屏幕的亮度和对比度有关。如果 WW 被缩小，灰度阴影会产生更大的对比度或更清晰的变化。这对于可视化具有相似密度的组织非常有用。通过将计算机控制台上的 WL 和 WW 设置到合适的 HU 范围，取决于检查的组织，可以获得临床上有用的灰度等级。窗口级别表示 WW 内所有 CT 编号的中点 HU。WW 覆盖所有感兴趣的组织的 HU，并且这些显示为各种灰色阴影。CT 数超出此范围的组织显示为黑色或白色。WL 和 WW 都可以由放射治疗师在计算机控制台上独立设置。它们各自的设置会影响最终显示的图像（图 21-27）。图 21-26A 显示了由 Houn 字段数表示的解剖结构。在图 21-26B 中，WW 为 200+100 和 −100 之间的数字为灰色阴影。所有大于 −100 的 Houns 字段数字显示为白色，而小于 100

的显示数字显示为黑色。具有不同 WW 的 C 列和 D 列也是如此。宽窗口的效果会降低对比度，而窄的 WW 会增加对比度，如图 21-28 所示。使用窗口宽度 / 窗口级别公式确定窗口水平和灰度范围。第一步是取窗口宽度数并将其除以一半。然后添加它并从窗口级别中减去该数字。这将提供灰度范围。

对于衰减差别很大的组织，建议使用宽窗宽。软组织应使用窄窗宽度。窗口水平应靠近感兴趣的组织平均衰减。扫描仪通常具有可用于优化窗口的预设窗口。

比如：

WW = +600

WL = +100

四、图像质量

CT 图像质量的关键组成部分包括空间分辨率、图像噪声、低对比度、时间分辨率和剂量。空间分辨率是指 CT 图像中的模糊程度或区分两个相邻的高对比度对象的能力。低对比度分辨率是指能够看到组织中具有相似灰度阴影的对象差异。图像噪声是图像的颗粒状外观。参数，例如 mAs，kVp，切片厚度，工作台增量，间距重建间隔，FOV，矩阵大小和重建过滤器会影响图像的所需质量。

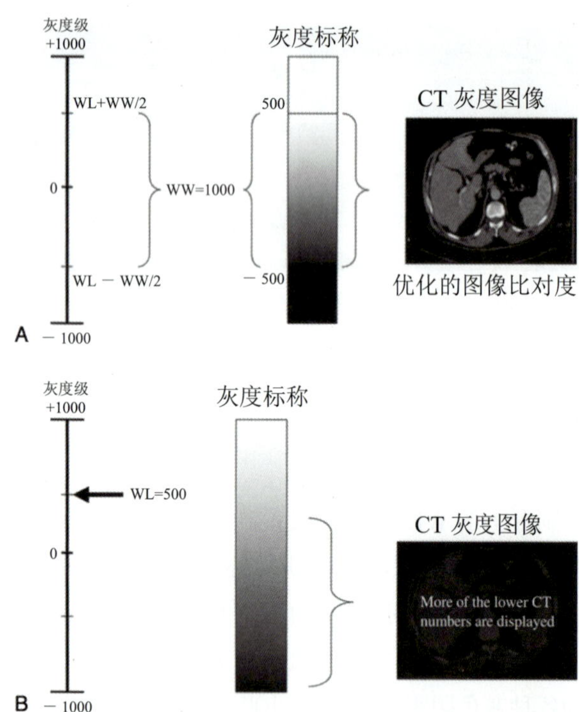

图 21-27 窄窗口宽度（WW）对图像灰度的影响。与 WW=2000 相比，WW=1000 生成了高对比度的图像。窗口水平（WL）被设置为 0。灰度的上限是通过 WL + WW / 2（0 + 1000/2 = 500）计算得出，标度的下限等于 WL-WW / 2（0-1000/2 = -500）

（引自 Seeram E: Computed tomography physical principles, clinical applications, and quality control, ed 3, Philadelphia, 2009, Saunders）

1．空间分辨率

空间分辨率也称为高对比度，是根据相同大小的黑色和白色条线对来指定的。影响设备固有的空间分辨率的因素是焦点尺寸，探测器单元尺寸，扫描仪几何形状和采样频率。焦斑尺寸越小，探测器尺寸越小，分辨率越高。治疗师控制的因素是像素大小，切片厚度和使用的重建过滤器。小像素大小可以创建更好的空间分辨率，但是图像很嘈杂。FOV 和矩阵大小影响像素大小，进而影响空间分辨率。

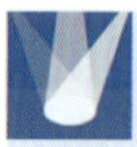

保持相同的视野，较大的图像矩阵将导致更好的空间分辨率。

如果 CT 中的矩阵尺寸为 512×512，并且如果存在 40×40 FOV，则像素尺寸为 0.8×0.8 mm。

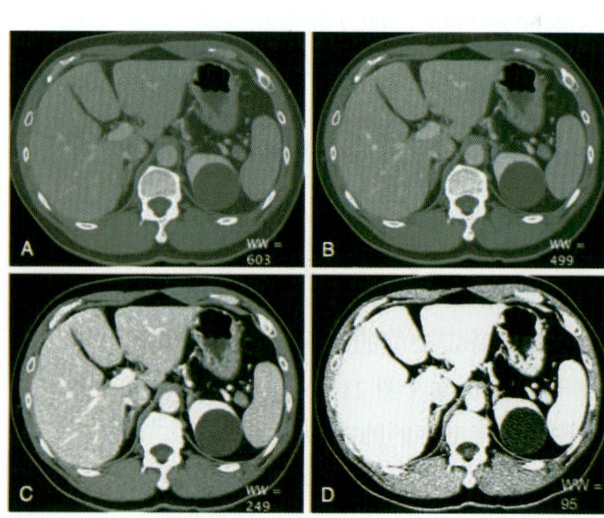

图 21-28 不同窗口宽度（WW）且固定窗口级别 WL = +40 对图像对比度的影响。当 WW 从 603（A）、499（B）、249（C）减少到 95（D）时，对比度提高

（引自 Seeram E: Computed tomography physical principles, clinical applications, and quality control, ed 3, Philadelphia, 2009, Saunders）

若存在 20×20 FOV，像素尺寸为 0.4×0.4 mm。使用相同的 FOV，分辨率将提升对于更大的图像矩阵（图 21-29）。较薄的切片允许更好的空间分辨率。

重建过滤器应用于原始数据的处理，包括平滑过滤器和尖锐过滤器。平滑过滤器用于降低噪音并改善软组织之间的对比度（低对比度分辨率）。平滑过滤器还可以减少结构细节（高对比度分辨率）和边缘定义。 尖锐过滤器用于肌肉骨骼检查的尖锐的睾丸可以改善空间分辨率，但会增加噪音。

2. 噪声

如果扫描诸如水的均匀介质，则每个像素应具有零值。这种自然发生的变化被称为扫描噪声。以下因素会影响图像噪声：

- Kv（p）
- mA
- 曝光时间
- 准直 / 重建切片厚度
- 重建算法或过滤器
- 螺旋间距 / 工作台速度
- 螺旋插补算法
- 其他（例如焦点到等中心距离和探测器效率）

kVp 和 mAs 的增加会降低噪音。图像接收器检测到的光线越多，图像噪声越小。更锐利的重建滤波器会增加噪音。图像矩阵的增加会增加噪声，因为像素尺寸越小，每个图像接收器的光子就越少。增加的 FOV 和切片厚度会降低噪音。

3. 低对比度分辨率

图像对比是各种组织密度中固有的，例如软组织、肺部空气和骨骼解剖结构。与传统的放射线图像相比，CT 在显示更好的图像对比度方面更优越。CT 可以区分小于 0.5%的组织密度差异，而传统的放射线照相术只能将密度区分为低 10%。例如，CT 扫描的肝脏可以与其他软组织结构区分开来。腹部比传统的腹部放射图像要好得多。低对比度分辨率受到大量因素的影响，这些因素包括与图像噪声相似的列表。噪声的增加会降低低对比度分辨率。

4. 时间分辨率

时间分辨率是冻结或减少被扫描物体运动的能力。增加机旋转速度将增加时间分辨率时间分辨率是四维 CT 的关键组成部分，将在第 22 章中进一步讨论。

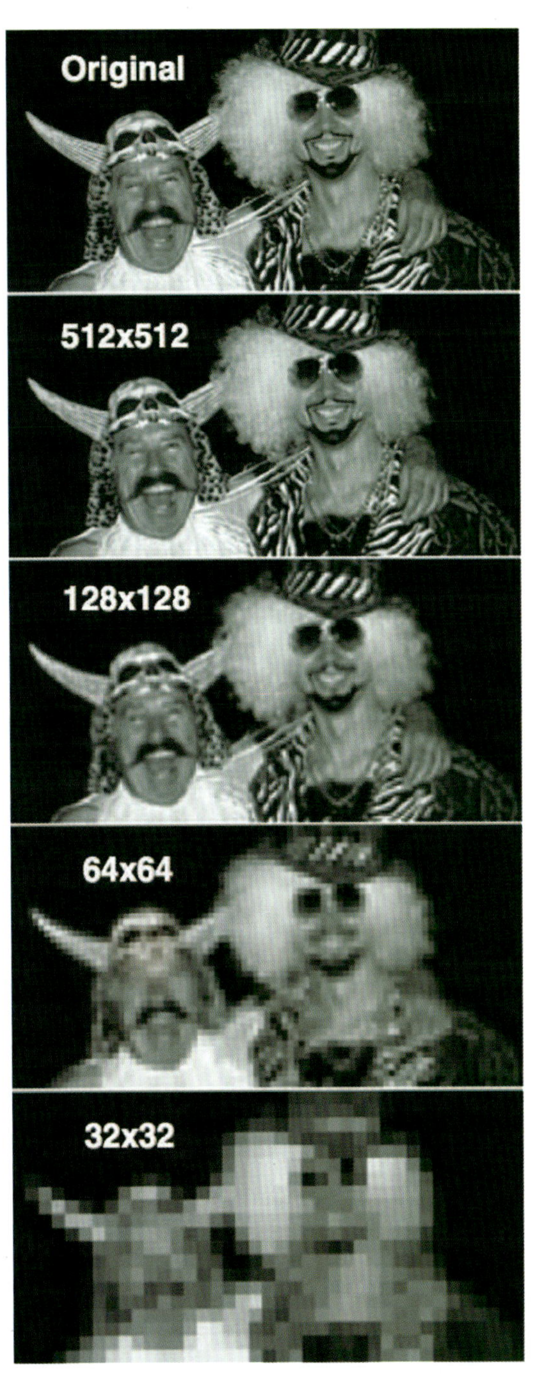

图 21-29 512×512 矩阵是原始的可接受的再现。在 32×32 矩阵下，图像显示分辨率较差

5. 剂量

在皮肤表面的单个 CT 切片中递送给患者的剂量在 2 ～ 10 mSv 的范围内，这比其他成像模式大得多。它大约相当于 100 ～ 500 个胸部 X 光片。影响剂量的因素包括患者体型，患者居中，mAs 和 kVp 选择，机旋转，俯仰，准直和扫描长度。患者的剂量随着 mAs 的增加而增加。更宽的光束覆盖范围和更大的间距可能会减少患者的剂量。在扫描较小的解剖区域时，患者的剂量会减少。最后，通过减少运动伪影来最小化重复扫描将有助于减少剂量。图像重建的最新研究进展允许以较低剂量水平创建图像。扫描仪可以使用自动电流选择工具根据患者的大小和形状来建议 mAs。其他工具，如管电流调制，自动曝光控制或迭代重建，可在较低的 mAs 值下保持噪声水平，也可在整个扫描过程中改变光束的强度，从而产生每片的不同 mAs 水平。这可以使用户反过来降低患者的曝光率并仍然达到可接受的图像质量。治疗必须在空间分辨率、噪声和患者剂量之间寻找最优方案。

在 CT 中，有几种方式可以代表剂量或暴露。计算机断层摄影剂量指数（CTDI）是标准化值，其根据标准体模上的测量值计算。CTDI 通常以毫克显示，可用于测量扫描仪输出，但不等于患者吸收剂量或扫描长度导致的总曝光量差异。另一种测量剂量的工具是剂量长度乘积，其是 CTDI 乘以扫描长度，并且表示在扫描长度期间体模中的总吸收剂量，并且还以毫克 - 厘米测量。这两个指标虽然有用但并不能测量患者的剂量，因为它们不包括患者体重等特征。它们可用于比较不同扫描方案或扫描仪之间的辐射量。称为有效剂量的测量用于估计生物风险。它可以通过将 DLP 乘以特定于感兴趣的解剖区域或器官的剂量转换系数来计算。

将患者置于膛中心非常重要。偏心可能降低图像质量，并可能增加患者剂量。平均定位误差低于 2 cm。4 cm 偏心可导致噪音增加 30%，mA 增加 68%。

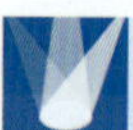

- 使患者居中
- 中心体位于机架的等中心
- 机械地向上 / 向下移动工作台
- 从横向地形图计算高程误差

变化 kVp 会改变报告的 CT 数值，这可能会改变治疗计划剂量计算。如果需要较低剂量的技术，请降低 mAs。只有在扫描前与物理师联系后才能修改 kVp。

机旋转速度是机旋转 360°所需的时间。它与剂量成正比。如果所有其他因素保持不变，并且旋转时间减少一半，则剂量减少一半。

6. 伪影

CT 伪影是不需要的图像异常，可能由患者运动、解剖结构、扫描仪设计或系统故障引起。可能极大地降低图像质量的常见 CT 伪影，有时甚至使它们在诊断上无法使用，都是射束硬化、部分体积效应、星形伪影、环形伪影以及运动和螺旋伪影。

通过仔细规划和放射治疗师的经验，可以避免一些 CT 成像伪影。光束硬化伪影（图 21-30）可以看作通常靠近骨骼的暗带。为了最大限度地减少这些伪影，应使用薄切片，并避免使用极其密集的造影剂。获得厚切片时会出现部分体积伪影（图 21-31）。星形伪影（图 21-32）可以从患者体内的手术夹或其他金属物体发生。如果可能的话，避免在 FOV 中的金属物体，这将是消除这种类型伪影的唯一方法。已经开发出减少金属伪影的重建算法。这些迭代重建算法可以选择最佳数据投影，从而减少金属在结果图像中的影响。如果探测器工作不正常，可能会发生环形伪影（图 21-33），并且可能在第三代 CT 扫描仪中频发。类似于螺旋扫描仪中出现的环形伪像的伪像显示为弧形。运动伪影（图 21-34）显示为条纹或较少的分辨率，当扫描腹部和胸部时，常见于膈肌内。更快的扫描仪有助于减少运动伪影，特别是当患者可以在扫描期间屏住呼吸时。胸部和腹部的螺旋扫描可能导致物体形状失真。扫描前仔细的患者定位和正确选择扫描参数是最重要的因素进而避免 CT 伪影。

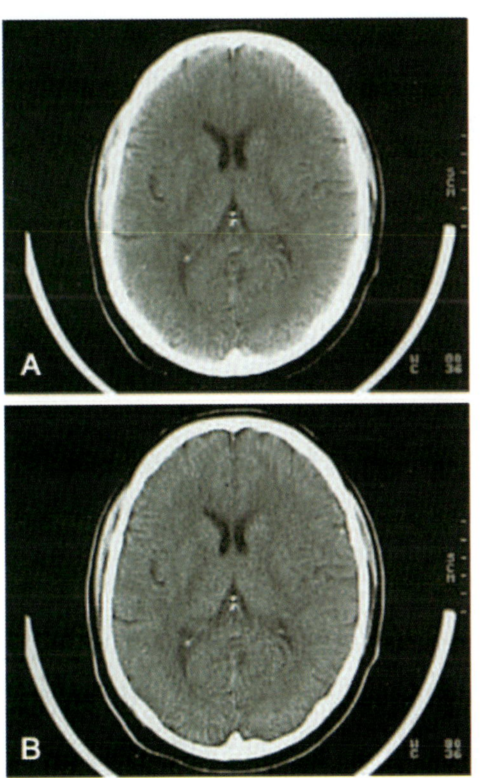

图 21-30　射束硬化对计算机断层扫描图像外观的影响
A. 拔罐神器是可见的；B. 通过软件减少了拔罐工件

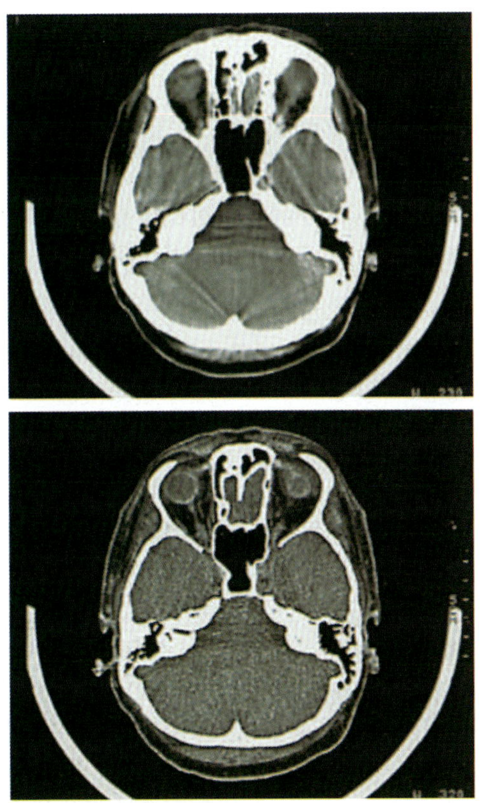

图 21-31　在这两个计算机断层切片中，部分体积伪影表现为穿过岩骨和枕骨突起的条纹

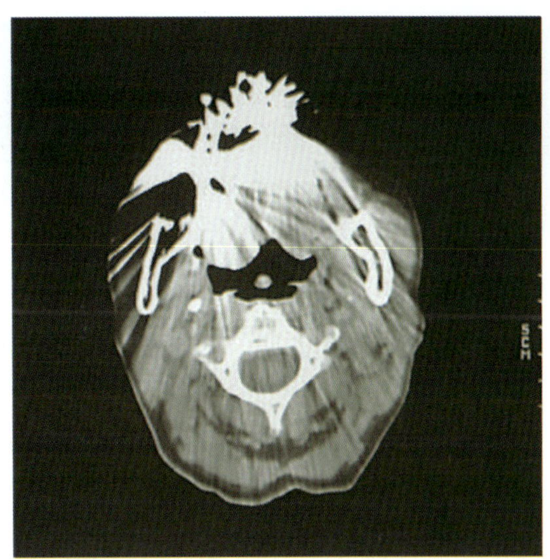

图 21-32　金属植入物造成的伪影

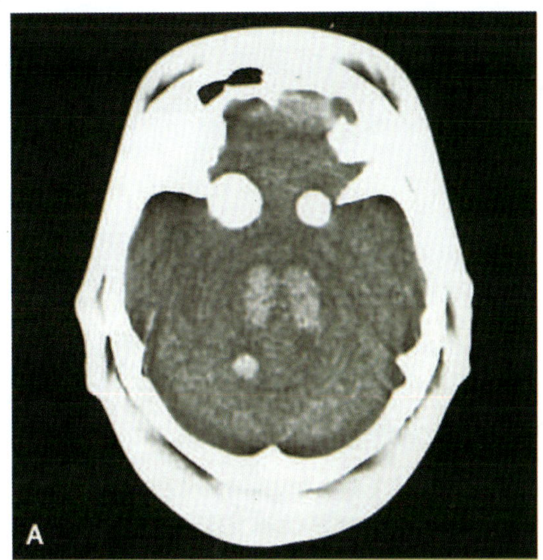

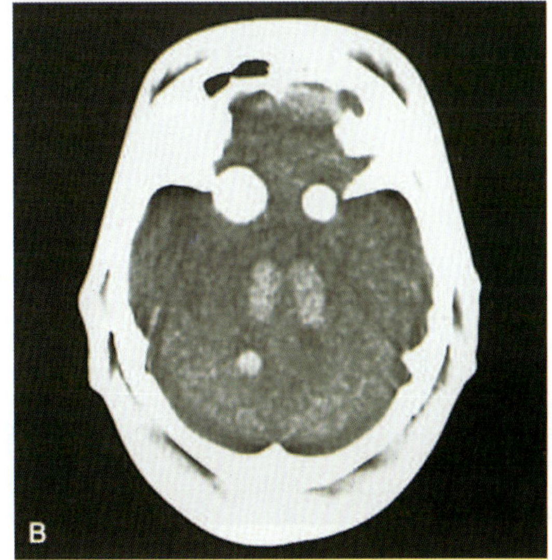

图 21-33　环形伪影（A）和平衡算法（B）的校正

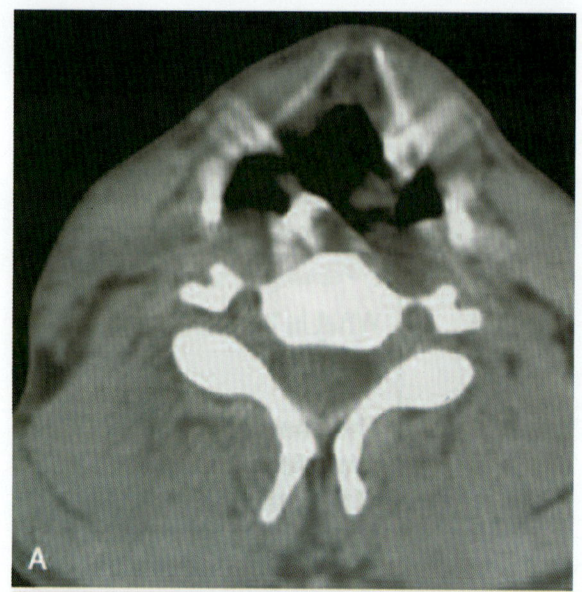

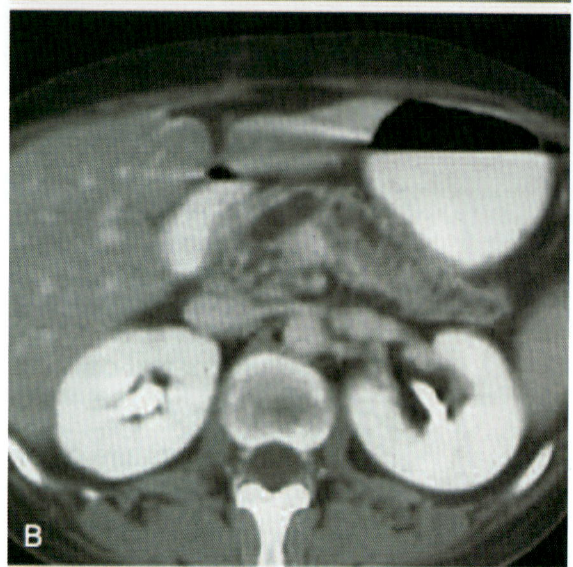

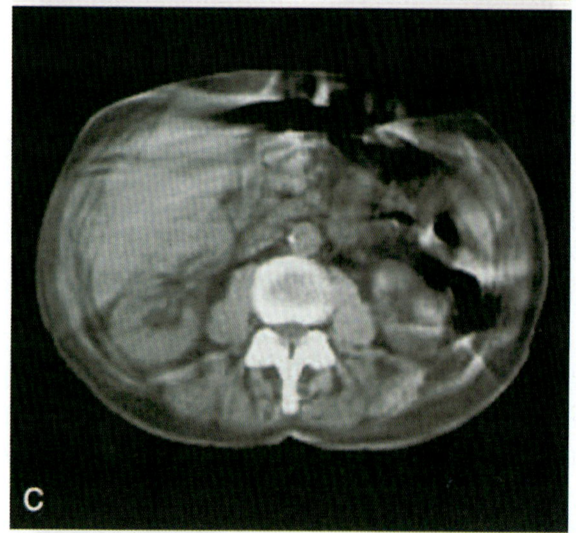

图 21-34 吞咽（A）、蠕动（B）和患者运动（C）引起的运动伪影

例如，在隔膜附近出现的条纹状图案可能是扫描时间内呼吸运动引起的运动的结果。金属，例如髋关节假体，会在图像上产生条纹和星形伪影。CT 成像系统制造商不断努力降低图像噪声并提高图像质量。图像质量的提高通常会转化为额外的成本。

五、质量控制

用于放射治疗模拟的 CT 扫描仪具有与线性加速器类似的机械检查流程，因为它们用于模拟治疗束的几何形状。机械检查和图像质量性能检查应根据 2003 年报告中的指南进行评估美国物理学家协会医学放射治疗委员会第 66 号决议，其中概述了 CT 模拟机的质量保证和 CT 模拟过程。这些指南（表 21-2 和表 21-3）可用于根据 CT 模拟经验和部门目标的数量建立部门特定的质量保证计划。

CT 模拟机的每日预热程序包括根据制造商的规格对 X 射线管进行预热，检查激光系统以及扫描水模型。水体模拟扫描通过比较体模各个区域的 Houns eld 水数来检查噪声水平（图 21-35）。这些水平应该从零开始在正负 3 之内。扫描应该有足够大的区域。如果扫描空气，国家的字段数应读数 -1000，允许的正负 1 变化。必须每年检查光束的质量，包括空间分辨率、对比度分辨率和 Houns 视场数的相关性电子密度。每月测试包括 CT（Houns eld）数 / 电子密度验证，重建切片位置图像传输协议，左 / 右配准，以及图像中已知点之间的距离。

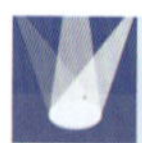

更多信息请查阅美国医学物理学家协会 http://www.aapm.org/pubs/ reports/. 网站上关于放射治疗 CT 模拟机质量控制章节。AAPM 发表的《CT 模拟机和 CT 模拟过程的质量保证：AAPM 放射治疗委员会的报告，第 66 号和第 83 号报告》可在网站上查阅。

六、房间设计

模拟机房的设计是一个必须涉及众多专业人员的专业知识的过程，包括建筑师、工程师和放射物理学家。还应该鼓励该部门的治疗师和放射肿瘤

表21-2 AAPM放射治疗委员会第66号报告第83号关于CT模拟机电部件的测试规范

性能参数	测试目标	频 率	容差限值
机架激光与影像平面中心一致性	检查扫描层面与机架激光重合	每天	±2 mm
机架激光线相对于成像平面的定位	检验机架激光是否在激光投影全长上与成像平面平行且正交	每月和激光调整后	在激光投影长度范围内±2 mm
侧壁激光线和机架激光线与扫描平面的间距	检查侧壁激光与扫描层面的间距	每月和激光调整后	±2 mm
侧壁激光线相对于成像平面方向	检查壁激光在成像投影长度上是否平行和正交	每月和激光调整后	在激光投影长度范围内±2 mm
天花板激光线相对于成像平面方向	检查天花板激光线是否与成像平面是否正交	每月和激光调整后	在激光投影长度范围内±2 mm
CT扫描床顶端相对于扫描层面的定位	检查CT扫描床顶端与成像平面的水平和正交	每月或每天激光质控测试揭示有旋转问题时	在扫描床顶端长和宽范围内±2 mm
扫描床的垂直和纵向移动	检查扫描床纵向移动的数字显示的准确度和重复性	每月	在床移动范围内±1 mm
扫描床的标定位置	通过扫描检查扫描床的标定位置的精度	每年	在扫描范围内±1 mm
机架倾斜度	检查机架倾斜指示的精度	每年	在机架倾斜范围内±1°
机架倾斜位置精度	检查机架倾斜后回复原位置的精度	每年	从原位置偏移±1°或±1 mm
扫描定位	检查参考成像的定位准确性	每年	在扫描范围内±1 mm
辐射profile宽度	扫描辐射profile宽度是否与出厂说明书相符	每年（如果CTDI精度已验证，则可选）	厂商说明书
灵敏度profile宽度	检查灵敏度profile宽度是否与出厂说明相符	半年一次	±1 mm
球管发生器	检查X射线球管是否正常工作	更换发生器主要部件后	厂商说明书或参照AAPM第39号报告

引自Mutic S, Palta JR, Butker EK, et al: Quality assurance for computed-tomography simulators and the computed tomography simula tion process: report of the AAPM Radiation Therapy Committee Task Group no. 66, Med Phys 30(10)；2762-2792，2003

AAPM，美国医学物理学家协会；CT，计算机断层扫描；CTDI，计算机断层扫描剂量指数；质量保证，质量保证

*根据特定CT模拟程序的目标和先前临床经验，这些测试频率和容差可由医学物理学家修改

学家提供意见。在设计房间之前，必须选择该网站。理想的位置靠近治疗机。该位置有助于患者治疗中涉及的所有各方之间的沟通。

1. 空间分配

模拟机室应具有足够的尺寸，不仅可以容纳机器及其所有部件，还可以满足其全部运动范围。如果提供足够的空间，设备将具有更长的使用寿命。如果人员有足够的空间来舒适地履行职责，例如为患者做好模拟准备，构建固定装置和准备造影剂，这也将是一个更加愉快的工作区域。

还必须为一个大型储物柜分配空间，该储物

表 21-3　AAPM 放射治疗委员会第 66 号报告第 83 号关于 CT 模拟机成像性能的测试规范

性能参数	频　率	误差限值
CT值精确性	每天，水的CT值	对于水，0±机5 HU
	每月，4到5种不同材料	
	每年，电子密度模体	
影像噪声	每天	参见厂家说明书
平面内空间完整性	每天，x或y方向	±1 mm
	每月，两个方向	
射野均匀性	每月，最常用的kVp	±5 HU以内
	每年，其他kVp	
电子密度与CT值的转换	每年或CT校准	模体测量与试运转结果的一致性
空间分辨率	每年	参见厂家说明
对比分辨率	每年	参见厂家说明

引自Mutic S, Palta JR, Butker EK, et al: Quality assurance for computed-tomography simulators and the computed tomography simu lation process: report of the AAPM Radiation Therapy Committee Task Group no. 66, Med Phys 30（10）: 2762-2792, 2003.
AAPM，美国医学物理学家协会；CT，计算机断层扫描；CTDI，计算机断层扫描剂量指数；质量保证，质量保证
*根据特定CT模拟程序的目标和先前临床经验，这些测试，频率和容差可由医学物理学家修改

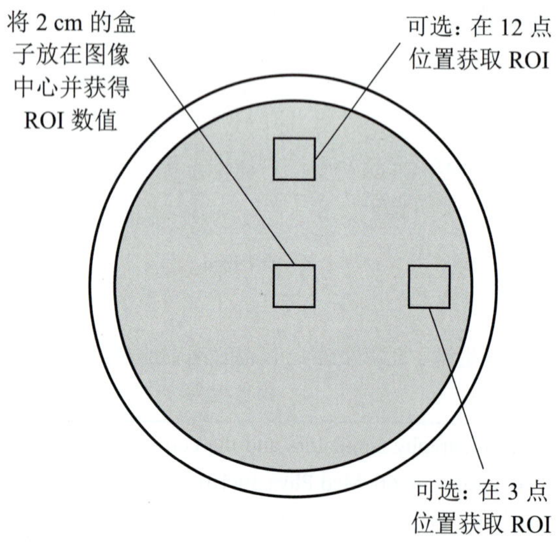

图 21-35　测试噪音和均匀度

柜应包括水槽、工作空间和书写区域。工作空间应足够大，以便制造用于放射治疗的各种固定装置。在任何模拟机室中都需要用于存储模拟设备和备用模拟机部件的机柜和抽屉空间。此外，存储空间应该可用于常规固定装置和其他相关设备，例如胸板、腹板、翼板，尤其是用于构建热塑性固定装置的热水箱。

控制区域通常设置在房间的一个角落，通常靠近入口。该区域旨在保护操作员免受辐射并容纳模拟机的控制，如果使用 CT 模拟机，则使用治疗计划设备，以及 X 射线发生器。它必须足够大，可以容纳几件设备，其中可能包括记录和验证系统以及一个或多个液晶显示监视器、工作区域和众多人员。重要的是，操作员始终与患者完全视觉和听觉接触。可以安装铅玻璃窗以用于患者可视化。与所有辐射设备一样，房间屏蔽是一个重要的考虑因素。辐射室最常用铅或混凝土或两者的组合进行屏蔽。房间屏蔽的规格可以在第 17 章找到。

2. 其他考量

还有一些值得一提的关于模拟机的考虑因素。模拟机制造商对房间的通风有非常具体的要求。如果不满足这些要求，他们保留取消保修的权利。照明系统也很重要。强度必须可调，独立控制房间和控制区域。对于传统的模拟，在低光下，光场的可

视化更容易，如同 uoroscopy 图像一样。另一方面，某些模拟任务需要最大限度的光照，例如记录相关信息，准备对比材料或构建固定装置。某些区域（如橱柜下方）的工作照明非常有益。

必须安装 CT 模拟机外部定位和患者标记激光，在模拟过程中向患者投射小的红色、绿色或蓝色光束，并且必须高度准确。有几种系统可供选择，部门人员必须选择他们认为最适合他们需要的风格。如果侧面激光器嵌入墙壁中以防止意外碰撞，它们会更稳定。安装第三顶置激光器并代表前中心轴。这些激光系统在 CT 模拟过程中帮助患者定位和患者标记。今天的系统可以由计算机控制，并且具有通常左 / 右和上 / 下移动的可移动激光器。计算机可以联网到虚拟模拟和治疗计划系统，并接收图像和治疗计划信息以便在患者身上进行转换。一些系统包括可移动的激光器，其将在患者身上铸造建立的视野尺寸，块或多叶准直器图案。这些激光器还可以为治疗师提供与等中心位置相关的几个外部参考点，并协助标记各种设置点。日常检查，提供对位置激光器的严格质量控制是必须的。

考虑到模拟机室设计的许多因素，例如空间分配、设备运动和屏蔽设计，可以更有效地使用这一必不可少的设备。由于在模拟过程中投入的时间会严重影响患者治疗计划的结果，因此如果要达到模拟机的最大潜力，则必须全面了解模拟机，其使用及其局限性。

七、总结

- 模拟机的主要目的是通过建立适当的治疗量并确定该体积内或其附近的正常结构，帮助放射治疗团队的医生和其他成员进行治疗计划。
- CT 是模拟的标准，通常融合其他成像模式，如 MRI 和 PET，以帮助建立目标体积。
- 患者记录是电子记录，需要存储在 PACS 系统或服务器上。遵循 DICOM 协议标准以确保在计算机之间正确地传递信息。
- CT 扫描仪记录通过一系列以数字“原始”格式存储的探测器衰减的辐射。重建这些数据以创建图像。
- 衰减项目摘要显示为不同灰度梯度的像素，并以 Houns eld 单位进行测量。
- CT 扫描仪的机架包括 X 射线管、探测器阵列、高压发生器、沙发和每个机械支撑装置。
- 就 CT 的数据采集而言，当今扫描仪中使用的主要方法是基于第三代技术的多层体积方法。
- 扫描患者时，将它们放在钻孔中心很重要。这确保了它们处于扫描视野中并且还有助于减少患者的剂量。
- 在 CT 扫描中，为小单元或像素分配一个称为 CT 编号或 Houns eld 单位的值，该值与组织的 X 射线线性衰减系数（u）直接相关。
- CT 图像质量的关键组成部分包括空间分辨率（高对比度）、图像噪声、低对比度和时间分辨率。选定的扫描参数会影响图像质量和剂量。
- 影响剂量的因素包括患者居中、mAs、kVp、机架旋转、俯仰、准直和扫描长度。
- 质量保证程序，包括每日预热和测试，是提供优质患者护理的重要组成部分。

? 复习题

通过登录我们的网站，可以找到评论问题的答案：http://evolve.elsevier.com/Washington+ Leaver/principles

1. 当前正确传送数字图像的协议称为：

a. PACS

b. DICOM

c. HIS

d. RIS

2. 第三代扫描仪有哪些特点？

a. 一个平移 - 旋转光束

b. 一支铅笔束

c. 他们可以完成翻译

d. 旋转 - 旋转光束

3. 在多层 CT 中，协议参数准直是：

a. 光束准直和探测器阵列的组合尺寸

b. 探测器阵列大小

c．只有光束准直

d．探测器阵列尺寸和光束准直都没有

4．多层 CT 扫描仪可以使用：

a．零有效探测器尺寸

b．只有一个有效的探测器尺寸

c．多个有效探测器尺寸

d．6.022×1023 有效探测器尺寸

5．多层系统利用：

a．多个探测器光束

b．多切片光束

c．多个探测器行

d．多切片行

e．其他

6．CT 扫描的黑色区域代表________________物体，如胃内气体或肺部空气。

a．低密度

b．中密度

c．高密度

d．以上都不是

7．CT 和 MRI 扫描提供最有用的信息用于治疗计划目的，因为：

a．它们是最具成本效益的方法

b．它们是成本效益最低的方法

c．扫描可以产生三维代表患者和外部结构的关系

d．在治疗期间图像是必不可少的

8．使用 512 矩阵对 103mm 视场进行成像。像素大小是多少？

a．0.20 mm

b．0.5 mm

c．0.75 mm

d．1.25 mm

9．如果你的窗口范围是 -100 到 +300，WW 和 WL 是多少？

a．200；+200

b．400；+200

c．400；+100

d．200；+100

10．通过以下方式改善空间分辨率：

1．像素尺寸更小

2．更厚的切片

3．尖锐的滤波器

a．1 和 2

b．2 和 3

c．1 和 3

d．1，2 和 3

11．A / an ________________ 是一个不需要解剖学的图像上的不需要的图案。

a．算法

b．滤波器

c．伪影

d．方程

12．能够看到具有相似色调的组织的差异灰色被称为：

a．空间分辨率

b．低对比度分辨率

c．图像噪音

d．时间分辨率

？思考题

1．对儿科患者进行成像时，您将如何改变 CT 扫描？哪些参数会被改变？你对这个病人有什么顾虑？

2．向患者解释 CT 扫描仪如何获得图像。对于担心接受过多剂量的患者，您怎么说？

3．用 CT 模拟机讨论肿瘤定位和治疗计划的过程。

4．解释 CT 模拟机的每个组件的用途。

（译者：胡银祥　庞雅蕾　审校：唐斌）

参考文献

1. American College of Radiology: *ACR practice guidelines for radiation on- cology*, Reston, 2009, American College of Radiology.

2. Bomford CK, Dawes PJ, Lillicrap SC, Young J, et al: Treatment simulators, *BJR Suppl* 23:1–49, 1989.
3. Bomford CK, Craig LM, Hanna FA, et al: Treatment simulators, *Br J Radiol Suppl* 16:1–31, 1981.
4. Bushong SC: *Radiologic science for technologists: physics, biology, and protection*, ed 10, St. Louis, 2013, Mosby.
5. American Society of Radiologic Technologists: *CT basics: radiation therapy series, institutional/educational version*, Albuquerque, 2012, American Society of Radiologic Technologists.
6. LAP Laser: *CT simulator lasers*. Available at http://www.lap-laser.com/ medical-systems/patient-marking/. Accessed February 28, 2014.
7. Cox JD, Ang KK: *Radiation oncology rationale, technique and results*, ed 9, Philadelphia, 2010, Mosby.
8. Farmer ET, Fowler JF, Haggith JW: Megavoltage treatment planning and the use of xeroradiography, *Br J Radiol* 36:426–435, 1963.
9. GE Healthcare: *Techniques for reducing CT radiation dose*. Available at http://www3.gehealthcare.com/en/education/clinical_education/ct_low_ dose_webinars/techniques_for_reducing_ct_radiation_dose Accessed Feb- ruary 10, 2014.
10. Godfrey N. Houns eld: *Nobel lecture*. Available at http://nobelprize.org/nobel _prizes/medicine/laureates/1979/houns eld-lecture.html. Accessed February 5, 2014.
11. Goldman L: Principles of CT: multislice CT, *Nucl Med Technol* 36:57–68, 2008.
12. Haddad P, Cheung F, Pond G, et al: Computerized tomographic simulation compared with clinical mark-up in palliative radiotherapy: a prospective study, *Int J Radiat Oncol Biol Phys* 65:824–829, 2006.
13. Hoppe RT, Phillips TL, Roach M: *Leibel and Phillips textbok of radiation oncology*, ed 3, Philadelphia, 2010, Saunders.
14. Mahesh M: *CT physics—MedEd connect*. Available at http://mededconnect. com/samplechapters/9780323034043/9780323034043.pdf Accessed Febru- ary 10, 2014.
15. McDermott P, Orton C: *The physics & technology of radiation therapy*, Madison, 2010, Medical Physics Publishing.
16. McNit-Gray M: *Tradeoffs in CT image quality and dose*. Available at http:// www.aapm.org/meetings/04am/pdf/14-2328-89141.pdf Accessed Feb. 27, 2014.
17. Mutic S, Palta JR, Butker EK, et al: Quality assurance for computed- tomography simulators and the computed tomography simulation process: report of the AAPM Radiation Therapy Committee Task Group no. 66, *Med Phys* 30(10):2762–2792, 2003.
18. Mutic S, Purdy J, Michalski J, et al: Simulation process in determination and denition of treatment volume and treatment planning. In Leavitt SH, Purdy JA, Perez CA, et al, editors: *Technical basis of radiation therapy: practical clinical applications*, New York, 2006, Springer.
19. Philips Healthcare: *iDose4 iterative reconstruction technique: breakthrough in image quality and dose reduction with the 4th generation of reconstruction*, 2011. Available at http://www.healthcare.philips.com/pwc_hc/main/shared/As sets/Documents/ct/idose_white_paper_452296267841.pdf. Accessed February 27, 2014.
20. Philips Healthcare: *Metal artifact reduction for orthopedic implants (O- MAR)*. Available at http://clinical.netforum.healthcare.philips.com/us_en/ Explore/White-Papers/CT/Metal-Artifact-Reduction-for-Orthopedic- Implants-%28O-MAR%29. Accessed February 27, 2014.
21. Purdy JA: Principles of radiologic physics, dosimetry and treatment planning. In Halperin EC, Perez CA, Brady LW, editors: *Principles and practice of radiation oncology*, Philadelphia, 2013, Lippincott Williams & Wilkins.
22. Seeram E: *Computed tomography: physical principles, clinical applications, and quality control*, ed 3, St. Louis, 2009, Saunders.
23. Sherouse GW, Novins KL, Chaney EL: Computation of digitally recon- structed radiographs for use in radiotherapy treatment design, *Int J Radiat Oncol Biol Phys* 18:651–658, 1990.
24. Toshiba: *10 things to know about CT dose* (website). www.toshiba.com. Accessed February 24, 2014
25. Wolbarst A: *Physics of radiology*, Madison, 2000, Medical Physics Publishing.

第22章

计算机断层扫描模拟流程

目的

- 从历史角度描述放射治疗模拟过程的发展
- 定义模拟过程中常用的缩写词和术语
- 根据国际辐射单位委员会和62号报告所述定义目标量
- 描述计算机断层扫描模拟的益处
- 定义通常用于身体各个部位的定位和固定装置
- 说明创建和实现可再生的患者基本设置方面的考虑
- 比较和对比计算机断层扫描模拟中造影剂的优点和禁忌
- 讨论不同身体部位常用的造影剂
- 模拟过程中步骤的描述：模拟前计划，患者定位，患者固定，准备房间，解释的模拟程序，设置参数，相关的数据和文档
- 说明扫描图像在CT模拟过程中的重要性
- 正常状态下基于模拟患者或区域扫描参数的调整
- 描述有移床或没有移床的模拟
- 描述等中心点定位技术
- 说明使用可移动患者标记系统的好处
- 比较不同的运动管理方法，包括四维电脑断层摄影
- 总结正电子发射层析成像、计算机层析成像和磁共振成像是如何产生的。叙述它们在放射治疗计划中的重要性

一、概述

接受放射治疗的患者，无论是治愈的还是缓解，从诊断到患者随访，都会涉及许多过程，作为整个体外放射治疗过程的一部分，患者会经历不同的步骤。规定剂量辐射的实际规划过程（图22-1）尽管重要，但却是整个过程的一小部分。在治疗计划开始之前，一个模拟过程是很有必要的。在很多情况下，治疗的最终成功与模拟程序的有效性直接相关。这一过程确定并记录了患者治疗过程中的固定和位置。在模拟过程中，医师和放射治疗团队的其他成员使用获得的图像和计算机断层扫描（CT）模拟软件本地化治疗等中心点，定义治疗体积的大小和形状还有重要正常组织，然后用激光标记系统将这些信息标记在患者身上。

对患者进行的标记和记录是日常设置和治疗的一部分。这些信息是制订治疗计划的开始。

医学影像的发展已经彻底改变了我们如何模拟和制订放射治疗计划。医学成像技术，如磁共振成像（MRI）、正电子发射断层扫描（PET）和单光子发射计算机断层扫描（SPECT），为模拟计划过程中复杂的图像融合提供了有价值的信息。这种多学科的方法可以使治疗模拟、治疗计划和治疗传输更加准确。随着CT技术不断发展，四维计算机断层扫描（4DCT）等方法可用于评估肿瘤和相邻结构的运动。

这项技术也提高了人们对处理移动靶区的兴趣。研究目的在于给肿瘤更高的剂量，希望实现对疾病的更大控制。

放射治疗医师现在被要求更精确地定义目标

诊　断

- 检查
- 癌症成像
- 病理学
- 分期

治疗方案

- 治疗
- 缓解
- 良性
- 手术 / 辐射 / 化疗
- 患者访谈

模　拟

- 透视
- CT 仿真
- 患者定位
- 固定设备
- 数字重建射线照片（DRRs）

治疗计划

- 确定规划目标体积
- 识别关键结构
- 选择治疗技术
- 等剂量分布
- 计算射野
- 优化

治　疗

- 处理验证和成像
- 剂量检查
- 治疗传输和监控
- 患者评估
- 记录

患者随访

- 患者评估
- 正常组织反应
- 肿瘤控制

图 22-1　在外部射野治疗过程中涉及的不同步骤，治疗过程可能会因治疗目标的不同而有所不同。这是一个团队协作，涉及每个成员，通常可以提供有效的计划
（引自 Van Dyk J, Mah K: Simulators and CT scanners. In Williams JR, Thwaites DI, editors: Radiotherapy physics in practice, Oxford, 2000, Oxford University Press）

体积，不仅在二维空间，而且在三维空间，有时是四维空间（第四维包括运动）。随着调强放射治疗（IMRT）和图像引导放射治疗（IGRT）的引入，在这些有利的情况下，给肿瘤增加剂量是可以实现的。

CT 成像和模拟或其他成像方式，提供了解剖的三维可视化，也可通过 4D CT 看到肿瘤的运动情况。这使得医师和物理师能够更紧密地围绕目标体积来确定剂量，以尽可能高的剂量照射肿瘤，同时保护健康组织。

本章讨论了 CT 模拟的复杂性，这包括命名（定义）和在模拟程序之前患者评估和教育的重要性。概述并详细介绍了模拟过程中患者固定、患者定位以及 CT 扫描的获取步骤，并解释了使用外部患者标记激光系统进行等中心定位和患者标记的技术，和与 CT 相关的其他成像技术，例如 4D CT、PET 和 MRI。

CT 模拟分成两个章节讨论，在本章主要讨论 CT 模拟过程，关于 CT 模拟机设计的细节将在第 21 章中讨论。

二、历史回顾

在放射治疗的早期，模拟是在治疗室进行的。用质量较差的单影像胶片评价处理放疗精度。随着技术的进步和对更精确的处理方法的需求的增加，传统的模拟技术得到了发展。传统的模拟，也被称为透视模拟，意味着使用一种 X 线设备能够与直线加速器的机械运动相同。传统的模拟模仿加速器机架和床板角度，并在患者皮肤上显示出来。这些模拟机使用荧光透视和高质量的静态 kV 级 X 线来建立治疗野，并且为日常治疗对患者进行标记。患者仅在中轴线处和中轴线上下一定的水平处使用铅线或石膏环勾画轮廓。治疗方法通常是简单的前后（AP）/ 后前（PA）或四野技术，由于定位过程不明确，所以投照区域较大。这些患者的轮廓必须通过使用一个数字化接口手动数字化到计划系统。所有治疗射束和射野大小信息都是手动输入到计划系统中。

这些年来，传统的模拟机不断发展，并对二维成像和这些图像的显示进行了改进。以胶卷为基础的 X 线成像很快就被数字化影像代替。模拟软件得到了极大的改进，系统很快就能够以电子方式将光束和现场信息从模拟机导出到计划处理计算机

上并进行记录和验证。

这样就不需要人工输入这些信息并将其数字化到治疗计划系统中。这些系统也可以从治疗计划的计算机上导入射束和治疗野信息。这使得治疗计划信息和患者定位在第一次治疗前通过模拟机上的透视和静态数字X线进行验证。

对传统模拟器的另一个改进是增加了体积锥形束CT（CBCT）技术。这取代了用铅线或石膏环勾画患者轮廓方法的需要，也扩大了验证治疗方案和患者在治疗前的定位准确性的能力。

事实上，只要CT扫描机存在，CT扫描就已经在放射治疗中使用，为患者的治疗提供必要的信息，Munzenrider和Pilepich于1977年发表的一项研究比较了使用CT数据和缺乏CT数据放疗治疗计划过程中应用。这些数据显示了CT在放疗治疗计划的好处。CT数据在55%的病例中，是必要的，在31%的病例中有帮助，14%的病例中不需要。虽然CT是有益的，但技术上却缺乏帮助将CT信息传输到治疗计划系统的技术。在20世纪70年代末和80年代初，人们试图推销一种专门用于放射治疗模拟的CT扫描机。失败的原因有两个：缺乏高质量的数字重建射线照片和一个有限的、不允许将靶区体积和剂量计算交互定义的计划系统。人们花了好几年时间才意识到CT可以在放射治疗模拟和治疗计划过程中挖掘出全部的潜力。许多医学和计算机行业的进步导致了更快的扫描时间和快速图像重建。

20世纪90年代初的一些发展，极大地影响了放射治疗规划，并促进了CT模拟的广泛应用。

1．介绍虚拟模拟技术，该技术可以在不使用常规模拟机的情况下，通过计算机上的三维图像，实现对内部结构的可视化。

2．治疗计划用的计算机是用更复杂的算法和更快的计算机发展的，可以用CT图像进行三维治疗。

3．真正的虚拟模拟机可以进行CT扫描而模拟患者可以从CT图像中重建。通常在传统模拟机上执行的程序现在可以通过模拟软件来执行，kV级X线被高分辨率DRR所取代，可以与线性加速器产生的影像进行比较。

第一个商业化的CT虚拟模拟系统是由Picker X线公司开发的。该系统是一台带有虚拟模拟工作站的诊断CT扫描机，自从引入了虚拟模拟，治疗传输技术有了许多进展，因此需要更精确的模拟和治疗规划。

无论使用何种模拟方法，结果都应该确定要治疗的解剖区域，以便在日常治疗中重现。一个复杂精细的模拟如果不能在治疗单元上重现就没有任何价值。

命名。在讨论什么是模拟之前，先回顾一下几个主要的定义和术语，这些定义和术语是模拟过程的基础。

模拟（一个或多个步骤的过程）是在放疗医师的监督下，由技术员执行的，是有患者影像文档的精确模型。模拟可能有不同的含义。首先，它是一个对模拟过程的通用描述，包括固定装置的选择（在限制移动的同时协助重现治疗位置的装置）、治疗影像的记录、患者的测量和射野的形状。其次，它可以是更具体的描述，其中模拟机通过确认测量、检验治疗和确认射野来人为地复制实际治疗条件（验证）。再次，它包括一个配备了CT扫描机的虚拟模拟工作站和呈现靶区体积、进行治疗计划剂量计算和DRRs的产生的软件。

定位是指通过参考可用于治疗设置目的的表面标记来几何定义肿瘤或解剖学结构的位置和范围。放疗医师和物理师，与其他团队成员一起，通过临床、影像学和（或）CT、MRI和PET图像信息定位肿瘤体积和关键的正常结构。

验证是一个治疗计划的最后检查，确保每个射野覆盖肿瘤，保护关键的正常组织。这通常是在模拟或治疗单元的两步过程的第二部分。一些放疗医师称它为第二部分的模拟过程。验证涉及每个照射野的模拟定位片用来和治疗射野验证片，使用为了确定患者每次治疗位置的体膜或其他固定装置。这是提供治疗计划验证的一个基本过程。

放射性标记指的是一个原子序数很高的物质。它通常是由铅、铜或焊丝组成。通常，它被用于患者的表面或适当地放置在体腔内。这样做的目的是为了描述特别感兴趣的点以供计算或标记处理计划中需要可视化的关键结构。在模拟程序的 CT 采集阶段，小的放射性标记常用于标记患者的特定点。

造影剂是一种化合物或药剂，用来帮助视觉化内部结构，因为它有增强相邻解剖结构的差异能力。钡（原子序数 56）和碘（原子序数 53）是照射 X 线所运用的可视化解剖结构常用的化合物。

距离是指测量患者沿中轴线（central axis, CA）或在受照体积内的任何或指定点的厚度。分离有助于计算肿瘤前面、后面或周围组织的剂量。卡尺是一种带有一条滑动腿和一条固定腿的刻度标尺，用来测定患者的厚度。患者的分离称为射野间距离，或射野内距离（innerfield distance, IFD）。在虚拟模拟和处理计划中，通过软件中的测量线可以很容易地获得距离。

射野大小指的是一个治疗野在等中心层面的面积，由长 × 宽表示。该测量由模拟软件、治疗计划系统和治疗单元中的准直器开启决定的，它定义了治疗影像在等中心处的尺寸。

数字重建射野影像是一种由 CT 数据重建的二维图像，它显示了一束治疗视野的视野。DRR 是在治疗计划给定的等中心创建的。

分次间运动是靶区位置两个分次之间的变化。

分次内运动是靶区位置在一个治疗分次内的变化，比如说治疗时胸腔的呼吸运动。

国际放射单位和测量委员会（ICRU）提供了一些与患者规划过程有关的定义，旨在标准化放射治疗术语。图 22-2 展示了 ICRU 报告 50.11 中描述的几个靶区体积。在规定、记录和报告放射治疗时统一使用这些术语有助于比较不同中心的治疗结果。进一步定义三个特定的靶区体积（参见图 22-2）：肿瘤区（gross tumor volume, GTV），临床靶区（clinical target volume, CTV）和计划靶区（planning target volume, PTV）。ICRU62 号报告更新了 ICRU50 号报告对危及器官（organs at risk, OAR）的确定，危及器官是影响靶区受照剂量的关键结构。

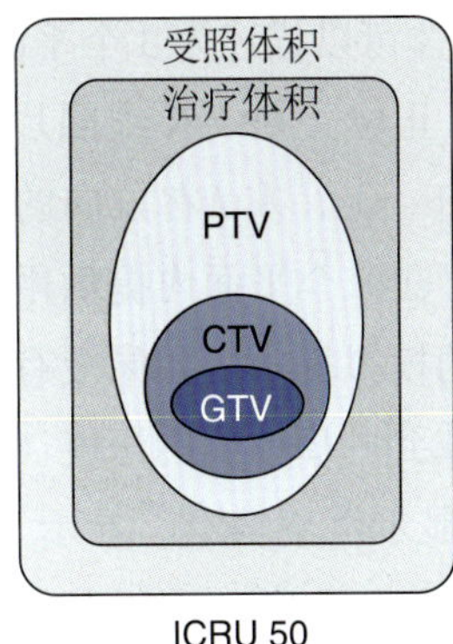

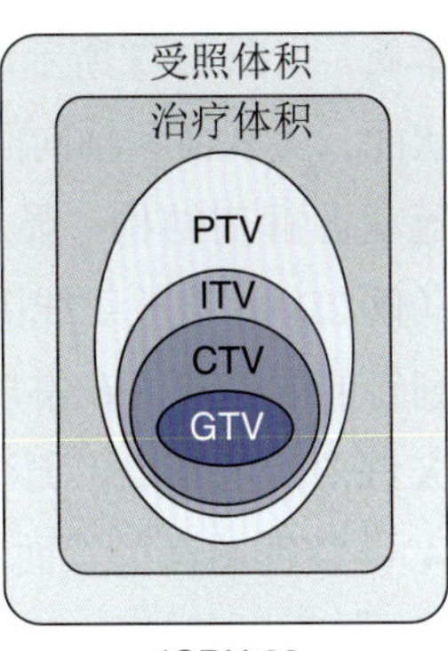

图 22-2　国际辐射单位和测量委员会 50 号报告和 62 号报告对辐射治疗中使用的目标体积的定义
（CTV. 临床靶区；GTV. 肿瘤区；ITV. 内靶区；PTV. 计划靶区）

肿瘤区（GTV）是可以明显触诊或可以肉眼分辨 / 断定的恶性病变范围和位置。

临床靶区（CTV）是包括了可以断定的 GTV 和（或）显微镜下可见的亚临床恶性病变的组织体积，是必须去除的病变。

计划靶区（PTV）是一个几何概念，它的定义是为了合适地设置照射野，考虑到所有可能的几何变化引起的合成效果，保证 CTV 的实际吸收剂量达到处方剂量。

内靶区 ITV 包括 CTV 加上一个外边界范围。外边界的设定需要考虑 CTV 相对于患者参考结构的位置变化。

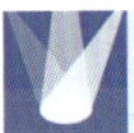

ICRU 62 号报告
目前 3D 治疗规划过程成功的重要因素之一是 ICRU 1993 年发表的第 50 号报告所实现的命名标准化。
这份报告为放射肿瘤学科的人提供了一种语言和方法来定义图像 3D 计划来定义已知肿瘤的体积，疑似微小的扩散，以及必要的体积变化与器官和患者运动。ICRU 第 62 号报告于 1999 年作为第 50 号报告的补编出版，以便更准确地阐明某些定义，考虑到近年来取得的进展所造成的后果，并解决第 50 号报告可能存在的局限性。50 号报告被批评最多的是它没有考虑到危及器官位置的不确定性。（详细信息见 www.icru.org.）

1. 解剖体平面

回顾 3 个主要的身体平面有助于理解 3D 定位

的本质。如图 22-3 所示，人体可以描述为 3 个平面：冠状面、矢状面和轴向面。正位（AP）X 线照片显示冠状面解剖结构，显示下 / 上、左 / 右方向的结构（仅 2D）。该放射线图仅在一个平面内提供用于规划目的的信息。在常规的模拟机中，如果没有侧面 X 线照片的帮助，无法找到肿瘤体积的深度（图 22-4）。该视图在矢状面上显示解剖信息，显示下 / 上和 AP 方向的结构。通过 CT 和 MRI 可以获得轴向图像。

2. 缩写

共同的语言是由团队成员之间交流思想和观点发展出来的，这对放射治疗部门使用的一些更重要的缩写的介绍将会有所帮助。图 22-5 展示了许多有用的首字母缩略词，并在表 22-1 中进行了定义。

三、模拟程序

模拟过程、患者定位和成像，涉及几个团队成员的参与，每个成员都有自己不同的技术岗位。

无论是模拟治疗还是治疗都需要在放射肿瘤学技术的理论和应用上打下坚实的基础。此外，有效的患者护理技巧对于在整个模拟过程中为患者提供舒适和护理至关重要。团队的合作，涉及每个成员，包括提供有效计划以及定位和记录患者的疾病与正常组织结构的关系。表 22-2 列出了从诊断到随访放射治疗过程中的主要工作人员职能。

专门为放射治疗部门设计的是最先进的 CT 模拟机，应该包括一个高性能的 CT 扫描机与外部激光标记系统和虚拟激光模拟软件。在 CT 模拟过程中，一个治疗区域的定位和验证必须准确地反映出规定剂量的放射治疗时在治疗室内所发生的情况。

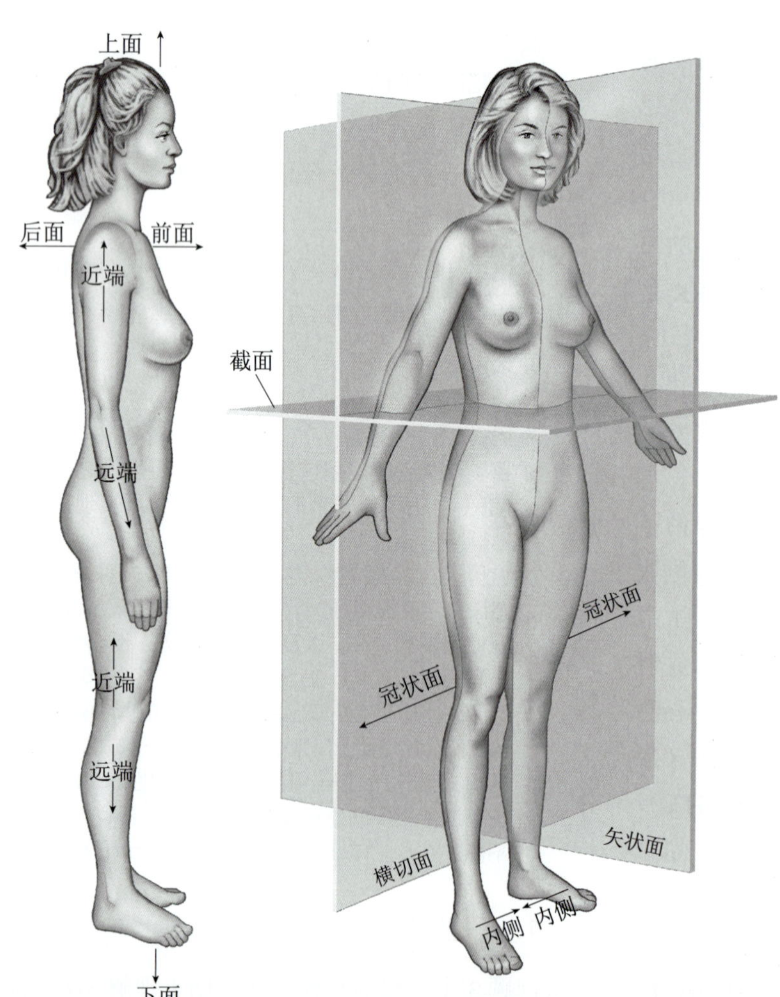

图 22-3 身体分为三个平面：冠状面、矢状面和横切面
（引自 Thibodeau GA, Patton KT: Anatomy and physiology, ed 6, St. Louis, 2007, Mosby）

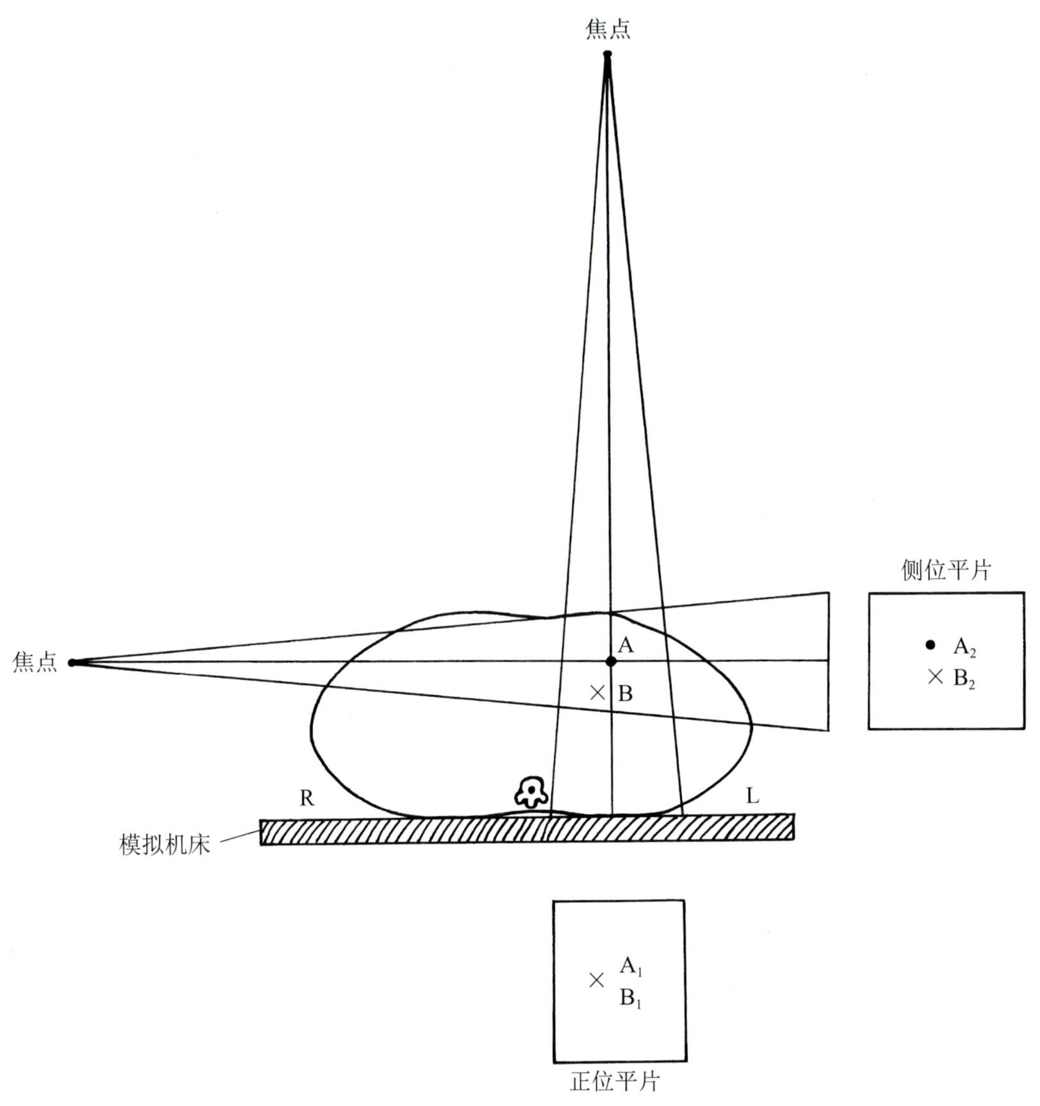

图 22-4　在治疗规划过程中，经常会得到两张直角相接的 X 线片（正交 X 线片）。请注意，在这个示意图中，除了在正位平片上，点 A 和点 B 不能相互区别。AP, 正位

CT 模拟是治疗计划的一部分，包括实际的 CT 扫描仪和虚拟模拟软件可以在 CT 模拟器或治疗计划软件中使用，如图 22-6 所示。

CT 模拟用的平板床是仿照直线加速器治疗床生产的。这允许在 CT 和治疗之间通用许多固定装置。一些用于诊断成像的 CT 设备可能有凹线的床板，那么就必须在弯曲的床板上插入一个平面的床板，以模拟治疗床。

根据孔径的大小，CT 扫描机可能对它所能容纳的固定装置的数量和类型有限制。为 CT 模拟设计的扫描机通常有大和宽的孔径。

患者位置和固定装置的优化取决于几个因素，包括患者的医疗状况和治疗技术。固定装置是商业上可用的，通常用于帮助患者定位。定制设备也可以由技术员制作。在治疗计划结束时，患者的位置、射束排列和计划体积必须与治疗开始时相同。针对 CT 和虚拟模拟程序中涉及的特殊问题，在放射治疗部门内部应制定相关政策和程序。在介绍 CT 模拟过程中涉及的许多步骤之前，先列出了一些优点和注意事项（表 22-1）。

1. CT 模拟的优势

一旦获得和重建 CT 扫描，计划治疗所需的所有解剖数据就很容易得到，CT 扫描优点如下：

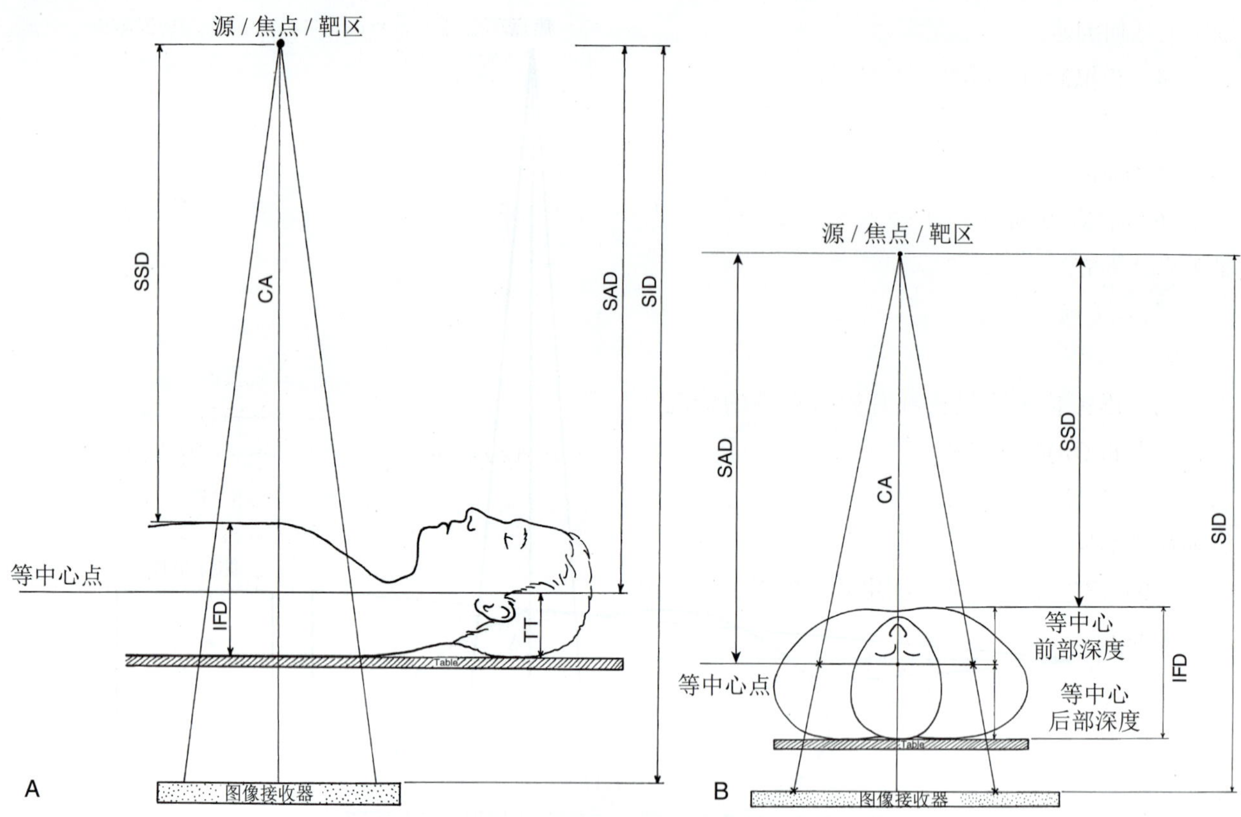

图 22-5 放射治疗常用缩略语

A. 水平方向视角；B. 头方向视角显示了不同平面的术语。CA. 中心轴；IFD. 射野间距；SAD. 源轴距；SID. 源图距；SSD. 源皮距

表 22-1 放射治疗和基于透视的模拟过程中使用的首字母缩略词和术语

术语的定义	
CA（CAX）	中心轴线是垂直于模拟野或治疗野的横截面的线。它是从辐射源（焦点）发出的唯一不发散的虚线
IFD	射野内距离（也称为分离）是一种测量方法，用于治疗计划，以确定从入口点到出口的身体部位的厚度，通常沿 CA 测量
Image	任何用于捕捉 X 线，核磁共振，或超声波信息（包括胶片、电子或 DRR）的过程
Isocenter	空间中射束与任何 360° 机架角的焦点，这类似于自行车车轮辐条的交叉点
SAD	源轴距是辐射源到射束轴或中心点的距离 [也可用 TAD（target-axis distance）表示]
TID	靶区 - 图像接收距离是指辐射靶区到成像器的距离
SSD	源皮距是放射源到患者皮肤表面的距离 [也可用 TSD（target-source distance）表示]
源 / 焦点	当辐射光束从光源、靶区或焦点移动更远时，辐射束出现和发散的几何点或区域

在模拟和治疗过程中，放射治疗团队还会使用其他首字母缩写缩写词。较常见的列为参考。

（1）在患者治疗位置准确勾画三维体积。具有勾画肿瘤的体积和关键结构（OAR），并在三维中观察这些结构的能力。

（2）等中心点可以快速准确地放置在任何位置。

（3）虚拟患者可以灵活地创建或更改治疗计

划中的任何因素。

（4）模拟后可以提供更多测量信息。

（5）没有患者在现场时可以完成锥形束或添加射野（虚拟模拟）。

（6）射野方向观（Beam's eye view, BEV）显示可以从辐射光束的角度观察解剖学信息。

（7）CT 模拟允许在图像现实中用电子方式形成射野。

（8）虚拟模拟可以在没有患者在场的情况下比较光束和 DRRs 的结构。

（9）CT 模拟可根据患者解剖结构进行射束计算和观察剂量分布。

（10）虚拟模拟提供了利用 4DCT 减少分次内运动的能力。

（11）模拟由于缩短了时间，整个过程对患者来说更简单。

（12）所有信息都是数字化存档的，这有助于数据恢复和存储。

（13）CT 照射可以被量化和记录。

放射治疗团队在模拟和治疗过程中使用了其他首字母缩略词。比较常见的列出作为参考。

2. CT 模拟的注意事项

（1）CT 扫描仪的孔径必须足够大，以适应患

表 22-2　治疗过程中主要工作人员的职能

职　能	工作人员
诊断	病理医师
	会诊放疗医师
治疗方案	放疗医师
	物理师
靶区位置	放疗医师
	技术员
	剂量师
	物理师
模拟和治疗计划	放疗医师
	技术员
	物理师
	剂量师
辅助治疗设备制作	技术员
	物理师
	模具室助理
治疗	放疗医师
	技术员
	剂量师
	物理师
治疗评估	放疗医师
	技术员
	肿瘤科护士
患者随访	放疗医师
	肿瘤科护士

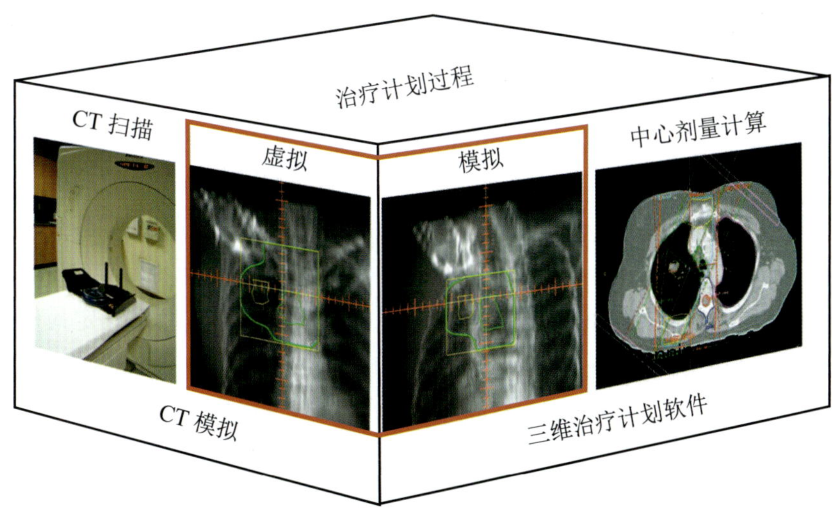

图 22-6　CT 模拟是治疗计划过程的一部分，包括实际的 CT 扫描仪和虚拟模拟工作站。治疗计划系统包括虚拟模拟工作站和剂量计算计算机。虚拟模拟是指没有患者实际存在的模拟过程。从 CT 扫描过程中收集数据，然后借助治疗计划软件进行操作

者治疗时复杂的固定装置。

（2）扫描和显示视野必须足够大，以便患者的整个外部轮廓可以可视化。

（3）患者床板必须平整和水平，这样患者的体位就可以在治疗室里重现，床板必须垂直于孔径的方向移动，以确保患者的体位可以由CT机在纵向上准确再现。

（4）必须有一个外部标记激光系统来定位等中心。

（5）从CT采集开始到患者标记之间的时间必须尽量减少，以避免患者潜在的移动和定位错误。

（6）当在剂量计算中使用CT数据进行剂量不均匀校正时，必须仔细考虑。

（7）在CT扫描仪上无法验证治疗机参数、射束成形装置和MLC验证等治疗附件。

（8）应通过确保患者舒适和处于可重复的位置来减少治疗分次间的可变性。

（9）监控CT剂量。

虚拟模拟可以定义为一个基于CT图像的模拟过程，使用二维和三维图像重建患者。这包括患者的横向、矢状和冠状二维图像、DRRs和三维效果图。扫描完成后，将信息加载到CT扫描仪上的虚拟模拟软件中，导出到虚拟模拟工作站，或通过局域网导出到制作治疗计划的计算机上，之后医师会与技术员和剂量师一起勾画出靶区和危及器官。

同时建立等中心点、治疗射野，也可以基于患者的参考点建立一个没有患者时的虚拟射野，这就是虚拟模拟的应用。

四、CT成像模拟程序

在接下来的章节中，详细讨论了具体的CT模拟过程。CT模拟过程包括对患者的程序讲解、固定装置的制作、CT数据采集、目标和健康组织定位、治疗领域的虚拟仿真、患者规划领域的标记等。

1. 模拟前规划

医师和治疗物理师应该意识到CT扫描仪的局限性，特别是在固定和患者定位方面。与患者的沟通还应包括手术所需的时间、患者的定位和显影剂的使用（如果适用的话）。在患者到来之前有必要对所有相关的患者信息进行评估，并对可能的治疗方法进行评估，对于那些曾接受过治疗或患有广泛性疾病的患者尤其重要。至少，患者的病史和体检记录应该由放疗医师和技术员进行审查，并使用其他可用的相关信息，如X线片、PET、CT和MRI扫描、病理报告和手术报告。在实际模拟之前，治疗师和医师的咨询是十分重要的。即使在同一机构内，不同的放疗医师在模拟和治疗方法上也不尽相同。

框表 22-1 计算机断层模拟的程序大纲

1. 模拟前计划
2. 准备房间
3. 解释流程
4. 患者定位和固定
5. CT数据采集
6. 靶区和正常组织定位
7. 虚拟模拟治疗野
8. 产生剂量分布
9. 记录患者数据

2. 患者摆位

治疗计划设计和实施中的最薄弱环节之一是患者的定位。如果患者不舒服，并且在治疗过程中不能保持静止，那么复杂的治疗计划和精密的固定装置就会失去效力。如果患者不能每天维持和复制一个稳定的位置，其结果是靶区体积的几何丢失和大量未涉及的正常组织的照射。因此，每天复制指定的计划和模拟的治疗对其结果至关重要。

一个患者的年龄、体重、健康信息，以及解剖区域的模拟，可以帮助确定最佳的患者位置。患者的治疗位置通常由激光系统确定（图22-7）。三向激光器通过横向、冠状面和矢状面实现这一点。通常，在模拟过程中，文身、视觉皮肤标记或解剖学的参考被用于描绘患者的治疗区域。对于大多数的模拟程序，患者是仰卧或俯卧，通常需要用到固定装置。固定装置提高了计划的治疗过程的准确性和

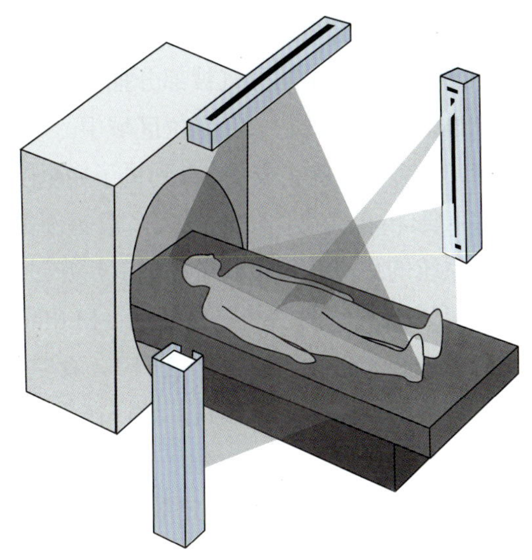

图22-7 外部激光设备用来标记患者治疗部位

重现性，这有助于在整个治疗过程中保持患者位置的完整性，这对在模拟、治疗设置和治疗期间防止患者移动至关重要。

3. 患者定位

为了减少可能的治疗并发症，准确性和重复性在日常摆位中必不可少。肿瘤吸收剂量的微小降低可能对肿瘤的控制有较大影响。同样，一旦达到非真皮组织损伤的阈值，小剂量的增加可能会大大增加并发症的风险。因此，患者定位的精确性和通过固定装置来维持其位置是至关重要的。

虽然定位是必须的，但实现上它并不总是那么容易。有效的固定装置可以限制患者在治疗过程中移动，并具有以下功能：

- 有助于日常治疗摆位的再现
- 固定患者和治疗区域，尽量减少患者的不适
- 支持治疗计划中的规定条件
- 提高照射精度和准确度
- 维持固定设备与模拟和治疗床的关联，并保持足够的坚固和耐用，可以承受整个疗程（6～8周）
- 帮助控制患者的状态和治疗单元的限制

固定和定位装置只要稍加修改，就可以适应不同的患者，是成本低廉且十分理想的辅助设备。

这些辅助设备由不会引起CT伪影的材料制成。许多新的设备也没有金属部件，可以与MRI兼容。

设备通常可以大致分为三类：定位辅助设备、简单固定设备和复杂固定设备。这些装置通常保证患者不能移动的结构很少。简单的固定装置限制了一些运动，但通常需要患者的配合。复杂的固定装置是个性化的设备，通常为单个患者建造，限制患者的移动，并确保定位的可重复性。

定位辅助装置可能是患者安装中最常用的设备。一般来说，它们广泛可用且易于使用，并且可用于不止一个患者，因此使它们方便且便宜。头部保持器可能是最常用的定位辅助工具。它们通常由成形塑料（可衰减较少的辐射）或模塑聚氨酯泡沫制成。它们有各种高度和颈部轮廓。不同的高度和轮廓允许头部和颈部的角度（屈曲或伸展）达到最佳的治疗位置。治疗床和定位装置可用于帮助定位和固定设备。必须俯卧位治疗的患者可以使用另外的支持设备，如俯卧枕头。

辅助装置有各种海绵枕头和泡沫垫。不同的尺寸和形状可用于不同的治疗位置。泡沫垫和枕头也能使患者更舒适，舒适的位置可使患者更有可能合作，并能更好地维持治疗位置，这两者对建立重复性和治疗准确性都有贡献。

本章提到的定位装置在放射肿瘤科广泛使用。他们帮助患者定位进行治疗。大多数设计是为了让患者感到舒适，这鼓励他或她保持适当的治疗位置。然而，这些装置不会阻止患者在治疗过程中活动。患者必须配合，并充分理解在安装或治疗期间不移动的重要性，以便设备发挥效力。

除了定位辅助装置之外，通常还使用简单的固定装置。它们通常提供对患者运动和治疗位置的稳定性的一些限制。然而，由于疾病状况而坚持移动或无法保持静止的患者不会完全被这些装置固定。

橡胶带是一种非常简单且容易接近的固定装置。当患者处于仰卧位时，可以使用1～2 cm厚的大橡皮筋将患者的脚绑在一起。这些带子通过限制臀部运动或旋转，帮助确保腿和脚始终处于可再现的位置。

许多装置可用于限制患者在头颈部区域的移

动。它们大部分由热塑性头框架和（或）咬合块组成。每个患者都需要自己的咬合块。

肩膀、胳膊和腿的固定可以通过几种方法来完成，包括胳膊到脚的肩带和一个完全可调节的碳纤维肩压系统，该系统设计用于增加设置的可重复性和减少患者的运动，而不需要覆盖肩膀的热塑性薄片。主要目的是将患者的肩膀移出头部和颈部的横向射野。

简单的固定装置易于使用且通常具有成本效益。一些设备可以在一段时间内被几个患者使用，这也可以降低了成本。在选择使用任何固定装置时，技术员必须记住患者。患者必须了解在治疗期间保持静止的重要性，并且必须与技术员合作；否则，任何固定装置都将无效。

随着 IMRT 和立体定向治疗计划技术的广泛应用，复杂的固定装置越来越流行，并需要刚性固定。因为每个设备都是个性化的，所以它们往往更昂贵。然而，其优点是可以达到特殊的患者位置，并且在许多情况下，可以在设备上进行标记，从而限制了患者保留皮肤标记或文身的需要。复杂的固定装置可以由许多不同的产品制成，如石膏、碳纤维、塑料和聚苯乙烯泡沫（聚苯乙烯泡沫塑料，陶氏化学公司）。所使用的材料将取决于治疗区域、材料的可用性和医师的偏好。

发泡剂，如阿尔法框架（史密斯医疗产品公司，北丹顿，俄亥俄州）是固定患者的一种方法。它可以用于固定大部分区域，如头颈部、胸部、骨盆和四肢。在为个体化患者建造之前，将带有塑料袋或其他保护性薄片的壳体和一组发泡剂放置一边。当发泡剂结合并放置在塑料覆盖的外壳中时，它们发生化学反应并开始膨胀。当患者被安置在外壳中时，泡沫会自动围绕患者的轮廓或模具而变硬。发泡剂的化学反应产生少量的热量，大多数患者并不觉得不舒服。这种类型的吸湿装置的一个问题是发泡剂的安全使用。不当使用试剂和在使用后不正确处置其容器可能导致环境问题或产生危险。

目前可用的另一个固定装置是真空垫（Lok，CIVCO，Orange City，Iowa）。该装置由一个垫子和一个真空压缩泵组成。患者被置于局部充气的垫子上进行治疗。气垫中的空气被部分抽出，直到它变成半刚性，治疗师把它放在定位区域中。一旦确定了形状，真空过程就完成了，直到垫子完全刚性。垫子有多种形状和大小，以适应大多数解剖部位。使用这个系统的优点是，在患者完成其治疗过程之后，垫子可以放气、清洁和重复使用（M.Mackin，personal communication，2014 年 2 月）。真空垫可以形成患者的解剖轮廓定制模具，允许在治疗之间的适当定位和重复性。

热塑模是另一种常用的固定装置（图 22-8）。热塑模在热水中加热时变得柔韧。当变柔软的时候，它可以在患者周围成形。它重量轻，易于制作固定装置，非常适合头颈部固定治疗。使用热

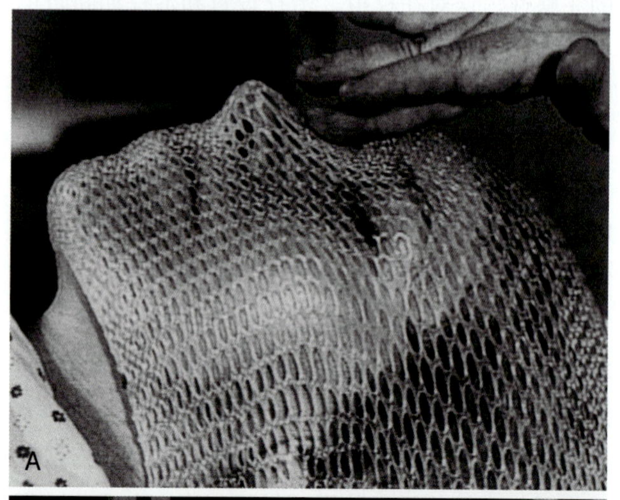

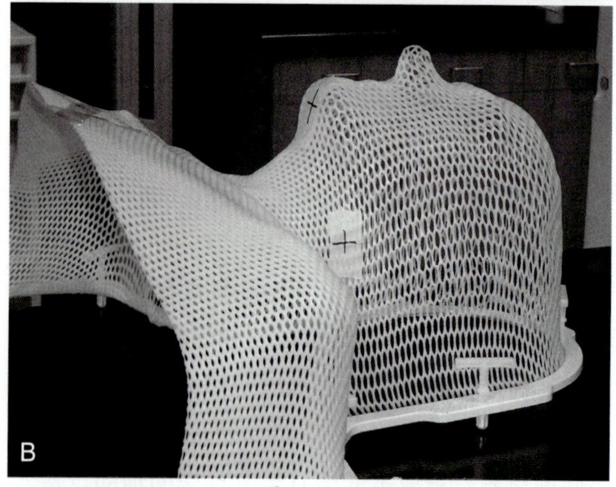

图 22-8 A. 热塑模；B. 头颈肩定位装置
（A. WFR/Aquaplast Corporation, Wyckoff, NJ 提供；B. Paula Keogh, Maine Medical Center, Portland, Me. 提供）

塑模需要添加头枕和某种类型的框架来在安装和治疗期间将口罩固定在患者和桌子上。咬块也可以与面罩一起使用，以定位下颌，将舌头移出治疗区域。除了头枕之外，还可以使用定制的真空袋或可模塑的垫子，以增加头部的固定。这种可定制的垫子在柔软的织物袋中含有聚苯乙烯珠子，当用水活化时，它就会变硬。虽然热塑模传统上用于固定头部，但也可用于头部和肩膀（图 22-15B）、骨盆固定、四肢、全身模具，以及用于大乳房的支撑和近距离治疗过程。

除了热塑性装置提供的固定之外，患者标记可以直接在面罩上或放在面罩上的胶带上。石膏可以切割，以进一步增加患者的舒适度，以防止面具紧紧围绕眼睛和前额或使患者感到幽闭恐惧。但应该注意的是，过度的切割降低了该固定器的完整性。目前，热塑性塑料模具有一个开阔的面积，避免了切割的需要。为了进一步定位口腔，若想将硬腭、下颌或舌从治疗容积移开时，可以使用定制的咬合块。它也可以用来帮助保持下颌的位置。咬块可以由软木塞、水性塑料（Qfix、Avondale、Pa.）颗粒或牙泥制成。

在治疗过程中，可以在任何时候对完整的体膜进行修改以适应体重的增加或减轻。加热枪可以用来加热局部区域，使体膜变得柔软并可以进行改变。对体模的任何改变都可能需要新的 CT 扫描，并需要与医师讨论治疗计划的改变。

此外，还有其他重要的固定装置，用于建立和定位特定的治疗区域，例如用于乳房和骨盆治疗。传统的乳腺托架（图 22-9）可用于将受影响的手臂和肩膀从胸壁外展，同时将患者抬高到可调角度板上，以便患者定位和日常重现。“翼板”（图 22-10）更常用于在患者头部上方外展双臂，是 CT 模拟的首选。“腹板”（图 22-11）通常用于治疗骨盆恶性肿瘤，患者处于俯卧位。它具有可调节的插入物，以适应各种患者，也可减少小肠受照区域。

虽然制作复杂的固定装置有些耗时和昂贵，但它们允许患者进行选择。它们通常提供了更大的稳定性，防止患者移动，并且通常节省了日常治疗过程中的时间，因此被许多医师证明成本是合理的。

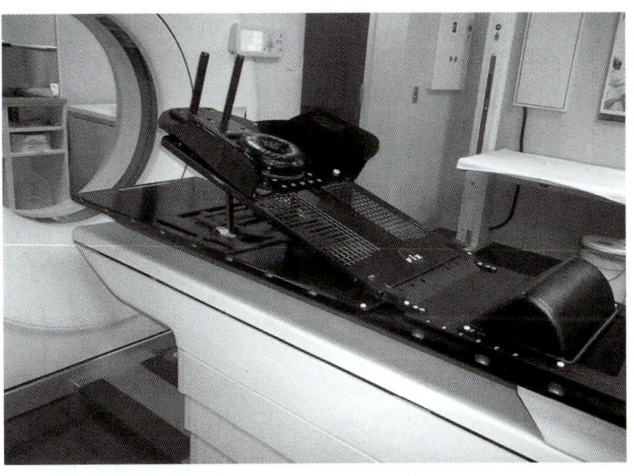

图 22-9 乳腺托架

（Angela Darmanin, Middlesex Hospital, Middlesex, Conn 提供）

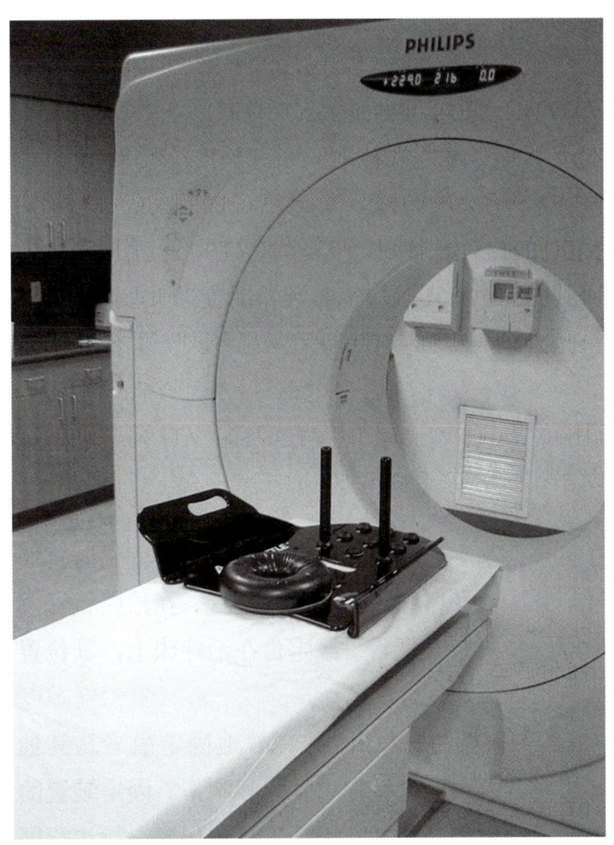

图 22-10 “翼板”用于在患者头部上方外展双臂，并且可能是 CT 模拟的首选

（Paula Keogh, Maine Medical Center, Portland, Maine 提供）

通过使用记录和验证系统，可以对治疗单元的许多位置设置容差，例如治疗床左 / 右和下 / 上方向。将复杂的固定装置，例如热塑性固定装置和

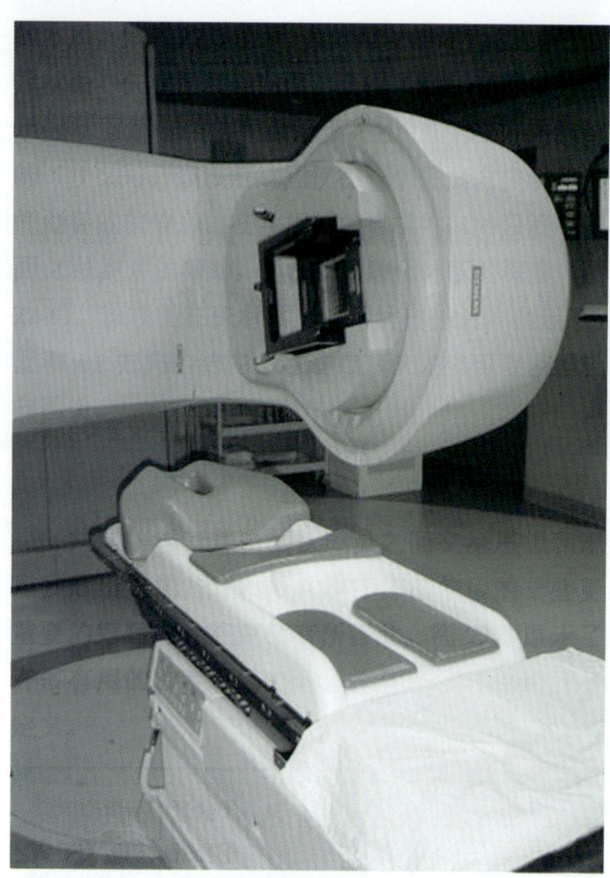

图 22-11 俯卧位通常采用“腹板”治疗
（Paula Keogh, Maine Medical Center, Portland, Maine 提供）

发泡剂装置索引到治疗床中，可以提供“更小”的公差设置。在固定装置的模拟过程中，可以标记特定点，并且标记对应于治疗床上的装置的相对位置。在某些情况下，在模拟机和治疗床上，固定装置通过治疗床的预留孔固定到同一位置。在治疗设置过程中，将固定装置索引或定位在治疗床上，其位置与模拟期间相同。

一些装置可以简单并有效地固定患者。其他装置更为复杂，为特定患者单独制作。固定装置的选择取决于许多因素，包括患者的状况、待治疗区域以及材料的可用性和成本。技术员必须准备为特定患者推荐和使用适当的装置，以确保该患者的最佳治疗效果。

对于特殊情况，需要对模拟过程的复杂性进行评估和适当调整。重要的是要考虑患者的恐惧和焦虑，特别是在对儿童和其他有特殊需要的人进行模拟时。对于所有病例，如果在模拟开始时已知明确的治疗方法，则该程序将更加有效和准确，增强患者对整个过程的信心，并减少完成该过程所需的时间。技术员应记录日常患者设置的所有定位信息。

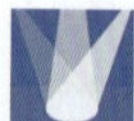

确保患者再现性和质量成像的技巧。

1. 患者必须合作和放松。只有在良好的沟通下才能做到这一点。医师需清楚地解释患者的程序。
2. 精心设计固定装置，确保精度。按照制造商的建议制造固定装置。
3. 摆正患者，重新对准，必要时重复检查摆位信息。

4. 特殊定位流程

Leksell 在 1951 推出了放射外科手术。立体定向放射外科（Stereotactic radio-surgery, SRS）由窄射束组成，这些窄射束在大脑中靶区的容差范围为亚毫米级别。这种固定由固定在患者头颅上的框架组成，这种框架具有侵袭性和疼痛。接受 SRS 的患者也可购买无框架系统。

立体定向放射治疗（stereotactic body radiation therapy, SBRT）是另一种特殊的程序，由专门为每个患者定制的大真空袋固定。还有一种腹部压缩装置，它向腹部施加压力以限制呼吸运动，从而减少肿瘤运动或位移。

儿科患者的固定是非常具有挑战性的。通常儿科患者需要麻醉。可能需要改变固定和定位以适应麻醉设备的需要。此外，没有许多市售的针对儿科人群的固定装置（M.Mackin，个人通信，2014 年 2 月）。将成人设备给儿童使用，常常难以固定且很难弄重复每日摆位设置。

5. 治疗室准备

治疗室的准备中最基本是有效的利用模拟机的时间。适当的房间准备可以帮助有效地利用时间。技术员可通过对模拟过程所需的所有相关信息的回顾提前准备模拟室。这对模拟机的时间要求可能是紧迫的；一个模拟机可以为两个或三个治疗单元服务。由于扫描机的孔径（孔）的大小，应特别注意固定装置的制造和配准。需要大孔径的 CT 使患者精确地定位与治疗位置相匹配的位置。应该使用患者固定装置来最小化图像伪影（M.Mackin，个人通信，2014 年 2 月）。每个机构都有一个首选的方法来定位和固定患者的各种设置。下面是一些例子。

（1）头颈部

• 保证患者摘掉配饰。

• 可根据规程将义齿移除或保存。

• 应该使用头枕（可以从 A 到 F 不等）和（或）定制的衬垫来定位头部。如果需要，构造并定位咬块。

• 用外眦或外耳道（external auditory meatus, EAM）矫正患者的头部。对患者头部和胸部进行标记以供定位参考。在头和颈部放置参考标记以确保患者在体膜塑造期间保持姿势（M.Mackin，个人通信，2014 年 2 月）。CT 信息可用于建立固定装置之前确认患者的定位。

• 制作热塑膜，非常小心地确保患者的头部保持笔直。在患者的鼻、下颌和头部周围塑造面罩。遵照制造商的指示，按照提供的指示，让面罩冷却。有些机构在扫描前先去掉面膜，彻底冷却。使用湿毛巾敷在面罩上可以减少冷却时间。放置 CT 不透明皮肤标记物，设计用于 CT，作为参考标记和附加标记，如果需要可视化手术瘢痕或感兴趣区域。这些将在 CT 扫描上看到，而不会造成严重的伪影。

• 可使用肩带或其他用具推拉患者肩部使其远离治疗野。

（2）胸部

• 将患者双臂高举放在举过头顶的翼板上。经常使用 B 型头枕，它可以把头部定位在中立位置，或者 C 型头枕可以用来提高下颌。

• 可以使用 Alpha 框架或真空袋来提供对患者手臂的额外支撑，这可以通过使用翼板抬高头顶。

• 膝盖海绵通常用于使患者更舒适。

• 用胸骨上切迹和剑突尖端矫正患者。通过 CT 图像确保患者身体呈直线。必要时重复摆位。

• 由于患者通常会接收到治疗床后部或斜后方治疗野的照射，所以不推荐使用垫子。垫子可能会影响患者摆位和接受照射剂量的准确性。如果患者非常疼痛，可以在治疗和模拟中增加垫子的模型进行计算。

（3）仰卧骨盆

• 在患者的头部放置舒适的支撑，双手放在胸前折叠或握住泡沫环。

• 用 Alpha 框架、真空袋或脚周围的橡皮筋固定患者的腿和下肢。

• 把患者摆直，必要时通过观察图形信息重复摆位。

• 造影剂可用于显示小肠、大肠、膀胱或直肠。

（4）俯卧骨盆

• 用俯卧枕头将患者置于腹部板上。这将有助于减少小肠受量，尽量减少治疗的副作用。

• 记录患者在腹部板上的位置。若不记录小肠可能会受到更多照射，或者由于患者位置的改变而发生剂量变化。

• 把患者摆直，必要时通过观察图形信息重复摆位。

（5）乳腺

• 将患者一只或两只手臂抬高，使用胸板、翼板或其他装置进行手臂固定和重复。

• 医师或技术员将描绘出乳房组织，并可用放射线不透明的标记物标记瘢痕。

• 用胸骨上切迹和剑突尖端矫正患者。通过 CT 图像确保患者身体呈直线，必要时重复摆位。

• 膝盖下放置泡沫垫可以使患者保持舒适。

在模拟过程开始前建立确定的治疗方法可以使过程更加有效和准确地进行。当放射治疗部门的第一印象积极时，患者就对放射治疗人员有了信心。

如果模拟过程是专业的、准确的、有组织的，并且不仓促，则可以增强这一点。这也给患者提供了提出有关治疗过程、副作用和皮肤护理的问题的机会。

6. 模拟过程说明

应该指导患者如何更换和移除照射区域内的所有金属物品，包括珠宝、义齿、眼镜和发饰。患者通常被告知在扫描过程中保持静止并正常呼吸。

根据治疗区域和治疗类型，患者在扫描（4DCT）期间可能被要求屏住呼吸。也可以在吸气末或呼气末进行扫描。模拟时间也可能根据机构和患者的需要而变化。一般在 20 ～ 60 秒完成患者部分的模拟（数据采集和标记）。患者应该被告知手术的目的，保持静止，呼吸正常，并且应该确保在扫描过程中进行视觉和听觉监控。他们还应该被告知，手术过程中床板会移动，如果有造影剂，他们可能会在嘴里感觉到金属味和（或）身体里感到温暖、潮红。告知患者即使治疗师不在房间，他们也会一直受到监控。

评估。技术员必须评估患者的需求，了解文化差异，对非语言交流做出反应，并尝试治疗性地和有效地与患者沟通。

技术员应该评估患者的身体状况和情绪状态，以确定患者是紧张、恐惧还是害怕。如果患者需要氧气或药物治疗，或站立、坐着或走路有困难，技术员可以设法使患者更舒服。如果患者有听力或说话困难，也可以进行评估。良好的观察和倾听技巧是正确评估患者所必需的。

交流。我们的整个医疗保健系统是建立在有效沟通的基础上的。交流不畅会对患者的护理产生重大影响。如果在沟通区域存在干扰，例如有噪声或放射肿瘤科的常规干扰，则最好到私人区域与患者交流（模拟机房比繁忙的等候室更适合交流）。放射治疗师必须建立一个环境，使他们能够促进清晰、有效的沟通。在模拟程序之前，治疗师应以适合患者理解水平的方式解释程序，并告知患者在程序期间需要什么。这应该是以职业的责任感和富有同情心的方式完成的。

与患者和家属交流。从专业角度来说，技术员有义务对患者进行关于放射治疗的物理方面以及关于放射治疗的情感方面的教育，详细说明模拟处理程序。这个解释应该使用所有治疗性沟通技术缓慢而清晰地完成。必须向患者解释清楚治疗设备。值得一提的是，模拟机不是实际的治疗，是 CT 扫描仪，而不是治疗机。患者应该被告知他或她将躺在桌子上的什么地方，头部应该朝哪个方向放置，患者是仰卧还是俯卧，他或她是否将躺在腹部板上或翼板上，手臂放在头上方。基本的患者定位应该解释为什么需要这个位置。这些解释有利于患者的合作。

还应该向患者解释模拟之后将遵循什么程序。这可能包括关于在治疗开始之前和治疗过程中如何护理皮肤标记以及皮肤本身的说明。患者在接受治疗之前必须遵循的任何特殊指示，例如用膀胱充盈或空腹来治疗，都应在此时告知。当模拟过程中使用钡剂（口服或直肠）时，需要随访指导。应讨论并确定首次治疗的预约时间。如果下次预约前需要沟通，应提供技术员的姓名和编号。

五、造影剂

在进行 CT 检查时，造影剂可用于鉴别解剖结构的异常。造影剂可以通过 4 种方法给药到体内：血管内（静脉内）、口服、鞘内或腔内（M.Mackin，个人通信，2014 年 2 月）。CT 模拟过程中最常见的给药对比方法是口服和静脉注射。

1. 药物史

在将造影剂注射到患者体内之前，必须获得全面的病史以评估造影剂不良反应的可能性。接受造影剂的患者通常需要完成问卷或被问到几个问题以确定是否存在不良反应。一些人对造影剂有罕见的过敏反应，并有副作用的风险，有些副作用可能很小，有些可能危及生命（框表 22-2）

用来定位胃肠道的常用药物是硫酸钡。钡不是水溶性的。因此，胃肠道穿孔的高危患者不能使用硫酸钡，只能使用碘化试剂，如泛影葡胺和泛影葡酸钠（Gastrograffin，Bracco.tic Inc.）。两者均可口服或直肠给药。表 22-3 列出了增加造影剂不良反应风险的因素。

接受静脉（IV）治疗有危险因素的患者是 50 岁以上、糖尿病、肾功能受损、心血管疾病或过去有对比反应者。高危患者可能需要接受血液检查评估。肾功能在模拟之前。获取肌酐水平和（或）估计肾小球滤过率（EGFR）以评估患者的肾功能。

框表 22-2　静脉注射显影剂样品调查表的管理

1. 你以前接受过碘化造影剂吗？
2. 你是否曾对碘化造影剂产生过反应？
3. 你对食物或药物过敏吗？
4. 你有过以下情况吗？

过敏（对造影剂有过过敏反应吗？）
哮喘
肾脏问题
心脏病
糖尿病
高血压
镰状细胞贫血
多发性骨髓瘤
嗜铬细胞瘤

5. 你怀孕了吗？
6. 在过去的 4 小时内你有没有吃饭或喝水？

表 22-3　硫酸钡检查中的病史因素

因　素	重要性
年龄	听觉，沟通和理解能力
	↑组织丢失导致结肠穿孔的危险性
憩室炎或溃疡性结肠炎	↑灌肠有风险
	↑结肠的风险
穿孔长期类固醇治疗	↑结肠有风险
穿孔	
2 周内做过结肠活检	下消化道造影
怀孕	检查前通知医师
智力迟钝、困惑或头晕便秘或腹泻的近期发作	↑上消化道系吸气的危险性
	↑结肠穿孔或肿瘤破裂的危险性
恶心呕吐	↑上消化道系吸气的危险性

引自 Adler AM, Carlton RR: 放射科学与患者护理导论，ed 5, St. Louis, 2011, Saunders

如果患者的肌酐接近不安全水平或 EGFR ＜ 60，则需减少造影剂的剂量或不使用造影剂。

有一些患者使用碘化造影剂可能导致肾损伤，需要临时或永久透析。肌酐水平升高的患者风险更大。在一些患者中，使用低渗透压显影剂可以降低风险。

造影剂可以是离子碘或非离子碘。离子碘造影剂具有高的渗透压，这是每千克水溶液中粒子总数的度量。当造影剂注入血管时，离子造影剂会使水渗入体内。通过渗透，水从体细胞进入血管系统，引起充血和血管扩张。高渗透率的反渗透介质吸引水进入血管，这会产生疼痛和不适，并可能由于血管扩张导致血压下降，或者由于高血容量导致血压升高。如果患者脱水，体细胞体积减小可导致休克。使用低渗透物质如非离子碘可以降低这些副作用的风险。当使用非离子物质时，很少出现不良反应。然而，需要仔细询问病史。表 22-4 给出了患者病史因素。

表 22-4　水溶性碘对比检查中的病史因素

因　素	重要性
年龄	↑风险随年龄增长而增加
过敏或哮喘	↑过敏反应的风险
糖尿病	胰岛素通常在手术前服用，这些患者应该提前安排好时间
冠状动脉疾病	↑心动过速、心动过缓的危险性，高血压、心肌梗死（心脏病发作）
高血压	高血压伴心动过速
高血压肾病	告知医师肌酐水平是否高于 1.4 mg/dl
多发性骨髓瘤	显影剂与异常蛋白结合，可导致肾衰竭
困或晕	血 - 脑屏障效应
镰状细胞贫血与慢性阻塞性肺疾病家族史	↑凝血危险
	↑呼吸困难
之前做过碘显影剂对比试验	↑患者手术有困难吗？
怀孕	提前告知医师
凝血	↑凝血的风险
使用 β 受体阻滞药	↑过敏性风险
对钙通道阻滞药剂有反应	↑心脏传导阻滞风险
使用二甲双胍	↑肾衰竭时发生乳酸性酸中毒的危险性

引自 Adler AM, Carlton RR: 放射科学与患者护理导论，ed 5, St. Louis, 2011, Saunders

Ⅳ造影剂通常是使用动力辅助注射器注射到静脉内的碘基溶液，或者也可以通过注射器手动注射。在CT扫描期间，功率注射器允许以快速一致的速率注射造影剂。非离子造影剂通常来自专门为动力注射器制造的预填充小瓶。由于造影剂浓度的黏度（物质的厚度）和分子的大小，快速注射造影剂可能会引起患者疼痛。将造影剂加热到体温后再加热，可以降低黏度，便于快速注射。如果造影剂在温暖的环境中长达30天并且没有使用，则将会被丢弃。框表22-3列出了连接动力注射器所需的步骤。

一旦注射了碘基液体，就会使许多器官和结构，如肾脏和血管，在CT扫描中变得更加清晰可见。在获取CT图像时，射束在穿过充满高密度造影剂的血管和器官时被衰减或吸收。这使得包含对比度的血管和器官增强，并在CT图像上显示为白色区域。

造影剂通常是专为CT制作的。高原子数造影剂可以在CT扫描上产生星形伪影（伪影在第21章中讨论）。通常使用30～100 ml的造影剂进行CT模拟检查，这主要取决于患者的年龄和体重。一些医疗中心可以使用基于患者体重的图表来确定更具体的剂量。例如，年龄小的患者可以接受75 ml的碘化造影剂，年龄大的患者可以接受150 ml的碘化造影剂进行检查。一旦使用造影剂，就应该监测患者的副作用。70%的不良反应发生在5分钟内，其他大多数发生在30分钟内。高危患者应监测超过30分钟。最常见的反应是在注射部位感到发热和不适。框表22-4列出了反应的类别，框表22-5说明如何管理对造影剂的急性反应。

框表22-3　使用动力注射器的步骤

1. 检查患者的问卷是否完成。护士或医师注意陈述预防措施。
2. 手边有过敏性试剂盒。
3. 从保温装置中提取合适的造影剂。
4. 检查造影剂注射的有效期。如果过期，请不要使用。
5. 根据制造商的具体情况将注射器放置在动力注射器中。
a. 拆下注射器的覆盖物。注射器的尖端是无菌的。用无菌技术将导管连接到注射器上。
b. 去除注射器和静脉管路中的空气
c. 连接患者的静脉注射部位。
6. 定位和固定患者。
A. 选择要注射的造影剂的速率和数量的规程。这些通常是根据部门的协议预先确定。
B. 如果患者使用较小的针头，则给药速率降低。
7. 准备扫描仪。先不要开始扫描。
8. 打开注射器电源。
a. 根据需要可视化的内容，扫描将按照医师的指示开始
b. 一些机构注射造影剂必须有医师或护士在场。

在头颈部、肺、脑、腹部和骨盆肿瘤等特殊病变的患者中，常用造影剂来增强结构。造影剂注射的时间至关重要。它可以在扫描前注射，也可以在扫描期间注射，这取决于身体的哪个区域必须被可视化。以下部分讨论CT模拟过程中最常使用造影剂的位置、所使用的造影剂以及何时使用造影剂。

头颈部和肺。在头颈部癌症和肺癌患者中，造影剂通常在扫描前几秒钟使用动力注射器。造影的目的是突出血管,并将其与淋巴结或肿块区分开来。在扫描前立即注射造影剂，当造影剂在血管中时，可以捕捉到图像。

大脑。静脉造影剂在扫描前10～30 min通过静脉推注给药。因为肿瘤通常比正常解剖结构更具有血管性，所以造影剂比正常结构更能突出肿瘤。

腹部：肝脏。如果医师希望增强肝脏内和周围的一些血管，也可以使用动力注射器，这些血管具有来自门静脉和肝动脉的双重血液供应。在注射开始后20～40 s进行的扫描将显示肝动脉阶段。静脉期在注射开始后60～90 s。如果在门静脉期之后进行扫描，那么许多肝脏肿瘤可能无法在图像上显示。可以使用更高的流速（造影剂注射速率）来进行更快的造影。

骨盆。在一些前列腺肿瘤患者中，可能需要延迟扫描。静脉注射造影将通过静脉注射推送进行扫描。注射后至少需要15 min，将允许造影剂通过心脏和血管过滤到膀胱，以便更好地显示骨盆的解剖结构。检查直肠时，可以在这些结构中或附近放置不透放射的标记。可在检查前30～60 min给

框表 22-4 造影剂的反应类别

轻微反应
- 恶心、呕吐
- 味觉改变
- 出汗
- 咳嗽
- 瘙痒
- 皮疹，荨麻疹
- 发热
- 面色苍白
- 鼻塞
- 头痛
- 面红
- 眼睛，肿胀
- 头晕
- 寒战
- 焦虑
- 发抖

症状和体征表现为自限性而无进一步迹象（例如，轻度瘙痒的有限荨麻疹、短暂恶心、一阵呕吐）。
治疗：需要观察以确认解决方案，但通常不用给予治疗。患者的安抚通常是有益的。
中度反应
- 中等程度的临床明显的局灶性或系统性体征或症状，包括：
- 心动过速 / 心动过缓
- 低血压
- 支气管痉挛，喘息
- 高血压
- 呼吸困难
- 喉水肿
- 皮肤反应明显

治疗：临床表现应视为即时治疗的指征。
这些情况需要密切、仔细的观察，以防病情发展危及生命。
严重反应
- 危及生命的更严重的体征或症状，包括：
- 喉水肿
- 深低血压
- 无反应性
- 惊厥
- 临床上明显的心律失常
- 心跳、呼吸骤停

治疗：需要迅速认识和治疗；需要住院。

引自美国放射学会：Manualoncontrastmedia，第 6 版，2008 (网 页). http://clinical-mri.com/wp-content/uploads/textbooks/media_updates/ contrast_manual_ACR_for_web.pdf.

予钡剂以显示小肠。

2. 胃肠道肿瘤

钡剂可以用来涂敷食管。稀硫酸钡溶液，如果不担心穿孔，将在腹部 CT 扫描期间突出显示胃或小肠。如果医师希望看到小肠，患者在模拟前至少 30 ～ 60 min 给予钡剂。

执行放疗计划时扫描患者，一些医师倾向于尽量减少造影剂的使用，因为扫描的对比图像可能改变剂量计算，并导致某些结构看起来比实际更致密。由于一些治疗计划系统可以解释造影区域，记录与骨骼类似的高 CT 值单位（HU），这将使光束衰减超过由造影剂突出显示的实际软组织，因此可能发生不准确的剂量计算。如果使用造影剂，那么可以在没有造影剂的情况下进行 CT 扫描，然后再使用造影剂进行对比。剂量学医师的另一种选择是在医师的指导下，将由对比轮廓勾勒出的结构轮廓化，并将 HU 更改为该结构的 HU。有许多商业上可用的造影剂和标记物是专门为 CT 扫描开发的。表 22-5 列出了对比材料的使用情况。

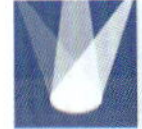

重点记住：
让患者填写一份调查问卷，以确定造影剂反应的风险。
必要时确保患者禁食。
在没有造影剂的情况下进行 CT 扫描。
为了治疗计划再次完成有造影剂的扫描。

六、患者在 CT 模拟中的位置

模拟时定位装置的准确信息从模拟机被传输到治疗机时，诸如此类的信息会在固定位装置索引或参考到治疗床上而被改进。患者和固定装置被“锁定”在治疗床上，以在 CT 模拟器上重新创建患者位置。

患者应仔细定位，以便感兴趣区域 / 治疗区域位于 CT 孔和扫描视野（scan field of view, SFOV）的中心，SFOV 是收集投影数据以进行 CT 扫描的区域。这将有助于消除图像伪影，提供最佳的图像质量，并确保视野包括患者的整个外部轮廓。将患

框表 22-5　成人对造影剂急性反应的处理

荨麻疹

1. 停止注射
2. 大部分情况不需治疗
3. 给予组胺（H_1）受体阻滞药苯海拉明（苯海拉明）PO/IM/IV, 25～50 mg
4. 若少量或广泛扩散，给予α受体兴奋药（小动脉和静脉收缩）（1:1000），0.1～0.3 ml（0.1～0.3 mg）（若没有心脏禁忌）
5. 肾上腺素SC（1:1000），0.1～0.3 ml（0.1～0.3 mg）（如果无心脏禁忌证）

面部或喉部水肿

1. 给予α受体兴奋药（动脉和静脉收缩）、肾上腺素sc。在im（1:1000）0.1～0.3 ml（0.1～0.3 mg）或明显低血压时，缓慢给予肾上腺素（1:10000）IV, 1 ml（0.1 mg），出院前确保低血压和心动过缓的完全缓解。如有需要，重复给药至最大（1 mg）
2. 给氧6～10 L/min（通过体膜）

如果患者对治疗没有反应或者有明显的急性喉水肿，寻求适当的帮助（例如，心肺骤停反应小组）

支气管痉挛

1. 给氧6～10 L/min（通过体膜）
2. 监测心电图、血氧饱和度（脉搏血氧计）和血压
3. 给予β受体兴奋药吸入器［支气管扩张药，如间丙肾上腺素（Alupent）、特布他林（Brethaire）或沙丁胺醇（Proventil，Ventolin)］2～3次；重复prn。如果患者对吸入器反应迟缓，则使用SC、IM或IV肾上腺素。对于严重的支气管痉挛或如果持续存在氧饱和度＜88%，呼吁援助（例如，心肺骤停反应小组）

低血压伴心动过速

1. 确保患者腿部抬高60° 以上（首选）或处于头低脚高位
2. 监测心电图、氧饱和度（脉搏血氧计）和血压
3. 给氧6-10 L/min (通过体膜)
4. 快速静脉注射大量等渗乳酸林格或生理盐水

如果患者反应不良，则缓慢注射肾上腺素（1:10000）。IV，1 ml（0.1 mg）根据需要重复，最多1 mg

如果患者反应仍然很差，寻求适当的帮助（例如，心肺骤停反应小组）

低血压伴心动过缓 (迷走神经反应)

1. 监测生命体征
2. 确保患者腿部抬高60° 以上（首选）或处于头低脚高位置
3. 安全气道，给予氧气，6～10 L/min（通过面罩）
4. 安全IV通路，快速使用乳酸林格或生理盐水肾上腺素
5. 若患者没有反应则缓慢静脉注射阿托品，剂量为0.6～1mg快速进行步骤2～4
6. 阿托品的总剂量为0.04 mg/kg（2～3 mg）成人
7. 出院前确保低血压和心动过缓的完全缓解

重度高血压

1. 给氧6～10 L/min（通过体膜）
2. 监测心电图、氧饱和度（脉搏血氧计）和血压
3. 给硝酸甘油，0.4 mg片剂，舌下（可以重复3次），或局部涂2%软膏。
4. 如果没有反应，考虑拉贝洛尔20 mg IV，然后20～80 mg IV，10～300 mg，IV，然后20～80 mg IV, q10 min
5. 转到ICU或急诊科
6. 嗜铬细胞瘤：酚妥拉明5 mg静脉注射（如果没有酚妥拉明，可以使用拉贝洛尔）

惊厥或抽搐

1. 给氧6～10 L/min（通过体膜）
2. 考虑地西泮（安定），5 mg静脉注射（或者更多，适当）或者咪达唑仑（Versed），0.5～1 mg静脉注射。
3. 如果需要更长的效果，请咨询医师；考虑静脉注射苯妥英（地兰素），15～18 mg/kg，50 mg/min
4. 仔细监测生命体征，特别是PO_2，因为苯二氮䓬有呼吸抑制的风险
5. 如果需要，考虑心肺骤停反应小组，用于气管内插管

肺水肿

1. 抬高患者躯干
2. 吸氧6～10 L/min（通过面罩）
3. 利尿药：呋塞米（Lasix），20～40 mg IV，缓慢推注
4. 考虑给予吗啡
5. 转到ICU或急诊科

引自美国放射学会 : Manual on contrast media, 第 6 版，2008. Available at http://clinical-mri.com/wp-content/uploads/textbooks/media_updates/contrast_manu al_ACR_for_web.pdf. Accessed April 26, 2014

IM. 肌内注射；IV. 静脉注射；PO. 口服；PO_2. 氧分压；prn. 根据需要；q10 min. 每 10 min ；SC. 皮下

者放置于孔径中心也会对患者有较低剂量的辐射。

对于诊断性 CT 成像，通常做法是在 CT 规划期间偏移 FOV，使当患者不在 CT 孔内很好地居中时也可以显示感兴趣的区域。FOV 偏移可能与一些商业上可获得的外部激光标记系统不兼容，且在放射治疗的 CT 规划期间不建议使用。

表 22-5 应用造影剂的总结

部位造影剂		管理方法	患者准备	管理时间
头颈，肺	离子型或非离子型	IV	NPO 测试前 4 小时	扫描前几秒
骨盆	标记	放置在直肠或阴道处	无	扫描前放入
脑	钡	口服		
	离子型或非离子型	IV	NPO 测试前 4 小时	扫描前 10 ～ 30 分钟
前列腺	离子型或非离子型	IV	NPO 测试前 4 小时	
GI 可视化	稀释钡	口服	扫描前 30 分钟口服	

最初，患者应该使用外部激光系统和任何有用的局部解剖学进行临床矫正。通过使用激光，可以在患者身上画出临时参考标记。这些标记可以在以后的模拟过程中用作参考，以检查患者位置或帮助在获取图像之后放置基准标记（如果虚拟模拟软件需要基准标记）。

在开始扫描之前，技术员应检查任何固定或定位装置以及患者是否会以足够的空间通过 CT 扫描仪的孔径。例如，一个乳腺癌患者可能需要一个托架来治疗。根据乳腺托架的类型和角度、患者位置和使用的固定装置，患者可能会碰撞到扫描仪。

1. CT 图像

预扫描（例如，俯瞰、飞行员、侦察、扫描图像）通常是在 CT 模拟过程期间获得的第一图像。通常进行 AP 扫描，或横向扫描，或两者兼有。技术员与医师合作确定要成像的区域和图形的长度。预扫描图像用于帮助患者在 CT 孔中对齐，并帮助确保患者正确定位。预扫描图像长度十字线或网格等几何工具通常可用于扫描仪软件，以帮助患者调整和对准。这些工具有助于确保患者身体呈直线，并正确地进入 CT 孔径。预扫描图像也是用来计划实际螺旋或轴向 CT 扫描开始和结束位置的图像。设计用于放射治疗的现代 CT 扫描仪允许拍摄多个图像，因此，如果需要，患者可以在两次拍摄之间重新定位。在获取这些预扫描图像的过程中，X 射线管是静止的，工作台通过 CT 床板移动。在拍摄了图像并正确地对准了患者之后，技术员可以使用外部激光系统将基准标记放置在患者稳定的位置（如果虚拟模拟软件 / 治疗计划系统需要）并进行用于虚拟模拟的 CT 扫描。对于 CT 模拟，预扫描图像是用于患者对准和定义 CT 扫描范围的成像工具。

2. CT 数据采集

目前设计用于 CT 模拟的几乎所有 CT 扫描仪都是多层单元，它们都能够进行螺旋（或螺旋）和轴向扫描。螺旋扫描，或体积扫描，大大减少了扫描时间，并且今天重建的螺旋图像在图像质量上也可与轴向模式中获取的相比。大多数 CT 模拟扫描协议利用螺旋采集来减少在模拟过程中患者躺在床

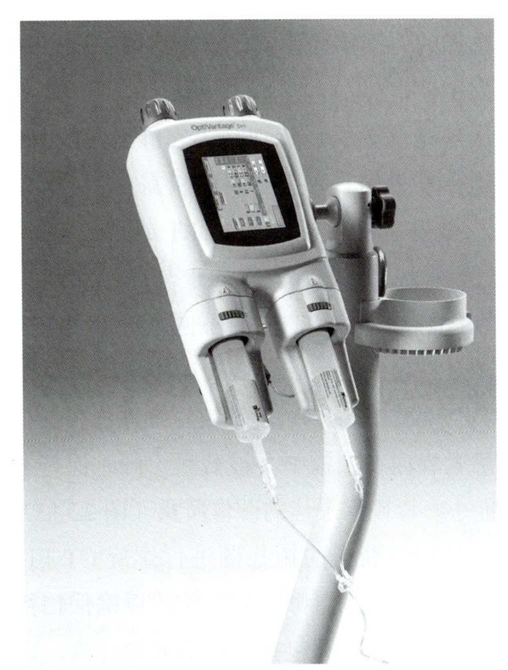

图 22-12 CT 模拟器和线性加速器的成像，显示了热塑性面罩主要用于固定患者的头部和颈部区域，并索引到模拟器和治疗床中
（MED-TEC，奥兰治城，爱荷华）

板上的时间。螺旋CT的实际扫描时间只有几秒钟，图像几乎立即重建，允许图像传输快速到CT模拟软件中，并输出到具有模拟能力的CT模拟工作站或治疗计划系统。如今的金标准、多层螺旋扫描，将在以下段落中讨论。

多层螺旋扫描过程的第一步是手动输入或加载患者信息。接下来，如上所述定位和固定患者，给患者足够的时间在CT床板上放松，这将确保日常治疗设置将更好地匹配模拟位置。

扫描协议应该选择包含预扫描图像、螺旋扫描及其相关扫描参数的扫描协议。协议通常是定点的并且可以根据需要进行修改。常见的协议参数包括千伏峰值[kV（p）]、mAs、显示视场（display field of view, DFOV）、间距、分辨率、层厚、层增量、旋转速度、扫描长度、滤波器、窗位（代表所有CT数字的中心CT值单元）、窗宽（数字显示范围或CT图像上的对比度）、剂量节省技术、准直和图像矩阵（参见第21章对这些参数的详细描述）。参数可以基于患者大小和感兴趣区域来调整。通常调整的参数可以包括mAs、层厚、层增量、DFOV、窗位、窗宽和扫描长度。例如，mAs可以由所选择的协议预先设置，但是可以修改以适应患者的大小。

层厚是重要的，特别是当它涉及治疗计划时。三维适形和IMRT治疗计划可能需要2～3 mm的层厚，更复杂的情况，如SBRT或SRS可能需要2 mm或更小。层增量也趋向于与产生连续扫描的层厚匹配。诊断性CT扫描不同，诊断性CT扫描可能具有重叠的断层。默认扫描协议还可以包含预设的DFV设置。DFOV应该被仔细评估和优化，以确保患者表面在扫描中不被截断，同时保持DFOV尽可能小，以确保最佳的图像质量（图22-13）。

当计划对获得的拓扑图进行螺旋CT扫描时，技术员与医师和剂量师一起工作，以确保扫描将覆盖感兴趣的区域，并包括足够的解剖结构，以确保治疗计划的适当覆盖。治疗计划系统通常需要超过治疗束边界5～10 cm的数据（患者解剖学）来进行散射计算。如果整个头部包括在治疗区域内，也

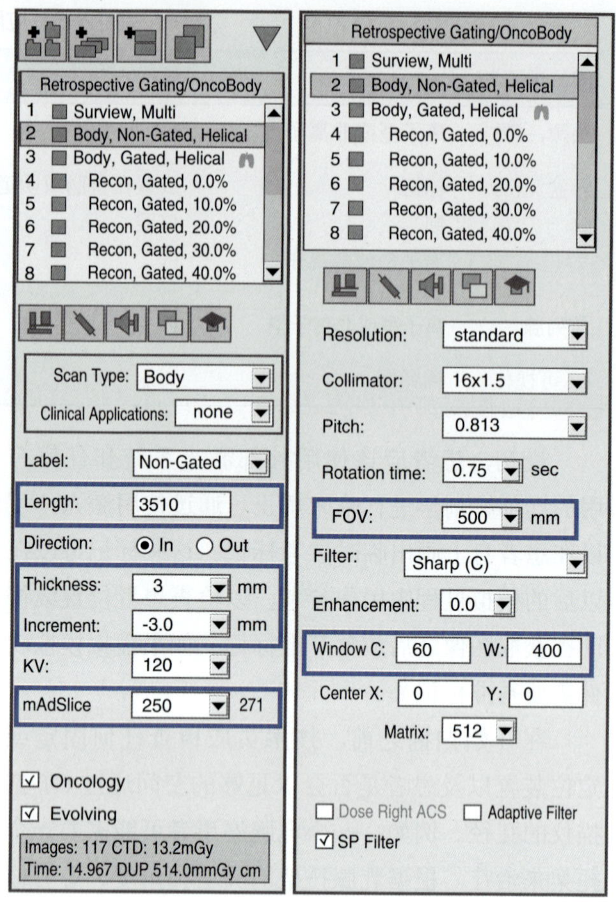

图22-13 光辉CT大口径(Phillips)协议参数。通常调整的参数可以包括mAs、层、层增量、窗位、窗宽和扫描长度

必须注意确保整个头部被扫描到。最好的办法是在空气中采集至少一层或多层多于患者病灶的扫描断层。这些技术还允许物理师在必要时使用非共面光束来满足治疗标准。

对于治疗计划，获取初始CT数据集以进行剂量计算。如前所述，初始扫描是没有造影剂的。此后，如果医师要求进行额外的图像采集，可以进行对比。一旦在模拟软件或治疗计划系统中登记并融合到原始图像，则使用诸如CT、MRI、PET和SPECT图像的二次图像数据集来辅助目标勾画。

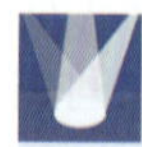

注意：如果将对比CT用作剂量计算的主要数据集，则剂量医生必须小心以应用在治疗计划系统中进行适当的组织校正。

一旦获取和重建了CT图像，它们就通过DICOM导出，并导入虚拟模拟工作站、治疗计划系统或可

留在 CT 控制台上的模拟软件中。

七、CT 影像模拟方法

在用于放射治疗计划的 CT 成像期间，应当在患者身上放置一组参考标记，以便治疗位置可以在治疗机上再现。建立这些患者标记位置的工作流程可描述为“移床 ”和“不移床”方法。这两种方法将在以下章节中进行讨论。部门资源和医师偏好通常决定使用哪种方法。这些方法详见框表 22-6 中。对于移位和不移位模拟方法，应在患者身上放置一组参考标记，以便治疗位置可以在治疗机上重现。

移床方法：该方法是在 CT 扫描之前将参考标记放置在接近所需解剖治疗等中心的任意位置上的过程。参考点的放置可以基于医师对诊断性检查（例如，CT、MRI、PET、触诊）的说明。在 CT 扫描之后，患者可以离开，扫描图像被传送到治疗计划工作站。随后，医师绘制目标体积的轮廓并确定治疗等中心坐标。然后计算患者在 CT 扫描仪上放置的参考标记与治疗等中心之间的位移（三个方向上的距离）。在治疗的第一天，患者被定位到初始参考标志，然后通过使用从治疗计划计算的距离转移到新的治疗等中心。然后去除最初的参考标记，在患者身上标记新的治疗等中心。这个过程如图 22-14 所示。由于不准确的移位和患者重新标记，这些移位会在患者治疗中引入不确定性。一旦出现不正确的偏移，就很难进行准确的校正，并且不可避免地会留下一些残余误差。此外，这个过程可能是低效的，因为患者必须在治疗之前被重新标记，且需占用治疗机，或者需要单独的治疗设备验证。

不移床方法：这种方法，是对患者扫描后当患者仍在 CT 床板上时，由医师复查图像，并且基于 CT 图像上轮廓的区域确定治疗等中心。然后，等中心坐标被编程到扫描室中的可移动激光器中，并相应地对患者进行标记。患者身上的标记将被用于每日治疗。这就是如何进行常规模拟机的模拟。这个过程如图 22-15 所示。等中心点的确定可以由 CT 模拟机的技术员、医师或物理师进行。

框表 22-6　CT 影像模拟方法

不移床方法

模拟计划期间

- 解释步骤
- 摆正患者
- 固定和摆位
- 造影剂管理（如果需要）
- 运用激光系统在患者身上
- 扫描图像 (原始图像)
- 选择扫描区域

进行 CT 扫描

- 根据部门协议完成 CT 扫描
- 将图像传输到虚拟模拟工作站

虚拟模拟工作站

- 勾画
- 画出靶区和正常组织体积
- 定靶区中心点并用激光系统

将其标记在患者身上

- 患者完成标记并离开
- 将 CT 数据传到计划系统

移床方法

模拟计划期间

- 解释步骤
- 摆正患者
- 固定和摆位
- 造影剂管理（如果需要）
- 运用激光系统在患者身上标记参考点
- 图扫描图像 (原始图像)
- 选择扫描区域
- 扫描前将基准标放在参考点

进行 CT 扫描

- 根据部门协议完成 CT 扫描
- 将图像传输到虚拟模拟工作站

计划系统

- 确定治疗中心
- 完成治疗计划
- 根据参考点和治疗中心移床

治疗机

- 治疗第一天根据参考点和治疗中心移床
- 成像验证
- 患者为每日治疗重新标记

为了确定标记在患者上的等中心，不移床方法需要使用虚拟模拟软件对CT图像进行复查。工作站可从若干成像和治疗规划软件供应商采购。如今，虚拟模拟软件不仅可以在远程工作站上应用，而且可以作为应用程序直接体现在CT扫描机控制台上。为了将等中心坐标从虚拟模拟软件准确地传递到患者的皮肤上，在处理图像的同时患者需要在扫描位置保持静止。在CT模拟时对患者进行标记。在CT扫描时建立治疗等中心并对患者进行标记可以使患者更有效地定位，并有助于避免治疗机上潜在的患者移位错误（或未能移位错误）。这种CT模拟方法已经变得越来越流行，并且通常是首选方法。

等中心定位技术。等中心定位过程分为3种方法：①以皮肤为基准；②基于射野边界位置计算等中心；③基于治疗体积或轮廓信息的等中心定位。这些方法将在下面的段落中描述。

第一种方法是以外部皮肤为基准、解剖学跟兴趣区域或医师的指导根据解剖学放置等中心。通过使用虚拟模拟工具，在CT图像上的适当位置手动（可视化）放置等中心是快速、有效和简单的放置方法。

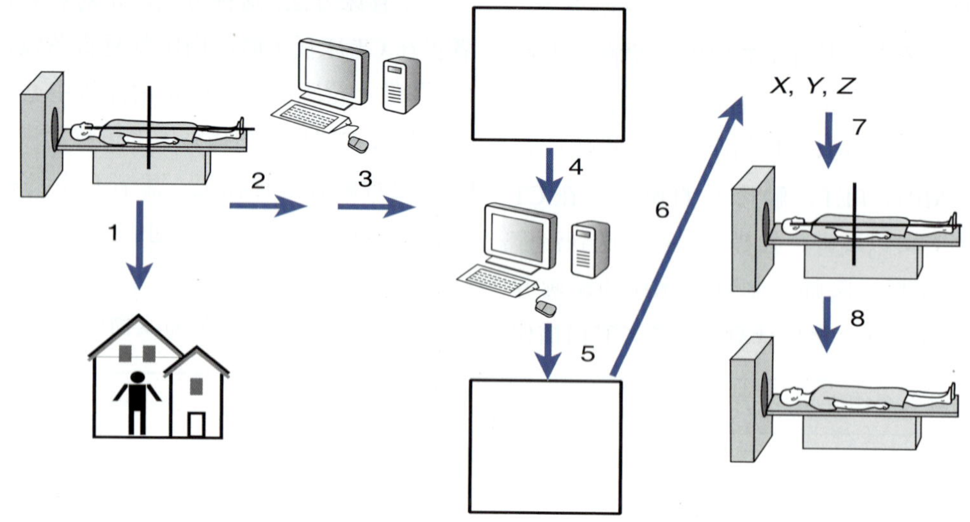

图22-14 移床方法，在该模拟方法中，在扫描之前将患者的标记放置在患者身上。在治疗计划期间，确定从初始标记到治疗等中心的移位（X，Y，Z）。在患者治疗之前根据位移对患者进行重新标记

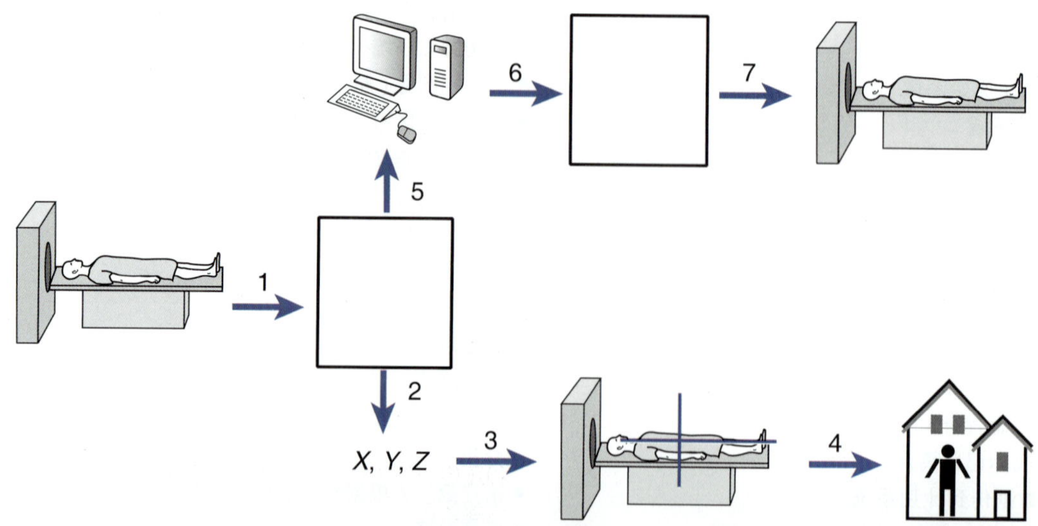

图22-15 不移床方法。在该方法中，当患者在CT中时，标记治疗等中心（步骤3）。患者需保护好标记以备每日治疗。在第一个治疗日，患者的设置、移床信息不会做调整，也不用重新标记。这传统模拟机所执行的过程完全相同

第二种方法是基于射野边界放置来计算等中心点。例如，在全脑模拟期间，医师可以定义光束的治疗边界（射野边缘），然后模拟软件可以计算等中心射野。如果需要的话，该软件还可以将等中心点放置在中间平面上。这种模拟技术在紧急治疗或“模拟和治疗”情况下非常常见，并且非常类似于传统的透视模拟技术。

第三种等中心点的放置方法是基于治疗体积或轮廓的。在这里，医师将被要求描绘靶区体积。虚拟模拟软件可以自动将等中心点定位到已定义结构的几何中心。这种模拟技术可以大大简化工作流程，因为数据可以输出到具有预定轮廓的治疗计划的计算机上。任何复杂的治疗计划都需要勾画靶区轮廓才能完成。

先进的案例可以使用三种技术的结合。乳腺模拟可以使用基于体积和基于射野的方法相结合。这些技术通常是由放疗部门或医师制定的。

整合治疗计划。一旦 CT 模拟完成，数据必须传输到治疗计划系统。这通常包括 CT 图像、所有轮廓结构、已建立的等中心，以及处理光束以及任何光束均整器。这可以通过医学中的特定数字成像和通信 (DICOM) 协议 (这是在成像设备、虚拟模拟系统和治疗计划系统之间传输信息的标准格式) 来实现。当使用 CT 模拟创建光束时，必须记住机架阈值、准直器阈值和床板阈值。在计算机上可以创建在治疗室中不能执行的治疗计划，特别是如果机架和床板在某些特定方向上移动会使得它们发生碰撞。

同一患者的多重成像研究通常用于产生准确识别目标体积和关键器官所需的所有信息。图像配准和矫正或图像融合用于识别术前体积和转移至术后扫描。CT 可以与 MRI 和 PET 扫描相融合，这提供了更好的软组织对比信息，并可分别显示关于肿瘤的代谢信息。

例如，鼻咽肿瘤患者可能同时进行了 MRI 和 CT 诊断扫描，CT 显示侵犯骨组织，而 MRI 的高强度区域显示肿瘤侵犯软组织程度。这种信息在肿瘤体积的勾画中很重要。Maurer 和 Fitzpatrick 将配准定义为确定一个空间中的两个坐标和另一个空间中的那些坐标之间的一一对应，使得两个空间中对同一解剖点有共同响应的点是相互匹配。图像配准的融合过程从两组图像开始。物理师在两组相同的图像特征上进行定位匹配。这些特征可包括骨性或软组织结构。手动匹配模式允许治疗计划者在两次扫描上选择三个点。除了所选的点之外，还可以覆盖或旋转以获得最佳匹配。图像配准的一个挑战是，患者常常处于不同的位置或模态不同，使得很难融合这两幅图像。因此还开发了自动融合算法，用于查找数据集中的空间关系。虽然数据集之间的一些差异可能产生不匹配的结果，但是可变形图像配准技术已经被开发用于此类情况。一旦医师批准了融合图像，治疗体积和关键结构的轮廓都会被考虑到该图像中（图 22-16）。

八、患者标记系统

无论是等中心还是射野边缘标记系统都可用于 CT 模拟。在扫描前，患者暂时用参考点作标记，通常是一个前 / 后标记点和两个侧面标记点。在确定目标体积后，计算机参照临时标记计算等中心。然后自动调节激光器和（或）床板，从而可以对患者进行标记。一些模拟软件不需要使用这些参考标记，并且它们可能不需要计算标记的等中心。可移

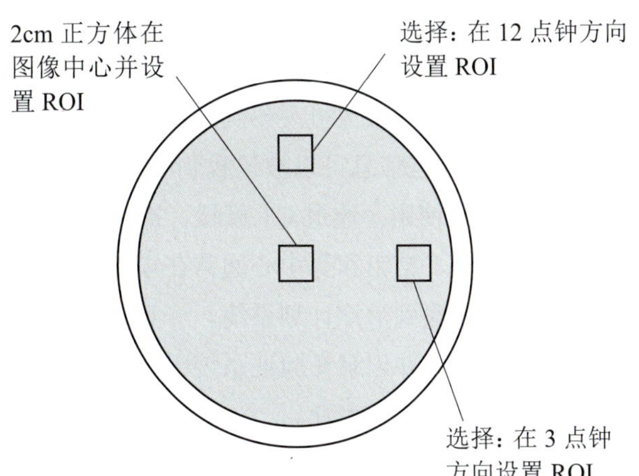

图 22-16　融合同一患者的计算机断层扫描、磁共振图像和正电子发射断层扫描的脑肿瘤的多模态可视化。ROI 感兴趣区域

（引自 Leibel SA, Phillips TL: Textbook of radiation oncology, ed 2, Philadelphia, 2010, Saunders）

动的激光帮助标记皮肤上的三个测量点，治疗参数有3个主要平面：横切面、矢状面和冠状面。射野边缘标记系统可与一些CT扫描仪激光系统一起使用，并且用于控制激光在患者皮肤上识别上、下、侧野边界和（或）等中心的位置。LAP激光公司开发了一个CT定位激光系统，该系统由激光跟踪系统组成，该系统具有两个交叉激光器（带有可移动的水平线）和一个带有可移动的矢状线的架空激光器。这些激光器提供了二维移动，CT床板（进出）提供了三维运动。

激光可以通过大多数治疗计划系统、CT模拟软件或远程手柄进行控制。从治疗计划系统可以导出激光的坐标，传输到虚拟模拟软件中，并可以简单和准确地移动到标记位置。二极管激光器通常可用绿色或红色。集成的绿色激光增强了不同肤色的对比度，尤其是深肤色，其独特的设计结合了功率稳定电路，延长了二极管的寿命。

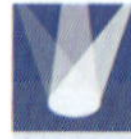

CT模拟激光系统由一个投射矢状面的单个顶部激光线、两个垂直移动的横向激光投射冠状面，以及固定激光的投射横向平面组成。尽量不要直视激光灯，尽管激光的功率很低，它们也可以引起视网膜损伤。

九、数据记录

患者的日常信息根据放疗部门的要求用治疗表格来记载。患者的位置和固定装置必须记录在案。在模拟过程中可以用摄像机观察到患者的位置和固定装置。然后，这些信息可以被记载到电子病历中，以便在治疗期间使用。通过CT模拟，准确的射野大小、机架位置、挡铅和等中心通常在模拟过程中确定，并将其传输到治疗计划系统。一旦治疗计划完成，它就被输出并记录在验证系统中，以便在直线加速器上进行归档和治疗。

十、4DCT在成像技术中的应用

多年来，运动伪影已能被CT扫描识别。随着放射治疗肿瘤定位的进展，呼吸运动仍然是肺、胸、上腹部肿瘤的一个挑战。这些器官可以在几秒钟内移动几厘米。一种克服呼吸运动伪影的方法是让患者在扫描过程中屏住呼吸，通常是在完全吸入时，这叫做“深吸气屏气”（DIBH）或“完全呼气”。患者也可以在完全呼气屏住时进行扫描。然而，许多患者不能长时间屏住呼吸，并且吸气或呼气的量很难再现。为了帮助缓解这些问题，诸如前瞻性轴向和前瞻性螺旋扫描模式被创建出来。前置轴是一种扫描方法。

其中触发扫描器以获取在特定呼吸点设置的图像，同时在扫描期间让患者自由呼吸。重建的数据集是呼吸的预定点。前瞻性螺旋扫描非常类似于标准螺旋扫描；然而，它是在屏息期间获得的。4DCT是一种新的更复杂的方法，它通过记录的呼吸波形将非常低（缓慢）的扫描数据与患者的呼吸相关联。许多呼吸阶段被重建，在呼吸周期的不同点产生多个CT扫描（图22-17）。

前瞻性的方法不像4D CT一样代表整个呼吸周期的方式。回顾性的4D CT技术目前可用于运动的肿瘤。4D CT的相位可以线性地或基于呼吸波形的振幅来线性化。线性相位重构将利用所有原始数据进行图像重建。当扫描不规则呼吸的患者时，这可能导致图像伪影。基于振幅的波动消除了来自不规则呼吸周期的可能导致这些伪影的数据，并产生与相同幅度紧密对应的数据量（图22-18）。

扫描后，4D CT重建的数据集可以加载到治疗计划软件的模拟中，并可动态循环播放，以演示呼吸和评估肿瘤运动。4D CT的另一个应用是产生

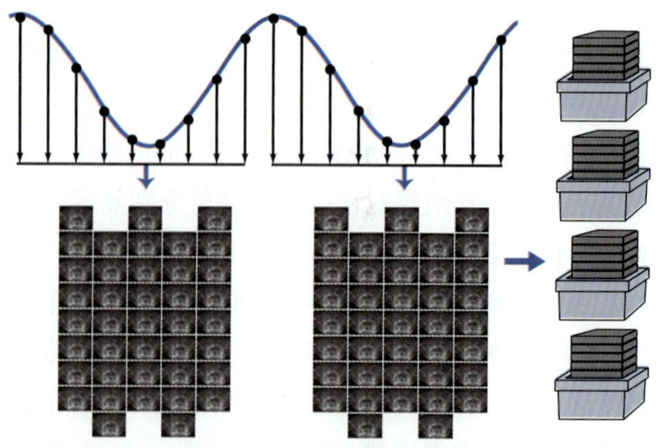

图22-17　获取单个CT图像并将其重建为多个呼吸阶段（数据集）

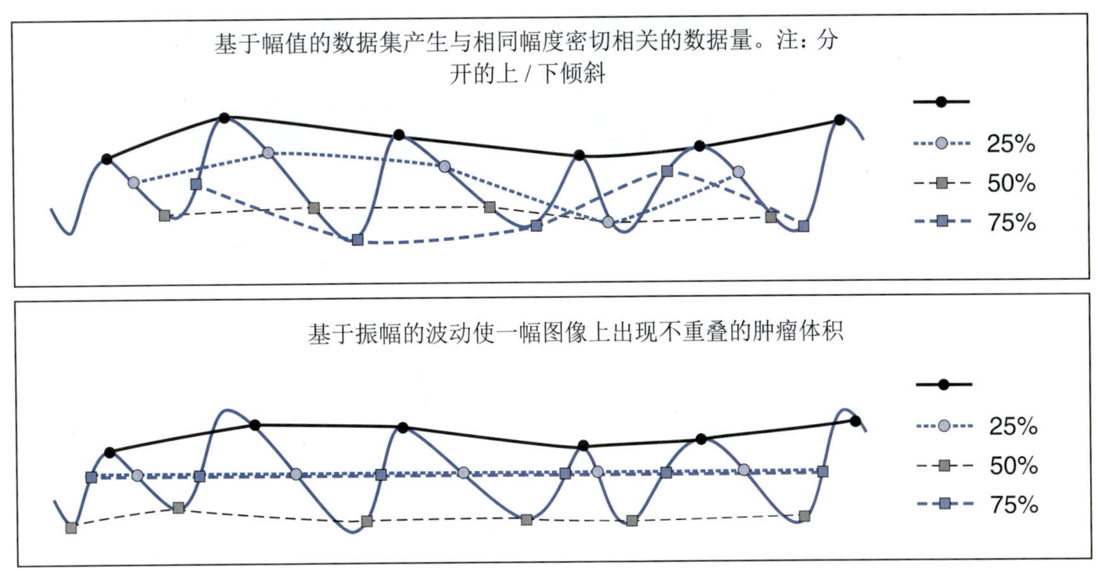

图 22-18　基于相位的振幅可以产生图像伪影，因为每个呼吸的振幅在整个扫描过程中可能发生变化。在呼吸过程中，患者的解剖结构可能处于不同的位置，呼吸幅度不同，使在重建的数据产生伪影。一种基于振幅的消除方法计算振幅阈值并产生对相同振幅紧密响应的数据量，从而最小化不规则呼吸（较低波形）造成的伪影

包括肿瘤运动或位移程度的治疗边界。传统上，这可以通过单层 CT 扫描仪进行“自由呼吸”扫描来实现。在标准 CT 采集期间，患者被要求正常呼吸。在多次呼吸中的慢速扫描导致靶区模糊，这将用于创建包含完整运动的轮廓。

现代的多层扫描仪已经发展起来，并且与单层扫描仪相比具有更快的扫描时间。即使患者在这次扫描中自由呼吸，目标模糊或目标移位的表现也很少。4D CT 的使用减轻了数据的限制，并允许肿瘤体积轮廓更代表传统的“自由呼吸”扫描。现代多层螺旋标准图像采集中运动靶区的轮廓可能会导致靶区的几何丢失（图 22-19）。

为了进行 4D CT 扫描，需要一种测量呼吸相位的方法。这可以通过使用肺活量计（测量各种肺体积的呼吸治疗机，图 22-20）或腹部运动的测量来实现，腹部运动通常由绑在腹部记录呼吸周期的装置组成（图 22-21）。可以用来跟踪放置在患者胸部或腹部的红外线标记块的运动。

患者的呼吸波形会被记录下来，并根据呼吸速率设置进床速度。可以用非常慢的例如 0.06 的螺距进行螺旋扫描，这使每个床板位置可采集多个样本，记录患者在呼吸周期的不同阶段的解剖结构。一些供应商使用轴向阶梯和拍摄来实现这一目的，而不是低螺距螺旋扫描。然后根据每个投影或切片所获得的呼吸周期的相位，将扫描图像记录下来。

如果将呼吸门控用于治疗机，医师可以只选择几个相位来创建治疗计划。这将适用于对较小的肿瘤体积创建计划，并且仅在呼吸周期的计划阶段进行治疗。这种方法的优点是能够保护正常的肺组织和心脏组织，并确保肿瘤的最大剂量覆盖。可以创建最大强度投影（MIP）以辅助规划（图 22-22）。这需要多个呼吸阶段，并从每个阶段添加最亮的体素（体积元素）以创建新的数据集。对于肺部病例，MIP 可以表示呼吸周期中肿瘤移动的最大量。如果不使用呼吸门控治疗，则可以通过使用全相位来产

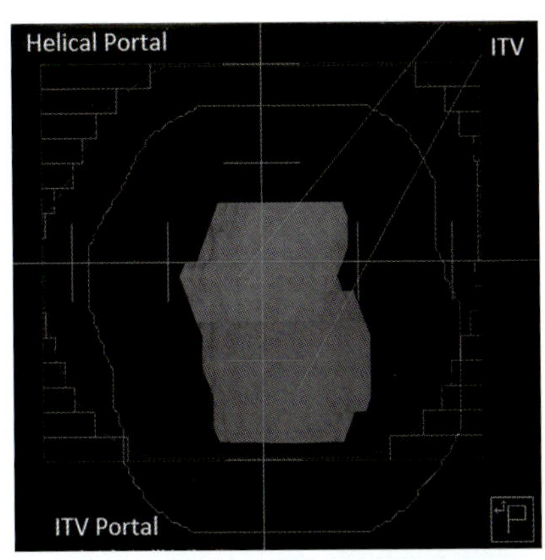

图 22-19　4D CT 创建的内靶区 (ITV) 最佳地贴合了靶区运动

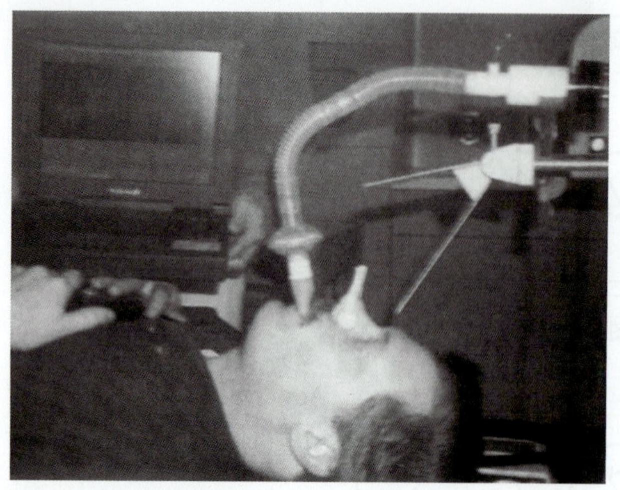

图 22-20　患者主动呼吸控制（ABC）装置。鼻夹用来确定呼吸通过 ABC 装置

（引自 Hoppe R, Phillips T, Roach M:Leibel and Phillips textbook of radiation oncology, ed 3, Philadelphia, 2010, Saunders）

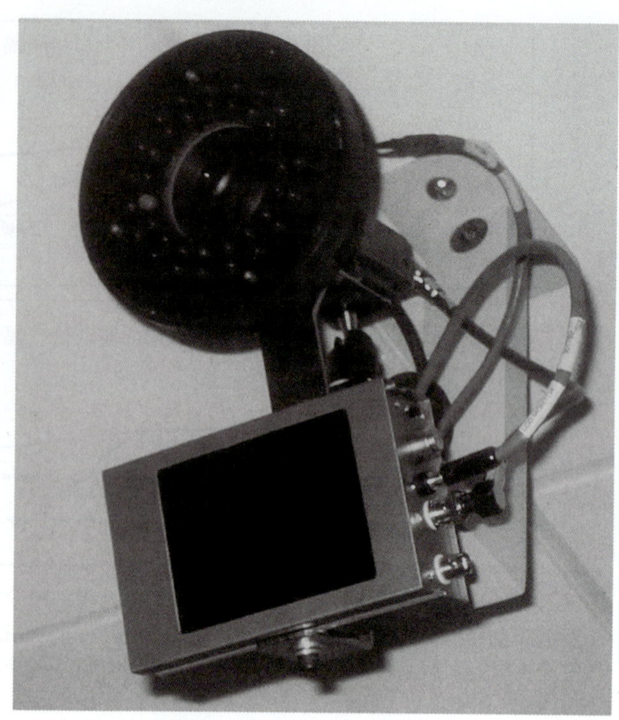

图 22-21　装在红外照明器上的带电耦合装置摄像机，用于跟踪呼吸运动

（引自 Hoppe R, Phillips T, Roach M: Leibel and Phillips textbook of radiation oncology, ed 3, Philadelphia, 2010, Saunders）

生 MIP。

这样治疗计划就可以包括肿瘤体积的整个运动。一个 MIP 的子集可以只通过门控治疗的时相来创建。MinIP（最小强度投影）和 AVG（平均）投影也可以被创建。MinIP 使用多个呼吸时相并添加来自每个阶段的最暗体素以创建新的数据集。MinIPS 可以针对肝肿瘤等低密度靶区使用。AVG IPS 利用多个呼吸阶段并以相等的权重对它们进行平均以创建新的数据集。AVG IPS 可用于剂量计算和正常器官勾画。

十一、核医学

放射治疗计划依赖于基于身体解剖结构的 CT 成像。核医学影像可以提供关于肿瘤的附加信息，包括代谢活性和功能。核医学使用了注入患者体内的放射性同位素（放射性核素）。特定的放射性核素可以定位于特定的器官，从而能够根据疾病的程度进行成像。放射性衰变由检测和记录辐射输出的 γ 相机记录。核医学包括 PET 和 SPECT。

1. 正电子发射断层成像

正电子发射断层成像技术是在 20 世纪 70 年代发展起来的，根据影像所提供的生理功能信息，可用于癌症诊断、分期和随访。当患者被安排进行 PET 扫描时，他们被注射一种称为 2-（氟 -18）氟 - 的 β 衰变放射性示踪剂。2- 脱氧 -D- 葡萄糖(FDG)，

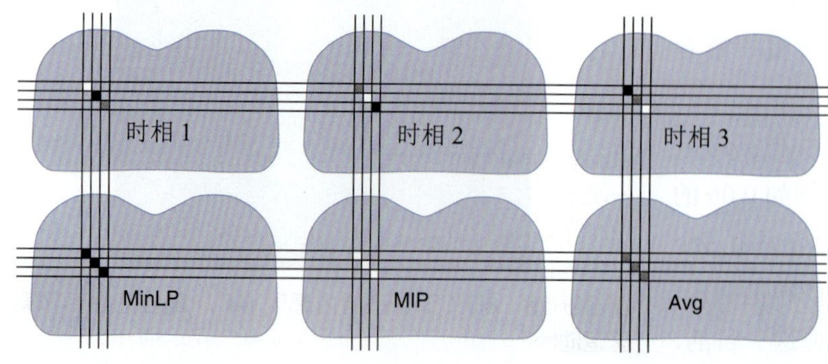

图 22-22　通过组合来自所有选择的 4DCT 阶段的最小、平均或最大 CT 值来创建密度投影

半衰期为 110 分钟。FDG 在葡萄糖利用率高的器官中积极积累，这发生在代谢活性更高的区域，如肿瘤区域。PET 成像有助于显示结节活动和转移病灶的增加区域（图 22-23）。

PET 扫描记录正电子和电子湮没。注射的放射性同位素发射正电子，在身体组织中运动。一旦正电子失去了所有的动能，它就会与邻近的电子结合。正电子和电子湮没将释放两条 511keV 的方向相反的 γ 射线。Seerum 描述了如果这些光子中的每一个与 PET 扫描仪两侧的检测器相互作用并且被短时间窗口检测到的过程，“发生符合检测，湮灭事件假设已经沿着两个检测器的连线发生，称为响应线（LOR）。”

这些光子由位于 PET 扫描仪孔中的探测器环测量，该探测器环与 CT 扫描仪相似（图 22-24）。

PET 难以单独在没有断层成像的情况下进行解释。PET 可与 CT 扫描（PET CT）一起提供解剖细节。图像可以“注册”，它允许 CT 和 PET 融合并一起观看。这有助于确定患者解剖肿瘤体积和周围的结构。PET CT 也可以与模拟过程中获得的 CT 进行融合，用于治疗计划。这是非常理想的，并可协助医师和物理师定义目标体积和制订治疗计划。

对于扫描（CT 模拟和 PET CT），患者往往不在同一位置。这可能导致一个不好的或不可用的图像融合。诊断性 PET CT 扫描仪具有弯曲的床板，这导致难以将图像与用 CT 获取平板床的治疗计划进行融合。最好让患者在扫描 CT 和 PET CT 时运用相同的定位装置并处于相同的位置，以确保准确的融合。平板床板可用于大多数诊断性 PET CT 扫描仪。PET CT 模拟机为用于放射治疗而设计，具有大孔径和平坦的床板，与 CT 模拟机非常相似。一些放射肿瘤学中心购买了 PET CT 扫描仪用于模拟或治疗计划。在放射肿瘤学中使用 PET CT 扫描仪会有一些挑战。在 CT 模拟时，患者使用放射性同位素注射，这增加了技术员的暴露概率。而且，一旦患者被注射，他们需要安静地坐着，减少运动，因为运动可以增加新陈代谢活动。当准备 PET CT 或 PET CT 模拟的患者时，技术员将制作固定装置

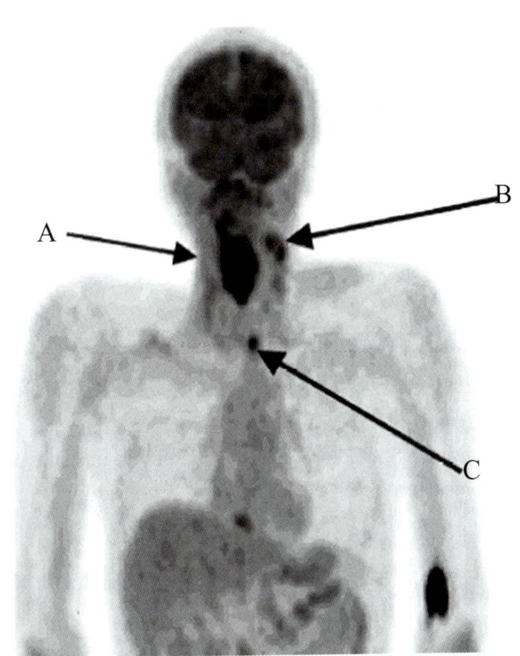

图 22-23 喉鳞状细胞癌患者的正电子发射断层扫描正电子发射断层扫描显示原发部位（A）、对侧颈部（B）和纵隔（C）摄取。纵隔病变的活检与转移性疾病是一致的。治疗的意图从治疗转变为姑息治疗

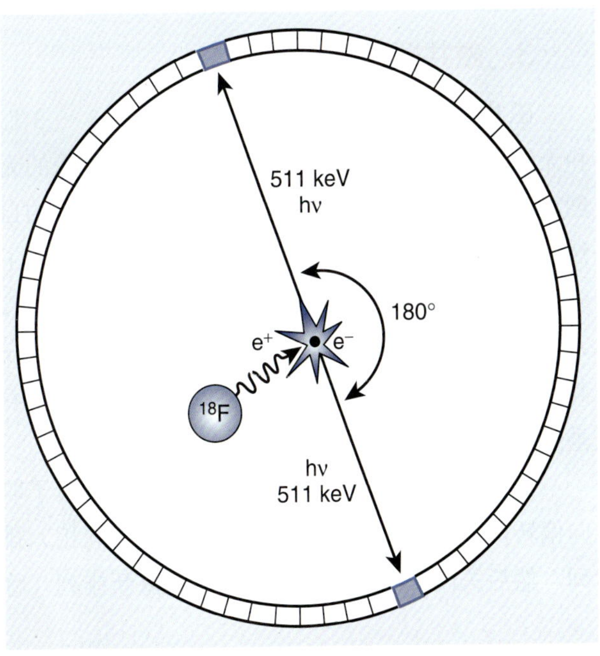

图 22-24 正电子发射及其在断层摄影中的应用。^{18}F 通过从核发射正电子而衰变。正电子在与电子湮灭之前行进一段距离，结果产生两个 511keV 的向相反方向行进。探测器阵列可以用来记录两个“重合光子”在相互之间的短时间内的到达

（引自 Hoppe R, Phillips T, Roach M: Leibel and Phillips textbook of radiation oncology, ed 3, Philadelphia, 2010, Saunders）

并移动患者。许多时候需在注射和检查之前或扫描前一天制造固定装置。

如果 PET CT 位于放射治疗部门，设备必须配备核医学技术人员或与核医学部门其他人员。技术员能够进行 CT 扫描，但是由于使用了放射性同位素，不能扫描 PET 部分。如果扫描仪位于核医学部门，技术员必须出席，以协助患者定位，固定，模拟程序（如果适用），以及任何患者标记。这些 PET CT 过程相当长，在 PET CT 检查之后执行 CT 模拟或将模拟结合到 PET CT 扫描中是具有挑战性的。对于患者来说，在这段延长的时间里保持不动和位置固定是非常费力而且具有挑战性的。所以通常在不同的时间安排 CT 模拟和 PET CT 以减轻这些问题。

2. 单光子发射 CT 扫描

SPECT 是另一种可以帮助治疗计划的成像方式。单光子由 γ 射线源成像。SPECT 可用于评估肺灌注和评估功能性午餐组织的量。

3. 磁共振成像

磁共振成像是使用强磁场（通常为 0.3 ～ 3 T）和无线电波在通过患者的任何平面上产生图像的无创过程。MRI 不使用电离辐射，而是使用身体的自然磁性。身体主要由水组成，水含有氢和氧。为了成像目的，使用了氢，因为它存在于水和脂肪中。人体中 67% 的原子都是氢。氢质子随机排列，并在其轴线上像地球一样自转（图 22-25）并始终朝着垂直于磁场的不同方向（称为反相）（图 22-26）。

接下来，射频波被送入患者体内，使氢质子取向偏转，并使它们垂直于主磁磁场（称为同相）排列。然后关闭射频波。质子在磁场中重新排列（称为 T_1 弛豫）和分散（称为 T_2 弛豫）。当质子被射频波操纵并与磁场重新对准时，电信号由接收器线圈产生并记录。图像是由这些信号形成的。质子重新调整的速度取决于它们的环境。脂肪中的质子在水或其他组织中的运动不同。这些差异对 MR 图像中的图像对比是有影响的。射频波的定时可以产生不同的图像对比度。创建 T_1 加权图像是为了强调具有不同 T_1 弛豫时间的组织之间的对比度。T_2 加权图像也是如此。也可以操纵时间来抑制来自脂肪或水的信号，以产生短反转恢复或流体衰减反转恢复。因为质子产生的信号相当小，所以最好接收线圈靠近成像区域。头颅线圈用于脑成像、脊柱线圈和各种四肢的表面线圈。由于用于放射治疗的定位和固定装置，这可能对使用诊断 MRI 单元进行放射治疗成像提出挑战。

MRI 与 CT 相比具有更好的软组织对比度和分辨率。因此，在确定肿瘤体积方面是有用的，特别是在脑、头颈部、肝脏、骨盆和前列腺中。目前，MRI 被用作次要数据，与 CT 扫描融合用于治疗规划，因为 MRI 没有给出任何关于电子密度的信息，这是通过康普顿相互作用计算剂量的关键因素。MRI 图像也固有地由于梯度非线性而产生一些几何失真。常规方法将 MRI 扫描并与 CT 扫描融合，用于软组织区域的治疗计划。治疗计划用的 MRI 最

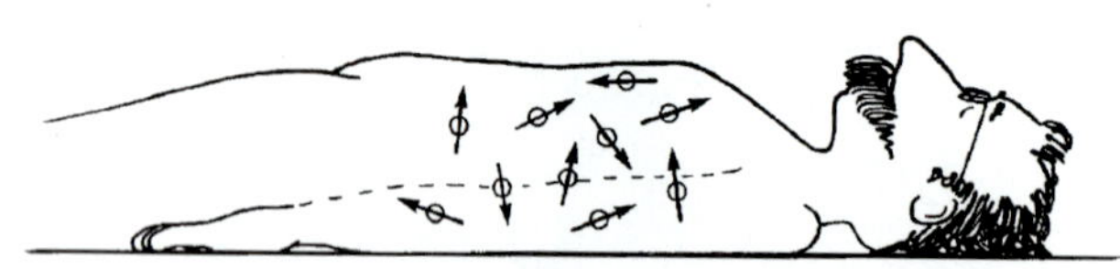

图 22-25 在正常情况下，核磁偶极子在体内随机分布，导致零净磁化

（引自 Bushong S, Clarke G: Magnetic resonance imaging: physical and biological principles, ed 4, St. Louis, 2014, Mosby）

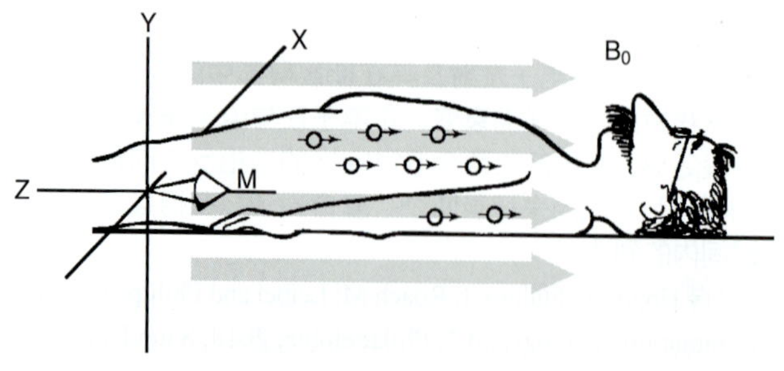

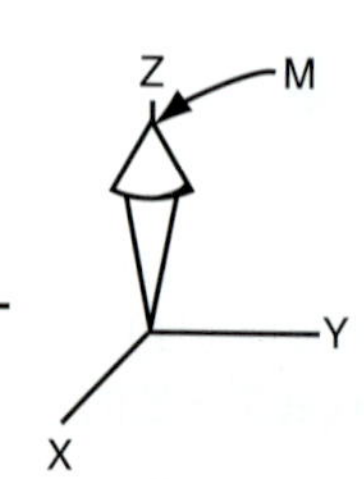

图 22-26 当施加强外磁场 Y 时，患者变得极化并具有净磁化

（引自 Bushong S, Clarke G: MagneticX resonance imaging: physical and biologicalprinciples, ed 4, St. Louis, 2014, Mosby）

好使患者在治疗位置上进行扫描。这有助于与 CT 数据集的图像配准。除了使用固定装置之外，将患者放置在模拟治疗床的床板上还会导致低质量的图像。

在某些癌症的治疗计划中，MRI 研究已经成为常规。设计用于放射治疗扫描和 MRI 模拟的单元已经商业化。这些系统具有更宽的孔径和索引的平面治疗床面，可与各种 MRI 兼容的附件一起使用，用于固定和定位，以满足部门需要。可调节的线圈桥可用于保持线圈接近患者以进行最佳成像。梯度失真功能可用于这些肿瘤学 MRI 单元。MRI 兼容的患者标记激光器也可用于患者对准。

进入磁场的患者和技术员存在潜在风险，必须遵循严格的政策和程序。技术员必须对这些政策和程序非常熟悉。在检查之前，必须对患者进行植入式设备的询问，例如起搏器、助听器、除颤器或者假肢设备。有这些装置的患者禁止接收 MRI。重要的是让患者完全脱除和去除所有的金属。监测前应向患者讲解扫描的声音和冗长的过程。

美国放射学会描述了 4 个限制 MRI 的区域。

第 1 区：公众可接近的区域。

第 2 区：严格监管区域。通常是保护患者的区域。

第 3 区：MR 人员限制区域；位于外部治疗室。

第 4 区：磁共振扫描仪室。

需要张贴适当的标志，警告患者和工作人员正在使用磁共振。

十二、总结

- 使用计算机断层扫描（CT）模拟是主要的模拟方法。CT 模拟提供了更完整的解剖学患者数据，这可以更好地指定治疗计划。
- CT 模拟的优点是具有查看所有关键结构的能力，这可以使治疗计划更精确。
- CT 模拟数据可以用于放射治疗剂量计算。
- 因为 CT 扫描仪不反映直线加速器的几何形状，所以必须进行仔细的模拟，以确保加速器按计划治疗患者。
- 造影剂最常用于增强有特殊病变的患者的结构，如头颈部、肺、脑、腹部和骨盆肿瘤。
- 最常见的造影剂是口服或直肠给药的钡，以及通过静脉注射管线给药的离子或非离子碘化造影剂。患者的询问必须在造影剂给药之前完成。
- 与患者交流和安慰是进行成功模拟的关键。
- 患者需要处于视野的中心，这样患者的轮廓就不会被截断。这也有助于小肿瘤的患者，并确保良好的质量图像。
- CT 扫描协议需要选择合适的扫描区域。可以改变协议以优化图像并最小化患者剂量。
- 有一些用等中心定位的方法。
- 更先进的计算机允许各种方式的扫描融合在一起，如 CT 和磁共振成像。呼吸门控可用在模拟过程中。这些方法可以提供更好的治疗计划，更好的保护患者。

? 复习题

复习问题的答案可以登录网站 : http://evolve.elsevier.com/Washington+ Leaver/principles

1. 计划前的模拟很重要因为

a. 将涉及确定患者位置以及选择和制备固定装置

b. 这将有助于患者的分离

c. 将有助于确定模拟过程中使用的任何射线照相曝光技术

d. 将有助于患者家属参与到治疗中

2. GTV 治疗体积包括

a. 肿瘤

b. 加入淋巴

c. 正常组织

d. 以上所有

3. ____ 是治疗计划的初始时相，真实可见的治疗体积将在治疗开始前被记录

a. 初始协议

b. 模拟

c. 近距离治疗

d. 放射治疗

4. PET 扫描中 ____ 用于创建图像

a．kV X 线

b．511keV 往相反方向移动的 γ 射线

c．6 MV γ 射线

d．磁共振

5．以下哪一项不是有效有用的理想的固定装置

a．固定的同时最大程度保证患者舒适度

b．需要额外的设置时间

c．保证在整个治疗阶段耐用性

d．达到治疗计划规定的条件

6．患者的定位很重要因为

a．复杂的治疗计划技术需要更准确的治疗传送

b．在治疗过程中错过肿瘤部位一次或两次可以减少 10% 或更多的剂量

c．治疗计划每日的重现性对患者很重要

d．以上所有

7．给予脑部肿瘤患者的造影剂

a．扫描前 10 min

b．扫描前立刻

c．扫描前一天

d．给予时间并不重要

8．不移床模拟不包括以下哪一项

a．物理师在患者完成模拟过程后确定等中心位置

b．标记患者等中心

c．可移动激光灯被用来标记等中心

d．需要运用虚拟模拟工作站

9．在 CT 模拟期间使用的呼吸门控包括记录患者的呼吸模式和扫描

a．在整个呼气末

b．在整个呼吸周期快速进行

c．在完整吸气末

d．在整个呼吸周期慢速进行

10．4D CT 的第四维度是

a．运动

b．左右

c．上下

d．前后

? 思考题

1．讨论 CT 模拟中使用造影剂的重要性。

2．像对患者解释一样描述一下 CT 模拟的过程。

3．解释 CT 模拟机的每个组件的用途。

4．利用 CT 模拟技术探讨肿瘤定位和治疗规划的过程。

5．CT 模拟与传统模拟的优缺点是什么？

6．比较 PET 和 MRI 成像与 CT 模拟的关系。

（译者：黎杰　辛欣　审校：唐斌）

参考文献

1. ACR Committee on Drugs and Contrast Media: *ACR manual on contrast media,*version 8, 2012. Available at http://www.acr.org/media/ACR/Documents/PDF/QualitySafety/Resources/Contrast%20Manual/2013_Contrast_Media.pdf.Accessed March 12, 2014.
2. American College of Radiology: *ACR practice guidelines for radiation oncology*, Reston, 2009, American College of Radiology.
3. Adler A., Carlton R.: *Introduction to radiographic sciences and patientcare*, Philadelphia, 2012, Saunders.
4. Expert Panel on MR Safety, Kanal E., Barkovich A.J., et al: ACR guidance document on MR safe practices: 2013, *J Mag Res Imag* 37:501–530.2013.
5. Bentel G: *Patient positioning and immobilization in radiation oncology: some considerations*. Available at http://www.alphacradle.com/alpha-cradle-topic/patient-positioning-immobilization-radiation-oncology-considerations. Accessed January 15, 2015.
6. Burghard G., Finn C.: *Handbook of MRI scanning*, St. Louis, 2011,Mosby.
7. Bushong S.: *Magnetic resonance imaging*: *physical and biological principles*, St. Louis, 2003, Mosby.
8. Chen G., Kung J., Beaudette K.: Artifacts in computed tomography scanning of moving objects, *Semin Radiat Oncol* 14:19–26,2004.
9. Cox J.D., Ang K., editors: *Radiation oncology. Rationale, technique, results*, Philadelphia, 2010, Mosby.
10. Hunt M., Coia L.: The treatment planning process. In

Purdy J.A., Starkschall G., editors:*3D planning and conformal radiation therapy*, Madison, 1999, Advanced Medical Publishers.

11. International Commissional on Radiation Units and Measurements: *Prescribing, recording, and reporting photon beam therapy* (*Report 50*), Bethesda, 1993, International Commission on Radiation Units and Measurements.
12. International Commissional on Radiation Units and Measurements: *Prescribing, recording and reporting photon beam therapy* (*Report 62*), Bethesda,1999, International Commission on Radiation Units and Measurement.
13. Khan F.M.: *The physics of radiation therapy*, ed 4, Baltimore, 2009, Lippincott Williams & Wilkins.
14. Khan F.: *Treatment planning in radiation oncology*, ed 2, Philadelphia, 2007, Lippincott Williams & Wilkins.
15. Leibel S., Phillips T.: *Textbook of radiation oncology*, Philadelphia, 2010,Saunders.
16. Maurer C., Fitzpatrick J.: A review of medical image registration. In Maciunas R.J., e*ditor:Interactive image guided neurosurgery*, ParkRidge,1993,American Association of Neurological Surgeons.
17. Munzenrider J., Pilepich M.: Use of body scanner in radiotherapy treatment planning, *Cancer* 40:170–179, 1977.
18. Mutic S: *Tumor LOC software: intent and clinical use*. Available at http://www.healthcare.philips.com/me_en/about/events/arabhealth/pdfs/Imaging_Systems/Tumor_LOC_White_Paper.pdf.Accessed March 18, 2014.
19. O'Connor-Hartsell S., Hartsell W.: Minimizing errors in patient positioning, *Radiat Ther* 3:15–19,1994.
20. Paulino A.: PET-CT in radiotherapy treatment planning, Philadelphia, 2008,Saunders.
21. Pereira G, Traughber M, Muzic R: The role of imaging in radiation therapy planning: past present, and future, Biomed Res Int 2014:231090,2014.
22. Purdy J.A.: Principles of radiologic physics, dosimetry and treatment planning. In Perez C.A., Brady L.W., editors: Principles and practice of radiation oncology, ed 6, Philadelphia, 2013, Lippincott Williams & Wilkins.
23. Seeram E.: Computed tomography: physical principles, clinical applications, and quality control, ed 3, St. Louis, 2009, SaundersElsevier.
24. Symonds P., Deehan C., Meredith C., et al: *Walter and Miller's textbook of radiotherapy: radiation physics, therapy and oncology*, ed 7, Philadelphia, 2012, Elsevier.
25. Van Dyk J.V., Mah K.: Simulation and imaging for radiation therapy planning. In Williams J.R., Thwaites D.I., editors: *Radiotherapy physics*: in practice, Oxford, 2000, Oxford University Press.

第 23 章

光子剂量学概念与计算

目的

- 根据放疗处方精确计算治疗时间（如机器跳数或治疗时间）
- 根据已有参数计算机器跳数或感兴趣点剂量
- 依据剂量率确定机器输出
- 确定计算照射时间所需主要参数
- 运用Sterling公式计算矩形射野的等效方野
- 分析百分深度剂量，组织空气比，组织膜体比和组织最大比的用途
- 明确等中心及非等中心条件下计算模型的区别
- 正确计算机器跳数及感兴趣点剂量
- 理解楔形板，补偿器和挡块对于治疗时间计算的影响
- 运用平方反比定律计算剂量率与源靶距之间的关系
- 描述平方反比定律在机器跳数计算中的影响
- 计算特定患者治疗的机器跳数
- 计算感兴趣点剂量如脊髓剂量和最大平衡点深度剂量

肿瘤的放射治疗需要综合运用解剖学、物理及生物学反应方面的知识。放射治疗的成败取决于放疗医师是否能对于肿瘤部位实施精细和准确的照射。治疗计划团队必须清晰地量化治疗的处方剂量及患者实际接收的射线剂量。光子射线剂量计算中的许多参数必须明确；放射治疗师及医学剂量师必须能够使用手工或电脑计算确定机器治疗时间以给予患者处方剂量。

如今，电脑计算模型更为重要，许多肿瘤放疗中心运用特定的电脑程序来核对电脑计算的机器跳数。另外在三维治疗中，人体组织内的剂量的确定尤为重要，比如临床靶区。本章的讲述重点为已知单点处方剂量的情况下如何确定别处点（如脊髓和最大平衡深度处）剂量及机器跳数。理解这些新概念的前提是对于影响给予剂量的因素，机器跳数和点剂量计算有一个基本的了解。这里无法覆盖每一种现存的剂量计算方法，因为多数放疗中心的医学物理师都有自己特定的剂量计算方式。本章将会提供关于机器跳数和治疗时间的剂量计算临床案例，以及涉及治疗计划中其他其余方面的案例。这将帮助各放射治疗中心的计划设计团队与计划实施团队了解掌握剂量计算方法的原理。

为保证初学者的理解效果，本章将大致介绍技术与概念，从基本的计算出发再延伸至更高阶的计算方法。

一、放射治疗处方

患者因病需要药物治疗时，医师会开具一个医疗处方方便告知药剂师患者所需的药物种类、剂量、总量与服用方式，同时处方也会提示患者用药的频率与周期。药剂师必须熟知药物的疗效或几种药的搭配效果。

放射治疗处方则是放疗医师与治疗计划设计与实施团队之间的沟通工具，具体来讲即放射治疗

师和医学剂量师。这些手写或电子处方提供了实施恰当的放射治疗所必要的信息。这个法律文件定义了治疗区域、肿瘤剂量（TD）、治疗次数、单次剂量及治疗频次。治疗处方还阐明了射线类型与能量，射线塑形工具如楔形板和补偿器，以及其他相关因素。放射治疗师需能与患者沟通治疗流程，器具作用及治疗副作用。实际上，放射治疗处方并无统一标准，每个放射治疗中心所用处方的细节方面都不尽相同。但是治疗处方都必须满足清晰、准确和完整的要求。比如，对于喉癌患者的前后对穿照射治疗，处方中通常会表明脊髓剂量不能超过 4500 cGy，这种说明必须清晰准确无歧义。因此，处方中治疗的各项参数和阶段必须有清晰的定义。

放射肿瘤医师通常在处方中需要定义治疗区域、技术、治疗机器、能量、分次、单日剂量及总剂量。这些必要参数也需要一一记载到治疗记录里。大多数中心使用了患者电子信息管理系统，系统里面记载了患者治疗的有关介绍及射野大小、角度、准直器和床角度信息。几乎所有患者都有电脑的等中心剂量、三维或调强计划（患者记录的一部分）。这些电脑的计划（如三维剂量计划）包含了射野尺寸、机器角度、剂量、射野权重、楔形板、补偿器、多叶准直器设置或定制挡铅的信息。放射肿瘤医师应该在这些计划签署名字和日期，因为它们属于放射治疗处方的一部分。

而放射治疗师和医学剂量师必须在正式治疗前保证处方的所有信息一致。例如，处方单上的剂量、能量、治疗机器等信息与电脑计划保持一致。

二、光子射线剂量计算中的概念

确定一系列参数是对患者实施放射治疗的必要前提。如前所述，射线能量，与放射源的距离，射野大小就是精确计算治疗时间（一个单位表征物理意义上给予某特定剂量）所需的一小部分参数。值得注意的是机器跳数 MU 是针对加速器而言的治疗“时间”。而对于 γ 刀（Eleta, Stockholm, Sweden），^{60}Co 机，常电压放疗和高剂量率近距离治疗这些技术，治疗时间是以分钟计数。放射物理学家结合数学、电脑和特制仪器为医学剂量师和放射治疗师开发出了多套以表格方式呈现的剂量计算数据，方便在计算中快速地进行查阅参照。在尝试剂量计算前，一些术语被定义，而正常理解和使用这些术语尤为重要，因为这些术语是放射治疗精确实施所必须用到的。需要注意的是，在不同的情况下，剂量和 MU 的计算需要运用不同的方法和术语。因此，放射治疗师和医学剂量师必须保证针对每位患者运用恰当的方法和数据。

1. 剂量

放射治疗计划设计与实施环节中工作人员必须对于剂量的定义有清晰的理解。剂量，或者说吸收剂量，是指在媒介（一般指患者或膜体）中某特定点上测量得到的表征其位置处存储的能量。剂量的单位为 gray（Gy），1 Gy=1 J/kg。在 Gy 广泛使用前，rad 曾用作吸收剂量的单位，100 rad=1 Gy，1 rad=1 cGy。

2. 深度

深度是指皮肤下方到其表面的距离，同时也是处方剂量给予的地方。有时放射肿瘤医师会明确指示计算的深度。比如当运用单个射野对患者某处进行照射时，医师会指出计算的特定点或特定深度处。例如，对脊柱转移患者进行后野照射时，处方会指明 5 cm 深度处剂量需达到 3 Gy。对于角度相反的两个射野，患者的中平面（patient midplane）通常用作剂量计算的深度。多射束的情形下则使用等中心或者射束的交点作为剂量计算深度。一些治疗技术如立体定向放疗中需要给出某特定体积内的处方剂量，而调强放射治疗技术中甚至需要给出某几个体积内的处方剂量。计算机螺旋断层扫描（CT）提供了可视化的患者轮廓及解剖组织器官的位置信息，对于确定剂量计算点的确定非常有帮助。CT 图像是多数治疗计划系统的基础，其他一些影像模态如磁共振成像（MRI）、正电子发射型计算机断层显像（PET）也能够与 CT 图像融合进而提供更为全面的信息。剂量计算的深度会影响剂量衰减的测量。

3. 间隔

间隔是指射线入射点与出射点之间患者体内的厚度(图23-1)。在治疗时间或治疗跳数的计算中，间隔的确定通常是沿着射束的中心轴方向。间隔可以通过卡尺直接进行测量，也可以运用治疗机上的光距指示（ODIs）来读取源皮距（SSD）来间接测量。一般来讲，对于平行对穿野（同一中心轴上夹角为180度的两射野），处方剂量给在患者的中平面或者间隔中点（总间隔除以2）。例如使用平行对穿野治疗时，处方剂量为间隔中点处达到2 Gy/次，那么首先需要测量射野中心轴上患者的间隔，如果间隔为20 cm，那么中平面（中间隔面）为10 cm。此时，10 cm深度处会作为MU计算点。

4. 源皮距或靶皮距

源皮距（SSD）或靶皮距（TSD）是指治疗机的源或靶到患者或膜体表面的距离。SSD/STD的测量通常是借助于光距指示（ODI）。ODI可以在患者表面投射出一个距离标尺，通过读取标尺上的读数可以获知源皮距大小。

5. 源轴距、靶轴距和等中心

源轴距（SAD）或靶轴距是指光子源到治疗等中心的距离（图23-2B）。尽管这两个概念意义相同，为了简明起见，临床仅用到SAD或SSD的概念。治疗等中心是指治疗机的机架旋转轴与准直器旋转轴的交点。它通常离源有一定距离，机架也绕着它来旋转。^{60}Co机的SAD通常为80 cm，当代直线加速器SSD则为100 cm。当机架绕着患者旋转时，SSD在发生变化，而SAD始终保持不变。在等中心治疗中，等中心则位于患者体内。

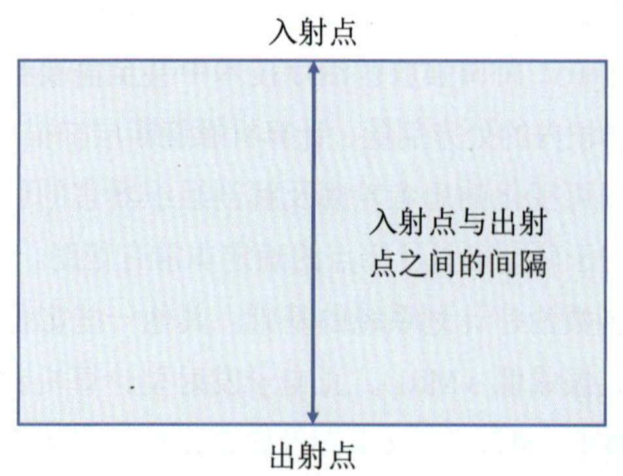

图23-1　射线入射到患者并出射示意图

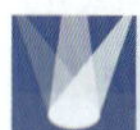

准确的SSD设置及核对是每天精准实施放射治疗的必要保证。许多放射治疗中心每周记录了所有射野的SSD数据。疾病以及治疗的副作用极有可能导致患者体重降低，尤其在头颈部位、肺部或腹部。由于治疗师核对SSD数据的意义，有人认为每周用正侧位拍片或者CBCT来检查等中心的位置已经足够，然后另一部分人认为这个简单的检查始终是质量保证的一个有价值的部分。通过每周对于SSD的记录和核对，剂量师可以及时探测到偏差并通过降低MU或更改计划来修正。如果SSD的变化过大，患者则需要重新定位，固定装置也需要修正。

6. 射野大小

射野大小指治疗机的准直器定义的在特定参考距离处治疗射野的尺寸。对于不同治疗机型，它由X、Y铅门或者高、低铅门来确定。较老的治疗技术仅能提供对称的射野（准直器与射野中心轴等距）。当代治疗技术中铅门可以呈非对称分布，这意味着铅门的运动是彼此独立的。例如，一个10 cm宽度射野可以由名义为-4 cm和+6 cm的铅门定义（铅门距离射野中心轴4 cm和6 cm）。与对称性的铅门相比，非对称分布的铅门可以形成更复杂的形状。射野大小通常是在等中心层面定义的。例如，当我们在一台机器上设置10 cm×10 cm时，意味着在这台机器上等中心处测量这个正方形射野时大小是10 cm×10 cm。多数直线加速器的等中心距离为100 cm，^{60}Co机等中心距离为80 cm。

由于射束是发散的，因此离源在不同的距离处射野大小会有不同。10 cm×10 cm射野在离源较近处的尺寸要小于离源较远处的尺寸。在患者等中心治疗中，射野的名义大小是指射野在患者体内的等中心处的大小。这种治疗方式称之为SAD治疗。在患者表面测得的射野大小比标称要小，这是因为源皮距比源轴距小。在非等中心治疗（SSD）中，射野大小与患者皮肤表面测量结果相同，因为等中心在患者的表面。对于扩展距离治疗（源皮距

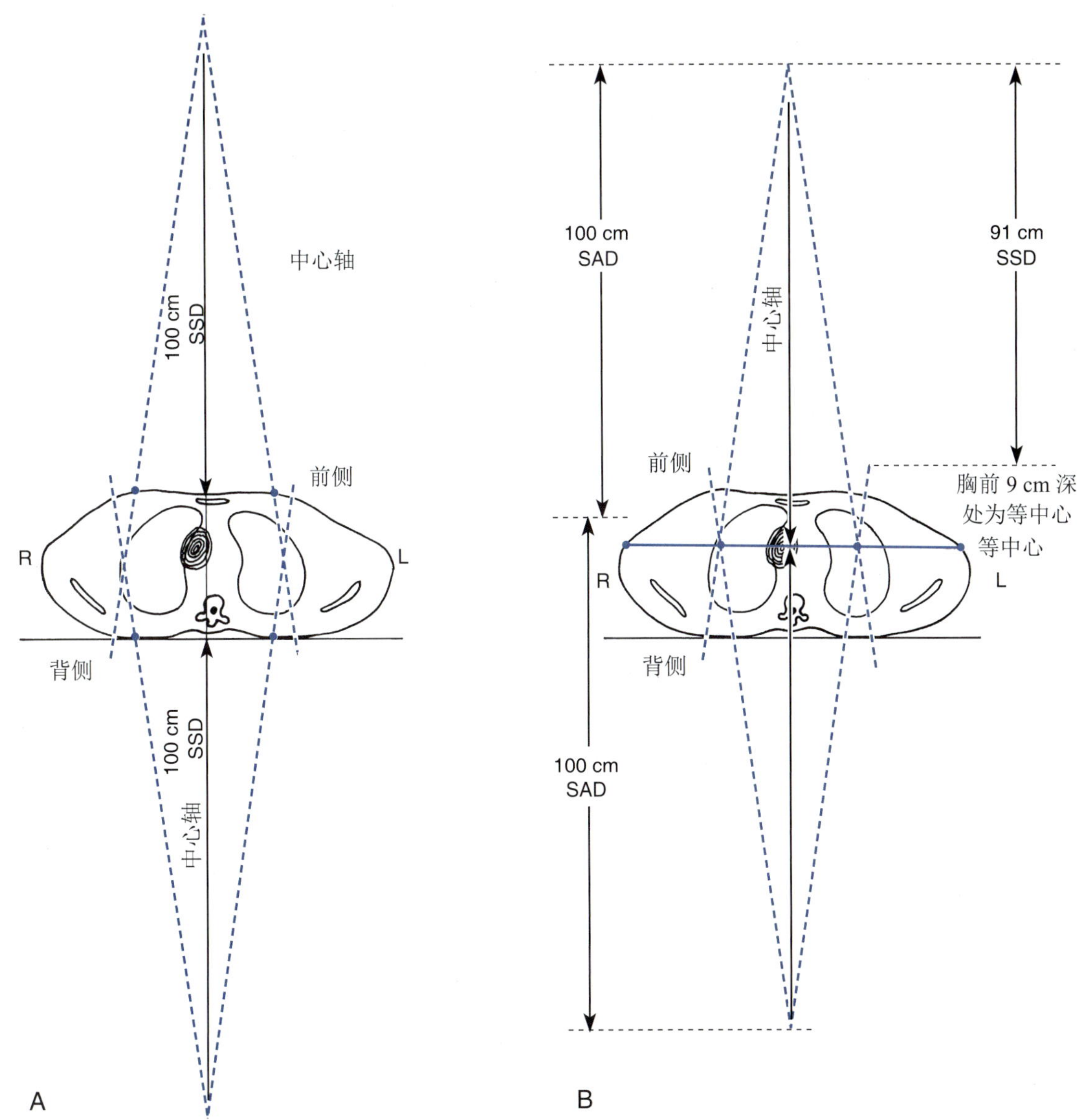

图 23-2　A.SSD 方法，射野大小定义在患者表面；B.SAD 方法，射野大小定义在患者体内某深度处。两种方法均需要准确的治疗参数记录

＞ 100 cm），则皮肤表面的射野比标称大。

7. 散射

治疗射束中包含了初始束和散射束。初始束凡是经历任何反应均会导致散射的发生。

当初始束与物质作用时，作用结果为散射束，包含光子或电子，并且粒子的运动方向也因此发生改变。电子在与直线加速器的靶作用时产生了光子，这些光子称之为初始束。初始束在照射到患者前，会穿过均整器，然后部分初始束也会与准直器相作用。初始束与准直器相作用时，初始束的运动方向可能会改变，这些发生了改变的光子我们即认为是散射束。当光子束到达并穿过患者身体时，它们大多与电子发生相互作用。这时，多数的光子改变了运动方向，在患者体内发生散射。向患者入射体表处散射的光子束我们称之为背散射（本章稍后会进行详细介绍）。患者体内吸收的剂量则是初始束和散射束与电子作用时传递给电子的能量。然后电子会经历数以万计的碰撞并在碰撞中逐渐损失能量。患者吸收剂量的大部分来源于散射电子与其他电子碰撞时损失的能量。

8. 最大平衡深度

最大平衡深度（D_{max}）是指光子束电离平衡达到时的深度。单光子野照射时，D_{max} 处的吸收剂量最大。D_{max} 与射线能量有关，随着能量的增加而增大。对于低能光子束（KV 级）D_{max} 在表面（或表面下方几毫米处），对于 MV 能量级光子束，D_{max} 在表面下方。射野大小和源皮距等因素也是影响 D_{max} 的因素。表 23-1 罗列了不同能量光子束的 D_{max} 近似值。当 D_{max} 在皮下 1.0 ～ 4.0 cm 深度时，皮肤表面的剂量会较低，这就是皮肤保护的概念。

表 23-1　最大平衡点的近似深度

射线能量	D_{max} 的深度值（cm）
200 kV	0.0
1.25 MV	0.5
4 MV	1.0
6 MV	1.5
10 MV	2.5
18 MV	3.5
24 MV	4.0

D_{max} 处的剂量大小是我们关注的一个重要参数。当患者使用单野进行照射治疗时，需要计算并记录 D_{max} 处的剂量，因为 D_{max} 处剂量比处方剂量高。当使用平行对穿野进行照射时，D_{max} 处剂量依然比处方剂量及患者体中的剂量高。对于分割值较小的患者或高能射线，D_{max} 会比体中线处剂量稍高。对于低能射线（Co-60,4MV 和 6MV），D_{max} 处剂量比体中线剂量高得多。当使用 MV 光子射线进行多野照射时，D_{max} 处剂量计算就不是必须的了，因为此时 D_{max} 处剂量值通常比处方剂量低。

9. 输出

输出是指治疗机的剂量率（cGY/MU）。过去输出的测量不采用散射膜体，而在组织等效材料中进行。如今，根据 TG51 号报告的建议，剂量率的测量应在膜体中进行。它是指在参考射野尺寸及指定距离下，治疗机或者治疗源产生的辐射总量。使用参考的射野尺寸和距离可以将标准化测量与非标准化测量相关联。参考射野通常为等中心层面 10 cm×10 cm 大小。射野、距离和衰减媒介的改变会影响剂量率。比如剂量率会随着射野尺寸的增加而增加。我们应知道治疗射线由初始射线和散射射线组成，如果某台治疗机的射野增大，那么初始射线保持不变，然而散射射线会增加，输出也会提高。如果测量距离增加，那么根据平方反比定律可知剂量率会降低。例如一台 ^{60}Co 治疗的输出可能为 100 cGy/min，一台直线加速器在参考射野和距离下输出可能为 1.0 cGy/MU。

10. 输出因子

输出因子是某射野下测得的剂量率与标准射野下测得剂量率的比值。输出因子是基于准直器形状的变化带来散射变化的考虑。输出因子通常使用 10 cm×10 cm 射野下的输出值作归一，这意味着 ^{60}Co 机或者加速器的 10 cm×10 cm 射野输出因子为 1.00。对于大于 10 cm×10 cm 的射野，输出因子高于 1.00，因为其射野内散射增加了；对于小于 10 cm×10 cm 的射野，输出因子低于 1.00，因为射野内散射减少了。

输出因子可能是一个通用术语。许多机构则使用相对输出因子、准直器散射因子、射野矫正因子和膜体散射因子等其他术语。Khan 定义了准直器散射因子、总散射因子和膜体散射因子。作者则在本章使用了 Khan 定义的这些术语［准直器散射因子（Sc），膜体或患者散射因子（Sp）和准直器膜体散射（Sc,p）］。

输出因子呈现了特定射野与参考射野下剂量率的关系，在直线加速器或 ^{60}Co 机中的剂量计算非常有效。由于 ^{60}Co 放射源在不断衰减，^{60}Co 机的参考剂量率（RDR）也在不断变化。通常 RDR 每月需要定期更新。虽然 RDR 每月都在变化，不过输出因子却会保持恒定。直线加速器 RDR 通常为 1.0 cGy/MU, 并且保持恒定，这意味着输出因子即对应射野的剂量率。例如，10 cm×10 cm 射野下距源 100 cm 处 RDR 为 1.0 cGy/MU。对于 15 cm×15 cm 射野，输出因子为 1.02，那么其剂量率可按如下方式进行计算

剂量率（特定射野）= 剂量率（参考射野）× 输出因子（特定射野）

剂量率（15×15 cm）=1.0 cGy/MU×1.02

剂量率（15×15 cm）=1.02 cGy/MU

如今一些治疗中心使用多个输出因子。例如，某些计算模型需要用到准直器散射因子（Sc）和膜体散射因子（Sp）。Sc 用于确定准直器（或治疗头）散射大小，通常在空气中测量得到，Sp 用于确定来自患者的散射。本章随后会展示运用 Sc 和 Sp 因子的运用来简单计算 MU 的过程。

历史上，治疗机头内产生的散射称之为准直器散射，然而散射是由准直器和均准器产生的，属于治疗机头散射：当初始射线传输经过均准器时，一部分光子被吸收，一部分成功穿透，而另一部分被散射。这些散射光子从均准器的各个部分、各个方向发射出来。从本质上讲，均准器是另外一个光子源，比初始光子源更大。想象一下我们从患者的背部方向观察初始射线源时，如果准直器完全打开的话，我们能够看到整个均准器。如果准直器打开的范围较小，那么我们只能看到一部分均准器。因此，当射野尺寸改变时，能够到达患者的均准器散射光子数量也会改变。

11. 平方反比定律

平方反比定律是描述由于射束的发散性导致射线强度随离源距离的变化而发生变化的几何关系。由于射束是发散的，射束的强度会有逐渐降低的趋势。因此，当离源的距离越远，射束的强度越低。例如，对于在距源 100 cm 处 10cm×10 cm 射野中含有 400 个光子的一个射束而言，其射野面积为 100 cm^2，假设光子在射野内均匀分布，那么各处的强度为 4 个 /cm^2，那么在距源 200 cm 处，射野增大为 20 cm×20 cm，面积翻倍为 400 cm^2，光子总数不变的情况下，射野强度仅为 1 个 /cm^2。可以看出，离源距离翻倍时，每单位面积内的光子数量仅为原来的 1/4。

平方反比定律的一个示例为治疗机的输出剂量率的变化。输出剂量率通常在治疗机的等中心处进行测量。对于直线加速器而言，等中心处 10 cm ×10 cm 的剂量率通常为 1.0 cGy/MU。如果在大于等中心处的距离来计算 MU，就需要运用平方反比定律来解释剂量率的衰减现象。射束的剂量率与离源距离的平方成反比，意味着即离源距离的小变化也会对于剂量率产生较大影响。例如，离源 100 cm 处剂量率为 1.0 cGy/MU，那么离源 125 cm 处剂量率为 0.64 cGY/MU（下面有计算公式）

平方反比定律通常由以下公式表示：

$$\mathrm{I}_1/I_2 = (\mathrm{d}_2)^2 / (d_1)^2$$

上式中，I 代表强度，d 代表离源距离，运用此公式可以计算强度随距离的变化情况（需注意上式中，强度 I 通常由其他概念所替代，如剂量率）。如下式用来计算剂量率随离源距离的变化情况：

剂量率 1/ 剂量率 2=（距离 2）^{2}/（距离 1）^{2}

示例：距源 100 cm 处的剂量率为 1.0 cGY/MU。计算 125 cm 处的剂量率。此例中，距离 1 为 125 cm，距离 2 为 100 cm。对上式进行变形后我们得到：

剂量率 1= 剂量率 2×（距离 2）^{2}/（距离 1）^{2}

将数值带入公式，可得：

125 cm 处剂量率 = 100 cm 处剂量率 ×（100 cm）^{2}/（125 cm）^{2}
= 1.0 cGy/MU ×（100 cm）^{2}/（125 cm）^{2}
= 0.64 cGY/MU

下面是另外一个运用平方反比定律计算不同距离处剂量率的示例。

示例：直线加速器距源 100 cm 处的剂量率为 1.0 cGY/MU。计算 90 cm 处的剂量率。此例中，距离 1 为 90 cm。我们依然可以得到：

剂量率 1= 剂量率 2×（距离 2）^{2}/（距离 1）^{2}

将数值带入公式，可得：

90 cm 处剂量率 = 100 cm 处剂量率

× （100 cm）^{2}/（90 cm）^{2}

= 1.0 cGy/MU

× （100 cm）^{2}/（90 cm）^{2}

= 1.235 cGY/MU

请注意在此章中，剂量计算中距离对于 MU 的影响作用被称为平方反比校正因子（inverse square correction factor, ISCF）。一些机构会使用距离校正因子的名称。

12. 矩形射野的等效方野

方野即边长相等的射野，如 10 cm×10 cm 射野。矩形野则是指边长不等的射野，比如 10 cm×15 cm 射野。临床上多数患者使用矩形野进行治疗。治疗计算表格中运用射野尺寸作为查询参数。如果将不同的矩形射野也加入计算表格中，由于存在上千种组合，那么表格将扩张地十分庞大。因此我们需要想办法将表格的内容控制在可操作的范围内。因此我们将矩形射野跟预期具有相同散射和衰减特性的方形射野等同起来，此方法被称之为矩形射野的等效方野（Equivalent square of rectangular fields, ESRF），简称为等效方野。

矩形射野的等效方野需要公式来计算，通常我们使用 Sterling 公式，又被称为 4× 面积 / 周长方法。使用此公式时，需要计算出矩形射野的面积和周长，结果则由面积除以周长再乘以 4 来得到。得到的结果为方形射野的边长，此方形射野与原来的矩形射野具有大致相同的散射和衰减特性，考虑到了射野形状的影响。当 ESRF 表格不可用时，此公式可以给出一个近似的结果。一般来讲，如果宽跟长的比例超过 2 时（例如 16 cm×4 cm 射野），推荐使用等效方野的表格。表 23-2 就是一种 ESRF 表格。虽然我们通常认为公式或等式会给出一个确切的答案，但 Sterling 公式并不能有效考虑能到达中心的背散射的损失情况（比如中心轴、等中心处）。Sterling 公式表明等效方野的尺寸会随着射野的长度或宽度的增加而增加。但是，某一处产生的散射粒子有可能到达不了我们所关注的一些点，因为矩形射野的某一边比另外一边长太多，这种情况下，Sterling 公式可能会高估中心轴的散射剂量。例如，对于 12.0 cm×16.0 cm 及 7.0 cm×40.0 cm 射野我们运用公式可以得出其等效方野分别为 13.7 cm 和 11.9 cm。然而，运用等效方野的表格我们得出其等效方野却分别为 13.7 cm 和 10.7 cm。因此，对于长与宽相接近的矩形野，公式和表格会给出相同或者相似的结果；对于射野一边比另一边长出太多的情况下，公式和表格给出的结果却完全不同。通过测量值所验证的表格一般能比 Sterling 公式提供更精确的结果。

示例：使用 Sterling 公式计算 10 cm×20 cm 射野的等效方野

ES=4（面积 / 周长）

ES=4（10×20）/ [（10×2）+（20×2）]

ES=4（200）/ 60

ES=13.3

ESRF 表格被用在输出剂量率、输出因子和组织吸收因子的计算中。由于大多数辐射剂量表都是通过少量数据插值或计算得出，因此我们必须熟悉了解 ESRF 的含义。例如，我们在计算 7 cm×19 cm 射野的输出因子时，会直接使用 10 cm×10 cm 射野的输出因子，10 cm×10 cm 射野的输出因子为 1，因此 7 cm×19 cm 射野的输出因子也为 1，并且其他的一切参数也是保持一致的。

当 MLC 或挡铅用于形成特定形状射野时，射野可以分成两个部分，第一个部分为被遮挡的区域，第二部分为治疗区域。治疗区域的形状尺寸必须确定，且被称为有效射野（Effective field size, EFS）或被遮挡射野（Blocked field size, BFS），它的尺寸与准直器所定义的开野尺寸相同。我们经常使用一些近似方法来确定 EFS（与挡铅形状具有相似物理空间的矩形射野或方野）。EFS 通常比准直器射野要小一些，不过在某些扩展源皮距治疗中它会更大一些。EFS 测量的基本规则为：

（1）有效射野的形状应与原射野形状大致相似（原矩形射野的有效射野应也是矩形）。

（2）对于不规则射野应使用视觉上最为接近

表 23-2　矩形射野的等效方野表格示例

边长 (cm)	0.5	1.0	2.0	3.0	4.0	5.0	6.0	7.0	8.0	9.0	10.0	11.0	12.0
0.5	0.5												
1	0.7	1.0											
2	0.9	1.4	2.0										
3	1.0	1.6	2.4	3.0									
4	1.1	1.7	2.7	3.4	4.0								
5	1.2	1.8	2.9	3.8	4.5	5.0							
6	1.2	1.9	3.1	4.1	4.8	5.5	6.0						
7	1.2	2.0	3.3	4.3	5.1	5.8	6.5	7.0					
8	1.2	2.1	3.4	4.5	5.4	6.2	6.9	7.5	8.0				
9	1.2	2.1	3.5	4.6	5.6	6.5	7.2	7.9	8.5	9.0			
10	1.3	2.2	3.6	4.8	5.8	6.7	7.5	8.2	8.9	9.5	10.0		
11	1.3	2.2	3.7	4.9	6.0	6.9	7.8	8.5	9.3	9.9	10.5	11.0	
12	1.3	2.2	3.7	5.0	6.1	7.1	8.0	8.8	9.6	10.3	10.9	11.5	12.0
13	1.3	2.2	3.8	5.1	6.2	7.2	8.2	9.1	9.9	10.6	11.3	11.9	12.5
14	1.3	2.3	3.8	5.1	6.3	7.4	8.4	9.3	10.1	10.9	11.6	12.3	12.9
15	1.3	2.3	3.9	5.2	6.4	7.5	8.5	9.5	10.3	11.2	11.9	12.6	13.3
16	1.3	2.3	3.9	5.3	6.5	7.6	8.6	9.6	10.5	11.4	12.2	12.9	13.7
17	1.3	2.3	3.9	5.3	6.5	7.7	8.8	9.8	10.7	11.6	12.4	13.2	14.0
18	1.3	2.3	3.9	5.3	6.6	7.8	8.9	9.9	10.9	11.8	12.6	13.5	14.3
19	1.4	2.3	4.0	5.4	6.6	7.8	8.9	10.0	11.0	11.9	12.8	13.7	14.5
20	1.4	2.3	4.0	5.4	6.7	7.9	9.0	10.1	11.1	12.1	13.0	13.9	14.7
40	1.4	2.4	4.1	5.6	7.0	8.3	9.5	10.7	11.9	13.0	14.1	15.2	16.3

的矩形野。

（3）矩形野应转化为等效方野。

准直器的实际尺寸应用于确定准直器散射因子（Sc）。EFS 等效方野通常用于确定膜体散射因子（Sp）和组织吸收因子，例如百分深度剂量、组织空气比、组织膜体比或组织最大比，这些内容会在后面的章节进行讨论（注释：使用等效方野还是 EFS 可能取决于某特定加速器的构成。一些制造商的加速器机头内 MLC 在 x、y 铅门的近端，而其他制造商的加速器 MLC 在铅门的远端。）

三、组织吸收因子

射线穿过人体时会释放能量。射线穿过的组织越多，其衰减也越多（释放能量越多）。射线穿过组织时的衰减可以通过多种方法进行计算。按照出现顺序，有 PDD、TAR、TMR 和 TPR 方法。其中最早应用于临床治疗的方法为 PDD。早期的放射治疗中通常使用 SSD 技术治疗患者，本章称之为非等中心治疗。PDD 方法最初为 SSD 治疗而设计。通过一些近似修正，PDD、TAR、TPR 和 TMR 都可以用于 SSD 或 SAD 治疗。然而，SSD 之劳中 PDD 方法最好用，而 SAD 治疗中 TAR、TMR 和 TPR 方法较为好用。

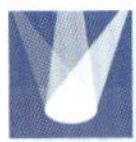

如前所述，光子束会在传播中立即释放能量。光子束在进入人体时，会在入射点及后续路径上不断释放能量，在离开人体时也会释放出射剂量。因此人体内剂量必须要控制一定的容许范围内来保护肿瘤周围的正常组织。

而质子束的特性完全不同，质子治疗中，医师可以预测并控制剂量在患者的某特定深度处释放。而这个深度称之为布拉格峰。射线到达布拉格峰时剂量会沉积在那里，而在其后的距离中会快速跌落，导致出射剂量会比较低。这个特性可以让医师提高患者体内肿瘤的剂量，因为周围的正常组织剂量较低，所以毒性也会较弱，肿瘤控制率却会比较高。

1. 百分深度剂量

百分深度剂量（PDD）是指某特定深度处的剂量与参考深度处（通常是 D_{max} 处）剂量的百分比值（图 23-3），其定义表达为：

PDD= 某深度处吸收剂量 /D_{max} 处吸收剂量 ×100%

通常，D_{max} 处被用作参考深度。PDD 受 4 个因素影响：能量，深度，射野大小和 SSD。PDD 会随着能量、射野尺寸和 SSD 的增大而增大。高能量的射线更具穿透力，所以跟低能量射线相比，某特定深度处的百分深度剂量会更大。当射野尺寸增加时，散射也会增大，因此 PDD 也跟着增大。当源皮距增加时，PDD 也会增加，其原因会在介绍 Mayneord“F”因子的部分进行阐述。PDD 会随着深度的增加而减少（呈反比），其原因为射线在传输过程中会损失能量，这意味着可供更深处组织吸收的能量会越来越少。

2. 组织空气比

组织空气比（TAR）是指膜体中特定深度处的吸收剂量与自由空间中同一点剂量的比值（图 23-4）。

TAR= 组织中的剂量 / 空气中的剂量

自由空间（空气中）是指使用建成帽或迷你膜体（不会产生大量散射的小体积的组织等效物）进行测量中的一个概念。相反大膜体是指能产生大量散射的大体积的组织等效物。从严格意义上讲，在空气进行剂量测量是不现实的。平衡帽是指由丙烯酸或其他材料制造的器件，将放置在电离室中以产生电离平衡，可以帮助进行更准确的测量。迷你膜体是一个组织等效物球体，球心即测量感兴趣点。材料的用量以恰好能在球心处产生最大电离平衡（D_{max}）为准。有了模拟膜体，电离室就可以收集电流信号最终转换为治疗机剂量率信息（图 23-5）。

确定 TAR 时，剂量测量在参考离源距离处进行，但有两种测量条件。第一种是在自由空间内（使用平衡帽或者迷你膜体）而第二种是在膜体中（两种测量条件下测量点需保持一致）。膜体材料的尺寸由感兴趣深度确定。

TAR 与能量、射野大小和深度相关。当射线能量、射野尺寸增大时，TAR 也增大，当射线能量、射野尺寸减小时，TAR 也减小，这些特性与 PDD 相同。不过 TAR 与 SSD 无关，因为 TAR 中的两种测量均使用了同一离源距离。TAR 通常用于使用低能射线如 ^{60}Co 机或 4MV 光子线进行 SAD 治疗时的剂量计算。一些治疗中心在使用高于 4MV 的光子线进行治疗时依然会使用 TAR。

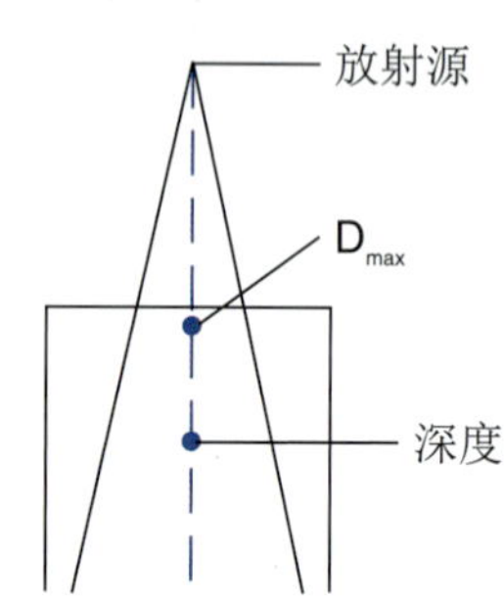

图 23-3 百分深度剂量 PDD 示意图。PPD 表征射野中心轴上某深度处剂量与最大平衡点（D_{max}）处剂量的比值

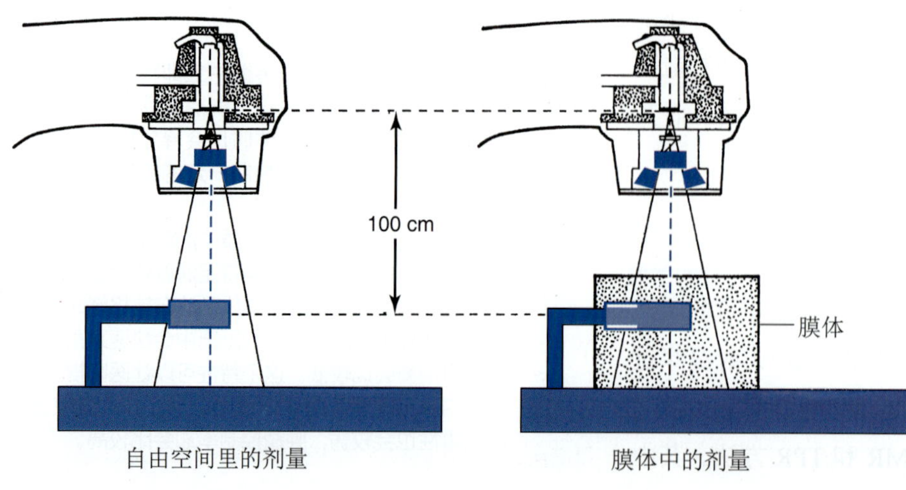

图 23-4 TAR 的示意图。TAR 是指在等中心处膜体特定深度处的剂量与空气中同一位置处的剂量比值

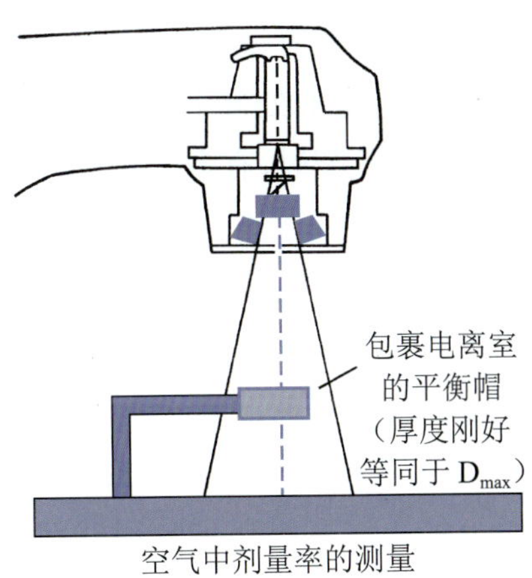

图 23-5　空气中剂量率的测量。平衡帽的使用使得最大散射剂量能被电离室测量到

3. 散射空气比

射野中心轴上各点的吸收剂量是由两部分组成，一部分是由加速器机头出射的初始射线，另一部分是射线附近周围器件、组织所发出的散射线。多位知名物理师（如 Clarkson、Cunnningham）为治疗射线中初始射线和散射线概念的提出做出了贡献。吸收剂量的初始射线贡献部分是由零野的 TAR 来表征，但零野的 TAR 却无法直接测量得到。某个射野的 TAR 与零野的 TAR 之间区别在于散射剂量的不同。组织中各点剂量的散射贡献部分十分重要，因为治疗射野通常为不规则射野。射野内各处的射线强度不尽相同，与深度和离轴距相关。计算离轴点处的剂量时需要用到离轴剂量比，离轴因子或离心比参数。

为了近似地估算离轴点剂量，可以运用离轴剂量分布曲线确定初始射线贡献并结合相应的 SSD 和深度参数。然后它们又能结合 SAR 数据去计算某射野的有效 TAR。既然计算 SAR 和 TAR 都使用了相同数据，那么各种模型下的结果都应相似。实际上所有的现代计划治疗系统都使用了处理不规则射野剂量的算法来精确计算照射野剂量。

4. 背散射和峰值散射因子

背散射（backscatter factor, BSF）或峰值散射因子（peak scatter factor, PSF）是指散射膜体（水或者膜体）中最大平衡点的剂量率与去除膜体后（空气中）同一点的剂量率比值。背散射即指 D_{max} 处的 TAR。对于深部治疗机或其他低能 X 线（< 400kV，如图 23-6）治疗机而言，背散射因子是在表面进行测量得到的，而对于 MV 级光子射线治疗机，BSF 则需在 D_{max} 深度处进行测量。对于低能射线常使用 BSF 而对于高能射线（> 4MV）常使用 PSF。4MV 或更高能的射线 PSF 有时会使用参考射野大小（通常为 10 cm×10 cm）进行归一化。

5. 组织膜体比 TPR 和组织最大比 TMR

TPR 是指膜体中特定深度处的吸收剂量与膜体中位于参考深度的同一空间点处的剂量比值：

TPR= 组织中的剂量 / 膜体中的剂量

参考深度可以定义为任意深度（例如 5.0 cm）。如果参考深度选为 D_{max}，那么 TPR 与 TMR 等同，如图 23-7 所示。

TMR= 组织中的剂量 / 膜体中的剂量（D_{max} 处）

TMR 和 TPR 概念的提出是由于高能射线的 TAR 难以测量。TAR 的测量通常需要用到平衡帽，而高能射线的测量需要用较大体积的平衡帽。TAR 的测量中本要求是在“自由空间”中，当平衡帽增大后，自由空间中却会出现较多的膜体散射。而 TPR 或 TMR 的测量已经在膜体中进行，则不需要用到平衡帽。TMR 的优点在于无需创造严格意义的自由空间即可进行测量。

由于 D_{max} 会随着射野尺寸的变化而变化，

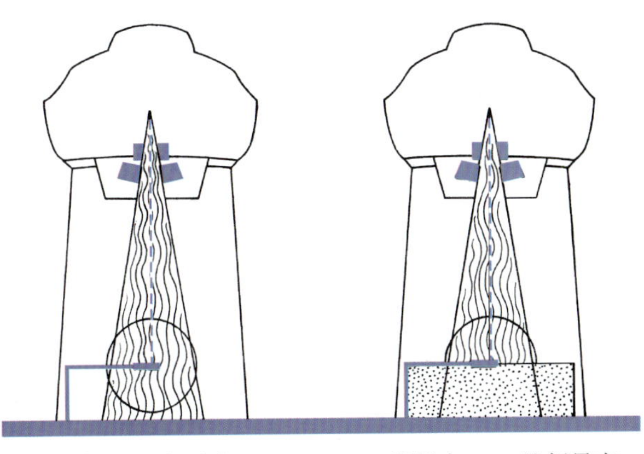

图 23-6　背散射或峰值 / 膜体散射因子表征了组织中最大平衡点处剂量与空气中同一点的剂量比值

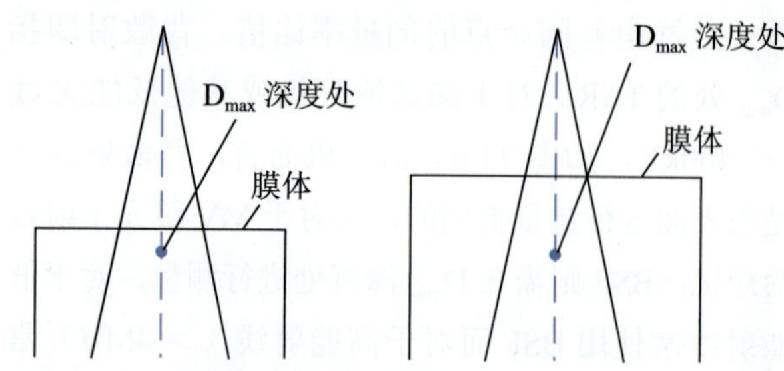

图 23-7 组织最大比比较了最大平衡点处（D_{max}）剂量和离源距离相同的数点的剂量。如果不选择 D_{max} 处作为参考深度，此比值则为 TPR

TMR 的参考深度也会跟随射野尺寸的变化而做出相应改变。与 TMR 相比，TPR 的优势之一在于参考深度并不需要跟随射野尺寸的变化。对于 10 cm×10 cm 射野，当使用 D_{max} 作为参考深度时，TPR 就不需要考虑 D_{max} 值跟随射野尺寸的变化。

TMR 和 TPR 的测量中，测量点与源的距离保持一致，仅仅需要升降膜体以调整感兴趣点在膜体中的深度。第一个测量是在 D_{max} 处或据标准规定的某深度处，第二个测量是在期望深度处，两个测量中的测量点需保持一致。第二个测量中需要使用多少膜体材料由感兴趣的深度来决定。TMR 的值始终＜1，TPR 的值却没有上限，会随着参考深度的增加而不断增大。

组织吸收剂量因子的总结

百分深度剂量通常用于非等中心治疗剂量计算（SSD）
组织空气比是最早用于等中心治疗剂量计算的方法之一
组织最大比和组织膜体比是目前用于等中心及非等中心治疗剂量计算的两种方法

6. 剂量率校正因子

放置在射线路径上的任何仪器都会对于射线有衰减作用，透射因子是指有测量仪器时的剂量值与未放置仪器时的剂量值的比值，同时也考虑到射线路径上的材料对于射线的衰减作用，比如托架透射因子、楔形板透射因子、补偿过滤器因子。

7. 托架透射因子

多数现代加速器配置有 MLCS，且在多数情况下完全替代挡铅和托架。多数托架是由塑料衍生物制造，使用时对于射线有吸收作用，因此必须适当增大 MU 来保证足量的处方剂量。托架透射因子表征了当射线穿过托架时，有多大部分能透射过去。医学物理师通常进行两次测量来确定此因子：第一次时将托架放置于射线路径中，第二次则将托架从路径中取出。两次测量值的比值则被称之为托架透射因子。例如，有托架时测得剂量为 97 cGy 而无托架时测得剂量为 100 cGy，两者的比值即托架透射系数，为 0.97，这表明有 97% 射线穿透了托架而 3% 的射线衰减了。托架因子会随着射线能量的变化而变化。能量增加时，射线的穿透能力增加了，托架材料的衰减作用也就相应减弱了。因此，各中心里不同的治疗机器可以使用同一的托架，只要确保使用能量相应的托架透射因子即可（图 23-8）。

要保证治疗时精确的剂量，必须充分考虑到托架对于射线的衰减作用。一般做法是将剂量率与托架透射因子相乘得到最终的剂量率。此时，托架透射因子是个小于 1.00 的数字。尽管如此，某些放疗中心会将 MU 或者治疗时间乘以一个大于 1.00 的托架因子。例如，在加托架前计算出治疗将使用 100 MU，如果托架因子为 1.03（表明托架对于射线有 3% 的衰减），那么将 100 MU 乘以 1.03 得到 103 MU。由此可见，如果托架因子大于 1.00，表

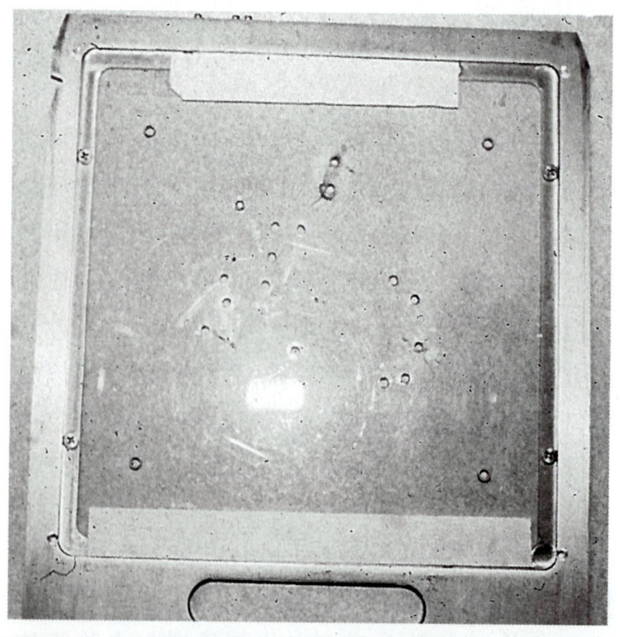

图 23-8 用于标准或自定义挡块的典型托架

明它不是指托架透射因子，正确的使用方法应为将此因子乘以 MU 或者治疗时间得到矫正后的参数。

8. 楔形板和补偿器透射因子

楔形板透射因子表征了放置在射野路径上的物理楔形板对于射线的衰减作用。楔形板由高密度材料构成，通常为铅或钢，可以同时在不同程度上衰减射野中的射线。楔形板较薄的部分比厚的部分衰减射线要少，使得射野内等剂量线的分布有所变化。楔形板透射因子可以由特定的测量结果来确定，表征楔形板对于特定能量的射线的衰减作用。比如某楔形板的楔形透射因子为 0.67，表示 67% 的射线能够穿透楔形板而 33% 的射线会被屏蔽掉。同样，使用楔形板时必须在剂量计算时使用楔形板因子来矫正。除了直接使用物理楔形板以外，某些方法也可以模拟产生楔形板的效果。动态楔形板、增强型动态楔形板、虚拟楔形板、Omni 楔形板都是不同产商对于不直接使用物理楔形板的叫法。物理楔形板被放置在射野路径上时，会改变射野内的射线强度，产生一个倾斜的等剂量曲线分布。等剂量曲线的倾斜角度即楔形角。动态、虚拟楔形板等其他系统没有物理楔形板，射野内射线强度的变化则通过出束时电脑控制铅门的移动来实现。

补偿器透射因子的测量与楔形板透射因子测量方式相同，其改变等剂量曲线的方式也跟楔形板相似（图 23-9）。然而，补偿器是为各患者专门定制的，因此它们对于射线的修正作用效率很高。在剂量计算时两个透射因子都需要参与。有关物理楔形板和补偿器的剂量计算的示例可以在应用的章节找到。注意一旦使用托架、楔形板或补偿器，就必须在剂量计算时使用相应的矫正因子。

四、光子剂量计算的实际应用

放射肿瘤治疗团队必须清楚地了解影响放射治疗的因素。某些参数的小变化会改变患者接受的剂量。如果参数设置不正确那么患者剂量也不准确。比如治疗床板过低导致患者体位错误也会有相同的后果。因此，本章将会呈现一些治疗剂量计算的实际案例，一些计算相关的参数列表也会在本章里呈现。

使用一般公式计算 MU

进行剂量计算需要一系列的参数。射野大小、能量和射束调整设备都会影响患者的接受剂量，要

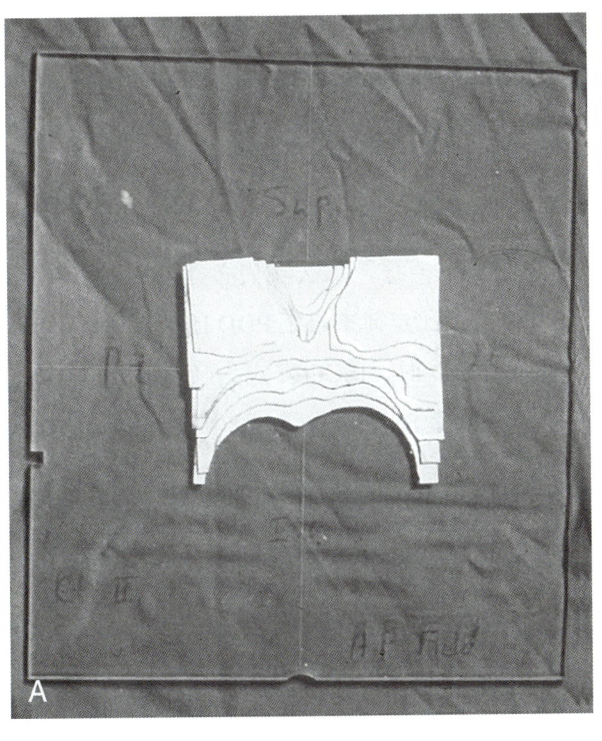

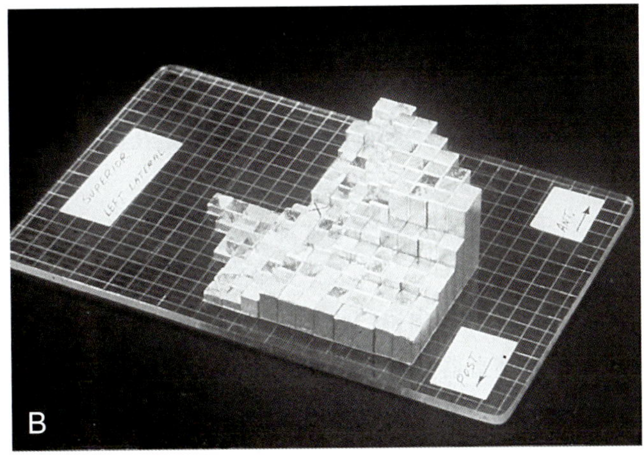

图 23-9　补偿器。铅皮补偿器（A）铝制补偿器（B）。这些补偿器调整了空间内的剂量分布，保证皮肤下某深度处的平坦剂量分布

么过高要么过低。尽管每种剂量计算的情况复杂性不一，但有一个基本公式可以适用于各种场景。MU或者治疗时间的计算可以按照下面公式进行计算：

直线加速器：MU= 某点的剂量 / 那一点的剂量率

^{60}Co 机：治疗时间 = 某点的剂量 / 那一点的剂量率

MU 代表了直线加速器上的设置，治疗时间代表了 ^{60}Co 机上的治疗时间。某点的剂量代表了由放疗医师给出的处方剂量，那点的剂量率代表了剂量计算点（处方中规定的深度或计算点）的机器剂量率。一般来讲，进行剂量计算需要 3 个方面信息：①某点的剂量；②那一点的剂量率；③剂量和剂量率必须是在同一介质中来考虑（通常是人体组织）。

通常组织中的剂量和剂量率由 PDD 或者 TPR/TMR 来呈现。如果使用 TAR，则表示剂量率是在空气测量得到的。

五、源皮距（非等中心）治疗剂量计算

当等中心（或参考距离）放置在患者表面时，我们称这种治疗方式为 SSD 治疗。因此，SSD 治疗中，射野尺寸在患者皮肤上来定义。我们必须知道不同治疗机的参考距离是不同的，比如 ^{60}Co 机的典型参考距离为 80 cm，而直线加速器的典型参考距离为 100 cm，本章节的案例也是使用这两个典型值。SSD 治疗中机器的输出应该表示在 D_{max} 处，射野尺寸是皮肤表面处的大小，剂量率是在组织中 D_{max} 处测量得到的。

对于非等中心 SSD 治疗而言，我们可以六步法来计算剂量。

步骤 1：确定由铅门大小定义的等效方野尺寸（用于查阅准直器散射因子 Sc）。

步骤 2：确定治疗区域的 EFS 等效方野大小，用于膜体 / 患者散射因子 Sp 因子查阅或者 PDD 选择（如果适用的话）。

步骤 3：根据参数选择合适表格。

步骤 4：确定处方剂量。

步骤 5：在合适的表格（本章有）中查找治疗对应的因子。

步骤 6：使用适合的公式来计算治疗参数设置。

以上六步适合用于所有 Co-60 治疗机时间设置或直线加速器 MU 设置的计算。

六步法

1. 根据铅门大小确定等效方野，用于查阅 Sc
2. 确定有效射野尺寸，用于 Sp 因子和组织吸收因子的查阅
3. 确定相应的组织吸收表格，PDD，TAR，TMR 或 TPR
4. 确定处方剂量
5. 在表格中查找因子，参考剂量率，Sc，Sp，托架因子和楔形板因子等参数
6. 使用合适的公式来计算治疗时间或者 MU

使用 PDD 来做剂量计算的优点在于：

- PDD 数据是在 D_{max} 深度处进行归一，即 D_{max} 处的 PDD 为 100%。因此各深度的剂量计算比较简单，因为 PDD 表中各值为 D_{max} 的百分比。比如，5 cm 深度处的 PDD 为 85.0，那么 5 cm 深度处的剂量为 D_{max} 处的 85%。假如 D_{max} 处剂量为 200 cGy，那么 5 cm 深度处剂量为 200 cGy 的 85% 即 170 cGy。
- 皮肤表面处的射野大小用于查阅各深度处的 PDD（后面我们还会看到 TAR、TMR 和 TPR 的使用，一旦射野尺寸发生变化，那么射野矫正因子必须要使用到）。
- 只要患者是在参考距离下进行治疗，那么 ISCF 因子为 1.0。

使用 PDD 进行计算的缺点在于如果患者不是在参考距离下治疗，那么我们必须使用 Mayneord 因子和平方反比定律来修正 PDD 的值。

使用 PDD 时，ISCF 公式为（参考 SSD+D_{max} 深度）^{2}/（治疗 SSD+D_{max} 深度）^{2}

PDD 平方反比校正因子

^{60}Co 机的参考距离为 80 cm，D_{max} 深度为 0.5 cm。因此使用 PDD 时公式中分子为 80.5 cm。

6MV 直线加速器的参考距离为 100 cm，D_{max} 深度为 1.5。因此使用 PDD 时公式中分子为 101.5 cm。

SSD 治疗时的计算公式

Co-60 机的治疗时间计算公式：
治疗时间 = 处方剂量 /RDR × ISCF × Sc × Sp ×（PDD/100）× 其他因子
6MV 直线加速器的 MU 计算公式为：
MU = 处方剂量 /RDR × ISCF × Sc × Sp ×（PDD/100）× 其他因子
运用 PDD 计算点剂量（比例法）：
A 点剂量 /PDD_A = B 点剂量 /PDD_B
运用 PDD 计算点剂量（特殊公式）：
特定剂量 = TD/PDD_{TD} × 100
肿瘤剂量 = 特定剂量 x PDD_{TD}/100

虽然多数放射治疗中心不再使用 Co-60 治疗机了，但这里仍然提供了一个治疗时间的计算示例。Co-60 机治疗时间的计算大部分与直线加速器相同。

例 1：某患者在 Co-60 治疗机上使用俯卧位接受单野治疗，SSD 即源到脊柱距离为 80 cm。准直器设置为 7 cm×15 cm，并且使用了挡铅。挡铅放置在 5 mm 厚的有机玻璃托架上。治疗处方为在分 10 次给予 5 cm 深度处 3000 cGy 剂量，计算治疗时间。

这是一个仅涉及 RDR、散射因子（Sc 和 Sp）和 PPD 的基本运算。因为没有用到挡铅，准直器的等效方野或者实际的射野大小可用来查找 Sc、Sp 和 PDD。

步骤 1：由准直器大小确定等效方野大小，从表 23-2 可知，7 cm×15 cm 的等效方野的 ESRF 为 9.5 cm^2。

步骤 2：确定 EFS 等效方野，因为有挡铅，EFS 大小确定为 8.0。

步骤 3：确定合适的组织吸收因子表。这名患者使用非等中心治疗，因此使用 PDD 进行剂量计算。

步骤 4：确定处方剂量：从处方可知患者总处方为 5 cm 深度处剂量为 3000 cGy，总共分 10 次治疗，即单次治疗剂量为 300 cGy。单次剂量算法为：

单次剂量 = 总处方剂量 / 分次
= 3000/10
= 300 cGy

单个治疗射野的剂量 = 单次剂量 / 射野个数
= 300 cGy/1
= 300 cGy

步骤 5：在适合的表中查阅校正因子：①参考剂量率；②准直器散射因子；③膜体散射因子；④组织吸收因子。本例中使用 PDD 和托架因子，这些数据能够从表 23-3 到表 23-10 中查阅到。

参考剂量率 = 51. cGy/min（表 23-3）
7cm×15 cm[9.5^2] 的 Sc = 0.9965（表 23-4，Sc）
8.0 cm 的 Sp = 0.993（表 23-4，Sp）
PDD（5,8,80）= 76.9（表 23-5）
托架因子 = 0.96

步骤 6：使用适当的公式确定治疗参数
由于治疗时间 = 某点剂量 / 那点的剂量率
因此治疗时间 = 处方剂量 /RDR×ISCF×Sc ×Sp×PDD/100
= 300 cGy/51.7 c Gy/min ×（80.5/80.5）^{2}×0.9965 × 0.993×（76.9/100）×0.96
= 300 cGy/37.77 cGy/min
= 7.94 min

表 23-3　参考剂量率

治疗机	具体剂量率	准直器大小 10 cm × 10 cm 射野的参考剂量率
Cobalt 60	SSD/PDD	51.7 cGy/min at depth of D_{max}
Cobalt 60	SAD/TAR	50.6 cGy/min in air at 80 cm
6 MV	SSD/PDD	0.993 cGy/MU at depth of D_{max}
6 MV	SAD/TAR	1.000 cGy/MU in air at 100 cm
6 MV	SAD/TMR/TPR	1.000 cGy/MU in tissue at 100 cm

D_{max}，最大平衡点的剂量；PDD，百分深度剂量；SAD，源轴距；SSD，源皮距；TAR，组织空气比；TMR，组织最大比；TPR，体膜比

以上六步在直线加速器的 MU 计算中也同样适用。

^{60}Co 机的治疗时间通常以真实时间作为单位（如分钟）。^{60}Co 治疗机的剂量率使用 cGy/min 为单位。^{60}Co 机中使用真实时间是因为其放射剂量是由同位素源的衰减的结果。^{60}Co 的半衰期为约 5.3 年，意味着每 5.3 年后，治疗机的剂量率将衰减为原来的 1/2。例如，目前的剂量率为 50 cGy/min, 那么 5.3 年后剂量率则只有 25 cGy/min。当剂量率衰减后，照射到指定处方剂量的时间则会增加。

表 23-4 散射因子

准直器散射因子（Sc，用于 PDD，TAR，TMR/TPR）																							
Mach/Eq Sq	4.0	5.0	6.0	7.0	8.0	9.0	10.0	11.0	12.0	13.0	14.0	15.0	16.0	17.0	18.0	19.0	20.0	22.0	24.0	26.0	28.0	30.0	32.0	35.0
Cobalt 60	0.946	0.961	0.975	0.981	0.987	0.993	1.000	1.006	1.012	1.018	1.024	1.030	1.035	1.039	1.044	1.048	1.053	1.057	1.061	1.063	1.063	1.063		
6 MV	0.948	0.961	0.970	0.979	0.987	0.994	1.000	1.004	1.008	1.013	1.017	1.021	1.024	1.028	1.031	1.035	1.038	1.041	1.045	1.048	1.051	1.052	1.053	1.055
10 MV	0.938	0.951	0.962	0.973	0.982	0.991	1.000	1.005	1.009	1.014	1.018	1.023	1.026	1.030	1.033	1.037	1.040	1.044	1.048	1.051	1.052	1.054	1.057	1.061
18 MV	0.914	0.931	0.948	0.965	0.978	0.989	1.000	1.006	1.012	1.017	1.023	1.029	1.032	1.036	1.039	1.043	1.046	1.052	1.057	1.063	1.066	1.067	1.069	1.070
综合散射因子（Sc，Sp）																								
Mach/Eq Sq	4.0	5.0	6.0	7.0	8.0	9.0	10.0	11.0	12.0	13.0	14.0	15.0	16.0	17.0	18.0	19.0	20.0	22.0	24.0	26.0	28.0	30.0	32.0	35.0
Cobalt 60	0.928	0.945	0.962	0.971	0.980	0.990	1.000	1.009	1.019	1.028	1.037	1.046	1.053	1.060	1.067	1.074	1.081	1.089	1.096	1.102	1.105	1.109		
6 MV	0.927	0.940	0.954	0.967	0.979	0.990	1.000	1.007	1.014	1.021	1.028	1.035	1.039	1.044	1.049	1.053	1.058	1.065	1.072	1.079	1.084	1.088	1.092	1.098
10 MV	0.925	0.938	0.953	0.967	0.979	0.990	1.000	1.005	1.011	1.016	1.022	1.027	1.032	1.037	1.041	1.046	1.051	1.058	1.065	1.069	1.071	1.073	1.077	1.081
18 MV	0.904	0.922	0.941	0.961	0.976	0.988	1.000	1.007	1.014	1.021	1.028	1.036	1.041	1.046	1.051	1.056	1.060	1.067	1.073	1.079	1.084	1.087	1.090	1.093
膜体散射因子（Sp，用于 PDD，TMR/TPR）																								
Mach/Eq Sq	4.0	5.0	6.0	7.0	8.0	9.0	10.0	11.0	12.0	13.0	14.0	15.0	16.0	17.0	18.0	19.0	20.0	22.0	24.0	26.0	28.0	30.0	32.0	35.0
Cobalt 60	0.981	0.983	0.987	0.990	0.993	0.997	1.000	1.003	1.007	1.010	1.013	1.016	1.017	1.020	1.022	1.025	1.027	1.030	1.033	1.037	1.040	1.043		
6 MV	0.978	0.978	0.984	0.988	0.992	0.996	1.000	1.003	1.006	1.008	1.011	1.014	1.015	1.016	1.017	1.017	1.019	1.023	1.026	1.030	1.031	1.034	1.037	1.041
10 MV	0.986	0.986	0.991	0.994	0.997	0.999	1.000	1.000	1.002	1.002	1.004	1.004	1.006	1.007	1.008	1.009	1.011	1.013	1.016	1.017	1.018	1.018	1.019	1.019
18 MV	0.989	0.990	0.993	0.996	0.998	0.999	1.000	1.001	1.002	1.004	1.005	1.007	1.009	1.010	1.012	1.012	1.013	1.014	1.015	1.015	1.017	1.019	1.020	1.021

EQ SQ，等效平方；Mach，机器；PDD，百分深度剂量；TAR，组织空气比；TMR，组织最大比；TPR，体膜比

表 23-5 Co-60 治疗机 SSD80 cm 下的 PDD

EQ SQ DEPTH(cm)	0.0	4.0	5.0	6.0	7.0	8.0	9.0	10.0	11.0	12.0	13.0	14.0	15.0	16.0	17.0	18.0	19.0	20.0	22.0	24.0	26.0	28.0	30.0
0.0	14.9	15.0	17.4	19.8	21.7	23.6	25.5	27.4	28.1	28.8	29.5	30.1	30.8	32.3	33.7	35.2	36.7	38.1	41.2	44.3	47.4	50.4	53.4
0.5	100.0	100.0	100.0	100.0	100.0	100.0	100.0	100.0	100.0	100.0	100.0	100.0	100.0	100.0	100.0	100.0	100.0	100.0	100.0	100.0	100.0	100.0	100.0
1.0	95.6	96.4	96.6	96.8	96.9	97.0	97.0	97.1	97.1	97.1	97.2	97.2	97.2	97.3	97.3	97.4	97.4	97.5	97.7	97.8	98.0	98.1	98.2
2.0	87.4	90.2	90.7	91.3	91.6	92.0	92.3	92.6	92.8	92.9	93.1	93.3	93.5	93.6	93.7	93.8	93.9	94.0	94.1	94.2	94.3	94.4	94.4
3.0	80.1	84.2	85.1	85.8	86.4	87.0	87.4	87.8	88.1	88.5	88.8	89.1	89.3	89.5	89.7	89.9	90.1	90.1	90.2	90.3	90.4	90.5	90.4
4.0	73.2	78.4	79.4	80.4	81.2	81.9	82.6	83.1	83.5	84.0	84.4	84.8	85.1	85.3	85.5	85.8	86.0	86.0	86.1	86.2	86.4	86.5	86.3
5.0	67.1	72.9	74.0	75.1	76.0	76.9	77.7	78.3	78.8	79.4	79.9	80.4	80.7	81.0	81.3	81.6	81.9	81.9	82.0	82.1	82.2	82.3	82.1
6.0	61.4	67.7	68.9	70.1	71.1	72.0	72.9	73.6	74.2	74.8	75.4	76.0	76.3	76.7	77.0	77.3	77.5	77.6	77.7	77.9	78.1	78.2	78.0
7.0	56.2	62.7	64.0	65.3	66.4	67.4	68.3	69.0	69.7	70.3	71.0	71.6	71.9	72.3	72.7	73.1	73.3	73.4	73.6	73.7	73.9	74.0	73.8
8.0	51.5	58.0	59.4	60.7	61.9	62.9	63.9	64.6	65.3	66.1	66.8	67.4	67.8	68.2	68.6	69.1	69.2	69.3	69.5	69.7	69.9	69.9	69.7
9.0	47.3	53.7	55.1	56.4	57.5	58.6	59.6	60.4	61.1	61.9	62.6	63.2	63.6	64.1	64.5	65.0	65.1	65.2	65.4	65.7	65.9	65.9	65.8
10.0	43.3	49.7	51.0	52.3	53.5	54.5	55.6	56.3	57.1	57.9	58.6	59.2	59.7	60.2	60.6	61.1	61.2	61.3	61.6	61.9	62.1	62.1	61.9
11.0	39.8	45.9	47.2	48.5	49.7	50.7	51.7	52.5	53.3	54.1	54.9	55.4	55.9	56.4	56.9	57.3	57.4	57.5	57.8	58.1	58.4	58.4	58.2
12.0	36.4	42.4	43.7	45.0	46.2	47.2	48.1	48.9	49.7	50.5	51.3	51.8	52.3	52.8	53.3	53.6	53.8	53.9	54.3	54.6	55.0	54.8	54.7
13.0	33.4	39.2	40.5	41.6	42.8	43.8	44.7	45.5	46.3	47.1	47.8	48.3	48.8	49.4	49.9	50.1	50.3	50.5	50.9	51.2	51.6	51.4	51.3
14.0	30.7	36.1	37.4	38.6	39.6	40.6	41.5	42.3	43.1	43.9	44.6	45.1	45.6	46.1	46.7	46.8	47.0	47.2	47.6	48.0	48.3	48.1	48.0
15.0	28.1	33.4	34.6	35.7	36.7	37.7	38.5	39.3	40.0	40.8	41.5	42.0	42.5	43.1	43.6	43.8	43.9	44.1	44.6	45.0	45.2	54.1	44.9
16.0	25.9	30.8	31.9	33.0	34.0	34.9	35.7	36.4	37.2	38.0	38.6	39.1	39.6	40.2	40.6	40.8	41.0	41.2	41.6	42.1	42.2	42.1	42.0
17.0	23.8	28.4	29.5	30.5	31.4	32.3	33.1	33.8	34.6	35.3	35.9	36.4	36.9	37.5	37.8	38.0	38.3	38.5	38.9	39.4	39.5	39.3	39.2
18.0	21.8	26.2	27.2	28.2	29.1	30.0	30.7	31.4	32.1	32.8	33.4	33.9	34.4	34.9	35.2	35.4	35.6	35.9	36.3	36.8	36.8	36.7	36.6
19.0	20.0	24.2	25.1	26.0	26.9	27.7	28.4	29.1	29.8	30.5	31.0	31.5	32.0	32.5	32.8	33.0	33.2	33.5	33.9	34.4	34.4	34.3	34.2
20.0	18.4	22.3	23.2	24.1	24.9	25.7	26.3	27.0	27.6	28.3	28.8	29.3	29.8	30.3	30.5	30.7	30.9	31.2	31.7	32.2	32.1	32.0	31.9
21.0	17.0	20.6	21.5	22.3	23.1	23.8	24.4	25.0	25.7	26.3	26.8	27.2	27.7	28.1	28.4	28.6	28.8	29.1	29.6	30.0	29.9	29.8	29.7
22.0	15.6	19.0	19.8	20.6	21.3	22.0	22.6	23.2	23.8	24.3	24.8	25.3	25.7	26.1	26.3	26.6	26.8	27.0	27.5	27.9	27.8	27.7	27.6
23.0	14.3	17.5	18.3	19.0	19.7	20.4	20.9	21.5	22.1	22.6	23.1	23.5	23.9	24.3	24.5	24.7	25.0	25.2	25.7	26.0	25.9	25.8	25.7
24.0	13.1	16.1	16.8	17.5	18.2	18.8	19.3	19.9	20.4	20.9	21.4	21.8	22.2	22.5	22.7	23.0	23.2	23.4	23.9	24.1	24.1	24.0	23.9
25.0	12.1	14.9	15.6	16.2	16.8	17.4	17.9	18.5	19.0	19.5	19.9	20.3	20.7	20.9	21.2	21.4	21.6	21.8	22.3	22.5	22.4	22.3	22.3
26.0	11.1	13.7	14.3	14.9	15.5	16.1	16.6	17.1	17.6	18.0	18.4	18.8	19.2	19.4	19.6	19.8	20.1	20.3	20.8	20.9	20.8	20.7	20.7
27.0	10.2	12.7	13.3	13.8	14.4	14.9	15.4	15.8	16.3	16.7	17.1	17.5	17.8	18.1	18.3	18.5	18.7	18.9	19.4	19.4	19.4	19.3	19.2
28.0	9.4	11.7	12.2	12.8	13.3	13.7	14.2	14.6	15.1	15.5	15.8	16.2	16.5	16.7	17.0	17.2	17.4	17.6	18.0	18.0	18.0	17.9	17.9
29.0	8.7	10.8	11.3	11.8	12.3	12.7	13.1	13.6	14.0	14.4	14.7	15.1	15.4	15.6	15.8	16.0	16.2	16.4	16.8	16.7	16.7	16.6	16.6
30.0	8.0	9.9	10.4	10.9	11.3	11.7	12.1	12.5	12.9	13.3	13.6	13.9	14.2	14.4	14.6	14.8	15.0	15.2	15.6	15.5	15.5	15.4	15.4
BSF/PSF	1.000	1.015	1.018	1.021	1.025	1.028	1.032	1.035	1.038	1.041	1.045	1.048	1.051	1.053	1.056	1.058	1.061	1.063	1.066	1.070	1.073	1.077	1.080

BSF，向后散射因子；EQ SQ，等效平方；PSF，峰值散射因子

表 23-6　SSD100 cm 时 6MV 光子射线的 PDD

EQ SQ DEPTH (cm)	0.0	4.0	5.0	6.0	7.0	8.0	9.0	10.0	11.0	12.0	13.0	14.0	15.0	16.0	17.0	18.0	19.0	20.0	22.0	24.0	26.0	28.0	30.0	32.0	35.0
0.0	19.2	19.2	19.2	20.5	21.8	23.0	24.3	25.6	26.7	27.9	29.1	30.2	31.4	32.6	33.8	35.1	36.3	37.5	39.0	40.4	41.9	43.2	44.5	45.7	47.6
1.0	96.8	96.9	96.9	97.0	97.0	97.0	97.1	97.1	97.2	97.2	97.3	97.3	97.4	97.4	97.5	97.5	97.6	97.6	97.7	97.8	98.0	98.1	98.1	98.2	98.3
1.5	100.0	100.0	100.0	100.0	100.0	100.0	100.0	100.0	100.0	100.0	100.0	100.0	100.0	100.0	100.0	100.0	100.0	100.0	100.0	100.0	100.0	100.0	100.0	100.0	100.0
2.0	97.4	98.2	98.4	98.4	98.5	98.5	98.6	98.6	98.6	98.6	98.6	98.6	98.6	98.6	98.6	98.7	98.7	98.7	98.7	98.7	98.7	98.7	98.7	98.7	98.7
3.0	91.1	93.8	94.4	94.7	94.9	95.0	95.0	95.1	95.1	95.1	95.2	95.2	95.2	95.3	95.3	95.4	95.4	95.5	95.5	95.6	95.6	95.6	95.6	95.6	95.5
4.0	85.3	89.6	90.6	90.9	91.3	91.4	91.5	91.5	91.5	91.6	91.6	91.7	91.7	91.8	91.9	92.0	92.1	92.2	92.2	92.3	92.4	92.3	92.3	92.3	92.2
5.0	79.9	84.5	85.6	86.1	86.6	86.8	87.0	87.1	87.3	87.5	87.7	87.8	87.9	88.1	88.2	88.3	88.5	88.6	88.7	88.8	89.0	89.0	89.0	89.0	88.9
6.0	74.8	79.7	80.9	81.5	82.1	82.4	82.7	83.0	83.2	83.5	83.8	84.0	84.1	84.3	84.5	84.7	84.8	85.0	85.2	85.4	85.6	85.6	85.7	85.8	85.7
7.0	70.1	75.1	76.3	77.1	77.8	78.3	78.7	79.0	79.3	79.6	79.9	80.3	80.4	80.6	80.8	81.0	81.2	81.4	81.7	82.0	82.2	82.3	82.4	82.5	82.3
8.0	65.7	70.8	72.1	72.9	73.7	74.2	74.7	75.1	75.5	75.9	76.2	76.6	76.8	77.0	77.3	77.5	77.8	77.9	78.3	78.6	78.8	78.9	79.0	79.1	79.0
9.0	61.5	66.7	68.0	68.9	69.8	70.4	71.0	71.4	71.8	72.2	72.6	73.0	73.2	73.5	73.8	74.1	74.3	74.5	74.9	75.3	75.5	75.6	75.8	76.0	75.7
10.0	57.7	62.8	64.1	65.1	66.1	66.7	67.4	67.8	68.3	68.8	69.2	69.6	69.8	70.1	70.5	70.8	71.0	71.2	71.6	72.0	72.3	72.5	72.7	72.8	72.6
11.0	54.0	59.2	60.4	61.5	62.4	63.1	63.8	64.2	64.8	65.3	65.8	66.1	66.4	66.8	67.1	67.5	67.7	67.9	68.4	68.8	69.0	69.2	69.4	69.6	69.3
12.0	50.7	55.7	57.0	58.0	58.9	59.7	60.4	60.9	61.4	61.9	62.4	62.8	63.1	63.5	63.9	64.3	64.5	64.8	65.3	65.8	66.0	66.2	66.4	66.5	66.2
13.0	47.5	52.4	53.6	54.6	55.6	56.4	57.2	57.7	58.2	58.8	59.3	59.7	60.0	60.4	60.8	61.2	61.5	61.7	62.2	62.7	63.0	63.2	63.4	63.5	63.3
14.0	44.6	49.4	50.6	51.6	52.5	53.3	54.1	54.6	55.1	55.7	56.3	56.6	57.0	57.4	57.8	58.2	58.5	58.8	59.4	59.9	60.1	60.3	60.6	60.6	60.4
15.0	41.8	46.6	47.8	48.7	49.6	50.5	51.2	51.7	52.3	52.9	53.5	53.9	54.2	54.7	55.1	55.5	55.8	56.1	56.6	57.1	57.4	57.6	57.9	57.8	57.6
16.0	39.2	43.9	45.1	46.0	46.9	47.8	48.5	49.1	49.7	50.3	50.9	51.2	51.6	52.0	52.5	52.8	53.1	53.4	54.0	54.5	54.8	55.1	55.4	55.2	55.1
17.0	36.8	41.4	42.5	43.5	44.3	45.2	45.9	46.4	47.1	47.7	48.2	48.6	49.0	49.4	49.9	50.2	50.6	50.9	51.5	52.0	52.3	52.6	52.9	52.7	52.6
18.0	34.5	39.0	40.1	41.0	41.9	42.7	43.4	44.0	44.6	45.3	45.8	46.2	46.6	47.0	47.5	47.8	48.2	48.5	49.1	49.6	49.9	50.2	50.5	50.3	50.2
19.0	32.4	36.8	37.8	38.7	39.6	40.5	41.1	41.7	42.3	43.0	43.5	43.9	44.3	44.7	45.1	45.5	45.8	46.1	46.8	47.2	47.6	48.0	48.2	48.0	47.9
20.0	30.4	34.6	35.7	36.6	37.4	38.2	38.9	39.5	40.1	40.7	41.2	41.6	42.0	42.5	42.9	43.2	43.6	43.9	44.6	45.0	45.4	45.7	45.9	45.8	45.6
21.0	28.6	32.7	33.7	34.5	35.3	36.1	36.8	37.4	38.0	38.6	39.1	39.5	39.9	40.3	40.7	41.1	41.4	41.8	42.4	42.9	43.2	43.6	43.7	43.6	43.5
22.0	26.8	30.8	31.8	32.6	33.4	34.2	34.8	35.4	36.0	36.9	37.1	37.5	37.9	38.3	38.7	39.1	39.4	39.8	40.4	40.8	41.2	41.6	41.7	41.6	41.5
23.0	25.2	29.1	30.0	30.8	31.6	32.4	33.0	33.6	34.2	34.8	35.2	35.6	36.0	36.4	36.8	37.2	37.5	37.9	38.5	38.9	39.3	39.7	39.8	39.6	39.5
24.0	23.6	27.5	28.4	29.1	29.9	30.6	31.2	31.8	32.4	32.9	33.4	33.7	34.1	34.6	35.0	35.3	35.7	36.0	36.7	37.1	37.5	37.9	37.8	37.7	37.6
25.0	22.2	26.0	26.8	27.6	28.3	29.0	29.6	30.1	30.7	31.3	31.7	32.0	32.4	32.9	33.2	33.6	33.9	34.3	34.9	35.3	35.7	36.1	36.0	35.9	35.8
26.0	20.9	24.5	25.3	26.0	26.7	27.4	27.9	28.5	29.1	29.6	30.0	30.4	30.8	31.2	31.5	31.9	32.2	32.6	33.2	33.6	34.0	34.4	34.3	34.2	34.1
27.0	19.6	23.2	24.0	24.7	25.3	26.0	26.5	27.0	27.6	28.1	28.4	28.8	29.2	29.6	30.0	30.3	30.7	31.0	31.6	32.0	32.4	32.7	32.6	32.6	32.4
28.0	18.4	21.9	22.6	23.3	24.0	24.6	25.1	25.6	26.1	26.6	26.9	27.3	27.7	28.1	28.4	28.8	29.2	29.5	30.1	30.5	30.9	31.1	31.1	31.0	30.9
29.0	17.3	20.7	21.4	22.0	22.7	23.3	23.7	24.2	24.7	25.2	25.6	25.9	26.3	26.7	27.0	27.4	27.7	28.1	28.6	29.0	29.4	29.6	29.5	29.5	29.4
30.0	16.2	19.5	20.2	20.8	21.4	22.0	22.4	22.9	23.4	23.8	24.2	24.6	24.9	25.3	25.7	26.0	26.4	26.7	27.2	27.6	28.0	28.1	28.0	28.0	27.9
PSF	1.000	1.002	1.003	1.007	1.012	1.016	1.021	1.025	1.028	1.031	1.033	1.036	1.039	1.040	1.041	1.043	1.044	1.045	1.048	1.051	1.054	1.057	1.060	1.063	1.067

EQ SQ，等效平方；PSF，峰值散射因子

表 23-7　SSD100 cm 时 18 MV 光子射线的 PDD

EQ SQ DEPTH (cm)	0.0	4.0	5.0	6.0	7.0	8.0	9.0	10.0	11.0	12.0	13.0	14.0	15.0	16.0	17.0	18.0	19.0	20.0	22.0	24.0	26.0	28.0	30.0	32.0
0.0	10.0	10.0	10.1	11.7	13.4	15.4	17.6	19.8	21.3	22.8	24.3	25.8	27.3	28.7	30.1	31.5	32.9	34.4	36.2	38.0	39.3	41.2	42.0	42.9
1.0	77.8	77.8	77.8	78.3	78.7	79.3	80.0	80.6	80.9	81.2	81.6	81.9	82.2	82.7	83.2	83.7	84.2	84.7	85.2	85.7	86.2	86.5	86.8	87.0
2.0	95.4	95.5	95.5	95.6	95.7	95.8	96.0	96.2	96.2	96.2	96.2	96.2	96.3	96.5	96.7	96.9	97.2	97.4	97.5	97.7	97.8	97.9	98.0	98.0
3.0	98.3	98.4	98.4	98.4	98.4	98.5	98.6	98.6	98.6	98.6	98.6	98.6	98.7	98.7	98.8	98.9	99.0	99.0	99.1	99.1	99.2	99.2	99.3	99.3
3.5	100.0	100.0	100.0	100.0	100.0	100.0	100.0	100.0	100.0	100.0	100.0	100.0	100.0	100.0	100.0	100.0	100.0	100.0	100.0	100.0	100.0	100.0	100.0	100.0
4.0	98.1	98.8	98.9	98.9	98.9	98.9	98.9	98.9	98.9	98.8	98.8	98.8	98.8	98.8	98.8	98.8	98.8	98.8	98.8	98.7	98.7	98.8	98.8	98.8
5.0	93.5	95.8	96.3	96.3	96.2	96.2	96.1	96.1	96.1	96.0	96.0	96.0	95.9	95.9	95.9	95.8	95.8	95.7	95.7	95.7	95.7	95.7	95.7	95.8
6.0	89.0	92.8	93.4	93.4	93.4	93.3	93.3	93.3	93.2	93.2	93.2	93.1	93.1	93.0	93.0	92.9	92.9	92.8	92.8	92.8	92.8	92.9	92.9	93.0
7.0	84.9	89.0	89.8	89.8	89.9	89.8	89.8	89.8	89.8	89.8	89.8	89.8	89.8	89.8	89.7	89.7	89.6	89.6	89.6	89.6	89.6	89.7	89.8	89.8
8.0	81.0	85.4	86.2	86.3	86.4	86.4	86.4	86.5	86.5	86.6	86.6	86.7	86.6	86.6	86.5	86.5	86.4	86.4	86.4	86.4	86.5	86.6	86.7	86.8
9.0	77.2	81.8	82.6	82.9	83.1	83.0	83.0	83.1	83.2	83.2	83.3	83.4	83.4	83.4	83.4	83.3	83.3	83.3	83.3	83.4	83.6	83.7	83.8	83.9
10.0	73.6	78.3	79.1	79.5	79.7	79.9	79.7	79.9	80.0	80.1	80.3	80.3	80.3	80.3	80.3	80.3	80.2	80.3	80.3	80.4	80.6	80.8	81.0	81.1
11.0	70.2	74.9	75.7	76.1	76.4	76.5	76.6	76.7	76.9	77.0	77.1	77.2	77.3	77.3	77.3	77.3	77.3	77.3	77.4	77.5	77.7	77.9	78.0	78.1
12.0	67.0	71.7	72.5	72.9	73.2	73.3	73.5	73.6	73.8	73.9	74.1	74.2	74.3	74.3	74.4	74.4	74.4	74.4	74.5	74.6	74.9	75.0	75.2	75.2
13.0	64.0	68.7	69.4	69.8	70.1	70.3	70.5	70.7	70.9	71.0	71.2	71.3	71.4	71.5	71.6	71.6	71.6	71.6	71.7	71.9	72.1	72.3	72.4	72.5
14.0	61.0	65.7	66.4	66.8	67.1	67.4	67.7	67.9	68.0	68.2	68.3	68.5	68.6	68.8	68.9	68.9	68.9	69.0	69.1	69.3	69.5	69.7	69.8	69.8
15.0	58.3	62.8	63.6	64.0	64.4	64.7	64.9	65.1	65.3	65.5	65.7	65.9	66.0	66.2	66.3	66.3	66.3	66.4	66.6	66.8	67.0	67.2	67.4	67.4
16.0	55.6	60.2	60.9	61.4	61.7	62.1	62.4	62.6	62.8	63.0	63.2	63.4	63.5	63.7	63.8	63.8	63.9	64.0	64.2	64.4	64.7	64.9	65.0	65.0
17.0	53.1	57.6	58.3	58.8	59.1	59.5	59.8	60.0	60.3	60.5	60.8	61.0	61.1	61.3	61.4	61.5	61.5	61.6	61.8	62.1	62.3	62.5	62.8	62.7
18.0	50.7	55.1	55.8	56.4	56.7	57.1	57.4	57.7	58.0	58.2	58.5	58.7	58.8	58.9	59.1	59.1	59.2	59.3	59.6	59.8	60.1	60.3	60.5	60.4
19.0	48.4	52.8	53.5	54.0	54.4	54.7	55.0	55.3	55.6	56.0	56.2	56.4	56.6	56.7	56.8	56.9	57.0	57.1	57.3	57.6	57.9	58.2	58.3	58.2
20.0	46.3	50.5	51.2	51.7	52.1	52.4	52.8	53.1	53.4	53.7	54.0	54.2	54.3	54.5	54.6	54.7	54.8	54.9	55.2	55.5	55.9	56.1	56.2	56.1
21.0	44.2	48.3	49.0	49.6	49.9	50.3	50.6	51.0	51.3	51.7	51.9	52.1	52.2	52.4	52.5	52.6	52.7	52.9	53.2	53.5	53.9	54.1	54.2	54.1
22.0	42.3	46.3	46.9	47.5	47.8	48.2	48.6	48.9	49.3	49.6	49.9	50.0	50.2	50.4	50.5	50.6	50.7	50.9	51.3	51.6	51.9	52.2	52.3	52.2
23.0	40.4	44.3	45.0	45.5	45.9	46.3	46.6	47.0	47.3	47.7	47.9	48.1	48.3	48.4	48.5	48.7	48.8	49.0	49.4	49.7	50.0	50.3	50.3	50.2
24.0	38.6	42.4	43.1	43.7	44.0	44.4	44.7	45.1	45.4	45.8	46.0	46.2	46.4	46.6	46.8	46.9	47.0	47.2	47.5	47.8	48.2	48.5	48.4	48.4
25.0	36.9	40.7	41.3	41.9	42.2	42.6	42.9	43.3	43.6	44.0	44.2	44.4	44.6	44.9	45.0	45.1	45.2	45.4	45.8	46.1	46.4	46.7	46.6	46.6
26.0	35.3	38.9	39.6	40.2	40.5	40.9	41.2	41.6	41.9	42.2	42.5	42.7	42.9	43.1	43.2	43.4	43.5	43.7	44.0	44.4	44.7	44.9	44.9	44.8
27.0	33.7	37.3	38.0	38.5	38.9	39.2	39.6	39.9	40.3	40.6	40.8	41.0	41.3	41.5	41.6	41.7	41.9	42.0	42.4	42.7	43.0	43.3	43.2	43.1
28.0	32.2	35.7	36.4	36.9	37.3	37.7	38.0	38.3	38.7	39.0	39.2	39.5	39.7	39.9	40.0	40.1	40.3	40.4	40.8	41.1	41.5	41.6	41.6	41.5
29.0	30.9	34.3	34.9	35.4	35.8	36.1	36.5	36.8	37.1	37.4	37.7	37.9	38.2	38.4	38.5	38.6	38.7	38.7	39.3	39.6	39.9	40.1	40.0	40.0
30.0	29.5	32.9	33.5	34.0	34.3	34.7	35.0	35.3	35.6	35.9	36.2	36.4	36.7	36.9	37.0	37.1	37.3	37.4	37.8	38.1	38.5	38.6	38.5	38.5
PSF	1.000	1.002	1.003	1.006	1.009	1.011	1.012	1.013	1.014	1.015	1.017	1.018	1.019	1.021	1.022	1.024	1.025	1.027	1.028	1.028	1.029	1.030	1.031	1.033

EQ SQ，等效平方；PSF，峰值散射因子

表 23-8　6MV 光子射线的组织空气比

EQ SQ DEPTH (cm)	0.0	4.0	5.0	6.0	7.0	8.0	9.0	10.0	11.0	12.0	13.0	14.0	15.0	16.0	17.0	18.0	19.0	20.0	22.0	24.0	26.0	28.0	30.0	32.0	35.0
0.0	0.186	0.187	0.187	0.200	0.213	0.227	0.240	0.254	0.266	0.279	0.291	0.304	0.316	0.329	0.342	0.354	0.367	0.380	0.396	0.412	0.428	0.443	0.457	0.471	0.492
1.0	0.957	0.960	0.961	0.965	0.970	0.974	0.979	0.984	0.987	0.990	0.994	0.997	1.000	1.002	1.003	1.005	1.006	1.008	1.012	1.017	1.021	1.025	1.028	1.032	1.037
1.5	1.000	1.002	1.003	1.007	1.012	1.016	1.021	1.025	1.028	1.031	1.033	1.036	1.039	1.040	1.041	1.043	1.044	1.045	1.048	1.051	1.054	1.057	1.060	1.063	1.067
2.0	0.982	0.992	0.994	0.999	1.004	1.009	1.014	1.018	1.021	1.024	1.027	1.030	1.032	1.034	1.035	1.037	1.038	1.039	1.043	1.046	1.049	1.052	1.055	1.057	1.061
3.0	0.936	0.966	0.973	0.979	0.986	0.991	0.996	1.001	1.004	1.007	1.010	1.013	1.016	1.018	1.020	1.021	1.023	1.025	1.028	1.032	1.035	1.038	1.041	1.043	1.047
4.0	0.894	0.940	0.951	0.959	0.966	0.972	0.977	0.982	0.985	0.988	0.991	0.994	0.997	0.999	1.001	1.004	1.006	1.008	1.012	1.015	1.019	1.022	1.025	1.027	1.031
5.0	0.853	0.903	0.915	0.924	0.933	0.941	0.946	0.952	0.956	0.961	0.965	0.970	0.974	0.977	0.979	0.982	0.984	0.987	0.991	0.996	1.000	1.003	1.006	1.009	1.013
6.0	0.814	0.867	0.880	0.890	0.900	0.909	0.916	0.923	0.928	0.933	0.939	0.944	0.949	0.952	0.955	0.958	0.961	0.964	0.969	0.974	0.979	0.984	0.987	0.990	0.995
7.0	0.777	0.831	0.845	0.857	0.868	0.878	0.886	0.894	0.900	0.906	0.911	0.917	0.923	0.926	0.930	0.933	0.937	0.940	0.946	0.951	0.957	0.962	0.965	0.969	0.974
8.0	0.742	0.798	0.812	0.824	0.837	0.847	0.856	0.865	0.871	0.878	0.884	0.891	0.897	0.901	0.905	0.908	0.912	0.916	0.922	0.928	0.934	0.939	0.943	0.946	0.952
9.0	0.708	0.765	0.779	0.792	0.805	0.817	0.826	0.836	0.843	0.850	0.856	0.863	0.870	0.874	0.878	0.883	0.887	0.891	0.898	0.904	0.911	0.916	0.920	0.924	0.930
10.0	0.676	0.733	0.747	0.761	0.775	0.787	0.798	0.808	0.815	0.822	0.830	0.837	0.844	0.848	0.853	0.857	0.862	0.866	0.873	0.880	0.887	0.892	0.897	0.901	0.908
11.0	0.645	0.702	0.716	0.730	0.744	0.756	0.767	0.778	0.786	0.793	0.801	0.808	0.816	0.821	0.826	0.830	0.835	0.840	0.847	0.854	0.861	0.867	0.872	0.876	0.883
12.0	0.616	0.672	0.686	0.700	0.714	0.727	0.738	0.749	0.757	0.765	0.772	0.780	0.788	0.793	0.798	0.804	0.809	0.814	0.822	0.829	0.837	0.843	0.848	0.852	0.859
13.0	0.588	0.643	0.657	0.671	0.684	0.697	0.709	0.721	0.729	0.737	0.745	0.753	0.761	0.766	0.772	0.777	0.783	0.788	0.796	0.804	0.812	0.818	0.823	0.828	0.835
14.0	0.561	0.616	0.630	0.643	0.656	0.669	0.681	0.693	0.701	0.709	0.718	0.726	0.734	0.740	0.745	0.751	0.756	0.762	0.771	0.779	0.788	0.794	0.799	0.804	0.811
15.0	0.536	0.590	0.604	0.617	0.630	0.642	0.655	0.667	0.675	0.684	0.692	0.701	0.709	0.715	0.721	0.726	0.732	0.738	0.747	0.755	0.764	0.771	0.776	0.781	0.788
16.0	0.511	0.565	0.579	0.592	0.605	0.617	0.630	0.642	0.651	0.659	0.668	0.676	0.685	0.691	0.697	0.702	0.708	0.714	0.723	0.732	0.741	0.748	0.753	0.758	0.766
17.0	0.488	0.542	0.555	0.568	0.581	0.593	0.605	0.617	0.626	0.634	0.643	0.651	0.660	0.666	0.672	0.678	0.684	0.690	0.699	0.708	0.717	0.725	0.730	0.736	0.744
18.0	0.466	0.518	0.531	0.544	0.557	0.569	0.581	0.593	0.602	0.611	0.619	0.628	0.637	0.643	0.649	0.655	0.661	0.667	0.676	0.686	0.695	0.703	0.708	0.714	0.722
19.0	0.445	0.496	0.509	0.521	0.534	0.546	0.558	0.570	0.579	0.588	0.596	0.605	0.614	0.620	0.626	0.632	0.638	0.644	0.653	0.663	0.672	0.680	0.686	0.692	0.701
20.0	0.424	0.474	0.478	0.499	0.512	0.524	0.535	0.547	0.556	0.565	0.573	0.582	0.591	0.597	0.603	0.609	0.615	0.621	0.631	0.640	0.650	0.658	0.664	0.670	0.679
21.0	0.405	0.455	0.467	0.479	0.490	0.502	0.513	0.525	0.534	0.543	0.551	0.560	0.569	0.575	0.581	0.587	0.593	0.599	0.609	0.618	0.628	0.636	0.642	0.649	0.658
22.0	0.387	0.435	0.447	0.459	0.470	0.482	0.493	0.504	0.513	0.522	0.530	0.539	0.548	0.554	0.560	0.566	0.572	0.578	0.588	0.597	0.607	0.615	0.622	0.628	0.638
23.0	0.370	0.417	0.429	0.440	0.451	0.463	0.474	0.485	0.493	0.502	0.510	0.519	0.528	0.534	0.539	0.546	0.552	0.558	0.567	0.577	0.587	0.595	0.602	0.608	0.618
24.0	0.352	0.399	0.411	0.422	0.433	0.443	0.454	0.465	0.473	0.482	0.490	0.499	0.507	0.513	0.519	0.525	0.531	0.537	0.547	0.557	0.567	0.575	0.582	0.588	0.598
25.0	0.337	0.383	0.394	0.405	0.415	0.426	0.436	0.447	0.455	0.463	0.471	0.480	0.488	0.494	0.500	0.506	0.512	0.518	0.528	0.538	0.548	0.556	0.562	0.569	0.579
26.0	0.321	0.366	0.377	0.387	0.398	0.408	0.418	0.428	0.436	0.444	0.453	0.461	0.469	0.475	0.481	0.486	0.492	0.498	0.508	0.518	0.528	0.536	0.543	0.549	0.559
27.0	0.307	0.351	0.362	0.372	0.382	0.392	0.402	0.412	0.419	0.427	0.435	0.443	0.451	0.457	0.462	0.468	0.474	0.480	0.490	0.500	0.510	0.518	0.525	0.531	0.541
28.0	0.292	0.336	0.347	0.357	0.366	0.376	0.385	0.395	0.403	0.410	0.418	0.425	0.433	0.439	0.444	0.450	0.455	0.461	0.471	0.482	0.492	0.500	0.507	0.513	0.523
29.0	0.279	0.322	0.333	0.342	0.351	0.361	0.370	0.379	0.386	0.394	0.401	0.409	0.416	0.422	0.427	0.433	0.438	0.444	0.454	0.464	0.474	0.483	0.489	0.495	0.505
30.0	0.266	0.308	0.318	0.327	0.336	0.345	0.354	0.363	0.370	0.377	0.385	0.392	0.399	0.405	0.410	0.416	0.421	0.427	0.437	0.447	0.457	0.465	0.471	0.478	0.487

EQ SQ，等效平方

表 23-9 6MV 光子射线的组织最大比

EQ SQ DEPTH (cm)	0.0	4.0	5.0	6.0	7.0	8.0	9.0	10.0	11.0	12.0	13.0	14.0	15.0	16.0	17.0	18.0	19.0	20.0	22.0	24.0	26.0	28.0	30.0	32.0	35.0
0.0	0.186	0.187	0.186	0.199	0.210	0.223	0.235	0.248	0.259	0.271	0.282	0.293	0.304	0.316	0.329	0.339	0.352	0.364	0.378	0.392	0.406	0.419	0.431	0.443	0.461
1.0	0.957	0.958	0.958	0.958	0.958	0.959	0.959	0.960	0.960	0.960	0.962	0.962	0.962	0.963	0.963	0.964	0.964	0.965	0.966	0.968	0.969	0.970	0.970	0.971	0.972
1.5	1.000	1.000	1.000	1.000	1.000	1.000	1.000	1.000	1.000	1.000	1.000	1.000	1.000	1.000	1.000	1.000	1.000	1.000	1.000	1.000	1.000	1.000	1.000	1.000	1.000
2.0	0.982	0.990	0.991	0.992	0.992	0.993	0.993	0.993	0.993	0.993	0.994	0.994	0.993	0.994	0.994	0.994	0.994	0.994	0.995	0.995	0.995	0.995	0.995	0.994	0.994
3.0	0.936	0.964	0.970	0.972	0.974	0.975	0.976	0.977	0.977	0.977	0.978	0.978	0.978	0.979	0.980	0.979	0.980	0.981	0.981	0.982	0.982	0.982	0.982	0.981	0.981
4.0	0.894	0.938	0.948	0.952	0.955	0.957	0.957	0.958	0.958	0.958	0.959	0.959	0.960	0.961	0.962	0.963	0.964	0.965	0.966	0.966	0.967	0.967	0.967	0.966	0.966
5.0	0.853	0.901	0.912	0.918	0.922	0.926	0.927	0.929	0.930	0.932	0.934	0.936	0.937	0.939	0.940	0.942	0.943	0.944	0.946	0.948	0.949	0.949	0.949	0.949	0.949
6.0	0.814	0.865	0.877	0.884	0.889	0.895	0.897	0.900	0.903	0.905	0.909	0.911	0.913	0.915	0.917	0.556	0.920	0.922	0.925	0.927	0.929	0.931	0.931	0.931	0.933
7.0	0.777	0.829	0.842	0.851	0.858	0.864	0.868	0.872	0.875	0.879	0.882	0.885	0.888	0.891	0.893	0.895	0.898	0.900	0.903	0.905	0.908	0.910	0.910	0.912	0.913
8.0	0.742	0.796	0.810	0.818	0.827	0.834	0.838	0.844	0.847	0.852	0.856	0.860	0.863	0.866	0.869	0.871	0.874	0.877	0.880	0.883	0.886	0.888	0.890	0.890	0.892
9.0	0.708	0.763	0.777	0.786	0.795	0.804	0.809	0.816	0.820	0.824	0.829	0.833	0.837	0.840	0.843	0.847	0.850	0.853	0.857	0.860	0.864	0.867	0.868	0.869	0.872
10.0	0.676	0.732	0.745	0.756	0.766	0.775	0.782	0.788	0.793	0.797	0.803	0.808	0.812	0.816	0.819	0.822	0.826	0.829	0.833	0.837	0.842	0.844	0.846	0.848	0.851
11.0	0.645	0.701	0.714	0.725	0.735	0.744	0.751	0.759	0.765	0.769	0.775	0.780	0.785	0.789	0.793	0.796	0.800	0.804	0.808	0.813	0.817	0.820	0.823	0.824	0.828
12.0	0.616	0.671	0.684	0.695	0.706	0.716	0.723	0.731	0.736	0.742	0.747	0.753	0.758	0.763	0.767	0.771	0.775	0.779	0.784	0.789	0.794	0.798	0.800	0.802	0.805
13.0	0.588	0.642	0.655	0.666	0.676	0.686	0.694	0.703	0.709	0.715	0.721	0.727	0.732	0.737	0.742	0.745	0.750	0.754	0.760	0.765	0.770	0.774	0.776	0.779	0.783
14.0	0.561	0.615	0.628	0.639	0.648	0.658	0.667	0.676	0.682	0.688	0.695	0.701	0.706	0.711	0.716	0.720	0.724	0.729	0.736	0.741	0.748	0.751	0.754	0.756	0.760
15.0	0.536	0.589	0.602	0.613	0.623	0.620	0.642	0.651	0.657	0.663	0.670	0.677	0.682	0.688	0.693	0.696	0.701	0.706	0.713	0.718	0.725	0.729	0.732	0.735	0.739
16.0	0.511	0.564	0.577	0.588	0.598	0.607	0.617	0.626	0.633	0.639	0.647	0.653	0.659	0.665	0.670	0.673	0.678	0.683	0.690	0.696	0.703	0.708	0.710	0.713	0.718
17.0	0.488	0.541	0.553	0.564	0.574	0.584	0.593	0.602	0.609	0.615	0.622	0.628	0.635	0.641	0.646	0.650	0.655	0.660	0.667	0.674	0.680	0.686	0.689	0.692	0.697
18.0	0.466	0.517	0.529	0.540	0.550	0.560	0.569	0.579	0.586	0.593	0.599	0.606	0.613	0.618	0.623	0.628	0.633	0.638	0.645	0.653	0.659	0.665	0.668	0.672	0.677
19.0	0.445	0.495	0.507	0.517	0.528	0.537	0.547	0.556	0.563	0.570	0.577	0.584	0.591	0.596	0.601	0.606	0.611	0.616	0.623	0.631	0.638	0.643	0.647	0.651	0.657
20.0	0.424	0.473	0.486	0.496	0.506	0.516	0.524	0.534	0.541	0.548	0.555	0.562	0.569	0.574	0.579	0.584	0.589	0.594	0.602	0.609	0.617	0.623	0.626	0.630	0.636
21.0	0.405	0.454	0.466	0.476	0.484	0.494	0.502	0.512	0.519	0.527	0.533	0.541	0.548	0.553	0.558	0.563	0.568	0.573	0.581	0.588	0.596	0.602	0.606	0.611	0.616
22.0	0.387	0.434	0.446	0.456	0.464	0.474	0.483	0.492	0.499	0.506	0.513	0.520	0.527	0.533	0.538	0.543	0.548	0.553	0.561	0.568	0.576	0.582	0.587	0.591	0.598
23.0	0.370	0.416	0.428	0.437	0.446	0.456	0.464	0.473	0.480	0.487	0.494	0.501	0.508	0.513	0.518	0.523	0.529	0.534	0.541	0.549	0.557	0.563	0.568	0.572	0.579
24.0	0.352	0.398	0.410	0.419	0.428	0.436	0.445	0.454	0.460	0.468	0.474	0.482	0.488	0.494	0.499	0.503	0.509	0.514	0.522	0.530	0.538	0.544	0.549	0.553	0.560
25.0	0.337	0.382	0.393	0.402	0.410	0.419	0.427	0.436	0.443	0.449	0.456	0.463	0.470	0.475	0.480	0.485	0.490	0.496	0.504	0.512	0.520	0.526	0.530	0.535	0.543
26.0	0.321	0.365	0.376	0.384	0.393	0.402	0.409	0.418	0.424	0.431	0.439	0.445	0.451	0.457	0.462	0.466	0.471	0.477	0.485	0.493	0.501	0.507	0.512	0.516	0.524
27.0	0.307	0.350	0.361	0.369	0.377	0.386	0.394	0.402	0.408	0.414	0.421	0.428	0.434	0.439	0.444	0.449	0.454	0.459	0.468	0.476	0.484	0.490	0.495	0.500	0.507
28.0	0.292	0.335	0.346	0.355	0.362	0.370	0.377	0.385	0.392	0.398	0.405	0.410	0.417	0.422	0.427	0.431	0.436	0.441	0.449	0.459	0.467	0.473	0.478	0.483	0.490
29.0	0.279	0.321	0.332	0.340	0.344	0.355	0.362	0.370	0.375	0.382	0.388	0.395	0.400	0.405	0.410	0.415	0.420	0.425	0.433	0.441	0.450	0.457	0.461	0.466	0.473
30.0	0.266	0.307	0.317	0.325	0.332	0.340	0.347	0.354	0.360	0.366	0.373	0.378	0.384	0.389	0.394	0.399	0.403	0.409	0.417	0.425	0.434	0.440	0.444	0.450	0.456

EQ SQ，等效平方

表 23-10　托架因子、楔形版因子和补偿器因子

	托　盘	因　子	楔形板	因　子	补偿器	因　子
Co-60	5 mm solid	0.96	15°	0.828	1 mm	0.956
	5 mm slotted	0.97	30°	0.744	2 mm	0.914
			45°	0.653	3 mm	0.874
			60°	0.424	4 mm	0.835
6 MV	5 mm solid	0.97	15°	0.828	1 mm	0.965
	5 mm slotted	0.98	30°	0.714	2 mm	0.931
			45°	0.580	3 mm	0.899
			60°	0.424	4 mm	0.867
18 MV	5 mm solid	0.98	15°	0.866	1 mm	0.945
	5 mm slotted	0.99	30°	0.775	2 mm	0.927
			45°	0.656	3 mm	0.918
			60°	0.449	4 mm	0.892

由于 ^{60}Co 机中 ^{60}Co 的衰减较慢，在短时间内我们可认为其剂量率为一固定数值。因此，每月需要定期对于 ^{60}Co 机的剂量率进行校准，每月校准的幅度大约是 1.1%。下面公式可用于每月对于准备治疗的患者的治疗时间调整：

新治疗时间 = 老治疗时间 ×1.01

1 月 1 日患者接受 100 cGy 需要 2.00 min，那么 2 月 1 日时接受 100 cGy 则需要照射 2.02 min。而且，由于同位素衰减较慢（半衰期长），治疗中可认为 ^{60}Co 治疗机的剂量率恒定。在例 1 中，治疗时间为 7.94 min，如果治疗是在次月进行的，给予 300 cGy 剂量的治疗时间应设置为 8.02（7.94×1.01）min。

六、直线加速器非等中心治疗时MU的计算

直线加速器与 ^{60}Co 机治疗时间的有关设置的主要区别在于参考剂量率的测量中。^{60}Co 的剂量率为 cGy/min，而直线加速器的剂量率为 cGy/MU。

关于直线加速器的剂量率，时间、距离和速度的计算关系可以帮助理解。下列公式是计算时间与行驶距离的关系：

时间 = 距离 / 速度

如果司机要开 450 里路，全程速度为 50 里每小时，那么需要 9 h 来完成全程。

时间 = 450 里 /50 里 /h

时间 = 9h

不论司机行驶多少次，只要速度保持为 50 里 / 小时，那么都会在 9 h 开完全程。那么这种恒定的速度（剂量率）也同样在 Co-60 机中发生，并且可相似地用于治疗时间的计算中。在直线加速器中，剂量率可随时改变。如果直线加速器的剂量是在真实时间刻度下测量的，那么每次的剂量可能都不一致。因此，直线加速器中不能使用真实时间作为出射剂量的量度。因此，我们使用另外一套时间系统——MU。在例中，尽管速度有变化，但总路程始终为 450 里。那么由于交通状况不同，行驶 450 里所需的时间也会不一样。使用 MU 系统可以保证进行准确的剂量输出，不需要考虑出束时间的多少，此时的剂量率则使用 MU/min。剂量率通常处于 400 ～ 1 000 MU/min，并在治疗时可由治疗师调整其大小。假设剂量率设置为 600 MU/min，而处方为 300 MU，理论上直线加速器可以在半分钟出束 300 MU，然后由于在 600 MU/min 的剂量率下输出存在轻微的波动，所以实际出束时间会稍长于半分钟。如果每次治疗都刚好只出束半分钟，那么患者每次接受的剂量可能会不一致。如果每次治疗都为恒定 300 MU，那么患者的单次剂量就能保证恒定了。

直线加速器非等中心治疗计算

以下例 2、3、4 将会从简单到复杂地展示 MU 的计算

例 2：某患者在 100 cm 源皮距下由 6 MV 光子射线进行治疗。射野大小为 10 cm×10 cm，未使用挡铅。处方剂量为 5 cm 深度处 3000 cGy/10 次，试计算 MU。

步骤 1：确定其等效方野：10

步骤 2：确定其等效射野：无挡铅，因此等效射野亦为 10

步骤 3：确定强档的组织吸收因子：非等中心治疗，因此使用 PDD

步骤 4：确定处方剂量：单次剂量 300 cGy

步骤 5：查阅因子：需要用到的因子有某点的 RDR、Sc、Sp 和 PDD

参考剂量率 = 0.993 cGy/MU（表 23-3）

Sc（10×10 cm）= 1.000（表 23-4）

Sp（10×10 cm）= 1.000（表 23-4）

PDD（5,10,100）= 87.1（表 23-6）

MU = 处方剂量 /RDR×SCF×Sc×Sp×PDD/100

= 300 cGy/0.8649 cGy/MU

= 347 MU

如果射野从 10cm×10 cm 变为 15 cm×15 cm，那么 MU 比 347 大还是小呢？（见例 3）

散射（Sc 和 Sp）与 PDD 均会随着射野增大而增大，因此计算点的剂量率会增加，那么 MU 会小于 347。

例 3：某患者在 100 cm 源皮距下由 6 MV 光子射线进行治疗。射野大小为 15 cm×15 cm，未使用挡铅。处方剂量为 5 cm 深度处 3000 cGy/10 次，试计算 MU。

参考剂量率 = 0.993 cGy/MU（表 23-3）

Sc（15×15 cm）= 1.021（表 23-4）

Sp（15×15 cm）= 1.014（表 23-4）

PDD（5,15,100）= 87.9（表 23-6）

MU = 处方剂量 /RDR×ISCF ×Sc×Sp×PDD/100

= 300/0.993×（101.5/101.5）^{2}×1.021×1.014×87.9/100

= 300/0. 937

= 332 MU

例 4：某患者在 100 cm 源皮距下由 6 MV 光子射线进行治疗。射野大小为 15 cm×15 cm，使用多叶准直器，有效射野大小为 8 cm×8 cm 等效方野，处方剂量为 5 cm 深度处 3000 cGy/10 次。（注意：此处仍使用六步法，但此后不再一一罗列）

处方剂量为单次 300 cGy

使用的因子为 RDR，Sc，Sp 和 PDD

参考剂量率 = 0.993 cGy/MU

Sc（15 × 15 cm）= 1.021（表 23-4）

Sp（8 × 8 cm）= 0.992（表 23-4）

PDD（5, 8, 100）= 86.8（表 23-6）

MU = 处方剂量 /RDR × ISCF × Sc（15 × 15）× Sp（8 × 8）× PDD/100

MU = 300cGy/0.933cGy/MU×（101.5/101.5）× 1.021 × 0.992 × 86.8/100

MU = 300 cGy /0.8730 cGy/MU

MU = 344 MU

注意挡铅使治疗区域变小，因此磁力中 Sp 和 PDD 比例 3 中小。为了弥补 Sp 和 PDD 的减小，例 4 中的 MU 则需要增大。我们可以看到例 3 中 MU 为 332，而例 4 中 MU 为 344。再次强调，与较大的射野相比，较小的射野需要较高的 MU。此外，如果使用了挡铅、楔形板或补偿器，那么也会需要更高的 MU。

七、运用PDD和源皮距进行扩展距离治疗的计算

偶尔情况下，患者的某些病变部位会大于传统治疗方式下的射野尺寸，比如需要进行全身照射、全皮肤照射和一些斗篷野照射时。这时，如果增加治疗距离则可以获得更大的照射范围。这时因为在射束发散的情况下，增加与源之间的距离就可以获得更大的照射范围。使用这种方式可以仅用一个射野就治疗很大的范围。如果坚持使用传统的距离来治疗，要想达到同样大的照射范围需要将照射部位分为多个部分，并对应地使用多个照射野来完成，

同时还需要面临射野边界剂量拼接的这个难题。因此，这种情况下通常会选择扩展距离治疗的方式来规避射野拼接的麻烦。例如，直线加速器的等中心处距源 100 cm，使用 SSD 治疗时，患者体表距源 100 cm。如果治疗区域较大时，患者会被放置于距源更远的地方，比如体表与源的距离可能会达到 125 cm。最后重申一下，扩展距离治疗是指将患者摆在源与等中心的连线延长线处，也就是说源皮距超过参考距离的一种治疗方式。

这种治疗方式下，我们会采用 PDD 这种适合非等中心治疗的参数来进行剂量计算。PDD 与 4 个因素有关：能量、射野面积、深度和 SSD。以上 4 个因子中，任一个因子的变化都会对 PDD 的值产生影响。例如，射线能量从 Co-60 机（1.25 MeV）增大到 6 MV，由于射线穿透能力增加，所以 PDD 也会增大；又如指定能量下射野从 10 cm×10 cm 增大到 15 cm×15 cm，由于散射剂量增加，所以 PDD 也会增大；再如深度从 6 cm 增大到 10 cm，由于射线衰减与吸收增加了，PDD 会减小；而当 SSD 增加时，由平方反比定律可知 PDD 也会增大。考虑到这些原因，使用 PDD 进行扩展距离治疗的治疗时间计算或 MU 计算时需要仔细考虑周全。

1. Mayneord 因子

Mayneord 因子是平方反比定律的一个特别应用。不同机构组织使用的 Mayneord 因子形式不尽相同。要想保证对 Mayneord 因子的正确使用，需要理解 Mayneord 因子中各项参数的意义及推导过程，一旦能准确理解，我们也无需强行记忆这些复杂的公式了。

参考距离下 PDD 可以直接由测量获得。当患者使用扩展距离治疗时，源到最大剂量深度和计算点的距离会有改变。注意改变的是距离而不是治疗的深度。假设患者在使用 6 MV 光子线进行治疗，SSD 为 100 cm，治疗射野 10 cm×10 cm，治疗深度为 5 cm；当距离扩展为 SSD125 cm 时，最大点深度与计算点深度保持不变，同样分别为 1.5 cm 和 8 cm。然而，SSD125 cm 时源到这些点的距离分别为 126.5 cm（125.0 + 1.5 cm）和 133 cm（125.0+ 8.0 cm）（图 23-10）

此外其他一些因素也需要考虑。标准治疗距离和扩展治疗距离下治疗机能量是保持一致的，也就是说 6 MV 的直线加速器不论 SSD 是在 100 cm 还是 125 cm 出射线能量都是一样的。如果射野大小也都是 10 cm×10 cm，计算深度也都是 8 cm，那么这些因素对于计算结果基本没有任何影响。因为 10 cm×10 cm 的射野大小都是在患者体表进行定义的，而由于射束的发散性，计算点处的射野大小会有少许差异，结果散射也仅有少许差异。而导致剂量变化的主要原因在于距离的改变。因为标准距离治疗下源到最大点深度和治疗深度的距离分别是 101.5 cm 和 108 cm。将测量的 PDD 乘以以下值可以除去先前的距离因素的影响：

$$(108)^2/(101.5)^2$$

然后乘以新的距离的比值平方以计算：

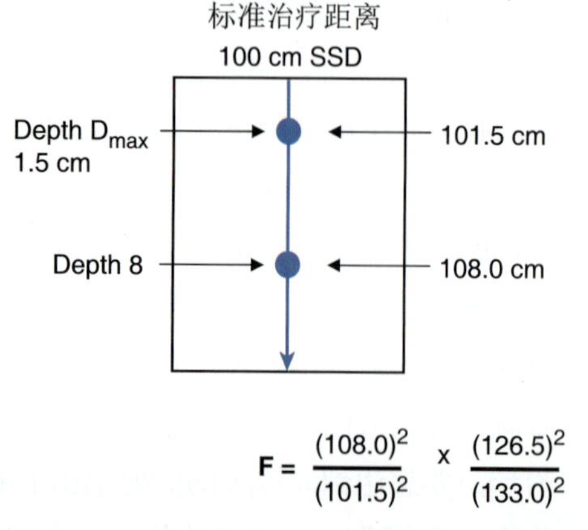

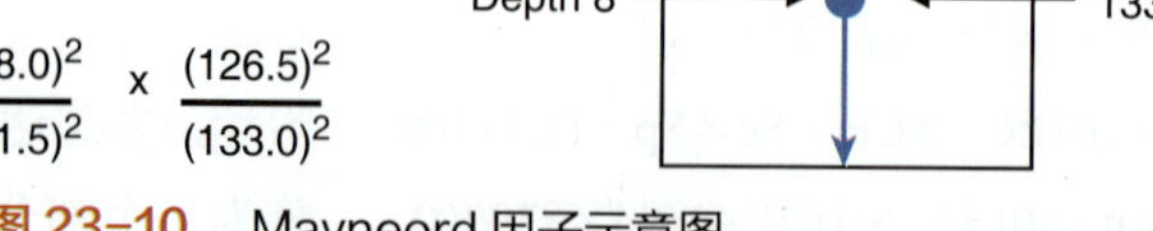

图 23-10 Mayneord 因子示意图

$(126.5)^2/(133)^2$

这样计算可以正确考虑到新的治疗距离下的射线衰减。以上的因子乘以查表获得的标准距离治疗下PDD可以获得扩展距离治疗下的PDD。

Mayneord因子可以使用这些距离数值来计算。注意6 MV射线的最大值深度是1.5 cm，PDD（8,10,100）为75.1%。

原来的距离是101.5 cm和108 cm，新的距离则是126.5 cm和133 cm。

$$新 PDD_{(8,10,125)} = 75.1\% \times (108)^2/(101.5)^2 \times (126.5)^2/(133)^2$$

新PDD = 76.9%

再次申明，Mayneord因子是运用平方反比定律对于PDD进行修正。同样我们在缩减距离治疗中也可以使用。注意Mayneord因子并不能考虑到由于射束发散性导致散射的变化所带来的影响。事实上，扩展距离治疗时，射束发散性降低了，因此散射也会有小幅的减少。因此Mayneord因子只是给出了一个近似的新PDD值，若要得到更加准确的PDD需要使用电离室或其他恰当的设备来进行实际测量。

提示：扩展距离治疗时Mayneord因子应始终大于1。如治疗距离小于标准距离，Mayneord因子应小于1。

试试以下情况的计算：1号患者在SSD100 cm下治疗，体表射野宽度为10 cm；2号患者在SSD200 cm进行治疗，体表射野宽度同样为10 cm，计算两名患者10 cm深度处的射野大小。正确答案应为1号患者11 cm，2号患者10.5 cm。10.5 cm的射野的散射比11.0 cm射野的要小。

下面这个例子运用Mayneord因子计算6 MV光子线的MU。

例5：某患者使用6 MV光子线进行125 cm扩展距离治疗，准直器设置为20 cm×20 cm，患者体表的射野尺寸为25 cm×25 cm。治疗处方为运用单前野给予5 cm深度处3000 cGy/10次，计算MU。

我们可以使用与之前计算MU相似的步骤，首先运用先前的5个步骤，然后增加第6个步骤来计算Mayneord因子。

准直器设置为20 cm×20 cm，刚好其等效方野与自身一致，SSD125 cm处射野大小为25 cm×25 cm，因此，等效射野大小为25^2 cm。

参考剂量率 = 0.993 cGy/MU

Sc（20×20 cm）= 1.038

Sp（25×25 cm）= 1.028

PDD（5,25,100）= 88.9

处方剂量为3000 cGy/10次，即每天单次剂量为300 cGy/次

测量PDD时即标准距离治疗时，源距最大值深度处101.5 cm，源距5 cm深度处105 cm。因此两者的比值的倒数为105/101.5. 患者使用SSD125 cm治疗时，源距最大值深度处和5 cm深度处分别为126.5 cm和130 cm（125.0 + 1.5 = 126.5和125.0 + 5.0 = 130.0）。

运用Mayneord因子计算新PDD，确定5 cm深度处的PDD：

$$新 PDD_{(5,25,100)} = 88.9\% \times (105)^2/(101.5)^2 \times (126.5)^2/(131)^2$$

新PDD=90.08%

使用的公式是剂量的变化除以剂量率。剂量率会受到一些因子的影响。因为治疗是在扩展距离下进行的，射束的强度会由平方反比定律影响。尽管PDD会因为治疗距离的增加而增加，但是射束的强度（剂量率）会因距离的增加而降低。这种矫正将源到计算点的距离及实际治疗SSD与D_{max}的和联系起来了。平方反比矫正则包含在分母里的剂量率矫正中，可以表示为：

$$平方反比矫正 = (参考距离^2)/(治疗 SSD + D_{max})^2 \times PDD/100$$

此时治疗时间可以按如下计算：

$$MU = 处方剂量/RDR \times 平方反比矫正 \times Sc \times Sp \times PDD$$

$$MU = 300\ cGy/0.993\ cGy/MU \times (101.5/126.5)^2 \times 1.038 \times 1.028 \times 90.08/100$$

MU = 300 cGy/0.6145 cGy/MU

MU = 488 MU

再次注意当治疗距离增加时，MU 也应增加来弥补由距离增加带来的强度衰减。

2. 运用 PDD 计算源皮距治疗中的给予剂量

通常我们需要知晓处方剂量点以外其他点的剂量。危及器官不像旁边的正常组织能耐受那么高的剂量。脊髓、小肠、晶体都是典型的需要监控其受照剂量的危机器官。需要监控剂量的组织器官通常是在照射区域以内。

SSD 计算通常是在 D_{max} 处完成的，当使用单野，比如来自脊柱后方的射野，来治疗患者时，D_{max} 处的剂量通常被称为给予剂量。给予剂量的别名包括应用剂量，入射剂量，峰值吸收剂量和 D_{max} 剂量。此点处 PDD 为 100%。当深度比 D_{max} 大时，PDD 会减小，如果使用单野对比 D_{max} 更深处的点给予 300 cGy 时，给予剂量肯定大于 300 cGy。深度处的剂量也被称之为 TD，此概念在 Co-60 和加速器中通用。每个治疗野都有各自的给予剂量。给予剂量可以通过如下公式进行计算：

给予剂量 = TD/PDD×100

PDD 最常用的表达形式为 PDD（d,s,SSD），表示在某治疗距离下（SSD），等效方野为 s 的射野中心轴 d 深度处的 PDD 值。比如 SSD100 cm 下，10 cm×10 cm 射野中心轴上 5 cm 深度处的 PDD 值为 78.3%，那么我们可以将其表示为 PDD（5,10,100）=78.3%。

因此我们可以运用某点的剂量与其对应 PDD 之间的关系，得到如下的一种直接比例关系：

$Dose_A/PDD_A = Dose_B/PDD_B$

运用上述公式可以利用 PDD 计算射野中心轴上任何感兴趣点处的剂量。在本章中，我们称此公式为比例法，用于计算剂量。

以下这个例子计算了给予剂量。

例 6：某患者使用 6MV 直线加速器在 SSD100 cm 下进行治疗。准直器大小为 15 cm×15 cm，不使用 MLC，处方剂量为 5 cm 深度处给予 300 cGy 每次。计算给予剂量

查表 23-6 可知 PDD（5,15,100）为 87.9。

给予剂量 = TD/PDD × 100

给予剂量 = 300 cGy/87.9

给予剂量 = 341.3 cGy

如同预想的一样，给予剂量比肿瘤处剂量更大。

射野中心轴上其他点的剂量我们都可以得到，前提是其深度及 PDD 已知。如果我们需要知晓 3 cm 深度处的剂量，那么由于它位于 D_{max} 与 5 cm 之间，我们便可以从 PDD 表中的相应位置查询到。

在放射治疗的早期，治疗机的射线能量较低，而给予剂量较高的事实给我们带来了一些困难。为了治疗深度处的肿瘤，表浅的组织接受了更高的剂量。所以使用 D_{max} 较小的低能射线治疗机时，明显的皮肤反应较为普遍，有时会因此导致放疗无法实施。

有时，非等中心治疗中会使用平行对穿野。此时，放射治疗会因为最大剂量点的特性而受益。这种情况下，因为给予剂量的贡献而增加出射剂量。出射剂量是指射野出射处 D_{max} 点的剂量。例如，6MV 光子线的 D_{max} 近似为 1.5 cm，如果患者使用了前后对穿野进行治疗并且患者在射野中心轴上的分隔距离为 20 cm，那么 D_{max} 处的剂量值可以计算得出。给予剂量是在 1.5 cm 处进行计算，出射剂量是在 18.5 cm（20 cm － 1.5 cm）处计算。下面的粒子计算了全局 D_{max} 值和脊髓剂量。每一个射野都对于总剂量有自己的贡献。

例 7：患者在 SSD100 cm 下使用 6MV 光子线进行治疗，准直器为 15 cm× 15 cm，而 MLC 形成了 8 cm× 8 cm 的有效射野。处方剂量为 10 cm 深度处给予 3600 cGy/20 次，治疗射野设置为前后对穿射野。患者中心轴上的分隔距离为 20 cm。脊髓位于距背部皮肤 3 cm 的深度处。计算全局 D_{max} 值和脊髓剂量。

我们可以知道，脊髓计算点位于距背部皮肤 3 cm，胸部皮肤 17 cm 处。重要的信息是所有的计算点都

在中心轴上，患者总的分隔大小减去脊髓距背皮肤深度可得到距胸皮肤的深度（20.0 cm − 3 cm = 17.0 cm）。而 6MV 的光子线的 D_{max} 深度为 1.5 cm，背部出射点为 18.5 cm（20.0 cm – 1.5 cm）。

计算需要用到的因子为：

PDD（1.5, 8, 100）= 100.0（D_{max} 处 PDD 值）

PDD（3, 8, 100）= 95.0（3 cm 深度处 PDD 值为计算后射野的脊髓剂量）

PDD（10, 8, 100）= 66.7（10 cm 处剂量为计算中平面剂量）

PDD（17, 8, 100）= 45.2（17 cm 处 PDD 为计算前射野的脊髓剂量）

PDD（18.5，8, 100）= 41.6（18.5 cm 处剂量以代表出射剂量）

全局 D_{max} 剂量值的计算

A. 计算前向射野对于 D_{max} 的贡献(给予剂量)。此问题中，我们直接使用下列公式：

A 的剂量 /PDD_A= B 的剂量 /PDD_B

$Dose_{1.5\ cm}/PDD_{1.5\ cm} = Dose_{10\ cm}/PDD_{10\ cm}$

$Dose_{1.5\ cm}/100 = 90\ cGy/66.7$

$Dose_{1.5\ cm} = 134.9\ cGy$

B. 计算背向射野对于 D_{max} 的贡献(出射剂量)。

出射点 A 和 D_{max} 点 B 的深度分别为 18.5 cm 和 1.5 cm

$Dose_{1.5\ cm}/PDD_{1.5\ cm} = Dose_{18.5\ cm}/PDD_{18.5\ cm}$

$134.9\ cGy/100 = Dose_{18.5\ cm}/41.6$

$Dose_{18.5\ cm} = 56.1\ cGy$

C. 综合考虑前向射野与背向射野的贡献之和来计算 D_{max}

D_{max} Dose（总和）= D_{max} Dose（前向）
+ D_{max} Dose（背向）

D_{max} Dose（总和）= 134.9 + 56.1

D_{max} Dose（总和）= 191.0 cGy

计算脊髓的剂量（前后野的综合贡献）

A. 计算前向射野对于脊髓的剂量贡献，使用脊髓点 A 和 D_{max} 点 B 分别为 17.0 cm 和 1.5 cm：

$Dose_{17\ cm}/PDD_{17\ cm} = Dose_{1.5\ cm}/PDD_{1.5\ cm}$

$Dose_{17\ cm}/45.2 = 134.9\ cGy/100$

$Dose_{17\ cm} = 61.0\ cGy$

B. 计算背向射野对于脊髓的剂量贡献，使用脊髓点 A 和 D_{max} 点 B，分别为 3.0 cm 和 1.5 cm：

$Dose_{3\ cm}/PDD_{3\ cm} = Dose_{1.5\ cm}/PDD_{1.5\ cm}$

$Dose_{3\ cm}/95.0 = 134.9\ cGy/100$

$Dose_{3\ cm} = 128.2\ cGy$

C. 将前向射野和背向射野对于脊髓的剂量贡献加起来：

Cord Dose（Total）= Cord Dose（Anterior）
+ Cord Dose（Posterior）

Cord Dose（Total）= 61.0 cGy + 128.2 cGy

Cord Dose（Total）= 189.2 cGy

如果上述计算是用在 ^{60}Co 机（1.25 MeV）中，那么我们能得到如下数据：

计算点	^{60}Co	6MV	差别百分比（%）
D_{max} 处总剂量	212.8	191.0	11.4
脊髓总剂量	197.0	189.2	4.1
中平面的总剂量	180.0	180.0	0.0

尽管两种治疗机下中平面的剂量一致，D_{max} 处剂量和脊髓剂量却不同。上述数据表明，使用更高能量的光子线治疗机，D_{max} 值和脊髓剂量会更低一些。比如对于 10 MV、18MV 甚至更高能量的光子线而言亦是如此。高能射线的一个优点在于 D_{max} 剂量值更低，尤其对于平行对穿射野而言。在此例中，使用 6MV 光子线比 Co-60 机时患者脊髓的剂量会低 4.1%。

八、源轴距（等中心）剂量计算

当治疗等中心放置在患者体内某点处时，我们称其为源轴距 SAD 治疗，也可称为等中心技术。由于射野大小是在等中心处进行定义的，所以患者体内等中心处的射野大小与准直器大小一致，这不同于非等中心治疗中体表的射野大小与准直器大小一致的情况。

与 SSD 治疗相比，SAD 治疗中当患者摆位完毕后，每个射野的治疗中心点与患者之间无相对移动。比如，某患者使用 6 MV 加速器处于 SSD100 cm 下进行前后对穿野治疗。患者的中心轴分隔距离为 20 cm，在患者的中平面处进行剂量计算（距胸部、背部皮肤相同的距离处）。如果使用 SSD 方式治疗，前向射野距胸部皮肤距离 100 cm，此射野治疗完毕后，机架角旋转 180º 再实施背向射野治疗。然而，我们必须升床直至源到患者背部皮肤相距 100 cm。

而对于同一患者使用 SAD 治疗时，前向射野的 SSD 为 90 cm，等中心在胸部皮肤下 10 cm 和背部皮肤下 10 cm 处，正是处方所定义的中平面处（注意胸部皮肤下 10 cm 深度和背部皮肤下 10 cm 深度加起来正好等于中心轴上 20 cm 分隔距离）。SAD 为 100 cm（SSD90 cm+10 cm 深度）。当前向射野治疗后，机架角需要转动 180º 来进行背向射野治疗。然而在等中心技术中，机架角是绕着患者体内的等中心点进行旋转。因此患者处于前向射野 SSD 90cm，床无须再进行升降。治疗射野间移动的减少可以降低患者的治疗摆位误差。

计算特定点的 MU 时，TAR、TMR 和 TPR 在等中心治疗中使用较为方便。PDD 也可以用于等中心治疗中。然而，由于这些因子的计算方式不同，所以导致 PDD 在剂量计算的使用中与 TAR、TMR 和 TPR 有两大不同之处。PDD 是由空间中两个不同的点的测量剂量得到的。TAR、TMR 和 TPR 则是由在同一点进行的两次剂量测量值来得出的。这与射野发散度和平方反比定律的应用相关。

首先，使用 TAR 时需要使用到射野大小参数。在某些情况下，感兴趣处的射野大小必须确定。例如，我们需要计算中心轴上的等中心点以外的其他点处的剂量时，由于射线发散性，感兴趣点所在处的射野大小有一定的变化。另一个影响因素则是平方反比定律，当我们要计算等中心以外其他点的剂量时需要应用一个平方反比因子来矫正，下面这个例子会对我们刚讨论的问题进行详细的阐述。

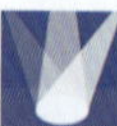

等中心治疗计算过程

SAD 治疗中使用的公式

MU 的计算：

TAR 计算

MU = 处方剂量 /RDR × ISCF × Sc × TAR × 其他因子

TMR 计算

MU = 处方剂量 /RDR × ISCF × Sc × Sp × TMR × 其他因子

TPR 计算

MU = 处方剂量 /RDR × ISCF × Sc × Sp × TPR × 其他因子

距离改变时射野大小的变化

射野面积 A/ 距离 A = 射野面积 B/ 距离 B

某点的 TAR, TMR 和 TPR

A 点剂量 = B 点剂量 /TARB × （SCPDB）^{2}/（SCPDA）^{2} × TARA

A 点剂量 = B 点剂量 /TMRB × （SCPDB）^{2}/（SCPDA）^{2} × TMRA

A 点剂量 = B 点剂量 /TPRB × （SCPDB）^{2}/（SCPDA）^{2} × TPRA

与非等中心治疗计算章节里提到的六步法一样，在等中心技术中我们也可以采用以下步骤：

步骤 1：由准直器大小确定等效方野（用于 Sc 的确定）

步骤 2：确定有效射野大小（用于 TAR、TMR 或 TPR 和 Sp 的确定）

步骤 3：确定适合的组织吸收表格

步骤 4：确定处方剂量

步骤 5：在表格中寻找因子值

步骤 6：运用适合的公式确定 MU

例 8：患者使用 6 MV 光子线在 SAD100 cm 下进行治疗。SSD 为 95 cm，准直器大小为 15 cm×15 cm，MLC 将治疗射野缩小为 8 cm×8 cm 有效射野。处方为单前野给予 5 cm 深度处 3000 cGy/10 次。运用 TAR 计算 MU。

步骤 1：准直器等效方野为 15.0

步骤 2：有效射野大小为 8.0

步骤 3：使用 TAR 进行剂量计算（提示：使用 TAR 时，因其已经包含了 Sp，所以仅需再用 Sc 即可）。

步骤 4：处方剂量为 300 cGy/ 次（3000

cGy/10 次）

步骤 5：所使用的因子为 RDR、Sc、TAR 和托架因子：

参考剂量率 RDR = 1.0 cGy/MU（表 23-3）

Sc（15cm × 15 cm）=1.021（表 23-4）

TAR（5, 8）= 0.941（表 23-8）

步骤 6：使用适当的公式确定 MU

MU = Prescribed Dose/RDR× ISCF ×Sc（CS）×TAR（EFS）

MU = 300 cGy/1.0 cGy/MU ×（100/100）^{2} × 1.021 ×0.941

MU = 312 MU

将 ISCF 作为平方反比矫正因子，SCPD 为源到计算点的距离，CS 为准直器大小。

注意 ISCF 用于等中心计算时（与 TAR、TMR 或 TPR 联合使用时）可以由以下公式来确定

ISCF =（参考距离 /SCPD）^{2}

患者在 SAD100 cm 下治疗，SSD 为 90 cm，因此等中心在皮下 10cm 处，确定 10cm 和 15cm 深度的 ISCF

ISCF（10 cm）=（100 cm/100 cm）^{2}

ISCF（15 cm）=（100 cm/105 cm）^{2}

两种情况下，参考距离为 100 cm（等中心距离），10 cm 深度的 SCPD 为 SSD90 cm + 10 cm=100 cm，15 cm 深度的 SCPD 为 SSD90 cm + 15 cm=105 cm。

例 9：患者使用 6MV 光子线在 SAD100 cm 下进行治疗。SSD 为 90 cm，准直器大小为 15 cm× 15 cm。MLC 使治疗区域缩小为 8 cm × 8 cm 等效射野。处方为前后对穿野给予 10 cm 深度处 4000 cGy/20 次。使用 TAR 计算 MU。

剂量率的因子为：

参考剂量率 = 1.0 cGy/MU

Sc（15 × 15 cm）= 1.021

TAR（10, 8）= 0.787

处方剂量 = 100 cGy/ 野

MU = 处方剂量 /RDR × ISCF × Sc $_{(CS)}$ × TAR$_{EFS}$

MU = 100 cGy/1.0 cGy/MU ×（100/100）^{2} × 1.021× 0.787

MU = 100 cGy/0.7794 cGy/MU

MU = 124 MU/ 野

如今，手工计算某点的剂量或者 MU 时，TMR 和 TPR 已经替代了 TAR。

当 TMR 或者 TPR 用于剂量计算时，10cm × 10 cm 射野的剂量率通常为 1.0 cGy/MU，在本章中 TMR 计算中，使用了两个散射因子，Sc 校正了准直器散射带来的影响，Sp 校正了患者体内的散射，总散射因子可由 Sc 乘以 Sp 得到。

下例使用了 TMR，然而由于 D_{max} 的深度会根据射野大小的变化有些许改变，许多放疗中心如今使用 TPR，TPR 与 D_{max} 之间相互独立。使用 TPR 时，任何深度都可以选做参考深度，包括 10 cm×10 cm 的 D_{max} 深度。也就是说，6MV 光子线的 TMR 表若参考深度选为 1.5 cm 时则成了 TPR 表。

例 10：患者在 SAD100 cm 下使用 6MV 光子线进行治疗，治疗 SSD 为 95 cm，准直器大小为 15 cm×15 cm，未使用其他射野修整装置。处方为单野照射 5 cm 深度下 3000 cGy/10 次，使用 TMR 计算 MU。

计算点剂量率用到的因子为 RDR、Sc、Sp 和 TMR

参考剂量率 RDR = 1.0 cGy/MU

Sc（15 × 15 cm）= 1.021

Sp（15 × 15 cm）= 1.014

TMR（5, 15）= 0.937（表 23-9）

处方剂量 = 300 cGy

MU = 处方剂量 /RDR × Sc $_{(CS)}$ × Sp $_{(EFS)}$ × TMR $_{(EFS)}$

MU = 300 cGy/1.0 cGy/MU × 1.021 × 1.014 × 0.937

MU = 300 cGy/0.9701 cGy/MU

MU = 309 MU

例 11：患者在 SAD100 cm 下使用 6MV 光子线进行治疗，治疗 SSD 为 95 cm，准直器大小为 15 cm×15 cm，MLC 将有效射野大小缩减为 12 cm×12 cm。处方为前后对穿野照射 10 cm 深度下 4000 cGy/20 次，使用 TMR 计算 MU。

使用的因子为：

参考剂量率 RDR = 1.0 cGy/MU

Sc（15 × 15 cm）= 1.021

Sp（12 × 12 cm）= 1.006

TMR（10, 12）= 0.797

处方剂量 = 100 cGy/ 单野

$MU = 处方剂量 /RDR \times ISCF \times Sc_{(CS)} \times Sp_{(EFS)} \times TMR_{(EFS)}$

$MU = 100\ cGy/1.0\ cGy/MU \times (100/100)^2 \times 1.021 \times 1.006 \times 0.797$

MU = 100 cGy/0.8186 cGy/MU

MU = 122 MU

1. 等中心治疗中给予剂量和感兴趣点剂量

给予剂量是指单野给予 D_{max} 深度处的剂量。在上例中，每个治疗野有各自的给予剂量，使用 TAR、TMR 或 TPR 计算给予剂量时比使用 PDD 会更为复杂。以使用 TMR 为例，射野的处方剂量 SCPD 和处方剂量点处的 TMR 必须要知晓。

如前讨论，TMR 的两次测量都是在同一离源距离处进行的，由于射束的发散性，离源距离增大时，射野大小会增大。因此当使用 TMR（或 TAR、TPR）时，计算点的射野大小必须要知晓，要求得任何距离处的射野大小，下面这个基于相似三角形的公式可以使用：

$Field\ Size_A/Distance_A = Field\ Size_B/Distance_B$

实际上，矩形野的等效方野更常用到，例如，某射野大小为 20 cm× 10 cm, 其等效方野 13.0 将会被使用运用 TMR/TPR 计算给予剂量时，可使用以下公式

$Dose_A = Dose_B/TMR_B \times (SCPD_B)^2/(SCPD_A)^2 \times TMR_A$

其中 $Dose_A$ 为 A 点剂量，$Dose_B$ 为 B 点剂量，TMR_A 为 A 点的 TMR，TMR_B 为 B 点的 TMR，$SCPD_A$ 为 A 点离源的距离，$SCPD_B$ 为 B 点离源的距离

例 12：患者在 SAD100 cm 下使用 6MV 光子线进行治疗，治疗 SSD 为 95 cm，准直器大小为 10 cm ×10 cm，未使用其他射野修整装置。处方为等中心处每天 300 cGy，计算给予剂量。

使用以下公式：

$Dose_A = Dose_B/TMR_B \times (SCPD_B)^2/(SCPD_A)^2 \times TMR_A$

其中 $Dose_A$ 为 A 点剂量（本例中为给予剂量），$Dose_B$ 为 B 点剂量（本例中为等中心），TMR_A 为 A 点 TMR(D_{max} 深度处)，TMR_B 为 B 点 TMR(等中心处)，$SCPD_A$ 为源到 A 点的距离（95 cm SSD + 1.5 cm 深度），$SCPD_B$ 为源到 B 点的距离（95 cm SSD+ 5 cm 深度），$Dose_A$ 为 $300\ cGy/.929 \times (100/96.5)^2 \times 1.000$，经计算得 346.8 cGy。

注意 $SCPD_B$ 和 $SCPD_A$ 的比值即平方反比定律。SCPD 可由 SSD 与点深度的和来得到。

例 13：患者在 SAD100 cm 下使用 6 MV 光子线进行治疗，治疗 SSD 为 90 cm，准直器大小为 15 cm×15 cm，MLC 将有效射野大小缩减为 12 cm× 12 cm。处方为前后对穿野照射 10 cm 深度下 4000 cGy/20 次，计算 D_{max} 深度处的剂量即脊髓的剂量。此例中，脊髓为与背部皮肤下 5 cm 处。

在本例中，D_{max} 点处即脊髓处的剂量要求计算得出。每个点的剂量都是由前向和背向两个射野共同贡献的（可将两个射野对于某点的剂量相加得到），我们将在下面的部分进行解释，我们将会用到 TMR、TPR 和 TAR。

第一部分：计算前向射野对于感兴趣点的剂量贡献。A 点代表了皮肤下 D_{max} 深度处，B 点代表了等中心点，本例中为中平面 10 cm 深度处。C 点代表背部皮肤下的脊髓深度处，脊髓距胸部皮肤的距离可由中心轴上患者的总分隔减去脊髓距背部皮肤的距离得到。

Point	SSD	Depth	SCPD	Equivalent Square	TMR	Dose
A	90	1.5	91.5			
B	90	10	100	12.0	0.797	100cGy
C	90	15	105			

D 90 18.5 108.5

我们可以得到 A 点、C 点、D 点的等效方野和 TMR

A 点射野大小为：

射野 $_A$/91.5 cm = 12.0 cm/100 cm 得到射野 A= 11.0（10.98 四舍五入）cm

至此 TMR（1.5,100）就能得到了，注意表中可能无法直接找到一个直接结果，需要使用插值来获取。本例中，TMR（1.5,100）=1.000.（注意：使用 6MV 的 TMR 时，参考深度设置为 1.5 cm，那么所有射野下 1.5 cm 处的 TMR 均为 1）。

C 点射野大小为：

射野 C/105 cm = 12.0 cm/100 cm 得到射野 C= 12.6 cm，TPR（15, 12.6）=0.6672

D 点射野大小为：

射野 D/108.5 cm = 12.0 cm/100 cm 得到射野 D= 13.0 cm

此时，我们已经有了足够的信息来计算前向射野对于 A、C、D 点的剂量贡献。

D_{max} 处 TMR 为 1,

10 cm 处 TMR 为 0.7970

15 cm 处 TMR 为 0.6672

18.5 cm 处 TMR 为 0.5880

我们得到了一个更加完整的数据表格：

Point	SSD	Depth	SCPD	Equivalent Square	TMR	Dose
A	90	1.5	91.5	11.0	1.000	
B	90	10	100	12.0	0.797	100 cGy
C	90	15	105	12.6	0.6672	
D	90	18.5	108.5	13.0	0.5880	

中平面处（10 cm 深度处）的剂量已知为每个射野贡献 100 cGy。从前面所得所有信息我们能够计算前向射野对于 A,C 和 D 点的剂量贡献。

A 点的剂量（前向射野贡献）

$Dose_A = Dose_B/TMR_B \times (SCPD_B)^2/(SCPD_A)^2 \times TMR_A$

$Dose_A = 100\ cGy/0.797 \times (100\ cm)^2/(91.5\ cm)^2 \times 1.000$

$Dose_A = 149.9\ cGy$

C 点的剂量（前向射野贡献）：

$Dose_C = Dose_B/TMR_B \times (SCPD_B)^2/(SCPD_C)^2 \times TMR_C$

$Dose_C = 100\ cGy/0.797 \times (100\ cm)^2/(105\ cm)^2 \times 0.6672$

$Dose_C = 75.9\ cGy$

D 点的剂量（前向射野贡献）：

$Dose_D = Dose_B/TMR_B \times SCPD_B/SCPD_D \times TMR_D$

$Dose_D = 100\ cGy/0.797 \times (100\ cm)^2/(108.5\ cm)^2 \times 0.5880$

$Dose_D = 62.7\ cGy$

至此，由前向射野导致的表格信息就能完成了。

点	SSD	Depth	SCPD	Equivalent Square	TMR	Dose
A	90	1.5	91.5	11.0	1.000	149.9 cGy
B	90	10	100	12.0	0.797	100 cGy
C	90	15	105	12.6	0.6672	75.9 cGy
D	90	18.5	108.5	13.0	0.5880	62.7 cGy

注意我们在先前所讨论的一些规律，当计算深度增加时，TMR 减少（衰减增大）。而且与皮肤表面的剂量更加接近了。

第二部分：计算背向射野对于各点剂量的贡献。再次，A 点代表了胸部皮肤下 D_{max} 深度处，B 点代表了等中心点，本例中为中平面 10 cm 深度处。C 点代表胸部皮肤下的脊髓深度处，需要注意的是，这些点的深度都是从背向皮肤表面作为参考。由于平行对穿射野的对称性，背向射野对于 D_{max} 处（D 点）的剂量与前向射野对于 D_{max} 处（A 点）的剂量是相同的。18.5 cm 深度处的剂量也有相同的关系。因此，我们仅需计算 5 cm 深度处的剂量即可。

C 点剂量（背向射野贡献）：

$Dose_C = 100\ cGy/0.797 \times 100\ (cm)^2/95\ (cm)^2 \times 0.9308$

$Dose_C = 129.4\ cGy$

Point	SSD	Depth	SCPD	Equivalent Square	TMR	Dose
A	90	18.5	108.5	13.0	0.5880	62.7 cGy
B	90	10	100	12.0	0.797	100 cGy
C	90	5	95	11.4	0.9308	129.4 cGy
D	90	1.5	91.5	11.0	1.000	149.9 cGy

第三部分：将前向射野和背向射野对于各点的剂量贡献相加，完成问题解答。

Point	Anterior	Posterior	Total
A	149.9	62.7	212.6
B	100	100	200.0
C	75.9	129.4	205.3
D	62.7	149.9	212.6

此项技术展示了 SAD 治疗下除等中心点以外其余各点的剂量计算。如果我们运用刚才的诸多参数计算多种能量射线下的剂量，我们肯定能发现一个固定模式。较低能量的射线在治疗区域外存储了较高的能量。也就是说，低能射线的 D_{max} 剂量较大，而其他参数保持不变。相反，当能量增加时，表面剂量更低。不过所有情况下等中心的剂量都是相同的。射线能量越高，皮肤保护效果越明显（皮肤剂量越低），因此我们可以认为高能的射线更适合治疗较深的肿瘤。

2. 扩展距离治疗

例 14：患者在 SSD 144 cm 下使用 6 MV 光子线进行治疗，准直器大小为 10 cm×10 cm。处方为单前野照射 6 cm 深度下 100 cGy。

本例中，患者在扩展距离下进行治疗。计算 MU 时，必须考虑到由距离增加带来的射线强度的降低，并做出矫正。因此我们应用了 ISCF。

等中心处的射野大小为 10 cm×10 cm，然而计算点在 150 cm（144 cmSSD+6 cm 深度）。使用相似三角形，150 cm 处射野大小为 15 cm×15 cm。并且，准直器散射是在 100 cm 处的射野大小来确定的，因此 Sc 使用 10 cm× 10 cm 来决定。另外，Sp 是由 15 cm× 15 cm 来确定（计算深度处的射野大小）。（注意：扩展距离下 Sp 可由其他技术来计算）

参考剂量率 RDR = 1.0 cGy/MU

Sc = 1.000

Sp = 1.014

TMR（6, 15）= 0.913

ISCF =（100/150）^{2}, 结果为 0.4444

MU = 处方剂量 /RDR × ISCF × Sc × Sp × TMR

MU = 100 cGy/1.0 cGy/MU ×（100/150）^{2} × 1.00 × 1.041 × 0.913

MU = 100 cGy/0.4115 cGy/MU

MU = 243 MU

注意，在扩展距离下，MU 必须大幅增大才能给予 100 cGy 的剂量。

九、不均等射野权重

某些放射治疗中心使用平行对穿野或者多个射野以及不同的处方剂量来实施治疗。这种方式常常用于肿瘤与皮肤表面较近但又能从多射野中获益的情形。结果是离肿瘤较近的射野入射处剂量较高，而反向射野的入射处正常组织的剂量较低。尽管外部各组织的剂量不均衡，但是我们指定的处方剂量点剂量应该保持恒定。也就是说，SAD 治疗中等中心点需要接受整个处方剂量。

请看基本剂量计算公式：MU = 剂量 / 剂量率

射野权重带来的最直接的影响为各射野对于处方点的剂量贡献。如果某处方规定处方点需要均等地从两个射野中获得 200 cGy 剂量，那么每个射野对于处方剂量点的贡献为 100 cGy。然而，如果某个治疗是由 AP 和 PA 两个前后对穿野来完成的，并且规定 AP 射野的剂量贡献是 PA 射野的 2 倍（写作 2 比 1 或 2:1），此时每个射野必须出束不同的剂量。

各个治疗射野（本例中为 2 个）的剂量贡献应除以权重的和。本例中，权重和为 3（2+1），总的剂量与其相除：200 cGy/3 = 66.7 cGy 得到了每份剂量贡献，而每份贡献乘以权重就能得到每个射野的剂量贡献：

AP 剂量 = 66.7 cGy × 2 = 133.4 cGy

PA 剂量 = 66.7 cGy × 1 = 66.7 cGy

在各射野的 MU 或者治疗时间的计算中上述参数需要用到。快速核对其准确性的方法为将各个射野剂量相加，结果应和处方剂量相同或者十分相近（考虑到计算中的四舍五入误差）。

此法可用于使用各个数量的射野的治疗计算中，权重剂量不影响剂量率，仅影响各个射野的剂量贡献。

例 15：患者在 SAD100 cm 下使用 6MV 光子线进行治疗，治疗 SSD 为 90 cm，准直器大小为 15 cm× 15 cm，MLC 将有效射野大小缩减为 12 cm× 12 cm。处方为前后对穿野照射 10 cm 深度下 180 cGy1 次，AP 与 PA 射野的权重比为 2 ∶ 1，使用 TMR 计算 MU。

总剂量为 180 cGy，总权重为 3（2+1），将 180 cGy 除以 3 可得权重 1 为 60 cGy。因此对于权重 2，剂量为 60 cGy × 2，即 120 cGy。下一步则是计算 120 cGy 和 60 cGy 的 MU

MU = 处方剂量 /RDR × ISCF × Sc × Sp × TMR × Other Factors

AP 射野 MU = 120 cGy/1.0 cGy/MU×（100/100）^{2} × 1.021 × 1.006 × 0.797

AP 射野 MU = 120 cGy/0.8186 cGy/MU

AP 射野 MU = 147 MU

PA 射野 MU = 60 cGy/1.0 cGy/MU×（100/100）^{2} × 1.021 × 1.006 × 0.797

PA 射野 MU = 60 cGy/0.8186 cGy/MU

PA 射野 MU = 73 MU

例 16：本例中展示了挡铅托架使用时计算。某患者在 SAD100 cm 下使用 6MV 光子线进行治疗，治疗 SSD 为 86 cm，准直器大小为 15 cm× 15 cm，挡铅将有效射野大小缩减为 12 cm× 12 cm。5 mm 的托架用于放置铅块。处方为每个射野照射 90 cGy，计算 MU。

MU = Prescribed Dose/RDR × ISCF ×Sc×Sp × TMR × Tray Factor

MU = 90 cGy/1.000 cGy/MU ×（100 cm/100 cm）^{2} × 1.021 × 1.006 × 0.688 × 0.98

MU = 130 MU

另一种方法：首先在 MU 计算中不考虑托架因子，然后将算出来的 MU 乘以托架因子的倒数，1/0.98 = 1.02

MU = 90 cGy/1.000 cGy/MU ×（100 cm/100 cm）^{2} × 1.021 × 1.006 × 0.688

MU（无托架）= 127.4 MU

MU = 127.4 × 1.02 MU

MU = 130 MU

例 17：本例展示了楔形板使用时的计算。患者在 SAD100 cm 下使用 6MV 光子线进行治疗，射野为一个前向射野和左右各一个侧向射野。左右侧向射野中各使用了一个 30° 的楔形板。前向射野治疗 SSD 为 94 cm，每个侧向射野 SSD 为 85 cm。前向射野准直器大小为 12 cm× 12 cm，MLC 将有效射野大小缩减为 10 cm× 10 cm。侧向射野准直器为 6 cm× 12 cm，MLc 将有效射野大小缩减为 6 cm× 6 cm，处方为每个射野每天给予 60 cGy，总共为 180 cGy。计算 MU

前向射野：

MU = 60 cGy/1.000 cGy/MU ×（100 cm/100 cm）^{2} × 1.008 × 1.000 × 0.900

MU = 66 MU

各侧向射野：

MU = 60 cGy/1.000 cGy/MU ×（100 cm/100 cm）^{2} × 0.987×0.984×0.613 ×0.714（楔形因子）

MU = 141 MU

前向射野 MU = 66 MU

左侧向射野 MU = 141 MU

右侧向射野 MU = 141 MU

十、相邻射野的分隔距离

多种治疗技术涉及了射野的衔接问题，某些情况下需要将两者剂量边界进行对接，而其他一些情况需要将两者的射野边界分开。例如一个非常大的不规则的射野需要被分成一个或者多个射野，或者使用了多个不同能量的射野来照射一个较大的区域但又要保证衔接边界的连续性。由于每个射野边界处剂量的迅速跌落，边界处的一个微小位移会导致拼接区域的剂量分布的巨大变化。

衔接区域出现“间隙”或者重叠可能导致：①剂量超出正常组织耐受值；②治疗区域剂量不足衔接的射野可能毗邻彼此或者之间有一个小间隔。

1．射野毗邻。如果相邻的射野刚好在表面处相毗邻，由于射束的发散性，在皮下越深的地方，射野重叠的部分越多。

2．射野分离。此时较深的某处射野边界刚好毗邻，虽然皮肤表面的情况不是如此。这种方式使得深度处的组织得到了保护，由射野重合带来的剂量超标问题也得到了避免。射野在某个深度处进行了拼接，而在皮肤表面留下了一个间隙。

毗邻射野的案例包括头颈部肿瘤的侧向射野与锁骨上射野的衔接或乳腺切线野与锁骨上射野的衔接。分离射野的案例包括全中枢神经照射或者淋巴瘤的斗篷野与主动脉旁射野衔接。不论是毗邻射野还是分离射野，医学剂量师和放疗及时必须保证该重叠的区域要做到重叠，不该重叠的区域不能重叠。

射野衔接时，可以采用几种通用方法来达到剂量的均匀分布，包括等剂量曲线的匹配、重叠区域平移、半野技术和几何匹配。

等剂量曲线的匹配。运用当代治疗计划系统，以达到最大剂量适型度的射野的分离情况可以由系统计算和绘制出。冷热剂量点可以很容易被找出并抹掉，等剂量曲线匹配的精确程度取决于各个射线等剂量曲线的精确度。

重叠区域平移。在皮肤表面毗邻的射野可以不断进行平移来在一定距离内抹平或填充剂量热点或冷点。此技术需要在射野面积上做一些变化以毗邻射野。为了改变重叠区域的大小，射野需要移动一次或者多次。这样的话，重叠区域的剂量总和可以在一定的范围内进行铺展，更有可能优化区域内的剂量分布。

半野屏蔽。可以使用特殊设计的挡块来遮挡治疗野的一半区域，这样剩下的半野在射野边界就无射野发散现象，通常时在射野中心轴上。因此可以在膜体表面使用两个毗邻射野来匹配射野边界，并且保证深度处无射束发散。非对称的铅门或 MLC 组成的射野都可以实现本技术。

几何匹配。通过几何的方式可以让两个射野在拼接时在深度处达到剂量均匀（图 23-11），此方法可行的原因在于射野边界的定义在 50% 剂量跌落处（所有射野的边界处，剂量跌落到中心轴上剂量值的 50% 的位置）。在得知射野大小、SSD、深度的前提下，射野之间的间隔可以计算出来以保证射野能在正确的深度处进行衔接。注意各射野的治疗 SSD 可以不同，重要的是我们可以使用以下公式来计算出射野在某深度处进行衔接所需的表面间隙大小：

$$\text{Gap} = \left(\frac{L_1}{2} \times \frac{d}{\text{SSD}_1}\right) \times \left(\frac{L_2}{2} \times \frac{d}{\text{SSD}_2}\right)$$

其中 L_1 为第一个射野的长度，SSD_1 为第一个射野中源到皮肤的距离，L_2 为第二个射野的长度，SSD_2 为第二个射野中源到皮肤的距离，d 为射野毗邻的深度。

例 18：患者使用了两个相邻射野进行治疗，第一个射野的准直器大小为 8 cm（宽）×12 cm（长）。第二个射野的准直器大小为 10 cm（宽）× 20 cm（长）。第二射野的准直器大小为 10 cm（宽）× 20 cm（长）。两个射野是在 SSD100 cm 下进行治疗。计算皮肤表面的射野间隔以将射野毗邻在 5 cm 深度。

几何间隔的计算可以由相似三角形原理来进行。进行间隔计算的一个重要考虑是要保证射野大小与 SSD 匹配起来，此例中，射野大小定义在 SSD100 cm 即皮肤表面处，因此射野大小与准直器大小一样。第二个需要注意的问题是两个射野的

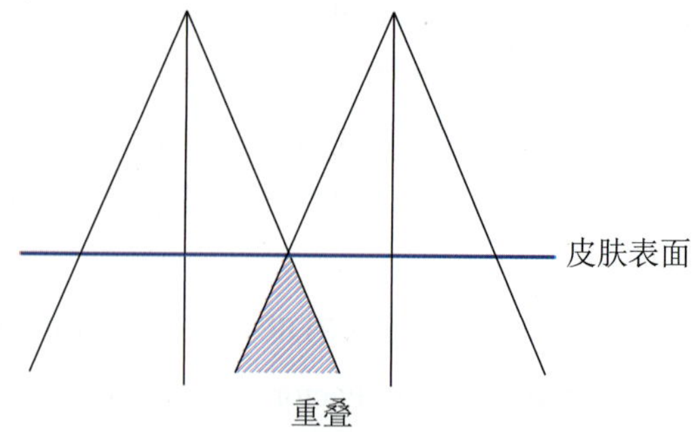

图 23-11　深度处的几何匹配。由于射束的发散性，患者皮肤虽然有照射空隙，但深度处两个射野衔接在了一起

深度必须一致。

$$
\begin{aligned}
\text{Gap} &= (12\text{ cm}/2 \times 5\text{ cm}/100\text{ cm}) \\
&\quad \times (20\text{ cm}/2 \times 5\text{ cm}/100\text{ cm}) \\
&= 0.3\text{ cm} + 0.5\text{ cm} \\
&= 0.8\text{ cm}
\end{aligned}
$$

计算所得两个射野的最小间隔为 0.8 cm，意味着第一个射野的下边界和第二个射野的上边界之间必须保证至少 0.8 cm 的间隔。一般来讲，间隔需要比每天的摆位误差要略大一些。

例 19：患者使用两个相邻射野进行治疗，第一个射野的准直器大小为 8 cm（宽）×16 cm（长）。第二个射野的准直器大小为 10 cm（宽）× 20 cm（长）。第一个射野治疗 SSD 为 95cm，第二个射野治疗 SSD 为 90 cm。计算两个射野在皮肤表面的间隔以将射野毗邻在 5 cm 深度。

因为准直器大小是在 100 cm 进行定义的，所以射野大小需要根据实际的 SSD 进行校正，对于第一个射野为 15.2 cm，第二个射野为 23.4 cm

$$
\begin{aligned}
\text{Gap} &= 15.2\text{ cm}/2 \times 5\text{ cm}/95.0\text{ cm} + 23.4\text{ cm}/2 \\
&\quad \times 5\text{ cm}/90.0\text{ cm} \\
&= 0.400\text{ cm} + 0.65\text{ cm} \\
&= 1.05\text{ cm}
\end{aligned}
$$

同样，1.05 cm 仅为最小间隔，治疗团队很可能将结果四舍五入为皮肤上 1.10 cm

十一、总结

- 治疗团队所使用方法反映了团队的逻辑和想法，通常由医学物理师团队和放疗医师来决定。
- 患者治疗使用的治疗机的输出是在参考射野大小和参考距离下所测量得到的辐射照射量总和。
- 每次采用与标准条件不同的治疗条件时，必须使用相应的因子来进行校正计算。
- 使用楔形板、托架或者补偿器时，在剂量计算时必须考虑到其带来的射线衰减。
- 完成处方剂量所需治疗时间或者 MU 都可以由剂量除以剂量率得到，不论治疗情形有多复杂。关键点在于要理解各项参数及其意义。
- 本章为放疗技师和医学剂量师提供了良好的基础理论，以便更加深入地理解治疗剂量因子和放射治疗系统中的概念。

? 复习题

以下思考题的答案可从 http://evolve.elsevier.com/Washington+Leaver/principles 中找到

1．百分深度剂量随着 ______ 的增加而增加

Ⅰ．能量

Ⅱ．深度

Ⅲ．SSD

a．Ⅰ和Ⅱ

b．Ⅰ和Ⅲ

c．Ⅱ和Ⅲ

d．Ⅰ，Ⅱ和Ⅲ

2．组织空气中随着 ______ 的减小而减小

Ⅰ．射野大小

Ⅱ．深度

Ⅲ．SSD

a．Ⅰ

b．Ⅱ

c．Ⅲ

d．Ⅰ，Ⅱ和Ⅲ

3．治疗中使用了 MLC，在剂量计算中准直器的大小是用于确定 ______

Ⅰ．TMR

Ⅱ．Sc

Ⅲ．PDD

a．Ⅰ

b．Ⅱ

c．Ⅲ

d．Ⅰ，Ⅱ和Ⅲ

4．下列中心轴剂量参数中的哪一个最有可能用于精确计算 18-MV 的等中心治疗中的 MU 计算

a．百分深度剂量

b．背散射因子

c．组织最大比或者组织膜体比

d．上述所有

5．两个权重相等的平行对穿野被用于分隔为

20 cm 组织的 SSD 治疗中，最大剂量点在

a. 皮肤表面

b. 患者中平面

c. 皮下 1.5 cm 处

d. 皮下 5.0 cm 处

6. 与非等中心治疗相比，使用平行对穿射野进行等中心治疗的优势在于 ______

a. 更小的移动误差

b. 皮肤剂量更小

c. a 和 b 都对

d. a 和 b 都不对

7. 楔形板 ______ 了射线的输出，因此必须要将其纳入计算中

a. 增加

b. 减小

c. 不影响

d. 无法判断

8. Mayneord 因子用于转换 ______

a. SSD 变换带来的 PDD 变化

b. SSD 变化带来的 TAR 变化

c. SSD 变化带来的照射量率的变化

d. 照射量（roentgens）到剂量（cGy）

9. 任何情况下，射束路径上放置了任何物体，那么必须在剂量计算中考虑其对射线的衰减吸收作用。这句话 ______

a. 对

b. 错

10. 使用了 45° 楔形板的对穿野的 MU 中，技师未使用楔形板，但照射了使用楔形板情形时的 MU，这个错误可能导致严重的患者超剂量照射甚至死亡。这句话 ______

a. 对

b. 错

? 思考题

1. 分析准直器或者射野大小如何影响直线加速器的输出。

2. 描述 SSD 如何导致 PDD 的变化（提示：与散射无关）。

3. 使用直线加速器运用等中心技术治疗某患者的喉咽，射野中心轴上患者分隔距离为 9 cm，治疗发生在中平面上，并使用左右侧向的两平行对穿野，机器的等中心在 100 cm 处。

a. 患者表面的 SSD 是多少？

b. 如果准直器设为 6 cm× 6 cm，那么皮肤表面的射野大小是多少？

4. 解释射线质（能量）与 TMR 的关系。

5. 一个 20 cm 厚的患者使用 6 MV 的光子线在 SAD100 cm 下进行治疗。使用两个 15 cm× 15 cm 大小的方向相反的开野（无 MLC）给予患者中平面 180 cGy，使用 TMR 计算每个射野的 MU。

6. 某肺癌患者接受 5040 cGY/28 次的治疗，治疗在 SAD 100cm 下使用两个大小 15 cm× 11 cm 方向相反的开野对于患者的中平面进行。分隔距离为 21 cm。射野被铅块遮挡至 11 cm× 11 cm 大小，铅块放置在 5 mm 厚的挡块托架上。使用 TMR 来确定每个射野的 MU。

7. 计算 SSD100 cm 下 6MV 光子线使用单个 15 cm× 8 cm 开野（MLC）基于 12 cm 深度处 300 cGy 所需的 MU。并且计算 6 cm 深度处的剂量。

8. 某患者在 SAD100 cm 下使用 6MV 光子线进行治疗，治疗采用了一个前向射野和左右各一个侧向射野。测量射野均使用了 45° 楔形板，前向射野的 SSD 为 94 cm。测量射野的 SSD 为 85 cm。前向射野的准直器大小为 12 cm× 12 cm，MLC 将射野缩小为 10 cm× 10 cm 等效射野。侧向射野的准直器为 6 cm×12 cm，MLC 将射野缩小为 6 cm× 6 cm，处方为每日 180 cGy，射野权重为 2:1:1（前向：右侧面：左侧面）。使用 TAR 计算每个射野 MU。

9. 比较并对照影响 PDD 和 TPR 的各项因素。

（译者：唐斌　吴骏翔　审校：胡银祥）

参考文献

1. Bentel GC: *Radiation therapy planning*, ed 2, New York,

1996,McGraw-Hill.
2. Bentel GC, Nelson CE, Noell KT: *Treatment planning and dose calculations in radiation oncology*, ed 4, Elmsford, NY, 1989, Pergamon Press.
3. Johns H, Cunningham J: *The physics of radiology*, ed 4, Springfield, Ill, 1983, Charles CThomas.
4. Khan FM: *The physics of radiation therapy*, ed 4, Philadelphia, 2009, LippincottWilliams & Wilkins.
5. Khan FM: *Treatment planning in radiation oncology*, ed 3, Philadelphia, 2011, Lippincott Williams &Wilkins.
6. Selman J: *The basic physics of radiation therapy*, ed 3, Springfield, Ill, 1990, Charles CThomas.
7. Shahabi S: *Blackburn's introduction to clinical radiation therapy physics*, Madison, Wis, 1989, Medical Physics Publishing.
8. Stanton R, Stinson D: *Applied physics for radiation oncology*, revised ed, Madison, Wis, 2009, Medical Physics Publishing.

第 24 章

光子线剂量分布

目的

- 介绍光子单照射野等剂量分布的性质和特征
- 探讨多照射野产生的等剂量分布
- 比较和对比人体曲面校正和组织不均匀性校正的等剂量分布
- 分析用于光子线剂量计算和治疗计划算法的原理和类型
- 讨论三维适形放射治疗、调强放射治疗和容积弧形放射治疗的基本原理
- 例举说明治疗计划的概念以及靶体积、危及器官和边缘不确定度的定义
- 描述目前可用的治疗计划的工具以及如何使用这些工具
- 探讨治疗目的和计划目标的重要性
- 比较用于治疗计划定量评估的方法
- 说明在治疗计划实施之前所需的验证准备

患者将会从放射治疗中获益。因此，开始治疗计划设计过程。我们将使用放射线以治疗患者。患者如何得到最好的治疗？治疗的目的和限制是什么？达到要求的剂量分布是否能满足我们的治疗目的？治疗计划可以定义为针对患者和临床情况进行优化得到的剂量进行传递的过程。放射治疗的计划设计和传递过程非常复杂。必须正确运用放射剂量沉积和分布的方法以确保肿瘤在能被杀死的同时保护正常组织。临床情况多变，因此治疗策略制定很复杂。治疗计划设计方法必须是策略制定过程中的有效工具。它应简化特定治疗目的的制定并促进其实施。在这一章中我们将讨论光子线外照射产生的临床放射剂量分布，对光子线治疗计划方法进行综述。

一、光子线剂量的分布

1. 单照射野等剂量分布

剂量分布是由辐射源产生的剂量大小在空间的表示。它们表述了剂量随辐射体积内位置的变化。百分深度剂量曲线（图 24-1）是剂量变化的一维

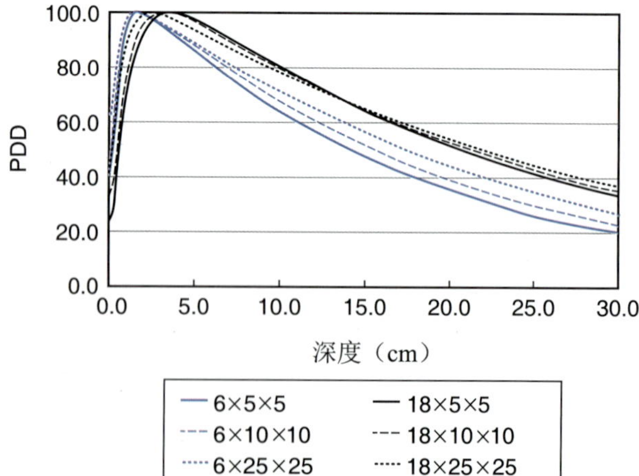

图 24-1 百分深度剂量曲线是关于深度的函数，并且在最大剂量点深度处进行归一化处理。上图为 6 MV 和 18 MV 光子线的深度剂量曲线。注意 PDD 随能量和射野大小的变化。另外也需要注意射野大小对于 6 MV 和 18 MV 光子线的最大剂量点深度的变化和差异

空间表示。百分深度剂量曲线在第 23 章已讲解，它是描述剂量随着光子线中心轴深度的变化。另外，等剂量分布通常是剂量变化的二维空间表示。典型的等剂量分布表示沿着射束方向和垂直射束方向的剂量变化。三维剂量分布则描述了体积中的剂量沉积。这些概念将在后续的章节中有更详细的说明。

治疗计划试图在给定的临床情况下为给定的临床目标优化剂量分布。治疗射野传递足够杀死肿瘤的剂量和危及器官的最小化剂量。因此，先了解剂量分布是如何产生，然后再如何使用是有必要的。我们的讨论将从简单的单照射野开始，然后再讨论更复杂的多照射野。

平野：离轴比。射野的离轴比是另一种射野强度变化的一维空间表示。离轴比描述了在给定深度处垂直于射野中心轴的射线强度的函数。它表示垂直于射野中心轴方向的射线强度。射线强度随着位置变化的函数可以理解为照射在水箱内移动的小型辐射探测器产生的响应数据。图 24-2 说明了这个过程，这是测量临床射线数据的常用方法。辐射探测器在水箱中某一深度垂直于射线运动时，射线强度（探测器响应）则被绘制成与射线位置有关的函数。射线位置函数的强度曲线则是离轴比。图 24-2 中的强度曲线是典型的光子线离轴比。离轴比的分布特征是：首先射线强度快速增加（当辐射探测器进入射线），随后射线强度相对平坦（探测器位于射线的中心位置），然后强度快速减少（探测器离开射线）。

射线离轴比是与深度有关的函数。在浅层，因为射线散射对于总强度的贡献少于深层，所以在浅层的射线离轴比可以更好地描述射线“初级”强度。在最大深度的离轴比，就是射线强度在最大剂量点深度的离轴比，图 24-3 说明加速器均整器对于射线束的影响。均整器减少了射线在中心轴的光子强度。这种效应的证据是在射线中心轴的强度与远离中心轴的强度相比略微减少。均整器的设计是为了在预设的深度处（通常是 10 cm 处）产生一个平坦的强度分布。框表 24-1 对这概念进行更加详细的解释。图 24-3 对比了位于 10 cm 处和 D_{max} 处离轴比的平坦形状。在更深处，散射成为剂量更重要的组成部分，并且沿着光束中心方向的散射多于光束周围。这些散射影响了射线初始的离轴比曲线，产生了相对较平坦的剂量分布。

等剂量分布：等剂量分布由一系列等剂量曲线或曲面组成。传统的等剂量曲线是剂量沿着平行（重合）和垂直于光束方向平面内位置变化的二维表示。等剂量曲线是由一组具有相同剂量的点组成（因此被称为等剂量）。图 24-4 为不同能量的光子束产生的等剂量分布图。这些线所表示的数值为在等中心

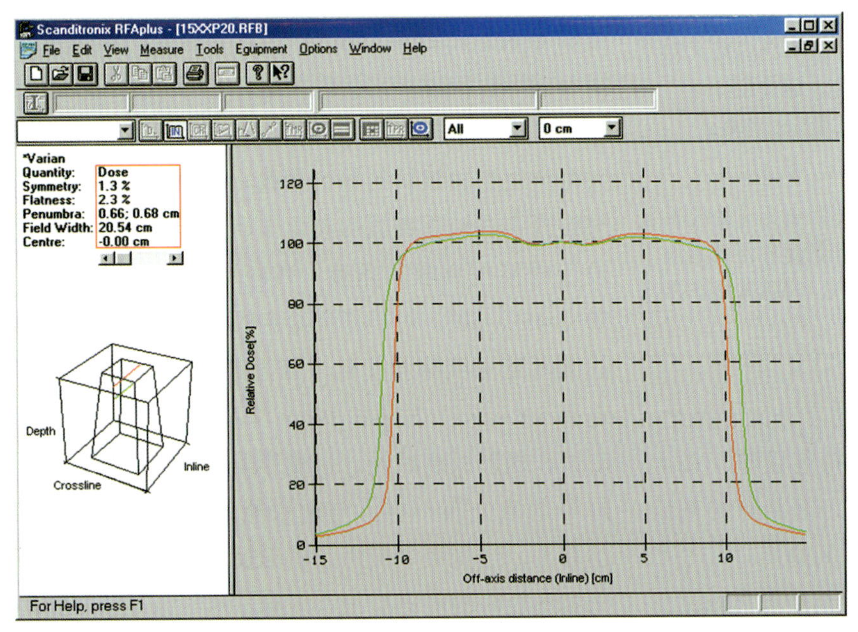

图 24-2 射线的离轴比通常是通过计算机射线数据采集系统测量，该系统包括水箱、辐射探测器、专为射线测量和分析设计的专用软件。注意屏幕最下方显示的射线数据采集几何结构，该结构显示了水箱内电离室的运动方向。采集了一个面中两个扫描轴的数据，并显示了该面的离轴比曲线

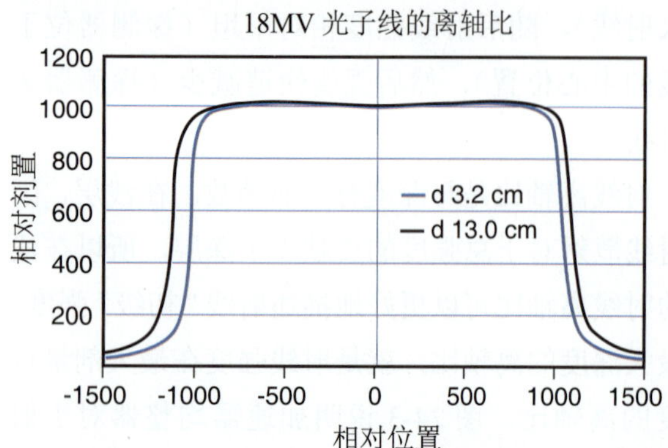

图 24-3 18 MV 光子线在最大深度和 13 cm 深度处的离轴比。注意两个深度处离轴比曲线的形状和大小的差别。更深处的离轴比曲线更宽，这是因为散射的范围随着深度的增加而增加。更深处的离轴比相比于浅层更加平坦，这是因为加速器均整器的设计目的就是为了在深度近似 10 cm 处产生平坦的射线束（框表 24-1）

框表 24-1 光子射野特性规范

通常需要对离轴比进行定量分析来获得光子束的特性。当测量平行于加速器波导管（平行于治疗床）的电子的离轴比时，离轴比通常被称为径向或平面内的离轴比。当测量垂直于电子运动方向（垂直于治疗床）的离轴比通常被称为横向或交叉平面的离轴比。

加速器制造商提供了光子束平坦度和对称性的规范。这些规范确保加速器产生符合临床使用的射线。加速器射野的平坦度和对称性是加速器质量保证的一部分，需要定期检查。定义平坦度的常用方法是在中心 80% 范围内的最大、最小强度之间的差异与中心轴强度的相对百分数：

$$\text{Flatness}_{(\%)} = 100 \times [(I_{max} - I_{min}) / I_{CAX}]$$

I_{max} 和 I_{min} 分别为位于离轴比中心 80% 范围内的最大和最小强度，I_{CAX} 为位于中心轴上的强度。通过统计中心轴两侧的离轴比强度可以以类似的方法量化对称性：

$$\text{Symmetry}_{(\%)} = 100 \times [(I_{+X} - I_{-X}) / I_{xo}]$$

I_{+X} 和 I_{-X} 分别作为离轴比中心轴两侧距离为 x 处的相对离轴比强度，I_{xo} 作为中心轴强度。作为对称性的通常定义为点之间的最大差异。和以前一样，对称性是在离轴比中心的 80% 范围内定义的。

线上某点的剂量和最大剂量之间的百分比。因此，90% 的等剂量线包括了平面内所有剂量等于最大剂量 90% 的点。位于等剂量曲线之间某点的剂量值为这两条曲线所代表的剂量值之间的值。

等剂量分布包含了射线的深度剂量和离轴比曲线等特性。沿着等剂量曲线中心（深度）轴的等剂量线的数值等于该深度处的 PDD。沿着垂直于中心轴方向的等剂量曲线的形状是该射线束的离轴比曲线。等剂量分布随着射线束的能量、源皮距（SSD）和射野大小而变化。另外，从图 24-4 中可以看出，通常加速器产生的 X 线比钴机产生的更加平坦，并且相比于钴机射线能量都是低能。如前所述，这是由于直线加速器中使用均整器带来的影响。图 24-4C 中所示的 4 MV 射线 90% 等剂量曲线的形状。均整器导致射线中心轴区域形成一定的“倾角”。

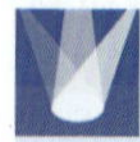

在最简单的形式中，一个给定射野的等剂量曲线以二维图形表示，将深度剂量变化（百分深度剂量）与射野的横轴剂量变化（离轴比）相结合。

楔形野：等剂量分布。有时需要在光束中产生不均匀的强度。在光束中使用不同厚度的衰减器可以产生所需的强度差异。因为其形状，这种可变厚度的衰减器被称为楔形板。当射野使用楔形板时，因为楔形板的不同厚度产生了剂量梯度，也就是说，在楔形板较厚处的剂量小于较薄处。在楔形野给定的深度处，朝向楔形板薄端方向上，剂量随着到射野中心轴距离的增加而增加。类似地，朝向楔形板较厚部分时，等剂量值随着距射野中心轴距离的增加而减少。

楔形野的等剂量分布见图 24-5。注意，楔形野的等剂量曲线是“倾斜的”，给定值的等剂量线沿着楔形板的薄端向更深处移动。等剂量曲线的倾斜程度取决于楔形板的形状。当楔形板厚度变化较大时产生更加倾斜的等剂量线。倾斜的等剂量曲线与射野中心轴垂直线的夹角作为楔形角。楔形板被设计成某些离散的角度。传统用的楔形角为 15°、30°、45°、60°。对于任何给定的楔形板，等剂量线的倾斜随深度略微变化（因为散射的影响），通常选择 80% 深度剂量和 10cm 深度处用于楔形角度测试和楔形板衰减设计。楔形野的等剂量分布和平野等剂量分布一样，与射束能量、SSD 和射野大小有关。当光束中使用了楔形板，楔形野的能谱与无楔形板时的能谱有很小差异。这结论导致平野和

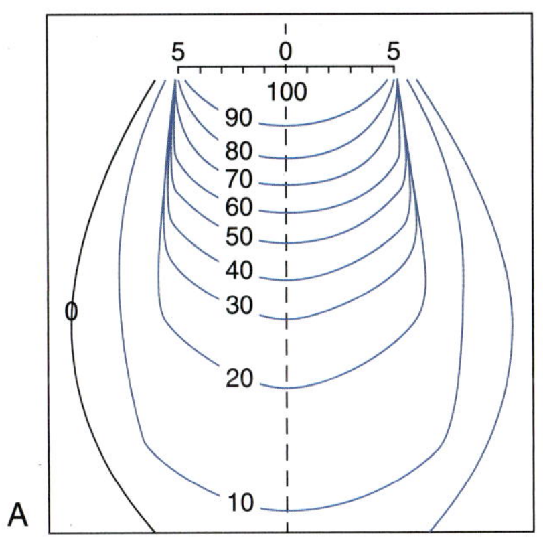

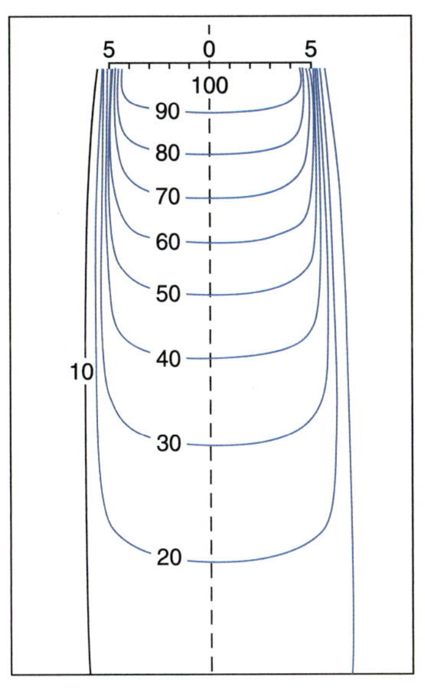

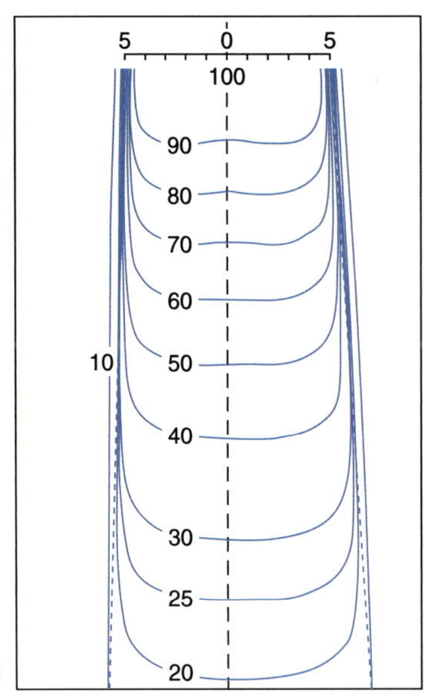

图 24-4 10 cm × 10 cm 平野不同能量

A.200 kVp，1 mm 铜（Cu）半价层（HVL），源皮距（SSD）50cm，B. 钴-60 SSD 80cm；C.4MV SSD 100cm

（由 Khan FM 修改：The physics of radiation therapy, ed 2, Baltimore, 1994, Willianm&Wilkins）

楔形野的 PPDs 有很小差异。当射线能量较低和楔形角较大时的影响更加明显。表 24-1 为该影响的数据。6 MV，15 cm×15 cm 的光子线，20 cm 处的 PDD 在使用了 45° 楔形板时增加了 4%；在类似情况下，18 MV 光子线的深度剂量增加了 2%。

可以在不使用物理楔形板的情况下产生与使用楔形野时相同的等剂量分布。如果允许准直器在照射期间穿过射线，则可以实现类似于楔形板产生的强度变化。使用可移动的准直器形成楔形野的做法通常被称为动态楔形板。通常，在产生动态楔形野的时候，控制准直器运动形成传统的楔形野：15°、30°、45°、60° 的楔形野。最近，动态楔形板可以形成更多的楔形野，不仅限于传统的楔形角度。这些动态楔形板被称为增强型楔形板。

动态楔形板临床应用具体的剂量测定结果超出本章范围。动态楔形板没有楔形因子这个概念。传统楔形板的楔形因子，即楔形野与平野之间的剂量比。这是因为楔形功能不再是通过物理衰减器的差分衰减产生。动态楔形因子，也被定义为楔形野和平野的剂量比，与射野大小有关的输出因子相关，因为现在是通过改变准直器的位置来形成楔形板。由于没有使用楔形因子，动态楔形野的 PDD 与平野相同。

在照射期间通过多叶准直器改变射野的形状可以实现更为复杂的等剂量分布。产生这种射野的方式通常被称为调强。尽管这不常见，但是调强也可以用于描述使用了楔形板的平野。

2. 多野等剂量分布

混合野等剂量分布：平野。除了治疗较浅肿瘤的情况外，如锁骨上淋巴结或脊柱区域的治疗，单光子野很少单独使用。通常，使用多野组合照射（不

表 24-1 6MV 和 18MV 平野和楔形野的百分深度剂量数据 *

百分深度剂量	6MV 平野	6MV 45° 楔形野	18MV 平野	18MV 45° 楔形野
10cm	69.3	70.5	79.1	80.7
20cm	41.8	43.5	53.7	54.7

* 瓦里安 2100C 型加速器数据（Varian Medical, Palo Alto, Calif.），1515cm 射野，100cm 源皮距

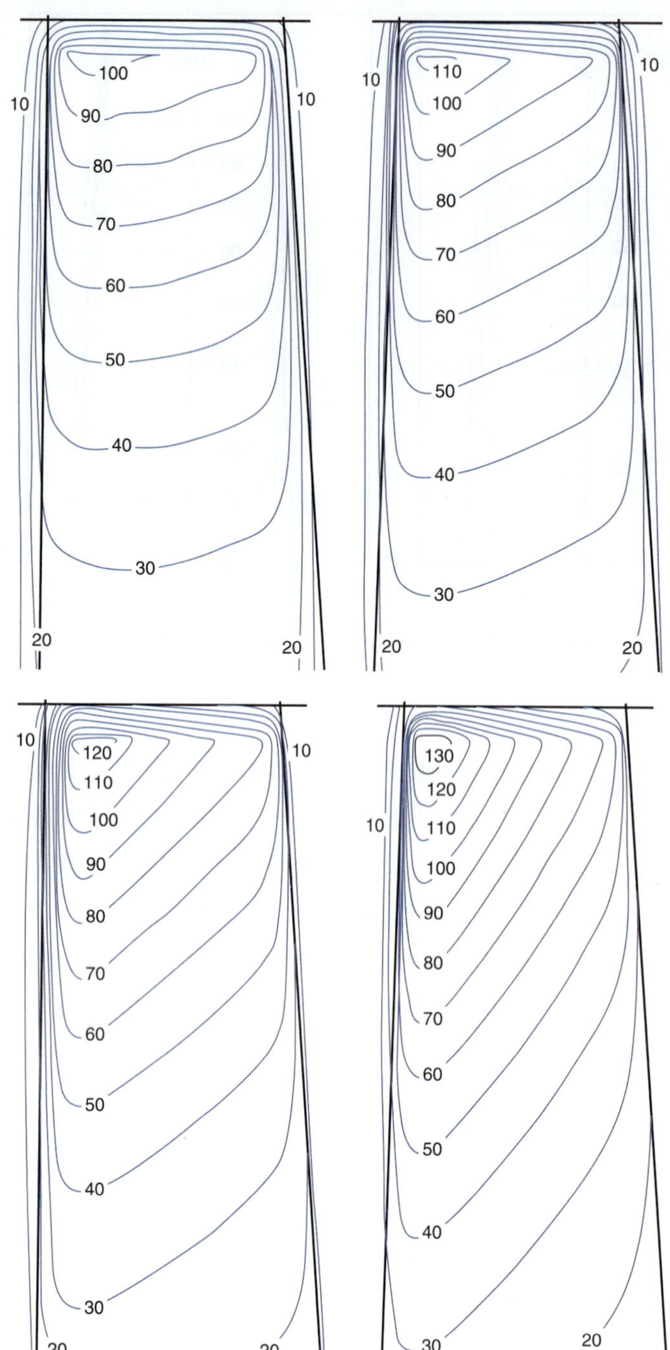

图 24-5 楔形野等剂量曲线的倾斜度取决于所使用的特定楔形板。该图为传统的 15°、30°、45°、60° 等楔形板产生的典型等剂量分布
（由 Bentel GC 修改：Radiation therapy planning, ed 2, New York, 1996, McGraw-Hill）

同方向照射靶区）来改进剂量分布。照射区域集中了多个野所贡献的剂量。

传统上，最常见的多野组合是对穿野。该照射方式是两个治疗野在同一中心轴，相隔 180°。第二个射野与第一个射野大小、形状相同，但是方向相反，补偿了第一个射野随深度的剂量衰减。对穿野通常应用于治疗位于中部治疗深度的靶区。临床常用的对穿野是前后位（AP）和后前位（PA）的胸部野以及右侧和左侧的头颈部野。

对穿野在射束能量和患者厚度匹配的情况下效果最好，可以在照射区域产生均匀的剂量。通过选择合适的能量和合适的患者厚度，对穿野可以产生理想的均匀剂量，如图 24-6 所示。该图给出了不同能量的对穿野沿着中心轴 25 cm 深度范围内所有点的剂量值（想象对穿野是从图的左右侧照射，则可以最好的理解该图）。注意，随着射束能量的

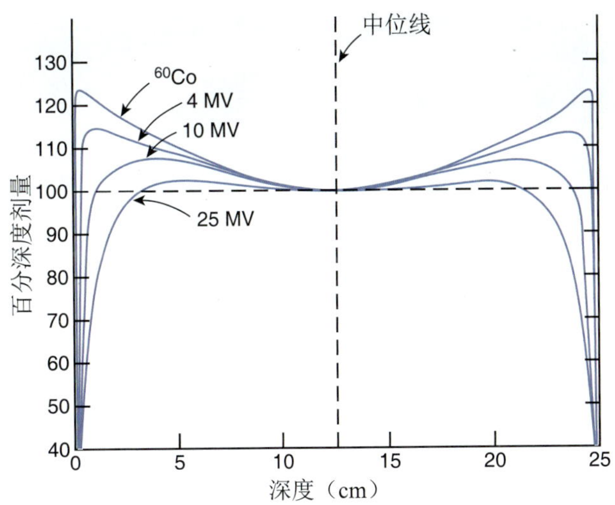

图 24-6 患者体内 25cm 处，沿着对穿野中心轴深度函数的相对剂量。^{60}Co、4 MV、10 MV 和 25 MV 的 (10 × 10)cm^2 射野相对于中位深度的剂量曲线

（由 Khan FM 修改：The physics of radiation therapy, ed 2, Baltimore, 1994, Williams&Wilkins）

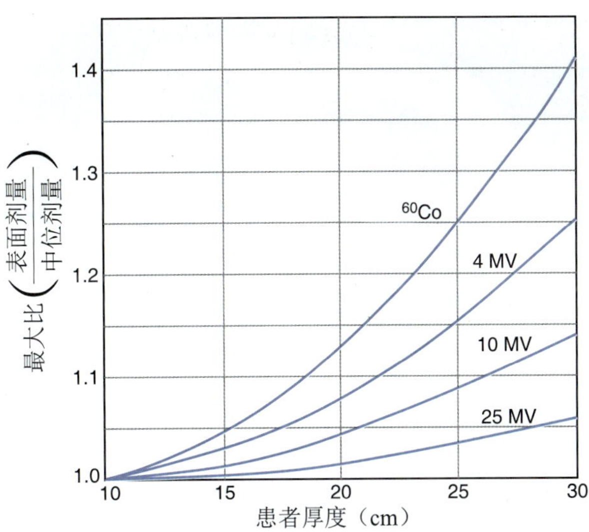

图 24-7 患者使用对穿野治疗。该图显示了沿着射野中心轴表面剂量和中位剂量的最大剂量比。该曲线为 ^{60}Co、4 MV、10 MV 和 25 MV，（10 × 10）cm^2,100 源皮距（SSD）射野关于患者厚度的函数。对于 25 cm 厚的患者，^{60}Co 源皮肤表面剂量比中位线剂量多了 25%

（由 Khan FM 修改：The physics of radiation therapy, ed 2, Baltimore, 1994, Williams&Wilkins）

增加，沿着射束中心轴的剂量变得更均匀。较低能量的射线由于其穿透能力降低，在表面产生较高的剂量，从而产生随深度变化不均匀的剂量分布函数。当患者厚度增加，表面和中线剂量比增加到不可接受的值。在图 24-7 中，6 MV 光子束在患者体内 25 cm 处时，表面剂量比中线剂量多了约 12%。在这种情况，使用其他能量的射线可能更合适。

多野照射技术通常用于对穿野无法形成可接受的剂量分布或需要进一步限制高剂量区域的情况。图 24-8 比较了对穿野、三野和四野的剂量分布。射野越多时，高剂量区域更集中于射野的交叉位置，并且射野交叉点外的相对剂量更少。当射野之间的角度相同时，在射野交叉区域内的剂量分布相对均匀。

混合野等剂量分布：楔形野。对穿野或均分野不适合某些特殊的临床治疗方案。例如，当肿瘤位于脑的一侧时，需要保护另一侧的正常脑组织。在这种情况，可以使用一对楔形野产生均匀的剂量分布。楔形野的等剂量线的倾斜角度与楔形板角度有关。如果射野与中心轴的夹角和楔形角度有适当的关联，则可以在两个楔形野的交叠区域产生均匀剂量分布。如果 Ø 被称作铰接角，是射野中心轴之间的角度，è 是射野的楔形角度，产生均匀剂量分布的铰接角和楔形角的关系如下：

$$Ø = 180° - 2\theta$$

或

$$\theta = 90° - Ø/2$$

上述公式同样适用于多个楔形野。铰接角可以经过调整满足临床要求，例如保护正常组织。混合楔形野中野的个数不受限制。楔形野可以与平野和其他楔形野一起使用。图 24-9 为使用楔形野可以产生更均匀的剂量分布从而保护正常组织的例子。

3. 等剂量分布修正

计划系统中的射野数据几乎都是在水箱中测量获得的。这些数据为照射表面均匀水介质时测得的剂量分布。当实际照射条件和获得标准等剂量分布的条件不同时，我们需要修正和校准剂量分布。射线入射到不规则表面和射野角度超过 90°（正常照射）的校正成为斜入射校正或人体曲面校正。考虑到非均匀介质的情况，这种校正称为组织不均匀

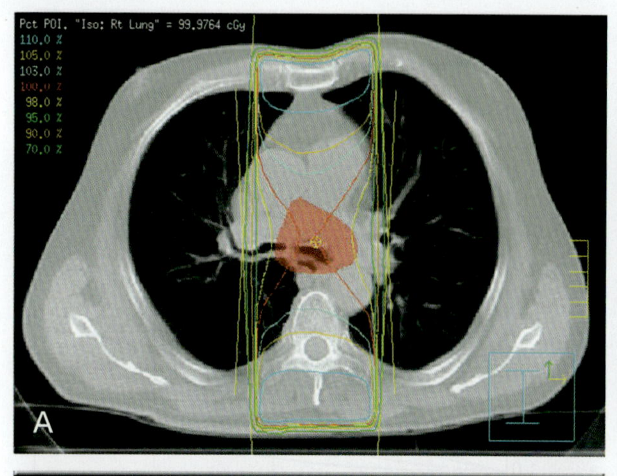

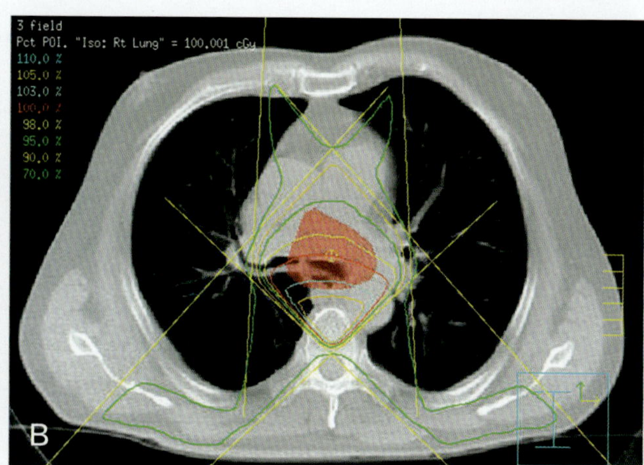

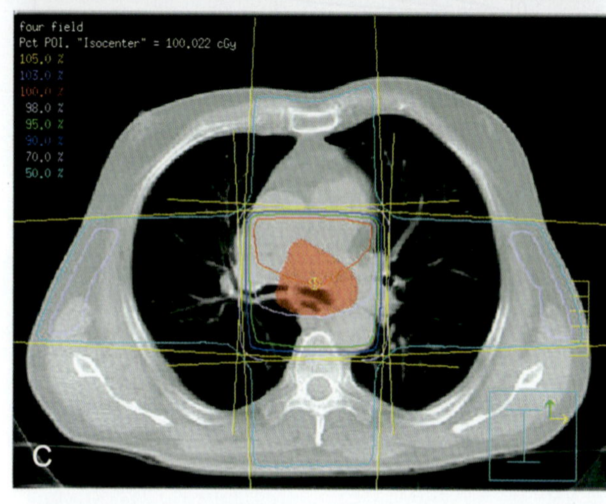

图 24-8　胸部肿瘤 3 种照射方式的等剂量分布

A. 对穿野；B. 三野照射；C. 四野照射。CT 扫描图像中心的阴影区为靶区。等剂量线表示相对于射野等中心的百分剂量比

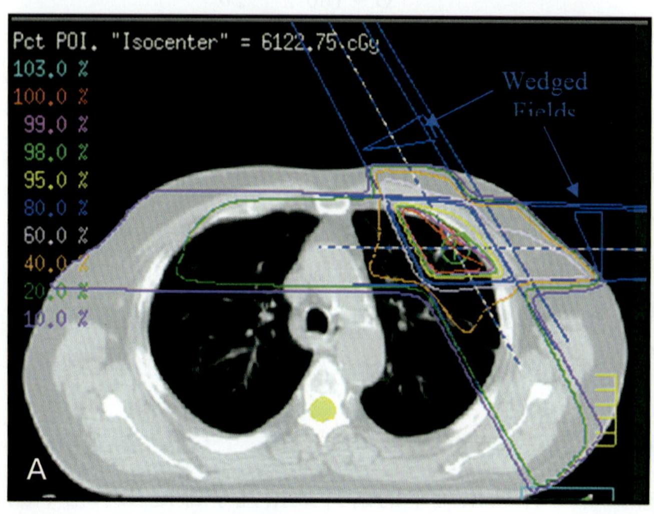

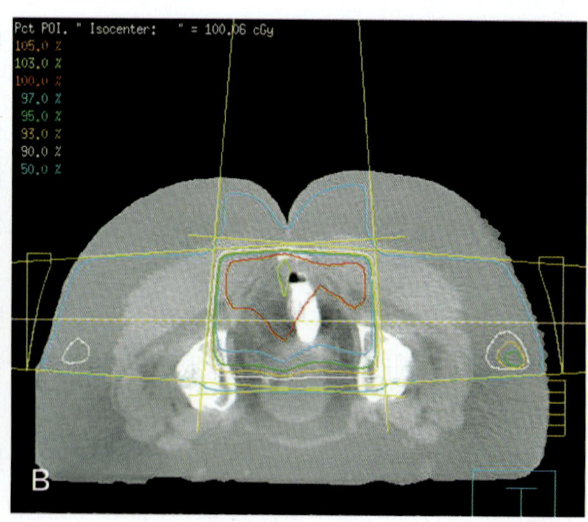

图 24-9　楔形野的等剂量分布

A. 两对楔形野；B. 后平野和两个横向楔形野

性校正。

斜入射校正 / 人体曲面校正。可以通过多种方法进行人体曲面的校正。有效源皮距方法是其中一种。使用等剂量图（一组等剂量曲线）来举例说明该方法。它需要沿着不规则曲面“滑动”等剂量图，使得它的表面线在给定的兴趣点的垂直线上。读取感兴趣点的 PDD 值，然后通过平方反比法进行校正。图 24-10 中，等剂量分布图从中心轴（S″ —

S″ 平面）移动到 A 点上方的位置。读取 A 点处的 PDD 值（P），然后乘以平方反比因子进行校正，得到校正后的 PDD 值（P′）。使用的平方反比校正因子如下：

$$P' = P \times \left(\frac{SSD + d_m}{SSD + d_m + h}\right)^2$$

其中，h 是相对于中心轴感兴趣点上方的组织凹凸情况（正负）。

举例：假设（图 24-10）A 点位于 10 cm×10 cm 射野的 5 cm 处，A 点以上的 h 值为 3 cm。向下滑动 10 cm×10 cm 等剂量曲线，直到水平线与感兴趣点正上方的表面相交（即 A 点）。假设现在的 P 点的等剂量值（实线）为 78%。用上述平方反比法校正该等剂量值得到校正后的深度剂量。

$$P' = P \times \left(\frac{SSD+d_m}{SSD+d_m+h}\right)^2 = 78\%\left(\frac{100+1.5}{100+1.5+3}\right)^2 = 73.6\ \%$$

A 点的剂量值是最大值的 73.6%。

组织空气比［TAR；或组织最大比（TMR）］方法是另一种人体曲面校正方法。在该方法中，利用 TAR 或 TMR 的比获得校正后的 PDD 值：

$$P' = P \times [\text{TAR}(d) / \text{TAR}(d+h)]$$

组织不均匀性校正。标准等剂量图和深度剂量表都是在均匀的单位密度（水）介质中获得的。然而，在患者体内存在脂肪、骨骼、肌肉和空气等物质，它们对于射线的衰减和散射不同于水介质。不同介质的边界区域可能会出现额外（过渡区）的问题（即靠近骨骼，空腔或金属假体）。放射治疗中常用的 X 射线的能量为兆伏级，康普顿效应是该能量范围内主要的相互作用方式。因此，射线在任何介质中的衰减主要取决于介质的电子密度（每立方厘米的电子数）。图 24-11 中为非均匀介质电子密度的获得方法。

假设计算在非均匀水模 d 深度处 P 点的剂量。射线首先穿过 d_1 深度的水介质，然后穿过深度 d_2 的其他介质（不均匀介质），最后穿过 d_3 深度的水介质。如果 ρ 表示非均匀介质相对于水的密度，则总的深度 d（未校正）和有效深度 d_{eff}（校正）分

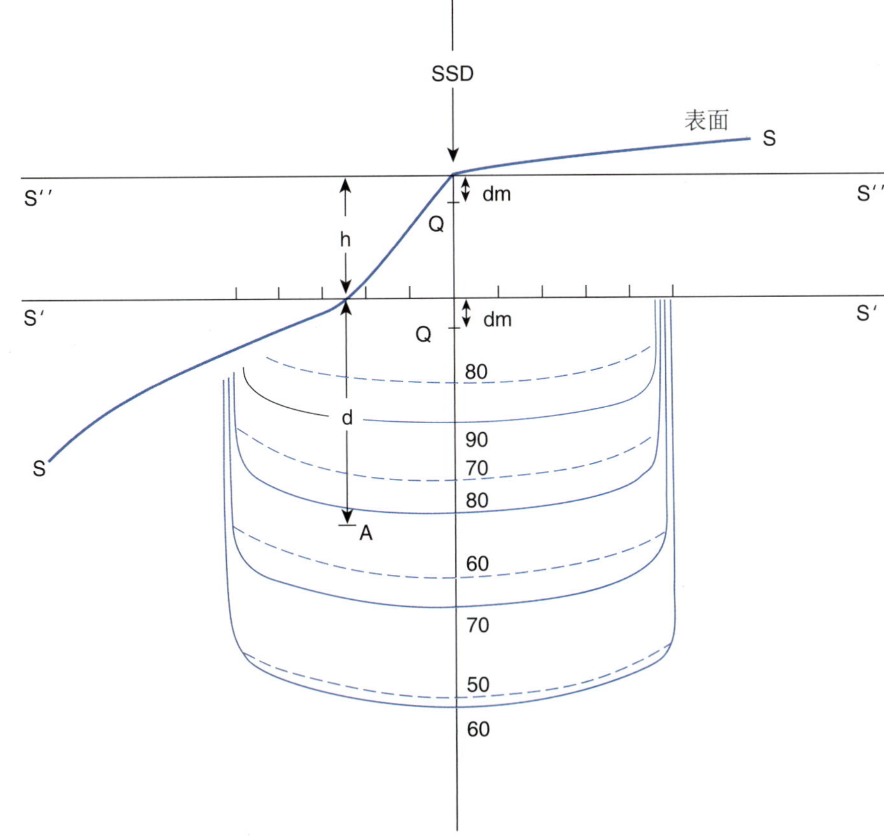

图 24-10　该图说明了在曲面 S-S 中校正剂量分布的方法。该图中的实线为等剂量曲线，表面为 S′-S′。假设虚线的等剂量线在 S″-S″ 表面没有任何空气间隙
（由 Khan FM 修改：The physics of radiation therapy, ed 2, Baltimore, 1994, Williams&Wilkins）

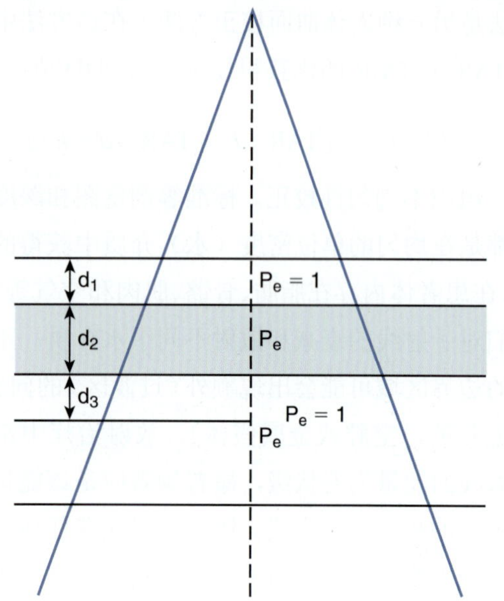

图 24-11 该图为水模体，其中包含了相对于水的不均匀电子密度 P_e。P 点是剂量计算点

（引自 Khan FM:The physics of radiation therapy, ed 2, Baltimore, 1994, Williams&Wilkins）

别见如下公式：

$$d = d_1 + d_2 + d_3$$

$$d_{eff} = d_1 + \rho_e d_2 + d_3$$

有效源皮距法假设校正的 PDD 值等于有效深度 d_{eff} 的 PDD 值乘以平方反比。这里的有效深度是等效放射路径长度：

$$\text{PDD}(\text{FS,SSD,d})\text{corrected} = \text{PDD}(\text{FS,SSD}, d_{eff}) \times \left(\text{SSD} + \frac{d_{eff}}{\text{SSD}} + \text{d}\right)^2$$

TAR 或 TMR 方法是基于物理深度对 TAR（或 TMR）进行衰减校正，而不是使用有效或放射深度。

$$CF = \frac{TAR(d_{eff}, r_d)}{TAR(d, r_d)} \text{ 或 } \frac{TMR(d_{eff}, r_d)}{TMR(d, r_d)}$$

d 是 P 点的物理深度；d_{eff} 考虑了材料的相对电子密度（$d_{eff} = d_1 + \rho_e d_2 + d_3$）；$r_d$ 是在计算深度的射野大小。P 点的剂量（假设在水介质中获得的）乘以校正因子（CF）得到不均匀性校正剂量。另外，TMR 与 TAR 同样方法使用。

例子：以下内容为使用 TAR 法用于不均匀性校正的说明（图 24-11）。图 24-11 中在水模体中使用 ^{60}Co 源，射野大小 10 cm×10 cm，SSD 为 80 cm。d_1=5 cm, d_2=10 cm, d_3=3 cm，10 cm 厚的介质相对于水的 ρe 密度为 0.3。根据以上参数，$d_{actual} = 5 + 10 + 3 = 18$ cm，d_{eff}=（5×1）+（10×0.3）+（3×1）= 11 cm。到 P 点距离为 80 + 18 = 98 cm，P 点的射野大小为（98/80）×10 = 12.25 ×12.25 cm。CF 值如下：

$$\begin{aligned}CF &= TAR(11,\ 12.25)/TAR(18,\ 12.25)\\ &= 0.704/0.487 = 1.45\end{aligned}$$

在非均匀介质中 P 点的剂量是均匀介质中的 1.45 倍［注意，之前校正了非均匀性产生了有效 TAR。P 点的有效 TAR=0.487×1.45=0.487×（0.704/0.487）=0.704］。

到目前为止所解释的非均匀性校正均认为是在无限大的非均匀介质中，并没有考虑到非均匀介质相对于计算点的相对位置。因此，这些非均匀校正产生的剂量计算结果比较粗糙。更复杂的计算将这些影响考虑在内以达到不同程度的准确性。其中一些方法如下：

（1）TAR 幂函数法：一种 TAR 校正方法，它考虑了计算点相对于不均匀性的相对位置。

（2）Generalized Batho 校正法：幂函数法的推广，允许在非均匀介质内计算剂量。

（3）等效 TAR 法：该方法认为非均匀介质对于散射的影响与初级射线一样。在该方法中，射野大小和深度在非均匀介质中按比例计算。

（4）Delta 卷积法：在该方法中分别考虑了初始射线和散射线。照射体积被分解成体积元素，并且散射是根据每个体素单元中的散射加权求和计算得到的。然后将散射线添加到初始射线中。

典型的非均匀性校正。表 24-2 和表 24-3 由 Anderson 修改，可以用于评估非均匀介质中的剂量或校正。

举例（图 24-11）：由一个 4MV 的光子线照射水模体，计算 P 点在均匀介质中的剂量。P 点位于物理深度 6 cm 处。在 2 cm 厚的非均匀介质外。10MV 的单野在均匀介质 P 点处的剂量为 100 cGy。如果非均匀介质的相对密度跟健康的肺（0.25）一样，放射深度多少？P 点非均匀校正后的剂量是多少？如果非均匀介质的相对密度跟骨（1.65）一样，放射深度多少？P 点非均匀校正后的剂量是多少？

物理深度 6 cm，包括 2 cm 的非均匀介质。P 点的放射（有效）深度是 4+(0.25×2.0)=4.5 cm（肺的校正因子），4+(1.65×2.0)=7.3 cm（骨的校正因子）。如果 P 点位于非均匀的肺内，它的剂量近似为 100 cGy+（100×0.02×2）=104 cGy（每厘米肺增加 3% 剂量）。如果 P 点位于非均匀的骨内，它的剂量近似为 100 cGy －（100×0.02×2）=96 cGy（每厘米骨增加 2% 剂量）。

先前已经描述了等剂量分布校正的基本过程。在最先进的计划系统中，现代剂量计算算法明确地考虑了组织不均匀性和人体曲面。

二、治疗计划要点

治疗计划系统能够处理计算机断层扫描（CT）或磁共振成像（MRI）的 3D 解剖数据，精确重建患者解剖结构，并提供可视化工具，具备模拟患者

表 24-2　肺组织增加的剂量＊

射线类型	校正因子
深部 X 线机	+10%/cm 肺
^{60}Co	+4%/cm 肺
4 MV	+3%/cm 肺
10 MV	+2%/cm 肺
25 MV	+1%/cm 肺

＊组织空气比和 ρ 肺 =0.25

表 24-3　射线穿过 1 cm 骨减少的剂量＊

射线类型	校正因子
1 mm Cu HVL	-15%
3 mm Cu HVL	-7%
^{60}Co	-3.5%
4 MV	-3%
10 MV	-2%

Cu，铜；HVL，半价层

＊组织空气比和 ρ 骨 = 0.25

解剖结构的作用。治疗计划辅助工具可以提供准确的剂量传递。计划系统可以进行射野优化，基于计划中的期望通过数学算法在迭代过程中修改射野参数。优化计划可以形成更均匀的肿瘤体积照射，同时为照射体积周围的危及器官（OAR）提供更好的保护。目前的算法可以结合来自射线所有方向和患者解剖结构内所有点的初始剂量和散射剂量，这样可以在照射区域更准确地进行剂量评估。本节概述了当前计划治疗系统的功能和方法。将介绍 3D 适形放射治疗（3D-CRT）、调强放射治疗（IMRT）和容积旋转弧形调强治疗（VMAT）等技术的共同特征。另外，将介绍治疗计划基础（包括基本概念）、治疗计划算法和治疗计划设计过程。

1. 三维适形放射治疗基本原理

射线剂量会影响肿瘤和健康组织这一事实在放射肿瘤学领域中是众所周知的。生物效应取决于几个因素，其中包括剂量的大小和组织的放射敏感性。放射肿瘤学的目的是提高肿瘤控制率的同时减少对正常组织的损伤。但是这通常只能在一定程度上可以实现。

图 24-12 为肿瘤控制率和正常组织并发症曲线。肿瘤控制率和正常组织并发症均随着剂量的增加而增加。当肿瘤比周围的正常组织更具放射敏感性时，在某些给定剂量下，可以实现相对较高的肿瘤控制率，以及较低的正常组织并发症概率（图 24-12A、C）。当具有相同放射敏感性的组织包裹肿瘤时，任何产生可接受的肿瘤控制率的剂量也会对正常组织产生相同的并发症。这在图 21-12A 中可见，其中产生可接受的肿瘤控制率的剂量也会产生高的并发症率。

如果给予肿瘤剂量最大化的同时将正常组织剂量保持在最低水平，则可以同时实现更高的肿瘤控制率和更低的正常组织并发症率。这就是适形放射治疗的基本原理。在三维适形放射治疗（3D-CRT）中，3D 图像可视化和治疗计划系统将剂量分布线适形于靶区，同时尽可能地保护正常组织。这节将讨论 3D-CRT 中使用的计划系统和计划设计过程。

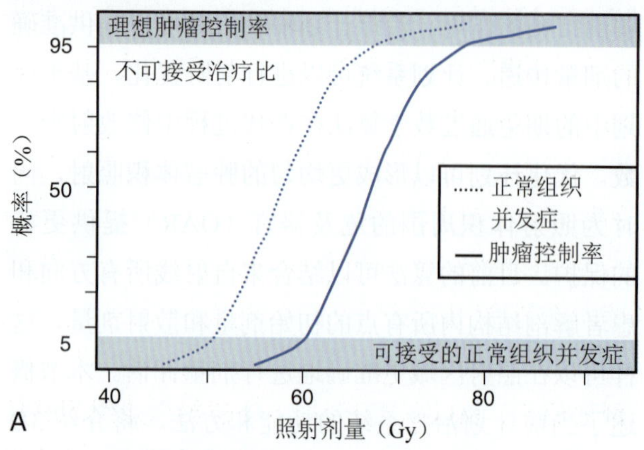

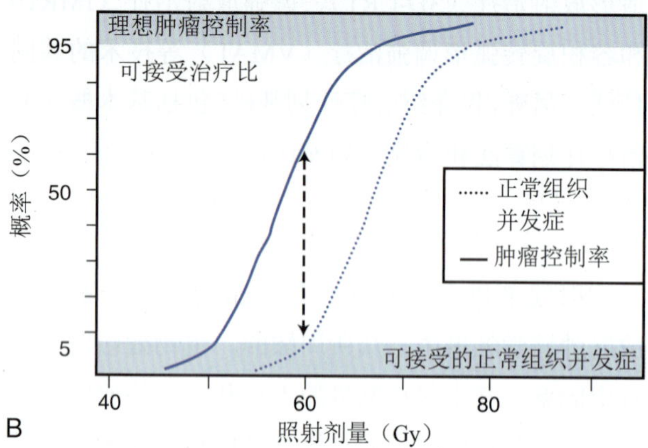

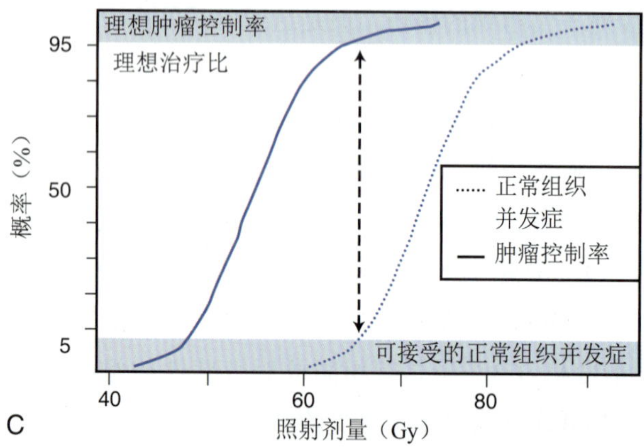

图 24-12　肿瘤控制率和正常组织并发症概率与剂量的关系

A. 组织耐受剂量低于肿瘤控制剂量；B. 组织耐受剂量高于肿瘤控制剂量；C. 最佳组织耐受剂量与肿瘤控制剂量比（引自 Gunderson LL, Tepper JE: Clinical radiation oncology, Philadelphia, 2007, Churchill Livingstone）

三维适形治疗计划设计和传递方法。三维治疗计划（3D TP）设计包括使用三维可视化、剂量计算和计划评估工具来优化治疗方案。计划设计是基于患者的解剖 CT 图像完成的。使用图像勾画工具识别肿瘤和危及器官。危及器官是处于计划靶区（PTV）附近具有放射敏感性的健康组织，并且可能会影响治疗计划的设计和靶区的处方剂量。考虑到肿瘤周围的亚临床灶和器官运动需要将靶区外扩。设计射野照射靶体积的同时避开危及器官。然后根据它们的剂量体积关系客观地评估治疗计划。

目前 3DTP 包括传统 3D-CRT 和 IMRT 两种照射技术。这两种方法中均定义了靶区和危及器官并且通过设置射野实现最大化的给予靶区剂量，同时最小化减少危及器官的照射剂量。另外，调强计划可以修改治疗野中的强度分布来实现优化目标。

3D-CRT 是正向计划设计。正向计划设计需要计划设计者将可变参数和射野设置输入到计划系统中。初始剂量计算完成后，计划设计者评估剂量分布并通过修改参数改进计划。重复该步骤直到做出可接受的计划。IMRT 通常是逆向计划设计。IMRT 逆向计划设计系统根据初始靶区剂量和危及器官优化条件计算出剂量分布并得到多叶光栅（MLC）参数。通过 MLC 运动改变光束的强度来达到所需剂量。计划设计者需要布置射野。然后计划系统计算通量直到满足目标参数。

大多数类型的 IMRT 均使用 MLC。在静态调强中，机架角度处于初始 MLC 的固定位置。一部分剂量通过这些叶片传递（MLC 达到目标形状后开始出束）。机架角度在相同位置时，射束自动中断，MLC 移动成第二个子野的形状。第二个子野开始照射。可以形成很多子野以产生目标强度分布图，在治疗野中形成不同的剂量分布。动态 MLC（DMLC）治疗技术的 MLC 可以在射线出束时移动（滑窗技术）。两种类型的 IMRT 技术（静态 MCL 和动态 MLC）均是当第一个射野出完束后，机架角度将移动到下个射野位置。

VMAT 是采用逆向优化的旋转照射技术，当机架围绕着患者旋转时给予靶区剂量。动态 MLC 根据计划的要求在旋转期间不断变化改变射线强度。计划设计者确定弧的运动角度和方向。一些治疗计划需要相同的弧度来提供全部剂量。计划设计者设置初级准直器的形状，确保治疗弧能够覆盖完全部计划靶区。如果有往返弧，有时会旋转射野的准直器以确保不会增加漏射剂量。

2. 治疗计划的算法

治疗计划的算法是治疗系统通过数学公式计算剂量的过程。它们由一系列的公式和相关的输入参数组成，剂量计算矩阵内的位置函数产生剂量值 - 网格内的点剂量随后被计算。

治疗计划算法可以根据其剂量计算方法进行分类。数据驱动算法主要通过测量的射野数据（深度剂量，离轴比等）之间的插值来计算剂量。通过校正因子来修正测量几何形状和患者几何形状之间的差异。数据驱动算法现在很少用于现代计划系统，但是它们仍继续用于剂量计算验证程序。模型驱动算法主要使用公式“fit”来测量数据，这些公式皆在预测剂量的变化以及参数的变化，例如深度、离轴距离以及射野边缘距离。通过模拟射线在物质中的传输过程来计算患者剂量：射线由加速器中的靶材料产生，通过加速器的机头传输，随后在患者体内进行衰减和吸收。卷积算法是现代模型驱动算法其中的一种。

治疗计划算法可以根据计算方法的维度进行分类。常见的分类是 2D 和 3D 算法。尽管对于 2D 和 3D 算法的描述不同，但是两者的特征是显而易见的。表 24-4 为 2D 和 3D 系统的一些功能。3D 算法是使用了全部 CT 数据，将其视为一个立方体；2D 算法通常将 CT 数据视为一系列独立的平面。这在剂量计算阶段尤为重要。3D 算法在估算体积中每个点的散射时将使用全部数据。2D 算法假设所有 CT 图像平面具有与当前计算平面相同的大小、形状和组成成分，并使用该（不准确的）假设来计算散射。由于体积信息的可用性，3D 算法还允许使用剂量 - 体积直方图（DVH）的工具来评估计划质量。DVH 将在本章后讨论。

表 24-4　二维和三维计算算法特点

三维算法	二维算法
3D 数据	独立结构
全部解剖数据	局部解剖数据
3D 剂量校正	平面校正
剂量体积评估（DVH）	匮乏的评估工具

2D. 二维；3D. 三维；DVH. 剂量体积直方图

可以基于多种标准评估治疗计划算法。算法的不同之处在于它们在不同的照射条件下正确模拟射线强度的能力。理想的算法可以准确地表示射线的深度剂量和离轴比强度。它恰当地表示射线的几何形状（角度、准直器和床值）以及射线修正器，例如铅门、MLCs、楔形板、补偿器以及组织补偿物。治疗计划系统的算法还应正确使用患者的影像数据，如 CT 和 MRI 数据。剂量计算的准确度和速度是另外的考虑因素。

计算算法：散射积分法。为了简化解释剂量计算的过程，通常认为剂量是由初级射线和散射线的贡献组成。在照射体积的所有点处，首先计算来自初级射线的剂量，然后再添加来自散射线的剂量。散射积分算法可以使用以下公式近似表达：

$$D(f,r,d,x) = D_{ref} \times OF_{pri} \times ISF(f+d) \times OAF(x,d) \times T(r) \times OF_{scat}(r) \times [TPR(0,d) + SPR_{avg}(r,d)]$$

在这里：

D(f, r, d, x) 为 P 点在深度 d 处的剂量，源皮距 f，射线大小 r，离轴距离 x；

Dref 为参考剂量（在最大剂量值 D_{max}，SSD 为 100 cm，射野大小 10 cm）；

OFpri 为输出因子，用于描述准直器设置函数关于初始射线输出变化；

ISF(f+d) 为平方反比校正；

OAF(x,d) 为射线离轴比的离轴因子；

T(r) 为光束通过楔形板、托盘和其他可能的射线修改器的衰减；

OF_{scat} 为输出因子，描述的是散射线随射野大小和形状变化的改变；

TPR（0,d）为初始射线（0× 射野）的 TPR 和 TMR；

$SPR_{avg}(r,d)$ 为平均散射 - 体模（散射最大）比，关于射野大小和形状的函数，添加该函数到主射线的 TPR 产生有效 TPR（或 TMR）。

$D_{ref}\times OF_{pri}\times ISF(f+d)\times OAF(x,d)\times T(r)$ 为初始射线在 P 点的强度。其余参数 OF_{scat}、TPR(0,d) 和 $SPR_{avg}(r,d)$ 是在衰减介质内的条件函数。

举例：前面的公式可能看起来很复杂，但是实际上并非如此。复杂是因为需要定义大量的变量和参数。将举例说明具体的计算方法。假设 12 cm×12 cm 的射野照射体模；SSD 为 90 cm，P 点位于 10 cm 处。如果校正加速器的 SSD 为 100 cm，10 cm×10 cm 的射野，在 D_{max} 处为 1cGy/MU（D_{ref}），在 P 点处的剂量是 1cGy/MU×12 cm×12 cm 的输出因子（OF_{pri}）和（OF_{scat}）× 刻度和计算距离之间可能存在差异进行平方反比校正 [ISF(f+d)]× 适当的 TMR[TPR(r,d)] 和托盘传输因子 [T(r)]。剩余变量 [例如 SPR_{avg} 和 OAF(x,d)] 在不规则挡块或剂量点远离中心轴时使用。

剂量算法：卷积算法。3D 计划系统中使用类似卷积算法的方式计算。分别计算初始射线和散射线的贡献，然后把两者相加。3D 卷积算法可以使用以下计算公式：

$$D(r)=\int\frac{\mu}{\rho}(r)\times\psi(r)\times K(r'\rightarrow r)dV$$

这里的 $D(r)$ 为在 r 点处的剂量。初始射线的通量 $\psi(r)$，表示点 r 处的初始剂量。在加速器机头的空气通量（光子强度：光子数和能量）经过射线修改器调整，然后在患者体内衰减。$\psi(r)$ 包含所有初始射线输出，平方反比，离轴比，射野修正器校正。［类似于使用 $D_{ref}\times OF_{pri}\times ISF(f+d)\times OAF(x,d)\times T(r)\times TPR(0,d)$ 描述散射积分算法］。$\psi(r)$ 和 $\frac{\mu}{\rho}$ 的乘积表示在介质内点 r 的总射线能量。通量传输到患者的 CT 数据上并衰减。

结果是可用于剂量沉积的射线能量矩阵。

剂量扩散 $K(r'\rightarrow r)$ 表示初始相互作用位点到贯穿照射体积的能量分布。$K(r'\rightarrow r)$ 描述在一次相互作用附近沉积的剂量（即初始相互作用点附近沉积的相对能量）（在某些方面，它类似于散射项 OF_{scat}，$SPR_{avg}[r, d]$ 是散射积分算法中计算散射剂量。）

因为点 r 处的总剂量取决于在所有点 r' 处释放的总射线能量，所以 r 处的总剂量是函数 $\psi(r)$ 和 $\frac{\mu}{\rho}(r)$ 的乘积（通量和衰减系数的加权之和）和剂量扩散函数 $K(r'\rightarrow r)$。积分符号 ∫ 表示求和的过程。

虽然剂量计算算法的数学描述很难理解，但是以下解释相对简单。计算来自初级辐射所有点的剂量，然后在这些初级射线贡献的剂量基础上加入散射线贡献的剂量以获得总剂量。在每个步骤中考虑组织不均匀性和人体曲面对射线的影响。

3. 治疗计划理论和工具

治疗计划算法构成了治疗计划设计的计算功能。计算算法只是整个 3D 计划设计过程中的一部分。在计算剂量之前必须设置治疗照射野；给予靶区最大化的剂量，危及器官最小化的剂量。

照射体积和外扩理论。因为 3D-CRT 技术的目标是将处方剂量线与靶区适形，所以必须准确地确定靶区的体积。国际辐射单位和测量委员会（ICRU）建议使用以下方法定义靶区：

肿瘤区（GTV）：是可以触摸到，可见或具有明确证据的恶性病变的位置。它是可通过 CT 诊断出的疾病体积。

临床靶区（CTV）：是包括肿瘤区以及亚临床灶的体积。CTV 包括可见或可触及的病灶以及任何不可见或不可触及的病灶的总体积。CTV 是必须被处方剂量线所包括的体积。未经治疗的 CTV 部分可能导致局部治疗失败。

计划靶区（PTV）：包括 CTV 并考虑到所有可能的几何不确定性，例如患者摆位不确定性和患者或器官的运动。

治疗区（TV）：根据选择的等剂量面所包含的体积（即处方等剂量面所包含的体积）。

照射区（IV）：是与正常组织耐受性相关剂量的体积。

危及器官（OAR）：和计划危及器官体积（PRV）代表可能受损的危及器官的体积。类似于 PTV，PRV 是 OAR 周围外扩以解决 OAR 位置的不确定性。这些体积的定义具体见图 24-13。

CTV 周围外扩以确保照射野对于靶区的覆盖。如前所述，GTV 的外扩是考虑到了亚临床灶存在

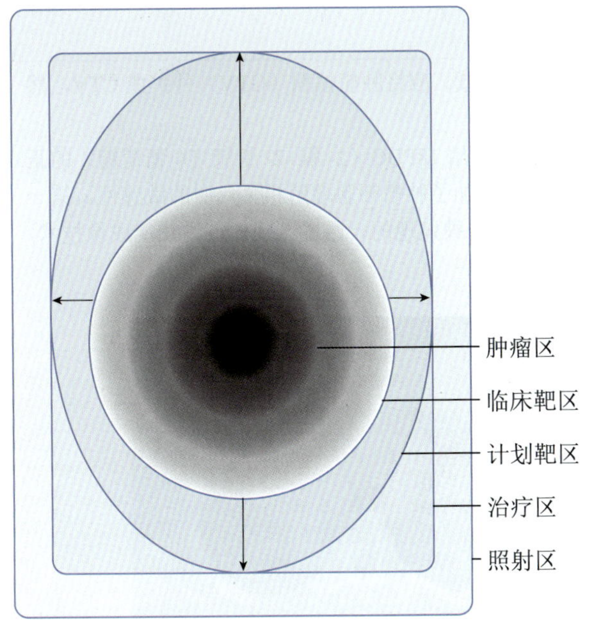

图 24-13　治疗体积示意图。临床靶区包括肿瘤区和可能的（亚临床）病灶体积。计划靶区始终包含所有治疗条件下的临床靶区

（有关详细信息见国际辐射单位和测量委员会：Prescribing, recording, and reporting photon beam therapy; ICRU Report 50, Bethesda, Md, 1993, The Commission）

的不确定性。CTV 的外扩形成 PTV 以确保 CTV 始终包含在 PTV 内。随着新技术的引入，这些外扩区域的确切定义正在逐渐完善（框表 24-2）。GTV 到 CTV 的外扩主要是病理学的考虑。CTV 的外扩主要是确保 CTV 始终包含在治疗体积内。注意，CTV 在各个方向的外扩不一定是对称的。PTV 包含靶区的运动和患者摆位的不确定性。靶区在某一维度的不确定性可能高于另一维度。例如，前列腺在 AP 方向的运动幅度通常是超过侧向运动的。因此，CTV 在外扩形成 PTV 时应考虑这一类型的不确定性。

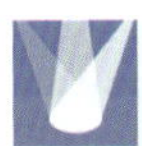

引入了较新的靶区体积和外扩的描述以更好地处理由于运动导致的靶区不确定性。在 CTV 周围内外扩（IM）以解决 CTV 在患者体内的内部运动。四维 CT 图像可以精确地计算这种运动。内靶区（ITV）：ITV=CTV+IM。在 ITV 周围摆位外扩（SM）以解决患者摆位时的不确定性。最终 PTV：PTV=ITV+SM。如果没有可见的 GTV，那么 CTV 则包括亚临床灶区域和可能转移的淋巴结区域。更好地固定装置和日常图像引导功能可以降低摆位的不确定性。

通常使用射野方向视图（BEV）来设置射野（BEV 图像是通过 CT 数据重建产生，它代表患者的解剖结构和从治疗野角度确定的体积。BEV 图像将在下一章节中具体讨论）。通过 BEV 设计的 3D 和 IMRT 的治疗野应使得处方剂量全部覆盖 PTV，并考虑射野的半影效应，即离轴方向 50% 到 90% 等剂量线的距离。虽然这个外扩主要是因为横向的辐射 - 运输平衡损失，但也要尽可能地避开危及器官。图 24-14 为靶区体积和外扩的概念。应在整个弧内评估 VMAT 治疗野的 BEV 以确保弧的每个角度均包含 PTV。如果使用多弧，则可能每个 BEV 中均看不到完整的 PTV。根据机架的位置，一些角度可能包含 PTV 的中部或侧部。PTV 的上下部分应该在所有角度均被覆盖。

治疗计划工具。虚拟模拟是使用患者 CT 图像数据、确定靶区区域、危及器官和治疗区域几何信息来设定治疗野的过程。专用软件用于对患者的解剖结构勾画轮廓，设置治疗野，识别患者标记点位置，并为治疗野设计阻挡形状（图 24-15）。商用治疗规划系统包括一些工具，这些工具有助于根据患者的具体临床表现调整辐射处方剂量。

由于使用 CT 数据模拟患者解剖结构用于治疗计划设计，患者在模拟过程中并不在场，因此必须将患者固定在与模拟时相同的位置才能进行治疗，并且所有固定装置均能在 CT 中扫描。数据应该包括医师确定的治疗区域和全部危及器官。在 CT 数据中还应包括辅助摆位用的标记点。将 CT 数据的层厚和表索引调小可以增加 CT 图像的质量。标记点（小珠子形标记点）应放在患者体表，在 CT 冠状位、横截面和矢状位定位激光的交叉处。应放置标记点以指示患者的右侧或左侧以及医师可能想要在计划中识别的任何皮肤标记（即痕迹）。摆位参数的文件在扫描 CT 时设置。

治疗计划系统具有勾画功能，允许计划设计者勾画皮肤和靶区。通过勾画功能来区别靶区、危及器官和健康组织，这个过程被称为器官勾画。勾画过程中通常使用自动勾画工具来帮助计划设计者识别靶区或危及器官。分段结构可以图形方

框表 24-2　寻找更好地定义临床靶区和计划靶区

临床靶区（CTV）和计划靶区（PTV）的精确定义已经成为备受关注的领域。应将肿瘤体积（GTV）外扩成 CTV，然后按上述方式扩至 PTV。

分子和功能成像方法用于更好地确定可能患有疾病的解剖结构。例如，使用 18FDG（2- 氟 -2- 脱氧 -D- 葡萄糖）的正电子发射断层扫描（PET）通常用于判断非小细胞肺癌的分期，因为其增加了肿瘤细胞增殖相关代谢的敏感性。第一张图清楚地显示了纵隔淋巴结中 18FDG 浓度的增加，这可能在 CT 中是未被发现的。通过这些先进的功能成像技术，可以减少 GTV 到 CTV 的外扩距离。

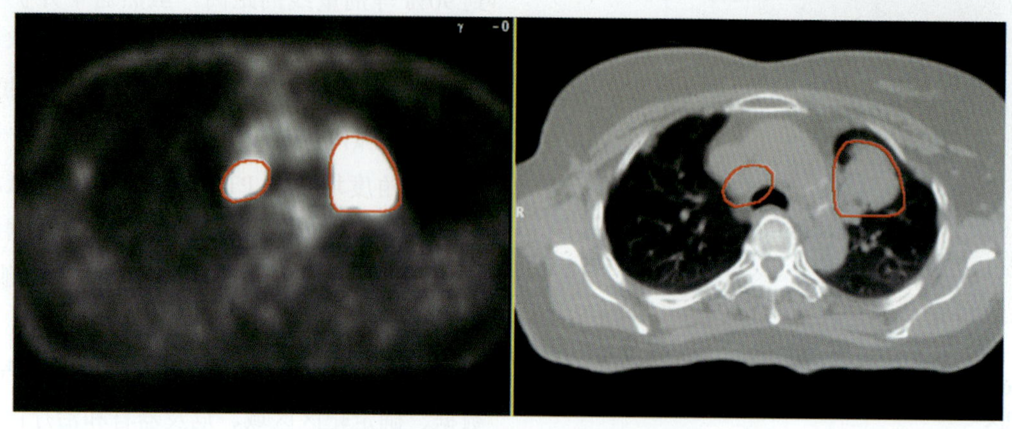

纵隔淋巴结中 18FDG 浓度的增加

图像引导放射治疗（IGRT）技术皆在通过降低患者摆位中的不确定性来进一步减少靶区的外扩。如果每天获取患者靶区的体积图像并适当地调整患者位置，则可以对 CTV 至 PTV 的外扩距离进行修正。第 2 张图将每日 CT 扫描图像和计划设计中的 GTV 图像进行对比。通过比较两者的靶区，可以对患者的位置进行校正，从而降低患者位置的不确定性。

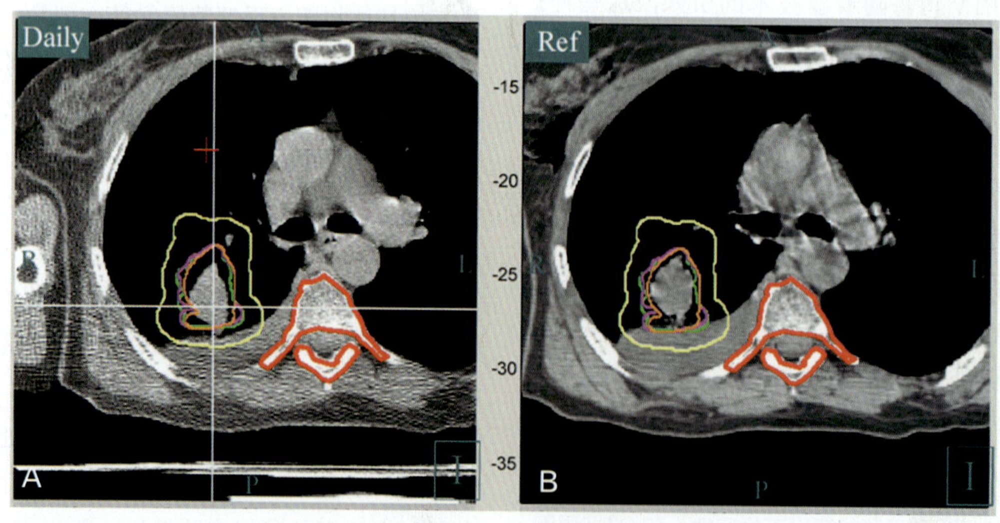

每日 CT 获取的 GTV 图像（A）和计划设计时的 GTV 图像（B）

式显示结构的外轮廓，也可以填充创建实体。分段结构通常用于辅助形成射野形状，定位以及等剂量评估。

除了 CT 外，还可以使用其他成像方式更好地为治疗计划确定解剖结构。由于其图像生成的物理原理不同，MRI 和正电子发射断层扫描（PET）显示的解剖结构不同于 CT。MRI 和 PET 都在生成图像时融入了生理学。这可以更好地区分靶区和健康

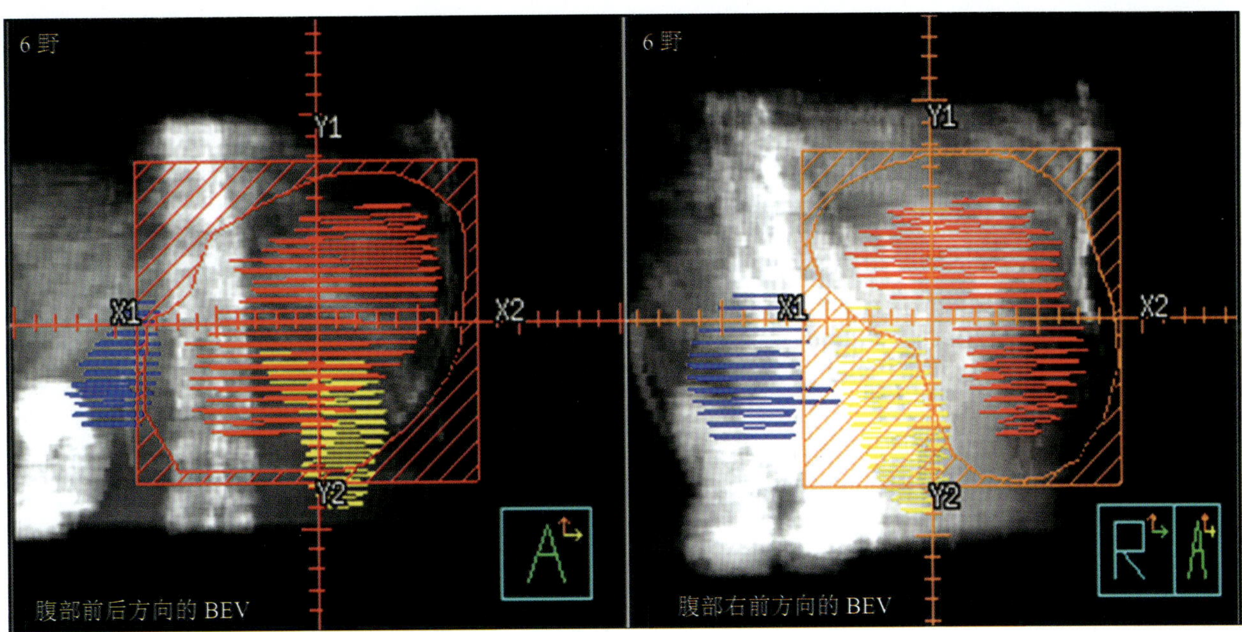

图 24-14　使用射野方向视图（BEV）工具进行治疗野设计。注意前后（AP）和右前（RAO）射野的差异。肿瘤的形状和空间位置和肾脏体积随着机架角度的变化而变化，这样射野可以更好地适形靶区

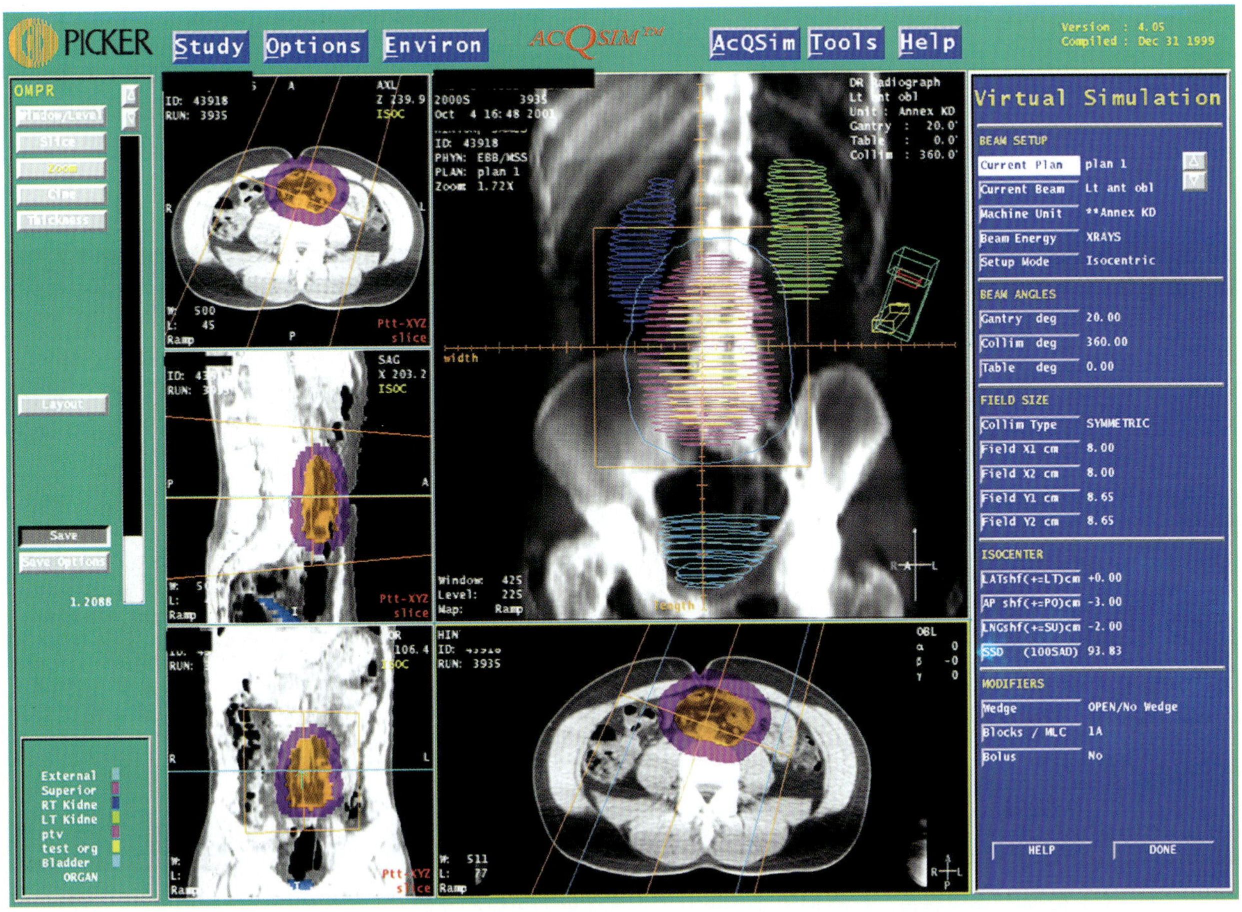

图 24-15　虚拟模拟软件的示例屏。根据 CT 数据创建虚拟患者。该软件支持危及器官和靶区的定义和识别，随后可以设计治疗野

组织。治疗计划系统通常能够将 CT 和不同模态的图像进行融合。图像几何组合的过程通常被称为图像融合或图像配准。当图像被融合或配准时，图像的每个像素（体素）的位置之间存在一一对应的关系。然后，融合后的图像可以将 MRI 或 PET 的图像增强能力与 CT 的空间精度相结合。可以在任何图像数据上定义解剖图，然后在 CT 图像上显示解剖图（图 24-16）CT 数据用于剂量计算。医师应在 CT 图像上评估所有的结构。

一旦创建了射野，医师可以通过射野方向观察患者。如前所述，从治疗野方向看患者解剖结构这种视图叫 BEV。BEV 的形状和大小的变化与射野穿过患者时相同。射野大小和形状可以根据照射靶区平面的尺寸和形状来证明。3D 计划系统允许医师旋转数据以评估来自所有角度的射线路径。重建 BEV 时所得到的图像被称为数字重建射线影像（DRR）。典型的 DRR 如图 24-17 所示。

机房视野观显示了加速器与患者的几何关系。机房视野观可以清晰地显示射野通过患者的入口和出口。该视图还可以帮助避免患者或治疗床与其他设备碰撞。

其他图像处理技术允许可视化某些特定的解剖结构。可以选择某些特定的 CT 密度范围来区分身体或皮肤的骨骼。皮肤处理技术允许计划设计者在 CT 扫描期间看到放置在患者皮肤上的标记点。

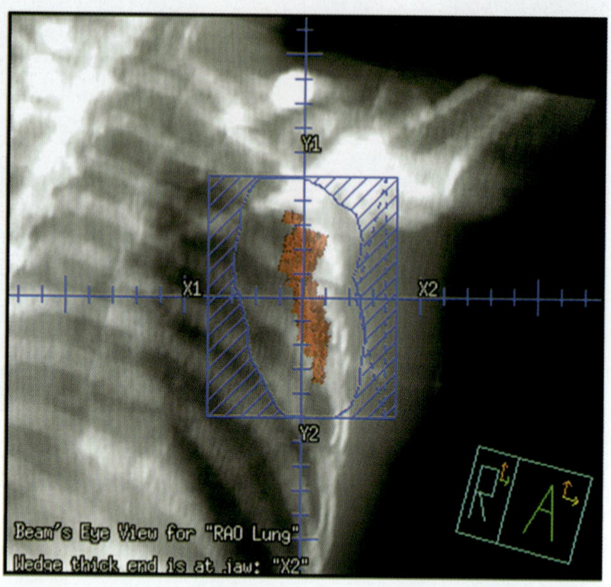

图 24-17　数字重建射线影像（DRR）。DRR 是从 CT 数据集中重建的二维射线影像图像。从胸部数据集重建该图像以产生相当于从患者右前侧获得放射图像的视图。治疗野根据临床靶区形状外扩 2 cm 形成射野形状

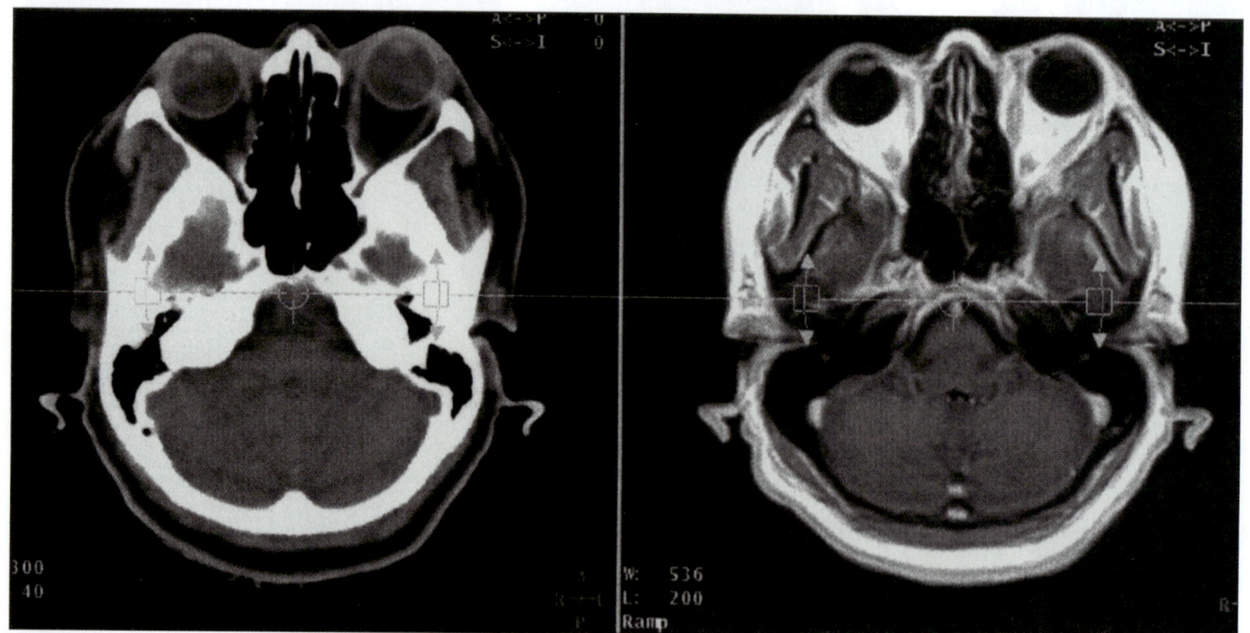

图 24-16　CT 和 MRI 图像融合。右侧 MRI 图像的软组织成像能力可以和左侧 CT 图像的空间精度相结合，以产生融合图像。在融合过程中，每个图像中识别共同的解剖学特征，然后使用这些共同特征来连接数据使得它们形成复合数据集。从这时起，在一个模态的特征可以显示在其对应的第二个模态上

激光、射野和射野形状可以显示在患者的皮肤上(图 24-18)。该技术类似于在传统模拟机中或治疗机上观察患者体表观察的光野。

可以使用剂量和体积信息评估 3D 计划。一种非常有用的评估工具剂量 - 体积直方图（DVH），一种表示器官受照剂量与体积的关系图。Lawrence 和其同事详细解释了 DVH 的基本原理及其临床解释。DVH 是靶区或危及器官剂量和体积的函数图。实际上，它是接收特定剂量的靶区或危及器官体素（体积单元）的频率分布。在其最常见的形式（积分 DVH）中，它是体积与该体积内吸收的最小剂量的关系图。图 24-19 显示了 PTV、CTV 和 GTV 的积分 DVH。最佳的靶区 DVH 是：①靶区达到高百分比体积的处方剂量（足够高的靶区体积覆盖率）；②超过处方剂量的体积快速减少（靶区内的剂量均匀性）。

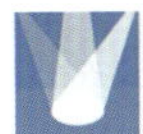

评估健康组织的 DVHs 比较复杂。显然，理想状态下 OAR 的 DVH 是大多数体积保持在较低剂量的情形。但是这通常是不可能实现的，DVH 如图 24-20 所示。根据它们对射线的反应，正常组织可以分为串行组织和并行组织。串行组织某一部分受到损伤将会影响整体功能。脊髓就是这样的器官。串行器官 DVH 的高剂量区域特别重要。另外，并行器官的很多部分受到损伤才会影响该器官的整体功能，肝脏就是这种器官。并行器官需要 DVHs 上具体的指标来评估器官受损情况。例如，在胸部放射治疗中，肺的 DVH 评估指标是 V20 < 40%（意味着不超过 40% 肺的受照剂量高于 20Gy）。另外心脏的约束条件是 V50 < 50%。

4. 三维治疗计划设计过程

图像和解剖图像的区别。计划设计从获取患者的 CT 数据开始。图像被传到计划系统。识别标记点用于评估图像的质量和数据传输的准确性。为了使用计划设计者设计的治疗计划，需要标记初始点，允许治疗师在机房中获取计划参数。计划系统需要将 CT 数据中的坐标转化到加速器。做到这点，首先需要一个坐标原点。坐标原点通常是扫 CT 时放置在患者左、右和上面的小珠子。该标记点称为计划中所有方向（上 / 下，前 / 后，左 / 右）的零点。当验证每个射野的等中心时，激光灯坐标的所有偏移从该点开始。(图 24-21)

解剖描述。完成计划 CT 与 MRI 和 PET 的融合，允许医师在图像间切换或覆盖来勾画靶区。识别出 GTV、CTV 和 PTV 并完成勾画。勾画出 OAR，并勾画出用于评估或剂量控制的所有健康组织。在开始计划设计之前，医师应该核对所有解剖结构。根据治疗计划的目的，确定需要剂量限值的 OAR 必须完全包含在 CT 数据中。如果最大剂量是治疗计划中唯一的约束或者医师知道部分体积则可以识别部分结构。

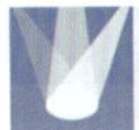

在 IMRT 和 VAMT 计划设计期间，可能需要创建有助于控制射线强度的结构。这些结构不用于计划评估。剂量区域有时可以变成结构以控制高剂量区域。另一个例子是 PTV 与 OAR 的重叠区域，并且 OAR 的最大剂量需要小于 PTV 剂量。可以通过调节射线的强度来达到这些目标剂量。

治疗野定义。在靶区和解剖学定义之后，需要设置治疗野的角度。PTV 的中心推荐为射野的等中心。一些治疗计划系统可以自动将等中心设置到 PTV 的中心。如果等中心位置需要手动设置，可以使用冠状位、横断面和矢状位视图把等中心位置设置到 PTV 中心。

利用 2D 和 3D 可视化技术，通过机架角度和床板角度将 PTV 调整到射野内，而危及器官在射野路径之外。也可以调整准直器大小和旋转来避开危及器官。在 3D 和 IMRT 中，治疗野形状可以适形成靶区形状。自动开野是一种用于从 BEV 的角度使射野打开成 PTV 形状的技术，可用于射野适形 PTV 的形状。自动开野应包括 PTV 周围的外扩区域，允许射野的半影和挡块边缘效应。外扩区域应保证 90% 或更高的等剂量线覆盖 PTV。自动挡块技术用于创建挡块或 MLC 屏蔽以减少危及器官的剂量。如果认为有必要，可以使用更多的挡块遮挡这些结构。最大准直器设置由计划设计者确定。每个射野需要设置剂量限制。选择治疗区内一点接受 100% 剂量。该归一化点通常是射野的等中心点。如果射野的等中心点靠近挡块或靠近患者体表，则可以选择另一个归一点。然后为每个射野分配总剂量的百分比。归一

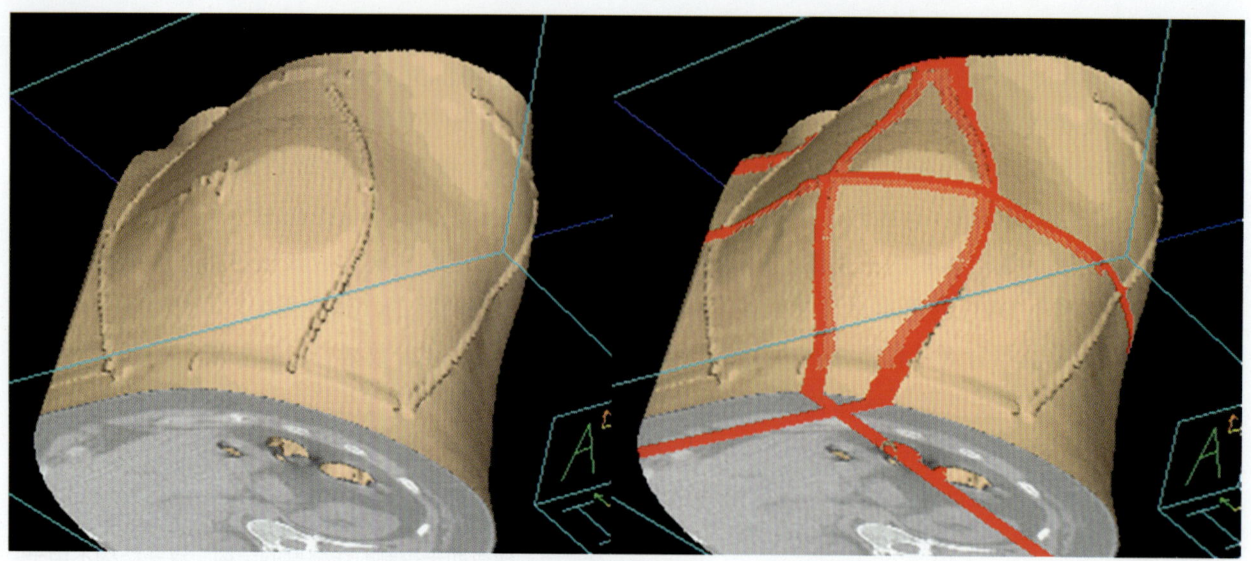

图 24-18 使用图像可视化工具在虚拟模拟和计划设计时帮助布野。CT 数据集可以通过图像处理技术可视化，该技术强调患者的皮肤和皮肤上的标记点。该图中，在扫 CT 前将射野的中心与激光点重合

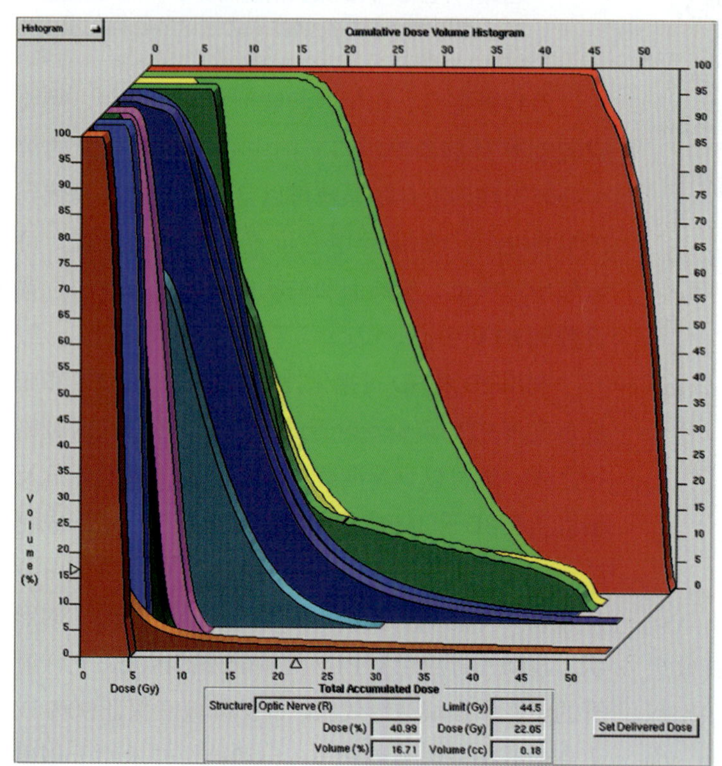

图 24-19 剂量体积直方图（DVH）用于评估患者的治疗计划。该图为靶区和危及器官的 DVH 复合图。*X* 轴表示剂量，*Y* 轴表示该剂量线包含体积的百分比。注意该图右上角的靶区 DVH 的 x、y 值。靶区 100% 体积将接受 45 Gy 或更高剂量。靶区 DVH 向右移动一点距离表示 80% 体积将接受大约 50 Gy 或更高的剂量。右侧视神经 V22=16.7%。超过了 44 Gy 剂量限值

化后，等剂量的数值等于归一点剂量的分数。

处方：目标剂量。为了及时完成理想的治疗计划，医师需要明确治疗目的。需要告诉计划设计者 PTV 的处方剂量，以及 OAR 的限制剂量。如果在首次计划后将有一个加量或减少治疗区的计划，这些治疗计划最好在治疗开始前评估，修改总的计划和 DVHs。提前知道该区域之前是否已经接受过放射治疗和以前治疗所照剂量是非常重要的。OAR 的剂量限值也应该提前告知计划设计者。需要知道 OAR 具体的最大剂量限值或特定剂量体积百分比。剂量限值可以用 V20 ＜ 40% 表示，这表示 OAR 接受 20Gy 的体积应小于 40%。可能需要在结构内

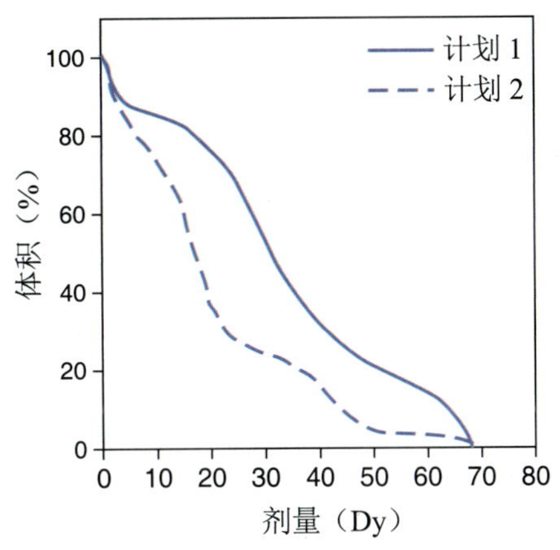

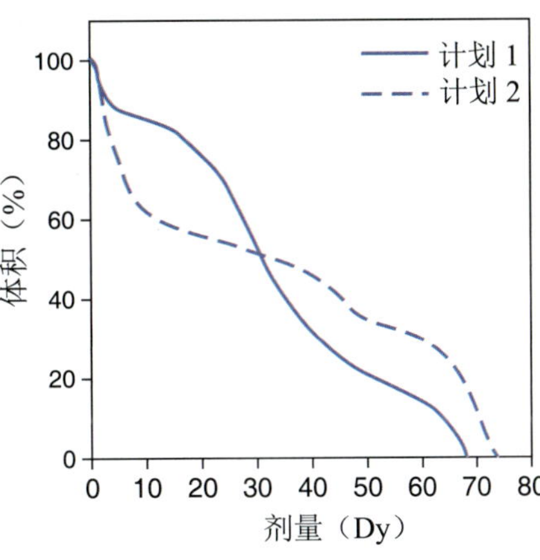

图 24-20　两个计划健康组织剂量体积直方图（DVH）。左图，计划 2 在整个剂量范围内优于计划 1；右图，哪个计划好取决于器官评估方式

（修改自 Purdy JA, Starkschall G, editors:A practicao guide to 3-D planning and conformal radiation therapy, Madison, Wis, 1999, Advanced Medical Publishing）

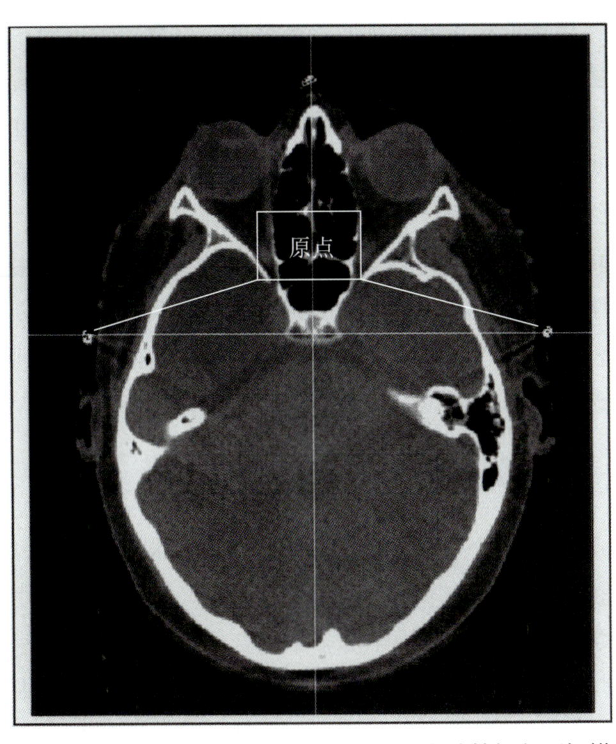

图 24-21　建立治疗计划坐标系原点。在计算机断层扫描（CT）之前放置在患者外部不透射的标记点作为计划的坐标原点。该原点为患者身上标记点。该图中，原点为放置在患者固定面罩上的标记点。相对于该点的任何移动都被称为等中心位移

限制更多的剂量。在优化时需要添加这些要求。还应报告 OAR 的耐受剂量。

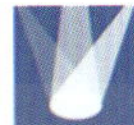

可以为放射科设计一个目标表，医师可以将治疗目标写在表格内，然后与计划设计者一起审查。医师首先填写目标。计划完成和医师批准后可以将剂量限制的最终值输入表格中。通过批准的剂量信息与目标限值对比可以轻松检查 OAR 是否满足临床要求。

治疗计划目标的预期剂量值由医师决定。已有公布的 OAR 剂量限值指南。QUANTEC19 评论（临床中正常组织定量分析）总结了当前可用 3D 剂量 / 体积 / 结果更新数据和改进正常组织 / 剂量 / 体积耐受性指南。新技术为治疗计划设计者增加了灵活性以确定哪些正常组织将被照射。IMRT 和 VMAT 技术允许 OAR 在射野中传递部分剂量。QUANTEC 的目标之一是总结可用的 3D 剂量 / 体积 / 结果数据并指导临床，这允许医师基于剂量 / 体积参数或模型结果合理地分类毒性。这些值通常发布在计划设计实验室并用作参考。

剂量计算完成后评估计划，并且计划进行剂量归一化使得等剂量值代表给定剂量的百分比。虽然射线的剂量被 100% 的加权然后传递到特定点，但是可以将该计划归一化将处方传递到体积（例如，95% 的 PTV 体积达到 45Gy）。该剂量体积是最佳覆盖 PTV 时将最大剂量控制在目标值的等剂量百分比。一旦计划归一化完成后就可以评估靶区和 OAR 剂量。

治疗计划的评估和实施。评估每个治疗计划以确定其是否可用于向 PTV 传递处方剂量。医师评估初始计划和加量计划叠加获得的总计划的 DVHs。可以将多个计划的 DVHs 进行比较。剂量分布可以显示为 2D 平面或 3D 等剂量线（图 24-22）。3D 等剂量分布允许计划设计者选择等剂量值，然后旋转 PTV 的 3D 图像以查看其周围的剂量分布。该技术显示 PTV 的任何部分是否在等剂量线外并且未被适当覆盖。剂量分布允许评估 OAR 的剂量及其在

结构内的位置。在每个计划和叠加计划内检查最大剂量和热点以确保不超过正常组织的限制。评估靶区的最小剂量以确保肿瘤得到充分治疗。结构的平均剂量，例如肺的平均剂量，应当随平均剂量变化时也可以评估肺的平均剂量。

还需要审查计划的复杂性。考虑使用的野数和射野角度的可行性。计划传递时间。设置可重复性、设置复杂性和计划验证可行性都是计划的重要评估标准。

一旦计划批准就会生成文档放入患者的治疗记录中，以便清楚地传达计划参数。打印出横断面、冠状位和矢状位的等剂量分布。这些图应显示批准的等剂量分布以及热点值和位置。记录不均匀性校正的使用情况。如果可以的话优选 BEV，另外每个射野的 DRR 与其相应的 MLC 信息一起打印。打印正侧位的 DRR 图用作等中心点摆位。DVHs 也应包含在文档中。应清楚地记录患者摆位信息，能够清楚识别出射野等中点和患者标记点。患者 3D 图像（图 24-18）经常用于辅助患者摆位。如果为患者设置原始标记点并将等中心移动到新的位置则应明确移动参数并进行验证。建议使用记录和验证系统，因为 3D 治疗计划通常很复杂，并且通常使用很多个不同床板、角度和准直器位置的射野。

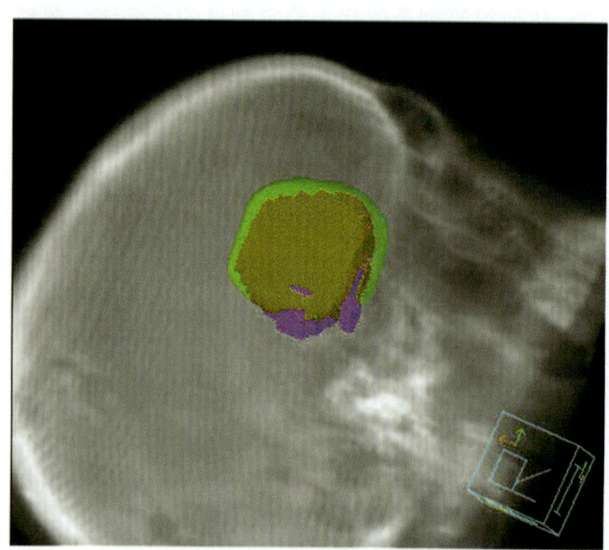

图 24-22　等剂量线包裹着靶区。处方等剂量线可以在 3D 可视化中进行评估。如果等剂量线是半透明的，则可以评估靶区体积的覆盖范围。在该图中，3 个射野产生的半透明剂量线在假性垂体靶区。靶区未被处方剂量覆盖

新患者的治疗计划应在第一次实施时进行验证。作为 IMRT 和 VMAT 计划的审批流程的一部分将生成该计划的验证计划。这种计划将治疗射野参数转移到体模中。将计划传递给体模并进行测量以确保剂量与计划的治疗参数（即 MLC 和强度）准确传递到机房。治疗启动是计划设计过程中最重要的最后一步。在进行治疗之前应检查每个射野以确保机器和床板或患者之间没有碰撞。检查射野路径以确保治疗床不会对射野传递产生不利影响。任何传递或拍摄限制都应该被批准。检查每个射野挡块或 MLC。DRR 应该与端口拍摄进行比较。检查患者 SSD。还应评估射野挡块、准直器设置和计划楔形板方向之间的关系。审核所有文档以确保始终如一地按照计划执行。只有在确定计划能够准确传递时，治疗计划设计阶段才结束。锥形束 CT 用于评估患者和内部结构的位置，并将其与治疗计划使用的 CT 图像进行比较。科室制定指南确定如何改变患者的摆位。

三、总结

治疗计划设计过程需要整个放射肿瘤学团队，包括临床和技术人员。放射肿瘤学、生物学、治疗学、剂量学和物理学等多学科合作来优化患者的治疗。本章讨论了物理学和剂量学在治疗计划过程中的作用。描述了光子线治疗计划的基本原理和治疗计划设计过程的基础知识。具体内容如下：

- 等剂量分布以图形形式描述了射线剂量如何沉积到吸收介质中。在其最简单的形式中，等剂量分布描述了射线传递到水等效材料矩形体模的吸收剂量。
- 水模体中的等剂量分布可用于评估单束射线的特性。另外，还可以显示射线修改器（楔形板）的影响。
- 等剂量分布同样适用于多野。
- 可以对基于水模体的等剂量分布进行校正以修正人体曲面和组织不均匀性的影响。
- 治疗计划已经从简单的评估二维剂量分布演

变为勾画三维靶区和危及器官，然后评估这些体积的三维剂量。

- 通过提高三维剂量计算算法的效率和现代计算机计划系统能力的增强，三维适形放射治疗成为可能。
- 国际辐射单位和测量委员会已精确确定了计划靶区。
- 可视化工具已经打包成为软件，统称为虚拟模拟工具。
- 虚拟模拟是获得患者的 CT 数据设计治疗计划的过程 -“虚拟患者”。对靶区和危及器官可以进行勾画和可视化，并评估三维剂量。
- 可以使用具有逆向计划设计的 IMRT 和 VMAT 治疗技术。
- 处方剂量覆盖 PTV 靶区。危及器官的剂量体积约束通过 QUANTEC 毒副数据指南。
- 通常使用剂量 - 体积直方图来评估计划的质量。剂量 - 体积直方图将靶区或危及器官的体积接收的剂量相关联。
- 模体计划是另外一种计划评估方法。

? 复习题

问题回顾的答案见：http://evolve.com/Washington+Leaver/principles

1．等剂量分布是剂量空间分布的 ___ 维表示

a．1

b．2

c．3

d．4

2．楔形野等剂量分布的特征在于楔形板 ___ 方向增加辐射强度

a．后端（较厚部分）

b．前端（较薄部分）

c．a 和 b

d．以上都不是

3．使用对穿野会 ___ 射野能量，___ 患者厚度

a．减少；减少

b．增加；增加

c．减少；增加

d．增加；减少

4．___ 校正是由于存在密度不同于水或单位密度的材料所产生的剂量效应

a．均匀性

b．不均匀性

c．等中心

d．以上都不是

5．治疗计划设计中，根据靶区剂量和正常组织限制要求计算得到剂量传递参数的过程为 ___ 计划

a．正向

b．逆向

c．倒数

d．相反

6．IMRT 是治疗计划设计和剂量传递的过程，改变治疗野的 ___ 以及其位置来实现治疗计划优化

a．射野大小

b．强度

c．区域

d．能量

7．CTV 是治疗计划体积，其中包括可见或可触及的病灶和 ___ 病灶

a．微观

b．亚临床

c．a 和 b

d．以上都不是

8．图像 ___ 过程可以组合不同模态产生的图像，使用每种模态的最好特性

a．制作

b．融合

c．操作

d．以上均不是

9．通过 ___CT 每层厚度可以提高 DRR 质量

a．增加

b．减少

c．旋转

d．相乘

10．剂量-体积直方图以图形形式同时显示剂量和体积信息，允许客观地评估计划

a．是

b．否

? 思考题

1．剂量计算中常常使用组织不均匀性校正来提高计算的准确性。另外，大多数临床数据是基于均匀介质计算得到的剂量。如果要保留现有的临床数据，如何对该数据进行组织不均匀性校正？

2．在放射肿瘤学中使用新技术可以产生更好的剂量分布。但是，过多使用新技术会增加每位患者的成本。如何调节两者之间的关系？

3．治疗计划设计中需要平衡肿瘤控制率和正常组织并发症概率。做出平衡时需要考虑哪些因素？

4．在特定部位的疾病中使用多模态图像融合技术正成为靶区定义的金标准。什么部位的疾病需要使用多模态融合？常用的成像方式有哪些？为什么使用该成像技术？多模态融合的使用是否会影响传统GTV到CTV的外扩距离？为什么？

5．开始治疗之前需要对患者的治疗计划进行充分的质量保证。确保计划处方能够准确地实施：靶区和OAR的剂量、向加速器准确传递参数和解剖位置的验证等。

（译者：唐斌　吴骏翔　审校：王先良）

参考文献

1. Anderson D.W.: *Absorption of ionizing radiation*, Baltimore, 1984, University Park Press.
2. Antolak J.A., Rosen II, Childress C.H., et al.: Prostate target volume variations during a course of radiotherapy, *Int J Radiat Oncol Biol Phys* 42:661–672,1998.
3. Bentel G.C.: *Radiation therapy planning*, ed 2, New York, 1996,McGraw-Hill.
4. Coia L.R., Schultheiss T.E., Hanks G.E.: *A practical guide to CT simulation*, Madison, Wis, 1995, Advanced Medical Publishing.
5. Hendee W.R.: *Medical radiation physics*, St Louis, 1970,Mosby.
6. International Commission on Radiation Units and Measurements (ICRU) Report 24: *Determination of absorbed dose in a patient irradiated by beams of x or gammarays in radiotherapy procedures*, Bethesda, Md, 1976, International Commission on Radiation Units and Measurements.
7. International Commission on Radiation Units and Measurements (ICRU) Report 50:*Prescribing, recording, and reporting photon beam therapy*, Bethesda, Md, 1993, International Commission on Radiation Units and Measurements.
8. International Electrotechnical Commission (IEC) Performance Standard 976: *Medical electron accelerators—functional performance characteristics*, Geneva, 1989, International Electrotechnical Commission.
9. Khan F.M.: *The physics of radiation therapy*, ed 2, Baltimore, 1994, Williams & Wilkins.
10. LawrenceT.S.,et al.:Clinical interpretation of dose-volumehistograms:the basis fornormal tissue preservation and tumor dose escalation. In Meyer J.L., Purdy J.A., editors: *3-D conformal radiotherapy*, Basel, Switzerland, 1996, Karger.
11. Mackie T.R., Liu H.H., McCulough E.C.: Model-based photon dose calculation algorithms. In Khan F.M., Potish R.A., editors: *Treatment planning in radiation oncology*, Baltimore, 1998, Williams & Wilkins.
12. Mohan R., et al.: Three-dimensional conformal radiotherapy. In Khan F.M., Potish R. A., editors: *Treatment planning in radiation oncology*, Baltimore, 1998, Williams & Wilkins.
13. Perez C.A., Brady L.W.: *Principles and practice of radiation oncolog y*, Philadelphia, 1998, Lippincott-Raven Publishers.
14. Starkschall G., Hogstrom K.R.: Dose-calculation algorithms used in 3-D radiation therapy treatment planning. In Purdy J.A., Starkschall G., editors: *A practical guide to 3-D planning and conformal radiation therapy*, Madison, Wis, 1999, Advanced Medical Publishing.
15. Ten Haken R.K., Kessler M.L.: 3-D RTP plan evaluation. In Purdy J.A., Starkschall G., editors: *A practical guide to 3D planning and conformal radiation therapy*, Madison,

Wis, 1999, Advanced Medical Publishing.

16. Varian Medical Systems: C-Series Clinac: *enhanced dynamic wedge implementation guide*, Palo Alto, Calif, 1996, Varian Medical Systems.

17. Verhey L., Bentel G.: Patient immobilization. In Van Dyk J., editor: *The modern technology of radiation oncology*, Madison, Wis, 1999, Medical Physics Publishing.

18. Wong J.W., Purdy J.A.: On methods of inhomogeneity corrections for photon transport, *Med Phys* 17:807–814,1990.

19. BentzenS.M.,ConstineL.S.,DeasyJ.O.,et al.:QuantitativeAnalysesofNormalTissue Effects in the Clinic (Quantec): an introduction to the scientific issues, *Int J Radiat Oncol Biol Phys* 76(3 Suppl):S3–S9, 2010.

第 25 章

电子束放射治疗

目的

- 列出电子相对光子导致电子与物质相互作用概率增加的特性
- 确定临床治疗电子线射程内与低原子序数物质相互作用和能量损失的主要机制
- 确定影响患者体内电子线能谱的两个变量
- 列出两种产生临床放射治疗使用电子线的方法
- 描述电子束在进行浅表病变和深层组织治疗过程中的不同剂量学特征
- 根据50%等剂量线的深度判断电子束的平均能量
- 根据电子束的平均能量判断治疗深度（80%等剂量线深度）
- 根据电子束的平均能量判断其在组织中的实际射程
- 说明电子束随着能量的增加其与百分深度剂量的变化关系
- 说明电子束随着能量的增加其表面剂量的变化关系
- 描述电子束80%等剂量曲线的宽带与其能量的依赖性关系
- 举例说明16MeV电子束的80%等剂量曲线的宽度如何影响射野大小的选择
- 指示根据美国放射医学物理师学会25号工作组关于距离修正因子的使用建议对于电子束治疗中超过标准源皮距的距离限制
- 什么时候考虑电子束治疗时不规则形状的剂量影响，或者明确一个通用规则来指示什么时候对不规则野的剂量传输的进一步研究是必要的
- 描述两个表面电子野在边缘连接的深度处的分布结果
- 描述两个电子野在边缘表面存在一定空隙的分布结果
- 讨论当两个相邻的电子束被用于一个疗程时，减小剂量向一个特定的解剖位置增加的方法

本章的目的是在学生层面为电子束治疗提供一个精确的概述。因此，我们通过通用的方式来讨论涉及物理层面的电子和电子束的概念。通常，重要问题因为复杂和细节而变得模糊不清，因此关于电子束治疗方式的更多的细节描述我们放在本章末的列表文献中供参考。

放射治疗的艺术我们可以描述为从变化多样的辐射源中提取某一特殊的物理属性来进行优化和个性化的患者的治疗方式，电子束就是这其中的一个很好的例子。根据治疗组织的深度和剂量分布体积来选择不同能量的电子束，基本的经验法则是先理解电子束的能量是如何定义的，这样可以提供一个如何选择合适的治疗能量的基本认识。

一、电子线物理学概述

1. 电子束与物质的相互作用

在讨论电子束的剂量学特性之前，首先应该考虑关于电子束和光子束的不同物理学特性。光子没有电荷和质量，电子带有负电荷，并且质量比一个质子小大约 2000 倍。

由于以上两个特征，电子束与物质的相互作用不同于光子束。因为电子有质量，光子没有质量，所以电子和原子发生相互作用的可能性远大于光子

与原子发生相互作用的可能性。相似地，由于光子不带电，带负电荷的电子与原子发生库伦力作用的可能性远大于光子与原子发生库伦力作用。

2. 碰撞相互作用和辐射相互作用

电子束与物质的相互作用包含了碰撞过程和辐射过程。这两个过程中的能量损失以质量阻止本领的形式表达。质量阻止本领（S/p）是每个单位长度能量损失的比率除以该介质的密度。总的质量阻止本领等于所有能量的损失的和。这包括由电子与原子核外电子 $(S/p)_{col}$ 产生的碰撞损失和辐射产生的损失 $(S/p)_{rad}$ 韧致辐射是由于当电子通过原子核区域时发生减速产生的。所以，总的质量阻止本领 $(S/p)_{tot}$ 的表达式是：

$$(S/p)_{tot}=(S/p)_{col}+(S/p)_{rad}$$

这个过程中产生的每一个相互作用都受到两个方面的影响，一个是电子束的能量，另一个是辐照物质的原子序数（Z）。

对总质量阻止本领精练改进后就是定限质量碰撞阻止本领，定限质量碰撞阻止本领考虑了 Delta 射线的能量传输，能更好地描述吸收剂量。Delta 射线是由于足够的能量在其他原子中的电离和激发产生的电子散射。Delta 射线相互作用产生的能量损失没有在局部存放。

Delta 射线碰撞后产生的能量转移被一种特殊的能量限制，该能量损失被看作是定限碰撞质量阻止本领的一部分。对于局部的吸收剂量来说，能量损耗被看作是一部分定限碰撞质量阻止本领。

在这些特殊能量之外，能量损耗不被看作是定限碰撞质量阻止本领的一部分。基于这个原理，人们获取了一些更精确的吸收剂量描述方式。在 AAPM 的 TG21 号报告中，确定了单能电子束的阻止本领率。关于定限质量碰撞阻止本领的更长远的精炼改进在 AAPM 的 TG51 号报告中进行合并。在 TG51 号报告中，利用阻止本领率来表示“现实中的电子束”。这些数值反映的电子束能量的能谱，能够达到更精确的剂量分布。

在碰撞损失中，最主要的相互作用被描述成入射电子与原子的核外电子的相互作用。低原子序数的材料比高原子序数的材料有着更大的电子密度（单位质量中的电子数量）。因此，电子在低原子序数的材料中损失能量的主要原因是由于碰撞相互作用。当一个入射电子与原子的原子核发生库伦力的相互作用时，产生辐射或韧致辐射损失。辐射过程中能量损失发生的可能性随着吸收介质的能量或原子序数的增加而增加。

3. 电子相互作用的能量依赖性

对于水来说，在 1 ～ 100 MeV 的能量范围内，碰撞产生的能量损失约为 2 MeV/cm。在 1 ～ 20 MeV 的能量范围内，辐射损失在 0.01 ～ 0.4 MeV/cm 区间变化。通过这些数值的粗略比较表明，在低原子序数的物质中，碰撞相互作用发生的次数数倍于辐射相互作用的发生次数。在临床辐射治疗中常用 1 ～ 20 MeV 范围内的电子束能量，主要机制就是在低原子序数的组织中，电子束能量损失主要是由于发生了碰撞的相互作用。

4. 电子束能谱的深度依赖性

电子束从直线加速器的导轨引出，从加速窗中射出。在穿过加速窗之前，它的能谱非常窄，随后电子束穿过加速器的各个部件，加速窗、散射箔、监测电离室、加速器与患者之间的气体，直到患者的体表。射束的能量由于与加速器各个部件的相互作用，在患者体表时减小并变得宽了。当电子束穿过人体的过程中，又经历了能量的减小和能谱的变宽。在患者体内的电子束能谱取决于入射患者体表时的能谱和穿过患者身体的深度。

5. 临床可用电子束的产生

现行的产生电子束的通用做法是通过直线加速器来产生。为了产生电子束，需要对直线加速器做一些必要的修改。首先，是移除电子束路径上用于产生光子束的靶和均整块。其次，是减小电子枪中的电流，降低电子束的剂量率到临床可接受的范围。当考虑到用于光子模式中的电流量时，对比电子模式，减少电子枪中的电流是显而易见的。在常规电子治疗模式中，通过电子窗的电流大约为光子治疗模式时通过光子靶电流的 1/1000。如果没有减少电子枪中的电流，每秒会产生数以千计无法处理的剂量率。直线加速器产生的狭窄的电子束通常称为笔形束。电子笔形束在用于临床治疗时可以通过两种方式进行展宽：利用散射箔和利用扫描电子束。

6. 散射箔

临床中产生足够宽的射束的通用方法就是利用散射箔。散射箔是一种高原子序数材料的薄片，放置于电子笔形束通过的路径上。有时会放置第二片散射箔，形成双散射箔。第一片散射箔是射束变宽，第二片散射箔提高射束的平坦度。通常，用于光子束的均整块和散射箔一起被安装在一个旋转转盘上（图 25-1），这样可以通过旋转，在光子和电子模式之间进行转换。

7. 扫描束

扫描束是第二种用于产生临床所用足够宽的射束的方法。狭窄的笔形束在通过治疗区域时，被磁场展宽。这样不间断地进行扫描使得笔形束的剂量分布到整个射野区域内。

特别是在 25 MeV 能量以上时，所需要的散射箔的厚度导致其在机械尺寸方面有一定困难，并且还产生电子污染的问题，此时，扫描束方法很有用。

8. 散射箔对比扫描束的优缺点

使用散射箔的一个缺点是电子束与散射箔相互作用时会产生韧致辐射污染。使用散射箔的优点是与扫描束方法相比的，该方法相对更简单和可靠。使用扫描束的优点是没有由电子束和散射箔相互作用而产生的韧致辐射污染，但是从准直器、电离室和介于其中的空气相互作用而产生的光子束污染仍然存在。使用扫描束方法的缺点是需要对复杂的电子电路系统进行维护。扫描束的机械故障可能导致整个剂量局限在患者较小的照射区域内从而造成灾难性后果。

二、治疗用电子束的特征

1. 临床可用电子束的剂量梯度

电子束具有治疗表浅部位局部病变的能力，对较深部位的组织几乎没有剂量贡献（图 25-2A）。

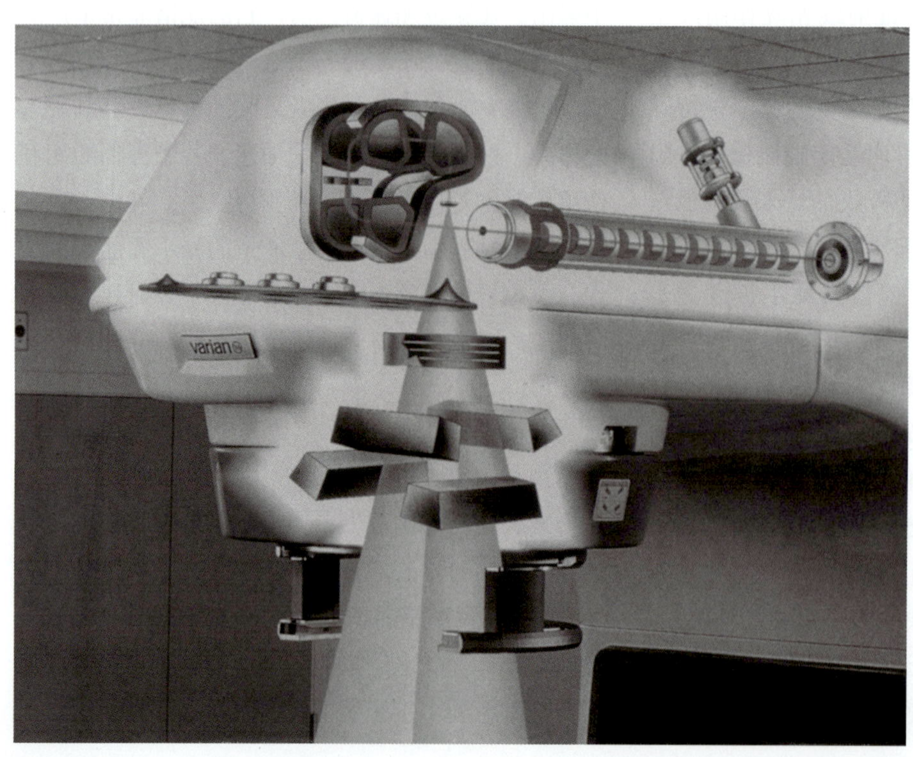

图 25-1 现代直线加速器的机头中旋转转盘上有 4 ~ 5 个散射箔

（引自 Courtesy Varian Medical Systems, Palo Alto, Calif）

黑色的高剂量区域被狭窄的浅色的低剂量区域包绕，白色区域表明剂量可以忽略不计。

它对于治疗计划的含义是在黑色区域之下的器官或者结构接收到的剂量最低。这是由于随着深度的增加百分深度剂量快速跌落的结果造成的，这是低于 15MeV 能量的电子束的特征。

图 25-2B，用数字说明了剂量随深度的快速跌落的情况。剂量值随着位置的改变而改变的比率就是梯度。尽管从表面到 80% 等剂量线的相对距离和从 80% ～ 10% 等剂量线的相对距离大致相等，等剂量值的变化率不一样。在第一半距离中，有 20% 的等剂量值变化，第二半距离中，有 70% 的变化。这个有益处的剂量梯度可以通过改变电子束的能量来进行控制。在下面的例子中通过百分深度剂量数据对比进行了展示。80% 的等剂量的值通常被用来描述电子束的治疗深度。当电子束的能量增加时，80% 等剂量线的值也会增加，当 10.6 MeV 时是 3.5 cm，当 15 MeV 时是 4.9 cm。当能量是 30 MeV 时，随着深度的增加，剂量快速跌落的程度极大减弱了。80% 等剂量线的值是

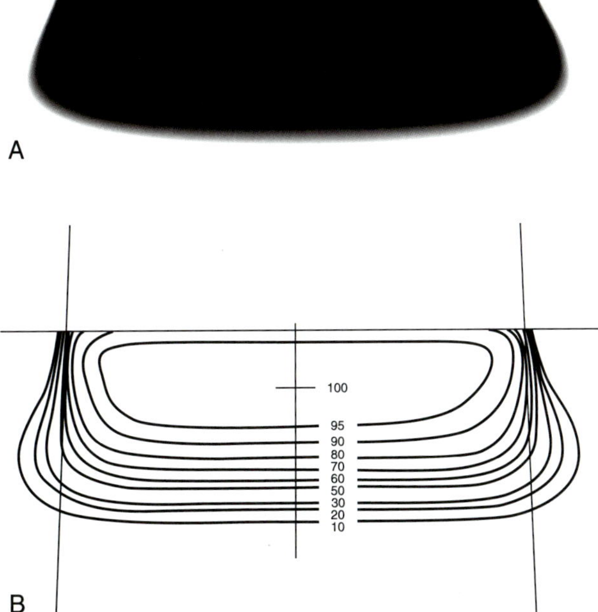

图 25-2　A. 12MeV 电子束在 18cm × 8cm 射野范围的等剂量曲线；B. 12MeV 电子束的等剂量曲线
（引自 From Khan F: The physics of radiation therapy, Baltimore, 1984, Lippincott Williams & Wilkins）

9 cm，在大约 15 cm 深度时，还剩有 10% 的剂量。这种临床上有意义的根据百分深度剂量分布的形状在 10 ～ 15 MeV 的低能量电子束时可以获得，在高能量电子束时则消失。因此，当电子束能量超过 20MeV 时，没有实际的临床应用价值。简单重申一下，高能量的电子束的深度剂量分别特征接近于低能光子束，大大减小了保护皮肤的效果。

表 25-1　不同能量电子束的百分深度剂量值比较

射束能量 MeV	百分深度剂量 / 深度 (CM)		
10.6	100%/1.9	80%/3.5	10%/5.2
15	100%/2.9	80%/4.9	10%/7.1
30	100%/3.7	80%/8.7	10%/14.6

2. 百分深度剂量随深度变化趋势图

电子束剂量随深度的曲线分布特征如图 25-3 所示。从表面大约最大剂量的 85% 开始，在表面下最初的几个厘米范围内建成到 100% 最大剂量。过了最大剂量的 80% ～ 90% 的区间后，剂量随着深度的增加迅速跌落。曲线虽然没有降到 0，但是在平坦的变化只有几个百分比。

在边缘区域产生的剂量是由韧致辐射产生的 X 线，电子束与散射箔、电离室、准直器和路径中的空气相互作用产生的污染物的混合物。尽管边缘区域剂量在大多数案例中是没有临床意义的，但是当治疗大野时必须要特别注意，如全身电子束照射。在电子束治疗室，X 线污染被用于完成胶片成像，即现在常用的基于平板的电子射野成像系统（EPID）。EPID 另外一个有意思的作用是通过 EPID 测量电子束的每日输出剂量一致性检查，进行质量保证。

3. 电子束等剂量曲线图

电子束等剂量线图有显著特征，即一个侧面隆起或者充气的等剂量线。由于射束穿过介质，射束在表面以下由于散射原因快速扩散。在图 25-2B 中，该现象很明显，10%、20%、30% 和 50% 的等剂量线膨胀已经超过射野范围。随着电子线能量的增加，侧向的电子线散射和膨胀减小。

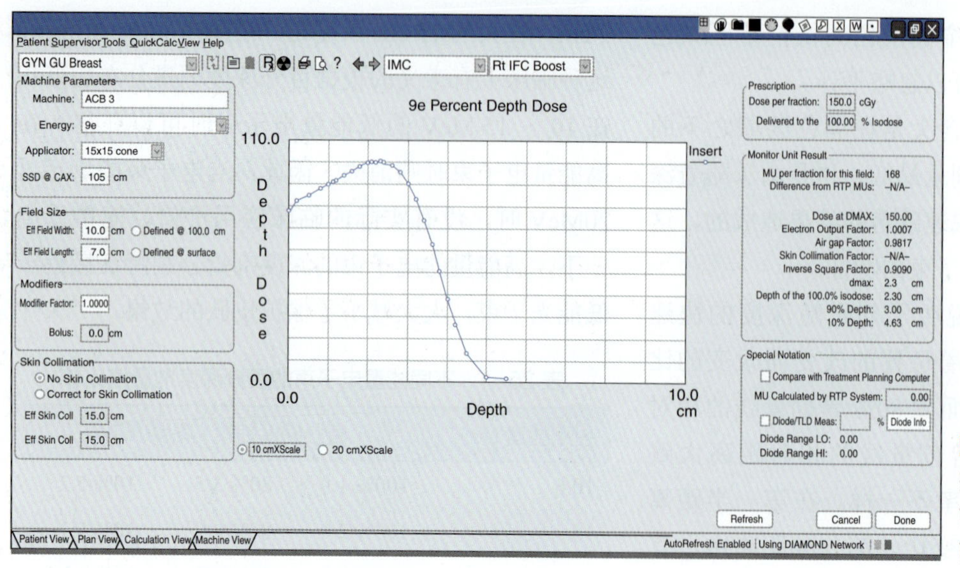

图 25-3 中心轴上的深度剂量分布，13MeV 电子束能量，8 cm × 10 cm 限光筒，有效源皮距 68 cm

三、电子束治疗的计划

1. 电子束经验法则

电子束治疗计划的使用法则，可以通过几个提供一些电子束几个方面的关系或者规则来进行解释。这些实际的用于特殊治疗的电子束应用规则可以提供一些结论信息。

MeV 电子束的平均表皮能量：50% 等剂量线的深度。这些关系的第一个应用是用来决定电子束能量。当电子束穿过物质，随着深度的增加，能量和强度都会减小。由于这个原因，电子束能量的测量基于电子束在膜体或者人体中的深度。尽管有好几种可用的方法来测量电子束的能量，这种方法由于其在临床中可实践性被广泛使用。简单来说，就是 50% 剂量深度乘以常数 C_4。膜体表面的电子束的平均能的表达公式：

$$Eo = C_4R_{50}$$

常量 C_4 从 TG21 报告中的 2.33 MeV 稍微变化为 TG25 报告中的 2.4 MeV。用任何一个 C_4 中的参数，在最终剂量值中出现微小差别。由于这个原因，建议物理师根据其他参数来选择其中一个参数，并在以后的校准中一直使用该参数。

第二个关系来处理电子束穿过物质时能量减少的问题。

在水中固定的电子束能量大约基于以下关系，电子束丢失的能量比例大约为水下 2 MeV/cm，例如，电子束 10 MeV 的电子束示意在水箱表面，对于 6 MeV，对应深度为水下 2 cm。

组织中的实际范围。第三种关系处理电子束在组织中的实际射程 (E_r)。电子束的实际射程是确定的，通过电子束的能量除以 2 得到：

$$E_r = MeV/2$$

在患者体内实际范围之后，随着深度的增加剂量快速跌落到几个百分比。由于射束和准直器，空气和患者之间的相互作用产生的韧致辐射，所以剂量值不会变为 0。

在进行治疗计划时，实际范围是一个特别有用的指导原则。这个简单的关系清晰地表明对深度在 4 cm 位置的损伤已经超过 7 MeV 电子束的范围。利用同样的方式，这个关系还可以被用来选择电子束能量，以确保重要结构接收到最小的剂量。

80% 等剂量线在组织中的深度：（表面平均剂量）/3。这个第四个关系直接与选择电子束能量进行不同深度的治疗相关。80% 等剂量线所在的深度一般规定为治疗深度。治疗深度约为电子束能量 MeV 除以 3：

$$80\%\ Isodose = MeV/3$$

同样的方式，90% 的等剂量线深度大约为电子束能量 MeV 除以 4：

$$90\%\ Isodose = MeV/4$$

利用以上这些简单的关系，可以洞察实际的治疗。例如，一个患者接受 10 MeV 电子束治疗的话，80% 等剂量深度为 3.3 cm，90% 等剂量线深度为 2.5 cm，在体内的射线范围约为 5 cm。深度大于 5 cm 的结构接收到很小的剂量。

如果治疗区域包括一个气腔，例如肺，对于治疗选择哪个等剂量线范围时就要考虑到穿过肺组织的增加的衰减量。如果想最小化肺的剂量，可以选择 70% ～ 80% 的等剂量线。

2. 电子束的表面特征

由于膜体表面的剂量测量十分困难，AAPM TG25 小组特别规定电子束中心轴上 0.5 cm 处的剂量为表面剂量。6 ～ 20 MeV 范围内的电子束的表面剂量从 75% 变化到 100%。对于高电压的光子束，随着射束能量的增加，表面剂量减小。对于电子束而言，随着能量的增加，表面剂量和百分深度剂量也增加。

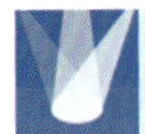

高电压电子束指 6 ～ 20MeV 能量的电子束，其表面皮肤剂量有较大的变化范围。影响表面剂量的因素包括散射系统、吸收系统、原子序数、射束能量、射野大小、射束准直器。在上述原因中，只有最后三种可以根据治疗的目的进行人为操控。

射野大小对于表面剂量和百分深度剂量的影响较小，提供的射野尺寸已经足够。原则是电子束的射野大小不应该小于实际射程。这个原则扩大到包括各个方向。例如，对于 10MeV 电子束，只要射野大于 5 cm 时，其百分深度剂量特征变化都没有很大意义（Rp = 10 MeV/2 = 5）。随着电子束能量增加时，射野大小依赖于深度剂量曲线的增加。同样地，表面剂量依赖于射野大小。通常，射野越小，表面剂量越大。随着增加射野大小，剂量增加，直到电子束射野大小等于电子束的实际射程。后面再增加射野大小，也不会导致有意义的剂量变化。

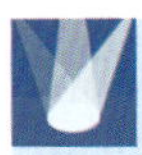

水等效介质的表面实际吸收剂量大约是最大剂量的 0.85 倍，在射束没有污染的前提下。

3. 电子束的建成区特征

在临床环境中，从表面到最大剂量深度的范围内经常存在剂量不足的风险。但对于低能电子束来说不存在（＜ 12 MeV）。在高压射束情况下，可以通过补偿膜增加表面剂量。然而，相对于光子束，在电子束治疗时，使用补偿膜材料的问题比较复杂。使用补偿膜通常会减少剂量。因此，电子从来不添加局部补偿膜。在小射野中心添加一个小的补偿膜（1 cm×1 cm）会减少 10% ～ 15% 的表面剂量。另外一个问题，有时叫作边缘效应，就是在边缘与表面垂直时使用大的补偿膜，这样会增加或者较少 20% ～ 30% 的剂量。在使用和不使用补偿膜的边界上，使用补偿膜会较少剂量，不使用会增加剂量。为了减少这块被增加或者被较少剂量的区域，可以使边缘的补偿膜倾斜放置，与表面形成一个 45° 角度。即使这样可以减少被降低剂量的区域，但被增加剂量的区域仍然存在。

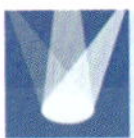

IRS
增加表皮剂量
移除表面不规则结构
在不同深度让剂量分布曲线适形

4. 80% 等剂量曲线宽度的能量依赖性

随着电子束能量的增加，等剂量线的膨胀程度减小。因此，对于测量的数据要特别注意评估，包括治疗机器，射束能量和限光筒的使用。同样要注意，对于电子束 90% 的等剂量线处有着相似的内缩。

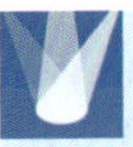

在大约 15 MeV 能量时，高等剂量值区域会发生侧向的内缩现象，比如 80% 等剂量线。为了覆盖 80% 等剂量线深度的区域，在皮肤表面需要一个更大的照射范围。一个好的标准是在靶区的侧向边缘和准直器的投影边缘保持一个至少 1 cm 的外扩。

在电子束治疗中，使用补偿膜不仅仅可以增加表面剂量，Hogstrom 发现另外两种使用补偿膜的情况：对于不规则的表面作为组织补偿器使用，或者遇到空腔需要让等剂量线更加适行治疗体积或者较少深度部位结构的受照剂量。一个使用补偿膜的经验法则：通过使用补偿膜，像膜体一样改变患者的解剖结构，以便能够获得更好的剂量分布。

5. 电子束治疗的距离修正因子

由于解剖结构的限制，在一个扩展的源皮距情况下使用电子束。在 AAPMTG25 号报告中，扩展源皮距定义为不超过标准源皮距的 15 cm。这个限制应用于以下我们讨论的扩展源皮距治疗：扩展治疗距离的应用只会对中心轴的深度剂量和离轴比产生很小的影响。由于这个原因，建议使用标准深度剂量曲线时，在扩展的距离一个毫米的范围内给定一个近似值。然而，电子束输出因子和射束半影会随着治疗距离的变化而显著地改变。

临床上使用的电子束是通过狭窄笔形束不断的扫描治疗区域，或者通过散射箔产生的。不论哪一种情况，都不是一个单点的辐射源。有两种方法可以解决这个情况：确定一个等效辐射源或者确定一个虚拟源的位置。根据这些方法有两个电子束输出因子的修正措施。

6. 有效点源方法

有效点源的定义：剂量变化与到源的距离遵循平方反比定律。这个方法可以利用以下平方反比修正因子：

D'_{max} = 在扩展距离上的最大剂量 D_{max}

D_{max} = 在名义或者正常距离上的最大剂量 D_{max}

SSD = 名义或者正常 SSD

SSD' = 扩展的 SSD

SSD_{eff} = 有效的 SSD

d_{max} = 中心轴上最大剂量点的深度

g = 名义 SSD 与扩展 SSD 的差值（SSD′ − SSD）

公式如下：

$$D'_{max} = D_{max}\ (SSD_{eff} + d_{max})^2 / (SSD_{eff} + g + d_{max})^2$$

当遇到大的空气间隙，小的治疗射野或者低射束能量时，需要对该公式进行额外修正或者当针对个性化治疗条件时还需要进行新的测量校准。

7. 虚拟源方法

一个找到虚拟点源的方法是通过几个不同距离下射束的 50% 曲线的宽度的反向投影。在这几个反向投影的交叉位置的点，我们定义为虚拟源的位置。虚拟 SSD 的输出修正因子的参数同有效点源的方法相同。

公式如下：

$$D'_{max} = (D_{max})\frac{(SSD_{vir} + d_{max})^2}{(f_{air})(SSD_{vir} + g + d_{max})^2}$$

SSDvir 表示校准的虚拟 SDD, fair 表示空气间隙校准因子。

在虚拟 SSD 方法中，平方反比定律的变化对于小射野、低射束能量和大空气间隙情况下随着 f_{air} 因子进行修正。f_{air} 因子取决于能量、射野大小和空气间隙的大小。

8. 扩展 SSD 治疗的注意事项

在 TG25 号和 TG70 号报告中提到的对于扩展 SSD 情况下的电子束治疗需要注意的情况：所有的扩展 SSD 治疗都应该被认为是存在与实际辐射治疗师期望的照射剂量不一致的可能性。另外，TG70 号报告强烈建议物理师在进行扩展 SSD 电子束治疗时要反复查阅 TG25 号报告的第 8 章节。

四、不规则野和电子束

1. 电子束能量的屏蔽依赖性

为用于临床目的，我们用了很多方法来适行电子束。包括铅条、铅挡和直接放在患者体表的模具，以及限光筒和准直器。低熔点的挡块插入到限光筒的末端（图 25-4）也被使用过。随着射束能量和射野的增加，挡块材料的厚度也相应地增加。在测量屏蔽材料的透射时，有两种方法用于处理射野大小对材料厚度的影响。

第一个方法是测量大野的透射来提供一个防护厚度以适用于所有的小野。第二个方法是利用内部防护，此时屏蔽材料的厚度被内部可用空间所限制。在内部防护装置的情况下，尤其针对个性化患

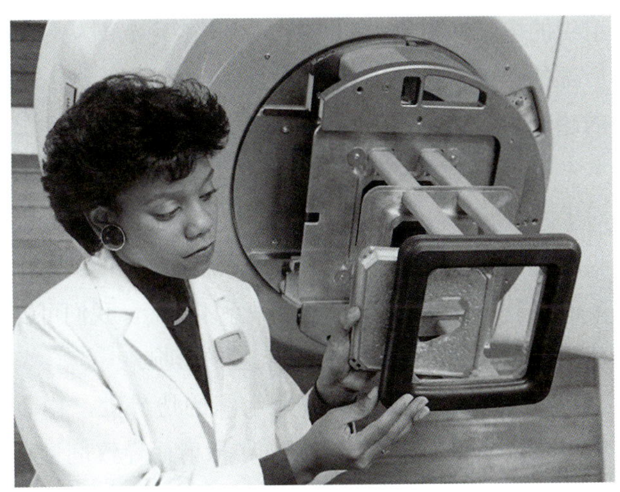

图 25-4　在限光筒内插入定制的屏蔽装置
（引自 Courtesy Varian Medical Systems, Palo Alto, Calif）

者的治疗时，推荐进行实际情况下的校准测量。

在外照射治疗时，可以通过经验法则来确定防护材料的大约厚度。防护材料需要的铅的厚度约为能量 MeV 值的一半。公式如下：

$$\mathrm{MeV}/2 = \text{铅的厚度（mm）}$$

Khan 建议，根据经验法则确定的铅的厚度，可以提供额外的保护区域。利用铅或者合金的屏蔽材料，如果材料的厚度不足够可减少总剂量的 5%，可能会导致剂量的增加。Lipowitz 合金的厚度可以通过利用经验法则得到的铅的厚度再乘以 1.2 倍得到。

2. 内部屏蔽

在一些情况下，屏蔽装置放置在口腔或者眼底是合适的，目的是屏蔽那些从靶区部分透射出来但还没有照射到正常组织的电子束。使用内部屏蔽装置的一个危险之处是，当剂量直接照射组织时，由于电子线的背向散射，在屏蔽装置前方可能会有一个 30% ～ 70% 的增加。在屏蔽装置和组织之间放置一个低原子序数的材料，可以最小化这个问题。选择低原子序数的材料时需要注意，厚度必须大于电子背向散射的范围。通常使用牙科用丙烯酸树脂包绕铅屏蔽装置以分离它和空腔，并减少电子背向散射。

对于眼内的屏蔽而言，没有足够的空间来放置铅和一定厚度的低原子序数材料以吸收由于铅挡块造成的电子线背向散射。可以通过在铅挡块的外面包裹蜡或者牙科用丙烯酸树脂的薄膜（来吸收低能量电子线）来达到降低剂量到可接受的水平。由钨包裹的瓷材料已经取代之前用于全皮肤辐射的银包裹的铅块，用于作为内部眼底的屏蔽材料。钨的密度比铅的密度高很多，可以使用更薄的屏蔽装置来达到更好的屏蔽效果。

3. 不规则电子射野对剂量的影响

针对不规则电子射野的计算的深度探讨超越了本章的范围。然而，导致剂量变化的情况将会被鉴定。射野形变以一种复杂的形式影响输出因子和深度剂量分布。射野形变影响剂量的变量都包括射野大小，屏蔽材料的厚度，挡块的数量和治疗距离。临床电子束的剂量率或者输出因子与临床光子束相比对于射野大小有更好的依赖性。在人体内的任一点剂量都是由初级辐射和散射辐射组成的。临床电子束比光子束有更好的射野大小依赖性是由于贡献给总剂量的散射辐射的数量。在光子束中，总剂量中大约有 10% ～ 30% 来自散射辐射。在电子束中，几乎所有的吸收剂量来自电子散射。对于电子束剂量学来说散射电子的侧向平衡是一个重要特征。当进入一个区域的电子数量与出去这个区域的电子数量相等时，就达到侧向平衡。当射野大小的直径超过电子束的实际范围时，侧向平衡就会出现。当电子束射野的直径小于实际范围时，剂量会减少。由于缺少电子平衡，电子束直径越小，剂量的变化就会越大。由于这个原因，如果治疗区域的任何一个部分的尺寸比电子束的实际范围（MeV/2）小，与不规则形变的电子射野相关联的剂量变化是可以被预料到。射野形变或者挡块造成了电子束输出因子的变化。输出因子变化的大小取决于被屏蔽或者被挡住的区域占总治疗区域的百分比。被挡住的区域的百分比越大，输出因子的变化越大。如果被挡住区域的占比大于 25%，建议针对这个特别的治疗进行输出因子的测量。当使用挡块时，电子束能量对输出因子的影响随着电子束能量的增加而增加。

例如，在扩展治疗距离上（110 cm SSD），射野挡块对电子束的输出因子造成一个大的变化，这种情况下，需要对输出因子进行重新测量。Olch 表明，在 SSD 为 110 cm 时，几乎每一个挡块都严重影响输出因子的变化。

对于电子束不规则形变的应用要特别注意。尽管已经说明输出因子，深度剂量和等剂量分布在任何不规则形变电子野时需要被重新测量。一个更合理的方法是调查那些侧向散射平衡没有建立的不规则形变电子野的案例。根据经验法则，当射野边缘不比实际范围大时，上述情况会发生。基于笔形束算法的计算机计算过的不规则形状的电子野治疗计划有一定的不确定度。基于蒙特卡洛或者改进的笔形束算法的治疗计划能够更有效地预测小而不规则电子野的表现。然而，Hogstrom 指明仔细评估用于计算不规则形变电子野的治疗计划计算程序系统是十分必要的。要注意治疗计划计算只代表一半的必要的工具。基于患者治疗体位的治疗区域的 CT 图像可以被用来获得计算数据。

4. 组织不均匀性及其对电子束的影响

高能电子剂量分布对组织不均匀性的敏感性是考虑对治疗计划影响和选择治疗技术时的一个必不可少的因素。剂量分布的变化依赖于形变，大小，电子密度（电子数量 / cm^3）和不均匀性的有效原子数量。计算剂量分布的方法超越本章的讨论范围，然而，剂量分布变化造成组织不均匀性被进行了描述。

小不均匀性对于剂量分布造成局部的干扰。由于增强的散射影响造成的小不均匀性剂量分布很难测定。可以预料到，在小骨头之后的组织的剂量减小，因为骨头的屏蔽效应。在小骨头侧面的剂量会增肌，是因为电子束的侧向散射。被组织围绕的小空腔的影响有一些不同。或许可以预料到，在空腔之后的组织的剂量会由于电子束穿过空腔减少了电子散射而增加，同样地，在空腔侧向的组织的剂量不会增加，这是由于当穿过空腔时电子散射减少了。空腔之后的组织的剂量增加，还有一个原因是周围组织的电子散射增加的缘故。剂量变化范围从骨头后部的 20% 的欠缺剂量到空腔后部的 15% ～ 35% 的超剂量。

统一密度的大组织不均匀性与小不均匀性不同。对于大组织不均匀性的剂量分布变化的主要因素是吸收。由于大的不均匀性而进行实际剂量分布的测定需要依赖于几个复杂因子的相互关系。然而，我们可以从一般意义上来讨论大的不均匀性的影响。

在电子束离开骨头进入组织的边界处，由于电子在骨头中的相互作用增加了散射而导致剂量有一个小的增加。在超过像骨头这样高密度不均匀性组织的边界后，组织会接收到一个更低的剂量。这导致剂量分布偏向体表移动。在超过像肺这样低密度不均匀性组织的边界后，组织会接收到一个更大的剂量，这是由于肺组织的吸收较少。这导致剂量分布偏向体内更深处移动。在肺中，电子的范围增加了 3 倍，同时在肺和肺之后的组织中的剂量也增加了。对于大的不均匀性需要额外考虑的是剂量增加和较少的区域，或者冷点和热点，上述这些情况可能出现在不均匀性组织的侧向边缘上。

5. 电子束治疗中的间隙

两个或者更多电子束的组合使用或者电子束与光子束的组合使用的情况需要被特别关注。像之前提到的，电子束等剂量曲线有一个侧向膨胀的特征形状。

由于这个特征形状，在皮肤表面相互相邻的电子衔接野在深度上有一个叠加。分离治疗野或者在患者或者膜体表面放置一个空隙会导致剂量不足或者剂量冷点。如图 25-5 所示，显示了相邻电子射野的等剂量分布。注意表面最大的间隙（1.5 cm）导致了表面和浅表组织最低的剂量。相似地，表面最小的间隙（0.5 cm）导致了最高的剂量。在临床情况下，决定是否用分开野还是叠加野需要基于靶区体积剂量综合分布的一致性。在患者的治疗过程中，减少剂量变化到特殊解剖结构的数量，相邻的剂量线会变化 2 ～ 3 倍。像这样的治疗方式确保没有一个解剖区域接收到所有增加或者减少的剂量。

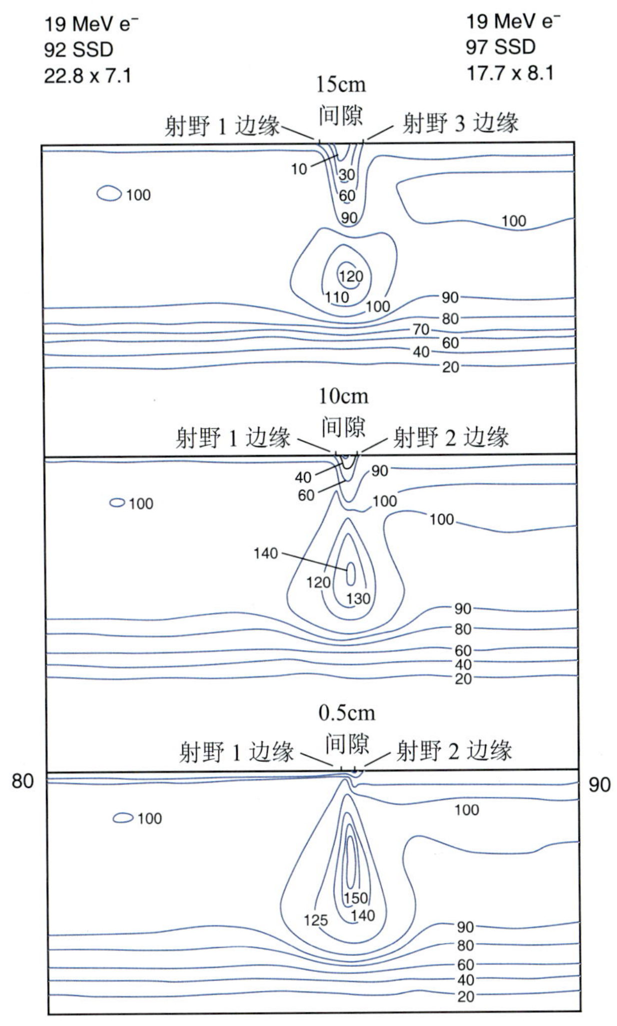

图 25-5　带有不同间隙宽度的小电子束能量的衔接野的等剂量线分布

（引自 Tapley N, Almond PR, editors: Clinical applications of the electron beam, New York, 1976, Wiley）

五、电子束在放射治疗中的临床应用

在下一个部分，提出了两个例子，用于表示电子束在放射治疗中的临床应用。在前述章节中，关于治疗计划的各种各样的法则都被提及和说明了。临床示例是对前述每一个例子中打算强调的治疗计划原则性提纲的一个总结性示例。

例 1：胸壁电子线治疗注意事项

一位患有双侧乳腺囊肿的 46 岁女患者被发现左侧乳腺肿块体积增加。后续检查显示出现不良的分化，浸润性导管癌，雌性激素和黄体酮受体状态和表皮生长因子状态显示阳性，Ⅱ B 级，肿瘤远端转移状态为 T3N0M0A。在新辅助化疗联合紫杉醇（紫杉醇，Bristol-Myers Squibb 公司）和曲妥珠单抗（赫塞汀，GENENTECH, Inc., 旧金山，加利福尼亚）后，患者接受了左乳根治性切除术。除了 primary，病理显示导管原位癌（DCIS）成分和 0/10 淋巴结阳性。其母亲、外祖母患乳腺癌的家族史具有重要意义。

患者被模拟了一个明确的胸壁放疗疗程。乳房切除术后，胸壁平均厚度为 1.6 cm。电子线治疗的主要特点是剂量的快速跌落，表面剂量分布和皮肤 80% ～ 100% 剂量依赖于射线能量。由于胸壁下有很多重要器官，例如心脏、肺和脊髓，这些射线品质使电子线治疗成为这个患者很好的选择。患者使用乳腺托架，双臂举过头顶，仰卧位行 CT 模拟。CT 扫描前，医师使用铅丝绘制胸壁治疗区域。治疗使用瓦里安 2100CD 直线加速器，拥有从 6 ～ 20 MeV 的电子线能量。本例中，根据胸壁厚度、皮下临界结构和皮肤表面所需剂量，设计 6 MeV 双散射箔片射线角度垂直于胸壁上方，SSD 100 处设计定制电子线挡块形成治疗区域。完成等剂量分布三维显示的计划计算。

限光筒配合与医师绘制铅丝形状一致的 18 cm×18 cm 定制挡块用于本例治疗。胸壁 90% 等剂量线给予 25 次 5000cGy、单次 200 cGy 的处方剂量。6 MeV 电子线 90% 深度剂量是 1.7 cm。不需要使用组织补偿材料改善皮肤剂量或改变剂量分布来限制胸壁下方危及器官的剂量。手术瘢痕周围外放 2 cm 遮挡，给予 90% 剂量线总量 1000 cGy，分 5 次，单次 200 cGy 的加量照射。

例 2：电子线补充剂量照射

一名 37 岁非洲裔美国女患者，近期有左乳房 T3N0M0 浸润性导管癌的病史，最初经自我检查发现为一个可触及的肿块。已进行第一次 X 线检查。

显示左乳密度 5 cm。她随后接受了超声引导病变活检。病理结果显示浸润性导管癌，高分期，伴粉刺型导管内癌。肿瘤是 ER/PR 阴性，HER-2/neu 阴性。作为分期评估的一部分，对她的胸部、腹部和骨盆进行了 CT 扫描。胸部 CT 扫描证实左乳房肿块及腋淋巴结肿大。没有影像学证据显示存在骨盆或腹部转移。

患者随后接受前哨淋巴结切除，共切除 3 个前哨淋巴结；所有结果均为转移阴性。此后，患者开始新辅助化疗，以阿霉素、环磷酰胺为基础的 4 个周期化疗，然后是 4 个周期的紫杉醇。化疗方案完成 1 个月后，患者行针刺定位肿瘤切除

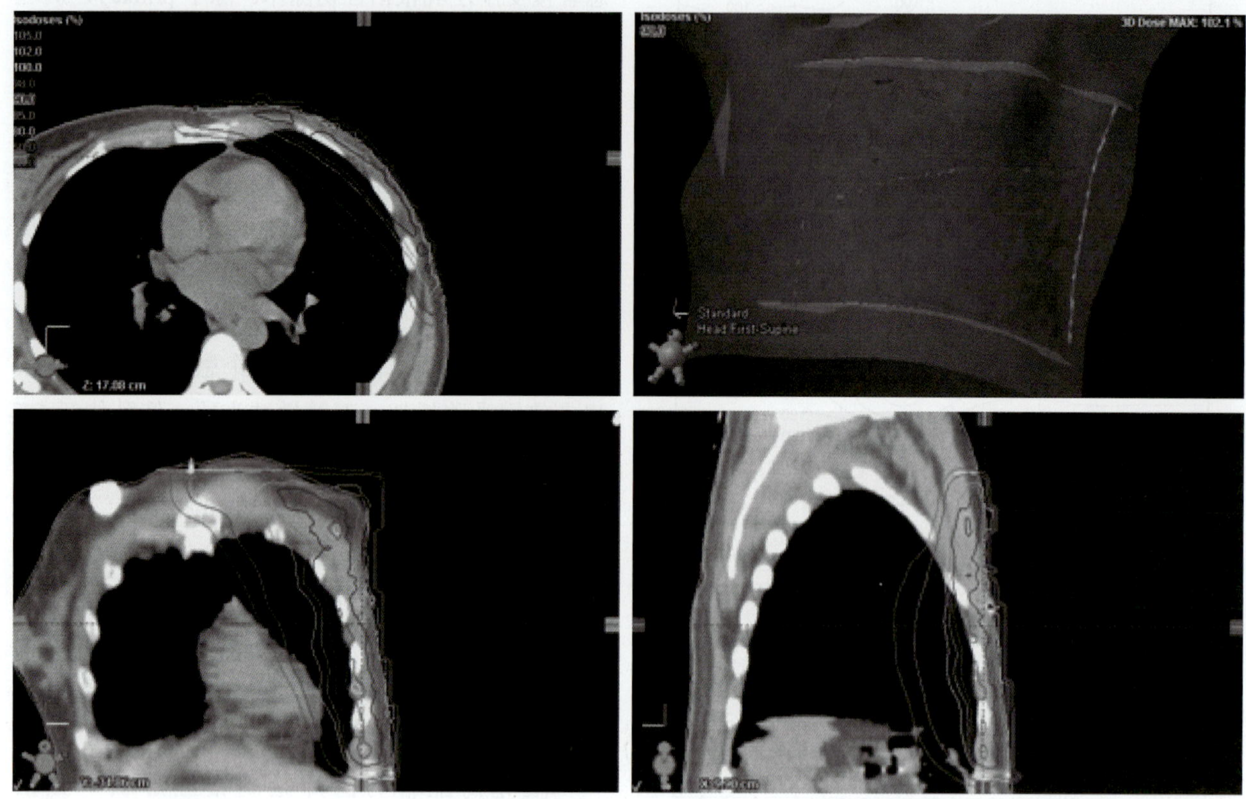

图 25-6 瓦里安医疗系统 CD-6MeV 电子线胸壁照射的 90% 剂量图三维（横断 / 矢状 / 冠状）剂量显示和模拟剂量显示

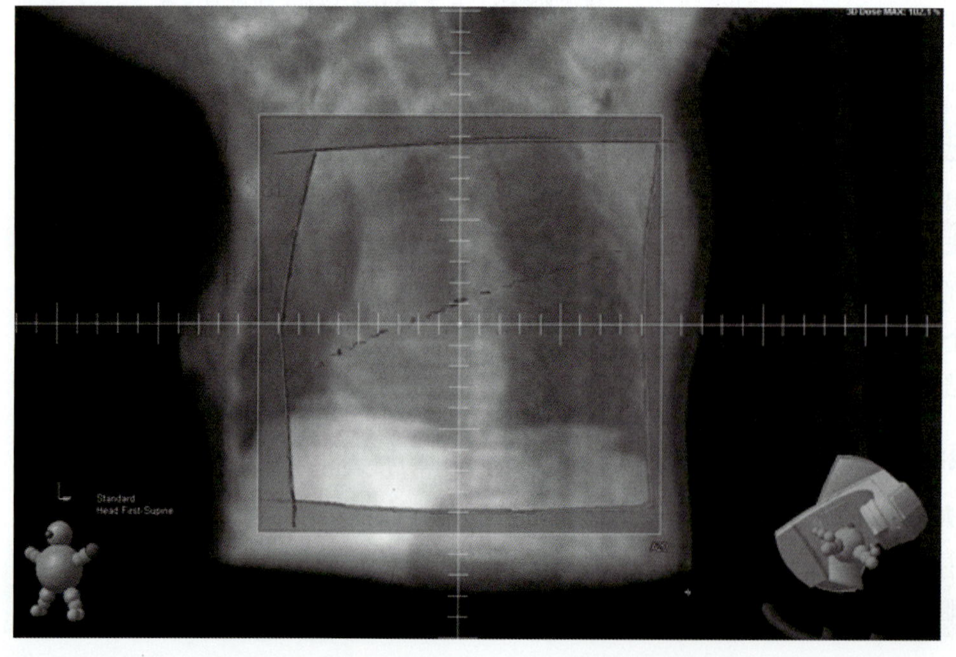

图 25-7 电子射束观角度显示胸部区域

术，病理为 2.5 cm 的低分化浸润性导管癌。患者被转到放射肿瘤科接受辅助放射治疗。这名患者整个左乳给予 5000 cGy（200 cGy/ 次）的剂量。此疗程后，对疤痕和肿瘤切除部位给予 1000 cGy（200 cGy/ 次）的电子线加量放疗。对患者进行三维模拟，使用瓦里安 Eclipse 7.3 版本治疗计划系统制作治疗计划。

最初的疗程计划使用两个浅层切向 6 MV 光子线配以野中野补偿，以获得均匀剂量分布，沿中间光子射野后边缘连同匹配一个 12 MeV 电子射野。与标准双切线野不同，使用这种射野布置方式能够避免心脏和肺接受大量照射。

电子线能够治疗乳房组织中间部分，并且在到达心脏时剂量快速跌落。患者完成了瘢痕和肿瘤切除部位 15 MeV 电子线 1 000 cGy 的加量治疗。

临床示例总结

例 1 详细说明了利用电子束进行患者乳房切除术后的胸壁治疗。治疗目的是给予胸壁足够多的照射剂量，同时保护位于表皮下仅几个厘米处的肺和心包膜。在本例中，讨论判定补偿膜作为增加表皮剂量和优化深处的剂量形状的选择时不是必需的。利用 CT 进行了患者治疗体位的获取，并确定了患者胸壁的厚度，以便确定了治疗用的电子束的能量选择。选择了 6 MeV 的电子线进行治疗，并确定 5000 cGy 的照射量。后面又针对手术伤疤部位增加了 1 000 cGy 的照射量。根据患者 CT 影像，在行乳房切除术后患者的胸壁的厚度为 1.6 cm。乳房切除术后的结疤部位作为靶区结构，并向下扩展 2 cm 的浅层外扩，以便能够覆盖结疤区域。

例 2 描述了利用光子线和电子线进行患者乳房肿瘤切除术后整个左侧乳房的照射治疗。治疗目的是给健侧乳房和淋巴结足够的照射剂量，同时保护肺和心脏。为了避免照射到大部分的心脏和肺，使用了典型的对侧切线野治疗方式。使用一个电子束来照射患者中间部分，以使肺和心脏免于照射。通过这种电子线和光子线的组合方式，整个左侧乳房接受了 5 000 cGy 的照射，另外通过利用 15 MeV 的电子束，增加 1 000 cGy 的照射量，对乳房切除后的部位和结疤区域进行照射。

对使用电子束进行乳房切除后结疤区域照射的难点进行了讨论。在 3D 仿真时对乳房切除部位和结疤部位的关系进行标注，并设计计划保证了新增照射区域有足够的照射量。

注意在治疗过程中进行光子束照射时乳房的位置发生变化这一个过程记录的报告。

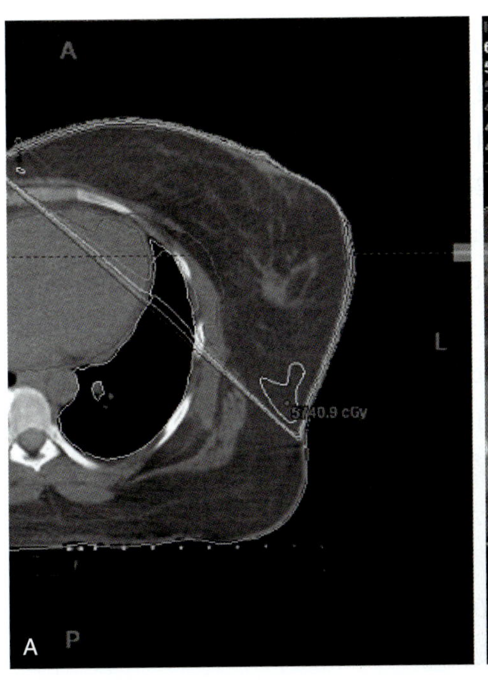

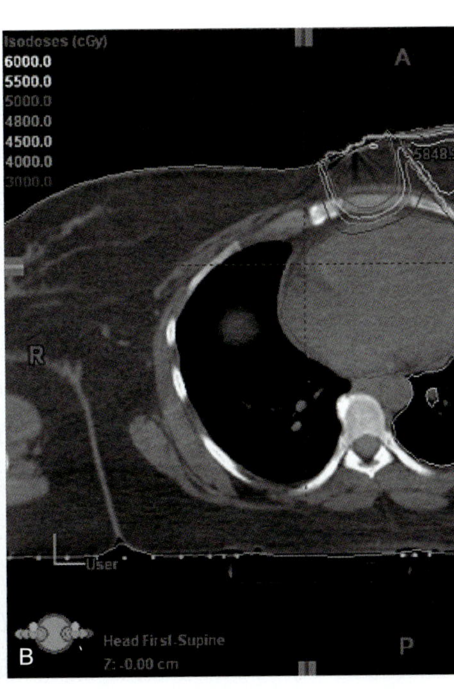

图 25-8　A. 标准两射野布野方式，6MV 光子束；B. 两个浅表的 6MV 的切线野和一个 12MeVD 电子束野。注意与图 25-8A 相比肺和心脏的免于照射的区域

六、总结

- 光子没有电荷和质量，电子有电荷和质量，这增加了电子与物质相互作用的可能性。
- 临床辐射治疗时，电子束与低原子序数的材料相互作用会丢失能量，并且碰撞相互作用是最主要的机制。
- 电子束在患者体内的能谱取决于电子束在患者体表的能谱和在患者体内的深度。
- 两个产生临床可用的电子束的方法：散射箔和扫描束。
- 电子束的特征是在进行表浅的部位的电子束治疗时，在浅表部位以下较深部位的组织基本不受剂量照射。
- 电子束的平均能量取决于 50% 等剂量线处的深度（R_{50}）乘以一个常量（C_4）。
- 治疗深度（80% 等剂量线深度）等于电子束平均能量除以 3。
- 电子束在组织中的实际射程等于电子束的平均能量除以 2。
- 随着电子束能量的增加，表面剂量和百分深度剂量也增加。
- 当电子束的能量达到 15 MeV 时，80% 等剂量曲线的宽度减少。
- 当靶区体积的侧向边缘和治疗区域的边缘的范围在 1 cm 时，应该使用 16 MeV 的电子束。
- AAPM TG25 号报告定义扩展源皮距为在标准源皮距的基础上增加 15 cm。
- 当不规则形状电子野的任何一个部位的尺寸都不大于电子束的实际射程时，需要对剂量进行必要的测量调查。
- 当两个电子野的边缘在表面相邻时，这两个电子束在深度上将会出现叠加。
- 当两个电子野的边缘在表面上留有间隙时，表面剂量将会欠量。

? 复习题

电子束治疗时补偿膜可以增加表面剂量，移除表面不规则分布和塑形深处的等剂量线。

可以通过登录我们的网站，获得复习题的答案：http://evolve.elsevier.com/Washington+ Leaver/principles

1．在放射治疗中，1 ～ 20 MeV 能量范围的电子束相互作用的主要形式或者散射

a．碰撞

b．辐射

c．韧致辐射

2．在电子束治疗中，利用散射箔的优点是

a．减少韧致辐射污染

b．散射箔使用简单可靠

c．用低维修保养费产生的复杂电子系统的精密治疗

3．一个用 16 MeV 电子束治疗的患者，计算一下 80% 和 90% 的等剂量线深度分别是

a．3 cm 和 4 cm

b．4 cm 和 5 cm

c．5 cm 和 4 cm

d．8 cm 和 5 cm

4．一个患者在深度 4 cm 处有一个肿瘤，应该使用什么能量的电子束治疗，才能让 80% 等剂量线包绕肿瘤

a．8 MeV

b．10 MeV

c．12 MeV

d．14 MeV

5．12 MeV 电子束在组织中的实际射程是

a．3 cm

b．4 cm

c．6 cm

d．8 cm

6．当使用电子束进行放射治疗时，哪一个治疗方案应该考虑使用补偿膜

Ⅰ．一个区域从表面到最大剂量都处于欠量范围

Ⅱ．在表皮的剂量减少了 10% ～ 15% 时

Ⅲ．边缘影响造成了 20% ～ 30% 的增加

a. Ⅰ

b. Ⅰ和Ⅱ

c. Ⅰ和Ⅲ

d. Ⅰ，Ⅱ和Ⅲ

7. 当常量 C_4 的值为 2.4，50% 等剂量线的深度为 5cm 时，电子束表面的平均剂量是

a. 8 MeV

b. 10 MeV

c. 12 MeV

d. 14 MeV

8. 当患者接受 7 MeV 电子束的治疗时，利用多厚的铅档可以使得剂量减少小于 5%

a. 3.0 cm

b. 3.5 cm

c. 4.0 cm

d. 4.5 cm

9. 在患者皮肤表面两个电子束相接，如何影响相接点以下患者体内深度剂量

a. 深度剂量增加

b. 深度剂量减小

c. 深度剂量没有变化

10. 12 MeV 电子束照射在 4 cm× 4 cm 大小的射野上，针对这个特殊治疗有什么需要考虑的

a. 源皮距应该减少 5 cm

b. 源皮距应该增加 5 cm

c. 剂量率和输出因子应该重新测量

11. 用 15 MeV 的电子束照射患者体内 10 cm 宽和 10 cm 长的区域，如何选择最佳射野大小？

a. 10 cm×10 cm

b. 11 cm×11 cm

c. 12 cm×12 cm

d. 13 cm×13 cm

? 思考题

1. 比较 1 MeV 到 20 MeV 范围内电子束与光子束在放射治疗中的应用。

2. 讨论何种情况下需要对电子束进行特殊校准。

3. 描述两种适用于使用电子束进行治疗的临床情景。

4. 比较电子束和光子束中能量与最大剂量深度的关系。

（译者：康盛伟　审校：靳富）

参考文献

1. Almond P.R., Biggs P.J., Coursey B.M., et al.: AAPM's TG-51 protocol for clinical reference dosimetry of high-energy photon and electron beams, *Med Phys*26:1847–1870, 1999.
2. Beck J.A., Budgell G.J., Roberts D.A., et al.: Electron beam quality control using an amorphous silicon EPID, *Int J Med Physics Res Practice* 36(5):1859–1866,2009.
3. Cunningham R., Johns H.E.: The physics of radiobiology, ed 4, Springfield, Ill, 1983, Charles C Thomas.
4. Gerbi B.J., Antolak J.A., Deibel F.C., et al.: Recommendations for clinical electron beam dosimetry: supplement to the recommendations of Task Group 25, report of AAPM Radiation Therapy Committee Task Group No. 70, *Med Phys* 36(7):3239–3279,2009.
5. Gloi A.M., Buchanan R.: Discrepancies in determining electron energy for lumpectomy boost treatment, *J Med Phys* 37(3):138–144,2012.
6. Grimm D.F., Gillin M.T., Kline R.W., et al.: Electron beam port films, MedDosim14:31–33, 1989.
7. Hogstrom K.R.: Treatment planning in electron beam therapy. In Vaeth J.B., Meyer J.L., editors: Frontiers of radiation therapy and oncology: the role of high energy electrons in the treatment of cancer vol. 25, New York, 1991,Karger.
8. International Commissionon Radiation Unitsand Measure ments:Radiationdosimetry: electrons with initial energies between 1 and 50 MeV, report no. 21, Washington,DC, 1972, The Commission.
9. Karzmark C.J., Nunan C.S., Tanabe E.: Medical electron accelerators, New York, 1993, McGraw-Hill.
10. Khan F.M.: The physics of radiation therapy, Baltimore, 1984, Williams &Wilkins.
11. Khan F.M.: Basic physics of electron beam therapy. In Vaeth J.B., Meyer J.L., editors: Frontiers of radiation

therapy and oncology: the role of high energy electrons inthetreatment of cancer vol. 25, New York, 1991,Karger.

12. Khan F.M.: The physics of radiation therapy, ed 3, Baltimore, 2003, Lippincott Williams & Wilkins.
13. Khan F.M., Doppke K.P., Hogstrom K.R., et al.: Clinical electron-beam dosimetry: report of AAPM Radiation Therapy Committee Task Group No. 25, *Med Phys* 18:73 – 109, 1991.
14. Klevenhagen S.C.: Physics of electron beam therapy, medical physics handbooks, Bristol, UK, 1985, Adam Hilger.
15. Machtay M., Lanciano R., Hoffman J., et al.: Inaccuracies in using the lumpectomy scar for planning electron boosts in primary breast carcinoma, *Int J Radiation Oncol Biol Physics* 30(1):43–48,1994.
16. McPharland B.J.: Methods of calculating the output factors of rectangular electron fields, Med Dosim 14:17, 1989.
17. Mould R.F.: Radiotherapy treatment planning, Bristol, UK, 1981, AdamHilger.
18. Olch A., et al.: External beam electron therapy: pitfalls in treatment planning and deliverance. In Vaeth J.B., Meyer J.L., editors: Frontiers of radiation therapy and oncology: the role of high energy electrons in the treatment of cancer vol. 25,New York, 1991, Karger.
19. Perez C.A., Brady L.W., Halperin E.C., et al.: Principles and practice of radiation oncology, ed 4, Philadelphia, 2004, Lippincott Williams & Wilkins.
20. Ramm U., K hn J., Rodriguez Dominguez R., et al.: Feasibility study of patient positioning verification in electron beam radiotherapy with an electronic portal imaging device (EPID), *Phys Med* 30(2):215–220,2014.
21. Rustgi S.N., Working K.R.: Dosimetry of small field electron beams, MedDosim 17:107–108, 1992.
22. Tapley N.: duV: Clinical applications for the electron beam, New York, 1976,Wiley.

第 26 章

电子制图和图像管理

目的

- 定义电子病历（EMR）
- 识别非临床信息对电子病历的作用。描述放射肿瘤学的独特方面促进专业电子病历的发展
- 定义工作流及其在电子病历中的角色
- 区分专有标准和开放标准通信协议
- 识别可能运行电子病历系统以及保障系统安全机制的必要性隐私，安全和稳定
- 说明多重排序的三个潜在目标患者记录
- 了解人为因素和电子病历设计是如何影响着患者的安全

一、引言

医疗记录是对患者症状表现的描述，通过医师和其他健康专业人员的注释，详细记录了患者的观察和讨论。实验室检测、影像学检查和与患者护理有关的治疗信息使病历成了患者护理过程的编年史。医疗记录对于患者来说是症状和治疗的保存，也反映了咨询师和医保承保人的历史视角。此外，在诉讼中这些文件还可作为了解患者是否接受适当治疗的基础，或作为回顾性研究的信息来源。因而计算机托管的病历也被称为电子病历（electronic medical record，EMR）。

肿瘤学是一种数据密集型的专业医学实践，关于癌症、个人诊断和治疗选择的研究不断涌现。放射肿瘤学的独特要求使得它有自己专门的图表功能。每个患者的护理是由不同的临床管理团队计划和提供的。在放射肿瘤医师医师的领导下，护士、物理师、剂量测量师和放射治疗师必须有效地沟通个体化的治疗计划，并记录其执行情况、支持性治疗和持续的患者状态。信息需求对放射治疗来说是独一无二的，即使在大型医疗机构内，放射肿瘤学仍保持独立的医疗记录，以满足其独特的需求。

放射肿瘤学是最早实现医疗电子化的领域之一。复杂的治疗计划和治疗实施要求引入电子化。今天，直线加速器日益增加的复杂性已经使治疗管理系统（TMS）从早期的验证和记录系统发展成为指导和监测系统，用以提供日益复杂的治疗计划。这些系统优化了某些活动，但每个系统仍然依赖于关于患者的几个核心信息——个体化识别、患病、综合干预计划和护理反馈信息。

放射肿瘤学电子病历是更大的肿瘤信息系统（OIS）的组成部分。信息系统改变了行政职能和医疗设备（如直线加速器或治疗计划系统）之间的信息流。设施管理，包括人员统计、调度和计费，长期以来也利用了计算机化来实现对操作过程的有效管理。通过使用这些系统获得的对效率认知以及跨医疗保健的许多数据的普遍性，使得有必要将电子病历和实践管理系统与肿瘤信息系统集成为一个整体系统。

在电子病历中，通过充分知情的决策，提高安全性和效率，可以为整合患者的病史提供基础。电

子病历的目标不仅是提供信息的收集和存储，也为临床护理团队提供了最相关的信息，帮助他们完成手头的特定任务或决策。同时通过研究过去的做法继续改善护理工作，改进信息收集机制。专业的电子病历在现代放射肿瘤学中形成了一个综合的信息管理中心。

二、医疗记录的演变

随着时间的推移，医疗记录的焦点也在不断变化。希波克拉底专注于以纯粹的时间顺序记录观察结果和创建以时间为导向的医疗记录。在明尼苏达州罗切斯特市的梅奥诊所，医师们曾经成立了第一个医疗实践团体，最初只保留了患者的个人就诊记录，给后续的护理协调造成了麻烦。1907 年，梅奥诊所为每位患者创建了一个单独的文件，创建了以患者为中心的医疗记录。虽然这些系统得到了改进，但记录仍然有些混乱，包括笔记、症状、检查结果及其医师意见。医学博士劳伦斯 · 威德在 20 世纪 60 年代引入了问题导向的医疗记录，以提供患者记录的标准化。SOAP（患者主观资料、客观资料、对健康问题的评估、对问题的处理计划）创建了一个更好的方法来记录诊断和治疗患者问题的推理过程。

尽管医疗记录有了这些改进，但现代医疗对纸质文件的依赖限制了它的发展。医学知识的迅猛增长导致了多个医疗专家或者医疗机构参与到一个患者的治疗中来。在这种情况下，每个患者有一个纸质记录会导致逻辑问题，因此，一个患者的记录通常和他的治疗所涉及的目标一样多。患者数据变得分散。当临床医师想要对患者的健康状况形成一个完整的了解时，他们可能需要查阅其他同事保存的记录。书写可能很糟糕，难以辨认，数据丢失，或者注释太过含糊不清，以至于无法正确解释。在患者的接触过程中，人工搜索相关信息是必要的，在搜索过程中耗费的精力可能比最终利用信息更多。此外，每次只能访问一个人的记录，而且这种访问必须在现场进行。纸质记录可能需要很大的存储空间，并且必须组织起来便于随时存取。记录的安全性仅限于锁定存储，不具备记录访问日志的能力。纸不是耐用的媒介，易受水和火的影响。记录经常丢失或忘记，基于纸张的记录的备份很笨拙，需要花费大量的时间和人力物力。

相反，电子病历以数字形式收集、汇总和显示与患者护理相关的信息，这些信息可以在不同的上下文中清晰呈现，并在系统内部和系统之间传播。电子病历是在医疗机构（如医院和医师办公室）创建的计算机化的合法临床记录。电子病历可以定义为一个应用或应用环境，由临床数据存储库、临床决策支持系统、受控的医学词汇、计算机化的提供者订单输入以及药房和临床文档应用程序组成。患者的电子病历在住院和门诊环境中都得到支持，医疗从业人员使用电子病历记录、监视和管理医疗设施内的各类服务。电子病历中的数据是医疗机构中患者的合法记录。

在放射肿瘤学领域，医师、放射治疗师、物理师、医疗剂量学家、护士、肿瘤登记员和管理人员都提供和使用患者信息，以提供高效和有效的患者护理；每个环节的工作人员都要对记录的性质负责。记录必须清楚地说明治疗过程的原因，并注意患者的反应。为了提供最佳的护理，团队之间清晰明确的沟通是必要的。文档中任何内容的错误、遗漏和其他疏忽有可能造成潜在的隐患。鉴于在放射治疗的规划和实施过程中会发生大量的交接和独立的任务，所以拥有明确的制图流程（最好是电子的）是至关重要的。

电子健康记录和有意义的使用

电子病历是在个人医疗机构中创建的计算机化的合法临床记录；电子健康记录（EHR）的概念为跨医疗机构共享健康信息带来了希望。电子健康记录跨越个人的一生，因为他们经历独立的医疗保健事件。电子健康记录具有一种跨多个医疗机构轻松共享医疗信息的能力，并允许这些信息通过各种不同的医疗模式跟踪患者，通过对个人和人群更全面的数据进行筛选。在这种情况下，受益者是消费者、医疗服务提供者、雇主和包括政府在内的医疗费用支付者。

电子健康记录包含患者的输入和访问，跨越社区、区域或州（或在某些国家，甚至是整个国家）的多期护理。患者控制对信息的访问。在美国，电子健康记录将利用国家健康信息网络（NHIN）。

电子健康记录可以为医疗机构和他们的患者提供很多好处，但是好处取决于使用的范围。在实现有效的电子健康记录之前，医疗机构必须安装且有效地将完整的电子病历系统集成到他们的临床工作中。这一点已得到各国政府的承认，它们越来越多地参与到传播电子收集患者数据工作中。在美国，2009 年颁布的健康信息技术促进经济和临床健康法案（HITECH）为电子病历缺失提供了积极的措施。有效使用是指由医疗保险和医疗补助服务中心（CMS）定义的一套标准，该标准对电子健康记录的使用进行管理，并允许合格的提供者和医院通过满足特定的标准获得奖励。有效使用的目标是促进电子健康记录的传播，以改善美国的医疗保健。

有效使用和电子健康记录的好处包括：

- 完整准确的信息。有了电子健康记录，医疗服务提供者就有了提供尽可能最好的医疗服务所需的信息。在进行临床检查之前，医师会对他们的患者和他们的健康史有更多的了解。
- 更好地获取信息。电子健康记录有助于更好地获取信息提供者早期诊断的健康问题所需的信息，并改善患者的治疗结果。电子健康记录还可以使信息更容易地在医师办公室和医院之间以及卫生系统之间共享，从而更好地协调医疗服务。
- 患者授权。电子健康记录帮助患者在健康和家庭健康方面发挥更积极的作用。患者可以收到他们的医疗记录的电子副本，并通过互联网安全地与家人分享他们的健康信息。

三、临床信息管理

电子病历信息从许多来源收集，包括设备（有关 V&R 功能的更多信息，请参阅第 8 章），诊所内的系统，诊所外的医师和设施，如实验室和药房。它以多种形式提供，包括图像和文本。虽然可以保留条目年表，但信息可以在面向问题的视图中预先提出，有选择地呈现复杂的信息，将其组织到特定的临床重点或应用于特定的任务。一旦收集了信息，护理人员和管理人员对其访问仅受相关权限限制，任何时候都可能对授权的个人开放。

虽然通过叙事的方式简单记录患者病情是最灵活的临床观察数据输入方法，但由于离散信息难以检索，这些记录在今后使用时会受到限制。与此相反，具有可选择性输入选项的表单为输入文本信息提供了结构化的模式，便于为患者的护理或之后的分析和研究提供信息（图 26-1）。

放射肿瘤学在很大程度上依赖为癌症患者制订的计划和提供治疗的技术。之外，如患者的识别，有序的流程，和治疗机器数据，被收集和共享在多个周边系统，包括模拟定位机和治疗计划系统。系统之间的数据共享高度依赖于结构化数据。

放射肿瘤学对获取和传输图像数据有着基本的需求。图像引导和自适应放射治疗技术的迅速发展对电子病历产生了很大的影响。三维和四维成像可视化以及系统间的数据传输量使计算和存储需求呈指数级增长。通常一个影像必须在多个系统中使用，在几天或几周的时间内多次使用。例如，一个电脑断层扫描（CT）可能是由诊断系统和虚拟模拟器生成的，发送到电子病历，然后发送到治疗计划和成像验证系统，并返回相应的验证图片和注释，所有这些信息可以用于治疗计划的评估和可能的再计划。具有共享或引用连接系统所使用的图像的单个主副本的能力的中央数据库与数据复制相比具有明显的优势。

放射肿瘤学电子病历中图像的整合完善了放射治疗过程文档的细节。反过来，治疗过程的描述增加了图像研究之间的联系，治疗历史与验证成像紧密交织。文本和图像数据的集成促进了程序的执行，并为护理提供了一个强有力的支撑；结合这些功能，放射肿瘤学电子病历可以作为一种有效的临床工具，改善规划、治疗和患者管理信息的获取途径。

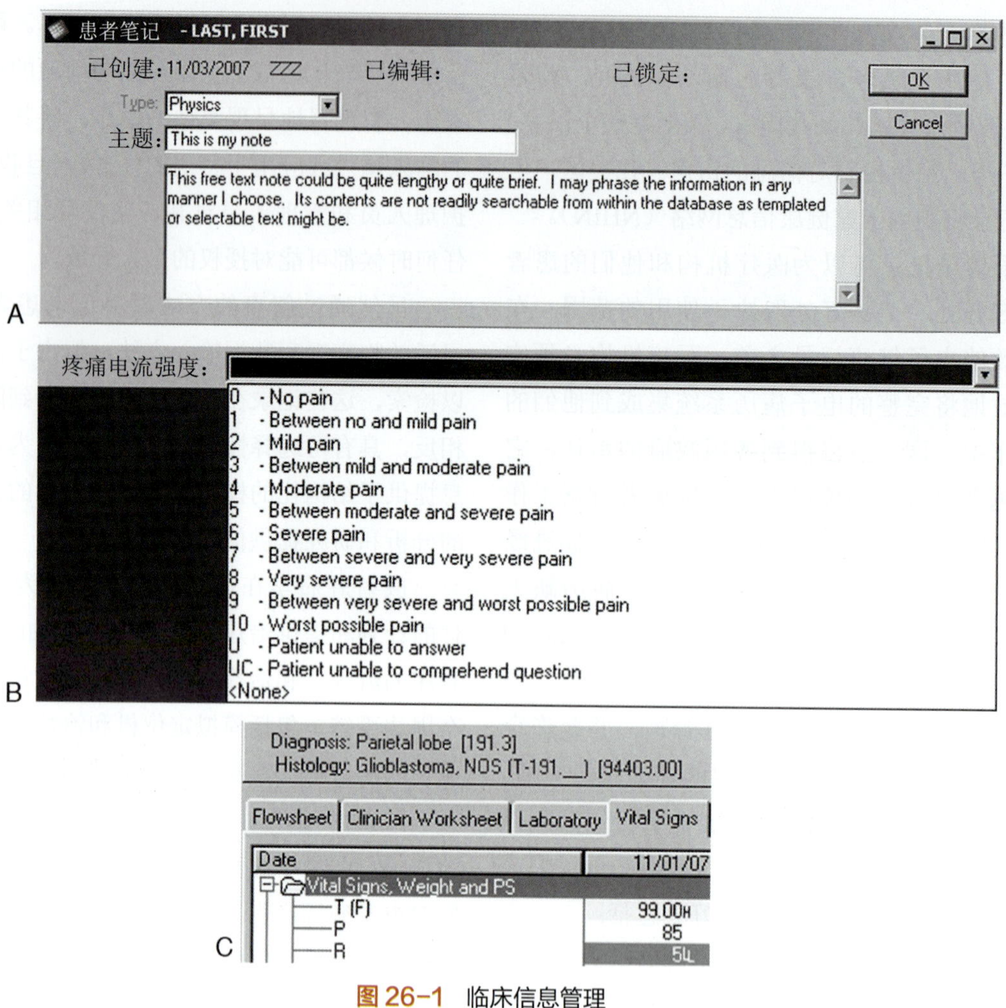

图 26-1　临床信息管理

A. 自由文本；B. 多项选择；C. 警告

四、工作流管理和决策

工作流可以定义为完成一项任务所需完成的任务集。任务范围可能从非常高的水平，比如患者在临床中通过的一般路径，到确定治疗师何时对患者进行标记的非常具体的程序。工作流可能很简单，只需几个步骤或者决策，又或者很复杂，涉及一个或几个人同时工作，可能需要在不同的时间或地点间进行个人信息传递。电子病历不仅仅是一个信息存储库，还为放射肿瘤学团队的沟通提供了一种机制。工作流管理可能是电子病历的最关键特征。

随着癌症管理知识库的增长，信息的可获取性对于确定个体治疗决策越来越重要。基于患者信息一致性或与确定的标准或触发器相匹配的结果，电子病历可以为测试、药物或治疗方案之类的行动提供决策。

1. 工作流程管理

对于转诊到放射肿瘤学的患者，一系列的环节包括会诊、治疗决策、模拟定位、治疗计划验证、治疗传输、治疗中实时监测和随访（图 26-2）。每一项活动都涉及一些复杂的过程包括多元化护理团队间的信息共享（图 26-3）。会诊时，肿瘤科护士需要对患者进行初步功能评估，比如生命体征和体重。放射肿瘤医师可能在住院医师、医师助理或执业护士的协助下，随后进行检查。

营养学家和社会工作者在治疗开始时进行基本信息询问并记录，在整个治疗过程中还需持续性进行支持评估和干预。之后，由专业人员或机构将结论、干预措施和患者的治疗反应以图文并茂的形

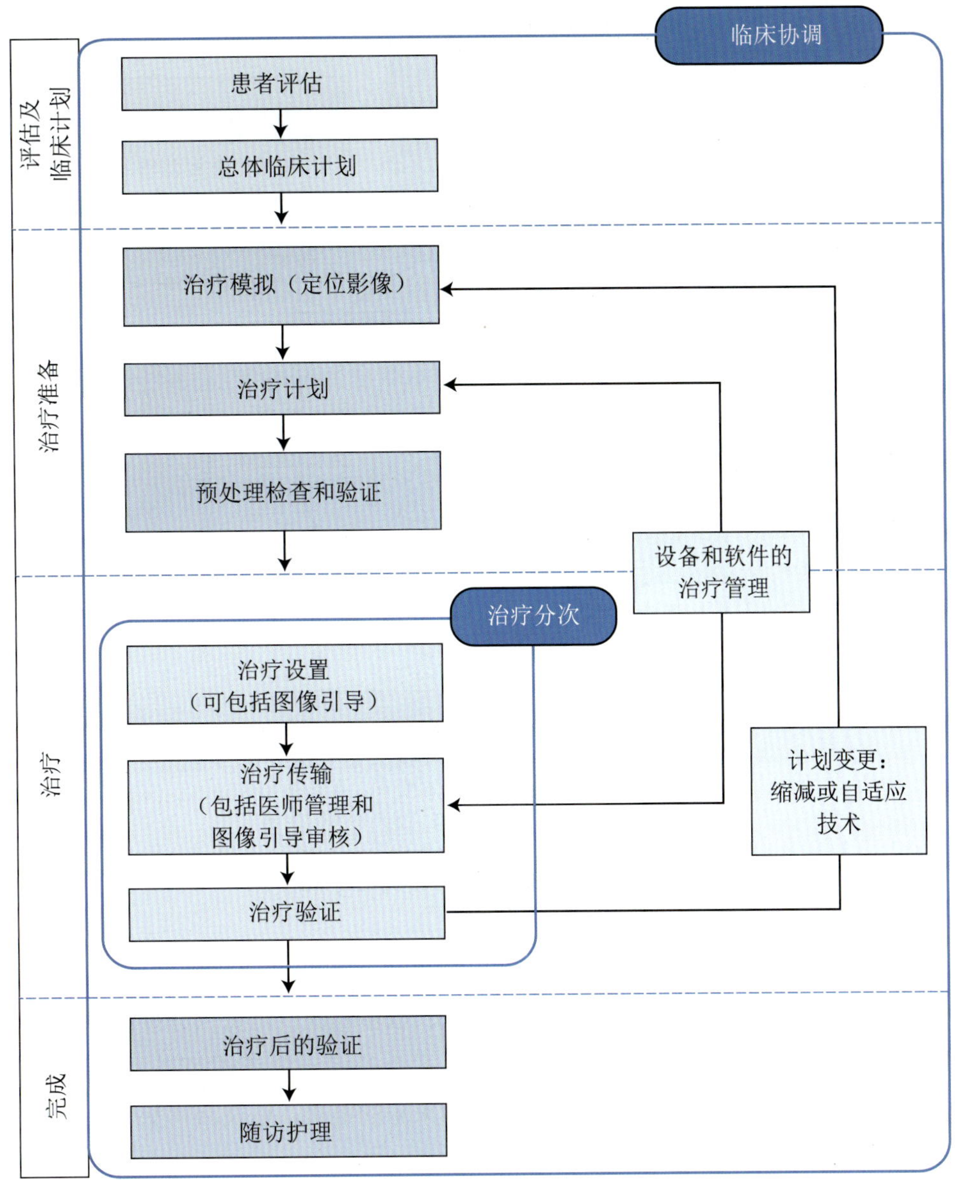

图 26-2 外照射放射治疗护理过程

（来自美国放射肿瘤学协会：安全不是意外：高质量放射肿瘤学和护理的框架，新墨西哥州阿尔伯克基，2012 年，ASRT）

式输入到医疗记录中。

尽管遵循了一般的路径，但是每个事件的执行方式都是为了满足单个设施的特定需求而设计，并且随时间的推移而变化。传统的记录是相对静态的，对不断变化的工作流没有响应。电子图表的灵活性可以适应不断发展的工作流程和信息需求。技术不断发展，过程也随之改变。电子病历的目标不是复制过去的做法；它是通过过程形式化和单点数据录入来优化效率和提高准确性。

计算机化医师在线订单录入（CPOE）通常被认为是电子病历的核心组成部分，它跟踪和记录从录入到结果返回的整个临床订单流程。作为一个相对线性的过程，一个动作遵循另一个动作：医师输入一个指令，另一个团队成员执行该指令，并记录结果。许多护理人员通过执行文档与系统间的交互以完成任务，减少了人员交接，从而提高了遵从性和效率。药物可以通过电子处方程序进行订购，这些程序可以编写和传输药物订单。这一过程的计算机化提高了效率和安全性，还能够检查药物相互作用和患者健康信息（如过敏）等，并消除与手写订

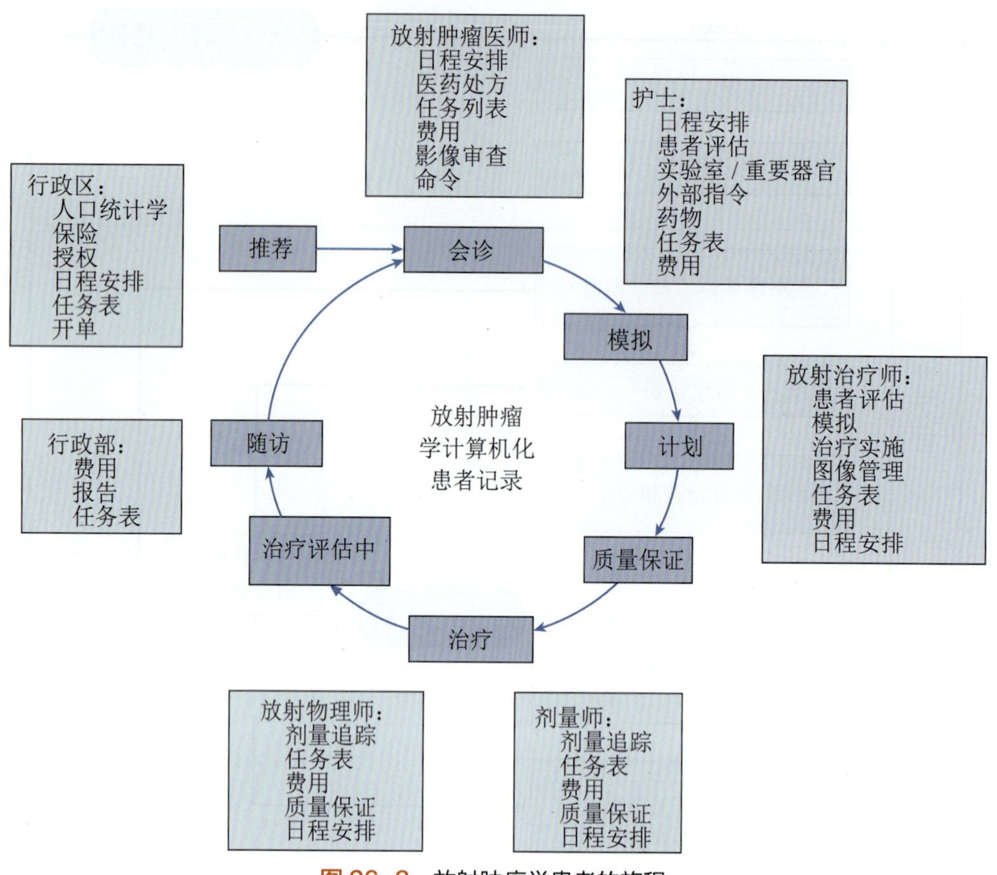

图 26-3　放射肿瘤学患者的旅程

单相关的易读性风险。

放射肿瘤学独特工作流程的一个例子：验证和记录。单点进行治疗机参数设置是高效的，它有助于提高整个护理团队间执行的一致性，放射治疗师也可以精确和快速地进行治疗摆位和计划传输。物理师要确保他们授权的相同参数能应用于治疗。在治疗后，医师可以查看这些参数设置下的照射总剂量（图 26-4 和图 26-5）。

图像访问驱动工作流程与模拟处理验证成像的传统胶片和灯箱评估流程基本一样。临床医师依据需要复查的治疗图像和在治疗实施时发出的警告来采取适当的措施以确保治疗的准确性（图 26-6）。

2. 决策支持和电子处方

最佳的临床和商业决策依赖于可获取的且准确的数据评估。医疗记录列出了个性化的决策、行动和响应。护理的选择和决定依赖于疾病自然史的历史知识以及对现有治疗干预措施的当前理解。决策支持系统可以将规则应用于此过程中收集的数据，帮助临床医师做出合理的护理或决策。

电子病历的范围可以扩展到与研究小组和文献来源的链接，以及获得更多期刊和其他论坛上发

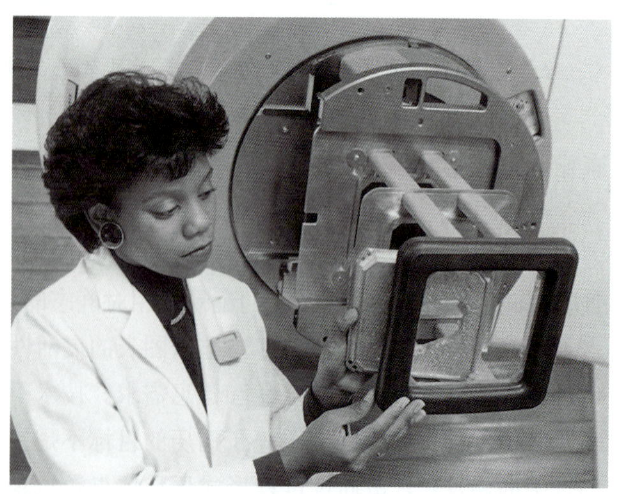

图 26-4　治疗领域的细节

（斯蒂芬 · 耶茨，哈罗德 · 阿尔方德癌症治疗中心，缅因州普通医疗中心提供）

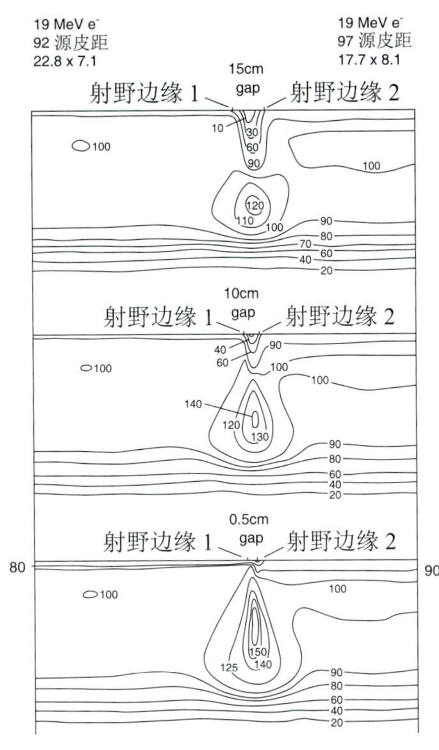

图 26-5　显示光束参数的治疗图表
（缅因州医疗中心提供）

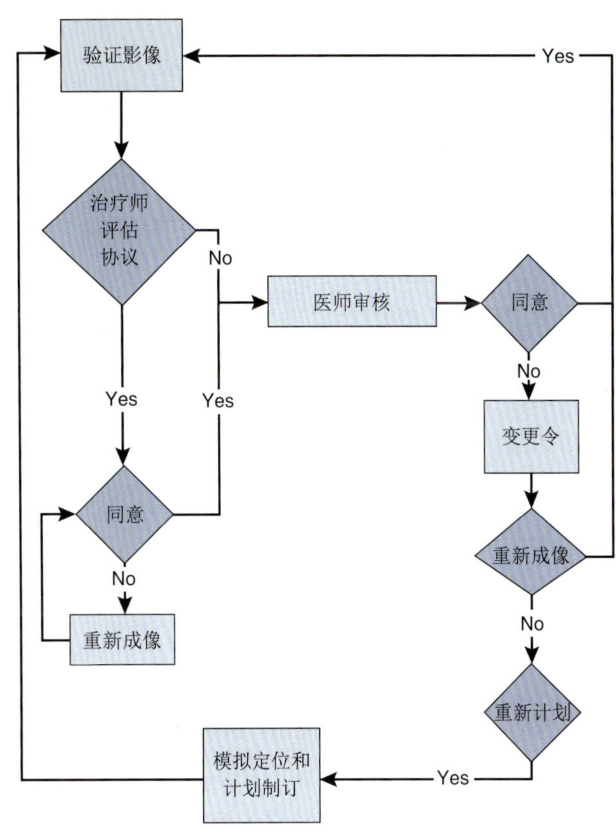

图 26-6　流程图像回顾

表的经验证据访问。建议应用于个性化的治疗计划，如果患者的反应与预期不一致，可标出特定的风险和响应规范以提醒注意。

英国和美国在二级医疗中使用电子处方的经验证明，合理应用信息技术（IT），包括电子处方和实时报警的临床决策支持（CDS），可以降低医疗差错风险，并改善患者护理。电子处方和临床决策支持的成功实施能够促进和支持改善，创造一种环境，这样医护人员能够将技术带来的好处，转化为切实改善患者护理和提高组织效率的措施。

五、资料整理

医师根据他们的知识和经验、患者的偏好和临床情况来制订临床决策。循证医疗将最好的研究证据与临床专业知识和患者价值观相结合。这些要素的整合形成了一种确定个体化患者临床护理的最佳方法。

护理标准来源于收集专业人员的习惯和行为。然后，制定这些标准，以反映该行业未来发展的共识练习。标准不能固定，但必须适应新确定的治疗方法，并可能定义可接受的尺度来判断个体差异。随着治疗选择的发展，新的信息为护理的持续改进提供了动力。在大量人群中审查信息的能力可以导致深入分析。因此，对个体的护理过程有潜力为我们未来的患者提供集体知识。

医学信息学是医疗卫生信息的组织、分析、管理和使用；电子病历使医学信息学成为可能。对个体化患者护理的挑战、对护理模式的分析以及对整个人群的结果都是其持续发展的组成部分。

今天可供临床决策使用的信息的激增需要复杂的管理工具。例如，一个图表中的一系列测试结果可能需要手工将数据转录到一个图表上，以实现可视化；或者，就像癌症登记处一样，必须被许多图表的细节转移到其他系统中才能准确描述。

1. 研究与数据挖掘

人们必须不断提高癌症研究的效率、速度和安全性，以取得更快的进展。实现这些目标的方法之一是确保在进行临床研究时，充分利用电子病历在肿瘤学领域的优势。计算机化提供了一个框架来编译和分析数据，以帮助提高临床护理。

电子病历与临床研究系统的集成有可能大大提高癌症研究的效率、速度和安全性。电子病历有识别符合临床试验的潜在候选人的功能，用于医疗质量测量和临床研究的数据收集更容易通过计算机系统完成，而不是通过回顾性医学图表审查完成。通过电子病历数据的挖掘可以产生新的假设，可以更快地进行观察性研究，大大方便了临床试验的招募和开展。这些改进将通过二次使用电子病历数据进行研究和开发，依赖电子病历数据的自动决策支持系统来完成。

各机构正在从电子病历收集更多的数据。在这些堆积如山的数据中，隐藏着大量的信息，这些信息可以揭示患者满意度，发现错误原因并在未来进行预防，调整与患者的关系，识别潜在的新业务。数据挖掘可以克服传统统计的许多局限性，发现这些信息间的脉络，并将其转化为有意义的行动。人们最终的目的是使机构能够根据他们收集的数据做出更明智的决定。

放射治疗肿瘤学小组（RTOG）是一个领先的多中心研究组织，该组织系统地测试新的抗癌症放射治疗方法，并寻求全面整合的转化和进行生活质量的研究，以支持和推动这项工作。放射治疗肿瘤学小组总部设在费城，是美国放射学院（ACR）的重要临床研究组成部分，是一个多机构的国际临床试验合作小组，主要由美国国家癌症研究所（NCI）资助。它也是优化放射治疗与新型抗癌治疗相结合的规范性评估的领导者，并且已经完成并进行了一些改变实践和规范式的试验。2014 年初，放射治疗肿瘤学小组开始与国家乳腺和肠道外科项目（NSABP）和妇科肿瘤组（GOG）整合，形成 NRG 肿瘤学。

2. 癌症登记处

联邦法律要求收集和维护癌症患者的诊断和治疗信息。只有有限的资金可用于解决卫生问题。一旦确定了行业动态趋势，就可以决定如何分配这些资金。这些趋势是根据每个患者的病史和治疗情况进行测定，以及对一般人群的护理模式和结果进行评估时确定的。这些信息不仅必须在单部门内收集，而且必须在所有类似的治疗中心中收集，以了解目前存在的趋势和探索改进质量的途径。为确保患者的病史和治疗情况得到描述，医疗记录也是衡量和评估普通人群护理模式和结果的数据来源。癌症登记处的数据收集过程称为提要过程。在使用电子病历时，可以通过与癌症注册系统连接来辅助数据输入和提要。

癌症登记处是一种信息系统，用于收集、管理和分析恶性或肿瘤性疾病（癌症）人群的数据。对于那些对癌症病因、诊断和治疗感兴趣的人来说，癌症登记处是有价值的研究工具。癌症流行病学的基础研究是从积累的数据开始的。多个机构利用收集到的数据做出公共卫生决策，旨在最大限度地提高有限公共卫生资金的有效性，比如设置筛查项目。该信息的电子存储库允许对数据更有效地评估。

癌症登记处可分为三类：

医疗机构注册。也称为医院登记处。这些注册集中于所有在特定癌症中心被诊断或治疗的癌症患者。这些登记处没有区分患者来自哪里；这个机构必须追踪每一位患者。根据法律规定，这种追踪行为必须被传递到一个州或中央登记处

中央注册中心。这些注册中心是所有医疗机构注册中心的汇编，然后按特定的地理区域分类。生成的数据比单个癌症中心收集数据具有更大规模。

特殊目的登记处。如果机构或中央层面的初始数据具有潜在趋势，则可以建立特殊登记处，以维护关于特定类型癌症（如脑肿瘤）的数据。

六、信息系统

患者安全和法律要求获取患者信息必须是安全、稳定、可靠的。当记录以电子方式进行维护，并集成诸如验证和记录等关键系统时，则要求（且是“关键任务”）放射肿瘤治疗中心的患者记录具有可用性。电子病历功能的复杂性和关键性，以及支持这些功能的技术基础设施，都需要专业的信息

技术（IT）知识。放射肿瘤治疗中心的 IT 部门可能需要包括硬件、网络和系统分析等多个领域的专家。这些专业人员要管理支持系统基础设施，确保临床医师和员工有效使用。

系统分析师是 IT 部门的成员，对电子病历选择和实施过程提供很大帮助。系统分析师通常擅长评估信息模式和提供客观洞察。他们在整个变更过程中与组织保持实时联系，协调资源，管理采购，安装和工作区布局，制定新的政策和程序，并衡量结果。电子病历本身只是促进患者护理过程的工具，如果不详细了解这一过程，会过度充满障碍和挑战。系统分析师负责完成组织中复杂的分析任务，以精确确定必须完成的任务以及如何完成。放射肿瘤学是一个动态的环境，电子病历的管理反映了治疗的复杂性。系统分析员可以监督甚至主要负责系统管理、设计、实施和维护软件配置设置或可配置组件。

1. 安全性和隐私

患者记录的计算机化有可能使未经授权的观察者访问到私人信息，如果用于不公平的就业、保险或其他决定，则可能会对患者造成伤害。访问查看和输入数据必须限于合格和授权的个人。密码是目前限制访问电子图表的最常用方法，并与安全权限相结合；个人只允许访问图表中完成其角色所必需的部分内容。密码安全指南旨在强制实施足够的唯一性和复杂性，以避免不当模仿，并可扩展到包括生物识别技术，如指纹或视网膜扫描，以进一步提高安全性。

虽然将大量电子数据从一个系统传输到另一个系统的能力使简化医疗保健和支持临床决策有了很大希望，但传输数据必须在传输过程中得到保护并在接收系统中准确分配。

为了在交换患者电子信息过程中更好地保护患者隐私，美国国会通过了 1996 年健康保险流通与责任法案（HIPAA）。根据本法案的规定，制定了相关法规，以规范医疗保险报销的信息集，并限制获取提供医疗服务所需的最低限度信息。一般而言，个人可识别的信息的获取是受限制的，但患者已经同意的护理人员除外。除了道德义务外，违反患者记录的机密规定，对个人和机构都会带来重大的法律后果。当提供治疗决策时，个人信息应当充分披露。有关公共卫生需求，某些执法活动，一般护理监督（即质保程序）和一些研究活动中包含的某些例外情况。

2. 网络

电子病历的一个关键特性是通过分布访问来集中信息。对数据共享的需求是通过访问信息和提高效率来改善护理的结果。通过向所有临床医师提供有关患者的所有可用信息，支持他们在需要的时间和地点做出最好的知情决策。对电子图表的访问仅受其运营所在网络的限制。

EMR 软件可以通过以下两种方式实现：在主计算机服务器上，通过共享局域网（LAN），或在其他地方与应用服务提供商（ASP）一起托管，并可通过安全的 Web 进行访问。在任何一种情况下，EMR 软件都可与其他设备协同工作，包括笔记本电脑、独立计算机和便携式信息共享设备等。然后，医务人员可以使用这些设备利用工作流的优势帮助医务人员和患者。

广域网（WAN）也可以通过有线网络连接两个或多个位置，使每个位置使用相同的局域网。WAN 连接无需铺设额外的网络电缆或向互联网服务提供商支付额外带宽的费用，从而节省医疗保健社区的资金和工作量。同时也需要设施内无线局域网的支持。

无线局域网（WLAN）是建筑物内移动用户最常用的无线连接。WLAN 允许用户通过无线连接到局域网。WLAN 允许移动连接到核心业务功能中。常见的应用包括图表和设施管理应用。移动技术（如笔记本电脑、智能手机和平板电脑）与分布在整个建筑物内的无线接入点连接并通信，这些无线接入点又连接到建筑物的有线网络。WLAN 需要硬件管理以及适当的安全系统来共享患者的私人信息。可以建立单独的无线网络，让患者和家属连接到建筑物内的因特网，并支持临床用途的访问。

但是，WLAN网络仅限于接入点覆盖的区域。来自各种其他设备的传输可能产生干扰，而且墙壁可能导致连接丢失或在无线覆盖中产生盲区。这两个问题都可能会影响网络的可靠性和可用性。具有屏蔽拱顶等设计的放射肿瘤中心的位置和布局可能需要安装高于平均高度的接入点。

无线接入可通过移动宽带扩展到远程用户，移动宽带是由蜂窝服务提供商运营的公共数据网络，无须硬件和资源管理。无线网络直接交付给智能手机和其他手持设备的用户，以实现移动性、便携性和远程访问。此功能允许医师和工作人员从远程位置（例如诊所、家庭办公室或患者家中）安全访问患者信息。家庭健康护士可以使用平板电脑设备安全地访问患者记录和评估结果，而无需连接到患者的无线网络（如果可用）。此外，农村地区的覆盖范围有限，这可能会对在所有客户地点使用它们产生影响。

无论网络类型和系统位置如何，文件服务器的自动和安全备份对于保护患者记录至关重要。可以在本地执行电子病历备份以进行快速恢复，但备份的完全远程或在线存储也是可取的，甚至是必要的。Katrina和Sandy等灾难证明了电子系统的价值，它们能够支持在遭受破坏后迅速恢复患者治疗，而这些破坏可以摧毁纸质记录。

最有效的备份协议是两种选择的组合，在线自动化EMR备份软件是保护电子病历的选择之一。适当的备份软件必须符合健康保险流通与责任法案（HIPAA）标准，并且提供商必须能够提供详细的灾难恢复计划，以确保灾难发生后能够快速恢复。

七、连接和互操作性

从历史上看，随着医疗保健特殊需求的出现，针对这种需求开发了一种解决方案；一个特定的问题产生一个特定的解决方案。然而，系统之间的重叠和冗余不断增加，人们开始质疑为什么系统之间不能共享信息。通过消除重复数据输入的需要，系统链接可以明显地提高信息的可靠性和安全性，但是这个过程比初始评估时看起来更复杂。

并非所有信息都需要人员介入。患者的某些信息可以从连接到同一网络的系统中以其完整形式收集（图26-7）。当患者转诊到放射肿瘤科时，该科会从转诊医师那里收到转诊信息、患者化验结果以及影像学检查报告等。这些可能是电子格式，但通常必须利用传统设备进行扫描或由诊所工作人员手动输入。

一种接口是联络接口，它允许数据从一个系统传递到另一个系统。在理想情况下，一条信息可以完整地、顺利地从一个地方转移到另一个地方；现实情况是，现有的转移机制受制于解读和翻译。虽然两个系统可能包含相同的数据，但存储或呈现方式可能不同。虽然护理人员可以对这些以略微不同格式呈现的信息进行直观地解释，但计算机需要指令来等同和传输类似信息。举一个简单的例子：一个直线加速器的床值，用毫米为单位记录，并以垂直、横向、纵向的顺序报告，而在另一个系统中，该值可能用厘米为单位记录，并以垂直、纵向、横向的顺序报告。信息系统必须将入站消息映射到它自己的记录和表达格式上。接口明确定义可在系统之间创建和读取的文件格式。

商业和私有组织使用接口的组合来提高系统和工作流的效率。放射肿瘤学实践中常见的接口包括专有接口和基于标准的接口，例如HL7和DICOMRT医学中的数字成像和通信。理论上，根据这些规范，信息传输应该是无缝的，但连接本身并不能保证不同系统之间的使用变得容易。

1. 专用接口

专有通信协议由私人或商业实体开发和拥有。在缺乏国家或国际标准的情况下，专有协议和接口可以提供非常需要的工具，用于跨不同数据源共享信息。在放射肿瘤学中，连接治疗计划系统、成像系统和传输系统的需求比标准方案的发展要快得多。专有协议的开发是为了满足社区的需求，并可能成为或提供行业标准的基础。专有协议的缺点包括以不同的独特方式解决常见问题带来繁复工作。专有系统在开发过程中可能浪费时间和资源，并且

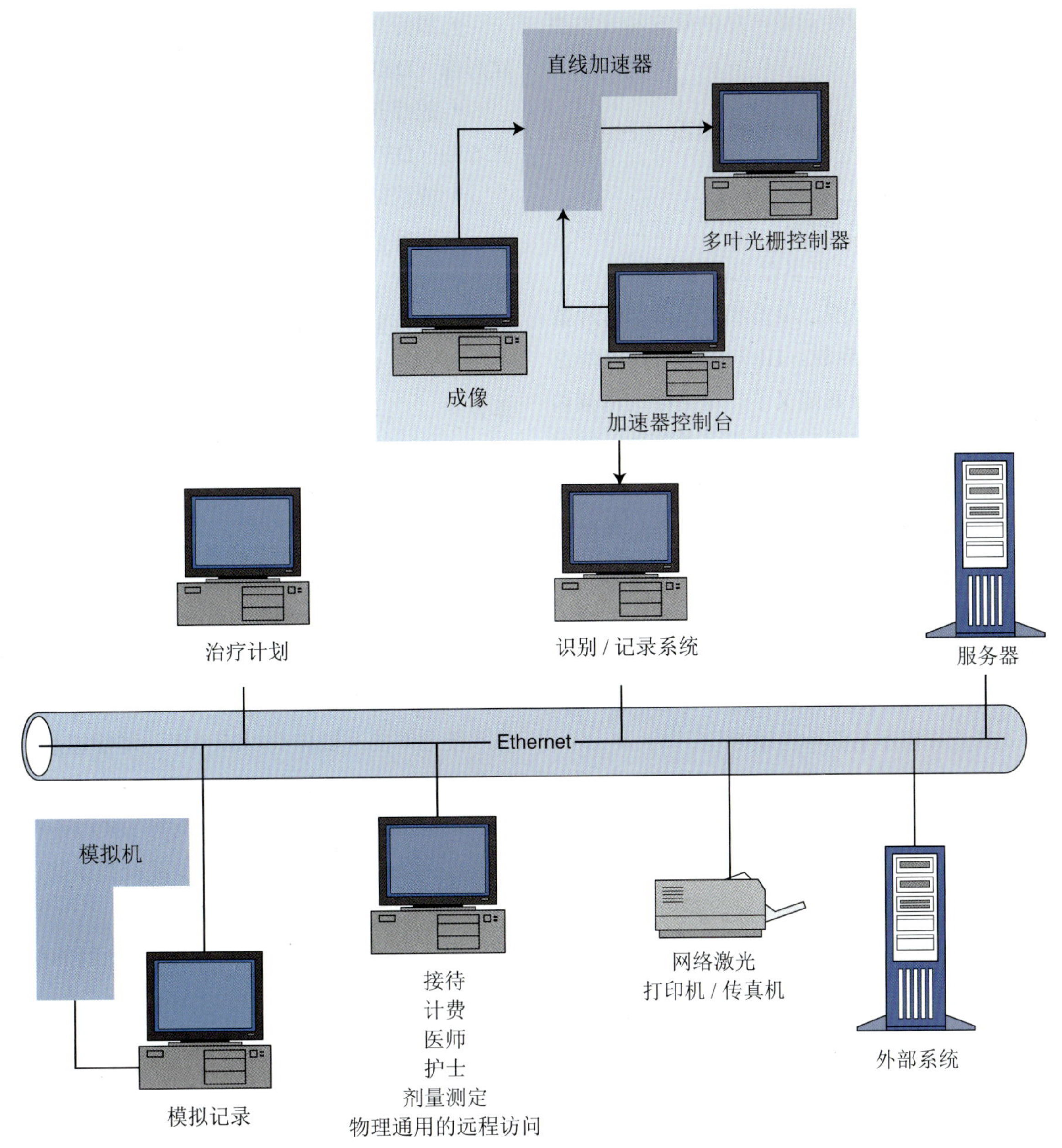

图 26-7　简化的辐射肿瘤学网络图

可能增加那些需要了解系统的各种功能和操作过程用户的难度。在解决通用访问的首要问题方面，这些系统几乎没什么进展。

临床用户希望改进工作流程并整合来自多个供应商的系统，以及收集和分析临床试验的治疗计划信息，这推动了放射治疗数据交换格式的发展。随着基于标准的接口的出现，商业制造商正越来越多地进行转换，但专有接口仍广泛用于放射治疗，特别是用于连接直线加速器。

2. 标准接口

非专有通信标准由美国国家标准协会（ANSI）或国际标准组织（ISO）等认可的国家和国际委员会制定，也包括正在设计互操作性标准的行业代表。因此，协议发布可能是一个漫长的过程，并且在解释方面存在一定的自由度。标准随后在公共领域发布，供应商使用这些标准来创建接口。接口解决方案可能需要遵从性声明，详细描述其系统如何遵守已发布的标准。由于连接可以让开发人员之间的联系更少，所以标准接口使商业产品的研究和开发更高效。

3. 健康信息交换第七层协议（Health Level Severn，HL7）

健康信息交换第七层协议（HL7）接口能够让整个医疗机构中可用的患者信息共享。HL7 是一家通过 ANSI 认证的组织，负责制定临床和管理数据的交换标准。具体地说，HL7 为电子健康信息的交换、集成共享和检索定义了一个全面的框架和标准，支持临床实践和医疗保健服务的管理、交付和评估。

使用健康信息交换第七层协议接口，可以输入临床和管理（许可，转移，人口统计）信息，并可一次将其传输到连接的其他系统，该系统节约了时间，并减少了因数据条目众多而产生的错误。人们可以通过同一接口进行更新和更正，这个接口允许单个入口点在整个组织中传输更正。

4. 医学数字成像和传输

肿瘤放射治疗计划的设计过程需要传输影像信息。在 20 世纪 90 年代中期，医学数字成像和传输（DICOM）标准中加入了放疗信息对象，以表示体积和投影图像、图像分割治疗计划体积剂量和治疗记录（DICOM RT）。

HL7 是促进一般临床和管理患者数据的标准，而 DICOM 标准是专门为放射学和放射肿瘤学中影像和信息传输制定的标准。DICOM 是医学影像传输的国际标准，由美国电气制造商协会（NEMA）和 ACR 联合委员会制定，其最初目的就是方便不同制造商之间进行诊断图像的共享。现在 DICOM 已经扩展到放射治疗、成像和治疗信息。放疗设备制造商都执行 DICOM RT 这一国际标准，从而方便业内的互联互通。

DICOM 描述了各种类型的信息，这些信息的类型被称为信息对象定义（IODs）。IODs 描述了影像信息的交换格式。一些用于描述放射治疗信息的 IODs 列举如下：

- 放疗（RT）图像：常规和虚拟图像，数字重建影像（DRRs），射野影像。
- 放疗剂量：剂量分布、等剂量线、剂量体积直方图（DVHs）。
- 放疗结构集：在 CT 图像上勾画的体积轮廓。
- 放疗计划：描述治疗计划的文本信息，包括处方和分次，射野定义等。
- 放疗射束和近距离治疗：用于外照射或近距离治疗的治疗报告，可能被用作验证与记录的一部分。
- 放疗总结：放疗相关信息的汇总，可能在治疗完成后被收入医院电子病历进行统一管理。

5. 放射肿瘤学医疗企业集成

集成医疗企业（IHE）倡议的目标是将基本的连接性发展到功能互操作性。IHE 成立于 20 世纪 90 年代末，它们的使命是提高放射诊断学中各计算机系统之间的互操作性。2004 年，肿瘤放射 - 整合医疗企业（IHE-RO,the IHE for Radiation Oncology）成立，皆在通过协调使用并执行 DICOM 和 HL7 等既定标准，改进放射肿瘤学计算机系统共享信息的方式。

为了共享一些不同的关键组件之间的信息数据，比如从 CT 到 TPS 再到 EMR，领先的放射肿瘤学专业人员、国际标准组织及行业代表一起制定了临床工作流程和技术要求。根据 HL7 和 DICOM 等标准，制造商构建了满足临床社区要求的解决方案，也在被称为“Connectathons”的测试会议中进行测试和进一步完善其互操作性。一旦解决方案被成功验证，获得批准的供应商就有权参与临床社区的演示，特别是在重大临床协会会议中。

IHE-RO 为放射肿瘤学团队、管理员和行业代表提供了一个可以发言和发展解决方案的平台，以确保临床执行的是最优方案。IHE-RO 提出目前临床面临的挑战包括：

- 基于图像（三维）的放射治疗计划。
- 图像配准、结构、剂量、特殊登记的交换和存储。

• 为外照射中执行复杂治疗计划所需的加速器数据交换。

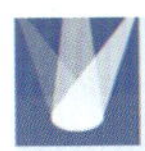

想要了解更多信息可以访问 HL7（http://www.hl7.org），IHE（http://www.ihe.net）和 DICOMRT（http://medical.nema.org）网站。

八、用户界面和体验

EMR 的用户界面是指程序呈现给用户的图形、文本和听觉信息，以及用户用来控制程序的输入方法。简单来说，它就是系统的外观和感觉。当两个系统具有相同的功能时，通常是用户界面使临床医师倾向于选择其中一个。

人为因素与安全

用户界面的设计会影响用户输入信息和理解输出信息，以及学习如何做到这两点所花费的精力。它描述了一种产品可以怎样被目标用户按照预期目的高效和满意地使用，并考虑到使用环境的需求。可用性就是特定用户界面的设计要考虑到某一软件是否合适所有人访问，以及用户决定使用它所需的逻辑。设计中考虑的可用性程度对软件的有效性、便捷性和用户满意度有很大的影响。

任何治疗的准备和执行都是一项复杂且充满风险的任务。在任何系统中，错误都是不可避免的；通过了解这些错误发生的原因后，系统在造成伤害之前就将错误的频率降到最小，并最大限度地进行检测。

人因工程学（HFE）是一个高效和建设性思维的框架，包括帮助医疗团队进行患者安全分析的方法和工具，比如根本原因分析。几十年来关于 HFE 的文献包含了理论和应用研究，以帮助解决困难的患者安全问题和设计问题。

一个在医疗保健中越来越广为人知的人为因素模型就是瑞士奶酪的组织事故模型。瑞士奶酪模型假设，在任何系统中都有许多层次的防御。每一层防御系统都有小的“漏洞”，这些漏洞是由糟糕的设计、高级管理决策、程序、缺乏培训、资源有限等造成的。

患者的安全是一个主要问题，因此，有必要设计出一种电子病历，防御级别不会被覆盖，治疗可以准确地进行。

在放射治疗中，这些防御水平的例子可以包括强制执行防止临床医师出错的功能、监测机器跳数（MUs）、实际照射剂量和允许定义预期 MU 范围内的标准程序，以及能够提供独立的双重检查和验证患者设置及治疗的功能。

EMR 设计中的另一个挑战是信息的选择性表示。信息太多无法帮助改进决策，而信息太少则会减慢寻求答案的过程。人们可以减少从一般临床图像区分特定任务所需信息而花费的精力，以提高安全性和有效性。可以编写软件来检查输入的数据，有选择地显示甚至突出值得注意的数据，类似于文字处理中的拼写检查功能。在一种情况下输入的信息，可以在另一种情况下查看和修改。例如，医师输入患者诊断的完整描述；放疗图表通常只显示疾病名称和分期，但允许立即访问详细视图。展示的信息可按组分类（如护理组，医师组），或按流程甚至个人的喜好分类，或者可以围绕流程设计视图（例如图像审查）。汇总数据可以很容易地进行整理，然后以图或表的形式呈现。通过持续的访问，整个放疗团队成员之间的文档和通信得到了优化。

九、电子病历的实施和继续培训

效益最大化的最有效方法是对员工的教育。不管软件的鲁棒性有多好，如果不被正确使用，就会失去价值。普遍接受电子病历有个过程，放疗医师可能会发现自己在不同的流程中工作，肯定会影响工作流程和部门间的互动。放疗技师有责任去吸收任何新的技术。在任何变革中成功的策略都是有共同的概念。

第一步就是确认团队内能够建立与所有人契合的目标和促进目标达成一致的领导。一个冠军团队应该是真正跨职能的，代表部门的每个角色，并且应该深入调查当前的关键流程，并学习新技术方面的专业知识，以制订适合团队的转变计划。团队还应该检查障碍，以减少它们对目标的影响，致力于计划和关注点的双向沟通，并提供和接受尽可能多的培训。

培训需要在最初使用软件之前进行，然后持续一段时间。成员培训通常包含在复杂系统的购买中，并可以通过各种方法交付。手册可以传递预先设置的信息目录，但无法回答每个人的个人问题。帮助菜单通常解释关于软件功能的特定信息，但并不总能区分用户查找信息的细微差别。

请记住，继续教育是有效使用任何电子系统所必需的。一个人可以通过某种途径去学习，然后与同事分享这些信息，这个同事再与下一个同事共享，以此类推。虽然这种方法是积极的，因为信息和过程是共享的，但是随着时间的推移，必须考虑信息的退化或改变。尽管有软件的更新和改进，但员工的更替和部门的变动，如治疗标准和人员，都会影响到图表的使用。

十、总结

- 医疗记录的重点随着时间的推移而变化。在 EMR 中集中患者的病史可以通过充分知情的决策为提高安全性和有效性打下基础。
- EMR 以数字格式捕获、聚合和显示与患者相关的信息。
- EMR 比纸质记录更有利，因为它允许在多学科团队方便地访问一致和清晰的患者数据。
- EMR 可以改善科室的工作流程，并为 EHR 做出贡献，同时增强患者的自主权，提高整体医疗质量。
- EMR 应该包含流程和满足给定患者群体和各类医护人员的特定需求的图表。为了在复杂的医学环境中发挥作用，它必须具有灵活性和可配置性，同时还必须提供可轻松排序和报告的编码数据。
- EHRs 可以为医疗工作者和他们的患者提供很多好处，但效益取决于使用的程度。有意义的使用促进了电子健康记录的普及，并改善其医疗保健。
- 如果在临床中充分利用 EMRs 进行科学研究，人们就可以不断提高癌症研究的效率、速度和安全性，以取得更快的进展。
- 非临床信息（如人口统计、日程安排和报销信息等）也是综合医疗记录不可或缺的一部分。系统集成利用了集中化的好处，共享信息提高了单点输入的可靠性和准确性。
- EMR 功能的复杂性和重要性以及支持它的技术基础设施需要信息技术专业知识。
- 有了所有潜在的好处，EMR 的实现不是没有挑战。软件选择必须平衡隐私性、安全性和可访问性。虽然信息必须提供给授权的个人，当它必须受到保护，以免丢失或未经批准查看。
- 为了在保护患者隐私的同时促进患者信息的电子交流，美国国会于 1996 年通过了《医保保险可携性与问责法》（Health Insurance portable and Accountability Act），该法案对医疗报销的信息集进行了标准化，并限制了获得所需医疗服务的最低限度。
- EMR 软件的实现有两种方式：一种是在主计算机服务器上，它是基于客户端的；另一种是通过安全的网络访问与应用程序链接托管在其他地方。在任何一种情况下，EMR 软件均可与其他设备协调，包括笔记本电脑、独立计算机和便携式信息共享设备。
- 肿瘤放疗科可以依赖其他部门以确保网络稳定，并应用灾害恢复程序来防止数据的损失。软件和它所运行的网络必须符合健康保险流通与责任法案，并且足够鲁棒性，停机时间最少。
- 肿瘤放疗科之间的信息交换通过广泛使用接口实现的。接口通过减少冗余数据输入和由此产生的错误来提高效率和准确性。专有的接口由商业实体设计和拥有。由专业组织（HL7，DICOM）设计的非专有标准属于公共领域的一部分；这些公共标准是非常可取的，但也可能是最难以集成和提供使用的。
- 简化系统之间和医护人员之间的医疗信息流动，对改善医疗保健大有希望。充分了解患者的就医史对于疾病的诊断和治疗是非常宝贵的。精简行政流程可以更好地利用资源，来自多个患者的数据也可以更容易地汇编，以提供更准确的疾病信息和对治疗选择的反应。

- 在系统的设计中必须考虑到可用性，因为它对用户如何高效、满意、安全地使用软件有巨大的影响；EMR 级别的防御不允许被覆盖，并且要求可以准确地执行治疗。

? 复习题

复习问题的答案可以访问我们的网站：http://evolve.elsevier.com/Washington+Leaver/principles

1. 电子病历提供

Ⅰ. 工作流管理

Ⅱ. 一个临床小组的核心记录

Ⅲ. 回顾性数据分析

a. Ⅰ和Ⅱ

b. Ⅰ和Ⅲ

c. Ⅱ和Ⅲ

d. Ⅰ、Ⅱ和Ⅲ

2. 有效使用电子健康服务的好处包括

Ⅰ. 信息完整准确

Ⅱ. 更好地获取信息

Ⅲ. 患者的权利

a. Ⅰ和Ⅱ

b. Ⅰ和Ⅲ

c. Ⅱ和Ⅲ

d. Ⅰ、Ⅱ和Ⅲ

3. EMRs 加速了从单个患者记录中提取数据以评估医疗和结果的模式。这就是

a. 分析

b. 编译

c. 接口

d. 抽象

4. HIPAA 规定提供的要求

a. 患者记录电脑化

b. 跟踪所有接触患者的个人信息

c. 政府对治疗方法的监管

d. 访问患者记录的密码

5. 医学中的非私有数据通信标准包括

Ⅰ. HL7

Ⅱ. 图像归档与通信系统（PACS）

Ⅲ. DICOM

a. Ⅰ和Ⅱ

b. Ⅰ和Ⅲ

c. Ⅱ和Ⅲ

d. Ⅰ，Ⅱ和Ⅲ

6. 对数据的收集和解释无用的是

a. 模板

b. 单选按钮选择

c. 自由文本

d. 下降列表

7. 医疗标准是

a. 专业集团的风俗习惯和行为的汇编

b. 动态

c. 任何一个人在给定的情况所表现出来的一种假设活动

d. 改善治疗效果的结果

8. 下列哪项信息在放射肿瘤学 EMR 中起作用

Ⅰ. 患者安排

Ⅱ. 正电子发射断层（PET）扫描

Ⅲ. 给患者的信

a. Ⅰ和Ⅱ

b. Ⅰ和Ⅲ

c. Ⅱ和Ⅲ

d. Ⅰ，Ⅱ和Ⅲ

9. 有效的 EMR 备份协议必须是

Ⅰ. HIPAA 兼容

Ⅱ. 储存在医疗设备中

Ⅲ. 能够提供详细的灾难恢复计划以确保快速恢复

a. Ⅰ和Ⅱ

b. Ⅰ和Ⅲ

c. Ⅱ和Ⅲ

d. Ⅰ，Ⅱ和Ⅲ

10. EMR 安全设计中的防护等级有

Ⅰ. 强制执行职能，防止临床医师发生错误

Ⅱ. 协议规定了监测单元的计算

Ⅲ. 独立的双重检查

a. Ⅰ和Ⅱ

b. Ⅰ和Ⅲ

c. Ⅱ和Ⅲ

d. Ⅰ，Ⅱ和Ⅲ

? 思考题

1. 除了医院使用的普通 EMR 外，放射肿瘤学实践中鼓励实施专业 EMR 的独特特征是什么？

2. 国家和国际标准组织通过 EMR 对促进医学信息学目标的实现有哪些贡献？

3. 讨论纸质和电子病历的相对优缺点。

4. 讨论专有的和开放的系统接口之间的相对优缺点。

（译者：靳富　罗焕丽　审校：黎杰）

参考文献

1. American Society of Radiologic Technologist: *Safety is no accident: a framework forquality radiation oncology and care*, Albuquerque, N.M, 2012,ASRT.
2. Blumenthal D, Tavenner M: The "Meaningful Use" regulation for electronic health records, *N Engl J Med* 363:6,2010.
3. National Cancer Registrars Association: *Cancer registrar FAQ*: what is a cancerregistry? Available at http://www.ncra-usa.org. Accessed November 23, 2014.
4. Carthey J, Clarke J: *Implementing human factors in healthcare*. Available at http://www.patientsafetyfirst.nhs.uk/ashx/Asset.ashx?path=/Interventionsupport/Human%20Factors%20How- to%20Guide%20v1.2.pdf. Accessed November 23,2014.
5. Provinet Solutions:*Choosing the right solution when up grading you rhealth care wireless network*. Available athttp://blog.provinet.com/2013/04/25. Accessed November 23,2014.
6. DICOM:*Digita limaging and communications in medicine*. Availableathttp://medical.nema.org.Accessed November 23,2014.
7. JonesN:*E-prescribing and decision support improve patient care*.Availableathttp://jac.co.uk/e-prescribing-and-decision-support-improve-patient-care/. Accessed January2015.
8. Medical Records: *EMR backup storage and recovery*: how to protect your EMR. Available at http://www.medicalrecords.com/emr-backup-storageand-recovery. AccessedNovember23,2014.
9. Garets D, Davis M: *Electronic patient records: EMRs and EHRs. Concepts as different asapples and oranges at least deserve separate names*, Healthcareinformaticsonline,October2005.Availableathttp://www.providersedge.com/ehdocs/ehr_articles/electronic_patient_recordsemrs_and_ehrs.pdf. Accessed January 2015.
10. HealthLevel7International:*HL7 health level 7*.Availableathttp://www.hl7.org/about.Accessed November 23,2014.
11. VanBemmel HJ, Musen MA, editors: *Handbook of medical informatics*, Heidelberg, Germany, 1997, Springer.
12. Luo JS: Electronic medical records, *Primary Psychiatry* 13(2):20–23,2006.
13. Niland JC, Rouse L: Clinical research systems and integration with medical systems. In Ochs MF, Casagrande JT, Davuluri RV, editors: *Biomedical informatics for cancer research*, New York, 2010, Springer.
14. NJ-HITEC:*About meaningful use*.Availableathttp://www.njhitec.org/meaningful-use/about-meaningful-use/. Accessed November 23,2014.
15. RTOG:*Radiation Therapy Oncology Group*. Availableatwww.rtog.org.AccessedNovember 23, 2014.
16. NationalCancerInstitute:*Types of registries*.Availableathttp://training.seer.cancer.gov/ registration/types/. Accessed November 23,2014.
17. US Department of Health and Human Services:*Health information technology*.Availableat http://www.hhs.gov/ocr/privacy/hipaa/understanding/special/healthit/index.html. Accessed November 23, 2014.
18. KT Clearinghouse: *What is EBM?* Available athttp://ktclearinghouse.ca/cebm/intro/whatisebm.Accessed November 23,2014.

第三篇　应用实践

第 27 章

骨、软骨和软组织肉瘤

目的

- 回顾骨与软组织肉瘤相关的流行病学趋势
- 绘制常态骨骼和结缔组织解剖图谱
- 讨论骨和软组织肉瘤的病理，分期和分级应用体系
- 确定骨和软组织肉瘤的治疗选择
- 对比用于检测和诊断此类疾病的现有流程
- 支持肿瘤生长分化程度和侵袭性极大程度关联预后的观点
- 回顾骨和软组织肉瘤的放疗剂量共识
- 癌症照护团队治疗骨或软组织肉瘤范例
- 应用放射生物学知识让患者了解放疗可能发生的副作用
- 讨论管理治疗骨和软组织肉瘤的新技术疗法

一、疾病管理概况

骨肿瘤和软组织肉瘤基于其独特的生物学行为、低发病率及预后差的特性，对治疗而言极具挑战。就人体病理学而言，结缔组织肿瘤是形态异质性最高的属类之一。迄今为止，骨和软组织肿瘤的治疗预后在一定程度上仍令人沮丧。近 30 年来，以手术、放疗和化疗为主的多学科综合治疗手段已得到提升，靶向基因的临床试验也在推进。为了提供最佳的治疗方案，放射治疗师有必要全面深入了解该类疾病全程管理的各项进展。

二、骨和软骨肿瘤

1. 自然史

骨骼系统由骨骼或骨和软骨组成。它们构建出身材和体型，并赋予身体运动能力。骨骼和软骨具有良好的支撑能力，并能保护体内软组织。骨也可作为脂肪、矿物质和其他对血细胞生成至关重要物质的储存库。骨外结缔组织包括所有提供连接、支撑和运动功能的软组织。尽管骨肿瘤定义为涉及骨的恶性肿瘤，但通常还包括生发于骨毗邻组织的肿瘤，如软骨、关节和血管；血细胞生成场所之骨髓，也是肿瘤易累及部位。软组织肿瘤则仅限于人体内骨骼以外结缔组织源性的肉瘤。

本章主要论述原发和转移性骨肿瘤。在 2013 年，有 3 010 例新发骨肿瘤患者，约 1 440 人死于该病。尽管近年来骨原发肿瘤病例数有所减少，但骨转移患者的占比仍居高不下。

原发性骨肿瘤包括骨肉瘤、软骨肉瘤、纤维肉瘤、恶性组织细胞瘤、恶性巨细胞瘤、多发性骨髓瘤和转移性骨病。纤维肉瘤和恶性组织细胞瘤通常被划分为恶性纤维组织细胞瘤（malignant fibrous histiocytoma, MFH）。这类肿瘤及尤因肉瘤在结缔组织瘤中有其独特性，多累及骨和软组织。

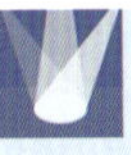

相关信息，请访问 www.bonetumor.org，该网站提供骨肿瘤和有关学习的信息资源，包括案例研究，评论和游戏。

2. 流行病学

原发性骨肿瘤发病率低，在所有恶性肿瘤中占比不到 0.2%。骨肉瘤是最常见的儿童恶性骨肿瘤，约占儿童原发骨骼恶性肿瘤的 56%，10 ~ 30 岁的儿童和青年易罹患，尤以青少年发病率最高。骨肉瘤在年轻男性（60%）中比女性更普遍。它是成人原发骨肿瘤的第二种常见类型。表 27-1 和图 27-1 描述各类骨肿瘤患病率。

软骨肉瘤是成人最常见的原发骨肿瘤，在儿童中相对罕见。它仅占儿童原发骨肿瘤的 6%，但占成人骨肿瘤的 40% 以上。大多数软骨肉瘤好发于老年人，平均年龄约 60 岁，男女发病率大体一致。

纤维肉瘤可以发生在骨骼或软组织中。它被归类于 MFH 肿瘤，占比不到 6%，好发年龄在 30 ~ 70 岁，男性发病率稍高。

尤因肉瘤发病率约占骨肿瘤的 16%，约占儿童肿瘤的 3%。该类疾病可发生于 5 个月至 60 岁的任何人，以 10 ~ 20 岁的青少年发病率最高，罕发于 5 岁以下及亚 / 非裔儿童，男性罹患率略高于女性。

多发性骨髓瘤是浆细胞源性恶性疾病，骨再吸收障碍引致骨性疼痛。其病因在于骨髓 B 淋巴细胞异常发育，约占血液系统恶性肿瘤的 10%。多发性骨髓瘤在中老年人好发，近 70 年呈高发态势，其中，男女比例为 1.5 ∶ 1，黑种人发病率为白种人 2 倍。

巨细胞瘤（Giant cell tumor, GCT）约占原发骨肿瘤的 5%，多数为良性，仅 10% 为恶性，好发于 20 ~ 40 岁成年人，男性发病略高于女性。骨巨细胞瘤（GCTB）好发于长骨干骺端，尽管有肺转移倾向，多数仍以良性为主。

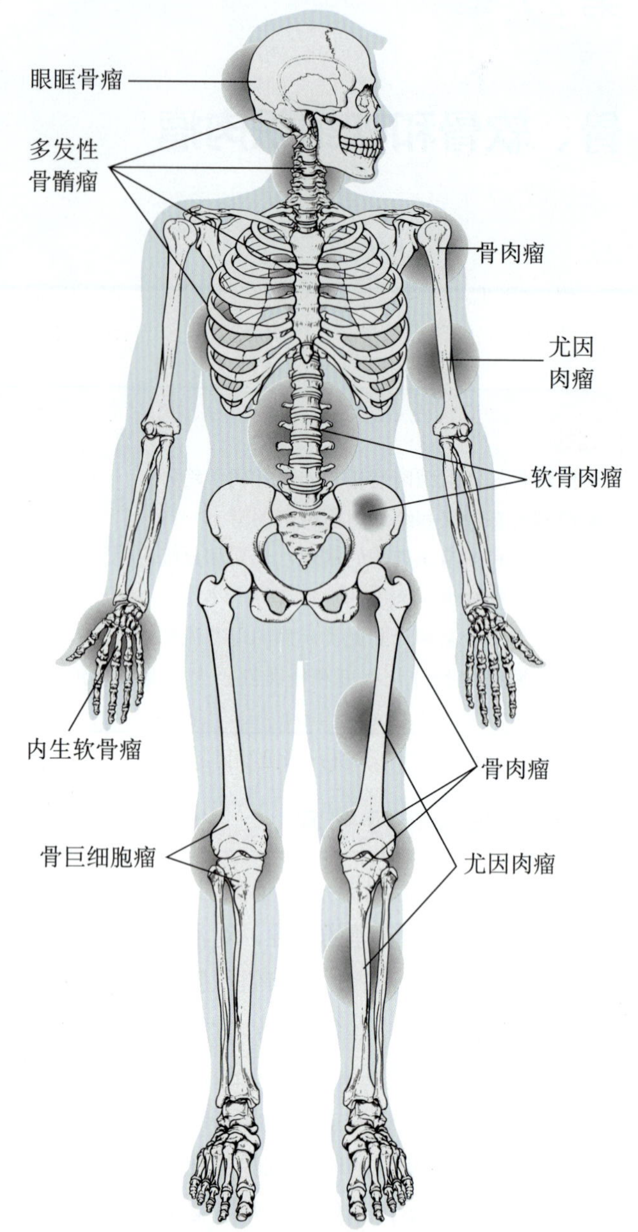

图 27-1 原发性骨肿瘤常见发病部位示意图

转移性骨病是大多数恶性骨损的主因。最好

表 27-1 恶性骨肿瘤

肿 瘤	年龄（岁）	性别比例（男 / 女）	治疗（5 年生存率）	骨累及部位	部 位
骨肉瘤	10 ~ 25	2∶1	S C（60%）	干骺端	四肢长骨（膝关节）颚骨
软骨肉瘤	35 ~ 60	2∶1	S（可变的，45% ~ 90%）	骨干或干骺端	骨盆、肋骨、椎骨、长骨（近端）
尤因肉瘤	10 ~ 20	2∶1	CS（45%）	骨干	长骨，可能多发
骨巨细胞瘤	20 ~ 40	1∶1	S（95%）	骨骺	长骨（膝关节）

引自 Damjanov I：病理学卫生专业，第 3 版，圣路易斯，2006，桑德斯。C. 化学疗法；S. 手术

发于脊柱和骨盆，躯干少见。骨转移原发肿瘤器官以肺最为常见，其次是前列腺、乳腺、肾和甲状腺。

3. 病因

虽然确切病因尚未肯定，但也已知某些因素与原发性骨肿瘤的发生可能相关。遗传学两种常见的抑制基因为 *RB1* 和 *TP53*，这些基因与骨肉瘤的发展存在关联。此外，还发现出生时体重和身长高于均值与骨肉瘤发生有潜在关联。

以上结果提示，胎儿发育阶段和青春期的快速骨骼生长失调可能促发了骨原发肿瘤的发生发展。

骨肉瘤的其他风险因素包括佩吉特病和基因突变史，如 Werner 综合征、Bloom 综合征和遗传性视网膜母细胞瘤。放射暴露也与骨肉瘤、软骨肉瘤和纤维肉瘤的形成有关；职业和医疗用途接触放射性同位素可能会增加肉瘤的风险。

尤因肉瘤的确切病因仍不清楚，但研究揭示其发病与染色体易位有很强关联性。多数尤因肉瘤患者被发现存在染色体 11 和 22 的异位突变。

4. 系统解剖生理学（包含淋巴引流）

骨肿瘤源起胚胎中胚层，原始间充质或外胚层细胞共同参与结缔组织发生（图 27-2）。

骨肿瘤高发于儿童证实其在骨骼快速生长期好发的假说。原发性骨肉瘤最常见部位在生长板附近。典型长骨（图 27-3）由骨干（骨干）、两个骨骺（骨两端结节部）、软骨帽（覆盖关节表面）和骨膜（骨的致密覆盖物）组成。生长板是长骨中细胞发生快速增殖及重塑活动的主要结构域；股骨远端和胫骨近端存在生长板，因此是骨肿瘤好发的两个常见部位。

骨肉瘤最常见于股骨远端，其次是胫骨近端和肱骨近端，超过 50% 的病损出现在膝盖附近。病变也可出现在其他区域，如股骨近端、胫骨远端和腓骨，很少发生在椎骨、回肠、颌面骨和下颌骨，约 10% 的病例可出现在骨盆。

软骨肉瘤好发于骨盆和股骨，也可能累及肩胛带和近端肱骨。其比骨肉瘤更易发于肋骨；然而，这两种类型肿瘤均很少见于四肢骨远端。

MFHs 和 GCTBs 好发于长骨的干骺端和骨骺，包括远端股骨、胫骨近端和桡骨远端。

尤因肉瘤最常见于四肢，盆骨发生率约 25%，股骨约 17%。Ewing 肉瘤可以发生在骨骼的任何部

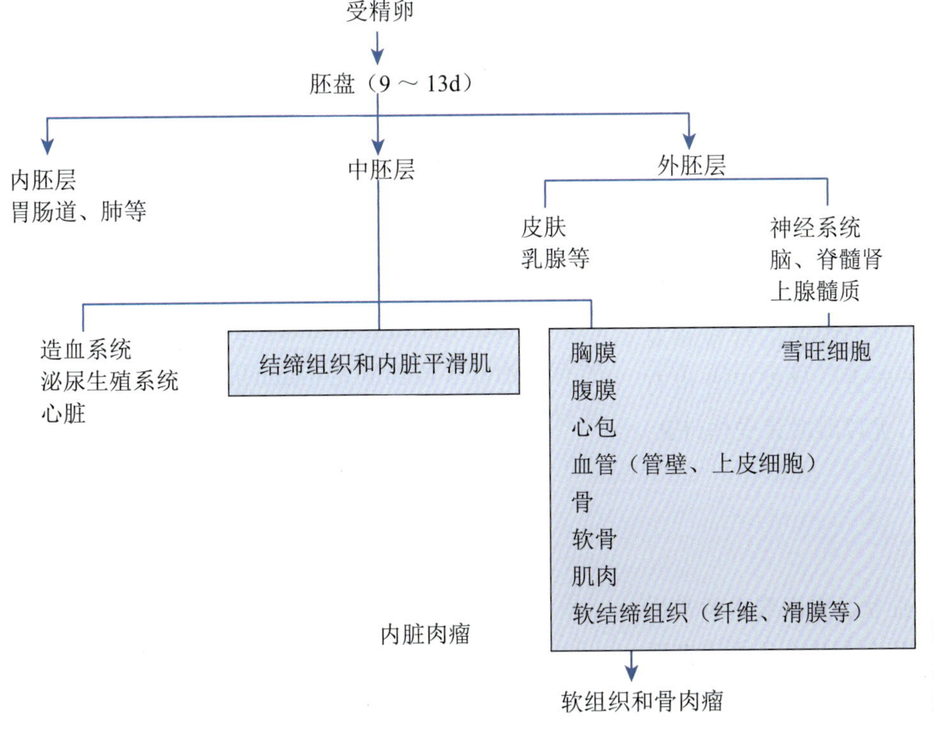

图 27-2 软组织和骨肉瘤的胚胎衍生过程。细胞的来源决定了特定软组织肉瘤的命名

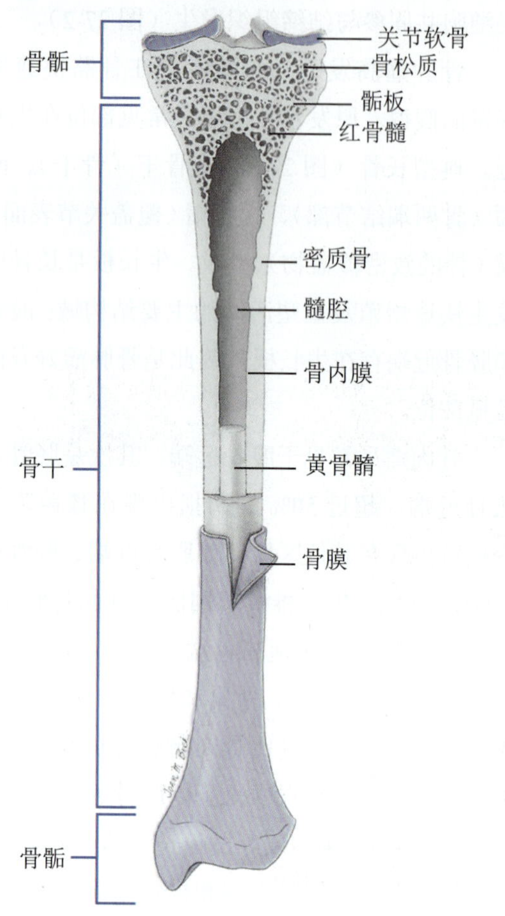

图 27-3 长骨的纵剖面：骨干、骨骺、关节软骨

位，骨干最常见，其次为干骺端及骨骺。

多发性骨髓瘤是最常见的肿瘤性骨病，可发生在任何骨骼，其影像在X线片上呈现溶骨破坏征。正是这一特点会限制多数患者的愈合过程，易导致病理性骨折。

转移性骨病最常见于脊柱、骨盆、股骨和肱骨，其次为肋骨和颅骨转移。肺癌、乳腺癌和前列腺癌是最易发生骨转移的癌种。近40%晚期非小细胞肺癌伴有骨转移，前列腺癌的骨转移发生率约70%。就乳腺癌患者而言，早期患者也有20%～30%的骨转移发生率，尤以雌激素受体(ER)阳性患者高发。

5. 临床表现

疼痛是骨肿瘤的最常见症状。骨肉瘤患者常出现非特异性疼痛和肿胀，并且会在几个月内逐渐恶化。软骨肉瘤，MFH和GCT可引发骨肉瘤类似症状，但其持续时间稍长。疼痛阈值与组织侵犯程度相关，症状的迅速恶化常暗示不良组织学分级；病理性骨折在纤维肉瘤中常见。累及椎体的病变常伴神经系统异常症状、手足运动受限和肌肉萎缩。

尤因肉瘤通常会出现病变区域的疼痛和肿胀，伴发热、体重减轻和全身疲劳。少数患者由于早期没有疼痛表现而未引起重视，直到病损加重后才到医院问医求治，导致病情延误。

多发性骨髓瘤常伴骨质流失，导致疼痛性骨损。骨质流失是由于骨形成和再吸收过程调节障碍导致。与其他骨原发肿瘤不同，此类患者常伴病理性骨折和高钙血症。据不完全统计，近60%的多发性骨髓瘤患者易发生病理性骨折。

转移性骨病多表现在数周/月内出现的骨痛，疼痛呈局域性并随时间进行性加重，尤以夜间为著。如果不及时治疗，疼痛使人衰弱并致病理性骨折。

6. 检测和诊断

患者主诉与活动无关的疼痛，夜间加剧。完整的病史采集利于确定症状持续时间；结合癌症史可能提示新发骨转移的出现，注意放疗区域可诱发骨肉瘤发生。骨病变区的长期稳定疼痛表明良性肿瘤可能性大，而症状在数周或数月内迅速加重，常与恶性程度高关联。

骨原发肿瘤的低发病率使早期检查手段的研发欠缺，因而极易漏诊。只有当发生持续性骨疼痛，特别是睡眠期间发生的疼痛，方引起医生关注。骨肿瘤的快速生长特点，也导致其早期诊出率不高。

美国国立综合癌症网络（NCCN）是由一群专门研究癌症治疗的医生组成，基于他们对当前认可的有效治疗手段而制定相应的肿瘤临床实践指南。其对骨肿瘤的诊断，建议步骤如下：

- 病史和体格检查。
- 原发肿瘤部位影像学检查。
- 胸部成像（排除肺转移）。
- 骨或正电子发射断层扫描（PET）扫描。
- 活组织检查确认诊断。

X线是检测和诊断骨肿瘤的重要影像手段，多种参数对骨病变准确诊断具有指导意义。“日光放射状”及“洋葱皮样”骨膜反应，以及呈现为溶骨破坏或成骨征象（成骨细胞为主）均与其恶性度、侵袭和增殖能力相关。图 27-4 显示转移性肾细胞癌引发的肱骨溶骨性破坏征，图 27-5 显示位于肱骨上段的尤因肉瘤。

计算机断层扫描（CT）价值在于确定骨肿瘤外侵范围及是否存在软组织肿块，然而，在多数情况下，磁共振成像（MRI）优于 CT 扫描（图 27-6）。由于 MRI 能更加准确地区分正常组织与肿瘤组织的神经血管结构，因此特别适用于观察骨肿瘤的侵袭范围，对后续手术活检及治疗至关重要。MRI 对骨肿瘤辨识度强，能区分肿瘤组织及周边水肿带。PET/MRI 很可能将来应用于骨原发肿瘤诊断和分期，是骨肿瘤术前评估的可靠手段，也可用于新辅助治疗后肿瘤的监测评估。

骨扫描对骨肿瘤敏感度高，可以检测到尚未在 X 线显露的病灶，可以准确评估骨肿瘤负荷及是否合并远处转移。然而，对于多发性骨髓瘤，骨扫描

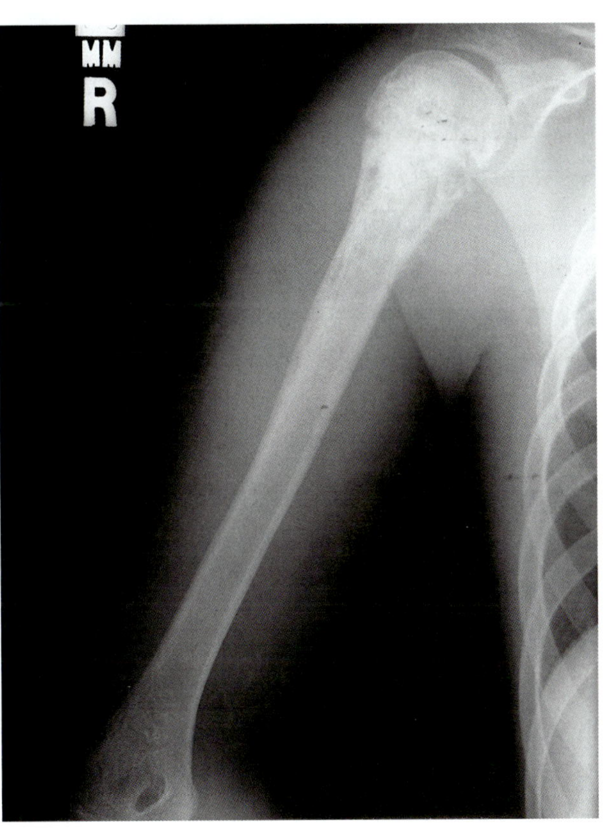

图 27-5　右肱骨上段尤因肉瘤。注意骨的弥漫渗透性破坏及肱骨近端的骨膜反应

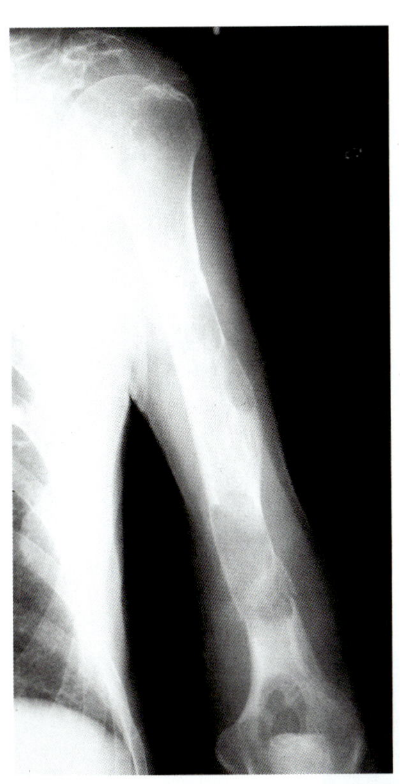

图 27-4　转移性肾细胞癌患者肱骨的几处溶骨破坏征象；注意沿着骨轴中下段的骨皮质破坏

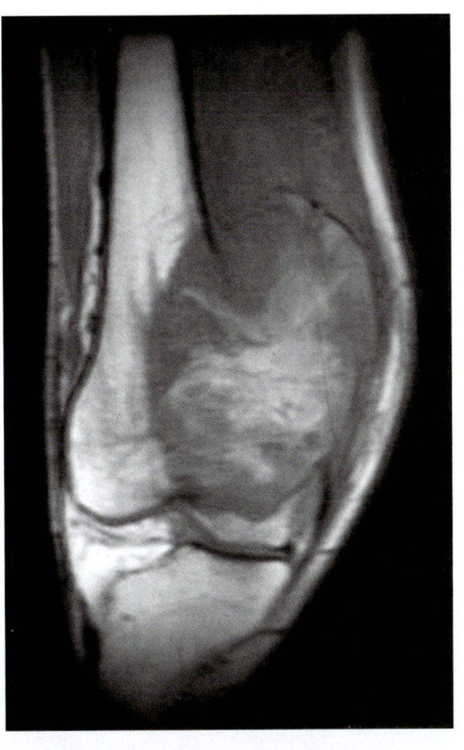

图 27-6　股骨远端骨肉瘤的磁共振图像

（来自应用放射学。可在 www.appliedradiology.com/documents/cases/images/Ly-Figure 2 访问）

结果通常呈阴性，引致漏诊而延误病情。图 27-7 为骨肉瘤患者的骨扫描图像，通过这种方式有利于排除远处转移。

活组织检查是病理诊断确认的最重要步骤。在进行之前，必须由外科医师和放射治疗师讨论活检部位和方法。通常，粗针活检或手术切开活检是优选。如果活检切口不当，则在技术上可能无法提供最佳放射治疗，理想情况下，如果考虑开放式活检，应选择考虑纵向切口。多数骨肿瘤伴有大的软组织肿块，此时建议进行软组织活检，而不是骨活检。骨肿瘤患者的骨完整性已经受到破坏，软组织活检可以避免对骨（特别是承重骨）的进一步损伤，避免增加病理性骨折的可能性。

转移性疾病需要全面检查包括 CT 和 MRI 扫描，血液检查和 X 线以准确评估病灶分布情况。最常涉及的部位包括椎体、盆骨和肋骨，但对泛发转移患者，肱骨、股骨、肩胛骨、胸骨、颅骨或锁骨的转移也较为常见。X 线片通常为最先获得的图像资料，利于预判病理性骨折发生率并确定是否需要手术处理（图 27-8）。

骨转移的影像学特征依据病变类型而有所不同。溶骨性病变边缘粗糙，X 线片呈颗粒状、斑驳状改变；如果边缘平滑光整，则应考虑良性疾病可能。图 27-9 与图 27-10 显示肿瘤光滑和粗糙边界之间的差异，分别暗示良性或恶性进程。

当椎体受累或骶骨转移的患者可能因肿瘤外压坐骨神经而致神经性疼痛。仔细和全面的神经系统检查是必要的，因为椎骨破坏通常与硬膜外脊柱疾病有关，这可能导致脊髓压迫；部分或完全脊髓横断的早期治疗对于预防瘫痪和感觉丧失至关重要，是放疗处理的急症之一。

多发性骨髓瘤产生溶骨性破坏，容易导致骨折。X 线片可显示病变范围以及是否合并病理性骨折。如果患者有多个骨病变而没有发现确切的原发肿瘤部位，则应考虑多发性骨髓瘤可能。

7. 病理

骨肉瘤通常归属为低分化肿瘤，不到 1% 被诊

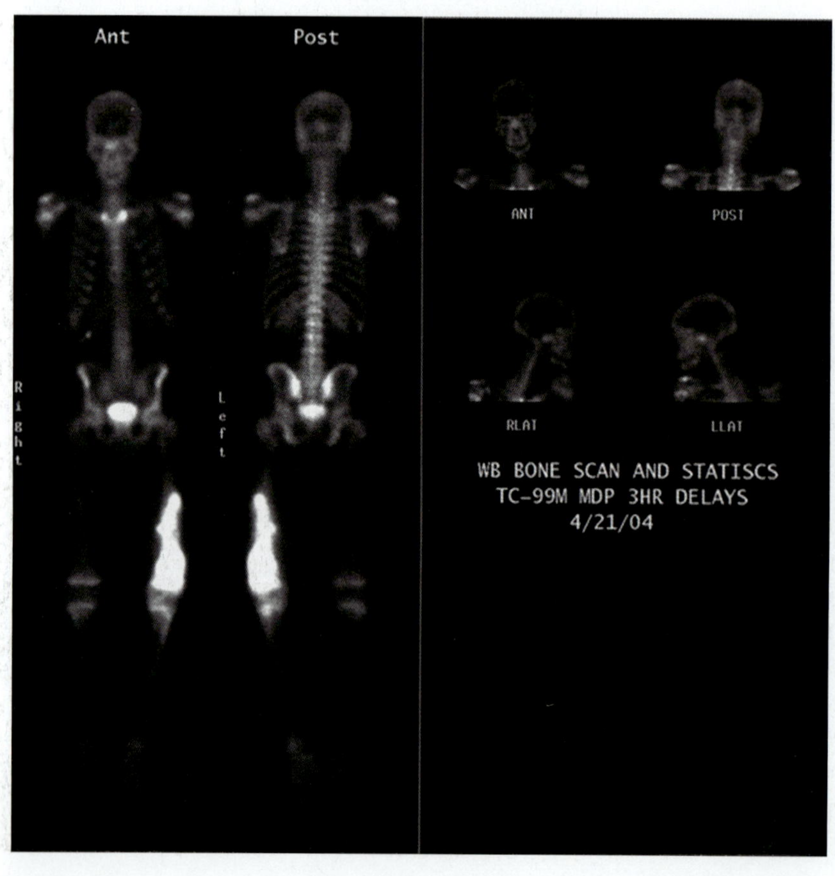

图 27-7 该骨扫描显示左股骨中下段骨肉瘤，不伴骨转移征象

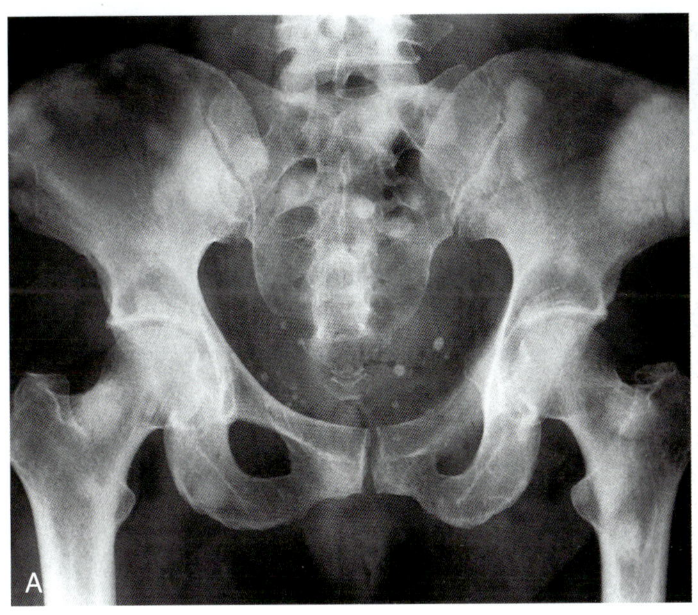

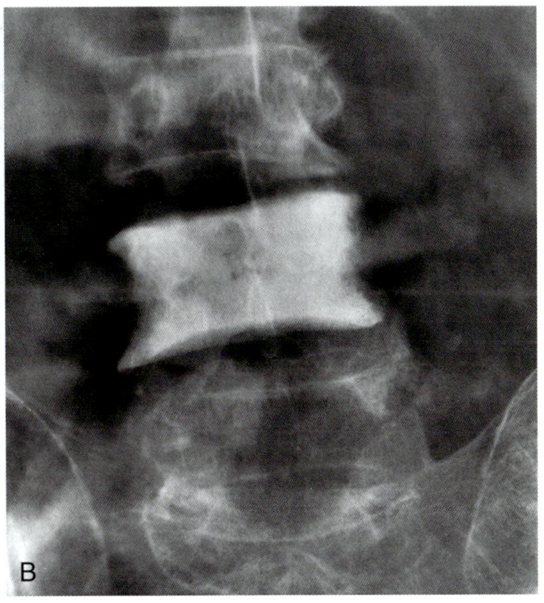

图 27-8　A. 膀胱癌（高密度区域）的骨母细胞转移，涉及骨盆和股骨近端；B. 前列腺癌 L_4 转移的成骨性破坏
（来自 Eisenberg RL,Dennis CA：综合放射学病理学，第 2 版，St.Louis,1995，Mosby）

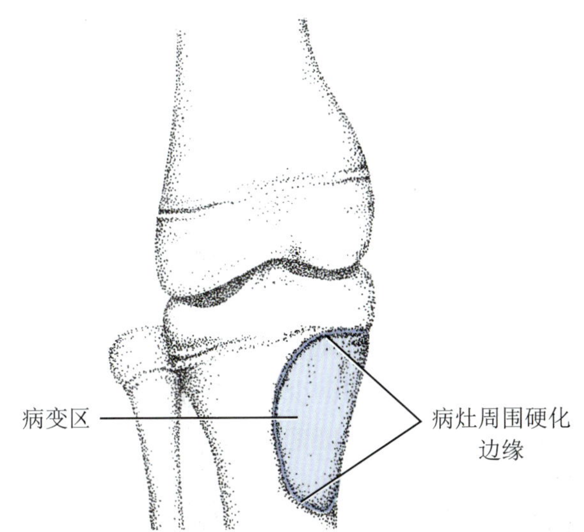

图 27-9　骨肿瘤的良性外观显示在病变周围的硬化带

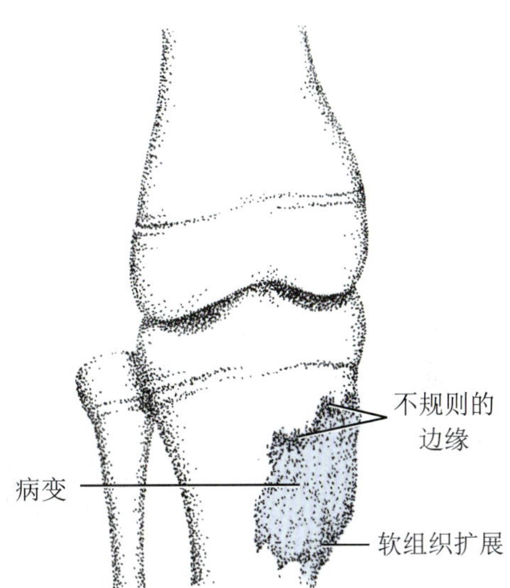

图 27-10　骨肿瘤的恶性外观显示出具有软组织延伸的不规则边缘

断为 1 级（等级范围 1 ～ 4）。大约 85% 为 3 级或 4 级。骨肉瘤的主要组织学亚型包括成骨细胞、软骨细胞、成纤维细胞或混合软骨细胞型。

软骨肉瘤起源于骨的间充质，依据细胞恶性程度和增殖率建立 1 ～ 3 级的组织学分级。低级别肿瘤可以是透明细胞或皮质软骨肉瘤，而间充质软骨肉瘤通常归属于未分化的高级别。

纤维肉瘤起源于间充质组织并且具有正常成纤维细胞外观的恶性肿瘤。组织学分类的改进将低级别纤维肉瘤分为黏液纤维肉瘤、纤维黏液肉瘤（FMS），具有大胶原花环的梭形透明细胞肿瘤（HST）以及硬化性上皮样纤维肉瘤（SEF）。

MFH 的起源细胞是组织细胞或巨噬细胞，是一种未分化的多形性肉瘤，具有向组织细胞和成纤维细胞分化的特性。

GCTB 在组织学上由圆形或纺锤形单核细胞组成，均匀地掺入多核巨细胞中，现有分级体系对预后评估可靠性不佳。

尤因肉瘤由蓝色小圆形细胞群组成，呈高核/质比，以片状分布；90%～95%的尤因肉瘤发生22号染色体的*EWS*基因和11号染色体的*FLI1*基因易位，以上特点均有助于尤因肉瘤的诊断。

浆细胞源自B细胞淋巴细胞，可由身体所有组织中的干细胞衍生，故浆细胞肿瘤可在任何器官或组织中发生。多发性骨髓瘤的特征是浆细胞的单克隆性增殖，产生克隆蛋白质协同细胞增殖，引发骨破坏。

8. 分期

骨原发肿瘤的病理分期和分级与当前解剖学分期系统密切相关。分级是重要的预后因素，分为低（G1）或高（G2），分别对应早期（Ⅰ和Ⅱ）或晚期（ⅡB和Ⅲ）。由于发病率低和亚型繁多，肉瘤分期尚不够精细，美国癌症联合委员会（American Joint Committee on Cancer，AJCC）建立了癌症分期手册，2010年更新的第7版包括分级、组织学和肿瘤大小；然而，并没有包括原发肿瘤累及深度这一重要预后指标。

以前的标准分类系统Enneking分期系统，已由AJCC更新，增加肿瘤大小分级。根据等级（低级别或高级别），肿瘤大小（大于或小于8cm）和是否合并远处转移来界定分期。框表27-1显示了这个分期系统。

框表27-1 美国癌症联合委员会骨肉瘤分期

分期	肿瘤分级	肿瘤大小
ⅠA	低	＜8 cm
ⅠB	低	＞8 cm
ⅡA	高	＜8 cm
ⅡB	高	＞8 cm
Ⅲ	任何肿瘤分级，跳跃转移	
Ⅳ	任何肿瘤分级，任何肿瘤大小，远处转移	

9. 播散模式

大多数肉瘤，特别是高级别肉瘤，易发生肺部血行转移。骨肉瘤，MFH和软骨肉瘤偶发转移到其他部位，包括骨骼、肝脏和大脑。在初次诊断后的2～3年，大约90%的高度恶性骨肉瘤患者有肺转移倾向；低度恶性肿瘤不易发生转移，因而更易于控制。但30%～40%局限期骨肉瘤患者会出现局部或远处复发。当出现此类情况后，随着继续生长，肿瘤最终演变成高度恶性。跳跃转移是骨肉瘤中的另一种扩散模式。跳跃转移是骨肉瘤在相同骨中生发第二个较小病灶或在关节对侧的另一新骨出现病变，这种现象归因于病变侵入骨髓腔导致。骨肿瘤的侵袭性增强使控制变得困难，多数骨肿瘤的淋巴播散危害性并不大，除非肿瘤出现在淋巴主干中。肿瘤侵入淋巴系统表现为淋巴管和淋巴结的肿大，肿瘤细胞可以通过淋巴系统播散到身体其他部位。

10. 治疗策略

以下部分主要讨论骨肉瘤、软骨肉瘤、纤维肉瘤（MFH）、巨细胞瘤、多发性骨髓瘤，尤因肉瘤和转移性骨病的具体治疗手段，以及手术，化疗和放疗的应用指征。

骨肉瘤。诊断时是否合并转移是最重要的预后指标，10%～20%的患者在确诊时即有远处转移。其他因素包括年龄、性别、肿瘤大小和位置、肿瘤等级、症状持续时间以及化疗/手术间隔；10岁以下和症状持续时间少于6个月的男性中，预后通常较差。较少以上因素的患者可能对手术和化疗治疗反应良好。肿瘤体积越小，侵袭性越小，手术切除越容易，转移风险就越低；此外，由于下肢易于手术操作，因而可选择手术切除即可获得较高的局控率。

骨肉瘤具有相对的化疗敏感和放疗抗拒特性，故其治疗需要多学科协同。现有的治疗为新辅助化疗，即多药化疗后切除原发肿瘤。骨肉瘤罕见且控制难度大，应依据最优的临床试验方案进行个体化治疗。

在过去，原发病灶的首选治疗是截肢。截肢能实现良好的局控，但生活质量和功能却不令人满意。就现状而言，由于外科手术前无法界定安全边界，仍有约20%的患者接受截肢处理。新化疗方案的出现极大影响了从截肢到保肢手术（limb-sparing surgery, LSS）的转变。标准的保肢手术，切除与肿瘤骨并用植入物行功能重建；其间使用旋切自由瓣技术以帮助软组织的重建与填充。改进的软组织填充物性能优于同种异体骨植入，降低了并发症如伤口坏死、感染和骨折的发生率。

目前的手术技术和新辅助化疗提高了 60% ～ 70% 局限期病例的 5 年无病生存率。只要安全边界足够，患者接受 LSS 的无病生存率与截肢术大致相同。

在 1972 年之前，骨肉瘤的化疗基本无效；然而，在 1972 年，多柔比星或高剂量的甲氨蝶呤显示出显著的抑瘤效应；同期药物如顺铂、表阿霉素、异环磷酰胺、环磷酰胺、依托泊苷（VP-16）和博来霉素组合成为辅助化疗的基础。Dinçbaş 及其同事对非转移性高级别骨肉瘤患者进行了一项对比研究。一组患者接受顺铂、表阿霉素、异环磷酰胺和氨甲蝶呤新辅助化疗；另一组患者行术前放疗 35 Gy/10F 或 46 Gy/23F 作为平行对照。观察组在第三疗程化疗后行保肢手术，术后进行六个疗程的辅助化疗。该项结果显示，87% 的患者肿瘤坏死响应率超过 90%，5 年局控和总生存率分别为 97.5% 和 48.4%；4% 的患者出现局部未控，56% 的患者出现远处转移。研究结论揭示骨肉瘤的局部控制正在通过多模式方法得到改善，但总生存率和防控转移有待提高。

对于骨肉瘤患者，放射治疗不属于标准方案。骨肉瘤对射线抗拒，临床反应所需高剂量会导致组织坏死而截肢。然而，对不可切除患者，可以选择术前放疗联合新辅助化疗方案。NCCN 指南推荐，对于手术切缘阳性和部分切除以及不能手术患者，建议采用外照射放疗；高危区推荐术后剂量为 64 ～ 68 Gy，无法切除患者，建议剂量尽可能在 70 Gy 以上。放疗野必须包括手术瘢痕以消除亚临床病灶，预留 1 ～ 3 cm 的皮肤间隔，预防末端水肿和缩窄性纤维化。

治疗骨肉瘤的并发症包括血液播散、肾毒性和化疗的神经毒性。放疗副作用与肿瘤部位相关，可伴皮肤反应、血细胞计数减少和病理性骨折。注意联合治疗模式通常伴有更多的副作用。

抑癌基因是正在研究的临床试验方向，重点是使在癌细胞中失活的肿瘤抑制基因的复能。*p53* 基因突变频率在骨肉瘤病例增加，研究人员乐观预期腺病毒介导的 *p53* 抑癌基因治疗将为骨肉瘤患者带来获益。

软骨肉瘤。软骨肉瘤起源于软骨的恶性间充质肿瘤，能产生软骨，但无类骨质，通常在骨的软骨形成中发生（图 27-11）。软骨肉瘤和良性脊索瘤患者的预后取决于两个因素：一是肿瘤的组织学分级：病变分 1 ～ 3 级，其中 3 级间变特征显著（表现为细胞失分化）；低级别肿瘤呈局部侵袭性，不易转移，可控性好；相反，高级别肿瘤易发生肺转移，预后较差，控制困难。另一因素是肿瘤位置：肿瘤位于外周时，利于手术切除；但如果出现在骨盆，骶骨区域或头颈部，则可能无法进行手术或肿瘤无法完全切除。

手术切除是治疗软骨肉瘤和脊索瘤的主要手段。应完整切除整个肿块，要有足够的骨骼和软组织安全界。化疗对软骨肉瘤基本无效。

软骨肉瘤有放疗抗拒特性，外部束放射治疗（external beam radiation therapy, EBRT）通常不作

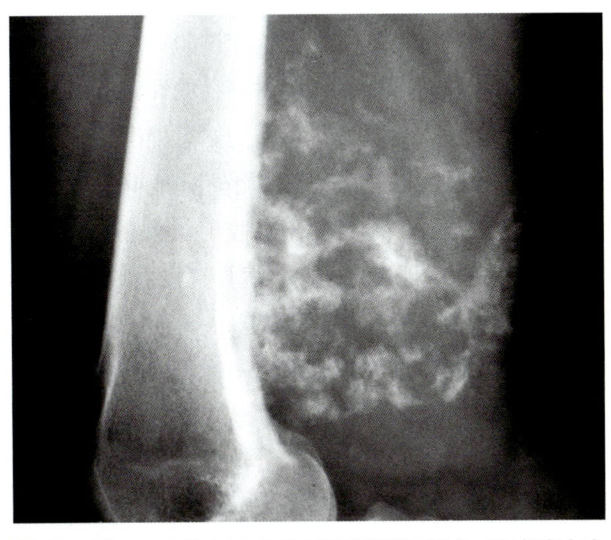

图 27-11　巨大软骨肉瘤位于股骨远端区域。注意病变内显著的致密钙化灶

（引自 Eisenberg RL，Dennis CA：综合放射病理学，第 2 版，St.Louis，1995，Mosby）

为常规选项。然而，当肿瘤毗邻重要脏器而不能完全切除时，如肿瘤侵犯颅底，完全切除通常很困难，此时应选择放疗。NCCN 指南建议术前剂量为 40 ～ 55 Gy 和 70 Gy 以上对应不可切除肿瘤。基于质子的放射外科或粒子植入治疗应用可提高肿瘤控制率；立体定向放射外科治疗脊索瘤的 5 年局控率可达 72%，5 年生存率高达 80%；软骨肉瘤比脊索瘤的疗效及预后更好。

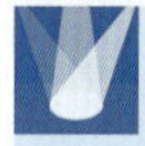

CT 模拟时，应使用铅丝或者射线标对手术切口进行标记。请记住，标记仅在皮肤表面提供信息，而不代表累及深度。

纤维肉瘤。对涉及骨的纤维肉瘤的治疗需要进行广泛或根治性切除的侵入性外科手术。建议术后放疗，因为复发率高。纤维肉瘤不具有高度放射敏感性，但建议对不能手术的肿瘤，术后残留疾病和姑息治疗进行照射。针对骨骼纤维肉瘤，建议采用缩野技术进行 66 ～ 70 Gy 的放疗总量。纤维肉瘤的预后指标包括组织学分级，病灶位置（髓质或骨膜），以及病变是否为新发（重新）或原有病灶的卫星灶。

恶性纤维组织细胞瘤。MFH 治疗与多数骨肿瘤治疗相似。完整的局部切除可以最大限度地延长无复发生存期。皮肤移植、截肢和关节断离术也是常见的治疗方法。目前的临床试验主要围绕术前和术后化疗联合合手术及手术路径的评定。放疗主要针对不可手术患者，也可作为姑息处理手段。术中放射治疗技术（IORT），使用外照射 46 ～ 66 Gy 或 15 ～ 30 Gy 的单次大分割照射。骨源 MFH 比软组织源 MFH 预后差。该疾病具有极强的侵袭性，总体预示多数患者预后不良。

巨细胞瘤。骨巨细胞瘤属于较难控制的一类肿瘤，尽管其转移率很低，但复发率高。目前对该疾病的管理取决于肿瘤的解剖位置和骨质破坏程度。对于多数肿瘤而言，刮除术是最有效的。然而，单一刮除术的局部控制率约为 61%；因此，经常使用其他联合治疗，包括腔内高速钻孔辅以局部液氮，苯酚或过氧化氢的应用。

放疗可应用于手术无法完全切除的 GCT 治疗，如大的轴向肿瘤。推荐照射剂量 45 ～ 55 Gy，5 ～ 6 周。MD 安德森癌症中心治疗 25 名患者，予以 25 ～ 65 Gy 的照射剂量。5 和 10 年时的局控率分别为 62% 和 57%，总生存率分别为 91% 和 84%。12 例患者复发并成功接受其他治疗；采用包括干扰素 -α2b 在内的 4 种手段治疗。干扰素的作用是抑制肿瘤血管生成，其机制仍在后续探究。MD Anderson 的数据表明，放疗可以作为手术的辅助手段，也可以作为不可切除患者的备选项。

多发性骨髓瘤。骨髓瘤是一种生长缓慢的肿瘤，在任何时候都只有小部分肿瘤细胞处于增殖周期（图 27-12），意味着患者在治疗前已罹患的时间可以是 1 ～ 3 年，实际时间可能 1 ～ 10 年或更长。

多发性骨髓瘤合并晚期肾病的患者预后较差。影响中位生存时间或缓解持续时间相关因素包括年龄大于 65 岁、严重贫血、高钙血症、血尿素氮（BUN）升高、M 蛋白升高、低蛋白血症和高肿瘤细胞负荷。此外，对治疗响应快速的患者其中位生存时间及缓解持续时间较响应较慢患者短；疾病早期确诊的患者其存活时间或肿瘤缓解持续时间更长。

多发性骨髓瘤的传统治疗是放化疗结合。化疗有治愈倾向，而 EBRT 可有效控制骨痛。常用化

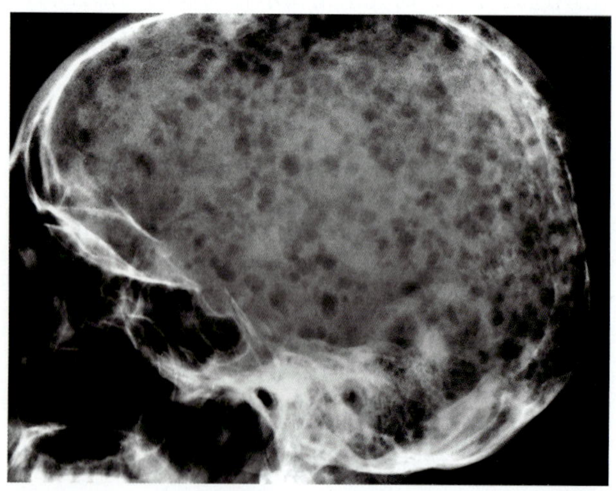

图 27-12　多发性骨髓瘤患者头骨中散布有丰富的溶骨性病变。扁平骨骼（如颅骨、椎骨、肋骨和骨盆）往往影响更大

（引自 Eisenberg RL，Dennis CA：综合放疗病理学，第 2 版，St.Louis，1995，Mosby）

疗方案为马法兰联合泼尼松治疗，还可使用硼替佐米（蛋白酶体抑制剂和放射增敏剂）或沙利度胺（免疫功增强佐剂）。激进方案药物联合的响应率较高，如来那度胺 - 地塞米松或沙利度胺 - 地塞米松；然而，与传统方案相比，并没有提高存活率。

高剂量化疗后自体干细胞移植也正成为一种常见的治疗选项。该方案目前适用于年龄小于 60 岁的患者。治愈可能性不大，控制时间可以达到 3 年。

放疗主要用于控制多发性骨髓瘤的伴随症状。多发性骨髓瘤通常伴有疼痛，不治疗容易导致骨折，30Gy/10 ～ 15F 的放疗剂量即可有效控制疼痛。采用放疗镇痛时，必须仔细规划射野，涵盖整个病变；此外，在治疗长骨的溶骨性病变时布野应适度扩宽。MRI 的高分辨率支持其在病变的定位，计划和治疗应用，目的是在圈定整个病变的同时，尽可能保护正常器官组织。图 27-13 显示骶腰椎病变前后对穿野的放疗靶区。

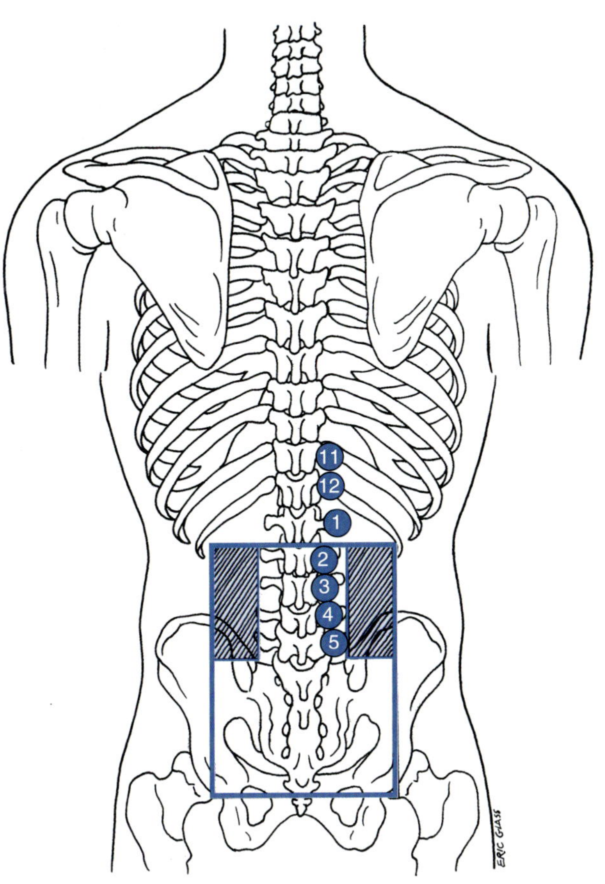

图 27-13　骶骨和腰椎转移性疾病的前后对穿野示意图。阴影区域代表用于正常组织的屏蔽挡块。带圆圈数字对应相应胸 / 腰椎

手术在多发性骨髓瘤治疗中的应用并不常见，仅在某些情况下进行。如果患者有发生病理性骨折的征兆，建议在放疗前对其进行手术固定；此外，大的椎旁肿块可引致疼痛和瘫痪，建议在放疗前行最大程度的肿瘤减灭术。

注重支持对症治疗在多发性骨髓瘤中的地位。支持治疗包括纠正贫血、高钙血症、氮质血症（尿素异常水平、肌酐、身体废用物和其他富氮代谢产物）和频繁感染。这类患者无法治愈，因此除了姑息镇痛外，支持治疗对于维持理想生活质量是必要的。

尤因肉瘤。尤因肉瘤的治疗包括手术、化疗和放射治疗，组合模式是实现较高局部控制及改善长期生存方面最有效途径，使局限期患者的总生存率可达 60% ～ 70%；若单一手术或放射治疗，5 年生存率低于 10%。

手术是尤因肉瘤的主要治疗手段，截肢率在几年前较目前为常见，针对大体积肿瘤，手术切除曾一度增加患者残障率。手术重建是追求美容效果年轻患者的一种选择。尽管现有的几种外科手术方式有所改进，最终术式在很大程度上取决于患者的年龄、肿瘤位置以及在特定时段联合其他治疗。

尤因肉瘤对化疗敏感，新药出现显示出对总存活率的有效提升，而在这类药物出现之前，尤因肉瘤存活率未达 10%。常用化疗药物包括长春新碱、多柔比星（阿霉素；Phamacia，米兰，意大利），环磷酰胺、异环磷酰胺和依托泊苷。化疗的优势在于减少根治性手术或大剂量照射模式；术前化疗使肿瘤退缩后利于切除；最终目的是根除肿瘤的同时尽可能保留肢体功能。

尽管尤因肉瘤患者中约 60% 接受放射治疗，但仍不建议将其作为推崇手段，单纯放疗复发率高，建议手术和化疗与 EBRT 联合使用。当肿瘤无法切除，放、化疗联合处理是唯一选择。骨盆和脊柱肿瘤通常更具侵袭性且手术选择有其局限性，需要通过放疗来实现局部控制；术后切缘阳性也是放

疗指征，手术和外照射治疗的5年局部控制率可达91%。

放射治疗体积应在软组织成分和整个骨骼边缘外扩2 cm，给予55～60 Gy的最终剂量，术前和术后病例放疗剂量通常略低。术后残留病例，放疗野边界包绕肿瘤外扩3 cm。应重视手术瘢痕需完整纳入放疗野，以清除残存癌细胞，放疗野应注意优化，确保淋巴引流畅通，避免肢端体淋巴水肿形成。

最近的数据显示质子治疗（PT）也是尤因肉瘤的有效手段。PT的尖峰效应有助于保护正常组织并降低急慢性毒性的发生率。2003～2009年波士顿进行了一项队列研究，涉及30名尤因肉瘤患儿。发病部位包括骨盆、躯干、头颈部和颅骨；术后大多数病例给予的放疗处方剂量为54 Gy。随访3年的初步结果为86%的局部控制率，70%的无病生存率，大多数仅有极小的急慢性毒副作用，结果令人振奋。

诊断时疾病进展程度是尤因肉瘤最重要的预后因素，就诊即伴有转移的患者通常预后不良。早期的研究表明，骨或骨髓受累患者的预后较单纯肺转移差；此外，软组织累及程度重的患者预后比累及程度轻或无浸润患者差。其他因素包括肿瘤大小和位置，较大肿瘤和盆骨肿瘤和预后呈负相关，盆骨病变局部复发率高（69%），其次是肋骨病变的47%，肢体病变的15%。

Lopez及其同事在2011年的一项研究发现，年龄和碱性膦酸酶水平可能影响预后。一般而言，碱性膦酸酶水平在婴幼儿期由于骨生长而达峰值，随着年龄增长而降低。因此，该研究的结论之一是大龄儿童诊断时较低的碱性膦酸酶水平与预后较差有相关性。

转移性骨病。大多数恶性骨病变隶属转移源性。与骨原发肿瘤相比，放疗医师治疗转移性骨病患者更多。30%～40%的非小细胞肺癌和高达75%的晚期前列腺癌发生骨转移；20%～30%的乳腺癌发生骨转移。骨转移能引起疼痛和骨相关事件，包括病理性骨折、脊髓压迫和强制体位，导致生活质量显著降低。

转移性骨病不可治愈，因此，有必要确保患者一定程度的生活质量。转移性骨病患者的预后取决于诊断时的原发肿瘤属性，组织学和转移程度。肺癌骨转移患者在确诊后平均存活时间3～6个月，而前列腺癌骨转移患者的平均存活时间为53个月。

骨转移的治疗目标是预防和减少骨相关事件（SRE）的发生，缓解疼痛和预防骨折对承重骨而言至关重要；伴有疼痛和病理性骨折的病例，存活率显著降低。

放疗是局部控制病变的有效手段，能缓解疼痛并防止骨功能丧失；数据显示50%～80%的骨转移疼痛明显缓解，33%的患者疼痛完全控制。手术通常应用于稳定负重骨或清除硬膜外肿块以缓解剧痛。术后给予放射治疗能获得更好的局控。

放疗野应包括所有受累骨，同时尽可能减少毗邻正常组织结构的受照体积。如果需要外科手术进行固定，放射治疗应在伤口愈合后立即施行。放疗野应包括固定装置以及在手术过程中可能出现的种植微转移灶；但应注意预留条形软组织于放射野外，以利于淋巴引流。脊柱放疗，射野应该包括有症状椎骨，以及症状骨上/下方椎体缘；必要时使用定制块或多叶光栅保护正常椎体并减少野内小肠剂量。

骨转移灶的标准放疗剂量为30G y/10F，然而，较低的总剂量和较高分割剂量，也可以良好的控制疼痛。临床试验证实标准剂量和其他分割模式对疼痛控制的效果没有明显差异，包括24 Gy/6F、20G y/5F；8 Gy单次分割也能良好控制疼痛，临床应用非常普遍。

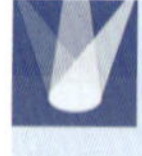

治疗下肢恶性肿瘤的患者通常需要在治疗床上处于反向位置，脚朝向机架。必须在模拟定位和治疗记录中清楚记录位置信息。

放射性药物也可用于缓解转移性骨病。锶-89（^{89}Sr）和钐-153对前列腺癌骨转移患者有效，对部分乳腺癌骨转移患者有效。^{89}Sr为纯β射线，对正常组织辐照影响最小。药物定位原发肿瘤成骨细胞区或骨转移病灶，其半衰期为 50.5 天，治疗效果可持续 15 个月。放射性核素治疗通常采取在门诊静脉给药模式，以最大程度限制其副作用。

最新的放射性药物临床试验正在进行镭 -223（α 射线）对控制骨转移痛的疗效研究，以确定该药物有效性。2013 年，3 期随机对照试验结果在《新英格兰医学杂志》发表；研究纳入至少两处骨转移的前列腺癌患者（$n = 900$），镭 -223 组患者接受 6 次药物注射，对照组接受 5 次安慰剂注射。结果显示，镭 -223 注射组比对照组的存活延长约 3 个月，死亡风险降低 30%；此外，与对照组相比，注射组前列腺特异性抗原（PSA）水平显著降低。

与任何治疗一样，治疗骨肿瘤可产生急性和慢性副作用及并发症。接受放疗和化疗的患者发生中度至重度并发症的风险较高。积极的全身治疗（化疗）和局部治疗（放射）可能引起急性问题，包括红斑，发热，中性粒细胞减少，黏膜炎，恶心，呕吐和腹泻。放疗对骨骼的后续影响可导致儿童患者生长延迟，椎体照射后的脊柱侧凸，对慢性感染的易感性增加，骨折和坏死。放疗诱发恶性肿瘤也是治疗后遗症，总之，原发骨癌患者对副作用的耐受良好。

病例 1：纤维异常增殖症

26 岁黑种人女性，硬腭 / 前颌骨增长。她有吸烟史和癌症家族史；其父亲患有前列腺癌和骨肉瘤。主诉肿块增长迅速，3 个月内体积增加了 3 倍。经检查，临床诊断为纤维异常增生，手术切除用髂骨行重建。

术后病理证实为软骨母细胞性骨肉瘤，左侧及后切缘残留。

患者的病因与诊断相符吗？

她接受了 12 个周期的全身化疗，方案为异环磷酰胺和阿霉素。

接下来进行第二次手术切除，肿瘤坏死少于 50%，因此，给予另外三个周期异环磷酰胺 /VP-16 和三个周期的异环磷酰胺 + 阿霉素方案。

为什么要进行二次切除？

化疗后出现持续全血细胞减少。患者缓解 16 个月后 CT 随访发现 6 mm 复发病灶。行上颌骨切除术，拔牙，做放疗前准备。

患者接受放疗相关知识教育：该型肿瘤对射线相对抗拒，限制放疗在头颈部骨肉瘤中的效能；但以手术为主导的标准治疗失败，为求局控，选择放疗具备合理性。

与其他组织学类型相比，该患哪种肿瘤特性使其对射线抗拒？

进行常规模拟以计划强度调制放射治疗（IMRT）治疗过程。患者用 Aquaplast（Patterson Medical, Warrenville, Ill）、头枕和标准咬合块固定；双手放在腹部握环，加垫膝盖绵，进行 CT 模拟；使用多野、6 MV 光子线，处方量为 66Gy，第一疗程 50 Gy，缩野推量 16 Gy，共 33 F，对应 87% 和 90% 的等剂量线。

治疗靶区局限在口腔和上颌窦，虑及分化良好的骨肉瘤淋巴转移风险低，区域淋巴结未行预防照射，脊髓受量 11.6 Gy。

治疗期间和治疗后患者出现较重的口腔黏膜炎，总体重减轻 20 磅。

如何管理放疗副作用？

疼痛控制包括芬太尼贴剂，黏性利多卡因和吗啡；患者还服用氟西汀纾解情绪。放疗完成后接受 40 次高压氧治疗，助愈右上颌骨骨质疏松。

随访结果显示恢复良好，面部填充物定时调整；鼓励继续张口练习及确保口腔卫生。总体而言，患者配合度非常好。

病例 2：骨髓炎

52 岁白种人男性，出现流感症状后诉右大腿前部和腹股沟疼痛；经可的松注射治疗，后无缓解。

医生的处理方向应对什么加以关注？

1 周后的平片和 MRI 显示：在股骨转子下区域有 7.3 cm×7.6 cm 病损，感染可能或恶性肿瘤。活组织检查示右髋软骨肉瘤合并急性骨髓炎。予以头孢唑啉［Ancef（SmithKline Beecham，费城）］和左氧氟沙星［Levaquin（Janssen Pharmaceuticals,

Inc.，Titusville,NJ）］抗炎处理后病情稳定；但由于肿瘤过大，无法行手术切除和重建，遂行新辅助化疗 3 个周期（阿霉素 + 异环磷酰胺 + 美司钠）治疗，肿块消退后行切除术 + 右全髋关节置换术。值得注意的是术前 MRI 显示右侧骶椎病变，容易视为可切除的孤立性病损，但实际情况经手术评估后不能解决（图 27-14）。

历经 3 个月愈合康复期，患者求治放疗科处理右髋关节瘤床和骶骨病变。CT 模拟：两头枕仰卧位平躺于 Vac-Lok 床（Civco，Coralville，Iowa），不置放膝盖绵；双手放在腹部握环。

假如治疗中使用膝盖绵，而定位时没用，等中心点会发生什么变化？

前后 / 后前（AP/PA）野的处剂量为 45 Gy/35 F，完整包括右髋和骶椎（图 27-15）；25 MV 光子线，1.8 Gy /F。继以 25 MV 光子线，六野适形（右前斜 / 左前斜 / 左 / 左后斜 / 右后斜 / 右），1.8 Gy/F，总量 19.8 Gy 对骶骨病变推量，骶骨剂量共计 64.8 Gy。患者耐受良好，整个治疗没有中断。

放疗后 16 个月，患者出现疾病复发征象；自诉活动时大腿有轻微咔嗒声，但不妨碍大多数的自主活动。其他方面均恢复良好。

三、软组织肉瘤

软组织肉瘤（STS）是由间充质细胞引起的实体瘤种，产生于结缔组织，包括脂肪组织、肌肉、神经、神经鞘和血管。软组织肉瘤发病率低，但比骨肿瘤常见；该类肿瘤大约可以细分 50 种病理亚型；其好发部位大约 60% 在四肢，其次是躯干（19%）、腹膜后（15%）和头颈部（9%）。影响儿童的 STS 最常见为横纹肌肉瘤。成年人中最常见的类型是：

- 多形性肉瘤（恶性纤维组织细胞瘤）
- 胃肠道间质瘤（GIST）
- 脂肪肉瘤
- 平滑肌肉瘤
- 滑膜肉瘤
- 周围神经鞘瘤

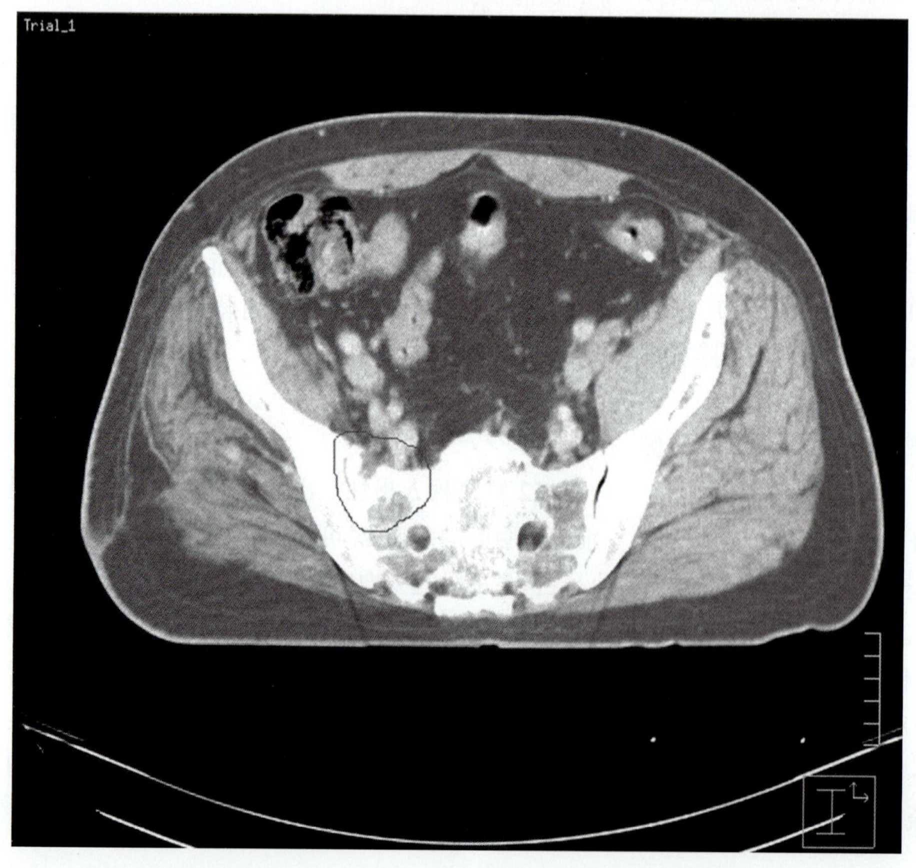

图 27-14　计算机断层扫描治疗计划图像显示骶骨肿瘤

本章节介绍该疾病性质的相关基础信息，包括病因，组织起源，组织学，分期，分级和播散模式。注解治疗方案，STS 管理以及放疗师的作用。

1. 自然史

STS 自然史与原发肿瘤部位及分级存在高关联性。STS 的局部生长主要沿着相应室隔最小阻力的纵向轴生长。围绕 STS 的自然解剖学边界组成其肿瘤隔室。解剖学边界由肌肉、骨骼、关节、皮肤、皮下组织和神经血管结构的共同筋膜组成。

随着肿瘤的侵袭生长，可推压正常纤维组织而形成假包膜。原发躯干和头颈部的肿瘤通常呈高度恶性且易侵入邻近肌肉群，而肢体肿瘤则沿着肌间室的纵轴蔓延。STSs 区域淋巴转移率低，2% ～ 10%；中 / 高级病变易发生血行转移，主要在肺部；腹膜后原发瘤也有肺转移转移倾向，易扩散到肝脏和其他腹部器官。

2. 流行病学

STS 的发病率远低于其他恶性肿瘤。每年诊出约 10 500 例新发病例，占成人恶性肿瘤的 1% 和儿童的 15%；虽然其发病率低，总死亡率却相当高，每年有 3820 人死于该病。

男性 STS 发病略高于女性，约为 1.5 ∶ 1.1。STS 可以在任何年龄发生，但好发于 50 ～ 60 岁的成年人；其发病率在黑种人最高。横纹肌肉瘤好发于 10 岁左右的儿童，分为胚胎型和肺泡型；胚胎型在 10 岁以下儿童中更为常见，而肺泡类型多发生在 10 岁以上。如前所述，STS 可发生在身体任何部位，四肢是最常见的位置，其次是腹膜后；在四肢发现的 STS 中，多数发生于下肢，尤以大腿好发。

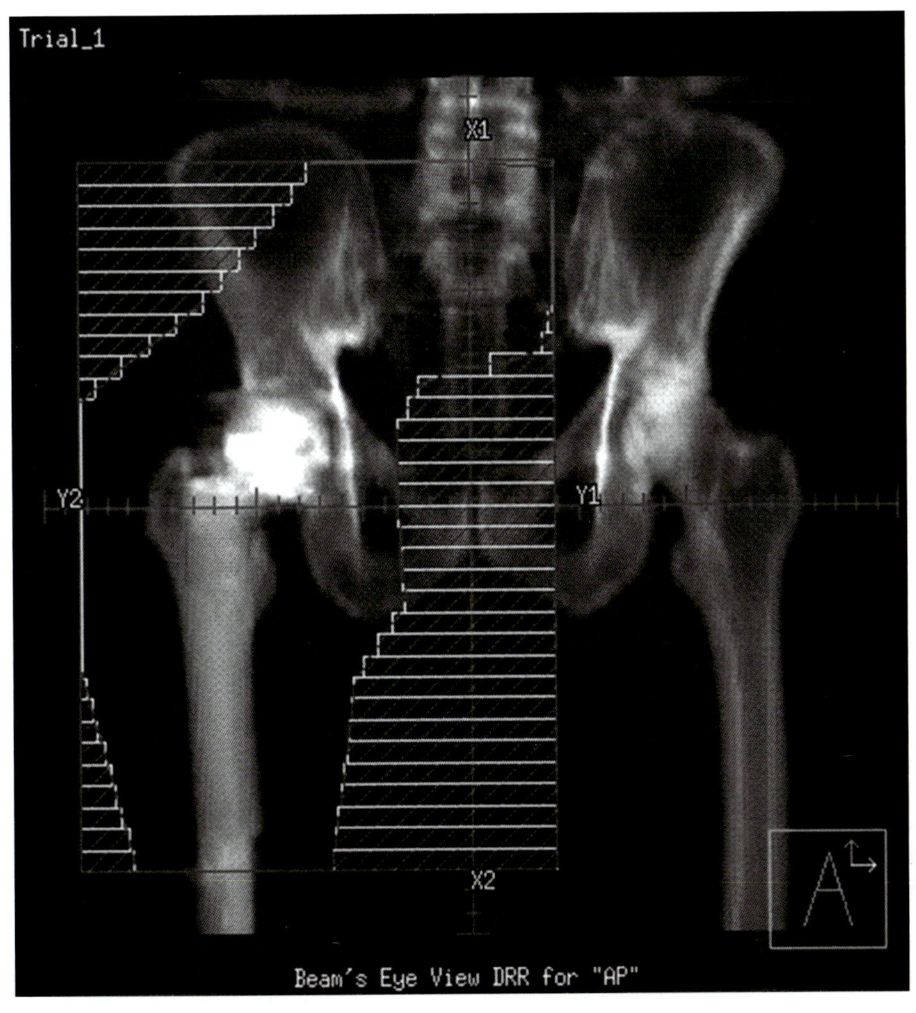

图 27-15 骶骨和股骨前 / 后对穿野的数字化重建 X 线片

3. 病因

STS 的确切病因尚不清楚；有研究发现可能与各种遗传环境因素存在关联。不到 5% 的病例与辐射暴露相关；淋巴瘤、宫颈癌、睾丸癌和乳腺癌患者治疗后罹患肉瘤风险增加，发生时间在 3 ～ 15 年之间不等，平均 10 年。

遗传性疾病会增加 STS 患病风险。最常见的是神经纤维瘤病，这种家族性疾病与多种神经良性肿瘤相关，约 5% 的患者会发生周围神经鞘瘤；*RB1* 基因缺陷与视网膜母细胞瘤（儿童眼部肿瘤）相关。有以下事件的患者其STS的罹患风险会增加，特别是接受过放疗的患者：Li-Fraumeni 综合征患者发生多种类型癌症（包括肉瘤）的风险很高；放疗后易继发第二原发肿瘤，可增加STS的罹患风险；其他遗传病包括 Gardner 综合征、Werner 综合征、结节性硬化症和 Gorlin 综合征。

4. 一般解剖学和生理学（包含淋巴引流）

STS 起源始于原始中胚层。来自中胚层、原始间充质和外胚层中的细胞网络是结缔组织的生发中心，生成胸膜、腹膜、心包、血管壁和内皮、骨、软骨、肌肉和软结缔组织。内脏结缔组织、类肌肉器官和平滑肌器官（例如肾、输尿管、子宫、性腺、心脏和各种造血组织）都来自原始中胚层的剩余部分。有关组织来源的示意图，请参见图 27-2。

骨骼肌由大小不一的横纹肌纤维组成，图 27-16 显示正常肌纤维。肌肉细胞专职功能是负责收缩，以允许身体移动，呼吸和维持姿势。淋巴引流分布在特定部位，不影响 STS 的治疗管理。骨骼肌对肿瘤的排斥度有限，一旦出现症状，检诊辨识度高。

5. 临床表现

STS 的症状具有非特异性，最初表现为无痛性肿块，逐渐增大，发病到就诊平均历时 4 ～ 6 个月。就诊时肿瘤大小与发病部位相关，头颈部和肢端肿瘤患者比大腿或腹膜后患者就诊早。部位特异性 STS 的其他症状包括虚弱、筋膜室压增加，表现为感觉异常、肢端水肿，或外侵其他结构时出现皮温升高及血管曲张。

6. 检测和诊断

最初的就诊包括详细的病史和体格检查。影

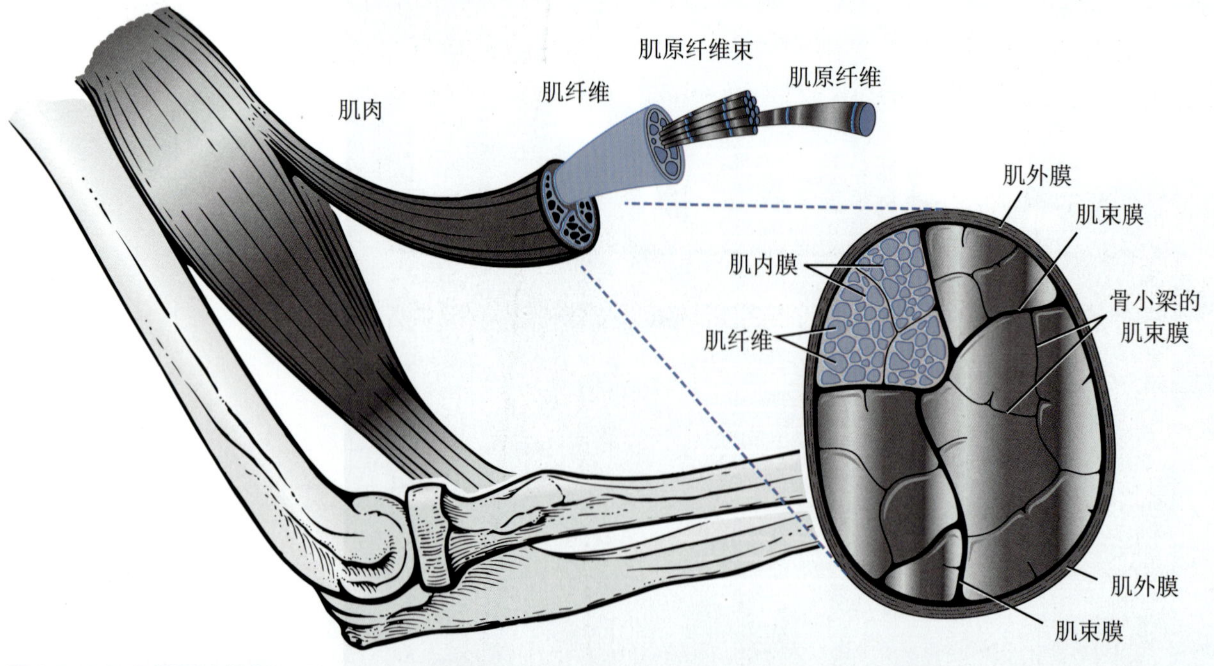

图 27-16　正常肌肉解剖
（引自 Damjanov I：健康专业的病理学，第 3 版，St. Louis, 2006, Saunders）

像评估应包括平片和 MRI，用 X 线排除骨肿瘤，MRI 显现肿瘤大小和形状。MRI 因其独具的软组织对比度和特异性而被认为是 STS 检测的首选检查（图 27-17 和图 27-18）。CT 扫描在 STS 的应用广泛，尤其是腹膜后肿瘤；除骨扫描外，PET 正在成为其分期的重要影像学依据。大多数 STS 易发生肺转移部，胸部 X 线片和 CT 扫描完成对分期的全面评估。

在完成肿瘤定位后，建议活组织检查以明确病理诊断。现有活组织检查方法中，粗针活检应用最广泛，因为需要较多样本组织才能获得更准确的诊断；不建议细针穿刺活检，因其组织样本获取量少。小于 5cm 的浅表病变可以通过切除方法以获得病理诊断。开放式活组织检查虽有相对较高的并发症风险，但误诊率很低，可在情况允许下进行。确定手术后，开放式活检路径应与之相应，方便后续手术过程中切除活检路径和瘢痕。

7. 病理

肉瘤按组织起源进行分类命名，目前，已知的 STS 组织学类型超过 50 种。成人中最常见的是 MFH，发生于骨骼和软组织（28%）；平滑肌肉瘤（12%）；脂肪肉瘤（15%）；滑膜肉瘤（10%）和恶性周围神经鞘瘤（6%）。横纹肌肉瘤是儿童最常见的组织学类型，组织学分型有助于 STS 的分期。

8. 分期

STS 易复发和转移的特性导致 40% ～ 50% 死亡率，分期对于判定预后和制订治疗方案至关重要。

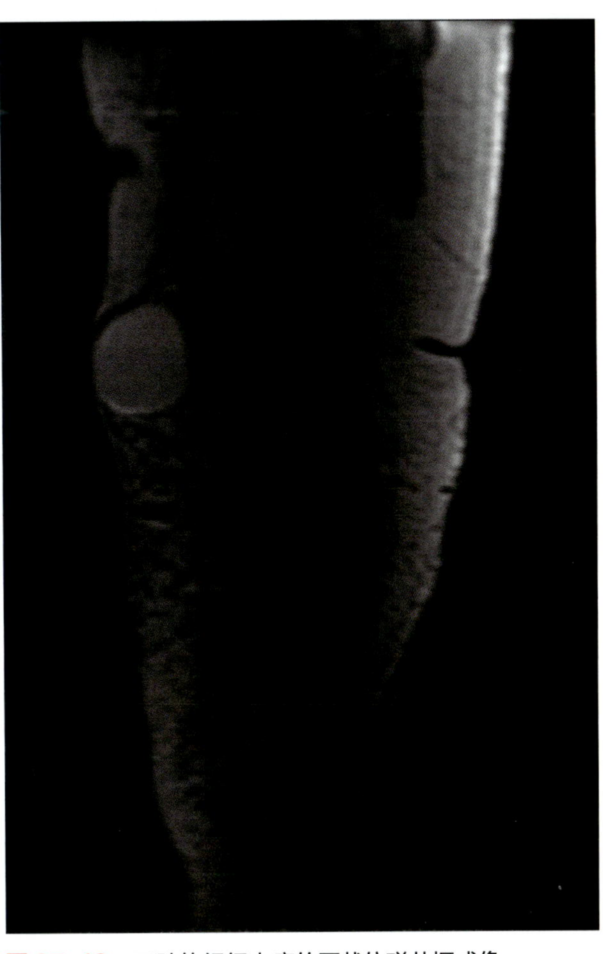

图 27-18　下肢软组织肉瘤的冠状位磁共振成像

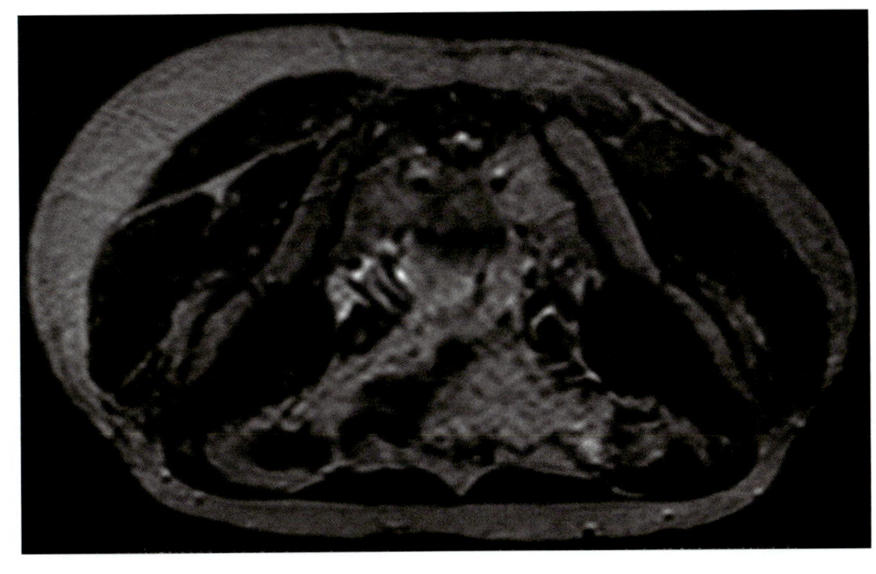

图 27-17　臀部软组织肉瘤的轴向图像

据 NCCN 推荐，STS 两种常用分期系统分别是法国癌症中心肉瘤组织联合会（French Federation of Cancer Centers Sarcoma Group,FNCLCC）和国家癌症研究所分期。这两个分期均由 3 个要素构成，美国癌症联合委员会也采纳以上分期要素。

FNCLCC 系统提供肿瘤分化，核分裂计数和肿瘤坏死评分。然后使用总分来确定肿瘤的组织学分级。有关类别说明，请参见框表 27-2。

9. 播散模式

STS 沿着由神经血管结构、筋膜和肌束组成的局部特定解剖层面侵袭生长（图 27-19）。淋巴系统入侵不常见，血液是主要传播途径，肺是最常见转移部位，其后依次为骨骼、肝脏和皮肤。

腹膜后肉瘤（Retroperitoneal sarcomas, RPSs）10 年内局部复发率为 50% 或更高，而肢体和躯干病变在同时段内复发率为 20%。另外，内脏和高级别肢体 STS 的转移率约为 50%。因此，STS 的死亡原因可能是内脏或四肢原发病变引发系统器官性衰竭引致，更可能是腹膜后病变局部进展引致。

10. 治疗策略

STS 的治疗需要多学科协同，包括手术、化疗和放射治疗组合。治疗方案受多因素影响，包括肿瘤大小和部位组织学分期和分级，与神经血管或内脏器官的密切度，年龄和一般状况，合并转移以及患者和家属的期望值。

手术。手术切除是局部 STS 治疗的标准方案。对高级别肿瘤，需要进行广泛切除（1 ～ 2 cm 正

框表 27-2　法国癌症中心肉瘤组软组织肉瘤组织

肿瘤分化

1 分　肉瘤与健康成人间叶组织（例如高分化脂脉肉瘤）非常相似

2 分　组织学类型确定的肉瘤（如黏液样脂肪肉瘤）

3 分　胚胎和未分化的肉瘤，可疑类型的肉瘤和滑膜肉瘤

核分裂像计数

1 分　10 个高倍镜视野下有 0 ～ 9 个分裂相

2 分　10 个高倍镜视野下有 10 ～ 9 个分裂相

3 分　10 个高倍镜视野下有≥ 20 个分裂相肿瘤坏死

肿瘤坏死

0 分　没有坏死

1 分　＜ 50% 的肿瘤坏死

2 分　≥ 50% 的肿瘤坏死

总分数	病理分级
2 ～ 3 分	Ⅰ级
4 ～ 5 分	Ⅱ级
6 ～ 8 分	Ⅲ级

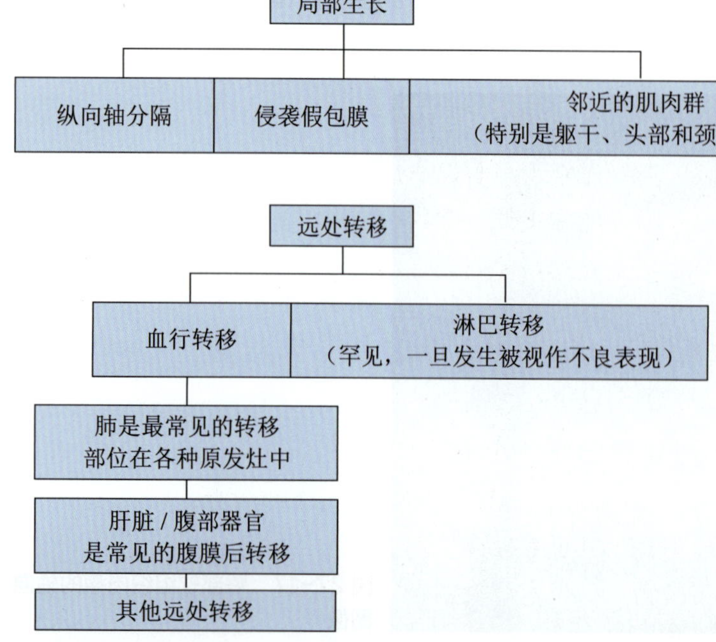

图 27-19　软组织肉瘤（STS）的播散模式。STS 转移模式从局部侵袭进展到早期血行扩展到肺、肝、腹部器官和所有其他远端部位。淋巴扩散很少见

常组织）以求切缘阴性；切除之前的活检瘢痕同等重要；预估切缘边际不足，预留银夹于瘤床。这有助于放疗师设计最优的术后腹膜 / 腹部放射治疗计划。对于肢端 STS 患者的局部控制，建议采取保肢手术；该手术可能导致近端切缘阳性，会增加局部复发的风险。NCCN 建议在切缘安全界小于 1 cm 以及在镜下阳性边缘临近骨的前提下中推荐术后放疗。

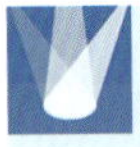

边缘切除主要切割周围纤维膜，常伴肿瘤的镜下残留。广泛切除是膜和间室完全切除，只留下跳跃转移，根治性手术以截肢为主。

放射治疗。STS 的辅助放射治疗有多种模式可选。放疗模式可以外部束照射（包括光子、电子、质子和重粒子），近距离放射治疗，术中放疗或这些方式的组合。如果患者不具备手术指征，则放疗可能是唯一的治疗选项。放疗更常见的是术前或术后的辅助。无论采用何种方法，治疗目的都是提高局控率和延长无病生存期，现就两者的优点和缺点进行讨论。

术前放疗随着治疗技术的进步，正得到越来越广泛的应用。它在实现局部控制层面与术后放疗等效。手术切缘阴性的患群，术后放疗可以达到 95% 的局部控制率。

术前放疗的优点包括：

- 放疗野较小，导致骨折、水肿和纤维化的可能性降低。
- 肿瘤切除术期种植转移的可能性降低。
- 增厚的假包膜利于手术，从而降低复发风险。

不幸的是，术前放疗会影响手术切口愈合；为降低并发症发生率，强烈建议放疗 6 周再行手术。

术前治疗的总推荐剂量为 50 Gy，如果切缘安全界不够或为阳性，术后需推量照射。补充剂量可以通过近距离，术中放疗（IORT）或外部束照射（EBRT）实现。近距离放射治疗通过手术中置放的施源器，在术后第 3 天进行，推荐剂量 12 ～ 20 Gy。术中放疗在肿瘤切除后立即进行，剂量为 10 ～ 16 Gy；其优点在于外科医生可以让毗邻脏器远离照射区，这对腹部和盆腔肉瘤尤为重要，因为周围结构（例如小肠）的耐受剂量有限。

根据手术切缘状态确定外照射剂量，需要更高剂量指征：切缘显著阳性为 20 ～ 26 Gy，镜下切缘阳性为 16 ～ 20 Gy，阳性接近切缘为 10 ～ 14 Gy，切缘阴性患者通常不需要放疗。

术后放疗指征注重个体化原则而非手术切缘状况，应考虑年龄和疾病分期。但是，术后放疗通常用于高级别切缘阳性的 STS，特别在肢端；因不影响伤口愈合，其并发症发生率低于术前放疗。放疗模式可以是近距离放射治疗、IORT 和 EBRT，应在手术后 3 ～ 8 周或切口愈合后进行；低剂量率近距离放射治疗可能是切缘阴性患者的唯一辅助治疗，推荐剂量 45 Gy，已证实对伤口愈合没有显著影响。NCCN 推荐对于切缘阳性患者，除近距离放射治疗（16 ～ 20 Gy），还应补加外照射；对于腹部或腹膜后的 STS，外照射总量 45 Gy，其他部位，总量 50 Gy。IORT 单独作为术后治疗手段，其局控率不令人满意；因此，术中放疗 10 ～ 16 Gy 后，术后推荐补充外照射剂量 50 Gy。手术切缘阳性的患者还需额外补量至 26 Gy。即便切缘阴性，有数据支持将瘤床的剂量提升至 16 Gy。

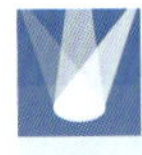

治疗上肢时，手臂必须伸直并远离身体，以最大限度地减少对身体的辐射散射并允许任何可能的射线束角度。

为提供最佳治疗剂量，建议采用动态放疗，如调强放疗、螺旋断层放疗和质子治疗，这有助于正常组织的最小剂量贡献。质子束其在初速始端能量很低，之后在短距离内完成高能量沉积，吸收剂量急剧上升，称为布拉格峰效应，可以实现最佳的剂量分布，质子束疗法和 IMRT 可以施加 74.6 ～ 81.6 Gy 剂量。已用于 STS 治疗的其他带电粒子包括氖、碳和快中子，遵循高线性能量模式，其放射生物学效应对细胞周期，DNA 修复和氧增效比（OER）的依赖比其他放疗模式小，但应关注其正常组织的晚期并发症。

术后放射野应包括瘤床后外扩 3 ～ 6 cm；推

量区域包括原发肿瘤体积外 2 ～ 3 cm；除横纹肌肉瘤、滑膜肉瘤和上皮样肉瘤外，放疗野通常不包括区域淋巴结。必须空置至少 1 ～ 3 cm 的皮肤和软组织条以避免肢体的全直径放疗，预防后续纤维化和水肿并发症。图 27-20 显示下肢的布野设计，该布野也适用于不完全切除、肿瘤靠近关键结构、局部晚期或复发性疾病患者。

总之，STS 需要高剂量的放疗才能实现局部控制和长期存活。随着适形放疗和调强技术的进步，高危区剂量可以达到 75 Gy。因此，已经看到了长期存活和保肢术的应用前景。如果没有辅助放疗，单纯手术后局部复发多在 2 ～ 4 年发生。

化疗。化疗在 STS 治疗中的临床获益率仍不清楚。临床研究表明，化疗适用于晚期、高风险、复发或转移性疾病患者。大多数患者的生存率没有显著改善，可能是存在较多的组织学亚型。由于 STS 的异质性，全身治疗很难对原发性肿瘤精准起效；不同亚型肿瘤的化疗敏感性各不相同，因此，

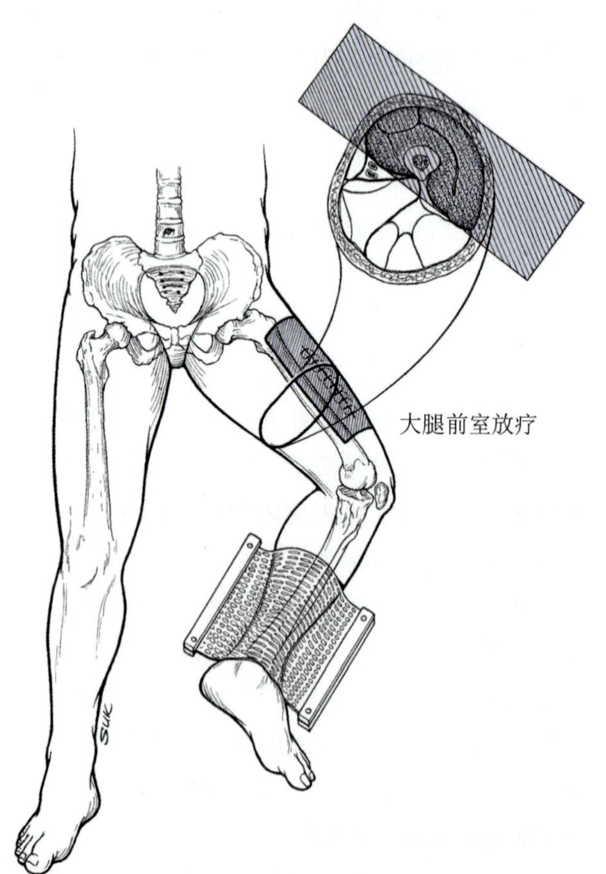

图 27-20　显示适当的肿瘤室隔布野设计

化疗通常与放疗联合使用。阿霉素是目前用于 STS 治疗的主要药物；但是，正在进行的临床试验也在研究联合其他药物是否改善总生存率。

针对 119 名具备高危因素的局限期 STS 的研究，观察标准化疗药物阿霉素 + 异环磷酰胺后，无转移生存率（MFS）占比是否超过 40%。受试者接受超分割放疗，剂量为 1.8 Gy/F，每日 2 次，总剂量为 36 Gy；同步化疗，阿霉素和异环磷酰胺 6 个周期。这项试验虽然不是随机研究，但结果显示良好：尽管有 40% 的转移率，但 5 年总 MFS 率更高，为 59%，5 年总生存率为 68%，伴中等全身毒性反应。

化疗对青少年软组织尤因肉瘤和横纹肌肉瘤疗效肯定。积极治疗，联合辅助放疗的多药化疗是必要的。过去 30 年中，多数横纹肌肉瘤病例的存活率从 25% 提高到 70%；尤因软组织肉瘤的存活率约由 10% 提升达 60%。以上 STS 亚型的公认的细胞毒性药物包括长春新碱、环磷酰胺、放线菌素、依托泊苷、顺铂、异环磷酰胺和阿霉素。

抗血管生成药物如贝伐单抗（Genetch,San Francisco）和西地尼布（AstraZeneca,London），可以抑制肿瘤血供而促进细胞死亡。

尽管对化疗益处看法不一，相关药物研发正在进行。新药研发和放射联合的给药方案是用于 STS 的外科手术方的有益补充。靶向治疗是癌症研究的前沿，设计特定的基于分子层面的化学制剂以抑制生长并引发肿瘤消退。舒尼替尼（辉瑞，纽约）和雷帕霉素（辉瑞，纽约）是正在研究的两种药物。

11. 放射治疗师的作用

放射治疗师需要了解结缔组织肿瘤的临床进展，熟知源于文献的循证依据，以此为基础向患者提供最佳照护。应对患者是独立生命个体予以尊重，而不仅仅只关注疾病本身。对术后患者的模拟定位和固定时，应具备辩证思维，术后患者往往虚弱无力并伴疼痛，其从模拟机和治疗床细心转送尤显重要。放疗期间的精准度对保证后期肢端淋巴引流或限制腹膜后病变对脊髓和肾脏的剂量至关重要。此

外，调强放疗需要精确摆位以确保肿瘤 / 瘤床的覆盖度。

治疗师与患者之间的关系建立于信任，敬业精神和对疾病的认知。治疗师首次与患者交流时，表现出自信非常重要，良好的沟通技巧是为患者提供治疗服务的要素之一。涉及术后残障的年轻患者，其独具的心理可能需要相应的互动技能；老年患者的骨转移也需要更多的照护和耐心。参与治疗患者的每个人都必须充分了解治疗方案及预期副作用的性质和严重程度；治疗师应对患者身体、情绪作日常评估以便应对。在本节中，我们将讨论放射治疗师的几个角色，包括教育、沟通、评估和辅助设备管理。

教育。知识就是力量。研究表明，患者常常对治疗和护理流程不满意。当公示恰当的医疗流程相关信息后，患者有关焦虑、疼痛、治疗不良反应和住院时间的诉求会减少。

Hawley 及其同事完成了一项治疗满意度调查，包括健康素养和种族 / 民族等，对 2 268 例乳腺癌患者通过邮件或电话完成随访，问卷了解患者对治疗体验的看法和满意度。结果表明，健康知识水平较低的人对治疗体验满意度更低。

此外，有合并症的患者满意度低于单纯癌患者。与中老年女性相比，年轻患者对治疗满意度更低。治疗进程中，向患者及家属解释时，放射治疗师必须拥有专业判断。如果患者对即将开始的治疗有疑问或者信息了解不足时，应及时让患者和家属向主诊医师咨询。

沟通。与患者有效沟通的包括倾听、肢体接触和问询。治疗师可以通过询问“你有什么感觉吗？”等开放语态而非“你感觉如何？”来为患者提供更舒适自然的谈话邀请。无论是何诊断，这样都具备适用性；患者每天都看到治疗师，保持这种沟通模式至关重要。患者通常更愿意与他们的治疗师讨论问题，因为面对医生往往会有畏惧感。

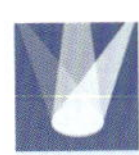

患者治疗期间的稳定时间段治疗尤为重要。尽可能快速地按照预定时间治疗并避免重新预约安排治疗时间。

评估。最佳的癌症管理包括在生理和情感上对患者进行每日评估。治疗师必须意识到患者症状的变化，特别是已合并骨转移者。定期评估皮肤变化也很重要，因为许多骨肿瘤或STS患者是术后放疗。视预期红斑和干湿性脱皮程度，可暂停止放疗直到放疗医师建议恢复。情绪变化也很重要，疲劳和抑郁在癌症患者中很常见。

免疫抑制较为常见，因为同步化疗会增加患者感染风险，特别是在手术部位。密切观察感染症状和定期记录血液学指标是治疗师的责任。对患者营养状况和体能分级的评估也可能表明是否需要会诊介入支持治疗。放射治疗师的职业义务范畴还包括对过敏反应、药物不良反应、医源性失调和心搏骤停等医疗紧急事件的认识及应对。

医疗设备管理。接受结缔组织癌治疗的患者可以是骨转移的老年人，也可能是尤因肉瘤的儿童。辅助医疗设备包括静脉输液、氧气、导尿管、胸管和分流管。根治术后接受辅助化疗的儿科患者需要仔细观察、评估和及时干预；接受镇静处理的患者需要进行额外的密切监测，包括脉搏血氧仪和血压袖带。治疗期间注意备齐这些装置并行有效监测，方能确保患者安全和准确地进行放疗。

放射治疗师需要广泛的照护责任心包括了解结缔组织肉瘤其恶性进程的知识和对放疗医嘱的严格执行。治疗师是患者的传声者，向医师陈述疾病状态和治疗相关所有方面的注意事项。

病例 3：转移性病变

70 岁白种人女性，右前臂肿胀伴肿块数月。其母亲患有结肠癌，叔父患转移性肝癌，姑妈患乳腺癌，奶奶患有未知类型癌症。该患者既往子宫平滑肌肉瘤病史，就诊时发现在腹膜、肠系膜和盆腔穹窿部位有 35 ～ 40 个肿瘤，子宫孕 12 周大小，肿瘤从子宫脱出。患者接受经腹全子宫切除 + 双侧输卵管卵巢 + 盆腔和腹部肿瘤 + 阑尾 / 空肠节段切除吻合术。术后即发现大量残留病灶，接受了 6 个周期的阿霉素为主的化疗。

该患者在手臂肿胀伴疼痛、乏力之前没有不适主诉。MRI 显示前臂内侧近端屈肌群肿块，大小 4 cm×3.2 cm×5.2 cm。骨盆 CT 扫描还显示位于直肠乙状结肠左侧肿块，大小 3.2 cm×2.2 cm。医生认为其前臂肿块不是新的原发病灶而是转移，而骨盆病变考虑复发。建议患者对前臂进行术前放疗，之后处理骨盆肿块。

了解 STS 的特征，为什么考虑前臂肿块为转移性病变是合理的？

患者取仰卧位进行模拟，B 型枕，左臂放置体侧，右侧患臂置于头顶上方；放置膝绵在关节下。放疗野由前后对穿野和右前斜野组成。处方量 50 Gy，2.5 Gy /F，共 25 次。多叶光栅用于放疗野形状调节，并且前后野活检切口放置 0.5 cm 铅点，加 55° 楔形块。治疗期间患者没有需要药物干预的不适，放射野出现轻微红斑和肿胀，治疗顺利，进程没有中断。

放疗后 1 个月，患者接受肿瘤切除术和术中放疗。手术中发现正中神经和尺神经位于瘤床。用 Penrose 绳固定并用铅皮屏蔽正中神经，尺骨神经也行铅条屏蔽。无菌条件下放置 6 cm 的圆形术中施源器，6 MeV 电子线，15 Gy 处方剂量对应 90% 等剂量线，其中 0.5 cm 球囊覆盖治疗区域。治疗完成后，验证锥体和屏蔽装置移除。测量小于 1 cm 的正中神经可能在照射期间暴露。

这会产生哪些晚期并发症？

在前臂平滑肌肉瘤术后的两个月，重新评估盆腔肿块发现在 6 个月时间内，肿瘤看起来仅增大约 1 mm。由于肿块相当稳定，决定让患者观察并继续行术后恢复训练。治疗 3 年后，患者目前继续在与转移性疾病抗争。乙状结肠附近病变长到 7.3 cm×7.1 cm，右臀大肌和左回肠额新发肿块，均大于 3 cm。患者被告知已不适合进一步手术，所以家庭医生正在随访其疼痛控制。

病例 4：肺泡横纹肌肉瘤

8 岁黑种人男孩，双侧下肢疼痛伴食欲缺乏。首诊医师触及其腹部有肿块，遂行腹部 CT 扫描；结果显示右侧腹部肿块最长径为 12 cm，主动脉旁肿大淋巴结。患儿于第二天接受 CT 引导的动脉旁淋巴结活检术，术后病理证实为肺泡横纹肌肉瘤。

患儿的病史并无特殊，只是出生在其母怀孕第 27 周。没有恶性肿瘤家族史，患儿父母及兄弟均健康，父母有吸烟史。

患儿在确诊横纹肌肉瘤后立即开始化疗，每周方案，药物包括长春新碱、环磷酰胺、放线菌素和拓扑替康；接受 12 周的化疗后行剖腹探查术。尽管患者对化疗敏感，仍发现残留病灶（图 27-21）。外科医生在脐动脉周围切除了几个 3 cm×3 cm 大小结节，同时切除了 1 cm×3 cm 右下侧肿块。在探查网膜时，发现多个结节，行细针抽吸活检证实为残留的横纹肌肉瘤。

鉴于该患儿的疾病程度，建议行巩固性放疗。向父母告知益处、风险及急性和远期并发症。与腹部治疗相关的可能并发症包括小肠、肾和肝脏的损害，还存在第二原发恶性肿瘤的获得性风险。

如何在放疗计划中尽量减少重要器官的辐照剂量？

患儿接受全腹放疗，6 MV 光子线，前后对穿野放疗，总剂量为 24 Gy，分 16 次照射。在剂量达到 13.5 Gy 后，加入挡铅块屏蔽肾脏（图 27-22）。由于腹膜弥漫性受累，未再行加量照射。患儿放疗耐受良好，没有治疗中断。放疗完成后，没有疾病进展临床表现。

四、总结

- 骨肉瘤是最常见的骨肿瘤，好发年龄 10 ～ 30 岁；软骨肉瘤和纤维肉瘤好发平均年龄为 60 岁老年人，而尤因肉瘤则是好发于 10 ～ 20 岁青少年儿童瘤种；多发性骨髓瘤往往影响中老年人群，在 70 岁达到高峰。
- 软组织肉瘤（STS）的发病率很低，最常见于五六十岁人群；横纹肌肉瘤是 STS 的一种亚型，在儿童中最常见，在出生前两个 10 年发病率最高，诊断时中位年龄约为 5 岁。
- 典型的长骨由骨干，两个骨骺和软骨帽组成。肌肉由肌束膜、肌外膜、肌内膜和肌纤维组成。
- 骨肉瘤通常被属于为低分化型肿瘤；软骨

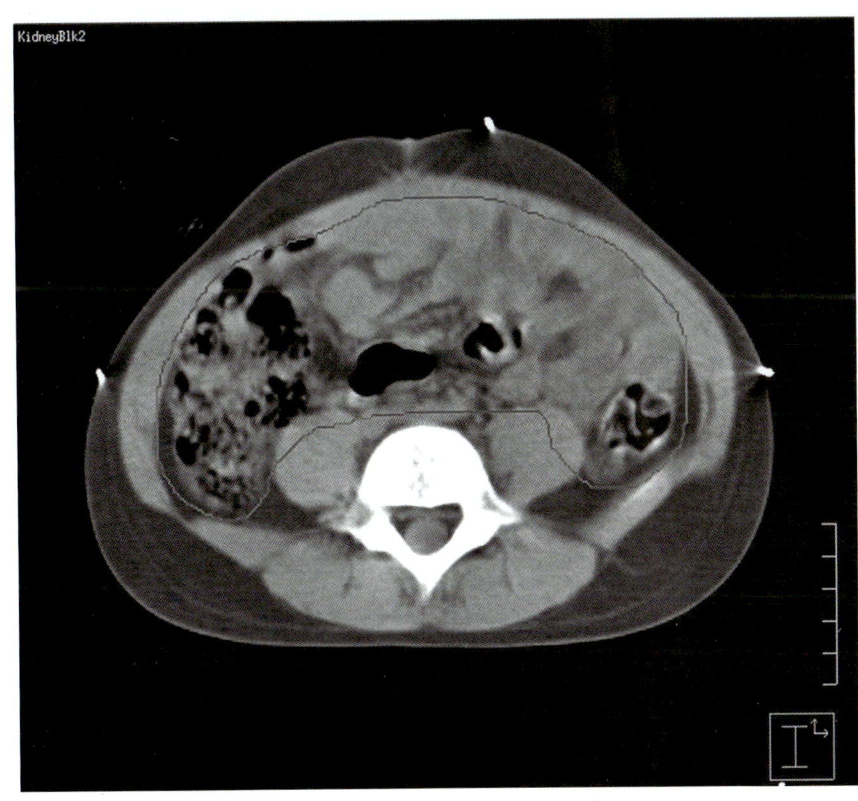

图 27-21　计算机断层扫描治疗计划图像勾画腹膜后器官，含大量肠道

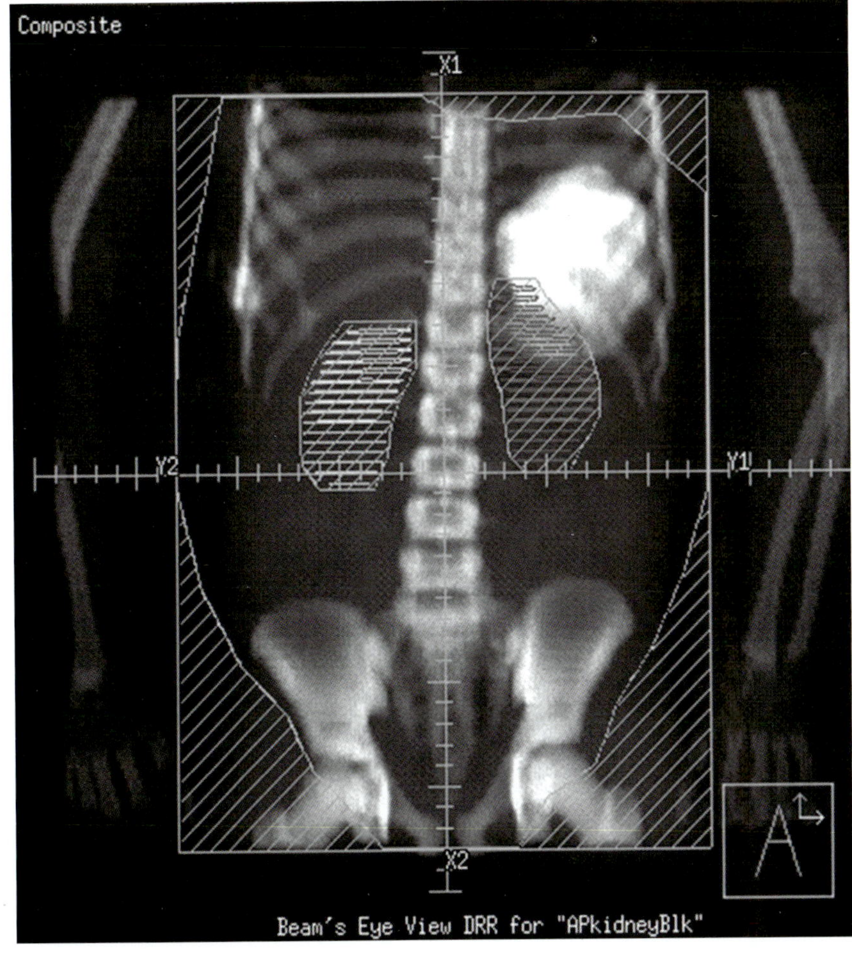

图 27-22　重建数字化 X 线片显示腹部前后对穿野及肾脏铅挡

肉瘤起源于骨的间充质细胞，并且通常是未分化的且恶性程度高；纤维肉瘤起源于间充质组织，恶性纤维组织细胞瘤起源于组织细胞或巨噬细胞；骨巨细胞瘤在组织学上由圆形或纺锤形单核细胞组成，这些细胞均匀掺入多核巨细胞分布；尤因肉瘤由小的蓝色圆形细胞群组成；与多发性骨髓瘤相关的浆细胞源自B细胞淋巴细胞；骨原发肉瘤没有普遍接受的分期系统；分级为低级别或高级别肿瘤。

• 骨和软组织肉瘤的标准治疗方法是手术。随着治疗方案的改进，化疗和放疗在某些情况下的应用可能会更加广泛。

• 尽管X线是常用检测方法，但MRI正越来越广泛地用于检测骨和软组织肉瘤；核医学扫描，尤其是骨扫描，有助于检测骨转移；PET扫描对分期很有帮助；必须进行活组织检查以确定诊断。

• 患者的预后受肿瘤分化和侵袭性影响；分化程度越高，预后越好；侵袭性较小的肿瘤预后较好；分化程度较低，侵袭性较强的肿瘤与较差预后相关。

• 大多数骨和软组织肉瘤的平均放疗剂量为50～60 Gy；然而，对严重疾患，剂量可至70 Gy以提升局部控制率；术中放疗可与外照射结合使用，可单次给予15 Gy增量；多发性骨髓瘤较低的总剂量即能控制疼痛，30 Gy剂量通常是有效。

• 模拟定位对于确保骨和软组织肉瘤的精准放疗非常重要；治疗师必须确保患者放疗部位的可重复性，同时尽可能保持舒适；由于多数患者伴有疼痛，提高工作效率也很重要。

• 多数骨肿瘤因有丝分裂活性高而具放射抵抗；治疗师必须明白这类肿瘤难治的原因是对射线不敏感，这也是手术是其主要治疗手段的原因。

• 新兴治疗包括保肢手术，术中放疗，肿瘤抑制基因治疗，新化疗药物，干细胞移植和放射性核素的应用。

? 复习题

查看问题答案请登录网站 http://evolve.elsevier.com/Washington+Leaver/principles

1．骨癌发病率在什么时期最高

a．婴儿期

b．成年期

c．青少年期

d．所有年龄

2．骨髓的非骨性恶性肿瘤是

a．纤维肉瘤

b．软骨肉瘤

c．骨肉瘤

d．多发性骨髓瘤

3．由机体其他原发肿瘤引发的骨病是

a．骨肉瘤

b．多发性骨髓瘤

c．转移性肿瘤

d．软骨肉瘤

4．原发性骨肉瘤最常见的部位是

a．骨骺

b．干骺端

c．骨干

d．骨轴

5．原发性骨癌患者预后指标包括以下内容，除外

a．年龄

b．性别

c．位置

d．体重

6．原发性骨肿瘤最常见的转移部位是

a．脑

b．肠

c．肺

d．肢端

7．______最常应用于治疗乳腺癌和前列腺癌引致的骨转移

a．锝-99 m

b．碘-131 m

c．锶-89 m

d．碘-125 m

8．STS的确切病因尚不清楚，但一个有密切相关性的因素是

a．日光紫外线照射

b．其他肿瘤高剂量辐照5～10年后诱发的第二原发肿瘤

c．Paget病后易感

d．吸烟

9．纳入分期系统并被视为STS预后性指标的因素或临床体征包括

Ⅰ．组织学

Ⅱ．尺寸

Ⅲ．性别

a．Ⅰ和Ⅱ

b．Ⅰ和Ⅲ

c．Ⅱ和Ⅲ

d．Ⅰ、Ⅱ和Ⅲ

10．STS的治疗通常不考虑区域淋巴结，以下哪种类型肿瘤除外

Ⅰ．横纹肌肉瘤

Ⅱ．滑膜肉瘤

Ⅲ．平滑肌肉瘤

a．Ⅰ和Ⅱ

b．Ⅰ和Ⅲ

c．Ⅱ和Ⅲ

d．Ⅰ、Ⅱ和Ⅲ

11．预留1～3 cm皮肤和软组织条带，而不对STS肢端行全周照射，其基本原理是

a．减少过度红斑

b．促进切口瘢痕愈合

c．避免后期过度纤维化和水肿

d．增加治疗肢体的后期活动性能

12．STS术前放射治疗的优点包括

a．减少术后放疗引致的切口愈合难度

b．肿瘤范围确定更为可靠

c．更大的放疗体积

d．肿瘤退缩为实施更保守手术提供可能

13．术中放疗剂量通常在以下范围内

a．10～20 Gy

b．20～25 Gy

c．25～30 Gy

d．30～40 Gy

14．每年新诊断的原发性骨癌病例数为

a．1 000～1 800

b．2 300～2 800

c．3 000～3 600

d．3 800～4 000

15．术后STS的放射治疗剂量一般为

a．60～66 Gy

b．50～55 Gy

c．40～48 Gy

d．36～40 Gy

? 思考题

1．为什么骨盆尤因肉瘤患者预后比肢端患者差？

2．定义跳跃转移，如何运用放疗来处理此类病变？

3．检测原发性骨肿瘤所需技术及与确认诊断的相关注意事项。

4．尽管有证据表明STS淋巴受累罕见，但横纹肌肉瘤、滑膜肉瘤和上皮样肉瘤的放疗建议包括区域淋巴结，解释其原因。

5．解释骨和STS的放疗，用近距离或外照射对切口瘢痕进行推量的必要性。

（译者：林盛　唐娟　审校：康敏）

参考文献

1. American Cancer Society: The American Cancer Society. Available at www.cancer.org.Accessed January 7, 2015.
2. Bacci G., Ferrari S., Bertoni F., et al: Long-term outcome for patients with nonmetastatic osteosarcoma of the extremity treated at the Istituto Ortopedico Rizzoli according to the Istituto Ortopedico rizzoli/osteosarcoma-2 protocol: an updated report, *J Clin Oncol*18(24):4016–4027, 2000.
3. BernsteinM.:Ewing's sarcoma family of tumors:current

management,*Oncologist* 11(5):503–519, 2006.

4. Biermann J.S., Adkins D.R., Aqulnik M., et al: Bone cancer, J Natl Compr Canc Netw 11(6):688–723, 2013.
5. Bose A.C.: Primary cutaneous malignant fibrous histiocytoma: a case report, *Med Sci Monit* 12:CS61,2006.
6. BrennanM.F.:Soft tissue sarcoma:advances in understanding and management,*Surgeon* 3(3):216–223, 2005.
7. Buchbender C., Heusner T.A., Lauenstein T.C., et al: Oncologic PET/MRI, part 2: bone tumors, soft-tissue tumors, melanoma, and lymphoma, *J Nuclear Med* 53(8):1244– 1252, 2012.
8. Caudell J.J., Ballo M.T., Zagars G.K., et al: Radiotherapy in the management of giant cell tumor of bone, *Int J Radiat Oncol Biol Phys* 57(1):158–165,2003.
9. Chatterjee M., Tridib C., Pierfrancesco T.: Multiple myeloma: monoclonal antibodies- based immunotherapeutic strategies and targeted radiotherapy, *Eur J Cancer*42 (11):1640–1652, 2006.
10. Clark M.A., Fisher C., Judson I., et al: Soft-tissue sarcomas in adults, *N Engl JMed* 353(7):701–711, 2005.
11. Clarkson P., Ferguson P.C.: Primary multidisciplinary management of extremity soft tissue sarcomas, *Curr Treatment Options Oncol* 5(6):451–462,2004.
12. CoteG.M.,ChoyE.:Update in treatment and targets inewing sarcoma,*HematolOncol Clin North Am*27(5):1007–1019, 2013.
13. DamjanovI.,editor:*Pathology for the health professions*,ed 3,Philadelphia,2006, Elsevier.
14. Mirabello L., Pfeiffer R., Murphy G., et al: Height at diagnosis and birth-weight as risk factors for osteosarcoma, *Cancer Causes Control* 22(6):899–908,2011.
15. DeLaney T.F., Park L., Goldberg S.I., et al: Radiotherapy for local control of osteosarcoma, *Int J Radiat Oncol Biol Phys* 61(2):492–498,2005.
16. Demetri G.D., Antonia S., Benjamin R.S., et al: Soft tissue sarcoma, *J Natl Compr Canc Netw* 8(6):630–676,2010.
17. Dispenzieri A., Kyle R.A.: Multiple myeloma: clinical features and indications for therapy, *Best Pract Res Clin Haematol* 18(4):553–568, 2005.
18. Fenstermacher M.J.: Imaging evaluation of patients with soft tissue sarcoma, *Surg Oncol Clin North Am* 12(2):305–332,2003.
19. Goel A., Dispenzieri A., Greipp P.R., et al: PS-341–mediated selective targeting of multiple myeloma cells by synergistic increase in ionizing radiation-induced apoptosis,*Exp Hematol* 33(7):784–795,2005.
20. Gronchi A., Raut C.P.: Treatment of localized sarcomas, *Hematol Oncol Clin North Am* 27(5):921–938,2013.
21. Hansen T., Katenkamp K., Brodhun M., et al: Low-grade fibrosarcoma—report on 39 not otherwise specified cases and comparison with defined low-grade fibrosarcoma types,*Histopathology* 49(2):152–160,2006.
22. Hawley S.T., Janz N.K., Lillie S.E., et al: Perceptions of care coordination in a population-based sample of diverse breast cancer patients, *Patient Educ Couns*81(Suppl 1):S34–S40, 2010.
23. Hogendoorn P.C., ESMO/EUROBONET Working Group, Athanasou N., et al: Bone sarcomas: ESMO clinical practice guidelines for diagnosis, treatment and follow-up, *Ann Oncol* 21(Suppl 5):v204–v213,2010.
24. Horton J.K., Gleason Jr. J.F., Klepin H.D., et al: Age - related disparities in the use of radiotherapy for treatment of localized soft tissue sarcoma, *Cancer*117(17): 4033–4040, 2011.
25. Ilaslan H., Schils J., Nageotte W., et al: Clinical presentation and imaging of bone and soft-tissue sarcomas, *Cleveland Clin J Med* 77(Suppl 1):S2–S7,2010.
26. Jebsen N.L., Bruland S Eriksson M., et al: Five-year results from a Scandinavian Sarcoma Group Study (SSG XIII) of adjuvant chemotherapy combined with accelerated radiotherapy in high-risk soft tissue sarcoma of extremities and trunk wall,*Int J Radiat Oncol Biol Phys* 81(5):1359–1366,2011.
27. Kano H., Lunsford L.D.: Stereotactic radiosurgery of intracranial chordomas, chondrosarcomas,and glomus tumors,*NeurosurgClin North Am*24(4):553–560, 2013.
28. Kano H., Lunsford L.D.: Stereotactic radiosurgery of intracranial chordomas, chondrosarcomas,and glomus tumors,*NeurosurgClin North Am*24(4):553–560,2013.

第 28 章

淋巴系统肿瘤

目的

- 鉴别霍奇金淋巴瘤和非霍奇金淋巴瘤
- 掌握霍奇金淋巴瘤和非霍奇金淋巴瘤最常受累的淋巴结区域和解剖部位
- 解释A组和B组症状，说明它们与霍奇金淋巴瘤的关系
- 解释霍奇金淋巴瘤的分期系统，理清四个期别之间的差异
- 讨论霍奇金淋巴瘤和非霍奇金淋巴瘤的常用治疗手段
- 掌握霍奇金和非霍奇金淋巴瘤的成因和分布
- 比较和对比霍奇金淋巴瘤的不同分类
- 解释化疗和放疗的重要性，讲明治疗中如何应用
- 知晓霍奇金和非霍奇金淋巴瘤的预后和生存情况

一、引言

霍奇金淋巴瘤（曾被称为霍奇金病）和非霍奇金淋巴瘤（NHL）是淋巴系统中最常见的恶性肿瘤。霍奇金淋巴瘤由 Thomas Hodgkin 在 1832 年首次描述。为了对淋巴瘤进一步分类，在 1956—1966 年引入了非霍奇金淋巴瘤。所有不能诊断为霍奇金淋巴瘤的淋巴瘤都归类为非霍奇金淋巴瘤。

二、霍奇金淋巴瘤

霍奇金淋巴瘤有别于其他淋巴瘤类型。它的诊断通常取决于 Reed-Sternberg 细胞的存在与否（图 28-1）。Reed-Sternberg 细胞是含有多个细胞核的大体积淋巴细胞，它们的细胞形态不同于人体内的正常细胞。霍奇金淋巴瘤通过淋巴结和淋巴管逐级规律扩散。霍奇金淋巴瘤是淋巴系统中抗体产生细胞异常增殖的结果。

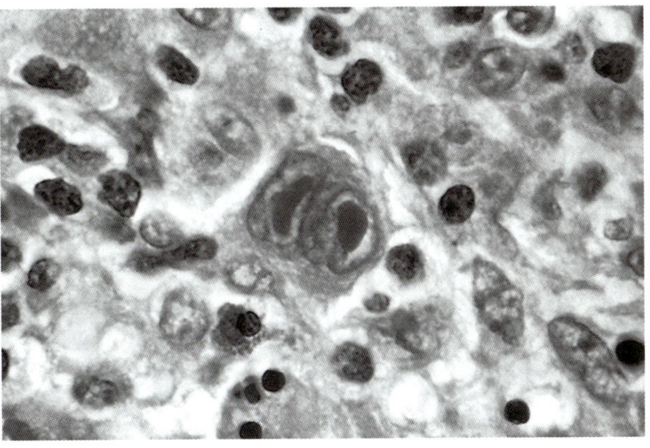

图 28-1　Reed-Sternberg 细胞是一种巨大的结缔组织细胞，以一个或两个大细胞核为特征

（Dr. Robert W. McKenna 馈赠，Department of Pathology, University of Texas Southwestern Medical School, Dallas；From Kumar V, et al: Robbins basic pathology, ed 8, Philadelphia, 2007, Saunders）

1. 解剖学和淋巴管

淋巴系统与循环系统一起在免疫系统中发挥

着重要的作用。这两个系统在体内相互交织并行，协力运输营养物质、清除废物。红细胞清除依靠淋巴系统，部分血液也帮助产生淋巴。淋巴系统由淋巴液、淋巴结和淋巴器官组成。淋巴液通过淋巴结和淋巴管在体内循环。它携带抗体、营养素和淋巴细胞遍布全身，通过清除可能引起感染和疾病的有害颗粒发挥保护机体的作用。当感染细菌时，机体需要产生更多的淋巴细胞来对抗感染，淋巴结就会随之肿大。异常增殖的淋巴细胞不仅是霍奇金和非霍奇金淋巴瘤的根源，还损害机体抵御感染的能力。

知晓主要淋巴结区域在霍奇金淋巴瘤的治疗中非常重要。主要淋巴结区域如下（图 28-2）。

（1）韦氏环（环绕鼻咽和口咽的扁桃体淋巴组织）和颈部、耳前和枕后淋巴结。

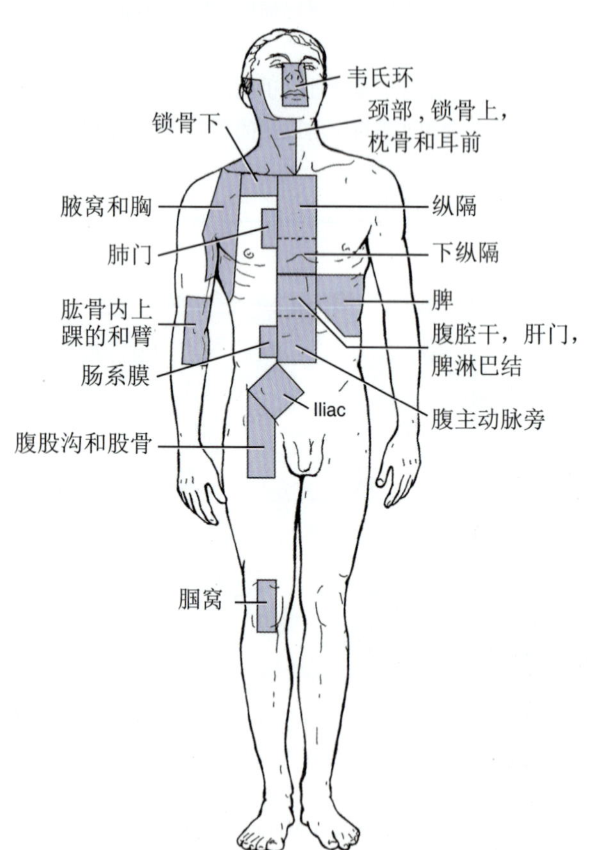

图 28-2　身体的主要淋巴区域。这些区域在霍奇金淋巴瘤的分期和治疗计划中发挥重要作用。在确定已知参与的淋巴区域后，可以建立具有连续传播的亚临床疾病风险的区域。在治疗计划中，确定受累的主要淋巴区域和处于危险中的邻近淋巴结区域是必不可少的

（引自 Gunderson LL, Tepper JE: Clinical radiation oncology, Phila- delphia, 2000, Churchill Livingstone）

（2）锁骨上和锁骨下淋巴结。

（3）腋窝淋巴结。

（4）胸腔（肺门和纵隔淋巴结）。

（5）腹腔（腹主动脉旁淋巴结）。

（6）盆腔（髂血管淋巴结和派尔集合淋巴小结）。

（7）腹股沟和股三角淋巴结。

脾脏、胸腺、扁桃体、腺样体和骨髓也是淋巴系统的一部分。淋巴细胞有 B 细胞和 T 细胞两种类型，它们在骨髓中发育，随后在淋巴器官中成熟。脾脏是体内最大的淋巴器官，其主要功能是回收红细胞和容纳淋巴细胞，其中淋巴细胞能帮助抵御某些细菌的感染。

2. 流行病学

霍奇金淋巴瘤可发生于任何年龄、任何性别。2013 年，所有新诊断的恶性肿瘤中有 0.6% 是霍奇金淋巴瘤，估计其新发病例数有 9290 例。人群中约 0.2% 的人，在其一生中的某个时间点会被诊断为霍奇金淋巴瘤。霍奇金淋巴瘤的发病率在 20 ～ 34 岁的年龄范围内最高，约占所有新发病例的 31%。确诊时的中位年龄为 38 岁。10% ～ 15% 的病例为 17 岁以下的儿童。5 岁以下儿童的发病率很低。无论种族，霍奇金淋巴瘤在男性中发病更为普遍。白种人和非西班牙裔的发病率稍高。

3. 病因学

虽然已经确定了 Reed-Sternberg 细胞与疾病之间的关联性，但霍奇金淋巴瘤的确切病因仍然不明。据推测，霍奇金淋巴瘤可能是由个体的基因组成、环境暴露和感染等因素之间的相互作用引起的。

目前已经确定了与霍奇金淋巴瘤发生相关的几个危险因素。既往感染 EB 病毒或传染性单核细胞增多症与霍奇金淋巴瘤的发生已经联系到了一起。研究者在一些霍奇金淋巴瘤患者的 Reed-Sternberg 细胞的 DNA 中发现了 EB 病毒的成分。

家族史也被确定为一个危险因素，霍奇金淋巴瘤患者的兄弟姐妹发病率高于一般人群。人类免疫缺陷病毒（HIV）感染的患者比没有 HIV 感染

的个体更可能患有霍奇金淋巴瘤。

4. 预后指标

霍奇金淋巴瘤的分期与预后直接相关。进展期疾病预后往往更差。

进展期疾病表现为大肿块，其定义为最大径≥ 10 cm 或超过胸廓内径 33% 的病灶。在进展期阶段，远处扩散和复发的风险增加。

青少年和 20 多岁的年轻霍奇金淋巴瘤患者比老年人有更好的治疗结果。霍奇金淋巴瘤死亡率在 75 ～ 84 岁的人群中最高。老年患者往往因为其他合并疾病难以耐受强化治疗。

对于年轻患者和接受盆腔放疗的患者，保存生育能力值得关注。男性接受放疗时采用睾丸遮挡和适形照射的方式通常可以保留生育能力。然而，女性盆腔接受放疗时，卵巢并不能总是很好地遮挡。尽管生育能力在放疗时常可得以保存，但它仍然可能因化疗的毒性而受损。如前所述，确诊时分期和下腹部病变伴或不伴脾受累是影响患者预后的因素。伴有不明原因的体重减轻、夜间盗汗和发热等症状的患者预后较差。

5. 临床表现

大多数患者表现为无痛性淋巴结肿大，通常没有症状。无痛性肿块常出现在锁骨上、颈部和纵隔淋巴结区域。霍奇金淋巴瘤的扩散是可预测的；在侵犯其他器官之前，它主要沿淋巴引流途径扩散。掌握体内淋巴引流途径和主要淋巴结区域的知识对放疗的计划设计有着重要的作用。已知病变的周围区域存在亚临床病灶的风险，必须进行相应的治疗。

如果患者没有症状，归入 A 症状组。如果患者有以下任何症状，则归入 B 症状组：在确诊前 6 个月内不明原因体重下降超过其体重的 10%；夜间盗汗；不明原因的发热高于 100.4°F。全身瘙痒和酒精摄入引起的疼痛也可以定义为 B 症状。

6. 检查和诊断

霍奇金淋巴瘤最常见的征象是患者自行发现的横膈以上身体的无痛性肿块。纵隔肿块常在胸部 X 线检查时发现；这些患者可能有气紧、咳嗽或胸部不适。1/3 的患者在确诊前有 B 症状。进展期霍奇金淋巴瘤患者可有脾大、腹部触痛、骨痛、胸腔积液等症状和体征。

霍奇金淋巴瘤的治疗前检查包括完整的病史采集和体格检查、影像学检查和实验室检查。影像学检查包括胸部 X 线、计算机断层扫描（CT）、磁共振成像（MRI）和正电子发射断层扫描（PET）。

这些检查有助于医生对疾病进行正确的分期，支持医生在放疗计划设计过程中做出决策。

实验室检查包括全血计数和血小板计数、肝肾功能检查。贫血、白细胞减少、血小板增多和淋巴细胞减少提示骨髓受侵可能。霍奇金淋巴瘤患者骨髓受侵少见，骨髓活检仅适用于晚期病变和横膈以下病变。如果发现脾脏受侵，应进行肝活检。

由于淋巴系统与心血管系统协同发挥功能，以下实验室检查异常提示可能患有霍奇金淋巴瘤：

- 人血白蛋白降低为 4
- 红细胞沉降率升高
- 白细胞计数超过 15 000
- 红细胞计数减少，血红蛋白水平低于 10.5
- 淋巴细胞计数低于 600

7. 病理

Reed-Sternberg 细胞是霍奇金淋巴瘤的一个标志；然而，它并不是诊断霍奇金淋巴瘤的必需条件。病理学家采用“修订的欧美淋巴瘤分类方案”（REAL）的世界卫生组织（WHO）修订版进行霍奇金淋巴瘤的组织病理学分类。 WHO 分类系统包括形态学、免疫表型和细胞遗传学等分类指标。疾病分类时还会参考患者的年龄、性别和病史等临床特征。细胞的特征及形态、体征和症状都与治疗反应有直接的相关性。因此，确定治疗方案需要参考上述因素。

WHO 分类系统将霍奇金淋巴瘤分为两个大类和 4 种亚型：

（1）经典型霍奇金淋巴瘤（CHL）

大约 95% 的霍奇金淋巴瘤属于经典型中的一种。

Reed-Sternberg 细胞是经典型淋巴瘤的主要特征。

结节硬化型和混合细胞型淋巴瘤是最常见的两种经典型，占 80% ～ 90% 的病例。

A. 结节硬化型霍奇金淋巴瘤（NSHL）

这种类型通常侵犯胸部和颈部的淋巴结，确诊时常为早期。20 多岁和 30 多岁的患者最为多见。

B. 混合细胞型霍奇金淋巴瘤（MCHL）

混合细胞型霍奇金淋巴瘤没有结节性硬化型霍奇金淋巴瘤常见，确诊时的平均年龄为 38 岁。这种类型男性多见，常以腹腔病变和脾受侵形式出现。

C. 淋巴细胞为主型霍奇金淋巴瘤（LRHL）

这种类型仅发现于 5% 的霍奇金淋巴瘤病例，病变常发生在上半身，以男性发病为主。

D. 淋巴细胞消减型霍奇金淋巴瘤（LDHL）

淋巴细胞消减型霍奇金淋巴瘤是 4 种亚型中最少见的，晚期疾病更多见，因此其预后也最差。该类型常侵袭 30 多岁的成人和 HIV 感染者。

（2）结节性淋巴细胞为主型霍奇金淋巴瘤（NLPHL）

结节性淋巴细胞为主型霍奇金淋巴瘤以 Reed-Sternberg 细胞的变体为特征，其外形酷似爆米花，因此被称为“爆米花”细胞。男性发病多于女性，30 ～ 50 岁的患者为主。这种类型占霍奇金淋巴瘤的 5%。它通常表现为颈部和腋窝的淋巴结病变。90% 的患者在手术和放疗后疾病会缓解。

8. 分期

Ann Arbor 分期系统（框表 28-1）自 1971 年以来一直用于描述每位患者特有的霍奇金淋巴瘤特征。分期系统通过对疾病的特征进行分类来帮助医生制订治疗方案。如果临床情形需要，可在 4 个期别中加入下列字母：

A：没有 B 症状。

B：有 B 症状。

框表 28-1 淋巴瘤 AJCC 分期

ANN ARBOR 分期

Ⅰ期：单个淋巴结区域受侵（Ⅰ），或没有淋巴结受侵的情况下单个结外器官或部位局灶受侵（ⅠE；霍奇金淋巴瘤中罕见）。

Ⅱ期：横膈同侧 2 个或 2 个以上淋巴结区域受侵（Ⅱ），或横膈同侧单个结外器官或部位受侵伴有区域的淋巴结侵犯，伴或不伴其他淋巴结区域侵犯（ⅡE）。受侵淋巴结区域的数目可以用下标标注（如，Ⅱ 3）。

Ⅲ期：横膈上下均有淋巴结区域受侵（Ⅲ），可伴有邻近结外器官局灶受侵（ⅢE）或脾侵犯（ⅢS）或两者均侵犯（ⅢES）。

Ⅳ期：一个或多个结外器官广泛侵犯，伴或不伴淋巴结受累；或在没有相邻区域结受累的情况下，孤立的淋巴外器官受累，但有远处器官侵犯。任何肝脏或骨骼侵犯，或肺受。Ⅳ期疾病需进一步标明侵犯部位。

引自 Greene FL, et al: AJCC cancer staging manual, New York, 2002, Springer-Verlag

E：存在结外病灶。

S：脾受侵。

除了采用 Ann Arbor 分期，根据是否存在不良预后危险因素，患者疾病还可分为预后好或预后不良霍奇金淋巴瘤两组。预后好的早期霍奇金淋巴瘤指分期为Ⅰ期或Ⅱ期、没有 B 症状、受累淋巴结区小于 3 个、实验室检查没有前述的明显异常。如果患者有一种或多种前述的危险因素，则将其归为预后不良的早期疾病。如果危险因素不超过 3 个，Ⅲ期或Ⅳ期疾病仍可被认为是预后良好的。晚期预后不良疾病是指Ⅲ期或Ⅳ期病变，危险因素超过 3 个。

9. 扩散途径

霍奇金淋巴瘤的扩散途径是连续可预测的，与淋巴引流途径相似。如果是结外疾病，扩散也紧邻受累部位。进展速度是不可预测的。在进展期阶段，霍奇金淋巴瘤可能会扩散到内脏、脾脏、肝脏、骨髓或其他器官。

10. 治疗技术

随着放疗技术的进步和低毒化疗药物的发现，

霍奇金淋巴瘤患者不仅治愈率高，而且治疗耐受性也比过去更好。

霍奇金淋巴瘤也一直被认为是一种放射线非常敏感的肿瘤，这种肿瘤产生相同的有效治疗反应所需的放疗剂量比其他类型的肿瘤要低。正因为如此，霍奇金淋巴瘤是最可治愈的恶性肿瘤之一。

早期疾病的主要治疗方式是化疗。

化疗是初始治疗，还可以给予患者受累区域放疗消灭亚临床病灶或残留病灶。

化疗反应严重的患者可采用单纯放射治疗。结节性淋巴细胞为主型淋巴瘤患者行手术切除病灶后可给予放射治疗，无须化疗。对于晚期患者，化疗还需要联合放射治疗。

对于Ⅰ期和Ⅱ期患者，4 个周期的 ABVD 方案化疗［多柔比星（阿霉素），博来霉素，长春新碱和达卡巴嗪]是目前的标准治疗方案。研究表明，ABVD 方案比先前 MOPP 方案（氮芥或甲氨蝶呤与长春新碱，丙卡巴肼和泼尼松）的疗效更好，毒性更低。但 MOPP 方案更适用于有心力衰竭风险的患者，因为 ABVD 方案中阿霉素有损害心脏的危险。在早期患者中，化疗可能需要、也可能不需要联合放射治疗；如果单纯化疗无法根除大肿块时，通常需要联合放疗。早期疾病进行放疗时，照射野仅包括已知病变所在的区域。

Ⅲ期或Ⅳ期伴有大肿块或 B 症状的患者的治疗策略是化疗加辅助放疗。联合治疗比单纯化疗带来的结果更好。放疗也可用于姑息治疗，减轻患者症状，延长生存时间。化疗还可用于放疗后野内复发的治疗，这被称为挽救治疗。

有关单克隆抗体治疗霍奇金淋巴瘤的临床试验正在进行中。单克隆抗体由实验室制备，然后输注到患者体内进行治疗。

这类抗体专门设计用于阻断特异性的促癌生长通路，进而杀死癌细胞或阻止它们生长。维布妥昔单抗［Adcetris（Seattle Genetics，Inc，Bothell，Wash)］和利妥昔单抗［Rituxan（Genentech，San Francisco，Calif)］是目前临床应用的两种单克隆抗体。这些药物通常与化疗和放疗联合使用，可用于复发患者的治疗。

11. 放疗技术

放疗大多数照射颈部、胸部和腋窝或腹主动脉旁淋巴结和脾脏。一些患者还接受盆腔淋巴结照射。由于霍奇金淋巴瘤扩散可预测的特点，病变下一站淋巴结区域也需要照射。

针对颈部、胸部和腋窝的照射野称为斗篷野。当盆腔野和腹主动脉旁野一起使用时，则称为倒 Y 野。当这三个独立的区域一起治疗时，就组成全淋巴结照射。如果需要进行多个野照射，通常采用序贯治疗方式以获得更好的耐受性。照射野仅包含明确病灶的区域称为受累野照射（图 28-3）。扩大野照射（图 28-4）包括明确病灶的区域和毗邻的未受累淋巴结区域。对于预后良好的患者，避免盆腔照射以保存生育能力。

如果化疗和放疗失败，患者可能需要接受自体骨髓和外周血干细胞移植。

这些患者通常需要进行全身高剂量放疗或化疗以杀灭癌细胞、灭活骨髓组织以及抑制免疫系统。免疫系统抑制有助于防止机体排斥新的干细胞。

照射野设计与技术：斗篷野大多数患者病变发生在横膈以上；因此，大多数这种患者采用一种称为斗篷的照射野进行治疗。斗篷野包括颈部、颌下、腋窝、锁骨上、锁骨下、纵隔和肺门淋巴结。采用如斗篷野这种大野照射时，必须尽可能多地保护正常组织。包含颈部、胸部和腋窝等所有这些淋巴结需要一个足够大的照射野。治疗时患者采用仰卧位，双手举过头顶或双手叉腰将手放在髋部且肘部向外，下颏仰伸避免口腔照射。体模固定用于确保精确的每日摆位，减少患者的移动。斗篷野采用前后 / 后前（AP / PA）方法照射。为了减少周围正常组织的照射，需要用挡块遮挡肺、肱骨头、枕骨、喉和脊髓等正常器官。斗篷野的常规边界是：

上界：下颌骨和乳突尖（尽可能抬颏仰头，确保颈部和颌下淋巴结照射时避开口腔）

下界：$T_{9\sim10}$ 间隙。

外侧界：腋窝皮缘外。

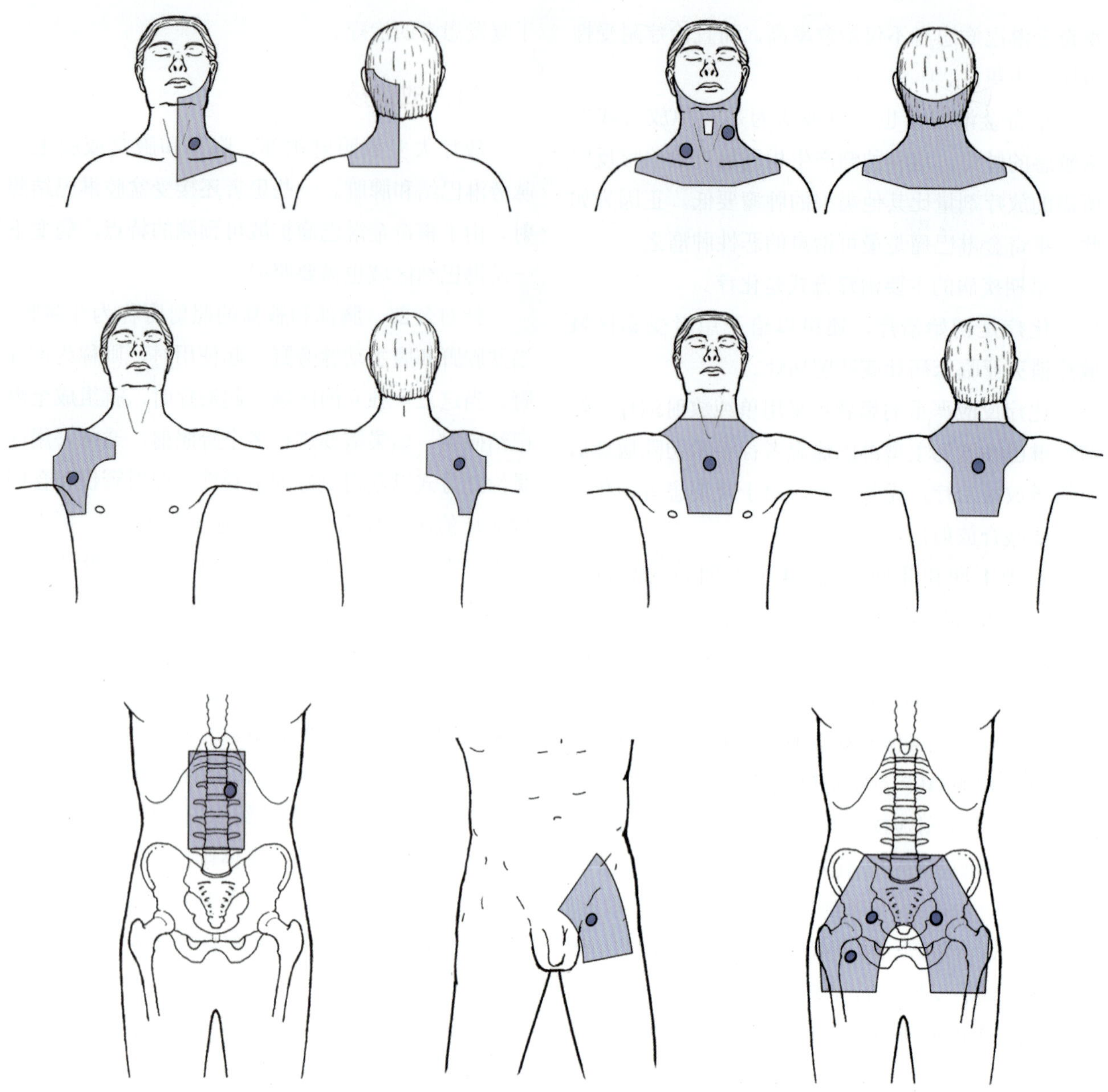

图 28-3　由于同一区域内邻近淋巴结亚临床受累的风险很高，受累野照射是霍奇金淋巴瘤放疗中常用的最小照射野技术（Drawings by Louis Clark；From Gunderson LL，Tepper JE：Clinical radiation oncology，Philadelphia，2000，Churchill Livingstone）

腹腔或腹主动脉旁淋巴结。脾、腹主动脉旁和腹膜后淋巴结采用AP/PA腹腔野照射。无盆腔野，仅斗篷野加腹腔野称为次全淋巴结照射。当斗篷野照射完成后，更换照射野时患者体位应保持不变。这有助于消除体位变化可能导致的照射野重叠。为了避免脊髓超量，可以在腹腔野上缘加脊柱挡块。如果需要照射脾脏，右肾就会受到照射，那么左肾就必须保护。腹腔照射野的边界是：

上界：$T_{10\sim11}$ 间隙

下界：$L_{4\sim5}$ 间隙

外侧界：以体中线为野中线，野宽 9 ～ 10cm。

盆腔照射。腹腔野和盆腔野可以组合形成倒 Y 野。要用挡块保护骨髓、肠道和膀胱。盆腔照射可能会引起那些希望保存生育能力的患者的担忧。女性患者可以用盆腔中线挡块来保护卵巢；也可以行卵巢固定术将卵巢移至中线或外侧以减少照射。睾丸遮挡可以减少男性患者睾丸的内部散射受照射剂量。AP / PA 盆腔照射野的边界是：

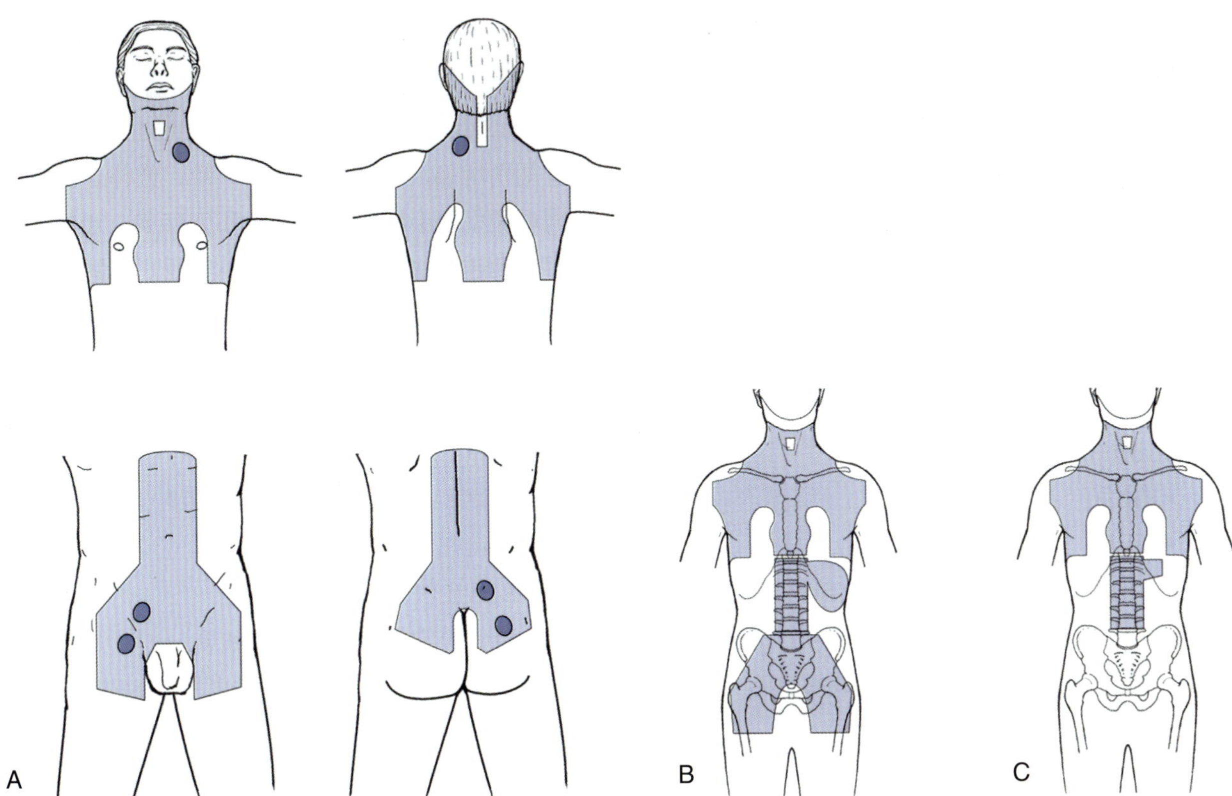

图 28-4 A. 扩大野包括邻近淋巴引流区；B. 全淋巴结照射；标准野包括霍奇金淋巴瘤累及的常见淋巴结区域；C. 次全淋巴结照射或改良全淋巴结照射，仅仅排除盆腔淋巴结区域

（Drawings by Louis Clark；From Gunderson LL, Tepper JE: Clinical radiation oncology, Philadelphia, 2000, Churchill Livingstone）

上界：L_5 上缘

下界：坐骨结节下 2 cm

外界：真骨盆外 2 cm

单纯放疗通常采用 6 ～ 10 MV 的光子，照射剂量为 35 ～ 44 Gy。初始淋巴结受累区域照射剂量为 25 ～ 30 Gy。然而，最近的研究表明接受化疗的患者，放疗剂量可以降低至 20 Gy，疗效相同且毒性更小。这些结果对广大年轻患者保存生育能力和预防第二原发肿瘤来讲是非常重要的。

请记住，由于化疗药物和放射治疗技术的不断进步，放疗照射野仅需包括大肿块累及的部位。这可以减轻毒性反应和避免不必要的治疗。

12. 儿童治疗

霍奇金淋巴瘤占儿童恶性肿瘤的 6%。儿童霍奇金淋巴瘤与成人非常相似。它的治疗流程几乎与成人一样，但重点强调的是尽量减少化疗和放疗的剂量，以预防毒副反应和防止生长发育的中断。大约 95% 的儿童霍奇金淋巴瘤患者是可以治愈的。

13. 放疗不良反应

放疗的不良反应取决于照射部位和射野大小。患者可能出现以下急性放疗不良反应：

- 乏力
- 脱发
- 皮肤红斑
- 食管炎
- 口味改变
- 吞咽困难
- 干咳
- 恶心
- 呕吐
- 腹泻

霍奇金淋巴瘤放疗的大部分不良反应治疗结

束后会很快消退。这是因为霍奇金淋巴瘤的放疗剂量远低于其他类型的恶性肿瘤，患者对不良反应的处理反应很好。患者在治疗期间可使用保湿护肤膏以及止吐、镇痛和麻醉等药物。充足的休息、避免阳光照射和改变饮食习惯也可以缓解放疗不良反应。

放疗的晚期并发症可能包括：

- 甲状腺功能减退症
- 心脏疾病
- 放射性肺炎
- 龋齿
- 口干
- Lhermitte 综合征，可能由斗篷野照射时的过度头仰伸引起；这种综合征是一种短暂的并发症，表现为贯穿全身直至四肢的麻木或触电感
- 第二原发肿瘤
- 口干症

放疗前的口腔处理和定制护齿器可以帮助维持牙齿健康。每日千伏（kV）验证摄片可确保准确照射，有助于减少正常组织照射。遮挡肺、心脏、脊髓、喉和肱骨头可以避免放疗晚期反应。盆腹腔野照射时睾丸遮挡可以保存男性的生育能力。

14. 生存情况

霍奇金淋巴瘤是最可治愈的癌症类型之一，也证实化疗和放疗所需的治疗剂量比其他肿瘤类型低。根据美国国家癌症研究所的监察、流行病学和最终结果（SEER）数据，霍奇金淋巴瘤的总生存率为 85.1%，诊断时的分期与患者生存率成反比。随着期别增加，生存率下降。年龄、整体健康状况和病理类型也会影响治疗决策和生存率。通常，诊断时分期越晚，治疗强度越大。然而，年龄较大或有其他健康问题会影响治疗强度；与年轻患者和健康患者相比，这些患者的生存率往往较低。

其他可能会降低患者生存率和增加治疗强度的因素有：

- 男性
- 年龄在 45 岁或以上
- B 组症状
- 明显异常的实验室检查结果

框表 28-2 摘自国家癌症研究所的 SEER 网站，显示了确诊时分期对应的病例数百分比和 5 年生存率。

15. 放射治疗师的作用

医疗质量应该是放射治疗师首要关注的问题。患者和治疗师之间的沟通非常重要。治疗师负责向患者介绍模拟定位和治疗流程。只有患者充分意识到获得最佳治疗需要做什么时，他们的依从性才会变得更好。为了获得最佳治疗结果，放射治疗师应该花费足够的时间来确保患者体位的准确性和可重复性。模拟定位时，治疗师必须根据需要照射的区

框表 28-2　霍奇金淋巴瘤确诊时分期对应的病例百分比与 5 年生存率

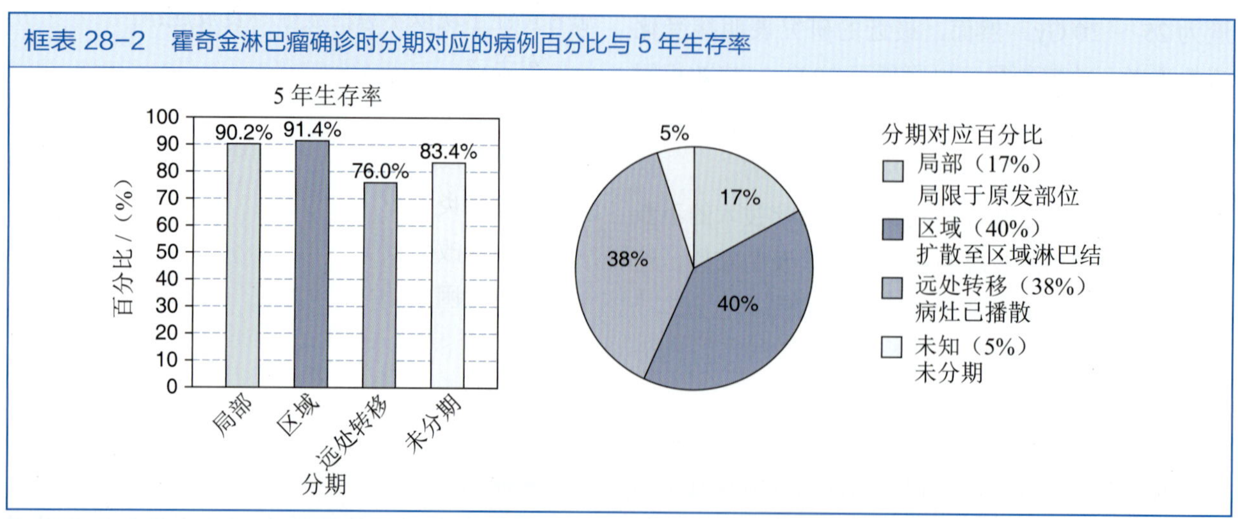

引自国家癌症研究所：SEER数据. 链接：http://seer.cancer.gov/statfacts/html/hodg.html. Accessed December 22, 2014

域进行相应的模拟定位。在大多数情况下，斗篷野要求抬颏仰头，双手叉腰。可以使用覆盖头部到胸部的体模或热塑性膜来保证摆位的可重复性。标记应当做在体位稳定的部位的膜上或皮肤上。如果患者需要行多野照射，治疗师必须核验照射野间隙避免重叠。

治疗师还必须核查治疗参数和所需附件。每日验证片用于治疗前验证患者的摆位。如果没有要求拍每日验证片，那么治疗师必须在必要时对照射野进行摄片。掌握正常组织遮挡知识有助于放射治疗师确认患者的体位和正确实施照射。放射治疗师应当及时记录每日治疗情况，包括任何改变或差异。

放疗期间放射治疗师每天都能见到患者，所以他们有责任确保患者在整个治疗过程中得到优质医疗。他们应该有能力识别患者状况的变化，判断进一步检查评估的必要性。沟通、询问和积极参与患者治疗让治疗师能够确定是否需要就某些问题向患者提供建议，或者建议患者向有关专业人员寻求帮助。关注病人和患者的舒适感是治疗师应当具备的一个重要品质。

三、非霍奇金淋巴瘤

与霍奇金淋巴瘤一样，非霍奇金淋巴瘤可出现在淋巴系统的任何部位。霍奇金淋巴瘤和非霍奇金淋巴瘤之间的主要区别就是 Reed-Sternberg 细胞存在与否。如果有 Reed-Sternberg 细胞，则霍奇金淋巴瘤的诊断成立。而所有其他淋巴瘤都归为非霍奇金淋巴瘤类别。世界卫生组织的资料显示至少有 61 种非霍奇金淋巴瘤。除了 Reed-Sternberg 细胞之外，霍奇金和非霍奇金淋巴瘤之间还有其他几个差异。非霍奇金淋巴瘤更可能出现跳跃性扩散，累及结外组织和多个部位受累，不同组织学类型的预后差异非常大。

1. 流行病学

根据美国国家癌症研究所的 SEER 数据，非霍奇金淋巴瘤占美国所有新发癌症病例的 4.2%。白种人和非西班牙裔男性的发病率较高。非霍奇金淋巴瘤的男性患者比例比霍奇金淋巴瘤更高。男性发病率约为 24/10 万，与之相对的女性为 16.4/10 万。非霍奇金淋巴瘤确诊时中位年龄为 66 岁。虽然非霍奇金淋巴瘤可以在任何年龄发生，但常侵袭 65 ～ 84 岁的人群。非霍奇金淋巴瘤在美国、加拿大和欧洲更常见，亚洲国家相对少见。

2. 病因

与霍奇金淋巴瘤一样，非霍奇金淋巴瘤的确切病因尚不清楚。有超过 61 种类型的非霍奇金淋巴瘤表明存在有大量危险因素的可能性。研究人员发现，非霍奇金淋巴瘤不是遗传所致，而是在人的生命历程中 DNA 变异引起的。B 细胞或 T 细胞的结构和功能的改变是癌症发生的根源。大多数改变不能追溯到特定的起源，但已发现一些改变与某些危险因素有关。

许多类型的淋巴瘤已经可追溯到免疫系统异常。患有免疫系统缺陷、自身免疫性疾病和慢性感染的人更可能患非霍奇金淋巴瘤。例如，等待器官移植或骨髓移植的免疫抑制患者的患病风险增加。某些病毒感染者，例如 EB 病毒、HIV 病毒、丙型病毒、人类 T 淋巴细胞病毒 1 型（HTLV-1）等，或某些细菌感染者，如幽门螺杆菌，都是非霍奇金淋巴瘤的高危人群。现已发现伯基特样淋巴瘤患者携带 EB 病毒。EB 病毒感染淋巴系统中的 B 细胞。

过度接触某些化学物质在某种程度上与癌症发生有关，大多数与职业有关，例如工业试剂（如溶剂和氯乙烯）和农业化学品（农药和除草剂）。然而，目前的相关性研究结论并不一致。电离辐射暴露也显示与非霍奇金淋巴瘤有关。在核反应堆事故期间有过辐射暴露的人患淋巴瘤的风险似乎有所增加。一些曾接受过放射治疗的患者后来患上了霍奇金淋巴瘤；那些还接受了化疗的患者风险会进一步增加。

3. 预后指标

与霍奇金淋巴瘤相比，非霍奇金淋巴瘤的预后更多取决于组织学类型。大量的组织学类型与存在大量不同淋巴瘤类型相吻合。确定组织学类型有助于评估癌症的侵袭性和制订治疗方案。通常，癌细胞与正常细胞差异越大，它的侵袭性就越强。

非霍奇金淋巴瘤可分为惰性和侵袭性两组。惰性淋巴瘤顾名思义，就是生长缓慢，确诊时症状往往很轻。这种类型的淋巴瘤患者的中位生存时间为10～20年，具体取决于进展情况。侵袭性非霍奇金淋巴瘤生长较快，总体5年生存率为60%。治疗的前2年内两组的复发风险都是最高的。

非霍奇金淋巴瘤患者确诊时年龄较大，因此他们可能合并疾病而无法耐受强化治疗。分期晚也是生存率低的一个预后因素。

4. 临床表现

非霍奇金淋巴瘤的症状与霍奇金淋巴瘤相似。淋巴结肿大、盗汗、体重减轻、发热和瘙痒都是确诊时常见的症状和体征。非霍奇金淋巴瘤可以出现在淋巴结，也可发生在体内各个不同的部位。症状取决于病灶的位置、范围和周围器官。结外受累最常见的部位是胃肠系统，更具体地说是胃。其他常见的部位是韦氏环、皮肤、骨、鼻窦、甲状腺、中枢神经系统（CNS）和泌尿生殖系统。

5. 检查和诊断

完整的病史和体格检查可以帮助医生进行诊断。病史中的背景信息结合职业暴露风险知识可以提供非霍奇金淋巴瘤的诊断线索。几种成像技术可用于非霍奇金淋巴瘤的诊断。胸片、CT、PET、MRI和超声扫描对病变范围的评估和初始分期都有帮助。

可能有用的实验室检查包括：

- 全血细胞计数：贫血、血小板减少、白细胞减少、淋巴细胞增多和血小板增多都可能是疾病的征象。
- 血清生化学检查：肝功能、乳酸脱氢酶（LDH）和钙水平都可能异常。
- 血清 $β_2$ 微球蛋白检测：血清 $β_2$ 微球蛋白可能升高。
- HIV检测。
- 人类T细胞嗜淋巴细胞病毒-1检测。

6. 病理

非霍奇金淋巴瘤分为两种大类：B细胞淋巴瘤和T细胞淋巴瘤。B细胞淋巴瘤来源于异常的B淋巴细胞。B细胞淋巴瘤占非霍奇金淋巴瘤的85%，包括弥漫性大B细胞淋巴瘤、滤泡性淋巴瘤、套细胞淋巴瘤和伯基特淋巴瘤等。外周T细胞淋巴瘤和皮肤T细胞淋巴瘤由异常T淋巴细胞发展而来。T细胞淋巴瘤占非霍奇金淋巴瘤的15%。

非霍奇金淋巴瘤可进一步分为惰性淋巴瘤和侵袭性淋巴瘤。大多数惰性非霍奇金淋巴瘤具有结节样或滤泡样组织学结构。非霍奇金淋巴瘤具有从惰性向侵袭性转变的能力，常发生于治疗结束后的前2年内。因为并非所有恶性细胞都会发生转变，所以患者可能会同时诊断有惰性和侵袭性非霍奇金淋巴瘤。

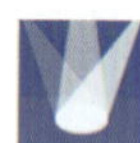

侵袭性非霍奇金淋巴瘤的中枢神经系统（CNS）复发大多数情况下都是灾难性事件，预后很差。在淋巴母细胞淋巴瘤和伯基特淋巴瘤中，中枢神经系统复发倾向于确诊后早期出现，发生率在30%左右。预防性治疗也证实可以减少早期CNS复发和延长患者生存时间，因此也常规纳入这些NHL亚型的治疗方案中。然而，其他NHL亚型的CNS复发率比较低，在1%～7%的范围内。

7. 分期和分级

Ann Arbor分期系统是非霍奇金淋巴瘤最常用的分期标准。该分期主要关注的是淋巴结受累范围与横膈的关系。然而，它并不能完全涵盖NHL不同亚型的所有情况，也不能区分结外受累部位。当出现这种情况时，医生可能会选择与该诊断的特定部位与模式更相关的分期系统。恶性细胞的分级对于确定治疗方案很重要。惰性缓慢生长的肿瘤的分级低，但随着时间推移侵袭性可能会变强，并出现复发。侵袭性肿瘤分级高且生长速度快。虽然侵袭性肿瘤细胞比惰性淋巴瘤的增殖速度快很多，但通常也是可以治愈的。

病理学家使用 REAL 分类的 WHO 修订版（框表 28-3）对非霍奇金淋巴瘤进行组织学分类。霍奇金和非霍奇金淋巴瘤的 WHO 分类系统包括的形态学、免疫表型分析和细胞遗传学。

8. 治疗技术

非霍奇金淋巴瘤的主要治疗手段是化疗、放疗、免疫疗法和干细胞移植。化疗已证明对非霍奇金淋巴瘤有效，并且几乎总是被应用于临床。最常用的化疗方案之一是 CHOP，包含环磷酰胺、阿霉素、长春新碱和泼尼松。

放疗作为辅助治疗手段，需与化疗联合使用。与霍奇金淋巴瘤一样，非霍奇金淋巴瘤属于放射线敏感性肿瘤，放射治疗也可以考虑单独使用。然而，非霍奇金淋巴瘤可能出现在淋巴系统和结外器官的各个不同部位。因此，不同 NHL 的放射治疗可能存在很大差异，更多的时候需与化疗联合使用。

当需要放疗时，照射范围应包括受累部位和所在的淋巴引流区，照射剂量为 35 ～ 45Gy。Ⅰ期或Ⅱ期惰性非霍奇金淋巴瘤可行单纯放疗。侵袭性淋巴瘤应采用化放联合治疗。晚期或复发患者可以从强化化疗、放疗和后续骨髓移植的治疗方案中获益。[8]

非霍奇金淋巴瘤的主要危险因素之一是免疫系统缺陷。免疫疗法用于增强免疫系统来攻击癌细胞。一旦研究人员找到促癌生长的确切机制，他们就能制造针对这些特定靶标的药物。用于治疗非霍奇金和霍奇金淋巴瘤的单克隆抗体正在研究探索中，如利妥昔单抗（Rituxan）。

与霍奇金淋巴瘤一样，骨髓和干细胞移植用于那些复发或惰性淋巴瘤也转变为侵袭性淋巴瘤的患者。这些患者也可能通过化疗和放疗获得治疗成

框表 28-3 欧美淋巴瘤分类修订版

Ⅰ. 前体 B 细胞肿瘤
- 前体 B 细胞淋巴母细胞白血病 / 淋巴瘤

Ⅱ. 成熟（外周）B 细胞肿瘤
- B 细胞慢性淋巴细胞白血病 / 小淋巴细胞淋巴瘤
- B 细胞前淋巴细胞白血病
- 淋巴浆细胞淋巴瘤
- 脾脏边缘区 B 细胞淋巴瘤（带绒毛淋巴细胞 ±）
- 毛细胞白血病
- 浆细胞骨髓瘤 / 浆细胞瘤
- 结外边缘区 B 细胞淋巴瘤，MALT
- 非特指外周 T 细胞淋巴瘤
- 淋巴结边缘区 B 细胞淋巴瘤（单核样 B 细胞 ±）
- 滤泡性淋巴瘤
- 套细胞淋巴瘤
- 弥漫性大 B 细胞淋巴瘤
- 纵隔大 B 细胞淋巴瘤
- 原发性渗出性淋巴瘤
- Burkitt 淋巴瘤 /Burkitt 细胞白血病

T 细胞和 NK 细胞肿瘤

Ⅰ. 前体 T 细胞肿瘤
- 前体 T 细胞淋巴母细胞白血病 / 淋巴瘤

Ⅱ. 成熟（外周）T 细胞肿瘤
- T 细胞前淋巴细胞白血病
- T 细胞颗粒淋巴细胞白血病
- 侵袭性 NK 细胞白血病
- 成人 T 细胞淋巴瘤 / 白血病（HTLV1+）
- 鼻型结外 NK/T 细胞淋巴瘤
- 肠病型 T 细胞淋巴瘤
- 肝脾 T 细胞淋巴瘤
- 皮下脂膜炎样 T 细胞淋巴瘤
- 蕈样真菌病 / Sezary 综合征
- 间变性大细胞淋巴瘤，T/ 无标记细胞，皮肤原发型
- 血管免疫母细胞性 T 细胞淋巴瘤
- 间变性大细胞淋巴瘤，T/ 无标记细胞，系统原发

霍奇金淋巴瘤（霍奇金淋巴瘤）
- 结节性淋巴细胞为主型霍奇金淋巴瘤
- 经典霍奇金淋巴瘤
  - 结节硬化型（1 级、2 级）
  - 富于淋巴细胞的经典霍奇金淋巴瘤
  - 混合细胞型
  - 淋巴细胞减少型

引自美国癌症研究所：SEER 训练模块：淋巴瘤，链接 http://training.seer.cancer.gov/lymphoma/abstract-code-stage/morphology/real.html. Accessed December 22, 2014

HTLV-1. 人类 T 细胞淋巴瘤病毒 1；NK. 自然杀伤细胞 .

功，但这取决于其组织学类型和先前治疗的部位和剂量。

9. 儿童非霍奇金淋巴瘤

非霍奇金淋巴瘤占 20 岁以下人群恶性肿瘤的 7%。它的症状和体征与成人非霍奇金淋巴瘤相同。大多数儿童非霍奇金淋巴瘤与免疫缺陷有关。B 细胞、弥漫性大 B 细胞、淋巴母细胞和间变性大细胞淋巴瘤是四种最常见的儿童非霍奇金淋巴瘤。治疗方案依据淋巴瘤的部位、组织学类型和分期来制定。总体而言，儿童非霍奇金淋巴瘤的 5 年生存率超过 80%。

10. 放疗不良反应

由于非霍奇金淋巴瘤发生在身体的许多部位，照射野差异非常大。放射治疗的不良反应取决于照射部位。无论哪个部位，患者都可能出现疲劳、脱发和皮肤红斑。避免阳光和涂抹护肤霜有助于控制和减少皮肤反应。头颈部放疗不良反应是口干、口腔溃疡、食管炎和吞咽困难。鼓励患者补充液体缓解口干。良好的口腔卫生可以减少口腔溃疡发生，必要时需要使用定制牙套。治疗期间可以用镇痛药和麻醉药对症处理食管炎和吞咽困难。

如果患者行腹部放射治疗，可能会出现恶心和呕吐。治疗前可给予止吐药以预防呕吐。该部位放疗也可能导致患者食欲缺乏。医用大麻对治疗恶心和呕吐有效。它还可改善食欲，以维持或增加患者体重。

对于接受盆腔放疗的患者，腹泻可能是个问题。止泻药和改变饮食可以缓解肠胃炎。患者可以结合低纤维饮食来控制腹泻。足够的液体摄入可以防止这些患者脱水。

11. 生存情况

非霍奇金淋巴瘤患者的 5 年总生存率为 69%，不同类型之间生存率差异很大。通常，生存率取决于诊断时的年龄、分期、部位和病理类型。非霍奇金淋巴瘤患者的高发年龄组范围为 66 ～ 84 岁。由于非霍奇金淋巴瘤患者以老年人居多，这些老年人常合并有其他健康问题，往往无法耐受强化治疗，因此预后常常比霍奇金淋巴瘤患者差。

摘自国家癌症研究所 SEER 网站的框表 28-4 显示了非霍奇金淋巴瘤诊断时的分期病例百分比和 5 年生存率。

12. 放射治疗师的作用

放射治疗师从患者的模拟定位到整个治疗结束都发挥了重要作用。精确的每日照射和遵医嘱执行治疗计划是确保有效治疗的前提。治疗师必须有意识地准确遮挡重要结构和按要求执行照射。治疗师必须在与患者沟通交流中发挥积极作用，向患者提理解治疗和应对不良反应的相关信息。非霍奇金淋巴瘤患者的年龄通常比霍奇金淋巴瘤患者大，因此他们可能在许多方面需要额外的帮助。老年患者往往有更多的合并症，这些合并症在整个治疗过程中还可能需要治疗。

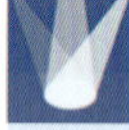

卡波西肉瘤是一种也发生于淋巴结的恶性肿瘤。患者常常因为皮肤病灶就诊。这种恶性肿瘤通常与 HIV 和 AIDS 有关。放疗可用于卡波西肉瘤的皮肤病灶和淋巴结区的治疗。皮肤病灶用电子线治疗，深部淋巴结病灶用光子治疗。

四、总结

- 与霍奇金和非霍奇金淋巴瘤相关的主要淋巴结区域是韦氏环、锁骨上、锁骨下、腋窝、肺门、纵隔、主动脉旁、髂血管旁、派尔集合淋巴小结、腹股沟和骨三角等淋巴结区域。
- 虽然霍奇金和非霍奇金淋巴瘤均发生于淋巴系统，但它们在组织学形态、临床表现和淋巴结受累方面均存在差异。
- Reed-Sternberg 细胞是霍奇金淋巴瘤的标志。
- B 细胞淋巴瘤占非霍奇金淋巴瘤的大多数。
- 在霍奇金淋巴瘤分期中，如果患者没有症状则被归类为 A 症状组，如果他们有不明原因的体重减轻、夜间盗汗和不明原因的发热高于 100.4°F，则被归类为 B 症状组。

框表 28-4 非霍奇金淋巴瘤确诊时分期的病例百分比和 5 年生存率

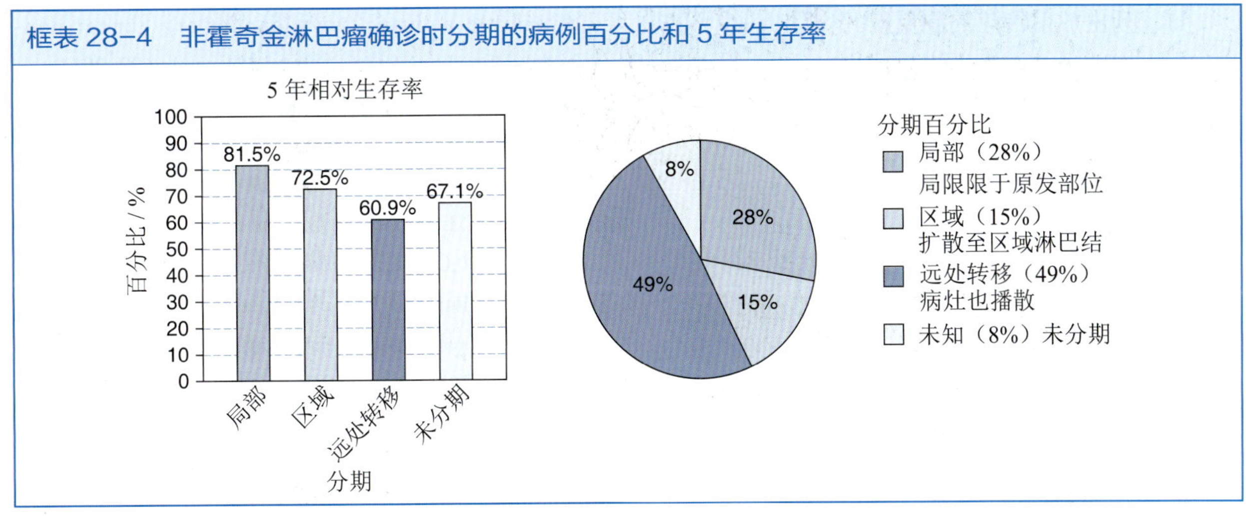

摘自美国国立癌症研究所：SEER. 链接： http://seer.cancer.gov/statfacts/html/nhl.html. Accessed December 22, 2014.

- 大多数霍奇金淋巴瘤和非霍奇金淋巴瘤患者以无痛性淋巴结肿大就诊。
- 淋巴瘤分期采用 Ann Arbor 分期系统；组织学分类和分级采用 REAL 分类的 WHO 修订版。
- 霍奇金淋巴瘤沿淋巴引流途径连续扩散，而非霍奇金淋巴瘤扩散无规律，更常出现结外部位受累。
- 淋巴瘤的主要治疗手段是化疗，通常还需要联合放射治疗。淋巴瘤属于放射线敏感性和化疗敏感性肿瘤，所需的有效剂量低于其他恶性肿瘤。
- 放射治疗师的责任是沟通引导、实施治疗和准确照射。为了获得最佳的治疗结果，治疗师应当具备淋巴系统、周围关键器官、放疗不良反应和技术技能等各个方面的知识。

? 复习题

课后习题答案见我们的网站 : *http://evolve.elsevier.com/Washington+ Leaver/principles*

1．列出霍奇金淋巴瘤和非霍奇金淋巴瘤中受累的主要淋巴结区域。

2．——是大体积淋巴细胞，含有多个细胞核，是霍奇金淋巴瘤的标志。

3．解释 A 组症状。

4．B 组症状包括在确诊前 6 个月内不明原因的体重减轻超过体重的 10%、夜间盗汗和不明原因的发热，体温高于 100.4°F

a．正确

b．错误

5．Ann Arbor 分期系统将霍奇金和非霍奇金淋巴瘤归为四个期别之一，这些期别分别指什么？

6．霍奇金淋巴瘤扩散途径不可预测，连续进行，类似于淋巴引流途径

a．正确

b．错误

7．早期霍奇金淋巴瘤的主要治疗手段是

a．化疗

b．放射治疗

c．手术

d．以上都不是

8．包括颈部、胸部和腋窝的照射野称为＿＿＿＿＿野。

9．盆腔野和主动脉旁野一起照射称为倒 Y 野

a．正确

b．错误

10．斗篷野的常规边界是（圈出所有适合的边界）

a．上界：下颌骨和乳突尖

b．下界：$T_{9\sim10}$ 间隙

c．外侧界：腋窝淋巴结区域皮缘外

d．内侧界：腋窝淋巴结区域皮缘外

11．列出放射治疗的副反应。

12．侵袭性非霍奇金淋巴瘤指

a．高级别

b．低级别

c．惰性的

d．以上都不是

13．最常见的非霍奇金淋巴瘤类型为

a．B 细胞

b．T 细胞

c．脾型

d．以上都是

？思考题

1．阐述霍奇金淋巴瘤与非霍奇金淋巴瘤之间的差异，包括病因、临床表现、扩散途径、预后和治疗手段。

2．为什么 Ann Arbor 分期系统适合霍奇金病，但很难适用于非霍奇金淋巴瘤？

3．比较受累野照射与全淋巴结照射，解释每种技术的适应证。

4．患者进行斗篷野照射摆位时，治疗师必须考虑哪些因素？腹主动脉旁野照射呢？

（译者：刁鹏　苏群　审校：苏胜发）

参考文献

1. American Cancer Society:Hodgkin disease.Available at http://www.cancer.org/cancer/hodgkindisease/overviewguide/index. Accessed December 22,2014.
2. American Cancer Society: *Non-Hodgkin lymphoma*. Available at http://www.cancer.org/cancer/non-hodgkinlymphoma/index.Accessed December 22, 2014.
3. Behringer K., Engertm A., Halbsguthm T., et al.: Hodgkin lymphoma in adults: diagnosis, treatment, and follow-up, *Deutsches Arzteblatt International*110(11):177, 2013.
4. GundersonL.L.,TepperJ.E.:Clinical radiation oncology,Philadelphia,2000,Churchill Livingstone.
5. EngertA.,PlütschowA.,EichH.T.,et al.:Reduced treatment intensity in patients with early-stage Hodgkin lymphoma,*N Engl J Med*363(7):640–652,2010.
6. Mayo Clinic: *Non-Hodgkin lymphoma*. Available athttp://www.mayoclinic.org/diseases-conditions/non-hodgkins-lymphoma/basics/definition/CON-20027792.Accessed December 22, 2014.
7. Meyer R.M., Gospodarowicz M.K., Connors J.M., et al.: ABVD alone versus radiation- based therapy in limited-stage Hodgkin lymphoma, *N Engl J Med* 366(5):399–408, 2012.
8. National Cancer Institute: PDQ adult Hodgkin lymphoma treatment. Available at http://cancer.gov/cancertopics/pdq/treatment/adulthodgkins/HealthProfessional.Accessed December 22, 2014.
9. Sasse S., Klimm B., Grgen H., et al. Comparing long-term toxicity and efficacy of combined modality treatment including extended- or involved-field radiotherapy in early- stage Hodgkin lymphoma, *Ann Oncol* 23(11):2953–2959,2012.
10. National Cancer Institute: *SEER cancer statistics factsheets: Hodgkinlymphoma*. Available at http://seer.cancer.gov/statfacts/html/hodg.html. Accessed December 22, 2014.
11. National Cancer Institute: *SEER cancer statistics factsheets: non-Hodgkinlymphoma*. Available athttp://seer.cancer.gov/statfacts/html/nhl.html. Accessed December 22, 2014.
12. Vinjamaram S: *Non-Hodgkin lymphoma*. Available athttp://emedicine.medscape.com/article/203399.Accessed December 22, 2014.

第29章

内分泌系统肿瘤

目的

- 讨论有关内分泌肿瘤的流行病学因素
- 确定、列举并讨论导致内分泌肿瘤的可能病因
- 描述甲状腺、垂体和肾上腺产生的激素，以及产生过剩或不足相关的临床疾病
- 讨论这些解剖区域肿瘤的检测和诊断方法
- 鉴别甲状腺恶性肿瘤的组织学类型
- 找明这些部位的肿瘤的治疗方法
- 明确放疗对这些区域的副作用
- 探讨这些区域的正常组织和累及器官的耐受性

内分泌系统由多个腺体器官组成，参与复杂的代谢调节功能。这个系统的主要器官包括甲状腺垂体（位于颅底的蝶鞍）和肾上腺，也包括甲状旁腺和胰腺中被称为朗格汉斯岛的特定细胞，这些格汉斯岛是胰腺中的分泌功能部分。每一个器官（或它们的特指部分）在复杂的反馈调节机制下产生激素，影响各种功能，以满足机体持续的代谢需求和应对压力的能力。这个系统的主要调节腺体是脑垂体。这个腺体在下丘脑的影响下产生许多激素，直接影响其他内分泌器官的功能。这种刺激和抑制内分泌器官功能的复杂机制，称为负反馈环，对于维持代谢稳态（稳定）和为机体提供应对各种压力的能力至关重要。

许多内分泌器官病变可导致该监视和应答系统紊乱，该紊乱与一些良性的、先天性的、退行性的、外伤性的、自发性或感染性病变有关，而这些病变会将影响一个或多个内分泌系统器官的功能，其结果严重程度从轻微到可能危及生命。最熟知的内分泌功能失调就是胰腺的胰岛细胞产生的胰岛素不足，也称为糖尿病。这是一种复杂的多系统疾病，由于胰岛素缺乏引起的葡萄糖代谢异常后果很严重，这种情况需要通过注射或口服降糖药物来恢复体内葡萄糖代谢平衡来治疗。

内分泌系统的功能变化也可能受到各种腺体肿瘤的影响。虽然真正原发于这些器官的恶性肿瘤是罕见的，但也要被重视，因为他们可以对整个机体产生广泛的影响。各种内分泌器官的肿瘤的变化影响代谢功能，可产生典型的副肿瘤综合征。这些症状可以指导临床医生进行诊断研究，以确定诊断内分泌腺体肿瘤。本章讨论甲状腺、垂体和肾上腺的肿瘤病变。胰腺肿瘤可以分为有内分泌功能的和有外分泌功能的两种肿瘤，将在第 33 章讨论。

一、甲状腺癌

1. 流行病学

虽然甲状腺癌是最常见的内分泌恶性肿瘤（约占所有内分泌恶性肿瘤新发病例的 94%，死亡率为 63%），但它们仅占所有癌症的 2%。

2. 病因

与其他罕见的内分泌腺体恶性肿瘤不同，甲状腺癌有几个已知的危险因素。甲状腺受过电离辐射，特别是在青春期之前是唯一已经确定的病因。约 25% 的患者是甲状腺患者在接受 2 cGy 到几百个 cGy 的放射线外照射后发展成甲状腺癌，这些癌通常为低级别乳头状亚型。

之前有一项研究对 1945 年原子弹爆炸后长崎和广岛的居民进行了分析。自 1959 年以来，每年接受检查的 2 万名暴露者中，约有 0.2% 患者有甲状腺癌，并且这些甲状腺癌大多是乳头状分型。

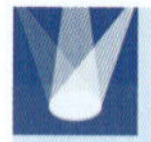

马绍尔群岛计划于 1954 年由美国能源部(DOE) 成立，因美国在马绍尔群岛比基尼环礁进行核试验，岛上居民意外暴露于辐射后成立。更多信息请访问 https://marshallislands.llnl.gov/.

从马绍尔群岛核试验产生放射性沉降物之后，每年都有系统地研究马绍尔群岛居民并与未受辐射的居民进行比较。根据 1974 年的结果，229 名暴露者中有 34 人出现甲状腺病变。其中 3 名患者发展为癌症。那些在 20 岁之前接受辐射的居民甲状腺结节发病率最高。

1986 年的切尔诺贝利事故对甲状腺癌发病率的增长产生了相互矛盾的研究，这可能是由于辐射暴露和肿瘤发生之间的时间间隔太短。在切尔诺贝利反应堆事故发生 4.5 年后进行的一项研究表明，居住在高污染村庄的人和对照组村庄的人之间的甲状腺结节的发病率没有显著差异。然而，另一项研究的数据证实，1986—1991 年在白俄罗斯共和国儿童中越来越多地诊断出的肿瘤是甲状腺癌。白俄罗斯癌症登记处证实了这一点，在 1986—1991 年，15 岁以下儿童中有 101 例甲状腺癌，而在 1976—1985 年只有 9 例。

在 20 世纪 30 年代、40 年代和 50 年代，对良性疾病的放射线外照射，特别是对年轻患者的外照射在美国是一种普遍的做法。X 线和镭被用来治疗痤疮、扁桃体炎、血管瘤和胸腺增生等良性疾病。年轻患者接受放射治疗的恶性肿瘤，如对霍奇金淋巴瘤的斗篷野（累及野）照射，也增加了患甲状腺癌的风险。

暴露与畸变发生之间的潜伏期随年龄而异。婴儿平均潜伏期为 11 年；青少年是 15 － 30 年。成年人暴露于辐射后是否会有更高的癌症发病率还是个问题。

甲状腺癌发生的确切机制尚不清楚。然而，在实验动物中用促甲状腺激素（TSH）对甲状腺的长期刺激产生了甲状腺癌，但没有人群的研究能够支持这一假说，调查研究仍在继续。

3. 预后指标

年龄、性别、组织学亚型及包膜浸润都是预后因素。病变局限于腺体的患者预后优于包膜浸润的患者。分化良好的甲状腺癌（乳头状和滤泡状）患者预后优于未分化癌（间变型）患者。

4. 解剖学

甲状腺分为左、右两个侧叶，位于颈部深处。它毗邻喉、气管、甲状旁腺和食管，位于颈动脉、颈静脉和迷走神经的前方和内侧。图 29-1 描述了甲状腺的解剖结构及其与周围结构的解剖关系。

甲状腺的两个侧叶高约 5 cm，上极位于甲状软骨中部，下极位于第 6 气管软骨环水平。左右两个侧叶中间以峡部相连，位于第 2 ～ 4 气管软骨环水平，重约 30 g。

甲状腺腺体内分布有丰富的毛细淋巴管网，引流至许多淋巴结，包括颈内静脉链区域的淋巴结，喉前淋巴结（颈前淋巴结）、气管前淋巴结和颈部下段气管旁淋巴结，上纵隔淋巴结被认为是颈部淋巴结区域的最低部分。病变侵及这些淋巴结表示出现了区域淋巴结转移。

5. 生理学

甲状腺产生多种激素，包括三碘甲状腺素（T_3）和甲状腺素（T_4），它们负责代谢调节。甲状腺功能受垂体和下丘脑激素的调节，这些激素根据代谢需要对复杂的系统负反馈机制给出反应。垂体产生

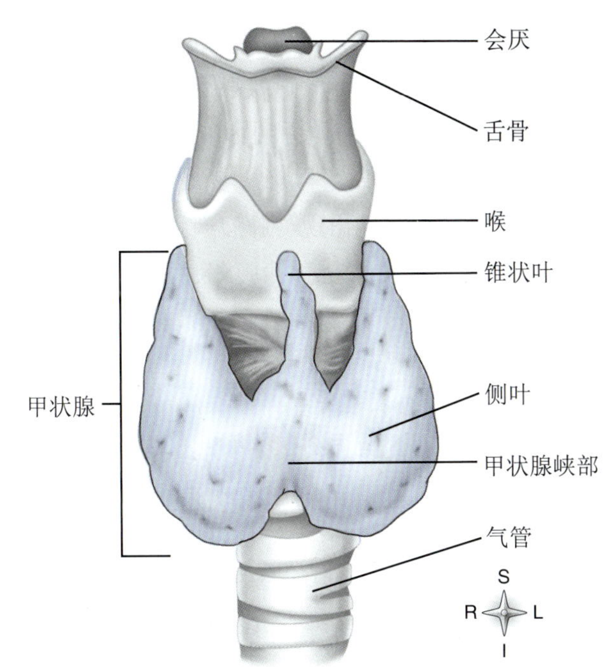

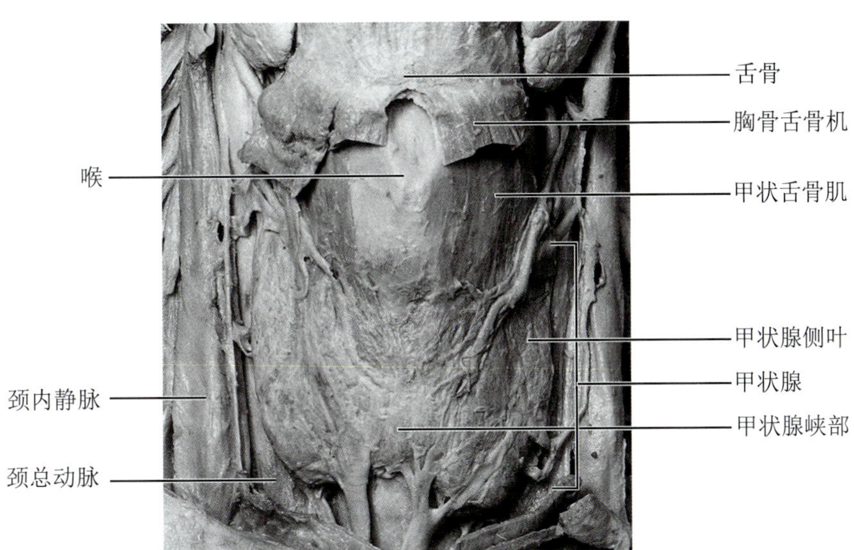

图 29-1 甲状腺解剖
（引自 Jacob S: Atlas of human anatomy, St Louis, 2002, Elsevier. In Thibodeau GA, Patton KT: Anatomy and physiology, ed 7, St Louis, 2009, Mosby）

的 TSH 会直接刺激甲状腺细胞产生，并释放对糖类和蛋白质代谢至关重要的激素。

这些激素的产生依赖于甲状腺从血液中清除碘的能力。如果没有足够的碘，由此导致的甲状腺激素分泌不足可导致多种临床疾病。甲状腺功能障碍的特点是功能亢进（甲状腺功能亢进）或功能减退（甲状腺机能减退）。

甲状腺功能减退引起的疾病包括以下几种：

- 克汀病，这种疾病出现在婴儿出生后不久，是一种先天性侏儒症。症状包括发育迟缓、骨发育异常、智力发育迟缓、缺乏肌肉协调性、体温过低、行动迟缓。
- 黏液水肿，这种疾病出现在成年后出现甲状腺功能减退症。其症状包括代谢率低、精神迟钝、体重增加、面部和四肢水肿，常常发展到昏迷和死亡。

甲状腺功能亢进引起的疾病包括以下几种：

- Graves 病，这是一种遗传性的、可能是自身免疫性疾病，特征是代谢率升高、体重异常下降、出汗过多、肌肉无力、情绪不稳定和眼球突出（眼球异常突出）。Graves 病是导致甲状腺功能亢进的主要原因，如果及时接受适当的治疗，通常不会产生长期的不良健康后果。

- 甲状腺肿，这种疾病的体征是甲状腺肿大。TSH 的过度刺激导致甲状腺细胞增大。如果这种情况与激素分泌增加有关，就被称为“毒性甲状腺肿”。

最后，甲状腺内一类特殊的细胞亚群称为 C 细胞。这些细胞产生降钙素，降钙素是一种参与钙代谢的激素。

6. 临床表现

多数甲状腺癌患者颈部可触及包块，通常在常规体检中被发现。约 25% 的分化型甲状腺癌年轻患者是由于隐匿的原发性甲状腺癌引起的可触及的颈部淋巴结转移而发现的。由于这些隐匿的、分化型的甲状腺癌生物学行为惰性，它们可能多年未被发现。应对儿童、青少年和年轻成人的进行性肿大淋巴结进行活检，临床鉴别诊断为霍奇金病、良性炎性疾病或甲状腺乳头状癌。

如果甲状腺的病变表现出质硬、固定于深层结构或皮肤、反复出现喉神经麻痹，应当引起高度警惕。

未分化型甲状腺癌通常发生在老年人，表现为甲状腺增大、质硬、固定、增长迅速；患者可能出现与食管、气道或喉返神经压迫或累及有关的症状，包括疼痛、吞咽困难、呼吸困难、喘鸣和声嘶。

大多数髓样癌患者最初表现为无症状的无痛肿块。可能出现与肿瘤产生的血管活性物质（降钙素）有关的全身性腹泻症状。这通常代表疾病到了晚期。表 29-1 显示甲状腺癌患者的临床症状和体征。

7. 检查和诊断

不能只用临床表现来确诊癌症。为了明确诊断临床可疑的癌症，活检是最重要的，专业的影像学研究和实验室检查是必要的。

实验室检查包括甲状腺球蛋白和降钙素水平的测定。在手术后，甲状腺球蛋白水平升高表明分化型甲状腺癌有残余、复发或转移，还要与碘 -131（^{131}I）成像相结合来确诊。因此，甲状腺球蛋白水平可用来监测随访已确诊为甲状腺癌的患者。手术前降钙素水平升高提示 c 细胞增生或髓状甲状腺癌，术后水平升高提示甲状腺髓样癌有残余、复发或转移。

影像学检查包括核素成像、超声扫描、计算机断层扫描（CT）和磁共振成像（MRI）。每种检查都可以为甲状腺癌的诊断提供有用的信息。

表 29-1　106 例甲状腺癌患者临床症状及体征分析

症状及体征	乳头状癌患者 (n = 66)	滤泡状癌患者 (n = 33)	未分化型癌患者 (n = 7)
声嘶	9	15	55
吞咽困难	11	12	28
疼痛和压迫	8	6	28
呼吸困难	3	6	43
进行性增大	56	75	85
孤立结节	60	65	14
多结节的	33	20	70
常规体检发现	27	30	0

引自 Ureles AL, et al: Cancer of the endocrine glands. In Rubin P, editor: Clinical oncology: a multidisciplinary approach for physicians and students, Philadelphia, 1993, Saunders

放射性核素甲状腺显像常用来通过定位甲状腺内的“热”或“冷”点来评估可触及的甲状腺结节的功能和解剖位置。这种成像可以提高对高危患者隐匿性癌症的检测，还用来在诊断时和治疗后监测随访甲状腺癌为局部区域性病变还是有远处转移。

以往接受过甲状腺癌治疗的患者通常每次都采用放射性核素成像监测随访。

甲状腺放射性核素成像最常用的 4 种放射性药物是 ^{131}I、^{125}I、^{123}I 和锝 -99m（^{99m}Tc）。甲状腺结节有 3 种成像方式：①冷甲状腺结节（无放射性核素摄取）；②温甲状腺结节（摄取略高于甲状腺其余部分）；③热甲状腺结节（放射性核素摄取远高于甲状腺其余部分）。图 29-2 显示甲状腺摄取异常。大多数冷结节是甲状腺腺瘤或囊肿，只有 5% ～ 20% 为甲状腺癌。如果出现多个冷结节，恶性肿瘤的发生率下降到 5%。

肿瘤在温结节或热结节中的发病率较低，通常表现为功能性腺瘤或病变腺体中健康组织的区域。一些转移的、分化良好的滤泡癌浓聚放射性碘。大多数转移的、分化型甲状腺癌直到所有健康的甲状腺组织被消融后才积累放射性碘，因为功能正常的甲状腺组织优先摄取针对肿瘤的碘化放射性药物。

超声影像可以确定结节是实性的还是囊性的。这项技术被用作放射性核素成像的补充检查。超声扫描发现的实性结节 30% 可能是癌症。

CT 扫描不能区分良性和恶性病变。然而，它可以显示晚期或复发癌症的局部和区域范围。如果需要做外照射放疗，CT 扫描也可以帮助放射肿瘤学家做治疗计划。

MRI 可用于描述病灶边界、病灶范围、组织异质性、囊性或出血区、颈部淋巴结病变、邻近器官受侵以及其他不可触及的甲状腺结节。核磁共振成像并不常规用来评估甲状腺。

在某些情况下，可以通过穿刺活检鉴别恶性和非恶性病变而避免手术。活检分为针吸细胞学（小针）和芯针活检（切割）两种。

这两种活检的假阴性率都高达 10%。对于滤泡癌，细针穿刺活检是不能确诊的，因为其诊断是基于包膜或血管受侵，只能通过手术标本（它需要比穿刺活检所能提供的更大的一块组织标本）。然而，穿刺活检由于其在恶性甲状腺肿瘤和淋巴瘤诊断中更为明显还发挥着重要作用。

8. 病理

恶性甲状腺肿瘤分为 4 类：①乳头状；②滤泡状；③髓质；④未分化。

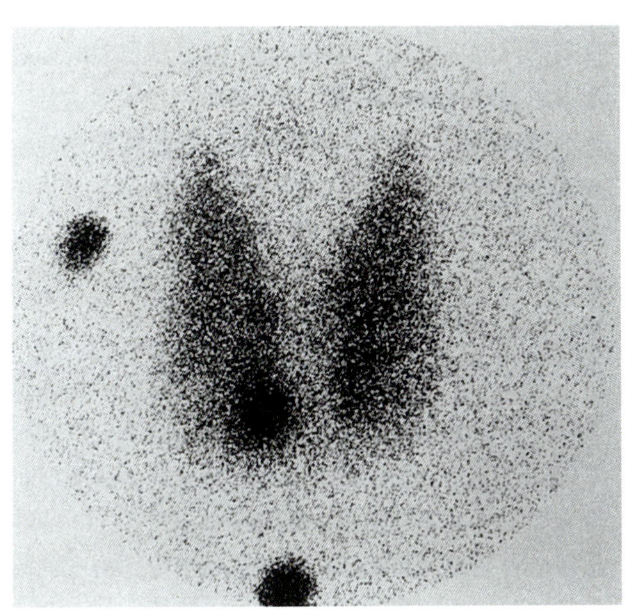

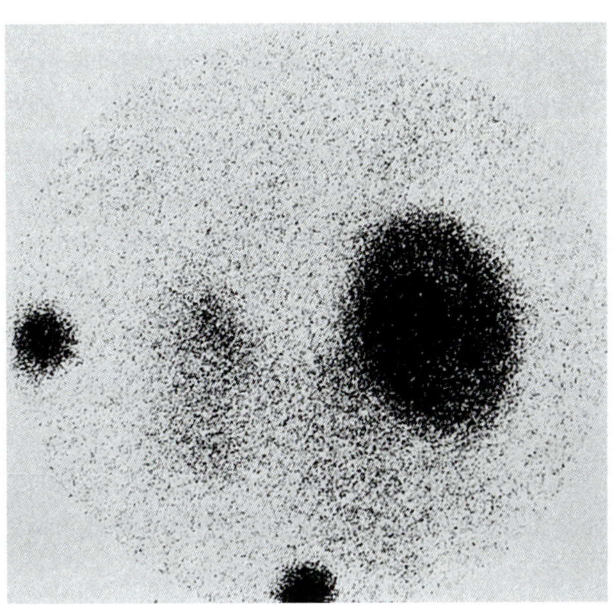

图 29-2　甲状腺成像异常，两幅图像均显示热结节
（引自 Christian PE, Waterstram-Rich KM: Nuclear medicine and PET/CT, technology and technique, St. Louis, 2012, Mosby）

而罕见的肿瘤占甲状腺恶性肿瘤的不到5%，包括以下几类：

- 淋巴瘤和浆细胞瘤
- 鳞状细胞和产生黏蛋白的癌
- 畸胎瘤和混合性肿瘤
- 肉瘤、癌肉瘤和血管内皮瘤
- 甲状腺转移癌
- 甲状腺癌位于异常部位，包括中位异常甲状腺、侧位异常甲状腺和卵巢甲状腺肿

分化型甲状腺癌包括乳头状癌，混合性乳头状滤泡癌和滤泡状癌。这些肿瘤来自甲状腺滤泡细胞，通常可以通过手术切除，放射性碘（^{131}I）或其他激素抑制疗法进行治疗。

乳头状癌是甲状腺癌最常见的类型；它们占所有恶性甲状腺病变的76%～80%。如前所述，乳头状癌是先前有过照射的个体中最常见的类型。这些肿瘤生长缓慢且非侵袭性，预后良好。这种类型的癌症在女性中比在男性中多2～4倍。发病高峰期是30～50岁。在15岁以下的儿童中，乳头状癌占甲状腺癌的80%。

滤泡癌占所有甲状腺癌的12%～17%。这些肿瘤最倾向于浓缩^{131}I。它们在女性中的发病率是男性的2～3倍，诊断的平均年龄为50～58岁。它们很少发生在儿童身上。与乳头状癌相比，滤泡性癌的总体预后比乳头状癌差。甲状腺髓样癌占所有甲状腺癌的1%～4%。大约80%的甲状腺髓样癌是自发出现的，其中20%是家族性多发性内分泌肿瘤（MEN）综合征（Ⅱa，Ⅱb或Ⅲ）的一部分。在自发和家族形式之间没有看到性别差异。然而，关于年龄，从50岁开始出现自发形式，而在年龄小于10岁且年龄为80岁的患者中可见家族性形式。髓样癌的预后比乳头状、混合性乳头状滤泡癌差，但比未分化癌具有更好的预后。

未分化癌的总体预后最差。它比前面提到的类型更具侵袭性，患者的预期寿命通常为1年或更短。

9. 分期

美国癌症联合委员会根据患者的组织学类型和年龄对甲状腺癌进行分期（框表29-1）。

10. 传播途径

每种病理类型都有自己的传播途径，从生长缓慢到极具侵袭性。

乳头状和混合性乳头状滤泡癌经淋巴管转移至区域淋巴结。手术时，50%～70%的癌有颈部淋巴结转移，虽然局部淋巴结转移并不会明显使预后更差，但可发生血行转移。

滤泡癌有侵袭血管和通过血行转移到包括骨、肺、肝和脑在内的远端部位的倾向。淋巴结转移并不常见。

甲状腺髓样癌的生长模式可以从惰性到快速致命。髓样癌在远处转移前在局部扩散。转移发生于血源性和淋巴途径，主要部位为颈淋巴结、肺、肝和骨。

间变癌表现为气管等结构的局部浸润。皮肤浸润，引起真皮淋巴转移至胸壁和腹壁。虽然原发肿瘤的范围很广，区域淋巴结的状况很难评估，但区域颈部淋巴结常被累及。

11. 治疗技术

外科手术。乳头状癌和混合型乳头状叶癌很少浸润性生长，手术切除主要集中在甲状腺。很少需要切除颈部肌肉、颈内静脉、食管或气管。只有当淋巴结与转移性疾病密切相关时，才需要进行彻底的颈部解剖。由于乳头状和混合性乳头状滤泡癌通常是惰性疾病，因此不再进行预防性或选择性的颈部解剖。在根治性颈清扫术中，特别注意保留喉返神经、迷走神经、脊柱附件神经和膈神经，同时也要注意保护甲状旁腺。

对于病灶较小，未表现出甲状腺外受累或淋巴结转移的单侧病变，需要进行叶切除术（部分甲状腺切除术），包括峡部切除。乳头状-滤泡混合型癌的手术治疗与乳头状癌的手术治疗相同，除非出现血管侵犯或血源性转移，这种情况下病变的治疗方法与滤泡癌相同。

对于局限于甲状腺内的滤泡癌，包括峡部在

框表 29-1 美国肿瘤联合委员会和国际抗肿瘤联合会甲状腺癌淋巴结转移分类

原发肿瘤（T）

TX 原发肿瘤无法评估

T0 无发现原发肿瘤

T1 肿瘤限于甲状腺，最大直径小于等于 2 cm

T2 仅限于甲状腺，最大直径大于 2 cm 但不超过 4 cm 的肿瘤

T3 最大直径大于 4 cm 仅限于甲状腺内或任何肿瘤伴最小限度的甲状腺外侵犯（例如，扩展至胸骨甲状腺肌肉或甲状腺周围软组织）

T4a 任何大小的肿瘤，侵扩展出甲状腺包膜，侵入皮下软组织、喉、气管、食管或喉返神经

T4b 肿瘤侵犯椎前筋膜或颈动脉或纵隔血管

所有未分化癌都被认为是 T4 肿瘤

T4a 甲状腺内未分化癌 - 可手术切除

T4b 甲状腺外未分化癌 - 手术不可切除

区域淋巴结（N）

区域淋巴结是中央隔室淋巴结，颈外侧淋巴结和上纵隔淋巴结。

NX 区域淋巴结无法评估

N0 无局部淋巴结转移

N1 区域淋巴结转移

N1aVI 区转移（气管前、气管旁和喉前 /Delphian 淋巴结）

N1b 转移至单侧、双侧或对侧颈部或上纵隔淋巴结

远处转移（M）

MX 不能确定处转移

M0 无远处转移

M1 有远处转移

阶段分组

建议对乳头状癌或滤泡癌、髓样癌和间变性癌（未分化）进行分期分组。

乳头或滤泡状

45 岁以下

Ⅰ	任何 T	任何 N	M0
Ⅱ	任何 T	任何 N	M1

乳头或滤泡状

45 岁以上

Ⅰ	T1	N0	M0
Ⅱ	T2	N0	M0
Ⅲ	T3	N0	M0
	T1	N1a	M0
	T2	N1a	M0
	T3	N1a	M0
IVA	T4a	NO	M0
	T4a	N1a	M0
	T1	N1b	M0
	T2	N1b	M0
	T3	N1b	M0
	T4a	N1b	M0
IVB	T4b	任何 N	M0
IVC	AnyT	任何 N	M1

髓样癌

Ⅰ	T1	N0	M0
Ⅱ	T2	N0	M0
	T3	N0	M0
Ⅲ	T1	N1a	M0
	T2	N1a	M0
	T3	N1a	M0
IVA	T4a	NO	M0
	T1	N1b	M0
	T2	N1b	M0
	T3	N1b	M0
	T4a	N1b	M0
IVB	T4b	任何 N	M0
IVC	任何 T	任何 N	M1

未分化癌

IVA	T4a	任何 N	M0
IVB	T4b	任何 N	M0
IVC	任何 T	任何 N	M1

摘自美国癌症联合会（AJCC）：AJCC cancer staging manual, ed 7, New York, 2010, Springer

内的叶切除术通常可以成功地控制疾病。早期疾病的淋巴结扩散风险较低，因此预防性颈部解剖是不必要的。若对侧叶有第二病变，可行全甲状腺或次全甲状腺切除术。如滤泡癌为甲状腺外侵性或转移性疾病，需行双侧甲状腺全切除术。

所有患有遗传性甲状腺髓样癌（MTC）的患者和高达 30% 的自发性 MTC 患者都有双侧或多灶性疾病，因此最初的治疗方法通常是全甲状腺切除

术和中央区淋巴结切除术。当临床上涉及淋巴结时，需要进行改良的颈部根治性清扫。由于区域淋巴结与 50% 的患者有肿瘤相关，因此建议进行选择性颈淋巴清扫术。

对于未分化（间变性）癌，手术在特定情况下是有效的。手术通常是缓解由于这种侵袭性恶性肿瘤导致的喉部和上气管的外部压迫导致的中央气道阻塞所必需的。通常需要气管切开术以保护患者的气道。根治性的手术尝试并不总是合理的或技术上是可能的，因为生长到软组织和更深的颈部结构往往是存在的。对于转移到甲状腺的恶性肿瘤（极少见的情况），治疗方法因原发部位不同而不同，包括喉部、食管、肺、肾、直肠和皮肤。通常需要活检来鉴别转移癌和原发性甲状腺癌。

手术的副作用可能包括肿瘤出血、甲状旁腺的损伤，导致暂时或永久性甲状旁腺功能减退症，以及暂时性或永久性声带麻痹。

放射性碘治疗。放射性碘用于治疗乳头状癌和滤泡癌。放射性碘的适应证包括：

- 不能手术的原发肿瘤
- 甲状腺囊累及
- 部分或次全甲状腺切除术后的甲状腺消融
- 颈部术后残留病灶和复发性疾病
- 颈部或纵隔淋巴结转移
- 远处转移

手术后常规使用 ^{131}I 治疗小型、单侧的、分化良好的癌是有争议的；仅仅甲状腺抑制治疗可能是足够的。 由于健康的甲状腺组织比分化的甲状腺癌更容易吸收碘，因此达成共识是所有健康甲状腺组织都应该被清除以允许残留或转移性疾病吸收 ^{131}I 。甲状腺切除术后给予的消融剂量可在 50 ～ 100 mCi 之间不等。 如果示踪剂剂量的放射性碘显示持续的甲状腺活性，则需要第二次消融剂量。

在所有健康甲状腺组织被清除后，^{131}I 可用于治疗分化型甲状腺癌的局部和区域疾病及远处转移。副作用列在框表 29-2 中。

框表 29-2　碘 -131 治疗的副作用

- 唾液腺炎症
- 恶心
- 呕吐
- 疲劳
- 骨髓抑制（仅在重复给药后）

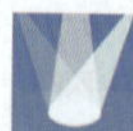

调节脂类、蛋白质和糖类代谢的两种重要甲状腺激素是三碘甲状腺氨酸和甲状腺素。三碘甲状腺氨酸被称为 T_3，因为它含有 3 个碘原子；甲状腺素被称为 T_4，因为它含有 4 个碘原子。当放射性 ^{131}I 被用于未完全切除的甲状腺癌或远处转移的患者时，你的结论是什么？

甲状腺激素疗法。甲状腺激素抑制疗法通常用于分化型甲状腺癌，但其有效性尚未得到证实。分化型甲状腺癌在 TSH 的刺激下生长，因此，通过降低 TSH 水平降低肿瘤活性。

外放射治疗。对外放射治疗的反应因组织学类型而异。在不同类型甲状腺癌中，乳头状癌和混合型乳头状滤泡癌的放射敏感性高于滤泡癌。甲状腺髓样癌的放射敏感性低于乳头状癌。一般来说，未分化癌对任何治疗都没有反应。

外照射放疗可单独使用，也可与 ^{131}I 和手术联合使用。以下是其适应证：

- 无法手术的病变
- 患者身体不适合手术
- 不完全手术切除甲状腺癌
- 上腔静脉综合征
- 最低吸碘量的骨骼转移
- 累及气管，喉或食管的残留病变

在用于治疗不能手术的局部疾病或患有严重残留疾病的患者的分化型甲状腺癌中，肿瘤剂量应在 6 000 ～ 7 000 cGy，单次剂量 180 ～ 200 cGy。照射区域应包括整个甲状腺，颈部和上纵隔采用三维治疗计划技术，包括调强放射治疗（IMRT）。治疗计划应包括使用 CT 扫描进行模拟定位、正电子发射断层扫描和 CT 扫描（PET/CT）或 MRI 中获得的任何其他信息，以评估解剖结构，疾病范围和治疗计划。IMRT 是一种越来越有吸引力的技术，

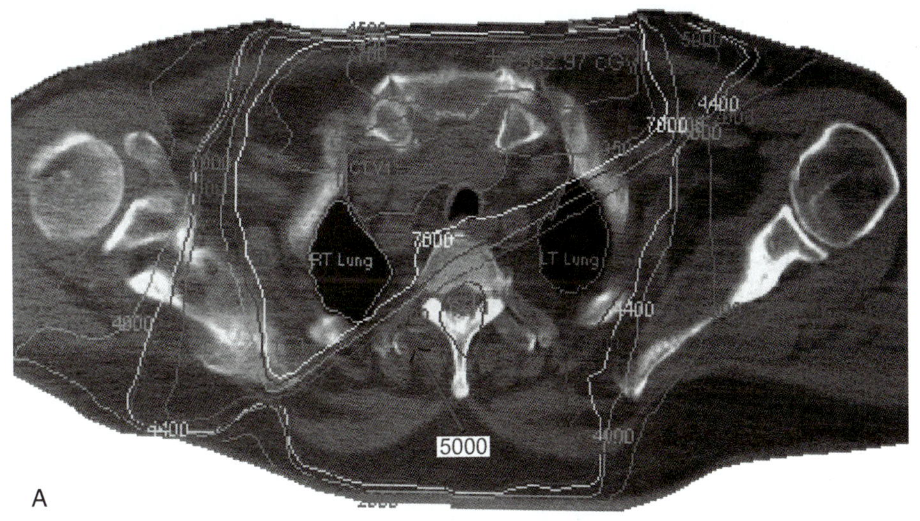

A

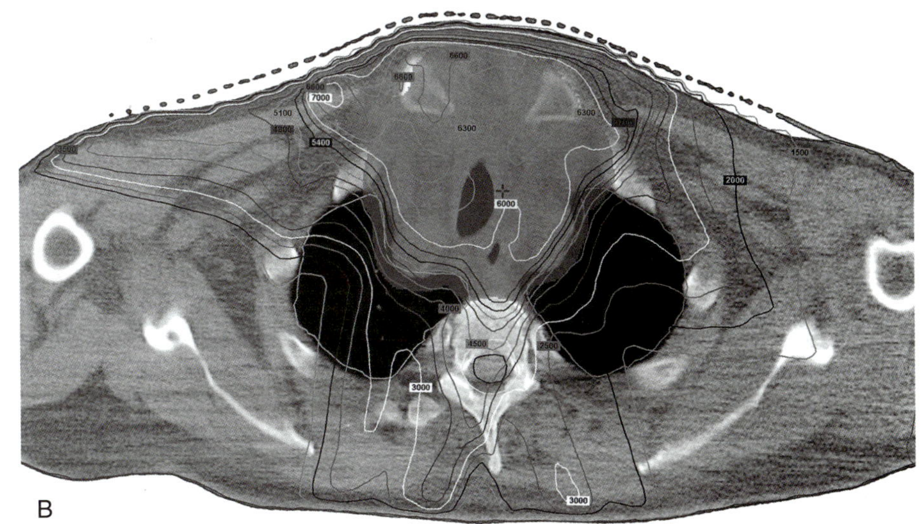

B

图 29-3　A. 局部复发进展性乳头状甲状腺癌患者的三维治疗计划；B. 调强放射治疗（IMRT）计划对甲状腺癌的患者 9 野 IMRT，总剂量下颈部为 60Gy，对于颈部外侧上颈部为 54Gy，纵隔为 54Gy

（引自 Hay I,Petersen IA：甲状腺癌。在 Gunderson LL，Tepper JE，编辑：Clinical radiation oncology，Philadelphia，2012，Churchill Living- stone）

用于提高肿瘤靶体积的剂量，同时更好地保护脊髓等正常器官（图 29-3）。

甲状腺癌患者的 CT 模拟定位应该包括颈部的尽量仰伸和头部的固定。颈部的过伸可以避免更多的口腔被照射，固定有助于每天位置的重复性。CT 模拟定位通常从颅骨的顶端开始，向下延伸到隆突，甚至包括所有的肺，因为纵隔淋巴结经常需给予治疗。正常肺组织的剂量是一个重要的考虑因素。作者建议从颅骨顶部向下扫描到中腹部，确保完全覆盖肺部，特别是在治疗中央区淋巴结时确保完全覆盖肺部。脊髓剂量也是一个重要的考虑因素，成为仅次于健康肺组织剂量的第二重要考虑因素，但是随着 IMRT 可以有效地减少脊髓的剂量。

对于未延伸到锁骨下方的髓样癌，可以考虑放射治疗。剂量范围为 5 000 ～ 7 000 cGy，具体取决于病例的临床特征（即有镜下残留）。照射范围通常包括原发病变，双侧颈节结链和上纵隔。

未分化癌是所有甲状腺癌中放射敏感性最低的。即使在对原发病灶，颈部和上纵隔进行 6 000 cGy 剂量治疗后，肿瘤细胞很少能被控制。

病例 1：甲状腺切除术

一位 34 岁的女患者主诉前颈部左侧有一结节，除结节外，患者无其他症状或体征。其接受甲状腺扫描，结果显示甲状腺温结节。左侧结节被切除后病理结果显示滤泡状癌伴包膜浸润，无明显的血管或淋巴管累及。建议患者接受完整的叶切除术或左甲状腺 ^{131}I 消融，患者选择外科手术。

术后病理组织切片可见切除的腺叶显示局灶有滤泡癌残留，术后甲状腺扫描显示颈部未摄取。患者术后几周后出现甲状腺功能减退，行 ^{125}I 扫描，左侧颈部残留摄取，与左侧甲状腺结节瘤床相符。右侧未见摄取，全身扫描未见其他活性病灶。患者被推荐行左侧颈部残留结节 ^{131}I 治疗。

向患者告知了急性不良反应为恶心，潜在长期风险为可能诱发其他实体或血液肿瘤。详细介绍了患者及其家人应采取的预防措施，特别是与儿童接触的预防措施。

她知情同意后，通过胶囊给予患者 30 mCi ^{131}I。因为患者接受了部分甲状腺切除术，而且年龄尚小，剂量相对较低。观察 1 小时无恶心，测量并记录射线暴露率，办出院。6 个月后重复甲状腺扫描显示左颈部没有残留摄取。

二、垂体肿瘤

垂体肿瘤的侵袭性不如许多中枢神经系统肿瘤，但垂体肿瘤仍会因局部生长而引起压迫性和破坏性影响，并因垂体激素功能障碍而引起内分泌异常。垂体由前叶、后叶和中间叶组成。后部和中间部分的肿瘤非常罕见。本节讨论起源于垂体前叶（腺垂体）的肿瘤。

1. 流行病学和病因

垂体瘤是良性肿瘤，是起源于蝶鞍部位的主要肿瘤。这些肿瘤约占所有颅内肿瘤的 10%，尽管在尸检中约 14% 的脑垂体和放射片研究中 23% 的脑垂体中出现无症状腺瘤。垂体腺瘤可分为功能型或无功能型，这与它们产生的激素相关。激素的产生通常作为诊断和治疗反应的标志。不同类型垂体腺瘤的发生频率因年龄、性别、激素分泌类型的不同而有较大差异。最常见的高分泌肿瘤类型是泌乳素瘤。这种肿瘤会导致妇女闭经（没有月经）和乳溢（当妇女没有怀孕或哺乳时分泌乳汁）以及男性阳痿和不育症。第二种常见的垂体肿瘤是生长激素（GH）分泌腺瘤，导致成人肢端肥大症（四肢肥大）和儿童巨人症。第三种最常见的功能脑垂体肿瘤导致肾上腺皮质激素（ACTH）分泌过量，这是一种肾上腺皮质激素（ACTH）的隐匿型肿瘤。TSH 分泌腺瘤很少见。

由促性腺激素分泌细胞产生的无功能垂体腺瘤与类经典高分泌综合征无关。这些综合征列于表 29-2。肿瘤向蝶鞍外扩展可能会对周围结构造成压力或侵袭。患者可能有头痛、复视或其他视交叉压迫引起的视觉症状，而不是与垂体激素分泌过多有关的症状。

表 29-2 与激素功能性垂体腺瘤相关的临床症状

激　素	靶组织	临床综合征
ACTH 肾上腺皮质		库欣病 纳尔逊综合征（肾上腺切除术后）
催乳激素	性腺	闭经，女性不育症，男性不育症
TSH	甲状腺	甲状腺功能减退
GH	骨骼，肌肉	器官肢端肥大症，巨人症

引自 Gibbs IC, Tuniz F, Laws ER, et al: Pituitary tumors. In Hoppe RT, Phillips TL,Roach M, editors: Leibel and Phillips textbook of radiation oncology, ed 3, Philadelphia,2010, Saunders

ACTH. 促肾上腺皮质激素；GH. 生长激素；TSH. 促甲状腺激素

2. 预后指标

预后取决于腺瘤的类型和其他混合因素，包括：①异常的程度（通过体积的大小或激素改变的水平）；②治疗在使内分泌活动正常化或缓解压力作用方面的疗效；③治疗引起的发病率；④有效性预防复发的治疗方法

3. 解剖学

脑垂体直径 1.3 cm，位于大脑底部。脑垂体位于蝶窦蝶鞍内，以柄状结构（漏斗状结构）附着于下丘脑。腺体从结构和功能上分为前叶（腺垂体）、后叶（神经垂体）和中间叶。腺垂体的血供来自几个上垂体动脉，神经垂体的血供来自下垂体动脉。垂体腺靠近中枢神经系统的关键结构，如视交叉（上），解剖关系如图 29-4 所示。垂体位于颞下颌关节（TMJ）

后方，位于鼻骨后方的中平面（即眼睛之间）。

4. 生理学

腺垂体起源于内胚层，是垂体的腺体部分。腺细胞（嗜酸细胞和嗜碱性细胞）负责 7 种激素的分泌。

嗜酸细胞分泌以下两种激素。

生长激素：控制身体生长。

泌乳素（PRL）：刺激乳汁生成。

嗜碱性粒细胞分泌以下 5 种激素。

TSH：调控甲状腺。

卵泡刺激素（FSH）：刺激卵子和精子的产生。

黄体生成素（LH）：刺激其他性腺和生殖活动。

促黑激素（MSH）：与皮肤色素沉着有关。

肾上腺皮质激素：影响肾上腺皮质的活动。

这些激素的释放受到下丘脑的化学分泌物的刺激或抑制，这些化学分泌物被称为调节或释放因子。后叶或神经垂体分泌催产素和抗利尿激素（ADH），后叶或神经垂体分泌催产素，导致平滑肌收缩，抗利尿激素（ADH）或血管加压素，调节肾脏对水的吸收。

5. 临床表现

激素的影响：尽管垂体肿瘤对调节机制没有反应，不管代谢需求如何，它们都能产生激素，但功能正常的垂体肿瘤仍然具有产生激素的能力。垂体激素的高分泌导致不同的临床表现，取决于分泌肿瘤的类型。PRL 分泌的肿瘤会产生临床症状，如闭经和乳溢，这在绝经前和绝经后的妇女中更容易检测到。生长激素分泌过多可引起体重增加等临床症状；使手、脚和面颊的骨骼和软组织增厚；还有下颌和舌的过度生长。患者高血压，通常报道有头痛和缺乏精力。如果青春期后出现高分泌，这种临床综合征称为肢端肥大症；如果青春期前出现巨人症，则称为肢端肥大症。在某些情况下，肿瘤在脑下垂体自身的局部压迫作用可能导致正常合成的激素分泌不足。具有靶器官的激素［如肾上腺（ACTH）、甲状腺（TSH）和卵巢和睾丸（FSH）］可以引起一系列由于垂体激素作用丧失而导致的异常。这些临床表现列在框表 29-3。

框表 29-3 碘 -131 治疗的副作用

- 唾液腺炎症
- 恶心
- 呕吐
- 疲劳
- 骨髓抑制（仅在重复给药后）

压力的影响：垂体病变增大最常见的表现是头痛。蝶窦内壁的局部受压和膈肌的牵引力会引起这些头痛。

视力和视野缺损是其他临床表现，预示着病变往蝶鞍外延伸。这些肿瘤的鞍上扩张在视神经交叉的下侧造成压力效应，从而导致视觉症状的进展。这种表现可能会敏感地改变视力，但更常见的是观察到视野缺陷。最常见的视野缺陷是双室偏盲（双侧视野丧失）。如果视神经痉挛的压力效应持续很长一段时间，结果可能是永久性视野缺损或失明。在极少数情况下，这些肿瘤可向外侧延伸至海绵窦（图 29-4），并引起特征性颅神经缺损。

6. 检测和诊断

功能性肿瘤患者具有内分泌异常的特点，其内分泌异常与激素分泌过多有关。表 29-2 的临床症状引起了医疗关注。实验室检测可以直接测量激素水平，可以确认垂体激素功能障碍并直接诊断。无功能肿瘤向鞍上区扩张，引起诸如头痛、视觉障碍等压力症状，并损害各种颅神经。这些症状通常会引起病人的注意，并促使进行诊断性研究。

垂体的主要影像学研究是 CT 扫描或 MRI。相对于正常的关键结构如视交叉、血管结构、颅神经和仅位于垂体外侧的海绵状窦 MRI 在描述肿瘤进展程度方面优于 CT 扫描（图 29-4）。MRI 和 CT 都提供了横向、矢状和冠状投影的详细解剖信息。这些信息对于神经外科医师和放射肿瘤学医师在诊疗时是非常宝贵的。

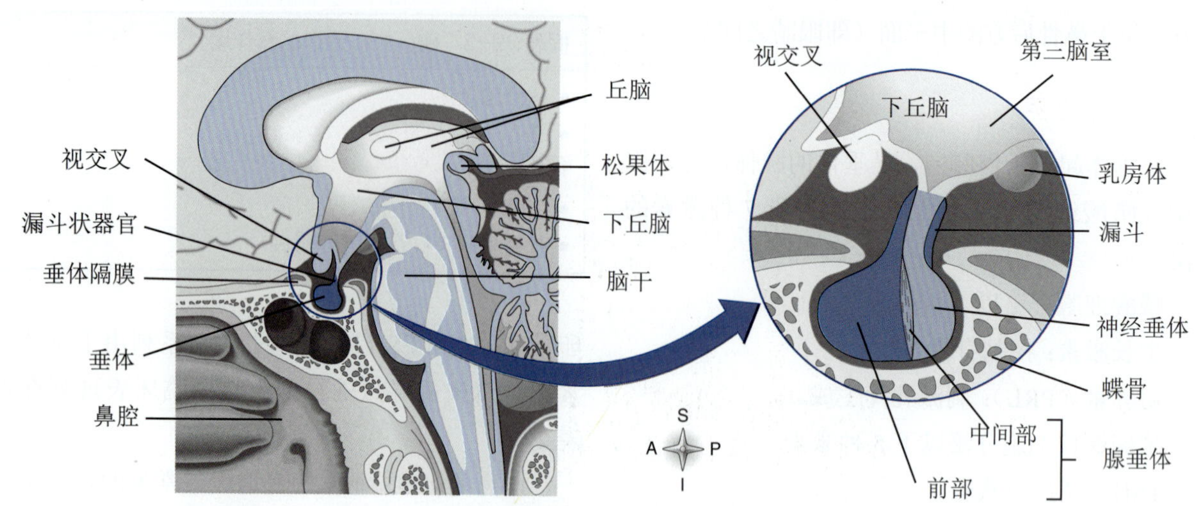

图 29-4　垂体位于颅骨蝶骨蝶鞍内。注意视神经交叉的位置位于垂体上方
（引自 Thibodeau GA,Patton KT：Anatomy and physiology, ed 7，St Louis, 2009，Mosby）

7. 病理

肿瘤是由紧密排列的细胞组成的，这些细胞与健康组织分离，没有包膜覆盖，且按照大小分类。微腺瘤小于 10 mm，而大腺瘤大于 10 mm。这种分类很重要，因为可以根据肿瘤大小预测预后。较大的腺瘤在外科手术中很难完全切除，较为常见出现复发。垂体瘤也可根据其生长模式（扩张或侵袭）进行分类，分为垂体内腺瘤、鞍内腺瘤、弥漫性腺瘤和浸润性腺瘤。垂体内肿瘤停留在垂体内，而鞍内病变生长在鞍内。弥漫性腺瘤通常充满整个蝶鞍，并可侵蚀蝶鞍壁。侵袭性腺瘤生长速度较快，容易侵蚀蝶鞍外，侵犯邻近组织，如脑垂体后叶、蝶骨、海绵窦等。这些肿瘤甚至可能进入大脑和第三脑室。浸润性腺瘤在有转移时可分为恶性腺瘤。恶性腺瘤可经脑脊液转移（脑脊液）或血管通路，但这非常罕见。

8. 分期

因为大多数肿瘤是良性的，所以不存在真正的分期。脑垂体肿瘤是如何根据蝶鞍扩张或侵蚀的程度分为 4 个级别的，该系统还根据鞍上延伸将肿瘤分为 4 类（框表 29-4）。

框表 29-4　Hardy 和 Vezina 的垂体肿瘤分级

Ⅰ级：蝶鞍大小正常但不对称
Ⅱ级：蝶鞍增大，但骨质完整
Ⅲ级：蝶鞍底局部侵蚀或破坏
Ⅳ级：弥漫性侵蚀颅底
A 型：肿瘤向交叉肌池凸起
B 型：肿瘤到达第三脑室底
C 型：体积更大的肿瘤，向第三脑室延伸至室间孔
O 型：伸入颞窝或额窝

Courtesy Jules Hardy, MD and Jean L. Vézina, MD.

9. 治疗技术

治疗的主要目的是使垂体激素功能正常化或减轻肿瘤的局部压迫或破坏作用。在某些情况下，必须改善这两个因素。这可以通过外科手术、放射治疗、内科治疗或结合这些方法来实现。次要目标就是防止复发。

手术。手术在垂体肿瘤的治疗中起着重要的作用。1970 年以前，颅骨切除术的相关手术死亡率为 2% ～ 25%。目前，低侵入性经蝶窦入路被广泛应用，死亡率降低到 0.9%。并发症有脑脊液漏（2%）、感染（脑膜炎）（2%）和视觉通路缺陷，合并发病率约 14%。图 29-5 是经蝶入路的示意图。综上所述，两种主要的手术入路是经额前入路（经额颅 - 切开术）和经蝶窦入路，它允许直接进入脑下垂体而不干扰中枢神经系统结构。

典型的激素异常显示手术后良好的反应。如果对功能性腺瘤的手术干预成功，激素水平的正常化反应几乎是立即的。94% 的肢端肥大症患者症

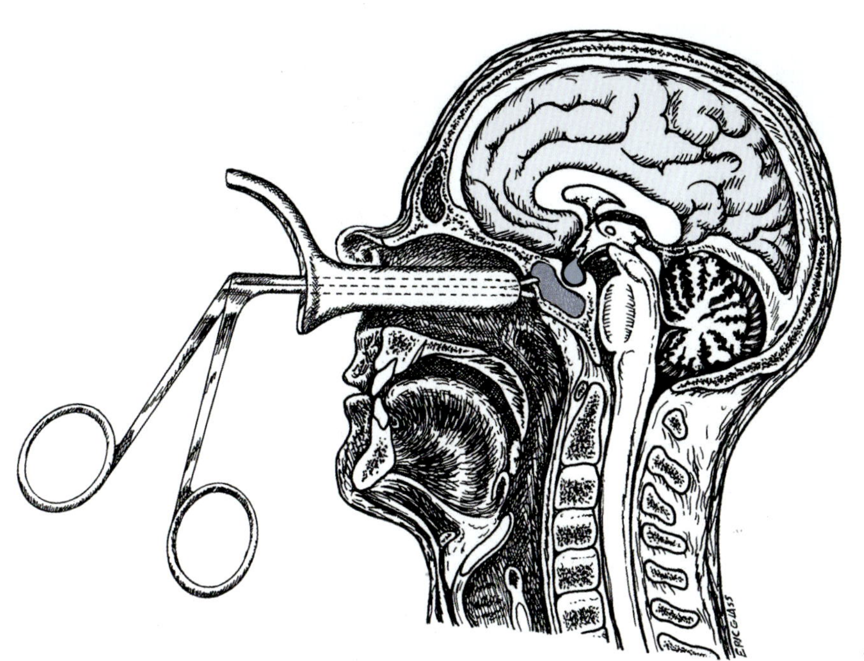

图 29-5　经蝶窦垂体切除术的解剖学路线

状缓解，但 10 年后复发率为 8% ～ 10%。结果对库欣综合征（ACTH 腺瘤）患者总体满意。虽然结果各不相同，但 80% ～ 86% 的患者出现缓解，10 年以上复发率为 8% ～ 10%。同样的，PRL 分泌腺瘤也有很好的疗效。

放射治疗。手术通常只是垂体腺瘤整体治疗的一部分。虽然术后放射治疗的作用是有争议的，但与单纯手术相比，它在降低复发率方面表现出了疗效。单独的放射治疗也被用来控制那些拒绝手术的患者和那些身体不适手术的患者的脑垂体肿瘤。

在下列情况下，手术后放疗可作为一种辅助治疗方式：

- 未完全切除的侵袭性肿瘤
- 肿块在鞍上生长且视野缺损
- 大肿瘤，切除的风险相对较高
- 术后激素水平持续升高

放射治疗技术。有时放射治疗对垂体肿瘤的控制或激素释放的抑制作用可能需要数年时间，这使得对疗效的评价变得困难。外照射射线和立体定向放射外科（SRS）技术可能有很大差异。在许多机构，传统的用简单的固定和有限光束角度的放射治疗技术（如 2 ～ 3 个固定野）已被先进的放射治疗技术所取代，如结合 CT 和磁共振结果制订精细治疗计划的系统，优化固定化技术，IMRT、微多叶准直仪和图像引导放射治疗（IGRT）。现代放射治疗技术，如三维适形治疗、立体定向放射治疗、立体定向放射外科手术和质子治疗，更集中了肿瘤组织的剂量，减少健康脑组织的剂量。

在最初的 CT 模拟过程中，患者的颈部弯曲，下颌朝胸部，以减少对眼睛的辐射暴露。咬合块或口腔内支架也用于固定下颌、口和头颈的位置。固定化装置为头部和颈部的三维适形放射治疗提供了一个精确的、可重复的定位。

使用更精确的热塑料口罩或定位（SRS）框架进行固定，可以将照射范围从 1.5 ～ 2.0 cm 降低到 0.5 ～ 1.0 cm。图 29-6 为 IMRT 剂量计划的一个例子，图 29-7 为两个不同的垂体腺瘤患者的 SRS 计划。

质子束疗法。由于质子束的物理特性（这是一个布拉格峰，在深度处剂量衰减迅速）剂量可以精确地传递到与光束能量直接相关的确定目标毫米范围内。对于视交叉和颞叶等重要结构附近的治疗来说，这是一个特别有优势的特征，在这些区域，过量的辐射剂量可能会产生灾难性的临床后果。

立体定向放射治疗。立体定向放射外科使用具有多个入口的高能光子束照射目标组织。这一过程

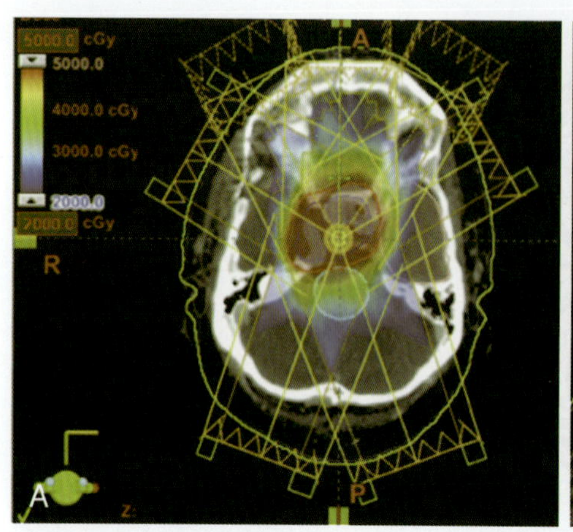

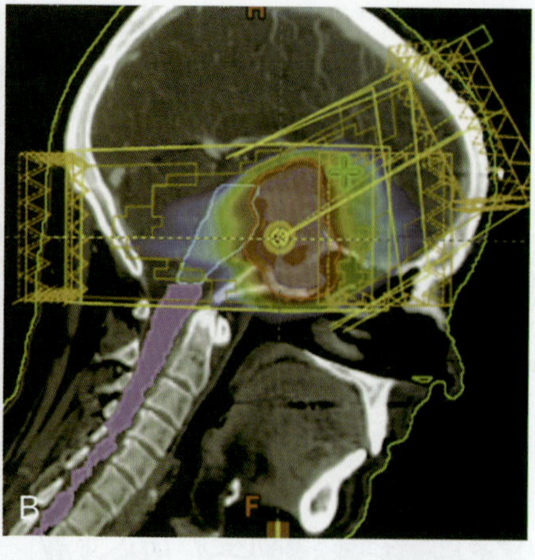

图 29-6 调强放疗 (IMRT) 等剂量计划治疗垂体残余非分泌腺瘤。轴向 (A) 矢状位 (B) 图像显示 7 野 IMRT 垂体腺瘤的放疗计划

（引自 Gibbs IC, Tuniz F, Laws ER, et al：Pituitary tumors. In Hoppe RT, Phillips TL, Roach M, editors：Leibel and Phillips textbook of radiation oncology, ed 3，Philadelphia, 2010，Saunders）

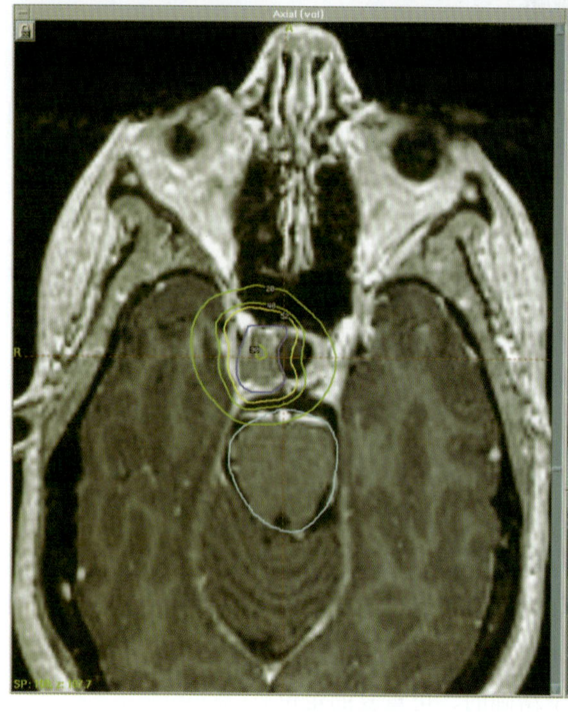
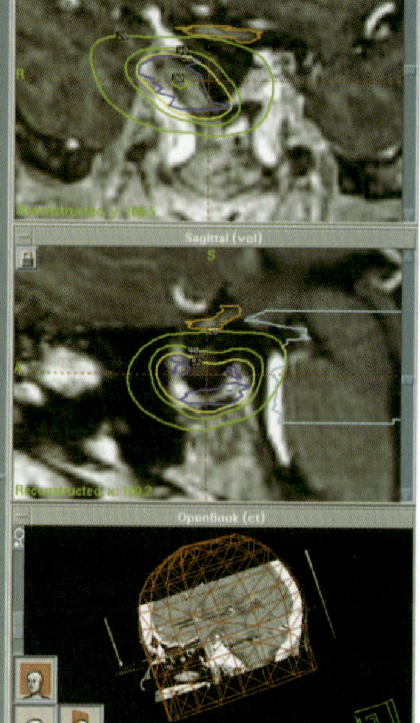

图 29-7 非分泌型脑垂体腺瘤立体定向放射治疗方案。50% 等剂量线给予 16Gy 剂量。视神经交叉的最大剂量为 6.4 Gy

（引自 Suh JH, Chao ST, Weil R：Pituitary tumors. In Gunderson LL,Tepper JE, editors：Clinical radiation oncology, ed 3，Philadelphia,2012，Elsevier）

通常是一个单一的，大剂量的治疗，患者需固定在立体定向的头部框架下。严格定位后，患者进行计划性 CT 扫描，确定肿瘤体积，确定多野照射。由于患者在整个过程中都处于固定状态，因此这个过程需要几个小时，并且需要在治疗单元上显示几张图像核准以确保准确性。

由于垂体肿瘤是良性的，如果治疗的目标体积存在不确定性，单次放疗即可产生显著的正常组织发病率，因此这种技术可能不是治疗这种疾病的最佳方法。分次立体定向放射外科可能是降低健康组织损伤风险的一种方法，因为它减少了每次照射的剂量。

10. 治疗结果

垂体腺瘤治疗效果良好。微腺瘤的手术一般是有疗效的。单纯放射治疗，10 年的无病生存率高达 95%，20 年的无病生存率超过 90%。如前所述，由于选择最佳治疗的标准不同，很难对不同治疗方法的结果进行直接比较。然而，单独或联合手术和放疗显然能产生良好的效果。

案例 2：垂体大腺瘤

一名 32 岁的妇女因头痛到急诊科就诊。体检时发现患者有肢端肥大症特征。她有两年的手和脚逐渐变大和四肢关节疼痛的历史。她否认有任何视觉症状。

作为检查的一部分，她的脑部磁共振扫描显示与脑垂体大腺瘤相一致，该瘤直径约 1.5 cm，并向蝶鞍上延伸至视交叉。轻微的视交叉抬高。蝶鞍底也被侵蚀，肿瘤部分延伸至蝶窦。实验室研究显示生长激素水平升高（150 ng/mL；正常范围，1 ～ 10 ng /mL）。建议患者经蝶窦垂体切除术。

手术后，患者 GH 水平显著下降，部分肢端肥大症逆转。然而，由于影像学表现（蝶鞍破坏和侵袭蝶窦），患者被认为有很高的复发风险。建议对垂体窝和蝶窦进行放射治疗，以提高局部控制率。

仰卧位固定，患者通过 7 野 IMRT 技术与 6 mV 光子治疗。采用 CT 和 MRI 扫描辅助治疗计划。7 野 IMRT 为 180 cGy/ 次，共照射 25 次，总剂量为 4 500 cGy。

患者耐受良好，但仍表示放射治疗结束时出现头痛。大约 6 个月后，患者的肢端肥大症症状继续消退。主要表现为手和脚的缩小。当时的磁共振扫描未见肿块复发的迹象。在之后的随访中，患者一般情况良好，GH 水平下降。治疗 2 年后随访患者的 GH 水平为 3.0 ng/mL。

三、肾上腺皮质肿瘤

肾上腺肿瘤很少见，恶性肿瘤仅占所有癌症的 0.04%。肾上腺来源的肿瘤是根据其产生部位来分类的。这包括来自皮质（腺的外部部分）和髓质（腺的内部部分）的肿瘤。肾上腺的皮质和髓质（图 29-8）具有明显的组织学特征和生理功能。一般来说，大脑皮质合成类固醇激素，这在代谢调节中是至关重要的，髓质在自主神经系统的调节下产生肾上腺素（肾上腺素）。

1．流行病学和病因

肾上腺皮质肿瘤是非常罕见的，美国每年仅有 300 例。男女发病率基本相同，但女性的肾上腺皮质肿瘤更易出现功能亢进。

肿瘤多发生在左侧肾上腺而不是右侧。发病年龄范围 1 ～ 80 岁不等，中位年龄在 50 岁。

肾上腺腺瘤是一种良性肿瘤，很少与严重的

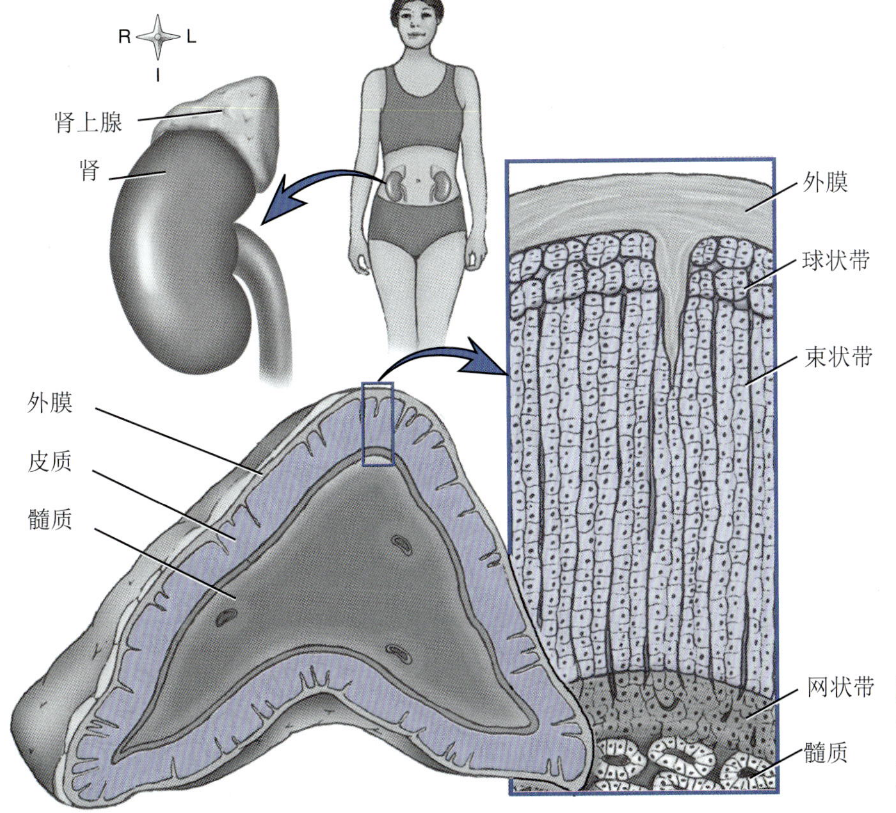

图 29-8　肾上腺的解剖学
（引自 Thibodeau GA，Patton KT：Anatomy and physiology，ed 7，St Louis，2009，Mosby）

疾病联系在一起。然而，在某些情况下，这些会导致正常产生的类固醇激素分泌过多，引起各种临床症状。许多肾上腺肿块是典型的肺癌转移性疾病。

2．预后的指标

诊断时疾病的分期与生存率密切相关。大多数患者在出现症状时病情已发展到晚期。

外科医生实现治愈性切除的能力是另一个预后因素，因为手术是唯一一种对生存率有显著影响的方式。所有患者在术后仍可切除时，应密切评估有无腹部和远处转移情况。年龄较小是疾病预后较好的因素。

3．解剖学

肾上腺是一对位于肾脏上极的器官。这些腺体有黄色皮质和深褐色髓质。它们的血液供应来自膈下动脉、主动脉和肾动脉的肾上腺分支。淋巴引流至主动脉旁淋巴结。正常肾上腺重约 20 g。

4．生理学

肾上腺皮质产生类固醇激素，有糖皮质激素、盐皮质激素和性激素，这些激素负责代谢调节。这些激素包括皮质醇、醛固酮、雌激素和雄激素。制造这些激素的肾上腺皮质细胞受个人新陈代谢的持续压力和需要进行调节。正常功能的肾上腺皮质能立即做出反应以满足代谢需求并维持体内平衡。

5．临床表现

由于肾上腺皮质肿瘤在腹部所处的位置，以及未经仔细的体检，许多患者已发展为晚期肿瘤的疼痛症状。另外，还有许多激素分泌过量会导致相关的症状，这些临床表现可能会引起医生注意。激素过量综合征与肾上腺皮质分泌过多激素有关。这些都列在表 29-3 中。

在 Cohn 和同事报道的 47 例肾上腺皮质癌患者中，腹部肿块无功能的患者占 77%，46% 的患者出现体重减轻，15% 的患者出现发热，15% 的患者出现远处转移。许多病人在诊断时有多种症状。在这些病例中，与功能性肿瘤相关的症状包括

表 29-3　肾上腺皮质激素过量的临床表现

激　素	综合征	临床表现
醛固酮	康涅狄格州综合征（醛甾酮增多症）	高钠血症、低钾血症、高血压、神经肌无力
皮质醇（ACTH）	库欣综合征	感觉异常，心电图及肾功能异常酸碱失衡，高血压，肥胖，骨质疏松，高血糖，精神病，过度瘀伤，肾结石
性激素（睾酮、雌激素和孕激素）	男性化（女性）	男性型脱发，多毛，声音低沉，乳房萎缩，性欲减少，月经过少
	女性化（男性）	男性乳房发育，乳房压痛，睾丸萎缩，性欲下降

引自 Donehower MG：Endocrine cancers. In Baird SB, McCorkle R, Grant M, editors：Cancer nursing：a comprehensive textbook, Philadelphia, 1991，Saunders

ACTH，促肾上腺皮质激素

26% 的患者出现库欣综合征，24% 的患者出现库欣综合征与女性男性化混合，15% 的患者出现女性男性化，9% 的患者出现女性化。

6．检测和诊断

患者可能患有功能性或无功能性的肿瘤。对于功能性肿瘤，表 29-3 所示的临床症候群往往是诊断的依据，实验室检查容易确诊。在无功能肿瘤中，疼痛通常作为首发症状，通常与局部晚期疾病有关。

肾上腺的初步影像学诊断通过 CT 扫描或 MRI。这些扫描通常提示肾上腺肿瘤的诊断，并显示局部和区域范围的疾病。图 29-9 显示怀疑为恶性肿瘤的腹部 CT 扫描。明确的组织诊断需要 CT 引导下的穿刺活检。

7．病理

肾上腺皮质肿瘤通常是体积大、单发的、圆形的黄橙色肾上腺皮质组织块。由于在诊断时它们通

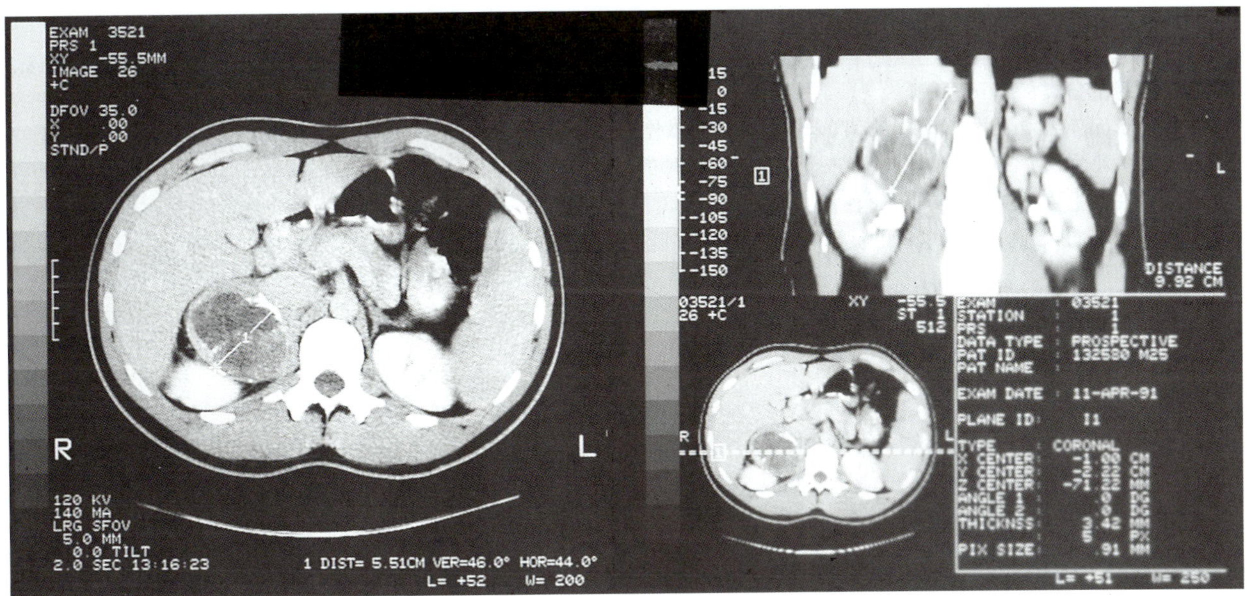

图 29-9　腹部计算机断层扫描怀疑肾上腺肿瘤可能

常很大，因此有相当大的出血、坏死和钙化。在由 Karakousis 和他的同事回顾的 38 个患者的系列研究中，肿瘤是根据这些细胞与健康的肾上腺皮质细胞的相似性进行分级的。分化良好（Ⅰ级）的肿瘤与腺瘤的区别在于包膜和血管的浸润和核分裂异常。Ⅰ级或Ⅱ级肿瘤患者的生存率明显高于Ⅲ级肿瘤患者。

8. 分期

由于病例数较少，尚不存在真正的分期系统。然而，在框表 29-5 中给出了一个肾上腺皮质癌的常规分期系统。这个系统是根据肿瘤的大小和肿瘤在局部或远处的侵犯范围来分的。

9. 传播的途径

肾上腺皮质癌可在局部生长并向周围浸润。然而，这些癌细胞也可能扩散到局部主动脉旁淋巴结，并转移至肺、肝或脑。通常在诊断时已出现局部浸润或远处转移。右侧肿瘤包括肾、肝和腔静脉（通常是肿瘤的直接侵犯）。左侧肾上腺皮质癌常累及肾、胰腺和膈肌。

10. 治疗技术

手术是治疗的首选，但不是都可以完全切除，因为它侵犯了邻近的重要结构，如脾、肾和胰腺的部分。虽然手术治愈率有限，但至少能减少疼痛。放射治疗的作用虽然有限，但它可以作为外科手术的辅助手段，以改善局部控制率并针对转移灶进行姑息性治疗。

由于这种恶性肿瘤罕见，细胞毒性化疗尚未得到广泛的研究。然而，一些证据表明，单独或联合使用具有抗肿瘤活性的药物包括阿霉素（阿霉素）、顺铂、依托泊苷（VP-16）、环磷酰胺（Cytoxan）和 5- 氟尿嘧啶（5-FU）对肾上腺皮质癌有作用。这些药物在治疗中所起作用尚未明确。

四、肾上腺髓质肿瘤

1. 流行病学和病因

在美国每年大约有 400 例髓质肿瘤。这些被称为嗜铬细胞瘤，只有 10% 的嗜铬细胞具有恶性的细胞学特征。这种肿瘤的最高发病率是在 50 岁左右，当然在任何年龄都可以发病，家族性症候群，可与男性症候群相联系。此外，在 Recklinghausen disease（Ⅰ型神经纤维瘤病）患者中也观察到这种类型的肿瘤。

2. 解剖学

肾上腺髓质肿瘤的解剖结构见肾上腺皮质肿

框表 29-5　肾上腺癌分期系统

T 肾上腺癌的分类

T1：肿瘤 5 cm（约 2 英寸）或更小，尚未侵犯肾上腺以外的组织

T2：肿瘤大小大于 5 cm（2 英寸），尚未侵犯肾上腺以外的组织

T3：肿瘤在肾上腺周围的脂肪中浸润

T4：肿瘤正在向邻近器官浸润，如肾脏、胰腺、脾脏和肝脏。肿瘤任意大小

N 分期

N0：癌细胞没有扩散到附近的淋巴结

N1：肿瘤已经扩散到附近的淋巴结

M 分期

M0：癌细胞没有扩散到远处器官或组织（如肝、骨、脑）

M1：癌症已经出现远处转移

AJCC 系统肾上腺癌的分期分组

Ⅰ期：

T1，N0，M0

肿瘤 5 cm（约 2 英寸）或更小，尚未侵犯肾上腺以外的组织癌细胞没有扩散到附近的淋巴结癌细胞还没有出现远处转移

Ⅱ期

T2，N0，M0：肿瘤大于 5 cm（2 英寸），但仍然没有侵犯周围的组织或器官。癌症还没有扩散到淋巴结（N0）或其他部位（M0）

Ⅲ期

T1 或 T2、N1、M0：肿瘤可以是任何大小，但还没有侵犯肾上腺外（T1 或 T2）。癌症已经扩散到邻近淋巴结（N1）而非远处淋巴结及器官（M0）

或

T3，N0，M0：肿瘤已经侵犯肾上腺外的脂肪（T3）。未扩散至邻近淋巴结（N0）或远处淋巴结及器官（M0）

Ⅳ期

T3 N1 M0：肿瘤已经侵犯肾上腺外的脂肪组织（T3），已扩散至邻近淋巴结（N1）；它还没有扩散到远处器官或组织（M0）

或

T4、N0 或 N1、M0：肿瘤已侵犯周围器官或组织，它可能（N1）也可能没有（N0）淋巴结扩散，癌细胞还没有出现远处转移（M0）

或

任何 TN M1：癌细胞已经远处转移（M1）。它可以是任何大小，可能出现或没出现周围淋巴结的转移

摘自美国癌症协会：肾上腺癌 . 可以在 http：//www.cancer.org/cancer/adrenalcorticalcancer/detailedguide/adrenal-cortical-cancer-staging. 2014 年 12 月 23 日通过

瘤部分。

3. 临床表现

一个公认的临床综合征与嗜铬细胞瘤有关。症状包括高血压、严重头痛、神经紧张、心悸、出汗过多、心绞痛、视力模糊、腹痛和胸痛。这些是由这些肿瘤引起的肾上腺素过量分泌所导致的。良性肿瘤和恶性肿瘤的症状差别不大，通常是散发性的。

4. 检测和诊断

根据临床表现怀疑此类肿瘤。CT 扫描或 MRI 用于评估疾病的严重程度。实验室检测，测量尿或血浆儿茶酚胺［vanillylmandelic acid（VMA）和肾上腺素前体］，可以帮助确认诊断。针穿刺活检可以确定组织诊断，但如果临床、影像学和实验室结

果均支持诊断，则可能不需要针穿刺活检。

5. 病理和分期

肾上腺髓质肿瘤是一种界限清楚的肿瘤，范围从深红色到凝胶状粉红色到灰褐色或灰色。肿瘤大小从 1 cm 到 30 cm 不等，有出血和坏死的区域。

6. 传播的途径

恶性嗜铬细胞瘤的转移模式与肾上腺皮质癌相似。这些肿瘤可在局部生长到周围组织，也可扩散到局部淋巴结，或转移至肺、肝或脑。

7. 治疗技术

手术是治疗此类肿瘤的首选。恶性肿瘤可能广泛浸润周围组织，这使得完全切除是不可能的。血压持续升高表明有残余肿瘤或转移性病灶。手术切除良性嗜铬细胞瘤可使患者恢复健康，恶性嗜铬细胞瘤患者行手术切除可延长生存期。但肾上腺恶性肿瘤外侵的患者预后较差。

8. 治疗结果

肾上腺皮质癌。此类疾病患者的治疗结果很差。所有分期的 5 年生存率为 25% ～ 40%。诊断早晚和根治性手术对其预后有重要影响。由于大多数患者（65% ～ 75%）为中晚期疾病，根治性切除的可能降低，生存率也随之下降。

肾上腺髓质嗜铬细胞瘤。因为这些肿瘤大多是良性的，手术往往可完整切除，治疗效果很好。大多数患者的寿命正常。

病例 3：肾上腺皮质癌

一名 50 岁男子起初无临床症状，约 3 个月前出现右侧腰痛，随即求医。他的病史无明显特点。体格检查未见肿瘤功能异常（如库欣样改变、醛固酮增多症或男性化）。他的血压正常，没有脸红，没有出汗，也没有心悸。

作为他最初检查的一部分，进行了 CT 扫描，显示右侧肾上腺一个 6 cm 的肿块，右肾外源性压迫明显。无腺瘤及肝转移。术前的胸部 X 线检查无异常。

在手术时，肿块和肾脏之间分界清楚。然而，下腔静脉出现粘连，需要切除部分腔静脉以移除肿块。另右侧肾静脉上方可见淋巴结，经手术切除。

病人的手术恢复得很好。病理组织学上，本例为低度恶性肾上腺皮质癌。由于担心肿瘤腔静脉有残留，建议病人到放射肿瘤科咨询。放射肿瘤学家认为，由于可能存在肿块残留，患者确实有局部复发的危险。术后外照射可提高局部控制率。

患者仰卧位治疗，15 MVX 线，采用体积调节电弧治疗（VMAT）技术和每日 IGRT 核准位置，给到总剂量 6 000 cGy。定位时进行 CT 增强扫描，勾画出主要靶器官和危及器官。脊髓剂量不超过 4 600 cGy；右肾 2/3 接受的剂量小于 3 000 cGy，左肾接受的剂量小于 1 500 cGy（表 29-4）。

表 29-4 危及器官受量

食管（狭窄，穿孔）	5 500	5 800	6 000
甲状腺			
喉（水肿）	4 500	4 500	—
食管（狭窄，穿孔）			
垂体			
视交叉	5 000	—	—
腮腺	3 200 *	3 200 *	—
晶状体	1 000	—	—
视神经	5 000	—	—
肾上腺	3 000	3 500	5 000
肾脏	2 300	3 000	5 000
脊髓	4 700（20cm）	5 000（10cm）	5 000（5cm）

引 自 Emami B, Lyman J, Brown A, et al：Tolerance of normal tissue to therapeutic irradiation, Int J Radiat Oncol Biol Phys 21：109-122，1991；and Marks LB, Yorke ED, Jackson A, et al：Use of normal tissue complication probability models in the clinic, Int J Radiat Oncol Biol Phys 76（3）：S10-S19，2010

* 对临床正常组织效应（QUANTEC）数据进行定性分析，常规分割后保留单个腮腺的平均剂量不超过 2 000 cGy，保留双侧腮腺的三维 CRT 体积时平均剂量不超过 2 500 cGy。

† 对临床正常组织效应（QUANTEC）数据进行定性分析，三维 CRT 体积中包含双侧全肾时，常规分割后的平均剂量不应超过 1 500 ～ 1 800 cGy

患者耐受良好，仅有轻度疲劳和间歇性恶心呕吐。放疗后到肿瘤内科专家那讨论辅助化疗的方案。患者接受了4个周期的顺铂和阿霉素辅助化疗，为期4个月。患者对这种治疗的耐受性很好，仅出现体重轻度减轻。

自体外放射治疗完成后18个月。期间患者一直进行了X线随访，胸部、腹部和骨盆的CT扫描和PET扫描。没有出现复发的迹象。

9. 放射治疗医师的作用

在放射治疗过程中，对患者和家属进行教育，目的是帮助患者了解放疗的重要性、目的和潜在的副作用。治疗过程中出现的症状往往难以忍受，并影响患者完成治疗。然而，在家庭和卫生保健专业人员的支持和控制副作用的信息下，患者可以成功地完成一个疗程的治疗。患者与支持人员（护理、饮食和社会服务）之间的公开交流对于缓解和控制治疗过程中和治疗之后可能出现的症状至关重要。

以下是一些患者在接受内分泌系统腺体照射时可能遇到的副作用。

（1）乏力是大多数接受放射治疗患者的常见副作用。日常治疗以及疾病和照射的生物效应会导致乏力。营养不良、抑郁、家庭和经济状况都是造成这一现象的原因。在休息或用餐时间安排约会有助于消除疲劳。医师应与患者讨论日常活动水平、评估潜在问题，并鼓励家庭成员协助日常活动（如准备饭菜），留出休息时间。与社会服务署预约可以减少财政上的忧虑，并协助提供情感上的支援。医师应该鼓励患者和家人互相讨论他们的担忧和恐惧。

（2）放射的皮肤反应可能使患者产生疼痛和刺激。治疗师应建议患者避免在辐射区域使用粗糙的药膏、肥皂和洗液。也应避免热水和阳光照射到处理区域。在反应开始后，医师之间应该进行沟通，根据脱皮程度（干燥或潮湿）的不同，可能需要暂停治疗。对于可能需要做气管造口手术的患者，应该用塑料插管代替金属插管，以使其在治疗过程中保持原位。这有助于防止气管造口处皮肤反应的增强。应该穿宽松的衣服，特别是棉质的衣服以防止摩擦和进一步刺激。

（3）由于毛囊有丝分裂活性高，放射可发生脱发。高剂量辐射可引起脱发或头发再生延迟。医师应尽量对患者和家属进行脱发的可能性和程度的评估，并给出脱发的大致发生时间。医师应告知患者使用温和的洗发水，避免过度的洗头，避免使皮肤干燥和刺激。此外，医师应该告知患者和家人，新头发可能有不同的质量、质地和颜色。如果脱发变得非常严重，可以使用假发或头巾。

（4）吞咽困难通常出现在甲状腺癌患者开始治疗前。在治疗的早期，患者可能会描述“喉咙哽咽”的感觉。医师应该鼓励患者多吃高蛋白高热量的食物。蛋奶酒、冰沙确保支持和奶昔都能提供高蛋白和高热量的摄入，这些让患者吞咽感觉舒服，易于吞咽。

（5）应建议患者避免使用商业漱口水、食用辛辣食物和饮料、吸烟和酒精饮料。如有可能，应在治疗开始后1周内进行饮食咨询。

这种疾病导致的视觉变化也会导致患者抑郁。像阅读或看电视这样简单的乐趣已不能再享受了。不幸的是，几乎不可能改变这些由视神经损伤而产生的影响；即使是治疗也不能逆转已经对神经造成的伤害。然而，磁带是可用的，并可能提供一些患者找寻乐趣。医师还可以鼓励家人抽出时间给患者看日报或小说。鼓励家庭参与，这样患者才不会感到被冷落。

内分泌肿瘤可引起一系列先前被讨论过的激素紊乱，从而导致情绪、外貌和能力的改变。改变身体形象会降低患者的自尊心。脱发、激素症候群或肢端肥大症患者可能对别人对他们的看法有误解。医师应该警惕这些变化，允许患者表达他们的感受，促进来自家庭成员的支持，并向家庭提供支持。疾病不仅影响患者，也影响家庭，因为攻击和愤怒往往是针对家庭成员。

医师应该提供外部咨询［例如，通过美国癌症协会（American Cancer Society）提供“我能应对”]，旨在帮助家庭和患者度过困难时期。看到其他患者在类似的情况下，让患者知道他们并不孤单，他们的感觉是正常的，他们可以得到帮助。

放射治疗开始前，应与患者及其家属讨论治疗过程。医师应该告诉他们，保持静止对于提供正确的治疗至关重要。此外，医师应该向他们保证，尽管独自一人在治疗房间里，但患者正在被仔细监控。医师应该带他们进入房间，解释定位程序，给他们看监视器和对讲机，清楚地解释机器会停止，如果需要帮助，会有人进来。医师必须给他们一种控制感。他们理解得越多，焦虑感就越少，这使得整个治疗过程更容易忍受。

在教育患者及其家属之前，医师应该先自学。医师应该阅读咨询记录，了解基本知识，并准备好回答患者可能希望讨论的任何具体问题。患者必须对医师感到舒适和自信，在整个治疗过程中允许开放的沟通和信任。缺乏信任会抑制交流，给患者和家人带来不必要的压力。

五、总结

医师必须以专业人士的形象出现。毕竟，患者把自己托付给了医师，对眼前的情况知之甚少，也很担心。

- 内分泌肿瘤具有广泛的流行病学特征。甲状腺癌是最常见的，约占所有新发内分泌病例的 94%。
- 甲状腺癌有几个公认的病因，包括：
  - 对甲状腺的外照射，尤其在青春期前。过去，良性肿瘤的放射治疗包括痤疮、扁桃体炎、血管瘤和胸腺肿大。
  - 甲状腺癌在长崎和广岛的居民中更为普遍，他们在 1945 年原子弹爆炸后也仍居住。
  - 1950 年代在马绍尔群岛进行的核试验产生的放射性尘埃导致的研究表明，暴露于放射性尘埃的人群甲状腺变化（包括癌症）的发生率较高。
  - 1986 年切尔诺贝利事故引起了关于甲状腺癌增加的相关研究，这可能是由于辐射照射与肿瘤发生之间的间隔极短。
- 恶性甲状腺肿瘤分为四类：①乳头状；②滤泡；③髓质；④间变型。
- 内分泌肿瘤的检测和诊断很大程度上依赖于实验室检测结果、体格检查、诊断影像学研究和活检结果。放射性核素甲状腺显像常用来评估甲状腺结节的功能和解剖位置，通过定位腺体内的热点或冷点。
- 垂体腺瘤可分为功能性和非功能性，与它们产生的激素有关。激素的产生往往是诊断和治疗的反应标志。垂体腺瘤的功能可分泌以下激素：催乳素、生长激素、促甲状腺激素和肾上腺皮质激素。
- 治疗的基本原理，关于治疗的选择，组织学亚型和疾病的阶段，不同的垂体肿瘤，脑下垂体肿瘤和肾上腺肿瘤。甲状腺肿瘤一般采用手术和放射性 ^{131}I 治疗。垂体腺瘤的治疗是有争议的，可包括手术和外照射治疗，其中外照射包括强度调节放射治疗、质子治疗和放射刀的治疗。手术是肾上腺肿瘤的首选治疗方法。
- 放射治疗内分泌系统中的肿瘤各不相同。
- 疲劳是大多数接受放射治疗病人的常见副作用。
- 皮肤反应对患者可能是疼痛和刺激的。医师应建议患者避免在照射区域使用粗糙的药膏、肥皂和洗液。也应避免热水和阳光照射到处理区域。
- 脱发（脱发）可以发生在照射部位，这是毛囊放射敏感性的结果。
- 由于疾病的过程吞咽困难（吞咽困难）通常出现在甲状腺癌患者开始治疗前。
- 接受外照射治疗时危及器官包括甲状腺癌旁的喉和食管；垂体腺瘤的视交叉、腮腺、晶状体和视神经；肾上腺肿瘤的肾、肝和脊髓。对这些关键结构的剂量取决于照射方案的类型和所给的总剂量（表 29-4）。

? 复习题

你可以登录我们的网站 *http*：*//evolve.elsevier.com/Washington+ Leaver/principles* 来找到这些问题的答案。

1. 哪些癌症是最常见的内分泌恶性肿瘤

a. 甲状腺

b. 垂体

c. 肾上腺皮质

d. 肾上腺髓质

2. 有充分证据证明 ________ 肿瘤的病因之一是辐射暴露

a. 甲状腺

b. 垂体

c. 肾上腺皮质

d. 肾上腺髓质

3. 甲状腺肿瘤一般采用以下方法治疗

a. 手术

b. 手术和 ^{131}I 治疗

c. 单纯 ^{131}I 治疗

d. ^{131}I 治疗和化疗

4. 甲状腺肿瘤治疗控制欠佳

a. 乳头状

b. 滤泡

c. 髓

d. 未分化

5. 垂体靠近中枢神经系统的关键结构为

a. 蝶鞍

b. 视交叉

c. 大脑的枕叶

d. 腮腺

6. 垂体腺瘤的特征是分泌下列哪一种激素

a. T_3

b. T_4

c. TSH

d. 肾上腺素

7. 质子放疗有时用于治疗______肿瘤

a. 甲状腺

b. 垂体

c. 肾上腺皮质

d. 肾上腺髓质

8. ——是肾上腺皮质肿瘤晚期的常见症状之一

a. 头痛

b. 体重减轻

c. 乏力

d. 疼痛

9. 外照射肾上腺时危及器官包括

a. 食管

b. 肺

c. 脊髓

d. 腮腺

10. 放射治疗医师治疗内分泌恶性肿瘤时，患者有以下哪种表现时应该保持警惕

a. 乏力

b. 激素紊乱

c. 记忆减退

d. A 和 B 都有

? 思考题

描述垂体腺瘤患者可能出现的症状，这些症状可能促使他们寻求治疗。

1. 讨论一位怀疑患有肾上腺恶性肿瘤的患者的检查。

2. 讨论 ^{131}I 在甲状腺癌治疗中的作用。为什么这种药对这种病有用？

3. 讨论与甲状腺、垂体和肾上腺恶性肿瘤相关的临床疾病。

4. 讨论在治疗甲状腺、垂体和肾上腺肿瘤时正常组织的耐受性和有危险的器官。

5. 讨论你作为一名放射治疗师，如何帮助患者和他们的家人应对内分泌恶性肿瘤所带来的身体和情绪上的变化。

6. 列出一些你所在地区的患者及其家人可用的资源。

（译者：毛睿　路鹏霏　审校：张秋宁）

参考文献

1. Brennan M.F.: Cancer of the endocrine system. In DeVita V.T. Jr., Hellman S., Rosenberg S.A., editors : *Cancer principles and practice of oncology*, ed 7, Philadelphia,

2004，Lippincott Williams & Wilkins.

2. Cohn K., Gottesman L., Brennan M.: *Adrenocortical carcinoma. Presented at the seventh annual meeting of the American Association of Endocrine Surgeons*, Rochester, April 14-15，1986，Minn.
3. Donehower M.G.: Endocrine cancers. In Baird S.B., McCorkle R., Grant M., editors：*Cancer nursing：a comprehensive textbook*, Philadelphia, 1991，WB Saunders.
4. Emami B., Lyman J., Brown A., et al：Tolerance of normal tissue to therapeutic irradiation, *Int J Radiat Oncol Biol Phys* 21：109–122，1991.
5. Ezzat S., Asa S.L., Could well W.T., et al：The prevalence of pituitary adenomas. A systematic review, *Cancer* 101：613–619，2004.
6. Furmanchuk A.W., Averkin J.I., Egloff B., et al：Pathomorphological findings in thyroid cancers of children from the Republic of Belarus：a study of 86 cases occurring between 1986 (post-Chernobyl') and 1991，*Histopathology* 21：401–408，1992.
7. Gibbs I.C., Tuniz F., Laws E.R., et al：Pituitary tumors. In Hoppe R.T., Phillips T. L., Roach M., editors：*Leibel and Phillips textbook of radiation oncology*, ed 3，Philadelphia, 2010，Saunders.
8. Hajjar R.A., Hickey R.C., Samaan N.A.: Adrenal cortical carcinoma：a study of 32 patients, *Cancer* 35：549，1975.
9. Hay I., Petersen I.A.: Thyroid cancer. In Gunderson S., Tepper J., editors：*Clinical radiation oncology*, Philadelphia, 2012，Churchill Livingston.
10. Karakousis C.P., Rao U., Moore R.: Adenocarcinomas：histiologic grading and survival, *J Surg Oncol* 29：105–111，1985.
11. Kroop S.A., et al：*Evaluation of thyroid masses by MR imaging*, Presented at the Radiological Society of North America 71st scientific assembly annual meeting, Chicago, November 17-22，1985，RSNA.
12. Marks L.B.，Yorke E.D.，Jackson A.，et al：Use of normal tissue complication probability models in the clinic, *Int J Radiat Oncol Biol Phys*76(3)：S10–S19，2010.
13. Mettler F.A., Williamson M.R., Royal H.D., et al：Thyroid nodules in the population living around Chernobyl, *JAMA* 268：616–619，1992.
14. Mountz J.M., Glazer G.M., Sissom J.C.: *Evaluation of thyroid disease using MR imaging and scintigraphy*, Presented at the Radiological Society of North American 71st scientific assembly annual meeting, Chicago, November, 1985，RSNA.
15. Newsome H.H. Jr., Kay S., Lawrence W. Jr.: The adrenal gland. In Nealon T.F., editor：*Management of the patient with cancer*, ed 3，Philadelphia, 1986，WB Saunders.
16. Sambade M.C., Gonalves V.S., Dias M., et al：High relative frequency of thyroid papillary carcinoma in northern Portugal, *Cancer* 51：1754–1759，1983.
17. Scheingart D.E., Motazedi A., Noonan R.A., et al：Treatment of adrenal carcinoma, *Arch Surg* 117：1142–1146，1982.
18. Thibodeau G., Patton K.: *Anatomy and physiology*, ed 7，New York, 2009，Mosby.
19. Trautmann J.C., Law E.R. Jr.: Visual status after transsphenoidal surgery at the Mayo Clinic, 1971-1982，*Am J Ophthalmol* 96：200–208，1983.
20. Suh J.H., Chao S.T., Weil R.J.: Pituitary tumors. In Gunderson L.L., Tepper J.E., editors：*Clinical radiation oncology*, ed 3，Philadelphia, 2012，Elsevier Churchill Livingston.
21. Wang Chi-an：*Thyroid cancer*. In Wang C.C., editor：Littleton, MA, 1988，Clinical radiation oncology：indications, techniques and results. (PBG Publishing)
22. Wittes R.E.: *Manual of oncologic therapeutics* 1989/1990，Philadelphia, 1989，JB Lippincott.

第 30 章

呼吸系统肿瘤

目的

- 描述年龄、性别、生活方式和职业暴露在肺癌发生、发展中的作用及其与预后的关系
- 列举在美国肺癌最常见的3种病因
- 美国东部肿瘤协作组体力状况评分和karnosfky评分的定义及其与肺癌的相关性
- 阐述肺癌的发现和诊断过程
- 列举隆突的两个解剖和影像学特征，阐述其在肺癌治疗中的重要作用
- 肺门的重要性和在肺癌扩散中的作用
- 阐述肺癌的直接侵犯、血行转移和淋巴道扩散途径
- 列举肺癌五个以上常见转移部位
- 肺癌常见的体征和症状
- 手术、化疗和放射治疗在肺癌治疗中的作用

本章主要内容是支气管癌，其中也涉及一部分间皮瘤的内容。严格意义上来说，支气管癌是一种起源于支气管的肺原发肿瘤。通常，这一术语被用作肺癌的统称，包括发生在肺泡和胸膜表面的肿瘤。肺癌是美国最常见的侵袭性恶性肿瘤，最常见的原因是吸烟。肺癌分为两种大类，小细胞癌和非小细胞癌，其中小细胞癌早期容易发生转移。

肺癌通过局部扩侵犯到肺的其他部位、肋骨、心脏和其他周围组织器官；可通过胸腔内和胸膜表面的淋巴管经胸导管和主动脉进入循环系统。

放射治疗通常与化疗或手术联合用于肺癌的治疗。

PET-CT 常常用于确定非小细胞癌的扩散范围。图像引导的三维或调强放射治疗被认为是标准放射治疗模式。随着技术的发展，有或没有呼吸门控的立体定向放射治疗正成为一种治疗的选择。心、肺和脊髓是重要的生命支持器官。上腔静脉综合征可能需要急诊放疗。

一、呼吸系统肿瘤

1. 自然病程

尽管诸多因素都影响预后，但主要的包括以下几个方面：①分期，或肿瘤范围（框表 30-1）；②体力状况，如 KPS 评分；③体重下降，特别 3 个月内超过体重的 5%。这些因素，包括 KPS 评分＜ 70 和 4-6 个月内体重较基线值下降超过 5%，通常作为晚期患者参加临床试验的排除标准。

对于胸腔内肿瘤分期较晚、胸外转移、Karnofsky 评分低于 70 分或体重减轻大于 5% 的患者，存活时间很少超过 2 年。

美国东部肿瘤协作组体力状况评分（表 30-1）是由美国东部肿瘤协作组（ECOG）制定，用来评价肿瘤患者进行日常活动的能力。活动的等级从 0（0 表示完全正常的个体）到不同的数值反应患者的自我照顾能力。ECOG 评分 3 ～ 4 的患者生存时间比 0 ～ 1 分患者缩短。

框表 30-1 美国癌症联合委员会分期系统 — 肺癌

原发肿瘤（T）

TX 原发肿瘤不能评价

T0 没有原发肿瘤的证据

Tis 原位癌

T1 肿瘤最大径≤ 3 cm，周围为肺或脏层胸膜所包绕，气管镜检查肿瘤没有累及叶支气管以上（即没有累及主支气管）

T1a 肿瘤最大径≤ 2 cm

T1b 肿瘤最大径≤ 2 cm

T2 肿瘤最大径＞ 3 cm，且≤ 7 cm，或范围符合以下任何一点：累及主支气管，但距隆突≥ 2 cm；累及脏层胸膜；扩散到肺门造成肺不张或阻塞性肺炎（不累及全肺）

T2a 肿瘤最大径为 3-5 cm（或其他因素造成 T2 但肿瘤最大≤ 5 cm）

T2b 最大径＞ 5 cm，但≤ 7 cm

T3 肿瘤最大径＞ 7 cm，或直接侵及下列任何部位：胸壁（含上沟瘤）、膈肌、纵隔胸膜、壁层心包，肿瘤侵犯主支气管，距隆突小于 2 cm（未累及隆突），全肺的肺不张或阻塞性炎症，同一叶内有肿瘤转移灶

T4 无论肿瘤大小，但侵及下列部位：纵隔、心脏、大血管、气管、食管、椎体、隆突，原发灶同侧肺不同肺叶内有肿瘤转移灶

区域淋巴结（N）

Nx：区域淋巴结不能评估

N0：无区域淋巴结转移

N1：转移至同侧支气管旁和（或）同侧肺门淋巴结和肺内淋巴结包括原发肿瘤直接侵犯

N2：转移至同侧纵隔和（或）隆突下淋巴结

N3：转移至对侧纵隔、对侧肺门淋巴结，同侧或对侧斜角肌或锁骨上淋巴结

远处转移（M）

M0：没有远处转移

M1a：对侧肺出现转移，胸膜转移、恶性胸腔（或心包）积液

M1b：远处转移（胸外器官）

分期

隐匿性肿瘤	TX	N0	M0
Stage 0	Tis	N0	M0
Stage IA	T1a	N0	M0
	T2a	N0	M0
Stage IB	T2b	N0	M0
	T1a	N0	M0
	T1b	N0	M0
	T2a	N0	M0
Ⅱ A	T2b	N0	M0
	T1a	N1	M0
	T1b	N1	M0
	T2a	N1	M0
Ⅱ B	T2b	N1	M0
	T3	N0	M0
Ⅲ A	T1a	N2	M0
	T1b	N2	M0
	T2a	N2	M0
	T3	N2	M0
	T4	N0	M0
Ⅲ B	T1a	N3	M0
	T1b	N3	M0
	T2a	N3	M0
	T2b	N3	M0
	T3	N3	M0
	T4	N2	M0
	T4	N3	M0
Ⅳ	任何 T	任何 N	M1a
	任何 T	任何 N	M1b

引自美国癌症联合委员会（AJCC）：AJCC 癌症分期手册，ed 8，New York, 2011，Springer

恶性间皮瘤是一种与石棉接触有关的恶性肿瘤。从 1995—2005 年，恶性胸膜间皮瘤的发病率在上升，推测这可能与致癌物暴露至肿瘤发生之间很长的潜伏期有关，这可能需要长达 20 ～ 40 年。然而，2005 年以后，恶性胸膜间皮瘤的发病率趋于稳定，在 2010 年有下降的趋势。在进行石棉的施工和拆除，往往会发生石棉的职业暴露。船的制造和修理也是职业暴露的原因。因为石棉接触以前主要发生在男性占主导地位的行业，间皮瘤在男性中占绝大多数。男性的死亡率是女性的 4.5 倍。

在采矿、石棉材料生产和绝缘、铁路、造船厂、管道绝缘和气罩生产等行业中，间皮瘤的发生主要与石棉纤维的吸入有关。许多类型的石棉颗粒都具有潜在的致癌风险，但是细长的石棉颗粒更容易产

生化学反应，也更具有致癌性。

表 30-1 美国东部肿瘤协作组体力状况评分

ECOG 分级
0 级. 活动能力完全正常，与起病前活动能力无任何差异
1 级. 能自由走动及从事轻体力活动，包括一般家务或办公室工作，但不能从事较重的体力活动
2 级. 能自由走动及生活自理，但已丧失工作能力，日间不少于一半时间可以起床活动
3 级. 生活仅能部分自理，日间一半以上时间卧床或坐轮椅
4 级. 卧床不起，生活不能自理
5 级. 死亡

引自 Oken MM, Creech RH, Tormey DC, et al：Toxicity and response criteria of the Eastern Cooperative Oncology Group, Am J Clin Oncol 5：649-655，1982

ECOG, Eastern Cooperative Oncology Group

肺转移癌是很常见的。因此，原发癌的起源很重要，因为它对后续的评估、管理和预后具有重要作用。

2. 流行病学

支气管树、肺和胸膜表面发生的癌是美国最常见的侵袭性恶性肿瘤。2014 年，美国预计的新发的肺癌人数为 224 210，预计死亡人数为 159 260。占美国新发癌症的 15%，癌症死亡的 29%。

在过去的 70 年里，吸烟人数在下降。但是，在 2005 － 2011 年，轻度吸烟者（< 10 支 / 日香烟）从 16% 增加到 22%，表明此类型的吸烟人数显著上升了。此外，吸烟者的男女比例在 1950 为 6：1。但到 2014 年，女性吸烟率明显增加，男女吸烟比例已经接近 1 ：1，尽管吸烟率在人种和种族上会有不同。肺癌已超过乳腺癌，成为女性癌症死亡的主要原因。我们发现教育程度之间具有差异。低于高中学历的成年人吸烟人数是获得大学学位人数的 3 倍。高中生吸烟者人数分别从 1997 年的 36% 和 2003 年的 22%，减少 2011 年的 18%。雪茄烟和无烟烟草是继香烟之后，在高中学生最常使用的烟草制品。

3. 病因

肺癌最常见的原因是大量烟草暴露，通常定义为每天吸烟量超过一包。尽管烟草制品制造商一致否认烟草与肺癌的绝对关系，但流行病学数据明显强烈支持烟草与肺癌的明确因果关系。

此外，烟草与较高的肺癌发生率之间，具有明显的剂量 - 效应相关性，包括：①吸烟时间的增加；②使用无过滤香烟的增加；③香烟消费数量的增加。嚼烟、雪茄和烟斗（包括水烟）的使用通常与上呼吸消化道恶性肿瘤的高发病率有关，而非肺部恶性肿瘤。美国癌症协会报告显示，87% 的肺癌死亡和 30% 的癌症死亡与吸烟相关。二手烟也会导致肺癌和心脏疾病的发生，与部分乳腺癌也相关。

尤其令人担忧的是年轻的吸烟者，他们在高中或更早时就对尼古丁上瘾，并在成年后继续吸烟。美国癌症协会报告显示，由于香烟价格上涨，限制在公共场所吸烟和反吸烟广告，高中生吸烟率从 2003 － 2011 年呈下降趋势，但每天吸烟超过 1 包香烟的人通常在 18 岁以前就已经养成吸烟的习惯。2003 － 2006 年，吸烟人数已经开始降低。

肺癌跟职业暴露也有关系，包括煤焦油、镍、铬和砷的烟雾以及各种放射性物质的暴露。尤其危险的是可以产生 α 射线的物质，如铀和氡。美国环境保护署预测美国肺癌的第二大病因是氡，并推荐了不同氡暴露水平的指导规范。在土壤里可能含有不同程度的氡。此外，根据房屋建筑的类型、通风、绝缘和大小的不同，氡可能在一些屋内大量存在。环境污染和遗传因素在因果效应中可能具有协同作用，这增加了上述危险因素的作用，并超过了各种暴露的风险。然而，这些相关性在某种程度上很难证实。

4. 解剖和生理

呼吸系统的器官。呼吸系统由鼻、咽、喉、气管和两侧肺组成。外界空气进入鼻腔，然后通过咽、喉、气管，最后进入肺。因为上呼吸系统的癌症（鼻、咽和喉）将会在第 31 章中讨论，所以本章节只介绍气管和肺的解剖学。

下呼吸道系统由气管和肺组成。气管是胸腔的主要气道，其由软骨、平滑肌和结缔组织组成。上皮细胞排列在气管上。气管始于喉下缘，止于第 5 胸椎（T_5）水平，并在 T_5 水平处分叉。分叉处被称为隆突，从隆突开始气管分成两个分支。在解剖和影像学上，隆突对应于第 4 和第 5 椎体的水平（T_4 和 T_5）。在分叉处，气管分为左、右主支气管。这些支气管分支过程，类似于树的结构（支气管树）。

主支气管也称右主支气管和左主支气管。主支气管逐渐分支成越来越细，最终达到气体交换的显微水平。首先，主支气管分支为次级支气管。肺叶支气管继续分支成较小的三级支气管，也被称为段支气管，这些三级支气管进一步分支为细支气管。细支气管是进一步分支成肺泡管。肺泡主要依靠毛细血管滋养。气体在肺泡 - 毛细血管膜上扩散，在这显微结构上实现氧和二氧化碳的交换。

肺门是指血管、淋巴管和神经进出肺的结构区域。纵隔是指肺两侧之间，包括心脏、胸腺、大血管和其他有助于将肺固定于中线的解剖结构。

肺门和隆突是肿瘤细胞进入循环系统的重的解剖结构。

通气。通气是氧气和二氧化碳交换到外界环境（即呼吸）的过程。呼吸系统的生理过程从空气吸入人体开始。空气沿着气管向下，进入肺内支气管，支气管分成许多分支。随着分支的增加，软骨减少，结构中平滑肌的数量增加。

一个呼吸单元由细支气管、肺泡管和肺泡组成。气体交换发生在这些呼吸单元中，氧气进入肺毛细血管血液的过程称为外呼吸。氧合的血液从这些毛细血管和肺的主要血管进入心脏，进而输注到全身。动脉携带含氧血液，然后在全身细胞中进行交换，成为乏氧血液。在毛细血管与细胞间液进行的进一步气体交换过程称为内呼吸，即氧和二氧化碳在细胞层面上由于压力改变而发生交换的过程。通过这个过程，从细胞中释放出二氧化碳，通过静脉系统返回到肺的毛细血管，最后按以下顺序通过呼吸单位呼出：①肺泡；②肺泡管；③细支气管到外部环境。

血供和淋巴管。淋巴系统在肺癌中具有重要作用，因为它是区域扩散的主要途径之一。淋巴结和淋巴管道遍布呼吸系统。淋巴液的流动受肺压、膈肌、胸壁运动以及其他局部器官和血管运动的影响。

在很多部位，淋巴管与肺的动脉和静脉吻合（连接）。肺的淋巴管有几种不同的分类方法。根据 TNM 分期系统，依据解剖部位肺的淋巴分为纵隔和肺内淋巴结。

纵隔淋巴结分为上纵隔和下纵隔淋巴结，并用数字和位置进一步分类。上纵隔淋巴结包括上气管旁、下气管旁和气管支气管角淋巴结。主动脉淋巴结包含在上纵隔淋巴结中，包括主动脉肺（A-P 淋巴结）和前纵隔淋巴结。下纵隔淋巴结包括隆突下、食管周围和肺韧带淋巴结（表 30-2）。

其他组的淋巴结的主要组包括肺叶、肺段和亚段淋巴结[15]。

呼吸系统的血液供应与淋巴管的血液供应类似。许多血管都有类似的名称。例如，供应气管的血管称为气管静脉和气管动脉。

肺与循环系统的位置关系很重要。事实上，这两个系统是相连的。心脏的引流淋巴管在隆突水平处流入纵隔淋巴结。肺的淋巴引流与心脏的淋巴引流在隆突处相汇合。

局部病变。体重下降是最早出现的症状之一；当出现咳嗽，可能是严重和持续性的。咯血（与咳嗽相关的出血）也可能是肺癌的征兆。

区域病变。区域扩散（通常指中央纵隔、气管旁淋巴结、肺门旁淋巴结和隆突下淋巴结扩散）可产生疼痛、咳嗽、呼吸困难，偶尔也可因阻塞性肺炎形成脓肿。纵隔淋巴结转移可因食管压迫出现吞咽困难。上腔静脉受压可出现上腔静脉阻塞综合征，尤其是右叶病变可侵犯纵隔，可出现呼吸困难加重、面部、颈部及上肢水肿，端坐呼吸（不能平躺）、发绀（嘴唇发紫）。声嘶可能是由于喉返神经受到压迫或侵犯导致，特别是在左侧，喉返神经走行距离较长。呼吸困难可能与膈神经受累，进而出

表 30-2 呼吸系统淋巴结

肺癌分期的区域淋巴结分组	
淋巴结分组	解剖部位
N_2 淋巴结	
上纵隔淋巴结	
左上气管旁淋巴结	无名静脉尾端与气管交汇处和肺尖之间（无名动脉上淋巴结）
右下气管旁淋巴结	主动脉弓顶部与肺尖之间（主动脉上淋巴结）
左下气管旁淋巴结	无名动脉下缘与奇静脉上缘、气管之间
右气管支气管角淋巴结	主动脉弓和隆突上之间，肺动脉韧带内侧
左气管支气管角淋巴结	
主动脉结	在隆突和左上叶之间，中间
主肺结	动脉韧带
前纵隔淋巴结	腹主动脉旁和腹主动脉旁结
下纵隔结节	韧带动脉，第一近端
软骨下节	左肺动脉分支
食管旁淋巴结	动脉韧带前
肺韧带结	尾鳍
N3 节点	背对气管后壁
叶间节点	和中线的右侧或左侧
叶节点	食管
段节点	肺韧带内结节
分段节	从奇静脉的头缘到右上支气管的起源

引自 Kelley LL, Petersen CM：Sectional anatomy for imaging professionals, ed 2，St. Louis, 2007，Mosby

现膈肌麻痹有关。

肺尖部肿瘤较少见。肺尖部可发生肺上沟瘤（Pancoast 瘤），Pancoast 瘤除解剖部位以外，尚需满足某些标准。Pancoast 瘤位于肺上沟并具有以下临床表现：①肩部和手臂周围疼痛；②手部肌肉萎缩；③ Horner 综合征；④肋骨，甚至脊椎骨破坏。Pancoast 瘤累及颈交感神经，可导致 Horner 综合征。Horner 综合征包括同侧瞳孔缩小、上睑下垂、眼球内陷、无汗症（面部出汗消失）。手臂和肩膀疼痛是因臂丛神经受侵犯引起的，而且肿瘤可能向上进入颈部。第 1 肋骨和第 2 肋骨破坏可出现手臂疼痛。并不是所有的肺尖部肿瘤都是 Pancoast 瘤。

转移病变。远处转移通常有厌食（食欲减退）、体重减轻和乏力。肺癌患者还可能出现副肿瘤综合征，由肿瘤分泌的化学物质或激素影响远隔器官的作用。通常，副肿瘤综合征的症状可能影响神经、肌肉和内分泌。这些症状可能会得到改善，但在原发性肿瘤未控制的情况下，这些症状很难控制。与肺癌相关的常见表现是肥大性肺骨关节病，表现为

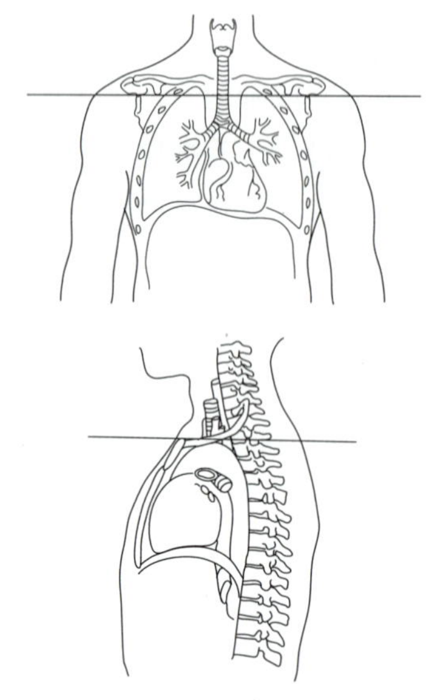

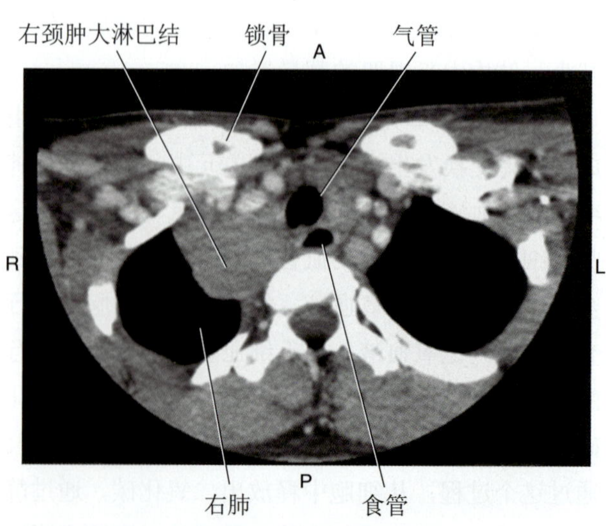

图 30-1 胸部 CT 横断位显示肿大淋巴结

手指末节指骨杵状指（图 30-2）。虽然这最常见于在良性的长期慢性阻塞性肺疾病中，但可能是肺癌的征兆。

从气管分叉处区域，淋巴管经胸导管和主动脉淋巴结进入循环系统。此外，淋巴结与动脉及静脉血液供应有关。淋巴结内的癌细胞形成栓子，可以通过自身的血管离开淋巴结。

支气管肺癌的放射治疗，放疗野通常包括肿瘤和引流区的血管和淋巴管。简单放疗设计，例如纵隔照射，应包括汇入隆突区的淋巴管和血管。此外，还应包括肺门、主动脉、胸导管、食管、椎体和其他在这个区域范围内的相应结构。在设计放疗计划时，还应考虑肺、呼吸动度、血供和淋巴引流。

5. 临床表现

肺癌的体征和症状常常比较轻微，并且难于与慢性阻塞性肺疾病的症状区分开来。临床表现与以下因素相关：①局部的支气管肺组织病变；②区域淋巴结、胸壁或神经结构的扩散；③远处转移。

6. 检查和诊断

吸烟的肺癌高风险人群适合于低剂量 CT 筛查。

研究表明年龄介于 55 ～ 74 岁、至少有 30 包 / 年吸烟史的患者，或目前正在吸烟，或戒烟在 15 年内，进行低剂量 CT 筛查可减少肺癌死亡率。指南推荐年龄上限可到 80 岁。

影像学检查。常规的胸部正侧位 X 线检查仍然是肺癌主要检查方法，大约 75% 的肺癌是在第

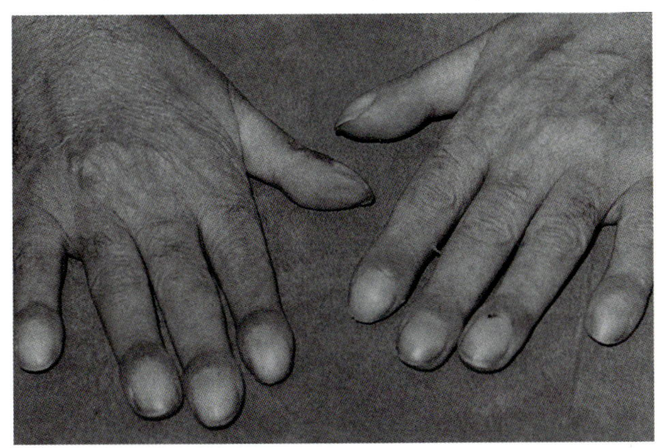

图 30-2 肥大性肺骨关节病（杵状指）

一次影像学检查时发现的。常规 CT 扫描可能提示恶性疾病；尽管增强 CT 能够显示血流改变，对诊断更有帮助，然而诊断往往是不确定的。低剂量螺旋 CT 扫描对 6 ～ 10 mm 的肿瘤有较好的诊断价值。使用低剂量 CT 针对高危人群进行筛查的研究目前正在进行。在美国完成的一项研究显示，低剂量CT的阳性率为2.7%，而常规胸片阳性率为0.7%。可是，假阳性率较高是这种检查方法比较突出的缺点，包括在成本和检出率方面。

图 30-3，A 和 B，X 线显示前胸部异常，而 CT 扫描显示肿瘤已经侵犯了前胸壁。

最常见的初始影像表现包括孤立的软组织病变、纵隔增大、支气管旁或肺门旁淋巴结病变和胸腔积液（图 30-4）。支气管内肿瘤阻塞支气管可导致阻塞性肺炎。孤立性病变的轮廓和边缘多不规则，边界不清。这些病变与支气管相通，可最终破溃形成气 - 液平面的厚壁脓肿。长期阻塞性肺炎也可能导致脓肿形成。

胸部 X 线怀疑肺癌时，需增加其他诊断方法。组织学（或细胞学）诊断对制定恰当的治疗决策是必不可少的，进一步检查常常包括胸部 CT 扫描以评估以下情况：①原发性病变情况；②其他肺部病变的可能性；③纵隔和纵隔旁结构受累；④胸膜或胸壁受累。图 30-5 显示右肺上叶肿瘤侵犯中线结构；CT 扫描显示纵隔侵犯。

CT 检查在选择活检部位时至关重要。CT 检查应包括上腹部，用来评估肝和肾上腺情况，它们是常见的转移部位。CT 扫描是术前确定手术可能性的非常重要的检查。

对于病变太靠近外周而无法行支气管镜检查或经支气管镜检查未观察到支气管内病变的患者，可考虑 CT 引导经皮细针穿刺术（PFNA）。穿刺的成功率比较高，并且气胸风险较小。PFNA 经常在能够进行术后监测呼吸和血压的门诊进行。正电子发射断层扫描常用于根据其代谢活性来确定病变是良性还是恶性。使用 18 氟 -2- 脱氧 -d- 葡萄糖（FDG）-PET 对 90% 的 10 mm 的病变能做出准确的判断。偶然发现的无症状肺结节患者，PET 检查

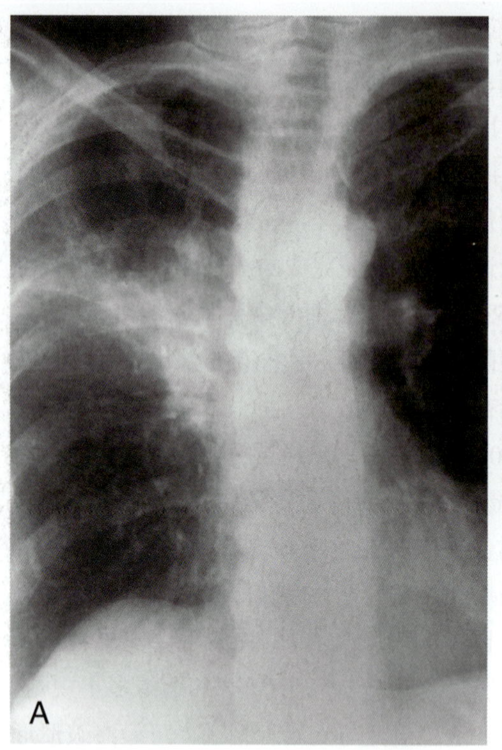

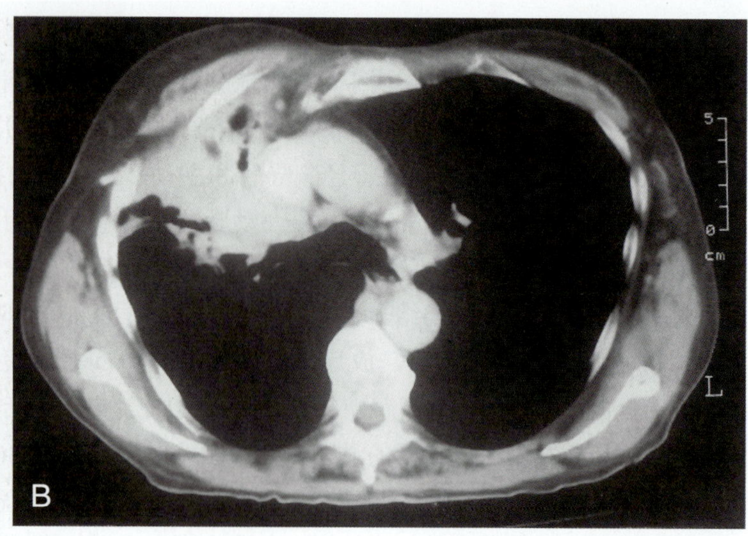

图 30-3 A. 胸部正位片显示右肺上叶肿瘤；B. CT 显示胸壁侵犯

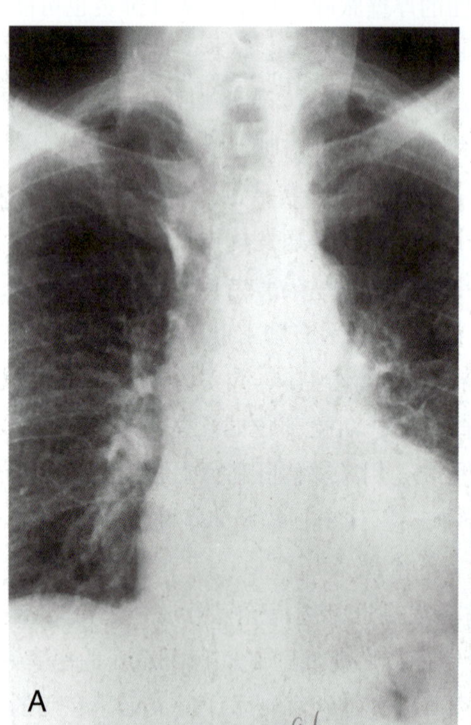

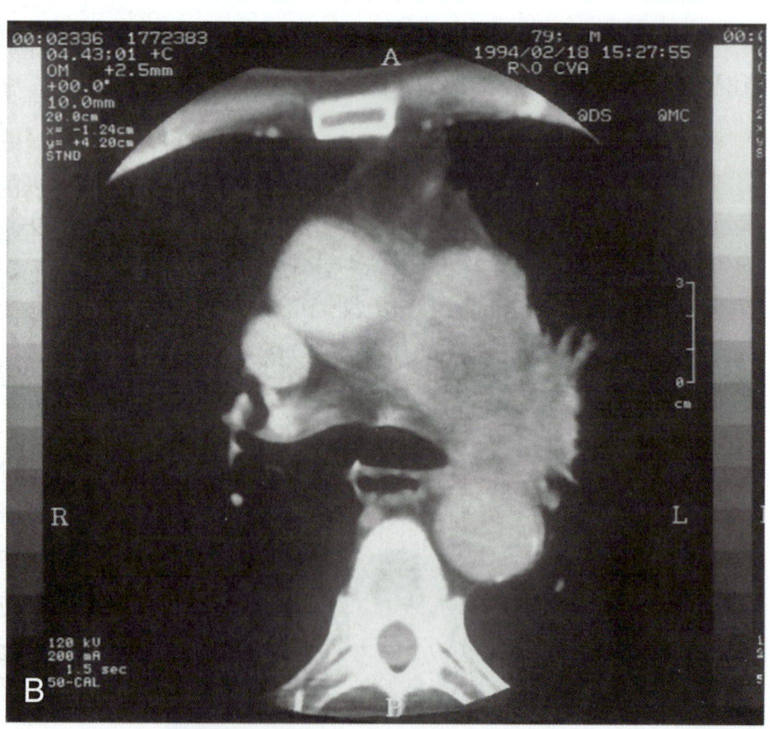

图 30-4 A. 胸部正位片提示胸部中央病变；B. CT 显示纵隔受侵犯

阳性，考虑恶性的可能（图 30-6）。PET 扫描的价值还包括分期，特别是对正常大小的结节评估，判断原发肿瘤范围和小的肾上腺、肝脏、骨转移病变和膈肌以下的转移范围，肺癌复发的评估（术后/放疗性纤维化与有活性的肿瘤对比），以及治疗疗效和预后的评估。

实验室检查。肺功能检查有助于判定患者能否承受各种治疗，尤其是许多患者合并既往慢性肺

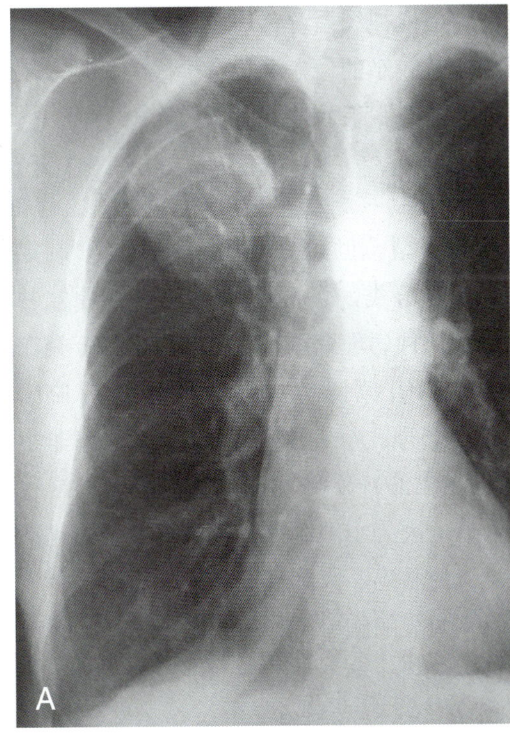

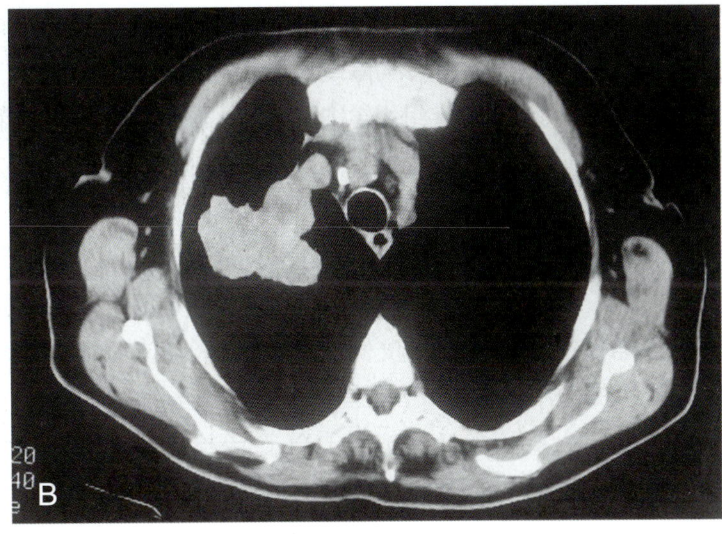

图 30-5　A．胸部正位片提示右上叶肿瘤；B．计算机断层扫描显示中线结构的累及

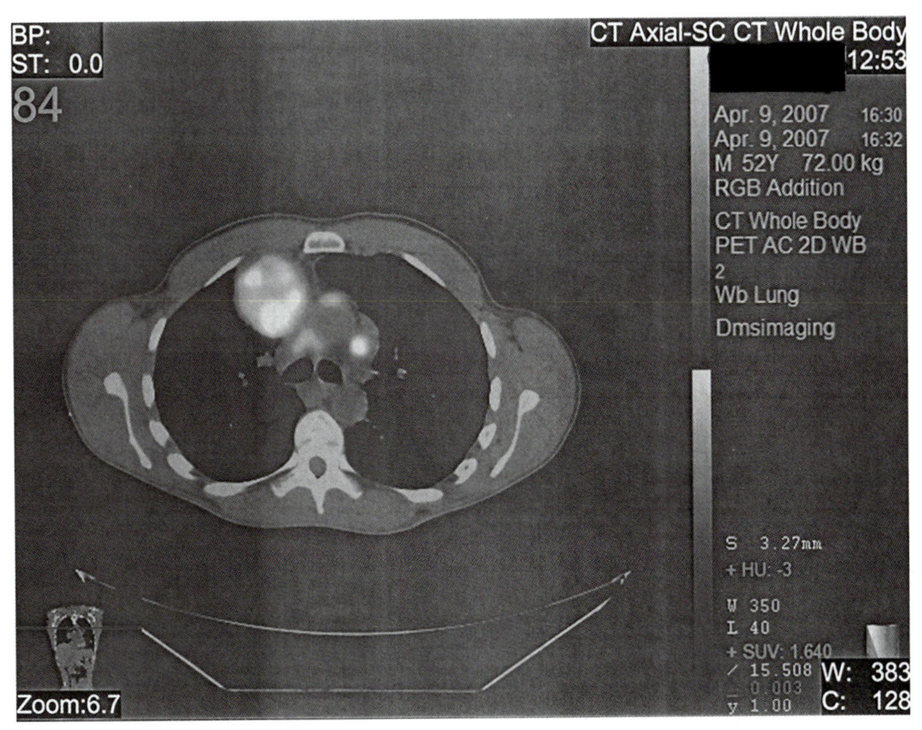

图 30-6　PET-CT 扫描显示对侧肺门阳性肿块

（Courtesy Bayhealth Medical Center at Kent General Hospital, Dover, Del）

病所导致的肺功能受损。

血常规和血生化检查很重要，应该包括完整的血细胞计数（CBC）和血清钙、碱性磷酸酶、乳酸脱氢酶（LDH）和血清谷草转氨酶（GOT）的值。血清钙升高是骨疾病的标志。碱性磷酸酶、LDH 和 GOT 水平提示肝脏或骨转移可能。

肺癌患者痰细胞学检查可能是阳性的。然而作用有限，因为难以根据咳出的痰确定病变的确切部位，并且难以确定特定组织学亚型。

组织学类型可以通过介入性操作获得，如支

气管镜、超声支气管镜、CT 引导穿刺活检或更具侵袭性的外科手术，如楔形切除或纵隔镜检查。对组织标本进行分析以确定组织学细胞类型、肿瘤标志物和肿瘤基因突变等情况。

手术。纤维支气管镜是最常用的获取肿瘤组织标本的方法，因为 75% 病变可通过纤维支气管镜看见。纤维支气管镜是一种长的软管，在肺癌的诊疗中几乎完全取代了硬式支气管镜，用于检查支气管树并获取活检标本，或在某些情况下取出异物。

支气管内刷检和活检或经支气管活检能为 90% 以上可见病变的患者提供可靠的诊断依据。也可确定支气管的通畅度和出血部位。

超声支气管镜（EBUS）是一种在肺癌的诊断和分期中具有重要价值的技术。它创伤性小，可以让医生看到并活检传统上需要侵入性手术才能达到的肺部区域。EBUS 可将支气管内镜插入大气道(例如，气管、左右主支气管)。导管到达相应部位后，使用支气管镜末端的超声探头观察周围区域，如气管旁淋巴结、隆突下淋巴结和肺门淋巴结。如果发现异常区域，可通过超声引导进行活检。获得的活检组织标本送到实验室进行病理诊断。

胸膜活检经常用于胸膜病变，如间皮瘤。胸腔穿刺术（从胸腔取出液体）或胸膜活检在合并胸腔积液时非常重要，因为恶性胸腔积液对预后是不利的。CT 引导下经皮穿刺活检对于大于 2 cm 的恶性病变确诊率达 90% ～ 97%，但对于更小的病灶只有约 60%。

电视辅助胸腔镜手术是诊断和治疗肺小结节的常规方法。手术是通过将一根管子插入胸腔并在监视器上观察胸腔内的情况。如果病变在胸膜上或无明显的肿块，电视辅助胸腔镜检查具有更高的价值。该检查对分期也有帮助。

纵隔镜检查也是使用一根小的软管，多用于评估上纵隔病变范围。如果预期手术干预，常规的纵隔切开术也可用于肉眼和病理评估纵隔病变的情况。

晚期病变。肺的小细胞癌、未分化癌和腺癌，在开始根治性治疗前应进行脑 CT 扫描。这些病理类型有很高的中枢神经系统转移风险。

由于创伤性较小的侵入性检查手段的出现，用于诊断和分期的开胸手术普遍已被淘汰。

7. 病理

组织细胞类型。世界卫生组织（WHO）制定了肺癌的组织学分类，包括了至少 12 种的原发肿瘤类型，还有几种病理亚型[27]。尽管对这些分类在病理上是否有明确区别没有太大的争论，但从临床角度来看相当繁琐。小细胞肺癌（SCLC）和非小细胞肺癌（NSCLC）分类方法被常被采用。这种分法比较合适，因为小细胞癌和非小细胞癌（包括临床特点类似的腺癌、大细胞癌和表皮样癌（鳞状细胞）之间有明显的临床差异。虽然少见，肺间皮瘤仍是相对独特的一种类型。

病变部位。鳞状细胞癌（表皮样癌）通常与吸烟有关，最常见于男性，通常是位于近端支气管的中央型病变。鳞癌过去是最常见的原发性肺恶性肿瘤，最近腺癌的发病率上升，已成为北美最常见的肺癌类型。腺癌多见于女性，常常位于外周，起源于细支气管或肺泡。

小细胞癌和大细胞癌约占 20%，其中小细胞癌多为中央型病变，而大细胞癌则周围型更多见。SCLC 早期容易出现转移，诊断为局限期病变不足 10%[11]。

预后。由于易发生早期转移，SCLC 的预后较差，3 年生存率只有 10% ～ 15%。非小细胞肺癌预后相对较好，超过 5 年的生存率为 15% ～ 20%。对于早期能接受手术治疗的患者预后较好，IA 期和 IB 期的 5 年生存率为 68% ～ 82%，或者更高。

8. 分期

临床和病理分期用于比较类似病例间的治疗效果和预后。20 世纪 70 年代以前，常规胸部 X 线检查、放射性同位素扫描和血清化学分析是常规用于临床分期的基础。随后证据表明，这些对于准确评估病变范围是不可靠的。

20 世纪 70 年代 CT 的出现，使纵隔、淋巴结和胸壁侵袭情况更加明确，有助于在开胸之前判断是否可行完整手术切除。在大多数情况下，这些情况出现被认为是根治性手术切除的禁忌证。因此，在 20 世纪 70 ～ 80 年代，肺癌外科手术治疗干预呈现下降趋势。

随着局部治疗和全身化疗疗效的改善，即使在有纵隔淋巴结转移的情况下，外科手术的机会也在增加。手术治疗对获得病理分期是必要的。通常使用的分期标准是被美国癌症联合委员认可的 TNM 分期（框表 30-1）。

9. 扩散方式

直接侵犯。随着肿瘤细胞的持续增殖，肿块随之增大。肿瘤本身可侵犯周围组织结构，这个称为局部侵犯。肺癌最常侵犯到肺的其他部位，肋骨、心脏、食道和脊柱。肿瘤可能会在无任何临床表现的情况下，生长较长的一段时间。患者可能因局部侵犯导致的疼痛而就诊。

没有包膜的肿瘤具有侵犯和附着于局部结构的能力，如胸壁、膈、胸膜和心包。当肿瘤与局部结构粘连时，它们被称为固定，这是不良的预后征兆。在肺癌中，直接侵犯周围结构分为 T_3 或 T_4 期肿瘤。

直接侵犯可通过脏层胸膜进入胸膜腔，液体聚积于胸腔可导致恶性胸腔积液。另一种局部侵犯的途径是通过肺门，位于或靠近中央的肿瘤可以直接侵犯到对侧肺门。

淋巴转移。癌细胞可以脱离原发肿瘤块，通过两条已知的途径进入淋巴管。第一，当淋巴液滤过时，癌细胞可停留在淋巴结中。癌细胞可在淋巴结中增殖，最后从一个淋巴结转移到下一个淋巴结中。这种淋巴扩散方式也被称为区域扩散。第二，癌细胞在淋巴结增殖，并通过供应淋巴结的血管进入循环系统。

肺的淋巴引流主要是纵隔和肺内淋巴管（表 30-2）。胸腔内其他器官的淋巴管在肺癌的扩散中也起着重要作用，膈膜、食管、胸膜腔和心脏都与肺有着密切的联系。

膈膜的淋巴管穿过膈肌到主动脉、下腔静脉和食管。因为心脏淋巴引流归入食管周围淋巴结，接着汇入胸导管；包绕食管周围的淋巴结和引流（食管周围淋巴管）与心脏淋巴管相连。膈肌的一些淋巴结汇入胃和胰腺，然后继续汇入右淋巴导管。

胸膜表面富含淋巴管。这些浅表淋巴管流入肺门，并与各级支气管的静脉和动脉相连接。此外，肋间淋巴结（肋骨之间）相互交通。肋间淋巴结引流至胸骨旁淋巴结、椎旁淋巴结和乳腺内部淋巴结，然后汇入胸导管。

心脏的淋巴引流在气管的分叉处汇合。来自左冠状动脉和肺动脉的淋巴管也跟心脏淋巴结相交通。最终，来自心脏和肺的淋巴管在隆突汇合。

血行转移。循环系统在肿瘤的远传中起着重要作用。在气管的分叉处，来自肺、膈、食管、胸膜、心脏、胃和胰腺的淋巴引流汇合。然后通过位于胸导管和主动脉的循环系统进入全身。

胸导管引流身体左侧淋巴液，淋巴从肺内逐渐向中部、向上汇入胸导管。淋巴液通过胸导管注入左锁骨下静脉进入循环系统。身体右侧的淋巴逐渐向中部、向上汇入右淋巴管，通过右淋巴导管注入右锁骨下静脉。

肿瘤也可通过滋养局部淋巴结构的血管进入循环系统。此外，当癌细胞进入供应肿瘤的血管时，转移也就会发生。因此，肺癌可以通过不同的途径进入循环系统。

常见转移部位。进入循环系统后，肺癌几乎可以转移到任何部位繁殖。最常见的转移部位包括颈淋巴结、肝脏、脑、骨骼、肾上腺、肾脏和对侧肺。

当癌细胞从肿瘤中脱离并到达隆突时，就会发生从肺门向对侧肺门的转移。由于呼吸或重力导致的压力变化可能将癌细胞输送到对侧肺门，最终进入另一侧肺栖息。然后，一个“新”的肿瘤开始形成。

10. 治疗策略

进行肺癌临床和病理分期的主要目的是根据治疗目标指导治疗决策的制定，并根据预后与患者和家属进行沟通和交流。

在没有明确的胸外转移的情况下，尽管长期生存的概率较低，患者应该接受根治目的的治疗，并且应该根据这个治疗目的来制订治疗方案。患者伴有胸外扩散、严重慢性阻塞性肺疾病或其他潜在限制性的内科疾病时，应仅给予姑息治疗或支持治疗。尽管有关肺癌的临床试验已经开展数十年，但是关于合适的处理方案仍存在较大的争议。

所有传统的方法（即手术、放疗和化疗）单独或联合应用已经开展了广泛研究。诸如免疫疗法、靶向癌细胞生长和信号通路的药物以及放射标记的单克隆抗体等新治疗模式也正在研究中。近期研究显示关于肺癌分子谱和靶向特异性细胞通路的治疗方法显示出较好的应用前景。尽管联合方式似乎取得更好的疗效，关于治疗顺序和剂量调整的最佳策略仍未确定。然而，指南经常更新，并且可以从国立综合癌症网络在线获得。在多学科综合治疗中，指南对选择当前已达到最大共识的治疗方法尤其有用。

手术。对于能耐受手术，并且病灶局限于胸腔内的Ⅰ期或Ⅱ期病变应考虑手术治疗。即使有CT或PET扫描对纵隔和纵隔旁组织进行仔细判断，仅有约20%的肺癌患者适合接受根治性手术治疗。对于完全手术切除的患者（如：切缘阴性且没有区域淋巴结转移）ⅠA期的5年生存率为65%；ⅠB期的5年生存率为68%；ⅢA期的5年生存率为9%～15%。随着分期的增长，5年生存率显著降低，完整手术切除的可能性也降低。对于完整手术切除后的复发模式的分析促进了术后辅助治疗的开展，术前新辅助治疗可能提高手术切除率[11]。虽然电视辅助胸腔镜（VAT）进行局限的楔形切除对于局限性病变取得很好的疗效；如果可行的话，肺叶切除术＋区域淋巴结采样术是首选的最小外科手范围。中央型病变和累及主支气管进行全肺切除术可能是必要的。在这种情况下，术前和术后必须仔细关注肺功能的情况。外科手术偶尔也用于姑息治疗，但这方面的适应证相对较窄。

化疗。尽管许多支气管起源的癌症对单药化疗有效，但很难达到完全缓解，而且生存期短。众多试验表明，对比单药方案，多药联合方案能够提高肿瘤的有效率。但进一步增强药物治疗的强度和增加药物的种类，仍未得到支持。最有效的单药仍然是顺铂；新的药物，如紫杉醇、多西紫杉醇、长春瑞滨、吉西他滨和伊立替康，作为单药治疗都显示出中等的有效率（20%～50%）；当与顺铂或卡铂联用时，有效率和5年生存率都有增加。分子靶向药物联合传统化疗的研究已经开展。靶向药物包括表皮生长因子受体（EGFR）或酪氨酸激酶受体，靶向血管内皮生长因子的抗体也开始应用于临床。

小细胞肺癌对联合化疗方案非常敏感，如顺铂＋依托泊苷（VP-16）。无论化疗与放疗联合用于治疗局限期小细胞肺癌，还是单纯用于广泛期小细胞肺癌的治疗。

放疗。在没有局部残留、纵隔或纵隔旁淋巴结转移的情况下，没有充足的证据表明术后放疗可提高局部控制率或延长生存期。系列研究显示，淋巴结阳性且局部残留的患者，术后放射治疗可提高3年和5年生存率。此外，研究也表明术后放疗可降低局部区域复发风险。

研究表明，系统化疗联合外照射可以提高局部区域控制率和延长生存期。放化综合治疗已成为术后局部残留、手术不能切除、或不适合手术者的标准治疗。何时实施化疗和放疗，是序贯还是同期进行，仍然存在争议；放疗靶区的精确定义和时间-剂量关系也尚未明确。

目前的标准治疗通常包括同步、序贯或交替化放疗，放疗的剂量在4 500～6 000 cGy之间，每次180～200 cGy，每日1次，每周5次。

最近的发表文献表明，使用CT模拟机定位，进行三维计划设计，开展适形放疗或IMRT使放疗剂量的提高和毒副反应的降低成为可能。虽然在不增加并发症的情况下，增加剂量是可以实现的，但是并未显示出局部控制和生存期的提高。对呼吸运动的考虑和校正，使图像引导放射治疗（IGRT）也越来越受到关注和研究[29]。

晚期肺癌。姑息性放射治疗是控制骨转移

和脑转移常用的有效方法。骨痛在接受放射治疗后，高达 90% 的患者可以长时间缓解。如果发生结构性骨破坏，如椎体受压或病理性骨折，疼痛缓解的可能性就会降低。一般来说，总剂量 3 000 ～ 4 000 cGy，每日 200 ～ 300 cGy 的分割剂量可以有效缓解骨痛及促进骨愈合。尽管，最近的研究显示缩短放疗疗程，增加每日的分次剂量，其效果不逊于上述放疗方案。一些研究者建议使用 800 cGy 的单次剂量。

短程放疗患者的疼痛能得到满意的缓解，但更多的患者需要接受再程放疗[2]。在已发生病理性骨折或根据骨钙丢失判断即将发生骨折（根据经验观察而不是特定的测量标准）的情况下，应考虑在放射前进行内固定术。进行内固定后，如果放射野可以避开手术切口，可以在术后几天内开始姑息性放射治疗。如果切口在放疗野内，则应推迟至术后 7 ～ 10 天开始放射治疗，以确保伤口能够愈合好。许多接受骨转移瘤姑息性放疗的患者都曾接受过全身化疗，需关注血细胞计数的稳定性。

脑转移的患者可能出现癫痫发作、头痛、局部或运动感觉障碍、步态不稳、视觉或言语改变、记忆改变或性格改变。癫痫活动期患者应接受抗癫痫药物，如苯妥英钠（大仑丁，辉瑞，纽约）和中等至大剂量皮质类固醇，如地塞米松或泼尼松。在没有癫痫发作的情况下，抗癫痫治疗没有显示出获益。经 CT 或 MRI 检查发现明显颅内水肿的患者，通过给予大剂量皮质类固醇治疗后，可观察到症状迅速缓解，但这些药物通常只能短期缓解症状。放疗剂量 3 000 ～ 3 750 cGy/10 ～ 15 次，可使 35% ～ 75% 的患者症状缓解。一般状况良好的单发颅内转移瘤患者采用手术联合术后放疗的方法可能获益。单独进行高剂量、短程的立体定向放射治疗（SRS），或联合手术，或联合全脑全脑照射仍在探索中。尚无证据表明实施 SRS 的方式会影响治疗效果。

上腔静脉部分或完全闭塞导致的相关体征和症状可见于 5% 的肺癌患者，其原因可能是腔静脉受到外压或肿瘤直接侵犯腔静脉。上腔静脉综合征被认为是肿瘤急症，需要尽快给予姑息性外照射，并联合大剂量皮质类固醇治疗。通常的照射方式包括 300 ～ 400 cGy/ 次，照射的 3 ～ 4 次，然后降至每日分次剂量 180 ～ 250 cGy。由于治疗的紧迫性，复杂的治疗计划和技术往往被推迟使用，使治疗能尽早开始。根据患者的临床状况、疾病范围和治疗目的，总剂量通常为 4 500 ～ 6 000 cGy。在接受治疗的患者中，大约 85% 的患者在 2 ～ 3 周症状有所缓解，但长期生存率很低。

就控制咯血而言，如果出血部位能很好地定位，通常情况下在 2 ～ 3 周给予小野照射 3 000 ～ 4 000 cGy 就已足够。支气管内小病变或阻塞引起的咯血，可通过内镜激光电灼联合外照射、常规低剂量近距离放疗或高剂量率后装近距离放射治疗来改善或完全缓解。

不良反应。放射治疗过程中常见的急性不良反应是放射性皮炎、红斑和食管炎。建议进行常规皮肤护理。因食道炎所致的吞咽困难常发生在放疗 3 000 cGy 左右（常规分割且无同期化疗）的时候。食管炎可以通过药物或饮食调整来缓解。口服药物包括液体抗酸药和黏膜麻醉药，如盐酸利多卡因。有时可能需要麻醉或非麻醉性镇痛药。营养建议包括软的、湿润、不辛辣的食物，室温或略低于室温的液体。患者还可能出现咳嗽、咽喉干燥和黏液分泌过多等症状。

慢性副反应包括气管和支气管放疗后引起的干咳。其他慢性影响包括肺纤维化和皮下纤维化。并发症不同于副作用，并发症通常是剂量超过器官耐受性的结果。并发症会更严重，如果是肺炎，可能会危及生命。如果超过脊髓耐受剂量，可能发生脊髓炎。严重的神经系统并发症合并感染可能导致死亡。

11. 治疗数据采集和治疗计划

重要结构。在肺癌的放射治疗计划中，有 4 个重要结构要优先考虑的：脊髓、食管、心脏和健康的肺。在给予根治剂量水平放疗时，已经超过这些器官的放疗耐受剂量。如果同时加入药物治疗或器官有潜在的疾病，可能需要更多的关注，同时也会面临更多的不确定因素。因此，在计划和整个治疗过程中，必须密切地关注这些结构的受照射剂量，使其不会超出耐受范围。在达到器官耐受剂量之前，预设剂量控制范围非常重要，这有助于实现最佳剂量分布。胸部放射治疗应当考虑特定健康组织的剂量限定。同时，没有特定的许可情况下，在治疗过程中应特别关注这些健康组织的照射剂量不会超过限制范围。

第一个需考虑的重要结构是脊髓。控制肺癌所需的放疗剂量已超过脊髓 4 500 ～ 5 500 cGy 的耐受剂量（表 30-3）。尽管文献中探讨了更高的脊髓耐受剂量，但肿瘤放射治疗医师通常对脊髓采用较保守的剂量限制，不超过 4 500 cGy。放射治疗野较大和照射多个椎体时，保持在这一耐受剂量以下特别重要。所有脊髓剂量超过 4 500 cGy 的放射治疗必须有书面处方，这是对放射治疗师的标准操作要求。日常治疗记录，放射治疗师应监测脊髓剂量，以确保不超过耐受剂量。当脊髓受照射剂量接近 4 000 cGy 时，如果尚未进行，应该开始重新进行放疗计划的设计，避开脊髓，以免治疗中断。

通常，脊髓每天接受的剂量高于治疗肿瘤的处方剂量。如果不遵循这些标准，患者的生活质量会下降，甚至可能导致死亡。

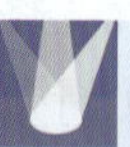

放射治疗师在整个治疗过程中应始终监测脊髓的受照射剂量；确保在没有得到放射肿瘤医生的书面处方的情况下，照射剂量不会超出脊髓的耐受范围。

如果脊髓受照射超过耐受剂量范围，沿脊髓传导的神经信号可能被阻断。传导神经冲动的少突胶质细胞的脱髓鞘是导致某些神经并发症的原因。此外，纤维化形成和毛细血管及小动脉闭塞，影响放疗区域的神经元和少突胶质细胞的血液供应。由于神经系统组织再生能力有限或没有再生能力，损害是无法弥补的。脊髓损伤的临床表现如脊髓炎（脊髓的炎症）就有可能出现。根据脊髓受影响的程度，可能会出现四肢瘫痪或截瘫，脊髓还可能发生坏死和梗死。当发生放疗引起的脊髓横断损伤时，即脊髓半切综合征，可导致瘫痪、麻木和膀胱及肠道功能丧失。损伤的程度和性质取决于脊髓受损伤的程度。

肺癌放射治疗的第二个重要器官是心脏。当心脏受到 3 000 cGy 剂量时，心包炎的发生率约为

表 30-3　器官耐受剂量

器　官	受照射体积	毒　性	最大剂量 (Gy)	并发症发生率 (%)
脊髓	部分	脊髓炎	50	0.2
			60	6
			69	50
肺	＜ 30%	有症状的肺炎	20	＜ 20
食管	全部	重度吞咽疼痛	34	5 ～ 20
	50%	中度吞咽疼痛	35	＜ 30
	40%	中度吞咽疼痛	50	＜ 30
	20%	中度吞咽疼痛	70	＜ 30
心脏	全部	长期死亡率	25	＜ 1
	心包膜	心包炎	30	46

引自 Marks LB, Yorke ED, Jackson A, et al：Use of normal tissue complication probability models in the clinic, Int J Radiat Oncol Biol Phys 70：S10-S19，2010

50%（心包膜的炎症；见表 30-3）。放射线引起的心包炎通常是缩窄性的，而不是渗出性。这意味着心脏搏动受限主要因瘢痕组织的形成，而不是心包内腔内积液造成。为了减轻对心脏搏动束缚，手术干预可能是必要的。但手术的实施通常会受到之前心肺照射的影响。由于心脏组织的间质成分损害，可能导致远期并发症，由此产生的纤维化可能导致瓣膜损伤。

在肺癌放射治疗过程中，第三个重要器官是邻近的正常肺组织。

最主要的并发症是放射性肺炎，其次是肺纤维化。放射性肺炎通常发生在放射治疗后的 1 ～ 3 个月，纤维化发生在放射治疗后 2 ～ 4 个月。放射性肺炎是血管、上皮和间质损伤的临床表现，可出现呼吸困难、发烧、盗汗和发绀。慢性期的症状主要包括严重的呼吸困难和咳嗽、杵状指和脓肿形成，脓肿可发展为感染和败血症。

在制订肺癌放疗计划时，其他结构也很重要，但不是最关键的。食管、骨髓、皮肤、右下肺癌放疗时肝组织的耐受剂量，见表 30-3 所示。一般来说，不会超过这些器官的耐受剂量。

平行对穿野照射。肺癌最简单的放射治疗射野是前后平行两野对穿的纵隔野，通常包括原发肿瘤和邻近的纵隔区域（图 30-7）。经典的 AP/PA（前后 / 后前）野包括原发肿瘤或临床靶体积（CTV）（根据影像检查技术确定），外扩 2.0 ～ 2.5 cm 范围包括部分健康组织［计划靶体积（PTV）］。

如果接受了诱导化疗，则应根据化疗后肿瘤体积确定放疗范围。如果原发肿瘤位于上叶，或累及主支气管，则可包括同侧锁骨上淋巴结。同侧肺门和上纵隔淋巴结外扩 2 cm，包括在靶区内；同时包括隆突下淋巴结，包括隆突下至少 5 cm 范围。如果原发肿瘤累及下肺叶或下纵隔，靶区则应延伸至 T_{10} 下缘或至膈肌水平。过去，对侧肺门淋巴结通常包括在 AP/PA 野内。现在，对侧肺门不常规包括在照射野内，除非肿瘤累及对侧纵隔、隆突下或对侧肺门区域。

在可能的情况下，靶区根据前述的要求仅外放适当的边界，屏蔽正常组织在照射野外。理想情况下，这种屏蔽保护可通过多叶准直（MLC；图 30-7）来实现的。同时，还要监测肿瘤和危及器官，如心脏和脊髓，受照射的剂量（图 30-8）。

胸内肿瘤采用现代放射治疗技术，会使正常危及器官和非危及器官卷入高剂量照射。同时，随着基于 CT 图像的放疗计划设计日益增加，二维（2D）放疗技术在很大程度上已经被三维适形所取代。基于图像引导的三维适形或适形调强放射治疗已成为标准的方法。

肺的运动主要与膈肌运动有关。局部晚期肺肿瘤在单次治疗中的位置变化可超过 1 cm。

屏气技术是减少治疗过程中靶区运动的最简单方法，但这种方法的效果并不确定，而且屏气技术对于有肺部疾病的患者来说难于实施。许多研究已经评价了影响呼吸运动的因素和可行的解决方案，很多技术正在进入市场。

推量野。推量野用来给予小体积的肿瘤高剂量的照射。局部推量通常仅包括大体肿瘤体积（GTV），区域淋巴结不包括在内。推量可以通过前后对穿两野、三维适形或 IMRT 多野照射技术或 MLC 形成特定射线束来实现。需要特别关注邻近危及器官，如脊髓，受照射剂量，以确保这些组织

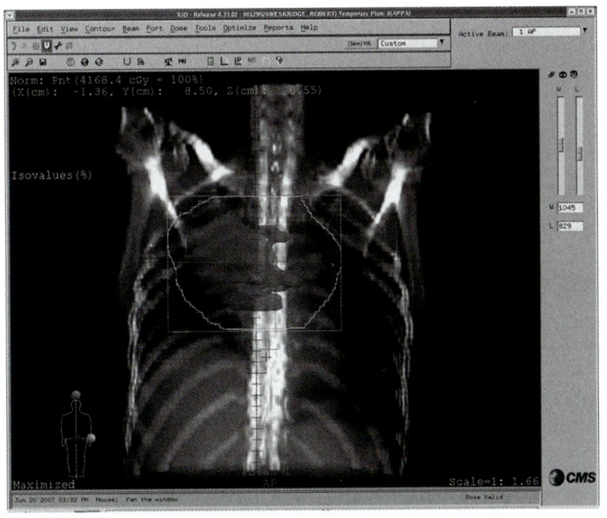

图 30-7　右肺癌侵犯超过中线进行平行 - 对穿野照射的数字化重建图像

（Courtesy Bayhealth Medical Center at Kent General Hospital, Dover, Del）

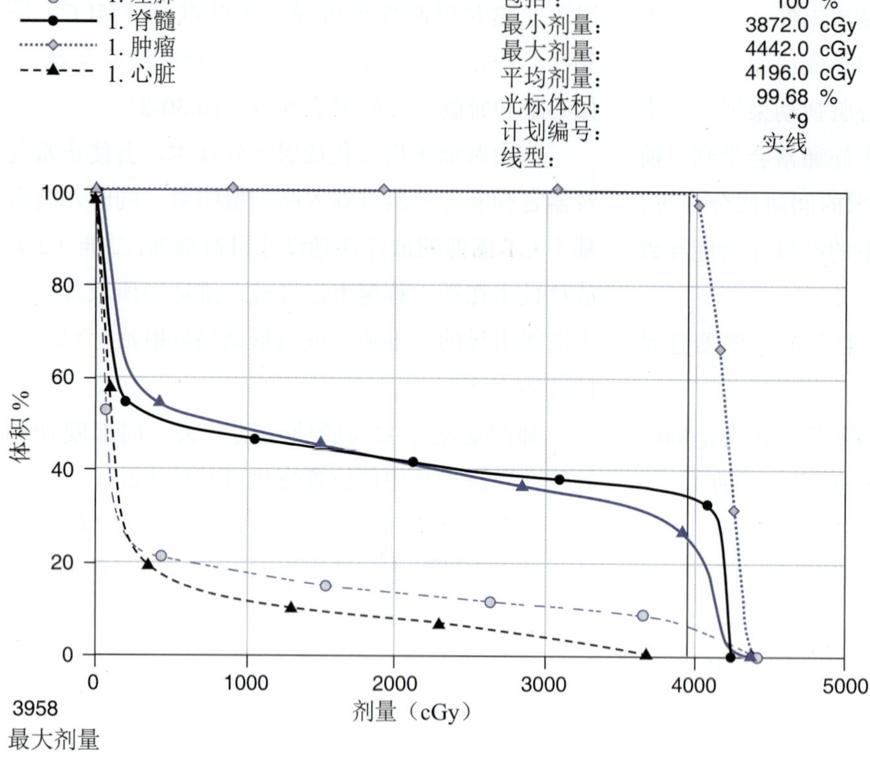

图 30-8 剂量 - 体积直方图显示右肺和左肺、脊髓、肿瘤和心脏的受照射剂量。肿瘤的最大剂量 4442 cGy，脊髓和心脏受在耐受剂量范围。图 30-7 为数字重建的图像

（Courtesy Bayhealth Medical Center at Kent General Hos）

在安全的剂量范围。研究者们报道，可以通过同期（或野中野）推量技术来实现放射治疗最佳的生物学效应和缩短治疗时间。

多野照射。由于支气管肺癌患者通常在放射治疗前就已经存在肺功能损害，因此逐步缩小射野范围变得更加必要。

准确定位是必不可少的，尽可能地应用固定装置和激光。矢状位激光灯和对准标记的两侧激光灯能提高摆位的准确性。至关重要的是，非脊髓区加量治疗的手臂位置；因为双臂置于头部的上方，患者向侧面滚动的可能性会增加。放疗计划设计时，手臂应放在实际治疗时位置。此外，如果激光不能准确对齐，脊髓可能受到高于耐受剂量的照射。

如果患者在每次放射治疗时，不能准确地对齐标记，就会出现位置偏差。随着激光和固定装置的使用，位置的重复性得到改善。

二维模拟定位与计划，在制订计划过程中，必须确定脊髓的深度。如果有 CT 图像，对确定脊髓深度是很有用的；患者的脊髓深度是根据治照射野内的各个部位椎体来确定的。X 线放射模拟定位中，可采用正交图像来确定脊髓深度。一般情况下，胸部的前位和侧位片（正交成像）是以直角拍摄的。患者的脊髓深度可根据图像的缩小比例来计算测量。

脊髓的深度之所以重要，有两个原因。首先，消除肿瘤所需的放疗剂量超过了脊髓的耐受范围；其次，由于脊髓的深度沿着脊柱发生变化，以某一点脊髓深度来计算的剂量不能代表其余部分脊髓的受照射剂量。例如，下颈部脊髓的深度可能是 5 cm，而下胸部区域的深度可能为 8 cm。如果肿瘤靠近中部（约 10 cm），下颈部或下胸部的两个脊髓区域都可能发生超过耐受剂量的情况。即使在处方剂量给予中已经考虑了脊髓的耐受性，也必须密切监测患者脊髓接受的放射剂量；因为沿着照射野方向，随着脊髓深度的变化，脊髓受照射剂量也在变化。当沿脊髓存在明显剂量梯度变化的情况下，可在治疗单中额外列出不同区域脊髓的受照射剂量，便于监测不同区域的脊髓剂量。

当脊柱不在中部平面时，前野照射和后野照射的脊髓剂量是不同的，这是前后野脊髓的深度不

同造成的。通过椎间盘在前、后位图像的显像差别，可以看出脊髓剂量的差异。当射野完全平行对穿时，图像可能不完全一致。

在肺癌患者的治疗计划中，放大测量设备在测定脊髓深度方面是很有用的。脊髓深度可通过侧位正交片来测量。由于常规模拟机床板对射线穿透距离的影响，会对胶片成像造成偏差。可在床板中间放置不透射线的金属丝对床板进行标示，减少剂量计算偏差。另一种方法是，医生可通过触摸椎体棘突，在患者背部放置金属丝，将脊柱与皮肤表面联系起来。在仰卧位模拟定位时，金属丝与模拟机的床板接触，从而能指示出射线片上的床面。

对心脏附近的肺肿瘤进行射野设计时，应考虑心脏的受照射体积。特别是当采用平行对穿野时，为了降低脊髓的剂量，增加前野的权重；同时，心脏的受照射剂量也应测量，以免心脏的剂量超过耐受范围。也应密切关注化疗的使用情况。化疗药物（如，阿霉素）具有心脏毒性，药物与放疗联合应用具有协同效应。

三维模拟定位与计划。与二维计划一样，采用体位固定装置固定患者。在患者体表两侧和前方的标记，利用定位室激光灯对准标记，这些标记在同一横断位上。

患者的手臂通常置于头部水平，以便计划设计时能够获得最优化的射野角度和可重复的体位。获取 CT 图像后，对胸部器官进行勾画，包括脊髓、食道和双侧肺。双肺作为“组合肺”，并用双侧肺的整体体积来评估 V20，即接受大于 20 Gy 照射的肺占双肺总体积的百分比。V20 越高，发生肺炎的风险越大。当 V20 < 20% 时，发生肺炎的风险为 0 ～ 5%。V20 在 20% ～ 30% 时，肺炎风险为 10% ～ 20%。V5（接受大于 5 Gy 照射的肺体积百分比）也可预测肺炎，对于肺功能差、需要吸氧或总肺体积较小的患者来说，可能更为重要[20]。必须考虑肺受照射的体积和总的受照剂量，以避免发生肺相关的并发症。大量的肺受到 2 000 cGy 的照射，预计并发症发生率至少为 50%（TD50/5，或 5 年内 50% 的患者发生并发症）。分割剂量 180 ～ 200 cGy。在整个计划设计过程中，要注意尽量减少正常肺组织的在照射范围内。通过个体化的射线束，如缩野推量野、MLCs 和避开脊髓布野，减少通过正常肺组织的射线。肺组织本身的性质也是值得注意的。由于肺组织中存在空气（氧气和二氧化碳），肺密度低于其他组织的密度。因此，对肺肿瘤和肺组织的照射剂量增加了 15% ～ 20%，不均匀性校正可以对其进行弥补。

四维模拟定位与计划。肺癌立体定向放射治疗的发展使得提高靶区的精确性很有必要。为了限制运动，模拟定位时患者必须处于舒适的体位。四维（4D）计划包括采用计算机算法对 CT 定位数据进行处理（分组）的过程，以考虑呼吸运动的影响。这是由呼吸运动轨迹及 CT 室内经红外设备或照相机获得的光学引导模块整合而成。行 CT 扫描时执行分组，不同分组的 CT 影像对应于患者相应的呼吸周期。这可实现对肿瘤在吸气和呼气周期中的运动监测。计划中内靶区（ITV）定义在肿瘤区（GTV）周围。ITV 考虑了由 4D CT 获得的肿瘤运动数据。

4D 数据也可用于常规放疗、3D 或 IMRT。

离轴点。通常来说，剂量是以射野中心或三维射野内规定的归一点（或体积）进行计算。然而对于肺部肿瘤，了解非中心结构很重要。例如，左上叶肿瘤的患者采用离轴点以包括肿瘤、锁骨上结节和纵隔。

定制射束。患者的最佳治疗方案通常需要联合几种类型的射野组合设计。例如，可能需要通过采用多野推量、旋转准直器及调节权重等提供最佳的剂量分布。特殊的临床病例，可能需要采用光子和电子的混合射线照射，例如侵透胸壁的肿瘤。

此外，双能加速器可将射束调节到单能常规加速器不能达到的有效能量水平。射束可以设定覆盖肿瘤的同时限制正常组织的剂量。IMRT 和 IGRT 代表了在射线定制化的连续统一体上迈出了新的一步。

特殊的解剖特征，如脊柱后凸或脊柱侧凸（脊柱过度弯曲），需要特别注意。根据脊椎的弯曲，可以通过旋转准直器以符合脊柱的走形。另一种方法是利用 MLCs 来调整射野以满足每个患者的解剖结构，而不用旋转准直器。对于桶状胸的患者，使用补偿楔形板（图 30-9）或野中野计划改善其剂量不均匀性。

越来越多的证据表明：IMRT 能够给予不规则形状肿瘤更高剂量的照射，同时减少至正常组织的剂量。在这方面，已经对多个部位肿瘤，如前列腺，进行了广泛的研究。但是，正常呼吸过程中肺和纵隔结构的运动对此提出了更多的挑战。IMRT 技术至今尚未作为常规应用。容积旋转调强治疗（VMAT）可用于标准放疗或大分割放疗，VMAT 可以保护重要结构。

剂量。放疗总剂量取决于治疗目的。以治愈为目的的患者通常需要更高的剂量和更复杂计划设计。采用姑息治疗的患者通常可以给予较低的放疗剂量、较短的疗程和较简单的计划设计。控制或治愈局限期小细胞肺癌的剂量通常在 4 500 ～ 6 000 cGy 范围，180 ～ 200 cGy/ 次。非小细胞肺癌的根治性剂量通常在 6 000 ～ 6 600 cGy 之间，分割剂量 180 ～ 200 cGy，每日 1 次。

首程计划通常在 4 000 ～ 4 500 cGy 之间。通过不同的组合推量方式，达到肿瘤的根治剂量。可以使用不同的剂量分割模式，包括常规分割、超分割、加速分割或加速超分割。

常规分割 180 ～ 200 cGy/ 次，每日 1 次。其他分割方式通过调整分次剂量大小（增加或减少）、每日照射剂量（基于分次剂量大小和每天照射次数）、治疗天数和总剂量来改变常规治疗方案，以期提高患者的耐受性和改善生存期。

姑息治疗是为了缓解症状。对于肺癌，可以通过治疗来缓解气道阻塞。在这些情况下，放疗总剂量为 4 000 ～ 5 000 cGy。根据患者的治疗反应，通过改变分割方式和缩短治疗疗程，给予生物等效剂量（BEDs）是允许的。

上腔静脉综合征的患者，初始的 1 ～ 3 的放疗剂量要高，300 ～ 400 cGy/ 次。由于肿瘤体积大、剂量高，初始治疗后应减少每日剂量。初始的处方剂量通常为 350 ～ 1 200 cGy，随后改为 200 cGy 照射至总剂量 4 500 ～ 5 000 cGy。

近距离放射治疗也可用于肺癌的治疗。高剂量率（HDR）后装遥控近距离放疗可用于支气管内病变的治疗。例如，在外照射过程中，可给予 500 cGy/ 次，共 2 ～ 4 次的 HDR 补充剂量照射。对于复发肿瘤，HDR 也是很有用的，特别是脊髓已经达到耐受剂量或气道已损伤的情况下。

12．放射治疗师的作用

宣教。放射治疗师有机会日常地对患者需求进行评价，包括宣教、交流和评估方面。患者经常需要接受有关检查的宣教，如 X 线检查和血液检验等。

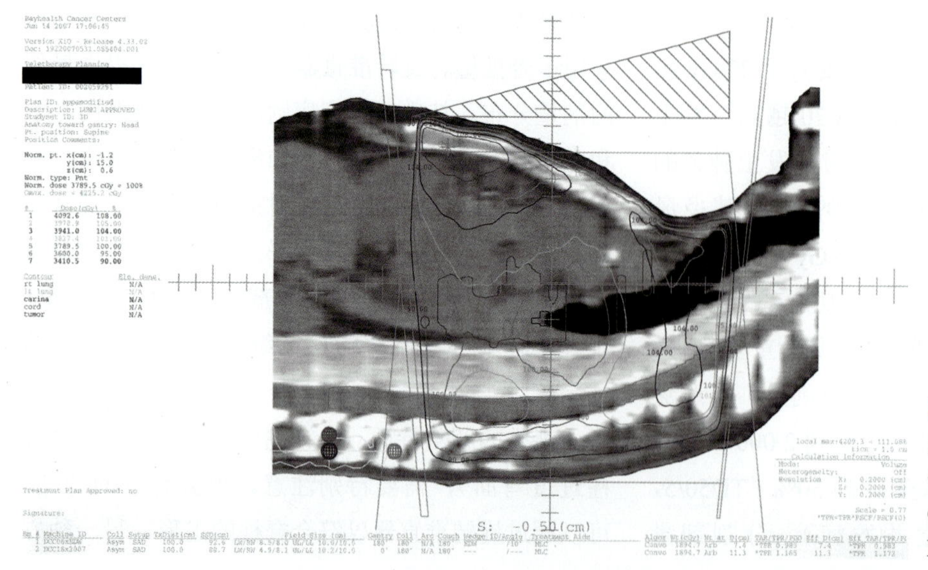

图 30-9 在倾斜的胸部，利用楔形补偿器处理剂量分布（Courtesy Bayhealth Medical Center at Kent General Hospital, Dover, Del）

宣教的内容应包括进行检查的原因、检查的地点和时间及特殊要求，诸如禁食和其他准备等。对于医疗专业人员来说似乎并不复杂的程序，可能会让患者和家属感到难以理解。

放射治疗师应花时间详细和恰当地解释某种特定治疗的方式、原因和时间等细节。从咨询开始到治疗结束，患者的宣教都是很重要的。当患者返回随访时，宣教仍需继续。美国医院协会提倡的《患者权利法案》规定，患者有权接受这种宣教。在任何时候，患者都可以拒绝医疗照护（也就是，拒绝进一步治疗）。治疗师应尽可能确保患者能够理解。有时问题是单方面的，患者没有机会表明对所得到信息的理解情况。医生可以使用提问的方式，通过患者的回答了解他的理解程度。患者的依从性是实现治疗目标的重要因素，无论是根治性的还是姑息性的治疗，对患者和照护者的宣教是最大程度提高依从性的关键。

沟通。与患者及其家属的沟通是必要的。有关日常治疗、预约时间和治疗疗程的细节需要刚开始就对患者进行宣教，随后进行常态化加强沟通。沟通交流是持续不断的。在整个治疗过程中，与患者有关的整个日常治疗安排和其他计划时间都要对患者强调清楚。跟患者也相关的另一个问题是处理他们生活中其他责任需求。放射治疗师要对患者抗击疾病的需求保持关注和作出回应。例如，预先安排好患者与社会工作者进行定期的深入交谈。这样，患者才能有机会采取最佳的方式进行定期的交谈。如果出现问题，医生和患者应该有足够的时间以积极的方式共同解决患者的特殊的需求和关注的问题。

1996 年《健康保险携带和责任法案》（HIP AA 法案，104 ～ 191 号）为患者隐私和获取患者信息记录制定了全面的新准则。由于该法案的复杂性和在特定情况下的不同解释，放射治疗师必须熟悉特定部门或机构的政策；尤其是在与肺癌治疗中发挥重要支持作用的家庭成员及其他人的接触联系过程中。

评估。评估是评价患者病情的过程。在肺癌治疗中，如同其他类型的治疗一样，患者的皮肤状况应该在每天的治疗前进行评估。持续监测皮炎和红斑，以及适当的皮肤护理是防止皮肤皲裂的必要措施。如果皮肤起疱、裂开或有渗出，应停止治疗直到获得医生的同意。

要对患者进行营养状态的评价，包括吞咽固体食物、液体和药物的能力，以确定是否有必要给予膳食建议或医学干预。患者可能因食管炎引起不适，减少或停止液体摄入，因此充足的液体摄入对于预防脱水尤为重要。

在治疗过程中患者病情的变化能够被观察到。如前所述，肺癌常转移至中枢神经和骨骼。临床上，脑转移可表现为性格改变、头痛和视觉障碍。脊柱转移患者，可表现为严重的颈部或背部疼痛，或者肠道或膀胱功能障碍，如大、小便失禁。此外，患者还可能表现为腿部或运动无力，治疗师可能观察到步态不稳或跛行。步态的改变或不同于平常的上下治疗床困难应该受到关注，因为它们可能是肿瘤早期扩散的迹象。与胸腔或心包积液有关的症状包括呼吸困难、气促、胸痛、咳嗽改变或发热。观察到上述表现和当采用仰卧位治疗时明显的呼吸困难，必须向放射肿瘤医师报告，以便进行医学评估。

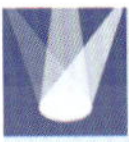

放射治疗师在整个治疗过程中应该严密观察患者病情变化，尤其是以下方面：

头痛、性格和视力改变，这些可能和颅内转移的征象。

颈部和背部疼痛、大、小便失禁、腿部或运动无力、步态改变和跟平常不一样的上下治疗床困难，这些可能是肿瘤扩散到椎体或脊髓的征象。

呼吸困难、胸痛、咳嗽改变或发热，这些可能与胸膜或心包积液有关。

案例 1：实践中的疾病管理——非小细胞肺癌。一位 55 岁的男子被送到急诊，因他最近出现了进行性腿部、面部和手臂肿大，伴逐渐加重的气短。胸部 CT 扫描显示前纵隔大肿块和肺静脉栓子。患者 13 年前有左上肺叶切除史，但没有进行其他后续治疗。急诊放射治疗计划为 25 Gy，分 10 次进行，并安排进行活检。诊断为：非小细胞肺癌合并上腔静脉综合征。

放射治疗采用 AP/PA 野，18 MV 射线，单次

250 cGy，总剂量 2 500 cGy（图 30-10）。随后采用 AP/PA 缩野，18 MV 射线，单次 180 cGy，照射 7 次，总剂量 1 260 cGy（图 30-11）。第二次推量采用 6 MV 和 18 MV 射线，单次剂量 180 cGy，照射 8 次，总剂量 1 440 cGy。整个疗程放疗总剂量为 5 400 cGy。在完成放疗后，推荐患者进行化疗。

案例 2：一位 65 岁的妇女出现了体重下降和气促。她先做了胸部 X 线检查，随后做了 CT 扫描，发现左肺上叶有一个 7 cm 肿块，并在主动脉弓处向纵隔侵犯。行支气管内超声检查，活检标本进行显微镜检查提示小细胞癌。一开始就进行了顺铂和依托泊苷方案全身化疗。在第二个周期化疗过程中，开始对原发肿瘤进行 6 000 cGy/30 次和纵隔 5 000 cGy/30 次的放射治疗。放射治疗采用前后野，包括主动脉区域。患者及时完成了放射治疗。

她在治疗期间的主要症状是吞咽疼痛，且症状持续存在，但在放疗后 2 个月症状改善。给她使用 Maalox（氢氧化铝和氢氧化镁的混合液体）、苯海拉明和利多卡因注射液的混合液缓解疼痛，饭前 20 ～ 30 min 服用，每日 3 ～ 4 次。随访的影像资料显示肿瘤完全缓解，照射野内的肺组织发生了中度放射性改变。治疗结束后 2 个月，内镜检查

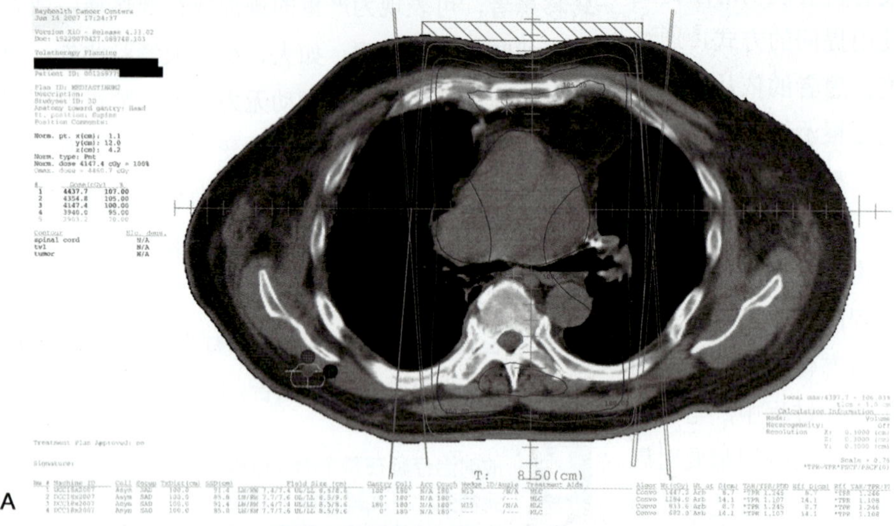

A

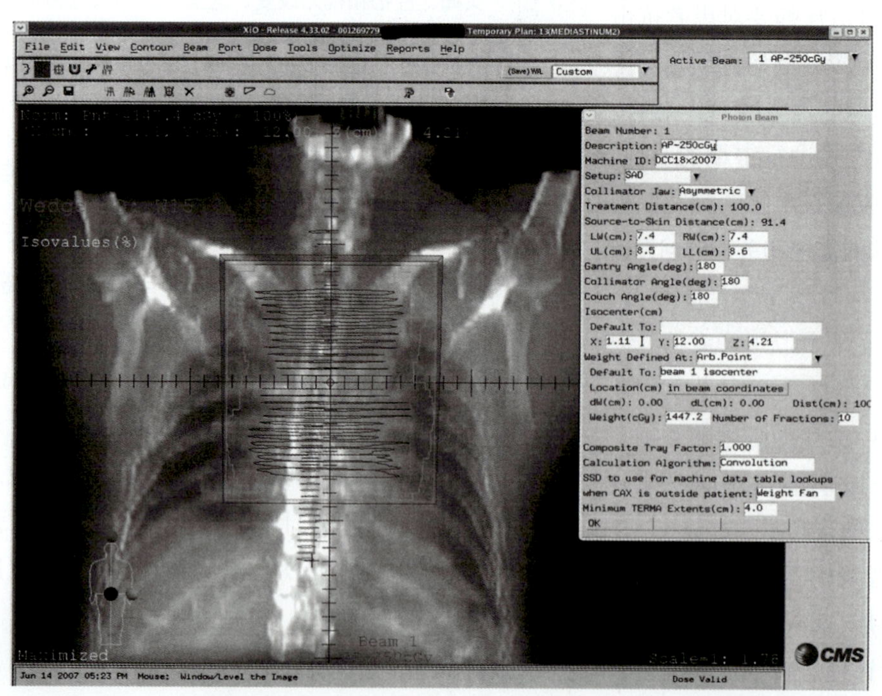

B

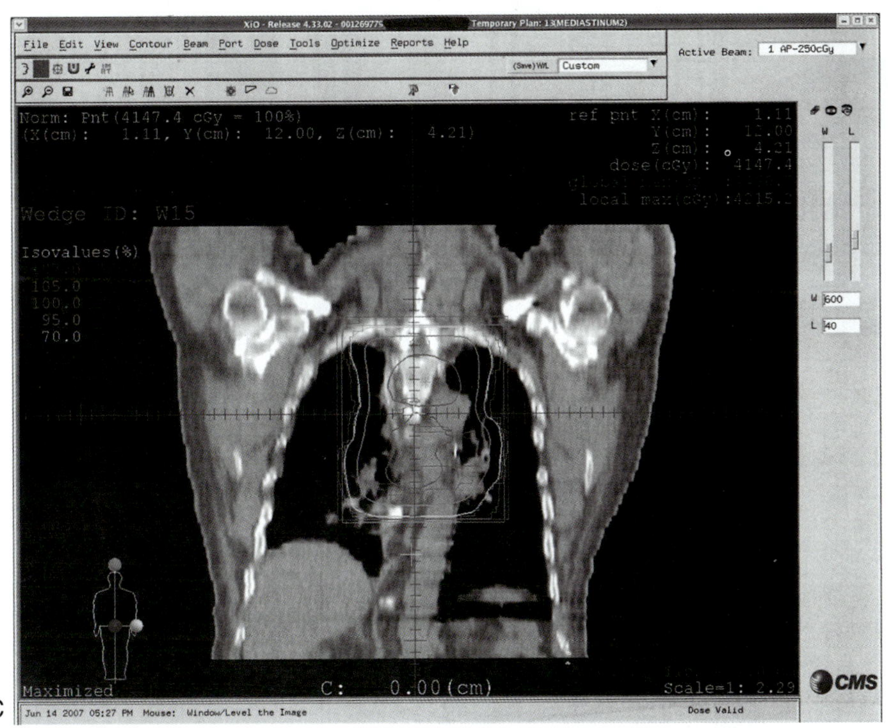

图 30-10　A. 前后（AP）野照射右上肺叶和纵隔；B. 射野方向观（前后野）；C. 射野方向观的等剂量线（Courtesy Bayhealth Medical Center at Kent General Hospital, Dover, Del）

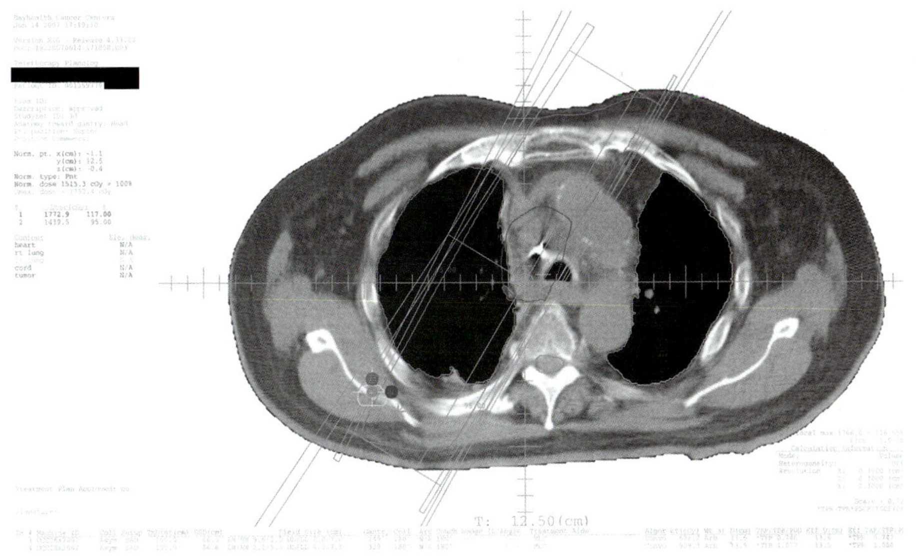

图 30-11　平行对穿斜野缩野避开脊髓（Courtesy Bayhealth Medical Center at Kent General Hospital, Dover, Del）

发现食管有 2 cm 狭窄。治疗后 4 个月随访，没有出现疾病复发或进展的迹象。由于她诊断为小细胞肺癌，接受了脑预防性照射，采用左、右两侧对穿野 6MV 光子线照射，放疗剂量为 3 060 cGy/17 次。见图 30-12A ～ D。

案例 3：一位 79 岁的老年男性，因左上肺可疑结节接受呼吸科医生的随访。初次 CT 扫描显示结节直径为 4 mm，6 个月后的随访 CT 扫描发现结节增加至 1 cm。PET-CT 扫描显示 FDG 摄取轻度升高。CT 引导下活检诊断为非小细胞肺癌。患者合并多种内科疾病，包括慢性阻塞性肺疾病，需每天 24 h 鼻导管吸氧，3 L/min。

不适合行外科手术治疗，推荐立体定向放射治疗。采用全身固定装置进行固定，进行胸部 4D 呼吸门控 CT 扫描。肿瘤的靶区由放射肿瘤医生勾画，照射剂量 5 000 cGy，分 5 次完成。采用 6 MV 光子线隔日一次进行旋转调强放射治疗，每次照射前采用锥形束进行图像引导位置校正。这位患者对

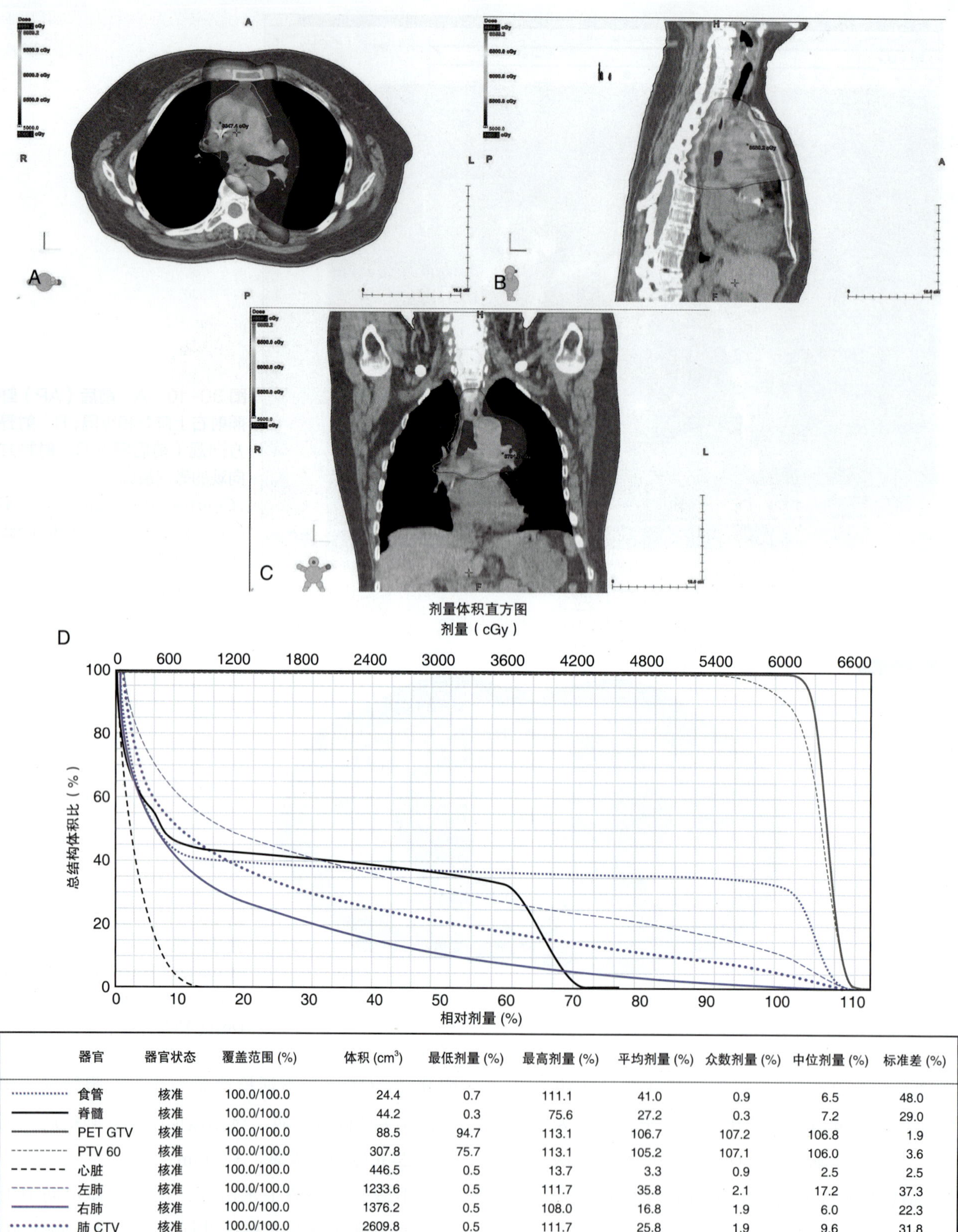

线型	器官	器官状态	覆盖范围 (%)	体积 (cm^3)	最低剂量 (%)	最高剂量 (%)	平均剂量 (%)	众数剂量 (%)	中位剂量 (%)	标准差 (%)
··········	食管	核准	100.0/100.0	24.4	0.7	111.1	41.0	0.9	6.5	48.0
———	脊髓	核准	100.0/100.0	44.2	0.3	75.6	27.2	0.3	7.2	29.0
———	PET GTV	核准	100.0/100.0	88.5	94.7	113.1	106.7	107.2	106.8	1.9
- - - - -	PTV 60	核准	100.0/100.0	307.8	75.7	113.1	105.2	107.1	106.0	3.6
- - - - -	心脏	核准	100.0/100.0	446.5	0.5	13.7	3.3	0.9	2.5	2.5
- - - - -	左肺	核准	100.0/100.0	1233.6	0.5	111.7	35.8	2.1	17.2	37.3
———	右肺	核准	100.0/100.0	1376.2	0.5	108.0	16.8	1.9	6.0	22.3
··········	肺 CTV	核准	100.0/100.0	2609.8	0.5	111.7	25.8	1.9	9.6	31.8

图 30-12 A．横断位容积调强治疗计划的剂量分布；B．矢状位的剂量分布；C．冠状位的剂量分布；D．剂量 - 体积直方图

（Courtesy Bayhealth Medical Center, Dover, Del.）

治疗的耐受性很好，没有出现任何急性的皮肤或呼吸系统不良反应。

在每次放射治疗实施前，两位放射治疗师、物理师和医生都会对锥形束图像和监测装置进行确认。在每次放射治疗中，患者在直线加速器室的总时间不到 30 min。治疗结束后 3 个月，结节消失，处方剂量包绕的肺野内出现轻微的实变影。患者将每 3 个月进行一次 CT 扫描。见图 30-13A ～ D。

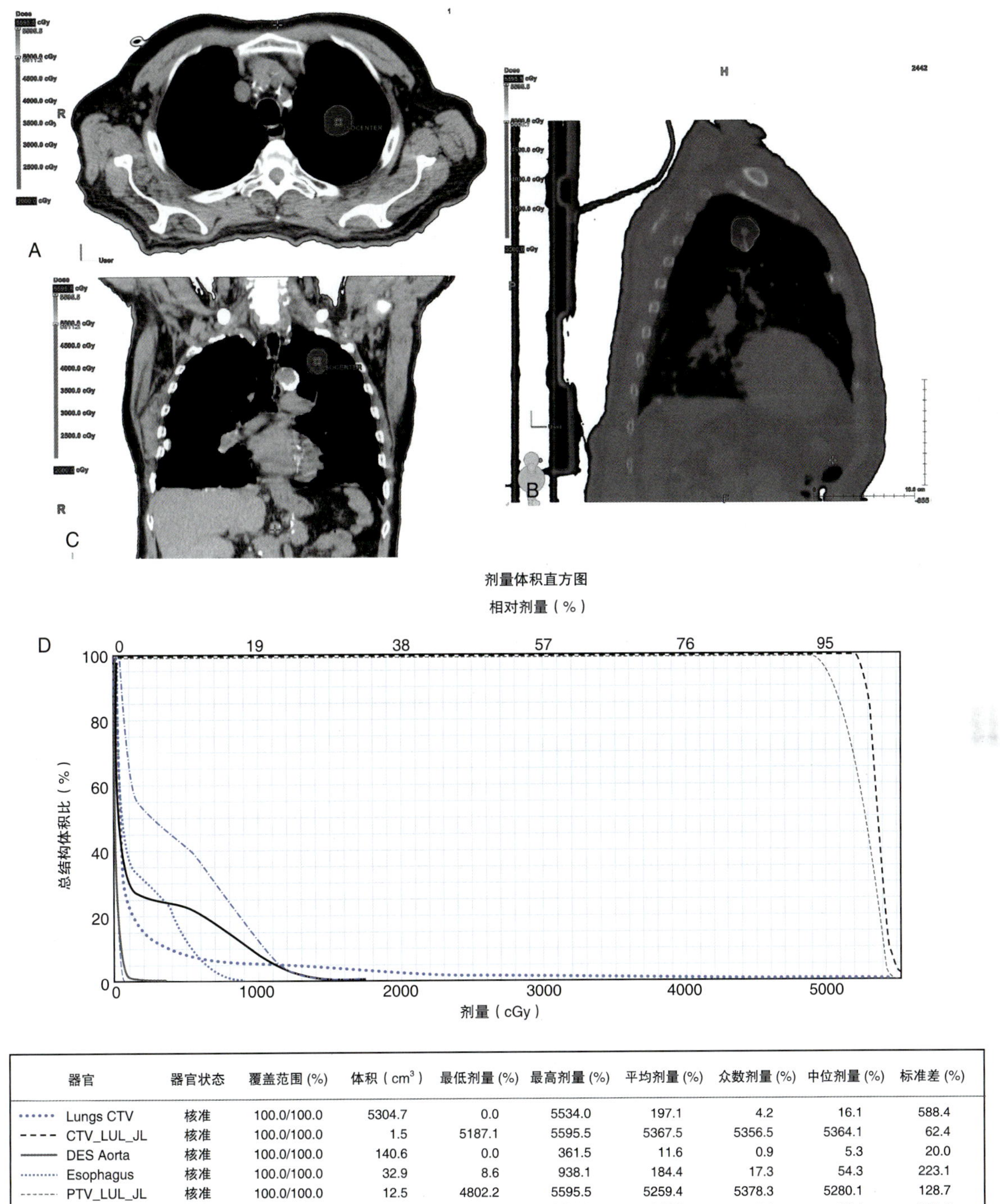

器官	器官状态	覆盖范围 (%)	体积（cm^3）	最低剂量 (%)	最高剂量 (%)	平均剂量 (%)	众数剂量 (%)	中位剂量 (%)	标准差 (%)
Lungs CTV	核准	100.0/100.0	5304.7	0.0	5534.0	197.1	4.2	16.1	588.4
CTV_LUL_JL	核准	100.0/100.0	1.5	5187.1	5595.5	5367.5	5356.5	5364.1	62.4
DES Aorta	核准	100.0/100.0	140.6	0.0	361.5	11.6	0.9	5.3	20.0
Esophagus	核准	100.0/100.0	32.9	8.6	938.1	184.4	17.3	54.3	223.1
PTV_LUL_JL	核准	100.0/100.0	12.5	4802.2	5595.5	5259.4	5378.3	5280.1	128.7
Spinal cord	核准	100.0/100.0	29.2	2.2	1484.0	247.7	3.4	30.4	395.8
LT Bronchus	核准	100.0/100.0	219.4	2.7	92.7	15.8	5.0	13.7	9.9
Trachea	核准	100.0/99.9	50.5	29.0	1742.7	445.7	34.2	273.9	414.2

图 30-13 A. 横断位显示体部立体定向放射治疗左肺上叶非小细胞肺癌的剂量分布；B. 矢状位的剂量分布。C. 冠状位剂量分布；D. 剂量 - 体积直方图

（Courtesy Bayhealth Medical Center, Dover, Del）

二、总结

• 吸烟是肺癌的首要致病因素，其次是职业性暴露和氡暴露。

• 诊断时的功能状态与预后关系密切。

• 胸部 X 线是检查肺癌的最常用方法。

• 隆突是一个重要的标志，恶性肿瘤细胞可以脱离肿瘤，经此从一侧肺门到另一侧肺门。

• 肺癌可直接侵犯到邻近的解剖结构，通过肿瘤周围的淋巴管引流，经胸导管、主动脉淋巴结最终进入循环系统，还可通过滋养淋巴管结构的血管进入循环系统。

• 肺癌转移的常见部位包括肝、脑、骨、肾上腺、对侧肺、颈部淋巴结和肾脏。

• 肺癌的常见症状包括咳嗽、咯血、呼吸困难和胸痛。

• 手术可用于肺癌的诊断和切除肿瘤。根据肿瘤分期，手术可在放、化疗前、后进行。

• 多药联合化疗可用于治疗肺癌，尤其是与手术和放疗相结合。

• 术前或术后的放疗通常采用外照射，以进一步增加局部或残留病灶的控制。

? 复习题

问题回顾的答案可登录到我们的网站：http：//evolve.elsevier.com/Washington+Leaver/Principles

1. 微观层面上，氧气和二氧化碳的扩散发生在

a．气管分叉

b．左、右主支气管

c．细支气管

d．肺泡 - 毛细血管膜

2. 与局部病变有关的症状包括

Ⅰ．咯血

Ⅱ．呼吸困难

Ⅲ．端坐呼吸

a．只有咯血

b．只有呼吸困难

c．包括咯血和呼吸困难

d．包括咯血、呼吸困难和端坐呼吸

3. 与区域病变相关的症状包括

Ⅰ．吞咽困难

Ⅱ．上腔静脉综合征

Ⅲ．端坐呼吸

a．只有吞咽困难

b．只有上腔静脉综合征

c．包括吞咽困难和上腔静脉综合征

d．包括吞咽困难、上腔静脉综合征和端坐呼吸

4. 原发性肺鳞状细胞癌常发生在肺的哪个部位

a．上叶

b．中央

c．侧面

d．外周

5. 常包括在肺癌照射野内的重要结构包括

a．肝脏和气管

b．食管和气管

c．脊髓和心脏

d．心脏和食管

6. 描述 3 个可能会增加肺癌风险的吸烟暴露标准。

7. 哪 3 个因素可能显著影响肺癌患者的预后？

8. 列举两组主要与支气管肺癌区域扩散相关的淋巴引流通路。

9. 对于局部支气管肺癌，采用常规分割的根治放疗剂量范围是多少？

10. 列举至少 3 种在放射治疗过程中，患者可能出现的常见急性不良反应。

? 思考题

1. 探讨肺癌发病率上升的原因。

2. 比较和对比关于肺癌放疗敏感性和放疗治愈性。

3. 肺癌的常见体征和症状是什么？少见的体征和症状是什么？

4．讨论肺癌的非呼吸系统体征和症状（如神经系统体征）。

5．分析放射治疗射野设计过程中，解剖结构的考量。

（译者：苏胜发　刘凌枫　朱以香
审校：林盛）

参考文献

1. Aumont-le Guilcher M., Prevost B., et al：High-dose-rate brachytherapy for non-small- cell lung cancer；a retrospective study of 226 patients, *Int J Radiat Oncol Biol Phys*79(4)：112，2011.
2. American Cancer Society：*Cancer facts and figures* 2014. Available at www.cancer.org.Accessed February 3，2014.
3. American Cancer Society：*Cancer prevention and early detection, facts and figures* 2013. Available at www.cancer.org.Accessed February 24，2014.
4. American Joint Committee on Cancer：*The staging of cancer*, ed 7，New York, 2011，Springer.
5. Centers for Disease Control：*Malignant mesothelioma mortality-United States*1999- 2005. Available at www.cdc.gov.Accessed February 17，2014.
6. Choy H., MacCrae R.L.: Irinotecan in combined modality therapy for locally advanced non-small cell lung cancer, *Oncology* 15：31–36，2001.
7. Cox J.D., Ang K.K.: *Radiation oncology：rationale, technique, results,* ed 9，StLouis, 2009，Mosby.
8. DeVitaV.，HellmanS.，RosenbergS.，editors：*Principles and practice of oncology,*ed9，Philadelphia, 2011，JB Lippincott.
9. Emami B., Perez C.A., Herskovich A., et al：Phase I/II study of treatment of locally advanced (T3/T4) non-oat cell lung cancer with high dose radiotherapy (rapid fractionation): radiation therapy oncology group study, *Int J Radiat Oncol Biol Phys*15：1021–1025，1988.
10. Haagensen C.D., et al：*The lymphatics in cancer,* Philadelphia, 1972，WBSaunders.
11. Halperin E.C., Brady L.W., et al：editors *Perez & Brady's principles and practice of radiation oncology*, ed 6，Philadelphia, 2013，JBLippincott.
12. Humphreys LL, Deffebach M, Pappas M, et al：Screening for lung cancer with low-dose computed tomography：a systematic review to update the U.S. preventive services task force recommendation, *Ann Int Med*. Available at www.annals.org.Accessed July 29，2013.
13. Kahn F.M.: *The physics of radiation therapy*, ed 4，Philadelphia, 2009，Wolters Kluwer/ Lippincott Williams and Wilkins.
14. Wolters Kluwer Health：*Karnofsky performance status scale*, 2014. UpToDate. Available at www.uptodate.com. Accessed Feb 10，2014.
15. Kelley L.L., Petersen C.M.: *Sectional anatomy for imaging professionals*, ed 2，St Louis, 2007，Mosby, Inc.
16. Kelsey C.R., Light K.L., Marks L.B.: Patterns of failure after resection of non-small cell lung cancer：implications for postoperative radiation therapy volumes, *Int J Radiat Oncol Biol Phys* 65：1097–1105，2006.
17. Kwok T.L., Edelman M.J.: Management of paraneoplastic syndromes in lung cancer, *Curr Treat Options Oncol* 5(1)：51，2004.
18. Lally B.E., Zelterman D., Colasanto J.M., et al：Postoperative radiotherapy for stage Ⅱ and Ⅲ non-small-cell lung cancer using the Surveillance, Epidemiology, and End Results database, *J Clin Oncol* 24：2998–3006，2006.
19. Liu H.H., Balter P., Tutt T., et al：Assessing respiration-induced tumor motion and internal target volume using four-dimensional computed tomography for radiotherapy of lung cancer, *Int J Radiat Oncol Biol Phys* 68：531–540，2007.
20. Marks L.B., Yorke E.D., Jackson A., et al：Use of normal tissue complication probability models in the clinic, *Int J Radiat Oncol Biol Phys* 70：S10–S19，2010.
21. National Comprehensive Cancer Network：*Lung cancer screening*. Available atwww.nccn.org.Accessed Jan 27，2014.
22. National Comprehensive Cancer Network：*Non-small cell lung cancer*. Available at www.nccn.org.Accessed Feb 3，2014.
23. NationalComprehensiveCancerNetwork：*Small-celllungcancer*.Availableatwww.nccn.org. Accessed Feb 3，2014.
24. Oken M.M., Creech R.H., Tormey D.S., et al：Toxicity and response criteria of the eastern cooperative oncology

group, *Am J Clin Oncol* 5：649–655，1982.

25. Pancoast H.K.: Superior pulmonary sulcus tumor, *JAMA* 99：17，1932.

26. Stanton R., Stinson D.: *Applied physics for radiation oncology*, Madison, WI, 2009，Medical Physics Publishing.

27. Travis W.D., Brambilla E., Muller-Hermlink H.K., et al：editors *World Health Organization classification of tumours. Pathology and genetics of tumours of the lung, pleura, thymus and heart*. Lyon, France, 2004，IARC Press.

28. US Environmental Protection Agency：*Radon (Rn)*. Available atwww.epa.gov/radon. Accessed February 24，2014.

29. Wagner H.: Image-guided conformal radiation therapy planning and delivery for non- small-cell lung cancer, *Cancer Control* 10：277–288，2003.

30. Wakelee H., Dubey S., Gandara D.: Optimal adjuvant therapy for non-small cell lung cancer—how to handle stage I disease, *Oncologist* 12：331–337，2007.

31. Wender R., Fontham E., Barrera E.: American Cancer Society lung cancer screening guidelines, *CA Cancer Clin* 63：106–117，2013.

32. Wozniak A.J., Gadgeel S.M.: Adjuvant treatment of non-small-cell lung cancer：how do we improve the cure rates further, *Oncology* 21：163–182，2007.

第31章

头颈部肿瘤

目的

- 确保有专业医师参与到头颈部肿瘤患者多学科综合治疗中
- 罗列影响头颈部肿瘤定位和治疗的一些新进展
- 指出常见远处转移部位和其他转移部位
- 简述头颈部肿瘤调强放射治疗
- 指出SEER数据库中最具阳性趋势的头颈部肿瘤
- 简述头颈部肿瘤常见病因
- 罗列3个与头颈部肿瘤发病最为相关的职业
- 指出各人种中与病毒相关的鼻咽癌
- 明确80%头颈部肿瘤组织病理学特征
- 描述不同口腔支撑方式的作用（口咬器和软木塞及其他装置）
- 描述各部位头颈部鳞癌的放射治疗技术
- 讨论头颈部肿瘤放射治疗相关并发症的处理和发生率

鉴于头颈部肿瘤的高发病率，其治疗上需要多学科团队协作。对于生存预后的评估不可仅着眼于死亡率，对于降低器官功能丧失以及完善器官功能重建同样需要给予关注。在现代放射治疗技术的大背景下，随着放射物理、放射生物及病理生理学的长足进步，已经有越来越多的证据表明，治疗肿瘤的同时保留器官的结构和功能（以及美容效果）至关重要。因治疗导致的永久性视力、嗅觉、味觉和听力丧失对于生活和生存质量造成的负面影响不可忽视。治疗策略的制定除了最重要的保持呼吸及进食通畅之外，也要考虑到保留患者的基本功能，丧失语言能力对于其生活方式的改变是可想而知的，将严重影响到生活质量。从技术层面上而言，头颈部肿瘤放射治疗能在极大程度上保留发音及吞咽功能，而有效的手段还需要联合放射肿瘤学、肿瘤内科学医师、牙科医师、颌面科镶牙专家、营养师、头颈外科医师、神经外科医师、整形科医师、口腔外科医师、病理学医师、肿瘤学护理人员、放射学专家、社会工作者、放射治疗师、语言治疗师、疼痛科和神经科，当然也包括患者自己。当涉及略牺牲一些生存时间能换来更好的功能和美容效果时，患者本身具有决定选择治疗方式的决策权，需要参与其中。尽管头颈部肿瘤的治疗近些年来已经获得很大进展，但由于挽救治疗的成功率低，局部区域复发仍然是很棘手的问题，大部分局部区域复发的患者往往会经受极大痛苦。

随着影像学和精准治疗的长足进步，当肿瘤涉及危及关键的器官时，能通过计划优化选择性避开部分重要脑部结构，尽量保留视觉并避免神经功能受损。逆向调强计划能根据不同组织的生物学代谢特征实现更好的剂量分布。现代计算机的发展带来的精准技术是前人无法想象的，系统性地监测治疗变异、自适应性放射治疗使得治疗计划在治疗过程中得以反复优化，此过程通过常规地调节野边缘和治疗剂量实现患者的个体化地安全地剂量递增治疗。调强放射治疗整合图像引导技术和功能影像

（PET）在保证肿瘤控制的同时保护健康的正常组织方面有潜在价值。通过将人工智能整合到新型加速器上并加上图像引导追踪骨性标志或植入标记物的方法将远超过通过摄野角度变换来提高放射治疗实施精准性的策略。

一、概述

1. 自然病史

头颈部肿瘤在美国历史上的标志是因为 19 世纪后叶，公众媒体和报纸描述了 Ulysses S. Grant 受到的超乎想象的折磨并死亡。那个时代公众对于恶性肿瘤的恐惧和治疗策略的匮乏显而易见。诸多名人曾患头颈部肿瘤，其中一个历史名人是奥地利精神科医师、心理学家 Sigmund Freud，他患有下颌恶性肿瘤并且播散至硬腭、鼻窦及眼眶；当时的案例还包括演员 Sammy Davis, Jr 身患喉癌，他更倾向于保留发音功能，而不愿意行部分喉切除术；影评人 Roger Ebert 因身患唾液腺肿瘤播散至下颌骨而接受了下颌骨部分切除术；还有 Sean Connery、Michael Douglas、Elton John、Rod Stewart、Eddie Van Halen 等。

流行病学和生存结果监测（SEER）数据库显示至 2014 年年末大约 42 500 人被确诊、7 890 人死于口腔癌和喉癌。美国肿瘤协会的数据显示从 2005—2009 年，女性患病率有下降趋势而男性则较为平稳，基于 SEER 数据库 2008—2010 年的发病率数据，每 92 人中即有 1 人在一生中被确诊为口腔癌或喉癌。近年来 HPV 感染相关的口咽癌在白种人中发病率有上升的趋势，HPV 感染与扁桃体、舌根及口咽其他部位肿瘤有关。

肺是最常见的远处转移部位，其他部位包括纵隔淋巴结、肝、脑和骨。远处转移发生率最高的头颈部肿瘤是鼻咽癌和下咽癌。颈部淋巴结的大小直接影响远处转移的风险，接受过颈部清扫手术或颈部放射治疗的患者可能有更多不典型的转移途径，有些会转移至皮下和皮肤。肿瘤还可能沿神经播散，直接影响受累区域的神经。神经通路走行在放射治疗计划的制订时是需要重点考虑的，高级别的腮腺肿瘤容易累及面神经导致面瘫，对于这些患者可行术前或术后放疗，对于不能手术或不可切除的肿瘤（Ⅲ、Ⅳ期）采用联合放化疗模式能较单纯放疗获得更高的治愈率。对比手术治疗，放化综合治疗的优势在于保留美容效果和器官功能，但存在的挑战和争议是肿瘤化，顾名思义是增加所治疗的解剖区域范围内第二原发肿瘤的发生风险，资料显示，接受过头颈部肿瘤治疗的患者一生中有 20% 的机会患第二原发肿瘤，第二原发肿瘤是导致头颈部肿瘤患者死亡的重要原因，已有一些研究探讨辅助采用化疗预防剂来预防第二原发肿瘤的发生。

2. 流行病学

美国癌症学协会监测研究报道了 2014 年全美有近 170 例万新诊断恶性肿瘤，据预测，每年新发口腔癌和喉癌约 42500 例。男性发病率约为女性的 2 倍，在白人中，HPV 感染相关的口咽癌（咽部的中间段，包括咽后壁、舌根和扁桃体）发病率呈现上升趋势，HPV 相关的头颈部肿瘤被认为预后较好。近来的数据显示口腔癌和口咽癌的发病率上升（表 31-1）。

SEER 系统为不同的研究目的提供了生存数据资料，SEER Stat Fact Sheets 是基于相对生存率计算的生存率，通过计算肿瘤患者对比一般人群的生存率来评估肿瘤所产生的效应。SEER 数据库中

表 31-1　美国国家癌症研究所流行病学和生存结果监测（SEER）数据

	男　性	女　性	总　计
2014 年估值			
口腔和咽部			
新发病例	30220	12220	42440
死亡	5730	2660	8390
喉			
新发病例	10000	2630	12630
死亡	2870	740	3610

18 个区域 2003—2009 年的口腔 / 咽部肿瘤和喉癌的 5 年总相对生存率分别为 62.2% 和 60.6%。表 31-2 显示了 5 年总相对生存率随人种和分期不同而不同。

对比中国香港和中国大陆南方地区、东南亚地区包括中国台湾、越南、泰国、菲律宾、马来西亚和一些地中海国家、北非和因纽特人，鼻咽部肿瘤在美国并不常见。上述地区是鼻咽癌高发区域，而在这些区域以外鼻咽癌发病率非常低，并且被认为可能与烟草有关。而出生在美洲的中国人后代发生鼻咽癌的风险下降这一点提示环境因素可能也是发病原因之一。口腔癌和舌根癌在印度的高发提示环境和文化因素影响了疾病的发生，在印度一些区域，口腔鳞癌占了所有肿瘤的 50%，颊黏膜癌的高发病率主要与嚼槟榔和吃一种由藤叶、酸橙、儿茶和槟榔果混合而成的饼有关，嚼食过程中释放的生物碱将刺激成纤维细胞活性，促进过度异常的胶原蛋白合成，导致黏膜下纤维化产生。环境和基因因素共同促使鼻咽癌的发生并使其成为中国南方广东省的最常见肿瘤，复发常在治疗结束后 2 年内发生，4 年以上罕见，因此绝大部分的肿瘤都需要随访 5 年。

表 31-2 美国国家癌症研究所 SEER（流行病学和生存结果监测）数据

	男 性	女 性
不同人种 5 年相关总生存率		
口腔和咽部		
白种人	63.6%	64.6%
黑种人	38.6%	53%
喉		
白种人	62.4%	57.8%
黑种人	55.2%	51.4%
	分布	生存率
不同分期 5 年相关总生存率		
口腔和咽部		
局部	31%	82.7%
区域	47%	59.2%
远处转移	17%	36.3%
未分期	6%	49.3%
喉		
局部	56%	76.1%
区域	20%	42.8%
远处转移	18%	35.3%
未分期	5.0%	53.1%

引自 Howlader N, et al, editors：SEER cancer statistics review, 1975-2010，Bethesda, Md., National Cancer Institute. Available at http：//seer.cancer.gov/archive/csr/1975_2010/. 2014 年 3 月 28 日获取

3. 病因和易感因素

众多的疾病过程可以引起头颈部区域的组织学改变，这些特殊组织学的改变将导致特定疾病的发生风险增加。本章节涉及来自呼吸消化道黏膜上皮的肿瘤，受影响最多的呼吸消化道的常见部位是口腔、咽部、鼻窦、喉、甲状腺和唾液腺。头颈部肿瘤的一般病因危险因素包括：①烟草和酒精使用；②紫外线（UV）暴露；③病毒感染；④环境暴露。

吸烟。烟草最早在 16 世纪初由西班牙探险家从美洲被引入西方文明。起初，烟草只用于烟斗吸食，但随着它受到越来越广泛欢迎，之后也被用来咀嚼和由鼻烟壶吸食。香烟最早在 17 世纪中期由西班牙首先制造，到了 20 世纪，它已经成为最受欢迎的烟草消耗方式。头颈癌的发病与烟草和酒精的使用最为密切相关，在卷烟吸烟者中，头颈部肿瘤发生率是不吸烟者的 6 倍。喉癌的死亡率似乎随着卷烟消费量的增加而上升。对于烟瘾非常大的人群，死于喉癌的人数可能达非吸烟者 20 倍以上。用烟斗和雪茄吸烟的人群会存在更广泛的口腔角化病，使用未经过滤的香烟尤其是总是采用同一部位吸烟的会导致唇癌，使用未经过滤的香烟或经污染空气晾晒的烟草与致癌风险进一步增加有关。某些癌症如更接近食管的口咽部肿瘤，还与受到携带有烟草相关的致癌物质汇集的唾液接触有关。

酒精。酒精消耗是喉咽癌的独立危险因素，酒精被认为会损伤黏膜，让致癌物更具渗透性。与慢性饮酒有关的头颈部肿瘤的继发因素，包括符合酗酒的一些通常特征，如因营养缺乏和环境致癌物质（来自吸烟），而增加对癌症的易感性。

吸烟和饮酒两者的组合已经被认为是头颈部肿瘤最重要的危险因素。酒精与烟草似乎对致癌有协同作用的潜力。这种组合有利于增强吸烟过程中燃烧产生的数千种致病物质，包括焦油（影响烟草口感的基础物质）和含有最多强效致癌物的芳香烃。有证据表明乙醇可以抑制接触亚硝胺后 DNA 的损伤修复的效率，亚硝胺（N- 亚硝基去甲烟碱）可以通过咀嚼和由鼻咽吸入，已经被确定为非燃烧物中致癌活性最强的烟草。

无烟烟草。在美国患口腔癌前病变及口腔癌的年轻人中十分常见，随着无烟烟草的使用越来越多，其使用者的烟草使用部位黏膜经常发展为癌前病变，如口腔黏膜白斑等（图 31-1），随着时间的推移这些病变可能成为侵袭性癌。烟草已经明确有诱导正常的黏膜发展成恶性肿瘤的作用，最常见的是使用无烟烟草可以使牙龈萎缩、角化过度和着色。口腔上皮发育不良或癌症的风险将随着长期无烟烟草的使用时间而增加。

紫外光线。紫外线暴露是唇癌的一个危险因素，至少有 31% 的唇癌患者是户外工作者。

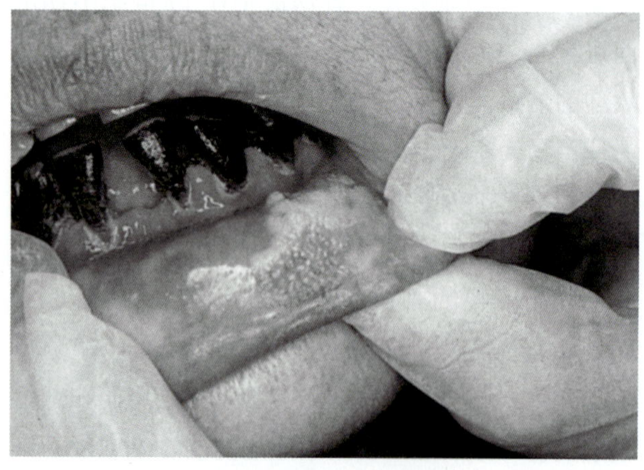

图 31-1　一名有 27 年烟草使用习惯的患者下唇黏膜白斑。显微镜下见上皮异常增生及牙齿明显深染

（引自 Silverman S：Oral cancer, ed 5, Hamilton, Ontario, 2003, BC Decker 经美国癌症协会批准引用）

职业暴露。风险较大的职业包括：①镍精炼；②家具和木工（喉癌，鼻腔癌和鼻窦癌）；③钢铁和纺织品（口腔癌）。暴露与尘埃、烟雾和甲醛与鼻咽癌有关，接触硬木和外来木材尘埃的木匠和锯木厂工人有发展为鼻腔和筛窦腺癌的风险。其他致癌物质包括合成木材、粘合剂和胶水。

辐射暴露。暴露于辐射，尤其是童年时代的暴露，与甲状腺癌和唾液腺肿瘤的发生有关，良性疾病如痤疮，头癣，感染性扁桃体炎等接受了放射治疗后常诱发唾液腺恶性肿瘤，唾液腺肿瘤还被报道在受广岛和长崎的原子弹爆炸核辐射后幸存者中发生。上颌窦癌的发生还与放射性造影剂（Thorotrast,20 世纪 60 年代用于上颌窦成像）有关。

病毒感染。越来越多的证据表明病毒将促使头颈部肿瘤的发展。已经在鼻咽组织中鉴定出有 EB 病毒（感染人体组织的八种疱疹病毒之一）和病毒 DNA 的存在，EBV 与所有人种的鼻咽癌发生有关。

众所周知，单纯疱疹病毒 1（HSV-1）是原发性疱疹性口炎和复发性唇疱疹（感冒疮）的病因。病毒在三叉神经或其他感觉神经节中终生潜伏。病毒的重新激活将导致复发性病变或在唾液中无症状地定植。该病毒在某些条件下具有将细胞转化为恶性表型的能力。在实验情况下，被感染的细胞可以在细胞培养基中获得永生化并在实验动物中具有侵袭转移能力。仓鼠实验表明，如果组织同时暴露在低剂量的烟草致癌物苯并芘和 HSV-1 中则可以诱发肿瘤，因此 HSV-1 感染的吸烟者患口腔癌的机会更高。

人乳头状瘤病毒（HPV）也与头颈部癌变有关，在口腔乳头状瘤、白斑病变和口腔癌中也发现了 HPV。喉乳头状瘤病和喉癌与 HPV 有关，细胞研究表明，高危 HPV 可以使来自子宫颈、包皮和口腔的上皮细胞转化为恶性肿瘤。扁桃体癌、舌癌和口底癌有很高的 HPV-DNA 表达率，Garden、Morrison 和 Ang 的研究表明 HPV 常见于没有吸烟或饮酒史的口咽部肿瘤患者。年轻的、没有吸烟和酗酒史的鳞癌患者越来越多，有证据表明 HPV 等病毒可能与这些疾病有关。

饮食。导致下咽癌的饮食因素包括营养缺乏（维生素 A 和维生素 E），特别是在酗酒的女性患者中。在斯堪的纳维亚半岛和英国，缺铁性贫血与女性的环后区癌有关，她们通常有由下咽蹼和口腔黏膜萎缩而导致的吞咽困难。Plummer-Vinson 综合征（食管蹼、缺铁性贫血、舌炎引起的语言障碍）在欧洲与环后区癌和舌癌的高发病率有关。蹼是指食管或下咽壁上有因炎症导致的网状结构，它由覆盖着正常的鳞状上皮的薄黏膜组成。Plummer-Vinson 综合征起源于斯堪的纳维亚半岛，在英国称为帕特森 - 布朗 - 凯利综合征，流行病学数据表明水果、蔬菜和类胡萝卜素具有预防作用。患有鼻咽癌的中国大陆南方地区和香港人从小都有摄入咸鱼史。鼻烟和咀嚼类烟草中发现的亚硝胺类致癌物二甲基亚硝胺同样存在于咸鱼中，在小鼠模型中，此类化合物对于上呼吸道具有诱导癌症发生的作用。

大麻。也有一些研究探究长期滥用大麻与头颈癌发病的相关性。虽然有些观点认为其风险程度未知，一些文献比较了使用过滤嘴香烟的吸烟者和缺乏过滤嘴的大麻吸食者发现，较高浓度的焦油和芳烃增加了患病风险。一些研究人员认为大麻烟雾中含有已知致癌物质，与烟草烟雾中的致癌物质非常相似，另一些研究表明呼吸道内膜在大麻吸烟者中发生了变化。然而，关于大麻的流行病学调查结果显示和癌症风险并不一致，最近的流行病学研究尚未发现其增加癌症的风险。有趣的是在美国某些州，医用大麻的使用受到了关注。大麻中的四氢大麻酚（THC）是已知对患有癌症、艾滋病和其他疾病的人有缓解疼痛、控制恶心和呕吐，并刺激食欲作用的成分。研究人员还报告称 THC 可以降低眼压，因此能减轻青光眼的程度。

义齿。填充物和口腔卫生习惯差。虽然仍缺乏确凿的证据，有一些研究已经报道在假体或邻近假体部位发现癌症。尽管风险低，但长期义齿刺激加上其他不明因素可能会促进新生物发展。同样的原因还适用于患者口腔卫生习惯差或存在可能造成异物刺激的锯齿状齿或填充物（图 31-2 和图 31-3）。义齿材料本身没有被证明是致癌的。

遗传学。由于头颈部肿瘤发病的不可预见性和偶发性（如年轻人和非吸烟饮酒者），因此有人提出遗传易感性。对环境致癌物的易感性增加归因于遗传异常和其他协同因子的存在，如病毒感染。目前的细胞学研究至少已经确定 10 个遗传改变与产生侵袭性肿瘤表型有关，这类研究的重点是肿瘤抑癌基因的失活和癌基因的扩增。这些研究不断使我们对基因有更深入的了解，今后将有望用于肿瘤的筛查。对组织恶性转变的化学预防是一种基于识别高风险的遗传变异和肿瘤发生标志物的策略。

头颈部肿瘤被认为与 Bloom 综合征和 Li-

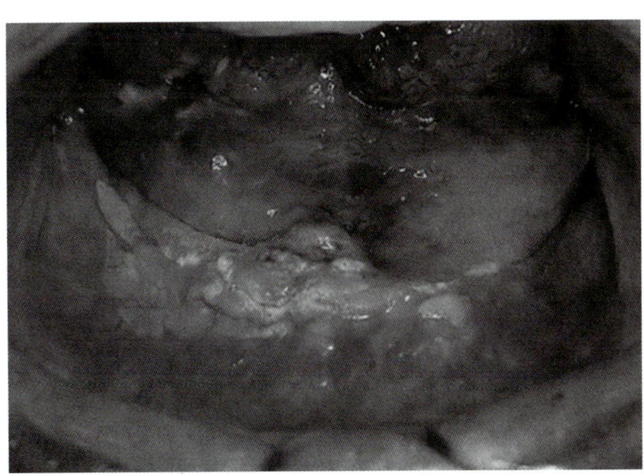

图 31-2　癌变在低位义齿处，由 15 年的前牙槽黏膜白斑病基础上发展而来

（引自 Silverman S：Oral cancer, ed 5，Hamilton, Ontario, 2003，BC Decker 经美国癌症协会批准引用）

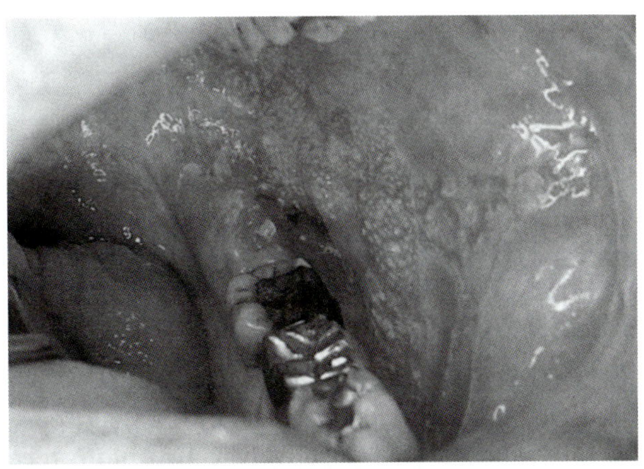

图 31-3　萎缩性扁平苔藓是一种炎症性疾病，口腔颊黏膜病变在 13 年后转变为颊黏膜癌

（引自 Silverman S：Oral cancer, ed 5，Hamilton, Ontario, 2003，BC Decker 经美国癌症协会批准引用）

Fraumeni综合征有关。Bloom综合征是一种罕见的常染色体隐性遗传病，表现为毛细血管扩张症（出现斑点：红斑或面部及其他区域暴露在阳光下的部位的蝴蝶斑块）、光敏性和生长异常，Bloom综合征患者患恶性肿瘤的几率为普通人群的150～300倍。Li-Fraumeni综合征是一种常染色体显性遗传病，与体细胞的抑癌基因*p53*突变有关。某些肿瘤已被证实与此类基因异常相关。头颈部鳞状细胞癌的产生预计需要积累至8～11个突变，而4～7个基因突变可能足以发展唾液腺恶性肿瘤。

4. 预后因子

一般而言，累及部位从前至后，从唇到下咽部，除喉部外，发病率是逐步增加的，而预后则呈逐步下降。晚期肿瘤的共同特征和预后不良因素包括跨过中线，表现出内生性生长（固有层和黏膜下层的受累）、肿瘤分化差以及非鳞状细胞癌。晚期征象也包括淋巴结固定、病变固定或颅神经受累。与所有恶性肿瘤一样，淋巴结受累的程度直接影响预后。血管受侵可能是肿瘤具备侵犯正常解剖结构有侵袭性生物学行为的表现。原发性肿瘤的血管侵犯、颈部淋巴结转移以及随后局部区域复发均提示预后不良。Kim、Smith和Haffty报道术后放射治疗可以改善血管受侵患者的预后。

5. 解剖学和生理学

构成头颈部区域的器官具有呼吸和消化双重功能，在了解这个复杂的系统之前，有必要简要回顾一下解剖结构。

头颈部肿瘤基于各解剖亚结构进行分期和分类。了解这些相邻的结构和生理关系很重要。鼻腔向后延伸为鼻咽（图31-4），为肿瘤提供了天然的扩散途径。在吞咽过程中，软腭抬高防止食物进入鼻咽，处于该位置的肿瘤将影响其功能的发挥。肿大的咽扁桃体会阻断上部气道通畅，因此只能经口呼吸，这将导致未经过滤的干燥冷空气进入肺部。因而，富含淋巴组织的扁桃体是防止气道感染并在呼吸道（鼻咽）和消化道（口咽和下咽）之间形成

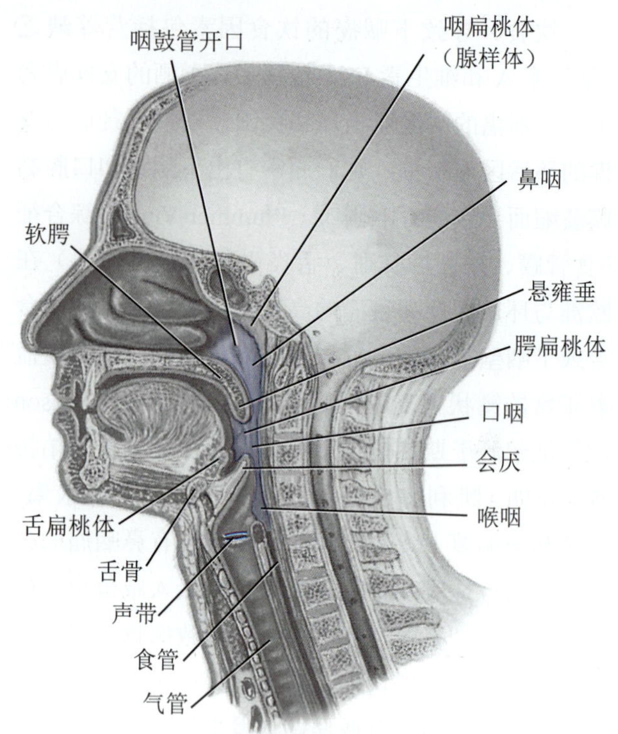

图31-4 咽部正中矢状位图显示咽部的三个亚结构（鼻咽、口咽和下咽）和邻近结构

（引自Thibodeau GA, Patton KT：Anatomy and physiology, ed 7, St. Louis, 2009，Mosby）

屏障的重要结构。该解剖结构涉及呼吸和消化道。此外，还需了解各颈椎椎体对应的头颈部结构位置。第1颈椎（C_1）位于鼻咽下缘，第2和第3颈椎（$C_{2\sim3}$）对应口咽部，会厌在C_3水平面，而真声带位于第4颈椎水平（C_4，见图31-4）。唾液腺肿瘤可累及面神经、主要颅神经、颈动脉血流和一些淋巴引流区（图31-5），该区域的肿瘤可引起面瘫、神经疼痛、颈部肌肉血供阻断（图31-6）。由于肿瘤可以破坏影响感觉和运动的颅神经而引起症状，因而可以提示肿瘤的定位。表31-3列出了12对脑神经及其相关功能。

6. 淋巴引流

全身近1/3的淋巴结位于头颈部。大部分头颈部肿瘤引流至同侧淋巴结，但像软腭、扁桃体、舌根、咽后壁、特别是鼻咽肿瘤可以有双侧颈部引流，而真声带、鼻窦和中耳周围很少或根本没有淋巴管分布。Rouvière于1938年对颈部淋巴引流进

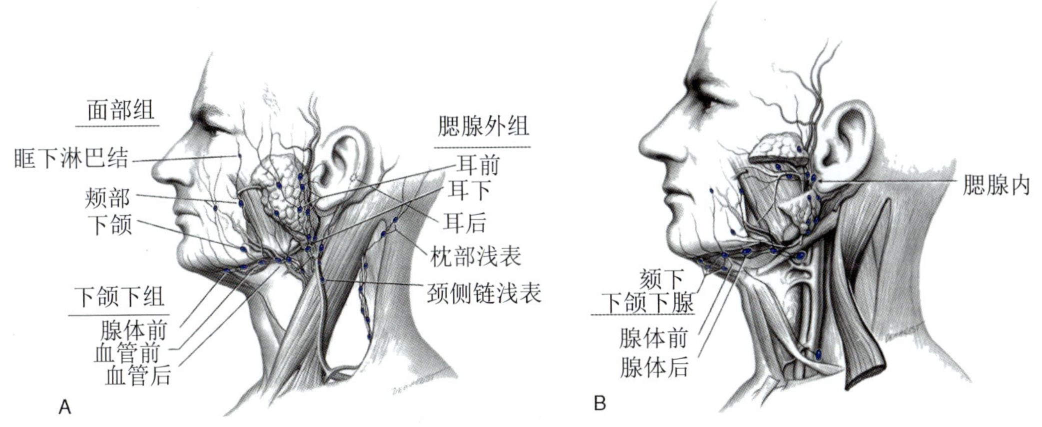

图 31-5 A. 腮腺外、面部和下颌下浅表淋巴结；B. 下颌下深面和腮腺淋巴结
（引自 Haagensen CD：The lymphatics in cancer, Philadelphia, 1972，Saunders）

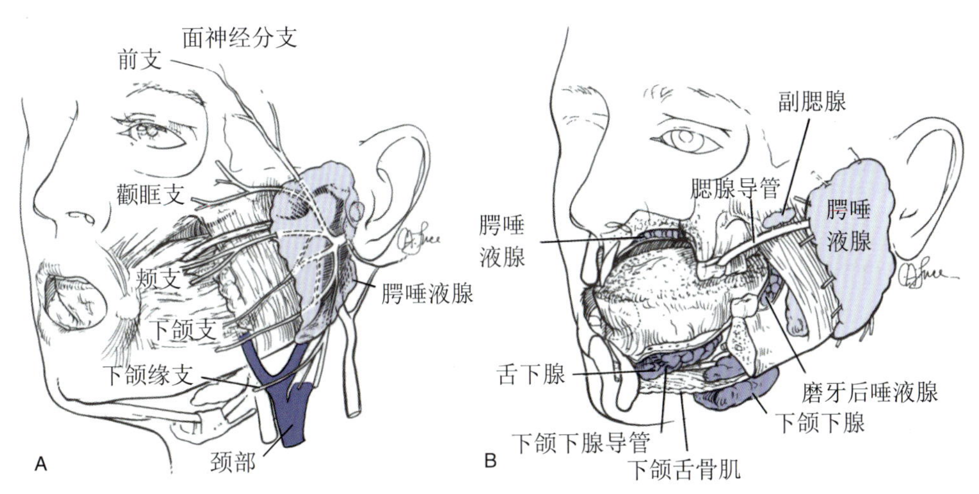

图 31-6 主要唾液腺的解剖关系。A. 面神经；B. 部分下颌骨移除，显示腭部小唾液腺
（引自 McCarthy JG：Plastic surgery：tumors of the head and neck and skin, vol 5，Philadelphia, 1990，Saunders）

行了描述分类。之前不同的颈部淋巴结分区标准化术语之间存在差异。六区分类法使颈部解剖区域的分类更为标准化，其仅考虑外科颈部常规清扫术的区域，因此使颈部清扫术更为统一规范。图 31-7 中详细列举和说明了颈部淋巴结六区分类法（肿瘤外科学）。淋巴结分区的依据是解剖标志和影像学，图 31-8B 显示七区分类法，表 31-4 为各分区的定义并描述了头颈部的主要引流链。图 31-9 显示基于外科手术和计算机断层扫描（CT）图像下的颈部淋巴结解剖。

7. 检查和诊断

大多数头颈部呼吸消化道和软组织结构都可以直接触诊，也可以直接进行探查或活检。尽管准确的诊断和分期需要通过影像学来评估，体格检查的发现常常也有提示作用。

Hornig 和他的同事研究表明将传统的用手来诊断疾病的方法和现代先进的技术结合起来才能给予疾病最为准确的评估和恰当的治疗。Beitler、Amdur 和 Mendenhall 有相似的结论，他们发现尽管影像学发展得越来越精益求精，然而对于肿瘤的体格检查仍然至关重要。采集肿瘤病变部位的图像是一种重要的依据，在不忽视有效的现代技术的前提下，进行基本的体格检查以及采用良好的传统式图解和数字化图像在放射治疗的实践中显然仍具有很重要的价值。

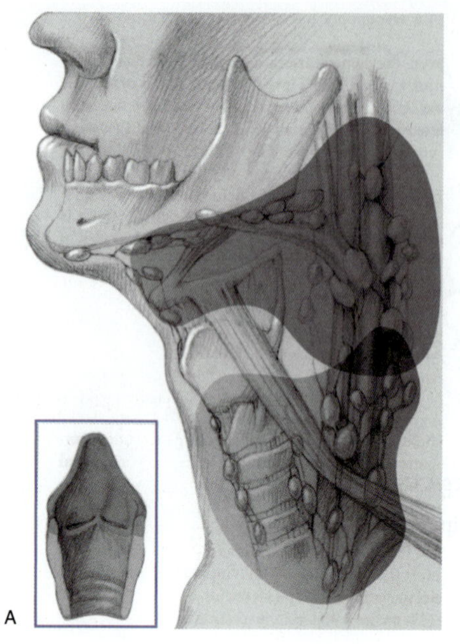

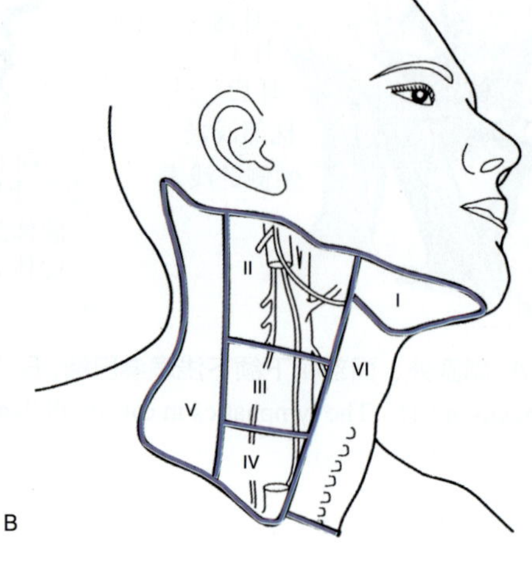

图 31-7　浅表和深面淋巴结侧面观。包括 Ia 颏下；Ib 颌下；II 上颈部；III 中颈部；IV 下颈部；V 颈后三角；VI 颈前（引自 Werner JA, Davis KR：Metastases in head and neck cancer, Berlin, 2004，Springer）

表 31-3　脑神经及功能

名 称	编号	功 能	分类
嗅神经	Ⅰ	嗅觉	感觉
视神经	Ⅱ	视觉	感觉
动眼神经	Ⅲ	眼球运动（上下）	运动
滑车神经	Ⅳ	眼球运动（旋转）	运动
三叉神经	Ⅴ	面部（感觉）和下颌（运动）	混合
展神经	Ⅵ	眼球运动（外展）	运动
面神经（咀嚼肌）	Ⅶ	表情，肌肉收缩和说话	混合
听神经	Ⅷ	听觉	感觉
舌咽神经	Ⅸ	舌和喉的运动	混合
迷走神经	Ⅹ	说话和发音	混合
副神经	Ⅺ	肩部和头部运动	运动
舌下神经	Ⅻ	舌部运动和咀嚼	运动

框表 31-1　常见的症状和对应区域

口腔
- 肿胀或难以愈合的溃疡

口咽
- 吞咽疼痛和耳痛

鼻咽
- 鼻出血
- 听力下降

喉
- 声嘶和喘鸣

下咽
- 吞咽困难
- 颈部肿块疼痛

鼻 / 鼻窦
- 鼻塞
- 鼻出血
- 面部疼痛
- 复视
- 局部肿胀

除外通过间接喉镜、触诊和纤维内窥镜仔细检查头颈部，还需要系统地、逐步地对任何可疑受侵区域和淋巴结进行仔细检查。质硬、大于 1 cm、固定的淋巴结均需考虑转移的可能，颈部肿块的位置通常可以提示原发肿瘤的部位。

框表 31-2 列出了常见头颈部原发肿瘤的临床表现。对所有可疑病灶均需进行活检来确定为良性先兆或评估主要的恶性生长模式（评级）。颈部肿块可行细针穿刺活检（FNAB）。抗 EBV 抗体滴度、免疫球蛋白 G 和免疫球蛋白 A 在鼻咽癌中具有相当特异性，对颈部原发不明癌有辅助诊断价值。

表 31-4　基于影像学的淋巴结分区

分区	解剖界限	亚分区	解剖和淋巴结引流方式
Ⅰ区	舌骨上缘至下颌舌骨肌下缘，下颌下腺后缘之前	Ⅰ A：两侧二腹肌前腹内侧缘之间 Ⅱ B：位于 IA 区后外侧	包括颏下和颌下三角
Ⅱ区	颅底至舌骨体下缘，颌下腺后缘之后，胸锁乳突肌后缘之前	Ⅱ A：颈内静脉前、外、内、后侧 Ⅱ B：颈内静脉后缘脂肪填充区域，分割淋巴结和静脉	包括从下颌骨到颈动脉分叉处后至胸锁乳突肌后缘水平的上颈部颈静脉链淋巴结
Ⅲ区	舌骨体下缘至环状软骨弓下缘，胸锁乳突肌后缘之前		包括从颈动脉球至肩胛舌骨肌下缘水平的中颈部颈静脉链淋巴结
Ⅳ区	环状软骨弓下缘至锁骨，胸锁乳突肌后缘之前和前斜角肌后外侧缘，颈动脉侧面		从肩胛舌骨肌下缘至锁骨水平的下颈部颈静脉链淋巴结，位于胸锁乳突肌后缘之前区域，为Ⅴ区的前界
Ⅴ区	胸锁乳突肌后缘之后，颅底至锁骨之间	Ⅴ A：颅底至环状软骨弓下缘，胸锁乳突肌后缘	脊柱侧块旁三角区域，包括胸锁乳突肌后缘、斜方肌前缘、肩胛舌骨肌上缘 可以跳跃转移至Ⅴ区
	环状软骨弓下缘，紧接胸锁乳突肌后缘和前斜角肌后外侧缘	Ⅴ B：环状软骨弓下缘至锁骨，胸锁乳突肌后缘，前斜角肌后外侧	
Ⅵ区	两侧颈动脉之间 舌骨体下缘至胸骨柄上缘		颈前淋巴结区域，包括气管前和气管旁淋巴结，Delphian（喉前）和甲状腺周围淋巴结
Ⅶ区	两侧颈动脉之间 胸骨柄上缘至头臂静脉水平		有时使用Ⅶ区表示上纵隔淋巴结，但不常用

引自 Zeidan OA, Langen KM, Meeks SL, et al：Evaluation of image-guidance protocols in the treatment of head and neck cancers, Int J Radiat Oncol Biol Phys 67：670-677，2007

框表 31-2　不同部位的临床表现

- 上颈部肿块一般来源于鼻咽
- 二腹肌下淋巴结一般来源于口腔、口咽和下咽
- 颌下三角淋巴结常来源于口腔
- 中颈部肿块来源于下咽、舌根和喉
- 耳前淋巴结常来源于唾液腺

8. 影像表现

成像技术的进步改变了头颈部恶性肿瘤的诊断和治疗，影像学通常包括 CT、磁共振成像（MRI）、PET 和头颅、鼻窦和软组织的 X 线检查。对于有吞咽改变的患者，建议钡剂造影检查，并行胸部 CT 和骨扫描排除转移。PET 可用于寻找隐匿性的原发病灶和确定治疗后肿瘤复发，且已经显示出在随访患者中比体格检查和 CT 扫描更具优势。据报道，氟脱氧葡萄糖（FDG）PET 能准确评估 IMRT 治疗后的反应；然而，该项研究也报道了较高的假阳性率，他们称这些假阳性结果导致的重复活检是致使高剂量放射后伤口愈合不佳的可能原因。

准确的分期依赖于详细的病史询问、体格检查、头颈部的 CT 或 MRI 扫描、胸部 X 线片、血常规和血生化检查。淋巴结晚期病需要同时行胸部 CT 扫描，尽管 MRI 可以提供重要的补充信息，静脉增强 CT 对比扫描仍是主要的成像方式。一些晚期患者可能从 PET/CT 扫描中获益，能确定局部区域病变范围并有助于发现转移病灶（图 31-11）。

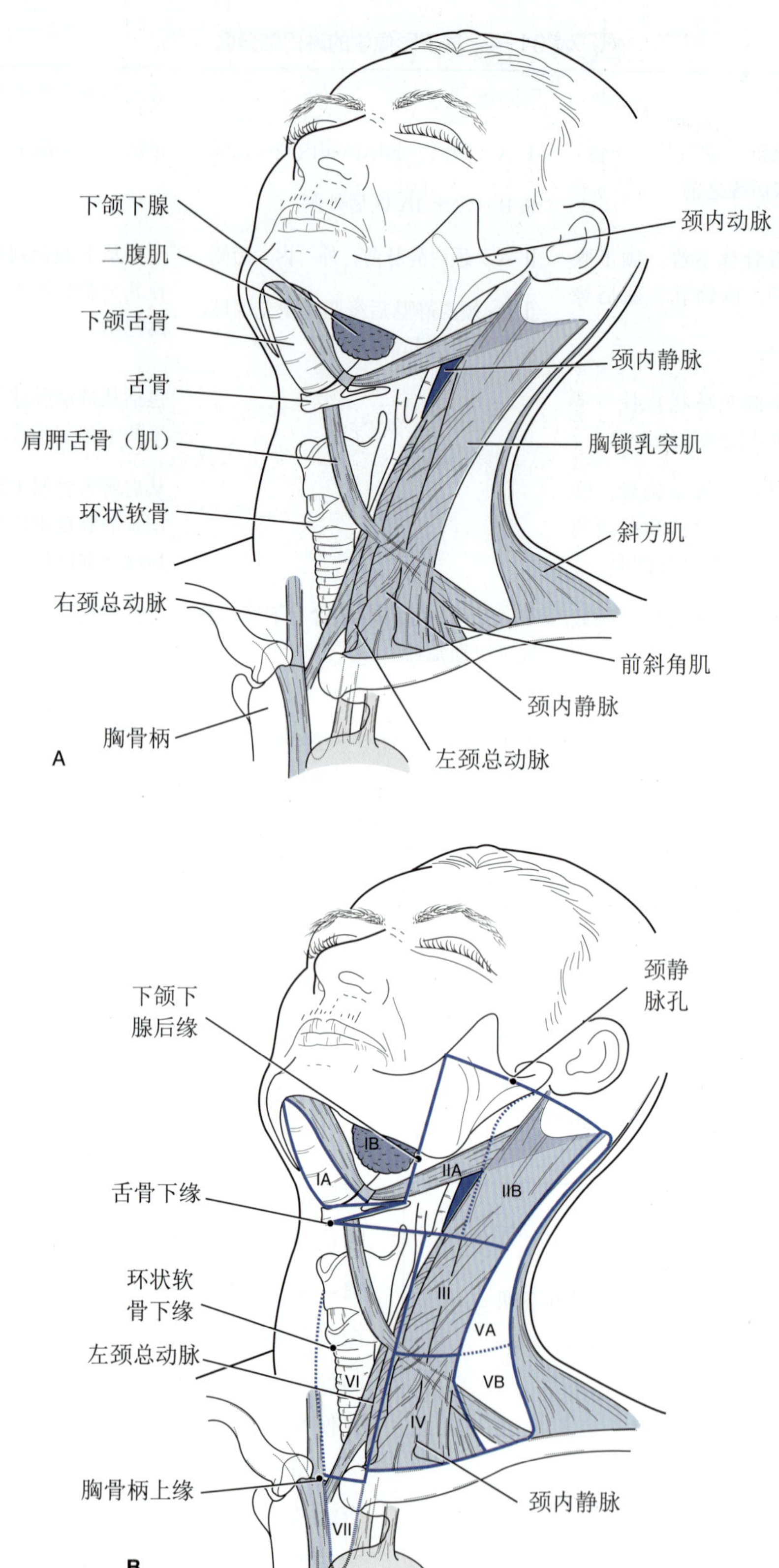

图 31-8　A. 颈部解剖左前视图显示淋巴结分区；B. 颈部淋巴结分区基于解剖标志，下颌下腺的后缘是 I 和 II 区分界，II、III 区和 V 区分界是胸锁乳突肌后缘，颈内静脉的后缘是 IIA 和 IIB 区分界

（引自 Hoppe RT, Phillips TL, Roach M：Leibel and Phillips textbook of radiation oncology, ed 3，Philadelphia, 2010，Saunders）

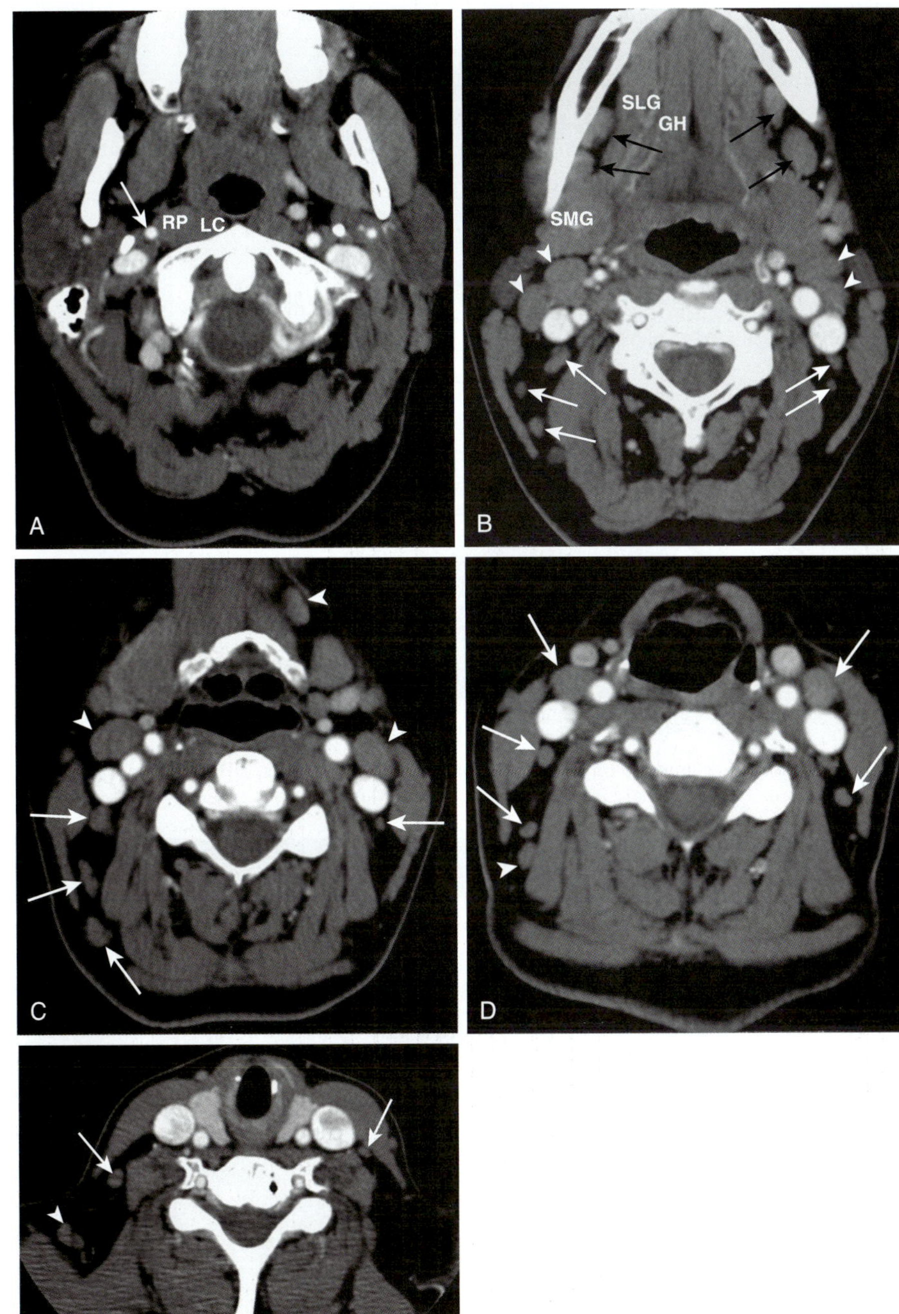

图 31-9 一例淋巴瘤患者增强 CT 轴位图像，显示淋巴结分区

A. 距颅底 2 cm 以内可见一个咽后淋巴结（RP），位于头长肌前外侧及颈内动脉内侧（白色箭头）；B. 舌骨上颈部的扫描显示 IB 区（黑色箭头），IIA 区（白色短箭头）和 IIB 区（白色箭头）淋巴结，同时显示颌下腺（SMG）和舌下腺（SLG）和颏舌肌（GH）；C. 舌骨水平扫描显示 IA 区淋巴结（大白短箭头），IIA 区（小白短箭头）和 IIB 区（短白色箭头）淋巴结和 VA 区淋巴结（长白色箭头）；D. 舌骨下至环状软骨以上水平扫描显示多个 III 区淋巴结（白色箭头），还可以看到 VA 区淋巴结（白色短箭头）；E. 环状软骨下水平扫描显示 IV 区淋巴结（白色箭头）和Ⅴ B 区淋巴结（白色短箭头）

（见表 31-4 获取更详细信息，引自 Hoppe RT, Phillips TL, Roach M：Leibel and Phillips textbook of radiation oncology, ed 3, Philadelphia, 2010，Saunders；Fig. 17-28, p 350）

但是 Beitler、Amdur 和 Mendenhall 也报道对比 CT 扫描，PET 可能低估了局部区域病变范围。CT 扫描用于确定疾病程度，尤其是浸润深度；还用于确定骨侵犯和区域淋巴结的评估。MRI 有助于评估肌肉浸润伴有磨牙后三角区病变。Mendenhall 和他同事报道了常规胸部 X 线可用于发现肺转移，他们还提到在口腔癌中不推荐常规使用 PET。

总体上，PET 扫描对局部晚期患者最有价值。在初次分期中，PET 对于淋巴结评估的敏感性和特异性约为 90%，这使得 PET 比 CT 或 MRI 更敏感和特异。虽然有如此高的特异性，但在早期肿瘤（临床 N0 期）淋巴结病的敏感性方面仍然是有缺陷的。

CT 和 MRI 扫描最多可发现 50% 临床检查无法发现的原发性肿瘤部位。独立的 PET 扫描（无 CT 融合）可以发现 25% 通过 CT、MRI 和内镜检查无法明确的病灶，PET 与 CT 融合后能进一步提

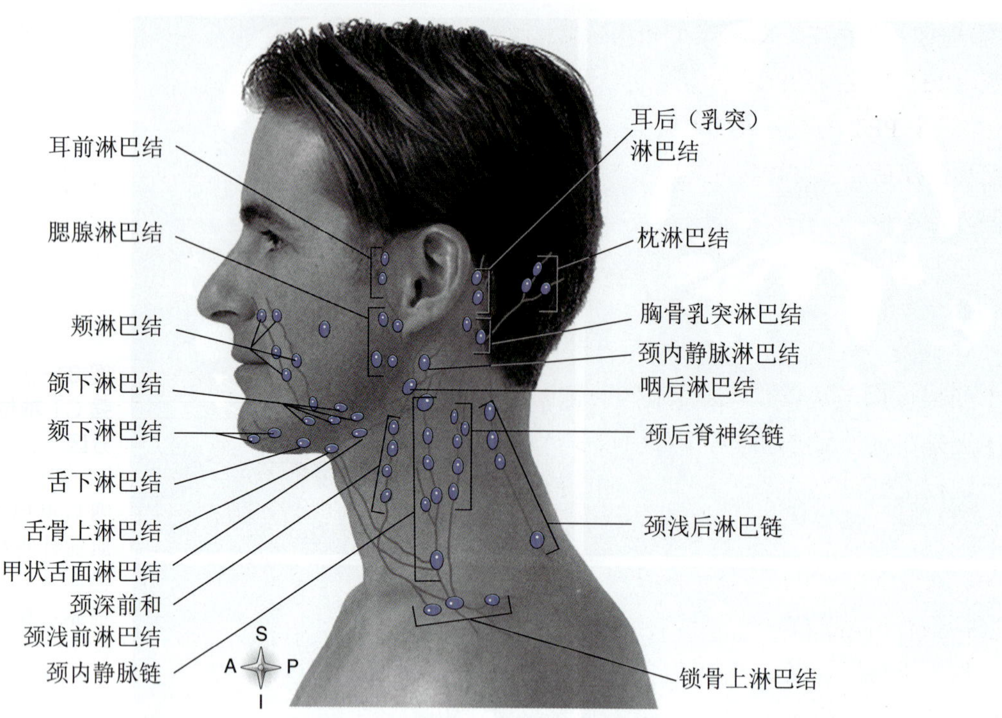

图 31-10 颈部淋巴结引流

（引自 Seidel HM, Stewart RW, Ball JW, et al：Mosby’s guide to physical examination, ed 7，St. Louis, 2010，Mosby）

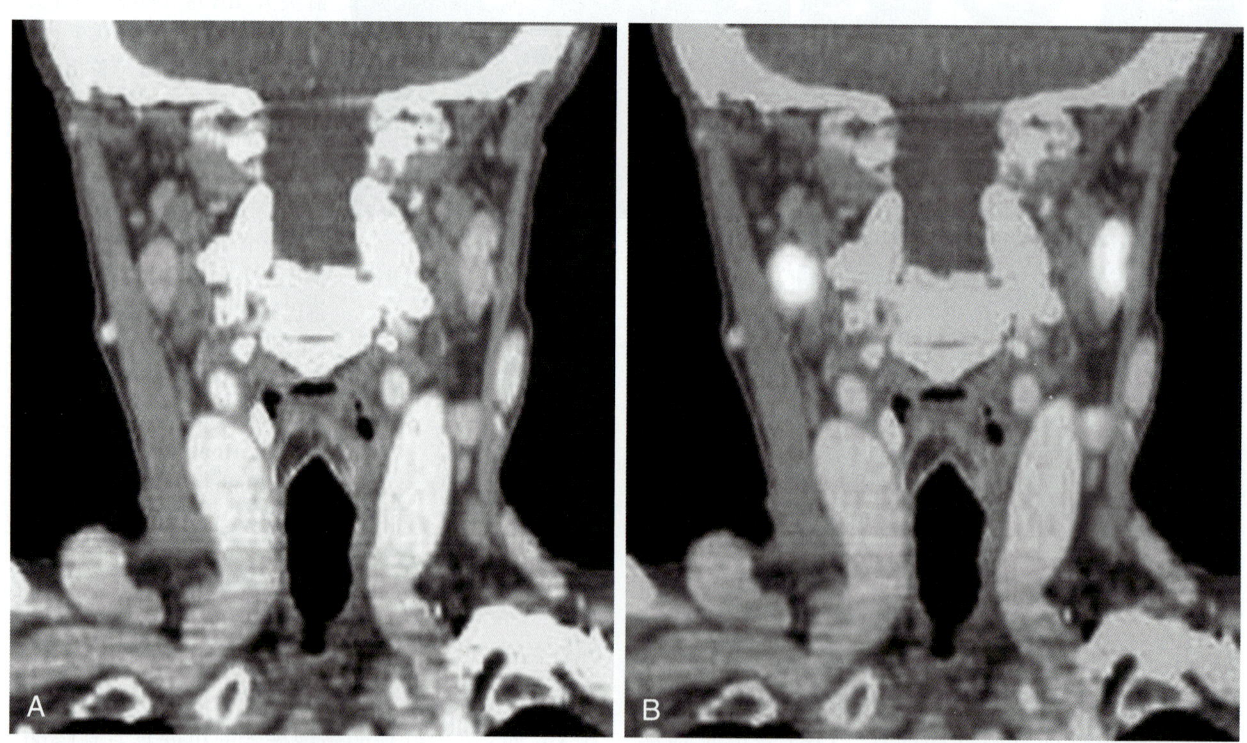

图 31-11 CT/MRI/PET 图像融合

A．增强 CT 冠状位重建图像显示双侧颈动静脉链轻度增大的转移淋巴结，颈部淋巴结短径为临界值且无明显坏死表现，因此无法确定淋巴结是否受累；B．氟脱氧葡萄糖正电子发射断层（FDG-PET）扫描与 CT 图像融合显示淋巴结内葡萄糖摄取增加

（引自 Gregoire V, Duprez T, Lengele B, et al：Management of the neck. In Gunderson LL, Tepper JE, editors：Clinical radiation oncology, ed 3，Philadelphia, 2012，Saunders）

高检出率，推荐在 MRI 或 CT 和内镜检查前进行检查，PET 对放射治疗后的再分期表现出较高敏感性。然而，PET 的检查最佳时间仍存在争议，推荐时间为治疗后 3 个月，在此之前的检查可能产生更多假阳性结果。

9. 靶区勾画和影像学

勾画靶区在定位 CT 上进行，诊断 MRI 和 PET 扫描可以与定位 CT 融合来辅助靶区的勾画，PET 近来在头颈部肿瘤患者中应用较多，主要是用来鉴定代谢活跃的淋巴结。最近的一项研究，采用扫描层厚为 2.5 mm 的定位增强 CT 上勾画大体肿瘤体积（GTV），大部分患者参考诊断 MRI 来确定范围，另有两名患者参考了 PET/CT 扫描来制订放疗计划。正常组织包括腮腺、下颌骨、视神经、视交叉、脑干、耳蜗、喉、咽、口腔、食管、臂丛和脊髓。在定位 CT 扫描上逐层勾画肿瘤范围，臂丛神经轮廓的勾画可以参考诊断 MRI 图像、影像学图谱和指南。

10. 病理

超过 80% 的头颈部肿瘤来自上消化道黏膜的上皮细胞，大多是鳞状细胞癌。唾液腺中发现的腺癌病变较局限。头颈部鳞状细胞癌包括淋巴上皮癌、梭形细胞、疣状癌和未分化癌。淋巴上皮癌发生在淋巴组织丰富的地方（如鼻咽、扁桃体和舌根）。此组织学类型比鳞状细胞癌患者具有更好的治愈率。

未分化淋巴瘤与未分化癌在组织病理学上是相似的，如果在显微镜检查存在疑问，应将其视为癌。框表 31-3 列出了头颈部区域的一些组织类型。肿瘤分级为 G1（分化良好），G2（中等分化）或 G3（低分化）。分化好的肿瘤通常具有较低的细胞增殖速率并且侵袭性较弱。各种非上皮性恶性肿瘤、黑色素瘤、软组织肉瘤和浆细胞瘤也可发生在头颈部。

框表 31-3 头颈部肿瘤组织类型

- 鳞状细胞癌
- 淋巴上皮癌
- 梭形细胞癌
- 疣状癌
- 未分化癌
- 移行细胞癌
- 角化性癌
- 非角化性癌
- 腺癌
- 恶性混合癌
- 腺样囊性癌
- 黏液表皮样癌
- 腺泡细胞癌

11. 分期

目前的分期标准采用的是 AJCC 分期手册，这是一项临床分期系统而非病理分期，头颈部肿瘤的分期主要依靠临床诊断确定大小、范围和阳性淋巴结的存在。在晚期尤其累及鼻咽，鼻旁窦和区域淋巴结的病变中，CT、MRI 扫描和超声检查能进一步提高肿瘤（T）和淋巴结（N）分期的准确性，内窥镜评估对于初次准确的肿瘤分期也很有价值。任何有助于准确分期的诊断性检查都应在治疗前予以实施。细针穿刺活检可确认肿瘤的存在及其组织病理学特征。这个临床分期系统是基于在疾病首次治疗前采用各种手段尽可能地对疾病程度最准确的评估。根据 AJCC 手册，术后肿瘤可以按病理进行分期（pTNM），但是将病理学发现补充至临床分期中，而非替代它。

分期中包括三个基本描述——肿瘤，淋巴结，转移（TNM）。框表 31-4 简要概述了各阶段的定义。原发肿瘤的分期标准因部位而异。除鼻咽部肿瘤外，余淋巴结分期标准基本一致。鼻咽癌由国际抗癌联盟（UICC）指定修改统一分期。T4 病变分为 T4a 的晚期肿瘤（可切除）和 T4b（不可切除），这将晚期患者为三类：Ⅳ A 期，晚期可切除的疾病；Ⅳ B 期，晚期无法切除疾病和Ⅳ C 期，晚期远处转移性疾病。需要仔细检查淋巴结活动性，固定的淋巴结提示预后不良。增强 CT 和 MRI 扫描可以比临床更好地评估肿瘤的大小和形状。三维多平面成像能更精确地评估肿瘤浸润深度和难以触及的颈部淋巴结，有助于准确的分期。

框表 31-4 头颈部肿瘤 AJCC 分期

原发肿瘤（T）

通用：对于所有部位：

Tx 原发肿瘤无法评估

T0 无原发肿瘤的证据

Tis 原位癌

口腔癌和唇癌

T1 肿瘤最大径≤ 2 cm

T2 2 cm <肿瘤最大径≤ 4 cm

T3 肿瘤最大径> 4 cm

T4a 中等晚期局部疾病：

（唇）肿瘤侵犯骨皮质、下牙槽神经、口底或面部皮肤（如颏或鼻）

（口腔）肿瘤侵犯临近结构 [如穿透骨皮质（下颌骨或上颌骨）至舌的深部（外部）肌肉（颏舌肌、舌骨舌肌、舌腭肌和茎突舌肌），上颌窦，面部皮肤]

T4b 非常晚期局部疾病：肿瘤侵犯咀嚼肌间隙、翼板或颅底和（或）包绕颈内动脉

* 注释：原发牙龈的肿瘤仅侵犯浅表骨质 / 牙槽窝不足以分为 T4

口咽

T1 肿瘤最大径≤ 2 cm

T2 2 cm <肿瘤最大径≤ 4 cm

T3 肿瘤最大径> 4 cm，或侵犯会厌的舌面

T4a 中等晚期局部疾病

肿瘤侵犯喉、舌的外部肌肉、翼内肌、硬腭或下颌骨 *

T4b 非常晚期局部疾病

肿瘤侵犯翼外肌、翼板、鼻咽侧壁或颅底或包绕颈动脉

* 注释：舌根或会厌谷的原发肿瘤侵犯至会厌舌面年末并不意味着侵犯喉

鼻咽

T1 肿瘤局限在鼻咽，或肿瘤侵犯口咽和（或）鼻腔但不伴有咽旁间隙侵犯 *

T2 肿瘤侵犯咽旁间隙 *

T3 肿瘤侵犯颅底骨质和（或）鼻窦

T4 肿瘤侵犯颅内和（或）颅神经、下咽、眼眶或颞下窝 / 咀嚼肌间隙

* 注释：咽旁间隙侵犯是指肿瘤向后外侧方向浸润

下咽

T1 肿瘤局限在下咽的某一解剖亚区且最大径≤ 2 cm

T2 肿瘤侵犯 1 个以上下咽解剖亚区或邻近解剖区，或 2 cm <测量的肿瘤最大径≤ 4 cm，无半喉固定

T3 肿瘤最大径> 4 cm 或半喉固定或侵犯食管

T4a 中等晚期局部疾病

肿瘤侵犯甲状 / 环状软骨、舌骨、甲状腺或中央区软组织 **

T4b 非常晚期局部疾病

肿瘤侵犯椎前筋膜，包绕颈动脉，或累及纵隔结构

** 注释：中央区软组织包括喉前带状肌和皮下脂肪

声门上

T1 肿瘤局限在声门上的 1 个亚区，声带活动正常

T2 肿瘤侵犯声门上 1 个以上相邻亚区，侵犯声门区或声门上区以外（如舌根、会厌谷、梨状窝内侧壁的黏膜），无喉固定

T3 肿瘤局限在喉内，有声带固定和（或）侵犯任何下述部位：环后区、会厌前间隙、声门旁间隙和（或）甲状软骨内板

T4a 中等晚期局部疾病

肿瘤侵犯穿过甲状软骨和（或）侵犯喉外组织（如气管，包括深部舌外肌在内的颈部软组织、带状肌、甲状腺或食管）

T4b 非常晚期局部疾病

肿瘤侵犯椎前筋膜，包绕颈动脉或侵犯纵隔结构

声门

T1 肿瘤局限于声带（可侵犯前联合或后联合），声带活动正常

T1a 肿瘤局限在一侧声带

T1b 肿瘤侵犯双侧声带

T2 肿瘤侵犯至声门上和（或）声门下区，和（或）声带活动受限

T3 肿瘤局限在喉内，伴有声带固定和（或）侵犯声门旁间隙，和（或）甲状软骨内板

T4a 中等晚期局部疾病

肿瘤侵犯穿过甲状软骨和（或）侵犯喉外组织（如气管，包括深部舌外肌在内的颈部软组织、带状肌、甲状腺或食管）

T4b 非常晚期局部疾病 肿瘤侵犯椎前筋膜，包绕颈动脉或侵犯纵隔结构

声门下

T1 肿瘤局限在声门下区

T2 肿瘤侵犯至声带，声带活动正常或活动受限

T3 肿瘤局限在喉内，伴有声带固定

T4a 中等晚期局部疾病

肿瘤侵犯环状软骨或甲状软骨和（或）侵犯喉外组织（如气管、包括深部舌外肌在内的颈部软组织、带状肌、甲状腺或食管）

T4b 非常晚期局部疾病

续 表

框表 31-4 头颈部肿瘤 AJCC 分期

	肿瘤侵犯椎前间隙，包绕颈动脉或侵犯纵隔结构
上颌窦	
T1	肿瘤局限在上颌窦的黏膜，无骨质的破坏或侵蚀
T2	肿瘤导致骨质的破坏或侵蚀包括侵犯至硬腭和（或）中鼻道，除外侵犯至上颌窦的后壁和翼板
T3	肿瘤侵犯任何以下一处：上颌窦的后壁骨质、皮下组织、眼眶的底壁或内侧壁、翼腭窝、筛窦
T4a	中等晚期局部疾病 * 肿瘤侵犯眼眶内容前部、颊部皮肤、翼板、颞下窝、筛板、蝶窦或额窦
T4b	非常晚期局部疾病 肿瘤侵犯下列任何一个部位：眶尖、硬脑膜、脑组织、中颅窝、脑神经（除外三叉神经上颌支）、鼻咽或斜坡
鼻腔、筛窦	
T1	肿瘤局限在任何一个亚区，有或无骨质破坏
T2	肿瘤侵犯一个区域内的两个亚区或侵犯至鼻筛复合体内的一个相邻区域，伴或不伴有骨质破坏
T3	肿瘤侵犯眼眶的底壁或内侧壁、上颌窦、腭部或筛板
T4a	中等晚期局部疾病 肿瘤侵犯以下任何一处：眼眶内容物前部、鼻部或颊部皮肤、微小侵犯至前颅窝、翼板、蝶窦或额窦
T4b	非常晚期局部疾病 肿瘤侵犯以下任何一处：眶尖、硬脑膜、脑组织、中颅窝、颅神经（除外三叉神经上颌支）、鼻咽或斜坡
颈部淋巴结分期	
鼻咽癌的 N 分期根据修正后的 UICC 分期	
鼻咽癌 N 分期	
鼻咽癌，尤其是未分化型，区域淋巴结转移途径的规律和对预后的影响不同于其他头颈部黏膜癌，使用一个不同的 N 分级系统	
Nx	区域淋巴结不能评估
N0	无区域淋巴结转移
N1	单侧颈淋巴结转移，最大直径≤ 6 cm，淋巴结位于锁骨上窝以上部位，和（或）单侧或双侧咽后淋巴结转移，最大直径≤ 6 cm*
N2	双侧颈淋巴结转移，最大直径≤ 6 cm，淋巴结位于锁骨上窝以上部位 *
N3	淋巴结最大径＞ 6 cm* 和（或）锁骨上窝转移
N3a	淋巴结最大径＞ 6 cm
N3b	锁骨上窝转移 **
* 注释：中线淋巴结认为是同侧淋巴结。	
** 注释：锁骨上区或窝部位与鼻咽癌的分期有关，Ho 描述了这个三角区域的定义，包括三点：①胸骨锁骨连接处的上缘；②锁骨外侧端（肩峰端）的上缘；③颈肩连接处。要指出的是这包括了脚测的 IV 区和 V 区部分。伴有锁骨上窝的淋巴结（包括部分或全部）被认为是 N3b	
口咽癌和下咽癌的 N 分期	
Nx	区域淋巴结不能评估
N0	无区域淋巴结转移
N1	同侧单个淋巴结转移，最大径≤ 3 cm
N2	同侧单个淋巴结转移，3 cm ＜最大径≤ 6 cm；或同侧多个淋巴结转移，最大径≤ 6 cm；或双侧或对侧淋巴结转移，最大径≤ 6 cm
N2a	同侧单个淋巴结转移，3 cm ＜最大径≤ 6 cm
N2b	同侧多个淋巴结转移，最大径≤ 6 cm
N2c	双侧或对侧淋巴结转移，最大径≤ 6 cm
N3	转移淋巴结最大径＞ 6 cm
* 注释：Ⅶ区转移也被认为是区域淋巴结转移	
其他头颈部肿瘤的 N 分期（除外甲状腺肿瘤）	
Nx	区域淋巴结不能评估
N0	无区域淋巴结转移
N1	同侧单个淋巴结转移，最大径≤ 3 cm
N2	同侧单个淋巴结转移，3 cm ＜最大径≤ 6 cm；或同侧多个淋巴结转移，最大径≤ 6 cm；或双侧或对侧淋巴结转移，最大径≤ 6 cm
N2a	同侧单个淋巴结转移，3 cm ＜最大径≤ 6 cm
N2b	同侧多个淋巴结转移，最大径≤ 6 cm
N2c	双侧或对侧淋巴结转移，最大径≤ 6 cm
N3	转移淋巴结最大径＞ 6 cm
* 注释：对选择性颈清扫的病理标本进行检查，应至少包括 6 枚淋巴结；根治性或改良性颈清扫标本应至少包括 10 枚淋巴结	
AJCC 预后分期（除外鼻咽癌）	
0 期	Tis N0 M0
Ⅰ期	T1 N0 M0
Ⅱ期	T2 N0 M0
Ⅲ期	T3 N0 M0；T1 N1 M0；T2 N1 M0；T3 N1 M0
Ⅳ期	T4 Nx M0；Tx N2，3 M0；Tx Nx M1
AJCC 预后分期（鼻咽癌）	
Ⅰ期	Tis N0 M0
Ⅱ A 期	T2aN0 M0
Ⅱ B 期	T1 N1 M0；T2aN1 M0；T2bN1 M0
Ⅲ期	T1，2 N2 M0；T3N0 ～ 2M0T4 NXM0；
Ⅳ A 期	T4N0 ～ 2M0
Ⅳ B 期	Tx N3 M0
Ⅳ C 期	Tx Nx M1

12. 播散途径

由于需要行危险区域淋巴结的预防，因而头颈部肿瘤照射范围较大。临床上，鼻咽癌伴下颈部淋巴结转移的概率为6%～23%，因此锁骨上区域是需要预防的。一般来说，除外鼻咽癌和腮腺肿瘤，其他头颈部肿瘤发生颈部以下的血行播散很少见，超过75%的头颈部肿瘤复发出现在锁骨上区域。鼻咽癌常见双侧颈淋巴结转移，且有25%的机会血行转移到骨然后到肺。框表31-5列举了不同原发部位的正常淋巴引流途径。框表31-6列举了不同头颈部区域和每个区域肿瘤的直接播散途径。

框表31-5 不同部位肿瘤的淋巴结转移

口腔
- 唇－引流至颌下淋巴结、耳周淋巴结、面淋巴结
- 颊黏膜－引流至颌下淋巴结和颏下淋巴结
- 牙龈－引流至颌下淋巴结和颈静脉二腹肌淋巴结
- 磨牙后三角－引流至颌下淋巴结和颈静脉二腹肌淋巴结
- 硬腭－引流至颌下淋巴结和上颈静脉淋巴结
- 口底－引流至颌下淋巴结和上、中颈静脉淋巴结
- 前2/3舌－引流至颌下淋巴结和上颈静脉淋巴结

口咽
- 舌根－引流至颈静脉二腹肌淋巴结、下颈部淋巴结、咽后淋巴结
- 扁桃体窝－引流至颈静脉二腹肌淋巴结和颌下淋巴结
- 软腭－引流至颈静脉二腹肌淋巴结、颌下淋巴结、脊副神经淋巴结
- 咽后壁－引流至咽后淋巴结、咽淋巴结、颈静脉二腹肌淋巴结

鼻咽
- 经咽后淋巴结，引流至上颈静脉和后颈淋巴结

鼻窦
- 咽后淋巴结和上颈淋巴结

喉
- 声门－罕见淋巴结转移
- 声门下－引流至气管旁淋巴结、下颈淋巴结
- 声门上－引流至气管旁、颈前间隙、颌下淋巴结

框表31-6 肿瘤直接侵犯范围

1. 唇
   a）皮肤
   b）唇联合处
   c）黏膜
   d）肌肉
2. 牙龈
   a）软组织及颊黏膜
   b）骨膜
   c）骨及上颌窦
   d）牙槽神经
3. 颊黏膜
   a）口腔侧壁
   b）唇
   c）磨牙后三角
   d）肌肉
4. 硬腭
   a）软腭
   b）骨与上颌窦
   c）鼻腔
5. 磨牙后三角
   a）颊黏膜
   b）咽前柱
   c）牙龈
   d）翼肌
6. 口底
   a）软组织、扁桃体、唾液腺
   b）舌腹
   c）舌根
   d）颏舌骨肌－下颌舌骨肌
7. 舌
   a）前2/3舌
   b）舌侧缘
   c）舌腹、舌根
   d）口底
8. 软腭
   a）扁桃体柱
   b）咽后壁
   c）硬腭
   d）鼻咽
9. 喉
   a）真声带
   b）假声带
   c）杓状软骨
   d）会厌
   e）下咽
   f）杓状会厌皱襞
   g）喉室
10. 咽
   a）咽前壁
   b）舌后缘
   c）舌根
   d）咽侧壁
   e）扁桃体柱
   f）悬雍垂
   g）软腭
   h）咽后壁
   i）肌肉与会厌
11. 扁桃体
   a）腭－舌扁桃体
   b）扁桃体柱
   c）舌根
   d）软腭
   e）咽后壁

二、治疗策略

1. 治疗原则

放疗和手术联合辅助化疗是晚期头颈部肿瘤的主要治疗方式。以根治为目的，同时结合保持生理功能和社交美容的需求来决定最佳治疗方式。要在根治肿瘤的同时不产生严重的并发症需要高选择性治疗方式。由于肿瘤的位置决定了手术的不可切除性，因此大多数头颈部肿瘤将选择放射治疗。然而，最佳的治疗目标只有通过多学科讨论模式才能实现，将涉及本章节第一部分所述的众多专家。不过病人本身状况也起着关键作用，如年龄、一般情况、合并症（相关疾病如肺气肿，心血管疾病）、生活习惯和方式、职业和患者的期望。目前主流的教科书都将生活质量添加到肿瘤的治疗中，新的热点是治疗后的护理。一般来说，小原发病灶不伴淋巴结转移的采用单一方式治疗（手术或放疗）。小原发病灶伴有淋巴结转移者则需要手术和放射治疗两者结合来控制。大原发病灶（T3 或 T4）和（或）淋巴结广泛侵犯的，通常需要手术联合放化疗。随访期定期检查有助于早期发现复发病变，并且对于并发症的评估很重要，早期发现的复发病变通过挽救治疗往往仍能获得较好的疗效。

2. 手术

肿瘤外科学家在分期中起着至关重要的作用。临床分期是基于无创性体格检查和影像学的结果，而病理分期在切除的肿瘤标本和活检组织基础上，能发现影像学无法察觉的显微镜下改变，有助于提高评估的准确性。Sabel 报道临床和病理分期可能存在显著差异。

大多数早期肿瘤患者通过手术切除和重建术可获得良好预后。采用手术作为根治手段的病例预后与肿瘤能否整块切除关系密切，部分切除将导致很高的复发风险，通常切缘需要＞ 2 cm。必须由有经验的肿瘤外科医生进行颈部淋巴结和病变的活检。手术是早期没有临床阳性淋巴结或伴颈深淋巴结受累风险较低的口腔和口底癌病变首选的治疗方式。手术可降低因放射治疗而产生的牙齿或唾液腺损伤的风险，激光法、冷冻法和电烙术是传统的根治性手术方式。

对于放疗后局部失败的病例，手术作为姑息性挽救治疗的成功率更高，但这仅适用于常规分割放疗；加速分割治疗导致严重的急性毒性反应，通常需要鼻饲管辅助，黏膜愈合需要几个月时间。挽救性手术往往具有挑战性，特别是曾经接受加速分割治疗的口咽癌患者，挽救手术并发症发生率高且生存率低。

对于骨侵犯的病灶，手术治疗的局控更佳，因为根治性放疗有更高的坏死风险。显微外科手术为头颈部缺损的重建带来了革命性的改变。重建手术包括微血管游离皮瓣，游离皮瓣包括皮肤、皮下组织、替代颈段使馆的空肠与骨瓣。由于手术常常涉及颜面部、口腔（包括下颌骨）、舌根、下咽的重建，使整形外科医师成为头颈部疾病专业治疗组中非常重要的成员。

3. 颈清扫术

Crile 在 1906 年首次报道，可通过切除区域淋巴结达到治疗颈部转移性疾病的目的。自此，一系列颈清扫术被沿用至今。根治性颈清扫术（Radical Neck Dissection, RND）被认为是治疗颈部转移性疾病的金标准。根治性颈清扫术切除 Ⅰ ～ Ⅴ 区所有淋巴结、胸锁乳突肌、颈内静脉和副神经。改良根治性颈清扫（Modified Radical Neck Dissection,MRND）从降低手术的并发症的角度出发，在清扫颈部淋巴结的同时，根据转移淋巴结的位置保留胸锁乳突肌、颈内静脉和副神经。选择性颈清扫术则保留整个颈部淋巴结亚区，以进一步降低手术并发症。图 31-12 描述了根治性颈清扫术的具体步骤。

放射治疗对伤口的愈合有一定影响，尤其是大剂量的放疗。需谨慎衡量放射治疗所致的组织急性炎症反应，以及晚期反应所致的软组织纤维化和乏血管的改变。一系列因素都会影响伤口的愈合，包括血供的减少、胶原蛋白形成受损、白细胞功能下降所致的感染风险升高。对于高剂量放疗导致组

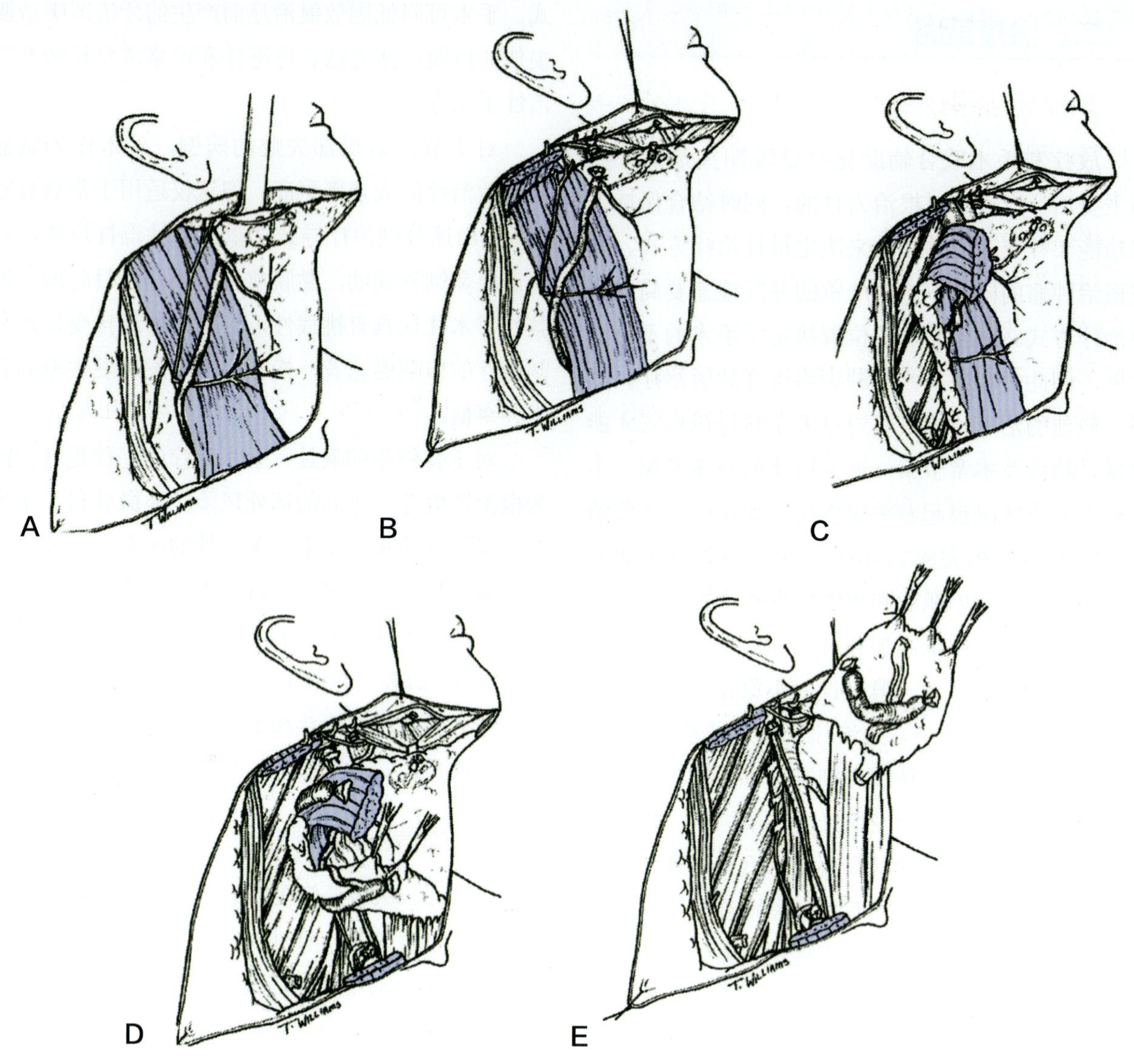

图 31–12　根治性颈清扫术的步骤

A. 掀起皮瓣，暴露胸锁乳突肌与颅神经；B. 拉起皮瓣以保护交界处的下颌神经；C. 将胸锁乳突肌与咬肌离断，游离胸锁乳突肌的后缘；D. 结扎颈内静脉，从后往前游离颈清扫标本；E. 从颈动脉鞘周围和内缘组织处游离颈清扫标本

（摘自 Wolfe MJ, Wilson K: Head and neck cancer. In Sabel MS, Sondak VK, Sussman JJ, editors: Essentials of surgical oncology: surgical foundations, Philadelphia, 2007, Mosby）

织"严重损失"的肌皮瓣而言，伤口愈合的并发症很常见。对于需要接受手术切除吻合的空腔脏器而言(比如气管)，在放疗时需要考虑一个重要的问题：保留管腔的一侧免于照射，可为毛细血管网留出一个路径，改善血供，从而促进吻合口的愈合和减少瘘管的形成。

4. 化疗

在局部晚期鼻咽癌治疗的全程中，化疗都有积极地参与，包括诱导化疗、同期化疗和辅助化疗。对于局部复发、远处转移的鼻咽癌患者，联合化疗可带来高达 44% 的完全缓解率。

在头颈部鳞癌中，化疗可作为远处转移病例的标准治疗、不可手术 / 放疗的局部复发病例的挽救性治疗。在头颈部鳞癌中，化疗的地位有限，但是近年来有所上升。单药化疗可带来 2 ～ 6 个月的疾病缓解，其中包括甲氨蝶呤、顺铂、卡铂、表阿霉素、氟尿嘧啶、羟基脲、异环磷酰胺、紫衫类药物（紫杉醇、多西他赛）。联合化疗可提高缓解率，但并未改善预后，而毒性有所增加。以顺铂为基础的联合化疗的完全缓解率最高，对于完全缓解的患者而言，中位缓解时间可达 11.3 个月。顺铂联合氟尿嘧啶仍然是最为常用的方案。在新一代联合顺铂的化疗药物中，紫衫类和异环磷酰胺是代表。研究表明，联合化疗的总生存率与单药化疗相仿。新辅助化疗，又称诱导化疗，是指根治性局部治疗之前给予的化疗。无论新辅助化疗，还是辅助化疗，在头颈部鳞癌中都没能证明带来生存获益。相比于单纯放疗，同期放化疗可带来显著的生存获益，尽管该获益幅度不大；同时，联合同期化疗的毒性反应有所增加。由于头颈部肿瘤患者的营养状态和健康状况欠佳，不推荐在初始治疗的患者中首选使用化疗。

近年来有一些研究比较同期化疗与诱导化疗的疗效与生存差异。一项局部晚期喉癌的临床研究旨在探讨保喉的最佳策略，入选患者分为三组：PF 方案诱导化疗＋放疗，同期放化疗，单纯放疗。结果显示，三组的总生存率无显著差异，尽管同期放化疗与诱导化疗相比，似乎有更差的趋势。以顺铂为基础的同期放化疗可带来最佳的保喉率，显著优于诱导化疗组和单纯放疗组；然而，相比单纯放疗而言，诱导化疗并未显著地提高保喉率。三组的远期不良反应率相仿，但在同期放化疗组中非肿瘤相关性死亡率更高。经过长达 10.8 年的随访，同期放化疗仍然有最佳的保喉率和局控率，但是非肿瘤相关死亡率却更高。10 年随访显示，同期放化疗提高保喉率所带来的获益，却被增加的死亡率所抵消。对于可接受全喉切除术的患者而言，同期放化疗和诱导化疗联合放疗，是合理的替代治疗选择。有研究者提出，同期放化疗适用于身体状况良好，并希望最大程度避免手术的患者，而诱导化疗则可作为体力状况中等（诱导化疗的急性不良反应较轻）患者的替代治疗选择。目前仍有一系列研究尝试探讨不同治疗策略的死亡原因，探讨如何根据患者的意愿和体力状况、疾病特点更好地选择合适的治疗策略。

为克服同期放化疗的毒性反应，有治疗中心提出，在头颈部肿瘤患者放疗前，预防性行经皮胃造瘘。

5. 放疗

放射治疗是头颈部肿瘤患者治疗的基石。如何选择放射源，是选择外照射治疗还是近距离照射，则需根据患者的个体特点以及肿瘤的部位而定。对放射治疗技术进行标准化规范化是十分重要的，尽管 Khan 报道，对头颈部表浅病灶选用电子线进行推量治疗，至今仍然在许多中心作为一种很有用的辅助治疗技术。

现代放射治疗允许根据患者 CT、MR、PET 的影像学数据，进行三维适形计划设计。计算机软件的进步，带来了更复杂更精细的治疗技术，比如三维适形放疗（3D-CRT）、调强放射治疗（IMRT）、图像引导下放射治疗（IGRT）、高剂量率的近距离治疗。计算机的精确计算和高质量的图像技术，使逆向计划设计成为可能。常规分割是指每天治疗一次，每周 5 天的放射治疗，整个疗程为 6.5 ～ 7.5 周。非常规分割改善了局控，但是加速治疗时常带来更高的毒副反应。倍增时间较长的鳞癌，更有可能从常规分割治疗中获益（常规分割是指，每天治疗 1 次，每次分割剂量为 200 cGy，每周 5 次的治疗）。然而，倍增时间较短的鳞癌细胞行常规分割放疗疗效欠佳，可能更适合于加速超分割治疗（每天 2 次，每次 120 cGy）。

无论是医生，还是放射治疗师、剂量物理师，都应重视正常组织的耐受剂量。2010 年临床放疗正常组织效应的量化分析报告（QUANTEC）总结和归纳了近年来对于三维剂量 / 体积 / 预后的信息。

表 31-5 提供了头颈部肿瘤常规分割治疗中部分正常组织器官的耐受剂量。

6. 患者体位和固定装置

治疗的准确性和可重复性是精确放射治疗的重要方面之一。治疗精确性和可重复性越来越受到

表 31-5 QUANTEC 报告：头颈部肿瘤常规分割治疗部分正常组织的耐受剂量和并发症概率

器 官	整个 / 部分器官	剂量（cGy）/ 剂量体积参数	发生率（%）	结 局
视神经 / 视交叉	整个器官	< 5 500	< 3	视神经病
	整个器官	5 500 ~ 6 000	3 ~ 7	视神经病
	整个器官	> 6 000	> 7 ~ 20	视神经病
脊髓	部分器官	5 000	0.2	肌无力
	部分器官	6 000	6	肌无力
	部分器官	6 900	50	肌无力
耳蜗	整个器官	平均剂量≤ 4 500	< 30	神经性耳聋
腮腺	单侧整个腮腺	平均剂量< 2 000	< 20	长期腮腺功能减退，与放疗前相比下降< 25%
	双侧整个腮腺	平均剂量< 2 500	< 20	长期腮腺功能减退，与放疗前相比下降< 25%
	双侧整个腮腺	平均剂量< 3 900	< 50	长期腮腺功能减退，与放疗前相比下降< 25%
咽	咽缩肌	平均剂量< 5 000	< 20	症状性吞咽困难、误吸
喉	整个器官	< 6 600	< 20	声带活动障碍
	整个器官	< 5 000	< 30	误吸
	整个器官	< 4 400	< 20	水肿
	整个器官	50Gy 以上体积< 27%	< 3	水肿
脑	全脑	< 6 000	< 3	症状性脑坏死
	全脑	7 200	5	症状性脑坏死
	全脑	9 000	10	症状性脑坏死
脑干	全脑干	< 6 400	< 5	永久性脑神经损失或坏死

引自 Marks LB, Yorke ED, Jackson A, et al：Use of normal tissue complication probability models in the clinic, Int J Radiat Oncol Biol Phys 76（3）：S10-S19，2010

关注，尤其是三维适形技术和剂量梯度技术的应用。这些新型放疗技术的目的在于，对肿瘤组织给予尽可能高的剂量，同时高剂量区的边缘尽可能小，以限制周围正常组织所受到的照射剂量。一些非侵入性的体位固定装置应运而生，包括热塑面罩，个体化的聚氨酯支架，延长的头颈肩面罩，延长的包括头颈部至上胸部的底板等。S 型框架使肩部和头颈部的固定效果更佳。图像引导放疗（IGRT）技术可有助于验证体位的可重复性。

确定头颈部肿瘤患者的治疗体位，须考虑以下通用原则；同时应兼顾肿瘤的部位、放疗科医师确立的治疗目标、肿瘤靶区的大小和需保护的正常组织。比如，治疗上颌窦肿瘤时，应使患者的颏部充分延伸，使放射野尽可能向头侧扩展以包括上颌窦气房的前缘，同时避开眼睛。对于大多数情况而言，患者应该仰卧，舒适地躺在治疗枕上，并使颈部充分伸展。位于手术瘢痕处的肿瘤细胞，通常被认为乏氧程度更高，更加放射抵抗，因此需高剂量放疗以达到足够的肿瘤杀灭。这通常需要使用电子线照射，并联用等效组织补偿物，以最大限度地增加皮肤剂量。口含器（通常一端有软木塞，或类似装置），可置于切牙和舌体之间，使舌体远离于放射野，或使软腭尽可能地远离放射野（图 31-13）。头部通常用适合于患者体型的热塑面罩固定于底板上，热塑面罩上可留出一个小孔，使一些口含器、支架、鼻胃管可置入其中（图 31-14）。

若需使用侧向设野，患者肩部则需尽可能地下沉，可采用固定于脚板附近的牵引带牵来患者的手臂。有尼龙扣带的牵引带可较好的保护患者的手腕，牵引于腕部和足部支架，或一侧手腕与另一侧手腕（当膝关节屈曲时），当膝关节伸直时可有效地使肩部下沉。更为现代的方法是采用个体化的热塑面罩固定肩颈。肩部通常采用头颈肩热塑面罩固定，或

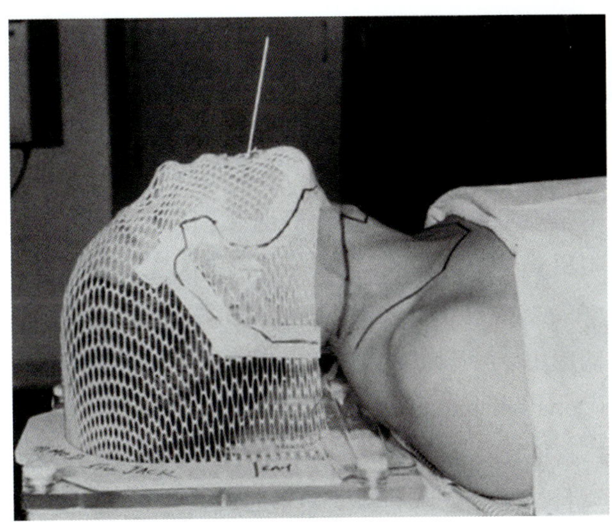

图 31-14 鼻咽癌患者的治疗体位

（引自 Hoppe RT, Phillips TL, Roach M：Leibel and Phillips textbook of radiation oncology, ed 3，Philadelphia, 2010，Saunders）

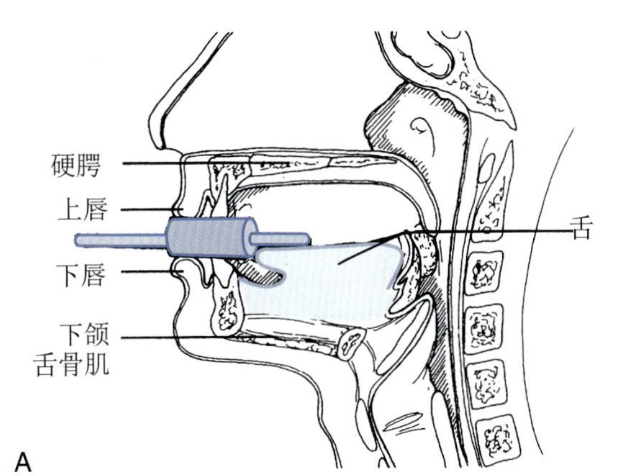

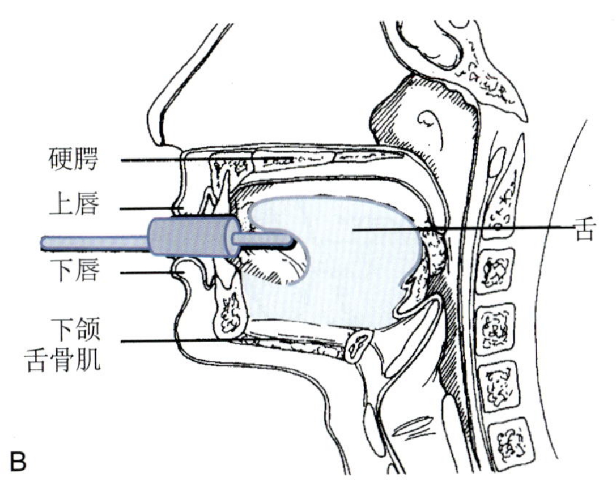

图 31-13 A. 舌挡块、软木塞、口含器置于舌体之上，使舌尽量下沉靠近口底，适用于口底肿瘤侵犯舌体；B. 舌挡块置于舌体之下，使舌尽可能远离放射野，适用于肿瘤局限于口底前份

个性化的手部牵引装置。尽管如此，若患者颈部较短，或无法下沉肩部，则可能成为计划设计的难题。另一个解决办法是，是侧向设野往腿侧偏移，以获得更好的下部靶区覆盖，这可以通过治疗床尾部旋转 10° ～ 20° 以实现。

口含器或舌挡块，不仅仅是有改变体位的作用。口含器可使软腭与口底尽可能地分离，使软腭免于照射。舌挡块则可使舌体尽可能地下沉，从而使舌体免于活动固定于放射野内，或反之，使舌体尽可能地远离放射。

7. 治疗数据的采集和计划设计

影像与现代放疗计划设计密不可分。最常用的影像是 CT 和 MRI 扫描。正如前面章节所述，诊断性 MRI 或 PET 扫描图像时常与定位 CT 进行融合。为保证影像的质量，需要治疗团队从体位选择、初始图像获取、图像融合、实际治疗实施的全程细致的沟通和管理。这过程中任何环节的错误，都可能影响放射治疗的质量，包括诊断图像获取时患者并未躺于平板上、患者进行诊断性图像采集时体表轮廓的不一致、诊断影像层厚的不一致、患者体位和体位固定装置的不一致等。其他误差的讨论详见第 19 章。

随着更为精细的患者体位固定装置的应用、更为细致的影像学医师的介入，放射治疗的精确性大为提高。放疗科中配备影像学医师和影像诊断的能力，已经成为精确放射治疗计划的标准。X线透视的常规模拟机的使用率已经逐渐下降。尽管常规模拟机曾经作为CT模拟后的复位确认技术，随着数字重建X线（digitally reproduced radiograph, DRR）的应用，特殊的CT模拟软件，等中心验证片系统（portal imaging system）以及图像引导放射治疗技术（IGRT）以及使常规X线模拟机逐渐淡出历史舞台。配有宽床和辅助装置的大孔径CT的发明，使CT模拟机逐渐成为放疗计划的主角。CT数据可通过计算机软件的运算，产生任意方向观的图像。此外，放射治疗计划中同质性的校正的相关信息也可从CT数据中获得。射野的设置采用共面照射或非共面照射。多野准直器（Mutileaf collimation, MLC）的应用使“野中野”技术成为可能，在大放射野中实现剂量梯度的调节。对于射野方向的手动调节，可使“野中野”技术获得更为理想的剂量分布。

治疗计划系统的进步使更为适形的靶区剂量分布成为可能。逆向优化计划系统，通过定义靶区和正常组织的剂量要求，运用计算机优化算法，根据临床剂量要求，逆向生成射线束的数目、方向、剂量强度，以达到符合处方剂量的治疗计划。调强放射治疗（IMRT）正是基于逆向优化计划系统。目前，已经开发出许多套全方位的、精确的治疗计划系统。

这些技术包括了一个新颖的螺旋断层技术：RapidArc（Varian Medical Systems, Palo Alto, Calif），采用容积调强技术，通过旋转加速器机架实现高度适形的剂量分布。与此不同的是，传统的IMRT采用固定机架、静态调强，或通过调整MLC叶片的运动实现动态调强。

三、头颈部不同亚区的肿瘤

1. 口腔肿瘤

（1）解剖：口腔，前起皮肤和唇交界处，后至硬腭和轮廓乳头。口腔的亚区包括前2/3舌（轮廓乳头之前）、唇、颊黏膜、下牙槽嵴、上牙槽嵴、磨牙后三角、口底、硬腭（图31-15，图31-16）。

（2）临床表现：口腔癌患者通常口腔卫生不良。Plummer-Vinson syndrome（缺铁性贫血）是妇女中重要的致病因素。由于癌前病变通常无症状，因此

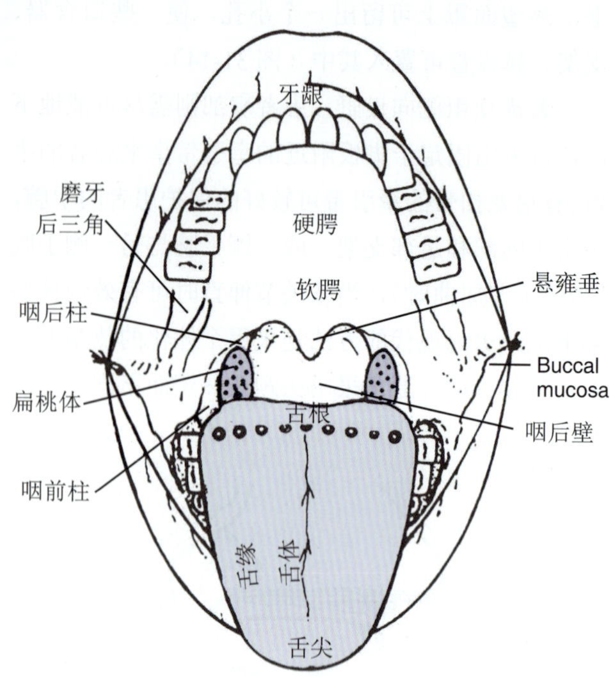

图31-15　口腔前面观
（引自Cox JD：Moss' radiation oncology：rationale, technique, results,ed 7，St. Louis, 1994，Mosby）

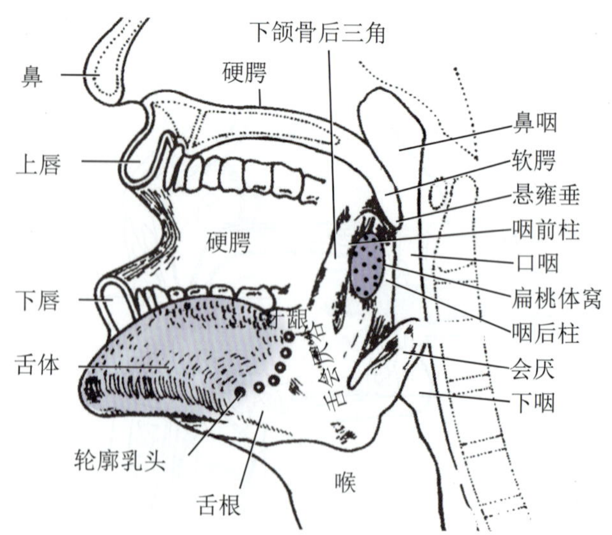

图31-16　口腔和口咽侧面观
（引自Cox JD：Moss' radiation oncology：rationale, technique, results, ed 7，St. Louis, 1994，Mosby）

全科医师和口腔科医师对于口腔癌的早期诊断有十分重要的责任。早期诊断往往提示良好的预后。临床体检中最容易忽略的部位是舌旁沟。正如前文所述，口腔白斑和红斑代表口腔黏膜上皮重度的异形增生，需要视作严重的病理学改变。通常，口腔癌最初表现为经久不愈的溃疡，伴轻微的疼痛。局限化的疼痛往往是局部晚期病变的症状。

（3）诊断与分期：疾病的诊断需要包括放射诊断科医师、外科医师、病理医师、肿瘤科医师的多学科团队。临床肿瘤靶区的确定，需基于术前影像学检查、术中发现和病理学检查、手术缺损部位和术后 CT 上的解剖改变进行综合考虑。视诊和触诊是第一个重要的步骤。恶性溃疡往往是典型的隆起或中心溃疡性病变，有质硬的边缘和浸润的基底。活检是必须的。多种影像学检查，包括 CT、MRI 和其他影像学检查对于准确分期和术后随访都是十分重要的。治疗后 3 ～ 4 个月直至 1 年需行体格检查（包括纤维喉镜）以评价治疗疗效；若有临床需要可行 PET/CT 检查以明确。若在体格检查时发现可疑改变，需进一步行 CT 扫描、FDG、PET/CT、活检以明确疾病复发。活检可采用超声引导下细针穿刺、CT 引导下经皮活检、麻醉后的开放性手术活检。活检阳性，若患者符合手术指征，需行挽救性手术切除。治疗的结果可通过影像学检查的比较来进行评估，包括 CT、MRI 和 PET/CT。

（4）组织病理学：鳞状细胞癌是最常见的病理学类型，占口腔肿瘤的 90% ～ 95%，可表现为高分化或中分化鳞癌。不典型的鳞癌病理学亚型，包括疣状癌、梭形细胞鳞癌，偶可发现来自口腔的唾液腺腺癌。

（5）分期：详见表 31-4。

（6）转移途径：口腔癌的颈部淋巴结转移率在头颈部肿瘤中非常低（仅次于声门型喉癌），首诊时颈部淋巴结转移少见。血源性转移少见，仅 20% 以下的患者出现远处转移。大部分远处转移的患者，在首诊时局部病变广泛，伴有颈部淋巴结转移。

早期病变（＜ 1 ～ 1.5 cm）和癌前病变可采用单纯手术切除。若手术切缘不足，或颈部淋巴结转移，则需联合手术和术后辅助放疗。治疗的顺序通常由首次治疗的决策决定。若计划行根治性手术，则放射治疗不应该在手术前给予。若病灶有广泛的浸润或在解剖上有双侧淋巴转移的可能，则需行预防性颈部照射。由于多数病例在 2 年内复发，罕见 4 年以后复发，因此推荐进行长达 5 年的临床随访。

2. 口腔肿瘤的放射治疗

局部区域控制依赖于准确的一致的放射治疗。放射治疗剂量分布需有陡峭的剂量梯度，满足在肿瘤区域的高剂量的同时，肿瘤周围的正常组织有较低的剂量。IMRT 作为高度适形放射治疗技术，有可能由于口腔的运动而影响靶区的照射，从而影响局部控制。再者，术后放疗靶区勾画的困难加大了放射治疗的难度。尽管如此，Dana Farber 中心报道，调强放射治疗在口腔癌术后辅助放疗中是安全而有效的。在原发肿瘤较大（T4）或颈部淋巴结负荷大（N3）的病例中需考虑行诱导化疗。诱导化疗之后，所有病例都应接受以顺铂为基础的同期放化疗。强烈建议患者在放疗前行预防性经皮胃造瘘术。

在调强放射治疗中，所有大体肿瘤（GTV）外扩 0 ～ 5 mm 作为计划肿瘤体积（PTV）给予 70Gy 的剂量。高危亚临床浸润区（比如原发肿瘤的 CTV 和高危颈部淋巴结亚区 CTV）外扩 5 mm 作为 PTV，给予 64 Gy 的剂量。低危亚临床区域包括对侧颈部或下颈部给予 60 Gy 的剂量。原发灶也可给予更高的剂量（72 Gy），高危 CTV 给予 66 Gy，而低危 CTV 给予 60 Gy；最后可设常规电子线单野照射面部给予 6 Gy。对于接受诱导化疗的患者，所有靶区都应该基于化疗前肿瘤的范围而定。

近年来一系列研究阐明了调强放射治疗应用于不同亚区口腔肿瘤的可行性。尽管肿瘤位于不同解剖亚区，剂量雕刻皆能达到高度个体化、高度适形性。口腔肿瘤的放疗技术和剂量分布在以下的解剖亚区中都有相关的报道，包括：舌体、颊黏膜、硬腭、磨牙后三角、口底、下颌骨、唇和其他口腔亚区。

（1）口腔－唇癌：上唇淋巴引流之颌下淋巴结和耳周淋巴结（图 31-17）。唇中间和下唇和口底的淋巴则引流至颏下淋巴结（图 31-18）。舌体淋巴引流至颈前链淋巴结；更靠前缘的病灶，相比于靠后的病灶而言，更多地引流至下颈部淋巴结（图 31-19）。

唇癌可采用皮肤癌一样的放射治疗技术；然而，大部分唇癌都是经手术切除。肿瘤累及唇正中前联合处，则更多地采用放射治疗，以获得良好的局控和美容效果。

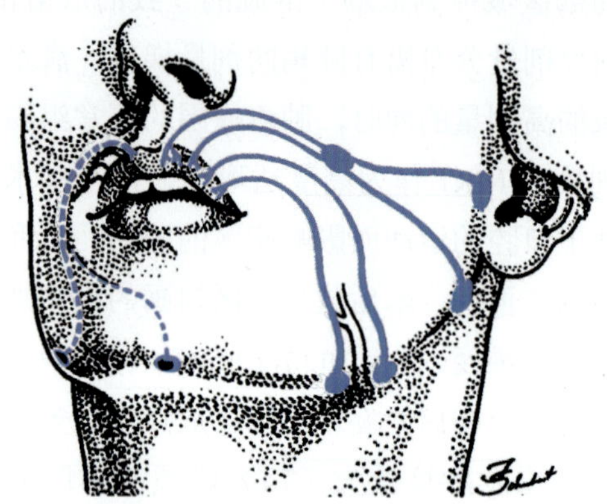

图 31-17　上唇的淋巴，经颊淋巴结、腮腺周围淋巴结、颌下淋巴结引流至上颈部。唇上皮肤的淋巴结（虚线）可能跨越中线引流至对侧的颏下和颌下淋巴结

（引自 Cox JD：Moss' radiation oncology：rationale, technique, results, ed 7，St. Louis, 1994，Mosb）

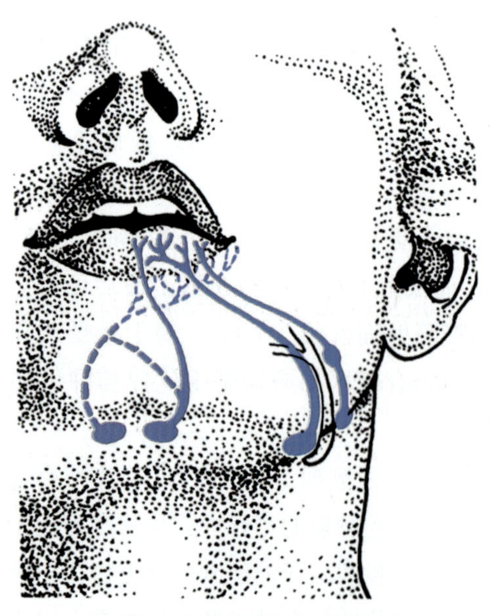

图 31-18　下唇淋巴引流至颏下淋巴结和核心淋巴结。有时可累及面淋巴结。下唇皮肤的淋巴（虚线）可能会跨越中线，引流至对策颏下、对侧颌下淋巴结

（引自 Cox JD：Moss' radiation oncology：rationale, technique, results, ed 7，St. Louis, 1994，Mosby）

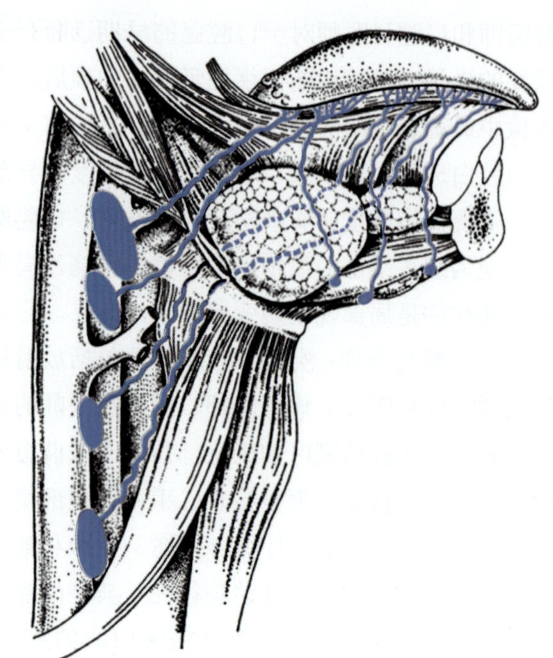

图 31-19　舌的淋巴引流，更靠近前缘的舌体病灶可能引流至更低的颈部淋巴结亚区

（引自 Cox JD：Moss' radiation oncology：rationale, technique, results, ed 7，St. Louis, 1994，Mosby）

常规电子束放射治疗、组织间插植，或联合应用两者，都可获得理想的局部控制率。采用单前野源皮距照射，100 ～ 200 kVp X 线，或 3 ～ 7 MeV 的电子线给予 100% 等剂量线剂量都是常用的放疗处方。对于直径小于 2 cm 的肿瘤，可采用缩短疗程的放疗（每天 200 ～ 300 cGy，疗程 4 ～ 6 周）。体积大的病灶需要 5 000 ～ 6 000 cGy 的剂量。除非是局部晚期病例或局部复发病例，一般不照射区域淋巴结引流区（颏下淋巴结）。需使用面部挡铅以包括肿瘤及肿瘤周围 1 ～ 2 cm 正常组织。病灶可通过限光筒给予 100 kVp X 线进行治疗。为减少牙齿和牙龈的并发症，可在牙齿表面覆盖由石蜡或低电子密度物质（组织等效补偿物）涂层的支架。支架也是由两层铅（分别是 1/3 英寸厚）、一层铝组成的铅支架，并覆盖有石蜡或乙烯涂层。面罩表面也应该覆盖石蜡涂层以减少电子线散射至周围正常组织。散射至骨和牙龈的射线应该控制在安全的范围内，以减少远期毒副反应。随着兆伏级电子线

的应用，有时应用组织补偿器使剂量分布更加均一。组织间插植的局控可与电子束外照射相媲美。对于体积大的病灶，电子束外照射能获得更好的美容效果。

若肿瘤直径小于1 cm而唇的功能能较好地保留，手术应视为最佳治疗策略。若肿瘤体积较大，近距离治疗应视为替代手术的良好治疗方式。可采用铱-192行低剂量率放疗，或铱-192和后装系统进行高剂量率近距离放疗。从疗效角度而言，高剂量率和低剂量率近距离治疗在局部控制和区域控制方面效果相仿。再者，无论是急性毒性还是远期毒性，高剂量率放疗和低剂量率放疗皆无显著差异。

根据巴黎剂量体系，低剂量率放疗时可给予表浅病灶（浸润深度＜5 mm）平均65 Gy的剂量，深部病灶（浸润深度＞5 mm）平均68 Gy的剂量。高剂量率照射通常需要5天内给予45 Gy的照射。

（2）口腔－口底肿瘤：从历史上看，医学文献中报道在一些医学中心，大部分口底肿瘤通过手术切除治疗。口腔鳞癌的最佳治疗策略是根治性手术切除辅以术后辅助放疗。基于Dana-Farber肿瘤中心和Brigham妇女医院的长达10年的研究，调强放射治疗已经成为口腔癌的标准治疗，包括口底癌。然而，单纯应用兆伏级射线进行外照射治疗，局控率不佳，即使对于T1病灶而言。手术技术和重建技术近年来有所进步，能获得较好的功能状态和预后。然而，唯一增强局部区域控制和总生存率的治疗策略是术后辅助放化疗。部分研究提示，联合外照射和组织间插植/口腔内限光筒可能进一步改善局部控制。

口底癌通常起源于口底前缘或中线侧面，可累及邻近骨或舌体。约30%的口底癌有下颌角淋巴结或二腹肌淋巴结转移。因此，可采用两野对穿照射技术。若肿瘤很小病局限于口底，舌尖可通过口腔筒抬高以避免照射。若病症累及舌体，则可通过口腔筒压低舌体，以降低放射野的上界（图31-13A、B）。可植入小的不锈钢标志物以标记肿瘤后界，以便于放疗定位、计划设计和近距离放疗。

（3）口腔－舌癌：舌前部和舌根肿瘤都在这一部分进行讨论。需注意的是，仅舌前2/3肿瘤属于口腔肿瘤，而舌根肿瘤则属于口咽肿瘤。舌体包括轮廓乳头之前的舌的运动部分，延展至舌－口底交界处。舌由4个解剖亚区组成：舌尖、舌侧缘、舌背、舌腹。

舌前2/3的体积较小的肿瘤，通常可由手术切除。放疗仅适用于医学上不可手术的患者。当术后切缘阳性，原发广泛浸润侵及骨或皮肤时，或颈部多发淋巴结转移时，需对原发灶和颈部淋巴结区域行术后辅助放疗。舌前部淋巴多引流至颌下淋巴结，舌后部淋巴结多引流至二腹肌淋巴结、咽后壁淋巴结和上颈淋巴结。

舌体肿瘤多见于舌侧缘靠近中线处或舌后1/3。部分病灶在诊断时体积已经比较多，但仍然是局限于舌体（图31-20）。仅一部分舌体肿瘤可行手术切除。舌尖的病灶，由于位置显著，在诊断时病灶往往比较小，仍属于早期病变，可通过手术切除根治。而位于舌根的病灶，在诊断时大多浸润广泛，侵及口底、扁桃体、邻近肌肉，并有更高比例的颈部淋巴结转移。舌根肿瘤局部浸润广泛，而临床分期往往容易低估病变的范围。早期舌体肿瘤可通过局部扩大切除或半舌切除术而治愈。为保留发声和吞咽功能，对于大体积的T3、T4病灶而言，放射治疗是最佳治疗策略，常采用铱-192插植联合外照射。近距离放疗需要在治疗前行预防性气管切开，因为在插植后舌体肿胀较重。

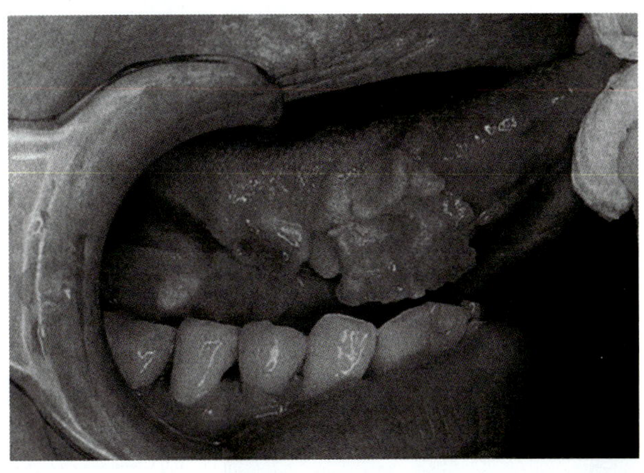

图31-20　局部晚期的外生性舌癌，已发现大于6个月
（引自Silverman S：Oral cancer, ed 5，Hamilton, Ontario, 2003，BC Decker. Reprinted by the permission of the American Cancer Society, Inc）

一项来自爱荷华医学中心的研究发现，舌癌调强放射治疗后，对侧颈部淋巴结复发的风险较高；因此，建议双侧颈部都包括在放射野内。这项研究强调，舌癌，相比于其他口腔癌而言，有更丰富的淋巴引流网，更容易发生对侧颈部淋巴结转移。有头颈外科医师建议行连续性颈部淋巴清扫术（即整块切除原发灶，选择性淋巴结清扫术，并清扫原发灶和区域淋巴结之间的区域）。对于舌前外侧肿瘤，这术式允许更广泛的切除和更高潜质并发症的风险。这区域应该在术后放疗时给予高剂量的照射。这项研究进一步解释道，颈部淋巴结清扫术可能促使肿瘤细胞不遵循常规路径转移至对侧颈部。因此，对侧上颈部也应该纳入术区放疗范围内。有相当一部分治疗复发是由于舌癌的广泛淋巴交通网络和舌癌细胞跨越中线转移至对侧上颈部所致。

（4）口腔－颊黏膜肿瘤：颊黏膜是位于颊内侧至唇之间的黏膜。大部分病灶起源于外侧壁，既往有口腔白斑病逝，病灶呈隆起型外生肿块。随着病灶的增长，可能累及皮肤和骨骼。通常的临床表现是，患者舌尖可触及颊部肿块。疼痛与病灶不相关，除非肿瘤增长到一定程度累及舌或耳部神经。早期病灶时常被误认为是炎症增生，因此需行活检以鉴别诊断。

腮腺导管时常被堵塞，引起腮腺肿胀，需要手术干预。体积小的病灶（＜1 cm）可行根治性手术切除，而体积较大的病灶则需要联合手术和术后放疗，根治性手术，或根治性放疗。

若采用常规放射治疗，可采用光子单野照射或电子束单野照射，以避免对侧面部（尤其是对侧腮腺）受到照射。颌下淋巴结、二腹肌淋巴结转移的风险较高。若颌下淋巴结或二腹肌淋巴结阳性，这些区域需要足够剂量的照射。经典大野照射通常给予 5 500 ～ 6 000 cGy 的 6 周的照射，再避开下颌骨缩野加量 2 000 cGy。局部晚期病灶通常采用根治性原发灶切除术＋颈清扫术，术后辅助放疗。在根治性放疗后，颊部软组织纤维化和张口困难并不罕见。T1 病灶可采用口腔限光筒照射 6 000 cGy/15fx，或者采用放射源插植在 6 ～ 7 天给予 6 000 cGy。

三维适形放疗可保护对侧腮腺，推荐用于颊黏膜癌的放射治疗。大体积的颊黏膜肿瘤亦可采用三维适形放疗，使肿瘤区达 7 500 cGy 的高剂量照

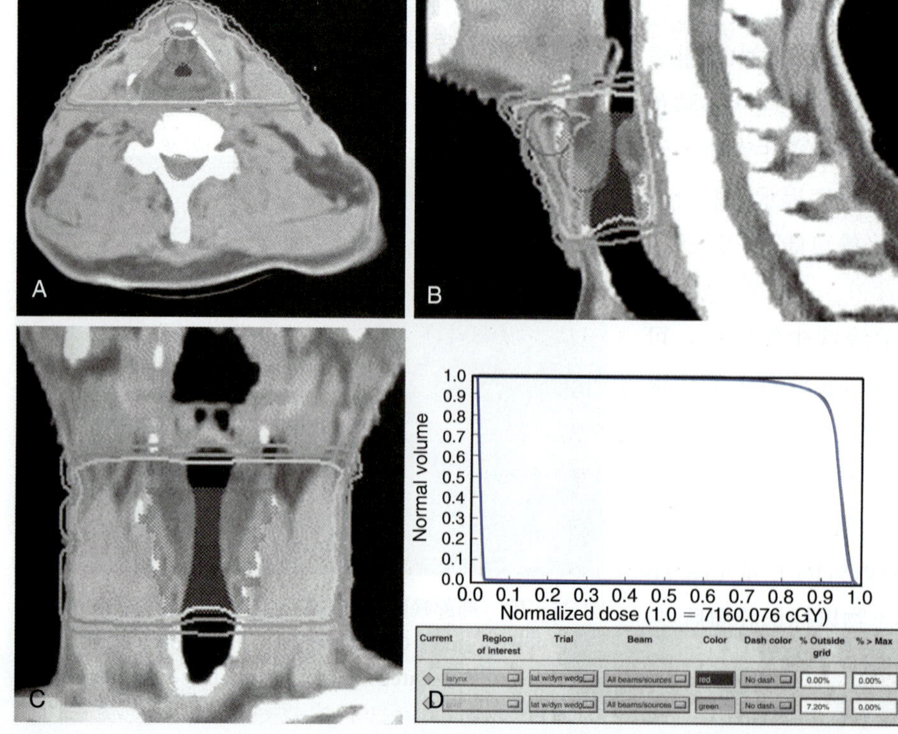

图 31-21 A. 颊黏膜癌的三维适形计划，横断位；B. 三维适形计划，冠状位；C. 三维适形计划，矢状位；D. 剂量体积分布图

（引自 Hoppe RT, Phillips TL, Roach M：Leibel and Phillips textbook of radiation oncology, ed 3, Philadelphia, 2010，Saunders）

射，同时有效保护邻近正常组织（图 31-21）。

（5）口腔－硬腭肿瘤：硬腭是指上牙槽嵴与上颌骨腭突之间的覆盖有黏膜的解剖亚区，从上牙槽嵴内缘延伸至腭骨的后缘。硬腭肿瘤非常罕见，大多数为腺癌、腺样囊性癌（因沿颅神经浸润而闻名）。大多数硬腭恶性肿瘤来源于小唾液腺。鳞状细胞癌很罕见。硬腭肿瘤多侵犯骨，并累及上颌窦。腺样囊腺癌可沿着三叉神经第二支侵犯颅中窝，并可血行性转移至肺、骨。这些类型的硬腭肿瘤几乎不转移至颈部淋巴结。手术切除是最常规的治疗，若患者有高危因素可给予术后辅助放疗。放疗时使用体表模子，可治疗非常表浅的肿瘤。这个区域的肿瘤，也可能来源于上齿龈癌的直接侵犯，需注意是否有不合适的假牙或者创伤史。推荐对有高危因素的患者行术后辅助放疗。

（6）口腔－磨牙后三角肿瘤：磨牙后三角，是最后一个磨牙后方的三角形区域。起源于磨牙后三角的肿瘤非常罕见。磨牙后三角肿瘤可引起舌疼痛，耳痛，如肿瘤侵犯翼肌可引起张口困难。肿瘤早期可侵犯咽前柱或颊黏膜。磨牙后三角区通常也包括在早期扁桃体癌的靶区之中。Gomez 等的研究发现，磨牙后三角区肿瘤与原发于咽前柱的肿瘤难以鉴别。大多数为中分化鳞状细胞癌。在部分病例中，应用 CT 和 MRI 可有助于发现肿瘤的深部浸润，如累及临近骨骼，或有转移颈部淋巴结。若患者有张口困难，MRI 在诊断肿瘤侵犯翼肌方面，比 MRI 更有优势。最常见的颈部淋巴结转移是颌下淋巴结和二腹肌淋巴结。Mendenhall 等报道，T1/T2 肿瘤采用手术和放疗疗效相仿。体积小的、没有骨侵犯的病灶可单纯手术切除即可，但表浅 T3 病灶也可通过单纯放疗根治。Gomez 等研究发现，T1 和 T2 肿瘤可采用单纯放疗，尽管手术切除是最为推荐的治疗模式。更为晚期的肿瘤需要联合手术和术后辅助放疗。

早期病灶可通过多角度射野的外照射来治愈。大野常规放疗技术可以采用电子线或光子线单野照射，或者平行对穿野（权重：2 ∶ 1）以使剂量线偏向于患侧。IMRT 治疗口腔肿瘤的剂量在前文已有论述，对于常规分割而言，总剂量 6 600 ～ 7 400 cGy，单次分割剂量为 200 cGy。磨牙后三角的肿瘤颈部淋巴结转移风险较高，因此预防性颈部照射是十分重要的。需采用颈部前切线野，以包括下颈部及双侧锁骨上窝。

尽管手术曾被认为放疗后的挽救性治疗手段，但近年来研究结果更支持手术联合术后辅助放疗，因为可获得最好的局部区域控制率和无病生存率。

口腔包括以下几个解剖部位：①前 2/3 的舌；②唇；③颊黏膜；④磨牙后三角；⑤口底；⑥硬腭。

3. 咽部肿瘤

（1）解剖：咽部可从解剖上分为 3 个亚区。口咽、鼻咽和下咽（也称为喉咽）（图 31-4）。需注意每个亚区的分界：鼻咽，从后鼻孔延伸至软腭水平；口咽，从软腭至舌骨水平；下咽，从舌骨到食管开口水平。

（2）临床表现：最常见的临床表现是持续性咽喉疼痛，吞咽疼痛，放射性耳痛。肿大淋巴结也很常见。口臭、呼吸困难、吞咽困难、声嘶、构音困难、唾液分泌过多提示病变分期较晚。

（3）诊断和分期：患者个人史是临床评估很重要的部分。若患者极为有重度烟酒嗜好，需立即干预，建议患者戒烟戒酒。戒烟戒酒，可使患者更好地耐受治疗，并且与良好的预后相关。一项近期研究回顾性分析头颈部鳞癌患者的烟酒摄入史与预后的关系。基于 1871 名患者的数据，该研究发现，烟酒摄入史与不良的局控和总生存相关。在总生存方面，既往吸烟者或目前仍吸烟患者，相比于从未吸烟者而言，其生存率明显下降。从未吸烟饮酒者的 5 年调整局部控制率、总生存率分别为 87%、77%，而目前仍吸烟饮酒者的 5 年调整局部控制率和总生存率分别为 72%（P=0.007）和 52%（P=0.0009）。这些研究总结道，治疗前吸烟饮酒状态与头颈部鳞癌患者的不良预后相关。

尤其值得注意的是，由于既往吸烟者比目前吸烟者仍有较好的局控率，因此，对于诊断时吸烟的患者，即使劝导患者戒烟十分重要。患者不应该被告知可在放疗前一段时间保持吸烟，直至放疗开始。因为研究显示放疗前吸烟，可能与放疗时吸烟的预后一样糟糕。目前仍吸烟者，相比于既往吸烟者，其局部控制率显著下降，总生存也有轻微下降。

常规检查包括间接喉镜检查（重要）、触诊、活检（重要）、纤维喉镜检查、头颈部CT和MRI以发现隐匿的原发灶，或评估肿瘤的浸润程度。除了病史采集，体格检查、头颈部CT、胸片、血常规、血生化都是分期检查的重要组成部分。其他治疗前评估，尤其对于鼻咽癌，治疗前EBV相关血清学检查、肝功能检查都十分重要。胸部CT和骨扫描对于颈部淋巴结负荷较大者需要进行。治疗前齿科检查和口腔卫生预防教育也十分重要。

（4）组织病理学：绝大部分的咽部肿瘤是鳞状细胞癌（90%），与口腔癌相比，高分化鳞癌比较少见。舌根和扁桃体也可有淋巴上皮癌。小唾液腺肿瘤也可见于咽部。非霍奇金淋巴瘤占扁桃体恶性肿瘤的约5%。

（5）分期：分期详见表31-4。

（6）转移途径：口咽癌中颈部淋巴结转移非常常见。舌根肿瘤在诊断时常可触及肿大淋巴结。双侧颈部淋巴结转移概率高达40%。扁桃体肿大初诊时可触及淋巴结肿大概率高达60～70%，咽后壁肿瘤可触及颈部淋巴结肿大者占50%～60%，软腭肿瘤中40%～50%可触及二腹肌淋巴结转移。双侧淋巴结转移很常见，咽后淋巴结转移也是如此。血源性转移多与扁桃体癌和舌根癌相关，肺转移是最常见的转移部位。

4. 咽部肿瘤的放射治疗

斯坦福大学放疗科的研究表明，由于局部晚期口咽癌术后并发症发生率较高，而局部晚期口咽癌手术和放疗疗效相仿，因此放疗已成为口咽癌的标准治疗。

由于口咽癌的治愈率比较高，长期毒副反应比如口干、下颌骨坏死，越来越成为重要的临床问题。一系列临床研究表明，由于口咽癌靶区不规则、呈凹形，并有许多正常组织（腮腺、下颌骨）需要避让，因此调强放射治疗已成为口咽癌治疗的理想手段。调强放射治疗的优点包括，不仅有卓越的局控和总生存率，并且可明显减轻头颈部肿瘤常规放射治疗中的远期毒副反应。斯隆－凯特琳癌症中心的研究组发现，调强放射治疗亦可明显减轻鼻咽癌的远期毒副反应，包括口干和听力下降。

笔者从目前文献中搜索标准的调强放疗计划，发现文献讨论部分指出了进行计划设计的逻辑。一项研究指出，临床上可达到的剂量－体积立方图，需权衡靶区的覆盖和危及器官的剂量情况，很多时候在计划开始时难以预估，并且与靶区和危及器官的空间关系密切相关。

在临床计划设计中，剂量师需考虑临床医师的要求和本中心的剂量限值规范。目前，调强放射治疗可有效减少临近正常组织的照射剂量和范围（比如腮腺），已经成为共识。然而，若非一个正常结构被定义为重要的，并且被勾画、在计划设计时给予足够的权重进行考虑，否则不可避免受到一定剂量的照射。一项研究指出，当计划设计时把喉作为需要规避的正常组织，喉的平均剂量从47.7 Gy下降到38.8 Gy（该病例的病灶范围广泛，向下延伸邻近喉）。

在探寻标准IMRT技术时可以发现，特定靶部位以及患者情况都能导致计划差异。针对此类差异，文献中存在两种看法。从国际角度来看，来自瑞士的研究指出，不同机构IMRT剂量分布定义的差别将导致其DVH参数无法直接比较，这提醒我们，目前对IMRT计划流程、剂量限制和靶区勾画仍然缺乏统一的国际化标准。对地方性机构而言，Wu及其同事发现，在他们发起的一项口咽癌IMRT多中心临床试验中，各中心的靶区剂量覆盖和OAR保护情况千差万别。无独有偶，Wu等人将头颈部肿瘤患者的同一套定位CT分发至3个不同中心，结果发现各中心的IMRT计划也存在显著差异。

咽部IMRT报道涵括了多个部位的肿瘤，本章节将逐一进行阐述。尽管咽部肿瘤被人为划分成口咽癌、下咽癌及鼻咽癌，但针对每个特定靶区的高精度束流雕刻和个体化射束适形性都是独一无二的。总而言之，以 IMRT 技术为代表的精确放射治疗计划的临床目标就是将处方剂量施加到特定解剖学结构的平均体积上，一般为 35 ～ 70 Gy，同时参照文献中的剂量限制。

近期，Kettering 团队报道了一项大分割“剂量绘画”IMRT 联合化疗的可行性研究。其研究目标包括口腔毒性、口干发生率，区域控制率，远处转移率及总生存率。研究设计为使用 2.34 Gy/fx 大分割放疗，总量至 70.2 Gy，并联合化疗来治疗鼻咽癌。

口咽。口咽由舌根、扁桃体（窝和柱）、软腭和咽壁组成。口咽位于枢椎和 C3 之间。其软组织结构包括扁桃体前柱、软腭、悬雍垂、舌根和咽侧壁 - 后壁（图 31-4，图 31-15）。

口咽部肿瘤的发生和治疗可对所有基本的呼吸消化功能产生重大影响。扁桃体是最常见的好发部位。临床症状上，咽痛和吞咽痛最为常见。50% ～ 70% 患者存在副神经上部淋巴结受累。早期 T1、T2 病变可通过单纯外放射治愈，而 T3、T4 病变需要大体积照射，靶区需覆盖颈部和锁骨上淋巴结。扁桃体窝、软腭的小至中等大小肿瘤，即 T1 ～ T3 肿瘤的治疗策略仍有争议，如常规分割外放疗和加速分割孰优孰劣，最佳推量照射技术（外照射 vs. 组织间照射），外放射治疗后的计划颈清扫，以及辅助、新辅助和同期化疗的选择等。无论选择何种方式，总的原则都是尽量争取器官功能保留。

口咽位于口腔后方，上至软腭，下至舌骨水平。

图 31-22 显示的是一套口咽癌 RapidArc 治疗计划。尽管肿瘤较大，RapidArc 依然取得了良好的适形性，平均可信区间（CI）为 1.13。PTV_{elect} 和 PTV_{boost} 均覆盖良好，二者均有超过 99% 体积接受了 95% 处方剂量，只有 0.07% PTV_{boost} 接受了超过 107% 的处方剂量。对推量照射体积，D99 为 66.9 Gy，而 D95 为 68.3 Gy。对选择性照射体积，D99 为 55.0 Gy，D95 为 56.9 Gy。RapidArc 计划中脊髓最大剂量平均为 45.7 Gy。同侧腮腺平均受量为 31.4 Gy，对侧平均为 26.1 Gy。Ⅲ期和Ⅳ期肿瘤的治疗策略为根治性放疗与同期化疗。

下咽。下咽（图 31-4）由梨状窝、环后区和舌根以下的咽后壁下部，解剖学位置位于 C_3 和 C_6 椎体之间。其下界为环状软骨，上界为会厌。下咽癌最常见的症状为咽痛、吞咽痛和颈部肿块。多达 25% 的患者以孤立性颈部肿块起病；吞咽困难和体重下降为局部晚期肿瘤的常见表现。超过 90% 患者起病时存在吞咽困难，这通常提示环后区受累。

下咽肿瘤通常为晚期。梨状窝是下咽癌最常见的好发部位。梨状窝癌的男女发病比率从 5 ∶ 1

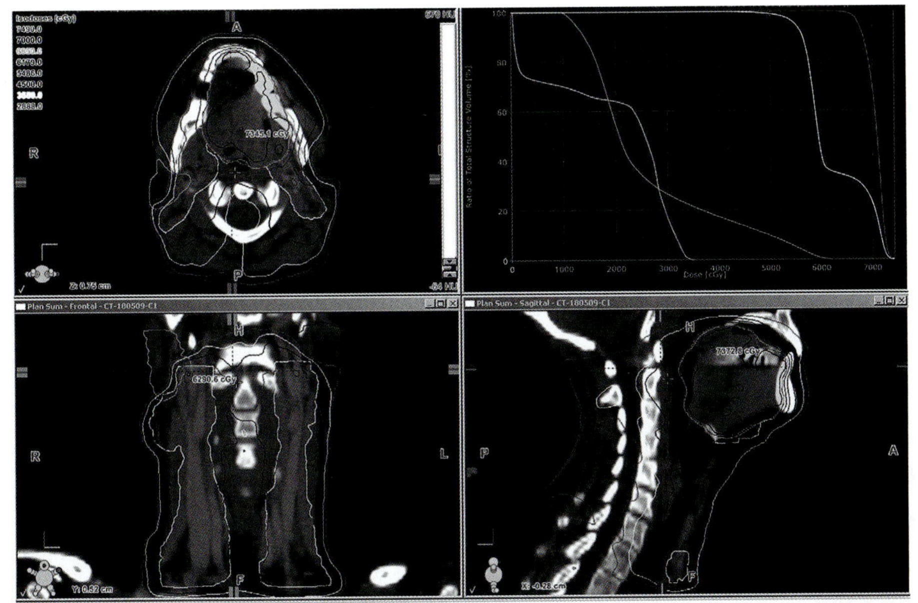

图 31-22 一例典型口咽癌计划的剂量分布和剂量体积直方图（DVH）

（引自 Door-naert P, Verbakel WF, Bieker M, et al：Rapidarc planning and delivery in patients with locally advanced head and neck cancer undergoing chemoradiotherapy, Int J Radiat Oncol Biol Phys 79：429-435，2011）

到 7 ∶ 1 不等，下咽壁肿瘤则从 3 ∶ 1 到 4 ∶ 1 不等。环后区肿瘤多见于女性。梨状窝癌中淋巴结转移率高达 70% ～ 75%，且肿瘤多呈高度浸润性。其治疗可导致功能丧失。T1 ～ T2 肿瘤较为少见，可通过放疗或手术获得控制，但肿瘤进展至 T2 ～ T4 时，多数患者已不适合进行保喉手术，绝大多数患者接受根治性手术联合放疗以达到治疗目的。放疗常用大放射野。常规设野仍然是梨状窝癌、咽后壁肿瘤及环后区肿瘤放疗中的最常用技术，包括对穿光子侧野、下部颈前光子野以及后颈电子野。

咽后壁癌被视为不可切除肿瘤。其放射治疗范围较大，包括：全咽，上颈段食管，并向上延伸至鼻咽顶；颈内静脉淋巴结群上深组、中组和下组，以及颅底 Rouvière（咽后淋巴结外侧组）淋巴结。治疗计划可较为复杂。有案例报道，原发肿瘤或转移性淋巴结向侧后方延伸至椎体前缘可导致靶区呈马蹄形。而据 Rimmer Lee 和 Zelefsky 报道，MLC 等中心照射技术或固定五野技术的适形放疗可有效解决马蹄状靶区问题。针对这种情况乃至任何包绕椎体的肿瘤，Beitler、Amdur 和 Mendenhall 将其形容为适用 IMRT 的完美案例。

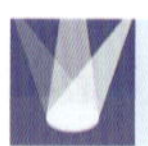

喉咽 / 下咽起自舌骨，终止于食管。

鼻咽。鼻咽部包括顶后壁、外侧壁、咽鼓管咽口和腺样体。鼻咽是位于颧弓至外耳道（external auditory meatus, EAM）连线上的一个立方体形结构，向下延伸至乳突尖。鼻咽位于鼻腔后方，软腭上方（见图 31-4）；经两个后鼻孔与鼻腔相连，两侧壁则经咽鼓管与中耳相通。鼻咽病变可表现为类似炎症反应的症状，并导致明显鼻塞或听力障碍。

脑神经受累并不罕见。咽后淋巴结肿大可导致第Ⅸ～第Ⅻ对脑神经乃至颈外动脉受压（图 31-10）。由于鼻咽与颅底毗邻，鼻咽部病变可直接侵犯第Ⅲ对脑神经；最常受累为第Ⅵ对脑神经。任一脑神经受累均意味着病变已为晚期，扩散广泛。三叉（Ⅴ）、动眼（Ⅲ）和滑车（Ⅳ）神经受累称为岩蝶综合征，相应最常见的颅神经征为复视，其中又以三叉神经的三个分支（眼支、上颌支和下颌支）受累最为常见。脑神经及相应功能见表 31-3；图 31-23 显示了大脑腹面观、脑神经位置及分布。

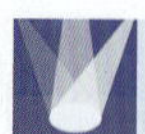

鼻咽位于鼻腔后方，从后鼻孔延伸至软腭水平。

鼻咽癌分期与其他头颈部肿瘤有所不同。相比其他头颈部上皮源性肿瘤，鼻咽癌（尤其是未分化型）的区域淋巴结具有独特的分布特征及预后作用，也因此衍生了一套独立的 N 分期体系。原发鼻咽肿瘤淋巴引流至咽后区、颈内静脉淋巴结上区和脊副淋巴结区（Ⅴ区）。该区域一旦出现孤立性肿大淋巴结，常提示有必要行鼻咽检查。90% 的鼻咽癌为鳞癌或其变异类型。鼻咽癌具有低分化倾向，其生长方式较为特殊。世界卫生组织针对其病理类型进行了划分。以下为北美的病理构成情况，其中的数据视不同来源可有浮动，此处取近似值。

1 类：角化型鳞癌（约占 20%）。

2 类：非角化型鳞癌（约占 10%）。

3 类：淋巴上皮瘤（低分化癌；约占 70%）。

非角化型鳞癌和淋巴上皮瘤为鳞癌的变种。鼻咽部外科手术极为困难。该类型与吸烟无关。鼻咽癌与 EBV 有关。年龄分布呈双峰型，青春期和青年时期有一小高峰，50 ～ 70 岁之间为主要发病高峰。鼻咽癌在白人中少见；在美国，鼻咽癌仅占头颈部肿瘤的 2%。据报道，日本人群中鼻咽癌也很罕见，但该报道的参考来源仅是一项早期鼻咽癌研究，其研究对象为居留美国的香港人群。

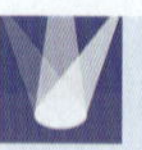

鼻咽癌在中国华南地区（鼻咽癌占所有头颈部癌种的 57%）和中东国家发病率较高，其原因可能和华南地区饮食中咸鱼的亚硝胺有关。因纽特人和东南亚混合人种也是鼻咽癌的好发人群。

75% ～ 85% 的鼻咽癌存在临床阳性淋巴结，约 50% 患者存在双侧或对侧淋巴结转移。在常规放疗中，为了覆盖所有阳性淋巴结和高危 / 低危引流区，常需要较大放射野。外侧组咽后淋巴结（Rouvière 淋巴结）一般无法通过外科手术切除，在所有淋巴结推量放疗中，咽后淋巴结和颈内静脉

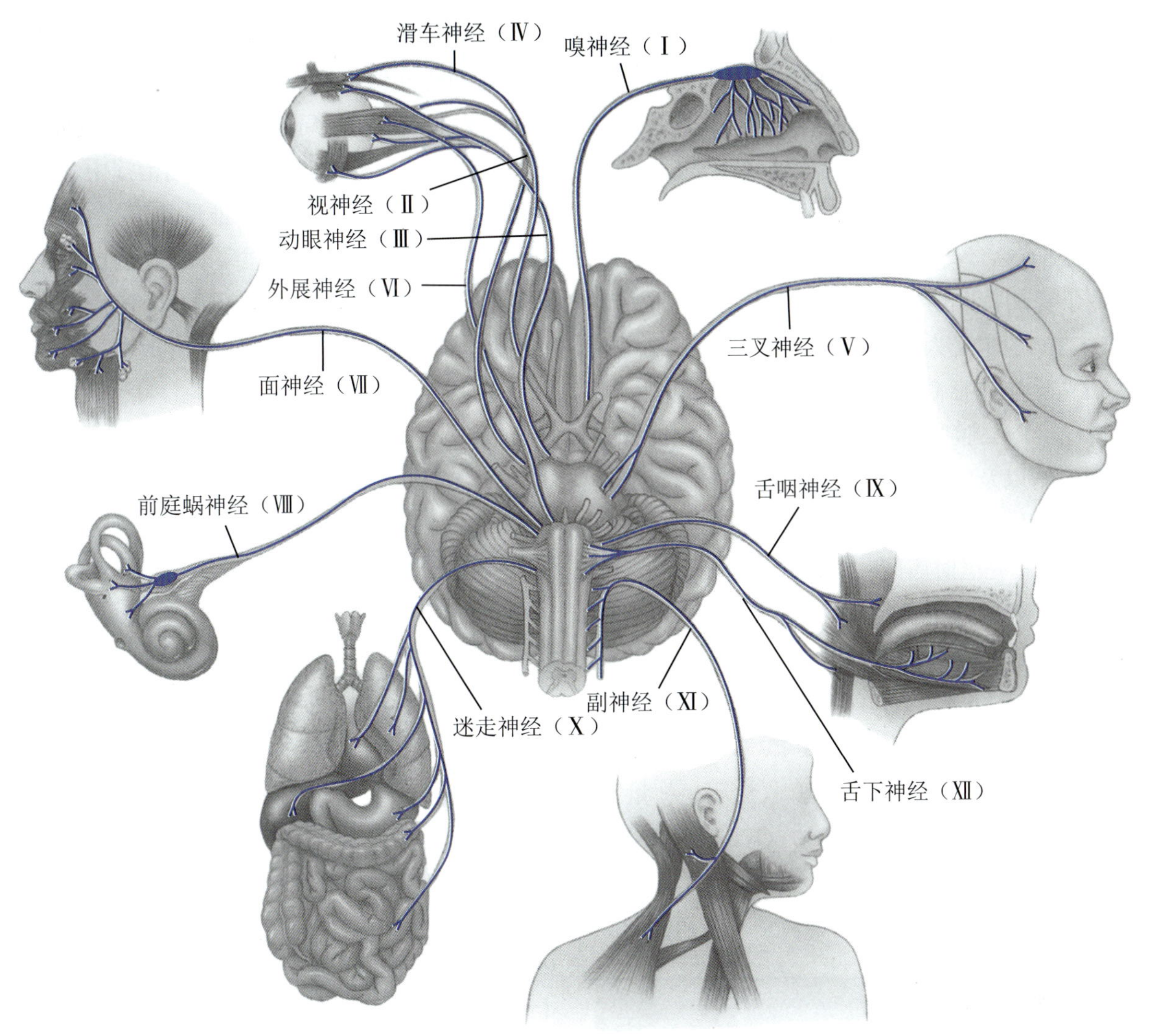

图 31-23　脑神经及其相关功能

（引自 Thibodeau GA, Patton KT：Anatomy and physiology, ed 7, St. Louis, 2009, Mosby）

二腹肌淋巴结几乎均作为肿瘤靶区纳入照射范围。

鼻咽癌的血循转移率为 25%。在原发肿瘤较小时，即可发生颈部淋巴结广泛转移。双颈淋巴结转移的患者远处转移率达 40% ～ 70%，其最常见转移部位为骨、肺和肝。NPC 可快速累及邻近结构，局部复发率为 30% ～ 40%。基于以上原因，积极的、大照射范围的根治性放疗十分有必要。

放疗靶区必须覆盖肿瘤扩散的所有可能路径（图 31-24）。放疗野的设置必须保证病变本身（大体肿瘤体积，GTV）和存在潜在镜下微浸润风险的区域（临床靶体积，CTV）都能接受适当的放疗剂量，这是所有技术背景下共同的治疗目标，无论是经典的常规设野放疗，还是 IMRT 技术都是如此。

过去几年里，鼻咽癌的治疗发生了巨大的变化。由于鼻咽癌患者体位固定较为精确，而常规放疗技术受限于邻近肿瘤的多个关键器官，其放疗相关不良事件发生率高，因此，早期的 IMRT 研究多集中于鼻咽癌。尽管目前仍有研究还在报道采用改良的分割方式来改进常规放疗的不良反应，例如 7 440 cGy/62 次，每日 2 次的超分割模式，但是 IMRT 在美国已经越来越多地取代了常规放疗技术。已有部分中心报道，IMRT 相对于常规放疗和三维适形技术均具有潜在的剂量学优势。通过避开至少一侧腮腺来保护腮腺功能已经成为头颈部肿瘤

IMRT 的主要目标之一。Lee 及其同事报道，凭借 IMRT 在剂量分布上的卓越优势，可以实现向靶区的不同区域同期施加不同的分割剂量。原发肿瘤靶区可以为大分割，而颈部亚临床病灶为常规分割，也可以肿瘤靶区为常规分割，而二级靶区的分割剂量小于 1.8 Gy。诊断性 MRI 和定位 CT 影像的融合有利于更加精准地勾画 GTV 和周围的正常关键器官。CTV 的定义为 GTV 加上潜在的镜下肿瘤区域。CTV 也应包括高危淋巴结组：颈深上淋巴结，颌下淋巴结，二腹肌下淋巴结，颈静脉中淋巴结，颈后淋巴结以及咽后淋巴结。CTV 还应包括下颈部和锁骨上区，这些区域被视作肿瘤镜下播散的低危区域，勾画靶区时应同时考虑其运动偏移和摆位误差。治疗处方剂量包括：原发灶 GTV 和阳性淋巴结 7 000 cGy，高危 CTV 为 5 940 cGy，而低危 CTV 为 5 000 ～ 5 400 cGy（淋巴结阴性区域）。此外，采用同步推量技术，高危 CTV 接受 180 cGy/次的分割剂量，每日 1 次，每周 5 天，总量至 5 940 cGy；低危 CTV 接受 5 040 cGy，而 GTV 接受 212 cGy/ 次的较高分割剂量。图 31-24 显示了一例鼻咽癌的逆向 IMRT 计划，请注意左右两侧腮腺的不同受量。

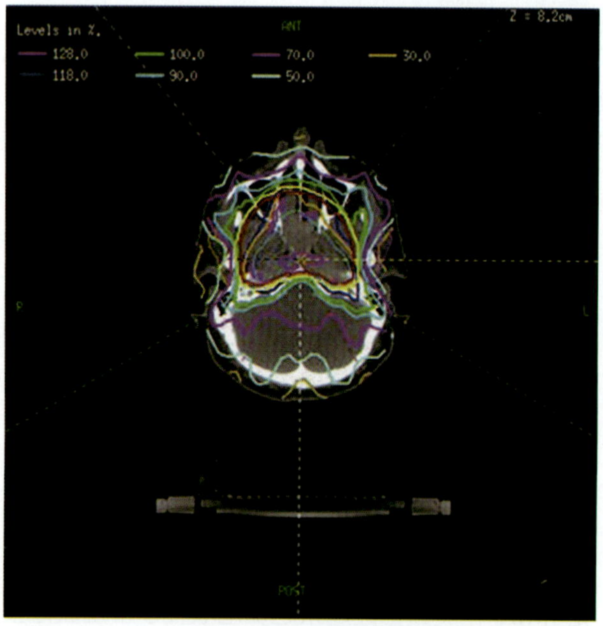

图 31-24　一例鼻咽癌患者的调强放疗计划
（引自 Lee M, et al：Cancer of the nasopharynx. In Leibel SA, Phillips TL, editors：Text-book of radiation oncology, ed 3，Philadelphia, 2010，Saunders）

辅助化疗似乎可改善鼻咽癌的局部控制和总生存。对Ⅲ - Ⅳ期（局部区域）肿瘤，放疗同期应加用同步化疗。局部复发鼻咽癌的治疗中，外放射后继以腔内近距离放疗进行推量是可行方法之一。总而言之，鼻咽淋巴上皮瘤和未分化癌比鳞癌具有更高的放射敏感性，预后相对更好。随着放疗技术的进步，鼻咽癌的局部控制已大有改善。

5. 喉癌

喉和咽腔下部延续，向下与气管相连。喉上至会厌尖（C_3 椎体下缘水平），下界为环状软骨下缘（C_6 椎体水平）。喉分为 3 个亚区（图 31-25）：声门区，声门上区和声门下区。声门癌约占全部喉癌的 65%，声门上癌约占 30%，其余的为声门下癌。

据 Cahlon 及其同事报道，喉癌为最常见的上呼吸道恶性肿瘤。除皮肤恶性肿瘤外，喉癌也是最常见的头颈部肿瘤。声门癌和声门上癌的发生比例约 3 ∶ 1。声门（真声带）癌一般不影响生存，其治疗策略的选择取决于是否保留发声和通气功能。在过去，喉癌的治疗曾集中在通过激进的外科手术达到根治，而幸存者们不再能进行语言交流，生活十分艰难。对幸存者而言，发声功能的丧失严重影

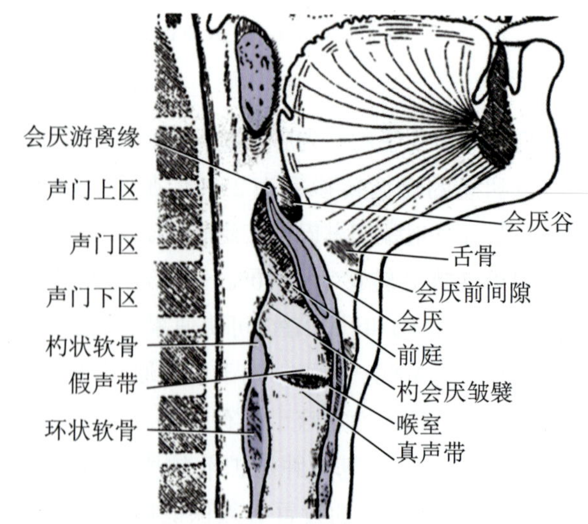

图 31-25　喉的解剖分区和结构
（来自 Lee NL, Phillips TL：Cancer of the larynx. In Hoppe RT, Phillips TL, Roach M, editors：Leibel and Phillips textbook of radiation oncology, ed 3，Philadelphia, 2010，Saunders）

响了他们的心理状态和社会经济地位，极大地降低了生活质量。

各文化背景下，喉癌的发生情况较为一致。喉癌发病以男性为主（90%），发病高峰为 50 ～ 60 岁。喉癌病因和吸烟高度相关，其中烤烟比晾晒烟的致癌风险更高。工作中频繁用嗓的人群发病风险似乎更高。酒精已被证实和声门上癌的发生相关，而与声门癌的关系尚不明确。相比酒精单因素而言，烟草和酒精的协同致癌作用更为重要。还有研究报道了胃食管反流（GERD）和喉癌的关系，胃酸慢性刺激被认为提高了患者的患癌倾向。

一些研究针对喉癌发病的分子基础进行了探讨。*P53* 基因突变较为常见，在吸烟患者中高达 47%，而不吸烟者中仅 14%；饮酒者中高达 55%，而不喝酒人群仅 20%。*P53* 基因的突变和抗原扩增被认为和 HPV 感染有关，而后者可能在喉癌发生中发挥一定作用。Garden、Morrison 和 Ang 认为 HPV 可导致喉癌，与扁桃体癌中类似。

持续性咽喉部疼痛和声嘶是典型的喉癌早期症状。颈淋巴结转移通常见于声门上肿瘤，而声门区少见。原位癌（Tis）在声带癌中相当常见。声门区肿瘤通常为高 - 中分化，而声门上肿瘤通常分化较差，恶性程度较高。声门区肿瘤 65% ～ 75% 发生在一侧声带的前 2/3。声带活动情况是肿瘤分期的依据之一。早期喉癌通过手术或放疗均能达到根治；单纯放疗后声带功能保留更佳。晚期喉癌中，由于软骨的广泛受侵，常伴有声带固定，根治性手术或术和术后放疗为最佳治疗策略。相较于浸润性病变，外生性肿瘤对放疗更为敏感。低分化喉癌适宜采用单纯放疗或放疗联合同步化疗。而对于早期声带疣状癌，保守手术可能更为适用。疣状癌是一种高分化、生长缓慢的疣状病变，对放疗相对抵抗，且放疗后具有向高度间变性肿瘤转化的倾向。

采用经口激光切除术来根治原位肿瘤需要专业团队的合理选择。达到窄切缘的激光切除可治疗微浸润肿瘤，同时保留前联合，使得声带黏膜波可以畅行无阻地通过声门。切除范围越大，发声功能越差。一般而言，原位声带癌的放疗取决于前联合受累情况，如声带黏膜波变弱，或患者一般情况较差，可以考虑采用放疗根治。Tis 和 T1 声带癌发生亚临床淋巴结转移的风险极低，因此，放疗可考虑仅照射原发肿瘤。

6. 喉癌放射治疗

Wisconsin 大学报道了他们对喉、口腔、口咽、下咽和鼻咽等原发肿瘤的治疗经验，其标准治疗为根治性 IMRT 联用或不联用同步化疗。放疗计划包含两种，一种为中等大分割技术，大体肿瘤（含原发肿瘤和转移淋巴结）的处方总剂量为 6 600 cGy，分次剂量为 220 cGy，选择性淋巴区域照射采用标准分割模式，总剂量为 5 400 ～ 6 000 cGy，分次剂量为 180 ～ 200 cGy；另一种为常规分割技术，大体肿瘤（含原发肿瘤和转移淋巴结）的处方总剂量为 7 000 cGy，分次剂量为 200 cGy，选择性颈部淋巴引流区照射剂量相应降低。这两种放疗模式预后相近。该中心进一步总结得出，总剂量 5 000 cGy，分次剂量 143 cGy 对低危淋巴引流区的放疗已经足够。

据研究报道，CT 定位计划上对大体肿瘤靶区的准确定义与肿瘤局控效果直接相关。在声门型喉癌的常规放疗中，多采用平行于气管的对穿侧野，大小为 5 cm × 5 cm（T1 和早期 T2 肿瘤）到 6 cm × 6 cm。当组织的不均一性导致射野后缘出现不可接受的热点时，可以考虑加用楔形板。每日放疗剂量可从 200 cGy 到 220 cGy 不等，总剂量 6 000 ～ 7 000 cGy，视肿瘤大小和声带活动度而定。多个研究均指出，每日 2 次，每次 120 cGy，总剂量 7 440 ～ 7 900 cGy 的超分割放疗是较为合理的治疗模式。若不能进行超分割放疗，每日照射剂量 > 200 cGy 相对于较小的每日剂量疗效更好。早期声门型肿瘤的小野照射中，极少发生严重的放疗并发症。相比之下，范围较大、固定肿瘤需要更高强度的治疗；T3 和 T4 声门癌和声门下癌的放疗等同声门上癌。

放射野边界在模拟定位之前即可确定，而颈部 CT 扫描影像主要用于制订计算机治疗计划。图 31-26 显示的是一例典型的常规模拟侧野，

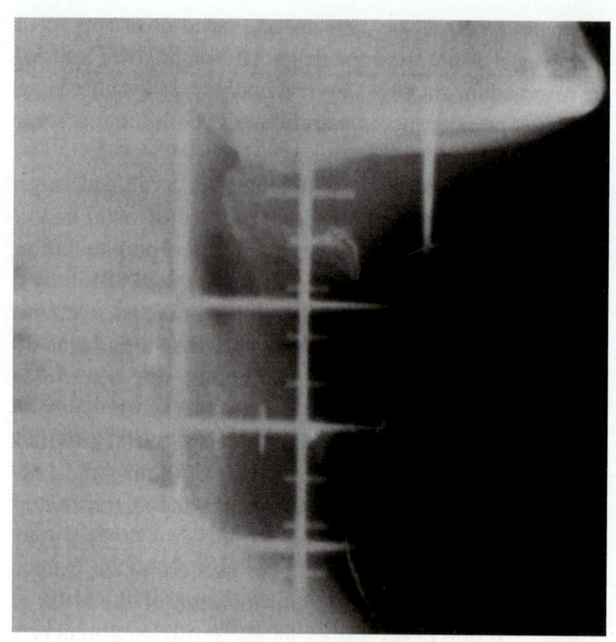

图 31-26 一例 T1N0 声门癌的侧野模拟影像图
（引自 Cox JD：Moss' radiation oncology：rationale, technique, results, ed 7，St. Louis, 1994，Mosby）

图 31-27 为一例早期声门癌计划的等剂量线分布。

典型的放射野边界如下：

上界：甲状软骨切迹上缘。

下界：环状软骨（C_6 下缘）。

前界：声带水平的皮肤表面 1 ～ 1.5cm。

后界：椎体前缘，包括咽后壁前份。

跨声门区的大 T3 和 T4 肿瘤可采用单纯放射治疗。一旦复发，还可以进行挽救性手术，但通常要牺牲发声功能。放疗是保留发声功能的最佳治疗手段。

声门上癌通常范围较大，却较少向下侵犯假声带或喉室（无论肿瘤外观如何）。声门上癌更倾向于往上累及会厌。淋巴结转移占全部病例的 40% ～ 50%。因此，声门上癌的放疗范围远远大于声门癌。

计算机优化的逆向 IMRT 是 T3N1 声门上癌的

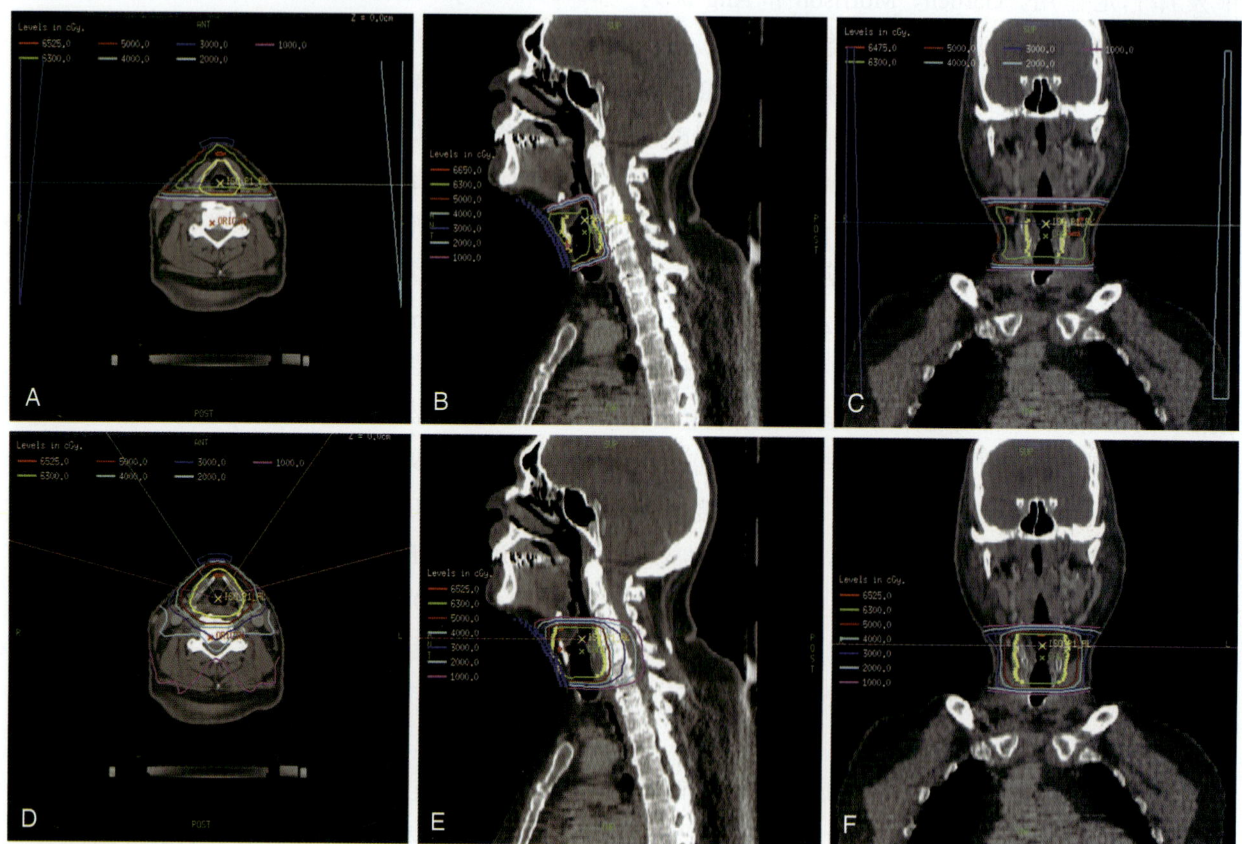

图 31-27 早期声门癌的三维适形（A ~ C）和调强放疗（IMRT，D ~ F）。加楔形板的平行对穿野（A 到 C）和四野 IMRT 计划（D 到 F）的等剂量线分布
（引自 Cahlon O, Lee N, Le Q, et al：Cancer of the larynx. In Hoppe RT, Phillips TL, Roach M, editors：Leibel and Phillips textbook of radiation oncology, ed 3，Philadelphia, 2010，Saunders）

理想治疗技术。相对于常规计划，调强计划在保留发声、减少口干上具有明显优势。图 31-28 显示的是一例 T4N1M0 喉鳞癌的逆向 IMRT 计划。

T1 和 T2 期声门上喉癌的手术局控率为 80%，而放疗的局控率为 75%。T3 和 T4 期声门上喉癌不宜采用单纯放疗。复发性肿瘤采用手术治疗。达到肿瘤控制的剂量需 6 600 ～ 7 000 cGy。声门下喉癌需行全喉切除，若存在术后残留病灶，需行术后放疗。声门癌生存率良好：无声带固定者为 80% ～ 90%，声带固定者为 50% ～ 60%。无颈淋巴结转移的声门上癌 5 年生存率达 60% ～ 70%，而一旦出现临床阳性淋巴结，则生存率下跌至 30% ～ 50%。Garden 及其同事指出，上述所有生存数据都来自单中心回顾性研究，更有效的局控数据还有待收集。早期声门癌的治疗仍富有争议，且通常决定于主诊医生的个人倾向。部分肿瘤科医师推荐放疗，另一些则推荐保留发声的部分喉切除。在既往报道中，手术（肿瘤切除，声带切除或半喉切除）和放疗的局控率相当。

7. 涎腺肿瘤

涎腺包括 3 对大腺体——腮腺、下颌下腺和舌下腺，以及众多分布在上呼吸 - 消化道的小腺体。涎腺在辅助消化和保护牙齿中发挥重要作用。腮腺是三对大唾液腺中最大的腺体，其位置浅表，部分位于下颌支后方，覆盖咬肌表面，填充了下颌支和胸锁乳突肌前缘之间的空隙。腮腺浅叶含有广泛的淋巴毛细血管丛，密集的淋巴细胞和众多腺内淋巴结。来自面部偏外侧，包括部分眼睑的淋巴朝斜下后方引流至腮腺，类似于额部头皮的淋巴引流路径，腮腺深叶和浅叶分布的腮腺淋巴结进而沿下颌后静脉引流，汇入胸锁乳突肌外的浅表淋巴结，进而并入颈深上淋巴结。颅顶部头皮的淋巴一部分引流至耳前的腮腺淋巴结，另一部分引流至耳后淋巴结，再进而并入颈深上淋巴结。

据 Chong 和 Armstrong 报道，涎腺肿瘤较为少见，仅占所有头颈部肿瘤的 3% ～ 4%。而 Quon 及其同事报道，在北美国家，涎腺恶性肿瘤占每年新诊断头颈部肿瘤的 7%。腮腺肿瘤在所有涎腺肿瘤中发生率最高（占 80% ～ 90%），其中超过 2/3 为良性肿瘤，13% ～ 31% 为恶性。小唾液腺肿瘤占所有头颈部癌的 2% ～ 3%，其中 65% ～ 85% 为恶性。颌下腺肿瘤病例约占 10%。涎腺肿瘤的病因尚不明确，但部分肿瘤的发生可能来源于儿童期遭受的低剂量电离辐射。目前已知的是，放射诱导的恶性肿瘤与早期采用放疗治疗良性肿瘤有关，如痤疮、头癣和扁桃体感染等，此外，原子弹爆炸的幸存者也是此类恶性肿瘤的高发人群。

有大唾液腺恶性肿瘤史的女性患者，罹患乳腺癌的风险是健康人群的 8 倍。Chong 和 Armstrong 则指出，目前尚缺乏针对该关联的可靠流行病学数据。绝大多数大唾液腺和小唾液腺癌来源不明，对其病因的了解也十分有限。但是，某些风险因素，例如牙片，可能与涎腺良恶性肿瘤均密切相关。儿

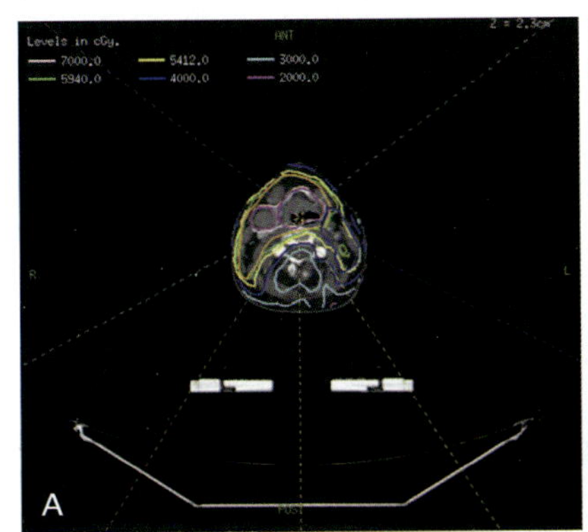

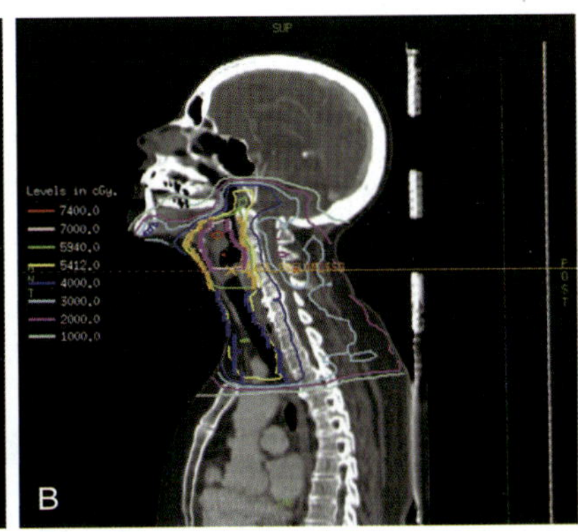

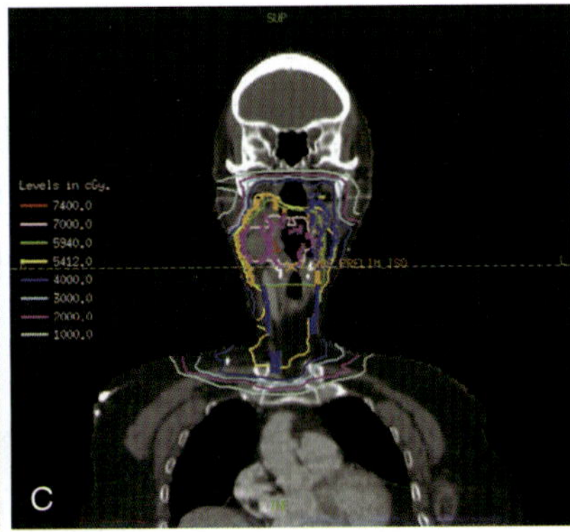

图 31-28　一例 T4N1M0 喉癌全喉切除术后放疗的 7 野调强放疗计划
（引自 Cahlon O, Lee N, Le Q, et al：Cancer of the larynx. In Hoppe RT, Phillips TL, Roach M, editors：Leibel and Phillips textbook of radiation oncology, ed 3，Philadelphia, 2010，Saunders）

童腮腺肿瘤比成人更具有恶性倾向。阔叶粉暴露已知与鼻腔鼻窦小涎腺的腺癌有关。恶性涎腺肿瘤发病平均年龄为55岁;良性肿瘤多发生于40岁前后。男性和女性的发病率几乎持平，男性略高。

以往最常见的涎腺恶性肿瘤类型为腺样囊性癌，黏液表皮样癌和腺癌。大多数患者在就诊前都已有平均4～8个月的无症状腮腺肿块史。起病症状包括局限性肿块伴疼痛，面瘫和肿块快速进展。面神经受累高度提示恶性可能。不常规推荐使用CT扫描和MRI，因其对涎腺肿瘤良、恶性的鉴别能力不佳。PET扫描在良性和恶性肿瘤中都可能显示FDG摄取增高。尽管在原发肿瘤的评估中价值有限，PET却可以辅助评估远处转移。细针穿刺（FNAB）是一项精准的诊断技术，在涎腺肿瘤诊断中总体敏感度高达90%以上，特异度超过95%。然而，通过细针穿刺来确诊目前仍然存在争议。确诊腮腺肿瘤须行腺叶切除，而颌下腺肿瘤的诊断常依赖于下颌下腺切除后的冷冻切片。有些中心仍然保留了细针穿刺作为不可手术或复发性肿瘤的诊断手段。不推荐切开活检或切取活检作为组织学诊断依据，因为此类操作将增加肿瘤复发、面神经损伤和后续手术并发症的概率。

不同组织学类型的涎腺肿瘤，其淋巴结转移概率不同。高级别表黏液表皮样癌的淋巴结转移率约44%，腺样囊性癌为5%，恶性混合瘤21%，鳞癌37%，腺泡细胞癌13%。血循远处转移较为常见，从腺泡细胞癌的13%到腺样囊性癌的41%不等。腺样囊性癌的肺转移相对稳定，在发生后数年仍可无明显进展。

涎腺肿瘤虽然多数为良性，但复发率高，一般将其视为低度恶性癌种，最佳治疗为完整肿瘤切除，在保留面神经的同时达到最大阴性切缘。

8．涎腺肿瘤的放射治疗

当肿瘤累及面神经、三叉神经、舌下神经和舌神经，需要照射脑干近端脑神经时，调强放疗可以在保证照射范围的同时有效保护对侧涎腺，双侧眼球、颞叶和脑干。对颅内海绵窦、邻近脑干或颞骨岩部的亚临床病灶，可采用180 cGy/次的分割放疗剂量；原发部位和颈部的高危区域可采用200 cGy/次的分割剂量治疗。IMRT还可治疗远端神经的阳性切缘，采用远端照射神经走行全程，有效保护重要的健康器官如泪腺和眼球。图31-29显示的是一例右侧下颌下腺术后，存在神经侵犯的病例。

Dana-Farber癌症研究所报道了其术后辅助调强放疗，联用或不联用同期化疗（CRT）治疗涎腺肿瘤的5年生存数据。所有患者放疗前均已行原发肿瘤外科手术，术后均接受辅助IMRT，同期加用或不加用CRT。患者体位固定采用S形热塑面罩，同时固定肩部和头颈部。定位时先在透视下确定等中心点摆放和面罩制作正确，然后对患者和面罩进行高分辨CT（2.5 mm层厚）扫描。

图31-30显示的是一例46岁T2N0黏液表皮样癌的IMRT计划，该患者接受单纯放疗。

有研究报道，加速分割疗效更好。加速分割可在保证照射剂量水平相当的前提下缩短放疗总时程。由于在短时间内能给予更高的剂量，加速分割技术在恶性程度较高的肿瘤中可有效拮抗细胞的加速再增殖。如采用该技术，需要密切监测其治疗并发症。

9．鼻窦肿瘤

上颌窦。上颌窦是一个锥形的空腔，内覆纤毛上皮，周围由薄骨质或膜性分隔包绕。起源于纤毛上皮或黏液腺的上颌窦癌几乎从一开始就可侵犯乃至穿透骨壁。上颌窦的顶壁即为眼眶底，肿瘤侵犯上颌窦上部后，也可继续向上累及眼眶。上颌窦后壁或颞下面将上颌窦与翼腭窝和后上牙槽神经隔开。从鼻孔可直接看到上颌窦鼻腔面，窦口开放于中鼻甲下方。上颌窦和口腔之间由牙槽突和硬腭分隔。

上颌窦肿瘤占所有鼻窦癌的80%，其男女发病比例为2∶1。多数鼻腔鼻窦肿瘤患者年龄均在40岁以上。鼻腔和筛窦的腺癌与吸入木屑颗粒明确相关。上颌窦和鼻腔鳞癌与职业暴露相关，如炼

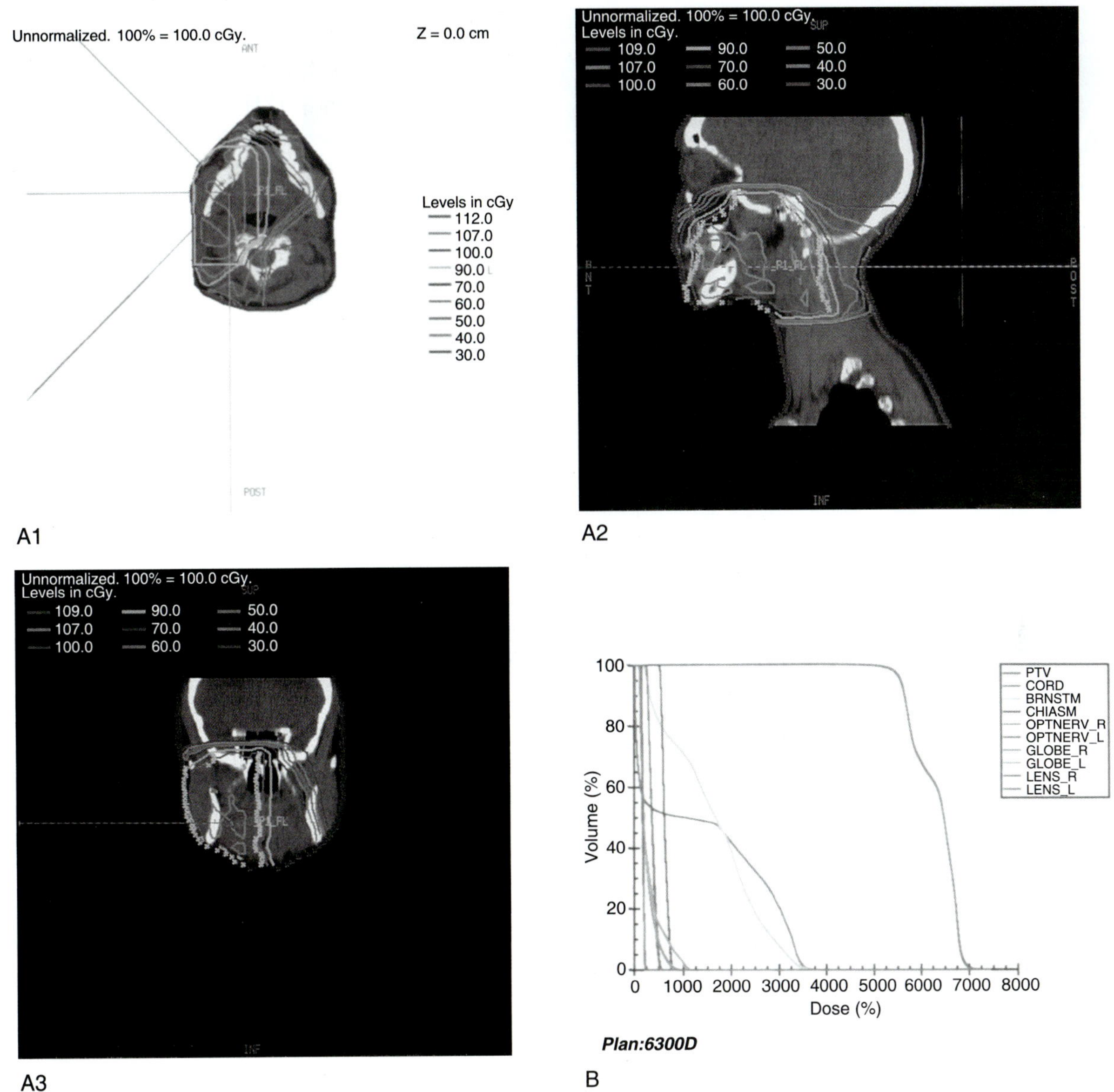

图 31-29　右侧下颌下腺腺样囊性癌，T1N1M0。术后调强放疗范围包括右侧下颌下腺区域、邻近的舌神经和舌下神经走行直至颅底，总剂量 5 400 cGy；颌下腺瘤床加量至 6 300 cGy。A. 等剂量线分布（A1. 横断位，A2. 矢状位，A3. 冠状位）；B. 剂量直方图

（引自 Chong LM, Amstrong JG：Tumors of the salivary glands. In Hoppe RT, Phillips TL, Roach M, editors：Leibel and Phillips textbook of radia-tion oncology, ed 3, Philadelphia, 2010，Saunders）

镍和皮革鞣制中接触的化学物质。20 世纪 60 年代被用于上颌窦成像的二氧化钍造影剂，由于含有放射活性钍，也是一种已知的致癌物。据 Chen、Ryu 和 Donald 报道，鼻腔和鼻窦癌和吸烟无关，这一点不同于其他呼吸道肿瘤。而与之鲜明对比的是，Beitler 和其同事写道：“据报道，吸烟可增加鼻腔癌的风险，大量吸烟或长期吸烟者罹患风险为不吸烟人群的两倍，而长时间戒烟后风险又相应降低。”

鼻腔鼻窦肿瘤的症状可能包括长期的鼻窦炎史、鼻塞和鼻衄。慢性鼻窦炎常常是恶性肿瘤的症状之一，但其本身却并不会导致鼻腔鼻窦癌的发生。鼻腔鼻窦癌多数为鳞癌，随进展可累及眼眶底、筛窦、硬腭和颧弓。压迫眼球导致眼球移位时有发生。体格检查应包括眼眶、口腔和鼻腔的视诊和双手触诊，以及直接纤维鼻咽镜检查。神经系统检查应强调颅神经功能的评估，因为鼻腔鼻窦肿瘤经常与脑神经

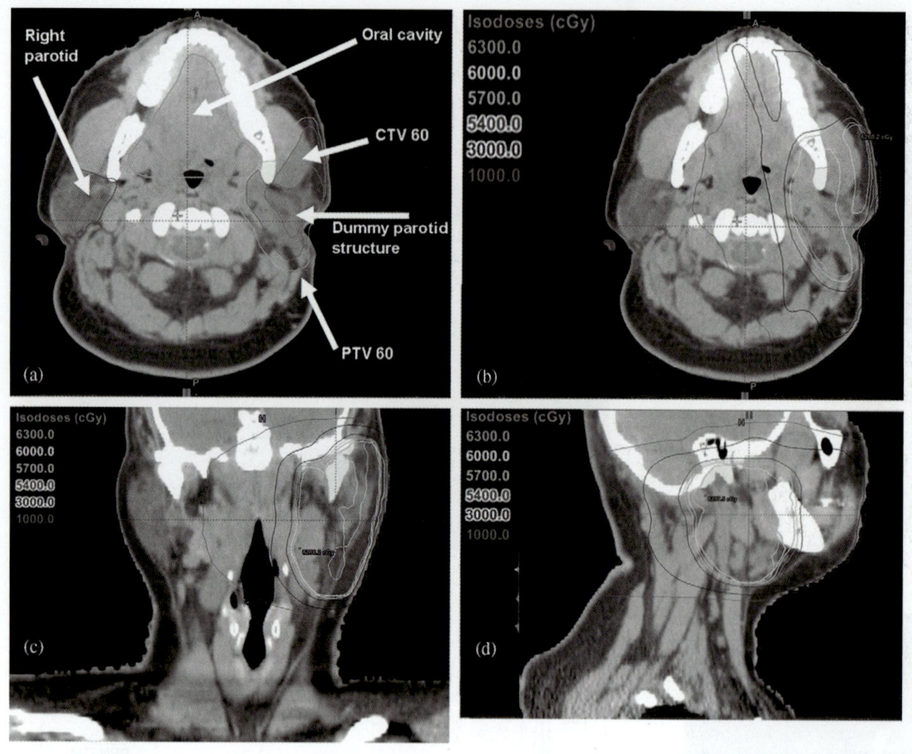

图 31-30　一例 46 岁确诊为 T2N0 左侧腮腺低级别黏液表皮样癌的调强放疗图例。计划肿瘤体积（PTV）处方剂量为 60 Gy,30 次。计划中考虑的正常组织包括口腔（平均剂量 26.8 Gy），对侧腮腺和双侧颌下腺（平均剂量分别为 6.4 Gy 和 3.6 Gy），耳蜗（平均剂量和最大剂量分别为 20.6 Gy 和 30.5 Gy）和脊髓（最大剂量 14 Gy）。最大热点剂量为 105.3%，且热点在 PTV 内（引自 Schoenfeld JD, Sher DJ, Norris CM Jr, et al：Salivary gland tumors treat-ment with adjuvant intensity-modulated radiotherapy with or without concurrent chemotherapy, Int J Radiat Oncol Biol Phys 82：308-314，2012）

瘫有关，尤其是三叉神经分支。触诊颈部以明确是否存在肿大的颈部淋巴结。影像学检查已全面取代外科手术用于评估颈部淋巴结分布和进行肿瘤分期。最有意义的影像学检查为 CT 何 MRI。CT 扫描可以更好地辨别早期骨皮质受累，而 MRI 具有更好的软组织分辨率，可以鉴别鼻窦的信号影为液体、炎症还是肿瘤。MRI 还可以显示神经周围的微浸润，以及颅神经孔道的受累情况。此外，相比 CT，MRI 还可以通过矢状位和冠状位成像来进一步丰富立体可视化，从而更全面地评估颅内和脑膜病变。MRI 和定位 CT 融合有助于勾画 CT 扫描上显示不佳的肿瘤靶区。在接受诱导化疗的患者中，MRI 或 PET 和定位 CT 融合还有助于更好地分辨化疗前的初始肿瘤范围，从而更精准地勾画靶区。

10. 鼻窦肿瘤的放射治疗

一项来自 Stanford 大学的研究报道，鼻腔鼻窦肿瘤患者对 IMRT 耐受良好，其生存情况优于历史对照数据。该研究指出，常规放疗和适形放疗技术可导致显著并发症，严重的视力损伤亦不罕见，单侧和双侧失明的概率分别高达 30% 和 10%。常规放疗和三维适形技术的后续发展使得失明风险得以降低。靶向放疗计划可覆盖所需的放疗部位，在所有临床靶区结构的基础上，外扩 3 ～ 5 mm 边界，形成计划靶区体积。

计划 CT 上需勾画周围风险器官，包括视神经、视交叉、眼球和脑干等。上颌窦等 T3 和 T4 期鳞癌需常规进行选择性颈部照射。对于其他部位或组织学类型的鼻窦肿瘤，是否给予选择性颈部照射由主诊医师视情况而定。Stanford 大学研究中，患者接受的放疗剂量为高危区 6 600 cGy，每次分割剂量为 220 cGy，该计划不同于标准的高危区 PTV 剂量（总量 5 400 ～ 6 000 cGy，分割剂量 180 ～ 200 cGy），其报道的生存情况良好。5 名术后放疗患者均采用超分割放疗，高危区 PTV 接受 7 440 cGy 放射剂量，每次 120 cGy，每日 2 次。归一治疗计划中，处方剂量至少覆盖 95% 的 PTV 体积。肉眼肿瘤残留或阳性切缘部位采用立体定向放射外科（SRS）进行局部加量。有 3 个患者接受了 SRS 加量，其处方剂量为 800 cGy，单次大分割，对应的肿瘤等效生物学剂量为 7 910 cGy（每次 200 cGy 的常规分割）。

鼻窦肿瘤颈淋巴结转移较为少见，但一旦发生，颌下淋巴结往往为转移的第一站。鼻窦肿瘤的外科手术和放射治疗较为复杂，因为肿瘤常邻近多个关键器官，包括眼球、脑、视神经、脑干和脑神经等。术后辅助放疗比根治性切除具有更好的美容效果，但对发生于鼻中隔的小病灶，或局限于上颌窦的肿瘤，手术仍是主要的治疗手段。原发小肿瘤可以通过放疗达到很高的根治率，但由于肿瘤局控所需要的放疗剂量较高，视神经损伤的风险显著增加。

上颌窦癌就诊时往往已经是晚期，多数患者需要接受手术联合术后放疗的标准治疗模式。采用颅面联合切除术、上颌骨全切术或眼眶内容物剜除术等术式，尤其是在广泛切除后整形重建的辅助下，根治性外科手术的疗效得到不断提高，但其并发症依然居高不下。

进展期肿瘤广泛累及鼻咽、颅底、蝶窦、视交叉时，考虑为不可切除，可考虑行根治性放疗，但其疗效视肿瘤分期和程度而不同。在过去 10 年，放射治疗的应用经历了从术前放疗到术后放疗的重大变化。术前放疗可能使得肿瘤初始累及范围变得难以判定，进而错误地导致切除范围过小、镜下肿瘤残留；术前放疗还被证实可提高术后感染和创口愈合不良的风险。术后放疗的优势是可以获得术后组织病理，进而准确判定所有存在肿瘤浸润风险的结构。鼻腔癌、筛窦癌和上颌窦癌的典型术后放疗靶区均包括一半鼻腔和同侧上颌窦。若肿瘤向上侵犯至筛骨气房，则靶区还应包括筛窦和同侧眼眶内侧壁。放疗中可使用口腔孔，将舌与放疗野隔开。

在定位 CT 上勾画肿瘤体积并以 MRI 影像进行辅助校准是最为推荐的方法。鼻腔鼻窦区域的解剖学结构十分复杂，周围存在众多关键的剂量限制性结构（视神经，视交叉，眼球，泪腺，垂体，脑干，等等），该区域发生的肿瘤往往需使用复杂放疗计划系统。三维计划系统可以通过“射束眼观”实现肿瘤靶区和正常结构的细致定义和综合可视化；三维计划的非轴位、非冠位射野使得治疗计划更为灵活，肿瘤靶区的三维适形性和剂量分布更为合理，同时更大程度地保护周围正常组织。这类治疗计划有望提高靶区剂量，进而提高肿瘤局控。常规放疗计划一般会不可避免地照射同侧眼球的 1/3 ～ 1/2，相比之下，三维适形放疗可以在不影响肿瘤局控的前提下，更好地保护同侧眼球。适形计划系统的另一项显著优势是可以针对气腔和密质骨导致的剂量不均一进行校正。在鼻窦肿瘤中，逆向 IMRT 可带来比正向三维适形放疗更高的治疗比（图 31-31）。IMRT 优化了关键视力器官的剂量学保护，尤其在不可切除的、需要较高放疗剂量才能达到根治的肿瘤中。SEER 数据库显示，上颌窦恶性肿瘤的总体生存率呈上升趋势。20 世纪 70 年代总生存率为 31%，80 年代约 39%，90 年代约 45%。然而，总体生存预后依然不尽如人意，活过 5 年的患者不到 55%。局部复发和远处转移是鼻窦肿瘤最主要的失败模式。

四、症状和并发症的防治

影响放疗并发症的因素包括使用的放疗技术、照射靶区大小、治疗时间 / 剂量分割方式、肿瘤部位和程度，以及患者的年龄和营养状况。早反应和晚反应组织受到这些因素的影响程度有所不同。对任何结构或部位，放射线对细胞的作用都是随机的，缺乏选择性，这也是放射治疗中面临的极大挑战之一。

根治肿瘤的最大处方剂量取决于该剂量下正常组织的耐受程度。放射敏感性是指细胞、组织或肿瘤对放射线的内在敏感性。正常组织和肿瘤细胞都会受到射线影响，但细胞之间的放射敏感性各异。总的来说，快速分裂的细胞对放疗更为敏感（如黏膜上皮）；不分裂或分裂较慢的细胞放射敏感性一般较低，或存在放射抵抗（例如肌细胞，神经元）。但也存在例外情况，如小淋巴细胞和涎腺细胞不能分裂，却对放疗敏感。放疗和手术联合时，相关并发症发生率上升。血供受损和感染导致的伤口愈合延迟是联合治疗的困难点。头颈部肿瘤的特定放疗剂量如表 31-6 所示。组织耐受剂量（正常组织

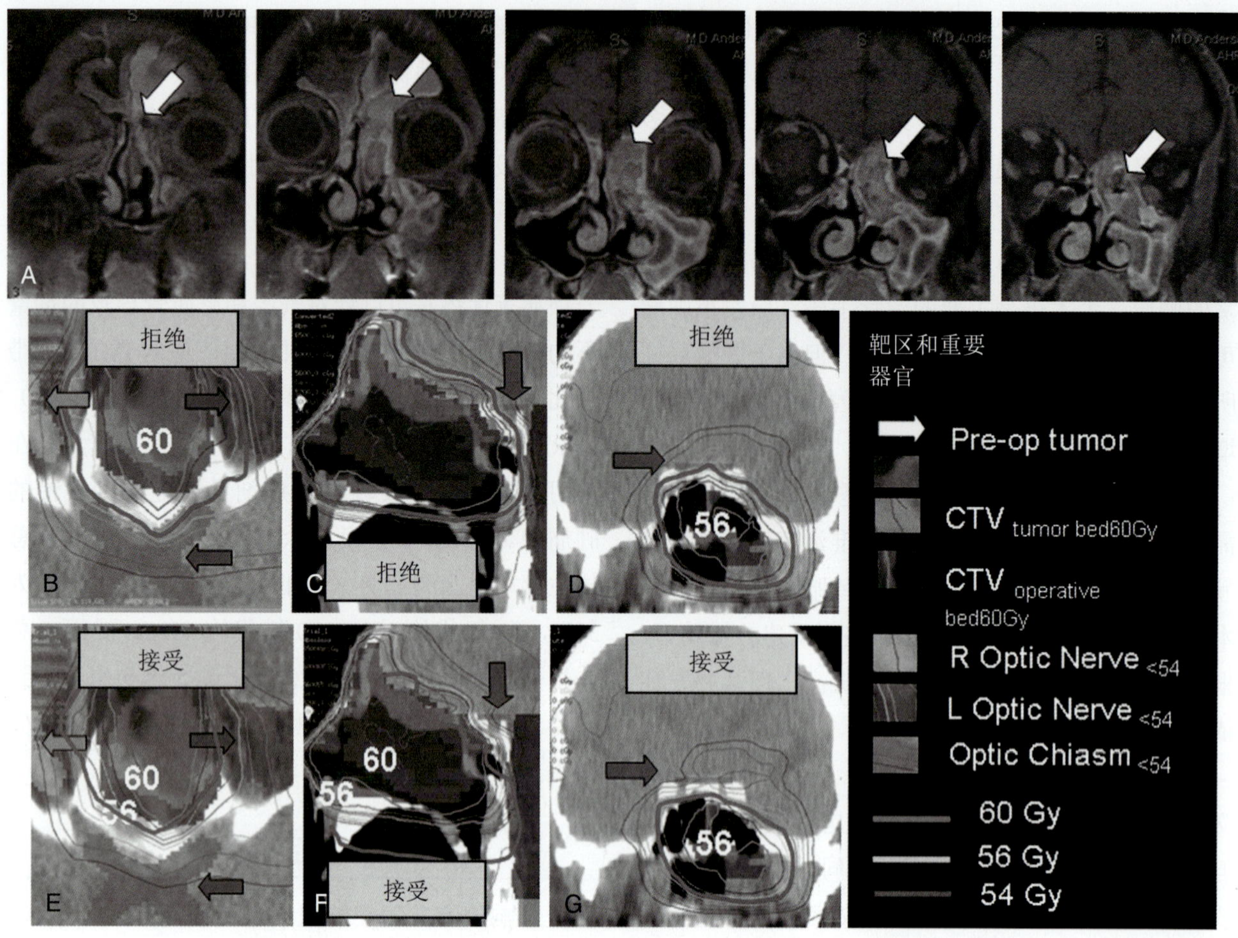

图 31-31　诊断性磁共振影像提示左侧浸润性低分化鼻腔筛窦癌，侵犯骨质。手术切除后采用调强放疗（A），处方剂量为：瘤床 60 Gy/30 次，术区 54 Gy/30 次。调强计划被拒绝，因其 54 Gy 等剂量线（浅色）距离视神经和视交叉太近（箭头；B 到 D）。优化计划被接受（E 到 G）

（引自 Beitler JJ , et al：Sinonasal cancer. In Gunderson LL, Tepper JE, editors：Clinical radiation oncology, ed 3，Philadelphia, 2012，Saunders）

可接受而不影响功能的放疗剂量）如表 31-5 所示。放射治疗医师对头颈部靶区中特定组织的典型剂量限制应有所了解。

表 31-7 显示了在常规分割计划中，剂量 - 组织不良反应出现的预计剂量。

表 31-6　头颈部肿瘤的根治性放射剂量

5 000 cGy	淋巴结
5 000 cGy	所有亚临床病灶
6 000 ～ 6 500 cGy	T1 病灶
6 500 ～ 7 000 cGy	T2 病灶
7 000 ～ 7 500 cGy	T3 ～ 4 病灶

1. 牙周病和牙齿

由于放疗后伤口极难愈合，一般不建议在放射治疗结束后拔除龋齿；高剂量照射后，贸然拔除患牙可能导致放射性骨坏死。因此，如果存在牙齿，应在放疗开始前就拔除。

2. 营养

在确诊肿瘤前，许多患者已经出现明显体重下降，这些患者面临的主要问题之一就是如何保持充分的营养摄入。肿瘤本身和治疗的副作用，如放化疗引起的黏膜炎（放疗至 2 000 ～ 3 000 cGy）都会加重患者的营养障碍。为保证营养状态，某些患

表 31-7 常规分割下剂量 - 组织放疗反应的预计出现时间

反 应	剂量（cGy）
口干	2 000
皮肤红斑	2 000
臂丛神经	5 500
脊髓	4 500 ～ 5 000
Lhermitte 征	2 000 ～ 3 000
下颌骨，牙齿，牙龈	5 000 ～ 6 000
黏膜炎	3 000
耳	4 000
白内障	500 ～ 1 000
干眼	4 000
视神经	5 000
视网膜	5 000
张口受限	6 000

者可能需要接受胃造瘘或鼻胃管营养，特别是因放疗反应而发生明显体重下降时，推荐进行胃造瘘管（PEG 管）置入。PEG 置管操作（轻度镇静下）将营养管经腹壁穿入患者胃部，从而为因治疗副作用不能自主进食的患者提供另一种营养方式。

3. 黏膜炎 / 口腔炎

口腔内黏膜上皮细胞对放疗极度敏感，放疗中可发生口腔黏膜炎症，并导致水肿和疼痛。黏膜表面还可形成假膜，假膜脱落后形成的溃疡面易破并且疼痛明显。牙齿金属填充物暴露于射野中时，由于金属导致的剂量散射，其邻近区域的放疗反应可明显加重。放疗中可使用牙科配件来消除散射剂量。放疗中应注意口腔护理，其措施包括：避免使用干燥剂，如酒精、含甘油产品等；经常刷牙、漱口等。口腔护理方法和牙科常规随访应该作为一个重要部分纳入患者及其家庭宣教（框表 31-7）。

4. 口干

放疗至 1 000 cGy 后即可发生口干，剂量低至

框表 31-7 口腔卫生推荐

- 每餐后刷净牙齿和牙龈
- 每日使用含氟牙膏或漱口水
- 每日用牙线清洁牙齿
- 使用盐和小苏打溶液漱口（1 夸脱水，1/2 勺盐，1/2 勺小苏打）
- 治疗中定期至牙科就诊，行牙科检查
- 为了减少头颈部副反应程度，应鼓励患者避免以下：
  - 热辣食物，粗糙或生制蔬菜，干脆饼，薯条，坚果
  - 吸烟，嚼烟草，饮酒
  - 甜食
  - 含酒精的商用漱口水（酒精会加重口干）
  - 冷食和冷饮

2 000 cGy 时即可导致腮腺功能的长期损伤，产生显著的远期不良反应。患者发生龋齿和口腔感染的风险相应升高。涎腺暴露于治疗野时，唾液分泌可减少，增厚并变稠。部分患者可使用盐酸毛果芸香碱（Salagen）可有效刺激唾液分泌。唾液替代物制剂可与其他口腔润滑剂合用，如 XeroLube、植物油等，以减轻口干症状。每日使用强化含氟制剂可加固牙釉质，减少龋齿发生。

5. 白内障

晶状体是头颈部放射敏感性最高的组织之一。放疗剂量不到 1 000 cGy 时即可发生白内障，但其可通过外科手术治愈。

6. 泪腺

泪腺受照射可导致眼干、眼痛。据报道，受照剂量超过 5 700 cGy 时，100% 患者发生严重的眼干燥综合征。与之相反，鼻泪管堵塞可引起频繁流泪，但这种情况发生较少，且常因肿瘤累及泪腺所致。

7. 味觉改变

味蕾分布于舌体和口腔其他部位，也可受到放射治疗影响。各人受影响的味觉不同，报道中甜味受影响的频率要高于咸味。味觉改变的发生与受照剂量有关。味蕾对放疗敏感，剂量达 1 000 cGy 即

可导致味蕾萎缩、退变。一些患者的味觉在放疗后数月即可恢复，但许多患者在数月后仍持续存在味觉异常。向患者及家属进行宣教时，主诊医师应告知治疗可能带来的短期或永久性影响，以及如何维持正常的营养状态。应鼓励患者尝试并进食还留有味觉的食物（甜食和咸食仍然可以刺激味觉）。应鼓励患者尽可能延长食物的咀嚼时间，以使味蕾更多地接触食物。此外，味觉和嗅觉密不可分；由于放疗中嗅觉并不受影响，因此，患者在进食前可以更充分地闻嗅食物气味，以增进味觉感受。

8. 皮肤反应

多数患者在放疗中都会发生一定程度的急性皮肤反应，该反应的严重程度取决于放疗总剂量、每日分割剂量、放射线类型和能量、放射增敏剂/化疗药物（甲氨蝶呤、5-氟尿嘧啶）的使用、射束修正物（填充物材料），以及患者个体差异（个体复杂性和营养状况）。皮肤反应从轻到重分为红斑、干性脱皮、湿性脱皮等，处理上可参照创伤的护理原则，尽量保持环境清洁。干性脱皮区域可涂抹保湿乳液和凝胶；氢化可的松可用于敏感炎性肌肤，但不能用于湿性脱皮区域，否则将加重皮肤感染。框表 31-8 中列举了皮肤保护计划的行为推荐。

框表 31-8　皮肤护理推荐

- 用微温水清洗皮肤，拍干，注意不要洗掉标记线
- 使用温和的洁肤皂（如，Basis,Neutrogena）
- 使用水基乳液或乳霜（如，Aquaphor, Eucerin）
- 避免使用添加香料和除臭剂的乳液
- 避免直接日晒
- 不可使用直剃刀
- 避免领口或帽檐过紧
- 不可使用须后乳液或须后水
- 伤口只能接触不粘连的、吸水性强的衣物

五、放疗技师的作用

放疗不良反应的程度因人而异。在最初的咨询阶段，放疗医师应告知患者在治疗过程或肿瘤进程中所有可能出现的并发症；这常在签署知情同意书时完成。放射肿瘤团队全员负责疗效评估，包括患者健康状况和主观感受。应向学习放疗的学生强调放疗不良反应相关知识的重要性。依靠这些知识，放疗技师才能在患者治疗和评估中发挥“守门员”的作用，从而指导患者进行相应护理，或避免严重的治疗反应（必要时可中断治疗）。

头颈部肿瘤患者需要了解，治疗副反应的发生和肿瘤部位、放疗剂量相关。患者还应与放疗技师或小组其他成员积极沟通，报告治疗中出现的不适，这一点在头颈部肿瘤的治疗中十分重要。应鼓励患者倾诉其治疗中的顾虑和恐惧，包括对治疗副反应、疾病预后，以及可能影响发音、进食和呼吸的操作等。患者还应了解，治疗后随访也是头颈部肿瘤诊治的一个重要方面。放疗技师应该就体征的变化给予患者特定指导，包括观察组织颜色、质地、生长及不能解释的疼痛等。必要时患者应及时就医处理。

咽痛和口腔痛常出现在标准分割放疗的第二周或第三周；治疗结束后 1 个月，仍可残留有轻度的刺激性反应。粘性利多卡因溶液或盐酸达克罗宁是两种良好的液体镇痛药。Orajel 婴儿止痛凝胶和 Ambersol 等非处方药（医师同意下使用）也可暂时缓解疼痛。

佩戴义齿者，由于放疗过程中出现的齿龈肿胀，其义齿可能不再适用。唾液分泌减少是口腔放疗的常见副反应之一，小口饮用冰镇的碳酸饮料可在一定程度上缓解该情况。柠檬滴（无糖）有助于唾液分泌和刺激味觉。放疗技师应指导患者正确选择方便进食的食物。鉴于放疗中存在咀嚼和吞咽困难，应推荐患者多吃流质、半流质食物，并加入酱汁、肉汁以润滑食物，帮助进食。人工唾液也是可选方案之一，使用前应先咨询医师。

肿瘤护理团队，包括放疗技师，应指导患者如何进行伤口护理，如何清理气管瘘管，以及如何进行发音锻炼以促进语言功能恢复。放疗技师应留意术后伤口是否有感染征象，如术区渗液、伤口愈合中出现异常改变等。放疗过程中的合理护肤是患者护理的重要方面。对存在发声障碍的患者，应向其提供纸笔以便于交流。在机房放疗时，应事先提示

患者，一旦治疗过程中发生异常，可举手示意。头颈部肿瘤患者可能存在某些结构性和功能性缺失，放疗技师应予以充分理解，并随时准备回答患者疑问，或满足其特殊要求。

六、未来展望

随着放疗技术的应用，如三维适形放疗、质子治疗或局限性肿瘤的腔内推量放疗等，放射治疗有望带来更好的疗效。一项鼻咽癌的质子放疗研究显示了良好的应用前景。据该报道，质子治疗的使用可以提高放疗剂量，同时更好地保护周围正常组织。昂贵而耗时冗长的放疗计划已然处于劣势。三维适形放疗和 IMRT 的优势在本章节中已有多处引用。通过计算机辅助的多叶准直器和实时图像引导装置，可实现多野照射，同时减少了人为干预因素。这一革新增加了质控的可行性，而后者正是新技术时代最为重要的环节之一，因为这些技术对肿瘤靶区和剂量的定义越来越细化。IMRT 可以实现器官保护，如未受侵犯的一侧腮腺；同时，肿瘤的靶区内复发也催生了肿瘤放射性抵抗区域的研究。这些研究引发了新的关注，即如何根据乏氧情况选择高强度治疗。

对原发或复发的不可切除（T4）鼻窦肿瘤，其治疗完全缓解率为 86%，局控率为 68%。尽管总的局部控制率达 88%，鼻窦肿瘤的治疗可带来一系列不良反应，如皮肤反应、失明或疼痛等。中子治疗涎腺肿瘤的临床研究已显示出显著的优越性。

近年来，头颈部肿瘤螺旋断层放疗正聚焦于消除系统误差和随机摆位误差，其中还需考虑治疗过程中由于患者软组织逐渐减少带来的误差。目前已有研究在治疗中使用兆伏级 CT 进行影像引导，但在精确度提高的同时，也需考虑到患者拍片暴露剂量增加，机器成像时间延长等因素。

七、总结

- 头颈部肿瘤的有效治疗离不开放疗医师、肿瘤内科医师、牙医、口腔颌面外科医师、营养师、头颈外科医师、神经外科医师、整形美容外科医师、口腔外科医师、病理学家、肿瘤科护士、放射诊断医师、护工、放疗技师、语言治疗师、疼痛服务部门、神经心理学服务以及患者自身的多方共同努力。
- 在 IMRT 中，联合影像引导技术和功能学影像融合如 PET 等，有望改善肿瘤控制和正常组织保护。
- 肺是头颈部肿瘤最常见的远处转移部位。
- 鼻咽癌和下咽癌的远处转移率最高。
- 高级别腮腺肿瘤常累及面神经，进而导致面瘫。
- 避开至少一侧腮腺从而保护腮腺功能已经成为头颈部肿瘤 IMRT 的主要目标之一。一般来说，尽量减少正常组织的放射暴露可降低其副反应和功能影响，从而使患者获益。
- SEER 报道显示，甲状腺癌的发病仍呈明显的持续上升趋势。在美国，当前报道的甲状腺癌发病率在所有年龄，种族和性别中都处于原发肿瘤首位，导致的死亡数仅次于肝癌和炎症性肠病。
- 头颈部肿瘤的常见病因包括：①吸烟和饮酒；②紫外线暴露；③病毒感染；④环境暴露。
- 头颈部肿瘤发病相关的职业包括：①炼镍；②家具和木工（喉癌，鼻腔和鼻窦癌）；③钢铁和纺织工（口腔癌）。
- 所有种族中，Epstein-Barr 病毒均与鼻咽癌发病有关。
- 超过 80% 的头颈部肿瘤起源于上消化道黏膜层表皮，其病理大多为鳞癌。

? 复习题

复习提问答案可以登录我们的网站进行查看：*http*：*//evolve.elsevier.com/Washington+ Leaver/principles*

1．头颈部区域可发生多种类型的肿瘤，其中哪种最为常见？

a．腺癌

b．鳞癌

c．基地细胞癌

d．纤维肉瘤

2．下唇的淋巴主要引流至

a．颏下淋巴结

b．颌下淋巴结

c．二腹肌下淋巴结

d．颈后链

3．上颌窦放疗中，哪个正常组织最容易受到放射损伤

a．脑

b．眼

c．皮肤

d．垂体

4．口腔癌最常见的症状或体征是

a．溃疡

b．声音嘶哑

c．吞咽痛

d．口干

5．口咽癌最易累及的一组淋巴结是

a．颌下淋巴结

b．咽后淋巴结

c．颈内静脉二腹肌淋巴结

d．锁骨上淋巴结

6．声门区喉癌，伴有声带固定，其分期为

a．T1

b．T2

c．T3

d．T4

7．体表触及的环状软骨提示如下哪一结构的下缘

a．口腔

b．口咽

c．喉

d．下咽

8．即将进行口腔放疗时，若患者有龋齿，应何时处理口腔问题

a．治疗后

b．治疗前

c．a 和 b 都是

d．a 和 b 都不是

9．环后区肿瘤最好发于

a．成年女性

b．成年男性

c．成年女性和男性均一样好发

d．18 岁以下儿童患者

10．头颈部肿瘤可累及控制特定功能的脑神经，从而导致一系列症状和体征。这些症状和体征往往可提示肿瘤位置。面瘫所涉及的脑神经是哪一组

a．Ⅻ

b．Ⅰ

c．Ⅷ

d．Ⅶ

? 思考题

1．大多数头颈部肿瘤都是按照解剖学部位进行划分。相邻仅数毫米的肿瘤，哪怕具有相同的细胞类型和解剖学结构，却表现出截然不同的生物学行为和临床特征，这是为什么？

2．早期鳞癌根治后，为什么第二原发肿瘤发生率较高？

3．有没有哪些生物学标记物可以早期预测，并进而减少治疗不良反应？

4．在提高第二原发肿瘤风险的代价下，非标准放疗分割方式究竟有没有生存获益？

5．头颈部癌前病灶的选择性治疗中，化疗能否发挥作用？

（译者：王孝深　周鑫　区晓敏　许婷婷
审校：韩非）

参考文献

1．American Cancer Society：*Cancer facts & figures2014*，American Cancer Society, 2014，Atlanta.

2．American Joint Committee on Cancer：*Cancer staging*

manual, ed 7，New York,2010，Springer.

3. BakstR.L.，LeeN.，PfisterD.G.，et al.：Hypofractionated dose-painting intensity modulated radiation therapy with chemotherapy for nasopharyngeal carcinoma：a prospective trial,*Int J Radiat Oncol Biol Phys* 80(1)：148–153，2011.
4. Bedi M., Firat S., Semenenko V.A., et al.: Elective lymph node irradiation with intensity- modulated radiotherapy：is conventional dose fractionation necessary? *Int J Radiat Oncol Biol Phys* 83(1)：e87–e92，2012.
5. Beitler J.J., Amdur R.J., Mendenhall W.M.: Cancers of the head and neck. In Khan F.M., Gerbi B.J., editors：*Treatment planning in radiation oncology*, ed 3，Philadelphia, 2011，Lippincott Williams & Wilkins.
6. Beitler J.J., et al.: Sinonasal cancer. In Gunderson L.L., Tepper J.E., editors：*Clinical radiation oncology*, ed 3，Philadelphia, 2012，ChurchillLivingstone.
7. CahlonO.，et al.：Cancer of the larynx.In Leibel S.A.，Phillips T.L.，editors：*Textbook of radiation oncology*, ed 3，Philadelphia, 2010，ElsevierSaunders.
8. Cannon G.M., et al.: Oropharyngeal cancer. In Gunderson L.L., Tepper J.E., editors：*Clinical radiation oncology*, ed 3，Philadelphia, 2012，Elsevier Saunders.
9. Caudell J.J., Burnett O.L. III, Schaner P.E., et al.: Comparison of methods to reduce dose to swallowing-related structures in head and neck cancer, *Int J Radiat Oncol Biol Phys* 77(2)：462–467，2010.
10. Chen A.M., Ryu J.K., Donald P.J.: Cancer of the nasal cavity and paranasal sinuses. InHoppeR.T.，LeibelS.A.，PhillipsT.L.，editors：*Textbook of radiation oncology*, ed3，Philadelphia, 2010，Elsevier Saunders.
11. Chong L.M., Armstrong J.G.: Tumors of the salivary glands. In Hoppe RT Leibel S.A., Phillips T.L., editors：*Textbook of radiation oncology*, ed 3，Philadelphia, 2010，Elsevier Saunders.
12. Chao K.S., Ozyigit G., Tran B.N., et al.: Patterns of failure in patients receiving definitive and postoperative IMRT for head and neck cancer, *Int J Radiat Oncol Biol Phys*55：312–321，2003.
13. Daly M.E., Le Q.T., Maxim P.G., et al.: Intensity-modulated radiotherapy in the treatment of oropharyngeal cancer：Clinical outcomes and patterns of failure, *Int J Radiat Oncol Biol Phys* 76(5)：1339–1346，2010.
14. Doornaert P., Verbakel W.F., Bieker M., et al.: RapidArc planning and delivery in patients with locally advanced head and neck cancer undergoing chemoradio therapy, *Int J Radiat Oncol Biol Phys* 79(2)：429–435，2011.
15. FooteR.L.，AngK.K.：Head and neck tumors；overview. In GundersonL.L.，TepperJ.E., editors：*Clinical radiation oncology*, ed 3，Philadelphia, 2012，ElsevierSaunders.
16. Forastiere A.A., Zhang Q., Weber R.S., et al.: Long-term results of RTOG 91-11：a comparison of three nonsurgical treatment strategies to preserve the larynx in patients with locally advanced larynx cancer, *J Clin Oncol* 31(7)：845–852，2013.
17. Fortin A.，Wang C.S.，Vigneault E.：Influence of smoking and alcohol drinking behaviors on treatment outcomes of patients with squamous cell carcinomas of the head and neck,*Int J Radiat Oncol Biol Phys* 74(4)：1062–1069，2009.
18. Garden A.S., Morrison W.H., Ang K.K.: Larynx and hypopharynx cancer. In Gunderson L.L., Tepper J.E., editors：*Clinical radiation oncology*, ed 3，Philadelphia, 2012，Elsevier Saunders.
19. Ghadjar P., Bojaxhiu B., Simcock M., et al.: High dose-rate versus low dose rate brachytherapy for lip cancer, *Int J Radiat Oncol Biol Phys*83(4)：1205–1212，2012.
20. Gomez D.R., Kaplan M.J., Colevas A.D., et al.: Cancer of the oral cavity. In Hoppe R. T., Leibel S.A., Phillips T.L., editors：*Textbook of radiation oncology*, ed 3，Philadelphia, 2010，Elsevier Saunders.
21. Gregoire V., et al.: Management of the neck. In Gunderson L.L., Tepper J.E., editors：*Clinical radiation oncology*, ed 3，Philadelphia, 2012，Elsevier Saunders.
22. Hoppe R.T., Leibel S., Phillips T., et al.: *Textbook of radiation oncology*, ed3，Philadelphia, 2010，Elsevier Saunders.
23. Hornig J.D., et al.: Clinical evaluation of the head and neck. In Harrison L.B., Sessions R.B., Kies M.S., editors：*Head and neck cancer：a multidisciplinary approach*, ed 4，Philadelphia, 2013，Lippincott Williams & Wilkins.
24. Howlader N, et al, editors：SEER cancer statistics review, 1975-2010，Bethesda, Md., 2013，National Cancer Institute. Available at http：//seer.cancer.gov/archive/csr/1975_2010/.Accessed March 28，2014.
25. Hu K.S., et al.: Cancer of the oropharynx. In Hoppe R.T., Leibel S.A., Phillips T.L., editors：*Textbook of radiation oncology*, ed 3，Philadelphia, 2010，Elsevier Saunders.
26. Iwamoto R.R., Haas M.L., Gosselin K.T.: *Manual for*

radiation oncology nursing practice and education, ed 4, Pittsburgh, 2012, Oncology Nursing Press.

27. Khan F.M.: Introduction : Process, equipment, and personnel. In Khan F.M., editor : *Treatment planning in radiation oncology*, ed 2, Philadelphia, 2007, Lippincott Williams & Wilkins.
28. Khan F., Gerbi B.: *Treatment planning in radiation oncology*, ed 3, Lippincott Williams & Wilkins, 2011.
29. Khandani A.H., Sheikh A.: Nuclear medicine. In Gunderson L.L., Tepper J.E., editors : *Clinical radiation oncology*, ed 3, Philadelphia, 2012, Elsevier Saunders.
30. Kim S., Smith B.D., Haffty B.G.: Prognostic factors in patients with head and neck cancer. In Harrison L.B., Sessions R.B., Kies M.S., editors : *Head and neck cancer : a multidisciplinary approach*,ed4, Philadelphia,2013, Lippincott Williams& Wilkins.
31. Lee M., et al.: Cancer of the nasopharynx. In Leibel S.A., Phillips T.L., editors : Textbook of radiation oncology, ed 3, Philadelphia, 2010, Elsevier Saunders.
32. LeeN., LauferM., OveR., et al. : Nasopharyngeal carcinoma.In GundersonL.L., Tepper J.E., editors : *Clinical radiation oncology*, ed 3, Philadelphia, 2012, Elsevier Saunders.
33. Levendag P., Nijdam W., Noever I., et al.: Brachytherapy versus surgery in carcinoma of tonsillar fossa and/or soft palate : late adverse sequelae and performance status : can we be more selective and obtain better tissue sparing? *Int J Radiat Oncol Biol Phys* 59 : 713– 724, 2004.
34. Marks L.B., Yorke E.D., Jackson A., et al.: Use of normal tissue complication probability models in the clinic, *Int J Radiat Oncol Biol Phys*76(3) : S10–S19, 2010.
35. Mendenhall W.M., et al.: Oral cavity cancer. In Gunderson L.L., Tepper J.E., editors : *Clinical radiation oncology*, ed 3, Philadelphia, 2012, Elsevier Saunders.
36. Mendenhall W.M., Werning J.W.: Cancer of the larynx. In Harrison L.B., SessionsR. B., Hong W.K., editors : *Head and neck cancer : amultidisciplinary approach*, ed 4, Philadelphia, 2013, Lippincott Williams &Wilkins.
37. PazdurR., WagmanL.D., CamphausenK.A. : *Cancer management : a multidisciplinary approach*, ed 13, New York, 2010, UBMMedica.
38. Quon H., et al.: Salivary gland malignancies. In Gunderson L.L., Tepper J.E., editors : *Clinical radiation oncology*, ed 3, Philadelphia, 2012, Elsevier Saunders.
39. Rimmer A., Lee N., Zelefsky M.J.: Cancer of the hypopharynx. In Hoppe R.T., Leibel S. A., Phillips T.L., editors : *Textbook of radiation oncology*, ed 3, Philadelphia, 2010, WB Saunders.
40. Sabel M.: Principles of surgical therapy. In Sabel M.S., Sondak V.K., Sussman J.J., editors : *Surgical foundations : essentials of surgical oncology*, Philadelphia, 2007, Mosby.
41. Sanguineti G.: Oncology scan : rethinking treatment strategies for cancers of the larynx and pharynx, *Int J Radiat Oncol Biol Phys* 86(5) : 805e–807e,2013.
42. Schoenfeld J.D., Sher D.J., Norris C.M. Jr, et al.: Salivary gland tumors treated with adjuvant intensity-modulated radiotherapy with or without concurrent chemotherapy, *Int J Radiat Oncol Biol Phys* 82(1) : 308–314, 2012.
43. Sher D.J., Thotakura V., Balboni T.A., et al.: Treatment of oral cavity squamous cell carcinoma with adjuvant or definitive intensity modulated radiation therapy, *Int J Radiat Oncol Biol Phys* 81(4) : e215–e222, 2011.
44. Studer G., Peponi E., Kloeck S., et al.: Surviving hypopharynx-larynx carcinoma in the era of IMRT, *Int J Radiat Oncol Biol Phys* 77(5) : 1391–1396, 2010.
45. Temam S., Pape E., Janot F., et al.: Salvage surgery after failure of very accelerated radiotherapy in advanced head-and-neck squamous cell carcinoma, *Int J Radiat Oncol Biol Phys* 62 : 1078–1083, 2005.
46. Thibodeau G.A., Patton K.T.: *Anatomy and physiology*, ed 7, St Louis, 2009, Mosby.
47. Vann A., et al.: *Portal design in radiation therapy*, ed 3, DWV Enterprises,2013.
48. Weng B.M., Cohen J.M.: General principles of head and neck pathology. In Harrison L.B., Sessions R.B., Kies M.S., editors : *Head and neck cancer : a multidisciplinary approach*, ed 4, Philadelphia, 2013, Lippincott Williams &Wilkins.
49. Wiegner E.A., Daly M.E., Murphy J.D., et al.: Intensity-modulated radiotherapy for tumors of the nasal cavity and paranasal sinuses : clinical outcomes and patterns of failure, *Int J Radiat Oncol Biol Phys* 83(1) : 243–251, 2012.
50. Wolfe M.J., Wilson K.: Head and neck cancer. In Sabel M.S., Sondak V.K., Sussman J. J., editors : *Surgical foundations : essentials of surgical oncology*, Philadelphia, 2007, Mosby.

51. Wu B., McNutt T., Zahurak M., et al.: Fully automated simultaneous integrated boosted：intensity modulated radiation therapy treatment planning is feasible for head and neck cancer：a prospective clinical study, *Int J Radiat Oncol Biol Phys* 84(5)：e647–e653，2012.

52. Yao M., Chang K., Funk G.F., et al.: The failure patterns of oral cavity squamous cell carcinoma after intensity modulated radiotherapy：The University of Iowa experience,*Int J Radiat Oncol Biol Phys* 67(5)：1332–1341，2007.

53. Yao M., Graham M.M., Smith R.B., et al.: Value of EDG PET in assessment of treatment response and surveillance in head and neck cancer patients after intensity modulated radiation treatment：a preliminary report, *Int J Radiat Oncol Biol Phys* 60：1410–1418，2004.

54. You Y.N., Donohue J.H.: Surgical principles. In Gunderson L.L., Tepper J.E., editors：*Clinical radiation oncology*, ed 3，Philadelphia, 2012，Elsevier Saunders.

55. Zeidan O.A., Langen K.M., Meeks S.L., et al.: Evaluation of image-guidance protocols in the treatment of head and neck cancers, *Int J Radiat Oncol Biol Phys* 67：670–677，2007.

第 32 章

中枢神经系统肿瘤

目的

- 讨论该部位肿瘤的流行病学因素
- 识别、列出和讨论该部位发生肿瘤的可能病因
- 描述该恶性肿瘤产生的临床症状
- 讨论这一解剖部位恶性肿瘤的检测和诊断方法
- 列出该部位肿瘤常见的组织学类型
- 描述用于该部位疾病检查和分期的诊断流程
- 鉴别组织学分级和分期
- 详细描述该解剖部位或器官的解剖学和生理学
- 确定该恶性肿瘤的治疗选择
- 讨论关于该病的治疗选择、组织学类型和不同分期的治疗原理
- 详细阐述可用于该疾病的治疗手段
- 描述可用于治疗不同肿瘤的不同类型的放射治疗方法
- 确定不同期别恶性肿瘤的致死剂量
- 根据时间-剂量分割方式讨论预期放疗反应
- 讨论重要结构和危及器官的耐受剂量
- 给予患者关于皮肤护理、预期反应和饮食方面的建议
- 明确与该恶性肿瘤相关的心理问题
- 描述用于该解剖部位的各种治疗计划技术
- 讨论该部位肿瘤各期别的生存期和预后

中枢神经系统（CNS）肿瘤包括脑和脊髓肿瘤。与大多数肿瘤一样，它们可分为原发性或继发性（转移性）、良性或恶性肿瘤；然而，当肿瘤发生在脑或脊髓内时，两种分类都有意义。放射治疗作为中枢神经系统肿瘤的一种主要或辅助的治疗技术，能提高许多脑肿瘤患者的生存时间，同时能减少患者的神经系统损伤并提高生活质量。

尽管中枢神经系统肿瘤很少转移，但它们具有局部侵袭性，常造成一些严重问题。被这些肿瘤侵犯的组织结构无法再生（修复或再生），造成的损害通常是永久性的。部分中枢神经系统肿瘤尽管在组织学上确定为良性肿瘤，但因为他们特殊的解剖学位置，也往往被看作为恶性的。如表 32-1 所示，中枢神经系统和脊柱轴肿瘤有多种细胞类型。由于中枢神经系统肿瘤会出现在颅骨到脊柱轴的不同区域，因此有学说认为，生命的不同时期有不同的分子和遗传机制在起作用。

一、中枢神经系统肿瘤

1. 流行病学

根据美国癌症协会统计，美国每年原发性脑肿瘤和其他神经系统肿瘤约有 23 100 例。脑瘤仅占所有恶性肿瘤的 1.4%，相对罕见；然而，每年约有 14 000 人死于中枢神经系统肿瘤。脑肿瘤约占 80%，脊髓肿瘤约占 20%。它的发病率约为 5/100 000，随着种族、性别和年龄变化。脑肿瘤是儿童癌症死亡的第二大原因（第一位是白血病）。

发病率与年龄有很强的相关性，CNS 肿瘤的

表 32-1　中枢神经系统肿瘤的分类

肿瘤类型	组织起源	组织的一般功能
胶质瘤（包括胶质母细胞瘤、星形细胞瘤、多形性胶质母细胞瘤、脑干和丘脑肿瘤）	星形胶质细胞	星形细胞常位于神经和血液之间，给血管提供支持并调节离子通道，它们是血脑屏障的重要组成部分。
髓母细胞瘤	原始神经外胚层细胞或 PNETs（原始神经外胚层瘤）	这些细胞是由一群小蓝圆形细胞团组成，是儿童最常见的神经系统恶性肿瘤。这些细胞在出生后通常不再存在
少突神经胶质瘤	少突胶质细胞	这些较小的细胞类似于星形细胞。他们可以形成一种包绕轴突的、称作髓鞘的脂肪绝缘性的物质
室管膜瘤	室管膜细胞	这些细胞排列在脑室和脊髓中。这些立方体形状的细胞有助于脑脊液的产生和循环有关
脑膜瘤	脑膜	由三种不同的保护大脑和脊髓的脑膜组成，脑脊液在脑膜内循环
淋巴瘤	淋巴细胞和小胶质细胞	作为免疫系统的一部分，这些细胞是人体抵御感染和外来物质的主要防御细胞。小胶质细胞还具有支持神经元，吞噬细菌和细胞碎片的功能
神经鞘瘤	施万细胞	这些细胞能产生一种具有脂肪绝缘性的物质，称髓鞘，其能隔离和保护中枢神经系统以外的神经

发病率随着年龄的增长而上升。Nelson 和他的同事们认为这与下列 3 个因素有关：①预期寿命的增加；②计算机断层扫描（CT）和磁共振成像（MRI）的临床使用率增加；③对老年病学研究的增加和医疗保健状况的整体改善。CNS 肿瘤的发病年龄呈双峰型。第一高峰出现在 3 ～ 12 岁的儿童时期，第二高峰分布在 50 ～ 80 岁的人群中。成人发病率最高的年龄在 55 ～ 64 岁，中位年龄为 57 岁。

CNS 肿瘤有多种不同类型，且侵袭性变化很大。这些肿瘤可以发生在大脑或脊柱的任何部位。中枢神经系统肿瘤原发部位在大脑的约有 16400 个。胶质瘤是脑肿瘤最常见的一类，占中枢神经系统肿瘤 30%，恶性脑细胞肿瘤 80%。儿童肿瘤中约有 45% 是神经胶质瘤，绝大多数侵犯小脑，第二是侵犯脑干。

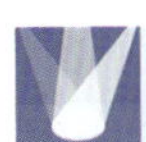

有关脑肿瘤发病率的最新统计数据可在美国癌症协会的网站上查找：www.cancer.org。

CNS, 中枢神经系统；CSF, 脑脊液；PNETs,. 原始神经外胚层瘤

大脑的功能包括处理感官冲动的传入信息和控制自主肌肉的活动；它是记忆、学习、推理、判断、智力和情感的中心。小脑是脑的一部分，在协调自主肌肉运动中起着重要作用。

尽管原发性脑肿瘤相对少见，但是有 20% ～ 40% 的癌症患者在病程中最终都会发生脑转移。肺癌是最常发生脑转移的原发肿瘤。转移灶大多数在大脑半球，其中有 40% ～ 45% 为单发转移。脑转移引起明显的症状可能是恶性疾病的唯一征象。脑转移可发生在疾病的早期，也可在发病数年后才出现。患者年龄，KPS 评分以及初诊时的神经系统症状和体征等是评估患者预后的重要参考因素。

Karnofsky 量表评分，范围从 0 ～ 100，是评估肿瘤患者功能状态的量表。得分越高意味着患者能够更好地进行日常活动。KPS 可用于评估患者预后、身体功能变化，也是患者能否纳入临床试验的重要参考标准。

2. 病因

原发性中枢神经系统肿瘤的起源尚不清楚。脑肿瘤发病与职业和环境暴露、生活方式和饮食、医疗条件和遗传因素等有关。职业和环境暴露因素包括化学物品、合成橡胶、杀虫剂、除草剂、电离辐射和电磁场。化学暴露与发生脑肿瘤之间的关联仅限于少数职业。农民和医疗保健服务工作人员的发病率高。生活方式和饮食因素包括手机、硝酸盐、染发剂和吸烟等。医疗因素包括药物、病毒感染和艾滋病暴露等。遗传因素与不到5%的脑瘤病因有关，包括 von Recklinghausen 病和常染色体显性遗传病（*NF1* 和 *NF2* 基因）。有研究表明，当有近亲患有胶质瘤时，其发病率会增加 2 ～ 3 倍。

3. 预后指标

近年来原发性中枢神经系统肿瘤患者的 5 年生存率从 1960 年来近 40 年的 19% 升高至 1985 年来近 20 年的 35%。已经明确了一些与 CNS 肿瘤的预后有关的因素。三个最重要的因素分别是年龄，体能状态和肿瘤类型。在多个恶性胶质瘤的临床试验中发现，这些预后因素要比肿瘤的类型和治疗方式对生存评估有更为重要的参考价值。不幸的是，最常见的成人脑肿瘤之一，多形性胶质母细胞瘤（GBM）是最致命的肿瘤之一，存活 3 年的患者仅有 2.2%。年轻患者的预后往往会更好，但有一种情况例外，4 岁以下的儿童的大脑还在发育，对放疗更为敏感，因此在治疗方案的选择上存在问题。如果可能，应尽量避免对 4 岁以下的儿童实施放射治疗。

值得关注的是儿童中枢神经系统治疗后的后遗症。智商分数的显著下降以及反应速度、注意力和工作记忆等精神功能受损与放疗对大脑的损伤与有关。长期生存的儿童肿瘤患者的情绪困扰发生率也更高，例如焦虑和抑郁，降低生活质量。

肿瘤的位置非常重要，是判断生存期和神经功能缺陷的重要指标。此外，KPS 评分和神经功能状态，对评估神经功能缺陷的数量和质量非常重要。KPS 评分 0 ～ 100，以 10 为一个等级。能够工作或其生活方式不明显受疾病影响的患者评分为 80 ～ 100。不能工作但生活能自理的患者得分为 50 ～ 70（框表 32-1）。慢性病而需长期卧床的患者得分在 40 分或 40 分以下。

影响预后的主要因素中，肿瘤分级比大小更重要。肿瘤通常分为良性或低度恶性、恶性或高度恶性。坏死的存在与否对预后有重要参考意义。坏死是由疾病或损伤引起的细胞或细胞群的死亡。酶在该过程起到重要作用，并且还可以影响部分结构或器官。

病理学家在显微镜下观察活检标本，对标本进行分级，描述其生长速度并判断预后。因为中枢神经系统的肿瘤很少转移到身体的其他部位，所以没有具体的分期。相反，肿瘤的类型、分级、大小和位置以及患者健康和功能状态可用于评估预后。肿瘤分级系统将肿瘤分为Ⅰ～Ⅳ级，低级别肿瘤（Ⅰ和Ⅱ级）与原发组织相似，生长缓慢，高级别肿瘤（Ⅲ和Ⅳ级）分化程度低，生长迅速（框表 32-2）。随着 CNS 肿瘤的生长，它们可以从低级别肿瘤发展为高级别肿瘤；这在成年患者中更为常见。

低度恶性肿瘤的细胞形态与反应性增生组织相似，而在高级别肿瘤中可发现明显的细胞异型性，在侵袭性越强的肿瘤中越容易发现坏死。级别越高，存活时间越短。几乎所有患者术后都会复发（高级别肿瘤），并且 80% 的复发都在手术 2 厘米范围内。

4. 解剖与淋巴引流

大脑是人体最复杂的器官之一（图 32-1）。它由两个大脑半球（右和左）和两个小脑半球组成。颅骨、脑膜和脑脊液（CSF）构成保护大脑的外层结构。

脑室是与脊髓的中央管和蛛网膜下腔连通的腔隙。脑室，中央管和蛛网膜下腔均充满脑脊液，起着提供浮力，从而起到保护，化学稳态和预防脑缺血的作用。排列在脉络丛中的室管膜细胞每天将约 0.5L 的脑脊液分泌到脑室中。这些腔分为左右侧脑室及第三、第四脑室。侧脑室位于胼胝体下方，从前向后延伸。它们开口于第三脑室。侧脑室能够

框表 32-1 KPS 评分量表

功能状态评分标准		
日常活动能够	100 分	正常；无症状和体征；无疾病证据
正常进行，不要特别照顾	90 分	能够进行正常活动，有轻微的症状和体征
	80 分	勉强进行正常活动，有一些症状和体征
无法工作，需要在家	70 分	生活能自理，但不能维持正常生活和工作
里生活，生活能够	60 分	生活能大部分自理，但偶尔需要别人帮助
自理，需要不同程	50 分	常需要人照料和频繁的医疗护理
度的帮助	40 分	残疾，需要特别照顾和帮助
生活不能自理；需要	30 分	病情严重，需住院治疗，但不会马上死亡
医疗机构护理，疾	20 分	病危，必须住院，需积极支持治疗
病可能正在快速进展	10 分	垂死；病情迅速发展致死亡
	0 分	死亡

体力状况（美国东部肿瘤协作组）	
分级	
0 级	正常活动，不受限制（KPS 评分为 90 ～ 100 分）
1 级	体力活动受限，但能从事轻松或久坐性质的工作，如轻松的家务或休闲工作（KPS 评分为 70 ～ 80 分）
2 级	生活自理，卧床时间不超过 50%（KPS 评分为 50 ～ 60 分）
3 级	部分生活自理，卧床时间超过 50%（KPS 评分为 30 ～ 40 分）
4 级	病种卧床不起（KPS 评分为 10 ～ 20 分）

修改自 Carter S,et al：Principles of cancer treatment, New York, 1982，McGraw-Hill

框表 32-2 NCI 肿瘤分级

分级	组织
Ⅰ	良性组织，肿瘤细胞与正常脑细胞相似，生长缓慢
Ⅱ	恶性组织，与Ⅰ级肿瘤相比，细胞看起来不像正常组织细胞
Ⅲ	恶性组织，细胞异型性大，生长迅速（间变性）
Ⅳ	恶性组织的细胞看起来最不正常，而且生长很快

引自 National Cancer Institute：What you need to know about brain tumors, Bethesda,Md., 2009，NIH

通过室间孔与第三脑室连通，室间孔是一个小的椭圆形开口。第三脑室与第四脑室相连。第四脑室位于小脑和脑干下份之间。脑脊液能够通过 3 个孔进入蛛网膜下腔。脊髓和蛛网膜下腔也可通过 3 个孔交通（图 32-1）。

幕上和幕下区域包括两个主要的颅内区，即大脑和小脑半球。小脑幕（硬脑膜的反折部分，或大脑的外层）将这两者分离。它作为横裂横贯后颅窝，就像大脑枕叶与小脑上部的一条分界线。大脑半球和蝶鞍，松果体和脑干上份位于幕上区域。幕下区域通向上脊髓上份，包含脑干，脑桥，延髓和小脑。

CNS 由 40% 的灰质和 60% 的白质组成。灰质里包含支持性神经细胞和相关的突触。它构成大脑皮质或外层部分，并包绕白质。白质由神经纤维束组成、轴突传递由神经元发出的冲动，树突接受来自其他神经元的冲动。神经细胞处理并整合来自其他神经元的冲动。脊髓的中央部分也由灰质组成，其中包涵神经细胞。外层或白质是神经纤维的位置。不同脊髓平面上的灰质组成不同。

大脑的血供来自颈内动脉和通过 Willis 交通的椎动脉。进入大脑的血液含有氧气，营养物质和富含能量的葡萄糖，这是脑细胞的主要能量来源。

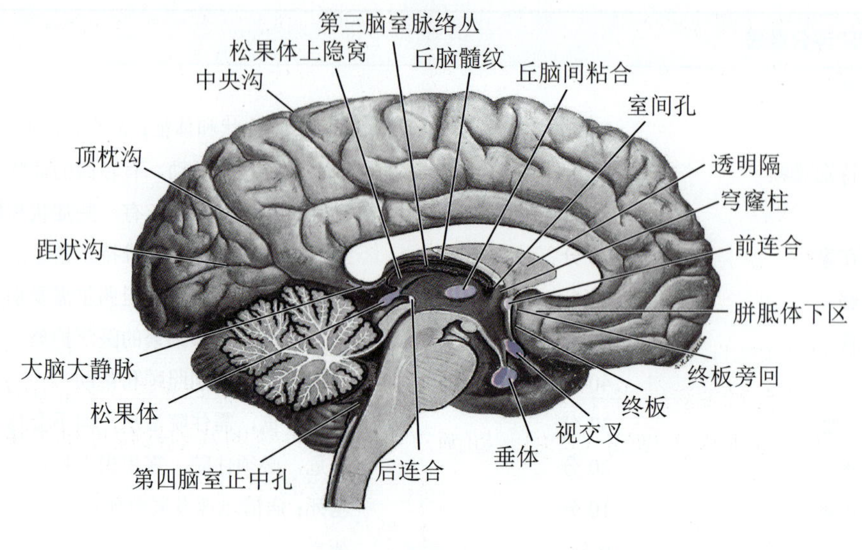

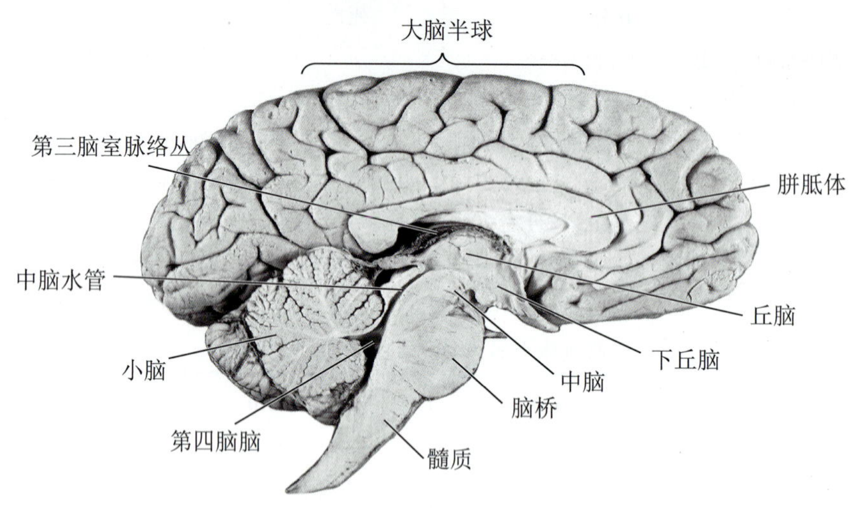

图 32-1　大脑正中矢状面

（Hemisection by E.L. Rees. Photograph by Kevin Fitzpatrick on behalf of GKT School of Medicine, London；From Strandring S, et al：Neuroanatomy. In Standring S, editor：Gray' s anatomy：the anatomical basis of clinical practice, ed 39，Philadelphia, 2005，Churchill Livingstone）

如果大脑的血液供应中断，可能会导致头晕，抽搐或精神错乱。

延髓向下延续为脊髓，构成脑干的下半部分。其前部和外侧部包含运动神经元和神经纤维束，而后部则包含感觉神经元和神经纤维束。运动神经元是将冲动从大脑传递到脊髓的神经细胞。脊髓和各部分的大脑间可以通过这些神经纤维束传递信息。脊髓延伸至第 1 腰椎和第 2 腰椎的水平。这是学习放射治疗学的学生需要掌握的重要解剖学位置。很多情况下，我们需要计算脊髓的受照剂量，因而了解脊髓的终点非常重要。马尾神经由脊髓发出的 31 对神经组成。脊髓同样被包绕脑组织的在蛛网膜和蛛网膜下腔流动的脑脊液所包绕。脊髓的血供来自椎动脉，颈动脉，肋间动脉，腰动脉和骶动脉的 radicular 分支（图 32-2）。大脑组织中不存在淋巴管道。

血脑屏障，阻碍某些物质进入大脑和脑脊液，存在于血管系统和大脑之间。它的作用是保护大脑免受潜在毒物的侵害。允许通过血脑屏障的物质必须是脂溶性的。水溶性物质需要借助载体通过主动运输穿越屏障。脂溶性物质包括酒精、尼古丁和海洛因。水溶性物质有葡萄糖，某些氨基酸和钠离子。不同药物穿过血脑屏障的难易程度不同，但都不能轻易通过，不能通过血脑屏障的药物无法对侵及脑组织的肿瘤细胞起作用（图 32-3）。

脑脊液是一种清亮无色的液体，类似于水。整个中枢神经系统含有 3 ～ 5 盎司的脑脊液，它由蛋白质，葡萄糖，尿素（一种在肝脏中形成并由肾脏排泄的化合物）和盐组成。脑脊液具有多种功能，包括保护大脑的浮力，维持中枢神经系统化学环境的稳定，参与中枢神经系统的营养物质交换和废物转运，是脑内物质运输的通道。由于肿瘤生长导致脑脊液循环受阻，可能会对患者造成灾难性的影响。CSF 循环受阻可能导致颅内压增高（ICP），即颅内高压。ICP 增加可引起头痛、呕吐、嗜睡、癫痫发作等神经系统症状。

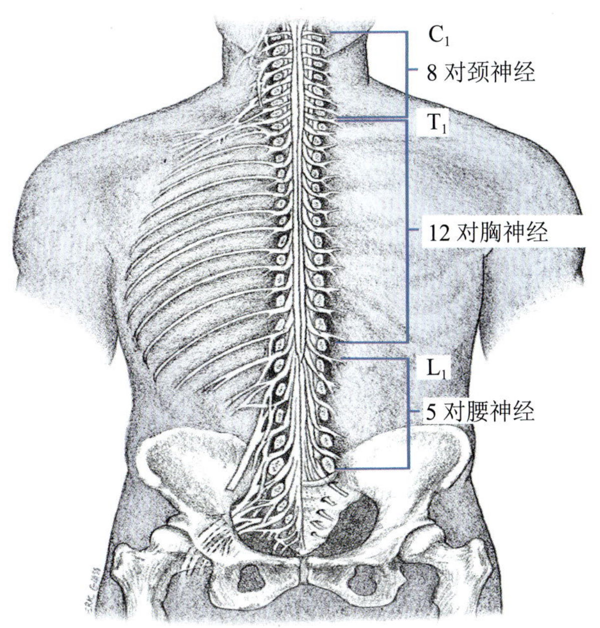

图 32-2 脊髓和神经

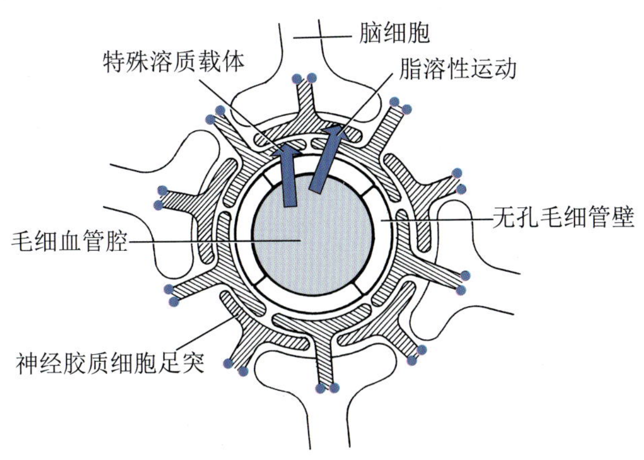

图 32-3 血脑屏障

（引自 Maisey M, Britton KE, Gilday DL：Clinical nuclear medicine, ed 2，New York, 1992，Chapman and Hall）

5. 自然病程与传播途径

除少数情况以外，大多数胶质瘤由于没有抑制其生长的包膜，呈侵袭性生长。这些肿瘤很特别，它们不通过淋巴道转移，很少转移到中枢神经系统以外的地方；而代替的是局部浸润生长。肿瘤细胞也可以在脑脊液中分裂和循环，这给肿瘤扩散到 CNS 系统的其他部位提供了机会。例如，髓母细胞瘤和原始神经外胚层肿瘤（PNETs）的常规播散途径是通过脑脊液种植到脊髓和蛛网膜下腔。

局部扩散和脑脊液种植是中枢神经系统肿瘤的主要转移方式。这些肿瘤含有能侵袭正常脑组织的细胞。通过脑脊液发生下行性转移，能形成继发性肿瘤。由于大脑的本身结构限制了肿瘤的转移，而局部复发是主要的问题。继发性种植转移可沿着神经根生长，引起疼痛或脊髓压迫。尽管腰骶区是脑脊液种植转移最常见的部位，脊柱轴上的任何部位都可能发生种植转移。血行转移很少见。

由于中枢神经系统肿瘤的异质性，使得很难理解它们的生物学特征。随着对中枢神经系统肿瘤发生、发展和进展的原因和途径的认识加深，新的治疗方法可能被发展和实施。

6. 临床表现

如上所述，肿瘤的生长位置与临床症状相关，表 32-2 列出了常见症状与肿瘤位置之间的相关性。最初的症状可能是头痛，清晨症状更严重。这一症状是由于从卧位到直立位改变引起脑脊液循环改变所致。癫痫发作和平衡障碍、步态和行走不稳也是常见的症状。局灶性症状通常是单侧的。其他神经系统症状可包括失语症，偏瘫和轻瘫。眼部症状导致视力下降、动眼神经麻痹、眼球突出和视力缺损。其他症状可能是表达性失语症、感觉性失语症、精神和人格改变、短期记忆丧失、幻觉和智力的变化。颅内压增高可能是由于脑脊液循环受阻所致。这些症状可能是由于肿瘤直接侵袭、破坏脑组织和

表 32-2　颅内肿瘤的症状，体征和诊断

肿　瘤	常见症状	常见体征	诊断要点
原发			
恶性星形细胞瘤	头痛、癫痫发作、单侧无力、精神改变	肿瘤所在位置的局灶表现	增强 CT 显示强化 血管造影肿瘤不强化
多形性胶质母细胞瘤			CT 显示病灶
间变性星性细胞瘤			增强 MRI 和 CT 并不显示强化病灶
脑干或丘脑肿瘤	恶心，呕吐，共济失调	颅内压增高（视乳头水肿），外展神经和动眼神经功能障碍	CT 并不显示强化， 不适合活检
脑膜瘤（B,M）	局部头痛，癫痫发作	肿瘤所在位置的局灶表现	MRI 或 CT 显示强化
星形细胞瘤（B,M）	头痛、癫痫发作、一侧无力、精神改变	肿瘤所在位置的局灶表现	CT 或 MRI 可能并不显示强化
大脑肿瘤	头痛、癫痫发作、一侧无力、精神改变	肿瘤所在位置的局灶表现	
小脑肿瘤	枕部疼痛	颅内压增高（视盘水肿），外展神经和动眼神经功能障碍，共济失调	
颅咽管瘤	头痛，精神改变和偏瘫，癫痫发作，呕吐、视觉缺损	脑神经功能障碍（Ⅱ～Ⅶ）	MRI 表现为囊性 / 钙化性病变、骨质受侵，颅底点位
脑干或丘脑肿瘤	恶心，呕吐，共济失调	颅内压增高（视盘水肿），外展神经和动眼神经功能障碍，共济失调	只有 MRI 可以显示； 不适合活检
视神经	视觉改变	视觉改变	MRI 或 CT 增强扫描后均匀强化
垂体（B, M）	颅顶痛，眼部表现	眼部表现和内分泌异常	激素水平，活检
髓母细胞瘤（M）	晨起头痛，恶心、呕吐	共济失调，颅内压增高（视盘水肿），外展神经和动眼神经功能障碍	MRI 或 CT 扫描， 推荐腰椎穿刺
室管膜瘤（B,M）	晨起头痛，恶心、呕吐	共济失调，颅内压增高（视盘水肿），外展神经和动眼神经功能障碍	MRI 或 CT 扫描， 推荐腰椎穿刺
血管瘤，动静脉畸形（B, M）	偏头痛	肿瘤所在位置的局灶表现	血管造影，不适合活检
少突胶质细胞瘤（B, M）	头部隐痛，精神改变	肿瘤所在位置的局灶表现	放射检查表现为钙化灶
肉瘤（M），神经纤维瘤（B）	肿瘤所在位置的局灶表现	肿瘤所在位置的局灶表现	

续 表

肿 瘤	常见症状	常见体征	诊断要点
松果体（B,M）生殖细胞瘤	表现多样（眼、前庭、内分泌）	Parinaud 综合征，内分泌、眼球、颅内压增高（视盘水肿），展神经和动眼神经受损	可能无法切除获得标本活检，脑脊液中的一些标记物可能有用
淋巴瘤（M）、网织细胞肉瘤、小神经胶质细胞瘤（B,M）	肿瘤所在位置的局灶表现	肿瘤所在位置的局灶表现	CT 扫面显示软组织强化
来源不明（B,M）	肿瘤所在位置的局灶表现	肿瘤所在位置的局灶表现	
其他			
颅咽管瘤	头痛，精神改变和偏瘫，癫痫发作，呕吐、视觉缺损	脑神经功能障碍（Ⅱ～Ⅶ）	MRI 表现为囊性 / 钙化性病变、骨质受侵，颅底点位

修改自 Gondi V, Vogelbaum MV, Grimm S, et al：Primary intracranial neoplasms. In Halperin EC, Brady LW, Perez CA, et al, editors：Perez and Brady's principles and practices of radiation oncology, ed 6，Philadelphia, 2013，Lippincott Williams & Wilkins

B. 良性；CSF. 脑脊液；CT. 计算机断层扫面；M. 恶性；MRI. 磁共振成像

骨骼的结构以及颅内压升高所致。

脊髓肿瘤患者常表现为疼痛、无力、感觉障碍以及肠道和膀胱功能障碍等。尽管疼痛是一种早期症状，但伴随而来的其他症状可能表现为脊髓受压或血管问题。无力通常由四肢的远端向近端发展。随之而来的是运动和感觉功能的快速恶化。对于突然出现症状的患者，必须立即进行治疗，防止永久性麻痹（表 32-3）。与脑部病变相反，症状常见于双侧。

7. 辅助检查与诊断

目前还没有筛查工具可以在中枢神经系统肿瘤出现症状前查出病变。正因如此，医生通常是在患者出现症状而就医后作出诊断。大多数症状由颅内压升高引起。ICP 的症状包括头痛、恶心、呕吐、视力模糊、平衡障碍、性格或行为改变、癫痫、嗜睡，以及罕见的昏迷。

初步检查对诊断至关重要，完整的病史和全面的体格检查非常必要。由于某些 CNS 肿瘤是遗传性的或与化学物质接触或与感染有关，因此用药史、家庭和社会背景非常重要。从患者周边的亲属和朋友获得信息也可能有助于医生确定诊断。心理、性格、行为方面的改变常常自己无法察觉，而周边的亲戚朋友更容易发现。持续时间长的症状表明肿瘤生长缓慢，突然出现的症状可能是高级别或体积大的肿瘤。

神经系统查体包括几个关键方面的评估。患者就诊时的精神状态通常反映行为、情绪、思维和言语模式以及智力的变化。智力水平很重要，需快速评估患者的意识情况。智力水平的测试包括对人、地点和时间的定位以及对这些问题的回答和反应时间。进一步的智力水平评估包括语言、记忆和逻辑思维过程的学习。身体的协调能力（包括行走、平衡和步态），感觉、反射和运动功能同样需要被检查。

运动功能的改变往往先影响精细运动并导致痉挛性麻痹。感觉功能可以通过针刺感、温度觉和振动觉进行测试。感觉障碍往往会在运动功能障碍之前出现。颅内肿瘤早期往往表现出反射活动的过度活跃，后期表现为过度抑制。

如果怀疑为脊髓肿瘤，评估运动、感觉和反射功能也很重要。感觉测试有助于确定病变位置。运动测试能反应肌力情况。

眼底镜检查可发现视盘水肿（视神经盘水肿），这是由 ICP 增加所致。随着疾病进展，视野可能

表 32-3 脊髓肿瘤的临床表现

位 置	临床表现
枕骨大孔	第XI对和第XII对脑神经麻痹；早期同侧手臂无力；小脑性共济失调；颈部疼痛
马尾	背部和腿部的单侧疼痛，肿瘤体积大时则可能双侧疼痛；膀胱和肠麻痹。
颈髓节段	上肢及下肢无力；同侧颈部、肩部和手部肌肉萎缩和颤动；早期上部颈髓区域痛觉及温度觉降低，颈部疼痛
胸髓节段	腹肌无力，上肢正常；单侧神经根痛；早期感觉异常在病变单侧，随时间逐渐变为双侧
腰髓节段	坐骨神经分布区域腹股沟区神经痛；骨盆近端肌力下降；阳痿；膀胱麻痹；膝反射减弱，踝关节痉挛
马尾	背部和腿部的单侧疼痛，肿瘤体积大时则可能双侧疼痛；膀胱和肠麻痹

修改自 Mehta M, Vogelbaum MA, Chang S, et al：Neoplasms of central nervous system. In DeVita VT, Lawrence TS, Rosenberg SA, et al, editors：DeVita, Hellman, and Rosenberg's cancer：principles and practice of oncology, ed 9，Philadelphia, 2011，Lippincott Williams & Wilkins

缺失并出现盲点。颅内压的增加通常是由于脑脊液循环受阻所致，表明肿瘤生长迅速。如果脑脊液循环受阻，可能造成颅内压升高。这往往提示肿瘤的占位效应。如果脑脊液循环受阻或脑脊液产生变化，CT 扫描会出现脑积水的征象。感染、水肿（由组织间隙液体异常积聚引起的肿胀）或出血也可能导致颅内压上升。

肿瘤侵袭性生长、刺激和压迫大脑会引起各种症状。良性肿瘤引起的症状通常是由局部压力引起的。而恶性肿瘤的症状通常由 CNS 组织破坏和颅内压升高引起。不同的初始症状表现取决于肿瘤生长的位置。大脑特定解剖位置的病变通常会引起特异性症状，为肿瘤定位提供依据（表 32-4）。

因此，患者会表现出受累部位的特定症状。例如，如果肿瘤生长在大脑额叶，可能的症状包括人格改变、记忆力下降、步态异常和言语障碍。发生在大脑顶叶的病变可出现诸如视力丧失、空间定向障碍和癫痫发作等症状。

颅骨的 X 线照片可显示肿瘤生长过程造成的一些改变。松果体钙化、解剖位置发生改变，颅内压升高可表现为蝶骨的后床突受侵，或某些肿瘤组织的钙化。颅骨内侧的长期慢性压力增高可表现为 X 线上的颅缝分离。这种现象在儿童中更常见。肿瘤侵犯大脑和脊髓外层最坚硬的纤维结构硬脑膜时，也会表现出侵蚀性改变。

CT 扫描可以区分脑脊液、血液、水肿、肿瘤和健康的脑组织。患者做 CT 扫描的风险很小。使用碘造影剂增强扫描有发生过敏反应的风险；但是，增强扫描对观察肿瘤位置、大小及肿瘤周围血管很有帮助。强化的体积提示肿瘤可能。CT 扫描还能提供有关肿瘤分级、生长方式以及肿瘤对颅骨影响的信息。高能或低能 X 线扫描可区分坏死、水肿和钙化区域。CT 扫描结合 MRI 检查能确定是钙化还是出血（表 32-4）。

CT 扫描能利用 CT 值（HU）的不同区分脑肿瘤及软组织，重建 CT 图像的每个像素都有一个 CT 值，范围从 1000（骨）到 -1000（空气）不等，对应软组织的密度。

磁共振成像具有良好的成像质量，具有反应脑内化学物质变化的能力，因而成为 CNS 肿瘤诊断和分级的重要影像学。

检查工具。例如，磁共振功能成像在评估放射治疗计划及手术占有重要作用。磁共振功能成像类似于常规 MRI 扫描，除了向患者询问各种问题及按指示做出特定动作（如摆动脚趾），以确定控制该活动的大脑区域。这些信息可用于减少实施手术或制订放疗计划过程中的对特定功能对应的区域的损伤。

表 32-4 脑肿瘤定位

额 叶	顶 叶	颞 叶	枕 叶
直到晚期通常无症状	症状早于额叶	言语障碍（不仅是右撇子，大多数左撇子的人的优势半球都是左侧大脑半球）	视幻觉发作（相对少见，与光圈，闪光灯及幻觉相关）
颅内压增加的症状	颅内压增加的症状	味觉缺失（上位病变）	视野缺失
智力下降	视野缺失	听力，耳鸣等语音障碍	刺痛感（早期）
人格改变	空间定向障碍	沟回发作	无力（晚期）
性欲改变	刺痛感	癫痫先兆发作伴言语错乱，包括言语停止	
Babinski 征			
躁狂	穿衣障碍	出现幻觉，做梦，错觉	
情绪波动大	记忆力下降	空间感觉障碍	
记忆力下降	癫痫发作（局灶性感觉性癫痫）	构音障碍	
尿失禁	无力（肿瘤向前侵及）	构音障碍	
癫痫发作（全面性，局灶性）		理解障碍	
步态不稳			
无力			
嗅觉缺失			
言语障碍			
手指和脚趾的强直痉挛			
特定脑功能			
行为问题（前部）	病感失认症	构音障碍	视觉失认症
人格不稳定	自身部位失认症	感觉性失语症	视觉冲动
嗜睡	视觉失认症	听力缺陷	
记忆力下降	皮肤书写觉（X）		
运动性失语症	失忆		
	本体感觉失认症		
脑神经功能			
嗅觉缺失（下部病变）	偏盲	上象限盲（X;肿瘤进展对侧同向性偏盲）	中枢性偏盲（黄斑回避）
第Ⅳ对脑神经麻痹，ICP 增加	视盘水肿（伴随 ICP 升高）	第Ⅳ对脑神经盘水肿伴颅内压增高的中枢衰弱	水平型眼球震颤
视盘水肿(伴随 ICP 升高)			

续 表

额 叶	顶 叶	颞 叶	枕 叶
Foster Kennedy 综合征			
突眼			
运动系统			
对侧无力（晚期）	无力	轮替动作障碍（早期）	运动征象出现较晚，表现为瘫痪或运动障碍
Babinski 征			
麻痹（痉挛性）	肌萎缩	震颤（后期继发，手臂多于腿）	
步态不稳（中线病变）	动作笨拙		
自动症	轮替动作障碍		
持续诱导运动 克拉尔现象	不自主运动（患者自己无意识）		
对侧僵化（手臂 X，腿 -）			
动作笨拙			
尿失禁（严重病变）			
感官功能			
初期极少受累，除非感觉区域受累（后部病变）	感觉障碍（刺痛感；X）	初期少有受累	因为邻近结构受累躯体感觉障碍要比运动障碍出现早
	麻痹（震动感丧失；X）		视觉现象，幻觉等
	丧失触压觉、位置觉（X），痛温觉不受影响		
反射变化			
跖反射	Babinski 征	可能发生在肿瘤对侧	早期无影响
Hoffmann 征	Hoffmann 征		
握持反射			
Babinski 征			

修改自 Gondi V, Vogelbaum MV, Grimm S, et al：Primary intracranial neoplasms. In Halperin EC, Brady LW, Perez CA, et al, editors：Perez and Brady's principles and practices of radiation oncology, ed 6，Philadelphia, 2013，Lippincott Williams & Wilkins

ICP. 颅内压；X. 对侧；-. 同侧

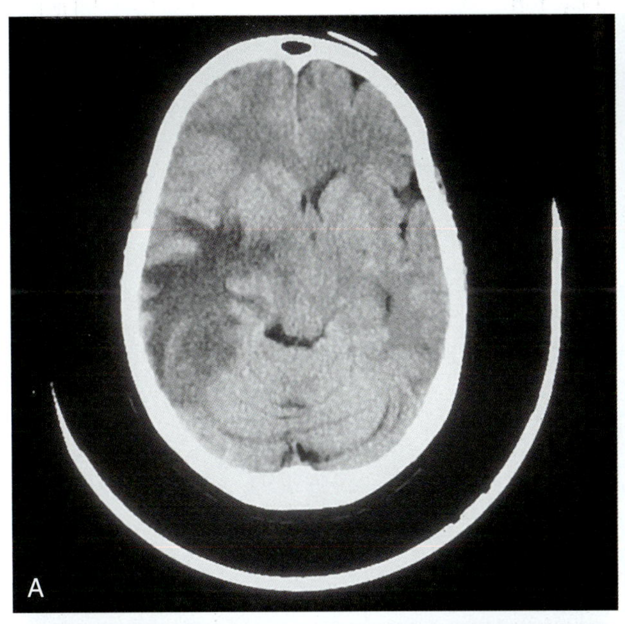

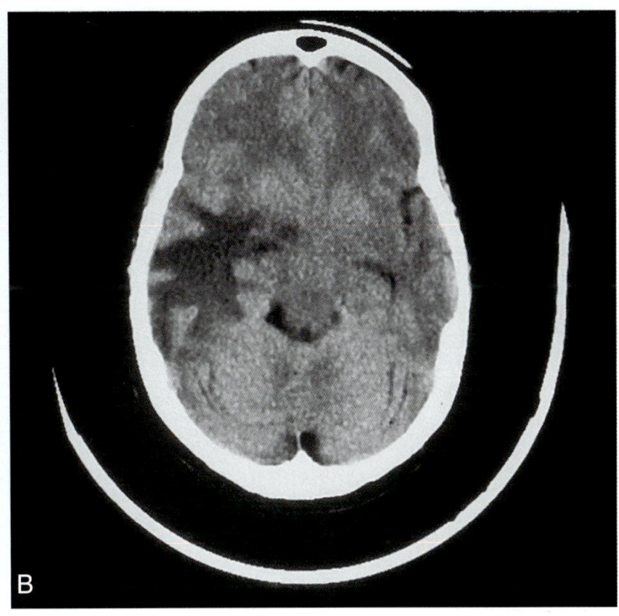

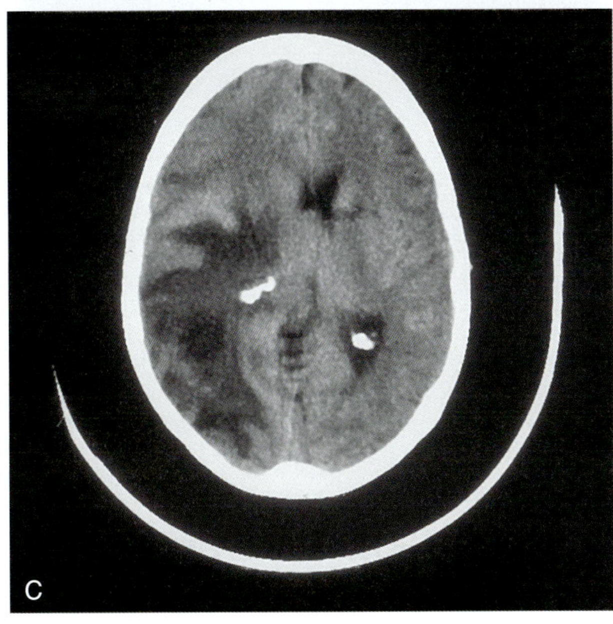

图 32-4 A 和 B. 头颅平扫 CT。右侧颞叶、顶叶和枕叶的白质可见广泛的脑水肿。相对局限的低密度中央区域代表肿瘤核内的坏死碎片，这强烈提示为一个胶质母细胞瘤患者；B 和 C. 水肿带导致中线偏向左侧约 1cm；C. 脉络丛钙化

在放疗和手术后，MRI 还可用于评价肿瘤对治疗的反应及是否有复发，它能敏感的检测出小于 1cm 的肿瘤。MRI 与 CT 相比，另一个优点是增强扫描不需要注射碘造影剂，降低了过敏反应的风险。MRI 使用的造影剂是钆，它是一种非碘基静脉注射（IV）造影剂。钆有助于鉴别水肿和肿瘤，也能发现表面种植。MRI 与 CT 扫描一样，可以进行三维成像；但是它不存在骨骼伪影，因此不能用于制订放射治疗计划。MRI 可能无法鉴别疾病复发和治疗相关改变。CT 扫描的性价比更高，可用于治疗后的随访（图 32-5）。

正电子发射断层扫描 正电子放射断层造影术（PET）是一种有助于区分坏死和恶性肿瘤的诊断工具，它与高代谢区域相关。PET 利用放射性核素氟脱氧葡萄糖（FDG）协助发现病变。PET 利用 CT 扫描和 FDG 造影剂聚集在病灶中的能力来帮助区分各种类型的中枢神经系统病变、感染和退行性变。

立体定向活检（神经外科常规检查，它在手术中引导穿刺针插入大脑的特定区域）。允许在运用手术方式改变肿瘤外观之前研究肿瘤的所有区域及边界。活检的适应证有：病灶部位深、恶性可能

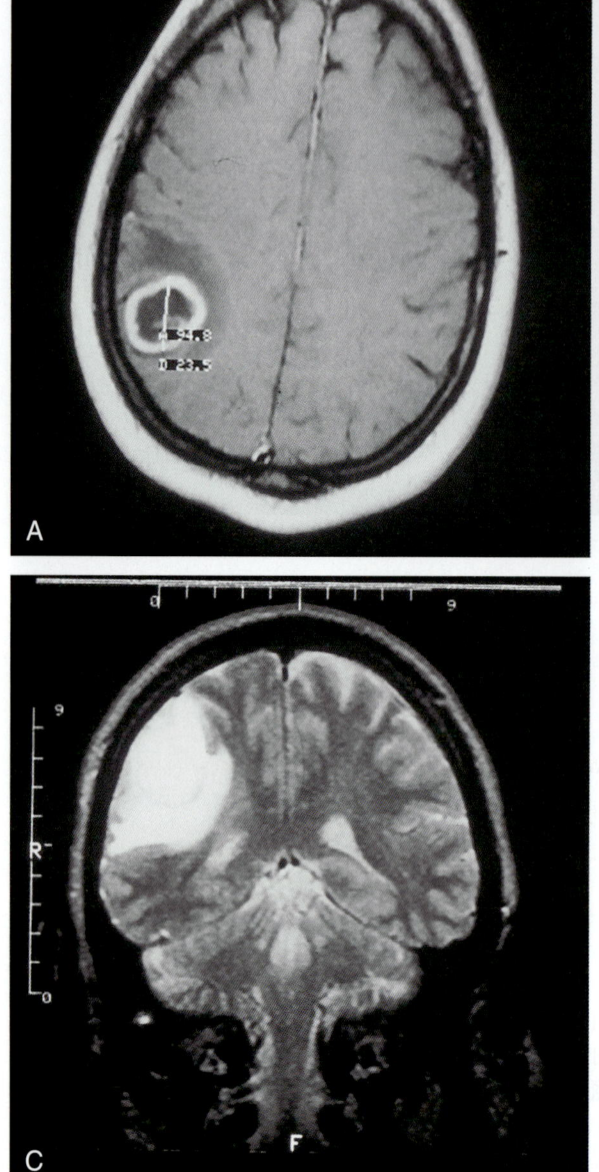

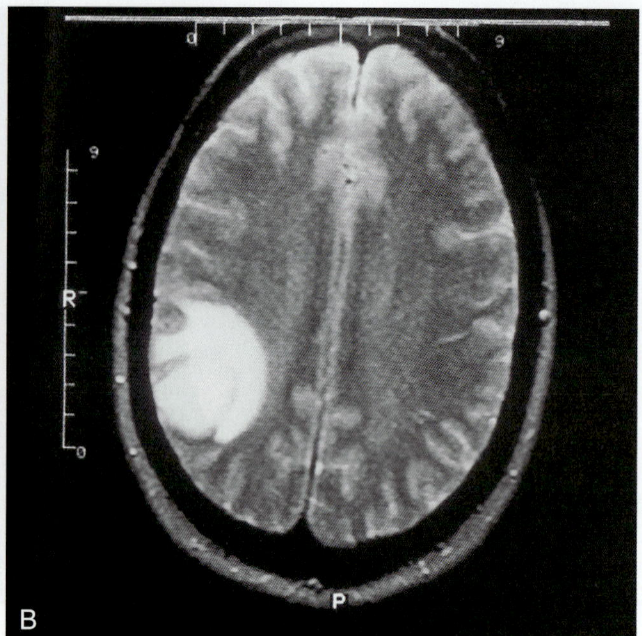

图 32-5 A. 一个 3cm 大小的肿块位于右侧顶叶后分，伴周围水肿。病灶周围可见钆（Gd）的增强。A. 磁共振影像学横断面检查显示病灶区的中央坏死；B. 肿块被钆强化，并显示周围水肿；C. 冠状位图像

性大、老年人或不能忍受外科手术的虚弱病人。活检风险包括约 30% 的诊断不足。其他风险包括活检区术后出血及术后水肿。

如果肿瘤位于可切除部位或肿瘤体积较大，则可行减瘤术。减瘤术可减少肿瘤体积并获得病理学诊断。肿瘤体积减少可能有利于术后放疗的实施。

脑血管造影对于外科干预手术具有重要价值，它可以了解肿瘤内部和周围血管的情况。然而，这个工具对于明确诊断价值较小。

8. 病理

中枢神经系统肿瘤最重要的预后因素是组织病理学诊断。良性病变提示预后良好，可以通过手术或者放射治疗治愈。由于肿瘤在颅骨内扩展的空间有限，颅内肿瘤常被认为是局部恶性。因为种植转移的风险，神经轴的治疗方法与一些恶性组织病理学的病变类似，如髓母细胞瘤。

在大多数胶质瘤中，肿瘤的生长不会受到阻碍，因为中枢神经系统肿瘤不会形成天然的囊壁来

容纳它们。细胞模型根据肿瘤的分化程度不同而各异。低级别肿瘤表现为低细胞活性增生，然而显著的细胞异型性常见于高级别肿瘤。坏死是高级别肿瘤的重要特征。不管有没有治疗，患者生存率都明显与肿瘤的分化程度有关。组织病理学在确定肿瘤的临床疗效和生物学行为方面比解剖分级更重要。换句话说，颅脑肿瘤的细胞学类型比肿瘤大小更重要。脑肿瘤的病人都应该获得组织诊断。少数例外包括弥漫性脑干内神经胶质瘤和视神经胶质瘤的患者。

9. 分期

目前没有通用的分期标准，其原因是缺乏标准化的分期方法。美国癌症联合委员会使用了一个基于级别、肿瘤、转移（GTM）分类的分期系统。级别（G）从分化良好变化到分化差（G1 ～ G3；见表 32-2），对预后有一定的预测价值。

Kernohan 评分系统也被使用。它也是四级制，但使用起来很困难。Kernohan 系统考虑了细胞结构、再生、有丝分裂、巨细胞、坏死、血管和增生等因素。

10. 治疗原则

多学科讨论对于中枢神经系统肿瘤的治疗很必要。活检对于明确诊断和制定治疗决策非常重要。

手术治疗随着外科新技术的发展，术前评估对进一步地辅助手术治疗更为重要。肿瘤的大小和侵犯范围需要在手术前确定。微创外科的引入，超声吸引器，激光和手术期超声使外科工作变得更容易。计算机辅助立体定向神经导航是一个具有潜在巨大医学价值的新工具。

如果可能的话，应该对有症状的肿瘤进行手术，提供一个完全切除的机会。减瘤术用于肿瘤体积大或不能完整切除的肿瘤。手术范围可以从减瘤术变化到完整外科切除。手术的主要目的是切除肿瘤并获得组织学诊断。手术受到肿瘤位置及侵犯范围、患者一般状况和神经功能损伤风险的限制。肿瘤的部分切除不能增加患者的生存率。残留肿瘤引起肿瘤复发并浸润正常脑组织。降低发病率和死亡率归因于早期诊断，类固醇治疗，麻醉技能提高和手术方式的提升。肿瘤手术的方式取决于解剖通路、肿瘤大小和肿瘤的位置。根据 Fransen 和 de Tribolet 的观点，外科界的共同观点是早期和根治性切除是疾病预后好的最好方式，因为它可以提供一个精准的组织学诊断、控制占位效应和减瘤，而这允许或增加辅助治疗。

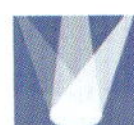

大多数中枢神经系统肿瘤的患者给予类固醇治疗，以减轻水肿和相关症状。类固醇天然存在于人体内；然而，人工合成的类固醇有强大的抗炎功能。患者必须严格按医生的医嘱服药并逐渐停药，因为当血液中有大量类固醇时，机体会停止产生天然类固醇。在停药之前，机体会重新产生天然类固醇。类固醇的副作用包括体重增加、食欲增加、睡眠困难、感染、情绪变化等。患者应该接受相关副作用的教育，在治疗结束后其副作用也会消失。

外科手术在某些脊髓肿瘤的治疗中也至关重要。手术可以明确诊断和尽可能的切除肿瘤。因为脊髓的解剖位置，手术切除实施非常困难，甚至在某些情况下无法实施的。严重的神经功能缺陷是一个长期存在的风险。

11. 放射治疗

放射治疗可用于治疗肿瘤不完全切除、无法接受手术、并伴有转移性病变的恶性肿瘤。

确定治疗剂量时需要考虑一些因素。肿瘤类型、肿瘤分级和复发模式特别重要。肿瘤的放射治疗疗效也须考虑。总剂量必须限制在健康的正常组织耐受剂量内，因为一旦超过组织耐受剂量，就会发生放射性坏死（组织破坏）。当确定剂量时，必须权衡肿瘤进展的风险与潜在坏死的风险。此外，应考虑可能引起的副作用。这些副作用包括急性反应（或在治疗过程中出现的相关反应）、治疗后数周到 3 个月间发生的早期延迟反应和发生在治疗后数月到数年后的晚期延迟反应。阈值剂量和治疗增益比也须考虑。

治疗颅脑肿瘤的方式有很多种，这取决于疾

病类型、肿瘤位置和侵犯程度，以及脊髓轴是否需要接受治疗。因为原发性脑瘤、其他部位的转移瘤或脑膜受累均可导致脑恶性肿瘤，每种类型的恶性肿瘤都必须妥善处理。

颅脑肿瘤治愈性的完整手术切除是一项极其困难的任务，它一部分是因为很难获得足够的脑组织边界切除。术后放疗常用于防治肿瘤的再生长或再复发。在过去，全脑照射通过两侧野实施，并在最初治疗后对瘤床区进行补量。随着 CT 扫描和 MRI 的出现，更准确的肿瘤定位使得模拟定位和治疗的野更小。通过使用特殊的多叶准直器(MLC)可获得较小病灶设计和独特配置，这使模拟定位和每日摆位的可重复性变成治疗过程中非常重要的部分。

如果脑转移来自另一原发部位，全脑照射是推荐的治疗方法。即使是孤立的肿块，虽然未被发现，也经常出现隐匿性疾病。因此，全脑应该接受治疗。对于孤立的中枢神经系统肿瘤和脑转移患者，立体定向放射外科是一种重要的治疗方法。

模拟定位是所有放射治疗的基础。模拟定位的过程应在开始前给患者详细解释。每日重复性的摆位定位过程复杂且必要，需要予以重视。患者应意识到，他们的依从性和合作性与治疗疗效紧密相关。准确的重复性是必需的。头的旋转和倾斜会造成保证重复性的困难。固定是非常重要的，它可通过头部固定装置来实现。固定系统的使用对于仰卧位患者通过侧野来治疗部分脑组织是有帮助的。热塑模最大程度减少了摆位误差。

侧野用于全脑的姑息性治疗。照射野的下缘与眶上脊和外耳道（EAM）相交。在设野大小选择时，设野前、后方和上方 1cm 的照射野边界应包括（图 32-6）。间隙减少了由于设野过小造成的解剖差异。设野可以是等中心，也可以是源皮距（SSD）。出于姑息治疗的原因，使用热塑模可大大减少全脑姑息性放疗的摆位误差。标准的全脑姑息治疗为 3 000 ～ 3 750 cGy, 10 ～ 15 次，每次 250 ～ 300 cGy。

其中最复杂的中枢神经系统治疗是全脑全脊髓治疗。放射治疗需要同时包括全脑和全脊髓。这在髓母细胞瘤的治疗中最常见。其他肿瘤，比如有中枢神经系统远处转移的颅内生殖细胞瘤和室管膜瘤可能受益于全脑全脊髓放疗。全脑全脊髓放疗通常取俯卧位，治疗野包括两个侧野的全脑放疗和一个或多个后野的全脊髓放疗。必须注意匹配射束发散，不能重叠。全脑和全脊椎交界处的热点或冷点可以通过移动两者间的连接位置缩小两者之间的间隔距离来避免。这可以通过每接受 1 000 cGy 放疗移动 1 cm 的位置来实现。这种方法允许常规照射野间有 1 cm 的空隙。用这种方法，全脑和全脊椎的放疗长度每天都在变化。全脊椎的放射野通常往头方向移动以填补间隙。全脑放疗区域基本保持不变，放射野可能相应地往头和脚的方向扩展。其他填补间隙的方法也可以使用，例如运用地毯式方法形成一个直边。（第 24 章详细描述衔接野治疗方法）。此外，全脑全脊髓的照射也可以通过螺旋断层放疗或质子治疗来完成。每种方法都优于传统直线加速器治疗。（第 15 章和第 16 章详细描述衔接野的治疗方法）

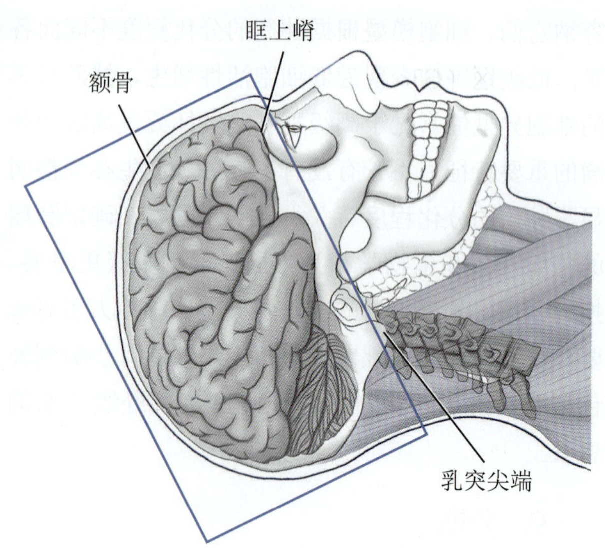

图 32-6　颅骨侧面图显示了整个大脑放射治疗的定位区域，眶上脊和乳突尖端作为参考标记。注意颅骨的前方、上方和周围边缘有剂量下降或间隙

12. 国际辐射单位与测量委员会 50 号和 62 号报告

国际辐射单位与测量委员会放疗单位委员会

50 和 62 编号报告是确定肿瘤放疗体积的国际标准。肿瘤区（GTV）是在 MRI、CT 或其他影像学检查中可见的肿瘤范围。临床靶区（CTV）是显微镜下受侵的中枢神经系统组织的亚临床病灶；它通常为 GTV 外扩 1 ～ 3 cm。计划靶区（PTV）是指 GTV 和 CTV 的外扩边界，考虑了例如器官内运动、摆位误差和患者运动等因素。它通常包含 GTV 和 CTV，并向外扩展 0.5 ～ 1 cm。治疗区（TV）是指计划的处方剂量的等剂量曲线所包括的范围（通常大于 95%）；它包含了 GTV、CTV 和 PTV。照射区（IR）是 50% 等剂量曲线所包绕的区域，包含 GTV、CTV 和 PTV。

危及器官（OAR）和计划危及器官（PRV）应根据 ICRU 报告来进行勾画和剂量记录。由于肿瘤位置不同，危及器官可接受的照射剂量可能包括眼睛的晶状体、视神经和视交叉、脑干、腮腺及脊髓。

胶质瘤的治疗体积由肿瘤的侵犯范围所决定，它包括 GTV 及肿瘤相关的水肿带（CT 和 MRI 扫描图像所示）。图 32-7 显示了一例高级别胶质瘤患者的适型调强放射治疗（IMRT）计划。由于该患者的水肿带中有肿瘤细胞，所以其放疗区域应包括恶性肿瘤及以外的 1 ～ 3 cm 边界。图 32-8 显示了在 MRI 图像上勾画的一例星形细胞瘤患者的 GTV。

传统的治疗方法通过使用三维适形放疗、IMRT、验证图像和多叶光栅准直器得到了提高。通过运用这些准直器，不规则形状的照射野可以实现，同时不再需要制作铅块。三维适形治疗计划可使用多个非共面射野（图 32-9）来得到一个边界清楚的靶体积。经常使用的非共面设野，又叫头顶摄野，最适合于仰卧位患者。需要一个侧野和一个 90° 垂直野的治疗可以直接从头顶入，从颈部出。运用验证图像和图像引导放射治疗（IGRT）技术，在治疗前验证患者的摆位准确性。

对于颅内放疗的不良反应，2 000 ～ 4 000 cGy 的剂量可能导致暂时性的脱发。当剂量超过 4 000 cGy 时，脱发可能是永久性的。红斑，皮肤变黑，干湿性脱皮和水肿也是治疗的副作用。早期的延迟反应包括困倦、嗜睡、精神状态不佳和症状恶化等。这些反应最常发生在治疗后 3 个月内，通常是暂时性的，在结束治疗后消失。与此同时，出现显著的新的症状并不一定提示治疗失败或需要改变治疗方式。放射性坏死是出现在治疗后 6 个月到数年的较为罕见的并发症。晚期反应通常是不可逆和进行性加重。放射性白内障可以通过防护或将眼睛置于照射野外来避免。

中枢神经系统正常组织的放疗耐受剂量包括全脑 4 500 ～ 5 000 cGy，部分脑 6 000 cGy，骨髓 4 500 ～ 5 000 cGy。这些耐受剂量是基于 TD5/5，TD5/5 是指治疗结束后 5 年其并发症发生率不超过

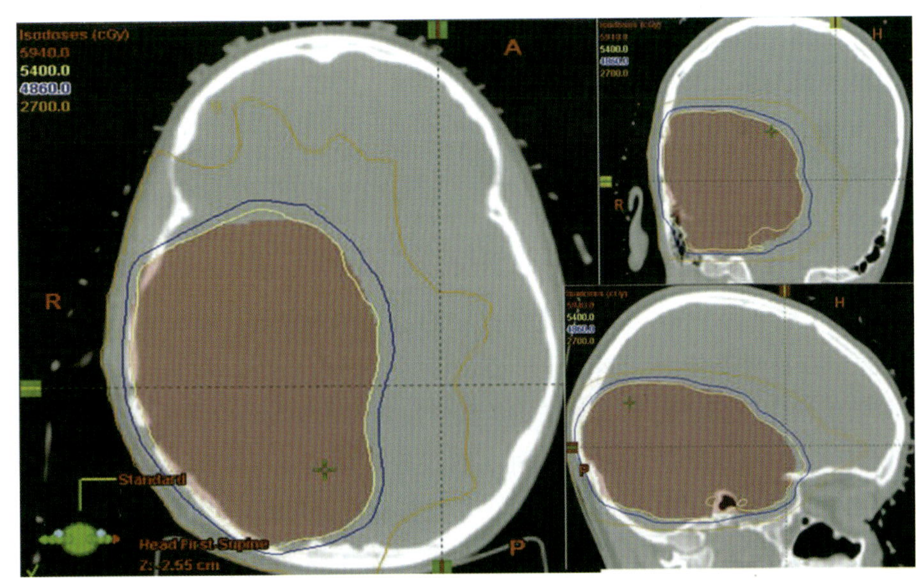

图 32-7　右顶叶高别级胶质瘤患者调强放射治疗模型
（引自：Narayana A, Recht L,Gutin PH : Central nervous system tumors. In Hoppe RT,Phillips TL, Roach M, editors : Leibel and Phillips textbook of radiation oncology, ed 3，St Louis, 2010，Saunders）

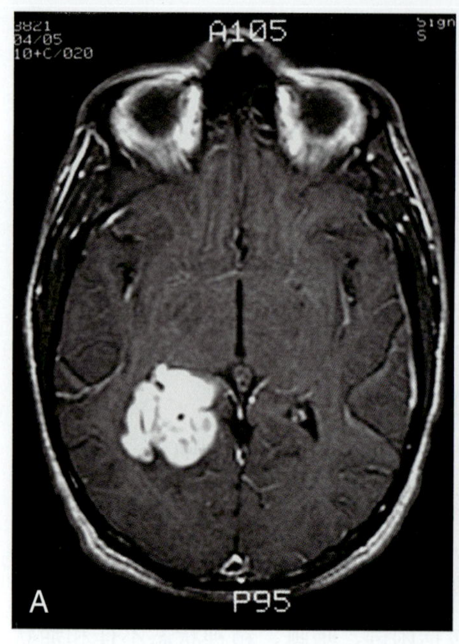

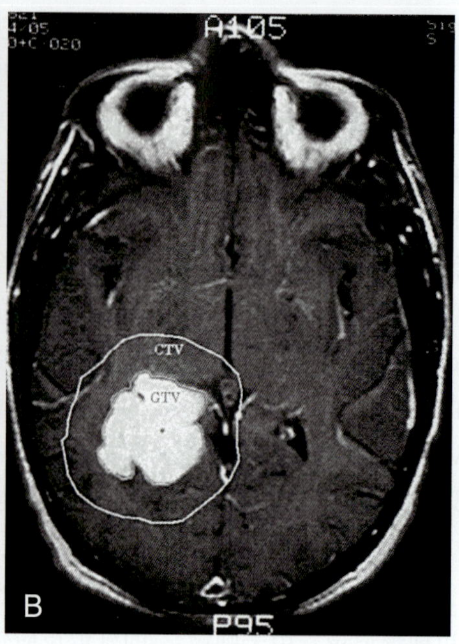

图 32-8 A. 一位右颞顶叶纤维星形细胞瘤患者的核磁共振成像对比；B. 临床靶区为肿瘤区外加 1 cm 的边缘

（引自 Shaw EG, Debinski W, Robbins ME：Central nervous system tumors, overview. In Gunderson LL, Tepper JE, editors：Clinical radiation oncology, ed 2，Philadelphia, 2007，Churchill Livingstone）

5% 和 QUANTEC 总结的数据。

能增加放射致死效应的化学物质称为放射增敏剂。乏氧细胞增敏剂和卤化嘧啶类物质是主要的研究对象。乏氧细胞比氧和好的细胞更对辐射抵抗。增敏剂可增加细胞对放疗的敏感性，同时不增加健康组织的损伤。有丝分裂活跃的肿瘤细胞使用这些化合物比再生的正常胶质细胞和血管细胞都要多。

组织间植入（近距离放疗）是通过在肿瘤内部暂时性放置放射性粒子来进行放疗（^{125}I）。由于高剂量靶区以外的放疗剂量迅速跌落，相邻正常组织可避免接受高剂量放疗。从理论上讲，正常组织能够更好地耐受低剂量率放疗（比体外照射的总时间更长），因此可以耐受更高的放射剂量。对于复发的肿瘤，与手术相比，组织间植入可提供了一种更小侵入性的治疗模式。组织间植入再放疗也为婴儿和儿童提供一种替代治疗方法。近距离放疗可能对复发性患者有益，但它不会成为疾病治疗的主要手段。

立体定向放射外科是孤立的中枢神经系统肿瘤和颅内寡转移灶患者的一种重要的治疗选择。它运用一个较小准直器来进行立体定位，并将放射剂量定位到一个特定的，边界清楚的病灶。患者固定在一个环形装置上，这一固定装置可确保治疗摆位的准确性和可重复性。靶体积应该是球形的，且最大直径不超过 3 cm。精确度接近 1 mm。一个致死放疗剂量可单次或多次给予。肿瘤的局部剂量可在避免周围组织损伤的情况下提高。这个过程可以通过使用不同的辐射源完成。重粒子放疗，比如多个钴 -60 源的 γ 刀（一种小而边界清楚的立体定向放射外科，一些人认为它的效果等同于手术切除放疗区域），和直线性加速器都有类似的结果。放射外科在原发性、转移性和复发性疾病的地位还在不断研究中；然而，放射外科给患者延迟或避免全脑放疗和并发症提供了可能。（详见第 15 章立体定向放射外科）

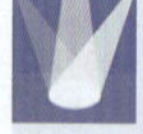

放疗的外照射包括直线加速器和钴 -60 加速器，更多信息可浏览 www.accuray.com,www.irsa.org/linac 和 www.gammaknife.org.

13. 化疗

化疗药物的进展相对缓慢。有一些原因可以解释这一点。根据 Chatel, Lebrun 和 Freny 的研究，有效药物的数量很有限，辅助治疗并未改变疾病进展的时间，它仅轻微地提高了 18 个月和 24 个月的存活率。复发肿瘤接受化疗可有 20% ～ 25% 的有效率，多药联合化疗似乎并不比单药化疗更获

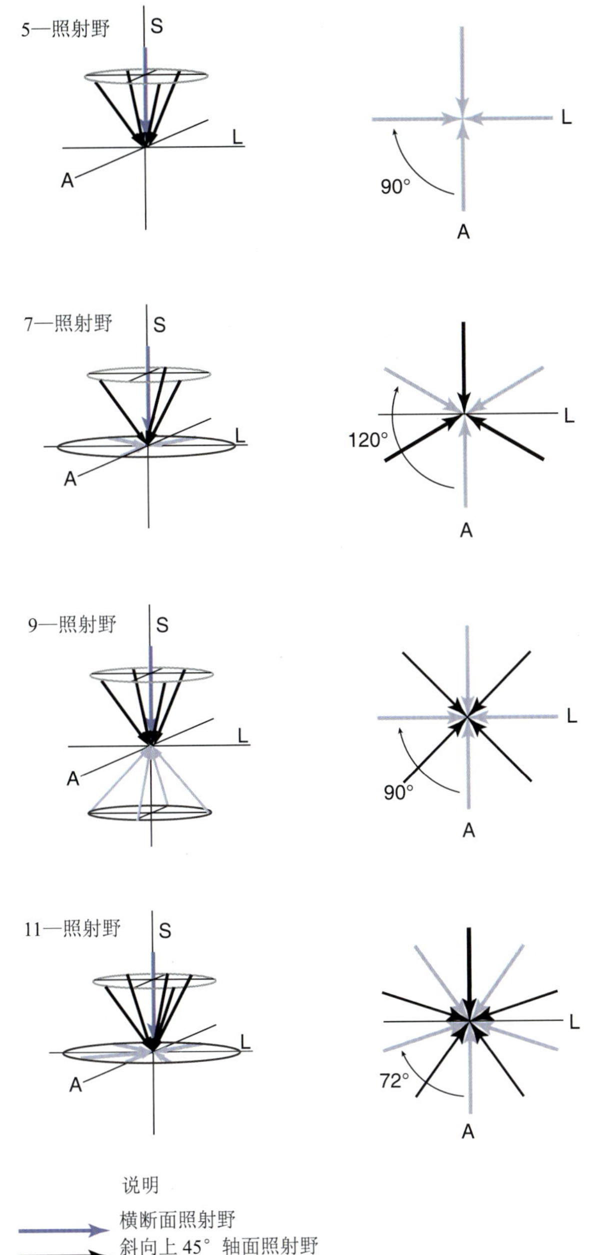

图 32-9 在 5、7、9 和 11 静态下，比较各种非共面、三维的治疗方法，非共面治疗光束。光束的方向显示从横向面（左）和在其上面被看到（右）

（引自 Shaw EG, Debinski W, Robbins ME：Central nervous system tumors, overview. In Gunderson LL, Tepper JE, editors：Clinical radiation oncology,ed 2，Philadelphia, 2007，Churchill Livingstone）

益。难以找到有效药物的原因还包括中枢神经系统肿瘤患者数量比其他多发疾病患者少，很难开展临床研究，评估肿瘤疗效困难，生存时间是目前公认的评估标准。中枢神经系统肿瘤的有效化疗还受到

表 32-5 TD5/5 耐受剂量的预测

器 官	损 伤	1/3	2/3	整体器官
脑	坏死 / 梗死	6000	5000	4500
脑干	坏死 / 梗死	6000	5300	5000
耳，中 / 外	急性浆液性中耳炎	3000	3000	3000*
耳，中 / 外	急性浆液性中耳炎	5500	5500	5500*
下颌骨肌肉关节	显著的关节功能受限	6500	6000	6000
视交叉	失明	–	–	5000
晶状体	白内障	–	–	1000
视神经	失明	–	–	5000
视网膜	失明	–	–	4500
腮腺	口干	–	3200*	3200*
皮肤	坏死 / 溃疡	7000	6000	5500 $100cm^2$
脊髓	脊髓炎 / 坏死	5000 $5cm^2$	5000 $10cm^2$	4700 $20cm^2$

由 Emami B, Lyman J, Brown A 等的改良：正常组织对放射治疗的耐受性，国际放疗学报，物理学报，1991，21：109-122。TD5/5，在 5 年内组织剂量与损伤率相关

*50% 以上的体积会有显著的改变

血脑屏障的阻碍，它阻碍药物渗透进入大脑。由于血脑屏障不断的发生广泛破坏，大脑肿瘤的高浓度化疗仍然可以达到。但是，从理论上讲，浸润正常组织的肿瘤细胞是无法获得不能透过血脑屏障的药物的。

化疗药物可以口服、静脉注射、直接进入瘤床和经颈动脉直接灌注。大多数化疗药物通过破坏快速分裂细胞的 DNA 合成来造成细胞毒性。

新药设计旨在提供更好地血脑屏障渗透性，有较好的分布和低毒性。很少的一些研究表明，集中在肿瘤周围或正常脑组织中的药物浓度较肿瘤组织本身的更低，这些区域的血脑屏障是无效的。药物浓度在正常脑组织中的浓度随着距离肿瘤位置的增加而减少。这可能是导致治疗失败的一个原因。亚硝基脲类药物是脂溶性的，可以透过血脑屏障。由

于这种能力，这些药物可对脑肿瘤起效。

治疗中枢神经系统肿瘤的首选药物包括卡莫司汀、丙卡巴嗪、长春新碱、洛莫司汀。替莫唑胺也是脂溶性烷化剂，它是专为治疗恶性胶质瘤所研制的，它已经有了一些阳性结果的研究，尤其是对复发患者[9]。多药联合化疗在治疗复发胶质瘤中也有着重要作用。

14. 放射治疗师的作用

开展患者教育是医生、放射治疗师和肿瘤科护士的首要目标。虽然医生和护士最初与患者和家属讨论了治疗流程、副作用、皮肤护理、营养和心理社会问题，但他们往往无法记住并服从被给予的所有信息。这就变成了放射治疗师的职责，他们每天都能见到患者，应该对患者反复重申和加强这些教育。

日常接触使治疗师和患者建立了一种专业信任、理解和沟通。治疗师必须介入，并为患者提供情感支持，回答问题和担忧以及把他们推荐给其他需要见面的专业人士（例如社会服务人员、牧师、营养学家、业务办公室人员和支持小组）。

此外，治疗师的日常接触也可以监控患者的精神和身体情况。一些患者一直感到不知所措、愤怒和脆弱，并在治疗开始时予以拒绝。

一个独立的患者等候区使关心共同问题的患者能相互交流和分享各自的想法。这个区域使患者能讨论一些可能无法与家人讨论的问题。

接受中枢神经系统肿瘤治疗的患者可能出现一些特定的副作用。最常见的是，患者自诉疲劳。尽量让患者安心可以在很多程度上解决这一问题。向患者解释，当身体从疾病中恢复是需要足够的休息，每日的治疗效果可以消除一些患者的担忧，同时也建议患者当他们感到疲惫的时候，可以打个盹，而不是与疲劳斗争。

适当的饮食对于疾病治疗和身体健康非常必要。如果食物在色香味上没有吸引力，那么患者就不想

表 32-6 QUANTEC 总结的数据：在每次 180 ~ 200 cGy 常规分割治疗后的一些器官的大约剂量 / 体积 / 结果数据

器官	体积	剂量 / 体积	剂量（Gy）	毒性比	最终毒性
脑			＜ 60 Gy	＜ 3%	有症状的坏死
脑			72 Gy	5%	有症状的坏死
脑			90 Gy	10%	有症状的坏死
脑干			＜ 54 Gy	＜ 5%	神经病变或坏死
脑干	D1 ～ 10cc	≤ 59 Gy		＜ 5%	神经病变或坏死
脑干			＜ 64 Gy	＜ 5%	神经病变或坏死
视神经 / 交叉			＜ 55 Gy	＜ 3%	神经病变
视神经 / 交叉			55-60 Gy	3% ～ 7%	神经病变
视神经 / 交叉			＞ 60 Gy	＞ 7% ～ 20%	神经病变
脊髓			50 Gy	0.2%	脊髓病变
脊髓			60 Gy	6%	脊髓病变
脊髓			69 Gy	50%	脊髓病变
耳蜗	平均	≤ 45 Gy		＜ 30%	感觉神经性听力损失

由 Marks LB, Yorke ED, Jackson A 等修改：临床正常组织并发症发生概率模型的应用，中华骨科杂志，2000，20（3）：333-345。临床正常组织效应的定量分析

表 32-7 QUANTE 总结的数据：一些器官在立体定向放疗（单组）或立体定向全身放疗（多组）后的大约剂量 / 体积 / 结果数据

器 官	体 积	剂量 / 体积	剂 量	毒性比	最终毒性
脑		V12 ＜ 5-10cc		＜ 20%	有症状的坏死
脑干（听神经瘤）			＜ 12.5Gy	＜ 5%	神经病变或坏死
视神经 / 交叉			＜ 12Gy	＜ 10%	失明
脊髓（单次外汇）			13Gy	＜ 1%	脊髓病变
脊髓（海波外汇）			20Gy	＜ 1%	脊髓病变
耳蜗	处方剂量	≤ 14 Gy		＜ 25%	感觉神经性听力损失

由 Marks LB, Yorke ED, Jackson A 等修改：临床正常组织并发症发生概率模型的应用，中华骨科杂志，2000，20(3)：333-345。临床正常组织效应的定量分析

吃。患者可以尝试每天少吃多餐，而不是坐下来吃一顿大餐。大餐有时会让一个没有胃口的人很沮丧。改变吃饭的地点有时也可能有帮助，同样也可以换一个人做饭。应向患者提供营养补充剂，包括不同种类的补充剂，患者可以购买他们最喜欢的品牌。

除接受全脑全脊髓照射的患者，频繁的血液检查是不必要的。接受全脑全脊髓照射的患者可能出现白细胞和血小板计数下降。需要密切监测这些患者的血细胞计数，有些患者需要暂停放疗直到血细胞恢复正常。

原发性脑肿瘤治疗后也可能会发生永久性脱发。各种颜色和款式的假发、头巾和方巾对患者是值得购买的。这些商品的专卖店也应被推荐。治疗师应提醒患者使用温和的洗发水，以防止皮肤受到刺激。保湿霜可用于干性脱皮，其他产品可用于湿性脱皮。如果出现红斑和晒黑，治疗师也可以推荐皮肤调理剂。

患者应避免放疗区域的皮肤直接暴露在阳光下。来自阳光的辐射和治疗辐射相结合会增加副作用。

大多数患者在与治疗团队日常接触的过程中感受到安全感。当治疗结束时，患者常会感受到一种不再被关注和了解需求的失落和遗弃。在一些机构，要求患者在治疗结束后 1 周到 10 天（第一次随访前）再次进行体检和评估身心状况。这可能给患者提供了一种持续地关心。

治疗师也应警惕一些源于治疗的并发症迹象。对潜在问题的早期干预可以避免在治疗后期遭受不必要的痛苦。关注治疗摆位和参数是必须的，在轻松友好的氛围中完成治疗师的角色，提供专业的，有能力的，有效和准确的治疗。

病案 1

一位 62 岁的亚洲女性因左乳中分化侵袭性导管癌手术治疗。术前 1 个月，患者发现乳房肿块，手术范围包括左乳肿瘤切除术 + 前哨淋巴结活检，未检出阳性淋巴结。因此分期为 T2N0M0，Ⅱ A 期。术后予以辅助化疗和放疗，放疗的总剂量为 5 000 cGy,25 次，并用 9-MeV 的电子加量到 6 500 cGy。

初治结束后 24 个月，患者发现 L_4 骨转移并予以腰椎放疗，放疗剂量 3 000 cGy，10 次。患者在放疗期间的 KPS 评分为 70 分。在复查期间也发现一些脑转移病灶。

全脑放疗（WBRT）(3 000 cGy，10 次）包括左、右侧半脑，同时类固醇减量。急性副作用仅有轻微的皮肤毒性、脱发和疲劳。辅助 6 周期化疗后复查提示病灶消失。现患者距初治已有 28 个月并予以定期随访复查。

二、总结

• 在美国，每年约 23 000 例新诊断的原发性脑肿瘤和其他神经系统肿瘤。它占所有恶性肿瘤

的 1.4%。大约 80% 的中枢神经系统肿瘤侵及大脑，20% 侵及脊髓。

- 中枢神经系统肿瘤可以是原发性的或是继发性的（转移性），也可以是良性或恶性的。
- 近年来，放射治疗在中枢神经系统肿瘤的治疗中发挥了重要作用，提供了一种延长一些脑肿瘤患者生存时间和提高其生活质量的方法。
- 有 3 种最重要的中枢神经系统肿瘤预后指标，包括年龄、体力状态和肿瘤类型。
- 肿瘤通常分为良性、低级别和恶性、高级别，级别分类与肿瘤大小相比，是更主要的预后因素。
- 血脑屏障阻碍一些物质渗透进入大脑和脑脊液，存在于血管系统和大脑之间。它的目的是保护大脑免受潜在有毒化合物的伤害。
- 正电子发射断层扫描是一种有益的诊断工具，这可能有助于鉴别坏死和恶性肿瘤，两者与高代谢区域相关。
- 对于中枢神经系统肿瘤的治疗，多学科讨论是必要的。活检对于明确诊断和制订治疗方案非常重要。
- 放射治疗适用于恶性肿瘤未完全切除，无法手术和有转移性病变。
- 日常接触让治疗师与患者建立了一个专业地信任、理解和沟通纽带。治疗师必须准备好介入，并向患者提供情感支持，回答他们的问题和关注点，同时推荐相关人员参与治疗。

? 复习题

问题回顾的答案可以通过登录我们的网站：http：//evolve.elsevier.com/Washington+L eaver/principles 查找。

1．卡诺夫斯基性能评分（KPS）是

a．肿瘤生物学等级的量度

b．病人神经系统和功能状态的量度

c．在放疗单位 cGy 方面的量度

d．5 年生存率的直接量度

2．血脑屏障的作用是

Ⅰ．阻碍某些物质渗透进入大脑和脑脊液

Ⅱ．保护大脑免受潜在有毒物质的伤害

Ⅲ．保护大脑免受辐射伤害

Ⅳ．防止脂溶性或水溶性的物质进入大脑

a．Ⅰ和Ⅲ

b．Ⅱ和Ⅲ

c．Ⅰ和Ⅱ

d．Ⅱ和Ⅳ

3．下列哪项重要因素在最初诊断中枢神经系统肿瘤的检查中需要考虑？

a．家庭与社会背景

b．行为或性格的改变

c．语言、记忆或逻辑思维程序障碍

d．以上都是

4．下面哪项不属于同一个组

a．大剂量分割

b．增加颅内压

c．水肿

d．视盘水肿

5．中枢神经系统肿瘤的手术可能受到以下限制

a．肿瘤位置和侵及范围

b．患者状况

c．引起神经系统障碍的风险

d．以上都是

6．最常见的脑病变是

a．星形细胞瘤

b．胶质瘤

c．转移性瘤

d．髓母细胞瘤

7．人们对中枢神经系统肿瘤的 ________，发生、发展及生长机制知之甚少

a．病因

b．剂量效应

c．酒精的影响

d．血脑屏障

8．下列哪项未对大脑起到保护作用

a．小脑

b．颅骨

c．脑膜

d. 脑脊液

9. 骨盆近端肌力减弱，阳痿，膀胱瘫痪和膝反射减弱可能是脊柱肿瘤在 ________ 区

a. 颈

b. 上胸

c. 下胸

d. 腰骶

10. 原发性脑肿瘤放射治疗的副作用包括以下各项，但除外

a. 干和湿性脱皮

b. 水肿

c. 脱发

d. 脊髓损伤

? 思考题

1. 解释中枢神经系统肿瘤患者接受手术，放疗和化疗的获益和风险。

2. 中枢神经系统肿瘤患者的体征表现和预期症状是什么？

3. 解释间隙填补技术用于全脑全脊髓放疗的目的。

4. 分析放射治疗对中枢神经系统的预期副作用。

5. 区分立体定向放射手术和伽马刀治疗。

6. 解释类固醇激素在中枢神经系统肿瘤患者中的运用和疗效。

7. 讨论二维和三维放射治疗在中枢神经系统肿瘤患者中的临床应用。

（译者：冯梅　尹清萍　王鹤　审校：乔俏）

参考文献

1. American Cancer Society：*Brain cancer* [website]. Available at http：//www.cancer.org/cancer/braincnstumorsinadults/index. Accessed February 11，2014.
2. American Cancer Society：*Cancer facts & figures*2014，Atlanta, 2014，American Cancer Society.
3. Bohner N.I., et al：Descriptive and analytic epidemiology of brain tumors. In Black P.M., Loeffler J.S., editors：*Cancer of the nervous system*, Oxford, 1997，Blackwell Scientific Publications.
4. Central Brain Tumor Registry United States (CBTRUS): *Statistical report：primary brain tumors in the United States*, Chicago, 2003，CBTRUS.
5. Chang S.M., Mehta M.P.: Principles and practice of neuro-oncology：*a multidisciplinary approach*, New York, 2011，DemosMedical.
6. Chatel M., Lebrun C., Freny M.: Chemotherapy and immunotherapy in adult malignant gliomas, *Curr Opin Oncol* 5：464–473，1993.
7. Deorah S., Lynch C.F., Sibenaller Z.A., et al：Trends in brain cancer incidence and survival in the United States：Surveillance, Epidemiology, and End Results program, 1973 to 2001，*Neurosurg Focus* 20：E1，2006.
8. Donnelli M.G.，Zucchetti M.，D'Incali M.：Doanti cancer agents reach the tumor target in the human brain? *Cancer Chemother Pharmacol* 30：251–260，1992.
9. Fiveash J.B., et al：High grade gliomas. In Gunderson L.L., Tepper J.E., editors：*Clinical radiation oncology*, ed 3，St Louis, 2012，ElsevierSaunders.
10. Fransen P., de Tribolet N.: Surgery for supratentorial tumors, *Curr Opin Oncol*5：450– 457，1993.
11. Goodenberger M.L., Jenkins R.B.: Genetics of adult glioma, *Cancer Genetics* 205(12)：613–621，2012. doi：http：//dx.doi.org/10.1016/j.cancergen.2012.10.009.
12. Halasz L.M., Rockhill J.K.: Stereotactic radiosurgery and stereotactic radiotherapy for brain metastases, *Surg Neurol Int* 4：S185–S191，2013.
13. Hall E.J., Giaccia A.J.: *Radiobiology for the radiologist*, ed 7，New York, 2011，Lippincott Williams & Wilkins.
14. International Commission on Radiation Units and Measurements (ICRU): *Prescribing, recording, and reporting, photon beam therapy：report 50*，Washington, DC, 1993，ICRU.
15. Ji H.P., Choi S.A., Lim S., et al：ID3 contributes to cerebrospinal fluid seeding and poor prognosis in medulloblastoma, *BMC Cancer* 13(1)：1–16，2013.
16. Kreiger M.D., Chandrasoma P.T., Zee C.S., et al：Role of stereotactic biopsy in the diagnosis and management of brain tumors, *Semin Surg Oncol* 14：13–25, 1998.
17. Merrick J., Chow E., Sahgal A.: *Bone and brain*

metastases：*advances in research and treatment*, New York, 2010，NovaScience.

18. National Cancer Institute：*SEER stat fact sheets*：*brain and other nervous system cancer* [website]. Available at http：//seer.cancer.gov/statfacts/html/brain.html.Accessed February 11，2014.
19. Nelson D., et al：Central nervous system tumors. In Rubin P., editor：*Clinical oncology*：*a multidisciplinary approach for physicians and students*, ed 8，Philadelphia, 2001，Saunders.
20. Ohgahi H., Kleinhues P.: Epidemiology and etiology gliomas, *Acta Neuropathol* 109：93–108，2005.
21. Patchell R.A.: The management of brain metastases, *Cancer Treat Rev* 29：533–540，2003.
22. odgers S.P., Trevino M., Zawaski J.A., et al：Neurogenesis, exercise, and cognitive late effects of pediatric radiotherapy, *Neural Plast* 2013.Epub.
23. Shaw E.G., et al：Ethnic differences in survival of glioblastoma (GBM): a secondary analysis of the RTOG recursive partitioning analysis database, *Neurooncology* 5：296, 2003.
24. Smith M., Hare M.L.: An overview of progress in childhood cancer survival, *J Pediatr Oncol Nurs* 10：160–164，2004.
25. Smoll N.R., Schaller K., Gautschi O.P.: Long-term survival of patients with glioblastoma multiforme(GBM)，*J Clin Neurosci*20(5)：670–675，2013.Available at http：//dx.doi. org/10.1016/j.jocn.2012.05.040.

第 33 章

消化系统肿瘤

目的

- 识别、列出和讨论结肠、直肠、肛门、食管和胰腺肿瘤可能的流行病学和病因学因素。
- 阐述结肠、直肠、肛门、食管和胰腺恶性肿瘤的临床表现。
- 讨论结肠、直肠、肛门、食管和胰腺肿瘤的检查和诊断方法。
- 列出结肠、直肠、肛门、食管和胰腺肿瘤的组织学类型。
- 描述以上部位在检查和分期中的诊断程序。
- 详细描述以上消化系统部位最常见的肿瘤扩散途径。
- 描述和绘制结肠、直肠、肛门、食管和胰腺肿瘤的淋巴传播途径。
- 区分组织学分期和临床分期。
- 详细阐述结肠、直肠、肛门、食管和胰腺的解剖学和生理学。
- 确定并讨论关于治疗方案选择、组织学分型和临床分期的治疗原理。
- 描述直肠、肛门、食管和胰腺肿瘤的不同放射治疗方式。
- 确定每个部位的适当肿瘤致死剂量和处方剂量。
- 根据时间-剂量-分割方案讨论该区域的预期放射反应。
- 讨论重要结构和危及器官的耐受水平。
- 阐述对于患者皮肤护理、预期反应和饮食建议的指导。
- 讨论每种诊断使用多模式治疗的理由。
- 描述各种治疗计划技术。
- 分别讨论直肠、肛门、食管和胰腺癌的各个分期的生存数据和预后。

本章讨论消化系统 3 种主要恶性肿瘤的放射治疗（如直肠癌、食管癌、胰腺癌）。结直肠癌是消化系统最常见的恶性肿瘤，是癌症的第二大死因，但在所有胃肠道恶性肿瘤中预后最佳。食管癌和胰腺癌通常在诊断时就分期较晚，只有少数患者能获得长期生存。

一、结直肠癌

1. 流行病学和病因

自 1980 年以来，50 岁以上人群结直肠癌发病率持续下降，但是，在 50 岁以下人群中发病率不断上升。预计今年将新发约 96 830 例结肠癌和 40 000 例直肠癌患者。结直肠癌男性比女性常见。将男性和女性分别进行比较时，结肠癌的发病率均排名第三位。大肠癌的发生风险随着年龄的增长而增加，超过 90% 的病例发生在 50 岁以上的人群中。结直肠癌是美国癌症患者的第二大死因，每年约有 50 000 人死于结直肠癌。随着早期发现与更好的治疗，结直肠癌的死亡率正逐年下降。

结直肠癌的病因主要是饮食中动物脂肪含量高、纤维含量低。人体饮食中的过量的脂肪可能会促使结肠癌的发生，高加工的红肉摄入以及低水果和蔬菜饮食也会增加结直肠癌的患病风险。含纤维饮食可起到抑制的作用，它能稀释粪便，增加粪便体积，使粪便排出更快，从而减少肠上皮暴露于致癌物的时间。结直肠癌发病的其他风险因素包括肥胖，吸烟，酗酒（男性＞2次/日，女性＞1次/日），缺乏运动。

最近有研究表明，规律使用非甾体类抗炎药以及绝经后激素治疗可能会降低患结直肠癌风险。但是，这些药物不被推荐用于预防结直肠癌。

结肠癌发生的其他主要因素包括慢性溃疡性结肠炎，腺瘤性息肉继发癌症，以及遗传性癌症综合征，包括家族性腺瘤性息肉病（FAP）和遗传性非息肉性结直肠综合征（HNPCC）或Lynch综合征。其他危险因素包括：一级亲属在60岁前患结直肠癌或腺瘤性息肉病；在没有遗传性综合征的情况下，两个或两个以上一级亲属在任何年龄患结肠直肠癌或腺瘤性息肉病。

慢性溃疡性结肠炎通常发生在直肠和乙状结肠，但也可扩散到结肠的其余部位。其特征是肠壁广泛炎症和溃疡。患者每日发生多达20次的黏液血性腹泻，持续数天或数周后消退，之后又再次发作。其发展为结肠癌的风险取决于肠段受累程度，发病年龄以及活动性疾病的严重程度和持续时间。发病年龄越早，活动性疾病持续时间越长，患癌风险就越高。研究表明，慢性溃疡性结肠炎持续15年，患癌风险为3%，持续20年其风险增加到5%。只有1%的结直肠癌患者有慢性溃疡性结肠炎病史。

腺瘤性息肉是生长于黏膜层、突入肠腔内的新生物。基于其生长方式和显微学特征，分为管状和绒毛状。息肉被认为是恶性肿瘤发展的先兆。息肉越大，其恶变风险越大。绒毛状腺瘤比管状腺瘤的恶变倾向高8至10倍。

事实上，患有遗传性疾病FAP的所有患者，如不及时治疗，都会发展成结肠癌。FAP的特点是整个大肠壁有成千上万的息肉。患有这种疾病的人在出生时没有息肉，通常在青春期后期发展成结肠壁广泛受累。FAP的发生与5号染色体上的腺瘤性结肠息肉基因突变相关。其治疗方案是结直肠全切。加德纳综合征是另一种类似于FAP的遗传性疾病，患者的大肠上有腺瘤性息肉和其他异常生长物，例如上消化道息肉、壶腹周围肿瘤、脂肪瘤和纤维瘤。

家族中没有息肉病史而频繁发生结直肠癌被称为遗传性非息肉性结直肠综合征，也称为Lynch综合征。HNPCC的病因是2、3或7号染色体上修复基因的突变。其定义为3个或3个以上家庭成员患有结直肠癌，并至少有两个是一级亲属，包含至少两代人，其中至少有一人在50岁以前确诊。有此结肠癌家族史的患者通常在更年轻时发生右半结肠癌，并有更高风险发生结肠第二肿瘤、乳腺癌、卵巢癌、子宫内膜癌和胰腺癌。具有该家族史的个体应定期体检并考虑进行基因检测。

2. 解剖学和淋巴引流

大肠癌通常分为结肠癌和直肠癌。根据解剖学区域不同，其症状、诊断和治疗不同。决定治疗和预后的主要因素是病变发生在腹膜后还是腹膜内。我们将在各个区域的解剖学和淋巴引流中进一步讨论。

结肠分为8个部分：盲肠、升结肠、降结肠、结肠脾曲、结肠肝曲、横结肠、乙状结肠和直肠。盲肠、横结肠和乙状结肠位于腹膜内，具有完整的肠系膜和浆膜层，可自由移动（图33-1）。位于这些部位的病变可留出丰富的边缘，可手术切除，但黏附或侵入临近结构的肿瘤除外。腹膜种植很可能导致治疗失败或复发。

升结肠、降结肠、结肠肝曲和脾曲位于腹膜后，不能自由移动，缺乏肠系膜，后面和侧面无浆膜覆盖。因此，早期较容易浸润肠壁外层，侵犯邻近软组织、肾脏和胰腺。

直肠在第3骶椎前方与乙状结肠相续。与乙状结肠相同，直肠上段被腹膜覆盖，但仅限于其侧壁和前壁。之后，腹膜在直肠前壁反折到男性精囊和膀胱或女性阴道和子宫，形成一个凹陷，分别称为直肠膀胱凹陷或直肠子宫凹陷。直肠下半至下2/3位于腹膜后。三条横行皱襞将直肠分为三部分，称

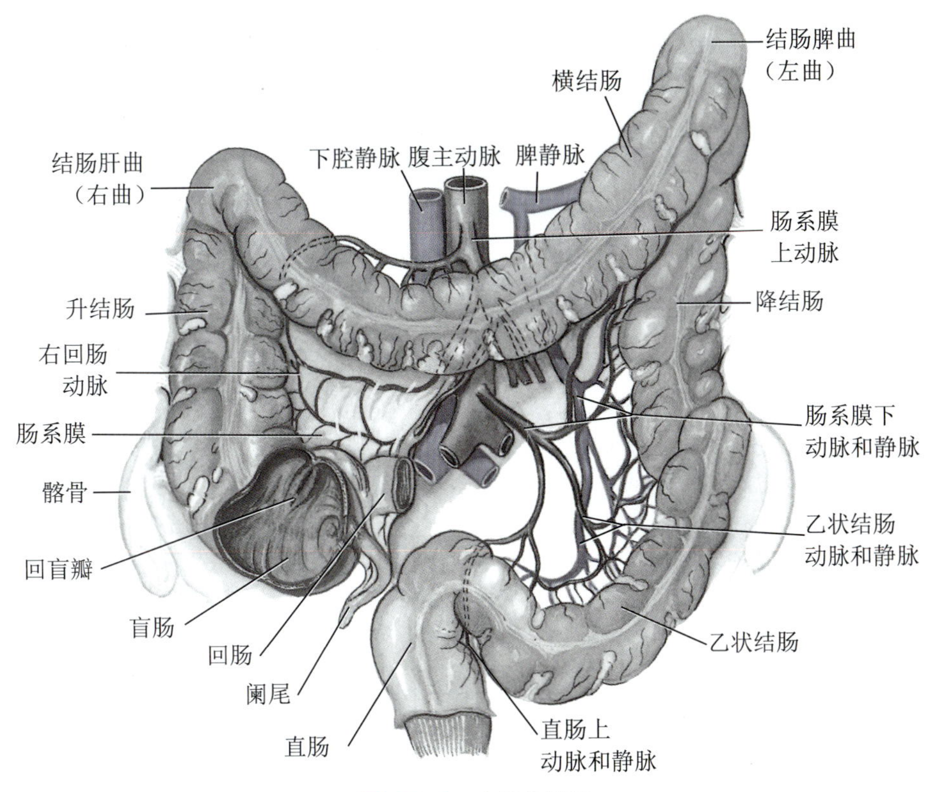

图 33-1　大肠的解剖

（引自 Patton KT,Thibodeau GA：Anatomy and physology,ed 7, St Louis, 2009, Mosby）

为上瓣、中瓣、下瓣或壶腹（图 33-2）。中瓣位于距肛缘 11 cm 处，大致为腹膜反折处。由于直肠位于腹膜后，直肠癌可侵及盆腔邻近结构，如前列腺、膀胱、阴道、骶骨。其治疗方案取决于病变部位。

大肠截面有四层：黏膜，黏膜下层，固有肌层和浆膜层（图 33-3）。用于癌症分期以定义肠壁侵及深度。黏膜层或最内层形成肠腔，由两层构成：固有层和黏膜肌层。下一层为黏膜下层，富含血管和淋巴。固有肌层包含两个肌层，环形和纵行肌层，与蠕动相关。肌层以下是脂肪层，称为浆膜下层。最外层是浆膜层，由脏层腹膜形成，但并非所有结肠都具有浆膜层。

结肠的淋巴引流沿着肠系膜血管走行。右半结肠的淋巴引流沿着肠系膜上血管，包括回结肠和右结肠淋巴结（图 33-1）。左半结肠的淋巴引流沿着肠系膜下血管，区域淋巴结包括中结肠、肠系膜下和左结肠。乙状结肠淋巴引流向肠系膜下系统，同时包括沿着直肠上段，乙状结肠和乙状结肠系膜血管的淋巴结。直肠上段的淋巴沿着直肠上段血管，汇入肠系膜下系统。直肠中段和下段淋巴引流沿着直肠中段血管，其主要淋巴结群组成髂内淋巴结。直肠癌可能侵及的其他淋巴结群包括直肠旁、骶外

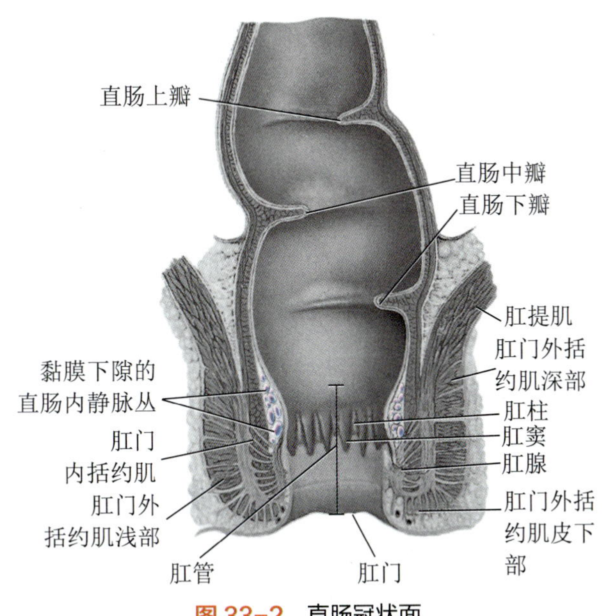

图 33-2　直肠冠状面

（引自 Patton KT, Thibodeau GA：Anatomy and physiology, ed 7, St Louis, 2009, Mosby）

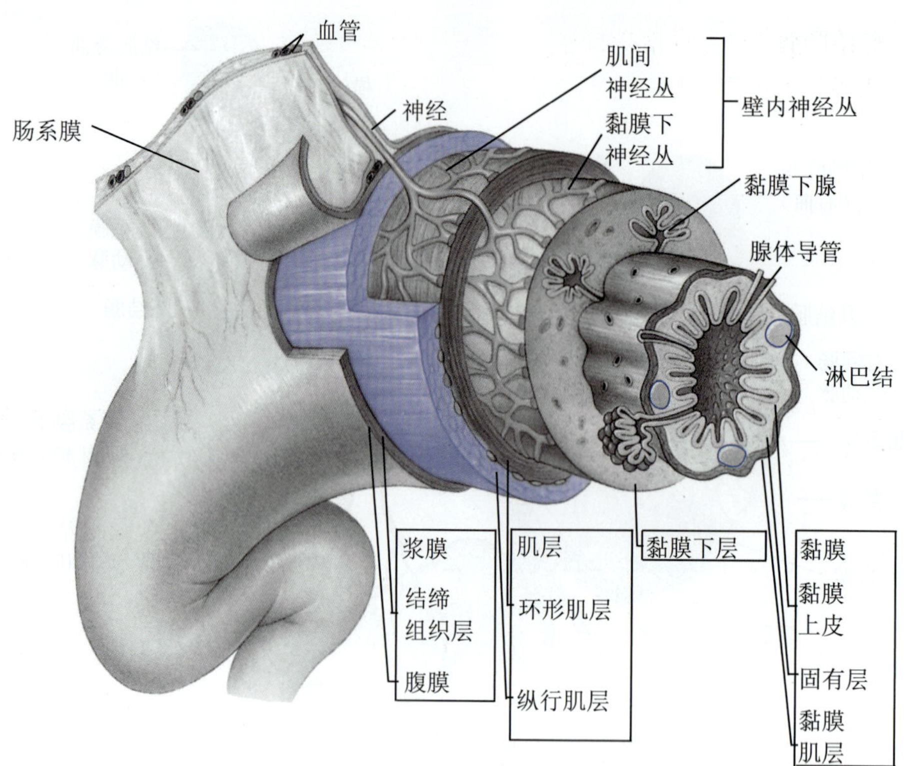

图 33-3　肠壁截面图

（引自 Patton KT, Thibodeau GA：Anatomy and physiology, ed 7, St Louis, 2009，Mosby）

和骶前淋巴结。直肠低位病变若侵及肛管可以引流入腹股沟淋巴结（图 33-4）。

对于以上任一区域，若肿瘤已侵入邻近结构，则其他淋巴结群可能会受累或有受累风险。例如，直肠癌侵及阴道或前列腺可能会累及髂外淋巴结。

3. 临床表现

直肠癌患者通常有直肠出血，可能是卫生纸上的鲜红血液，也可能混在粪便中或粪便上。这种出血被称为便血。其他症状包括肠道习惯的改变、腹泻与便秘，或大便直径的改变。铅笔状的大便、便秘或腹泻可能表明肿瘤充满直肠瓣膜区域并引起梗阻型过程。深色或黑色的粪便也可能是结肠癌的一种症状。这种症状是由于血红蛋白和肠道酶以及细菌的化学反应使大便呈深色。里急后重（直肠痉挛伴排空肠胃的冲动）可能是局部晚期直肠癌的患者症状。臀部或会阴区的疼痛可能是由肿瘤向后侵袭引起的。

左半结肠病变所出现的症状与直肠癌相似。便血、粪便直径的变化、梗阻症状和腹痛是最常见的

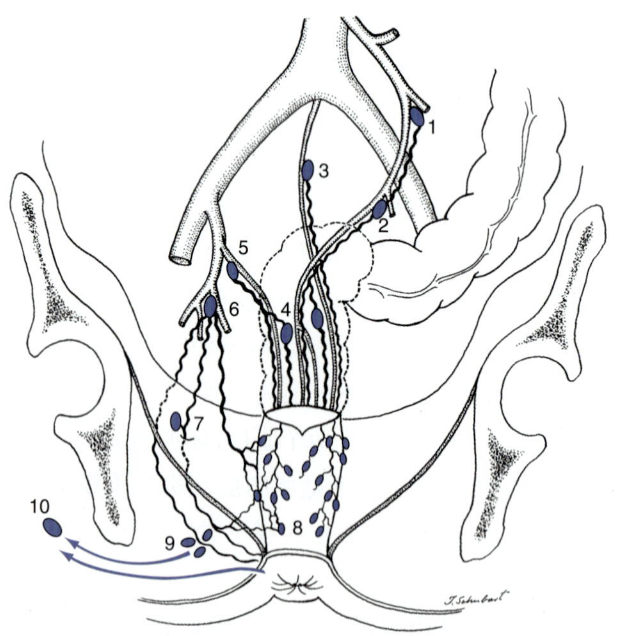

图 33-4　直肠淋巴引流：1 和 2. 肠系膜下动脉和乙状结肠血管的淋巴结起点；3. 骶骨岬淋巴结；4. 骶骨淋巴结；5 和 6. 下腹部髂内淋巴结；7. 可能与低位直肠病变有关的髂外淋巴结；8. 直肠壁淋巴结；9. 坐骨直肠淋巴结；10. 腹股沟淋巴结

（引自 Del Regato JA, Spjut HJ, Cox JD：Ackerman and del Regato’s cancer：diagnosis, treatment, and prognosis, ed 6, St Louis, 1985，Mosby）

症状。相反，右侧结肠病变患者通常有腹痛，通常伴有腹部肿块。恶心和呕吐是其他可能的症状。大便隐血和小细胞性贫血是结肠癌的两个其他症状。

4. 检查和诊断

一般来说，大肠癌是通过体格检查、放射检查和内镜检查来诊断的。这些发现共同提供了疾病检测中的关键信息以及疾病进展的程度。根据美国癌症协会早期发现结直肠癌的筛查指南，建议从 50 岁开始，有平均风险的患者每年都应进行粪便隐血实验或粪便免疫化学检查、乙状结肠镜检查、钡剂灌肠检查。或每 5 年行结肠断层造影（CT）或三维（3D）结肠镜检查。任何阳性试验结果后都应行结肠镜检查。结肠镜能检查整个结肠，并能显示息肉并能够提供活检。结肠镜检查每 10 年做一次。结肠评估的新技术，3D 结肠镜检查，使用 CT 扫描仪和 3D 软件检查大肠内部，而不用通过直肠插入较长的结肠镜。与传统结肠镜检查相比，这种检查需要较少的肠道准备，而且仅相当于钡剂灌肠的照射剂量。该检查可用于拒绝结肠镜检查的患者，或者由于技术原因而无法完成常规结肠镜检查的患者。

有 FAP 或 HNPCC 家族史的高危个体应在 50 岁以前接受结肠镜检查，并应与卫生保健人员一起制订筛查计划。这些人也应该获得基因检测方面的咨询。

任何恶性肿瘤患者的初始治疗都应该从病史和体格检查开始。对于所有结直肠癌患者，都应进行直肠指检，并注意病变的大致大小、活动性、距肛缘的位置和所涉及的直肠壁。在直肠指检时也可以扩大检查的直肠周围淋巴结。

直肠乙状结肠镜是作为一项补充检查，可以对病变的大小和位置进行更准确的描述。这项检查也可以判断肿块是外生型还是溃疡型。在内镜检查时从活检中获得组织诊断。结肠或直肠癌应行骨盆检查以排除其他盆腔肿块。直肠前方外部的肿块（子宫直肠陷凹中的病变）可提示腹膜种植。在女性中，直肠前肿块可能侵犯阴道壁并使髂外淋巴结受累。左锁骨上和腹股沟淋巴结也应当被触诊，特别是在齿状线附近有低位直肠病变的患者。锁骨上淋巴结受累常暗示疾病不可治愈，通常由于经由胸导管转移受累的主动脉旁淋巴结扩散而发生。体格检查也应评估远处扩散的潜在部位。腹部触诊还应注意腹部肿块、肝脏和腹水检查。

内镜检查、结肠镜和乙状结肠直肠镜均可以评估病变的大小、位置和周长范围，并提供病变与肛门边缘的距离。它们也可用于获得病灶活检组织或切除息肉来提供恶性肿瘤的组织学证明。

确诊后，会评估患者的分期来确定病灶扩散的程度或数量。X 线胸片通常是为了检查肺部的转移情况。骨盆的 CT 扫描或磁共振成像（MRI）用于评估肿瘤是否已扩展至其他盆腔器官或结构以及盆腔淋巴结受累程度。腹部 CT 扫描也可用于检测肝脏或其他腹部结构的转移情况。

正电子发射断层扫描（PET）已被用作分期工作的一部分，用于定位原发肿瘤、受累淋巴结或远处转移的区域。PET 能显示在 CT 扫描中未见到的受累淋巴结。PET-CT 联合扫描比 PET 单独扫描能提供更好的解剖相关的侵袭区域，PET-CT 扫描正逐渐成为癌症分期和放射治疗计划的常用检查。

用于结肠癌诊断和检查中的实验室研究包括全血细胞计数（CBC）和血液化学分析。进一步检查肝功能表示需要做肝脏 CT 扫描或超声检查。肿瘤标本也可以评估癌细胞中 KRAS 基因的变化。如果发现 KRAS 基因突变，患者不能从如西妥昔单抗或帕尼单抗等单克隆抗体的治疗中获益。癌胚抗原（CEA）是一种可能与某些恶性肿瘤相关的蛋白分子，如结肠癌和卵巢癌。它有时被用作结肠癌的肿瘤标志物。如果治疗前蛋白标志物水平高于正常值，则治疗后有望降至正常水平。治疗前超过 20 ng/ml 的水平可能与广泛的转移有关。CEA 水平的升高通常预示着癌症的复发。因此，此蛋白质分子作为疾病的标志物。水平越高，疾病可能越严重。

5. 病理学和分期

腺癌是大肠中最常见的恶性肿瘤，占大肠肿瘤的 90% ～ 95%。其他组织学类型包括黏液腺癌、印戒细胞癌和鳞状细胞癌。

美国癌症联合委员会（AJCC）的原发肿瘤、淋巴结受累、远处转移（TNM）分期系统可用于临床上（手术前）或手术后（框表 33-1）。TNM 分期系统运用很普遍。

当前的 TNM 系统引入了对原有分期系统的改变。分期系统的修订反映了两个最重要的预后生存指标：肿瘤淋巴结的受累数目以及侵袭肠壁的深度。

在 20 世纪 30 年代 Dukes 设计的分期系统是第一个有用的系统。21 个肿瘤根据侵入肠壁的程度以及肿瘤淋巴结有无受累进行分类。肿瘤是由 A 到 C 的字母命名。Dukes A 期表示病变没有穿透肠壁。B 期表示病变穿透肠壁但无肿瘤淋巴结受累。C 期表示病变穿透肠壁且肿瘤淋巴结受累。TNM 分期系统是更为常用的系统。

超过 95% 的结肠癌和直肠癌是腺癌。这些癌症细胞排列于结肠和直肠内。还有一些其他更罕见的结直肠癌。

6. 传播途径

正如在分期系统中所暗示的那样，大肠恶性肿瘤常通过直接侵袭、淋巴管和血行进行转移。肿瘤的直接转移通常是放射状的穿透肠壁而不是纵向的。

如果肿瘤侵犯至肠黏膜下层，则会发生淋巴转移。肠壁的初始淋巴管和静脉通道位于黏膜下层。淋巴转移是有序的。直肠癌的最开始侵犯的淋巴结是直肠周围淋巴结。约 50% 的患者在诊断时已有淋巴结受累。

血行转移到肝是远处转移最常见的类型。转移机制涉及胃肠系统的静脉引流（门静脉循环）。远处转移的第二个最常见的部位是肺。这种转移是由肿瘤栓子落入下腔静脉（IVC）引起的。

病变也可能在腹腔内扩散。肿瘤随着生长会

框表 33-1　美国癌症联合委员会结直肠：癌分期

原发肿瘤（T）

TX	原发肿瘤无法评估
T0	无原发肿瘤的证据
Tis	原位癌：上皮内或侵犯固有层
T1	肿瘤侵犯黏膜层
T2	肿瘤侵犯固有肌层
T3	肿瘤穿过固有肌层侵犯结肠周围组织
T4a	穿透到内脏腹膜的表面
T4b	肿瘤直接侵入或附着于其他器官或结构

局部淋巴结（N）

NX	局部淋巴结无法评估受累
N0	无局部淋巴结转移
N1	1 ～ 3 个区域淋巴结转移
N1a	1 个区域淋巴结转移
N1b	2 ～ 3 个区域淋巴结转移
N1c	肿瘤侵犯至浆膜下、肠系膜或非腹膜化的结肠或直肠周围的组织无局部淋巴结转移
N2	4 个或多个区域淋巴结转移
N2a	4 ～ 6 个区域淋巴结转移
N2b	7 个或多个区域淋巴结转移

远处转移（M）

MX	无法评估远处转移
M0	无远处转移
M1	远处转移
M1a	局限于一个器官或部位的转移
M1b	转移在不止一个器官或部位或在腹膜中

分期

分期	T	N	M
0	Tis	N0	M0
I	T1	N0	M0
	T2	N0	M0
IIA	T3	N0	M0
IIB	T4a	N0	M0
IIC	T4b	N0	M0
Ⅲ A	T1-T2	N1/N1c	M0
	T1	N2a	M0
Ⅲ B	T3-T4a	N1/N1c	M0

续 表

	T2-T3	N2a	M0
	T1-T2	N2b	M0
Ⅲ C	T4a	N2a	M0
	T3-T4a	N2b	M0
	T4b	N1 ~ N2	M0
Ⅳ A	Any T	Any N	M1a
Ⅳ B	Any T	Any N	M1b
组织学分级（G）			
GX	无法评估等级		
G1	分化良好		
G2	中度分化		
G3	低分化		
G4	未分化		

获得美国癌症联合委员会（AJCC）的批准：AJCC 癌症分期手册，ed 7，纽约，2010，Springer

穿透肠壁至结肠表面的腹膜后会导致肿瘤细胞脱落入腹腔。这些脱落细胞会继续定居于另一个表面（如腹膜、直肠子宫陷凹）开始生长。这个过程叫作腹膜种植。腹膜种植的另一种扩散机制是手术时种植至其表面。

7. 治疗手段

手术是首选的治疗方法。手术可切除肿瘤、边缘足够的肿瘤周围组织及引流区域淋巴结。手术的类型取决于肿瘤的位置。对于结肠肿瘤，切除大段肠管、邻近淋巴结及直接的血管供应是常见的手术方法，例如右半结肠切除术或左半结肠切除术。如今一些传统的开腹的结肠手术方式正被腹腔镜下手术方式所代替。接受腹腔镜结肠切除术的患者比接受开腹手术的患者恢复更快并且住院时间更短。对于直肠癌，两种最常见的手术是直肠低位前切除术（LAR）和腹会阴联合切除术（APR）。腹腔镜下手术方式在直肠癌中更难实施。

低位前切除术切除范围包括肿瘤、肿瘤边缘（整块切除）和紧邻的淋巴结。然后将肠管重新吻合。因此，结肠造口术并不是必须的。该手术方法用于治疗结肠癌和选择性的直肠癌。

APR 应用于肿瘤位于直肠的下 1/3（远端 5 cm）的直肠癌患者。在腹壁做一切口以构建结肠造口。然后，做一会阴切口以切除直肠、肛门和引流淋巴管，并将整个切除物通过会阴切口拉出。该手术的最后阶段包括通过使用可吸收网片，网膜或腹膜重建或重新腹膜化骨盆底。这对需要行术后放疗的患者非常重要。再次腹膜化可使小肠上移，减少治疗区域中的小肠数量，并最大限度地减少放疗的毒性反应。

放射治疗。放射治疗是直肠癌最常用的辅助治疗方法。放疗可联合化疗用于手术前或者手术后。

直肠癌淋巴结肿瘤阳性或肿瘤扩散的患者单纯手术局部失败率高，建议术后行辅助放疗联合同步化疗。术后放疗和化疗可持续改善直肠癌患者的局部控制和生存率。术后辅助治疗的一个主要优势就是，医生对肿瘤淋巴结转移或肿瘤远处转移有病理学证实。这些信息对于确定是否需要辅助治疗至关重要。

对于直肠肿瘤灶已侵犯了肌层或者有影像学提示增大的淋巴结达到 N1 或 N2 期的患者，术前放疗是另一种常用的技术。这种治疗的目的是保留括约肌。术前放疗联合化疗可以缩小肿瘤病灶，使得患者可以行直肠低位前切除术而不是 APR，从而避免结肠造瘘。术前放疗的潜在优势是降低原发肿瘤的分期，减少手术时肿瘤扩散或肿瘤种植的机会；非手术骨盆中的氧合细胞增加了放射敏感性；而且降低其急性副反应。术前放疗的缺点是缺乏肿瘤病理学分期（T 分期），其导致 T1 或 T2 期的肿瘤患者接受了照射。术前放化疗是目前局部晚期直肠癌最常用的治疗方法。

腔内照射是一种可保留括约肌的治疗方法，用于治疗病灶局限于肠壁的下 1/3 至中 1/3 的直肠癌患者。Papillon 建立了该治疗的具体标准，其中包括肿瘤在肠壁外的有限扩展，肿瘤大小最大为 3 cm×5 cm，以及可接受直肠镜治疗的分化良好至中等分化的外生性肿瘤（距肛门边缘≤ 10 cm）。使用 Papillon 法，患者接受 4 次，每次 3 000 cGy

剂量的照射，每次间隔2周完成（图33-5）。该治疗使用了50-kVp的接触单位，为期1个月在门诊完成。局部治疗失败的患者可以进行手术抢救。由于很多治疗中心没有50 kVX线机，仅有限中心可继续对患者行接触性放射治疗。

单独放疗也用于治疗无法手术的患者或不可切除的局部晚期直肠癌的患者。在这种情况下，放疗可起到姑息作用，很少可治愈。放疗联合化疗[5-氟尿嘧啶（5-FU)]在缓解症状、降低肿瘤进展和提高整体生存率方面比单纯放疗更有效。

化疗：在高危结直肠癌患者（T3或N1，N2）术前或术后加用辅助放化疗被证实可提高总体生存率（图33-6）。许多研究表明，结合5-FU和盆腔放疗可以降低疾病复发率和提高存活率。美国国立综合癌症网络（NCCN）为结肠癌和直肠癌患者制定了治疗指南。目前对T3期直肠癌患者的建议是在术前放疗期间持续静脉输注5-FU或卡培他滨。术前放化疗后行即行根治性切除术，再行5-FU加或不加亚叶酸钙方案、FOLFOX（5-FU，亚叶酸钙，奥沙利铂）方案、或卡培他滨加或不加奥沙利铂方案等。在术后首先进行5-FU加或不加亚叶酸钙方案或者FOLFOX方案等化疗，然后进行放疗联合5-FU持续治疗。放射治疗完成后，再进行5-FU加或不加亚叶酸钙方案，或FOLFOX方案化疗。对于复发性或转移性直肠癌，仍可以使用相同的药物，或者使用FOLFIRI的方案。FOLFIRI方案由5-FU、亚叶酸钙和伊立替康组成。两种单克隆抗体，贝伐单抗和西妥昔单抗，正在被用于晚期或转移性结肠癌或直肠癌的研究中。贝伐单抗（Avastin, Genentech, San Francisco, Calif.）是一种阻碍肿瘤新生血管生长并阻碍肿瘤持续生长所必需的氧气和营养物供应的药物。该药物与FOLFOX或FOLFIRI联合使用。西妥昔单抗（Erbitux, bristoll-myers Squibb,N.Y）阻断激素样因子的作用，这些激素样因子可以促进癌细胞生长，从而导致细胞死亡。西妥昔单抗可单独使用或与其他化疗药物联合使用，用于对伊立替康化疗药物无反应的患者。

射野设计和重要结构。局部复发风险很高的直肠癌患者可接受术前或术后辅助放疗。这些患者包括病灶扩展超过肠壁、肿瘤粘连（T3，T4）或肿瘤淋巴结阳性（N1，N2）的患者。照射区域通常包括原发肿瘤体积和盆腔淋巴结，这会缩小照射野，使主要靶区达到更高剂量。射野的解剖学边界取决于患者是否接受了与复发风险区域直接相关的直肠前路切除术或前后路（AP）切除术。大部分直肠癌患者复发发生在骨盆后部，包括髂内淋巴结和骶前淋巴结转移。标准的直肠癌切除术不包含这两个淋巴结组，故其需要被包含在照射野中。在盆骨的照射中，小肠是剂量限制结构或危及器官（OAR）。小肠的剂量应小于45 Gy。放疗技术和射野的设计须考虑到射野中小肠的数量，以尽量减少与治疗相关的毒性。减少小肠照射剂量可通过患者定位、定位装置、膀胱充盈、多形野和剂量加权等。术前放疗期间小肠的剂量比术后放疗更容易减少。因为在

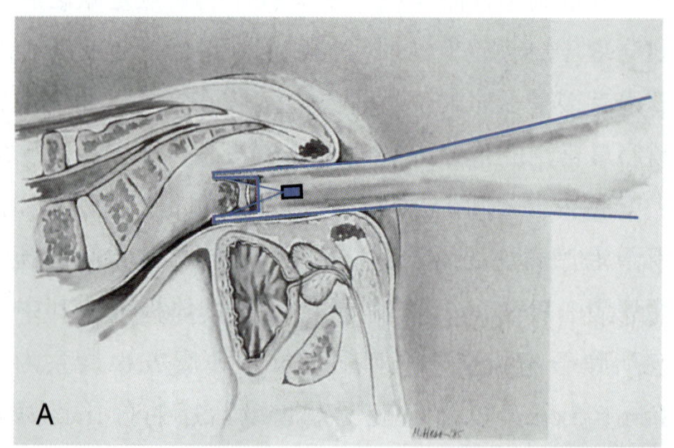

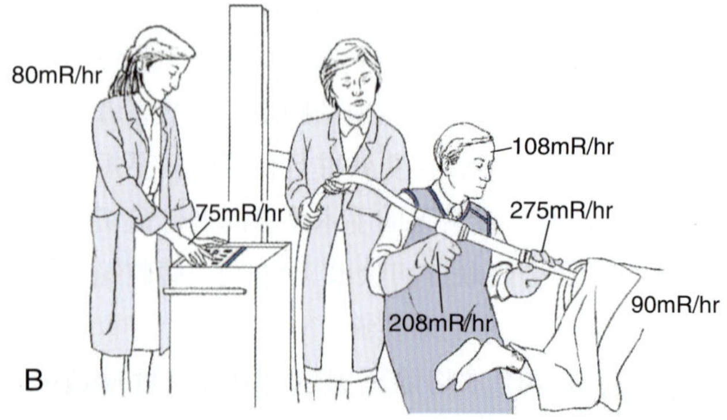

图33-5 低位直肠癌保留括约肌内腔放射治疗
（Courtesy Alan J. Stark, MD）

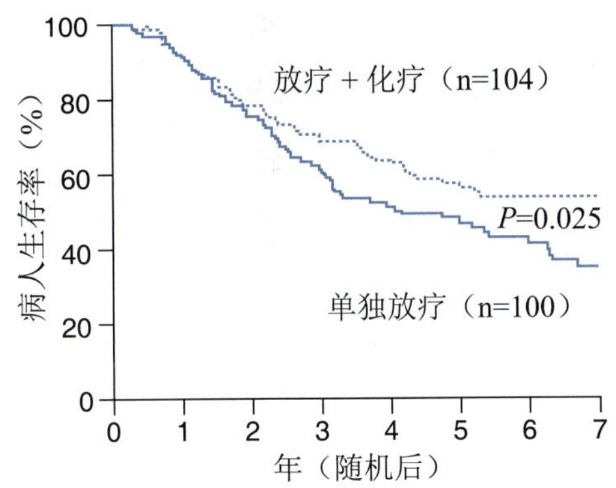

图 33-6　与单纯放疗相比，术后放疗和化疗提高了生存率

（引自 Krook JE, Moertel CG, Gunderson LL, et al：Effective surgical adjuvant therapy for high-risk rectal carcinoma, N Engl J Med 324：709-715，1991）

术后放疗时，直肠和腹膜已经被切除，这使得小肠会移位到骨盆中更低的位置，导致更多的小肠进入放射野中。大靶区（肿瘤 + 区域淋巴结）给予的剂量为 4 500 cGy，聚焦筒（coned-down volume）（原发肿瘤床）在 6 ～ 6.5 周给予的剂量为 5 000 ～ 5 500 cGy。超过 5 000 cGy 的剂量是不可能达到的，除非小肠可以被排除在射野之外。

传统上，使用三野照射技术，患者采用俯卧位［后前（PA）和侧野楔形板］，其可以使肿瘤床的剂量均匀，并避免前结构照射，例如小肠。当前列腺或阴道等前部结构有受累或累及的危险时，可采用四野前后 / 后前和侧野对穿技术。对于直肠前切除术的患者，射野上界在骶骨岬上方 1.5 cm 处，与 L_5 ～ S_1 间隙相连。根据病变的上界和临床指征，射野可能需在 $L_{4～5}$ 间隙或向上延伸到包括主动脉旁淋巴结链。射野越靠上，就越有必要采取预防措施以避免小肠损伤和并发症。PA/AP 野的宽度要能足够覆盖髂淋巴结。这个边界位于骨盆边缘和骨盆上口侧面 2 cm 处。下界通常包括整个闭孔，但这可能随病灶的位置而改变。推荐的下缘为术前肿瘤灶外 3 ～ 5 cm 处，或低于术后手术切缘的最远处（图 33-7）。在模拟定位时插入直肠管。将胃肠显影剂（30 ～ 40 cm^2）注入直肠，以帮助关键结构的定位和治疗射野的设计。在肛缘放置铅点或 BB，以在模拟数字化重建放射图像（DRRs）中标记会阴表面。

侧方照射和膀胱充盈的俯卧位可让小肠避开照射区域。这个体位也有助于对后方主要器官的定位。在解剖学上，直肠周围组织与骶骨和尾骨非常接近。局部晚期肿瘤可沿骶神经根扩散，导致骶骨肿瘤复发。因此，射野后缘扩至骶前缘后 1.5 ～ 2 cm。对于晚期肿瘤，则建议扩至整个骶管后 1.5 cm。这个范围允许患者每天因运动而产生的偏差。射野前方边界位于股骨头的前缘，以确保髂内淋巴结覆盖。直肠的下 1/3 紧靠阴道壁后方，导致这些器官及其引流淋巴管处于受累的危险之中。如果直肠病变侵犯了前方组织（前列腺或阴道），则将前缘置于耻骨联合处，以包含髂外淋巴结（图 33-7B）。

CT 模拟定位的使用使医生能够更准确地定位和勾勒出上文所述相关解剖结构。CT 模拟软件使物理治疗师能够以不同颜色数字化靶区和关键正常结构，如直肠、膀胱和每张 CT 切片上的淋巴结。在模拟过程中，靶组织与患者在治疗位置的密切关系是可以确保的。这有助于医生和剂量测量师在等中心的精确位置和领域的设计。设计 DRR 以显示照射场轮廓、处理等中心和相关的解剖结构（图 33-8）。CT 图像可以直接数字化发送便于治疗剂量计划制订。

CT 模拟程序要求放射治疗师让患者俯卧在定位装置上，如腹部板，肘部“向内”，这样在扫描过程中就不会碰到 CT 门框的侧面。患者在扫描前尽可能保持直线是极其重要的，因为一旦扫描完成，他们就无法重新定位。患者可在 CT 模拟前 45 min 吞服对比剂，以便在 CT 扫描时定位小肠。对比剂通常在定位的时候放在直肠，在扫描之前移除导管。

首先，患者应该用外置激光系统和任何有用的解剖标志进行矫正。利用这些激光，可以在患者身上画出临时的参考标记，并用小的不透光的铅点标记。这些标记可以在以后的模拟过程中作为参考，用于检查患者的体位或者在获得影像图后帮助放置基准标记（如果虚拟仿真软件需要基准标记的话）。参考等中心是用来确保患者在扫描过程中没

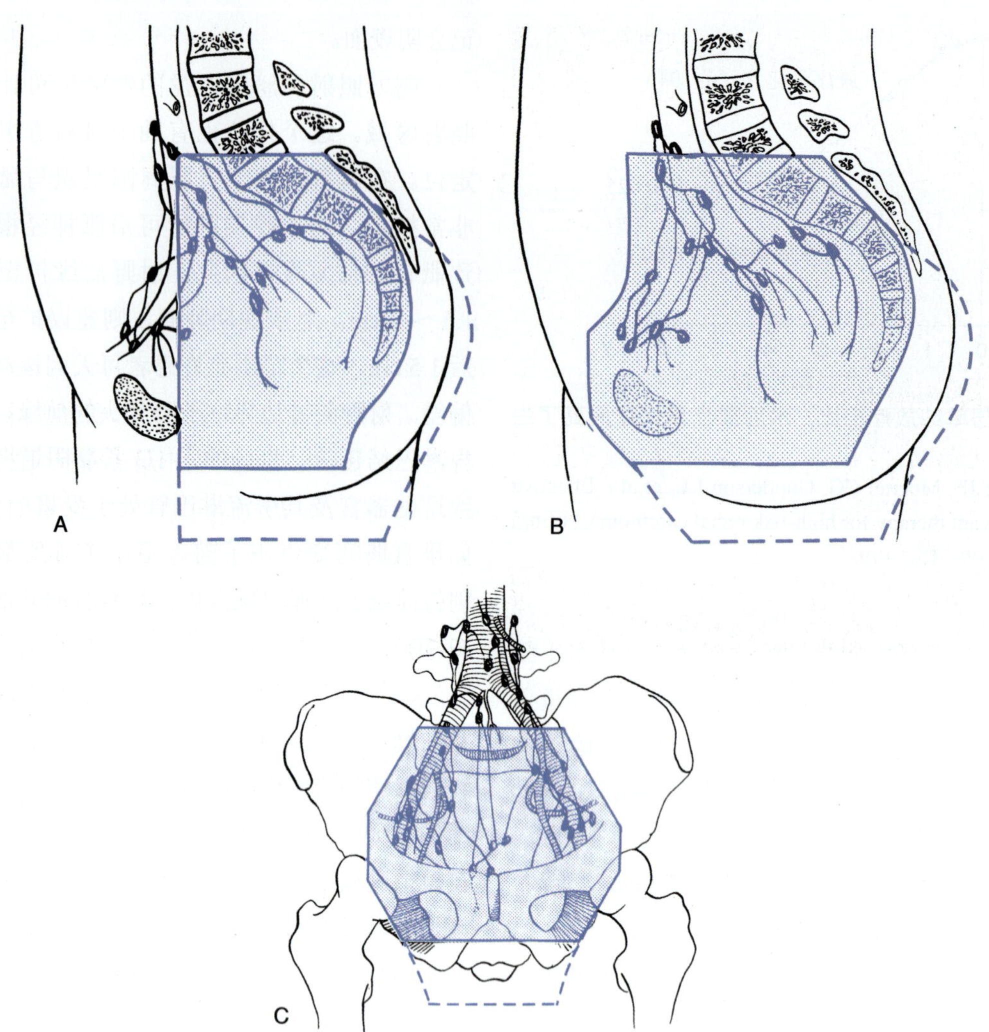

图 33-7　放射治疗范围。在所有的图中，虚线表示腹部会阴切除术后需要放射的区域的延伸

A．一个标准的侧视野；B．累及髂外淋巴结引流区域的患者包括外侧髂关节的侧视野；C．标准的正后 / 后前（AP/PA）视野

有移动。参考等角线也被用作处理等角线的零坐标。典型的影像图可以从 T_2 的水平延伸到小转子以下。CT 扫描后，医生确定治疗等中心，此时患者仍在 CT 床上；由医生检查图像，根据 CT 图像上的轮廓区域确定治疗中心。然后将等中心坐标编程到扫描室的可移动激光器中，并相应地对患者进行标记。患者带着标记回家，这些标记将用于今后的治疗。

调强放射治疗（IMRT）和容积旋转调强（VMAT）是近年来用于直肠癌治疗的新技术。VMAT 综合 IMRT 和电弧治疗，多叶准直仪的叶片在患者周围 360° 旋转移动，以提供高度适形剂量。IMRT 和 VMAT 采用逆向计划，对危险器官（如小肠和股骨头）进行剂量限制。与传统方法相比，IMRT 可使剂量更符合计划靶区，并更好地保留小肠。调强放疗比传统方法更昂贵，尽管使用 IMRT 时暴露在低剂量照射下的正常组织更多，但其拥有能保留更多正常组织的优势是公认的。

治疗升、降结肠癌的剂量限制结构包括肾和小肠。为了评估肾功能和肾脏定位，应在治疗前或模拟时进行对比研究，以确保至少一个肾脏得到充分保留。例如，在右侧结肠病变的治疗中，50% 或更多的右肾可能在射野，因此，左肾必须被保留。可以采用三维适形放射治疗技术和 IMRT。IMRT 可以使肾、肝和小肠得到更多的保留，并且更常用。

对于局部晚期结直肠癌或复发患者，由于肿瘤固定于盆腔器官（前列腺、子宫）或不能切除的

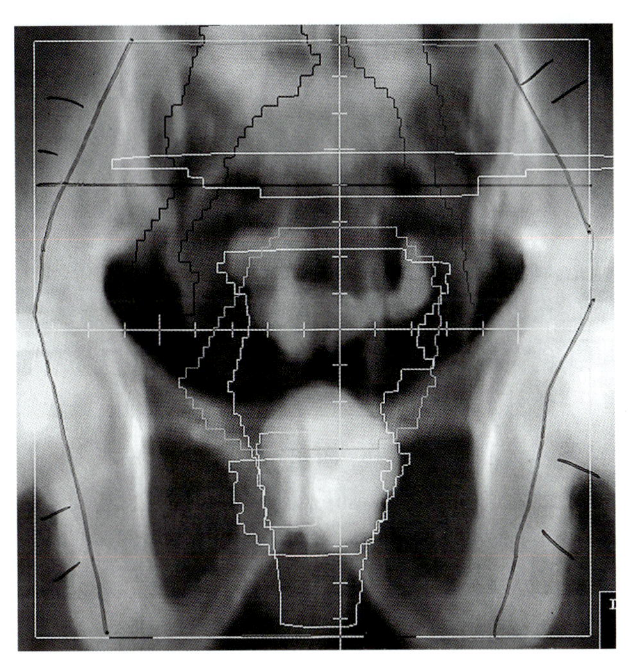

图 33-8 X 线计算机断层成像模拟数字化标准正后位片

结构（如骶前或盆腔侧壁）所导致的手术选择有限，局部控制难以实现。如果存在显微镜下残留病灶，外照射剂量则需要达到 6 000 cGy 或 6 000 cGy 以上才可能提供一个控制的机会。如果存在术后残留病灶，这个剂量甚至更高（> 7 000 cGy）。这些剂量超过腹腔或骨盆结构等健康组织的耐受剂量，用传统的电子束无法安全照射。

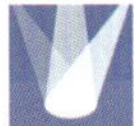

回顾一下放射对肾、肝和小肠的剂量限制。这些处于危险中的器官的健康组织耐受性是多少？这三个器官中哪一个对放射损伤最敏感？调强放疗有助于减少对危及器官的剂量。

术中放射治疗。术中放射治疗（IORT）是一种补充外照射剂量以协助获得肿瘤局部控制的机制，同时保护限制剂量的正常组织。IORT 是一种类似于近距离放射治疗的专业助推器技术，也用于治疗肿瘤骨盆复发。顾名思义，IORT 需要涉及全身麻醉的手术过程。放射肿瘤学家和外科医师必须密切合作，以确定 IORT 是否合适，以及哪些诊断测试有助于规划 IORT 和外照射治疗。存在远处转移是 IORT 的一个禁忌证。外科医师和放射肿瘤学家通过讨论比较两种治疗方法的益处和副作用来确定手术和外部放射的最佳顺序。

接受 IORT 治疗的患者收到单次分割为 1 000 ～ 20 00 cGy 剂量直接到瘤床。主要的剂量限制器官（即肾、肠道）可被屏蔽或通过手术移出照射野，使这些健康组织接受很少或根本没有照射。这个照射剂量，它的单次分割，是常规分割剂量 180 ～ 200 cGy/f 的 2 ～ 3 倍。例如，1 500 cGy 单次分割的 IORT 等于 3 000 ～ 4 500 cGy 的外照射治疗。当有效 IORT 剂量增加到 4 500 ～ 5 000 cGy 时，等同于常规分割 7 500 ～ 9 500 cGy 的总剂量。而这样高的剂量在标准外照射中是不能安全应用的。

IORT 的剂量是在 90% 等剂量线上计算的，其能量和剂量取决于残留病灶的深度或数量。肿瘤全切除术后或者有微小残余的使用 9 ～ 12 MV 的电子能量，对于复发性肿瘤伴大体残余病灶或无法切除病灶的患者使用 15 ～ 18 MV 的高能量的电子束治疗。现在有些较新的便携式设备可供手术室使用。

IORT 在治疗大肠癌中的确切作用仍有待研究。IORT 继续用于局部晚期和复发性结直肠癌。这种综合治疗能更好地提高局部控制率和生存率。此外，毒性也可能更显著。在 IORT 成为被广泛接受的大肠癌治疗方法之前，还需要进行进一步的研究。

不良反应。骨盆或腹部照射的急、慢性不良反应与受照射的剂量、体积和组织类型直接相关。照射面积越大，相关毒性越大。治疗的毒性随剂量的增加而增加，并取决于射野内正常组织耐受性。对于结直肠癌患者，急性和慢性不良反应的主要剂量限制结构是小肠。治疗的急性毒性包括腹泻、腹部绞痛和腹胀、直肠炎、血性或黏液分泌物和排尿困难。此外患者还可能出现白细胞减少（白细胞计数异常减少）和血小板减少（血小板计数异常减少）。放、化疗同步会增加胃肠道和血液毒性。接受会阴放疗的患者，可能会出现皮肤过敏反应（潮湿脱皮），有时需要中断治疗。

慢性不良反应比急性不良反应少见，但更为严重。放射治疗后患者出现持续性腹泻、肠溃疡、直肠炎、瘘管、尿失禁和膀胱萎缩。最常见的远期并发症是小肠损伤，导致肠炎、粘连和阻塞。放射肿瘤学家和外科医生共同努力，以确定尽可能减少射野内小肠的方法，可以减少需要手术治疗的小肠梗阻的发生率。

综上所述，治疗技术和射野设计的目的是限制小肠剂量。这些措施包括外科手术和放射治疗干预。例如，外科医生可以重建骨盆，以减少AP切除术后骨盆内小肠的数量。外科医生可以通过放置夹子来划定瘤床界限，从而帮助限制受照射组织体积，来使放射肿瘤学家更精确地勾勒危险区域，而不需要更多的治疗体积。

限制小肠放射剂量的放疗技术有很多，需要放射肿瘤学家、放射治疗师和剂量测量师的共同努力。在CT模拟定位前，患者口服造影剂，使小肠在CT模拟扫描中更加突出。因为患者是在治疗位置被扫描的，所以医生可以使用这些信息以及之前的影像学检查，如CT扫描和钡餐，来确定肿瘤与小肠关系，并设计照射野。患者取俯卧位，充盈膀胱，使小肠从治疗区向上移位，进一步减少对小肠的剂量（图33-9）。VMAT或IMRT减少了对小肠的剂量，并且允许患者在仰卧位进行治疗。使用IMRT或VMAT时患者必须处于固定且可重复的位置。

放射肿瘤学家和剂量测量师通过利用具有多叶光栅（MLC）的三维适形治疗计划，仔细设计初始和主场体积，共同致力于进一步减少小肠照射剂量。高能光束（≥6 MV）更适用于三维适形治疗计划，因为其深度剂量特性使得靶区照射剂量均匀，同时使前位的健康组织免受照射。在直肠癌患者中，多野方案（3或4野）加上后野的加权，进一步减少了对位于前面的小肠的剂量（图33-10）。使用IMRT和VMAT是另一种减少小肠及其他健康组织照射剂量的方法。

8. 放射治疗师的角色

放射治疗师在患者及其家属的教育中起着重要的作用。沟通是使患者在癌症诊断和治疗中经历更少创伤和焦虑的关键因素。治疗师同患者建立的第一个主要角色是在模拟定位中。治疗师应该告知患者，模拟不是治疗，而是用来定位并勾画靶区的一种计划方法。治疗师应该向患者描述治疗过程，说明治疗时长，并指出每天的治疗不需要相同的时段。患者在治疗期间的位置也应该讲明。治疗师应告知患者在治疗过程中使用的对比材料，用于对齐患者的皮肤标记，以及保持这些标记的重要性。如果皮肤标记是用来表示治疗的等中心或定位标志，在模拟获得同意之前，患者应该被告知标记的过程和这些标记的持久性。如果患者是俯卧位治疗，治疗师应在患者就位前解释治疗步骤。在模拟开始之后，治疗师应该向患者分步讲解整个过程中发生的事情。让患者了解情况可以减少他们焦虑感。在模拟或治疗过程中播放音乐可以使患者平静下来，进一步减少患者的焦虑和恐惧。

在第一次治疗的时候，治疗师应该让患者熟悉治疗室以及摄像头和音频设备的位置，并说明如果有需要时患者应该做些什么，比如，举起右手。对患者来说，独自待在治疗室很容易引起恐惧。治疗

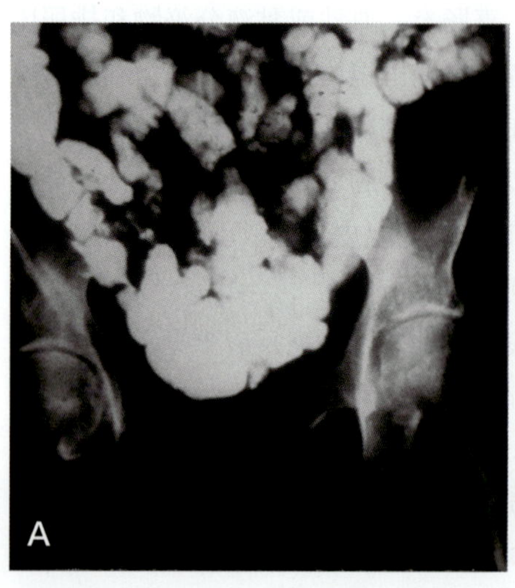

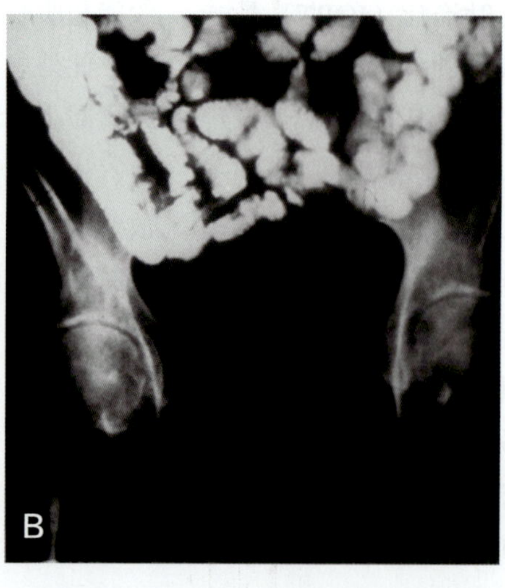

图33-9 小肠X线片显示肠管上移并伴有膀胱充盈

A. 排空的膀胱；B. 胀满的膀胱

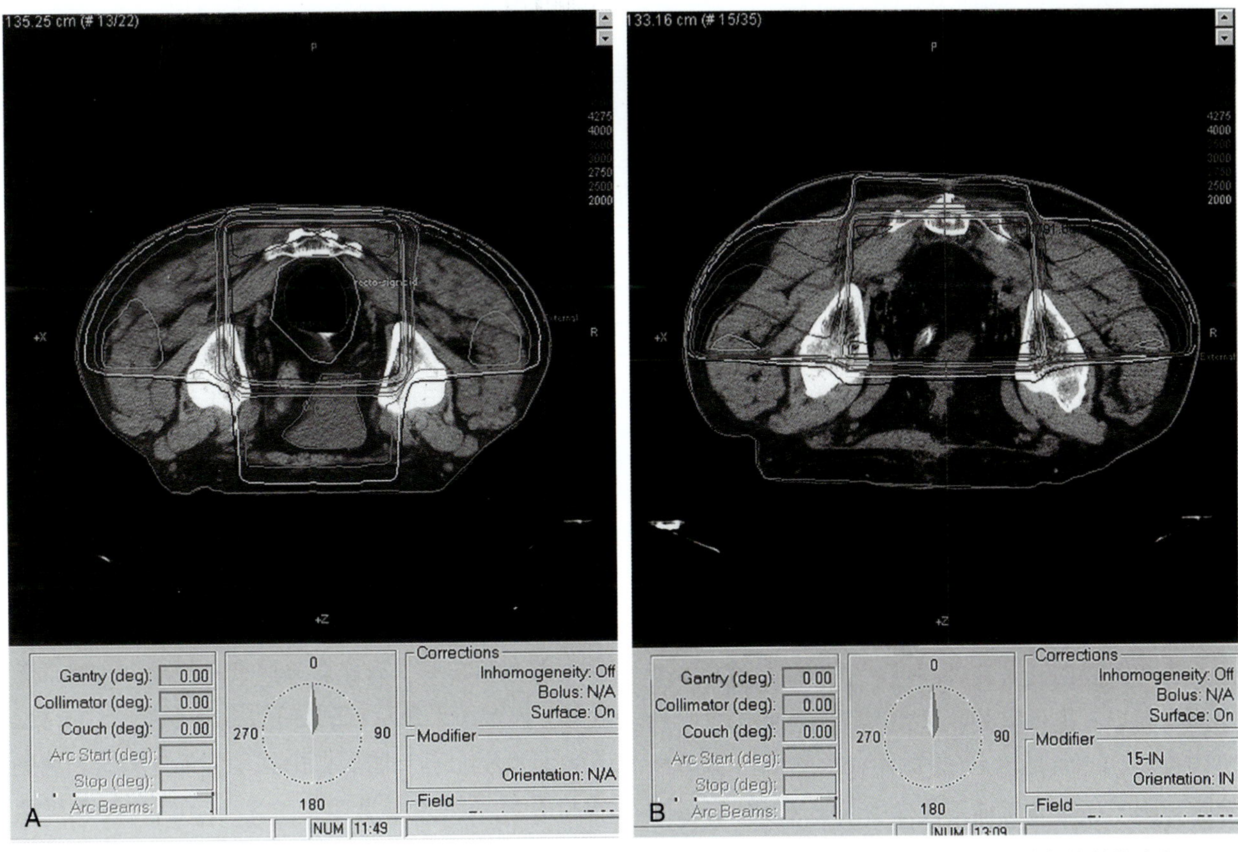

图 33-10　骨盆四野照射技术（A）与三野照射技术（B）的等剂量分布。注意三野照射技术时保护前位小肠

师应该说明在每次治疗中机器的实际运行时间。治疗师还应告知患者，在对机器进行编程和开始治疗时所听到的噪声的类型。如果患者的家属也在场，治疗师可以提出带他们去治疗室和控制区，让他们通过摄像机观看。但是，在治疗开始以后，家庭成员不应该在控制区，以免治疗师工作受到影响。

治疗师应该评估给患者的治疗说明（如膀胱充盈）和潜在副作用的信息。有关膀胱充盈、低渣饮食和其他合理的支持治疗的书面材料应在治疗的第一周分发。

随着治疗的进展，治疗师应负责询问患者的感觉，监测治疗相关副作用，并观察患者的情绪状况。如果患者有腹痛和腹泻，治疗师应明确患者是否遵循低渣饮食，或是否有止泻药的处方，如地芬诺酯（止泻宁，辉瑞，纽约）或洛哌丁胺（易蒙停，杨森制药，比尔斯，比利时）。治疗师应该询问患者关于处方的医嘱。

在某些情况下，患者可能没有正确服药。治疗师应告知患者应避免哪些食物或推荐低渣饮食。如果患者出现腹泻，建议避免食用全麦面包或谷类、新鲜水果、生蔬菜、油炸或高脂肪食物、牛奶或奶制品。推荐的食物包括白面包，烧或烤至变软的肉类，去皮苹果，香蕉，通心粉、面条和煮熟的蔬菜（表 33-1）。如果患者在饮食和药物治疗后仍有腹泻，可能需要转告医生或营养师进行进一步评估。

表 33-1　盆腔照射患者的膳食指南

推荐的食物	要避免的食物
白面包	全麦面包或谷物
烤、烧或烤至软的肉类	油炸食品或高脂肪食品
通心粉	奶类及奶类制品
煮熟的蔬菜	生蔬菜
去皮的苹果和香蕉	新鲜的水果

会阴的皮肤反应是很常见的，特别是在联合会阴切除术的患者中，整个会阴表面都是用等效组织填充物治疗的。皮肤反应程度从活跃的红斑（用

局部类固醇药膏治疗）到潮湿脱皮（需要坐浴，硝酸铝溶液，可能需要暂停治疗）。治疗师在监测会阴区域方面起着重要的作用，而这是患者不容易看到的。治疗师每天与患者会面，评估患者的反应是否已经改善。治疗师可以询问患者以了解他们护理皮肤的方式。如果患者有潮湿脱皮，建议患者温水坐浴，穿宽松的内衣或完全不穿内衣，使治疗区域暴露在空气中，并在浴后保持干燥。这些建议可以保持该区域的清洁、干燥和减少刺激。

治疗的物理副反应往往是最常见和最容易解决的，而患者和家人的情感需求是治疗师不容忽视的。癌症诊治的心理社会问题可能和治疗过程或癌症本身一样痛苦。治疗师不用在诊断方面下功夫，但应该倾听患者说什么，并提供建议和支持。有时候，患者需要的只是有人倾听，知道有人关心。治疗师应向患者提供有关社区或医院服务的信息，如美国癌症协会（ACS）“我能应付”系列，医院的肿瘤社会工作者或牧师，以及该地区的其他支持团体。结肠造口患者可能很难适应他们的造口器，所以治疗师可以把他们转到造口相关医疗工作者那里寻求帮助。治疗师应该倾听患者的意见，了解其诊断和治疗对他们自我形象和自尊的影响。ACS 有一个叫作“看起来好，感觉更好”的项目来帮助患者处理癌症给容貌带来的影响（最初的脱发），同时这个项目还可以通过强调“看起来好，感觉更好”的观念来促进一个人对日常生活有更积极的看法。

如今，有许多患者在互联网上获得了关于癌症及其治疗的许多信息（例如，许多有用的信息发布在 ACS 网站上，www.cancer.org）。

关于特定类型癌症或其他相关出版物的 ACS 书面材料应交给患者或可供患者使用。这些文件可以供患者参考，并与家人和朋友分享，因为当医生口头告知患者时，患者可能很难记住这些信息。

放射治疗师也要负责确保放射治疗的准确实施。如今，图像引导放射治疗（IGRT）被用于确保在治疗开始之前照射野的准确对齐。目前已有许多不同类型的图像引导技术。其中一种是配备 KV 成像仪和电子门静脉成像装置（EPID）的直线加速器。与用 6 MV 光子拍摄的等效 EPID 图像相比，kV 成像仪产生的图像有更大的对比度和细节。放射治疗师的职责是取治疗场的预处理口或正交对，然后将 kV 图像上的骨骼解剖图与模拟的 DRR 进行匹配，并在打开光束之前在治疗位置上应用移位（例如前，后，上）。另一个 IGRT 系统是锥束 CT（CBCT）。将锥束扫描与模拟 CT 扫描进行比较。注册模拟 CT 扫描，以便与 CBCT 进行比较。骨解剖、软组织或基准标记相匹配的以确定是否在等中心有任何移位是十分必要的。

例 1：直肠癌术前放疗

一名 51 岁的男子向他的主治医师讲述了他一年来的间歇性血吸虫和黏液病史。他最近出现直肠不适。体检结果显示，在肛门边缘上方 4 ～ 5 cm 处，左侧直肠壁上有一团可自由移动的外生物质。结肠镜检查显示下直肠息肉 2 ～ 3 cm。活检发现肿块为中度分化腺癌。对胸部、腹部和骨盆进行 CT 扫描，未发现转移。完善骨盆的 MRI 检查显示直肠有一个 3.8 cm 长的肿块，不涉及括约肌，靠近左侧提肛肌的中部和尾部。累及固有肌群，直肠周围脂肪无扩张。直肠周围有 1 个 6 mm 的淋巴结和 2 个骶骨淋巴结，考虑为肿瘤转移可能。未行内镜超声检查，因为它不会改变病例的管理。结合影像学检查，分期为Ⅲ A T2 N1 M0 期。

由于肿瘤位于括约肌附近，建议患者进行新辅助放化疗，以缩小肿瘤，为手术与阴性切缘创造条件。患者的化疗包括输注 5-FU 和卡培他滨。

骨盆的放疗剂量 5 040 cGy，采用三野照射，配合后、右、左后 IMRT 照射野。在治疗过程中充盈膀胱，以尽量减少小肠放射剂量。每日应用 IGRT 与 OBI kV 成像仪，对于骨盆和骶骨的配对非常有用。

二、肛门癌

1．流行病学和病因

女性肛门癌发病比男性多，占所有大肠恶性

肿瘤的 1% ～ 2%。美国癌症协会预测每年大约有 7 060 例肛门癌新发病例：其中女性 4 430 例，男性 2 630 例。诊断时的中位年龄是 60 岁，报告显示总体年龄分布为 30 ～ 90 岁。45 岁以下的男性发癌率增加，这一趋势被归因于男性同性恋—性交和肛交。肛门癌的病因与生殖器疣、生殖器感染、人乳头瘤病毒（HPV）、男性或女性 30 岁前肛交以及免疫抑制有关。HPV-16 是在肛门鳞状细胞癌中发现的 HPV 类型，它也发现在一些生殖器和肛门疣。人乳头瘤病毒已被发现能在健康细胞中产生两种蛋白质，E6 和 E7，这两种蛋白质能够关闭两种肿瘤抑制蛋白 p53 和 Rb。当这些肿瘤抑制因子不再活跃时，细胞就会癌变。此外，吸烟也与肛门癌的发生有关。

2. 解剖学和淋巴引流

肛管长 3 ～ 4 cm，从肛门边缘一直延伸到肛门和直肠交界处的肛管环。肛管内衬一层无毛的复层鳞状上皮，直到齿状线。在这条直线上，黏膜由直肠柱状上皮转变为立方上皮。

淋巴扩散最初发生在直肠周围和肛门直肠淋巴结。如果肿瘤延伸至齿状线以上，危险的淋巴结群为髂内和骶外侧淋巴结，这与直肠癌相似。如果累及齿状线以下，腹股沟淋巴结可能受侵，10% ～ 30% 的患者出现腹股沟淋巴结累及。

3. 临床表现

最常见的症状是直肠出血（鲜红）。其他症状包括疼痛、排便习惯改变，以及肿块。瘙痒的报道较少，其与肛周病变有关。

4. 检查和诊断

应进行全面的全身检查，包括肛门指检（肛门括约肌张力和其他器官的直接延伸）和腹股沟淋巴结触诊。应进行肛门镜或直肠镜检查及活检。进一步的检查包括腹部和骨盆的 CT 扫描，以评估肝脏和直肠周围、腹股沟、盆腔和主动脉旁淋巴结。PET 扫描可以进一步评估淋巴结受侵或肝脏受累或者 MRI 检查后建议。经直肠超声检查也可以用来确定肠壁受侵深度。此外，胸片、CBC 和肝功能检查也是被要求的。

5. 病理学、分期和传播途径

鳞状细胞癌是肛门癌最常见的组织学类型，大约占所有病例的 80%。其次为基底细胞癌、或肛癌。这些肿瘤发生在上皮细胞正在转变的齿状线区域。该区域还发现腺癌（起源于肛腺）、黏液表皮样肿瘤和黑色素瘤。发生在肛周区域的癌通常与皮肤癌一致，为鳞癌或基底细胞癌。

最常用的分期系统是 AJCC 系统。在这个临床系统中，肿瘤根据其大小和范围进行分期（框表 33-2）。

肛管肿瘤以直接向邻近软组织扩散最为常见。盆腔淋巴结的淋巴扩散发生较早，但更常见的是腹股沟淋巴结，而通过血行转移到肝脏或肺少见。如果肿瘤直径超过 4 cm，腹股沟淋巴结累及的发生率可能高达 20%，如果直接侵犯邻近骨盆结构，腹股沟淋巴结累及的发生率可能高达 60%。

6. 治疗

放疗联合化疗（5-FU 和丝裂霉素 C）被认为是首选的治疗方法，被认为是大多数患者的标准治疗方法。也可使用顺铂与 5-FU 联合治疗方案。顺铂副作用较小，患者更容易耐受。不能耐受放化疗的患者可予以单纯放疗。研究表明，多模态治疗（放疗和化疗）提供了良好的局部控制和无瘤生存期。大多数系列报告，5 年生存率为 65% ～ 80%，局部控制率为 60% ～ 89%。肛门癌最常见的外科手术方法是腹会阴联合切除联合广泛会阴切除术。这一程序不再作为初始治疗，而是在常规放化疗后局部复发的情况下进行。

肛门癌的放射治疗方法多种多样。目前的放射治疗技术包括静态野 IMRT 或 VMAT 野。传统上，腹股沟淋巴结有 4 野或 AP/PA 盆腔野，包括会阴电子野或其他多野技术对肿瘤床的促进。盆腔野从腰骶髂区延伸至肿瘤最远处 3 cm 处（影像学不透明标记在模拟机显示）。下边界通常包括会阴，导

框表 33-2 美国癌症分期联合委员会肛门癌分期

肿瘤，淋巴结，转移定义（TNM）

以下是仅在肛管癌症分期的 TNM 分类。肛门边缘癌症是根据皮肤癌分类进行分期的

原发肿瘤（T）

TX	原发性肿瘤无法评估
T0	无原发肿瘤证据
Tis	原位癌
T1	肿瘤最大径≤ 2 cm
T2	肿瘤最大径大于 2 cm 但不超过 5 cm
T3	肿瘤最大径超过 5 cm
T4	任何大小的肿瘤侵犯邻近器官（如阴道、尿道、膀胱）;直接侵犯直肠壁、直肠周围皮肤、皮下组织或单独侵犯括约肌不属于 T4

区域淋巴结（N）

NX	区域淋巴结无法评估
N0	无区域淋巴结转移
N1	直肠周围淋巴结转移
N2	单侧髂内或腹股沟淋巴结转移
N3	直肠周围和腹股沟淋巴结转移或双侧髂内淋巴结转移或双侧腹股沟淋巴结转移

远处转移（M）

MX	远处转移无法评估
M0	无远处转移
M1	有远处转移

分期

Stage 0	Tis	N0	M0
Stage Ⅰ	T1	N0	M0
Stage Ⅱ	T2	N0	M0
	T3	N0	M0
Stage Ⅲ A	T1	N1	M0
	T2	N1	M0
	T3	N1	M0
	T4	N0	M0
Stage Ⅲ B	T4	N1	M0
	Any T	N2	M0
	Any T	N3	M0
Stage Ⅳ	Any T	Any N	M1

获得美国癌症联合委员会（AJCC）的许可：AJCC 癌症分期手册，ed 7，纽约，2010，Springer.

致红斑反应和会阴组织湿性脱皮。外侧边界可延伸至仅在 AP 野治疗腹股沟淋巴结，将该野边缘置于股骨头的中外侧。由于前腹股沟淋巴结未从后野得到太多的剂量贡献，所以 PA 野可保持狭窄。这也避免了对股骨头剂量过大，但也保证了瘤床和盆腔深部淋巴结的剂量。前照射野集中于腹股沟各区域，并毗邻 PA 侧边界，可进一步补充剂腹股沟淋巴结剂量。这些照射野需要仔细搭配，以避免腹股沟电子照射野重叠到骨盆照射野。

在肛门癌的治疗中，许多结构被确认为 OARs，如股骨头和股骨颈，生殖器 / 会阴，小肠和膀胱。因此，IMRT 静态野或 VMAT 正被用于肛门癌的治疗。IMRT 的逆计划满足了原发肿瘤剂量，并优化了腹股沟淋巴结的剂量学覆盖。与传统的 3D 适形 AP/PA 技术相比，使用 IMRT 或 VMAT 可大大降低对健康组织（OARs）的剂量，减少患者的副反应。

单纯放疗的剂量方案为予以原发肿瘤区域 6 000 ～ 6 500 cGy，剂量达到 4 500 cGy 后缩野，以降低小肠毒性。现有种不同的照射剂量方案。联合治疗时，盆腔和腹股沟淋巴结剂量 3 060 ～ 4 500 cGy，然后瘤床局部缩野加量照射 1 440 ～ 2 440 cGy。建议对 T3 或 T4 疾病增加照射总量。总剂量可从 5 040 cGy 到 5 800 cGy 不等。

放化疗虽然是一种非常有效的治疗方法，但其急性毒性反应很大。几乎所有接受 AP/ PA 野治疗的患者均出现会阴皮肤反应，约 50% 患者会出现潮湿脱皮。IMRT 降低了皮肤反应的类型和严重程度。此外，恶心、呕吐和轻度到中度腹泻也有报道。最严重和危及生命的并发症是在盆腔照射和 5-FU 联合丝裂霉素方案化疗后引起骨髓抑制。放射治疗师需监测患者的血细胞计数，并向放射医师报告低血细胞计数，包括中性粒细胞计数。放射治疗师需每日与患者见面，并密切关注会阴皮肤，并建议患者进行适当的皮肤护理。此外，放射治疗师也应及时将患者转至肿瘤科护士或放射肿瘤科医师处，以进一步咨询皮肤护理意见，以免治疗中断。

综上所述，放疗联合化疗被认为是治疗肛门癌的标准治疗方法，可以保住括约肌并有满意的治愈率。

例 2：肛门癌

这位 58 岁的妇女以 3 ～ 4 个月的肛周出血和疼痛为主诉，寻求治疗。诊断为内痔，进行结肠镜检查。结肠镜检查发现一个 2 cm 的息肉，没有侵入性或粘连。切除后病理活检为肛门中低分化鳞状细胞癌。肿块大小 2.7 cm×1.8 cm×1.1 cm。病理报告还显示肿块是侵袭性的，近缘切缘呈阳性，深达 0.1 cm。然后患者被转到放射肿瘤科和肿瘤内科去治疗肛门 pT2 期肿瘤。为了明确分期，为她安排了腹部和骨盆的 CT 扫描和直肠超声检查。两项检查均未发现肿瘤的病灶扩散、淋巴结转移和远处转移。分期为 T2N0M0 stageII.

建议患者行放化疗。她接受丝裂霉素 c 和 5-FU 连续输注化疗，同时予以总量 5 040 cGy 共 28 次分割的 3 个 360° 弧 VMAT 技术进行放射治疗。每日 IGRT 与 OBI kV 成像由放射治疗师进行，用骨盆骨尤其是骶骨进行匹配，以确保每日治疗的重现性。

三、食管癌

1. 流行病学和病因

食管癌占美国所有癌症的 1%，每年约有 18 170 起病例。男性发病率通常是女性的 3 ～ 4 倍(分别为 14 660 ∶ 3510)。大多数被诊断为食管癌的患者年龄在 55 ～ 85 岁之间。通常食管癌被诊断时已为晚期，几乎是一种致命的疾病。据美国癌症协会估计，美国每年将会有大约 15 500 例食管癌相关死亡。与此同时食管癌的生存率一直在提高，20% 的白种人患者和 14% 的黑种人患者在确诊后可存活 5 年。

食管癌在中国北部、伊朗北部和南非发病率最高，这归因于环境和营养因素。

食管癌的发生与多种危险因素或病因有关。一些确定的危险因素会增加一个人患食管鳞状细胞癌或腺癌的风险。例如，在西方国家食管鳞状细胞癌最常见和最重要的病因是酒精和烟草的过量使用。这两种因素结合协同作用于黏膜表面，增加了患食管癌和其他消化道恶性肿瘤的风险。过量饮酒被认为是食管鳞癌的一个潜在危险因素。烟草产品的使用已被证实会引起食管鳞癌，也被证实了会增加个体患食管腺癌的风险。罹患食管癌的风险随着每天吸烟的数量和饮酒量的增加而增加。

Barrett 食管是指食管远端内覆盖柱状上皮而不是复层鳞状上皮的情况。这种黏膜改变通常伴随着胃食管（GE）反流。一种理论解释该现象为，由反流引起的慢性化学创伤使得黏膜发生化生，进而导致不同程度的癌前异型增生。食管腺癌发生于有 Barrett 食管病史的患者。长期胃食管反流病(GERD）与远端食管腺癌的发生密切相关，约 30% 的食管癌与胃食管反流病有关。而患有胃食管反流病的患者可能或不一定会发展为 Barrett 食管。

饮食因素也与食管癌的发生息息相关。少新鲜水果和蔬菜，高硝酸盐摄入的饮食（例如腌制肉类和鱼类、泡菜）被认为是伊朗、中国和南非人的危险因素。多摄入水果和蔬菜的饮食被认为是防止食管癌和其他癌症的预防措施。超重和肥胖与腺癌的发展有关。

还有其他条件使得个体易患食管癌，包括贲门失弛缓症、Plummer-Vinson 综合征、腐蚀损伤和胼胝症。

贲门失弛缓症是食管下 2/3 区域失去正常蠕动行为的一种疾病。食管扩张（称为巨食管），食管胃连接处括约肌也不能松弛，从而妨碍食物入胃。临床症状包括进行性吞咽困难和进食反流。贲门失弛缓症患者有 5% ～ 20% 风险患食管鳞癌。

胼胝症是一种罕见的遗传性疾病，它会导致手掌和脚底的皮肤过度生长。这种情况的个体，有约 40% 的显著风险患鳞状细胞癌。一个 17 染色体上的突变被认为是引起胼胝症和发生相关鳞状细胞癌的原因。

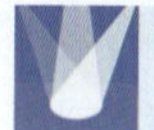

许多人认为吸烟或酗酒等危险因素，会破坏食管内覆细胞的 DNA，从而导致食管癌。食管癌细胞的 DNA 在显微镜下常表现为多种异型性；但是，并不能够被描述为典型食管癌的特殊改变。而对食管内壁的长期刺激，如胃食管反流病，Barrett 食管，贲门失弛缓，食管网，或吞咽碱液所致瘢痕，均可促进癌症的发生。

2. 预后因素

肿瘤大小是一个重要的预后指标。根据 Hussey 及其团队的一项研究表明，肿瘤小于 5 cm 者的 2 年生存率（19.2%）优于肿瘤大于 9 cm 者（1.9%）。肿瘤小于 5 cm 者多为局限性病变（40% ～ 60%），而大于 5 cm 的肿瘤有 75% 会发生远处转移。其他显示预后不良的因素是体重减轻 10%，一般状况差，以及年龄超过 65 岁。

3. 解剖学和淋巴引流

食管是一个内衬复层鳞状上皮长达 25 cm 的薄壁管状器官。从 C_6 水平开始，穿过胸腔，止于腹部的食管胃交界部（$T_{10～11}$）。

为了对食管肿瘤进行准确分类、分期和记录，AJCC 已将食管分为 3 个区域：胸上段、胸中段和胸下段或胃食管交界。分期制度也根据病理细分为：鳞癌或腺癌。由于病灶是在内镜下定位的，所以要参考病变距上切牙（门牙）的距离。此距离也用于划分每个区域（图 33-11）。

颈段食管从环状软骨延伸到胸廓入口〔胸骨上切迹（SSN）〕，对应于第六颈椎的椎体水平至 $T_{2～3}$ 椎椎体水平，距上切牙约 18 cm。胸廓入口 [SSN] 至气管分叉（隆突）平面，距切牙 24 cm，定义为胸上段。胸中段食管起始于隆突，延伸至食管胃交界处，距切牙 32 cm。胸下段包括腹段食管，约有 8 cm 长，距切牙 40 cm。

食管位于气管的正后方，脊柱的前方。主动脉弓在食管左外侧，降主动脉在食管后侧方（图 33-11）。内镜检查时，食管与主动脉和左主干支气管毗邻处可见压迹。因为食管与以上结构关系密切，通常当肿瘤为局部晚期时，可能会形成瘘管，往往无

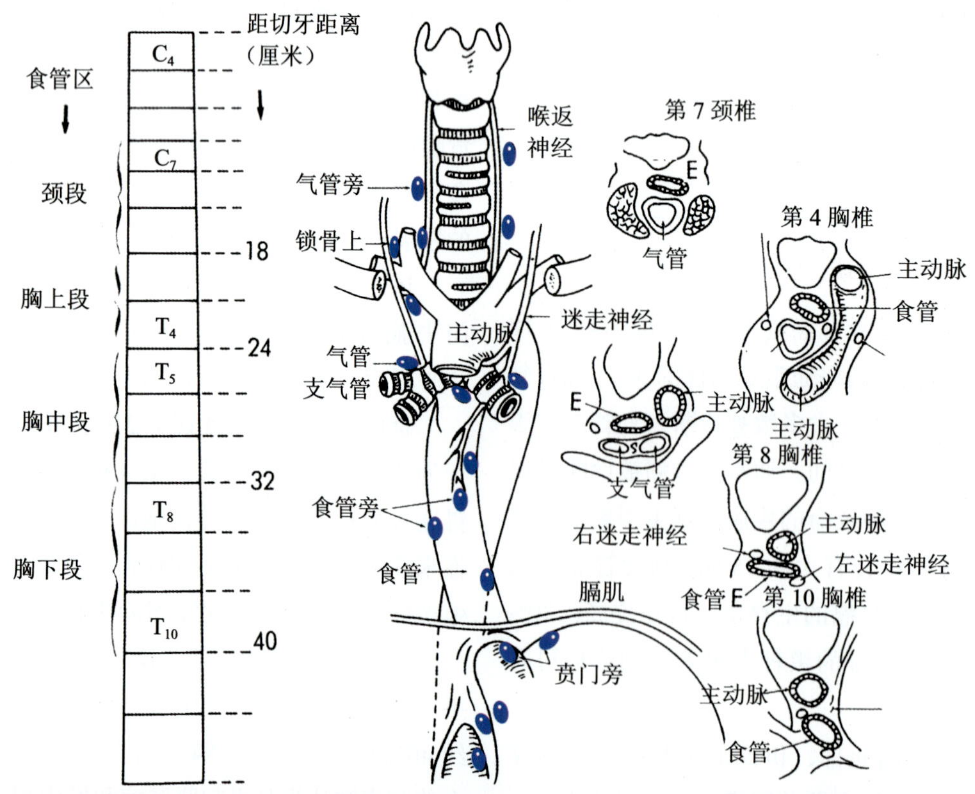

图 33-11　食管与周围解剖结构的关系，包括食管的分段及其距上切牙的位置

（引自 Cox JD,Ang KK：Radiation oncology：rationale, techniques, results, ed 9，St. Louis, 2010，Mosby）

法手术。

组织学上，食管由常见于胃肠道的层次组成（比如黏膜层、黏膜下层和肌层）。但是，食管缺乏浆膜层，最外层的外膜由薄的疏松结缔组织组成。这是导致食管肿瘤早期扩散到邻近结构的另一个因素。

食管黏膜及其黏膜下层有许多小淋巴管，这些淋巴管汇入位于肌肉层的较大淋巴管。（图 33-12）。淋巴液可以流经整个食管并汇入相邻的淋巴引流床，使得整个食管都有跳跃转移和淋巴结受累的风险。

尽管整个食管都有淋巴结转移的危险，每个区域仍然有专门引流该区域的主淋巴结或区域淋巴结。例如，食管的上 1/3 段（颈区）引流入颈内静脉、颈部、食管旁和锁骨上淋巴结。胸上、中段引流至气管旁、肺门、隆突下、食管旁和心旁淋巴结。最后，食管远端或下 1/3 的主要引流淋巴管会包括腹腔干区、胃左淋巴结和胃小弯淋巴结（图 33-13）。淋巴转移是不可预测的，可能发生在离肿瘤相当远的地方。肿瘤外围确切区域的淋巴结阳性表示远处转移，而不是局部的扩散。例如，原发于颈段食管的肿瘤有锁骨上淋巴结受累被认为是区域淋巴结侵犯，但是对起源于胸段食管的肿瘤来说，这就是远处转移。

4. 临床表现

最常见的症状是吞咽困难和体重下降，可发生在 90% 的患者身上。患者诉食物黏附在咽喉或胸部，并可能指出这种感觉所在的位置。起初，患者难以进食硬质食物，再是软性食物，最后甚至是液体。在诊断前，患者可能忆起有持续 3 ～ 6 个月的吞咽困难。未消化食物反流以及吸入性肺炎均可能发生。有大约 50% 的患者诉吞咽痛，患者也可能会诉压迫感或类似于烧心的烧灼感。由于难以吞咽食物，患者经常出现体重下降。局部晚期肿瘤的症状包括：呕血，咳嗽（由气管食管瘘引起），咯血，霍纳综合征和由于神经受累引起的声嘶。

5. 检查和诊断

应进行彻底的病史询问和体格检查，获得有

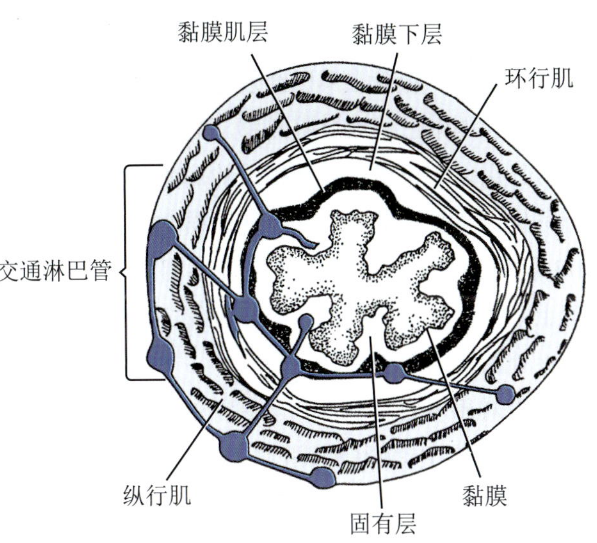

图 33-12　食管壁的淋巴管

（引自 Cox JD, Ang KK：Radiation oncology：rationale, techniques, results, ed 9，St. Louis, 2010，Mosby）

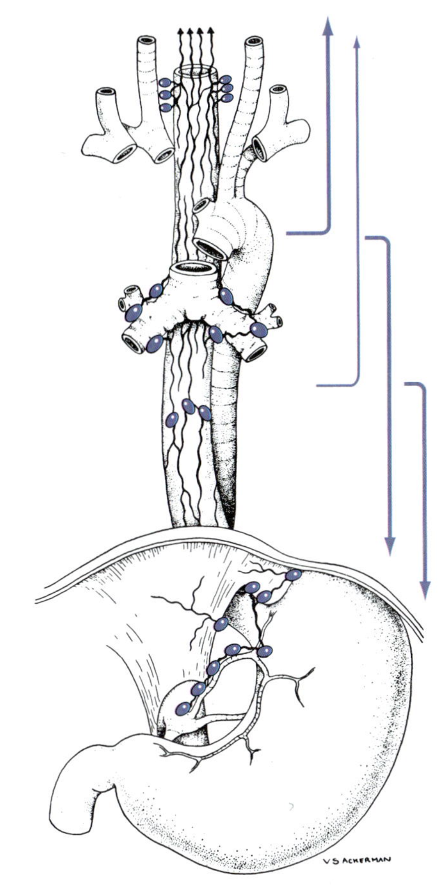

图 33-13　食管淋巴引流。根据食管病变的位置，箭头指示了至颈部、纵隔和膈下淋巴结的潜在扩散。在上 1/3 段肿瘤中膈下通常不受累

（引自 del Regato JA, Spjut HJ, Cox JD：Ackerman and del Regato’s cancer：diagnosis, treatment, and prognosis, ed 6，St. Louis, 1985，Mosby）

关于体重减轻和饮酒史、吸烟史的信息。体格检查应包括颈部、锁骨上淋巴结及腹部的触诊，评估是否有潜在的淋巴结或肝脏转移。必须行胸片和钡剂检查，用以定位引起吞咽困难的病变部位，钡餐检查可描绘食管癌的特征性病变。据文献报道，各个1/3段的食管，肿瘤的发生率各不相同。病变在食管上1/3的发病率最少，而在食管下1/3和胃食管交界处的发病率有显著上升。

需对患者进行胸部和上腹部的CT扫描，可显示对气管或主动脉等邻近结构的黏膜外播散和侵袭，也可以评估胸腔和腹部的淋巴结转移。经血行转移的肝脏和肾上腺病灶也可以通过CT扫描成像显示，尽管小的可能无法被检测到。

通过食管镜检查可以在组织学上确诊，使用硬质或软质的内镜来检查食道，用刷检或活检获得所有可疑病变标本。超声内镜也有助于显示瘤体，肿瘤浸润深度和淋巴结状况。对全部上1/3或中1/3的病变也应行支气管镜检查，以发现肿瘤与气管支气管树可能的相通或瘘管。

PET扫描已成为食管癌患者分期评判的一种常规检查，氟脱氧葡萄糖（FDG）能被高有丝分裂活性的癌细胞利用。最近的研究表明，PET在食管癌的分期中是有效的，经内镜和CT扫描的原始检查后，15%～20%行了PET的患者发现有转移。

6. 病理学和分期

食管癌最常见的病理类型是鳞状细胞癌和腺癌，鳞状细胞癌多见于胸上段和中段食管，腺癌主要发生在食管远端和胃食管交界处，但是食管癌仍可能发生在食管的其他区域。在美国，鳞癌的发病率持续下降，而腺癌的发病率却一直在上升。鳞癌在黑种人最常见，而腺癌在白种人中更常见。各种其他上皮肿瘤也可在食管出现，但较为罕见。其中包括腺样囊性癌、黏液表皮样癌、腺鳞癌和未分化癌。

罕见的非上皮性肿瘤也可出现在食管，平滑肌肉瘤是最常见的非上皮性肿瘤，有着比鳞癌有更好的预后。其他可发生在食管的非上皮性肿瘤有恶性黑色素瘤、淋巴瘤和横纹肌肉瘤。

肿瘤标本可以查一种称为*HER 2/neu*的特定基因或蛋白质。有些食管癌患者的癌细胞表面会过表达这种蛋白质，该蛋白质使癌细胞得以生长。此外，如果*HER 2/neu*癌基因在食管癌组织中过表达，则预后较差。*HER 2/neu*过表达的患者通过曲妥珠单抗靶向治疗可获益。

AJCC食管癌分期体系如框表33-3所示，食管鳞癌和腺癌有不同的分期体系。鳞癌的分期包括肿瘤位置与肺静脉的关系和组织学分期。腺癌的分期包括肿瘤分级，但不包括部位。

7. 传播途径

因为食管是可扩张的，所以当病灶很大时才会引起梗阻症状。肿瘤通常是纵向转移，偶尔可能会在与原发部位有一定距离的地方出现跳跃性病变。这主要是肿瘤通过交通淋巴管进行黏膜下播散的结果。局部晚期病灶侵袭邻近结构和早期扩散到引流淋巴区域都是食管癌的常见特征。同时由于食管缺乏浆膜层，很容易发生气管食管瘘或支气管食管瘘。远处转移可发生在许多不同的器官，最常见于肝和肺。

8. 治疗

食管癌的治疗非常复杂具有技术困难。大多数患者在诊断时就有局部晚期或转移性病变，需要多种方式联合的治疗。治疗通常分为治疗性或姑息性两类，对于局部病变可通过手术或放疗进行治疗，对于远处转移可通过化疗进行治疗。单纯接受手术或放射治疗的患者有明显的局部复发和远处转移风险。这两种治疗方法的主要目的都是缓解吞咽困难症状同时有治愈疾病的可能性。现在正在研究许多不同的联合治疗方案，以确定一种治疗方案是否比其他方案提供更好的局部控制率和生存结果。最常用的两种联合治疗手段是根治性的放化疗和术后的新辅助放化疗。根治性的放化疗是目前食管癌非手术治疗的标准方案。目前的研究正在评估使用不同化疗药物术前放化疗及根治性放化疗对食管癌局部

框表 33-3　美国癌症联合委员会食管癌分期

肿瘤、淋巴结、远处转移定义

原发肿瘤（T）

TX	原发肿瘤不能测定
T0	无原发肿瘤证据
Tis	重度不典型增生
T1	肿瘤侵及黏膜固有层、黏膜肌层或黏膜下层
T1a	肿瘤侵及黏膜固有层或黏膜肌层
T1b	肿瘤侵及黏膜下层
T2	肿瘤侵及食管肌层
T3	肿瘤侵犯食管纤维膜
T4	肿瘤侵及食管周围结构
T4a	肿瘤侵犯胸膜、心包或膈肌，可手术切除
T4b	肿瘤侵犯其他邻近结构，如主动脉、椎体、气管等，不能手术切除

区域淋巴结（N）

NX	区域淋巴结不能测定
N0	无区域淋巴结转移
N1	1～2 枚区域淋巴结转移
N2	3～6 枚区域淋巴结转移
N3	≥ 7 枚区域淋巴结转移

远处转移（M）

M0	无远处转移
M1	有远处转移

鳞癌分期

	T	N	M	分级	肿瘤部位
0	Tis	N0	M0	1	Any
ⅠA	T1	N0	M0	1	Any
ⅠB	T1	N0	M0	2～3	Any
	T2～T3	N0	M0	1, X	下段, X
ⅡA	T2～T3	N0	M0	1, X	上、中段
	T2～T3	N0	M0	2～3	下段, X
ⅡB	T2～T3	N0	M0	2～3	上、中段

续 表

	T1 ～ T2	N1	M0	Any	Any
ⅢA	T1 ～ T2	N2	M0	Any	Any
	T3	N1	M0	Any	Any
	T4a	N0	M0	Any	Any
ⅢB	T3	N2	M0	Any	Any
ⅢC	T4a	N1 ～ N2	M0	Any	Any
	T4b	Any	M0	Any	Any
	Any	N3	M0	Any	Any
Ⅳ	Any T	Any N	M1	Any	Any
腺癌分期					
T	N	M	分级		
0	Tis	N0	M0	1	
ⅠA	T1	N0	M0	1 ～ 2, X	
ⅠB	T1	N0	M0	3	
T2	N0	M0	1 ～ 2, X		
ⅡA	T2	N0	M0	3	
ⅡB	T3	N 0	M0	Any	
T1 ～ T2	N1	M0	Any		
ⅢA	T1 ～ T2	N2	M0	Any	
T3	N1	M0	Any		
T4a	N0	M0	Any		
ⅢB	T3	N2	M0	Any	
ⅢC	T4a	N1 ～ N2	M0	Any	
T4b	Any	M0	Any		
Any	N3	M0	Any		
Ⅳ	Any T	Any N	M1	Any	

经美国癌症联合委员会（AJCC）许可：AJCC 癌症分期手册，ed 7，纽约，2010，Springer

病变的疗效。目前有综述报道有关 DNA 修复蛋白的生物标志物，这些标志物可能预测患者对化疗或放疗的反应。

食管癌的切除有多种手术方法。在许多医院，手术切除仅限于食管的中下 1/3。颈段食管并不被认为是可以行手术切除的部位，通常通过放疗和化疗进行治疗。根治性手术通常包括食管部分或全部切除术。手术类型的选择取决于病灶的位置和受累程度。通常情况下，整个食管将被切除。胃肠系统的连续性是通过在与胃或左半结肠放入胸腔内吻合来实现的。手术并发症包括吻合口漏（可能危及生命）、呼吸衰竭、肺栓塞和心肌梗死。狭窄、胃排空障碍、胃食管反流是手术造成的机械副作用。即使在根治性切除后，大多数患者仍会通过血源途径转移到肺部、肝脏或骨骼。

放射治疗。同步放化疗或术前放化疗后的进行手术治疗仍是治疗标准。放疗联合化疗被认为是目前食管癌非手术治疗的首选。最近的研究表明，与单纯放疗相比，放化疗联合有明显的优势。单独放疗可用于无法经受联合治疗的患者。

化疗。食管癌生存率低与局部治疗失败和治疗后远处转移的患者比例高有关。与单纯放疗相比，联合化疗减少了局部和远处治疗失败率，提高了总体生存率（图 33-14，图 33-15）。

5- 氟尿嘧啶和顺铂联合使用是治疗食管癌的标准化疗方案。综合治疗有一定的局部控制效果和生存效益。然而，这种方案的不良反应更大。化疗方案通常使用两种药物联合并且试图减少与治疗相关的不良反应。其他药物联合包括紫杉醇和卡铂或奥沙利铂和 5- 氟尿嘧啶。许多药物联合方案正在被研究和使用中。

射野设计和重要结构。食管癌纵向扩散，从原发病灶到转移病灶至少 5 cm 不等。局部扩散到引流淋巴管是一种常见的早期表现，在放疗靶区的制定中必须加以考虑。颈部、锁骨上、纵隔、食管旁和膈下（腹腔）淋巴结区域具有转移风险。这些淋巴结组的风险高低取决于原发肿瘤的位置。锁骨上淋巴结更多地受累于近端病灶而不是远端病灶。然而，任何食管原发部位病变均可累及颈部或腹部淋巴结。

临床靶区包括区域淋巴结和食管癌原发病灶上下外扩 3 ～ 4 cm 以及左右外扩 1 cm。淋巴结边径为肿瘤靶区外扩 0.5 ～ 1.5 cm。计划靶区为在临床靶区基础上均匀外放 0.5 ～ 1 cm。食管上 1/3 的病灶的放疗区域从甲状软骨水平开始，至隆突水平结束，包括锁骨上淋巴结，颈前低位淋巴结和纵隔淋巴结。在病变部位位于食管远端 1/3 的肿瘤患者中，下缘必须包括位于 T_{12} ～ L_1 椎体水平的腹腔

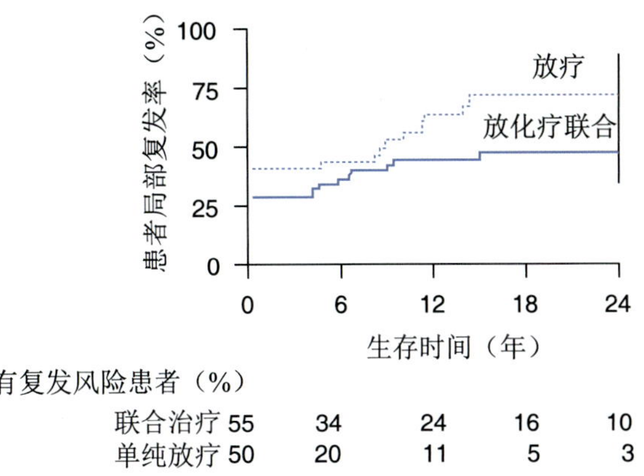

图 33-14　单独放疗和放化疗联合治疗食管癌局部复发时间比较

（引自 Herskovic A, Martz K, al-Sarraf M, et al：Combined chemotherapy and radiotherapy compared with radiotherapy alone in patients with cancer of the esophagus, N Engl J Med 326：1596，1992）

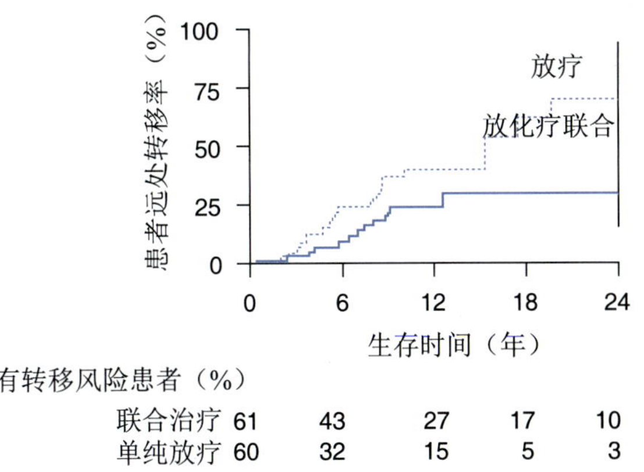

图 33-15　单独放疗与放化疗联合治疗食管癌远处转移时间的比较

（修改于 Herskovic A, Martz K, al-Sarraf M, et al：Combined chemotherapy and radiotherapy compared with radiotherapy alone in patients with cancer of the esophagus, N Engl J Med 326：1596，1992）

淋巴结。最佳照射范围应该包括食管旁淋巴结和纵隔淋巴结，但可能不包括锁骨上淋巴结，因为它们转移的风险很低。对于胸中段食管肿瘤，照射范围的解剖边界包括食管周围淋巴结和纵隔淋巴结，但可能不包括锁骨上窝或胃食管交界处。

食管癌的治疗采用了多种放疗技术。这包括三维适形（AP/PA，斜野）、IMRT 调强和 VMAT。所选择的技术取决于食管癌的位置，位于食管近端或远端，以及哪种技术可以减少危及器官的剂量。

需要考虑许多关键结构，如肺、心脏、脊髓、肾脏和肝脏。目前许多研究用于证实哪种技术既能保证靶区照射剂量同时能减少正常组织受量。与三维适形相比，IMRT 和 VMAT 所产生的放疗剂量分布与靶区高度适形，对肺、心脏等健康组织具有更好的保护作用。使用质子束治疗鼻咽癌的疗效也在评估之中。初步研究表明，质子束治疗可能比传统的光子或三维适形技术更能减少对肺、心脏和其他结构的剂量。单纯放射治疗，处方剂量为 60 ～ 65 Gy。术前放化疗联合，总剂量为 41.4 ～ 50.4 Gy，以最大限度降低健康组织不良反应。根治性放化疗剂量为 50 ～ 50.4 cGy。这些剂量都超过了脊髓 45 ～ 50 Gy 的耐受剂量。静态调强放射治疗为了避免脊髓损伤设计了横向或斜向的照射野。我们需要详细的剂量测定计划以保证肺、心、肾和肝的耐受剂量。

患者通常以仰卧位进行模拟定位。由于使用斜野照射，患者的手臂通常高举过头，紧握肘部或手腕。保持这种姿势对患者来说有一定困难，这就为后面的治疗过程带来可重复性的问题。定制的固定装置，如体膜，泡沫支架，真空袋装置，有助于治疗过程的再重复。在制作固定装置时要注意确保它与 CT 扫描仪相匹配。不管有没有固定装置，测量肘到肘的距离和检查患者手臂位置有助于日常设置的一致性。

上段食管癌患者模拟定位时，手臂放在身体两侧，肘部应该稍微弯曲，使 3 个参考点可以在胸廓上形成标志。手臂是可移动的，对于固定和维持等中心点有一定影响。贴合肩膀的热塑性体膜可以用来固定肩膀和头部的位置。除等中心标记外，还可在患者下野边缘的中线处划定标记，用于校准和矫正。三个参考点位于胸廓下部，用于建立等中心。前后源皮肤距离（SSD）或设置距离需要反复检查和保持的，特别是斜野照射。

在 CT 模拟时，可以提供一种布丁对比图来观察食管。严重吞咽困难的患者可能不能忍受，尤其是仰卧位。静脉造影可用来协助确定治疗的靶区。该模拟还可能包括 4D CT 扫描，以评估发生的呼吸运动的次数以及呼吸运动如何影响内部靶区。临床靶区的范围可能需要根据 4D CT 数据进行调整。呼吸门控可能对某些患者的治疗有益。

放射治疗师确保患者笔直平躺，并在胸廓上放置参考标记，在这些标记上贴上不能透过射线的标记，以便在扫描时显示。将这些参考标记的坐标记录下来。扫描从下颌骨到髂骨的位置可以包括整个食道和胃。在扫描后，如前所述医师通过数字化成像将靶区和关键解剖结构定义为不同颜色。同时确认治疗等中心。在 CT 扫描后，医生在患者仍然躺在 CT 治疗床上时确定治疗中心。由医师察看图像，根据 CT 图像上的勾画区域确定治疗中心。然后将等中心坐标编程到扫描室的可移动激光器中，并对患者进行相应标记。然后患者带着标记回家，这些标记将用于治疗的实施过程。在模拟定位时需记录患者的定位信息，如位置和固定装置。一旦治疗计划完成，记录射野大小参数和治疗床及角度。图 33-16 显示了具有相关解剖特征的治疗区域的 DRR 和治疗等中心的横向 CT 模拟图像。

9. 不良反应

放疗 2 周后，患者开始出现食管炎。他们表现为吞咽时胸骨下疼痛和食物梗噎感。患者可能无法吃固体食物，需要进食清淡、松软或泥状食物。此外，患者应少食高热量和高蛋白的快餐（表 33-2），高热量液体补充剂，如康乃馨速溶早餐并且保证白天或就寝时间用另一种食物代替高能量的零食。

为了减轻吞咽的痛苦，医生可能建议患者在

表 33-2　接受胸部照射的患者的膳食指南

推荐食物	应该避免的食物
松软干酪，酸奶和奶昔	辛辣食物
布丁	干硬粗糙的食物
砂锅菜	饼干，坚果和薯片
炒鸡蛋	未加工的蔬菜，柑橘类水果，果汁
酱汁或肉汁中的肉类和蔬菜	酒精类饮料

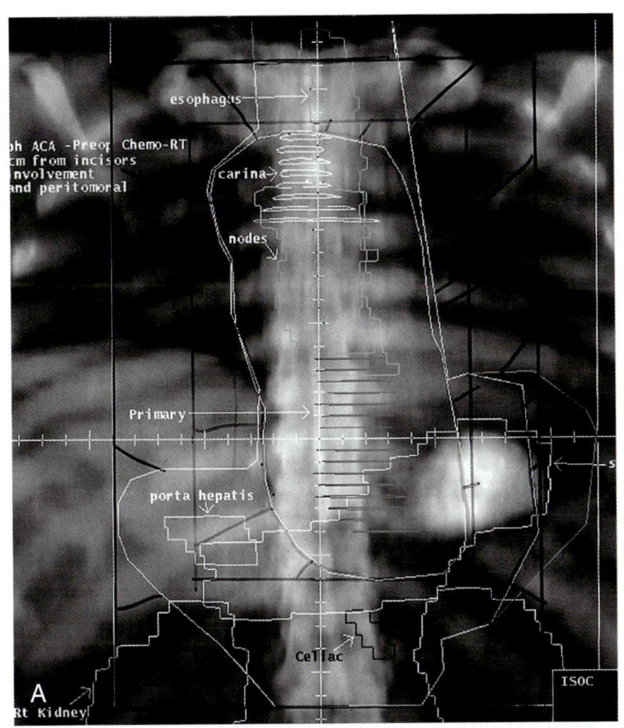

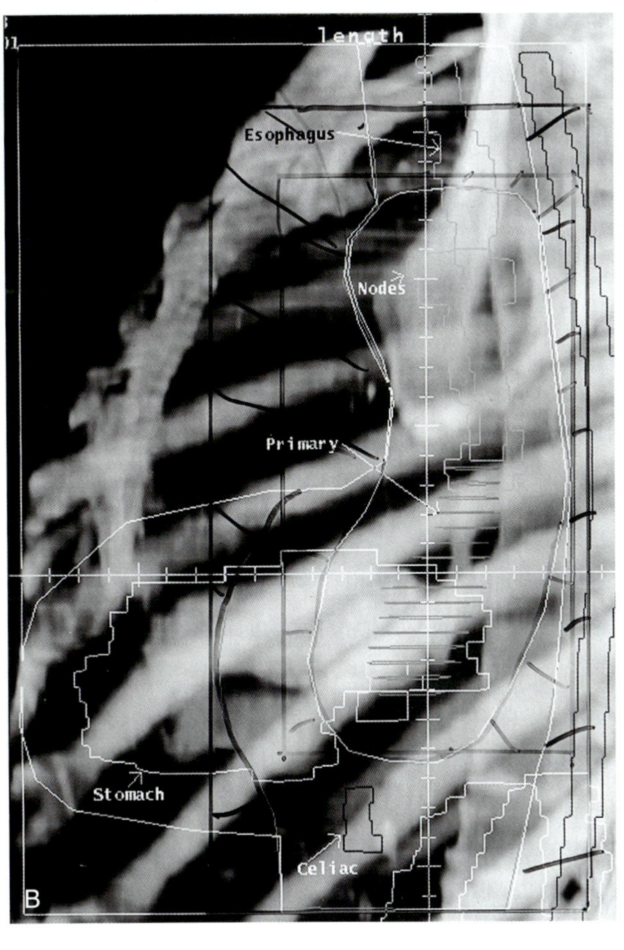

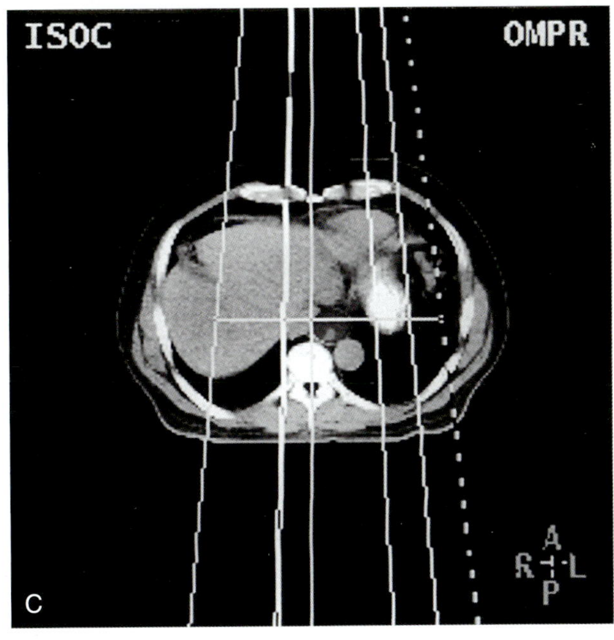

图 33-16 计算机断层扫描（CT）数字化模拟重建食管癌放射治疗区域的图像

A. 具有相关解剖特征的前后场；B. 离线斜场；C. 治疗中心的 CT 模拟图像。标记不同光束轮廓

饭前服用液体镇痛药或利多卡因。这些药物可减轻局部和全身疼痛。食管炎在治疗结束时可能会变得很严重，甚至可能需要放置鼻胃管。

同步化疗增加了食管黏膜对放疗的敏感性。同时，也可能出现更严重的食管炎和溃疡。食管放射耐受剂量为 65 Gy，分割为 1.8 ～ 2.0 Gy。在同步进行化疗时，根据联合治疗增加的与治疗相关的毒性，总安全放射剂量为 50 Gy。血细胞计数下降，恶心呕吐也会伴随化疗发生。如果白细胞或血小板计数过低，患者的治疗可能需要中断。如果肺或心脏的受照射的范围过大可能会发生放射性肺炎或心包炎。合理的射野设计和精心的治疗计划大大降低发生严重并发症的可能性。附着于食管 - 气管壁后的肿瘤迅速收缩，可导致穿孔和瘘管形成。

食管照射的长期副作用包括瘢痕形成导致狭窄。食管扩张可以缓解阻塞性症状，恢复患者吞咽的能力。横脊髓炎是一种晚期并发症，如果放射治疗的实施和计划准确就不应该发生。

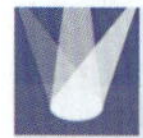

回顾肺、心脏和脊髓对放疗的剂量限制。这些危及器官的放疗不良反应有哪些？这三个器官中哪一个对放射损伤最敏感？精准的调强放射治疗计划可能有助于减少危及器官的剂量。

10. 放射治疗师的角色

食管癌放疗患者需要大量的支持性治疗。由于肿瘤阻塞食管，他们通常会经历体重大幅减轻，并且营养不良。放射治疗引起的食管炎，可以导致进一步的体重下降，让患者更加衰弱。治疗师应该询问患者的感受、食欲和食物摄入量。应向患者提供关于推荐食物或应避免的食物的饮食建议。有些放射治疗中心印制了一些表格供治疗师或护士给患者使用。许多中心也有营养师，他们会把患者推荐给营养师进行膳食规划和膳食补充。

对于这些患者来说，食管炎可能需要情感疏导及物理引流。治疗师应该像关注患者身体各方面状况一样关注患者的情绪健康状态。治疗师应告知患者当地的癌症支持小组，帮助患者应对放射治疗和疾病的不良反应。

例 3: 中段食管癌

一名 64 岁的男子因 1 个月的吞咽困难和吞咽疼痛史就诊当地医师。症状在吃热的食物和质地粗糙的食物如薯片或饼干时尤为明显。患者在上消化道吞钡检查中发现食管中段几厘米长的病变，病变距门齿 30 ～ 34 cm。病变没有侵袭食管 1 周。病变活检结果显示为低分化的 4 级侵袭性鳞状细胞癌。

进行 PET/CT 扫描有助于分期。PET 扫描显示病灶区域和右侧淋巴结 FDG 摄取增加。无其他远处转移灶。我们讨论了食管的超声内镜检查，但没有完善，因为检查结果不会改变治疗计划。患者病变位于食管中段 1/3，分期为Ⅱ B T2N1M0 期。胸外科团队评估了这名患者认为没有外科手术指征，因为患者在最近的肺功能测试中肺功能欠佳，而且他有慢性阻塞性肺疾病和心脏问题的病史。患者随后接受了根治性放化疗。患者每周接受卡铂和紫杉醇化疗作为放疗增敏。放疗的总剂量为 5 040 cGy 分成 28 次分割。初始较大的放疗范围总剂量 4 500 cGy 分为 25 次分割，使用 4 个射野（前、后、右、左侧）和静态调强放疗。缩野后在相同的照射束和调强放疗技术下，增加 3 次治疗量使总剂量达到 5 040 cGy。

例 4: 下 1/3 的食管癌

一位 69 岁的妇女出现进行性吞咽疼痛和吞咽困难以至于她只能吞咽液体。即使是在吞咽液体时，她也需要小口慢慢地吞咽以避免疼痛，有时还会反胃。除了吞咽困难，还会伴随会厌区到背部的疼痛，为此她使用了芬太尼贴片，用来控制她的中度至重度慢性疼痛。在过去的两个月里她的体重下降 30 磅。她否认有任何恶心症状，肠道功能正常。没有其他症状。

患者接受上消化道吞钡检查发现有食管病变。随后进行了食管 - 胃十二指肠镜检查（EGD）发现了一个 7 ～ 8 cm 的食管肿块，几乎阻塞了远端食管。肿块经活检确诊为低分化腺癌。她完善 EUS 和 PET/CT 扫描以进行分期。EUS 检查发现距门齿 30 cm 处有部分阻塞性肿物，腹壁区域有两个异常淋巴结，食管纵隔下段有 1 个异常淋巴结。对淋巴结进行活检确诊为转移性腺癌。PET 扫描显示 FDG 在食管远端被摄取，食管壁增厚。无明显远处转移。根据 AJCC 分期，患者分期为Ⅲ B T1N2M0 期。

在放射肿瘤科、肿瘤内科和胸外科会诊后，建议患者接受新辅助放化疗，然后休息 4 周再进行 PET/CT 扫描。如果没有发现远处转移的证据，有必要行手术切除。放疗期间每周进行卡铂和紫杉醇联合化疗。大的靶区包括大体肿瘤和淋巴管及外扩的范围，这一阶段的放疗总剂量 4 140 cGy,23 次分割，放疗使用前野，A80R, A80L 静态调强场和后野。然后，缩野后使用相同的照射束，增加五次治疗量使总剂量达到 5 040 cGy。每天使用 kV 成像仪进行机载成像，放射治疗师用 T_5 ～ T_{12} 脊椎图像匹配。

四、胰腺癌

1. 流行病学和病因

在美国每年诊断的所有癌症中，胰腺癌约占2%。美国癌症协会（American Cancer Society）估计，每年将出现大约 46 500 例新的胰腺癌病例。近 10 年来，胰腺癌的发病率一直呈上升趋势。在美国，胰腺癌是导致癌症相关死亡的第四大主要原因，估计每年有 39 600 人死于胰腺癌。胰腺癌死亡率高，被认为是最致命的恶性肿瘤之一。男性比女性更常见，黑种人的发病率和死亡率高于白种人。这种疾病很少发生在小于 45 岁的人群中，大多数患者年龄在 50 ～ 80 岁之间。

虽然吸烟者患胰腺癌的风险是一般人的 2 ～ 3 倍，但胰腺癌的发病原因尚不清楚。吸烟被认为会导致大约 20% 的胰腺癌。遗传性非息肉性结直肠癌、与 *BRCA2* 突变相关的家族性乳腺癌、家族性胰腺癌中的 *p16* 基因突变以及遗传性胰腺炎均被认为是胰腺癌发生的危险因素。胃幽门螺杆菌感染的个体也有可能增加患胰腺癌的风险。长时间接触工业化学品如联苯胺和 β- 萘胺与胰腺癌的发病率增加有关。人们认为，肥胖、缺乏体育活动以及高脂肪、红肉和加工肉类（培根、香肠）的饮食会增加患胰腺癌的风险。相反，多吃蔬菜和水果可以降低患胰腺癌的风险。更多的研究正在进行，以确定高脂肪饮食是否确实会导致胰腺癌。胰腺癌在 2 型糖尿病（成人发病）患者中也更为常见。

2. 解剖学和淋巴引流

胰腺位于腹膜后 $L_{1\sim2}$ 水平，横卧于上腹部。胰腺被分为 3 个解剖区域：头、体和尾。胰脏的头部位于十二指肠的 C 环。体部位于胃后方靠近中线，在下腔静脉前方。尾部向左侧延伸，在脾门终止。胰腺与十二指肠、空肠、胃、大血管（下腔静脉）、脾脏和肾脏直接联系。胰腺肿瘤通常侵袭这些结构，因此在诊断时通常无法切除。

许多淋巴结通道引流胰腺及其周围结构。主要淋巴结群包括上、下胰十二指肠淋巴结、肝门、肝上淋巴结和腹主动脉旁淋巴结。胰腺尾部的肿瘤引流至脾门淋巴结（图 33-17）。大多数患者在诊断时都有晚期的局部或转移性疾病。

3. 临床表现

胰腺癌最常见的 4 种症状是黄疸、腹痛、厌食和体重减轻。胰腺头部出现的肿瘤可能会阻塞胆道系统，导致黄疸。胆道系统的阻塞会导致过量的

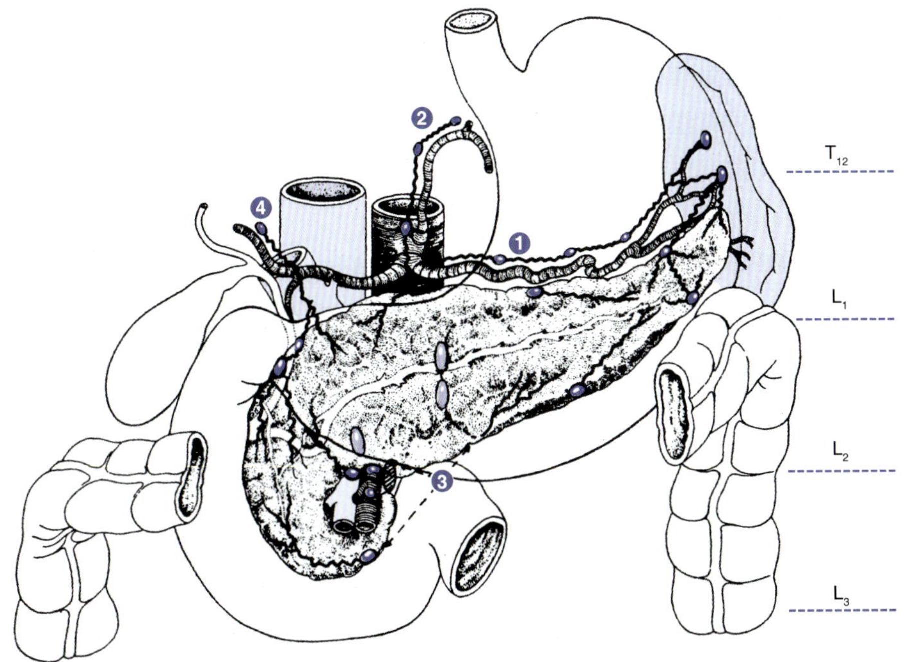

图 33-17　胰腺的解剖和淋巴引流。注意胰腺与十二指肠、胃、横结肠、脾脏和胆总管的密切关系。淋巴引流的四大主干：1. 左侧沿尾部引流至脾门淋巴结；2. 胰腺上淋巴结及腹腔干；3. 胰腺下、肠系膜、左侧腹主动脉旁淋巴结；4. 右侧引流至胰十二指肠前、后淋巴结及右侧腹主动脉旁淋巴结

（引自 del Regato JA, Spjut HJ, Cox JD：Ackerman and del Regato s cancer：diagnosis, treatment and, ed 6，St. Louis, 1985，Mosby）

胆红素以尿液的形式排泄出来，而进入肠道的胆红素则会减少，导致尿液呈深色，大便呈浅色。黄疸患者还报告有瘙痒或发痒的症状。在胰腺体部或尾部发生的肿瘤与胆道系统梗阻无关，通常涉及严重的背部疼痛和体重减轻。胰腺癌最常发生在胰腺的头部和颈部。

4. 检查和诊断

彻底的病史和体格检查是非常重要的。应评估腹部是否有可触及的肿块。胆道系统的肿瘤阻塞可导致胰腺、胆囊或肝大。可触及的锁骨上淋巴结或在直肠指诊中发现的直肠肿块提示腹膜转移。所有这些迹象都表明这是一种晚期疾病。黄疸的存在与否是通过对巩膜、皮肤和口腔黏膜的特别关注来评估的。

最有价值和最重要的诊断试验是腹部螺旋 CT 扫描。该扫描提供了一个最有可能与肿瘤有关的腹部结构的完整的视图；定位了胰腺的肿块，描绘了它是否是头部、体部还是尾部原发；还可以显示肿瘤是否侵犯了周围的结构，如十二指肠、肠系膜上血管或腹腔血管；也可以评估区域淋巴结转移，腹膜转移，和远处转移到肝脏。

肿瘤的可切除性可以通过 CT 扫描得到的信息来确定。肝转移及肠系膜上动脉或其他大血管受累是手术的两大禁忌。在 CT 引导下对原发性肿瘤或转移性病变进行细针活检可以确立诊断。

MRI 也可用于评估肿瘤向邻近结构的局部侵犯。与 CT 扫描相比，MRI 可以提供更好的软组织影像，并且可以提供与胰腺肿瘤相关的信息。

PET 扫描是一种额外的测试。它有助于显示转移到淋巴结、肝脏或邻近组织的胰腺外的转移。这些信息可与 CT 扫描结果一起使用。

内镜逆行胆管造影（ERCP）被用于评估胆道系统的梗阻和潜在受累。在 ERCP 检查时，可以获得壶腹部或十二指肠的活检。这一过程甚至对胆道系统原发性肿瘤的诊断更为有用。超声扫描也被用于评估导管梗阻、血管浸润和肝转移。

通过 EUS，一个换能器下传到食管到达胰腺毗邻的十二指肠。这种检查比 CT 扫描更适用于胰脏头部的小病变的可视化和评估淋巴结和血管的潜在累及性。EUS 结合细针穿刺是一种获取诊断组织的工具，与经皮穿刺方法相比，其导致肿瘤播种的机会更小。

为获得活检的腹腔镜检查通常在任何手术干预前进行，可以排除 CT 扫描无法检测到的小的肝转移（1 ～ 2 mm）。腹腔镜手术不需要很大的切口，而且对患者更容易。根据 Warshaw 和他的同事所做的一项研究，开腹手术的结果表明 40% 的患者在肝或腹膜壁表面有小的转移。这些患者避免了不必要的腹部手术。如果基于诊断检查，患者的肿瘤看起来是可以切除的，可进行探查性手术和活检，以确定胰腺肿块的组织学。

糖类抗原 19（CA-19）或血清糖类抗原是一种通常在胰腺癌中升高的肿瘤标志物，但是它不被认为是一种有效的筛查工具，因为它在其他癌症中也可能升高，如卵巢癌、胃肠癌和肝细胞癌，以及胰腺或肝脏的炎症情况。在术前和术后获得其在血液中的含量，如果 CA-19 水平在治疗后仍然升高，则存在残留疾病或转移。

5. 病理和分期

腺癌占胰腺癌的 80%。其他组织学类型包括胰岛细胞瘤、腺泡细胞癌和囊腺癌。胰腺癌的正式 TNM 分期系统可见框表 33-4。局限于胰腺的病例 T1-T3 通常被认为是可切除的。在被诊断为胰腺癌的患者中，有超过 50% 的患者在诊断时有远处转移。

6. 传播途径

胰脏癌是局部浸润性的。淋巴结受累或直接侵犯十二指肠、胃和结肠在诊断时并不罕见。肿瘤通常包裹或侵入肠系膜上动脉、门静脉和腹腔动脉，使肿瘤无法切除。通过门静脉进入肝脏的血源性传播则是另一种常见的传播途径。

7. 治疗

手术可作为治疗的选择，然而大多数肿瘤是无法切除的。治疗性手术过程的禁忌证是肝转移、胰腺外浆膜植入、大血管浸润或粘连。

最常见的可能治愈的外科手术是胰十二指肠切除术（Whipple 手术），包括切除胰头、整个十二指肠、远端胃、胆囊和胆总管（图 33-18）。为了维持胆道－胃肠系统的连续性，进行了重建。剩余的胰腺、胆管和胃与空肠的不同部位相吻合(图 33-19)。近年来，该手术的死亡率有了很大的改善；曾经高达 30%，但现在不到 5%。外科医生应放置夹子，勾勒出肿瘤的范围，以协助放射肿瘤学家规划辅助放射治疗区域。

框表 33-4 美国癌症分期联合委员会胰腺癌分期

原发肿瘤

Tx	原发肿瘤无法测量
T0	没有原发肿瘤的证据
Tis	原位癌
T1	局限在胰腺的肿瘤最大径≤ 2 cm
T2	局限在胰腺的肿瘤最大径≥ 2.1 cm
T3	肿瘤超出胰腺但没有累及腹腔轴或肠系膜上动脉
T4	累及腹腔轴或肠系膜上动脉（不可切除）

区域淋巴结

Nx	区域淋巴结转移不能评价
N0	没有区域淋巴结转移
N1	区域淋巴结转移

远处转移

Mx	远处转移不能评价
M0	没有远处转移
M1	远处转移

临床分期

0	Tis	N0	M0
ⅠA	T1	N0	M0
ⅠB	T2	N0	M0
ⅡA	T3	N0	M0
ⅡB	T1	N1	M0
	T2	N1	M0
	T3	N1	M0
Ⅲ	T4	Any N	M0
Ⅳ	Any T	Any N	M1

经美国癌症联合委员会（AJCC）的许可：AJCC 癌症分期手册，ed 7，纽约，2010，Springer

姑息性胆道旁路手术常用于治疗无法切除的肿瘤，将阻塞的胆管内的胆汁输送回胃肠道。这通常是通过将未受累的胆管与空肠吻合完成的。治疗梗阻可减轻黄疸。

用于治疗胰腺癌的两种一般手术类型是：
当影像学检查表明可以切除所有的肿瘤时，行可能治愈的手术。
如果影像学检查显示肿瘤太广泛，不能完全切除，可以做姑息手术。这是为了缓解症状或防止某些并发症，如胆管或肠道被癌症堵塞。

一些研究表明，仅切除部分癌症并不能帮助患者延长寿命。胰腺癌手术是外科医师能做的最困难的手术之一，它也是患者最难忍受的疾病之一。可

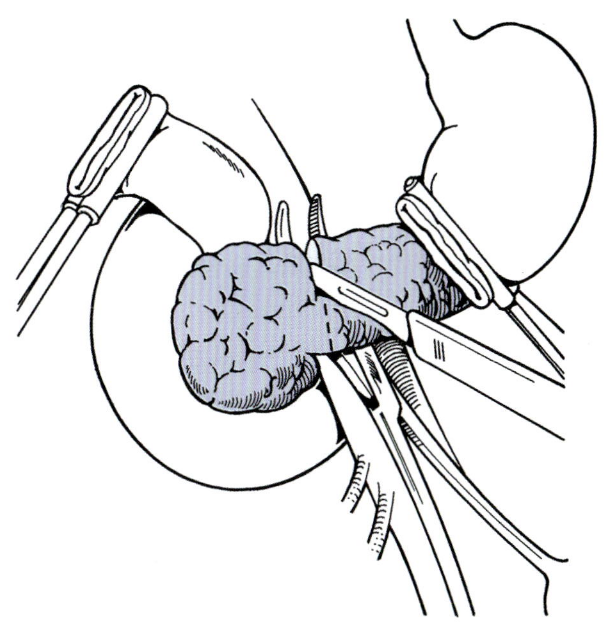

图 33-18 胰十二指肠切除术(Whipple 手术);切掉胰头、十二指肠、胃远端、胆囊和胆总管

（引自 Beazley RM，Cohn I Jr：胰腺、胆囊和肝外管肿瘤。《美国癌症协会临床肿瘤学教科书》，亚特兰大，1995 年，美国癌症协会）

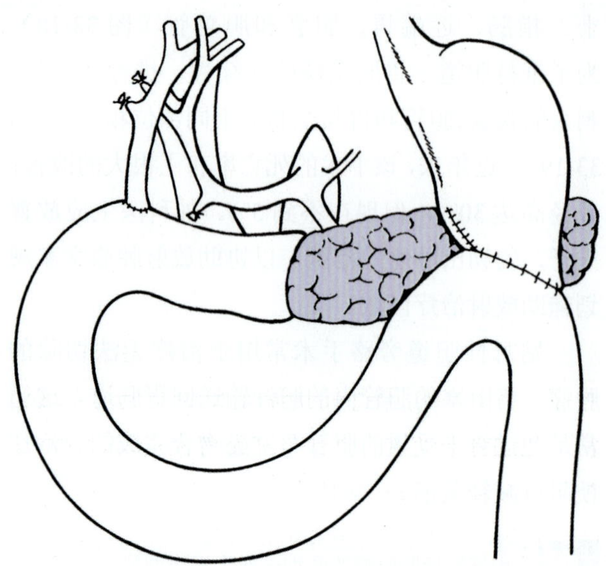

图 33-19　胆道及胃肠道系统的重建。剩余的胰腺、胃和胆管与空肠吻合

（引自 Beazley RM, Cohn I Jr：胰腺、胆囊和肝外管肿瘤。《美国癌症协会临床肿瘤学教科书》，亚特兰大，1995 年，美国癌症协会）

能会出现多种并发症，患者需要几周时间才能恢复。

放射治疗。由于单纯手术切除后远处转移率高，且局部病灶手术失败率高。因此，我们对手术后患者进行了随机对照试验来研究联合治疗。与单纯手术相比，手术后辅助联合治疗使总生存率显著提高 18 ～ 29 个月。放化疗是同时进行放疗和化疗的一种方法，已成为胰腺癌辅助治疗的主要方法。

放疗和化疗被认为是局部晚期无法切除的胰腺癌的首选治疗方法。将单独放疗与单独放疗和单独化疗进行比较的研究表明，联合治疗可适度提高生存。

特殊的放射治疗技术已经被研究出，以证明对瘤床的高剂量照射是否可转换为更好的局部控制率和生存率。向原发肿瘤提供更高剂量的一种方法是 IORT。一次 10 ～ 20 Gy 的术中电子作为刺激剂量。再加上 50.4 Gy 的外照射治疗。IORT 的主要理论优势在于，相对于常规外照射，它能传递更大的剂量到肿瘤原发灶，因为在上腹部有很多限制剂量的结构。肾脏、肝脏、胃和小肠等重要结构可以在 IORT 中被移开或屏蔽。评估这种此治疗方案疗效的研究表明，当 IORT 联合标准的外照射治疗和化疗时可以提高局部控制的效果。然而，由于这种方法可能会引起肝脏及腹膜种植转移而导致系统衰竭，总体存活率并没有提高。因此，IORT 不应用于胰腺癌的常规临床实践中。

化疗。如前所述，化疗与放疗一起作为胰腺癌手术后的辅助治疗以及作为不可切除肿瘤的主要治疗。吉西他滨是治疗胰腺癌最常用的药物，与 5-FU 相比其生存率更高。目前正在研究不同的药物如何组合和序列以提高存活率，吉西他滨与顺铂和 5-FU 搭配使用以观察这种组合是否能提高存活率，但持续输注 5-FU 仍在一些放化疗方案中使用。正在研究的其他药物还有伊立替康、卡培他滨、奥沙利铂和紫杉醇。术前新辅助放化疗也进行了研究，初步结果并没有显示术前新辅助放化疗与辅助放化疗相比有生存优势。我们需要更多的研究来确定什么样的药物和什么样的组合能够为胰腺癌患者带来最好的结果。但即使联合治疗，胰腺癌患者的总体生存率也非常低。

照射野设计和重要结构。传统上，四野技术用于手术及 CT 所定义的瘤床和淋巴引流区。45 ～ 50 Gy 的剂量分割成 1.8Gy 的高能光子线，45 Gy 后的缩野放疗。上腹部包含许多限制剂量的结构，放疗的设计和规划必须考虑到这些结构。这些结构包括肾、肝、胃、小肠和脊髓。表 33-3

表 33-3　一些器官在每个 180 ～ 200 cGy 射野上常规分割后的大致剂量 / 体积 / 结果数据（QUANTEC 总结和 Emami 数据）

肾脏	1 500 ～ 1 800 cGy
肝脏	3 000 ～ 3 200 cGy
小肠	4 500 cGy
脊髓	5 000 cGy
胃	4 500 cGy

由 Marks LB, Yorke ED, Jackson A 等修改：正常组织并发症概率模型在临床中的应用，Int J Radiat Oncol Biol Phys 76（3）：S10-S19，2010；引自 Emami B, Lyman J, Brown A，等：正常组织对治疗辐照的耐受性，Int J Radiat Oncol Biol Phys 21：109-122，1991。QUANTEC．临床正常组织效应的定量分析

包含了这些结构的 TD 5/5 和组织耐受数据，由于肝脏和肾脏体积较大，通过侧野的剂量限制在 18 ～ 20 Gy 之间。

适形 3D 治疗计划和 IMRT 或 VMAT 系统可以在保持剂量限制结构在可承受范围内的同时，提供更高剂量的照射。3D 治疗规划允许共面和非共面梁的设计，它们使用一个旋转椅，以独特的角度进入，以避免关键的结构，并允许达到更高的剂量。调强系统采用独特的波束方向；然而，他们使用 MLCs 也改变了光束强度和照射野的形状。将 IMRT 与 3D 适形进行比较的研究表明与 3D 适形相比，IMRT 进一步减少了对肝、肾、胃和小肠的照射剂量。

正在进行一些研究以观察调强放射治疗技术是否可以改善肿瘤体积的剂量符合性，同时保留关键结构。单独立体定向体放射治疗（SBRT）和联合化疗也在研究用于局部晚期和不可切除的胰腺癌。初步研究表明，SBRT 处理具有与常规外照射相似或更好的局部控制率。在一些研究中，SBRT 可使肿瘤缩小到足以切除肿瘤。治疗相关的胃肠道毒性、十二指肠出血和溃疡一直是一个值得关注的问题，特别是在总剂量更高的早期研究时。剂量分割方案从单次分割 25 Gy 到 24 Gy、30 Gy 或 36 Gy 共 3 次分割，再到 45 Gy，3 次分割。与 5 ～ 6 周的常规放疗相比，SBRT 较短的治疗时间被认为有利于患者的生活质量，与标准的外放射治疗相比，SBRT 的短期治疗过程也更具有成本效益。SBRT 是一种复杂的治疗方法，可能包括呼吸门控、屏气和 IGRT，IGRT 在 SBRT 患者的治疗中具有极其重要的意义。治疗师负责在治疗前获得 CBCT 和 kV 图像。质子束治疗可能为局部晚期无法切除的胰腺癌患者提供另一种未来的治疗选择，质子在组织中运动的深度有限的特征可能具有保留更多健康组织的优势，这对于上腹部的治疗至关重要，因为肾脏、肝脏、小肠和胃都离目标肿瘤体积很近，一些研究表明，质子束治疗可能比调强放疗对肾、肝和小肠的照射剂量更小。

胰头病灶典型的 AP/PA 野体积大约从 T_{10} ～ T_{11} 延伸，包括肿瘤床、引流淋巴管和腹腔轴。照射野的宽度应该包括从左边延伸到正中线的整个十二指肠的环和边缘，侧野为明确病灶的旁开 1.5 ～ 2 cm，在后方延伸至前椎体后 1.5 cm 以充分覆盖腹主动脉旁淋巴结。在 CT 模拟定位中，患者取仰卧位，手臂置于头部上方，便于放置横向等深点标记。仿真前制作了真空装置或发泡支架固定装置。在固定装置制作前，治疗师应确保患者平躺在桌子上。这可以通过矢状激光和林向上的中线结构，如胸骨上切迹、剑状骨和耻骨来实现。测量该设备以确保它适合于扫描仪，并拍摄患者设置的图像。通过对 SBRT 患者的模拟，制作了包括腹部压合在内的全身固定真空装置。胰腺处于一个动度很大的区域，所以模拟应该包括一个 4D CT 扫描来确定呼吸相关动度的数据。CT 模拟定位还要求对比，在这个过程中，要求患者在扫描前 30 min 到 1 h 内喝下对比剂，一些中心可以注射造影剂进行肾定位或血管造影，以帮助确定结节体积。对于接受 SBRT 治疗的患者，CT 模拟前可将基准标记物植入胰腺。

在扫描前，放射治疗师在患者的腹部放置参考标记，扫描范围从横膈上方到髂骨下方。胰腺处于一个动度大的区域，模拟定位应该包括一个 4D CT 扫描来确定呼吸的相关运动。医生可以在靶区、淋巴结、肝门和肠系膜上动脉的位置进行数字化以确保这些结构在治疗领域的覆盖范围。有风险的器官如肾脏，肝脏，胃，小肠和脊髓，也要在 DRRs 上勾画出来（图 33-20）。一旦确定了治疗等中心点，放射治疗师就会从参考等中心点进行适当的转换，并标出最后 3 个治疗点，然后将 CT 图像发送给剂量测量师进行 3D 适形规划或 IMRT 规划。对于胰头病变的治疗，大约 50% 的右肾在治疗范围内（图 33-21），因此至少 2/3 的左肾应该被屏蔽以保持健康的肾功能。静态野的 MLCs 用来尽可能地阻断 AP/PA 场的肾脏、肝脏和胃，而外侧野则用来屏蔽脊髓和小肠，IMRT 或 VMAT 高度适形剂量分布和治疗计划剂量限制使这些结构的剂量最小化。

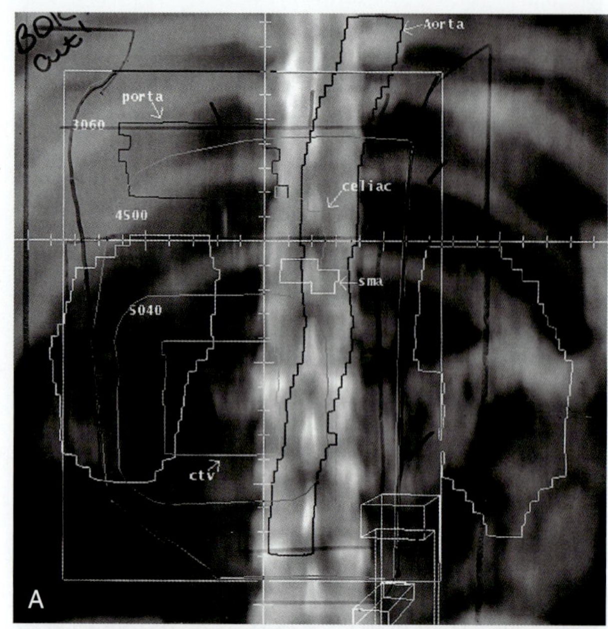

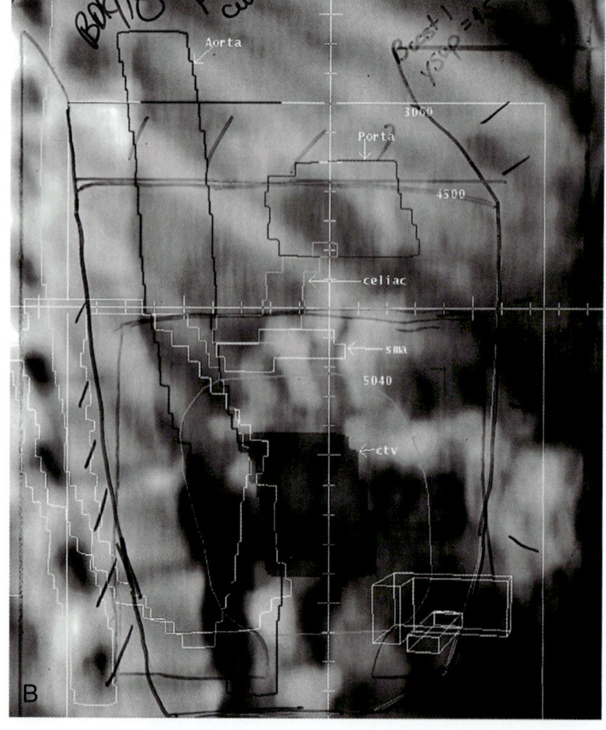

图 33-20　计算机断层扫描模拟数字化重建胰腺肿瘤放射治疗场的放射线照片

A. 前后的 / 后前位；B. 对侧位

不良反应。胰腺癌患者放疗最常见的症状是恶心和呕吐，止吐药可以减轻这些不良作用。其他潜在的急性不良作用包括白细胞减少、血小板减少、腹泻和胃炎。长期的不良作用如肾衰竭是罕见的，提示可能肾脏保护不到位。

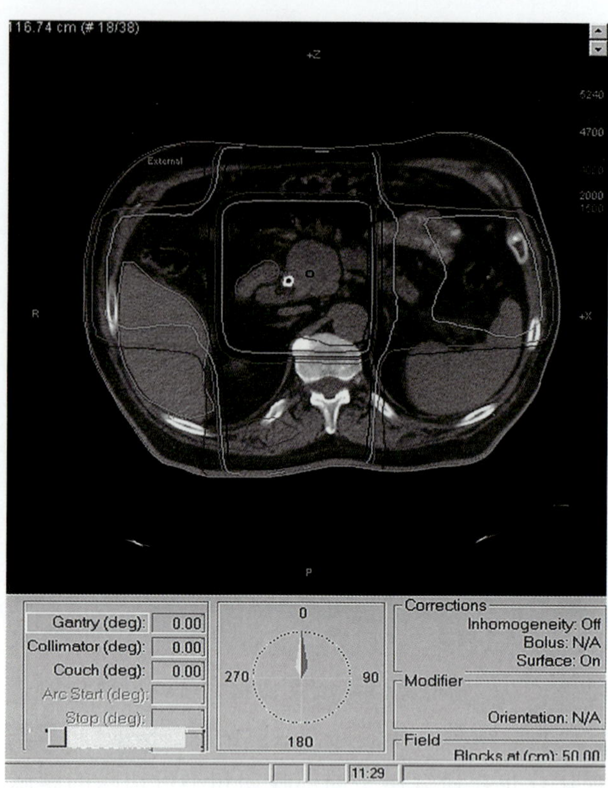

图 33-21　正后 / 后前野和对侧野的等剂量分布，注意肾脏的剂量

例 5：局部晚期胰腺癌，可切除

一位 64 岁的妇女在过去 3 个月内体重异常减轻 27 磅，伴有下腹部肿胀和压力升高，腹部 + 骨盆 CT 扫描显示 2.6 cm×3.6 cm 的胰头肿块，胰管巨大囊性扩张包绕胰颈、胰体，胰尾实质萎缩，胆总管口径扩大至 1.5 厘米，肝内胆道扩张，胰头界限不清的异常区域与肠系膜上静脉壁的约 40% 相邻，也似乎与肠系膜上动脉相接，虽然程度较轻。胸部 CT 扫描示转移阴性。内镜超声显示胰头 3.7 cm×3.5 cm，取活检，病理报告为中分化腺癌。应用 ERCP 置入支架缓解胆管梗阻，后该患者被转至放射肿瘤科接受新辅助放疗和化疗以治疗潜在可切除的胰腺癌。她参加了一项临床试验，使用新辅助 FOLFIRINOX 方案治疗 4 个周期后休息 2～6 周，然后放化疗。用希罗达同步放化疗后休息一段时间，行手术治疗。术后给予吉西他滨行术后辅助化疗。患者口服对比剂后进行了 4D CT 扫描模拟定位以确定肿瘤的

动度以及呼吸动度。5 040 cGy 剂量，共 28 次分割，每次 180 cGy，通过两个 360 弧的 VMAT 照射，每天进行 IGRT 与 kV 显像，治疗师根据脊柱 T_{10} ～ L_4 匹配图像。

例 6：胰腺十二指肠切除术

一名 55 岁男子主要表现为发热及尿色加深。内镜检查示胰腺壶腹周围发现息肉样病变，经活检发现为腺癌，G3。CT 扫描未发现肝脏或上腹部转移。患者接受了保留幽门的胰腺十二指肠切除术，手术中发现肿瘤轻微侵犯胰腺，1/16 淋巴结阳性。由于单纯手术在局部控制和远处转移的高风险，他被转到放射肿瘤科进行辅助放化疗。患者进行了 CT 扫描模拟定位，并行 3D 治疗计划为瘤床和区域淋巴结提供足够的剂量，同时尽量减少对肾脏、肝脏和脊髓等敏感器官的照射剂量，使用四维治疗，剂量推进至 5 040 cGy。

五、总结

结直肠癌

- 患大肠癌的风险随着年龄的增长而增加，超过 90% 的病例发生在 50 岁以上的人群中。大肠癌多累及直肠或远端结肠。结直肠癌是美国第二大癌症死亡原因；每年约有 51 000 人死于该病。
- 结肠分为 8 个区域：盲肠、升结肠、降结肠、结肠脾曲、结肠肝曲、横结肠、乙状结肠和直肠。
- 直肠癌患者通常有直肠出血。其他症状包括排便习惯的改变、腹泻与便秘交替，以及大便直径的改变。
- 通过体格检查、影像学和内镜检查可诊断出大肠癌。
- 腺癌是大肠最常见的恶性肿瘤；它占所有肿瘤的 90% ～ 95%。其他组织学类型包括黏液腺癌、印戒细胞癌和鳞状细胞癌。
- 手术被认为是首选的治疗方法。此外，无论是在术前或术后，还是与化疗结合使用，放射治疗是直肠癌最常用的辅助治疗方法。

肛门癌

- 肛门癌发生的病因与生殖器疣、生殖器感染、人乳头状瘤病毒、30 岁前男性或女性肛交以及免疫抑制有关。
- 最常见的症状是直肠出血。其他症状包括疼痛，排便习惯的改变，以及团块的感觉。
- 鳞状细胞癌是肛门癌最常见的组织学类型，见于约 80% 的病例。
- 联合放疗和化疗是首选的治疗方法，被认为是大多数患者的标准治疗方法。肛门癌治疗有多种放射技术。VMAT 和 IMRT 技术比 4 野或 AP/PA 盆腔照射和腹股沟淋巴结电子线补量更常见。

食管癌

- 如吸烟或酗酒等危险因素，可导致食管癌。食管内壁的长期刺激，如 GERD、Barrett 食管、贲门失弛缓症、食管网或吞下碱液留下的瘢痕，可导致食管癌。
- 食管是一根长 25 cm 的管道，覆以复层鳞状上皮细胞。食管从 C_6 水平开始，穿过胸廓，终止于腹部食管胃交界处（$T_{10\sim11}$）。
- 最常见的症状是吞咽困难和体重下降，90% 的患者都有这种症状。
- 食管癌最常见的病理类型是鳞状细胞癌和腺癌。鳞状细胞癌多见于胸部中上段食管。腺癌通常发生在食管远端和 GE 交界处。
- 由于食管膨胀，病变在引起阻塞性症状之前就很大。扩散通常是纵向的。偶尔，跳跃性病变可能在离原发病灶相当远的地方出现。
- 食管癌的治疗非常复杂，在技术上也很困难。放射治疗联合化学治疗是目前食管癌非手术治疗的首选方法。对于食管下 1/3 的癌症，可采用 3 种治疗方法。首先进行放化疗，如果可能并且没有远处转移就进行手术切除。

胰腺癌

- 在美国每年诊断的所有癌症中，胰腺癌症约占 2%，死亡率很高。虽然吸烟者患胰腺癌的风险是一般人的 2 ～ 3 倍，但胰腺癌的发病原因尚不清楚。

- 胰腺位于腹膜后 $L_{1\sim2}$ 水平，在上腹部呈横位，被分为 3 个解剖区域：胰头、胰体和胰尾。
- 胰腺癌最常见的 4 个症状是黄疸、腹痛、厌食症和体重下降。
- 最有价值和最重要的诊断性检查是腹部螺旋 CT 扫描，它提供了最可能与胰腺肿瘤有关的腹部结构的完整视图。
- 腺癌占胰腺癌的 80%。
- 手术是治疗的选择。然而，大多数肿瘤是无法切除的。
- 放疗和化疗被认为是局部晚期无法切除的胰腺癌的首选治疗方法。

? 复习题

通过登录网站 http：//evolve.elsevier.com/Washington+ Leaver/principles，查看答案。

1．下列哪一种方法可以减少盆腔放射治疗时对小肠的剂量？

a．仰卧位

b．俯卧位

c．治疗时膀胱保持充盈

d．b 和 c

2．治疗直肠癌，肛门癌或胰腺癌时，调强放射治疗相比于传统 3D 适形的主要优势在

a．减少长期放疗副作用

b．更好的靶区剂量一致性

c．更有利于正常组织保护（OARS）

d．以上都是

3．直肠癌患者的主要受累淋巴结为

a．髂总淋巴结

b．腹股沟淋巴结

c．主动脉旁淋巴结

d．髂内淋巴结

4．北美食管鳞癌发生的主要病因是

a．高脂肪、高硝酸盐含量的饮食

b．低脂，富含蔬菜和水果的饮食

c．过度使用酒精和烟草

d．贲门失弛缓症和 Plummer-Vinson 综合征

5．直肠、胰腺或食管恶性肿瘤的血液转移的常见部位是

a．脑

b．骨

c．肾上腺

d．肝脏

6．对于食管癌胸腔放疗，最需关注的限制剂量结构是

a．脊髓

b．心脏

c．食管

d．气管

7．为了避免问题 6 中的关键结构，最常用的照射野设计是

a．lateral-opposed 野

b．AP/PA 野

c．3D 适形或 IMRT

d．楔形野

8．下列哪项是胰腺癌的常见症状

Ⅰ．黄疸

Ⅱ．恶心、呕吐

Ⅲ．体重下降 10%

Ⅳ．食欲下降

a．Ⅰ，Ⅱ

b．Ⅱ，Ⅲ

c．Ⅰ，Ⅱ，Ⅳ

d．Ⅰ，Ⅲ，Ⅳ

e．Ⅰ，Ⅱ，Ⅲ，Ⅳ

9．下列哪项关于胰腺癌的陈述是不正确的

a．它是局部侵入周围结构的

b．诊断时常常已通过血行播散至肝脏

c．5 年生存率是 80%

d．大多数肿瘤无法切除

10．胰腺癌上腹照射时，最敏感的限制剂量结构为

a．肾

b．肝
c．小肠
d．脊髓

？思考题

1．描述术前新辅助放疗和术后辅助放疗治疗直肠癌的理论依据。

2．当模拟定位食管或胰腺癌症患者时，4D CT 扫描和呼吸门控检查的基本原理是什么？

3．IORT 作为治疗结直肠癌或胰腺癌的辅助增强技术有何理论优势和劣势？

4．可以使用什么技术来减少或限制对小肠的照射剂量？为什么这些很重要？

5．在食管癌的胸腔治疗中，手臂和肩膀可能会造成设置重复的问题。如何确保每天治疗野的一致性？

6．CT 模拟定位和 3D 适形放疗的主要优势是什么？

7．放化疗的目的是什么？

8．Barrett 食管和 GERD 与哪种组织学类型食管癌发病有关？

（译者：朱宇熹　薛金敏　杨华菊　审校：殷麟）

参考文献

1．Ajani J.A., Walsh G., Komaki R., et al：Preoperative induction of CPT-11 and cisplatin chemo-therapy followed by chemoradiation therapy in patients with locoregional carcinoma of the esophagus or gastroesophageal junction, *Cancer*100(11)：2347–2354，2004.

2．Alexander B.M., Wang X.Z., Niemierko A., et al：DNA repair biomarkers predict response to neoadjuvant chemoradiotherapy in esophageal cancer, *Int J Radiation Oncol Biol Phys* 83：164–171，2012.

3．American Cancer Society：*Anal cancer*. Available at http：//www.cancer.org/cancer/analcancer/index.Accessed March 21，2014.

4．American Cancer Society：*Cancer facts and figures* 2014，Atlanta, 2014，American Cancer Society.

5．American Cancer Society：*Colorectal cancer*. Available at http：//www.cancer.org/cancer/colonandrectumcancer/index.Accessed March 19，2014.

6．American Cancer Society：*Colorectal cancer facts and figures, special edition 2014* [website]. Available at http：//www.cancer.org/research/cancerfactsfigures/colorectalcancerfactsfigures/colorectal-cancer-facts-figures-2011-2013-page.Accessed March 19，2014.

7．American Cancer Society：*Esophageal cancer*. Available at http：//www.cancer.org/cancer/esophaguscancer/index.Accessed March 21，2014.

8．American Cancer Society：*Pancreatic cancer*. Available at http：//www.cancer.org/cancer/pancreaticcancer/index.Accessed March 21，2014.

9．Anderson C., Koshy M., Staley C., et al：PET-CT fusion in radiation management of patients with anorectal tumors, *Int J Radiat Oncol Biol Phys* 69：155–162，2007.

10．Ben-Josef E., Shields A.F., Vaishampayan U., et al：Intensity-modulated radiotherapy (IMRT) and concurrent capecitabine for pancreatic cancer, *Int J Radiat Oncol Biol Phys* 59(2)：454–459，2004.

11．BilimoriaK.Y.，BentremD.J.，KoC.Y.，et al：Multimodality therapy for pancreatic cancer in the U.S., *Cancer* 110(6)：1227–1234，2007.

12．Blackstock A.W., Russa S.: Cancer of the esophagus. In Gunderson L.L., Tepper J.E., editors：*Clinical radiation oncology*, ed 3，Philadelphia, 2012，Saunders.

13．Bodner W.R., Hilaris B.S., Mastoras D.A.: Radiation therapy in pancreatic cancer：current practices and future trends, *JClin Gastroenterol* 30：230–233，2000.

14．Brown M.W., Ning H., Arora B., et al：A dosimetric analysis of dose escalation using two intensity-modulated radiation therapy techniques in locally advanced pancreatic carcinoma, *Int J Radiat Oncol Biol Phys* 65(1)：274–283，2006.

15．Callister M.D., Haddock M.G., Martenson J.A.: Anal carcinoma. In Gunderson L.L., Tepper J.E., editors：*Clinical radiation oncology*, ed 3，St Louis, 2012，Saunders.

16．Chuong M.D., Springett G.M., Freilich J.M., et al：Stereotatic body radiaton therapy for locally advanced and borderline resectable pancreatic cancer is effective and well tolerated, *Int J Radiation Oncol Biol Phys* 86：516–522，2013.

17. Cummings B.J.: Adjuvant radiation therapy for colorectal cancer, Cancer Suppl 70：1372–1381，1992.

18. Cummings B.J., Brierley J.D.: Anal cancer. In Halperin E.C., Brady L.W., Perez C. A., et al：*Perez and Brady's principles and practices of radiation oncology*, ed6，Philadelphia, 2013，Lippincott Williams & Wilkins.

19. Czito C., Willet C.G.: Colon cancer. In Gunderson L.L., Tepper J.E., editors：*Clinical radiation oncology*, ed 3，St Louis, 2012，ElsevierSaunders.

20. Czito B.G., DeNittis A.S., Palta M., et al：Esophageal cancer. In Halperin E.C., Brady L.W., Perez C.A., et al.: *Perez and Brady's principles and practices of radiation oncology*, ed 6，Philadelphia, 2013, Lippincott Williams & Wilkins.

21. Edge S.B., Byrd D.R., Compton C.C., et al：*AJCC cancer staging manual*, ed 7，Chicago, 2010，Springer.

22. Fleshman J., Sargent D.J., Green E., et al：Laparoscopic colectomy for cancer is not inferior to open surgery based on 5-year data from the COST Study Group Trial, *Ann Surg 246* 4：655–664，2007.

23. Gamliel Z., Krasna M.J.: Multimodality treatment of esophageal cancer, *Surg Clin North Am* 85：621–630，2005.

24. Goodman K.A., Regine W.F., Dawson L.A., et al：Radiation therapy oncology group consensus panel guidelines for the delineation of the clinical target volume in the postoperative treatment of pancreatic head cancer, *Int. J. Radiation Oncol Biol Phys*83：901–908，2012.

25. Gunderson L.L., Dozois R.R.: Intraoperative irradiation for locally advanced colorectal carcinomas, *Perspect Colon Rectal Surg* 5：1–23，1992.

26. Haddock M.G., Swaminathan R., Foster N.R., et al：Gemcitabine, cisplatin and radiotherapy for patients with locally advanced pancreatic adenocarcinoma：results of the North Central Cancer Treatment Group phase II study N9942，*J Clin Oncol*25：2567–2572，2007.

27. Hafeez S., Bedford J.L., Tait D.M., et al：Normal tissue sparing with respiratory adapted volumetric modulated arc therapy for distal oesophageal and gastro-oesophageal tumours, *Acta Oncologica* 53(1)：149–154，2014.

28. Hahnloser D., Haddock M.G., Nelson H.: Intraopreative radiotherapy in the multimodality approach to colorectal cancer, *Surg Oncol Clin North Am*4：993–1013，2003.

29. Kole T.P., et al.: Comparison of heart and coronary artery doses associated with intensity-modulated radiotherapy versus three-dimensional conformal radiotherapy for distal esophageal cancer, *Int. J. Radiation Oncol Biol Phys* 83：1580–1586，2012.

30. Lillis-Hearne P., Koong A., Tempero M.A.: Cancer of the pancreas. In Hoppe R.T., Phillips T.L., Roach M., editors：*Leibel and Phillips textbook of radiation oncology*, ed 3，Philadelphia, 2010，Saunders.

31. Lin S.H., Komaki R., Liao Z., et al：Proton beam therapy and concurrent chemotherapy for esophageal cancer, *Int J Radiation Oncol Biol Phys* 83：345–351，2012.

32. MartensonJ.A.，SchuttA.J.，GradoG.L.，et al：Prospective phase I evaluation of radiation therapy, 5-fluorouracil, and levamisole in locally advanced gastrointestinal cancer, *Int J Radiat Oncol Biol Phys* 28：439–443，1994.

33. Minsky B.D., Goodman K., Warren R.: Cancer of the esophagus. In Hoppe R.T., Phillips T.L., Roach M., editors：*Leibel and Phillips textbook of radiation oncology*, ed 3，Philadelphia, 2010，Saunders.

34. Minsky B.D., Rodel C., Valentini V.: Rectal cancer. In Gunderson L.L., Tepper J.E., editors：*Clinical radiation oncology*, ed 3，St Louis, 2012，Saunders.

35. Minsky B.D., Welton M.L., Pineda C.E.: Cancer of the anal canal. In Hoppe R.T., Phillips T.L., Roach M., editors：*Leibel and Phillips textbook of radiation oncology*, ed 3，Philadelphia, 2010，Saunders.

36. Minsky B.D., Welton M.L., Pineda C.E.: Cancer of the colon. In Hoppe R.T., Phillips T.L., Roach M., editors：*Leibel and Phillips textbook of radiation oncology*, ed 3，Philadelphia, 2010，Saunders.

37. Minsky B.D., Welton M.L., Venook A.P.: Cancer of the rectum. In Hoppe R.T., Phillips T.L., Roach M., editors：*Leibel and Phillips textbook of radiation oncology*, ed 3，Philadelphia, 2010，Saunders.

38. National Comprehensive Cancer Network：*NCCN guidelines, anal carcinoma*.Available at http：//www.nccn.org/professionals/physician_gls/PDF/anal.pdf.Accessed March 16，2014.

39. National Comprehensive Cancer Network：*NCCN guidelines, esophageal and esophagogastric junction cancers, version* 2.2013. Available at http：//www.nccn.org/professionals/physician_gls/PDF/anal.pdf.Accessed March 16，2014.

40. National Comprehensive Cancer Network：*NCCN*

guidelines, pancreatic adenocarcinoma, version 1.2014. Available at http：//www.nccn.org/professionals/physician_gls/pdf/pancreatic.pdf.Accessed March 16，2014.

41. Nichols Jr R.C., Huh S.N., Prado K.L., et al：Protons offer reduced normal-tissue exposure for patients receiving post-operative radiotherapy for resected pancreatic head cancer, *Int J Radiation Oncol Biol Phys* 83：158–163，2012.

42. Nicolini G., Ghosh-Laskar S., Shrivastava S.K., et al：Volumetric modulation arc radiotherapy with flattening filter-free beams compared with static gantry IMRT and 3D conformal radiotherapy for advanced esophageal cancers：a feasibility study, Available at *Int J Radiation Oncol Biol Phys* 84：553–560，2012. Accessed March 16，2014 http：//www.nccn.org/professionals/physician_gls/PDF/anal.pdf.

43. O'Brien M.J., O'Keane J.C., Zauber A., et al：Precursors of colorectal carcinoma, *Cancer Suppl* 70：1317–1327，1992.

44. Palta M., Willett C.G., Czita B.R.: Cancer of the colon and rectum. In Halperin E.C., Brady L.W., Perez C.A., et al：*Perez and Brady's principles and practices of radiation oncology*, ed 6，Philadelphia, 2013，Lippincott Williams & Wilkins.

45. Palta M., Willett C.G., Czito B.R.: Pancreatic cancer. In Halperin E.C., Brady L.W., Perez C.A., et al：*Perez and Brady's principles and practices of radiation oncology*, ed 6，Philadelphia, 2013，Lippincott Williams & Wilkins.

46. Papillon J.: *Rectal and anal cancers：conservative treatment by irradiation：an alternative approach to radical surgery*, New York, 1982，Springer-Verlag.

47. Reese A.S., Lu W., Regine W.F.: Utilization of intensity-modulated radiation therapy and image guided radiation therapy in pancreatic cancer：is it beneficial? *Semin Radiat Oncol* 24：132–139，2014.

48. Shah A.P., Abrams R.A.: Pancreatic cancer. In Gunderson L.L., Tepper J.E., editors：Clinical radiation oncology, ed 3，Philadelphia, 2012，Elsevier Saunders.

49. Shier D., Butler J., Lewis R.: *Hole's human anatomy & physiology*, ed 13，New York, 2013，McGraw-Hill.

50. Shridhar R.，Almhanna K.，Meredith K.L.，et al：Radiation therapy for esophageal cancer, *Cancer Control* 20：97–110，2013.

51. Stauder M.C., Miller R.C.: Stereotatic body radiation therapy (SBRT) for unresectable pancreatic carcinoma, *Cancers* 2：1565–1575，2010.

52. Trakul N., Koong A.C., Chang D.T.: Stereotactic body radiotherapy in the treatment of pancreatic cancer, *Semin Radiat Oncol* 24：140–147，2014.

53. Wang J., Wei C., Tucker S.L., et al：Predictors of postoperative complications after trimodality therapy for esophageal cancer, *Int J Radiation Oncol Biol Phys*86：885– 891，2013.

54. Warshaw A.L., Swanson R.S.: What's new in general surgery：pancreatic cancer in 1988，possibilities and probabilities, *Ann Surg* 208：541，1988.

55. Wiltshire K.L., Ward I.G., Swallow C., et al：Preoperative radiation with concurrent chemotherapy for resectable rectal cancer：effect of dose escalation on pathologic complete response, local recurrence-free survival, and overall survival, *Int J Radiat Oncol Biol Phys* 64：709–716，2005.

56. Yovina S., Maidment III B.W., Herman J.M., et al：Analysis of local control in patients receiving IMRT for resected pancreatic cancers, *Int J Radiation Oncol Biol Phys*83：916–920，2012.

第 34 章

妇科肿瘤

目的

- 了解妇科肿瘤病因学及流行病学数据
- 掌握妇科恶性肿瘤常见症状及其治疗
- 了解不同肿瘤组织病理学改变
- 掌握最新筛查及分期方法
- 熟知淋巴引流途径及分类，举例说明肿瘤播散最常见的淋巴引流途径
- 掌握妇科肿瘤组织病理学表现及分期
- 了解女性生殖系统解剖及生理结构
- 掌握如何根据患者分期、组织病理学表现及患者病情评估制定治疗决策
- 掌握如何根据肿瘤分期决定肿瘤致死剂量
- 了解危及器官耐受剂量
- 了解不同肿瘤治疗方法间的差异
- 熟知如何根据预期放射副反应与患者进行详细沟通，并给予相应的皮肤护理及饮食指导
- 了解妇科恶性肿瘤及放射治疗相关的心理问题
- 了解如何选择内科、手术及放射治疗等不同治疗手段
- 掌握妇科肿瘤的综合治疗
- 掌握妇科肿瘤放射治疗不同剂量分割方式及相关放射反应

一、解剖

1. 外阴

外阴指女性生殖器官的外露部分，主要包括大阴唇、小阴唇、阴蒂以及阴道前庭。前庭是一个三角区域，位于阴道口和尿道外口之间。女性会阴指阴道与肛门之间的区域，男性会阴指阴囊和肛门之间的区域（图 34-1）。

2. 阴道

阴道是连接子宫和外阴的肌性器官，总长 6～8 英寸。它前方有膀胱，后方有直肠，被二者及尿道包围。宫颈在阴道内突出形成一个圆形的陷凹结构，称为阴道穹窿，是阴道上端的标志。阴道是由黏膜、肌层和外膜组成的肌性管道，主要由平滑肌组成，黏膜层由鳞状上皮细胞组成的鳞状上皮覆盖。阴道壁或阴道黏膜对近距离照射至关重要（图 34-1）。

3. 子宫颈和子宫

子宫是一个倒置扁梨形空腔器官，包括两个部分：子宫颈和子宫体（包括子宫底）。因子宫壁较厚，子宫内部空腔体积较小。子宫壁由内向外依次为黏膜层（子宫内膜）、肌层（平滑肌）和浆膜（腹膜壁层）。子宫内膜的厚度随机体雌激素水平变化而发生改变。宫底向两侧延伸分别连接两侧输卵管，它们共同形成的空腔管道将卵子从卵巢输送至子宫。宫旁组织指子宫颈两侧的结缔组织（图 34-1）。

子宫向下延伸形成一种坚韧的圆柱形结构称宫颈，长 1.5～3 cm，上端与子宫体相连，下端深

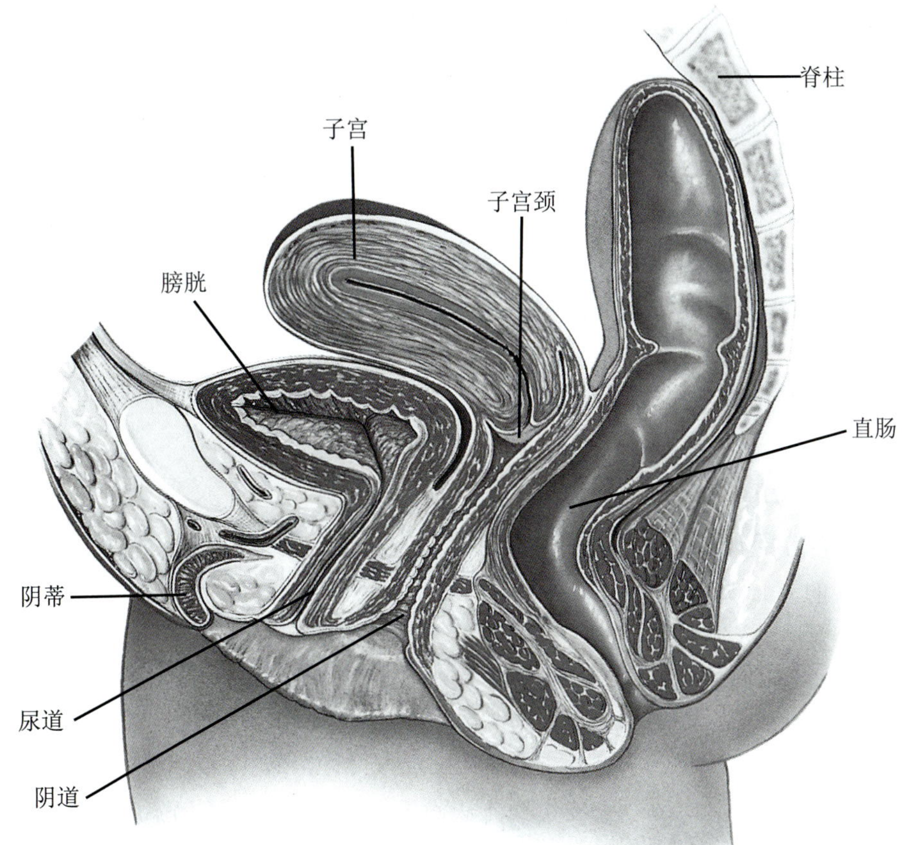

图 34-1 女性骨盆的矢状图
（引自 Seely R：解剖学和生理学要点，St Louis, 1991, Mosby）

入阴道，其上端通过宫颈内口与子宫腔相连，其下端通过宫颈外口开口于阴道。阴道的上端包绕子宫颈阴道部，二者间形成的环形凹陷称阴道穹窿。宫颈外口到阴道穹窿均为复层鳞状上皮覆盖；子宫颈管柱状上皮和宫颈外面的阴道鳞状上皮相交界区称宫颈上皮移行带或转化区，宫颈鳞状细胞癌通常起源于此。

二、宫颈癌

1. 流行病学

宫颈癌发病率在女性恶性肿瘤中位居第三，据美国国立卫生研究院（NIH）统计，美国每年宫颈癌发生率远低于世界上其他国家，全球排名第 14 位。据美国癌症协会（ACS）估计，2014 年美国新发宫颈癌患者 12 360 例，其中约 1/3 患者因之死亡。宫颈癌患者由于早期病变无明显临床症状，不易被发现，因此以往死亡率较高。然而，基于目前有效的筛查手段及治疗方法的改进，宫颈癌患者死亡率较前明显下降。目前被广泛接受的最有效的筛查手段为巴氏涂片，它可以检测出早期癌前病变，从而提高病变浸润前的检出率。但在很多发展中国家，由于筛查手段没有普及，其宫颈癌的发生率和死亡率仍未下降。犹太女性宫颈癌发生率明显低于非犹太女性。大多数宫颈癌发生于 50 岁以上女性患者，20 岁以下女性罕见发病。社会经济地位较低的女性因没有机会接受宫颈癌筛查，导致她们更容易罹患宫颈癌。根据组织来源将宫颈癌进行分类，常见主要类型为鳞癌和腺癌。临床最常见宫颈癌为鳞癌，鳞癌起源于宫颈鳞状上皮细胞，占宫颈癌的 80% ～ 90%，其次为腺癌，起源于黏液腺细胞，占 10% ～ 20%，远处转移率较高，且不易被发现，因此预后较差。另外，3% ～ 5% 宫颈癌为腺癌和鳞癌的混合癌，称为腺鳞癌。其他罕见组织学类型包括黑色素瘤、透明细胞癌和神经内分泌癌。

2. 病因

通过对宫颈癌高危因素的识别可对高危患病人群给予准确的筛查。流行病学研究表明性行为与宫颈癌发生密切相关，多个性伴侣或过早的性行为是增加宫颈癌及其他妇科癌症患病风险的行为因素。一些研究还发现性传播疾病与子宫颈癌，特别是单纯疱疹病毒2型（HSV-2）和人乳头状瘤病毒之间密切相关。人乳头瘤病毒（HPV）是美国最常见的性传播感染源，它导致了近99%的宫颈癌发生。HPV感染在未成年少女中普遍存在，而只有特殊的HPV亚型，如HPV-16和HPV-18，才能导致宫颈癌的发生。研究表明，HPV需要10～20年才能发展成宫颈癌，值得注意的是，大多数HPV感染都会在两年内消失不足以发展成宫颈癌。其他宫颈癌相关危险因素包括口服避孕药（含雌激素不含黄体酮）、吸烟、激素水平、肥胖、社会经济地位低下、不孕和免疫抑制。

3. 临床表现

早期宫颈癌患者往往无症状，经过几十年缓慢发展，甚至进展至更晚期别，很多临床症状才开始出现，例如阴道分泌物异常、盆腔或背部疼痛、尿痛、血尿、便血等。宫颈癌患者最常见的症状是阴道异常出血。较晚期患者可能出现肠道症状，提示肿瘤侵及直肠。患者出现下肢水肿或盆腔疼痛则可能提示淋巴管梗阻或神经受累。

4. 筛查

宫颈癌的预防很大程度依赖于对女性群体进行定期筛查知识的普及。筛查是宫颈癌预防和早期诊断的关键。目前，已有HPV疫苗可用于预防某些HPV病毒亚型的传播。对于无症状女性，应进行详细的问诊及全面的体格检查，特别是盆腔检查以发现宫颈癌。其他检查包括通过阴道窥器观察宫颈情况、巴氏涂片、阴道镜检查及宫颈和淋巴结触诊。巴氏涂片是宫颈癌筛查的主要手段，即医师将通过阴道窥器暴露宫颈，使用子宫颈刷采集少量宫颈细胞，制成细胞涂片在显微镜下进行观察。巴氏涂片对宫颈癌诊断具有敏感性高、特异性强、花费少等优点，可识别未来可能发展成为癌症的异型细胞。目前指南推荐女性从21岁开始应每3年行一次巴氏涂片检查，30～65岁女性应每5年行一次巴氏涂片及HPV病毒联合检测，或每3年行一次巴氏涂片检查。高危女性在65岁以后每年定期检查次数应增加。全子宫切除术后女性不推荐接受持续筛查。在美国，宫颈癌患者中有50%人群从未接受过筛查，10%患者过去5年中未接受筛查。

5. 病理检查及诊断

巴氏涂片结果异常或高危女性应行阴道镜检查，可利用显微镜将宫颈表皮组织图像放大，从而发现肉眼不能发现的可疑异常病灶，必要时可对可疑部位行阴道镜下咬取、刮取或锥形切除。利用活检钳在病变部位的一处或多处取得组织称咬取。当宫颈表面活检阴性，可行宫颈管内膜刮取活检。若上述检查方法均未得到证实，临床仍不能排除癌，可行宫颈锥形切除，它包括子宫颈电热圈环切术（LEEP）和冷刀子宫颈锥形切除术（CKC）两种方式。LEEP指用电流加热后的细线圈切除宫颈异常病变，CKC指用手术刀或激光切下一部分宫颈组织确诊宫颈病变。宫颈上皮内瘤变（CIN）是一种癌前病变，表现为宫颈上皮鳞状细胞异常排列，这种组织异常尚不能诊断为宫颈癌，当其继续发展多年具备侵袭性，可诊断为宫颈癌。

6. 影像学检查

为了对患者进行准确分期，可行以下检查以发现或排除转移，如胸部X线、MRI、CT、PET/CT、膀胱镜或肠镜检查。CT与MRI可有效协助判断淋巴结受累情况。PET/CT在阳性淋巴结诊断方面比MRI或CT更敏感，因此成为宫颈癌患者分期应用最广泛的影像学检查，同时它还可以判断是否合并肺、肝、骨等远处转移。MRI具有特殊软组织分辨能力，可用于评估子宫旁组织和阴道受侵情况。值得注意的是，既往安装心脏起搏器或体内植入任何类型金属异物及某些装有义肢的患者，为 MRI 检查禁忌。当影像学检查提示膀胱或直肠受侵或患者表现出膀胱或直肠受侵症状，可行膀胱镜和肠镜检查进一步明确。

7. 分期

在患者确诊宫颈癌后，医师应根据患者病情制定个体化治疗决策，并评估患者预后。医师应在分期之前对病情严重程度进行了解。常用宫颈癌患者分期方法有国际妇产科联合会（FIGO）和美国联合委员为（AJCC）的 TNM 分期（表 34-1）。FIGO 分期常被妇科医师和妇科肿瘤医师广泛使用，它与 AJCC 分期非常相似，都是依据原发灶（T）、区域淋巴结（N）及远处转移（M）进行分期，但两者唯一的区别是 FIGO 分期没有 0 期。分期是判断浸润性宫颈癌预后最重要的因素，它与患者年龄、种族、社会经济地位、肿瘤大小、位置、淋巴结受累程度等因素共同决定患者预后。腹主动脉旁或盆腔淋巴结是否出现转移与肿瘤局部分期相关，Ⅰ期患者中出现腹主动脉旁淋巴结转移比例小于 1%，盆腔淋巴结转移小于 5%，Ⅰ b 期患者分别为 5% 和 15%，Ⅱ期患者分别为 15% 和 30%，Ⅲ期患者分别为 30% 和 50%。与腹主动脉旁或盆腔淋巴结转移患者相比，不伴淋巴结转移宫颈癌患者 5 年总生存率较高。淋巴结转移可使Ⅰ B 和Ⅱ A 期患者生存率较淋巴结阴性患者下降 50%。宫颈癌生长缓慢，可直接侵及子宫体、阴道、子宫旁组织、腹腔、盆腔、直肠以及膀胱，它还可通过血行转移至肺、肝、骨等器官。淋巴结转移通常沿淋巴引流途径首先出现子宫旁淋巴结转移，接着出现盆腔淋巴结、髂总、腹主动脉旁及锁骨上淋巴结转移（图 34-2）。肿瘤一旦累及腹主动脉旁淋巴结，那么将有 35% 的风险转移至锁骨上淋巴结。

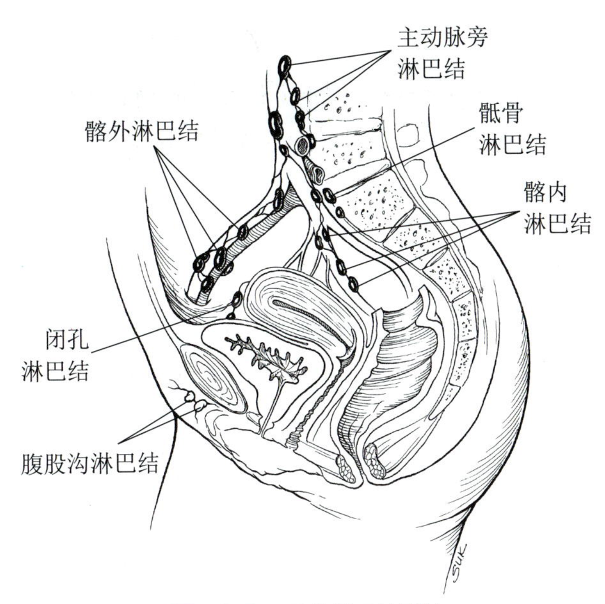

图 34-2 骨盆淋巴结引流

8. 治疗

根据患者原发灶及局部侵及程度、PS 评分以及对生育功能保留情况选择合适的治疗方法（表 34-2）。癌前病变可用冷冻疗法、激光治疗，以及在病理检查和诊断部分提到的治疗手段（LEEP 或 CKC）。冷冻疗法指使用液氮冷冻的探针冻结宫颈异常细胞，激光疗法指用激光束灼烧宫颈异常细胞。局限期宫颈癌可通过手术切除、放射治疗或放射治疗与手术综合治疗。对于早期患者（原位癌和Ⅰ a 期），经典治疗手段选择经腹广泛性全子宫切除术（TAH），术中根据阴道残端情况选择是否切除部分阴道组织。TAH 术后患者丧失生育功能及月经停止。因此要求保留生育功能的早期患者，若淋巴结转移风险较低，可考虑给予单纯腔内放射治疗，也可考虑行根治性子宫颈切除术，即手术仅切除子宫颈，保留患者子宫。早期宫颈癌患者接受广泛性子宫全切、根治性子宫颈切除或单纯腔内放射治疗后生存预后相似。医学上判定无法行手术治疗的宫颈癌患者可考虑行放射治疗。在病变仅局限于宫颈却无法行手术治疗、手术治疗将损伤膀胱和直肠、单纯手术无法完全切除（Ⅰ B2 期）、患者无法耐受手术时，可考虑给予局部放射治疗。Ⅰ B1 和Ⅱ a 期患者接受手术与放射治疗其局控率和总生存相似，哪一种治疗方式更适合此类患者尚存在争议。由于手术可保护阴道柔韧性和卵巢功能，因此常用于年轻患者，而放疗常用于手术并发症风险较高患者。盆腔淋巴结阳性、切缘阳性以及不完全根治性手术中发现良性肿瘤伴存患者，建议行术后放射治疗。某些淋巴结阴性患者亦能从术后放射治疗中获

表 34-1 原发肿瘤（T）

TNM（AJCC）	FIGO 分期	手术－病理
TX		原发肿瘤无法评估
T0		无原发肿瘤的证据
Tis		原位癌（非浸润癌）
T1	Ⅰ	癌局限于子宫颈（扩展至宫体将被忽略）
T1a	ⅠA	镜下浸润癌；上皮基底膜下间质浸润深度≤ 5.0 mm，水平扩散≤ 7.0 mm；血管淋巴间隙受累不影响分期
T1a1	ⅠA1	间质浸润深度≤ 3.0 mm，水平扩散≤ 7.0 mm
T1a2	ⅠA2	3.0 mm ＜间质浸润深度≤ 5.0 mm，水平扩散≤ 7.0 mm
T1b	ⅠB	临床可见癌灶局限于宫颈或镜下病灶＞ T1a / IA_2
T1b1	ⅠB1	肉眼可见癌灶最大径线≤ 4.0 cm
T1b2	ⅠB2	肉眼可见癌灶最大径线＞ 4.0 cm
T2	Ⅱ	肿瘤浸润超出子宫颈，但未达骨盆壁或阴道下 1/3
T2a	ⅡA	无宫旁浸润
T2a1	ⅡA1	癌灶最大直径≤ 4 cm
T2a2	ⅡA2	癌灶最大直径＞ 4 cm
	ⅡB	有宫旁浸润
T3	Ⅲ	肿瘤扩展到骨盆壁和（或）累及阴道下 1/3 和（或）引起肾盂积水或肾无功能
T3a	ⅢA	肿瘤累及阴道下 1/3，没有扩展到骨盆壁
T3b	ⅢB	肿瘤扩展到骨盆壁和（或）引起肾盂积水或肾无功能
T4	Ⅳ	肿瘤扩展超出真骨盆，或侵犯膀胱或直肠黏膜（黏膜泡状水中不分到 T4 期）
T4a	ⅣA	肿瘤侵犯膀胱黏膜或直肠黏膜（黏膜泡状水中不分到 T4 期）
T4b	ⅣB	肿瘤侵犯超出真骨盆
区域淋巴结（N）		
NX	区域淋巴结无法评估	
N0	无区域淋巴结转移	
N1	区域淋巴结转移	
远处转移（M）		
M0	没有远处转移	
M1	远处转移（包括腹膜转移；锁骨上，纵隔或主动脉旁淋巴结受累；肺转移，肝转移，骨转移）	

AJCC. 美国癌症联合委员会；FIGO. 国际妇产科联合会；TNM. 肿瘤淋巴结远处转移

益。肿瘤病变浸润至基质深部（浸润深度大于基质的 1/3 或 2/3）、LVSI 或肿瘤直径大于等于 4 cm 或 5 cm 患者也可能从术后放射治疗中获益。除少数早期宫颈癌只行腔内照射外，均需行腔内及体外联合照射，特别是具有高复发风险或单一放射治疗无法达到有效局部控制的患者。局部晚期宫颈癌患者根据病情选择在放射治疗期间联合或不联合全身化疗。腔内及体外联合照射放疗总剂量可达 70 Gy（肿瘤体积较小）或 85 Gy（肿瘤体积较大或局部侵犯）。部分Ⅳ a 期患者可采用大剂量全盆腔照射、盆腔内照射、子宫旁照射或盆腔清扫，同时联合化疗。在给予近距离治疗时，必须注意不要给予阴道黏膜过高剂量，否则将导致阴道壁纤维化、阴道狭窄甚至挛缩。

由于盆腔位置较深，外照射时应选用高能 X 线，因为低能 X 线若要达到与高能 X 线对肿瘤相同的剂量，需要增加给予的总剂量，高能量的 X 线可以减少直肠和膀胱的受量。外照射治疗后肿瘤体积缩小对近距离腔内治疗有利。标准的腔内照射法指宫腔内管和阴道容器置镭。宫腔内管是一个小的、空心的、弯曲的圆柱状体，穿过宫颈进入子宫，阴道容器是两个卵圆形容器，置于宫颈内管两侧的阴道穹隆。有些患者阴道结构不适合使用宫腔内管或卵圆体、环状体或阴道圆筒，可行组织间插植治疗作为体积较大肿瘤外照射治疗的补充手段。近距离照射住院患者可给予低剂量率照射，相反，门诊患者可给予高剂量率照射。高剂量率近距离照射时，可将 1 个或 2 个放射源增加至 5 个或 6 个。腔内及体外联合照射可形成多种不同剂量、射野、交替照射的组合，不同的放射肿瘤医师临床经验不同将会使用不同的照射方式，例如对Ⅰ A 期患者可给予肿瘤局部单纯腔内照射 70 Gy，Ⅰ B2 ～Ⅳ A 期患者可给予盆腔外照射 45 Gy 联合腔内照射 35 ～ 40 Gy。一些放疗中心通过盆腔野中央挡铅的方式增加腔内放射源剂量从而增加肿瘤受照剂量，另一些放疗中心不使用中央挡铅以增加腔内照射剂量，而是通过给予更高的外照射剂量从而保证照射野内组织剂量分布更均匀。低剂量率放射源通常成对置入，如每两周增加置入两个放射源，这样可增加正常组织耐受剂量，同时达到使肿瘤进一步退缩的目的。对肉眼不可见病变通常给予 50 ～ 60 Gy，肉眼观察到的小体积病变给予 60 ～ 70 Gy，肿瘤体积较大可将照射总剂量增加至 90 Gy，同时应注意限制膀胱、结直肠、小肠等周围正常组织的照射体积和剂量。宫颈癌腔内放疗剂量以“A”点为参考点计算，“A”点指阴道穹窿垂直向上 2 cm，与子宫中线旁开 2cm 交叉处，解剖上相当于子宫动脉与输尿管交叉处。自“A”点水平向外延伸 3 cm 处为“B”点，相当于闭孔淋巴结的位置，代表盆腔淋巴区的剂量。随着放疗技术发展，出现图像引导下近距离照射，肿瘤和危及器官受照剂量的描述被等剂量线替代，放疗计划中等剂量线需完全覆盖勾画的靶区范围。

9. 治疗

所有宫颈癌患者均可行放射治疗，而手术治疗仅用于早期可手术患者（原位癌、Ⅰ a 期、Ⅰ b1 期和Ⅱ a 期）。对于盆腔淋巴结阳性、切缘阳性、单纯子宫切除患者，应给予术后放射治疗。Ⅰ b2 期、Ⅱ b 期、Ⅲ期和Ⅳ a 期患者给予单纯放疗或联合全

表 34-2　治疗方法

治疗前评估	放疗重点
Ⅰ. 治疗选择 A 评估局部侵及程度 1. 指导手术 2. 指导放疗计划 B 原发灶浸润深度 选择局部治疗方式 Ⅱ. 评估 FIGO 分期 Ⅲ. 预测预后	在下列情况下应考虑首选放射治疗： 病变仅局限于宫颈却无法行手术治疗 手术会损伤膀胱和直肠 单纯手术无法完全切除（>IB2 期） 患者无法耐受手术 有淋巴结转移 放疗通常为腔内及体外联合照射 术后放疗通常应用于盆腔淋巴结转移，肿瘤切缘阳性或合并高危因素，包括体积大于 4 cm、深部间质浸润及 LVSI

FIGO. 国际妇产科联合会；LVSI. 淋巴血管间受浸润

身静脉化疗。全盆腔照射多采用盆腔四野照射，X线能量应不低于16 MV。

照射野下缘在闭孔下方，若病变侵及阴道，照射下缘应至少低于病变下界4 cm，甚至可能将整个阴道包括在内。照射野上缘位置取决于淋巴结受累程度，通常位于T5上缘或下缘，部分患者可能向上延伸至T4。前后平面内，照射野外缘在骨盆侧壁外侧1.5～2.0 cm。照射野外侧的前缘应位于耻骨联合或耻骨联合前方，设置挡铅应将髂外淋巴结包括在照射野内。照射野后缘应将第3骶椎包括在内。对于需将照射野前缘或后缘延伸患者，只需延伸前后照射野或两侧野，可向前延伸至耻骨，向后延伸将第4骶椎和第5骶椎包括在内。在制订计划或定位，伴有高危区域淋巴结转移风险的患者，最好结合CT或MRI扫描来确定真正的照射野边界。如果计划给予较高近距离照射剂量，应早期使用挡铅从而降低直肠和膀胱照射剂量。盆腔四野照射技术可实现照射野前方的膀胱和后方的直肠接受的照射剂量限制在45～50 Gy。

对于具有腹主动脉旁淋巴结转移风险患者，应将前后野延伸。模拟定位时给予肛门口标记、直肠钡剂、阴道标记以及膀胱造影剂可协助确定关键组织结构边界。采用俯卧位腹板固定或膀胱充盈或许可有效减少小肠受照面积不会损害对肿瘤组织的覆盖。小肠造影剂的应用可减少小肠照射体积，降低放疗并发症的同时可允许提高肿瘤或淋巴结照射剂量。FIGO分期的Ⅰb2～Ⅱa期患者5年生存率70%～90%，肿瘤较大者预后相对较差。Ⅱ期、Ⅲ期和Ⅳ期患者接受单纯放疗5年生存率分别为65%～75%、35%～50%、15%～20%。放疗联合铂类为基础的化疗能提高局部控制率和改善患者生存，但局部复发和远处转移仍是Ⅲb期和Ⅳa期宫颈癌患者治疗的难题。

三、子宫内膜癌

1. 流行病学

子宫内膜癌是最常见的妇科恶性肿瘤，在美国其发病率位于女性常见癌症第四位，据美国癌症协会统计，2014年美国新发子宫内膜癌患者52 630例。其病理类型多为腺癌，可沿子宫内膜向四周发展。子宫位于盆腔中央，膀胱与直肠之间，根据解剖学结构特点可将子宫分为两部分：子宫体和子宫颈。子宫壁分为三层，包括浆膜层（外层）、平滑肌层（中层）和黏膜层（内层）。子宫内膜癌起源于黏膜层，这一层受雌激素水平波动影响较大，子宫内膜癌常发生于55岁以上绝经后患者。白种人女性患者发病率较黑种人女性高，但黑种人女性子宫内膜癌患者死亡率相对较高。

腺癌为子宫内膜癌最常见病理类型，约占80%，其次为透明细胞癌、浆液性腺癌、黏液性腺癌及鳞状细胞癌。浆液性腺癌恶性程度较高，扩散速度较快，易伴腹腔转移，预后较差，其行为与透明细胞癌相似。

2. 病因

子宫内膜癌为激素相关肿瘤，雌激素水平与其发病密切相关，特别是长期暴露于较高累积量雌激素环境的患者，孕激素无法发挥对雌激素的抑制作用。因此，目前基于雌激素的标准治疗手段需要同时给予孕激素治疗，以降低子宫内膜癌发生风险。雌激素替代治疗和糖尿病是导致雌激素暴露的重要原因，糖尿病患者罹患子宫内膜癌的可能性是非糖尿病女性患者的3～5倍。其他导致子宫内膜癌发生的因素包括雌激素替代疗法中未同时给予孕激素治疗、未曾生产过、绝经后、早发月经初潮、月经不调以及既往糖尿病病史和不孕史。长期使用他莫昔芬治疗或家族遗传性结肠癌患者亦有较高患病风险。

3. 临床表现

子宫内膜癌最常见症状为绝经后阴道出血，约1/3的绝经后阴道出血患者与肿瘤发生相关，特别是宫颈癌和子宫内膜癌。多数子宫内膜癌患者确诊时分期较早，约80%为Ⅰ期，其临床表现主要为绝经后出血，而进展期子宫内膜癌患者常伴有血尿、便血、便秘、轻度下肢水肿、疼痛及腹胀等症状。最新研究发现长期口服他莫昔芬的女性患子宫内膜癌风险增加，在随访过程中出现上述症状应给予特别注意。

相关预后不良因素有高级别肿瘤组织分级、肿瘤肌层浸润较深、淋巴结转移、脉管浸润及肿瘤较大，其中脉管浸润指肿瘤细胞侵及血管或淋巴管。

4. 筛查

虽然子宫内膜癌病理组织活检诊断准确性高达 90%，但不推荐将组织活检术作为常规肿瘤筛查手段，且无相关临床症状女性目前不推荐常规筛查。体格检查如外阴、阴道及宫颈的视诊和触诊对发现转移性病变具有重要作用。巴氏涂片可提高可疑病变检出率但不作为子宫内膜癌诊断标准。美国癌症协会建议，医师应向更年期女性普及子宫内膜癌患病风险以及子宫内膜癌临床症状等相关知识。一旦出现不明原因的阴道出血或可见出血点，应立即至医院就诊。具有较高患病风险的女性应定期随访，同时建议年龄大于 35 岁每年行常规病理组织活检。

5. 实验室检查及诊断

虽然子宫内膜活检和抽吸刮除术是侵入性损伤较少的检查手段，但目前诊断性刮宫是对有症状女性患者诊断子宫内膜癌的金标准。组织病理检查对准确诊断子宫内膜癌是必要的，同时应结合详细的问诊及体格检查协助诊断。B 超可用来协助检查某些子宫内膜癌患者内膜增厚情况。

6. 影像学检查

一旦怀疑子宫内膜癌，应安排患者行诊断相关临床检查进行患者病情评估和分期，例如 B 超、胸部 X 线、PET、CT、MRI、肿瘤标志物 CA125、膀胱镜、肠镜及手术等。怀疑伴随肺转移患者建议行胸部 CT 检查。经阴道超声检查可评估患者子宫内膜增厚程度，从而协助判断肿瘤的浸润深度。PET 和 CT 检查可用来准确判断肿瘤位置及转移情况。肿瘤标志物 CA125 检测可用初步筛选子宫内膜癌患病人群或其他疾病患者人群。膀胱镜和肠镜检查用来评估肿瘤是否侵及膀胱或直肠。

7. 分期

腺癌是子宫内膜癌最常见病理类型，其中乳头状浆液性腺癌恶性程度高，易扩散至腹腔，患者预后差。肉瘤较罕见，其预后与诊断时病变侵及程度相关。组织学分级可较好地预测肿瘤播散及患者生存情况。

8. 转移

子宫内膜癌常转移至盆腔或腹主动脉旁淋巴结，淋巴结转移首先累及髂内、髂外淋巴结。10% 的 Ⅰ 期患者伴有淋巴结转移，25% ～ 35% 的 Ⅱ 期患者或组织分化较差、深部肌层浸润患者也易伴有淋巴结转移。20% 的子宫内膜癌患者即使未侵及盆腔，亦可伴有腹主动脉旁淋巴结转移或淋巴脉管侵犯，而一旦盆腔受侵，腹主动脉旁阳性淋巴结发生率可升高至 60%。

9. 治疗

肿瘤分期、组织学分级、浸润深度、淋巴脉管间隙侵犯及病理亚型是子宫内膜癌重要的预后因素，其中淋巴脉管间隙侵犯（LVSI）是所有子宫内膜癌患者伴或不伴有淋巴结转移治疗后复发的预后因素。

根据肿瘤分期、组织学分级及患者状态可选择手术治疗或放射治疗。早期患者行单纯手术治疗或手术治疗联合辅助治疗，可达到根治效果。

子宫内膜癌手术治疗包括广泛性子宫切除、双侧输卵管卵巢切除术伴或不伴盆腔淋巴结清扫。双侧输卵管切除术即手术切除双侧输卵管及双侧卵巢。对早期患者而言，其是否能从盆腔淋巴结清扫中获益目前尚存在争议。高级别肿瘤需行辅助化疗或放射治疗。辅助放射治疗包括外照射或腔内近距离放射治疗。一些临床试验表明，术后给予辅助放疗可降低局部肿瘤复发，但患者总生存无差异。对于无法行手术切除患者，可考虑行单纯放射治疗。目前术前外照射放射治疗应用较少，肿瘤侵及宫颈或阴道患者可能从中获益。

10. 放疗计划的制定及实施

大多数子宫内膜癌患者可行手术治疗。对于ⅠB期伴组织学分级为1～2级、ⅠA期伴组织学分级为2级及仅阴道镜检查患者可针对阴道残端行放射治疗。治疗计划制订前应行常规模拟定位。低剂量率腔内近距离放射治疗通常分两次给予，肿瘤表面剂量达60～70 Gy，高剂量率腔内放射治疗给予0.5 cm深度处单次剂量7 Gy，共3次。对于Ic期以上或组织学分级高达3级患者，盆腔淋巴结转移风险增加，应同时给予全盆腔放射治疗。射野方式与宫颈癌放射治疗类似，也可考虑行Heyman式放射源囊填充治疗。术后若需行腔内照射，可采用圆柱形宫颈管或阴道容器进行治疗。推荐给予盆腔淋巴结照射剂量40～50 Gy，若淋巴结肉眼可见，可将剂量增加至65 Gy。若采用外照射联合低剂量率近距离照射，照射总剂量可达75～90 Gy，但同时应注意膀胱及直肠受照剂量应限制在65～75 Gy甚至更低剂量，小肠剂量应限制在45～50 Gy或更低。也可联合等剂量的高剂量率近距离照射手段。采用盆腔外照射需使用CT引导下模拟定位，近距离照射可根据患者情况选择使用CT模拟定位，随着放疗技术发展，图像引导放射治疗应用也逐渐增加。

四、卵巢癌

1. 流行病学

卵巢癌（ACS）在美国女性常见恶性肿瘤中位居第五，是造成妇科恶性肿瘤患者死亡最主要原因。2014年卵巢癌新发患者21 980例，死亡患者14 270例。卵巢癌多见于老年女性，约50%患者年龄63岁以上。多数卵巢癌患者发现时已属局部晚期，伴非特异临床症状。白种人女性较黑种人女性发病率高。卵巢癌起源于卵巢组织。卵巢为女性生殖腺，可为繁殖后代提供卵子，多数卵巢癌为上皮源性肿瘤或恶性生殖细胞肿瘤，后者在年轻女性中更常见。

2. 病因

卵巢癌发病原因尚不明确，存在很多关于卵巢癌病因的假设，但没有一个得到证实。卵巢癌发生高危因素有未曾生产、早发月经初潮、吸烟、免疫抑制或有乳腺癌、卵巢癌家族史、盆腔炎、产龄大于35岁、绝经期较晚、犹太人后代。德裔犹太女性患卵巢癌风险较普通女性高，可能是由于遗传性*BRACA1*和*BRACA2*基因突变，伴有上述基因突变的女性更容易罹患卵巢癌。卵巢癌发生最危险的因素是年龄，其次为卵巢癌家族史。具有卵巢癌高危因素的女性应考虑尝试降低患病风险的方法，一些研究表明口服避孕药（联合使用孕激素）和子宫切除术可降低卵巢癌患病风险。

3. 临床表现

多数卵巢癌患者直到肿瘤进展出现临床症状才去医院就诊，确诊时多数患者已达ⅢC期。患者最常见症状是腹痛或盆腔疼痛、腹水引起的腹胀、胃肠不适，这些症状可有肿瘤本身或腹水引起。早期无症状卵巢癌患者通过一般体格检查中触诊发现肿块可被进一步确诊。卵巢癌常发生于50～70岁女性，CA-125对早期卵巢癌筛查诊断效果较差，但可作为评估卵巢癌患者预后、监测化疗疗效的指标。目前不推荐行卵巢癌普查。

4. 筛查

70%卵巢癌患者确诊时已属局部晚期，因此死亡率较高。卵巢癌分期与生存预后明显相关。晚期卵巢癌5年生存率为20%～30%，而早期卵巢癌治愈率高达70%～90%。经阴道彩超检查和CA-125抽血检测是目前针对高危患者最常用的检查手段，但这两种筛查手段缺乏敏感性和特异性，不足以对早期卵巢癌患者做出诊断。有研究显示75%～90%局部晚期患者CA-125显著升高，但在Ⅰ期患者中这一比例只有 50%。卵巢癌患者并不能从筛查中有生存获益。

5. 检查与诊断

可疑卵巢癌女性应行常规检查，包括盆腔检查、全血细胞计数、CA-125 检测及影像学检查。CT、MRI、超声、胸部 X 线检查可用来评估远处转移。临床医师需通过问诊获得详细的病史以发现卵巢癌高危人群。卵巢癌需依靠手术进行分期，可通过剖腹探查术进行组织活检，同时应在术中对卵巢以及其周围组织进行全面的评估。行剖腹探查术期间，可对某些局部晚期卵巢癌患者进行肿瘤和周围受侵组织切除达到减瘤目的。剖腹探查术后可对患者进行明确诊断，同时制订下一步的辅助治疗方案（表 34-4）。

6. 分期

采用 FIGO 和 AJCC 分期方法对卵巢癌患者进行分期（表 34-3），如表中所示，患者分期越高，预后越差（表 34-5，表 34-6）。

7. 转移

局部晚期卵巢癌患者肿瘤可侵及周围器官、引起腹水或累及淋巴结。卵巢癌罕见血行转移。约 80% 的卵巢癌患者伴有腹腔受累。卵巢癌细胞脱落进入腹膜腔，称为腹膜种植转移。肿瘤可沿淋巴结引流途径盆转移至盆腔或腹主动脉旁淋巴结，亦可通过直接扩散侵及子宫、卵巢、输卵管、结肠等邻近器官，远处可转移至肝脏、肺、膈肌、膀胱以及结肠等。

8. 治疗

手术在卵巢癌的治疗中起着至关重要的作用。手术联合辅助化疗是卵巢癌治疗最常用的治疗方法。早期卵巢癌的主要治疗方法是经腹全子宫切除和双侧输卵管切除，根据术后病理对患者进行分期。某些卵巢癌患者可考虑保留一侧卵巢以保证生育功能。术后常规给予辅助全身静脉化疗。放射治疗在早期卵巢癌中的作用存在争议，其并未被证实能有

表 34-3　FIGO 分期 *

分期 / 分级	定　义
ⅠA	肿瘤局限于子宫，子宫肌层浸润＜ 50%
ⅠB	肿瘤局限于子宫，子宫肌层浸润≥ 50%
Ⅱ	宫颈间质浸润
ⅢA	肿瘤侵入浆膜或附件
ⅢB	阴道或宫旁受累
ⅢC1	骨盆淋巴结受累
ⅢC2	腹主动脉旁淋巴结受累
ⅣA	肿瘤浸润膀胱或直肠黏膜
ⅣB	远处转移（包括腹部转移）或腹股沟淋巴结受累

FIGO，国际妇产科联合会。* 基于 FIGO 年度报告第 26 卷的子宫癌治疗年度报告

表 34-4　术后治疗

	G1	G2	G3
没有		±盆腔内照射	盆腔内照射
＜ 50%	±盆腔内照射	盆腔内照射	盆腔内及体外联合照射：全骨盆照射
≥ 50%	盆腔内及体外联合照射：全骨盆照射	盆腔内及体外联合照射：全骨盆照射	盆腔内及体外联合照射：全骨盆照射

效提高患者生存率或降低肿瘤复发率。卵巢癌术后辅助放疗曾采用全腹照射或放射性同位素 P-32，但目前已被术后辅助化疗取代。放射治疗仅用于卵巢癌化疗后淋巴结复发。对于复发和转移卵巢癌，姑息放疗可能是一个有效的手段，它可以缓解例如出血、疼痛、梗阻等症状。

9. 放疗计划的制订和实施

卵巢癌术后或减瘤术后可考虑给予放射治疗。全腹开放大野照射需覆盖膈肌和盆底，肝脏不予遮挡，上腹部剂量应限制在 25 ～ 28 Gy，每日量限制在 1.0 ～ 1.2 Gy。肾脏部分遮挡保护，使其受量不超过 18 ～ 20 Gy。盆腔采用常规剂量 1.5 Gy 照射，

表 34-5 FIGO 分期和生存期＊

FIGO 分期	TNM	5 年生存期
Ⅰ期　肿瘤局限于卵巢		
Ⅰ A：肿瘤局限于一侧卵巢（包膜完整）；卵巢表面无肿瘤；腹水或腹腔冲洗液未找到癌细胞	T1 N0 M0	90%
Ⅰ B：肿瘤局限于双侧卵巢（包膜完整）；卵巢表面无肿瘤；腹水或腹腔冲洗液未找到癌细胞	T1b N0 M0	86%
Ⅰ C：肿瘤局限于一侧或双侧卵巢，并伴有以下任何 1 项：包膜破裂；卵巢或输卵管表面有肿瘤；腹水或腹腔冲洗液找到癌细胞	T1c1 N0 M0 T1c2 N0 M0 T1c3 N0 M0	83%
Ⅱ期　肿瘤累及一侧或双侧卵巢，并有盆腔扩散		
Ⅱ A：肿瘤蔓延或种植到子宫或输卵管或卵巢	T2a N0 M0	71%
Ⅱ B：肿瘤蔓延或种植到其他盆腔内组织	T2b N0 M0	66%
Ⅲ期　肿瘤累及一侧或双侧卵巢伴腹膜转移或腹膜后淋巴结转移	T1/2 N1 M0	
Ⅲ A：显微镜下盆腔外腹膜转移或局限于盆腔外小肠或网膜	T3a2 N0/1 M0	47%
Ⅲ B 肉眼盆腔外腹膜转移，病灶最大直径≤ 2 cm	T3b N0/1 M0	42%
Ⅲ B 肉眼盆腔外腹膜转移，病灶最大直径＞ 2 cm 或腹膜后淋巴结转移	T3c N0/1 M0	33%
Ⅰ期　不包括腹膜转移的远处转移	任何 T，任何 N, M1	19%

FIGO，国际妇产科联合会；TNM，肿瘤淋巴结远处转移

＊上述生存期和 FIGO 分期来自 FIGO 妇科肿瘤学委员会

表 34-6 FIGO 分期和 TNM

FIGO 分期	TNM
C	T1, N0, M0
Ⅰ A：肿瘤局限于外阴或会阴，最大直径≤ 2 cm，间质浸润≤ 1 mm，淋巴结无转移	T1a, N0, M0
Ⅰ B：肿瘤局限于外阴或会阴，最大直径＞ 2 cm，间质浸润＞ 1 mm，淋巴结无转移	T1b, N0, M0
Ⅱ期 任何大小的肿瘤伴有相邻组织扩散（尿道下 1/3，阴道下 1/3，肛门），淋巴结无转移	T2，N0, M0
Ⅲ期	T1/2 N1 M0
Ⅲ A：任何大小的肿瘤，伴腹股沟淋巴结转移，1 个淋巴结转移≥ 5 mm 或 1 ～ 2 个淋巴结转移＜ 5 mm	T1 or T2, N1a or N1b, M0
Ⅲ B：≥ 2 个淋巴结转移≥ 5 mm，或≥ 3 个淋巴结转移＜ 5 mm	T1 or T2, N2a or N2b, M0
Ⅲ C：阳性淋巴结伴囊外扩散	T1 or T2, N2c, M0
Ⅳ期	
Ⅳ a：肿瘤侵犯其他区域（2/3 上尿道，2/3 上阴道），膀胱黏膜，直肠黏膜或固定于骨盆壁	T1 or T2, N3, M0 orT3, any N, M0
IVB：任何部位的远处转移，包括盆腔淋巴结	Any T, any N, M1

FIGO，国际妇产科联合会；TNM，肿瘤淋巴结远处转移

总量达 50 Gy。虽然指南推荐前后野使用高能 X 线，可使剂量变化限制在 5% 或更低，但相应的腹腔重要器官放射毒性增加，因此目前很少采用此种方法进行放射治疗。

五、外阴癌

1. 流行病学

2014 年预测美国将有大约 4850 例女性患者被确诊为外阴癌，因之死亡人数约 1 030 例。原发外阴癌并不常见，占女性妇科恶性肿瘤的 4%，占女性恶性肿瘤的 1%。外阴癌主要原发于老年女性患者，其中一半患者年龄超过 70 岁，另一发病人群为 40 岁以下女性。多数外阴癌为鳞状细胞癌，生长缓慢，癌前病变（VIN）一般需持续多年发展为外阴鳞癌。外阴癌在阴唇多见，也可发生于阴蒂或外阴的其他部位。早期外阴癌可通过触诊发现，但由于患者对病变部位感到尴尬或临床医师误诊，外阴癌患者确诊时往往已达局部晚期。

2. 病因

外阴癌发病原因特别是老年女性发病原因尚不清楚。最新研究认为，外阴癌包括两种类型，第一种类型是由 HPV 病毒引起的感染引起，多见于年轻患者，第二种类型是由于合并外阴炎及硬化性苔藓病史，多见于老年患者。HPV-16 和 HPV-18 病毒均被证实与外阴癌和宫颈癌相关。其他患病高危因素包括吸烟、生殖器疣病史、白斑、免疫系统缺陷、多个性伴侣及性交年龄较早。

3. 临床表现

大多数 VIN 外阴癌患者不伴任何症状，随着病情进展症状逐渐明显。外阴癌患者常有外阴瘙痒病史，或伴有外阴肿块、尿痛、阴道出血等。外阴癌多单发于阴唇。

4. 病理检查及诊断

每位可疑外阴癌患者均需行详细的病史问诊和全面的盆腔查体，每年行妇科检查有助于早期发现肿瘤。外阴癌常表现为外阴肿物的隆起、溃烂、外阴白斑或出现疣状增生。可疑外阴肿块必须有活检病理组织学结果证实。

5. 分期

ASCO 数据显示，早期外阴鳞癌患者 5 年生存率高达 93%，然而晚期患者 5 年生存率只有 29%。早期外阴腺癌患者 5 年生存率可达 100%，晚期患者为 74%。外阴癌患者预后主要取决于确诊时临床分期。外阴癌可直接侵及临近结构和组织，也可通过区域淋巴结或血行转移。病变浸润越深，淋巴结转移风险越大。淋巴结转移常沿淋巴引流途径出现，即从腹股沟淋巴结转移至盆腔淋巴结。淋巴结是否转移也是外阴癌患者预后的重要因素。外阴癌血行转移较罕见。

6. 治疗

外阴癌治疗方案的选择由肿瘤大小、浸润深度、肿瘤位置决定。外阴癌根治切除术是传统的标准治疗手段。目前存在较多保守手术治疗方式，对很多早期外阴癌患者,可选择广泛的局部切除治疗，而伴有腹股沟淋巴结转移患者可选择广泛局部切除联合腹股沟淋巴结清扫术或术后放疗。对于淋巴结转移数目为两个或两个以上外阴癌患者，可从放射治疗中明显获益。目前放射治疗在外阴癌治疗中的作用日益显著，若肿瘤侵及阴蒂、直肠及尿道等临近重要器官和组织，可考虑术前放疗。术前放疗可使肿瘤缩小，从而在手术过程中减少组织切除和组织损伤。肿瘤体积较大导致无法手术时可采用根治性放疗。术后盆腔淋巴结或腹股沟淋巴结阳性患者可采用术后放疗。

7. 放疗计划的制定及实施

外阴癌患者放疗前定位取仰卧位，双腿呈蛙式外展屈膝，减少大腿软组织受照射剂量。外阴上应放置等效组织填充物以消除放疗冷点。模拟定位过程中应对手术切口瘢痕及病变进行标记，若伴腹股沟淋巴结转移，对腹股沟转移淋巴结进行标记对制订放射治疗计划非常有用。放射治疗中应采用较宽前野，将所有淋巴结，特别是腹股沟淋巴结包括在内，后野可较窄，避开双侧股骨颈。近年来随着调强精确放疗IMRT的广泛应用，可加强对正常组织，特别是皮肤、股骨颈和肠道的保护，从而减少放射治疗导致的远期并发症。

六、阴道癌

1．病因

阴道癌病因尚不清楚，可能与HPV病毒感染相关。其他高危因素包括吸烟、多个性伴侣、性交年龄过早、性传播疾病、二乙基己烯雌酚暴露史、免疫抑制、阴道刺激史。

2．流行病学

原发性阴道癌极为罕见。2014年美国有大约3 170例女性患者被确诊为外阴癌，因之死亡人数约880例。阴道癌多发生于70岁以上女性，多为鳞癌。全球范围内西班牙女性患阴道癌风险最大，其次为黑种人女性。阴道癌常发生于阴道上1/3。

3．临床表现

大多数阴道癌患者确诊时不伴任何症状。巴氏涂片结果异常可协助诊断。侵袭性阴道癌患者最常见临床变现为性交后或绝经后出现异常阴道出血或异常阴道分泌物。其他症状包括阴道无痛性肿块、便秘、尿痛、便血等。

4．病理检查及诊断

阴道癌患者确诊前需进行详细的病史问诊及全面的盆腔查体。每年例行妇科检查可协助早期发现肿瘤。目前尚不存在有效的筛查手段。阴道癌通过术后病理进行分期。

5．治疗

早期局限性阴道癌可通过单纯放疗或手术有效治疗。放疗手段包括体外照射或近距离放射治疗，后者包括腔内放射治疗或组织间插植治疗。阴道浅表肿瘤多采用腔内放射治疗，浸润性肿瘤多采用组织间插植治疗。对于Ⅰ期阴道癌患者，肿瘤小于2 cm，单独给予近距离放疗疗效较好，黏膜表面剂量应为70～80 Gy。而对于肿瘤大于2 cm患者，需采用体外照射联合近距离放射治疗，研究表明，联合放疗对比单纯体外照射或腔内放疗更能有效控制肿瘤。近距离放疗前给予体外照射，整个骨盆接受的放疗剂量40～50 Gy。若病变较广泛，应考虑对子宫旁组织局部加量。对于分期较晚患者，联合放疗推荐给予肿瘤总剂量为70～80 Gy。腔内放疗目前将装有铯或铱放射源的阴道圆筒放入阴道，而当病变比较广泛，腔内放射治疗无法完全覆盖肿瘤区域，可利用组织间插植的方式暂时或永久放置放射源进行治疗。

七、放射治疗与同期化疗

调强适形放射治疗（IMRT）是体外照射的一种方式，其实现了在照射野内调节剂量强度的同时，避开更多的正常组织。IMRT使提高肿瘤照射剂量成为可能，从而提高肿瘤局部控制率。IMRT可用于所有妇科肿瘤，尤其妇科肿瘤患者术后放疗，伴有转移淋巴结或外阴癌患者。使用IMRT治疗时需注意的是，可能由于肿瘤边缘外扩范围较小，导致目标靶区未受照射可能，当勾画靶区时，需将器官的运动和摆位误差考虑在内。

1999年有五项研究表明宫颈癌患者同步放化疗疗效优于单纯放疗，之后美国国立癌症研究院（NCI）将放疗联合同步化疗推荐到宫颈癌治疗指南中。因此，美国局部晚期宫颈癌标准治疗手段为盆腔放疗联合同步每周顺铂方案化疗。同步放化疗后来也逐渐应用于其他妇科肿瘤，包括外阴癌和阴道癌。但对于子宫内膜癌患者，放化疗的治疗顺序目前存在争议。有些中心采用同步放化疗接受后继续给予辅助化疗，而有些中心采用“三明治”的治疗方式，即患者接受3个周期诱导化疗后再给予放射治疗，放疗后再给予3个周期辅助化疗，还有些中心采用放射治疗后给予6个周期辅助化疗。

八、放射反应

放疗治疗方案制定前需要对不同的妇科组织放疗敏感性及其相关淋巴引流途径有所认识。外阴和会阴通常表现出最严重的毒副作用，部分原因为这部分组织放疗敏感性较高，也和治疗过程中使用的射野方式相关。组织照射剂量接近 70 Gy 可引起纤维化。组织器官的放射反应取决于照射剂量、组织器官类型以及组织器官受照射的体积。组织器官的剂量反应由接受的照射剂量和受照射的组织体积共同决定。阴道的耐受剂量较高，达 100 Gy 剂量后才引起广泛纤维化。子宫和宫颈也能耐受较高放射剂量，有助于它们接受更有效的腔内治疗。卵巢是对放疗最敏感的器官，年龄似乎是影响卵巢不同剂量反应的一个重要因素，例如单次给予 4 ～ 5 Gy 照射剂量可能使 40 岁以下年轻女性患者中 65% 出现永久停经或绝经，而这一比例在 40 ～ 44 岁女性为 90%，在 50 岁以上患者为 100%。

放射治疗不仅要考虑妇科器官和组织，还要考虑周围其他重要器官和组织。膀胱位于阴道及子宫颈前方，子宫体的下方，当膀胱充盈时其可移向前方，从而远离妇科组织。全部膀胱照射剂量达 30 Gy 或部分膀胱受照射剂量达 75 ～ 80 Gy 可引起急性膀胱炎，出现膀胱刺激征（排尿困难、尿频、尿急）。当接受 50 ～ 60 Gy 的照射剂量，患者可出现慢性膀胱炎症状。直肠位于阴道和子宫颈后方，全直肠耐受剂量为 60 Gy，达 30 ～ 40 Gy 出现急性放疗反应如腹泻、出血、腹痛等，而当剂量超过直肠耐受剂量，则会出现肠道狭窄、出血、穿孔等晚期反应。小肠有时会降至骨盆，位于子宫和膀胱的顶部，其耐受剂量为 45 Gy。

九、放射反应的处理

盆腔放疗的急性毒副反应包括疲劳、腹泻、皮肤黏膜反应和排尿困难。疲劳最早可能在治疗的第一周就出现，随着治疗的继续，可能会因贫血或抑郁而加重，适当的休息、心理疏导、充足的营养、使用抗抑郁药可能会使患者更能耐受治疗。贫血是由失血或治疗引起，当患者出现贫血症状时，应予以纠正，使血红单位水平高于 10 g/dL，理想水平是高于 11 g/dL。腹泻通常发生在开始治疗后的第二或第三周，与大肠或小肠受照射相关，联合化疗可能会使腹泻症状加重。低纤维饮食、硫糖铝（可形成小肠保护膜）、苯乙哌啶和洛哌丁胺都有助于缓解腹泻症状。另外一种解决方法是避免更多的肠道进入照射野内，例如放射治疗中采用腹板，膀胱充盈、适形度更佳、定制防护物等。

腹部受照射后出现的其他急性放疗反应包括恶心、上消化道出血等。恶心可给予例如丙氯拉嗪和格拉司琼等药物治疗，胃炎可给予 H_2 受体阻滞药如西咪替丁、雷尼替丁、法莫替丁、尼扎替丁或硫糖铝以及其他抑酸药进行治疗。皮肤黏膜反应常见于低能量术治疗、AP/PA 野、会阴放疗或同期化疗。皮肤护理软膏或天然护理凝胶可缓解皮肤反应、加速愈合。预防以及早期治疗局部感染、纠正贫血和改善营养状态也可加速皮肤愈合。排尿困难通常发生在开始治疗的第三周或第四周，可通过充盈膀胱、避开部分膀胱、近距离照射时膀胱部分充盈均可减少这种不良反应的发生。非那吡啶等可使膀胱麻痹，奥昔布宁、山莨菪碱、特拉唑嗪可使膀胱放松从而缓解尿频症状。若出现尿路感染，应及早彻底治疗。由于肛门、膀胱刺激及肿瘤均可能导致出血，因此这种毒副反应的处理较为复杂。直肠刺激症状可使用痔疮制剂、类固醇、局部麻醉药物及坐浴等进行治疗。盆腔照射的晚期放射不良反应包括更年期、阴道干涩、阴道缩窄、慢性膀胱炎、直肠炎、肠炎以及肠梗阻。晚期不良反应可使用激素替代疗法，阴道干涩可使用乳剂或激素乳膏治疗，可使用阴道扩张器或规律性生活预防阴道收缩。慢性黏膜炎或溃疡可使用已酮可可碱、消炎药、镇痛药等治疗，同时给予营养支持。若出现肠梗阻，需通过手术治疗。

十、放射治疗医师的作用

1. 放疗计划的实施

放疗技师在疾病治疗中最基本的工作是患者

模拟定位和治疗计划的实施。患者体位至关重要，放疗医师必须依靠他们的经验确定某一个特定病人合适的体位，以使患者在治疗过程中感觉更舒适，身体更稳定。盆腔照射在模拟定位和治疗前复位时有很大的困难，患者身体通常需要放置放射标记，松弛的皮肤容易出现脂肪皱褶影响治疗准确性。治疗过程中对患者身体旋转导致治疗误差的情况进行细致的评估可有效避免患者皮肤表面的标记移位。另外还可以通过提醒患者治疗中膀胱充盈从而避免小肠受到过多的照射，鼓励患者出现腹泻反应时保持低纤维饮食，时刻保持对患者治疗期间出现任何不良反应的关心和处理，协助患者在最短时间内以最低的不适顺利完成治疗。

2. 治疗反应的评估

放疗医师在患者放疗期间进行病情评估至关重要，我们每天都与患者接触，以监测患者身体状况的早期变化。与放疗医师相比，放疗技师在患者治疗过程中的作用更重要，他们一旦发现异常，可与放疗医师沟通和交流，以便对患者病情进行更深入的评估。在一些医疗机构，放疗医师会与技师进行沟通，写下对患者治疗期间可能应给予的建议。放疗治疗开始后的第三周，应仔细进行皮肤反应的评估。下腹、臀部、腹股沟皱襞处皮肤可能最早出现急性反应。外阴皮肤也可早期表现皮肤反应。盆腔照射可能导致腹泻症状，从而使患者体重减轻和电解质失衡，放疗期间若出现水样腹泻，应立即引起重视并与放疗医师沟通。皮肤反应和肠道功能紊乱是盆腔照射常见的放疗副反应，需密切监测，必要时给予治疗干预。

3. 治疗期间的人文关怀

放疗医师不仅有责任提供专业的治疗方案，也有责任给予患者充满人文关怀的治疗环境。治疗期间患者有任何问题应在知识允许的范围内尽可能地回答，保证随时了解患者的担忧，及时解决患者的问题。查房是一个很好的与患者沟通的方法，放疗医师也应该针对特定的患者与护士进行详细的交流和沟通。

放射治疗师有责任维持一个关怀、专业的氛围。应在知识允许的范围内尽可能多地回答问题，医务人员应随时了解病人的关切和问题。查房是一个很好的交流平台，但除此之外，放射治疗师应该与护士或医生交流。

十一、总结

妇科肿瘤患者很常见，在放疗科治疗的患者中占很大比例。本章介绍的妇科肿瘤相关知识可协助放疗医师处理妇科肿瘤，同时也使其对放疗原理和放疗可能带来的结果有更深入的了解。

- 最常见的妇科恶性肿瘤是子宫内膜癌，其次是卵巢癌、宫颈癌和其他妇科肿瘤。
- 在放射治疗领域，妇科恶性肿瘤患者的治疗选择是最多样化的。
- 妇科肿瘤放疗计划设计必须考虑原发病灶和淋巴结转移，掌握淋巴引流途径，若出现某一站淋巴结转移，那么需考虑是否将上一站淋巴引流区域包括在内。
- 区域淋巴结包括腹股沟淋巴结、盆腔淋巴结（髂内外淋巴结）、主动脉旁淋巴结。
- 腹股沟深部淋巴流入髂外淋巴结，髂内外链淋巴流入主动脉周围淋巴结。
- 卵巢和子宫内膜淋巴管沿卵巢动脉流向位于肾脏水平的主动脉旁淋巴结，然后累及腹股沟淋巴管。
- 子宫颈的主要淋巴引流途径为髂外、闭孔和胃下（髂内），也是卵巢、子宫的额外淋巴引流路径。
- 阴道上部与子宫颈淋巴引流途径相同，阴道下部淋巴沿着外阴淋巴管引流进入腹股沟淋巴结。
- 放疗医师在治疗过程中有三个主要功能：治疗计划的实施、对患者病情进行持续评估和安慰患者。
- 放疗医师应积极参与患者的病情评估，具备相应的医院政策知识，必要时向其他医师汇报患者病情。
- 根据患者的舒适度和稳定性来确定患者的治

疗位置，取决于放射治疗师自己对该患者的体验。

- 了解不同妇科结构和组织的放射敏感性，如对放疗最抵抗的结构是子宫颈管，而对放疗最敏感的结构是卵巢。
- 制订放疗计划时需要考虑淋巴引流途径，即考虑原发性病灶的侵袭程度和转移到区域淋巴结的可能性。
- 放疗剂量不良反应取决于患者年龄大小。贫血是放疗期间最常见的毒副反应之一，尤其是宫颈癌患者，提高血红蛋白可大大增加患者的放疗耐受性。
- 休息、心理疏导、充足的营养支持和抗抑郁药物应用可帮助患者更好地接受治疗。

（译者：王浩　李雪　王楠　审校：马瑾璐）

参考文献

1. American Cancer Society：*Cancer facts & figures：2014*，Atlanta, 2014，American Cancer Society.
2. Centers for Disease Control：*HPV-associated cancer statistics：2013*，Atlanta, 2013，Centers for Disease Control. Available at http：//www.cdc.gov/cancer/hpv/statistics/.Assessed March 5，2014.
3. Corpusuteri.InEdgeS.B.，et al,editors：*American Joint Committee on Cancer*：*AJCC cancer staging manual*, ed 7，New York, 2010，Springer, pp 406–407.
4. ColomboN.，PretiE.，LandoniF.，et al：ESMO Guidelines Working Group：Endometrial cancer：ESMO Clinical practice guidelines for diagnosis, treatment and follow-up, *Ann Oncol* 22(Suppl 6)：vi35–vi39，2011.http：//dx.doi.org/10.1093/annonc/mdr374.
5. Di Donato V., Bellati F., Fischetti M., et al：Vaginal cancer, *Critical Reviews in Oncology/Hematology* 81(3)：286–295，2012. Available at http：//dx.doi.org/10.1016/j.critrevonc.2011.04.004. Accessed March 5，2014.
6. Center for Disease Control：*Cervical cancer*, Atlanta, 2011，Division of Cancer Prevention and Control, National Center for Disease Prevention and Health Promotion, Centers for Disease Control and Prevention. Available at http：//www.cdc.gov/cancer/cervical/. Accessed March 2，2014.
7. Greene F.L., Trotti A. III, Fritz A.G., et al：*AJCC cancer staging handbook*, ed 7，Chicago, 2010，American Joint Committee on Cancer. (Available at http：//online.statref.com. Accessed March 5，2014.
8. Hacker N., Eifel P., van der Velden J.: Cancer of the vulva, *Int J Gynaecology Obstetrics* 119(Suppl 2)：S90–S96，2012. Available at MEDLINE Complete,Ipswich, Mass. Accessed March 5，2014.
9. Halperin E., Wazer D., Perez C., et al：*Perez and Brady's principles and practice of radiation oncology*, Philadelphia, 2008，Wolters Kluwer Health/Lippincott Williams & Wilkins.
10. Rauh-Hain J.A., Krivak T.C., del Carmen M.G., et al：Ovarian cancer screening and early detection in the general population, *Rev Obstet Gynecol* 4(1)：15–21，2011.
11. Lengyel E.: Ovarian cancer development and metastasis, *Am J Pathol* 177(3)：1053– 1064，2010. Available at MEDLINE Complete, Ipswich, Mass. Accessed March 5，2014.
12. Mitrović-JovanovićA., StanimirovićB., NikolićB., et al：Cervical, vaginal and vulvar intraepithelial neoplasms, *Vojnosanitetski Pregled, Military-Medical and Pharmaceutical Review* 68(12)：1051–1056，2011. Available at MEDLINEComplete, Ipswich, Mass. Accessed March 5，2014.
13. National Cancer Institute：*NIH fact sheet*, 2013. Available at http：//www.cancer.gov.Assessed March 5，2014.
14. Nezhat F., DeNoble S., Saharia P., et al：The safety and efficacy of laparoscopic surgical staging and debulking of apparent advanced stage ovarian, fallopian tube, *primary peritoneal cancers, J Society Laparoendoscopic Surgeons* 14(2)：155–168，2010. Available at MEDLINE Complete, Ipswich, Mass. Accessed March 5，2014.
15. Pecorelli S.: Revised FIGO staging for carcinoma of the vulva, cervix, and endometrium, *Int J Gynaecol Obstet* 105(2)：103–104，2009.
16. Pierce Campbell C.M., Menezes L.J., Paskett E.D., et al：Prevensstion of invasive cervical cancer in the United States：past, present, and future, *Cancer Epidemiology, Biomarkers & Prevention* 21(9)：1402–1408，2012.
17. Pignata S., Cannella L., Leopardo D., et al：Follow-up with CA125 after primary therapy of advanced ovarian cancer：in favor of continuing to prescribe CA125

during follow-up,*Ann Oncol*22(Suppl8)：viii40–viii44，2011.Available at MEDLINE Complete,Ipswich, Mass. Accessed March 5，2014.

18. Prat J.: Staging classification for cancer of the ovary, fallopian tube, and peritoneum,*Int J Gynaecology Obstetrics* 124(1)：1–5，2014. Available at MEDLINE Complete, Ipswich, Mass. Accessed March 5，2014.
19. Saslow D., Solomon D., Lawson H.W., et al：ACS-ASCCP-ASCP Cervical Cancer Guideline Committee：American Cancer Society, American Society for Colposcopy and Cervical Pathology, and American Society for Clinical Pathology screening guidelines for the prevention and early detection of cervical cancer, *Cancer J for Clinicians*62：147–172，2012，http：//dx.doi.org/10.3322/caac.21139.
20. SedlisA.，BundyB.N.，RotmanM.Z.，et al：A randomized trial of pelvic radiation therapy versus no further therapy in selected patients with stage ib carcinoma of the cervix after radical hysterectomy and pelvic lymphadenectomy：a Gynecologic Oncology Group study, *Gynecol Oncol* 73：177–183，1999.
21. Trabert B., Wentzensen N., Brinton L., et al：Is estrogen plus progestin menopausal hormone therapy safe with respect to endometrial cancer risk? *Int J Cancer*132(2)：417–426, 2013. Available at MEDLINE Complete, Ipswich, Mass. Accessed March 5，2014.
22. Woelber L., Trillsch F., Mahner S., et al：Management of patients with vulvar cancer：a perspective review according to tumour stage, *Therapeutic Advances In Medical Oncology*5(3)：183–192，2013. Available at MEDLINE Complete, Ipswich, Mass. Accessed March 5，2014.
23. World Health Organization：*Health topics*, 2014. Available at http：//www.who.int/topics/risk_factors/en/. Accessed March 5, 2014.

第 35 章

男性泌尿生殖系统肿瘤

目的

- 了解前列腺的淋巴引流路径
- 对照和比较前列腺癌的不同治疗方法和技术，并探讨其利弊
- 描述CT扫描技术促进放疗计划的发展，使前列腺癌的放疗剂量得以提高
- 认识到直肠和膀胱充盈程度在前列腺癌放射治疗过程中的重要性，有必要进行每日的前列腺靶区验证
- 了解精原细胞瘤的资料方法和技术
- 列出了肾细胞癌的播散路径
- 了解膀胱癌放射治疗时保护膀胱的原则

一、前列腺癌

1. 流行病学

在美国，前列腺癌是男性最常见的恶性肿瘤，几乎有 1/6 的男性在一生中会患有前列腺癌。2013 年全美估计有 238 590 例新诊断的前列腺癌，同年有 29 720 例因前列腺癌死亡，已成为美国男性因肿瘤死亡的第二大因素。发病率随着年龄每增长 10 岁而递增，超过 65% 的前列腺癌患者发生年龄在 65 岁及以上，平均确诊年龄 67 岁。美国的黑人是全世界前列腺癌发病率最高的人群，其发病率明显高于同年龄阶段的白种人。

2. 预后指标

肿瘤分期和组织学分化程度。前列腺癌有力的预后指标是临床分期和肿瘤分化程度的病理分级。体积越大、分化程度越低的肿瘤侵袭性越强，而且更容易发生淋巴结和远处器官转移。

年龄。关于年龄是否作为预后因子的报道具有争议性。一些报道指出，年龄超过 70 岁的患者病理分级更高，分期更晚。而另一些报道则认为年龄与肿瘤的侵袭性没有相关性，建议对于特殊患者，诊断应该建立在危险因素的低、中、高、极高这样的分级之上。

人种。黑种人男性具有最高的前列腺癌发病率，同时还倾向于肿瘤分期晚，死亡率最高。而亚洲和西班牙 / 拉丁人群的前列腺癌发病率最低，具体原因目前尚未知。

前列腺特异性抗原（Prostate-specific antigen, PSA）。多篇研究结果均强烈支持治疗前及治疗后的前列腺抗原（PSA）表达水与肿瘤的无失败生存（Failure-free survival,FFS）具有密切相关性。治疗后的相当长一段时间内，均应该定期记录 PSA 水平，从而了解治疗是否真的取得了成功。放疗后的 PSA 最低点值越高，失败的风险越大。比如，一项大型的多中心的研究表明，放疗后的 PSA 最低点≥ 0.5 ng/mL 的话，后续治疗失败风险有 17%，如果最低点≥ 1.0 ng/mL 的话，失败风险上升到 32%。

淋巴结状态。淋巴结是否转移以及转移的部位具有重要的预后意义。Bagshaw、Ray，以及 Cox

三位学者报道，局限性疾病同时无淋巴结转移的患者对比出现了盆腔淋巴结转移的患者，10 年无疾病生存率为 75% vs 20%。如果出现了腹主动脉旁淋巴结转移的话，预后将更加糟糕。Leibel 的一篇纳入 1000 例患者的报道中，患者接受了盆腔淋巴结切除和 I^{125} 植入治疗，结果发现淋巴结是影响治疗后 10 年无远处转移生存的最有意义的变量，淋巴结阳性的患者 90% 出现了远处转移。

3. 解剖

前列腺包绕着位于膀胱底部和男性泌尿生殖膈之间的尿道。前列腺是外形类似于核桃的实体器官，由纤维组织、腺体、肌肉组织共同组成。前方通过耻骨前列腺韧带与耻骨联合相附着，后方通过德农维利叶氏筋膜（直肠膀胱筋膜前列腺部，又称前列腺会阴腱膜）与直肠分隔，该筋膜上方附着在腹膜，下方附着在泌尿生殖膈。精囊腺和输精管位于前列腺的后上方，穿过前列腺后在精阜进入尿道（图 35-1）。

4. 疾病自然史

局部生长模式。许多前列腺癌都具有多灶性，常常发生在前列腺的外周带。而前列腺增生则常发生在前列腺的中央带（尿道周围）。肿瘤生长时，可以延伸到腺体的囊内并突破囊壁侵袭到精囊腺，如果不予治疗，还可进一步侵袭到膀胱颈和直肠。在进行前列腺根治性切除手术中，临床分期为 T1b/c 或者 T2 的患者，镜下发现肿瘤侵及前列腺包膜外的发生率从 10% 至 50% 不等，其高低这主要由肿瘤分级和 PSA 水平决定。T1 分期的患者精囊腺受侵的比例从 1% 到 30% 不等，而 T2 分期则为 1% 到 38%，其高低也与肿瘤分级和 PSA 水平协变量有关。肿瘤也有可能侵及周围神经、淋巴管、血管从而导致淋巴和远处转移。

区域淋巴结受累和远处转移。肿瘤体积和分化程度影响区域淋巴结的转移趋势。如果肿瘤体积小，还未能触诊到，仅仅是通过 PSA 筛查确诊的话，其盆腔淋巴结转移的概率将明显减小（表 35-1）。淋巴结的转移是有顺序和规律性的，其首先会转移到前列腺周围和闭孔淋巴结，然后依次到髂外、下腹部、髂总、腹主动脉旁淋巴结（图 35-2）。大约 7% 的患者在没有证据表明有髂外和下腹淋巴结转移的情况下，出现骶前包括骶岬和直肠中组淋巴结的转移。腹主动脉旁淋巴结转移率为 5% ～ 25%。出现

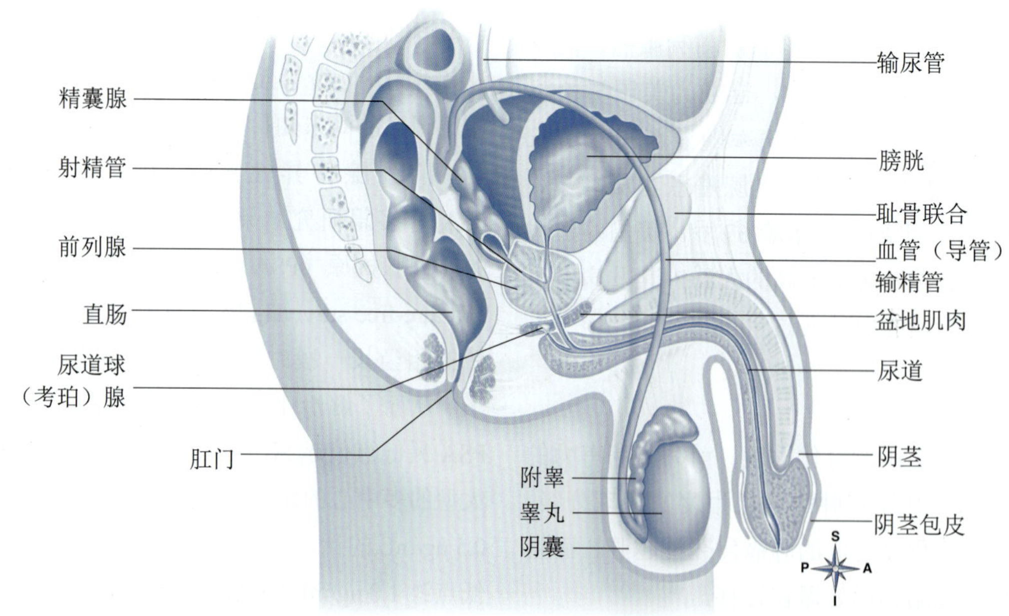

图 35-1 前列腺与膀胱、直肠以及其他邻近器官的解剖位置

（引自 Patton K, Thibodeau G：Anatomy and Physiology, ed 8，St. Louis, 2013，Mosby）

表 35-1 前列腺癌盆腔淋巴结转移率

临床分期	保留神经的序贯前列腺根治术 * 淋巴结清扫	放射治疗
A2（T1b）	2/61（3.3%）	1/21（5%）
B（T2）	33/425（7.8%）	38/135（28%）
C（T3，T4）	—	48/95（51%）

引自 Petros J, Catalona WJ：Lower incidence of unsusp- ected lymph node metastases in 521 consecutive patients with clinically localized prostate cancer, J Urol 147：1574，1992

引自 Hanks G, Krall JM, Pilepich MV, et al：Comparison of pathologic and clinical evaluation of lymph nodes in prostate cancer：implications of RTOG data for patient management and trial design and stratification, Int J Radiat Oncol Biol Phys 23：293，1992

盆腔淋巴结转移的患者发生远处器官转移的风险更大。T1B 的患者远处转移率为 20%，而 N1 ～ N3 期的患者远处转移率可高达 90%。

5. 临床表现

前列腺癌可导致尿线变细、尿频、尿等待、排尿困难，甚至出现血尿。当然，良性的前列腺肥大（前列腺腺体增大，导致尿道狭窄）和前列腺炎症也可以导致上述症状。一部分肿瘤是在进行前列腺经尿道切除术中被诊断的（这种手术是为了缓解前列腺增肥大导致的下尿路的梗阻症状，由于如今药物疗效的提高，这种手术操作越来越少）。由于肿瘤转移导致的骨痛或者其他症状在肿瘤诊断初期则很少出现。

20 多年前，大约有 40% 的患者在被诊断为前列腺癌时已经出现了远处转移。随着公众和内科医生对前列腺癌的了解增多，同时，PSA 的应用也逐渐增多，如今初诊时出现远处转移的前列腺癌患者已不足 5%。美国癌症协会建议没有前列腺癌家族史的男性从 50 岁开始筛查，而对于高危人群，则建议从 40 到 45 岁时开始筛查。

6. 监测和诊断

完善的体格检查和直肠指检是必须的。直肠指检可以通过触诊前列腺而发现异常和增大。同时

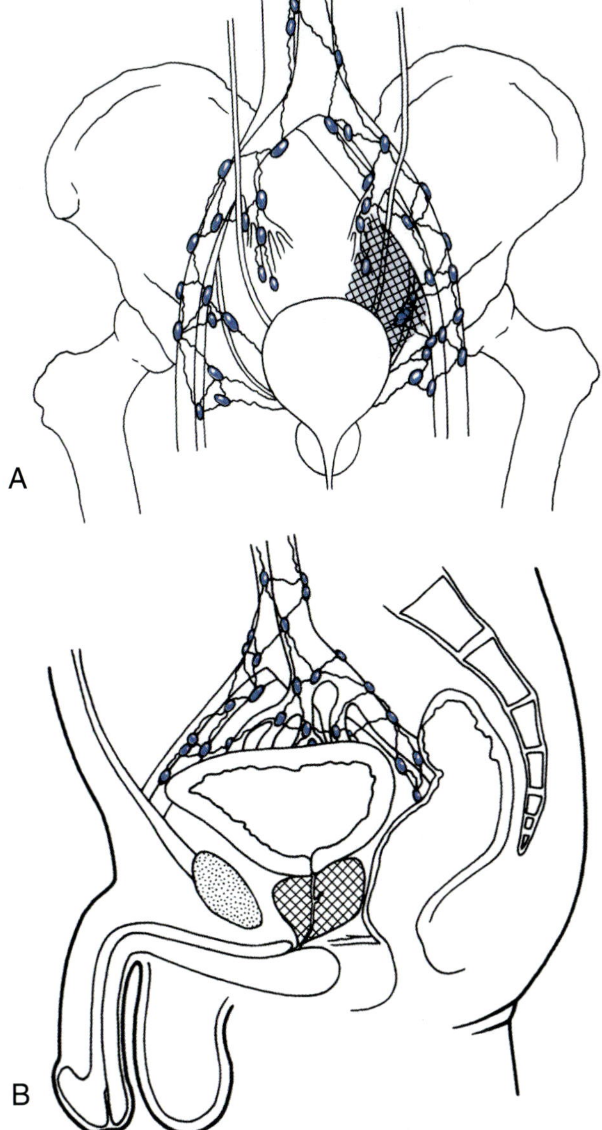

图 35-2 A. 前列腺癌淋巴结转移常见区域。阴影区域为用于分期的局限淋巴结清扫区域；B. 矢状位

（A 图引自 Perez CA：Prostate. In Perez CA, Brady LW, editors：Principles and practice of radiation oncology, ed 3，Philadelphia，1998，Lippincott-Raven）

对于评价精囊也很重要。尽管精囊常常触诊不到，但如果通过触诊感觉到前列腺上方区域变硬的话，往往提示精囊已受到肿瘤浸润。大约有 50% 的前列腺癌在活检时就可以通过直肠指检发现前列腺的结节。

组织学检查是前列腺癌确诊的金标准，经直肠超声引导下穿刺活检是目前美国的标准诊断手段。

框表 35-1 列出了前列腺癌的标准监测手段。

框表 35-1 前列腺的诊断检查

- 临床
  - 病史和临床检查
  - 直肠指检
- 实验室
  - CBC 和血生化检查
  - 血清 PSA
- 影像学检查
  - 全腹和盆腔的 CT 扫描和或者 MRI 扫描
  - 胸部 X 线检查
  - 骨扫描
  - 经直肠超声检查
- 活检
  - 前列腺穿刺活检（经直肠超声引导下）

CBC，全血细胞计数；PSA，前列腺特异抗原

许多研究尝试利用超声检查替代活检来诊断前列腺癌。一项长期的研究对比了超声和活检在诊断前列腺癌上的准确性，研究发现约 30% 的病例存在良性和恶性病灶的重叠。因此大部分学者认为超声诊断的不准确度过高，活检仍然是确诊前列腺癌的必需手段。另外，当病灶小于 1 cm 时，超声往往难以探查到，经直肠线圈的 MRI 检查在这类患者中的应用越来越多。

筛查。早期前列腺癌，肿瘤体积小时，往往无明显症状。50 岁以上男性每年应做一次直肠指检。直肠指检在前列腺癌的诊断中有 70% 的敏感性和 50% 的特异性。通过放射免疫检测前列腺酸性磷酸酶来诊断前列腺恶性肿瘤的敏感性只有 10%，特异性可达 90%，但目前这种技术已被 PSA 检测所替代。

前列腺特异性抗原检测。前列腺特异性抗原 PSA 是血液中可检测到的由前列腺产生的特异性蛋白。50 岁以上男性常规每年做一次 PSA 检测。动态监控 PSA 水平的变化，可以让医生及时发现其表达水平的变化，如果有进行性增高则可以在肿瘤早期发现问题。PSA 并不是只有前列腺癌才会表达，在正常人的前列腺组织中、良性的前列腺增生、恶性肿瘤以及精液中都可以被检测到。常用 PSA 正常值是≤ 4 ng/mL，但不同年龄的正常参考值应有不同，比如 49 岁男性 PSA 值应≤ 2.5 ng/mL，而 70 岁男性< 6.5 ng/mL 就可以认为患前列腺癌的风险较低。随着年龄增大，前列腺体积增大，PSA 值也会随着前列腺增生而增高。目前，随着筛查工作的普及和人们的重视程度增加，一些早期（如 T1c 分期）的前列腺癌在被触诊发现之前就可以表现出 PSA 升高的临床表现。

PSA 在患者治疗的选择以及治疗后评价的应用。多项研究表明 PSA 水平与临床和病理分期以及淋巴结状态相关，尤其与 Gleason 评分和病理组织学联合评价更加有意义。一组 PSA 值低于 2.8 ng/ml 同时 Gleason 评分低于 4 分的患者，行前列腺根治术时，淋巴结转移或者精囊受侵的概率仅为 1% 左右，但如果 PSA 高于 40 ng/ml 并且 Gleason 评分高于 8 分时，淋巴结转移或者精囊受侵的概率则高达 60%（图 35-3）。PSA 也是术后或者放疗后随访观察的重要指标。如果患者接受了前列腺癌根治术，数月后，PSA 值应该达到检测不到的水平。

7. 病理和分期

大部分前列腺癌病理学类型为腺癌。Gleason 根据肿瘤形态学特点设计了定量的组织学分级系统。病理学家根据病变的形态（例如：腺体模式，腺体分布，基质浸润），评估肿瘤的主要和次要分化程度（图 35-4），根据分化程度定位 1-5 分。肿瘤的主要和次要等级分别进行评分后相加，最终得到的 Gleason 评分为 2 ～ 10 分。Gleason 评分与预后密切相关，较低的分数表示增长缓慢的非侵袭性肿瘤，较高分数表示则表明肿瘤更具侵袭性和高转移性（图 35-4B）。Perez 及其同事发现，肿瘤的组织学分化程度与远处转移率和生存率密切相关，但与局部区域失败并无密切相关。

根据 AJCC 分期，前列腺指检和影像学检查的结果可以决定疾病临床分期，（AJCC；框表 35-2）。

T1：在直肠指检中无法检测到的病变。T1A 指病变是分化良好的腺癌，在经尿道前列腺切除术中偶然发现。它们累及 5% 或更少的切除组织。T1B 的肿瘤也是亚临床的，但病灶更具弥漫性或体积更大，常常伴有前列腺多灶性受累（累及> 5% 的切

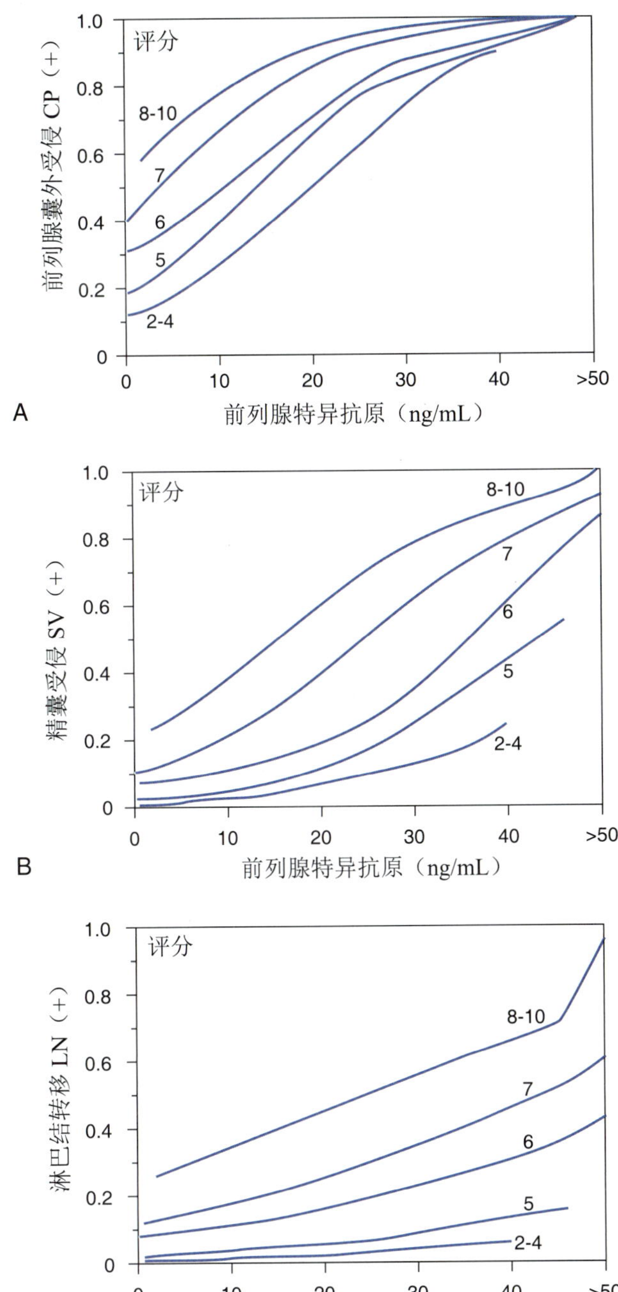

图 35-3 A. 前列腺囊外受侵（CP +）的概率与血清前列腺特异性抗原（PSA）和术前 Gleason 评分的函数关系；B. 精囊受侵的概率（SV +）与血清 PSA 和术前 Gleason 评分的函数关系；C. 淋巴结转移的概率（LN +）与血清 PSA 和术前 Gleason 评分的函数关系

（引自 Partin）

除组织）。T1c 的肿瘤指由于 PSA 水平增高，从而用针吸活组织确诊的前列腺癌。

T2：肿瘤可触及并局限在前列腺的囊内。T2a 肿瘤涉及前列腺的一叶；T2b 则涉及两个叶。

T3：T3 病变局部更广泛，超出前列腺边缘或侵及精囊。T3a 表示肿瘤向前列腺囊外扩散，单侧或双侧。T3b 表示精囊浸润。

T4：T4 肿瘤固定在骨盆侧壁上或侵及邻近结构，如直肠或膀胱。

N 分期：根据区域淋巴结状态将淋巴结分期分为阴性（N0）或阳性（N1）。

M 分期：出现远处转移病灶。M1a 为非区域淋巴结出现转移；M1b 指出现骨转移；M1c 为出现其他部位和器官的转移。

前列腺癌局限性（T1 和 T2），或者病灶更广泛（T3 和 T4），或转移到区域淋巴结（N1）或出现远处转移（M1），这几个因素对存活时间有很大影响（图 35-5）。

8. 治疗技术

前列腺癌患者可以选择许多有效的治疗方案；这些选择涵盖所有治疗方式，如果早期发现癌症，所有这些治疗方案都可以带来良好的预后。必须使患者了解不同治疗方案以及与之相关的远期风险，因为不同方式的治疗会不同程度地影响生活质量和性功能。

通常，局部的前列腺癌具有相当慢的临床发展过程。美国国家癌症研究院（NCI）关于局部前列腺癌管理的共识认为，根治性前列腺切除术和放射治疗对于局限于前列腺的肿瘤患者来说同样有效。然而，基于不同患者和肿瘤特征，也可以使用其他有效治疗方法。

观察。由于前列腺癌是一种生长缓慢的肿瘤，因此在某些具有特定分期疾病或年龄的患者中，观察等待是一种可行的选择。一些研究报道了在通过组织学诊断为前列腺癌的患者，对其进行保守治疗而不予以特殊的抗癌治疗，持续监测直至症状进展。这些文献表明，分化良好的前列腺癌患者可以有长期病程，与接受治疗的患者相比，有着相近的 10 年死亡率和边际获益。对于 75 岁以上患者，观察也是一种的合理的管理。对于 65 ～ 75 岁的略为年轻患者，如果患者肿瘤体积小，分化良好，也可以

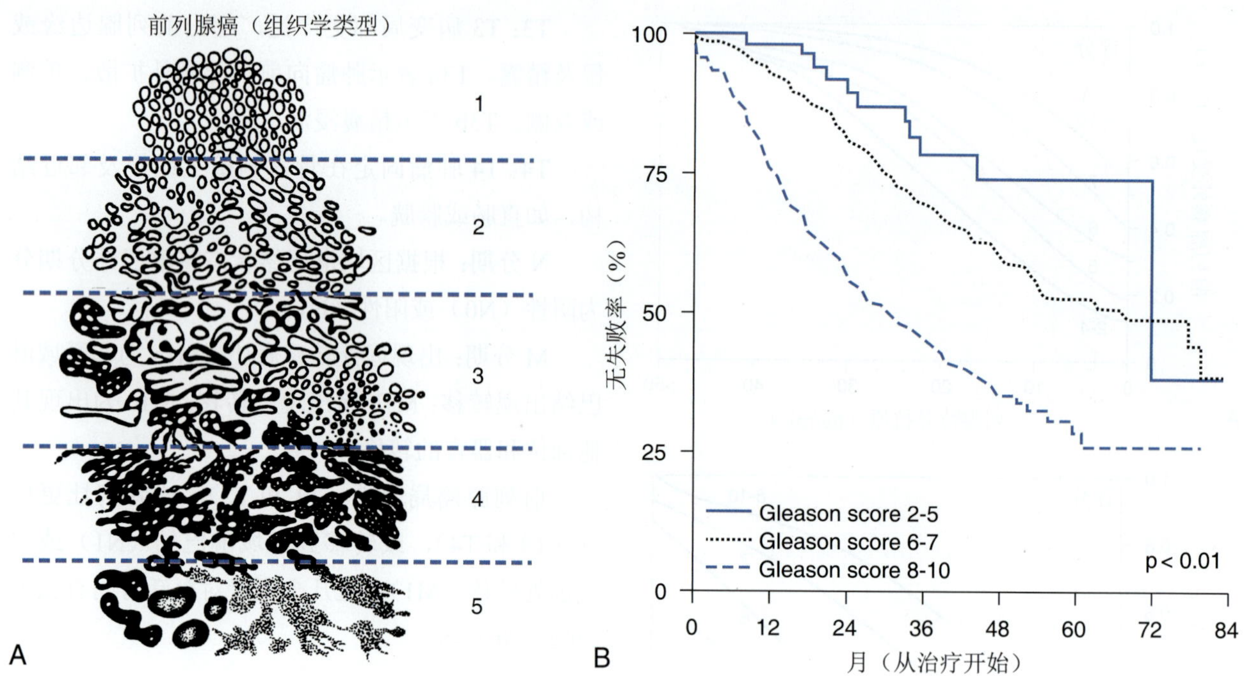

图 35-4 A. 组织学类型的简化绘图，重点是腺体分化程度和与基质的关系；B. 生存与 Gleason 评分相关（N = 566）（A 图引自 Gleason DF 等，B 图引自 Piliepich MV 等）

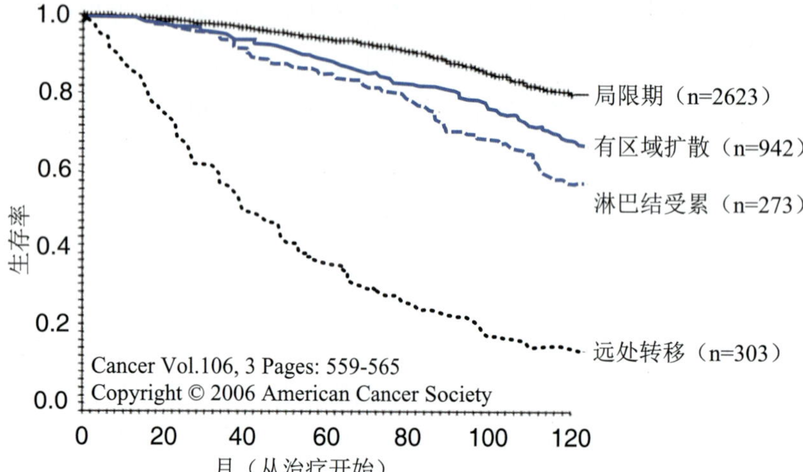

图 35-5 前列腺癌不同分期的总生存期（引自 Taylor SH 等）

采用观察的方法。然而，在当今美国的健康环境中，大多数患者不会轻易接受延迟性治疗，除非他们是非常高龄并且伴有慢性疾病或者因为患有其他疾病导致一般健康状况非常差。

根据许多泌尿科医生的说法，偶然发现的 T1a 期前列腺癌不需要治疗，因为在疾病成为临床问题之前可能需要很多年。然而，最近的一项研究表明，最初接受观察的 324 例患者中有 34% 或 110 例最终接受了第二种形式的治疗。根据国家综合癌症网络数据，对于 T1 ～ T2 分期的肿瘤，Gleason 评分为 2 ～ 6 分，PSA 低于 10 ng/mL，预期寿命低于 10 年的患者，可以选择观察。并且，如果患者预期寿命不到 5 年，不论任何分期，也可以选择观察。

前列腺切除术。具有可切除的 T1 或 T2 分期的患者，如果其具有良好的身体状况且预期寿命大于 10 年，可以选择根治性前列腺切除术。由于越来越多的肿瘤在早期阶段就被诊断出来，神经保留手术的使用越来越多，并且在这种手术中报告了性阳痿（无法勃起）的发生率较经典根治性前列腺切除术低（40% ～ 60% vs. 接近 100%，取决于患者

框表 35-2 前列腺癌 AJCC 分期系统

原发肿瘤（T）＊

pT2	病灶局限于前列腺内
pT2a	单侧，累及≤ 1/2 叶
pT2b	单侧，累及＞ 1/2 叶，但未达双侧叶
pT2c	累及双叶
pT3	肿瘤侵出前列腺包膜
pT3a	包膜外浸润†
pT3b	精囊受侵
pT4	侵及膀胱，直肠

区域淋巴结（N）

pNX	区域淋巴结不能取样
pN0	无阳性淋巴结
pN1	发现局部淋巴结转移（s）

远处转移（M）‡ N0

N1	发现区域淋巴结转移（s）
MX	远处转移不能评估（任何方式都无法评估）
M0	无远处转移
M1	远处转移
M1a	非区域淋巴结转移（s）
M1b	骨转移（s）
M1c	其他部位转移（s）包括或不包括骨转移

原发肿瘤（T）

TX	原发肿瘤不能评估
T0	没有原发肿瘤
T1	临床隐性肿瘤（临床未触及或影像学未发现）
T1a	≤ 5% 的前列腺切除组织内偶然发现肿瘤
T1b	＞ 5% 的前列腺切除组织内偶然发现肿瘤
T1c	通过针穿刺活检发现肿瘤（如：因发现 PSA 升高进行穿刺活检）
T2	肿瘤局限于前列腺内 §
T2a	累及≤ 1/2 叶
T2b	累及＞ 1/2 叶，但未达双侧叶
T2c	累及双叶
T3	肿瘤侵出前列腺包膜¶
T3a	包膜外侵润（双侧或单侧）
T3b	浸犯精囊（单侧或双侧）
T4	肿瘤固定或侵犯精囊以外的邻近组织：如膀胱颈，外括约肌，直肠，肛提肌，和 / 或盆壁

区域淋巴结（N）

NX	区域淋巴结不能评估
N0	没有区域淋巴结转移
N1	发现区域淋巴结转移（s）

分期编组

Ⅰ	T1a	N0	M0	G1
Ⅱ	T1a	N0	M0	G2, 3 ～ 4
	T1b	N0	M0	任何 G
	T1c	N0	M0	任何 G
	T1	N0	M0	任何 G
	T2	N0	M0	任何 G
Ⅲ	T3	N0	M0	任何 G
Ⅳ	T4	N0	M0	任何 G
	任何 T	N1	M0	任何 G
	任何 T	任何 N	M1	任何 G

组织学分级（G）

GX	分级不能评估
G1	分化良好（轻度的细胞异形；Gleason 2 ～ 4）
G2	中度分化（中度细胞异形；Gleason 5 ～ 6）
G3 ～ 4	低分化 / 未分化（重度细胞异形；Gleason 7 ～ 10）

年龄和肿瘤范围）。前列腺手术的最新进展是机器人辅助腹腔镜前列腺切除术。该手术方法使用先进的相机和机械臂通过小切口进行手术，以最大限度地减少勃起和膀胱的相关副作用。

对于 T3 期疾病，大多数泌尿科医师和放疗科医师都认为外照射是一种治疗选择，同时采用激素治疗。由于该类别肿瘤体积大，转移风险性高，单独使用放射治疗的效果不尽如人意，10 年内 PSA 无病生存率为 10% ～ 35%，激素治疗的加入对疾病控制有明显的改善。Zagars、Pollack 和 Smith 报道联合激素治疗与否的 6 年 PSA 无病生存率为 78% 和 33%。一项 EORTC 的随机临床试验显示，接受 3 年激素治疗（雄激素化学去势）联合放疗的患者，PSA 无进展生存和总生存率都显著提高。对于接受放疗联合激素治疗的患者，治疗后 5 年 PSA 无进展生存率为 76%，总生存率为 78%，单纯放射治疗的患者则分别为 45% 和 60%。该研究中，剂量递增没有显示出明显的获益。

对于患有早期（T1c, T2a ～ b），低级别（Gleason, ≤ 6），低 PSA（≤ 10 ng/mL）的前列腺癌的患者，放射性同位素植入也是一种治疗选择。^{125}I 和钯 -103（Pd-103）是永久性植入源。目前的技术是经会阴模板超声引导方法（TRUS）进行放射源植入。如果选择合适的患者进行插植治疗，其 PSA 无病生存率在 80% ～ 90%，与外照射治疗疗效相当。

激素治疗。尽管单纯激素治疗被认为是一种无效的治疗手段，但其可以通过切断睾丸激素的供应从而起到阻止前列腺癌细胞增殖的作用。在 1941 年，Huggins、Stevens 和 Hodges 就报道睾丸切除术或雌激素给药后，前列腺肿瘤消退同时血清酸性磷酸酶减少。睾丸切除术去除了 95% 的循环睾酮，随后血清睾酮水平持续下降。模仿去除睾酮源的药物的引入已经取代了这种有创性和不可逆转的睾丸切除术。

一种称为全雄激素阻滞药（maximal androgen blockade, MAB）的处方药物目前是激素治疗的主要药物，可达到双侧睾丸切除术的效果。MAB 由促黄体激素释放激素（luteinizing hormone-releasing hormone, LHRH）和促性腺激素释放激素（gonadotropin-releasing hormone, GnRH）受体阻滞药组成，每月或每 3 个月注射一次。LHRH 药物包括亮丙瑞林，戈舍瑞林和曲普瑞林。注射药物可以阻止睾酮的产生。抗雄激素药物还用于阻止睾酮到达前列腺，并且每天以药丸的形式服用。通过持续的评估，在患者的 PSA 水平降至足够低的水平后，患者可以被允许停止激素治疗。

长期以来，激素疗法一直用于减轻转移性肿瘤负荷和缓解症状；然而，最近，激素疗法被添加到局部晚期和高级别肿瘤的放射治疗中。RTOG86-10 和 92-02 研究表明，在前列腺癌大包块的治疗中，放疗联合激素治疗疾病控制和存活率均有获益，如果 Gleason 评分为 2 ～ 6 分时，放疗联合短期激素给药（放疗前 2 个月和放疗期间），如果 Gleason 评分为 8 ～ 10 分，则予以放疗联合长期激素治疗（2 年）。睾酮消融似乎有助于通过局部减小肿瘤体积以及通过控制微观的、临床上未被发现的转移性疾病来实现。

化疗。化疗仅适用于肿瘤已经扩散到前列腺外或对激素治疗耐受的患者。对于这种类型的前列腺癌，使用单药化疗并评估其反应。单药多柔比星（阿霉素）的反应率为 25% 至 35%。使用环磷酰胺单药，部分缓解加稳定疾病的发生率为 26% ～ 41%。在约 10% 的患者中，5- 氟尿嘧啶（5-FU）可以获得部分缓解。羟基脲单药则仅有 8% 的部分缓解率。Yagoda 和 Petrylak 回顾分析了了多个化疗临床试验，发现总体有 9% 的临床反应率。多药化疗的试验也在进行中，紫杉醇（泰素），依托泊苷和雌莫司汀联合化疗看起来很有希望。对于患有局部晚期，高级别，高 PSA 的前列腺癌患者，即使放疗联合激素治疗也通常效果不佳，因此 RTOG 启动了一项临床试验（RTOG 99-02），将部分患者随机分配到化疗（泰素，依托泊苷，雌莫司汀）联合放疗和激素治疗。虽然这项研究由于雌莫司汀化疗组的深静脉血栓形成而提前关闭，但目前正在进行第二项研究，药物是多西他赛和泼尼松。在随机试验中，多西紫杉醇加泼尼松在降低 PSA 和缓解疼痛方面有一定效果，并且在转移性患者中获得较小的生存优势。因此，当激素治疗不再有效时，该方案现在被认为是转移性前列腺癌的标准治疗方案。这里描述的 RTOG 随机试验的假设是早期应用化疗可以预防播散性疾病的发展。在患有局部晚期、低分化肿瘤的患者中，隐匿性转移性病灶非常普遍，有效的细胞毒性药物全身治疗被认为是真正根除所必需的。

放疗外照射。放射治疗在前列腺癌的应用已经走过了多年漫长的道路，随着调强放射治疗（IMRT）和适形放疗技术的应用，使得早期前列腺癌患者的生存率提高到 90% 以上同时减少了治疗相关的不良反应。在制定放疗计划时，必须首先考虑是否需要照射精囊或盆腔淋巴结。当精囊受侵风险达到 10% ～ 15% 范围时，精囊通常包括在照射野中，通常这些病例 PSA 值大于 10 ng/mL 且 Gleason 评分大于 6。目前已证实放射治疗与手术的疗效相似，且治疗后阳痿的发生率也很低。克利夫兰诊所的研究比较了手术与放射治疗在 T1 和 T2 期患者中的疗效。对于预后良好的患者（初始 PSA ≤ 10 ng/mL；Gleason 评分≤ 6），采用最严格和最客观的方式进行观察，接受放射治疗和前列腺切除术的患者 5 年 PSA 无复发率分别为 78% 和 80%。在基于预后因素的复发风险较高的患者中，接受放射治疗和前列腺切除术的患者 5 年 PSA 无复发率分别为 25% 和 38%，以上差异无统计学意义。值得注意的是，这项研究中的放射治疗组患者采用的只是传统的放疗技术和剂量，目前已有报道认为使用 3D 适形或 IMRT 技术，同时给予高剂量照射的患者似乎可以获得更好的预后结果。

普通放射治疗技术在前列腺癌中的应用。过去，在广泛的前列腺癌筛查应用之前，盆腔淋巴结的照射被认为是降低转移风险所必需的。为了包含盆腔淋巴结区域，照射野增大，膀胱和直肠受照后的副作用限制了前列腺受照剂量的提高。过去，一种称为盒式四野照射技术比较常用，用于治疗盆腔淋巴结以及前列腺和精囊。这种盒式四野技术，上界为骶椎中部水平，下界由前列腺的最下部决定。前后野的侧界距侧骨盆边缘 1.5 ～ 2 cm（图 35-6A）。前界位于耻骨联合前 1 cm 处（图 35-6B）。在照射野的上部避开小肠，注意髂外淋巴结的位置。后界通常位于坐骨后缘，尽量避开直肠后壁。如果没有计算机断层扫描（CT）计划，则使用钡或带有不透射线标记的塑料导管来标注直肠位置。通过 CT 扫描验证精囊的位置，为了包全精囊，照射野后界必要时要包括全部直肠避免漏照。标准的盆腔野模拟定位片如图 35-7 所示。随后使用 CT 扫描再次明确照射野大小和范围。

使用这种技术，光栅开野大小通常为 15 cm× 15 cm（等中心处为 16.5 cm；见图 35-6A）。通过 CT 扫描可以确定包全前列腺和精囊的范围，因此，照射野尺寸会根据前列腺和精囊大小而变化，通常在 8 ～ 10 cm 的范围。最后的锥形野仅包括前列腺，用于照射前列腺同时减少前列腺周围正常器官受照剂量。前列腺位置各不相同，但其位置通常与耻骨联合相关。同时可用逆行尿道造影、植入标记或 CT 扫描确定下缘。

三维图像的使用，可以使前列腺受照剂量增高同时使膀胱直肠的受照剂量最小化。3D 适形放射治疗（3DCRT）、IMRT、图像引导下放射治疗已成为目前标准治疗技术。这极大地改变了患者的治疗和模拟方式。

模拟定位。在创建 3D 或 IMRT 治疗计划前，CT 模拟是必需的。在患者进行 CT 模拟定位前，

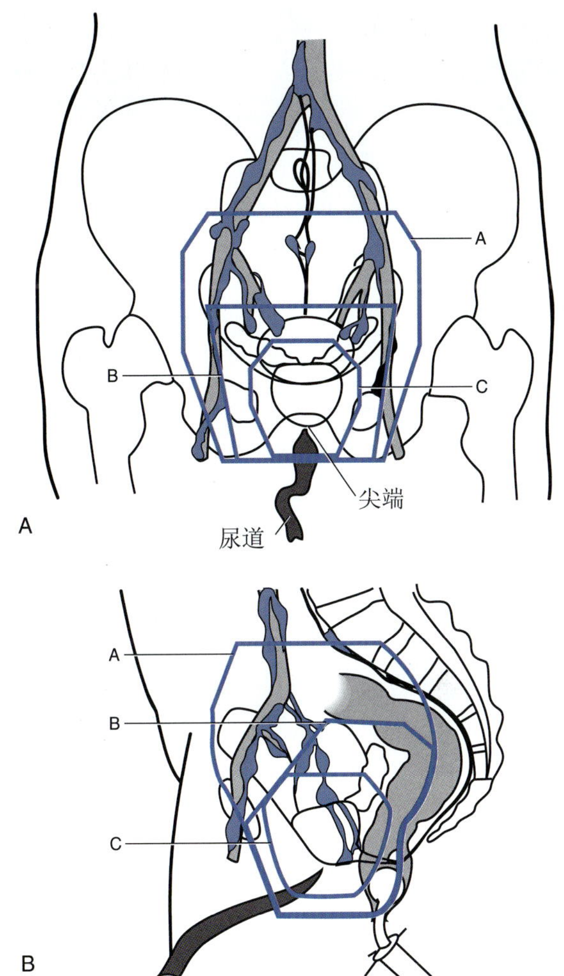

图 35-6　A 图和 B 图分别显示了三种前后照射野（AP）和侧野的照射范围，其中 A 包括了前列腺、精囊、盆腔淋巴结，B 包括了前列腺和精囊，C 只包括了前列腺
（引自 Kuban DA 等）

需要排空直肠并充盈膀胱。一些医疗中心为了更好地固定膀胱，膀胱内放入球囊进行治疗，如果这样的话也需要在 CT 模拟定位前置入球囊。患者仰卧位并利用热塑膜或发泡胶或真空垫固定体位，先用 CT 扫描定位图，利用 CT 定位图在前列腺位置设置等中心。前方和两侧激光线中心进行标记。然后以 3 mm 的层厚进行扫描。扫描结束后在等中心在患者体表的 3 个标记点上进行纹身（图 35-7A、B）。然后将扫描图像数据传到治疗计划系统中。一些单位使用膀胱和尿道对比剂来更好地显示膀胱和尿道，从而在治疗计划中对器官进行保护。

3D 适形放射治疗和调强放射治疗计划制定和实施。精密放射治疗计划计算机的发展使得计划

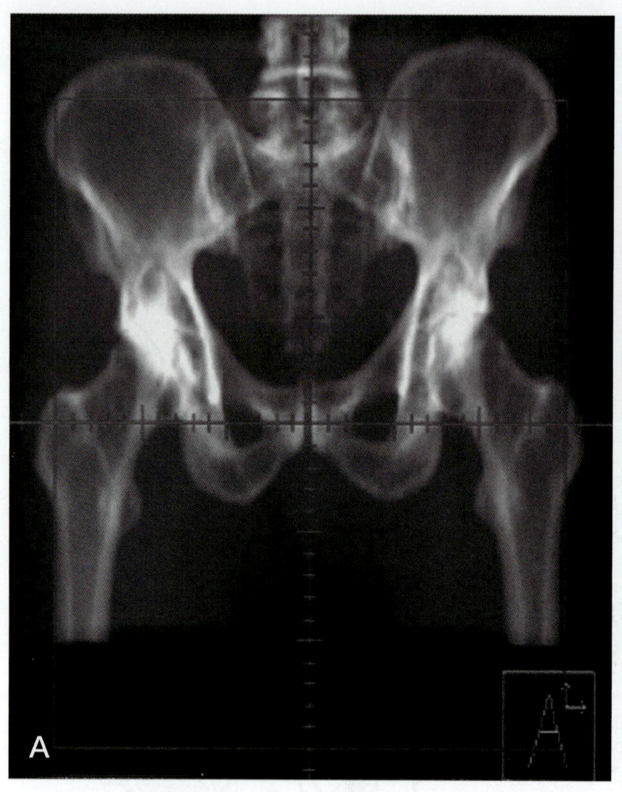

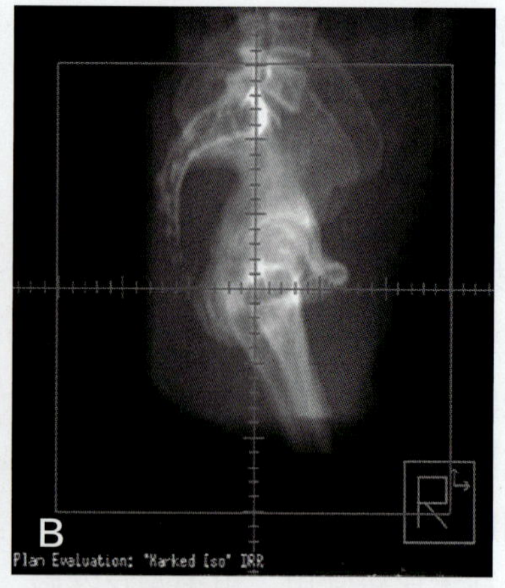

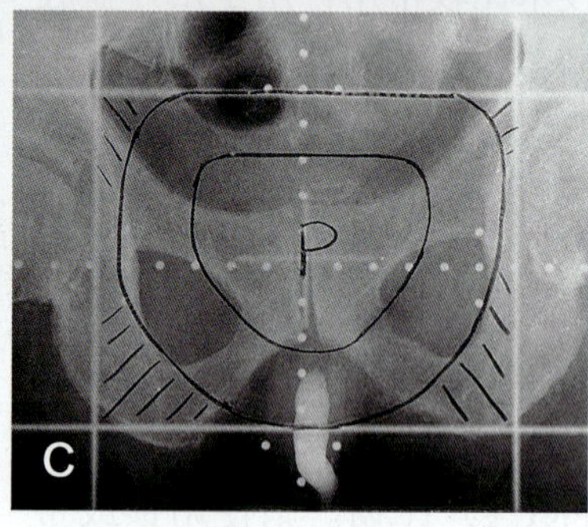

图 35-7 A. 前后位（AP）摄影和 CT 等中心模拟定位扫描计划；B. 侧位模拟定位；C. 前后位尿道造影显示照射野的下界（引自 Kuban DA 等）

CT 扫描的图像能够在三个维度上重建。可以通过解剖勾画确定靶区（前列腺或前列腺和精囊）和周围的正常结构，其边缘外扩通常取决于剂量，系统误差和内部器官运动。后两者可根据外部固定和校正内部前列腺运动的技术而变化，例如基准标记，直肠球囊或经腹超声扫描［B 超采集技术（BAT）］。通常，当进行每日前列腺定位时，对于适形和 IMRT 技术，通常在临床靶区（CTV）基础上外扩 0.55 ～ 1.0 cm 形成计划靶区（PTV）。制订计划，使 PTV 的 95% 体积获得 76 Gy 的剂量照射。

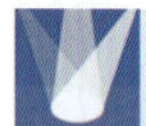

超声扫描通常用于观察母亲子宫里的胎儿；然而，在放射治疗领域，这是确保每天前列腺准确剂量的常用方法。前列腺位于膀胱下方，位于耻骨联合后方，位于直肠前方。膀胱和直肠充盈程度以及患者在治疗床上定位的轻微差异都可以改变前列腺位置。超声扫描（BAT）可在每天治疗前完成，以确保照射精确性。超声波扫描可以看到前列腺，膀胱和直肠。患者在膀胱充盈状态下进行治疗。这有助于观察膀胱 - 前列腺相邻边界并可将膀胱移出照射野。通过精准复位和调整，不仅可以获得适当的剂量，避免边缘遗漏，而且最大限度地保护膀胱和直肠。

照射野设计可以变化，但通常使用 5 个或 6 个不同角度野。一种常见的技术是由左、右两个后斜野，左右两个前斜野和一个后前野组成的 5 个野计划。通过计划系统使多叶准直器将治疗野与前列腺形态适形（图 35-8）。容积旋转调强（VMAT）和 TOMO 技术和计划也被用于进一步保护正常组织器官。在这些治疗技术中，机架和准直器多叶光栅可同时运动，以便通过机架旋转单个或多个弧的同时进行照射。

CT 扫描的应用让 IMRT 技术得到普遍使用。IMRT 是一种更先进的技术，可予以肿瘤特殊剂量的同时限制周围正常器官（如膀胱、直肠和股骨头）在可接受剂量范围以内。虽然通常使用 5 ～ 8 个不同的照射野角度，但是多叶光栅（MLC）可在每个视野中根据计划活动，从而保护危及器官结构，提高靶区剂量。尽管这种技术可以使剂量适形性更好，紧贴靶区边缘，但其剂量的不均匀性往往更大，差异在 5% ～ 15% 的范围内。必须注意的是，最高剂量应在肿瘤体积内，而不是在正常组织中。通过这种技术，前列腺

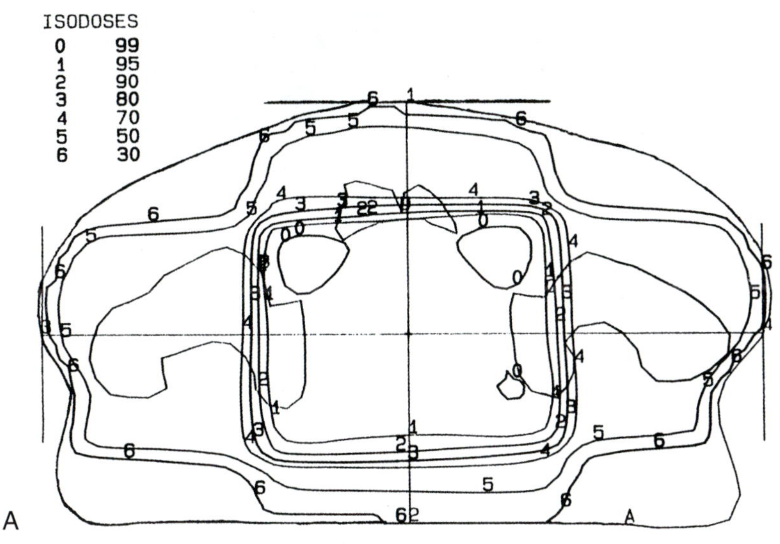

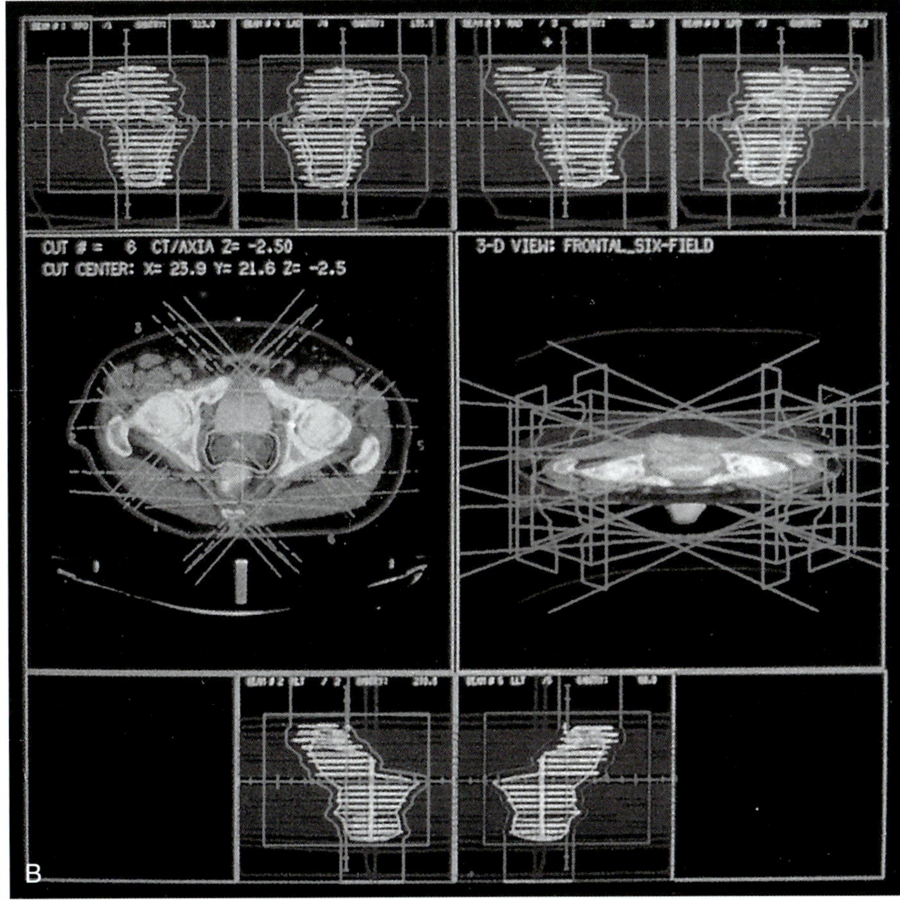

图 35-8 盒式四野适形放射治疗计划的设野视图
A．前 - 后野；B．右侧野。黑线是计划靶区
（引自 Yu M 等）

可以得到 80 Gy 或更高的剂量照射（图 35-9）。必须构建剂量 - 体积直方图（DVH）来确定危及器官（如直肠，膀胱和股骨）接受高剂量照射的体积（图 35-9E）。

关于处方剂量应该注意定义处方点。使用标准适形放疗技术靶区内可以出现 5% 的差异，而采用 IMRT 技术则可能出现更高的剂量差异，这取决于总剂量是针对等中心还是 CTV 或者 PTV。虽然等中心的处方剂量可能看起来更高，但 CTV 和 PTV 的剂量实际上要低得多。有关肿瘤和计划靶

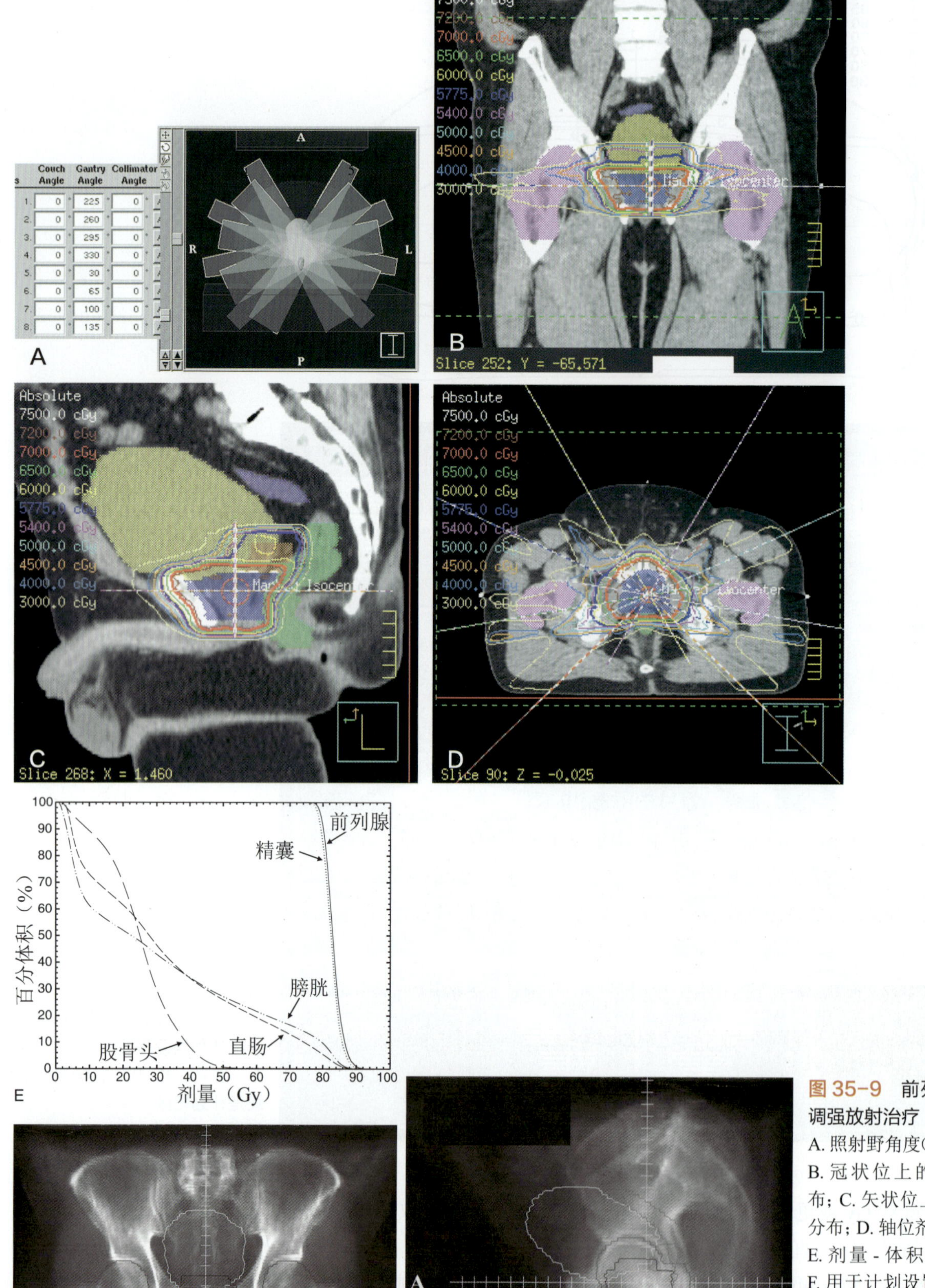

图 35-9 前列腺癌的调强放射治疗

A. 照射野角度（8 个野）；B. 冠状位上的剂量分布；C. 矢状位上的剂量分布；D. 轴位剂量分布；E. 剂量 - 体积直方图；F. 用于计划设置的数字重建 X 线片（DRR），前视图；G.DRR 用于计划设置

区的定义，请参阅表 35-2。前列腺癌的常规剂量为 76 Gy，38 次，分次剂量为 2.0 Gy。临床试验正在研究使用大分割，单次剂量 2.7 Gy，照射 26 次，总剂量 70.2 Gy 的疗效。使用这种大分割方案，其总剂量相当于采用 2 Gy 常规分割时的 84.4 Gy。尽管低分次放疗是否带来临床获益仍未确定，但它确实将治疗时间缩短了 2.5 周。

采用 IMRT 技术治疗前列腺癌，放疗技师在患者进行定位 CT 扫描时将标记点贴在患者身上作为等中心。当物理师制订计划时，可以根据实际情况决定等中心是否需要移动，从而制订治疗等中心。然后采用正侧位图像来验证和记录与治疗计划相关的等中心。在医生验证并批准图像后，在患者上标记新的治疗等中心位置，就可以开始治疗了。必须每周拍摄正侧位复位图像以验证治疗等中心位置是否正确，并完成剩余治疗。

表 35-2　放疗计划靶区定义

靶　区	定　义
GTV	可触及或者可见肿瘤范围
CTV	GTV 加上其周围的亚临床病灶范围 GTV plus margin for subclinical disease extension
PTV	CTV 加上每天重复治疗时产生的误差（患者 / 器官运动，每日的摆位误差和物理误差）
治疗体积	为达到治疗目的，要求由适当的等剂量曲线所包围的靶区体积

CTV．临床靶区；GTV．肿瘤靶区；PTV．计划靶区

目前，正在努力尝试给予前列腺更高的剂量已获得更好的疗效。将图像引导放射治疗（IGRT）与调强技术结合使用，可以使剂量提高到 78 Gy 以上。有关这种治疗技术的更多信息，请参阅本教科书第 15 章的 IGRT 部分。

质子治疗。质子放疗是一种外照射技术，过去几年该技术越来越受欢迎，被用于治疗包括前列腺在内的许多癌症。质子是带正电的粒子，其放射性不同于 X 线，许多人认为它比光子治疗具有更大的优势。与 X 线相比，质子束具有较低的“入射剂量”（在表面和肿瘤之间的剂量），而肿瘤则可以被高剂量覆盖，并且在肿瘤后方具有很低的出射剂量（图 35-10A、B）。这种独特的特点使质子治疗具有潜在能力以精确的方式将剂量分布在身体任何特殊部位，并且能最小化周围正常组织的损害。这可能会带来更好的癌症控制，减少毒副作用和远期并发症。

对于这种类型的治疗，患者从右侧和左侧给野进行治疗，剂量为 76 ～ 82 Gy。将黄铜孔放置在光束路径中以将光束成形为期望的形状。由于质子束对穿过的组织的数量和密度敏感，因此横向侧野束为前列腺癌治疗提供了最准确，可重复的计划设定。然而，侧野并不非常适于治疗精囊。当肿瘤侵及精囊时需要放疗时，由于精囊包裹在直肠后方，侧方照射野需要覆盖更多的直肠。因此，当前列腺

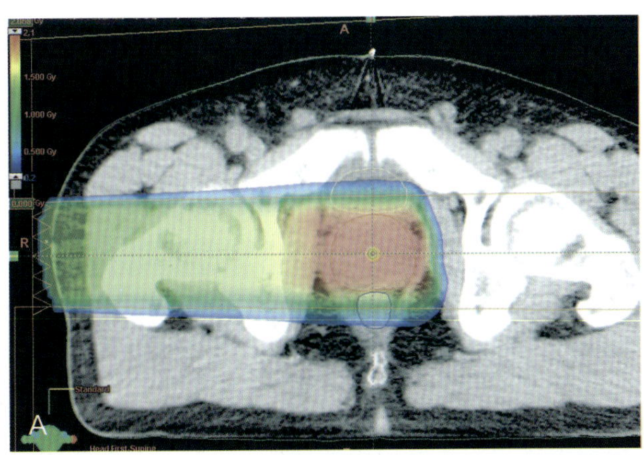

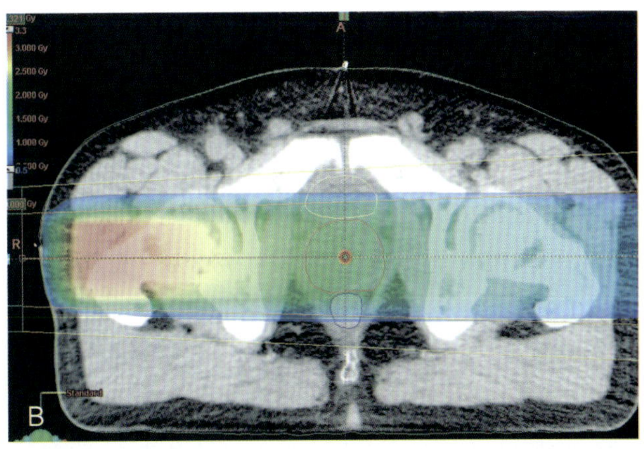

图 35-10　A．质子侧野；B．光子侧野。两张图片均为两种射线单侧野照射的剂量分布。注意质子野靶区后方的剂量快速跌落

癌病灶广泛且需要照射精囊时，可能并不适合选择质子治疗。

近年来的大量研究比较了 IMRT 和质子治疗在前列腺癌治疗中的应用。一些研究发现，接受质子治疗的患者与 IMRT 治疗相比，继发性恶性肿瘤风险降低 26% ～ 39%。其他研究表明，质子治疗与 IMRT 比较没有临床获益，而且使用 IMRT 技术，胃肠道（GI）不良反应减少了 34%。为了更好地了解每种治疗方法的风险和益处，需要对患者进行长期随访和更多研究。目前前列腺癌的标准治疗技术是 IMRT。有关质子治疗的更多信息，请参阅第 16 章。

组织间插植近距离治疗。20 世纪 80 年代末，经直肠超声引导促进了低剂量率的近距离治疗的发展，现在已有文献表明，它能与根治性前列腺切除术和外照射取得相似的生存率。这一过程是在脊髓或全身麻醉下完成的，患者呈截石位，利用网格或者模板正对着患者会阴部进行治疗。用经直肠超声扫描引导插植针，这些插植针要么是预先加载的，要么是附着在 Mick 喷头上，通过后者植入永久的放射性粒子。从前列腺底部到尖部每隔 5 mm 采集超声图像，然后将这些图像加载到计算机中进行剂量计算和计划制订。粒子以相隔 1 cm 距离分布在整个前列腺，计算等剂量（图 35-11A、B）。

或者，该计划也可以在术前进行。一般来说，前列腺平均大约使用 25 针和约 100 颗粒子。常用永久同位素源为 ^{125}I（半衰期 60 d）和 ^{103}Pd（半衰期 17 d）。单用 ^{125}I 粒子的剂量通常为前列腺及其边缘剂量 160 Gy。

粒子植入后，患者在 1 个月后复查 CT 扫描，然后在术后第一年每 3 个月进行一次 CT 扫描，记录和评估 PSA 水平。Dallas 团队研究文献报道，中危患者 PSA 无复发生存率为 98.8%，低危患者为 100%。

适量的外照射后，组织粒子植入也可作为辅助治疗局部推量。该治疗方案的适应证通常是前列腺包膜外受侵且有明显肿瘤扩散风险的患者。通过外照射给予前列腺、精囊或及盆腔淋巴结 45 Gy 剂量。然后在 2 ～ 4 周后进行前列腺粒子植入作为剂量补充。粒子植入剂量降至 ^{125}I 110 Gy 和 ^{103}Pd 90 Gy。高剂量率（HDR）铱源是适当的外照射后进行前列腺剂量补充的另一种手段。该治疗所用同位素通常是铱 -192（^{192}Ir-）。相比永久性种植体 ^{125}I - 和 ^{103}Pd-，这是一种暂时性插植技术。类似于永久性同位素植入术，也是利用会阴模板将针头和导管插入前列腺。留置导管，病人留院治疗。一般剂量方案为 45.5 Gy/7 次 /3.5 d，单次剂量 6.5 Gy。

前列腺切除术后放射治疗。前列腺切除术后如果出现 3 种情况：①前列腺切除术后 PSA 未降至不可检测范围，提示仍有肿瘤残留；②术后 PSA 不可检测，但肿瘤切缘不净或者精囊受侵；③ PSA 在手术后无法检测，但在一段时间后开始上升。后两种情况，通常对前列腺窝行照射。而前一种情况，如果是因为出现转移灶导致 PSA 仍可检测到，则局部照射并不适合。因此必须注意，在进行局部放疗之前，必须确定残留的肿瘤仅限于术后瘤床上。

CT 扫描计划可类似于前列腺根治性放疗。前列腺和精囊所切除后的瘤床区为靶区，还需包括手术提示或病理报告提示可能肿瘤残留部位。四野或者六野适形技术在过去很常见，野范围一般在 10 cm×8 cm 内。目前，IMRT 技术被用于进一步精确给予前列腺床剂量。术后 PSA 不可检测到的情况下，肿瘤显微镜残留的剂量通常为 64 ～ 66 Gy, PSA 升高时剂量相应增加到 70 Gy。须注意评估直肠和膀胱的剂量体积。手术切除前列腺后，膀胱和直肠往往进入到前列腺间隙，如果要对危险区域进行适当的治疗，则必须包括这些器官的很大一部分。理想的剂量水平受到危及器官（直肠和膀胱）耐受性的影响并不罕见。

9. 治疗效果

外科手术。总的来说，生存率并不是衡量前列腺癌治疗效果的一个好的指标，因为前列腺癌本身是一种缓慢进展的疾病。许多男性患有这种疾病，但却不是因为这种疾病致死的。老年人的死亡率受到很多其他疾病的影响。因此，基于癌症致死的原

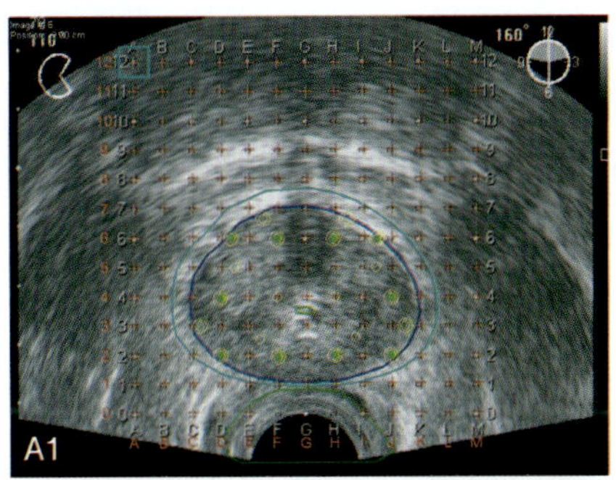

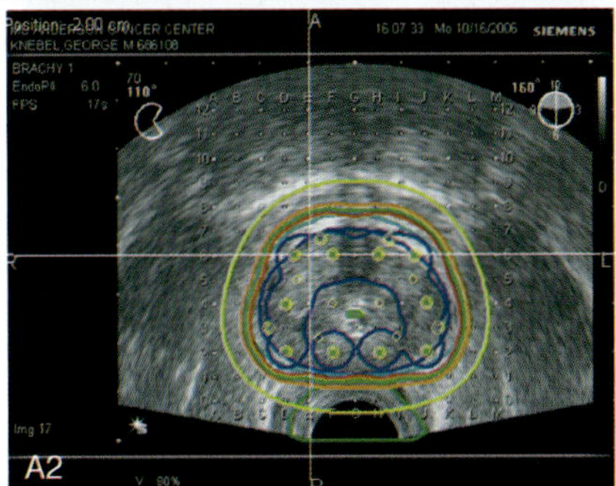

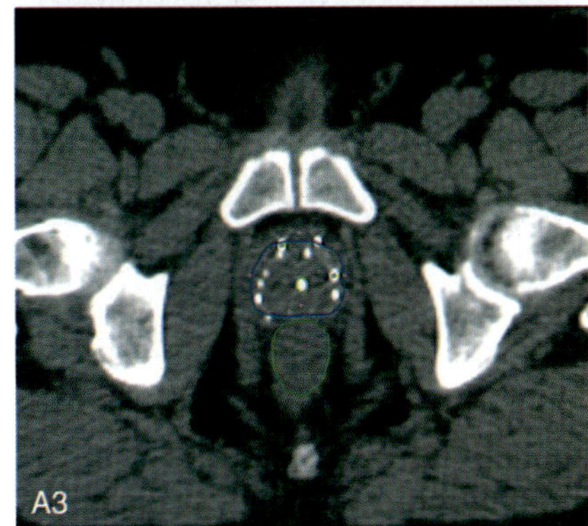

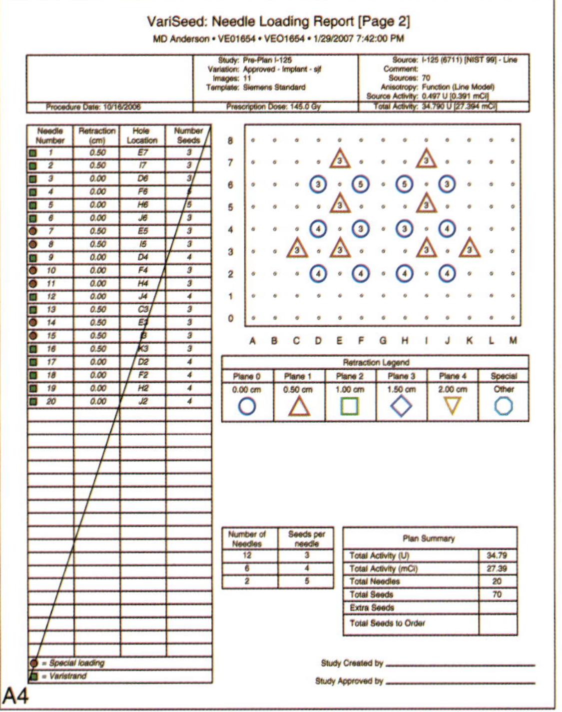

VariSeed: Needle Loading Report [Page 2]

MD Anderson • VE01654 • VEO1654 • 1/29/2007 7:42:00 PM

	Study: Pre-Plan I-125 Variation: Approved - Implant - sjf Images: 11 Template: Siemens Standard	Source: I-125 (6711) [NIST 99] - Line Comment: Sources: 70 Anisotropy: Function (Line Model) Source Activity: 0.497 U [0.391 mCi]
Procedure Date: 10/16/2006	Prescription Dose: 145.0 Gy	Total Activity: 34.790 U [27.394 mCi]

Needle Number	Retraction (cm)	Hole Location	Number Seeds
1	0.50	E7	3
2	0.50	I7	3
3	0.00	D6	3
4	0.00	F6	5
5	0.00	H6	5
6	0.00	J6	3
7	0.50	E5	3
8	0.50	I5	3
9	0.00	D4	4
10	0.00	F4	3
11	0.00	H4	3
12	0.00	J4	4
13	0.50	C3	3
14	0.50	E3	3
15	0.50	I3	3
16	0.50	K3	3
17	0.00	D2	4
18	0.00	F2	4
19	0.00	H2	4
20	0.00	J2	4

= Special loading

= Varistrand

Retraction Legend					
Plane 0	Plane 1	Plane 2	Plane 3	Plane 4	Special
0.00 cm	0.50 cm	1.00 cm	1.50 cm	2.00 cm	Other

Number of Needles	Seeds per needle
12	3
6	4
2	5

Plan Summary	
Total Activity (U)	34.79
Total Activity (mCi)	27.39
Total Needles	20
Total Seeds	70
Extra Seeds	
Total Seeds to Order	

Study Created by ____________

Study Approved by ____________

A4

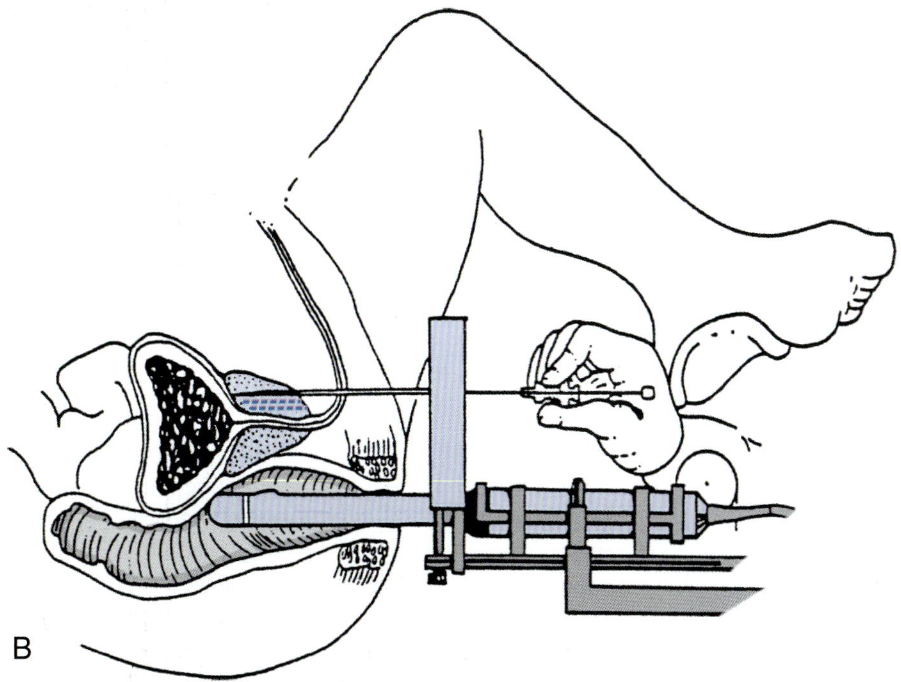

图 35-11　A. 前列腺癌粒子植入计划；B. 超声引导下经会阴模板粒子植入技术（引自 Kuban DA, El-Mahdi AM：Cancers of the genitourinary tract. In Khan FM, Potish RA, editors：Treatment planning in radiation oncology, Baltimore, 1998, Lippincott Williams & Wilkins）

因特异性生存率是一个更好的衡量标准。对于衡量前列腺癌的某种治疗方法及疗效，常用 PSA 无病生存率这个指标。因为它是一种客观和早期的测量方法，治疗后 PSA 的升高预示着疾病的复发。治疗疗效也很大程度上取决于预后因素，如肿瘤分期、组织学分级（Gleason 评分）和 PSA 预处理。做过前列腺切除术的患者可根据病理特点进行预后分类，如前列腺包膜外受侵、精囊受侵和淋巴结状态等。

对于前列腺切除术，总体的 PSA 无进展生存率 5 年为 70% ～ 85%，10 年为 45% ～ 75%。对于那些预后最好的患者，T1 ～ T2，PSA ≤ 10 ng/mL, Gleason 评分≤为 6，10 年 PSA 无进展率为 80% ～ 85%。然而，对于治疗前 PSA 大于 10 ng/mL 的患者，10 年 PSA 无进展率仅为 50%，包膜外受侵患者为 70%，精囊受侵的为 40%，出现淋巴结转移的仅 10%。临床疾病通常在 PSA 上升后很长时间后才可检测到。在约翰霍普金斯大学的外科手术系列中，只有 4% 的男性局部复发，8% 的患者在前列腺切除术后 10 年内出现远处转移。

放疗。体外照射和放射性同位素植入治疗两者的疗效与手术相似。对于放疗患者，我们无法同手术一样依据病理因素，如包膜外受侵、精囊受累和淋巴结转移来将患者的预后进行分类分组。但是，肿瘤的分期、分级和 PSA 为治疗疗效的比较提供了重要信息。最好的预后分组（T1 ～ T2，PSA ≤ 10 ng/mL, Gleason 评分 ≤ 6）仅给予手术治疗，其 10 年的 PSA 无病生存率为 80%，体外照射尤其是可以予以更高剂量的新技术（IMRT）甚至可以超过手术的疗效，而予以放射性同位素植入治疗其 PSA 无病生存率可达 80% ～ 90%。粒子植入患者往往是一个选择性较高的群体，疾病数量较少，这可能会导致稍微更好统计学结果。同样，对于 T3 或 PSA 值 > 10 ng/mL 或 Gleason 7 ～ 10 分的晚期患者的治疗疗效与手术一样，往往有一个更谨慎的预后。

随着放疗技术变得更加适形和放疗剂量的增加，预后的早期报告结果让人充满希望。来自德克萨斯安德森癌症中心（M.D. Anderson Cancer Center）将 70 Gy 和 78 Gy 进行了比较，结果显示：对于治疗前 PSA 大于 10 ng/ml 的患者，78 Gy 治疗后，其 8 年 PSA 无病生存率增加了 39%（图 35-12）。但对于治疗前 PSA ≤ 10 ng/ml 的患者较高剂量放疗无明显优势。其他研究也发现了更高剂量的放疗治疗效果有所改善（表 35-3）。一项随机研究显示，与 70 Gy 相比，79.2 Gy 治疗的低、中、高风险患者其 5 年 PSA 无进展生存率有所提高。由于血清 PSA 是疾病复发的一个良好标志，而且已证明与前列腺活检结果有高度相关性，因此，除了随机试验，放射治疗后常规活检已不再进行。然而，当前列腺复发准备再次局部治疗时，活检仍然非常重要。因为这些治疗，如前列腺切除术和再次放疗，通常引起显著的并发症发生率显著增高，因此有必要确保局部疾病的存在，因为 PSA 升高也可能是由淋巴结或远处转移疾病引起的。

姑息性放疗。50 ～ 60 Gy 的放疗剂量可能对大包块、局部广泛前列腺癌或有显著盆腔淋巴结转移

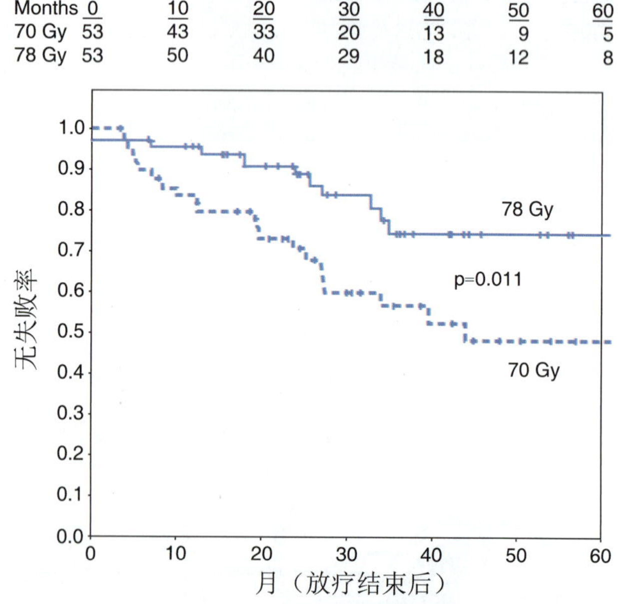

图 35-12　随机对照研究前列腺特异性抗原（PSA）治疗前水平超过 10 ng/mL 的患者在接受不同剂量放疗后（70 Gy 和 78 Gy）的无 PSA 复发生存率曲线。图表上方显示了每隔 10 个月面临风险的患者人数

（引自 Kuban DA,Tucker SL, Dong L, et al：Long term results of the MD Anderson randomized doseescalation trial for prostate cancer, Int J Radiat Oncol Biol Phys）

表 35-3　高剂量与低剂量放疗的 5 年 PSA 无病生存率研究

研究	患者总数	剂量（GY）	5 年 PSA 无病生存率		
			≤ 10	10 ~ 20	>20
Hanks	232	<71.5	ND	29	8
		71.5 ~ 75.7	ND	57	28
		≥ 75.7	ND	73	30
			≤ 10	>10	
Kuban	301	70	85	61	
		78	87	81	
			Favorable	Unfavorable	
Lyons	738	<72	81	41	
		≥ 72	98	75	
			Favorable	Intermediate	High
Zelefsky	1100	64.8 ~ 70.2	79	49	21
		75.6 ~ 86.4	90	67	50

引自 Hanks G, Hanlon AL, Schultheiss TE, et al：Dose escalation with 3D conformal treatment：five year outcomes, treatment optimization, and future directions, Int J Radiat Oncol Biol Phys 41：501-510，1998；Kuban D, Tucker SL, Dong L, et al：Long-term results of the M. D. Anderson randomized dose-escalation trial for prostate cancer,Int J Radiat Oncol Biol Phys 70：67-74，2008；Lyons JA, Kupelian PA, Mohan DS, et al：Importance of high radiation doses（72 Gy or greater）in the treatment of stage T1-T3 adenocarcinoma of the prostate, Urology 55：85-90，2000；and Zelefsky MJ, Fuks Z, Hunt M, et al：High dose radiation delivered by intensity modulated conformal radio- therapy improves the outcome of localized prostate cancer, J Urol 166：876-881，2001

的治疗是有效的，可以减轻肿瘤引起的疼痛、血尿、尿道梗阻或腿部水肿。姑息放射治疗常用于前列腺癌的远处转移。在两周内接受 30 Gy 剂量治疗的患者中，80% 以上的症状得到明显缓解，最常见的就是骨转移部位用局部照射处理。或者以 10 次 30 Gy 的剂量治疗脑转移。为了减轻疼痛，每天大剂量放疗也很有效，尤其在病人一般情况不佳和寿命非常有限的情况下。如果肿瘤转移涉及多个骨骼部位并导致相应的症状，放射性锶 -89 或镭 -226 可以静脉给药，其中 80% 的患者疼痛有一定程度的缓解。钐 -153 也被作为治疗多处转移的同位素之一。

10. 不良反应和并发症

手术。随着麻醉、外科技术、支持护理技术改进以及抗生素的应用，手术死亡率已经降低到 1 % 或更低。伤口感染、血肿或盆腔脓肿发生率低于 5 %。如果行淋巴结清扫术，患者可能出现淋巴囊肿（5%）或阴茎、阴囊或下肢水肿（< 5%）。血栓性静脉炎和肺栓塞很少发生（< 5%）。发病率最高的是尿失禁和性无能，这与前列腺根治术的类型有关。据报道，需要衬垫的中度压力性尿失禁在主要大学中心占 5% ~ 8%。然而，对患者的调查显示，这一比例要高得多，在 25% ~ 30% 之间。功能保留效力与肿瘤分期、神经血管束的单侧或双侧切除术以及患者年龄有关。采用双侧神经保留手术，功能保留效力从 60 岁以下的 76% 至 65 岁以上的 49% 不等。当然，如果神经由于接近肿瘤而只能单侧保留，或者如果病人在手术前没有完全勃起功能，那么效力就会降低。

放射治疗。急性胃肠道副作用包括腹泻，腹

部绞痛，直肠不适，偶尔直肠出血，这些可能是由短暂性直肠炎引起的。痔疮患者可能比其他患者更早出现不适，应及时采取积极的对症治疗。当大体积的骨盆受到照射，急性和晚期胃肠道反应发生率较高。

严重晚期后遗症包括持续性直肠炎、直肠出血和溃疡。虽然在 64 ～ 70 Gy 剂量范围内，2 级（中度）肠道并发症的发生率较低（5%），但当使用 75 ～ 81 Gy 的较高剂量时，这一发生率可能会增加 1 倍以上（14%）。Storey 和他的同事已经证明直肠并发症的发生率与直肠接受 70 Gy 或更高剂量的照射有关。因此，当放疗靶区剂量增加时，对 DVHs 的关注是必要的。当受到照射的直肠体积保持在最小时，2 级并发症的发生率可以降低到 5% 或更低。幸运的是，严重的 3 级和 4 级胃肠道并发症很少发生，只有不到 2% 的发生率。到目前为止，还没有证据表明膀胱受照射体积与泌尿系并发症有密切关系。泌尿系毒性被认为可能与尿道有关，尿道包含在前列腺内，不可避免地会被照射。10% ～ 15% 的患者出现中度（2 级）泌尿系并发症，主要是尿频尿急症状且常常需要药物治疗。更严重的（3 级）泌尿系统并发症，如尿道狭窄只有 1% 到 3% 的发生率。粒子植入患者的晚期胃肠道和泌尿系统并发症发生率与接受外照射治疗的患者相似。

治疗前性功能正常的患者通过外照射或者组织间插植治疗后，分别有 30% ～ 60% 及 20% ～ 30% 的阳痿（勃起功能障碍）发生率。当然，这些百分比取决于患者年龄、效力定义和治疗前效力程度。医生与患者通过调查报告提供数据也极大影响了数据结果。调查报告结果显示接受手术患者倾向于发生更高的性功能障碍和并发症。

二、阴茎癌和男性尿道肿瘤

1. 流行病学

阴茎癌在美国相对少见。据估计，每年的发病率为 10 万分之一，占男性癌症的不到 1%。这种肿瘤在接受包皮环切术的犹太男性中极为罕见；早期实施包皮环切术可以预防阴茎癌，但是并不适用于成年后再行包皮环切术的人群。阴茎癌在南美洲、非洲和亚洲的一些地区以及黑种人男性中发病率较高，这似乎与缺乏新生儿包皮环切手术有关。阴茎包茎（包皮开口变窄）在阴茎癌患者中很常见。包皮垢（一种聚集在包皮下的白色分泌物）在动物身上是致癌的，尽管尚未确定包皮垢致癌作用的成分构成。

男性尿道癌也很少见，没有种族或地理倾向性。虽然病因尚不清楚，但尿道癌的发病率与慢性刺激和感染、性病、尿道狭窄之间存在某种相关性。平均出现症状的发病年龄是 58 ～ 60 岁，尽管其中有 10% 在 40 岁以下就已经患病。

2. 预后指标

阴茎癌的主要预后因素是原发病变的范围和淋巴结的状态。淋巴结受累的发生率与原发病灶的范围和位置有关。区域淋巴结阴性患者具有 85% ～ 90% 的长期无病生存率。腹股沟淋巴结受累的患者病情明显恶化，只有 40% ～ 50% 的患者能长期存活。盆腔淋巴结受累意味着更糟糕的预后，只有不到 20% 的患者长期存活下来。肿瘤分化是另一个重要的预后因素。

男性尿道癌的总体预后因原发病灶的位置而有很大差异。远端病变的预后与阴茎癌的预后大体相似。球膜尿道的肿瘤病变通常是广泛的，预后不佳。前列腺部尿道肿瘤的预后特征与膀胱癌相似。浅表病变预后良好，可通过经尿道切除术治疗，而深度浸润性肿瘤更容易发展为腹股沟或盆腔淋巴结转移和远处转移。

3. 解剖和淋巴引流

阴茎的基本结构成分包括两个阴茎海绵体和尿道海绵体（图 35-13A）。这些海绵体被包裹在致密的筋膜（巴克筋膜）中，由一层松散的结缔组织与皮肤隔开。在远端，海绵体扩张到阴茎头，被称为包皮的皮肤褶皱覆盖。

男性尿道由黏膜和黏膜下层组成，从膀胱颈部延伸到尿道外（图 35-13B），后尿道被细分为穿过泌尿生殖隔膜的尿道膜部和穿过前列腺的尿道前列腺部。前尿道穿过尿道海绵体，并被细分为舟状窝（阴茎头内的加宽部分）、尿道海绵体部（穿过阴茎下垂部分）和尿道球部（前尿道扩张的近端部分）。

包皮和阴茎皮肤的淋巴管汇入阔筋膜上方的腹股沟浅淋巴结。实际上，淋巴引流可以被认为是双侧的。对于腺体和阴茎深部结构的淋巴回流是汇入腹股沟浅表淋巴结还是腹股沟深部淋巴结存在一些分歧。舟状窝和尿道海绵体部的淋巴跟随阴茎的淋巴回流到达腹股沟浅淋巴结和深淋巴结。球部和膜部以及前列腺部尿道的淋巴回流可能遵循 3 条路线：髂外、闭孔和髂内以及骶前淋巴结。在无盆腔淋巴结转移的情况下，出现盆腔淋巴结转移的概率很小。

4. 临床表现

包茎的存在可能掩盖原发性病变。继发感染和感染导致的恶臭是常见的临床表现，而尿道梗阻症状则很少见。30% ～ 45% 的患者在有临床表现时可触及腹股沟淋巴结。然而肿大淋巴结往往与疾病导致的炎症（感染）有关，只有一半的患者淋巴结肿大是肿瘤转移导致。相反，即使临床上腹股沟淋巴结检查为正常的患者中仍有 20% 有隐性转移。

尿道癌患者可能表现出梗阻症状、压痛、排尿困难、尿道分泌物以及偶尔的初始血尿（尿液中的血液）。远端尿道的病变出现临床症状时往往同时有可触及的增大腹股沟淋巴结。

5. 检测和诊断

阴茎的病灶可以在查体时发现并通过活检来确诊。尿道内的病灶可以通过尿道镜和膀胱镜检查来评估和诊断。当确诊阴茎癌时，腹股沟淋巴结应该彻底评估。由于淋巴结中经常出现广泛的炎性变化，因此放射线摄影技术来评估淋巴结性质的价值是有限的。CT 扫描有助于鉴别腹股沟淋巴结受累患者的盆腔和腹主动脉旁淋巴结是否有肿大。淋巴结是否受累可以通过活检或手术切取来确认。

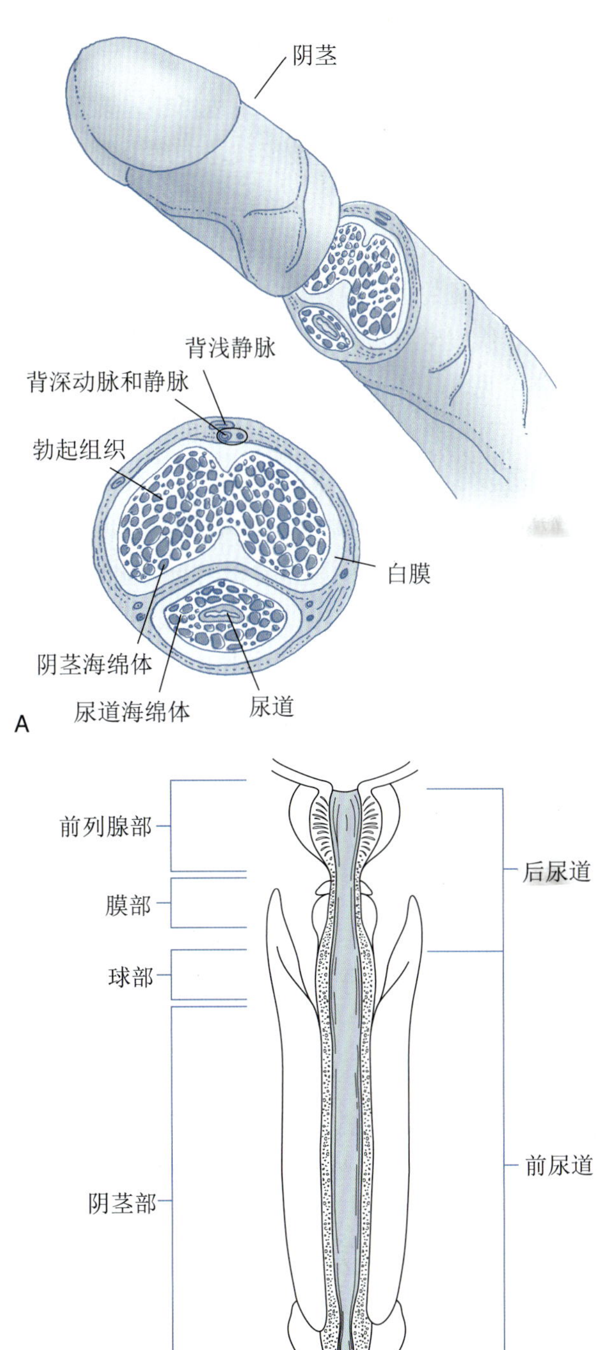

图 35-13　A. 阴茎轴的横截面。B. 男性尿道的解剖分布（A 引自 Gartner L：Color textbook of histology, ed 3，Fig 21-21. B 引自 Perez CA, Pilepich MV：Penis and male urethra. In Perez CA, Brady LW, editors：Principles and practice of radiation oncology, ed 2，Philadelphia, 1992，JB Lippincott）

6. 病理和分期

大多数阴茎恶性肿瘤的病理是分化良好的鳞状细胞癌。组织学分级和存活时间之间没有发现显著的相关性。鲍温氏病是一种原位鳞状细胞癌，可能涉及阴茎轴以及腹股沟和耻骨上覆毛区域的皮肤。增殖性红斑是另一种原位表皮样癌，累及包皮或阴茎头的黏膜或黏膜上皮区域，表现为红色、隆起、或溃疡病变。一些增殖性红斑患者在诊断时已属于侵袭性鳞状细胞癌。发生在乳房外器官的派杰病是一种罕见的上皮内分泌癌，最常见的发病部位是阴囊、腹股沟褶皱和会阴区域。阴茎原发性淋巴瘤非常罕见。

阴茎转移性癌也很少见。最常见的阴茎转移性癌来自原发于泌尿生殖器官的肿瘤，其次是来自胃肠道和呼吸系统原发肿瘤。40% 的患者以最初的或者病情进展时发生的阴茎异常勃起为主要表现。大约 80% 的男性尿道癌是高度分化或中度分化的鳞状细胞癌。其他包括移行细胞癌（15%）、腺癌（5%）和未分化或混合癌（1%）。超过 90 % 的前列腺部尿道癌是移行细胞癌。而腺癌只发生在球膜部尿道。阴茎和男性尿道癌的 AJCC 分期系统见框表 35-3 和框表 35-4。

7. 播散途径

大多数阴茎癌始于包皮区域，并出现在腺体、冠状沟或包皮过长处。广泛的原发性病变可能累及阴茎海绵体甚至腹壁。腹股沟淋巴结是转移扩散的最常见部位。临床上约 20% 的患者在腹股沟淋巴结尚不能触及增大时已发生微转移。据报道，根据病理证据，约 35% 的患者有淋巴结转移，其中约 50% 的患者已有可触及的增大淋巴结。发生腹股沟淋巴结转移的患者有远处转移的可能，但总体发生远处转移的比例并不高（约 10% ），即使是局部进展期的患者远处转移也很少见。

男性前尿道癌的疾病自然发展史与阴茎癌相似。大多数肿瘤病理等级较低，往往在原发灶及病变区域缓慢发展，而不是以扩散到远处区域为主。尿道海绵体部阴茎癌首先扩散到腹股沟淋巴结，而尿道球膜部和前列腺部的肿瘤则首先扩散到盆腔淋巴结。

8. 治疗技术

阴茎癌。治疗通常分两个阶段进行：首先针对原发肿瘤的初始治疗和随后针对区域淋巴结的后期治疗。原发性肿瘤的手术范围从包皮小病灶的局部切除或少数高度选择患者的化学手术，到部分或全部阴茎切除。尽管外科手术切除通常是一种高效、便捷的治疗方式，但性生活活跃的患者可能无法接受。

鲍温氏病和生殖性红斑可局部使用 5- FU（5% 乳膏）涂抹、局部切除或表面 X 线照射（4 ～ 5 周 4 500 ～ 5 000 cGy）治疗。阴茎癌放射治疗的主要优势在于早期病灶治疗后疗效与手术相似，同时保证了器官完整。可以采用不同的放疗技术、剂量和分割方式进行治疗。在早期病变的治疗中，组织间插植也是可以选择的治疗手段，其预后疗效也与其他治疗方式相似。大多数放射治疗后局部失败的患者可以采用手术进行挽救治疗。

目前，除非当已出现淋巴结受累的表现时采用手术切除手段，其他均建议观察并延迟治疗替代淋巴结清扫，原因如下：①淋巴结清扫术有 1% ～ 3% 的手术死亡率，②与淋巴结切除术相关的并发症发病率；③临床检查正常的淋巴结转移率相对较低（10% ～ 20%），等待观察的患者存活率很高。但如果由于原发性肿瘤分期晚，或者病理为中低分化的患者，可以选择接受腹部沟淋巴结的区域照射（5 000 cGy/5 周），同样有较高的肿瘤控制率和较低的并发症产生。通常，临床上淋巴结受累并且可切除时，可通过根治性淋巴结切除术进行治疗。一些患者可以联合放疗和淋巴结切除术，必要时进行盆腔淋巴结清扫术。

化疗：化疗在阴茎癌的治疗中应用是有限的。使用全身性化疗药物治疗可以使肿瘤在一定程度上消退，例如博来霉素、5-FU 和氨甲蝶呤。对顺铂的治疗反应也有报道。全身治疗通常用于转移性和复发性疾病，或者那些无法采用手术或放射治疗的

框表 35-3 美国癌症联合委员会阴茎癌分期系统

原发肿瘤（T）

TX	原发肿瘤无法评估
T0	无肿瘤的证据
Tis	原位癌
Ta	非浸润性疣状癌
T1	肿瘤侵及上皮下结缔组织
T2	肿瘤侵及阴茎海绵体或尿道海绵状
T3	肿瘤侵及尿道或前列腺
T4	肿瘤侵入其他相邻结构

区域淋巴结（N）

NX	区域淋巴结无法评估
N0	无区域淋巴结转移
N1	单个浅表腹股沟淋巴结转移
N2	多发或双侧浅表腹股沟淋巴结转移
N3	转移至腹股沟深或盆腔淋巴结，单侧或双侧

远处转移（M）

MX	无法评估远处转移
M0	没有远处转移
M1	远处转移

分期编组

0	Tis	N0	M0
	Ta	N0	M0
Ⅰ	T1	N0	M0
Ⅱ	T1	N1	M0
	T2	N0	M0
	T2	N1	M0
Ⅲ	T1	N2	M0
	T2	N2	M0
	T3	N0	M0
	T3	N1	M0
	T3	N2	M0
Ⅳ	T4	Any N	M0
Ⅴ	Any T	N3	M0
	Any T	Any N	M1

组织学分级（G）

GX	等级无法评估
G1	高分化
G2	中度分化良好
G3～4	分化差或未分化

经美国癌症联合委员会（AJCC）批准，芝加哥：AJCC 分期手册，第 6 版，纽约，2002 年，Springer-Verlag

局部晚期肿瘤。

男性尿道癌。尿道近端的非浸润性癌可通过经尿道切除术治疗。而对于远端尿道病变，切除阴茎或放射治疗的结果与阴茎癌相似，5 年生存率 50%～60%。区域淋巴结受累时，可采用淋巴结切除术进行治疗。然而，大多数患者的肿瘤具有浸润性病变，因此难以通过根治性手术或放射治疗来控制肿瘤。

放射治疗技术。如果需要，必须在放射治疗开始前进行包皮环切术，以尽量减少放射治疗相关的并发症。

外照射。外照射需要特殊设计的包括补偿物在内的一系列装置，以保证受照射器官获得均匀的剂量照射。装置还包括一个塑料盒，中央有圆形开口用于固定阴茎位置。皮肤和盒子之间的空间必须用组织等效材料填充（图 35-14）。采用这个盒子可以进行兆伏级光子束进行对穿野照射。另一种可选择的盒式装置中巧妙的利用了液体填充，这样当患者采用俯卧位体位时，阴茎放置其中可以被周围液体完整的包裹，从而达到剂量均匀性。

一种更复杂的装置包括一个有机玻璃管（树脂玻璃），它连接在一块搁在皮肤上的底板上。该装置尽可能靠近阴茎根部放置，采用柔性管连接到真空泵。在治疗期间，真空泵抽吸使阴茎保持在固定位置。管外可以放置适当的组织补偿物。患者也可以采用俯卧位治疗，阴茎悬挂在有机玻璃圆筒中的小孔内。

大分割放疗和晚期组织损伤之间存在已确认的相关性。尽管较小的分割剂量（180～200 cGy）累积照射至较高剂量是更可取得照射模式，仍有大量报道中建议每日分割剂量为 250～350 cGy，总剂量至 5 000～5 500 cGy。在放疗最后阶段，针对残留病灶缩野推量 500～1 000 cGy，使总剂量达 6 500～7 000 cGy，达到根治量同时也可以降低晚期纤维化的发生率。

区域淋巴结可以采用兆伏级 X 线进行外照射。照射靶区应包括双侧腹股沟和盆腔（髂外和下腹部）淋巴结（图 35-15）。通过前置的射野可以使盆腔后部受照剂量减少。根据淋巴结受累范围，以及肿

框表 35-4　美国癌症联合委员会对尿道癌的分期系统

原发肿瘤（T）（男，女）

TX	原发肿瘤无法评估
T0	无原发肿瘤证据
Ta	非浸润性乳头状癌，多发性息肉或疣状癌
Tis	原位癌
T1	侵及上皮下结缔组织
T2	侵及以下任一结构：尿道海绵体，前列腺，尿道周围肌肉
T3	侵及以下任一结构：阴茎海绵体，前列腺包膜以外，阴道前壁，膀胱颈
T4	侵及其他相邻器官

前列腺尿道上皮癌（移行细胞癌）

Tis pu	原位癌，侵及尿道前列腺部
Tis pd	原位癌，侵及前列腺管
T1	侵及尿道上皮下结缔组织
T2	侵及以下任一结构：前列腺间质，尿道海绵体，尿道周围肌肉
T3	侵及以下任一结构：阴茎海绵体，前列腺包膜外，膀胱颈
T4	侵及其他邻近器官（侵及膀胱）

区域淋巴结（N）

NX	区域淋巴结无法评估
N0	无区域淋巴结转移
N1	单个淋巴结，≤ 2cm
N2	单个淋巴结，＞ 2cm，或多个淋巴结转移
N3	腹股沟深或盆腔淋巴结转移，单侧或双侧

远处转移（M）

MX	无法评估远处转移
M0	无远处转移
M1	远处转移

分期编组

0a	Ta	N0	M0
0ais	Tis	N0	M0
	Tis pu	N0	M0
	Tis pd	N0	M0
I	T1	N0	M0
II	T2	N0	M0
III	T1	N1	M0
T2	N1	M0	
T3	N0	M0	
T3	N1	M0	
IV	T4	N0	M0
T4	N1	M0	
任何 T	N2	M0	
任何 T	任何 N	M1	

组织学分级（G）

GX	等级无法评估
G1	高分化
G2	中度分化良好
G3 ～ 4	分化差或未分化

经美国癌症联合委员会（AJCC）批准，芝加哥：AJCC 分期手册，第 6 版，纽约，2002 年，Springer-Verlag

瘤距离皮肤的距离和是否有皮肤受侵，来决定皮肤表面是否需要使用组织补偿物。如果在临床上和影像学上评价并无明显盆腔淋巴结增大，则这些淋巴结区域的剂量可不超过 5 000 cGy。在有明显可触及的增大淋巴结时，局部病灶需要在 5 000 cGy 后缩野并采用 180 ～ 200 cGy 的单次分割进行推量，总量至 6 500 ～ 7 000 cGy/7 ～ 8 周。如果淋巴结受累时明确的，这通常是最优选的治疗方法。对于采用手术的患者，如果术后病理提示有前列腺包膜外受侵或者切缘不净，则需要补充术后放疗。

近距离放射治疗。模具形状通常为盒子状或圆柱体，中心具有空腔或者隧道，这样可以通过模具放置放射源（插植针或管线）。圆筒和施源器应足够长，以防止阴茎尖端的剂量不足。表面的剂量 6 000 ～ 6 500 cGy，器官中心的剂量约 5 000 cGy，通过在 6 ～ 7 d 完成治疗。模具在治疗期间携带，这种情况下需使用留置导管或间歇性导尿。单平面或双平面插植治疗也可在 5 ～ 7 d 提供 6 000 ～ 7 000 cGy 的剂量。但如果病灶广泛侵及阴茎轴（Ⅲ期）时，使用近距离放射治疗就很难获得准确和安全的治疗边界，即使进行阴茎部分切除，也会面临无法确定切除安全边界的问题。

9. 治疗结果

阴茎癌。由于这种癌症的罕见性，治疗结果的报道很少。大部分患者接受手术治疗，5 年生存率为 25% ～ 80%，具体取决于原发肿瘤的分期和腹股沟淋巴结受累情况。

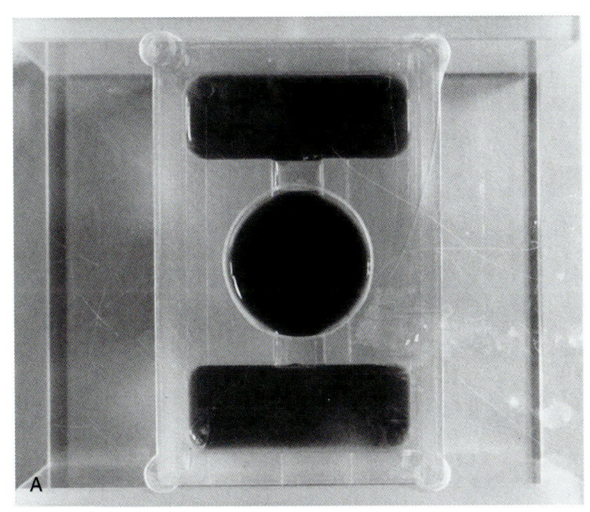

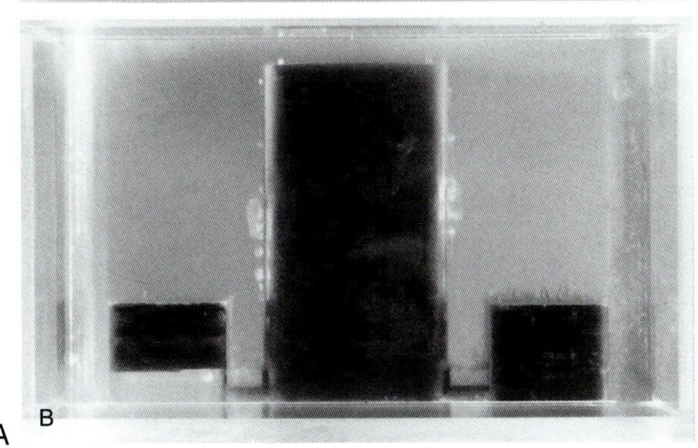

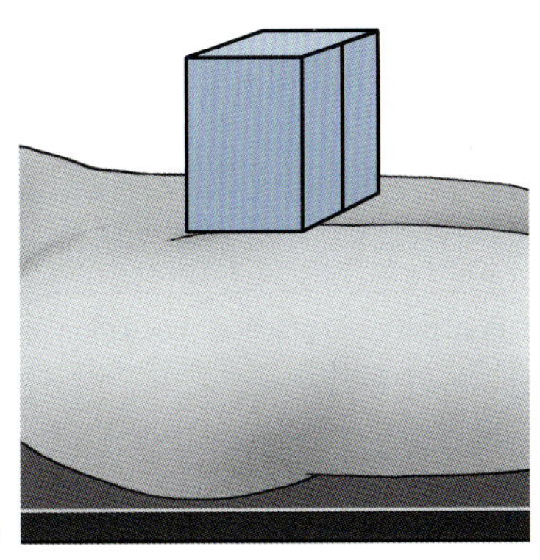

图 35-14　A. 从上方观察带有中央圆柱形孔的塑料盒，用于阴茎的外部照射。患者在俯卧位进行治疗。将阴茎置于中央圆柱体中，并使用水填充盒子中的周围体积。盒子的中心点作为剂量深度的参考点；B. 横向视图
（引自 Levy L：Mosby' s radIation therapy study guide, St. Louis, 2011，Mosby, Fig. 9-18）

表 35-4 总结了一些文献报道的放射治疗阴茎癌获得的肿瘤控制率。41 ～ 57 岁患者接受了包括模具，组织间插植和外照射的不同的放射治疗技术，5 年生存率为 45% ～ 68%。据报道，Ⅰ期阴茎癌患者接受放射治疗的 5 年生存率和局控率分别为 66% 和 86%，接受手术治疗为 70% 和 81%。生

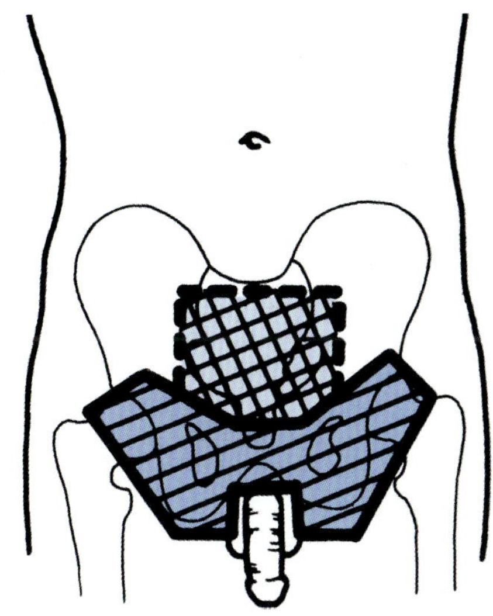

图 35-15　照射野范围包括腹股沟和盆腔淋巴结
（引自 From Perez CA, Pilepich MV：Penis and male urethra. In Perez CA, Brady LW, editors：Principles and practice of radiation oncology, ed 2，Philadelphia, 1992，JB Lippincott）

存率和局部控制率仅在分期为Ⅱ期的患者组中受治疗方式轻微影响，在Ⅲ病变中则影响甚微。如果放射治疗后 6 个月后没有控制原发病灶，则需行手术挽救治疗。最初接受手术治疗或放射治疗的患者，分别有 8% 和 20% 的患者疾病进展发生腹股沟淋巴结转移。总体而言，8% 的患者接受手术治疗，10% 的患者死于腹股沟淋巴结转移和肿瘤扩散。

在一项研究中，80% 接受放射治疗的患者具有良好的肿瘤控制和阴茎器官保存。虽然在淋巴结转移小于 2 cm 的患者中，有 4 通过单纯放疗或放疗联合淋巴结清扫得到疾病控制，但在 N2 或者 N3 分期的 7 例患者中，放射治疗仅成功控制了 1 例患者的疾病。

男性尿道癌。大多数男性尿道癌患者接受手术治疗。根据肿瘤的位置和范围，对远端尿道病变进行部分或全部切除术。在没有淋巴结受累的情况下，相关的 5 年疾病控制率在 50% 范围内。近端尿道肿瘤需要行阴茎全切术，而在前列腺部尿道中的病变，需要前列腺切除术，有时也需要进行膀胱切除术。这些患者的预后并不是那么好。

10. 不良反应和并发症

在几乎所有接受放射治疗的阴茎癌患者中，会

表 35-4　阴茎癌放射治疗后原发肿瘤总体局控率

作　者	患者人数	治疗方法	剂　量	局控率 %
Almgard and Edsmyr	16	镭插植和外照射		
Engelstad	72	模具治疗和远距离镭照射	3 500 ～ 3 700 R（500 ～ 700 R/d）	50
Jackson	39	模具（大多数患者）和		
		外照射野（一些患者）	剂量不清	49
Marcial et al.	25	外照射野，组织间插植		
		和模具治疗	4 000 R/2 周	
			5 000 R/4 周	
		模具	5 000 ～ 6 000 R/5 ～ 6 d	64
Murrell and Williams	108	外照射	3 000 ～ 6 700 cGy（200 cGy/d）	52
Kelley et al	10	外照射（电子线）	5 100 ～ 5 400 cGy（300 cGy/d）	100
Knudson and Brennhovd	145	模具治疗	3 500 ～ 3 700 cGy/3 ～ 5 d	32
Haile and Delclos	20	模具治疗，插植	剂量不清	90
		和外照射	6 000 cGy	
Mazeron et al.	23	铱 -192 插植	6 000 ～ 7 000 cGy	78
Pointon	32	外照射	5 250 ～ 5 500 cGy（16 次 /22 d）	84.4
Sagerman et al.	15	外照射	4 500 cGy（15 次 /3 周）	60
			6 400 cGy（32 次 /6.5 周）	
SalaverrIa et al.	41	铱源模具治疗	6 000 cGy/ 数日	84.3

引自 Perez CA, Pilepich MV：Penis and male urethra. In Perez CA, Brady LW, editors：Principles and practice of radiation oncology, ed 2，Philadelphia, 1992，JB Lippincott.R, Roentgen

产生的红斑、干性或湿性脱皮，以及阴茎轴的皮下组织肿胀。尽管治疗过程中患者会感觉不适，但这些不良反应是可逆的，通过保守治疗后几周内症状可消退。毛细血管扩张和纤维化通常是无症状的，是放射治疗后常见的晚期毒副反应。

放射治疗后的尿道狭窄大多数发生在尿道口。尿道口狭窄的发生率高达 40%，这与阴茎切除术后发生的尿道狭窄发生率基本相同。

溃疡。阴茎头坏死和阴茎轴皮肤坏死是罕见的并发症。在腹股沟和盆腔放射治疗后可发生腿部淋巴水肿，这与照射野大小、剂量以及放疗前是否行淋巴结清扫有关。

11. 治疗结果

（1）阴茎癌：Duncan 和 Jackson 等观察了 90% 外照射联合 47% 模具近距离放疗的肿瘤患者 3 年的局部控制率，其他的作者报道在Ⅰ期和Ⅱ期肿瘤的患者中使用镭 -226 或铱 -192 方式照射 5 年的生存率为 92%，而部分手术切除的患者是 77%。

表 35-5 显示了与肿瘤分期、器官保护和发病率相关的治疗结果。

（2）男性膀胱癌：大多数男性尿道癌患者是外科手术治疗，根据肿瘤的位置和范围，部分或全部阴茎切除术对于远端尿道病变可以取得很好的治疗效果，在无淋巴结转移的情况下，5 年内肿瘤控制率在 50% 的范围内。尿道近端肿瘤需要全切除术，位于前列腺尿道附近的肿瘤需要前列腺联合膀胱切除，这一类患者的预后欠佳。

12. 毒副反应和并发症

在几乎所有的患者中，阴茎照射会产生明显的红斑、干燥或潮湿的脱屑和皮下组织肿胀。虽然会造成不适，但经保守治疗后，毒副反应在几周内消退。毛细血管扩张症和纤维化通常是放射治疗的无症状、常见的、晚期毒副反应。

放射治疗后大多数狭窄都在尿道处。与切除术后尿道狭窄的发生率相比较，放疗后尿道狭窄发生率高达 40%。溃疡、阴茎头坏死和干性皮肤坏死是罕见的并发症。腿部淋巴水肿发生于经腹股沟及盆腔放射治疗后，并且与放射部位的大小、剂量和是否进行淋巴结清扫有关。

三、膀胱癌

1. 流行病学

在美国每年新发膀胱癌 72 570 例，死亡 15 210 例。发病率在出生后第七个 10 年达到高峰，平均诊断年龄为 73 岁。对男性而言，膀胱癌是第四大常见的恶性肿瘤，男性的发病率通常是女性的 4 倍。

2. 预后指标

肿瘤范围和肌肉浸润深度是影响肿瘤行为和治疗效果的重要因素。肿瘤的形态也很重要，比如低级别浅表性乳头状肿瘤预后良好。浸润性病变多为分级较高、活动性差、结节状；它们侵犯肌肉、血管和淋巴管间隙，通常预后较差。此外还必须考虑组织学分化程度，因为高分化肿瘤的侵袭性较低分化肿瘤低，预后较好。

3. 解剖与淋巴引流

膀胱空虚的时候，完全位于真骨盆内。空虚的膀胱大致是四面体，其四个表面的每一个形状都像一个等边三角形。上表面的底部（唯一被腹膜覆盖的一面）位于后面，顶端位于前面。膀胱的顶端指向耻骨联合的上部，由脐中韧带连接到脐尿管残余。乙状结肠和小肠位于上表面。在男性中，直肠膀胱袋将膀胱底部的上部与直肠分开。精囊和输精管将基底部的下部与直肠分开。

腹壁耻骨上区的壁层腹膜移位，使膀胱不依

表 35-5 阴茎癌放射治疗效果

作 者	治疗方式	分期 I ~ II	分期 III ~ IV	并发症	阴茎保存
Duncan and Jackson	远距离照射	16/20（80%）		2/20（10%）	16/20（80%）
Jackson	模具治疗	20/45（44%）		2/45（4%）	20/45（44%）
Haile and Delclos	外照射和 近距离治疗	6/6（100%） 7/7（100%）	2/2（100%）	16/20（80%）	
Kaushal and Harma	钴 -60	14/16（88%）		2/16（12%）	13/14（93%）
Kelley et al.	电子线	10/10（100%）			10/10（100%）
Pierquin et al.	铱源插植	14/14（100%）	12/31（39%）	3/45（6.7%）	
Sagerman et al.	外照射	9/12（75%）	1/3（33%）		2/15（13%）
Salaverria et al.	模具后装治疗	12/13（92%）			10/13（77%）

引自 Perez CA, Pilepich MV：Penis and male urethra. In Perez CA, Brady LW, editors：Principles and practice of radiation oncology, ed 2, Philadelphia, 1992，JB Lippincott

靠腹膜就直接位于前腹壁上。

输尿管斜行于膀胱底部。在膀胱肌壁收缩时，输尿管受压，防止反流。输尿管的孔位于内尿道口的后外侧，和尿道口一起被称为膀胱三角。(由输尿管和尿道口开口形成的膀胱的三角形部分)。在收缩状态下，三角的两侧长度约为 2.5 cm，而膨胀时则高达 5 cm（图 35-16）。在男性中，膀胱颈位于前列腺上。

上皮，或泌尿上皮，是过渡性的。除了膀胱三角紧密附着，其他的都是黏膜通过纤细的血管下层（固有层）轻轻地附着在肌层上。

膀胱淋巴管分为两个丛，一个在黏膜下层，一个在肌层。它们随着血管进入膀胱周围的间隙，终止于髂内淋巴结。一些淋巴管可能会进入髂外淋巴结。通过这些淋巴结，淋巴管汇入髂总淋巴结和主动脉旁淋巴结。

4. 临床表现

75% ～ 80% 膀胱癌患者表现为全程无痛性肉眼血尿。可能会发生凝血和尿潴留。几乎所有原位癌患者都有尿频、排尿困难和血尿，但只有大约 25% 的患者有膀胱刺激征。

5. 检查与诊断

除了有完整的病史和体格检查，包括直肠和盆腔检查，每个病人都应做胸部 x 线检查、尿常规、全血细胞计数、肝功能检查。脑梗塞试验、膀胱镜检查和麻醉下双合诊。活检是为了诊断。膀胱镜检查前应进行腹部增强 CT 扫描，以便可以评估腹部情况。如果有必要的话，还要进行逆行肾盂造影，输尿管镜，刷检，细胞学等检查。CT 或 MRI 用于评价膀胱壁增厚、膀胱外侵犯、淋巴结转移情况。骨扫描可用于分期为T3、T4 期和有骨头疼痛的患者。

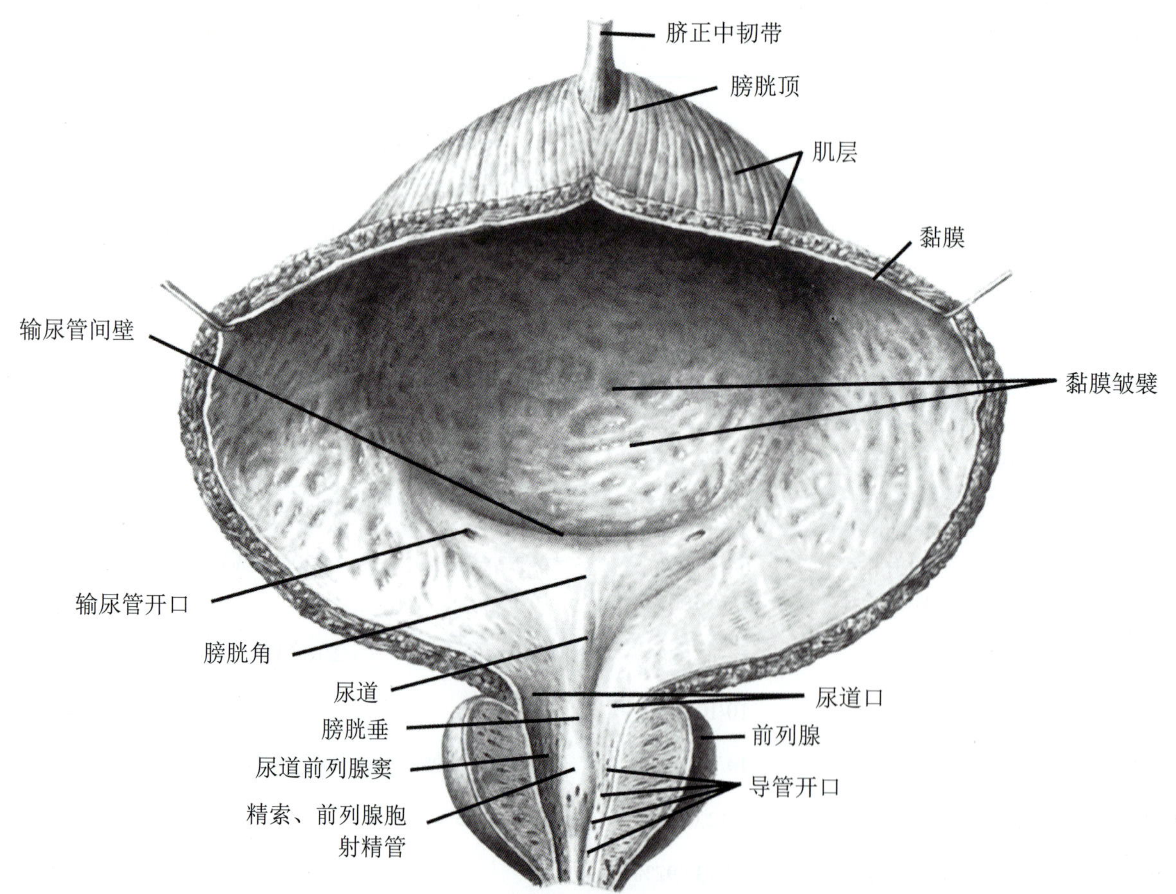

图 35-16　膀胱和前列腺的腹侧观，说明膀胱三角区的位置

（引自 Sobotta/Becher：Atlas der Anatomie des Menschen,17，Aufl.，1972，Urban and Schwarzenberg）

6. 病理和分期

大多数膀胱癌（98%）起源于上皮。在西半球，约 92% 的上皮性肿瘤是尿路上皮癌，6% ～ 7% 是鳞状细胞癌，1% ～ 2% 为腺癌。20% ～ 30% 的尿路上皮癌可见鳞化或腺体分化。长期留置导尿管（如截瘫）或有膀胱结石可长期刺激膀胱，有发生鳞状细胞癌的危险。

从形态学上看，膀胱癌可分为以下四类：①乳头状癌；②乳头浸润；③实性浸润；④非乳头状、非浸润性或原位癌。在诊断时，其中 70% 为乳头状癌，25% 为乳头状或实性浸润，3% ～ 5% 为原位癌。

肿瘤淋巴结转移（TNM）AJCC 分期系统在框表 35-5 中给出，该系统结合了经尿道切除标本的组织学表现和麻醉下双合诊的临床表现。病理分期以膀胱切除术标本的组织学检查为基础。在 AJCC 系统中，这些分期之前有前缀 p（例如，pT3）。

将有肌肉侵犯的分期分为 T2 ～ T4b。虽然使用麻醉下双合诊检查进行查体以及 X 线检查有助于进一步分期，但分期过低是很常见的。

7. 转移途径

膀胱癌通过直接侵犯或通过膀胱壁扩散。在一小部分病例中，肿瘤在完整、正常的黏膜下通过黏膜下转移到输尿管远端。多灶性或弥漫性原位癌常累及输尿管远端、前列腺尿道及尿道周围。在确诊时 75% ～ 85% 的新发膀胱癌为浅表型（Tis、Ta 或 T1），而 15% ～ 25% 的患者在诊断时已经侵犯肌层。浅表型膀胱癌经过保守治疗后一旦复发时可发生肌肉浸润。在所有肌肉浸润性膀胱癌患者中，大约 50% 的患者在确诊时就有肌肉浸润，其余 40% 的患者最初表现出更多是浅表性疾病，随后不断进展。神经侵袭和淋巴管侵犯是肿瘤侵入肌肉后常见的现象。

淋巴引流通过髂外、髂内和骶前淋巴结进行。有文献表明盆腔淋巴结转移的发生率与肿瘤浸润膀胱壁的深度密切相关（表 35-7）。最常见的远处转移部位是肺、骨和肝脏。

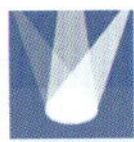

经美国癌症联合委员会（AJCC）许可，芝加哥：AJCC 癌症分期手册，第 6 版，纽约，2002 年，斯普林格 - 弗拉格。

8. 治疗

对于原位癌，根治性膀胱切除术通常是有效的。然而，对于小于 5 cm 的病变，不侵犯膀胱颈部，前列腺尿道，或输尿管，大多数患者和泌尿外科医

表 35-6　阴茎癌放疗疗效观察

作　者	方　式	阶段 I ~ II	阶段 III ~ IV	并发症	保留阴茎
Duncan and Jackson	外照射	16/20（80%）		2/20（10%）	16/20（80%）
Jackson	模具近距离放疗	20/45（44%）		2/45（4%）	20/45（44%）
Haile and Delclos	外照射	6/6（100%）	2/2（100%）	16/20（80%）	
	近距离放疗	7/7（100%）			
Kaushal and Harma	钴 -60	14/16（88%）		2/16（12%）	13/14（93%）
Kelley et al.	电子束	10/10（100%）			10/10（100%）
Pierquin et al.	铱种植体	14/14（100%）	12/31（39%）	3/45（6.7%）	
Sagerman et al.	外照射	9/12（75%）	1/3（33%）		2/15（13%）
Salaverria et al.	模具近距离放疗	12/13（92%）			10/13（77%）

引自 Perez CA, Pilepich MV：Penis and male urethra. In Perez CA, Brady LW, editors：Principles and practice of radiation oncology, ed 2, Philadelphia, 1992，JB Lippincott

生更倾向于保守治疗，治疗方法包括经尿道膀胱肿瘤完整切除术、电烧灼疗法加膀胱内灌注化疗或卡介苗治疗。

通常采用经尿道电切和电灼疗法治疗 Ta 和 T1 病变。T1 期，G3 级或者侵犯前列腺尿道或导管的病人通常治疗难度比较大，在初期可行膀胱切除术。

膀胱内免疫治疗和化疗通常是在经尿道电切的 T1、2 级或 3 级的病变中进行。对于 T1 期、1 级的患者，大多数医生会采用保守治疗，最常用的药物是卡介苗、丝裂霉素 C 和干扰素，患者需要膀胱镜检查、细胞学检查和膀胱切除术等密切随诊。

经尿道电切术不适用于大多数肌肉浸润型的患者，因不能彻底切除高级别病变，侵犯肌肉或前列腺尿道或尿道周围导管浸润的病变，通常需要根治性膀胱切除术。

表 35-7　膀胱癌组织学阳性淋巴结的发生率与病理分期的关系

病理分期	病人数量	淋巴结阳性（%）
pT1	41	5
pT2	20	30
pT3a	13	31
pT3b	28	64
pT4	8	50

引自 Skinner DG, Tift JP, Kaufman JJ：High dose, short course preoperative radiation therapy and immediate single stage radical cystectomy with pelvic node dis-section in the manag-ement of bladder cancer, J Urol 127：671-674，1982

框表 35-5　膀胱癌美国癌症联合委员会分期

原发肿瘤（T）

TX	原发性肿瘤无法评估
T0	没有原发肿瘤的证据
Ta	非浸润性乳头状癌
Tis	原位癌：扁平肿瘤
T1	肿瘤侵犯上皮下结缔组织
T2	肿瘤侵犯肌层
pT2a	侵犯浅肌（内 1/2 肌层）
pT2b	侵犯肌层（外 1/2 肌层）/
T3	肿瘤侵犯膀胱周围组织
pT3a	显微镜受侵
pT3b	肉眼受侵（膀胱外肿块）
T4	肿瘤侵犯下列任何一种：前列腺、精囊腺、子宫、阴道、盆腔壁、腹壁
T4a	肿瘤侵犯前列腺、子宫、阴道
T4b	肿瘤侵犯骨盆壁、腹壁

区域淋巴结（N）

NX	区域淋巴结无法评估
N0	无局部淋巴结转移
N1	单个淋巴结转移最大径≤ 2 cm
N2	2 cm ＜单个淋巴结转移≤ 5 cm，或多个淋巴结≤ 5 cm 淋巴结转移≤ 5 cm
N3	远处转移（M）
MX	远处转移无法评估
M0	没有远处转移
M1	有远处转移

分期

0a	Ta	N0	M0
0is	Tis	N0	M0
Ⅰ	T1	N0	M0
Ⅱ	T2a	N0	M0
	T2b	N0	M0
Ⅲ	T3a	N0	M0
	T3b	N0	M0
	T4a	N0	M0
Ⅳ	T4b	N0	M0
	TX-T4	N1	M0
	TX-T4	N2	M0
	TX-T4	N3	M0
	TX-T4	NX-N3	M1

分化等级（G）

GX	等级无法评估
G1	高分化
G2	中分化
G3 ～ 4	低分化

With permission from American Joint Committee on Cancer（AJCC）, Chicago：AJCC cancer staging manual, ed 6，New York, 2002，Springer-Verlag

9. 膀胱部分切除术

经尿道电切术不适用于肌肉浸润或浅表疾病的狭窄、单个、界限清楚的病变患者，这部分患者可采用节段性电切术治疗。但是节段性电切术的复发率可高达 50% ～ 70%，而原发病变位于膀胱穹顶、左右膀胱壁的患者，可通过部分膀胱切除术从输尿管口和膀胱三角区切除。大多数在部分膀胱切除术后获得 5 年生存期的患者，主要得益于膀胱全切治疗或术后放疗。在斯坦福大学的系列研究中，根治性膀胱切除术是最有效的治疗方法。

10. 根治性膀胱切除术或放疗

因为有证据表明所有保守治疗都是无效的，建议对于浅表性病变（Tis,Ta,T1）行根治性膀胱切除术。经尿道电切或膀胱内化疗后复发的患者，其复发概率、分级或肌肉侵犯的程度都会增加。膀胱切除术也适用于反复经尿道切除致膀胱容量减少和膀胱内化疗等保守治疗失败的患者。

临床分期 T2、T3 期和可切除的 T4a 期的病灶，最常用的是根治性膀胱切除术。术前放疗在过去几年被推荐用于有深部肌肉侵犯的比较大的肿瘤。因为低估了分期，局部复发率高。而最近分期评估和外科技术有所改进，因此局部复发率在 7% ～ 15%。

此外，西南肿瘤协作组试验和 6 项随机放疗试验的 Meta 分析都表明术前放疗不会使患者获益，大多数膀胱癌患者由于远处转移而导致治疗失败，因此人们转而关注化疗。对于 T3 和 T4a 疾病，如果不能行完全切除，可采用术前放疗。虽然使剂量较低和分割时间较短，但 45 Gy/25 次的照射剂量最有可能在降低分期的同时产生最少的并发症。

全剂量外照射留作挽救用。

患者接受根治性放射治疗，理想情况下应有足够的膀胱容量，无实质性排尿症状或尿失禁。放疗前经尿道切除术切除的膀胱范围可能会影响局部控制。研究表明，给予 65 ～ 70 Gy 放疗剂量，约 40% 的患者接受单纯放射治疗后可达到无肿瘤残存。

放疗后，患者每 3 个月接受膀胱镜检查，连续 2 年，此后每 6 个月进行一次膀胱镜检查。对于某些持续的或复发的病变，特别是低度恶性的肿瘤，在放射治疗中降期而成功行内镜下手术切除的患者更应该进行膀胱镜检查，如果局部肿瘤在切除后 3 个月仍然存在，则应行膀胱切除术。

11. 保留膀胱的放化疗

由于单纯放疗后局部复发率高，远处转移发生率高，许多研究者开始在放疗的同时进行化疗，以提高局部肿瘤的敏感性和减少远处转移。有 3 种方法被证实是有效的：最大限度经尿道电切术、化疗和放疗。T2 ～ T3 期肿瘤浸润肌肉的患者是这一手术的最佳适应证。肾功能差的患者不能耐受必要的化疗，而膀胱易激惹的患者可能存在严重的膀胱刺激征，因此在开始这种治疗方案之前必须考虑这些因素。

一项 RTOG 临床研究比较了在同步放疗前给予两个周期经典的氨甲蝶呤、顺铂和长春新碱（MCV）方案，对比顺铂联合放射治疗和顺铂单独使用的效果。对于总生存率、膀胱完整性或减少 MCV 的远处转移并没有获益。作为一种新辅助疗法，这种疗法现已基本停止使用，因为它的耐受性较差。

前一种同步放射治疗的剂量通常是 40 ～ 45 Gy。对于膀胱受累比较大，累及盆腔大部分区域，包括淋巴结的，照射总剂量可给 65 Gy。在 40 ～ 45 Gy 后行膀胱镜检查、活检和细胞学检查，如果发现有残留的肿瘤且患者具有手术的适应证，则进行膀胱切除术。如果患者在完成整个治疗方案后失败，也可以行膀胱切除术进行挽救治疗。

12. 组织间植入

膀胱癌的组织间植入放射治疗在欧洲比在美国使用得更普遍。这项技术可单独使用，可与体外放疗联合，或部分膀胱切除术后使用。单发 T1 高分级至 T3a 病变＜ 5 cm 且其一般医疗条件允许手术治疗的患者是这一技术的最佳适应证。对于经验丰富的医生来说，这一类患者可以取得良好的局部控制率和生存期。

13. 放射治疗

（1）初始靶区体积：应包括全膀胱和肿瘤体积、前列腺和前列腺尿道和盆腔淋巴结。类似于前列腺，在过去，一个四视野（前后，两侧面）的盆腔技术被使用，视野向下延伸 1 cm 至闭孔后部，并向上延伸至骶骨角以下或前后投影上的 S_1 ～ L_5 椎间盘间隙的正下方。这些区域包括膀胱周围、闭孔、髂外和髂内淋巴结，但显然不是通常的髂总淋巴结。放射野宽度在骨盆最宽处向骨边缘横向延伸 1.5 cm。照射范围大小通常至少 12 cm×12 cm，包括空虚的膀胱。侧野的前界应至少在膀胱造影或 CT 所见的膀胱黏膜最前部前 1 cm，或在耻骨联合前 1 cm。如果有盆腔 CT 扫描，这些放射野至少延伸到膀胱最后面的 2 cm，或肿瘤的后方至少 2 cm。侧野应在内侧用 MLCs 形成，以遮挡在前联合外的组织，尽可能遮挡整个肛管和直肠后壁（图 35-17）。高能光子（10 ～ 20 mv）最适宜。

由于膀胱高度的运动和位置的不确定性，肿瘤学家一直努力在使用 IMRT 时减少周围组织结构的暴露。目前正在研究评估自适应放射治疗或图像引导放疗的使用情况。通过使用 CT 图像，肿瘤学家可以将视野从 2 ～ 3 cm 降到 1 ～ 1.6 cm。并能显著减少放疗引起的并发症。

（2）精确靶区体积：原发性膀胱肿瘤体积的轮廓是通过双合诊、膀胱镜检查和 CT 扫描得到的。

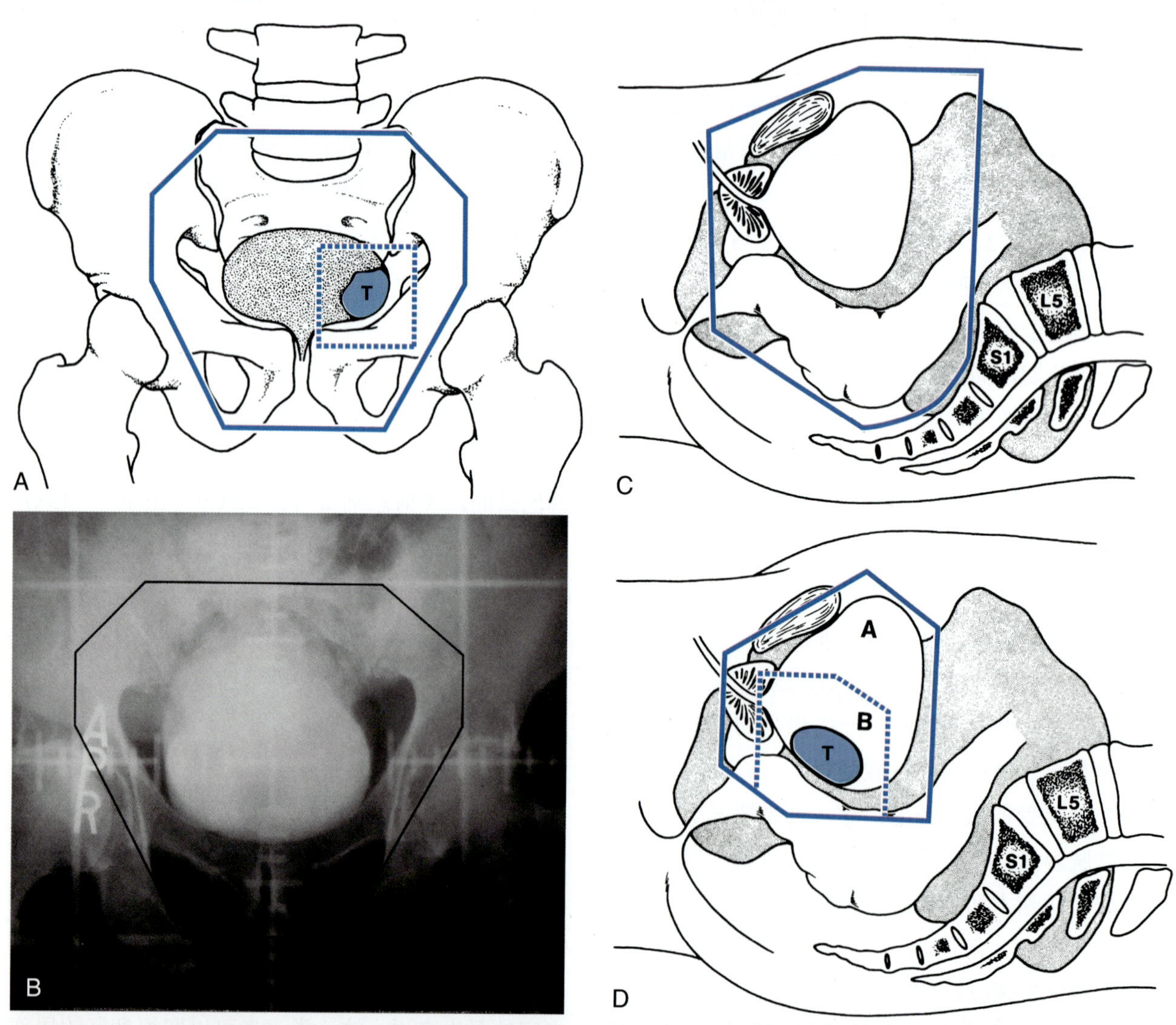

图 35-17　A. 前后骨盆野（AP）图，用于膀胱癌，增加剂量用虚线表示，T 为原发肿瘤残留；B. 前后视图模拟胶片；C. 骨盆外侧野图，包括膀胱和盆腔淋巴结；D.4 500 ～ 5 000 cGy（A）后缩野至 6500 或 7 000 cGy（B）后减少门脉

如果放射肿瘤学家确信肿瘤的所有初始部位都位于膀胱的某一部位，则高剂量体积应排除膀胱内未受肿瘤累及的区域（图 35-17）。膀胱充盈时的治疗可以在这方面有所帮助。可以采用横向或倾斜光束、圆弧或其他角度组合。

对患者进行仰卧位，采用无菌技术，在膀胱内插入 Foley 导管，在膀胱后部注射浓度为 20% 的碘造影剂 150 ～ 250 ml（20% 浓度）注射，以勾勒出膀胱的后部，为了在 X 线片上显示膀胱前壁，注入 100 ～ 150 ml 的空气。目前，首选 CT 扫描，CT 扫描对于比较大的肿瘤和膀胱外侵犯非常有用。

（3）剂量：包括膀胱和盆腔淋巴结在内的较大的盆腔照射野通常放疗剂量 45 ～ 50 Gy，180 cGy/d，治疗 5 ～ 5.5 周。在联合化疗时，照射剂量通常为 45 Gy。如前面所述，如果仅使用放疗，放疗剂量可达到 65 Gy，或者是 70 Gy。

14. 治疗效果

对 T 分期有肌肉浸润的所有膀胱癌中，根治术的完全缓解率在 45% 以内。在达到完全缓解的患者中，有 40% ～ 50% 的患者出现局部复发，T2 和 T3 期患者的 5 年局部控制率为 25% ～ 30%。T4 期患者的 5 年和 10 年局部控制率较低，为 16%。完全缓解与生存率显著提高相关。无论任何 T 分期的患者，乳头状、实性或混合性几种类型的肿瘤患者接受外照射都没有表现出明显的差异。

如上文所述，采用三种方式的保留膀胱治疗方案，即最大经尿道前列腺电切术（Turp）、放疗和化疗。5 年生存率为 50% ～ 60%，能保留约 40% 的膀胱。不幸的是，远处转移率仍高达 40%。一些泌尿科医生对此方案后膀胱功能失调和严重泌尿系统症状的关注相反，患者生活质量仍然较好，因为膀胱损伤需要进行膀胱切除术的情况很少出现，据报道发生率仅为 1.5%。

四、睾丸癌

1. 流行病学

美国癌症协会估计，美国每年有 7920 例睾丸癌新病例和 370 例死亡病例。这种肿瘤的发病率较低，每 270 名男性中就有 1 人发生。然而，据报道睾丸癌经治疗后的死亡率仅为每 1/5 000。虽然睾丸肿瘤相对罕见，但在 20 ～ 34 岁的男性中，它们是最常见的恶性肿瘤。亚洲、非洲、波多黎各和北美的发病率最低。美国、英国和丹麦的白种人男性发病率较高。睾丸肿瘤的起源可能与性腺发育不全有关，研究发现睾丸未降至阴囊的男性发病率较高，这有力地说明了这一点。隐睾症（隐睾）增加了腹腔内睾丸肿瘤的风险。单睾丸肿瘤患者患对侧恶性肿瘤的风险增加。5% 可能在 5 年内出现对侧病变。

睾丸癌的发病率最高的是年龄在 20 ～ 34 岁之间的男性，在这个年龄范围内的许多人甚至还没有孩子或者没有准备要孩子，因为这类癌症的治疗技术包括化疗和通常的放射治疗，所以必须向患者提供精子库的选择。化疗通常在治疗期间和随后的一段时间内可导致不孕。放射治疗则认为不会影响患者的生育能力，但是小剂量的照射剂量确实会影响对侧的睾丸。由于这个原因，在开始任何治疗计划前，通常有必要行精子冻存。

2. 预后指标

在精原细胞瘤中，肿瘤分期是一个重要的预后因素。组织学亚型和血清 β- 人绒毛膜促性腺激素（β-HCG）轻度升高可能不影响预后，在Ⅱ期和Ⅲ期，其预后很大程度上与腹膜后转移疾病有关，与腹膜后转移增加远处转移有关。Ⅲ期、Ⅳ期患者由于纵隔和锁骨上淋巴结累及或远处转移，预后较差。

非精原细胞瘤的预后也与疾病的分期有关。大多数Ⅰ期或Ⅱ期疾病患者在现代放疗联合化疗中存活。在这些患者中，肿瘤标志物的变化和转移数目对预后有一定的价值，绒毛膜癌患者预后不良。

3. 解剖学与淋巴管

睾丸位于阴囊内，由精索悬吊。左侧睾丸略低于右侧。睾丸由阴道膜、白膜和血管层组成，其功能是产生精子、分泌睾酮。

睾丸上端的纤维间质内有一个紧密的吻合管网络，构成睾丸和血管外腔。这些小管汇合在输精管内，是附睾的延续，附睾是一种硬的索状结构，长约2英尺，直径约5 mm。输精管沿精索进入骨盆，排空进入精囊（位于前列腺顶部的两个分叶膜囊）。射精管两侧各1条，从前列腺底部开始，在中段和外侧叶之间向前和向下延伸，进入前列腺后在垂体部结束。

睾丸门部的淋巴管沿着睾丸精索一直延伸到腹股沟内环。这些淋巴管汇入T_{11}和L_4之间的腹膜后淋巴结，但集中在$L_{1\sim3}$椎骨的水平。左侧引流至左侧肾门，右侧引流至下腔周围淋巴结。从右向左交叉是常见的，但在相反的位置方向交叉比较罕见。从腹膜后的腰淋巴结，引流通过胸导管进入纵隔和锁骨上窝的淋巴结，偶尔引流到腋窝。

4. 临床表现

通常，睾丸肿瘤表现为阴囊无痛性肿胀或结节性肿块，有时会被患者或者性伴侣注意到，病人偶尔会感到隐痛，牵拉感或下腹部疼痛感，约10%的患者有急性和严重的疼痛，这可能与精索扭转有关。患者通常将肿块与先前的创伤联系起来，但这仅仅只是巧合而不是病因，很少表现出转移性疾病的症状，如颈部肿块、呼吸系统症状或下腰痛等。约5%的睾丸生殖细胞肿瘤患者可出现男性乳房发育。

5. 检查和诊断

完整的病史和体格检查是必须的，如果怀疑有睾丸肿瘤，应进行睾丸超声检查。诊断和切除原发肿瘤合适的手术方法是经腹股沟切口的根治性切除术，而不是活检。因为肿块活检可能会发现种植到阴囊，进一步导致其他疾病，故不采用活检。虽然有17%的单纯精原细胞瘤患者的β-HCG水平略有升高，但甲胎蛋白（AFP）的任何升高都预示着非精原细胞瘤疾病。在80%以上的播散性非精原细胞瘤患者中，β-HCG或AFP水平升高。血清标志物（β-HCG, AFP）在切除术前后被检测，因为它们可以用来记录持续或复发的肿瘤，并且可以预测非精原细胞瘤对手术或化疗的反应性。

颈部、胸部、腹部和骨盆的CT扫描是评估盆腔、腹部、纵隔和锁骨上淋巴结及肺实质的分期的基础。对于想要孩子或者以后想要孩子的患者来说应做精液分析，由于睾丸癌患者的活精子可能是有限的，因此也不能保证以后一定能生育。

6. 病理分期

睾丸肿瘤的双重起源如图35-18所示。约95%的睾丸肿瘤起源于生发中心。睾丸肿瘤最常见的类型是精原细胞瘤，它有3种组织学亚型：经典型、间变性和精细胞型，不同亚型的预后无明显差异。非精原细胞瘤包括胚胎性癌、畸胎瘤、胆管癌和卵黄囊肿瘤（青春期前睾丸的胚胎性腺癌）。最常见的单细胞型是胚胎性癌。卵黄囊肿瘤是儿童最常见的肿瘤。绒毛膜癌约占这些肿瘤的1%。在同一患者中可以找到一种以上的细胞类型并不少见。分期系统见框表35-6。EORTC/UICC分期系统或做一些修改之后使用最广泛。

7. 传播途径

虽然精原细胞瘤和非精原细胞瘤的播散途径相似，但不同部位的受累倾向不同。

单纯精原细胞瘤更倾向于局限于或仅累及淋巴结，而睾丸非精原细胞瘤可能通过淋巴道或血行途径扩散。

精原细胞瘤以有序的方式扩散，最初扩散到腹膜后的淋巴结。从腹膜后淋巴结，精原细胞瘤扩散到下一站到纵隔和锁骨上腋窝淋巴结（Ⅲ期）。只

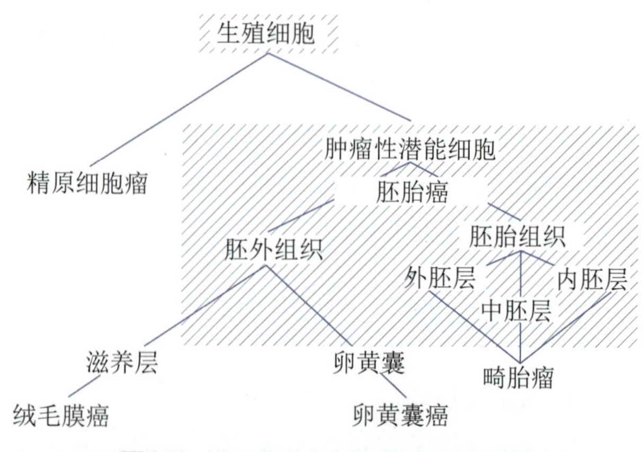

图35-18　睾丸肿瘤起源的双重来源

框表 35-6　睾丸分期系统

EORTC	UICC/AJCC		
原发肿瘤（T）（病理分类）			
Ⅰ期			
	pT_1	仅限于睾丸的肿瘤（包括睾丸）	
	pT_2	经白纹膜或附睾浸润	
	pT_3	浸润精索	
	pT_4	浸润阴囊	
淋巴结（N）			
Ⅱ期	ⅡA	N_1	单发淋巴结转移最大直径＜2 cm
	ⅡB	N_2	单个淋巴结转移（最大直径 2～5 cm）
	ⅡC，D	N_3	淋巴结转移（最大直径＞5 cm）
Ⅲ期			膈上和皮下、膈淋巴结：腹部部位 A、B、C 和 D
远处转移（M）			
		M0	无转移
Ⅳ期分期		M1	远处转移（特殊部位）
Ⅰ		T1，T2，N0，M0	
Ⅱ		T3，T4，N0，M0	
Ⅲ		T1～T3，N1，M0	
Ⅳ		T1～T3，N2 or N3，M0	
		T1～T3，N，M1	

AJCC. American Joint Committee on Cancer；EORTC. European Organization for Research on Treatment of Cancer；UICC.International Union Against Cancer

AJCC．美国癌症联合委员会；EORTC．欧洲癌症治疗研究组织；UICC．国际抗癌联盟

有少数晚期纯精原细胞瘤血源性扩散到肺实质、骨、肝或脑（Ⅳ期），不到 5% 的患者在发病时已经是Ⅲ期或者Ⅳ期。单纯精原细胞瘤的有序扩散途径已通过监测研究得到证实。在 255 例患者的一项研究中，33 例复发患者中有 29 例腹膜后淋巴结有疾病。当横膈膜下照射第一次复发部位时，第二次复发的部位是膈上淋巴结。

非精原细胞瘤淋巴结外转移通常累及肺和肝脏。

8. 治疗方法

对于可疑的睾丸恶性生殖细胞肿瘤，最初的治疗目标是获得血清 AFP 和 β-hCG 的测定，并在分期手术后，进行精索高位结扎的腹股沟睾丸切除术。进一步的治疗取决于从病理诊断上看疾病的分期和范围。

（1）精原细胞瘤：对Ⅰ期精原细胞瘤患者最常用的治疗方法是根治性切除术和术后放疗主动脉旁或主动脉旁及同侧盆腔淋巴结。由于盆腔淋巴结受累的发生率较低（利兹会议和监测研究表明为 0.5%～3%），因此认为仅主动脉旁放疗就可以。此外，一项随机试验显示，单用主动脉旁放射治疗也有同样好的效果。尽管多年来精原细胞瘤的标准辐射剂量为 2 500 cGy，但一项随机试验表明，2 000 cGy /10 次即可获得与 3 000 cGy 相同的低复发率（3 000 cGy/15 次）。因此，一些患者使用较短的分割方案。在加拿大和英国对切除术后不再接受治疗的患者进行的监测研究表明，复发率约为 20%。在肿瘤复发的患者中，99.5% 的患者在随后的放疗或化疗中取得了不错的效果，如果选择观察而不是放疗，则必须采取长期随访。

目前，一项研究表明使用单一剂量的卡铂作为放射治疗的替代方法，这项研究增加了Ⅰ期疾病中化疗的使用。这项研究发现，Ⅰ期精原细胞瘤患者用单一放疗剂量与仅使用卡铂的患者的肿瘤反应率相同。这大大降低了患对侧肿瘤的风险，并减少了仅仅进行观察所需的随访频率。

对于ⅡA 期患者（直径 2 cm），主动脉旁和同侧盆腔淋巴结的照射剂量和照射开始部位与Ⅰ期相似，包括覆盖足够肿大的淋巴结的射野边缘。对于ⅡB 期（5 cm 直径肿块），应对主动脉旁淋巴结和同侧盆腔淋巴结进行适当的放疗，使之可以照射到较大的肿块。整个淋巴结体积剂量 160～180 cGy/

次，2 500 cGy 或 180 ～ 200 cGy/ 次，2 000 cGy/10 次。结束后再增加 500 ～ 1 000 cGy，缩野覆盖肿瘤。在某些机构，Ⅱ B 期疾病首选的主要治疗方式是化疗。

Ⅱ C 期腹膜后病变（横径 5 ～ 10 cm）的最佳治疗方法必须个体化。如果肿块位于中央，不与一个肾脏的大部分重叠，或不与肝脏明显重叠，则可应用放射治疗，保留化疗以备复发。然而，如果肿块的位置使放射体积覆盖了一个肾脏的大部分或肝脏的大部分，则使用含顺铂的联合化疗方案可以避免潜在的放射治疗并发症。

IID 阶段是罕见的。这一阶段的患者应接受含顺铂的联合化疗。

目前对Ⅲ期、Ⅳ期疾病的标准治疗是含顺铂的联合化疗 4 个周期。通常，经过四个周期的化疗后，腹腔或纵隔区域可能存在残余肿块。1989 年在英格兰利兹举行的生殖细胞共识会议根据现有数据得出结论，即应在适当的化疗后对患者进行观察，而且只应对显性疾病的进展进行进一步的探索性手术或巩固照射。然而，这是一个有争议的问题。

（2）非精原细胞瘤：非精原细胞瘤的最初治疗是腹股沟根治术，然后是以顺铂为基础的化疗。最常用的标准方案包括四个疗程的顺铂、长春花碱、博罗霉素（PVB）或博莱霉素、VP-16、顺铂（BEP 方案）。一些研究人员正在探索使用更少的含顺铂的联合化疗和单药顺铂、卡铂或异环磷酰胺的使用。在接受化疗的患者中，有 1/3 的患者在化疗后有明显的放射学上的残留肿块。一般来说，这些肿块应该切除，因为大约 40% 是畸胎瘤，另外 10% ～ 15% 是癌。现有的证据表明，未切除的畸胎瘤可能会导致以后的复发，患者在手术切除后复发的风险较低。反复复发的患者需要额外的化疗，但一般治疗效果都不错。

放射治疗对播散性非精原细胞瘤患者的治疗作用不大，但对脑转移灶和其他转移部位可以姑息性治疗。在晚期时，化疗是主要的治疗手段。

9. 放疗

Ⅰ期睾丸精原细胞瘤患者应接受腹主动脉旁或主动脉旁及同侧盆腔淋巴结的放疗。顶部应位于 T_{10} ～ T_{12} 水平，以确保肾门水平上的淋巴结得到治疗。下边界应位于 L_5 的底部或闭孔的顶部，这取决于是否治疗盆腔淋巴结。侧缘必须包括主动脉旁淋巴结和同侧肾门（通常 10 ～ 12 cm 宽）。设计了一个边缘为 2 cm 的野，以覆盖同侧盆腔淋巴结（图 35-19）。现在通常使用 CT 扫描以确保照射区域包括结节和避免肾脏。以前，肾脏造影是为了能在 X 线平片上看到肾脏。如果患者想要进行生育，应采用睾丸屏蔽以减少射线及散射线影响。

Ⅰ期和Ⅱ A 期腹膜后和盆腔淋巴结的推荐放疗剂量为 2 500 cGy，160 ～ 180 cGy/ 次或 2 000 cGy/10 次，前后野对穿照射每周 5 天，每日 1 次。对于Ⅱ A 病，通常对已知的受累淋巴结增加 500 ～ 600 cGy。Ⅱ B 和Ⅱ C 期肿瘤与Ⅰ期和Ⅱ A

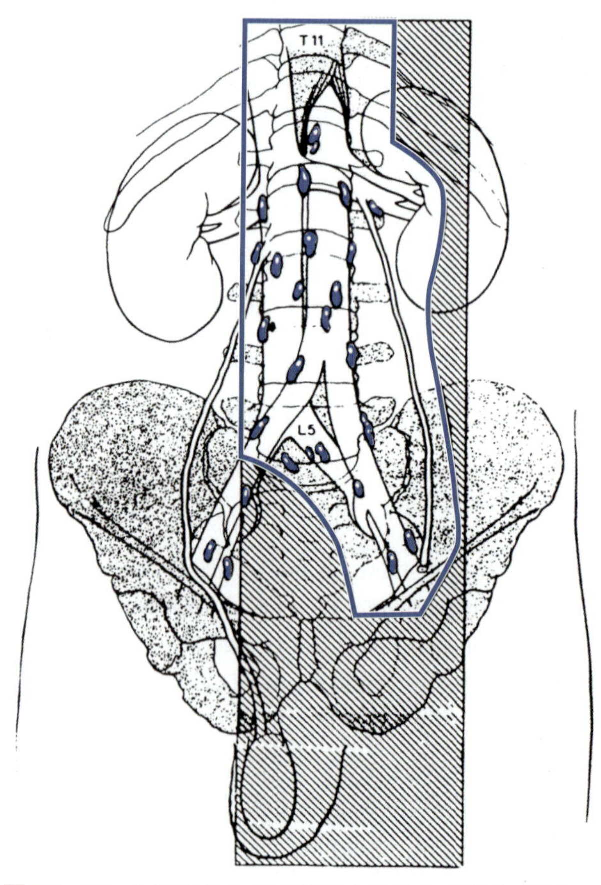

图 35-19 Ⅰ期或Ⅱ A 期左侧睾丸癌的前后照射野图像
（引自 Kubo H, Shipley WU：Reduction of the scatter dose to the testicle outside the radiation treatment fields, Int J Radiat Oncol Biol Phys 8：1741-1745，1982）

期肿瘤相同，只是应修改视野以覆盖可触及的或有足够边缘的放射片肿块。X 线上显示的肿块。先予 2 000 ～ 2 500 cGy 照射整个淋巴结体积，然后按 180 ～ 200 cGy 分割剂量给予 500 ～ 1 000 cGy 到一个缩小的区域，以包含至少肿块 2 cm 外的足够边缘。

如果主要的放射治疗区域包括大部分肾脏，则必须注意保护至少 2/3 的肾脏不受到高于 1 800 cGy 的剂量的照射。此外，还应注意将大部分肝脏体积的受照剂量限制在小于 3 000 cGy。如果不能满足这些条件，化疗通常成为首选的治疗方法。

（1）纵隔照射：在 20 世纪 60 年代和 70 年代初，Ⅰ期或Ⅱ期睾丸精原细胞瘤患者接受预防性纵隔照射治疗是很常见的。来自 6 个系列的汇编数据表明，如果不进行预防性纵隔照射，即使是分期相对较差的Ⅱ a 或Ⅱ b 期患者，膈上复发也是极其罕见的。250 例患者只有 8 例出现纵隔复发，7 例经放疗治愈。由于选择性纵隔放疗的生存获益只有 0.4%，在Ⅱ A 和Ⅱ B 期病例中，大多数放射肿瘤医师已经将其弃用。

（2）主动脉旁与同侧髂骨及主动脉旁放射：人们对欧洲和英国通过不照射盆腔淋巴结减少照射体积来治疗Ⅰ期疾病的兴趣日益浓厚。

只有不到 3% 的患者有盆腔淋巴结受累，减少照射体积不太会导致复发率显著增加。此外，挽救性化疗是非常有效的。然而，在美国最常用的照射区域仍然包括主动脉旁和同侧盆腔淋巴结（图 35-19）。

10. 治疗效果

多项研究表明，Ⅰ期睾丸精原细胞瘤 5 年无病的生存率在 95% ～ 97% 之间，相应的病因特异性生存率为 100%。对于Ⅱ A 期和Ⅱ B 期患者，无病生存率和病因特异性生存率分别为 90% ～ 95%。Ⅱ C、Ⅱ D 和Ⅲ期患者的生存取决于肿瘤的初始体积和治疗方法。单用放射治疗，无肿瘤生存率 30% ～ 50%，初次化疗的无进展生存率为 91%。化疗作为放疗后失败的补救治疗也是非常有效的。

11. 毒副作用和并发症

总的来说，主动脉旁和盆腔放疗耐受性良好。患者在治疗过程中常有恶心，偶有腹泻，通过适当的药物治疗通常可得到控制。在接受放疗的患者中，严重的消化不良或消化性溃疡仅发生在 3% ～ 5% 的患者中。病例研究表明，放疗剂量大于 2 500 cGy 的精原细胞瘤和霍奇金淋巴瘤的晚期并发症显著增加。然而，在较低放疗剂量的情况下，没有报道发生晚期并发症。3 500 cGy 时并发症发生率增加至 2%，4 000 ～ 4 500 cGy 时并发症发生率为 6%。报道还表明，纵隔照射后，心血管疾病的风险增加，故现在纵隔放疗很少使用。大约 50% 的精原细胞瘤患者在诊断时精子数量减少。即使使用性腺屏蔽，在骨盆和主动脉旁照射后，精子数量也会进一步减少。一般来说，由于身体组织对辐射的散射效应，通常情况下，未受累的睾丸也会受到 1% ～ 2% 的处方剂量的辐射。精子发生可能受到剂量低至 50 cGy 的影响，而累积剂量超过 200 cGy 可能导致永久性不孕。

12. 第二原发恶性肿瘤

在接受放射治疗的睾丸精原细胞瘤患者中，第二种恶性肿瘤的发生率为 5% ～ 10%。这些第二原发性恶性肿瘤发生在放射治疗野内外。这是放射治疗所致，还是睾丸精原细胞瘤患者有发生第二原发性肿瘤的倾向，抑或两者结合，目前原因尚不清楚。在被诊断为睾丸癌的 10 年幸存者中，发生第二原发恶性肿瘤的总体风险大约是普通人群的两倍。一项长期随访的大型研究显示，膀胱、胰腺和胃（通常至少有一部分位于照射范围内的器官）发生肿瘤的风险高达普通人群的 3 ～ 4 倍。

放疗和化疗的风险发生率接近，但当两者结合起来时，风险是普通人群的 3 倍。

五、肾脏癌

1. 流行病学

肾细胞癌：据估计，美国每年报告的肾癌和肾盂癌新病例为 65 150 例；造成每年约 13 680 人死亡，占所有新发癌症和癌症死亡人数的 2%，诊断时的平均年龄为 55 ～ 60 岁，男女比例为 2 ∶ 1。一些环境、职业、激素、细胞和遗传因素与肾癌的发生有关，吸烟、肥胖和滥用止痛剂（例如含非那西丁的止痛剂）与肾癌风险和发病率的增加有关。在皮革制革工人、制鞋工人和石棉工人中，肾癌的发病率也较高。接触镉、石油产品和二氧化硫（20 世纪 20 年代使用的一种放射性造影剂）可能会导致人类肾细胞癌。肾细胞癌与血管性血友病（一种遗传性疾病，其特征是在身体的许多部位形成肿瘤和充满液体的囊）的关系早已被证实，多种肿瘤产生的生长因子在肾癌的发生和发展中起着重要的作用。

肾盂输尿管癌：约 7% 的肾肿瘤和不到 1% 的泌尿生殖系统肿瘤是上尿路移行细胞癌，肾盂输尿管癌男性与女性的发病率为 3 ∶ 1，发病高峰在 5 ～ 6 岁。约 1/3 的上尿路肿瘤患者发展为膀胱癌。肾盂肿瘤和输尿管癌的病因与膀胱肿瘤的病因相似。城市居民吸烟和接触氨基酚（如联苯胺、β-萘胺）、肾结石和止痛剂（如长期滥用非那西丁）与上尿路肿瘤风险增加有关。

2. 预后指标

肾细胞癌：肾细胞癌患者生存的主要预后因素是肿瘤的分期和组织学分级。报道的 5 年生存率：Ⅰ期 81%，Ⅱ期 74%，Ⅲ期 53%，Ⅳ期 8%。肾静脉或腔静脉受累，如果肿瘤血栓全部被清除，无相应的区域淋巴结转移，则是一个好的预后迹象。有转移的患者在诊断时的平均生存时间约为 4 个月，仅有 10% 的患者存活 1 年。

肾盂输尿管癌：肾盂输尿管癌的分期和分级是影响预后的重要因素。一份报告指出，54 例肾盂输尿管移行细胞癌早期患者的中位生存期为 91.1 个月，晚期患者的中位生存期为 12.9 个月，低级别肿瘤和高级别肿瘤的中位生存时间分别为 66.8 个月和 14.1 个月。

3. 解剖和淋巴引流

肾脏和输尿管及其血管供应和淋巴管位于壁腹膜和后腹壁之间的腹膜后间隙。肾脏位于第 11 肋骨与第三腰椎横突之间。肾轴与腰大肌外侧缘平行。每个肾长 11 ～ 12 cm，右肾通常比左肾低 1 ～ 2 cm。肾前筋膜将肾脏包裹在纤维包膜和肾周脂肪中。

集合系统位于肾脏的前内表面，形成一个漏斗状的装置，与输尿管相连。输尿管向后延伸，与腰大肌外侧缘平行，一直到骨盆中向前弯曲，与膀胱底部相连。

肾脏和肾盂的淋巴引流沿肾门的血管流向主动脉旁和下腔静脉旁淋巴结。输尿管的淋巴引流是分段和弥漫的，包括肾门、腹主动脉旁、下腔静脉旁、髂总、髂内或髂外淋巴结。肾脏、肾盂和输尿管与其他腹部器官的解剖关系如图 35-20 所示。

4. 临床表现

肾细胞癌：肾细胞癌可表现为隐匿性原发肿瘤或有症状和体征。在一份研究报道中，典型的肉眼血尿、可触及的腹部肿块和疼痛的三联征仅发生在 9% 的患者身上。三联征的三种表现中出现两种表现的患者约为 36%，而出现肉眼或镜下血尿的患者占 59%。在几种副肿瘤综合征或肾细胞癌的全身症状中，某些症状可能就是肿瘤的表现。

肾盂输尿管癌：肉眼或镜下血尿是肾盂或输尿管肿瘤患者最常见的征象，70% ～ 95% 的患者会出现肉眼或镜下血尿。其他不常见的症状包括疼痛（8% ～ 40%）、膀胱刺激（5% ～ 10%）和其他全身症状（5%）。大约 10% ～ 20% 的患者有因肿瘤或肿瘤相关的肾积水引起的腹部肿块。除此之外，体格检查并不容易发现。

5. 检查与诊断

肾细胞癌：大多数患者的诊断主要是靠临床和影像学的表现。通过影像学检查可以进行完整的分期以确定可切除性，应在手术前进行检查了解是否有转移，包括骨扫描、胸部 X 线片、腹部和骨盆的 CT 或 MRI 检查。如果发现转移病灶，应在最

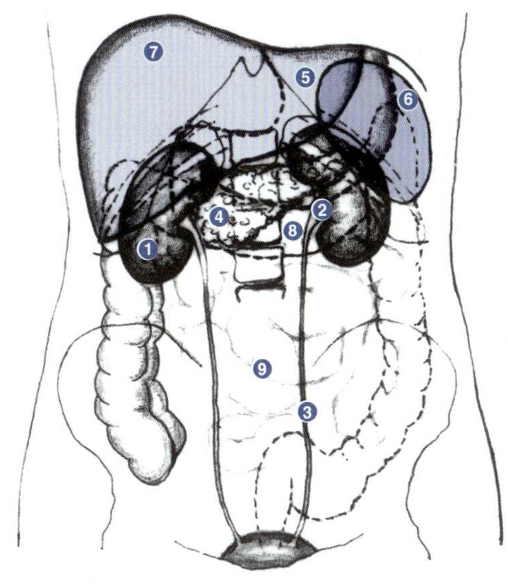

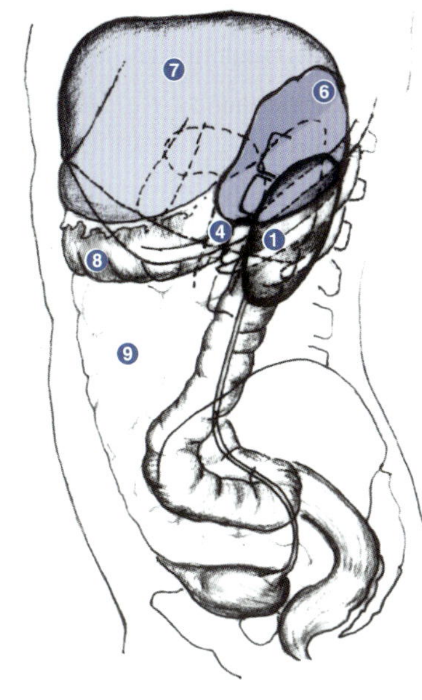

图 35-20　肾脏、肾盂和输尿管与腹部脏器的解剖关系

周围结构（1．右肾；2．左肾盂；3．左肾；4．胰腺；5．胃；6．脾；7．肝；8．横结肠；9．小肠）成为腹部或腹膜后照射计划的剂量限制因素

A. 前后观；B. 侧视图（Courtesy Peter P. Lai, MD）

可能转移的部位取得组织学病理的证据。静脉肾盂造影可以识别、确定肿瘤的位置，并在考虑手术时显示对侧肾脏的功能。然而，静脉肾盂造影对中小体积的肿瘤没有敏感性和特异性。超声检查提供了肿瘤肾外延伸的精确解剖结构。此外，它还能区分实性和囊性肾病变。肾动脉造影检测新生血管、动静脉瘘和造影剂的聚集，并突出显示包膜血管。增强或动态 CT 扫描为肿瘤的位置和大小和肿大的淋巴结提供了非常准确的信息，CT 扫描加数字减影血管造影提供了足够的诊断和解剖细节，与动脉造影相比，诊断率要高得多。下腔静脉造影有时用于探测腔静脉内癌栓的侵犯程度。

肾盂输尿管癌：排泄性尿路造影常用于肾盂癌的诊断，最常见的表现是肾盂或集合系统的充盈缺损。逆行肾盂造影能准确显示输尿管上段充盈缺损，并确定输尿管病变的下缘。腹部和骨盆的 CT 平扫或增强或 MRI 可提供有关肿瘤外侵的有用信息。血管造影不常使用。经皮肾镜联合输尿管内镜检查是近年来发展起来的一种新技术。这种内镜逆行检查的刷检细胞学或活检诊断准确率可达 80% ～ 90%。

6．病理和分期

近端肾小管上皮是肾细胞癌的起源组织。透明细胞癌为主要亚型。一些报道表明梭形细胞癌（肉瘤样变异体）与不良预后有关，肿瘤的高核分裂像与淋巴结受累的发生率增加和生存时间短有关。

移行细胞癌占肾盂输尿管恶性肿瘤的 90% 以上，鳞状细胞癌占 7% ～ 8%，上尿路上皮腺癌少见。肾盂鳞状细胞癌通常具有较高的侵袭性，其预后较移行细胞癌差。高分级的肾盂或输尿管肿瘤与较差的生存率有关。

AJCC 系统用于肾细胞癌的分类，见框表 35-7，T1 和 T2 指的是肾内癌，但没有通过包膜浸润。T3 和 T4 期是以原发肿瘤的局部外侵为基础的。N 分型的依据是受累淋巴结的大小和数目，而不是侵犯的部位。

AJCC 分期对肾盂和输尿管癌的分期显示在框表 35-8 中。T 分期取决于肿瘤的范围和病变的浸润深度。

7．传播途径

肾细胞癌。肾癌的传播有以下几种途径：①肾被膜局部浸润，累及肾周脂肪和肾前筋膜；②静脉通路直接延伸至肾静脉或下腔静脉；③逆行静脉引流至睾丸；④经淋巴引流至肾门、主动脉旁及下腔静脉旁淋巴结；⑤经血行途径到达身体的某些部位，包括肺、肝、中枢神经系统、骨骼和其他器官。淋

框表 35-7　美国癌症分期联合委员会肾癌分类

原发肿瘤（T）

TX	原发性肿瘤无法评估
T0	没有原发肿瘤的证据
Tis	原位癌
Ta	乳头状非浸润性癌
T1	侵袭上皮下结缔组织的
T2	肌层肿瘤侵袭
T3	肿瘤从肌层侵入输尿管周围、盆腔周围脂肪或肾实质
T4	肿瘤侵袭邻近器官或通过肾侵袭肾周脂肪
	原发性肿瘤无法评估

区域淋巴结（N）

NX	区域淋巴结不能评估
N0	无区域淋巴结转移
N1	单个淋巴结转移最大直径≤ 2 cm
N2	2 cm ＜单个淋巴结转移≤ 5 cm 或多个淋巴结≤ 5 cm
N3	淋巴结转移≥ 5 cm

远处转移（M）

MX	远处转移无法评估
M0	没有远处转移
M1	有远处转移

分期

0	Tis	N0	M0
	Ta	N0	M0
I	T1	N0	M0
II	T2	N0	M0
III	T3	N0	M0
IV	T4	N0	M0
	Tis ～ T4	N1，N2，N3	M0
	Tis ～ T4	N0- N3	M1

分化等级

GX	等级无法评估
G1	高分化
G2	中分化
G3-4	低分化

With permission from American Joint Committee on Cancer（AJCC）, Chicago：AJCC cancer staging manual, ed 6，New York, 2002，Springer-Verlag

框表 35-8　美国癌症分期联合委员会肾盂输尿管癌分期

原发肿瘤（T）

TX	原发性肿瘤无法评估
T0	没有原发肿瘤的证据
Tis	原位癌
Ta	乳头状非浸润性癌
T1	侵袭上皮下结缔组织的
T2	肿瘤侵袭肌层
T3	肿瘤从肌层侵入输尿管盆腔周围脂肪或肾实质
T4	肿瘤侵袭邻近器官或通过肾侵袭肾周脂肪

区域淋巴结（N）

NX	区域淋巴结不能评估
N0	无区域淋巴结转移
N1	单个淋巴结转移最大直径≤ 2 cm
N2	2 cm ＜单个淋巴结转移最大径≤ 5 cm 或多个淋巴结最大径≤ 5 cm
N3	淋巴结转移最大径≥ 5 cm

远处转移（M）

MX	远处转移无法评估
M0	没有远处转移
M1	有远处转移

分期

0	Tis	N0	M0
	Ta	N0	M0
I	T1	N0	M0
II	T2	N0	M0
III	T3	N0	M0
IV	T4	N0	M0
	Tis-T4	N1，N2，N3	M0
	Tis-T4	N0- N3	M1

分化等级

GX	等级无法评估
G1	高分化
G2	中分化
G3-4	低分化

With permission from American Joint Committee on Cancer（AJCC），Chicago：AJCC cancer staging manual, ed 6，New York, 2002，Springer-Verlag

巴结转移率为 12% ～ 23%。

约 45% 的肾细胞癌患者病变局限，25% 疾病属于晚期，30% 在诊断时有转移的影像证据。约 50% 的肾细胞癌患者最终出现转移。常见的转移部位包括：肺（75%）、软组织（36%）、骨（20%）、肝（18%）、皮肤区域（8%）和中枢神经系统（8%）。

肾切除术后转移性肾细胞癌的自发性肿瘤消退已有报道，但非常罕见。

肾盂输尿管癌：上尿路癌是一个多灶性的病变，在上尿路的某一部位患肿瘤后的患者在尿路的其他部位发生肿瘤的风险更大。上尿路上皮移行细胞癌可通过直接蔓延、血液或淋巴管扩散。肿瘤细胞在膀胱中的种植已经被证实，特别是在既往受过伤的区域。

8．治疗技术

肾细胞癌：局部肾细胞癌 T1 和 T2 期的标准治疗是根治性肾切除术，包括完全切除完整的肾前筋膜及其内容物，包括肾脏、肾上腺和肾周脂肪。区域性淋巴结清扫术通常是在肾癌根治性切除时进行。术前放疗在肾切除术前的作用尚未明确，据报道，术前接受放疗的患者肿瘤缩小和可切除性增加，但无生存获益报道。

如果患者没有手术适应证，则可进行放射治疗，当然，由于上腹部周围的大多数结构对放射的耐受性都很低，无法推高剂量，放疗有一定的限制。因此，这些部位通常行姑息性治疗。化疗和免疫治疗，如干扰素和白介素，对生存增加的效果微乎其微，但新的抗血管生成靶向药物带来了希望。单发骨转移的患者有发展成多处转移的风险，但这些患者 5 年的存活率仍有 30% ～ 40%。因此，这些病变通常采用手术或大剂量姑息性放射治疗，以确保可以获得长期无症状生存时间。

肾盂输尿管癌：肾盂输尿管癌的治疗包括肾输尿管切除术同时切除膀胱及膀胱黏膜。创伤性较小的手术，如肾切除术和输尿管部分切除术，输尿管残端复发率为 30%。对于低期、低级别和单发病灶的患者，提倡更保守的手术切除。单发、分化好的肿瘤患者手术后生存率大于 90%。

由氨甲蝶呤、长春新碱、阿霉素和顺铂（MVAC 方案）组成的联合化疗对少数膀胱、输尿管或肾盂的转移性移行细胞癌患者产生 70% 以上的客观疗效，对于有高分期、高级别肿瘤伴局部转移或有区域淋巴结转移的患者，联合化疗和放射治疗可提供最佳的疾病控制机会。

9．放疗技术

肾细胞癌：放射治疗最常见于术后肿瘤残留或术后复发，治疗范围包括肾窝和严重复发的部位（如果存在），以及辅助治疗中包含的主动脉旁淋巴结引流部位。

术后放疗剂量 4 500 ～ 5 500 cGy，上腹部一般推荐剂量为 5 040 cGy，180 cGy/ 次，5 ～ 6 周完成放疗，并发症发生率可接受。在特别小心的情况下，可加 3 次 180cGy 的小剂量，使放疗总剂量达到 5 580 cGy。其余的肾脏接受剂量不应超过 1 800 cGy。

对于右侧肿瘤，可能需要在 3 600 ～ 4 000 cGy 的剂量时进行缩野放疗，以确保肝实质受到高剂量照射的体积不超过 30%。脊髓标准剂量以 4 500 cGy 为限，180 cGy/ 次。对于接受肾切除术后照射的患者，除非有关于肿瘤溢液所造成的严重伤口污染的证据，否则治疗范围不宜包括整个手术切口。

患者通常通过等中心，平行前后对穿野进行治疗。CT 用于扫描确定危险区域和正常结构。治疗方案包括：①相等权重平行前后对穿野，②偏置权重放疗（即 3 ∶ 1 或 2 ∶ 1 后路权重）和③其他楔形不同放射野技术。应使用缩野技术来减少对有剂量限制临近结构的照射剂量，用 10 mV 或更高的高能光子。一个经典的术后放射治疗野和技术如图 35-21 所示。虽然显示的是肾脏，但这只代表了手术切除后的瘤床。放射治疗也可用于不能切除的症状性肾脏肿瘤或不能耐受手术的病人的姑息治疗。根据患者的症状和年龄，可以使用较短的治疗方案。包含肾脏的类似的治疗计划也被临床应用。

肾盂输尿管癌：术后放射治疗已应用于肾盂输尿管癌患者。治疗范围通常包括整个肾窝、输尿管床和同侧膀胱三角区。范围取决于手术时获得的临床信息和切除标本的病理分析（图 35-22）。由于淋巴结受累的发生率较高，也应包括主动脉旁和下腔静脉旁区域。与肾细胞癌一样，在治疗区域，术后放疗剂量受到健康组织耐受性的限制。通常剂量为 5 040 cGy，180 cGy/ 次，缩野分 3 次增加 540 cGy 剂量。在视野良好的情况下，一般采用前后平行对穿放疗技术，或采用斜野推量技术。

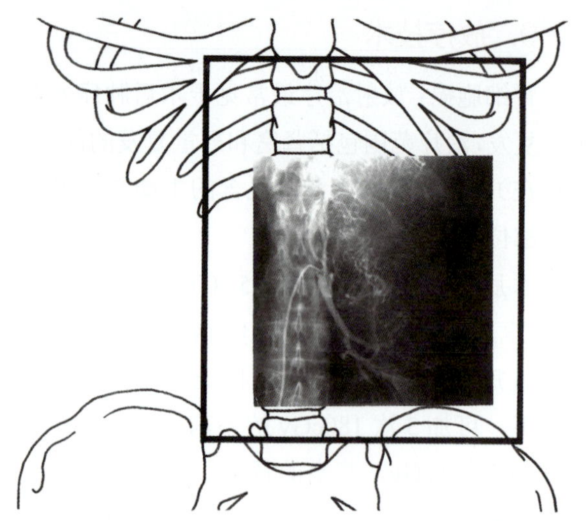

图 35-21　照射剂量分布对应于图 35-22 中的治疗范围。注意，使用前后 / 后前（AP/PA）加带楔形斜门的组合来覆盖整个病灶，其等剂量曲线为 5 400 cGy。脊髓剂量小于 4150 cGy

（引自 Lai PP：Kidney, renal pelvis, and ureter. In Perez CA, Brady LW, editors：Principles and practice of radiation oncology, ed 2，Philadelphia, 1992, JB Lippincott）

10. 治疗结果

肾细胞癌术后放射治疗的研究结果各不相同，因此很难得出关于疗效的结论（表 35-8）。生存获益仍然值得怀疑。值得注意的是，局部失败很少有报告和比较。在没有 CT 的情况下使用较老的治疗技术，常常会出现严重甚至致命的并发症。因此，术后放射治疗并不广泛应用于肾癌、肾盂或输尿管恶性肿瘤。必须进行手术结果和标本的评估，有足够的证据证明术后肿瘤残存，为术后放射治疗提供依据。同样，术前放射治疗在过去的研究中显示出的获益有疑问，故一般不再应用。

副作用：肾癌、肾盂癌、输尿管癌放射治疗的副作用及并发症与腹部、盆腔照射的不良反应及并发症相似。急性副作用包括恶心、呕吐、腹泻和腹部痉挛，这些副作用通常经保守治疗有效，并发症发生率与总剂量和分次剂量有关。注意治疗技术和剂量 - 体积分布，可以减少许多并发症。

11. 放疗治疗师的作用

治疗计划的实施：提供准确的照射剂量、每日

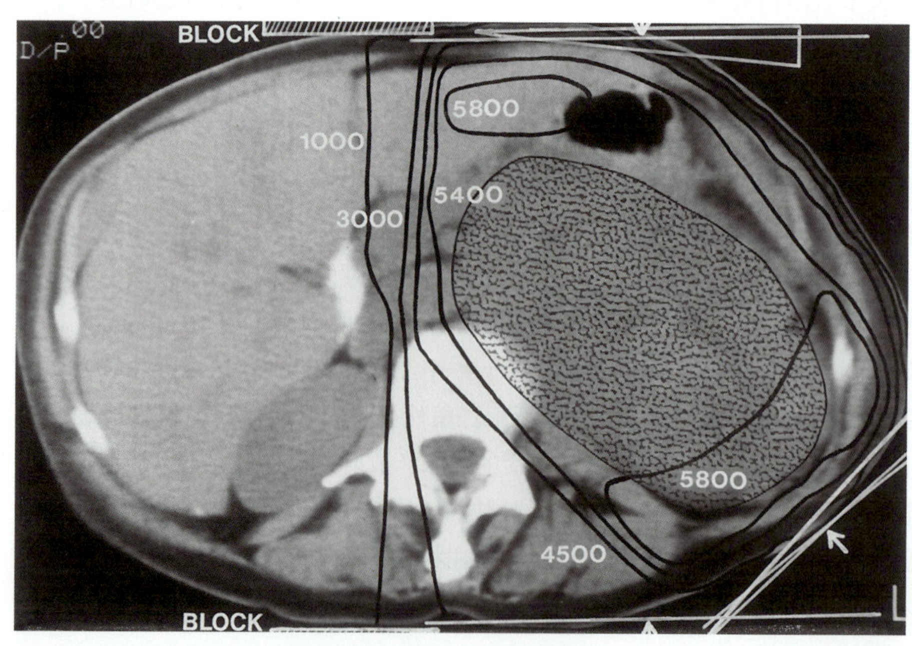

图 35-22　肾盂和输尿管癌的术后放射区域。通常包括整个肾窝、尿道床和同侧三角，确切的范围由病理结果决定

（引自 Lai PP：Kidney, renal pelvis, and ureter. In Perez CA, Brady LW, editors：Principles and practice of radiation oncology, ed 2，Philadelphia, 1992，JB Lippincott）

表 35-8 肾细胞癌：肾切除 + 术后放疗和肾切除术后 5 年生存率

作 者	部 位	患者数量	辐射剂量 / FRACTION SIZ (cGY)	治 疗	5 年生存率		复发率 (%)
Peeling et al.（1969）*		96		N	52%	（50/96）	
		68		N + RT	25%	（17/68）	
Rafla（1970）†	所有	96		N	37%	（35/94）	
		94		N + RT	57%	（46/81）	
	肾静脉	36		N	30%	（11/36）	
	± 其他	40		N + RT	40%	（14/35）	
	肾盂	50		N	32%	（16/49）	
	± 其他	60		N + RT	60%	（30/50）	
	肾包膜	52		N	28%	（15.52）	
Rafla and Parikh（1984）‡	± 其他	69		N + RT	57%	（34/59）	
		135		N	18%	（24/135）	
		105	4500	N + RT	38%	（40/105）	
Finney（1973）§		48		N	47%	（17/35）	7
		52	5500/204	N + RT	36%	（14/39）	7
Kjaer et al.（1987）¶		33		N	63%§		1
		32	5000/250	N + RT	38%¶		0

改自 LAI PP：肾脏、肾盂和输尿管，Perez CA,Brady LW，编辑：放射肿瘤学的原则和实践，费城，1992 JB Lippincott。N，肾切除术；RT，术后放射治疗

* 这项回顾性研究没有完整的分期信息，也没有对辐射剂量或技术的描述。

终点是 5 年生存率，未提及局部复发。

† 这是唯一一篇描述以生存和局部复发为终点的放疗获益的报道。

遗憾的是，没有关于放疗剂量或技术的描述。

这项研究是在计算机断层扫描之前的时期进行的，因此，局部复发会被低估。

亚组分析（肾静脉受累、肾盂受累、肾被膜受累 + 其他）表明放射治疗对生存有影响。

‡ 作者还展示了一些数据，这些数据证明了对肾包膜、肾静脉和区域淋巴管受累的患者进行放射治疗的获益。

§ 这是一项随机研究，但没有分期信息。

局部复发和远处转移的发生率相似。

然而，在接受放射治疗的患者中，有 4 例发生了致命的肝脏并发症。

在这项随机研究中，32 例被分配到放疗组的患者中，27 例完成了治疗，27 例患者中有 12 例（44%）报道了明显的并发症，其中 5 例致命的并发症与照射有关

观察患者对治疗的耐受性以及患者的心理需求是放射治疗师发挥作用的重要方面。日常治疗的重复性是最重要的，因为患者的预后取决对靶区进行精确的剂量照射及保护重要正常组织。然而，如果患者在治疗过程中，由于缺乏适当的心理疏导和对潜在副作用的理解，而感到不悦，那么可能就会掩盖阳性的结果。

治疗信息和心理支持：准确的照射剂量对于疾病的控制是非常重要的，患者同样关注辐射治疗的潜在副作用，以及这些副作用如何影响他们的日常

生活和与朋友之间的互动。治疗对腹部和骨盆的潜在副作用与放疗治疗其他部位相似，包括皮肤反应、疲劳、体重减轻、恶心和呕吐、腹泻和被照射区域的脱发。

放疗引起的皮肤变化取决于射线能量和剂量。因为腹部和骨盆的大多数肿瘤（＞85%）是用大于6 mV的单野或多野（如IMRT）治疗的，所以皮肤反应通常没有干性脱屑或轻微晒黑严重。由于较高的表面剂量和较厚的身体部位，以较低的能量给予的单一或平行的治疗射野可能会产生更严重的皮肤反应。应嘱托患者避免在照射区域使用面霜或肥皂。局部外用制剂通常只是让患者自我感觉舒适一些，但是不起作用。

许多患者在放射治疗过程中更容易疲劳，因为身体的大部分能量都被用来对抗疾病过程或修复放疗对健康组织的影响。治疗师应劝告患者在治疗过程中如果他们更容易疲劳，不要惊慌；应告诉患者保持良好的营养和充足的休息，以最大限度地保持体重和减轻疲劳。如果患者遇到恶心、呕吐或腹泻的问题，医师可以开一些药物来减轻这些症状。疲劳也可能是由治疗导致的贫血引起的。应该查一下血常规。

由于毛囊对放疗的敏感性，在放疗时可能发生脱发。这种脱发可能是永久性的，主要取决于放疗的照射剂量。

治疗师应鼓励患者及其家人与医师讨论任何与治疗有关的问题。而交通、工作或财务方面的问题，应交给社会服务人员来处理，以此尽量减轻患者的情绪压力。愉快、友好和乐于助人的态度也能提供良好的情感支持。

12. 治疗计划及方式

身体每个部位都可以实施治疗计划，然而，因为某些问题的存在，有的部位需要重复治疗，特别是腹部和盆腔部位，例如，直肠和膀胱充盈对前列腺解剖位置有较大的影响，应制订计划并遵循治疗计划，以提高模拟部位和治疗装置之间的一致性。

13. 模拟

（1）固定：制作固定装置是治疗计划过程的重要组成部分，应在最初的模拟过程中完成。在拍摄任何模拟图像或获得治疗计划的CT数据之前，必须确定患者的治疗位置，并构建适当的固定和复位装置。这有助于确保模拟装置和处理部位之间信息传输的一致性。

通过适当的固定和重新定位装置，患者可以保持治疗位置，从而提高装置的可重复性。在腹部和盆腔部位的治疗中，最常用的固定方法是患者仰卧位的聚氨酯泡沫模具真空装置。患者俯卧位的热塑模具也在一些机构中使用。这些固定装置可以从胸部延伸到大腿（用于腹部区域），或者从臀部延伸到脚（用于盆腔区域）。这种长度在不同的机构之间往往有所不同。最重要的是，经验丰富的治疗师和舒适的装置，使患者的可重复性得到了保证。

（2）模拟和治疗变化：通过设置基于数字床高度或横向激光的等中心指示器，而不是使用投射在患者皮肤表面的等中心距离，可以减少前后方向上的每日等中心变化。应每天检查等中心深度，以确保一致性，并验证计算深度不会因体重减轻或增加而改变。对于前腹部或盆腔前区，皮肤等点深度每天波动1～2 cm很常见。

如果计算深度始终在一个方向上偏离，则应通知物理师和医师，以便对由此产生的剂量变化进行评估，进行新的监测计算。当患者仔细对准矢状面激光时，皮肤的等中心深度在侧向区域或后面区域上的差异通常小于1 cm，垂直高度是用数字读数或横向激光设定的。

模拟器和治疗床之间的激光和光学指示器的对准差异也可能导致系统误差。激光准直或光学距离指示器上2 mm的误差可能导致模拟器与治疗部位的计划有4 mm的偏差。由于零件磨损或损坏而造成的机器与机器之间的挡板排列不同，也会出现类似的差异。

对前列腺治疗中，有关骨标记物的每日靶区

设置的变化的研究显示，与泡沫模具或其他固定设备相比，在没有固定设备的情况下靶区的平均变化最大。

14. 治疗验证

治疗前应在第一天拍摄治疗野的靶区图像，并与模拟图像进行比较，以确定正确的治疗区域位置。第一天的图像作为随后在治疗过程中拍摄的图像的指导。平行对向野的靶区应在同一天使用基准网格，以区分块装置误差和患者定位或患者移动误差。基准网格提供了一种用于确定靶区图像上的放大系数的方法，以便可以轻松地进行必要的调整。在定位基准网格的情况下，解释导致每个图像上相应解剖结构显著改变的解剖变化也更容易。

大多数治疗技术使用多个斜野治疗射线束，难以解释等中心的解剖覆盖和定位精度。由于这些原因，从一组正交胶片上评价适形野排列是最好的，这些胶片允许分别观察等中心位置的垂直和水平移动。一组用精确治疗角度拍摄的靶区图像对于记录和比较解剖覆盖的模拟图像仍然是有用的。

通过使用二极管探测器或热释光剂量计，可以在所有光子靶区上进行剂量验证测量，剂量测量的目的是发现由于不正确或缺失的楔形板、补偿过滤器或不正确的监测单位计算而产生的错误。

此外，我们亦强烈建议采用记录及核实系统，以确保每日的治疗计划是一致和正确的。

15. 特定部位显示

对于采用适形技术治疗的患者，通常使用某种类型的固定或复位装置，激光也有助于定位精度，模拟部分列出了典型的模拟程序，这些程序可以在处理器上显现。

前列腺：患者应在膀胱充盈时接受治疗，以尽量减少治疗时膀胱在放射野的范围。直肠通常需排空，以确保在模拟过程中，充盈的膀胱不会使前列腺向前移动。在治疗过程中，排空的直肠使前列腺向后移动，直肠处于治疗区域之外。直肠和膀胱充盈使前列腺的位置每天可能略有不同，因此必须确保准确的前列腺定位。经腹部超声（BAT）植入的基准标记或 CT 扫描可用于将日常图像与 CT 图像配准。可以根据前列腺腺体的内部运动情况来更改计划。

膀胱癌：当对整个膀胱进行治疗以保持足够的边缘时，患者应排空膀胱。在推量放疗中，充盈的膀胱可以减少高剂量治疗的膀胱体积。

肾脏：与腹部治疗有关的也可以应用于肾脏的治疗，因为腹部器官耐受性相对来说较低。

阴茎：治疗方法取决于只放疗阴茎还是阴茎和区域淋巴结都需要放疗，外照射治疗需要特别设计的附件，包括楔形板，以实现包含的整个器官均匀的剂量分布。

六、总结

- 男性生殖和泌尿生殖系统肿瘤包含男性最常见的癌症（如前列腺癌）以及相对罕见的肿瘤（如阴茎癌和尿道癌）等。
- 睾丸癌虽然相对较少，但是 20 ～ 34 岁男性最常见的恶性肿瘤。
- 与所有其他类型的癌症一样，控制这种疾病最重要的是早发现。
- 掌握淋巴引流和周围解剖对于更好地掌握放疗的适应证和照射剂量限制至关重要。
- 前列腺癌患者可以选择多种治疗方法，关于这一问题目前仍然存在争议。不同的治疗模式会在不同程度上影响患者生活质量和性功能。
- 不断发展的技术，如 CT 模拟和调强放疗，照射剂量的增加，提高了疾病控制率，减少了放射治疗有关的副作用。
- 腹部和骨盆放疗的潜在副作用与其他部位接受放疗治疗的副作用相似，包括皮肤反应、疲劳、体重减轻、恶心和呕吐、腹泻和被照射区域的毛发脱落。
- 泌尿生殖系统肿瘤治疗在剂量递增治疗方案和适形治疗方案的发展中已取得硕果累累的成效。利用现代的技术对这些癌症的治疗，使得调强放疗、图像引导放射治疗以及在某种程度上的粒子植入治疗得到了改进。

? 复习题

1. 前列腺恶性肿瘤最常见的病理类型是
a. 鳞癌
b. 腺癌
c. 移行细胞癌
d. Burkitt 细胞癌
2. 最常见的肾脏肿瘤是
a. 移行细胞淋巴癌
b. 绒毛膜癌
c. 腺癌
d. 精原细胞癌
3. 男性发病率最高的肿瘤是
a. 前列腺癌
b. 阴茎癌
c. 肾盂和输尿管癌
d. 肺癌
4. 下列哪一种是用于治疗前列腺癌的常见的固定复位装置
Ⅰ. 聚氨酯泡沫模
Ⅱ. 真空装置
Ⅲ. 腹板
Ⅳ. 橡皮筋或其他装置来定位脚部
a. Ⅰ和Ⅲ
b. Ⅰ和Ⅳ
c. Ⅱ和Ⅲ
d. Ⅰ、Ⅱ和Ⅳ
5. ——在全膀胱放射治疗中，对于膀胱癌患者，膀胱应该是
a. 空的
b. 部分充盈
c. 充盈
d. 局部使用造影剂
6. 在前列腺癌治疗有关的副作用中，以下哪个可以造成成年男性无法勃起
a. 良性前列腺肥大
b. 经尿道前列腺电切术
c. 阳痿
d. 以上全不是
7. 前列腺位于直肠的
a. 后面
b. 前面
c. 上面
d. B 和 C
8. 男性泌尿生殖系统的肿瘤，需要最低剂量就能控制的是
a. 前列腺癌
b. 肾癌
c. 精原细胞瘤
d. 膀胱癌
9. 男性生殖和泌尿生殖系统中最有可能用近距离治疗控制的肿瘤是：
a. 前列腺癌
b. 肾癌
c. 睾丸癌
d. 膀胱癌
10. 睾丸肿瘤最常见的病理类型是
a. 精原细胞瘤
b. 绒毛膜癌
c. 畸胎瘤
d. 胚胎癌

? 思考题

1. 讨论直肠指检和 PSA 在前列腺癌筛查中的作用。
2. 比较和对比下列与前列腺癌相关的预后指标：肿瘤分期、分级、PSA 水平和种族差异。
3. 阐述以下前列腺癌的具体治疗方案：手术、体外放射治疗、近距离治疗、激素治疗和化疗。
4. 讨论膀胱癌的常见处理及手术与放疗的关系。
5. 睾丸精原细胞瘤与非精原细胞瘤治疗方法的比较。
6. 讨论放射治疗师在泌尿生殖系统肿瘤治疗

中的作用。

（译者：欧阳伟炜　阴　骏　田　雪　付士美
审校：王　浩）

参考文献

1. American Cancer Society：*Cancer facts and figures*：2013，Atlanta, 2013，American Cancer Society.
2. Brassell S.A., Rice K.R., Parker P.M., et al.: Prostate cancer in men 70 years or older, indolent or aggressive：clinicopathological analysis and outcomes, *J Urol* 185(1)：132– 137，2011.
3. Rice K.R., Colombo M.L., Wingate J., et al.: Low risk prostate cancer in men less than 70 years old：to treat or not to treat, Urologic Oncology：Seminars and Original *Investigations* 30：755–760，2013.
4. Shekarriz B., Upadhyay J., Bianco F.J., et al.: Impact of preoperative serum PSA level from 0 to 10 ng/ml on pathological findings and disease-free survival after radical prostatectomy, *Prostate* 48(3)：136–143，2001.
5. Shipley W.U., Thames H.D., Sandler H.M., et al.: Radiation therapy for clinically localized prostate cancer—a multi-institutional pooled analysis, *JAMA*281：1598–1604，1999.
6. Bagshaw M.A., Ray G.R., Cox R.S.: Radiotherapy of prostatic carcinoma：long-or short- term efficacy (Stanford University experience), *Urology* 25：17–23，1985.
7. Leibel S.A., Fuks Z., Zelefsky M.J., et al.: The effects of local and regional treatment on the metastatic outcome in prostatic carcinoma with pelvic lymph node involvement, *Int J Radiat Oncol Biol Phys* 28：7–16，1993.
8. Benson M.C.: Fine-needle aspiration of the prostate, *NCI Monogr* 7：19–24，1988.
9. Rifkin M.D., Zerhouni E.A., Gatsonis C.A., et al.: Comparison of magnetic resonance imaging and ultrasonography in staging early prostate cancer：results of a multi- institutional cooperative trial, *N Engl J Med* 323：621–626，1990.
10. Chodak G.W., Wald V., Parmer E., et al.: Comparison of digital examination and transrectal ultrasonography for the diagnosis of prostate cancer, *J Urol* 135：951–954，1986.
11. Schnall M.D., Imai Y., Tomaszewski J., et al.: Prostate cancer：local staging with endorectal surface coil MR imaging, *Radiology* 178：797–802，1991.
12. PartinA.W.，KattanM.W.，SubongE.N.，et al.：Combination of prostate specific antigen, clinical stage and Gleason score to predict pathological stage in men with localized prostate cancer, *JAMA* 277：1445–1451，1997.
13. Dugan T.C., et al.: Biopsy after external beam radiation therapy for adenocarcinoma of the prostate：correlation with original histological grade and current prostate specific antigen levels, *J Urol* 148：1565–1566，1992.
14. Gleason D.F.: Veterans Administration Cooperative Urological Research Group：Histologic grading and clinical staging of prostatic carcinoma. In Tannenbaum M., editor：*Urologic pathology: the prostate*, Philadelphia, 1977，Lea and Febiger.
15. Perez C.A., Garcia D., Simpson J.R., et al.: Factors influencing outcome of definitive radio-therapy for localized carcinoma of the prostate, *Radiother Oncol* 16：1–21，1989.
16. Greene F.L., et al.: *AJCC Cancer Staging Handbook*, ed 6，New York, 2002，Springer- Verlag.
17. Adolfsson J., Steineck G., Whitmore W.F. Jr：Recent results of management of palpable clinical localized prostate cancer, *Cancer* 72：310–322，1993.
18. Albertsen P.C., Hanley J.A., Fine J.: 20-year outcomes following conservative management of clinically localized prostate cancer,*JAMA*293：2095–2101，2005.
19. Chodak G.W., Thisted R.A., Gerber G.S., et al.: Results of conservative management of clinically localized cancer, *N Engl J Med* 330：242–248，1994.
20. Scherr D., Swindle P.W., Scardina P.T.: National comprehensive cancer network guidelines for the managment of prostate cancer, *Urology* 61(supplement2A)：14–24，2003.
21. Catalona W.J., Bigg S.W.: Nerve-sparing radical prostatectomy：evaluation of results after 250 patients, *J Urol* 143：538–544，1990.
22. Kupelian P., Katcher J., Levin H., et al.: External beam radiotherapy versus radical prostatectomy for clinical stage T1-2 prostate cancer：therapeutic implications of stratification by pretreatment PSA levels and biopsy Gleason scores, *Cancer J Sciam* 3：78–87，1997.
23. Zelefsky M.J., et al.: High dose radiation delivered by intensity modulated conformal radiotherapy improves the outcome of localized prostate cancer, *J Urol* 176：1415–

1419，2006.

24. Lee R.W., Hanks G.E., Schultheiss T.E.: Role of radiation therapy in the management of stage T3 and T4 prostate cancer：rationale,technique, and results.InVolgelzangN.J.，et al, editors：*Comprehensive textbook of genitourinary oncology*, ed 2，Philadelphia, 2000，Lippincott Williams & Wilkins.

25. Zagars G.K., Pollack A., Smith L.G.: Conventional external-beam radiation therapy alone or with androgen ablation for clinical stage III (T3，NX/N0，M0) adenocarcinoma of the prostate, *Int J Radiat Oncol Biol Phys* 44：809–819，1999.

26. Bolla M., Collette L., Blank L., et al, editors：Long-term results with immediate androgen suppression and external irradiation in patients with locally advanced prostate cancer(an EORTC study): a phase III randomized trail, *Lancet* 360：103–106，2002.

27. Blasko J.C., Wallner K., Grimm P.D., et al.: Prostate specific antigen based disease control following ultrasound guided 125 iodine implantation for stage T1/T2 prostatic carcinoma, *J Urol* 154：1096–1099，1995.

28. Blasko J.C., Grimm P.D., Sylvester J.E., et al.: Palladium-103 brachytherapy for prostate carcinoma, *Int J Radiat Oncol Biol Phys* 46：839–850，2000.

29. Huggins C., Stevens R.E., Hodges C.V.: Studies on prostatic cancer II：the effects of castration on advanced carcinoma of the prostate gland, *Arch Surg* 43：209–223，1941.

30. Hanks G.E., et al.: RTOG Protocol 92-02：A phase III trial of the use of long term total androgen suppression following neoadjuvant hormonal cytoreduction and radiotherapy in locally advanced carcinoma of the prostate, *Int J Radiat Oncol Biol* Phys Suppl48(3)：112，2000.

31. Pilepich M.V., Krall J.M., al-Sarraf M., et al.: Androgen deprivation with radiation therapy compared with radiation therapy alone for locally advanced prostatic carcinoma：a randomized comparative trial of the Radiation Therapy Oncology Group, *Urology*45：616–623，1995.

32. Yagoda A., Petrylak D.: Cytotoxic chemotherapy for advanced hormone-resistant prostate cancer, *Cancer* 71：1098，1993.

33. Eisenberger M.A., De Witt R., Berry W., et al.: A multicenter phase III comparison of docetaxel (D) + prednisone (P) and mioxantone (MTZ) + P in patients with hormone- refractory prostate cancer (HRPC), *J Clin Oncol* 22(Suppl)：4，2004.

34. Lawton C.A., DeSilvio M., Roach M. III, et al.: An update of the phase III trail comparing whole pelvic to prostate only radiotherapy and neoadjuvant to adjuvant total androgen suppression：updated analysis of RTOG 94-13，with emphasis on unexpected hormone/radiation interactions, *Int J Radiat Oncol Biol Phys* 69：646–655，2007.

35. Roach M. III, et al.: Phase III trial comparing whole-pelvic versus prostate-only radiotherapy and neoadjuvant versus adjuvant combined androgen suppression：Radiation Therapy Oncology Group 9413，*J Clin Oncol* 21(10)：1904–1011，2003.

36. Maricic A., Valencic M., Sotosek S., et al.: Transrectal sonography in prostate cancer detection- our 25 years experience of implementation, *School of Biologic Anthroplolgy*34(2)：239–242，2010.

37. Fontenot J.D., Lee A.K., Newhauser W.D.: Risk of secondary malignant neoplasms from proton therapy and intensity-modulated x-ray therapy for early-stage prostate cancer,*Int J Radiation Oncology Biol Phys* 74(2)：616–622，2009.

38. University of Texas MD Anderson Cancer Center：*Proton Therapy Centre*. Availableat http：//www.mdanderson.org/care_centers/radiationonco/ptc/.Accessed November 11，2013.

39. Sheets N.C., Goldin G.H., Meyer A.M., et al.: Intensity-modulated radiation therapy, proton therapy, or conformal radiation therapy and morbidity and disease control in localized prostate cancer, *JAMA* 307(15)：1611–1620，2012.

40. Stock R.G., Stone N.N., Tabert A., et al.: A dose-response study for I-125 prostate implants, *Int J Radiat Oncol Biol Phys* 41：101–108，1998.

41. Eastham J.A., Scardino P.T.: Radical prostatectomy for clinical stage and T2 prostate cancer.In Volgelzang N.J.，et al.：*Comprehensive textbook of genitourinary oncology,* ed 2，Philadelphia, 2000，Lippincott Williams &Wilkins.

42. Partin A.W., Walsh P.C.: Management of stage B (T1c–T2) prostate cancer. Surgical management of localized prostate cancer, In Radhavan D., et al.: *Principles and practice of genitourinary oncology*, Philadelphia, 1997，Lippincott-Raven.

43. Kupelian P., Katcher J., Levin H., et al.: External beam radiotherapy versus radical prostatectomy for clinical stage T1-2 prostate cancer：therapeutic implications of stratification by pretreatment PSA levels and biopsy Gleason scores, *Cancer J Sci Am*3：78–87，1997.
44. Zelefsky M.J., et al.: High dose radiation delivered by intensity modulated conformal radiotherapy improves the outcome of localized prostate cancer, *J Urol* 176：1415–1419，2006.
45. Blasko J.C., et al.: Prostate specific antigen based disease control following ultrasound guided 125 iodine implantation for stage T1/T2 prostatic carcinoma, *J Urol* 154：1096– 1099，1995.
46. Blasko J.C., Grimm P.D., Sylvester J.E., et al.: Palladium-103 brachytherapy for prostate carcinoma, *Int J Radiat Oncol Biol Phys* 46：839–850，2000.
47. Bolla M., Collette L., Blank L., et al.: Long-term results with immediate androgen suppression and external irradiation in patients with locally advanced prostate cancer(an EORTC study): a phase III randomized trial, *Lancet* 360：103–106，2002.
48. Kuban D.A., Tucker S.L., Dong L., et al.: Long term results of the MD Anderson randomized dose-escalation trial for prostate cancer, *Int J Radiat Oncol Biol Phys*70：67–74，2008.
49. Pollack A., Zagars G.K., Starkschall G., et al.: Prostate cancer radiation dose response：results of the M.D. Anderson phase III randomized trial, *Int J Radiat Oncol Biol Phys*53：1097–1105，2002.
50. Zietman Al, DeSilvio M.L., Slater J.D., et al.: Comparison of conventional-dose vs high- dose conformal radiation therapy in clinically localized adenocarcinoma of the prostate：a randomized controlled trial, *JAMA* 294：1233–1239，2005.
51. Porter A.T., McEwan A.J., Powe J.E., et al.: Results of randomized phase III trial to evaluate the efficacy of strontium-89 adjuvant to local external beam irradiation in the management of endocrine metastatic prostate cancer, *Int J Radiat Oncol Biol Phys*25：805–813，1993.
52. Anderson P.M., Wiseman G.A., Dispenzieri A., et al.: High-dose samarium-153 ethylene diamine tetramethylene phosphonate：low toxicity of skel et al irradiation in patients with osteosarcoma and bone metastases, *J Clin Oncol* 20：189–196，2002.
53. Catalona W.J., Bigg S.W.: Nerve-sparing radical prostatectomy：evaluation of results after 250 patients, *J Urol* 143：538–544，1990.
54. Eastham J.A., Scardino P.T.: Radical prostatectomy for clinical stage and T2 prostate cancer. In Volgelzang N.J., et al, editors：*Comprehensive textbook of genitourinary oncology*, ed 2，Philadelphia, 2000，Lippincott Williams & Wilkins.
55. Litwin M.S., Hays R.D., Fink A., et al.: Quality of life outcomes in men treated for localized prostate cancer, *JAMA* 273：129–135，1995.
56. Zelefsky M.J., Fuks Z., Hunt M., et al.: High dose radiation delivered by intensity modulated conformal radiotherapy improves the outcome of localized prostate cancer, *J Urol* 166：876–881，2001.
57. Storey M.R., Pollack A., Zagars G., et al.: Complications from dose escalation in prostate cancer：preliminary results of a randomized trial, *Int J Radiat Oncol Biol Phys*48：635– 642，2000.
58. Arterbery V.E., Frazier A., Dalmia P., et al.: Quality of life after permanent prostate implant, *Semin Surg Oncol* 13：461–464，1997.
59. American Cancer Society：Penile cancer. Available at http：//www.cancer.org/cancer/penilecancer/detailedguide/penile-cancer-key-statistics.Accessed November 11，2013.
60. Crawford E.D., Dawkins C.A.: Cancer of the penis. In Skinner D.G., Lieskovsky G., editors：Diagnosis and management of *genitourinary cancer*, Philadelphia, 1988，WB Saunders.
61. DeKernionJ.B.，TynbergP.，PerskyL.，et al.：Carcinoma of the penis,*Cancer*32：1256– 1262，1973.
62. Stadler W.M., et al.: *Comprehensive textbook of genitourinary oncology,Lippincott*, ed 2，Philadelphia, 2000，Williams and Wilkins.
63. Fraley E.E., Zhang G., Sazama R., et al.: Cancer of the penis：prognosis and treatment plans, *Cancer* 55：1618–1624，1985.
64. Powell B.L., Craig J.B., Muss H.B.: Secondary malignancies of the penis and epididymis：a case report and review of the literature, *J Clin Oncol* 3：110–116，1985.
65. Perez C.A., Pilepich M.V.: Penis and male urethra. In Perez C.A., Brady L.W., editors：*Principles and practice*

of radiation oncology, ed 2，Philadelphia, 1992，JB Lippincott.

66. Greene F.L., et al.: *AJCC cancer staging handbook*, ed 6，New York, 2002，Springer- Verlag.

67. Elwell C.M., Jones W.G.: *Comprehensive textbook of genioturinary oncology*, ed 2，Philadelphia, 2000，Lippincott Williams & Wilkins.

68. Salaverria J.E., Hope-Stone H.F., Paris A.M., et al.: Conservative treatment of carcinoma of the penis, *Br J Urol* 51：32–37，1979.

69. Eisenberger M.A., De Witt R., Berry W., et al.: A multicenter phase III comparison of docetaxel (D) + prednisone (P) and mioxantone (MTZ) + P in patients with hormone- refractory prostate cancer (HRPC), *J Clin Oncol* 22(Suppl)：4，2004.

70. Radhavaiah N.V.: Radiotherapy in the treatment of carcinoma of the male urethra, *Cancer* 41：1313–1316，1978.

71. Narayana A.S., Olney L.E., Loening S.A., et al.: Carcinoma of the penis：analysis of 219 cases, *Cancer* 49：2185–2191，1982.

72. Duncan W., Jackson S.M.: The treatment of early cancer of the penis with megavoltage X-rays, *Clin Radiol* 23：246–248，1972.

73. Terry P.J., Cookson M.S., Sarosdy M.F.: Carcinoma of the urethra and scrotum. In Om Ragajavon D., et al, editors：*Principles and practice of genitourinary oncology*, Philadelphia, 1997，Lippincott-Raven.

74. MandlerJ.I.，PoolT.：Primary carcinoma of the male urethra,*J Urol* 96：67–72，1966.

75. American Cancer Society：Bladder cancer. Available at http：//www.cancer.org/cancer/bladdercancer/detailedguide/bladder-cancer-key-statistics.Accessed November 11，2013.

76. Greene F.L., et al.: *AJCC cancer staging handbook*, ed 6，New York, 2002，Springer- Verlag.

77. Skinner D.G., Tift J.P., Kaufman J.J.: High dose, short course preoperative radiation therapy and immediate single stage radical cystectomy with pelvic node dissection in the management of bladder cancer, *JUrol* 127：671–674，1982.

78. Faysal M.H., Freiha F.S.: Evaluation of partial cystectomy for carcinoma of bladder, *Urology* 14：352–356，1979.

79. Montie J.E., Straffon R.A., Stewart R.H.: Radical cystectomy in men treated for localized prostate cancer, *JAMA* 273：129–135，1995.

80. Skinner D.G., Liekovsky G.: Management of invasive and high grade bladder cancer. In Skinner D.G., Liekovsky G., editors：*Diagnosis and management of genitourinary cancer*, Philadelphia, 1988，WBSaunders.

81. Huncharek M., Muscat J., Gesehwind J.F.: Planned preoperative radiation therapy in muscle invasive bladder cancer：results of a meta-analysis, *Anticancer Res* 18：1931– 1934，1998.

82. Smith J.A., Crawford E.D., Paradelo J.C., et al.: Treatment of advanced bladder cancer with combined preoperative irradiation and radical cystectomy versus radical cystectomy alone：a phase III intergroup study, *J Urol* 157：805–808，1997.

83. Sternberg C.N., Donat S.M., Bellmunt J., et al.: Chemotherapy for bladder cancer：treatment guidelines for neoadjuvant chemotherapy, bladder preservation, adjuvant chemotherapy, and metastatic cancer, *Urology* 69：62–79，2007.

84. Parsons J.T., Million R.R.: Planned preoperative irradiation in the management of clinical stage B2-C (T3) bladder carcinoma, *Int J Radiat Oncol Biol Phys*14：797–810，1988.

85. Gospodarowicz M.K., Hawkins N.V., Rawlings G.A., et al.: Radical radiotherapy for muscle invasive transitional cell carcinoma of the bladder：failure analysis, *J Urol*142：1448–1454，1989.

86. Jenkins B.J., Caulfield M.J., Fowler C.G., et al.: Reappraisal of the role of radical radiotherapy and salvage cystectomy in the treatment of invasive bladder cancer, *Br J Urol* 62：343–346，1988.

87. Quilty P.M., Duncan W., Chisholm G.D., et al.: Results of surgery following radical radiotherapy for invasive bladder cancer,*BrJ Urol*58：396–405，1986.

88. Dunst J., Sauer R., Schrott K.M., et al.: Organ-sparing treatment of advanced bladder cancer：a 10-year experience, *Int J Radiat Oncol Biol Phys* 30：261–266，1994.

89. Kachnic L.A., Kaufman D.S., Heney N.M., et al.: Bladder preservation by combined modality therapy for invasive bladder cancer, *J Clin Oncol* 15：1022–1029，1997.

90. Shipley W.U., et al.: Selective bladder preservation by trimodality therapy for patients with muscularis

propria-invasive bladder cancer and who are cystectomy candidates：the Massachusetts General Hospital and Radiation Therapy Oncology Group Experiences, *Semin Radiat Oncol* 15：36–41，2004.

91. ShipleyW.U.，et al.：Phase Ⅲ trial of neoadjuvant chemotherapy in patients with invasive bladder cancer treated with selective bladder preservation by combined radiation therapy and chemotherapy：Initial results of RTOG 89-03，*J Clin Oncol* 16：3576–3583，1998.
92. Duncan W., Quilty P.M.: The results of a series of 963 patients with transitional cell carcinoma of the urinary bladder primarily treated by radical megavoltage x-ray therapy,*Radiother Oncol* 7：299–310，1986.
93. Mameghan H., Fisher R., Mameghan J., et al.: Analysis of failure following definitive radiotherapy for invasive transitional cell carcinoma of the bladder, Int J Radiat Oncol *Biol Phys* 31：247–254，1995.
94. American Cancer Society：*Testicular cancer*. Available at http：//www.cancer.org/cancer/testicularcancer/detailedguide/testicular-cancer-key-statistics.Accessed November 11，2013.
95. Einhorn L.H., Richie J.P., Shipley W.U.: Cancer of the testis. In DeVita V.J. Jr, Hellman S., Rosenberg S.A., editors：Cancer：*principles and practice of oncology*, ed 4，Philadelphia, 1993，JB Lippincott.
96. Duchesne G.M., Horwich A., Dearnaley D.P., et al.: Orchidectomy alone for stage I seminoma of the testis, *Cancer* 65：1115–1118，1990.
97. Logue J.P., et al.: Para-aortic radiation for stage I seminoma of the testis, *Int J Radiat Oncol Biol Phys* 48(Suppl)：208，2000 (abstract no.192).
98. Thomas G., et al.: Consensus statement on the investigation and management of testicular seminoma 1989，*EORTC Genitourinary Group Monogr* 7：285–294，1990.
99. Warde P., Gospodarowicz M.K., Panzarella T., et al.: Stage I testicular seminoma：results of adjuvant irradiation and surveillance, *J Clin Oncol* 13：2255–2262，1995.
100. Fossa S.D., et al.: Optimal planning target volume for stage I testicular seminoma：a Medical Research Council randomized trial：Medical Research Council Testicular Tumor Working Group, *J Clin Oncol* 17(4)：1146，1999.
101. Jones W.G., Fossa S.D., Mead G.M., et al.: Randomized trial of 30 versus 20 Gy in the adjuvant treatment of stage I Testicular Seminoma：a report on medical research council trial TE188，European Organization for research and treatment of cancer trial 30942，*J Clin Oncol* 23(6)：1200–1208，2005.
102. Timothy R., Oliver D., Graham M., et al.: Randomize trial of carboplatin versus radiotherapy for stage I seminoma：mature results on relapse and contralateral testis cancer rates in MRC TE19/EORTC 30982 study, *J Clin Oncol* 29(8)：957–962，2011.
103. Fossa S.D., Aass N., Kaalhus O.: Radiotherapy for testicular seminoma stage I：treatment results and long-term post-irradiation morbidity in 365 patients, *Int J Radiat Oncol Biol Phys* 16：383–388，1989.
104. Kupelian P., Katcher J., Levin H., et al.: External beam radiotherapy versus radical prostatectomy for clinical stage T1-2 prostate cancer：therapeutic implications of stratification by pretreatment PSA levels and biopsy Gleason scores, *Cancer J Sci Am*3：78–87，1997.
105. Sagerman R.H., Kotlove D.J., Regine W.F., et al.: Stage II seminoma：results of postorchiectomy irradiation, *Radiology* 172：565–568，1989.
106. Lai P.P., Bernstein M.J., Kim H., et al.: Radiation therapy for stage I and ⅡA testicular seminoma, *Int J Radiat Oncol Biol Phys* 28：373–379，1993.
107. Zagars G.K., Babaian R.J.: The role of radiation in stage Ⅱ testicular seminoma, *Int J Radiat Oncol Biol Phys* 13：163–170，1987.
108. Coia L.R., Hanks G.E.: Complications from large field intermediate dose infradiaphragmatic radiation：an analysis of the Patterns of Care Outcome Studies for Hodgkin's disease and seminoma, *Int J Radiat Oncol Biol Phys* 15：29–35，1988.
109. Fraas B.A., Kinsella T.J., Harrington F.S., et al.: Peripheral dose to the testes：the design and clinical use of a practical and effective gonadal shield, *Int J Radiat Oncol Biol Phys*11：609–615，1985.
110. Shapiro E., Kinsella T.J., Makuch R.W., et al.: Effects of fractionated irradiation on endocrine aspects to testicular function, *J Clin Oncol* 3：1232–1239，1985.
111. Travis L.B., Foss S.D., Schonfeld S.J., et al.: Second cancers among 40，576 testicular cancer patients：focus on long-term survivors, *J Natl Cancer Inst*97(18)：1354–1365，2005.
112. American Cancer Society：Kidney cancer. Available

at http：//www.cancer.org/cancer/kidneycancer/detailedguide/kidney-cancer-adult-key-statistics.Accessed November 11，2013.

113. LinehanW.M.，ShipleyW.U.，LongoD.L.：Cancerofthekidneyandureter.InDeVitaV. T., Hellman S., Rosenberg S.A., editors：*Cancer：principles and practice of oncology*, ed 3，Philadelphia, 1989，JB Lippincott.

114. Reitelman C., Sawczuk I.S., Olsson C.A., et al.: Prognostic variables in patients with transitional cell carcinoma of the renal pelvis and proximal ureter, *J Urol* 138：1144–1145，1987.

115. Pritchett T.R., Lieskovsky G., Skinner D.G.: Clinical manifestations and treatment of renal parenchymal tumors. In Skinner D.G., Lieskovsky G., editors：*Diagnosis and management of genitourinary tumors*, Philadelphia, 1988，WBSaunders.

116. Huben R.P., Mounzer A.M., Murphy G.P.: Tumor grade and stage as prognostic variables in upper tract urothelial tumors, *Cancer* 62：2016–2020，1988.

117. Maldazys J.D., deKernion J.B.: Prognostic factors in metastatic renal carcinoma, *J Urol* 136：376–379，1986.

118. Richie J.P.: Carcinoma of the renal pelvis and ureter. In Skinner D.G., Lieskovsky G., editors：*Diagnosis and management of genitourinary tumors*, Philadelphia, 1988，WB Saunders.

119. Lai P.P.: Kidney, renal pelvis, and ureter. In Perez C.A., Brady L.W., editors：*Principles and practice of radiation oncology*, ed 2，Philadelphia, 1992，JBLippincott.

120. Kjaer M.: The treatment and prognosis of patients with renal adenocarcinoma with solitary metastasis 10 year survival results, *Int J Radiat Oncol Phys* 13：619–621，1987.

121. Mufti G.R., Gove J.R., Badenoch D.F., et al.: Transitional cell carcinoma of the renal pelvis and ureter, *Br J Urol* 63：135–140，1989.

122. Sternberg C.N., Donat S.M., Bellmunt J., et al.: Chemotherapy for bladder cancer：treatment guidelines for neoadjuvant chemotherapy, bladder preservation, adjuvant chemotherapy, and metastatic cancer, *Urology* 69：62–79，2007.

123. Malik S.: Using hormone therapy for the management of prostate cancer, *Nurs Residential Care* 16(2)：75–77，2014.

124. Good D., Lo J., Lee W.R., et al.: A knowledge-based approach to improving and homogenizing intensity modulated radiation therapy planning quality among treatment centers：an example application to prostate cancer planning, *Int J Radiat Oncol Biol Phys* 87(1)：176–181，2013.

125. Reddy N.M.S., Nori D., Chang H., et al.: Prostate and seminal vesicle volume based consideration of prostate cancer patients for treatment with 3D-conformal or intensity- modulated radiation therapy, *Med Phys* 37(7)：3791–3801，2010.

126. Eade T.N., Guo L.X., Forde E., et al.: Image-guided dose-escalated intensity-modulated radiation therapy for prostate cancer：treating to doses beyond 78 gy, *BJU Int*109(11)：1655–1660，2012.

127. Dallas N.L., Malone P.R., Jones A., et al.: The results of real-time brachytherapy for the management of low- and intermediate-risk prostate cancer in patients with prostate volumes upto100mL,*BJU Int* 110(3)：383–390，2012.

128. Komiya A., Fujiuchi Y., Ito T., et al.: Early quality of life outcomes in patients with prostate cancer managed by high-dose-rate brachytherapy as monotherapy, *Int J Urol*20(2)：185–192，2013.

129. Pos F., Remeijer P.: Adaptive management of bladder cancer radiotherapy,Semin *Radiat Oncol* 20(2)：116–120，2010.

130. Pollack A., Walker G., Horwitz E.M., et al.: Randomized trial of hypofractionated external-beam radiotherapy for prostate cancer, *J Clin Oncol* 31(31)：3860–3868，2013.

第 36 章

乳腺癌

目的

- 讨论乳腺癌发展的流行病学和危险因素
- 描述乳房局部解剖结构和涉及肿瘤及治疗相关的乳腺解剖
- 讨论乳腺癌临床表现
- 讨论乳腺癌检测诊断方法
- 描述乳腺癌不同组织学类型
- 描述乳腺癌分期
- 讨论乳腺癌临床和病理预后相关因素
- 确定乳腺癌的治疗策略
- 讨论治疗方法，治疗选择、组织学类型、疾病分期
- 描述不同肿瘤大小选择不同的放疗方式
- 讨论乳腺癌–放射野和放疗计划
- 讨论放疗反应和治疗的长期风险

一、流行病学和危险因素

1. 发病率

根据美国癌症协会（ACS）统计，乳腺癌是美国女性中最常见的恶性疾病，也是癌症死亡的第二大常见原因。在美国每年有超过 230 000 新发病例，并导致超过 40 000 人死亡。大约有八分之一的女性在其一生中发生乳腺癌。发病率从 1999—2007 年每年下降约 2%，可能是因为绝经后妇女停用长期激素替代疗法的原因，该疗法被认为与乳腺癌发病风险增加有关。乳腺癌每年还有 2 140 例男性新发病例和 450 例男性死亡病例。男性乳腺癌中位发病年龄为 65 ～ 67 岁，大约比女性患者大 5 ～ 10 岁。

2. 危险因素

性别。乳腺癌在女性中的发生率是男性的 100 倍。乳腺癌是女性最常见的恶性肿瘤，占男性恶性肿瘤不到 1%。

年龄。老年妇女患乳腺癌的可能性最高。从 2006 年到 2008 年美国女性乳腺癌的发病率为，小于 39 岁发病率为 1/203，40 ～ 50 岁发病率为 1/27，50 ～ 60 岁发病率为 1/28，年龄超过 70 岁发病率为 1/15.2。

种族。虽然乳腺癌是所有女性中最常见的癌症，但无论种族如何，美国乳腺癌的发病率在白种人女性中略高于黑种人女性（分别为 122 / 100 000 和 117 / 100 000）。但黑种人女性乳腺癌患者诊断时疾病一般偏晚，且死亡率较高(见预后因素部分)。

重量。在绝经后的女性中，身体质量指数（BMI）超过 33 kg/m^2 的女性比 BMI 低于 21 kg/m^2 的女性乳腺癌发病风险高 1.3 倍。对于绝经后妇女高 BMI 与高乳腺癌风险的可能原因为肥胖妇女的雌激素水平高，该高水平的雌激素是由脂肪组织外周转化而来。

激素和生殖因素。高雌激素水平增加乳腺癌发病风险。月经初潮时间早以及更年期较晚的女性由

于长时间接触内源性雌激素，因而增加乳腺癌发病风险。未生育过的女性比经产妇具有更高的乳腺癌发病风险，因为怀孕对于女性具有保护性作用，这种作用甚至在生育10年以后仍存在。怀孕晚的女性一生中乳腺癌的发病风险高。35岁时第一次足月生育的女性乳腺癌发病风险与未经产妇女的风险相似。

外源性激素（如激素替代疗法）。与乳腺癌发病风险的关系取决于治疗的类型和持续时间。长期使用激素替代疗法的女性患乳腺癌的风险增加。流行病学研究通常不支持口服避孕药与乳腺癌发病风险之间存在关联的结论。

乳腺病理学。增殖性良性乳腺疾病与乳腺癌风险增加有关。非典型导管增生（ADH）和非典型小叶增生（ALH）代表异常的非侵袭性增生，被认为是病理诊断。大多数这些病变具有导管原位癌（DCIS）或小叶原位癌（LCIS）的细胞特征。非典型增生导致乳腺癌的发病风险（4～5倍）显著增加。图36-1显示了组织病理学中的ADH、ALH和LCIS。

乳房密度反映了乳房X线照相术测量的腺体组织与脂肪组织的比例，也与乳腺癌发病风险有关。与无乳房致密组织的女性相比，乳腺摄影密度高的女性患乳腺癌的风险高4～5倍。

乳腺癌的历史。具有非浸润性（DCIS）和浸润性乳腺癌个人史的女性，其对侧乳腺发生浸润性乳腺癌的风险增加。该风险在相对年轻的治疗有效的乳腺癌女性患者中增加。因此，乳腺癌患者除了要密切监测治疗侧乳房外，还要严密监测对侧乳腺有无癌变。

乳腺癌家族史严重影响乳腺癌的发病风险。有一位一级亲属患有乳腺癌的女性发生乳腺癌的风险增加两倍。与没有一级亲属患有乳腺癌的女性相比，有两位一级亲属患乳腺癌的女性发生乳腺癌的风险增加了3倍。另外，一级亲属的诊断年龄也会影响女性的乳腺癌风险。如果一级亲属在30岁之前被诊断患有乳腺癌，那么该女性患乳腺癌的风险就会增加3倍。如果一级亲属在60岁以后患有乳腺癌，那么该女性患乳腺癌的风险是1.5倍。

只有5%～6%的乳腺癌直接归因于乳腺癌易感基因*BRCA1*或*BRCA2*突变。具有这些突变的女性患乳腺癌的风险很高。70岁女性携带*BRCA1*突变者累积乳腺癌风险为60%，携带*BRCA2*突变的女性累计乳腺癌风险为55%。*BRCA*突变也会增加男性患乳腺癌的风险，*BRCA2*比*BRCA1*突变的关联性更强。在*BRCA2*突变的男性中，终身发生乳

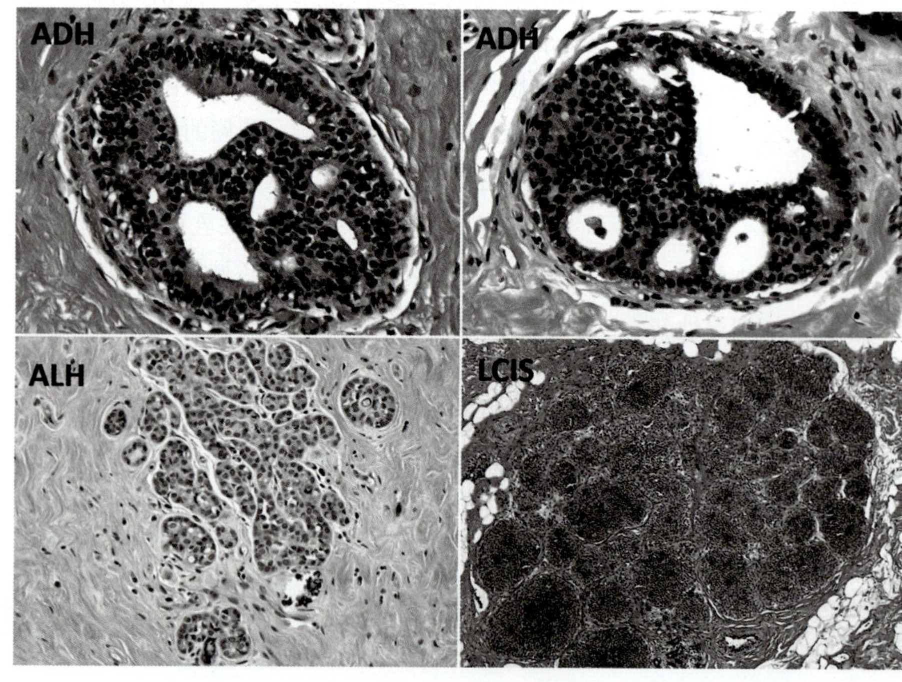

图36-1 癌前病变的组织病理学特征：非典型导管增生（ADH），非典型小叶增生（ALH）和小叶原位癌（LCIS）

腺癌的风险约为 6%，而一般人群中男性乳腺癌风险为 0.1%。

生活方式。与遗传学和生殖史相比，其他生活方式对乳腺癌风险的影响非常小。最近的一项荟萃分析比较了 92 000 名轻度饮酒者和 60 000 名不饮酒者，显示乳腺癌风险与女性轻度酒精摄入量之间存在较小的（5%）显著相关性。使用烟草也被发现与增加乳腺癌风险有关，当前和过去曾经使用烟草者与不使用者相比，当前使用者的风险更高。夜班工作被世界卫生组织认定为可能的致癌因素。最近一项关于护士的研究报道称，午夜后工作可增加乳腺癌的发病风险，癌症风险升高可能与夜间光线照射和抑制松果体夜间褪黑激素产生有关。

辐射照射。年轻时经历过治疗性射线照射者患乳腺癌风险增加，大部分数据来自接受斗篷野照射的霍奇金淋巴瘤患者。乳腺癌的风险与治疗年龄呈负相关，而且急剧下降。20 岁以前接受过放射治疗的女性在治疗 25 年后患乳腺癌的风险为 34%，29 岁以后接受放射治疗的女性患乳腺癌的风险为 3.5%。乳腺癌的发病风险具有剂量依赖性，乳腺照射剂量大于 4 Gy 的女性患乳腺癌的风险比乳腺照射剂量小于 4 Gy 的女性增加 3.2 倍，乳腺照射剂量超过 40 Gy 的女性乳腺癌的风险增加 8 倍。

二、解剖学

1. 概述

乳腺由腺体组织、皮下脂肪和纤维基质组成。乳腺在男性中退化，仅由一些小导管组成，而在女性中发育良好，是前胸壁最突出的表面结构。腺体由深筋膜支撑覆盖在其后的胸肌（胸大肌和胸小肌）上，在前面由浅筋膜连接到真皮上。图 36-2 是乳房解剖结构的图示。

成人乳房的突出部分位于矢状面第二和第六肋之间，并且在轴面上从胸骨关节处延伸到腋中线。乳房组织也位于腋窝，沿着胸大肌的下侧边缘延伸并形成腋尾。2/3 的乳房借助深筋膜位于胸大肌上方，1/3 的乳房借助筋膜位于前锯肌上。乳房后囊是一个疏松的结缔组织层，位于乳房和深筋膜之间，其内包含脂肪组织，可以使乳房活动。Cooper 悬韧带从胸筋膜延伸出来，通过乳房组织和周围分支，连接到覆盖乳房的皮肤上，支撑乳房处于正常位置

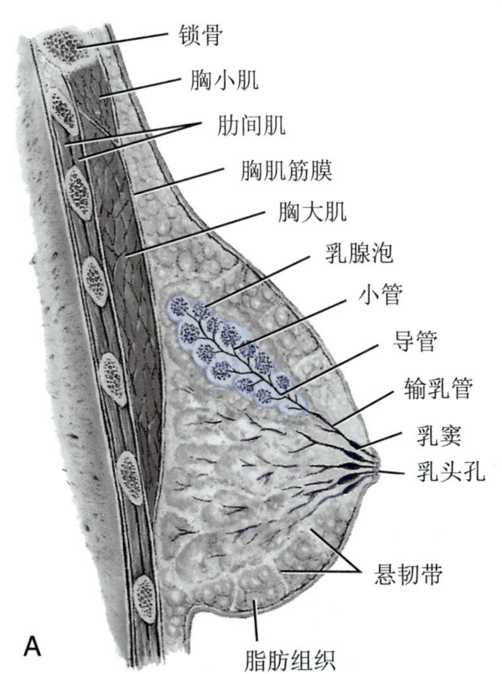

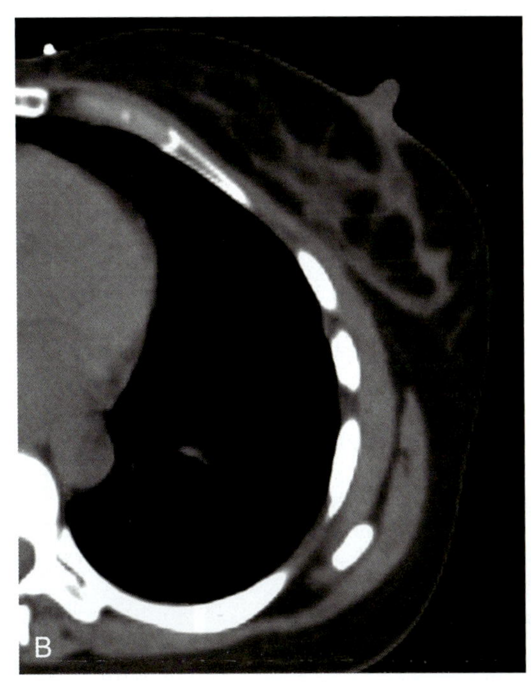

图 36-2　A. 乳房的矢状切面。B. 乳房的轴向切面，用 CT 扫描：乳房组织显示各种密度，肌肉、肋骨和肺部可见
（A 引自 Thibodeau GA,Patton KT：Anatomy and physiology,ed 6，St.Louis,2007，Mosby）

并保持其形状。

2. 结构

乳房实质组织由15～20个区域或叶组成并嵌入脂肪组织中。每个叶均由乳头处开口的输乳管引流。导管癌是一种起源于输乳管的乳腺癌类型。每个叶由许多小叶组成，小叶内含有排列成葡萄簇状的产乳腺泡。小叶癌是一种起源于乳房小叶的乳腺癌。乳头是乳晕中心的圆锥状突起，主要由平滑肌纤维组成，这些纤维压迫着输乳管，不含脂肪、毛发或汗腺。在年轻未婚妇女中，乳头通常位于第4肋间隙水平，但不同女性实际乳头位置差异性很大。乳晕为乳头周围的圆形色素沉着区域，含有大量皮脂腺。

3. 血液供应和淋巴管

动脉、静脉及神经。乳房的动脉供应来自乳房内侧动脉的内侧支和肋间前支，腋动脉的胸外侧动脉支和胸肩峰动脉支，以及外侧的肋间后动脉。胸外静脉和乳房外静脉主要引流乳房静脉并汇入腋静脉。乳房内静脉通过穿支静脉引流相应区域的静脉。此外，肋间静脉与巴特森椎静脉丛（一种由小静脉组成的静脉丛系统，垂直穿过并围绕脊柱）相通。这个系统引流肱骨近端、肩膀、头骨、椎体、骨盆和股骨近端的静脉血回流。由于静脉内缺乏静脉瓣且血管压力较低，静脉血可在其中双向流动。来自乳腺的肿瘤细胞可随肋间静脉血流，进入中轴骨，导致骨转移瘤。

乳房的神经来源于第4～6肋间神经的前外侧皮支。肋间神经的分支穿过覆盖胸大肌、乳房实质及皮下组织的深筋膜层将感觉纤维分布于乳房皮肤。

淋巴引流。淋巴管沿着导管和小叶复合体流入淋巴结链。乳腺内淋巴结位于乳房实质内。虽然乳腺内淋巴结可能与原发乳腺癌转移有关，但该处淋巴结并不属于淋巴结分期内容。淋巴结分期的定义包括淋巴结转移的范围、数量和部位（腋窝，锁骨上/锁骨下，内乳）的区域淋巴结。

腋窝淋巴结。乳房的原发性深淋巴引流发生在同侧腋窝。每个腋窝有10～38个淋巴结。根据与胸小肌的位置的关系和引流模式，可将腋窝淋巴结分为3个主要部分（第Ⅰ、Ⅱ和Ⅲ组）。Ⅰ组淋巴结位于胸小肌的尾部和外侧，是腋窝最浅的淋巴结，通常是乳房淋巴结引流的第一站。Ⅱ组淋巴结位于胸小肌深面。Ⅲ组淋巴结，或称锁骨下淋巴结，位于胸小肌头部和内侧。肿瘤细胞通常按照Ⅰ、Ⅱ、Ⅲ组淋巴结顺序转移，极少发生跳跃转移。荷兰癌症研究所进行的一项大型核素淋巴结显像研究显示，无论肿瘤位于哪个象限，Ⅰ、Ⅱ组腋窝淋巴结均是常见前哨淋巴结位置。图36-3显示Ⅰ、Ⅱ、Ⅲ组腋窝淋巴结位置。

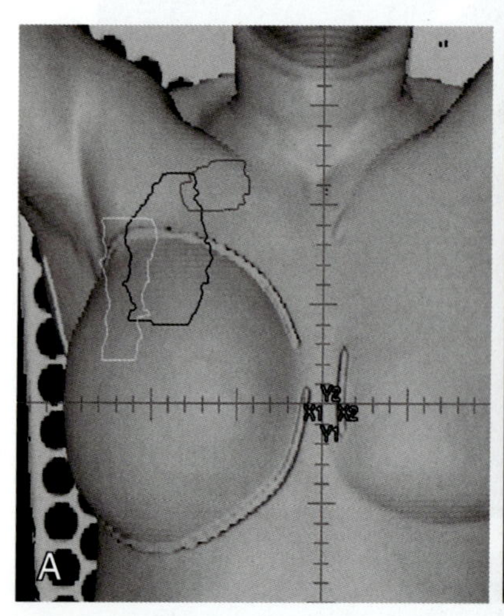

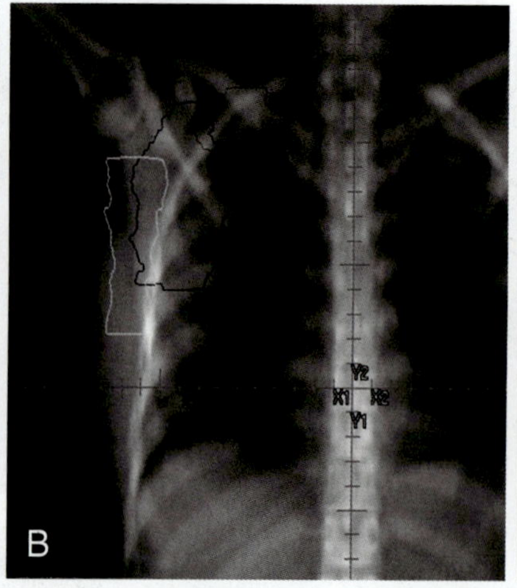

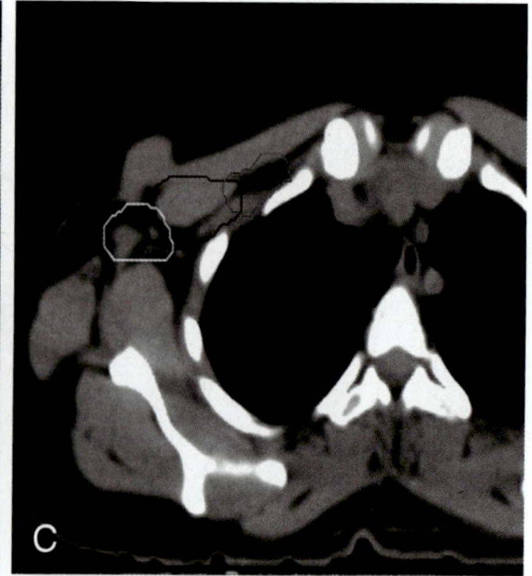

图36-3 第Ⅰ、Ⅱ、Ⅲ组腋窝淋巴结位置：A. 皮肤投射区域；B. 数字重建X线正位片；C. CT轴位片。腋淋巴结的解剖是由胸小肌的位置决定（在C中圈出），胸小肌连接到喙突（B）

内乳淋巴结。内乳淋巴结位于胸骨旁间隙，嵌入肋间隙的脂肪中，与相应的动、静脉并行。大多数内乳淋巴结位于第 1 ～ 3 肋间隙。内象限乳腺癌较易累及内乳淋巴结，累及率约 30%。图 36-4 显示了乳腺内乳淋巴结（IMN；见图 36-4A ～ C）和 IMN 复发的影像学特征。

锁骨上淋巴结。锁骨上淋巴结位于锁骨上窝内，锁骨上窝位置：外上部由肩胛舌骨肌及其肌腱构成，中部颈内静脉穿行，下方由锁骨及锁骨下静脉组成。锁骨上淋巴结不仅接受内乳淋巴结和腋窝淋巴结的引流，少数位于中央部位的乳腺癌可直接引流到锁骨上淋巴结。图 36-5 显示锁骨上淋巴结的位置。

三、临床表现

1. 乳房 X 线检查

早期乳腺癌最常见的表现是在筛查乳房 X 线钼靶片上检测出异常的无症状、不可触及的肿块。在乳房 X 线钼靶片上，可以检测到两个主要发现：肿块边缘模糊、边界不清或不规则多形性钙化。进一步的诊断性检查，如诊断性乳房 X 线照片和超声扫描，可以有效帮助发现肿瘤，病理活检可确诊乳腺癌。在检查与诊断章节详细介绍。图 36-6 所示为高度可疑乳腺癌的异常乳房 X 线钼靶片。

2. 体征

早期乳腺癌最常见的体征是无痛性可移动肿块。当患者出现乳房肿块时，需进行详细体格检查，包括对侧乳房和双侧区域淋巴结（腋窝、锁骨上、锁骨下、颈部）的评估。因为乳腺癌的治疗方法可能因临床表现而异，如肿瘤大小、位置和皮肤受累，因此详细记录患者的初次体检结果至关重要。局部进展期乳腺癌的体征包括腋窝或锁骨上淋巴结肿大、乳房轮廓异常、乳头分泌物或乳头收缩，可

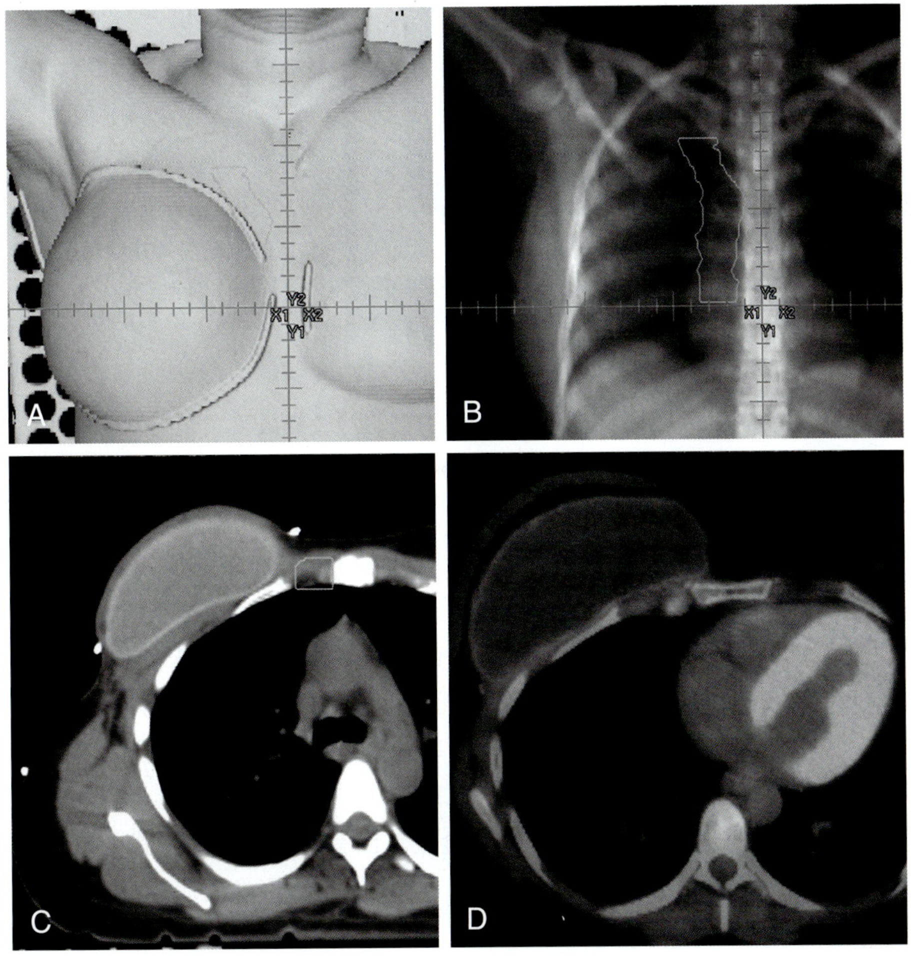

图 36-4　内乳淋巴结链位置
A. 皮肤投射区域；B. 数字重建 X 线正位片；C. CT 扫描轴位片；D. PET-CT 中，复发乳腺癌的一个代谢活跃的内乳淋巴结

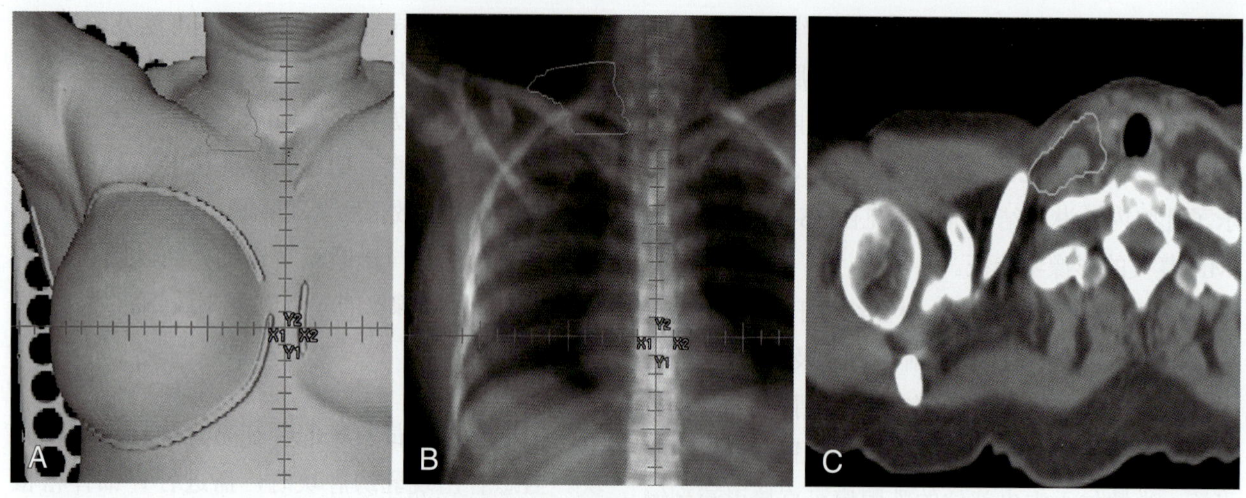

图 36-5 锁骨上淋巴结位置

A. 皮肤投射区域；B. 数字重建 X 线正位片；C. CT 扫描轴位片

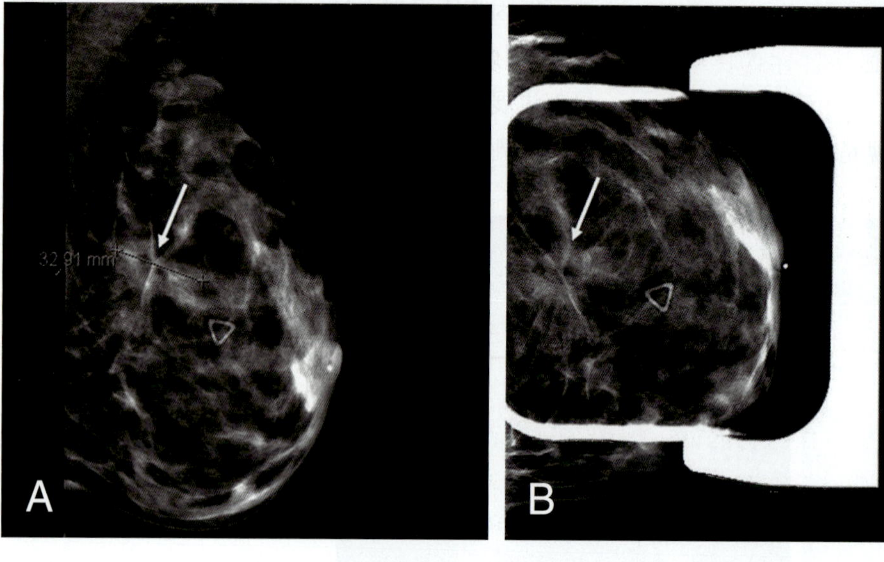

图 36-6 患乳腺癌女性的乳房 X 线钼靶摄片在两种位置的影像结果（箭头所指）

A. 中侧斜位；B. 头足位

触及固定或不固定于胸壁的肿块、皮肤受累。皮肤受累表现为红斑、增厚、橘皮样变和溃疡，也是进展期乳腺癌的表现。炎性乳腺癌是一种侵袭性乳腺癌，发病迅速，可出现皮肤红斑和硬化，乳房不对称增大，通常不能触及明显肿块。

四、检查和诊断

1. 检查

乳腺癌是最常见的非表皮癌症，同时在女性癌症死亡率中排名第二。在美国大多数乳腺癌是由筛查出的异常乳腺成像所诊断，其中较小部分的乳腺癌是通过乳房触诊检查被发现。乳腺癌发病率在 1994 年至 1999 年间显著上升，并在 2000 年后保持稳定。其发病率在 20 世纪 90 年代显著上升是因为早期癌和原位癌检出率增加。另外，乳腺癌的死亡率从 1990 年开始稳步下降，2007 年的标化死亡率为 22.8/100 000，这是 1969 年以来的最低水平。1990 年以来乳腺癌死亡风险下降的部分原因是早期乳腺癌检出率的提高，这也说明了常规筛查的重要性。

影像学检查。已有各种不同的影像学技术用于乳腺癌的筛查。最成熟的影像学筛查方法包括钼靶 X 线摄片、超声检查和磁共振成像（MRI）。不同的研究报告表明，乳房自我检查（BSE）在疾病诊断、分期和预后影响方面的重要性。一些回顾性研究发现，进行乳房自我检查的乳腺癌女性死亡率较低。一项研究报告称，获得 BSE 手册的女性通常在诊断乳腺癌时肿瘤较小。

钼靶 X 线摄片。乳房 X 线摄片可有效检测早期乳腺癌。美国监测数据表明，在乳房 X 线摄片上检测到的 78% 的浸润性乳腺癌患者未发生淋巴结受累。多项研究显示使用筛查乳房 X 线摄片可降低乳腺癌死亡率。2012 年发表的一项大型国际荟萃分析，包括超过 670 000 名女性的 11 项随机研究显示，接受乳房 X 线检查的女性与未接受乳房检查的女性相比，乳腺癌死亡相对风险降低 20%。乳腺癌死亡率降低在 40 ～ 69 岁女性中获益。除了改善乳腺癌特异性生存率外，在瑞典的一项针对 240 000 名女性超过 15 年的随访研究中显示，乳房 X 线摄片筛查也可提高患者总体生存率。通过这些研究，乳房 X 线摄片在检测乳腺癌及提高患者生存率方面，尤其是女性乳腺癌特异性生存率方面的作用已得到明确证实。

常规乳房钼靶 X 线摄片中，每侧乳房包括两种位置的钼靶片：头足位（CC）和中侧斜位（MLO）。将乳房抬起置于板上，从上而下压迫乳房以拍摄 CC 相。从侧面压迫乳房，形成从中间向外侧倾斜的 30° 角以拍摄 MLO 相。乳房钼靶 X 线摄片时吸收的辐射剂量取决于乳腺组织的厚度。美国放射学会建议，每 4.2 cm 厚度的乳房平均辐射剂量不应超过每幅图像 3 mGy。目前还没有证据表明，从 40 岁开始常规进行乳房钼靶 X 线摄片筛查的女性会因射线暴露而增加乳腺癌风险。

区分筛查性乳房钼靶 X 线摄片和诊断性乳房钼靶 X 线摄片是很重要的。筛查性乳房钼靶 X 线摄片是针对没有乳腺癌临床症状的患者，诊断性乳房钼靶 X 线摄片是针对出现可疑症状的患者，例如异常的临床检查或异常筛查性乳房钼靶 X 线摄片。诊断性乳房钼靶 X 线摄片检查是在放射科医师的监督下进行的，并且是针对临床可疑病灶进行摄片。一些诊断性乳房钼靶 X 线摄片使用焦斑和放大点压缩，以进一步描绘可疑病灶的形态及形状。还可以连同 CC 相一起形成准确的侧面图，将怀疑有病灶的部位分割成三角形。并且它会形成滚动视图以确认拍摄的相片是三维的。

乳房钼靶 X 线摄片对乳腺癌的漏诊率为 10% ～ 15%（乳房钼靶 X 线学隐匿）。这通常是由于乳腺组织和肿瘤之间的影像学重叠，使肿瘤难以辨别。乳腺密度较大的女性有更高的概率出现乳房钼靶 X 线学隐匿，导致 X 线钼靶摄片筛查乳腺癌的敏感性降低。由于乳腺密度增加是乳腺癌的独立危险因素，因此需要考虑其他的筛查手段，比如超声扫描检查。

目前乳房断层摄片，又称三维（3D）乳房 X 线钼靶摄片，作为标准乳房 X 线钼靶摄片的辅助手段被频繁使用。乳房断层摄片技术利用移动 X 线和数字探测器创建乳房的 3D 数据，它除了可以提供标准乳房 X 线钼靶摄片所能获得的全部信息，还能通过排除在 2D 视图上看到的重叠结构进行 3D 薄片重建，使病灶更易被检测。由于乳房断层摄片技术对病灶检测更精准，因此减少了对活检的需求，使得活检的假阳性率减少。

超声检查。单独使用超声检查并不能作为早期筛查的方式，但可作为乳房钼靶 X 线摄片筛查的一种补充手段，尤其是对乳腺组织致密的妇女，因为它能区分囊性肿块和实性肿块。但超声检查不适合作为单一的筛查方式，因为它无法检测微钙化，也不够敏感，因此无法检测出较小的乳腺癌病灶。作为乳房钼靶 X 线摄片的辅助检查手段，超声检查可以提高早期乳腺癌的检出敏感性，但降低了特异性。美国放射影像网络学院进行的一项大型研究表明，与单独使用乳房钼靶 X 线摄片相比，联合使用超声扫描筛查具有高风险的乳腺致密组织的女性时，平均每 1 000 名女性中可增加诊断 1.1 ～ 7.2 名乳腺癌患者，然而这也同时导致假阳性率的增加。超声扫描作为诊断手段可进一步评估筛查性乳房钼靶 X 线摄片中发现的异常病灶，超声扫描可用于评估乳腺癌的程度，也可用于鉴别腋窝可疑淋巴结。超声扫描还对乳腺组织活检和腋窝淋巴结活检具有指导作用。

磁共振成像。大量研究表明磁共振成像在检测乳腺癌方面比乳房钼靶X线摄片更敏感，但特异性较低。在一项汇集44个研究的Meta分析中显示，磁共振成像检测乳腺癌的敏感性为88%～100%，但特异性低至72%。乳房磁共振成像可以拍摄比乳房钼靶X线摄片更多的乳房组织，同时还可以显示胸壁（图36-7）。尚无数据显示对患有乳腺癌风险的女性进行MRI筛查有益。但在患乳腺癌风险较高的女性中，磁共振成像可以提高乳腺癌的检出率，可能转化为生存获益。在乳腺癌发病风险高的女性中，MRI与乳房钼靶X线摄片相比具有相似的特异性。基于大量磁共振成像筛查乳腺癌的研究数据，美国癌症协会于2007年提出推荐使用磁共振成像联合乳房钼靶X线摄片对患乳腺癌风险大于20%的女性进行筛查，尤其是对有乳腺癌或卵巢癌家族史的女性以及正在接受霍奇金淋巴瘤治疗的患者。表36-1详细介绍了一些大型前瞻性研究的结果，这些研究评估了筛查性磁共振成像技术对具有乳腺癌高危因素的女性的作用。除了进行乳腺癌筛查，磁共振成像还对乳腺癌活检具有指导作用，尤其是在磁共振成像上比其他成像方式更直观的病灶。与磁共振成像技术相比，对比增强光谱X线钼靶摄片技术（CESM）的成本低，但由于使用了对比度，其灵敏度与MRI相似，并且该技术的假阳性率较低，但该技术目前仍处于发展阶段。

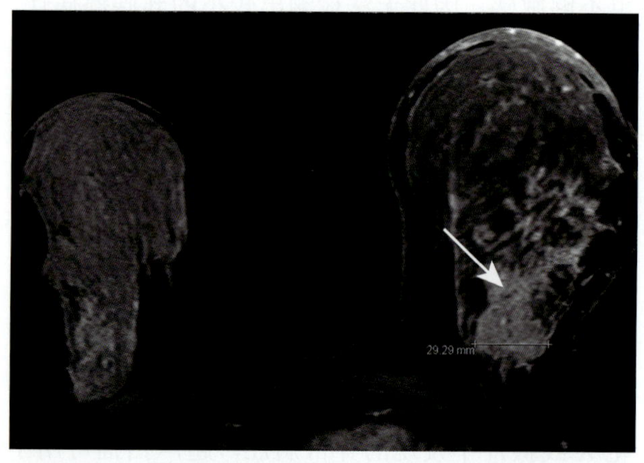

图36-7　女性乳腺直径3cm肿瘤磁共振成像（MRI，箭头所指）。除了对乳房进行成像，MRI还可以高分辨率扫描胸壁解剖结构，这比乳房钼靶X线摄片更有优势

乳房触诊。临床乳房检查是检测乳腺癌的重要组成部分。应评估乳房皮肤的颜色和质地的改变。患者取坐位或仰卧位，检查者首先对乳房进行视诊，并触诊是否有肿块及其活动度。并通过一系列肌肉紧张度测试来评估是否有胸壁粘连。酒窝征、乳头凹陷、乳头溢液、腋窝淋巴结肿大等体征都是通过临床检查发现的。研究表明，乳房钼靶X线摄片结合临床检查比单独使用乳房钼靶X线摄片在乳腺癌的检测中具有更高的敏感性，但也会导致更高的假阳性率。

2. 诊断

乳腺癌的确诊只能通过乳腺组织在显微镜下的检查来确定，乳腺癌组织可以通过几种特定技术进行活检而获得。

细针穿刺活检。细针穿刺活检（FNA）指将一根极细的针小心地插入乳腺可疑组织，针头被固定在注射器上，从注射器中抽取血液或组织。获得的标本被放置于载玻片上，以进行细胞学检测。对腋窝淋巴结进行FNA时，可在超声引导下进行以更好的确定腋窝病灶的形态。

空芯针穿刺活检。空芯针穿刺活检操作与细针穿刺活检相似，它使用一个注射器和稍粗的针从乳腺肿块中抽取一部分组织。随后，病理学家对该组织进行组织学检查。与FNA相比，使用空芯针穿刺活检可以得到充足的样本，获得更明确的组织学诊断，同时可以区分浸润性乳腺癌和原位癌。

手术切除活检。如果空芯针穿刺活检的结果与影像学结果或临床怀疑不一致，或具有不典型增生、放射状瘢痕、乳头状瘤、小叶原位癌等高危特征，建议行手术切除活检。手术切除活检应切除整个病灶。

除了通过对病灶的活检来确定浸润性乳腺癌或原位乳腺癌的组织学特征，评估活检标本的雌激素、孕激素和人表皮生长因子-2（HER2）受体的表达情况对于确定治疗策略也很重要。这些受体的状态对临床预后的影响将在后续章节中讨论。

表 36-1 筛查性磁共振成像技术对具有乳腺癌高危因素的妇女作用的研究结果

	# 女性人数	年龄范围（岁）	乳房 X 线钼靶摄片		MRI	
			敏感性（%）	特异性（%）	敏感性（%）	特异性（%）
荷兰	1909	25 ～ 70	33	95	80	90
英国	649	35 ～ 49	40	93	77	81
德国	529	≥ 30	33	97	91	97
美国	390	≥ 25	25	98	100	95
加拿大	236	25-65	36	＞ 99	77	95

五、病理学

1. 原位癌

美国癌症联合委员会将乳腺癌划分为原位癌和浸润性癌。原位癌包括导管原位癌和小叶原位癌。导管原位癌（DCIS）是一种局限于乳腺已有导管系统的恶性肿瘤，在显微镜下未见基底膜突破及周围组织浸润。导管原位癌的特点是其组织结构与核分级，大约占了所有乳腺癌患者的 21%。乳腺导管原位癌患者腋窝淋巴结转移风险低且乳腺癌死亡风险低，其中 80% ～ 90% 的乳腺导管原位癌患者可通过乳腺钼靶 X 线摄片检查出异常。

基于病理检查的组织结构特征，导管原位癌可分为的五个主要亚型：粉刺型，所在部位的中心有明显坏死；筛状细胞型，在不介入间质的情况下形成背对背腺体；微乳头型和乳头型，肿瘤细胞向腔内突出；实体型，肿瘤细胞无明显坏死、腺体形成或突出。虽然导管原位癌的组织结构分类有其特殊性，但它基于核分级（低、中、高）的分类会影响到临床决策。低级别病变具有低增殖率，以雌孕激素受体阳性为代表。高级别病变具有高增殖率，与 HER2 过度表达相关。雌激素受体阳性与 90% 的低级别 DCIS 和 25% 的高级别 DCIS 相关。低级别和高级别乳腺导管原位癌具有不同的生长模式，低级别病变倾向于具有更多弥散和不连续的扩散生长模式，有时两个相关区域之间的距离为 1 cm，高级别 DCIS 更倾向于连续性播散生长。

特别说明的是小叶原位癌（LCIS）被认为是乳腺癌发展风险增加的标志。它的特征是散状上皮细胞填充腺泡间隙。通过乳房切除术的研究显示，90% 的 LCIS 患者病灶呈多中心，50% 的 LCIS 患者双侧病灶呈多中心。LCIS 的治疗方法通常是单纯手术切除并密切随访，但预防性双侧乳腺切除术也被使用以降低风险。

2. 浸润性癌

乳腺浸润性导管癌是最常见的浸润性癌，它占浸润性病变的 70% ～ 80%，约 50% 浸润性导管癌患者包含有导管原位癌成分。浸润性导管癌起源于乳腺导管，穿透基底膜，侵犯周围腺体和脂肪组织。在病理检查中，这些病变随意侵犯周围组织，形成不规则的星形。在显微镜下可见巢状和索状的肿瘤细胞浸润引起乳腺组织纤维化，形成可触及的肿块，在影像学上表现为坚实、致密的组织结构。浸润性导管癌也可根据组织学分级，腺体分化良好的肿瘤分级较低，腺体分化较差的肿瘤分级较高。肿瘤分级越高的病变复发的风险越大，这一点在预后因子章节具体讨论。图 36-8 显示组织病理学上的导管原位癌（图 36-8，A 和 B 为浸润性乳腺癌的前体）和浸润性导管癌（图 36-8C、D）。

鉴于浸润性导管癌常与 DCIS 合并，导管内癌（EIC）定义为在健康乳腺组织中存在的占原发肿瘤 25% 以上的导管原位癌，以及侵犯重点区域的 DCIS。无论有无放射治疗，EIC 的存在均是乳腺肿瘤切除术后局部复发的高风险因素。这种高风险

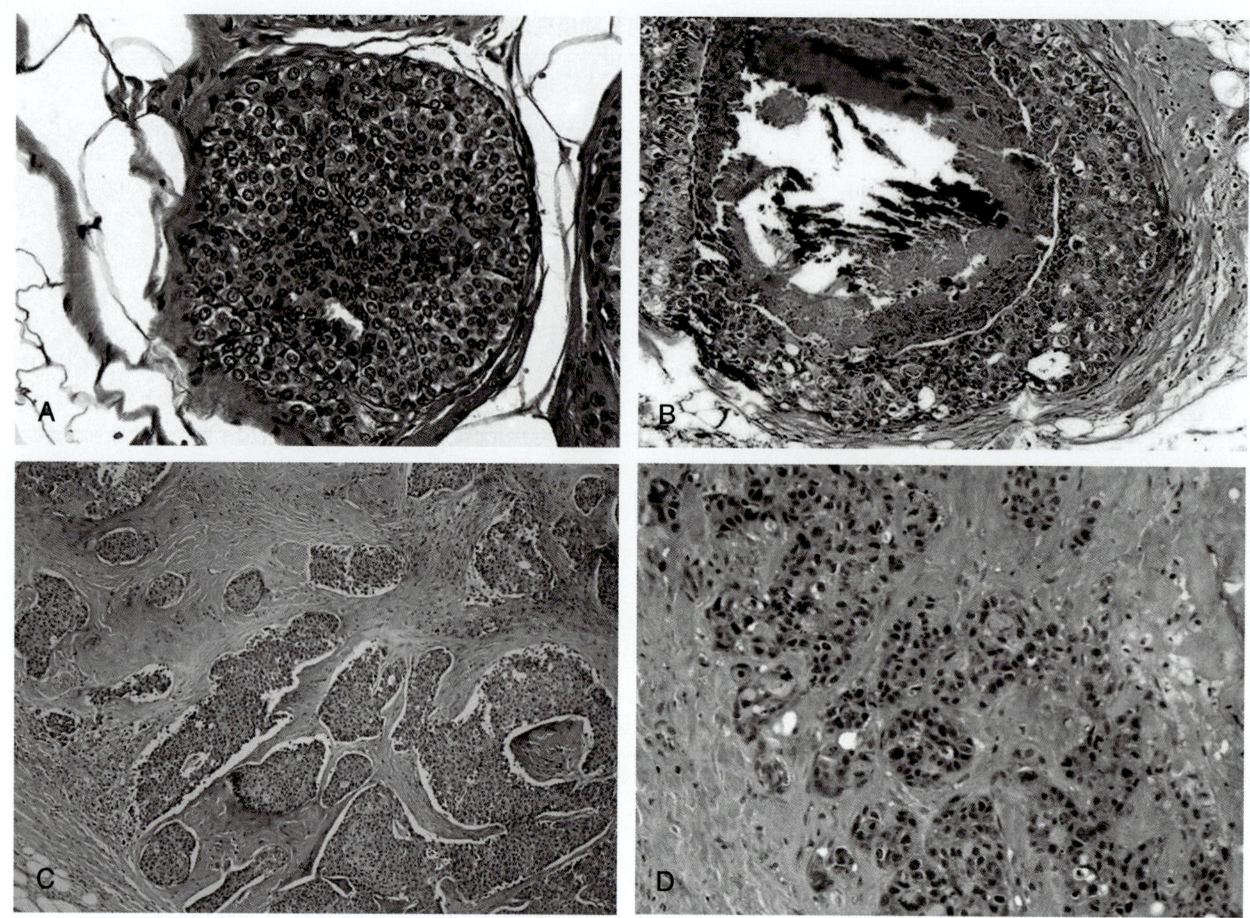

图 36-8　组织病理学特征

A 和 B．导管原位癌；C 和 D．浸润性导管癌

是由于与 EIC 阴性肿瘤相比，EIC 阳性肿瘤在距离原发性浸润性导管癌更远处更易存在残留癌（主要是 DCIS）。

浸润性小叶癌是浸润性乳腺癌的第二常见类型，它占所有浸润性癌的 5% ～ 10%。浸润性小叶癌起源于乳腺腺体或小叶。该肿瘤的镜下特征是小细胞以单一的排列方式浸润到周围组织中，通常以靶样结构生长在健康乳腺导管周围。与浸润性导管癌不同，浸润性小叶癌通常与纤维化形成无关。与浸润性导管癌相比，浸润性小叶癌的双侧乳房受累频率更高。在老年妇女中更常见，并且通常分化较好。 浸润性小叶癌多为雌激素受体阳性。

其他类型的浸润性乳腺癌较少见，包括管状癌、黏液癌、髓样癌、管状小叶癌、化生型癌、微乳头状癌和腺样囊性癌。每种肿瘤都有独特的病理特征，且大部分预后较好。

3. 分期

美国癌症联合委员会的乳腺癌 TNM 分期系统是目前国际公认的乳腺癌分期系统（框表 36-1）。该分期是基于乳腺癌患者的生存分析而得结果。统一的分期系统非常重要，因为它有助于全球范围内对疾病治疗方案、预后进行交流。分期系统需要定期更新，以适应目前诊疗发展，目前我们使用的是 2010 年出版的第 7 版 TNM 分期系统。

4. 临床分期

临床分期（cTNM）是根据体格检查和影像学检查（乳房 X 线、超声扫描、磁共振成像、计算机断层扫描）的结果制定。体格检查可确定肿瘤的大小以及是否具有淋巴结转移，可进一步辅助影像学检查。远处转移很难从体检中得出结论，需要对临床可疑病灶进行影像学检查。如果临床病史和检

框表 36-1 美国癌症联合委员会第 7 版乳腺癌 TNM 分期系统

原发肿瘤（T）

Tx	无法评估
T0	无原发肿瘤的证据
Tis	原位癌
T1	肿瘤最大直径≤ 20 mm
T2	肿瘤最大直径＞ 20 mm 但≤ 50 mm
T3	肿瘤最大直径＞ 50 mm
T4	无论肿瘤大小，直接侵犯胸壁或皮肤（溃疡或皮肤结节）

区域淋巴结（N）

临床（cN）		病理（pN）	
Nx	无法评估	Nx	无法评估
N0	无区域淋巴结转移	N0	无区域淋巴结转移
N1	同侧腋窝Ⅰ，Ⅱ级淋巴结转移，可活动	N1	1～3 个腋淋巴结转移；和（或）通过前哨淋巴结活检发现内乳淋巴结转移，但临床上未发现
N2	同侧腋窝Ⅰ，Ⅱ级淋巴结转移，固定或相互融合；或无同侧腋淋巴结转移，但在临床上发现有同侧内乳淋巴结转移	N2	4～9 个腋淋巴结转移；或在临床上发现内乳淋巴结转移但无腋窝淋巴结转移
N3	同侧腋窝Ⅲ级淋巴结转移伴或不伴Ⅰ、Ⅱ腋淋巴结转移；或在临床上发现同侧内乳淋巴结转移，伴腋窝Ⅰ、Ⅱ级淋巴结转移；或同侧锁骨上淋巴结转移，伴或不伴同侧腋或内乳淋巴结转移	N3	≥ 10 个腋淋巴结转移；或锁骨下淋巴结转移；或在临床上发现同侧内乳淋巴结转移，且存在一个或多个阳性Ⅰ、Ⅱ级腋淋巴结；或 3 个以上腋淋巴结转移，同时前哨淋巴结活检发现但临床未发现的内乳淋巴结转移；或同侧锁骨上淋巴结转移

远处转移（M）

M0	无远处转移的临床或影像学证据
M1	经临床和影像学检查或组织学证实大于 0.2 mm 的远处可检测转移灶

查未发现远处转移，则不需要进行广泛的影像学检查来确定患者是否为 M0 期。准确的临床分期非常重要，特别是对于局部进展期乳腺癌且正在接受新辅助化疗（术前化疗）的患者。这些患者的临床分期可以影响术后治疗决策，例如患者是否应该接受辅助放射治疗。

对于临床 T 分期，肿瘤越大，T 分期越高。肿瘤侵犯胸壁或皮肤（溃疡或皮肤结节）归为 T4 期。炎性乳腺癌的 T 分期最高为 T4 d。临床 N 分期是根据区域淋巴结受累的位置和程度而定，第一站淋巴结受累 N 分期较低（如腋窝淋巴结受累 N1 期），更广泛的淋巴结受累 N 分期较高（如锁骨上淋巴结受累，内乳淋巴结受累，腋淋巴结受累）。

5. 病理分期

病理分期（pTNM）是根据肿瘤切除或乳腺切除术后对原发肿瘤的详细病理检查与前哨淋巴结活检或腋窝淋巴结清扫对局部淋巴结的检查而定。对于浸润性癌，T 分期取决于肿瘤浸润的大小，较大的肿瘤具有较高的病理 T 分期。对于多发性肿瘤，最大肿瘤的大小决定了病理 T 分期。阳性淋巴结的数量和位置决定了 N 分期，如有 1～3 枚腋淋巴结受累为 N1 期，4～9 枚腋窝淋巴结受累为 N2 期，10 枚或以上腋窝淋巴结受累为 N3 期。病理分期通常认为比临床分期更能准确地判断患者疾病的严重程度和预后。患者分期对预后的影响将随后讨论。

6. 预后因素

许多临床和病理因素已被证实与乳腺癌患者治疗后的生存相关。本节主要讨论非转移性乳腺癌患者的相关预后和预测因素。值得注意的是，尽管许多危险因素已被报道在预测预后方面具有独立性，但由于预后因素受到患者的其他特征的影响，因此对于确诊为乳腺癌的患者，肿瘤预后的预测是复杂多变的。例如，虽然年龄与患者生存显著相关，但是年龄与 HER2 阳性的女性乳腺癌患者生存是否存在相关性仍缺乏证据。

7. 临床特点

据报道，患者的几种临床特征与乳腺癌预后相关，尤其是患者的年龄和种族与预后的相关性已在多项研究中得到证实。患者确诊时年龄越小，存活率越低。越年轻的乳腺癌患者分期越晚，且 ER 更易表达为阴性。在年轻女性中，乳腺癌在肿瘤生物学特征方面更具侵袭性，尤其是 35 岁以下的女性，即使改善了这些风险因素以后存活率仍很低。除年龄外，还有数据表明黑种人女性患“三阴性”乳腺癌的风险更高。(“三阴性”乳腺癌指 ER 阴性、PR 阴性、HER2 阴性的乳腺癌，是一种生物学上更具侵袭性的乳腺癌亚型)。此外，生物学方面肿瘤分型越差的患者风险越高。有数据显示，与白种人女性相比，接受乳腺癌筛查的黑种人女性较少（24% vs. 35%），并且在诊断后接受治疗的黑种人女性更少（87% vs. 92%）。更多的黑种人女性从诊断到治疗等待的时间更长（29 天 vs. 22 天），并且只接受不进行辅助治疗的保乳手术，包括术后放射治疗（8% vs. 7%）。虽然黑种人女性的乳腺癌发病率低于美国白种人女性，但这些因素可能导致黑种人人群的死亡率更高（32 人 vs.22 人 /10 万人，2007 年）。

8. 病理学特点

分期。病理分期是影响乳腺癌患者生存的预后因素。乳腺癌分期基于 TNM 分期系统，已在上节中讨论。

肿瘤。T 分期取决于肿瘤大小及皮肤和胸壁的受累情况。肿瘤大小是指所测量原发乳腺癌的最大直径，肿瘤越大预后越差。一项纳入 24 740 例乳腺癌患者的大型早期研究显示，肿瘤直径小于 20 mm 的乳腺癌患者 5 年生存率为 91%，而肿瘤直径大于 50 mm 且淋巴结不受累的乳腺癌患者 5 年生存率为 63%。虽然肿瘤位于的象限位置将会影响淋巴结的转移模式，但尚无证据表明原发肿瘤的位置直接影响预后。肿瘤直接侵犯胸壁（T4a）被认为是不良预后分期。炎性乳腺癌（T4d 期）是一种罕见但具有高度侵袭性的乳腺癌。炎性乳腺癌的女性患者常见症状包括乳房迅速肿胀、皮肤硬化、发热、疼痛和皮肤改变（类似橘子皮纹理的变红区域，称之为“橘皮样变”)，临床病理学诊断显示真皮淋巴管侵犯。

淋巴结。肿瘤累及的同侧腋窝淋巴结数量是肿瘤预后重要的预后因子，受累淋巴结数量越多患者复发率越高、生存率越低。一项研究显示，小肿瘤（＜ 20 mm）患者中，无淋巴结受累的乳腺癌患者 5 年生存率为 96%，1 ～ 3 个阳性淋巴结的乳腺癌患者 5 年生存率为 86%，3 个以上阳性淋巴结的乳腺癌患者 5 年生存率为 66%。病理阳性的淋巴结可分为宏转移、微转移或孤立肿瘤细胞三个类型，见表 36-2。淋巴结宏转移是公认的预后影响因素，但对微转移或孤立肿瘤细胞的预后意义尚不清楚。然而，仍有证据表明微转移的患者预后更差。一项纳入了 3 000 多例患者的瑞典前哨淋巴结多中心队列研究中发现，乳腺癌淋巴结微转移患者的 5 年疾病相关生存率明显低于无淋巴结转移的患者（94% vs. 97%），并且这些患者具有较高的复发率（无病生存率分别为 80% vs. 87%）。然而，具有孤立肿瘤细胞的患者与淋巴结阴性的患者在生存率方面没有明显差异。

分级。浸润性乳腺癌可根据组织学分级进行分类。改进的 Scharf Richardson Bloom 系统可用于肿瘤的分级。肿瘤分级的总分按照肿瘤分化、有丝分裂、核多态性的得分为基础，每项得分为 1 ～ 3，每一项得分相加所得总分，总分为 3 ～ 9 分。乳腺癌分级评分 3 ～ 5 分为低分级，6 ～ 7 分为中分级，8 ～ 9 分为高分级。肿瘤等级越高的乳腺癌患者。局部复发风险越大，生存率越低。

淋巴血管侵犯。淋巴血管侵犯（LVI）是指肿瘤栓子对淋巴管、血管或两者的侵犯，是肿瘤转移的关键环节。LVI 的预后价值在 20 世纪 60 年代首次被提出，并通过多项研究得到证实，LVI 与患者不良预后之间存在明显相关性。最近一项针对 3 000 多例患者的研究中发现，与无 LVI 的患者相比，伴有 LVI 的乳腺癌患者 5 年复发风险较高，且 5 年（81% vs. 92%）和 10 年（66% vs. 85%）乳腺癌特异性生存率较差，与淋巴结受累情况、肿瘤分级及 ER 状态无关。此外，LVI 与胸壁侵犯率高及局部失败风险高有关，但与乳房肿瘤复发无关。

受体状态。对肿瘤组织进行分析以确定雌激素（estrogen receptor,ER）受体表达水平、孕激素受体（progesterone receptor,PR）表达水平、HER2 表达水平和乳腺癌细胞的基因扩增水平。多项研究显示 ER 表达水平的高低与内分泌治疗敏感性、复发时间和生存结果呈正相关。PR 受体水平同样与内分泌治疗敏感性、复发时间和生存呈正相关。ER 阳性乳腺癌患者比较有可能组织学分化良好。手术后未接受全身治疗的 ER 受体阳性的乳腺癌患者与 ER 受体阴性的患者相比，复发风险低 5% ～ 10%。PR 受体阳性同样是独立预后因素，与 ER 受体状态无关。PR 受体阳性的乳腺癌患者生存率较高。

15% ～ 20% 的乳腺癌患者出现 HER2 过表达（或称基因扩增），传统上被认为是阴性预后因子，尤其是未接受 HER2 分子靶向治疗的患者。HER2 过表达常与肿瘤分化差相关。然而，随着抗 HER2 治疗作为 HER2 扩增乳腺癌患者全身治疗的一部分，该患者群体的存活率已大大提高，HER2 过表达状态已演变为识别应接受 HER2 治疗的患者的预测因子。

三阴性乳腺癌患者（ER、PR 和 HER2 均表达缺失的乳腺癌患者）与受体表达阳性的其他乳腺癌亚型的患者相比，预后更差。三阴性乳腺癌较其他乳腺癌亚型更具侵袭性。同时，目前仍缺乏针对三阴性乳腺癌的相关治疗策略（内分泌治疗、HER2 靶向治疗）。2012 年一项针对 12 000 多例患者的研究表明，患有三阴性乳腺癌的女性生存率较低，与年龄、分期、种族和肿瘤分级无关。在该研究中三阴性乳腺癌患者的肿瘤相关死亡率是其他乳腺癌亚型患者的 3 倍。此外，大量研究显示，三阴性乳腺癌患者的局部治疗失败率要比其他亚型患者高。

基因表达谱。基因表达谱分析是对整个转录组基因（所有表达基因）或者肿瘤预后指标相关基因的分析方法。通过基因表达谱分析已鉴定了 3 种预后不同的乳腺癌亚型：Luminal 组、HER2 组和 ER 受体阴性组。Luminal 组是最常见的亚型，包括大多数 ER 受体阳性乳腺癌（Luminal A 型高表达 ER 相关基因，Luminal B 型低表达 ER 相关基因）。Luminal A 型在所有乳腺癌亚型中预后最好，而 Luminal B 型预后较 Luminal A 型差，其局部复发率更高。HER2 高表达亚型以 HER2 高表达及增殖基因扩增为特点，并通常表现为 ER 和 PR 受体阴性。ER 受体阴性组包括多种亚型，例如 Basal-like 亚型，因为与健康乳腺组织基底上皮细胞的表达相似而命名。这些肿瘤通常 ER- /PR- /HER2-，因此被称为“三阴性乳腺癌”。报道显示，三阴性乳腺癌患者预后不良。虽然大多数 Basal-like 乳腺癌是三阴性乳腺癌，并非所有三阴性乳腺癌都是 Basal-like 乳腺癌。三阴性乳腺癌是一种标签，它包括了所有 ER- /PR- /HER2- 的乳腺癌，其可能具有不同类型的基因表达谱。

辅助治疗方案基于对患者复发风险的评估。最近，通过选定一组基因组的表达水平提供患者预后信息已成为临床常用方法。例如 Oncotype Dx（Genomic Health, Red wood City, Calif.）（21 个基因组）和 MammaPrint（Agendia, Amsterdam, The Netherlands）（70 个基因组）并分析基因表达。被检测评估的基因包括参与细胞增殖的基因与参与 ER 表达通路的基因。基因表达分析后会得出复发评分来预测乳腺癌患者肿瘤复发的可能性。Oncotype Dx 已被证实可准确预测 ER 阳性、淋巴结阴性和少数淋巴结阳性患者的预后。具有较高的

Oncotype Dx 复发评分的患者发生远处转移和局部复发的风险较大。最近 Oncotype Dx 也被证实可以预测化疗和激素治疗的获益情况，Oncotype 评分越高的患者。化疗的益处越大。

六、治疗方法

包括手术、放射治疗、全身治疗在内的多学科综合诊治是乳腺癌治疗的最佳且必要的模式。在此之前，乳腺癌的治疗通常为根治性乳房切除术，无须放射治疗或化疗。近来，由美国国家外科辅助乳腺和肠道项目（NSABP）、放射治疗肿瘤组（RTOG）及其他国际大型组织合作的一项针对乳腺癌的随机对照研究表明，辅助全身性治疗可降低远处转移率，辅助放射治疗可以降低局部区域复发的风险。随着对危险因素定义的不断改进，每一种治疗方式的确切用法也在跟着演变。框表 36-2 显示了过去 100 年来治疗演变情况。局部治疗可以最大限度地改善局部控制，并提高患者长期生存率。具有高度远处转移风险的患者，需要全身治疗以防止远处复发。已证实，激素治疗可以改善雌激素受体阳性的乳腺癌患者的预后。根据患者疾病复发风险，对乳腺癌进行个体化治疗。本文回顾了手术、全身治疗和放射治疗的选择策略，重点是放射治疗技术。治疗的选择是一个复杂的过程。美国国立综合癌症研究网（NCCN）指南针对如何为患者制定合适的治疗方案提供指导。

1. 手术治疗

保乳手术。通过长期随访大量随机对照研究证实，对于早期乳腺癌患者，保乳手术辅助放射治疗与乳房切除术相比，具有相同的生存率，且复发风险低。对于患者来说，选择合适的保乳手术或者乳腺广泛切除术是治疗成功的关键，乳腺广泛切除术包括原发肿瘤及周围正常组织边缘。治疗方式的选择取决于原发肿瘤大小、肿瘤在乳腺中生长方式以及患者意愿。尽管保乳手术受到青睐，但它并不适合所有患者。如果乳房相对于肿瘤较小，保乳术会产生不可接受的美容效果，或者如果乳房有多中心肿瘤受累，则乳腺切除术可能是最佳治疗选择。此外，局部广泛切除术通常不适用于局部进展期乳腺癌患者，因为它不太可能完全切除肿瘤并同时保持可接受的美容效果。然而，在新辅助化疗（术前）后，肿瘤体积减小可使该手术方法变为可行。

一些有结缔组织病史的患者，特别是硬皮病和系统性红斑狼疮患者，具有较高的急性和晚期辐射相关毒性反应的风险。考虑到保乳术后要进行放射治疗，因此要注意该类患者是否适合保乳治疗。保乳手术禁忌证包括：

1. 有两个或多个原发肿瘤的多中心病灶位于乳房的不同象限，无法在一次手术中完全切除。
2. 钼靶显示弥漫性恶性微钙化。
3. 多次手术后仍呈阳性切缘。

乳房切除术　乳房切除术是完全的切除乳房

框表 36-2　早期乳腺癌治疗进展

- 1894：Halstead 发明了 Halstead 根治性乳房切除术。
- 1926：Keynes 开始使用镭近距离放射治疗单独治疗可手术乳腺癌患者
- 1948：Patey发明了切除胸小肌的乳腺癌改良根治术。
- 1965：Madden 发明了保留胸小肌的乳腺癌改良根治术。
- 1960：早期试验显示在 T2 期乳腺癌患者中，保乳术后辅助放射治疗疗效比乳房切除术差。
- 1970：Milan 对 T1N0 期乳腺癌患者的初步研究显示，保乳术后辅助放射治疗与乳房切除术疗效相同。保乳手术采用 1/4 象限切除。
- 1980：国家外科辅助乳腺和肠道项目 B6 和其他随机临床试验结果显示，T1 / 2 期乳腺癌患者保乳术后（局部扩大切除术）辅助放射治疗与乳房切除术相比疗效相同。
- 1990：所有患者都需要放疗吗？不进行放射治疗的局部扩大切除术疗效较差。
- 2000：局部扩大切除术后新的放疗技术进展，包括大分割全乳腺照射和部分乳腺照射。

组织。它适用于不能进行保乳手术的患者或者为患癌高危人群进行的预防措施。由于各种原因，例如避免行术后放射治疗，一些患者选择进行乳房切除术而不是保乳术。在 *BRCA1* 和 *BRCA2* 突变的患者中，采取预防性乳房切除术可以降低超过 90% 的患乳腺癌风险。最近的一项研究表明，除了乳腺癌高危人群，经诊断为乳腺癌并接受预防性双侧乳房切除术的患者与接受单侧乳房切除术的患者相比，预后并没有改善。

乳腺癌的手术方式在不断演变，从损伤较大的乳腺根治性切除到现在常用的损伤较小的全乳切除术。乳房切除术仍在持续改进，包括保留皮肤甚至是保留乳头。

根治性乳房切除术（Halsted 乳房切除术）。该乳房切除术切除包括乳房及其覆盖皮肤、胸肌和所有腋窝淋巴结。虽然这种方法提高了局部控制率，但它并未改善长期生存率。根治性乳房切除术并发症的发生率很高，也很严重，患者经常出现胸壁凹陷、手臂无力、肩膀僵硬、淋巴水肿。现在这种方法已经很少使用。

改良根治术。改良根治术通常包括切除乳房及其下的筋膜以及清扫Ⅰ级和Ⅱ级腋淋巴结。多项研究显示改良根治性乳房切除术与根治性乳房切除术相比，预后相同但毒副作用较小。最初的改良根治术为切除胸小肌及Ⅰ，Ⅱ，Ⅲ级腋淋巴结而保留胸大肌。随着进一步的发展，胸小肌和Ⅲ级腋淋巴结被保留，以减少淋巴水肿等并发症的风险。随着进一步发展，改良根治术进展为保留胸小肌和Ⅲ级腋淋巴结以减少并发症，主要是淋巴水肿。

全乳房切除术。全乳房切除术的切除范围为整个乳房，不清扫Ⅰ、Ⅱ级腋淋巴结。随着前哨淋巴结活检技术的常规开展（随后章节讨论），全乳房切除术被频繁使用。图 36-9 显示了乳房局部扩大切除术和全乳房切除术之间的差别。乳房局部扩大切除术的平均切除量约 100 ml，而全乳房切除术可切除 500 ～ 2 000 ml，具体取决于乳房的大小。

腋淋巴结分期。腋窝淋巴结接受来自乳房 85% 的淋巴引流。腋淋巴结受累的可能性与肿瘤大小、位置、分级、淋巴血管浸润有关。体格检查不是确定腋淋巴结受累的可靠方法，而病理学检测腋淋巴结受累情况则是乳腺癌治疗的重要组成部分。在过去Ⅰ级和Ⅱ级腋淋巴结清扫是腋淋巴结治疗的标准方式。然而，最近的随机对照试验显示，对于临床阴性的腋淋巴结而言，前哨淋巴结活检与腋淋巴结清扫的疗效无明显差异。

腋窝淋巴结清扫。腋窝淋巴结清扫范围通常

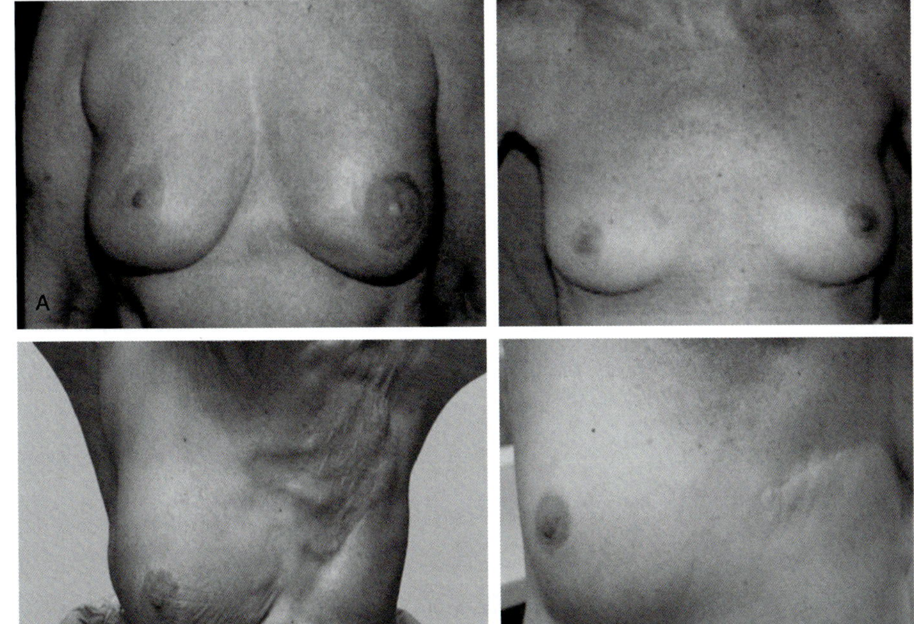

图 36-9　局部广泛切除术和全乳切除术的区别
A．局部广泛切除术；B．全乳切除术。对于保乳手术，切口可以是环形切口（左）或位于病灶上方（右）。图 B 中，左侧为根治性乳房切除术，右侧则保留了主要的胸部肌肉

为Ⅰ、Ⅱ级腋淋巴结。在前哨淋巴结活检技术出现以前，腋窝淋巴结清扫术是乳腺癌分期和治疗的常规手段。目前在无淋巴结转移临床表现的患者（cN0期）中很少使用腋淋巴结清扫术。而大多数腋淋巴结临床阳性的患者仍需进行腋淋巴结清扫术。接受腋淋巴结清扫的患者发生同侧手臂慢性淋巴水肿的风险增加3倍。

前哨淋巴结活检。对于临床检查淋巴结阴性的乳腺癌患者（cN0期），除非患者的前哨淋巴结明显阳性，前哨淋巴结活检可以准确识别无腋淋巴结累及的患者，从而避免更大范围的手术。该过程是将放射性胶体或蓝色染料注入肿瘤附近的乳房组织，示踪剂进入淋巴管并流向第一个肿瘤引流的淋巴结。通过定位示踪剂来识别这些淋巴结，如可视化的蓝色染料或使用盖革－米勒计数器（放射性胶体）。然后将这些淋巴结切除并进行病理检测。早期乳腺癌且前哨淋巴结活检阴性的患者不需要进行腋淋巴结清扫。然而若患者3个或3个以上前哨淋巴结转移，则常规推荐进行腋淋巴结清扫。若1～3个前哨淋巴结呈阳性，则是否需进行腋窝淋巴结清扫仍然存在争议。最近，美国大学外科医生肿瘤组对1～3个淋巴结阳性接受或未接受腋淋巴结清扫的女性进行了随机研究，两组患者间的复发和生存率未见明显差异。

2. 乳房重建

乳房重建已被证明可以改善乳房切除术后患者的心理及生活质量，且在美国随着时间的推移越来越多的患者接受了重建手术，1998年和2007年分别为46%和63%。乳房重建术既可以在乳房切除的同时进行（即时重建），也可以在乳房切除术后进行（延迟重建）。即时重建的优势在于，其本身即为手术过程的一部分（乳房切除术和重建手术），这减少了手术的整体时间，且有益于维持女性正常的身形。即时重建的缺点在于，可能会增加辅助化疗和放疗所导致的重建术后并发症。尽管延迟重建可以先完成辅助治疗从而减少可能的并发症，但其弊端在于放化疗后组织纤维化而使重建受到限制。重建常用的两种选择分别是植入物再造（生理盐水或硅胶植入物，植入前使用组织扩张器创建合适的术腔大小，以适应植入物）和自体组织再造（移植自体组织，如腹直肌）。在美国，使用假体植入物再造越来越多而自体再造则逐步减少。

3. 系统性治疗

尽管乳腺癌已经能够早期诊断，并且分期完善，局部区域治疗技术也得到了改善，但仍有部分患者会出现远处转移并最终死于转移性乳腺癌。远处转移很可能是临床诊断时出现无症状微转移的结果。全身治疗包括化疗、内分泌治疗和生物靶向治疗，均在根治肿瘤方面扮演了重要角色。

辅助治疗。具体的系统性辅助治疗方法需根据肿瘤特点进行选择。对乳腺癌患者进行辅助化疗、细胞毒性治疗时需要进行风险分层。考虑肿瘤大小、分级、淋巴结受累情况，诊断化验结果（基因表达谱，参见预后因素部分）等因素，从而决定患者是否应接受化疗。患者自身因素，如年龄和合并症，也是重要的参考因素。最近的一项Meta分析表明，以蒽环类为基础的辅助化疗方案或环磷酰胺、氨甲蝶呤和5-氟尿嘧啶（CMF）方案可显著降低癌症风险、乳腺癌死亡率及总死亡率。

HER2阳性乳腺癌患者应接受化疗联合HER2靶向治疗，如曲妥珠单抗。曲妥珠单抗是一种靶向HER2基因的抗HER2单克隆药物，具有抑制肿瘤细胞增殖并导致细胞死亡的作用。大型随机对照试验已经证明，曲妥珠单抗联合化疗可明显提高30%～50%的无病生存率及30%～40%的总生存率。尚无前瞻性研究评价单独使用HER2靶向治疗的疗效，因此，它几乎总是与化疗联合进行。最近的研究表明，对于转移性乳腺癌，联合使用HER2双靶向治疗疗效优于单独使用曲妥珠单抗治疗。

化疗结束后，ER阳性的乳腺癌患者还应接受内分泌治疗。绝经前，女性服用他莫西芬至少5年以上可以改善无病生存和总生存。他莫西芬是一种选择性雌激素受体拮抗剂，通过竞争性抑制雌激素受体来降低乳腺癌细胞的生长。芳香化酶是一种可在外周将雄激素转化为雌激素的酶，芳香化酶抑制剂通过抑制或灭活芳香化酶来抑制血浆雌激素水平。它们对卵巢功能完整的女性不起作用，因此被用于绝经后的女性。与他莫西芬相比，芳香化酶抑制剂已被证实可以改善激素受体阳性的绝经后女性患者的预后。

新辅助治疗。新辅助治疗是术前的系统性治疗。目前大部分局部晚期乳腺癌患者都接受了新辅助系统性治疗。虽然所有系统性治疗的最终目标是减少远处转移，然而新辅助治疗的目的之一还包括了改善手术的结果，如原本不适于手术的患者，以及存在严重美容缺损而当前无法行保乳手术却具有保乳意愿的患者。局部晚期乳腺癌患者通常应考虑先行新辅助治疗，因为手术通常不能将其治愈。当早期乳腺癌患者因肿瘤与乳房比例太大而无法进行保乳手术时，也可考虑进行新辅助治疗。与系统性辅助治疗相比，新辅助治疗对于疾病的远期预后更好。最常见的新辅助系统性治疗为化疗，以及对于HER2 阳性患者的 HER2 靶向治疗。雌激素受体阳性的患者可采用辅助内分泌治疗。如果患者不能接受系统治疗（即患有严重合并症）而雌激素受体阳性，可进行新辅助内分泌治疗替代化疗。新辅助治疗也是治疗炎性乳腺癌的标准方法。

4. 放射治疗

放射治疗因何重要？放射治疗能够消灭外科切除术后残存的亚临床病灶，因此，在乳腺癌的治疗中发挥了至关重要的作用。对于接受肿瘤切除手术的乳腺导管原位癌（DCIS）患者，已经有随机试验表明术后进行放射治疗能够降低局部复发。一项纳入了 3 000 例 DCIS 患者的大型 Meta 分析发现，无论患者的年龄、手术切缘状态和肿瘤特征如何，放疗可以减少 54% 的相对局部复发率。对于早期乳腺癌患者，肿瘤切除术后进行放疗〔保乳治疗（BCT）〕与乳房切除术相比具有同等的远期疗效，并且多个随机试验均表明，浸润性癌切除术后接受全乳放疗能够显著降低局部复发。一项由早期乳腺癌试验者合作小组（Early Breast Cancer Trialists’ Collaborative Group，EBCTCG）开展的纳入了超过 10 000 例患者的 Meta 分析表明，辅助性全乳放疗（肿瘤切除术后乳腺放疗）能够将 10 年内疾病复发率从 35% 降至 19%。其中的部分试验甚至显示，接受保乳手术和放疗可将疾病复发率减少至 10% 甚至 5% 以下。更为重要的是，与未接受放疗的患者相比，接受放疗者局部控制的改善转化成了乳腺癌的生存获益。

对于接受了乳房全切术后的局部晚期乳腺癌患者，乳房全切术后放疗（Postmastectomy Radiation Therapy, PMRT）用于治疗复发高危区域，如胸壁和区域淋巴结（腋窝，锁骨上窝，内乳腺淋巴结）。PMRT 在改善肿瘤预后方面的益处已在多项研究中得到充分证明，但在确定 PMRT 的作用方面，最具影响力的报告是由 EBCTCG 报道的，该研究包括了 9 000 多例患者，PMRT 能够显著降低 73% 的局部复发相关风险。更为重要的是，这一结果转化成为 15 年内乳腺癌特异性生存和总生存的获益。

综上所述，浸润性乳腺癌患者肿瘤切除术或全乳切除术后接受乳腺放疗可以改善局部区域疾病控制和预防复发。正因如此，患者因乳腺癌死亡的可能性减小。基于这些原因，放疗对于大多数浸润性乳腺癌患者而言非常重要。

乳腺恶性肿瘤的放射治疗是放射肿瘤科最具技术挑战性的工作之一。鉴于乳腺治疗区域常常可以在设置时显示出来，肿瘤放射治疗医师通常依靠治疗师来确保每一天各部分的重复性，并且从视觉上确认合适的治疗区域。放射治疗师承担着准确定位这一关键任务，必须对期望靶区和需要避免照射的关键正常结构具有良好的临床认识。此外，因为不同患者的乳腺解剖差异很大，肿瘤放疗医师通常依靠治疗师关注最合适的固定和设置，从而确保每日治疗的可重复性。乳腺放疗从模拟到直线加速器治疗的全程，都要求治疗师必须深入、周到、精确，富有创造性。

模拟　乳腺癌放疗需要严格的摆位和固定技术。这是制订准确治疗计划和确保精准剂量传递的第一步。与肿瘤放疗医师探讨最佳的摆位以达到合适的靶区覆盖是必须的，特别是在区域淋巴结被包入治疗区域时。许多市场上可用的设备被用于协助乳腺癌放疗时患者的摆位。这些设备包括了从定制的泡沫铸造到具有可调接头和臂架的底板。每天以完全相同的方式引导患者到固定装置是确保固定可重复性的一项基本要素。

仰卧位和固定。患者从腰部以上脱去衣物，摘除耳环、颈饰或体部珠宝等饰物。病人仰卧在选定的固定装置的模拟器上。当仰卧时，乳房大或下垂的患者乳房组织经常会移位到锁骨下区。可将这类患者放置在一个可调节倾斜度的固定装置上，使他们的头部和胸腔轻微的抬高，这可以使乳房组织向下，是切线照射时保证充分照射乳房并且避免照射上臂的必要手段。同时可以减少锁骨上区的皮肤皱褶。然而必须注意的是，需避免过度抬高患者，这会造成乳房下的皮肤冗余。此外，过度抬高患者还会增加锁骨上区的肺容积，并可能减少淋巴结的覆盖。因此，与肿瘤放疗医师讨论恰当的治疗摆位是必要的。

首选的手臂姿势是将双侧手臂外旋，并以可重复的方式支撑。与 90° 位相比较，同侧臂高于头部的高度能够减少切线方向上心脏的受照射体积。这样在切线照射乳房或胸壁的同时，还能避免上臂受照。调整同侧臂位置有助于减少腋窝和锁骨上区的皮肤皱褶，减少皮肤副作用。如果患者不能将对侧臂举过头顶，手臂应放在桌面上，掌心向下。患者不应将对侧手放在腹部、抓住皮带或衣服腰带。这样的对侧手和手臂的摆位是不可重复的，可能会导致胸部解剖扭曲，包括未涉及的乳房旋转和移位进入治疗区。如果治疗限于胸部或胸壁，患者的头应该是直的。如果局部淋巴结也需要照射，则头部应稍微转向对侧。如果头部旋转的太远，那么脊髓就会移动到锁骨上边缘，因为它在旋转轴的后面。患者的下巴应该抬高以减少颈部皮肤皱褶。患者的身体应该是直的（在矢状面），两侧保持水平。如果使用 CT 模拟器，则需在获得 CT 扫描图像前在模拟室采用激光进行可视化确认，如果采用传统的模拟器，则需在获得荧光图像前进行确认。

患者手臂和头部每天相同的摆位对于保障治疗过程的准确性至关重要。脚可以并拢以减少下身旋转，从而提高摆位的可重复性。一个三角形的海绵或枕头可以放在患者的膝盖下以增加舒适度。每次治疗患者时必须使用相同的固定装置。患者的摆位应该在计划说明中有详细的记录和解释。患者治疗时摆位的照片或数字图像是非常有用的，特别是对于那些需要进一步说明的具有独特摆位设置的患者。

俯卧位和固定。俯卧位能够使乳房脱离胸壁，从而能最小化照射区内的肺或心脏组织。它要求患者俯卧在俯卧板上，同侧的手臂置于头部上方。同侧乳房通过胸板上的开口，对侧乳房移位到一个成角度的平台上，以避免在切线方向上受到照射。俯卧位更适合于胸部较大的女性，她们在俯卧时，乳房会在重力的作用下从胸壁移开。乳房小或者隆胸的女性限制了乳房从胸壁上脱离，因此俯卧的姿势对她们没有什么益处。如果胸壁需要包括在目标区域内，心脏也可能向前下降，所以在某些情况下俯卧位是不利的。俯卧位还损害了射野匹配的能力，如果有必要对区域淋巴结进行治疗，就不应该使用俯卧位。因此，确定每个患者的最有利体位非常重要。仰卧和俯卧胸板实例见图 36-10。

治疗设计。在全乳或胸壁的治疗过程中，需在患者身上放置不透明的标记物或铅线来勾画模拟时照射的区域。一些肿瘤放疗医生倾向于将可见或可触及的乳房组织用金属丝标记（因为这可能更准确地将乳房组织和脂肪组织区分开来）。另一些医生则倾向于在全乳或胸壁治疗时将金属丝放置在可能治疗区域的边界处，以了解暴露于肺部或心脏的程度，并确定是否需要重新定位。在后一种情况下，金属丝分别置位于胸骨中线，外界位于腋中线，上界位于锁骨头，下界位于乳房皱褶下约 2 cm 处。这些金属丝为确定内侧切线的后缘提供了指引。在患者接受电子线治疗胸壁的情况下，在制订射线设计和治疗计划时需要通过金属线确定需要覆盖的目标靶区。因此，在模拟时放置任何类型的皮肤标记都有助于指导治疗计划过程的设计。如图 36-11 所示，仰卧位的切线野覆盖右乳房，还包括在良好耐受范围内的少量胸壁和肺。只能在模拟定位中评估俯卧位是否能够进一步减少受照射的肺组织，同时维持乳房的照射覆盖（图 36-12 是俯卧位全乳照射野实例）。

最近，部分乳房的外照射（Partial Breast Irradiation, PBI）已越来越广泛地用于治疗经选择的早期乳腺癌患者。虽然 PBI 主要用于 I 期乳腺癌，但其精确的治疗指征仍在不断进展。对于 PBI 治疗设计，需要可视化的肿瘤切除腔和特意放置的手术银夹。然而，肿瘤放疗医师仍然要求放置金属线，以防止因 PBI 剂量学无法实现所导致的必须转换为全乳房照射的情况发生。此外，为了满足剂量限制要求，接受照射的部分乳房靶区通常小于全乳体积的 25%（图 36-13 是 PBI 治疗计划的实例）。

在乳房放射治疗的设计中，肺和心脏是需要考虑的最重要的两个结构。在不减少靶区覆盖范围的前提下，应尽量减少肺和心脏的受照射体积。正因为如此，许多技术得到了发展，包括深吸气屏气（Deep Inspiratory Breath Hold, DibH），以减少心脏受照射体积，尤其是在左乳和左胸壁治疗中。已经

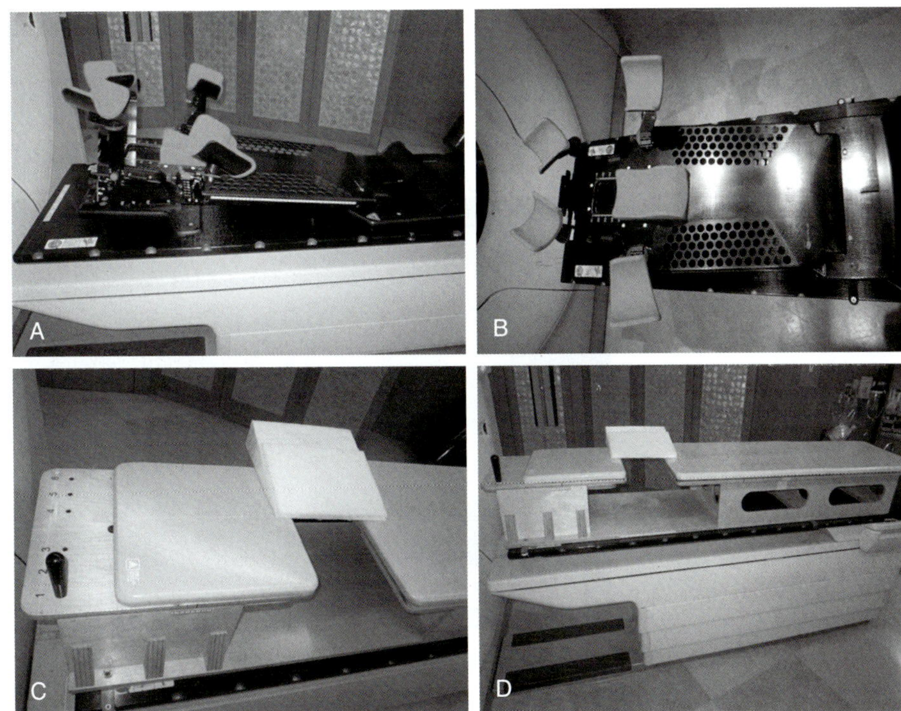

图 36-10 A 和 B. 仰卧板；C 和 D. 用于放射治疗的俯卧乳腺板

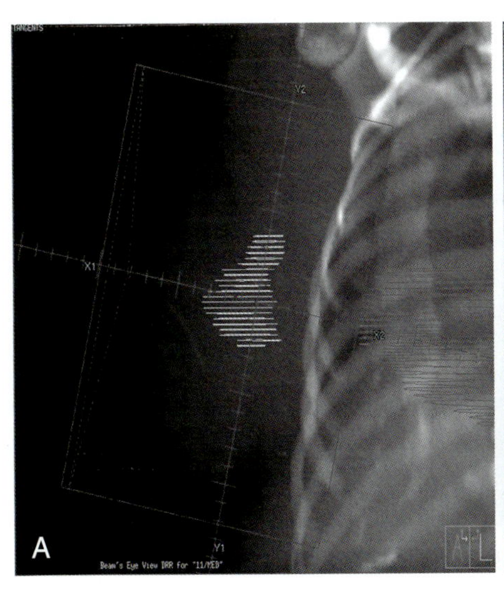

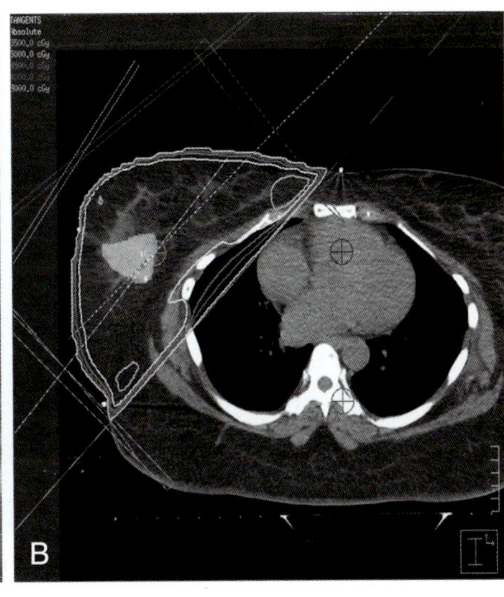

图 36-11 全乳腺切线野照射实例

A. 在数字重建摄像片上的射野视图；B. 在乳房肿瘤切除术腔水平面上的计算机断层扫描治疗计划的轴位部分

有研究表明通过这项技术，可以显著减少接受超过50%处方剂量的心脏受照射体积。成功模拟DIBH需要肿瘤放疗医师、物理师、治疗师和患者的努力，因为一些患者可能无法耐受屏气。

全乳房照射野。需要全乳照射的患者通常采用切线野治疗。这种设野的目的在于最大限度地覆盖乳房组织的同时，尽量减少其下方结构尤其是肺和心脏的受照射剂量。切线野边界如下，但可以通过体格检查和临床判断加以修改。

- 上界

  在以下各点的最顶端：

  可触及乳房组织的上部

  锁骨头的边缘
- 下界

  乳房皱褶下2 cm或乳房下缘下2 cm
- 中界

  根据胸骨上切迹及剑突触诊，确定患者中线

  必须在治疗区内排除对侧乳腺
- 侧界

  腋窝中线或乳房组织外2 cm处
- 前界

  包括全部乳房
- 后界

  包括胸壁，通常包括胸腔边缘后1～2 cm

目前的技术大多采用等中心切线野照射。在这些技术中，等中心点被设置在患者乳房或胸壁附近的某个深度。在许多机构中，等中心点大约被设置于肋骨和皮肤的中间，大概相当于射线的内侧和外侧入射点中间的位置。使用这种技术需要调整机架的角度，以创造一个直的后（深）边。其他技术将等中心放置在切线野的深边缘，将射线分成两半（半野照射技术），阻断射线的深半部分，并允许使用180°对置射线。

通过这两种技术，切线野的设置可以产生一个单平面的深（或后）端口边缘。内侧切线的深边界和外侧切线的深边界构成一个单平面，保证了治疗方案的严格剂量边界。

全乳房放疗的射线模拟和野设计的步骤如下。由于乳腺癌治疗的临床情况各不相同，因此乳房模拟非常重要，应与肿瘤治疗医师讨论。

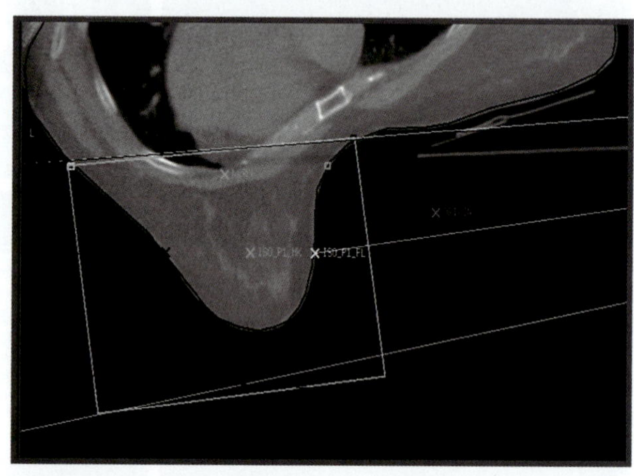

图 36-12　俯卧位切线野全乳腺照射实例。与仰卧位照射技术相比，俯卧位照射技术可降低照射野中的肺体积

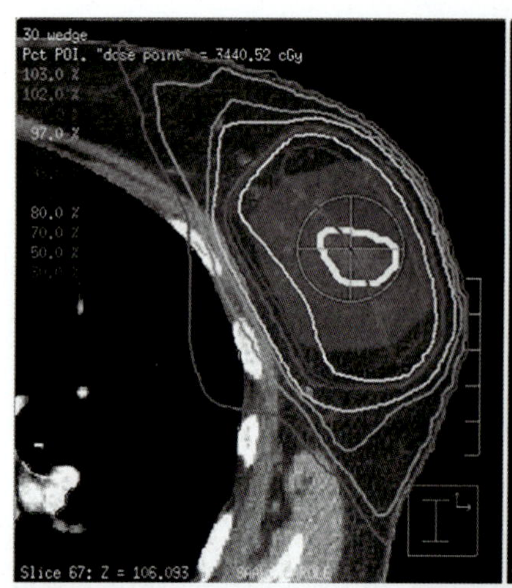

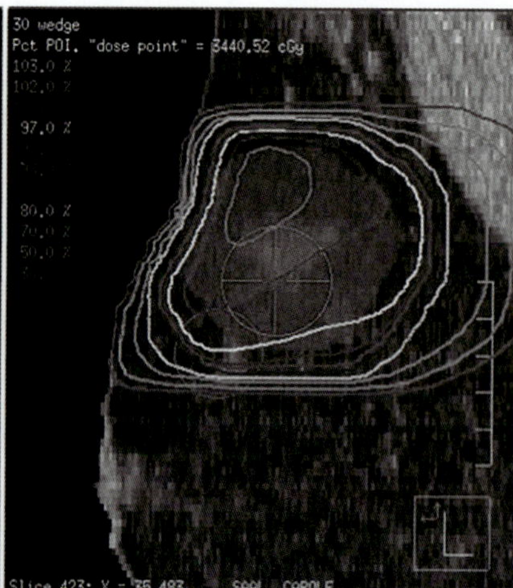

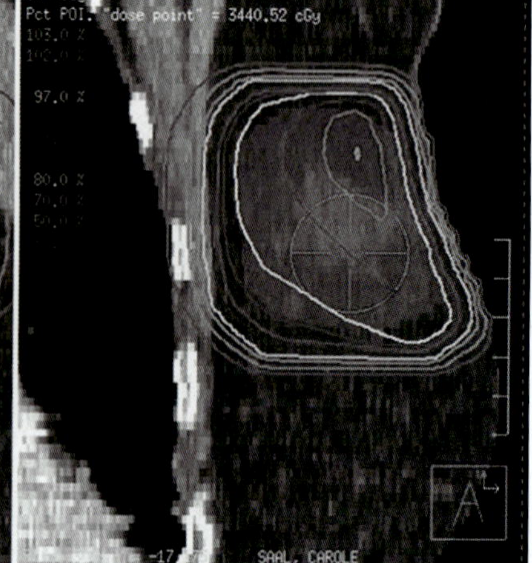

图 36-13　部分乳房照射剂量分布实例。处方剂量仅限于肿瘤切除术腔，并有明确的健康组织边界

（1）让患者躺在乳腺托架上，确认患者处于中间位置并且保持水平。

（2）用不透明线在患者身上标出上、下、中、外侧边界。

（3）将等中心点置于上、下边界与中、外侧边界之间。等中心点的深度可以在乳房内，也可以在胸壁（切线野的后边缘），具体应与肿瘤治疗医师讨论。

（4）旋转机架到内侧切线野所需的角度。根据需要调整角度，使金属线从内侧和外侧边缘对齐。根据需要调整准直器角度，使野内侧缘与胸壁平行。确保皮肤有足够的照射。

（5）通过将机架旋转到所需的角度来设置侧向切线野。调整角度以确保内侧和外侧的金属线对齐，与内切野形成共面平面。将准直器与内切野相反的方向旋转相同的角度。确保皮肤有足够的照射。

（6）应慎重考虑切线野中肺的体积，并与肿瘤放疗医师讨论。必要时靶区可不覆盖离瘤床最远的部分乳腺组织，以达到合适的乳房覆盖平衡，而不需要照射过多的肺和心脏。

设置切线野的计算机治疗计划是必要的，能够显示整个治疗区和周围健康组织的剂量分布。为了改善剂量均匀性需要楔形或自定义补偿器。目前多叶准直器可以提供静态（分割）或动态剂量均匀补偿功能。由于射线呈切线野照射，皮肤剂量通常是足够的。如果临床需要可以使用补偿膜增加皮肤剂量。整个乳房的放射治疗剂量一般是 4 500 ～ 5 000 cGy 以上，疗程 4.5 ～ 5 周。或采用大分割方法，总剂量较低但分次剂量较高，且分次少。

对于俯卧位全乳房照射，将乳房放置在俯卧板上的一个孔中从胸壁脱离。对患者进行目视检查以确保整个乳房组织都包括在开口内是很重要的；这种检查应在 CT 模拟扫描之前进行。切线野的设计需包括整个乳房，类似于仰卧位，但通常极少或没有肺组织包括在射野内。患者的内侧和外侧标记线位于乳房中轴的同一水平面上。额外的标记线需纵向对齐。治疗是通过皮肤内侧和外侧从中轴标记线向前移动相同位置的等中心点进行［源皮距（SSD）100 cm］。俯卧位最适合乳房体积较大、乳房组织活动性尚可的女性。

年龄小于 60 岁或肿瘤切缘阳性的浸润性癌患者，通常在切线野照射完成后，立即给予瘤床 10 ～ 16 Gy 的额外剂量，分 5 ～ 8 次进行。增加瘤床的照射已被证实可以改善局部控制。正面电子线推量是大多数机构的首选技术。在计划电子线推量时，必须注意确保治疗区充分包括瘤床。推量野通常与 CT 模拟扫描一起设计，以保证可视化瘤床的合适覆盖。

乳房特别大或下垂的患者通常很难治疗。许多设备和技术已被开发用来固定乳房，并将其放置在胸部以保障合理而准确的治疗。可以在乳房上放置弹性网，然而这种方法对较小的乳房效果最好，因为这种材料不够结实，不足以支撑胸壁上非常大的乳房。使用热塑性材料来塑造乳房合适位置的设备已在市场上应用。热塑性塑料片也可以压模到患者身上，并用绷带材料固定在患者的背部。可以在乳房周围放置一个简单的环，使乳房固定并保持在前胸的位置。泡沫楔形物也可用于塑型和定位，以支持下垂的乳房组织远离患者的侧胸部。商用俯卧位板也可有利于乳房剂量的均匀分布。必须警惕胸壁照射剂量的不足。

局部乳房照射（PBI）作为一种放射技术，在肿瘤切除术后有放射治疗适应证的患者中得到了广泛的应用。在 1 ～ 2 周的时间内，术腔及其周围 1 ～ 2 cm 的边缘每天将向获得比标准剂量大的照射。PBI 的基本原理是，乳腺癌的复发大多数发生在原发肿瘤的附近。由于放射治疗在预防局部失败方面是有效的，因此 PBI 只对有局部复发风险的区域照射，而健康组织（其余部分的乳房、肺和心脏）周围则不进行放射治疗。PBI 可以通过多种方式传递，包括球囊近距离放射治疗、组织间近距离放射治疗和体外放射治疗（xternal beam radiation therapy, EBRT），而 EBRT 则在目前应用最广泛。近期疗效显示，EBRT PBI 具有良好的局部控制效果。

EBRT PBI 的等中心点通常设置在肿瘤切除术腔中心，治疗区的设计需满足术腔及其边缘接受均匀照射剂量的要求。已经有数种 PBI 的射线设计被使用。两束光子线和正面电子线的射野可以满足靶区内剂量均匀分布，同时限制肺的受照射剂量。在 EBRT PBI 治疗区的设计中，需考虑许多临床因素，如肿瘤切除术腔的位置、患者乳房的大小、患者手臂的活动情况等。

乳腺癌术后治疗区。接受乳房切除术的局部晚期乳腺癌患者可能需要对胸壁和局部淋巴结进行术后放射治疗。乳腺癌综合放疗的一个关键方面是避免治疗区内的衔接不一致（即内乳、锁骨上、切线野）。热（过量）和冷（剂量不足）点可能是射线散射和几何畸变共同作用的结果。剂量过大会导致接野衔接处纤维化和不佳的美容效果。相反，剂量不足增加了肿瘤复发的可能性。在对胸壁和局部淋巴结进行照射时，患者应采用仰卧位。下面列出的是胸壁和局部淋巴结照射区的常规设计，但必须考虑患者的个体情况。

胸壁切线：标准切线野可以覆盖部分Ⅰ级和Ⅱ级（下）腋窝淋巴结。

- 上界

在以下几个点的最顶端：

锁骨头的下边缘，锁骨上野的下边缘；创建一个“衔接线”垂直平面，如果需要切线野可使用挡铅阻挡。

- 下界

乳房皱褶以下2 cm或乳房最下边缘以下2 cm，可参照对侧乳房。

- 内界

对胸骨上切迹及剑突触诊，确定患者中线。

如果要治疗同侧内乳淋巴结，其内侧边界应延伸至对侧，以覆盖IMN淋巴结。

包括乳房切除术后疤痕

- 外界

腋中线

包括乳房切除术后疤痕

- 前界

包括胸壁

- 后界

包括胸壁，包括胸腔边缘后2～3 cm，这取决于是否包括IMN淋巴结。

锁骨上及腋窝野：包括切线野未覆盖的Ⅱ级腋窝淋巴结和锁骨上、锁骨下淋巴结。它是典型的前置 6 mV 光子线，在衔接线上分野，与颈椎成10°～15°，剂量限制在 3 cm。然而采用 CT 计划设计，可以通过改变光子线的能量来实现自定义目标覆盖。光子切线野与锁骨上野衔接实例如图 36-14 所示。

- 上界

一般在肩锁关节上方，上界是锁骨上窝，需包含在靶区内。

如果可能避免锁骨上区的皮肤照射，有助于减少皮肤反应。

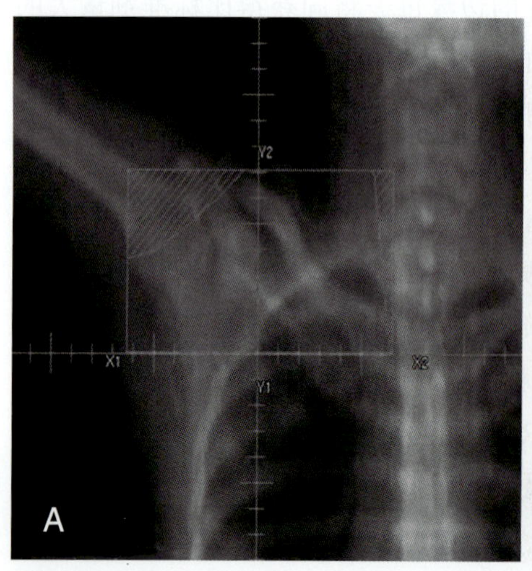

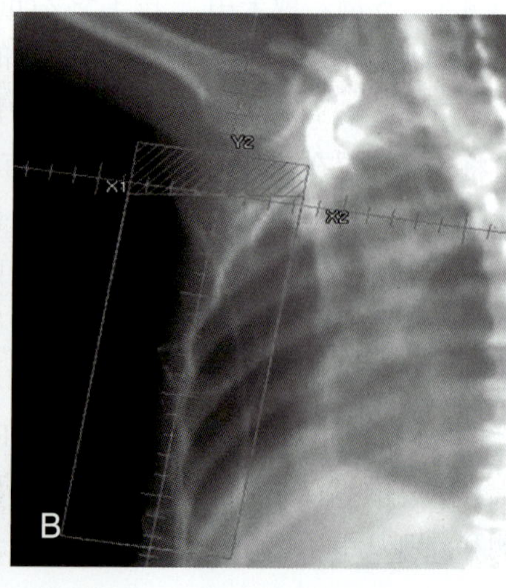

图 36-14　一位接受乳房切除术后放射治疗的患者

A. 锁骨上野；B. 覆盖胸壁的内侧切线野。胸壁野的深侧边界比单纯乳腺照射的边界深

- 内界

　　将胸锁乳突肌插入胸骨柄，在后方射线避开脊髓，沿着椎骨边缘运动。

- 外界

　　如果覆盖整个腋窝，则为肱骨头外侧约2～3 cm；如果仅覆盖Ⅲ级腋淋巴结，外侧界为喙突，并且避开解剖过的腋窝区域。

- 下界

　　锁骨头的下缘，它是切线野的上缘（即衔接线）。

射线的下半部在锁骨上野等中心点处被档铅遮挡，下缘处形成垂直的直缘，并防止剂量向切线野发散。

后腋窝加量野：后腋窝加量野（PAB）用来增加中腋窝剂量至处方剂量。因为与锁骨上淋巴结相比，喙突附近的外侧淋巴结位置从前表面逐渐加深，仅从锁骨上前野获得的剂量往往不足。PAB 的下界与锁骨上野相同，保持垂直边缘。

- 上界

　　紧沿锁骨

- 内界

　　锁骨中线

- 外界

　　与锁骨上野相同

- 下界

　　与锁骨上野相同

内乳淋巴结区（IMN）：在被认为有高危内乳淋巴结受累的患者中，经常需照射内乳淋巴结。内乳淋巴结照射通常位于同侧 1 ～ 3 肋间隙，距胸骨中线 2.5 ～ 4 cm，一般位于皮肤下 2 ～ 4 cm 处，并且根据患者的体型来决定。

如果需对内乳淋巴结进行放疗，有多种技术可以考虑。一种方法是将切线野延长或变深。这种方法是将内侧切线野的内侧界从患者的体中线延伸到健侧约 3 cm。虽然这种设置能够成功覆盖同侧内乳淋巴结区，但是肺的受照体积将显著增加（图 36-15）。延伸的切线野还会波及健侧乳腺组织，增加了乳腺的散射剂量。此外，当病变位于左侧时，相当部分的心脏将会包括在延伸的切线野内。

另一种方法是使用电子线。这种设野方式常常遇到与切线野难以衔接，以及光子野和电子野衔接的问题，这可能导致在衔接区出现热点或冷点（图 36-16）。由于内乳淋巴结的解剖位置较深，目前常采用包含光子线和电子线混合射线的方法来覆盖内侧锁骨上淋巴引流区。通过 CT 模拟，可以评估不同技术以获得最佳剂量分布和覆盖。IMN 野的一般边界是：

- 上界

　　锁骨上野的下界

- 内界

　　体中线或体中线向健侧1 cm

- 外界

　　距胸骨体4 cm

- 下界

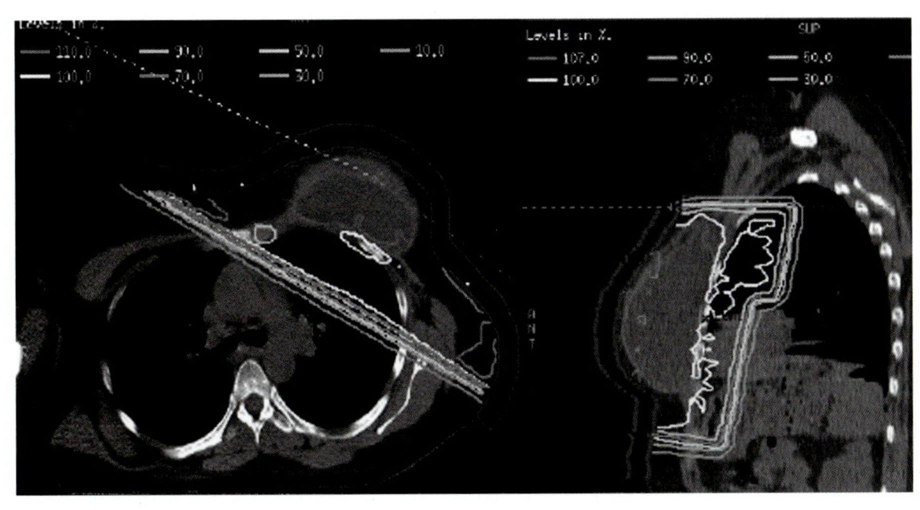

图 36-15　“部分宽切线野”技术治疗同侧内乳淋巴结（IMN）和胸壁实例。光子切线野的上面更宽以覆盖内乳淋巴引流区，这导致受照射的肺体积增加。患者以向右轻微旋转的方式固定，以改善心脏相对于胸壁的位置

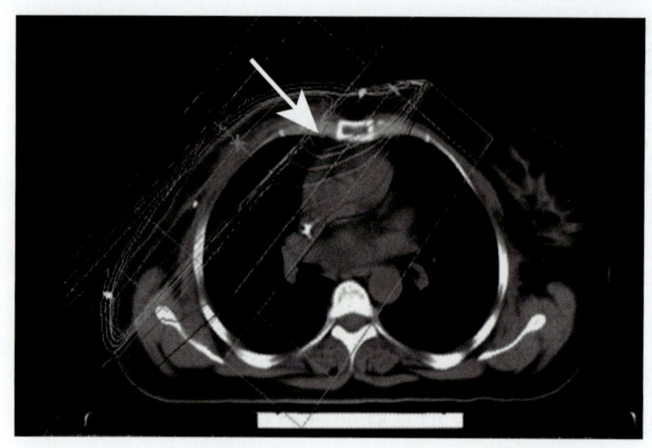

图 36-16　电子线野治疗内乳淋巴结实例，相邻的较窄的光子切线野包括剩余的胸壁。衔接线可以导致连接区域（箭头）处的热点或冷点

需要治疗的肋间隙数目

胸壁和区域淋巴结一般在 4.5 ～ 5.0 周给予 4 500 ～ 5 000 cGy 的剂量。尚无有力的证据支持接受 PMRT 的患者对手术瘢痕处需要常规加量，通常要根据施治的肿瘤医师的判断作出决定。乳房模拟对于个体化的处理是很重要的。PMRT 的模拟定位和靶区设计步骤如下。

（1）让患者躺在乳腺托架上，确认患者处于中间位置并且保持水平。

（2）用不透射线的铅丝在患者的体表标记上、下、中、外侧边界。

（3）如果使用 CT 模拟定位，可先采集一幅图像来显示上界的标记。如果使用透视模拟定位，对上界标记的区域进行透视成像。上标记是切线野的上缘和锁骨上野的下缘，应位于锁骨头的尾缘。如果过多的肺组织位于锁骨上区高于标记物，则需要调整患者的位置（如果患者处于倾斜状态，则让患者躺平）或标记物的位置（将标记物上移）。而且与施治的肿瘤放疗医师讨论是十分必要的。

（4）旋转机架 10°～ 15° 以远离颈椎。如前所述设计锁骨上野，将等中心点射置在射野的中心，然后向下移动到射野的下界（在标记上，或切线野的上界）。放置挡块以保护脊髓、肩锁关节和部分肱骨头。如果需要后腋窝加量野，则使用与锁骨上野相同的等中心点来设计。对于后腋窝加量野，需在锁骨上方放置挡块以保护锁骨上淋巴结、肩锁关节和部分肱骨头。

（5）对于胸壁切线野，应将等中心线设置在上 - 下边界和中 - 外边界之间。等中心的位置应该在胸壁上。

（6）将机架旋转到内侧切线野所需的角度。根据需要调整角度，使内侧和外侧界对齐。根据需要调整准直器角度，使得内侧界与胸壁平行。确保足够的皮肤剂量，然后沿衔接线上界标记来放置上挡块。

（7）通过将机架旋转到所需角度来设置外切线野。调整角度以确保内侧界和外侧界的铅线对齐，并与内切线野形成共平面。使准直器沿与内切线野相反的方向转动相同的度数，确保皮肤剂量足够，然后沿衔接线上界标记放置上挡块。

（8）应仔细考虑切线野所包含的肺体积，并与患者主治的放疗医师进行讨论。

（9）对于采用正面电子线的内乳野，与内侧光子切线野相比，电子束角应为 4° ～ 7° ，从而避免乳腺组织内光子线和电子线产生较高的热点。

如果切线野长度小于 20 cm，可以通过设置一个等中心点来同时治疗锁骨上野和乳腺野，治疗机的极限是一半的射野长度。这种方法的优势是日常治疗操作简单，不需要挡块和旋转机架。

另一种治疗非重建胸壁的方法是使用正面电子线，这种方法已经在前瞻性研究中得以证实，靶区（同侧胸壁）应用铅丝标记，通常需要一个大的限光筒（25 cm×25 cm）来覆盖整个靶区，机架通常从 0° 旋转到 30° ，源皮距 SSD 通常设置为大于 105 cm 以实现靶区的覆盖，并且避免限光筒与患者的碰撞。区域淋巴结放疗的模拟定位和野的设计要求与前面提到的方法相同。

调强放疗（IMRT）是另一种用于乳房切除术后的放疗技术，目前正在研究中。它具有极好的胸壁和区域淋巴结靶区覆盖的优点，同时可以最大限度地减少危及器官如心脏和肺的高剂量。然而与所有的 IMRT 一样，此技术低剂量覆盖范围更广，这引起了人们对其潜在的远期致癌作用的关注。

基于 CT 的静态或动态多叶准直治疗计划技术

具有优越的剂量均匀性。剂量通常被规定为由 3D 治疗计划产生的等剂量线限定的点或体积。在接受全乳照射的患者，目标等剂量线不应超过皮肤表面 5 mm。对于接受 PMRT 的患者，不论是否进行乳房重建，通常需要用组织等效膜来保证皮肤的剂量。所使用的组织等效膜的厚度取决于射线的能量。对于 6 MV 光子，推荐 0.3 ～ 0.5 cm 的组织等效膜；而对于高能光子，推荐 1 cm 的组织等效膜。剂量 - 体积直方图（DVH）的评估对于确保按所需剂量进行适当的靶区覆盖以及确保所有正常组织的剂量限制均十分重要，因为正常组织剂量过高可能导致显著的毒性。在 DVH 的 X 轴上通常是放疗剂量比例，Y 轴可以在不同的参数之间变化，并且通常是表示目标体积百分比（图 36-17）。然后可以生成目标区域的剂量 - 体积关系图，其中每个 X-Y 交叉点表示部分靶体积（Y 轴）接收的剂量（X 轴）。通常使用的正常组织剂量限制是限制同侧肺接受处方剂量的体积小于或等于 30%（V20 Gy ≤ 30%），并限制心脏接受处方剂量的体积小于或等于 5%（V 40 Gy ≤ 5%）。

治疗并发症。虽然放射治疗对疾病局部控制有效，但部分患者可能会产生放射治疗的副作用。接受治疗的患者由主治医生每周评估放疗急性毒性反应，通常在治疗完成后 6 ～ 8 周重新评估，此后常

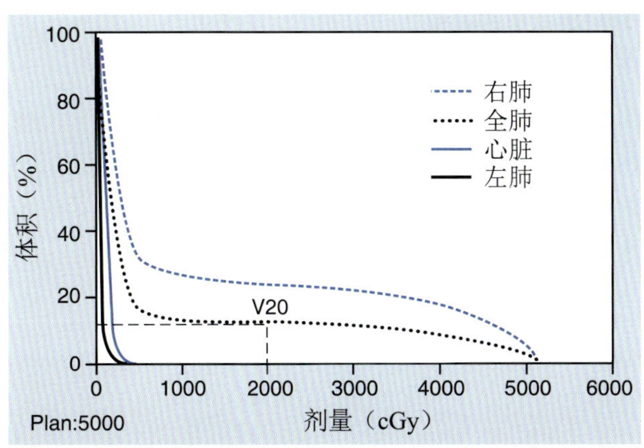

图 36-17　剂量体积直方图（Dose-Volume Histogram, DVH）实例

Y 轴表示器官的百分比，X 轴表示器官对应的剂量。在此 DVH 中，患者心脏和对侧左肺接受的剂量最小（黄色），并且同侧右肺接受 10 ～ 40 Gy 剂量的体积为右肺容积的 20% ～ 30%。全肺的平均剂量也可以显示

规进行中期和晚期毒性评估。使用标准化评分系统对毒性进行分级，最常用的是国家癌症研究所的不良事件通用术语标准。

皮肤改变。治疗区内皮肤和皮下组织的改变是可以预见的。皮肤剂量取决于每个患者所使用的治疗技术。治疗方案中影响皮肤剂量的因素包括射线类型（光子线或电子线）、射线能量、推量技术（外照射或近距离治疗）、楔形块、组织等效膜、分割模式、总剂量和患者体型。

必须特别注意患者体型，皮肤皱褶往往会由于组织等效膜作用而加剧皮肤反应，因此是对放疗最敏感的区域。正确的定位有助于减少这些潜在问题区域的皮肤皱褶，例如通过调整手臂外展角度来减少腋窝皮肤皱褶，通过调节患者的头枕倾斜角度来改变或消除乳房下、锁骨上和颈部区域的皮肤皱褶，肥胖或乳房大且下垂的患者可利用网状或热塑性材料固定以减少皮肤皱褶。

在标准的放射治疗计划中，皮肤反应会随着放疗剂量的累积而加重。皮肤干燥和红斑一般在皮肤剂量达 30 Gy 左右时常见。干性脱皮，包括表皮浅层的剥落，在皮肤剂量达 40 Gy 左右时出现。当皮肤剂量超过 50 Gy 时，就会发生湿性脱皮，包括表皮浅层和深层的脱落。在皮肤褶皱处或放置组织等效膜的区域，湿性脱皮可能较早出现。由于这些放疗急性反应，增加了大乳房放疗的难度，并且将会导致难以接受的美容效果。

放疗皮肤的护理方式根据皮肤反应的类型和严重程度而不同。应建议患者采取措施保护皮肤免受进一步的刺激和损伤。治疗区域皮肤必须通过正常温和的方法保持清洁，应避免日晒，并应使用无刺激性的洗剂。湿性脱皮的患者可能需要日常皮肤护理，以帮助预防局部感染和尽量减少液体流失。使用不粘绷带的伤口敷料十分关键，必须避免在放疗区域皮肤上放置粘合剂或胶带。玉米淀粉不能用于潮湿脱屑的区域，潮湿的区域可能促进真菌生长并增加伤口感染的风险。磺胺嘧啶银霜常被用来促进皮肤愈合和避免局部皮肤感染。

严重的急性反应可能导致愈合时间延长，并

且增加慢性皮肤反应的发生率。大多数慢性皮肤变化都较表浅和明显，包括色素沉着、脱发、毛细血管扩张和皮下纤维化。一些放疗引起的皮肤副反应的分级见表 36-2。

疲劳。接受放射治疗的患者可能出现全身疲劳，其发病率似乎与放疗剂量、靶区体积和受累部位有关。但乳腺癌患者疲劳程度较轻微，其他因素如近期手术或化疗史、患者的一般情况和心理状况、当前用药、疼痛或贫血等可能加重疲劳。

淋巴水肿。前哨淋巴结活检、腋窝手术或单纯放射治疗可导致淋巴回流障碍，并可出现淋巴水肿。淋巴水肿的风险与腋窝手术联合淋巴结放疗范围呈正相关。淋巴水肿的严重程度和风险与腋窝清扫直接相关，并且放射治疗有可能进一步加重水肿程度。

纤维化。严重照射诱导纤维化是罕见的晚期事件，但会影响治疗后美容效果。胶原血管疾病患者，特别是狼疮和硬皮病患者，照射诱导纤维化的风险较高。

心脏反应。心脏毒性如冠心病和心肌病，与受照心脏的体积和所接受的剂量有关。以往的乳房放射治疗技术可导致心脏大剂量照射，导致接受放射治疗患者的心血管疾病发病率更高。瑞典和丹麦的一项包括 2 000 多例患者的病例对照研究显示，随着心脏平均剂量每增加 1 Gy，主要冠状动脉事件的发生率大约增加 7%，并且这种影响从放疗后几年开始，一直持续到放射治疗后 30 年。但是这项

表 36-2　不良反应的常用标准

不良事件	1	2	3	4	5
放射性皮炎	轻微红斑或干脱屑	中度至轻度红斑；斑片状湿性脱皮，大部分局限于皮肤褶皱和皱纹；中度水肿	皮肤褶皱以外区域的湿性脱屑；轻微创伤或磨损引起的出血	危及生命；真皮全层的皮肤坏死或溃疡；受累部位自发性出血；存在皮肤移植指征	死亡
皮肤疼痛	轻微疼痛	中度疼痛，日常生活活动受限	严重疼痛，日常生活自理能力受限		
瘙痒	轻度或局限性；存在局部干预指征	强烈的或广泛的；间歇性的；皮肤瘙痒改变；有口服药物干预指征；日常生活活动受限	强烈的或广泛的；持续的；日常生活自理能力受限或影响睡眠；需要口服皮质类固醇或免疫抑制治疗		
皮肤色素沉着	色素沉着小于 10% 体表面积，无心理社会影响	色素沉着超过 10% 体表面积；存在心理社会影响			
皮肤色素减退	色素减退小于 10% 的体表面积，无心理社会影响	色素减退超过 10% 体表面积；存在心理社会影响			
毛细血管扩张	毛细血管扩张范围小于 10% 体表面积	毛细血管扩张范围超过 10% 体表面积；存在心理社会影响			
浅表软组织纤维化	轻度硬结，能使皮肤平行（滑动）和垂直（夹紧）运动	中度硬结，能滑动皮肤，不能捏皮肤，日常生活活动受限	严重硬结；不能滑动或捏皮肤；限制关节或孔洞活动；日常生活自理能力受限	全身硬结；存在呼吸或进食障碍的症状或体征	死亡

研究包括了自 1958 年开始使用的早已过时的技术治疗的乳腺癌患者。

现代放疗技术最大限度地减少心脏照射，并因此减少心脏毒性。通过美国国家癌症研究所的监测、流行病学和最终研究结果显示，在 1973—1979 年诊断为左乳腺癌并接受辅助放射治疗患者的缺血性心脏病发生率明显高于在 1980—1984 年、1985—1989 年接受治疗的患者，其缺血性心脏病发生率分别为 10.2%、9.4% 及 5.8%。随着乳腺癌放射治疗技术的不断改进，例如 DibH、俯卧式乳腺照射、PBI、IMRT，可以满足目标治疗区域的足够剂量，并使心脏剂量最小化。

肺炎。症状性肺炎是乳腺放疗一种罕见的不良反应，一般发生在治疗后 1 ～ 3 个月。放射性肺炎患者表现为干咳、呼吸困难和放疗野内肺组织纤维化。皮质类固醇对上述症状有效，大多数情况下症状能够缓解。据报道，接受切线野放疗联合化疗的患者发生症状性肺炎的比例为 1.3%，而只接受切线野放疗的患者则仅为 0.5%，这说明化疗会增加放疗后的毒性反应。

二重肿瘤。乳腺癌的放射治疗可在放射野内或者由散射引发二重肿瘤。近期一项研究显示乳腺癌患者放射治疗后患二重肿瘤的相对风险平均是一般人群的 1.2 倍。治疗后 15 年接受放射治疗的患者患对侧乳腺癌的风险为 9.3%，而未接受放射治疗的患者为 7.5%。最近的研究表明，在小于 45 岁的患者中对侧乳腺癌的发生率明显增加。在荷兰进行的一项研究中显示，接受肿瘤切除术后放射治疗的 45 岁以下的乳腺癌患者患对侧乳腺癌的风险增加了 1.5 倍。此外，通过研究内侧乳房及对侧内侧乳房的剂量发现，对侧乳腺癌的发生风险存在明显的剂量 - 反应关系。其他非乳腺癌恶性肿瘤也与乳腺照射有关，如肺癌，尤其是吸烟者。最近的研究表明，接受 PMRT 的吸烟女性患肺癌的风险是接受 PMRT 的非吸烟女性的 18.9 倍。

? 复习题

通过登录我们的网站：*http*：*//evolve.elsevier.com/Washington+Leaver/principles*，可以找到问题的答案

1．乳腺癌的病理分级系统包括

Ⅰ．淋巴结状态

Ⅱ．肿瘤浸润深度

Ⅲ．远处转移

A．Ⅰ和Ⅱ

B．Ⅱ和Ⅲ

C．Ⅰ和Ⅲ

D．Ⅰ，Ⅱ和Ⅲ

2．早期乳腺癌最常见的表现是

A．乳头溢液

B．疼痛

C．可触及的肿块

D．乳房钼靶筛查发现的无症状．不可触及的肿块

3．下列哪一项是保乳手术的适应证

A．多中心的．两个或两个以上病灶位于乳腺不同的象限内，不能一次性完整切除

B．乳腺钼靶表现为弥漫性恶性微钙化灶

C．小而局限的肿瘤

D．多次切除术后持续阳性切缘

4．为什么术后辅助放疗在乳腺中起着重要作用

Ⅰ．提高局部控制

Ⅱ．提高乳腺癌的特异性生存率

Ⅲ．改善美容效果

A．Ⅰ

B．Ⅱ

C．Ⅰ和Ⅱ

D．Ⅰ，Ⅱ和Ⅲ

5．下列哪项放疗技术不用于保乳术后

A．宽野的电子线放疗

B．仰卧全乳照射

C．俯卧全乳照射

D．部分乳房照射到肿瘤切除腔

6．下列哪项不是区域淋巴结放疗的范围

A．颈部淋巴结

B. 锁骨上淋巴结

C. 腋窝淋巴结

D. 内乳淋巴结

7. 皮肤反应通常是剂量依赖性的。对于常规分割的放疗，最先看到下列哪一项

A. 干性脱屑

B. 红斑

C. 湿性脱屑

D. 放射性肺炎

? 思考题

1. 影响乳腺癌预后的主要因素。
2. 乳腺癌淋巴引流途径。
3. 乳腺癌的检测和诊断方法。
4. 摆位在乳腺和胸壁放疗中的重要作用。
5. 乳腺和胸壁放射治疗的急性反应。

（译者：康敏　杨振东　孟真　审校：杜驰）

参考文献

1. Siegel R., Naishadham D., Jemal A.: Cancer statistics, 2013，*CA Cancer JClin* 63(1)：11–30，2013.
2. Siegel R., Naishadham D., Jemal A.: Cancer statistics, 2012，*CA Cancer JClin* 62(1)：10–29，2012.
3. Marshall S.F., Clarke C.A., Deapen D., et al.: Recent breast cancer incidence trends according to hormone therapy use：the California Teachers Study cohort,Breast Cancer Res BCR 12(1)：R4，2010.
4. Chlebowski R.T., Kuller L.H., Prentice R.L., et al.: Breast cancer after use of estrogen plus progestin in postmenopausal women, *N Engl J Med* 360(6)：573–587，2009.
5. DeSantis C., Siegel R., Bandi P., et al.: Breast cancer statistics, 2011，*CA Cancer J Clin* 61(6)：409–418，2011.
6. NahlehZ.A.，SrikantiahR.，SafaM.，et al.：Male breast cancer in the veterans affairs population：a comparative analysis, *Cancer* 109(8)：1471–1477，2007.
7. Anderson W.F., Althuis M.D., Brinton L.A., et al.: Is male breast cancer similar or different than female breast cancer? *Breast Cancer Res Treatment* 83(1)：77–86，2004.
8. Centers for Disease Control and Prevention：Vital signs：racial disparities in breast cancer severity：United States, 2005-2009，*MMWR Morbidity Mortality Weekly Report*61(45)：922–926，2012.
9. van den Brandt P.A., Spiegelman D., Yaun S.S., et al.: Pooled analysis of prospective cohort studies on height, weight, and breast cancer risk, *Am J Epidemiol*152(6)：514– 527，2000.
10. Key T.J., Appleby P.N., Reeves G.K., et al.: Body mass index, serum sex hormones, and breast cancer risk in postmenopausal women, *J National Cancer Institute*95(16)：1218–1226，2003.
11. Bruzzi P., Negri E., La Vecchia C., et al.: Short term increase in risk of breast cancer after full term pregnancy, *BMJ* 297(6656)：1096–1098，1988.
12. Colditz G.A., Rosner B.: Cumulative risk of breast cancer to age 70 years according to risk factor status：data from the Nurses' Health Study, *Am J Epidemiol* 152(10)：950–964，2000.
13. Collaborative Group on Hormonal Factors in Breast Cancer：Breast cancer and hormone replacement therapy：collaborative reanalysis of data from 51 epidemiological studies of 52，705 women with breast cancer and 108，411 women without breast cancer,*Lancet* 350(9084)：1047–1059，1997.
14. Vessey M., Painter R.: Oral contraceptive use and cancer：findings in a large cohort study, 1968-2004 , *Br J Cancer* 95(3)：385–389，2006.
15. Marchbanks P.A., McDonald J.A., Wilson H.G., et al.: Oral contraceptives and the risk of breast cancer, *N Engl J Med* 346(26)：2025–2032，2002.
16. Hartmann L.C., Sellers T.A., Frost M.H., et al.: Benign breast disease and the risk of breast cancer, *N Engl J Med* 353(3)：229–237，2005.
17. Cote M.L., Ruterbusch J.J., Alosh B., et al.: Benign breast disease and the risk of subsequent breast cancer in African American women, *Cancer Prevention Research* 5(12)：1375–1380，2012.
18. McCormack V.A., dos Santos Silva I.: Breast density and parenchymal patterns as markers of breast cancer risk：a meta-analysis, *Cancer Epidemiol Biomarkers Prev*15(6)：1159–1169，2006.
19. Nichols H.B., Berrington de Gonzalez A., Lacey J.V. Jr., et al.: Declining incidence of contralateral breast cancer in

the United States from 1975 to 2006，*J Clin Oncol*29(12)：1564–1569，2011.

20. Collaborative Group on Hormonal Factors in Breast C：Familial breast cancer：collaborative reanalysis of individual data from 52 epidemiological studies including 58，209 women with breast cancer and 101，986 women without the disease, *Lancet*358(9291)：1389–1399，2001.
21. Mavaddat N., Peock S., Frost D., et al.: Cancer risks for BRCA1 and BRCA2 mutation carriers：results from prospective analysis of EMBRACE, *J Natl Cancer Institute*105(11)：812–822，2013.
22. Liede A., Karlan B.Y., Narod S.A.: Cancer risks for male carriers of germline mutations in BRCA1 or BRCA2：a review of the literature, *J Clin Oncol* 22(4)：735–742，2004.
23. Bagnardi V., Rota M., Botteri E., et al.: Light alcohol drinking and cancer：a meta- analysis, *Ann Oncol* 24(2)：301–308，2013.
24. Gaudet M.M., Gapstur S.M., Sun J., et al.: Active smoking and breast cancer risk：original cohort data and meta-analysis, *J Natl Cancer Institute* 105(8)：515–525，2013.
25. Hansen J., Stevens R.G.: Case-control study of shift-work and breast cancer risk in Danish nurses：impact of shift systems, *Eur J Cancer* 48(11)：1722–1729，2012.
26. Schernhammer E.S., Hankinson S.E.: Urinary melatonin levels and breast cancer risk, *J Natl Cancer Institute* 97(14)：1084–1087，2005.
27. Aisenberg A.C., Finkelstein D.M., Doppke K.P., et al.: High risk of breast carcinoma after irradiation of young women with Hodgkin's disease, *Cancer*79(6)：1203–1210，1997.
28. van Leeuwen F.E., Klokman W.J., Stovall M., et al.: Roles of radiation dose, chemotherapy, and hormonal factors in breast cancer following Hodgkin's disease, *J Natl Cancer Institute* 95(13)：971–980，2003.
29. Estourgie S.H., Nieweg O.E., Olmos R.A., et al.: Lymphatic drainage patterns from the breast, *Ann Surg* 239(2)：232–237，2004.
30. Jemal A., Simard E.P., Dorell C., et al.: Annual Report to the Nation on the Status of Cancer, 1975–2009，featuring the burden and trends in human papillomavirus(HPV)-associated cancers and HPV vaccination coverage levels, *J Natl Cancer Institute*105(3)：175–201，2013.
31. Siegel R., Ward E., Brawley O., et al.: Cancer statistics, 2011：the impact of eliminating socioeconomic and racial disparities on premature cancer deaths, *CA Cancer J Clin*61(4)：212–236，2011.
32. Weaver D.L., Rosenberg R.D., Barlow W.E., et al.: Pathologic findings from the Breast Cancer Surveillance Consortium：population-based outcomes in women undergoing biopsy after screening mammography, *Cancer* 106(4)：732–742，2006.
33. UKPoBCS Independent：The benefits and harms of breast cancer screening：an independent review, *Lancet* 380(9855)：1778–1786，2012.
34. Nelson H.D., Tyne K., Naik A., et al.: Screening for breast cancer：an update for the U.S. Preventive Services Task Force, *Ann Internal Med* 151(10)：727–737，W237–742，2009.
35. Nystrom L., Andersson I., Bjurstam N., et al.: Long-term effects of mammography screening：updated overview of the Swedish randomised trials, *Lancet* 359(9310)：909–919，2002.
36. Mettler F.A., Upton A.C., Kelsey C.A., et al.: Benefits versus risks from mammography：a critical reassessment, *Cancer* 77(5)：903–909，1996.
37. Vachon C.M., van Gils C.H., Sellers T.A., et al.: Mammographic density, breast cancer risk and risk prediction, Breast Cancer Research BCR9(6)：217，2007.
38. GennaroG.，ToledanoA.，diMaggioC.，et al.：Digital breast tomosynthesis versusdigital mammography：a clinical performance study, *Eur Radiol* 20(7)：1545–1553，2010.
39. Andersson I., Ikeda D.M., Zackrisson S., et al.: Breast tomosynthesis and digital mammography：a comparison of breast cancer visibility and BIRADS classification in a population of cancers with subtle mammographic findings, *Eur Radiol* 18(12)：2817– 2825，2008.
40. Berg W.A., Blume J.D., Cormack J.B., et al.: Combined screening with ultrasound and mammography vs mammography alone in women at elevated risk of breast cancer,*JAMA* 299(18)：2151–2163，2008.
41. Bluemke D.A., Gatsonis C.A., Chen M.H., et al.: Magnetic resonance imaging of the breast prior to biopsy, *JAMA* 292(22)：2735–2742，2004.
42. Esserman L., Hylton N., Yassa L., et al.: Utility of magnetic resonance imaging in the management of breast cancer：evidence for improved preoperative staging, *J*

*Clin Oncol*17(1)：110–119，1999.

43. PetersN.H.，BorelRinkesI.H.，ZuithoffN.P.，et al.：Meta-analysis of MR imaging in the diagnosis of breast lesions, *Radiology*246(1)：116–124，2008.
44. Rijnsburger A.J., Obdeijn I.M., Kaas R., et al.: BRCA1-associated breast cancers present differently from BRCA2-associated and familial cases：long-term follow-up of the Dutch MRISC Screening Study, *J Clin Oncol* 28(36)：5265–5273，2010.
45. Chiarelli A.M., Majpruz V., Brown P., et al.: The contribution of clinical breast examination to the accuracy of breast screening,*J Natl Cancer Institute*101(18)：1236–1243，2009.
46. Svane G., Silfversward C.: Stereotaxic needle biopsy of non-palpable breast lesions：cytologic and histopathologic findings, *Acta Radiologica Diagnosis*24(4)：283–288，1983.
47. HollandR.，HendriksJ.H.，VebeekA.L.，et al.：Extent,distribution,and mammographic/ histological correlations of breast ductal carcinoma in situ, *Lancet* 335(8688)：519–522，1990.
48. Schnitt S.J., Morrow M.: Lobular carcinoma in situ：current concepts and controversies, *Semin Diagnostic Pathol* 16(3)：209–223，1999.
49. Kreike B., Hart A.A., van de Velde T., et al.: Continuing risk of ipsilateral breast relapse after breast-conserving therapy at long-term follow-up, *Int J Radiat Oncol Biol Phys*71(4)：1014–1021，2008.
50. Jacquemier J., Kurtz J.M., Amalric R., et al.: An assessment of extensive intraductal component as a risk factor for local recurrence after breast-conserving therapy, *Br J Cancer* 61(6)：873–876，1990.
51. Holland R., Connolly J.L., Gelman R., et al.: The presence of an extensive intraductal component following a limited excision correlates with prominent residual disease in the remainder of the breast, *J Clin Oncol* 8(1)：113–118，1990.
52. Orvieto E., Maiorano E., Bottiglieri L., et al.: Clinicopathologic characteristics of invasive lobular carcinoma of the breast：results of an analysis of 530 cases from a single institution, *Cancer* 113(7)：1511–1520, 2008.
53. Fredholm H., Eaker S., Frisell J., et al.: Breast cancer in young women：poor survival despite intensive treatment, *PloS One* 4(11)：e7695，2009.
54. Carey L.A., Perou C.M., Livasy C.A., et al.: Race, breast cancer subtypes, and survival in the Carolina Breast Cancer Study, *JAMA* 295(21)：2492–2502，2006.
55. Silber J.H., Rosenbaum P.R., Clark A.S., et al.: Characteristics associated with differences in survival among black and white women with breast cancer, *JAMA* 310(4)：389–397，2013.
56. Carter C.L., Allen C., Henson D.E.: Relation of tumor size, lymph node status, and survival in 24，740 breast cancer cases, *Cancer* 63(1)：181–187，1989.
57. Andersson Y., Frisell J., Sylvan M., et al.: Breast cancer survival in relation to the metastatic tumor burden in axillary lymph nodes, *J Clin Oncol*28(17)：2868–2873，2010.
58. Rakha E.A., El-Sayed M.E., Lee A.H., et al.: Prognostic significance of Nottingham histologic grade in invasive breast carcinoma, *J Clin Oncol* 26(19)：3153–3158，2008.
59. Rakha E.A., Martin S., Lee A.H., et al.: The prognostic significance of lymphovascular invasion in invasive breast carcinoma, *Cancer* 118(15)：3670–3680，2012.
60. Freedman G.M., Fowble B.L.: Local recurrence after mastectomy or breast-conserving surgery and radiation, *Oncology-Ny* 14(11)：1561，2000.
61. Harvey J.M., Clark G.M., Osborne C.K., et al.: Estrogen receptor status by immunohistochemistry is superior to the ligand-binding assay for predicting response to adjuvant endocrine therapy in breast cancer, *J Clin Oncol* 17(5)：1474–1481，1999.
62. BartlettJ.M., BrookesC.L., RobsonT., et al.：Estrogen receptor and progesterone receptor as predictive biomarkers of response to endocrine therapy：a prospectively powered pathology study in the Tamoxifen and Exemestane Adjuvant Multinational trial, *J Clin Oncol* 29(12)：1531–1538, 2011.
63. Grann V.R., Troxel A.B., Zojwalla N.J., et al.: Hormone receptor status and survival in a population-based cohort of patients with breast carcinoma, *Cancer* 103(11)：2241–2251, 2005.
64. Ross J.S., Fletcher J.A.: The HER-2/neu oncogene in breast cancer：prognostic factor, predictive factor, and target for therapy, *The Oncologist* 3(4)：237–252，1998.
65. Harris L., Fritsche H., Mennel R., et al.: American Society of Clinical Oncology 2007 update of recommendations

for the use of tumor markers in breast cancer, *J Clin Oncol*25(33)：5287–5312，2007.

66. Lin N.U., Vanderplas A., Hughes M.E., et al.: Clinicopathologic features, patterns of recurrence,and survival among women with triple-negative breast cancer in the National Comprehensive Cancer Network, *Cancer* 118(22)：5463–5472，2012.
67. Cancer Genome Atlas N：Comprehensive molecular portraits of human breast tumours, *Nature* 490(7418)：61–70，2012.
68. Loi S., Haibe-Kains B., Desmedt C., et al.: Definition of clinically distinct molecular subtypes in estrogen receptor-positive breast carcinomas through genomic grade, *J Clin Oncol* 25(10)：1239–1246，2007.
69. Fan C., Oh D.S., Wessels L., et al.: Concordance among gene-expression-based predictors for breast cancer, *N Engl J Med* 355(6)：560–569，2006.
70. Paik S., Shak S., Tang G., et al.: A multigene assay to predict recurrence of tamoxifen- treated, node-negative breast cancer, *N Engl J Med* 351(27)：2817–2826，2004.
71. Goldstein L.J., Gray R., Badve S., et al.: Prognostic utility of the 21-gene assay in hormone receptor-positive operable breast cancer compared with classical clinicopathologic features, *J Clin Oncol* 26(25)：4063–4071，2008.
72. Mamounas E.P., Tang G., Fisher B., et al.: Association between the 21-gene recurrence score assay and risk of locoregional recurrence in node-negative, estrogen receptor- positive breast cancer：results from NSABP B-14 and NSABP B-20，*J Clin Oncol*28(10)：1677–1683，2010.
73. Paik S., Tang G., Shak S., et al.: Gene expression and benefit of chemotherapy in women with node-negative, estrogen receptor-positive breast cancer, *J Clin Oncol*24(23)：3726–3734，2006.
74. Gradishar W.J., Anderson B.O., Blair S.L., et al.: Breast cancer version 3.2014，*JNCCN* 12(4)：542–590，2014.
75. Clarke M., Collins R., Darby S., et al.: Effects of radiotherapy and of differences in the extent of surgery for early breast cancer on local recurrence and 15-year survival：an overview of the randomised trials, *Lancet* 366(9503)：2087–2106，2005.
76. Fisher B., Anderson S., Bryant J., et al.: Twenty-year follow-up of a randomized trial comparing total mastectomy, lumpectomy, and lumpectomy plus irradiation for the treatment of invasive breast cancer, *N Engl J Med* 347(16)：1233–1241，2002.
77. Veronesi U., Cascinelli N., Mariani L., et al.: Twenty-year follow-up of a randomized study comparing breast-conserving surgery with radical mastectomy for early breast cancer, *N Engl J Med* 347(16)：1227–1232，2002.
78. van Dongen J.A., Voogd A.C., Fentiman I.S., et al.: Long-term results of a randomized trial comparing breast-conserving therapy with mastectomy：European Organization for Research and Treatment of Cancer 10801 trial, *J Natl Cancer Institute* 92(14)：1143– 1150，2000.
79. Wo J., Taghian A.: Radiotherapy in setting of collagen vascular disease, *Int J Radiat Oncol Biol Phys* 69(5)：1347–1353，2007.
80. Chung A., Huynh K., Lawrence C., et al.: Comparison of patient characteristics and outcomes of contralateral prophylactic mastectomy and unilateral total mastectomy in breast cancer patients, *Ann Surg Oncol* 19(8)：2600–2606，2012.
81. Fisher B., Jeong J.H., Anderson S., et al.: Twenty-five-year follow-up of a randomized trial comparing radical mastectomy, total mastectomy, and total mastectomy followed by irradiation, *N Engl J Med* 347(8)：567–575，2002.
82. Cuzick J., Stewart H., Rutqvist L., et al.: Cause-specific mortality in long-term survivors of breast cancer who participated in trials of radiotherapy, *J Clin Oncol*12(3)：447–453，1994.
83. Kwan W., Jackson J., Weir L.M., et al.: Chronic arm morbidity after curative breast cancer treatment：prevalence and impact on quality of life, *J Clin Oncol* 20(20)：4242– 4248，2002.
84. Giuliano A.E., Morrow M., Duggal S., et al.: Should ACOSOG Z0011 change practice with respect to axillary lymph node dissection for a positive sentinel lymph node biopsy in breast cancer? *Clin Experimental Metastasis* 29(7)：687–692，2012.
85. Atisha D., Alderman A.K., Lowery J.C., et al.: Prospective analysis of long-term psychosocial outcomes in breast reconstruction：two-year postoperative results from the Michigan Breast Reconstruction Outcomes Study, *Ann Surg* 247(6)：1019–1028，2008.
86. JagsiR.，JiangJ.，MomohA.O.，et al.：Trends and variation in use of breast reconstruction in patients with

breast cancer undergoing mastectomy in the United States, *J Clin Oncol*32(9)：919–926，2014.

87. Early Breast Cancer Trialists' Collaborative G Peto R., Davies C., et al.: Comparisons between different polychemotherapy regimens for early breast cancer：meta-analyses of long-term outcome among 100 000 women in 123 randomised trials,*Lancet* 379(9814)：432–444，2012.
88. Romond E.H., Perez E.A., Bryant J., et al.: Trastuzumab plus adjuvant chemotherapy for operable HER2-positive breast cancer, *N Engl J Med* 353(16)：1673–1684，2005.
89. Swain S.M., Kim S.B., Cortes J., et al.: Pertuzumab, trastuzumab, and docetaxel for HER2-positive metastatic breast cancer (CLEOPATRA study): overall survival results from a randomised, double-blind, placebo-controlled, phase 3 study, *Lancet Oncol*14(6)：461–471，2013.
90. Early Breast Cancer Trialists' Collaborative G Davies C., Godwin J., et al.: Relevance of breast cancer hormone receptors and other factors to the efficacy of adjuvant tamoxifen：patient-level meta-analysis of randomised trials, *Lancet* 378(9793)：771–784，2011.
91. Dowsett M., Cuzick J., Ingle J., et al.: Meta-analysis of breast cancer outcomes in adjuvant trials of aromatase inhibitors versus tamoxifen, *J Clin Oncol*28(3)：509–518，2010.
92. Wapnir I.L., Dignam J.J., Fisher B., et al.: Long-term outcomes of invasive ipsilateral breast tumor recurrences after lumpectomy in NSABP B-17 and B-24 randomized clinical trials for DCIS, *J Natl Cancer Institute* 103(6)：478–488，2011.
93. Group E.B.C.C., Group E.R., Bijker N., et al.: Breast-conserving treatment with or without radiotherapy in ductal carcinoma-in-situ：ten-year results of European Organisation for Research and Treatment of Cancer randomized phase III trial 10853：a study by the EORTC Breast Cancer Cooperative Group and EORTC Radiotherapy Group, *J Clin Oncol* 24(21)：3381–3387，2006.
94. Holmberg L., Garmo H., Granstrand B., et al.: Absolute risk reductions for local recurrence after postoperative radiotherapy after sector resection for ductal carcinoma in situ of the breast, *J Clin Oncol* 26(8)：1247–1252，2008.
95. Early Breast Cancer Trialists' Collaborative G Correa C., McGale P., et al.: Overview of the randomized trials of radiotherapy in ductal carcinoma in situ of the breast, *J Natl Cancer Institute Monographs* 2010(41)：162–177，2010.
96. Clark R.M., Whelan T., Levine M., et al.: Randomized clinical trial of breast irradiation following lumpectomy and axillary dissection for node-negative breast cancer：an update. Ontario Clinical Oncology Group, *J Natl Cancer Institute*88(22)：1659–1664，1996.
97. Liljegren G., Holmberg L., Adami H.O., et al.: Sector Resection with or without postoperative radiotherapy for stage-I breast-cancer：5-year results of a randomized trial,*J Natl Cancer Institute* 86(9)：717–722，1994.
98. Forrest A.P., Stewart H.J., Everington D., et al.: Randomised controlled trial of conservation therapy for breast cancer：6-year analysis of the Scottish trial. Scottish Cancer Trials Breast Group, *Lancet* 348(9029)：708–713，1996.
99. Veronesi U., Marubini E., Mariani L., et al.: Radiotherapy after breast-conserving surgery in small breast carcinoma：long-term results of a randomized trial, *Ann Oncol*12(7)：997–1003，2001.
100. Fisher B., Bryant J., Dignam J.J., et al.: Tamoxifen, radiation therapy, or both for prevention of ipsilateral breast tumor recurrence after lumpectomy in women with invasive breast cancers of one centimeter or less, *J Clin Oncol* 20(20)：4141–4149，2002.
101. Early Breast Cancer Trialists' Collaborative G Darby S., McGale P., et al.: Effect of radiotherapy after breast-conserving surgery on 10-year recurrence and 15-year breast cancer death：meta-analysis of individual patient data for 10 801 women in 17 randomised trials, *Lancet* 378(9804)：1707–1716，2011.
102. Hurkmans C.W., Borger J.H., v Giersbergen A., et al.: Implementation of a forearm support to reduce the amount of irradiated lung and heart in radiation therapy of the breast, *Radiother Oncol* 61(2)：193–196，2001.
103. Remouchamps V.M., Letts N., Vicini F.A., et al.: Initial clinical experience with moderate deep-inspiration breath hold using an active breathing control device in the treatment of patients with left-sided breast cancer using external beam radiation therapy,*Int J Radiat Oncol Biol Phys* 56(3)：704–715，2003.
104. Korreman S.S., Pedersen A.N., Aarup L.R., et al.: Reduction of cardiac and pulmonary complication probabilities after breathing adapted radiotherapy for

breast cancer, *Int J Radiat Oncol Biol Phys* 65(5)：1375–1380，2006.

105. Korreman S.S., Pedersen A.N., Nottrup T.J., et al.: Breathing adapted radiotherapy for breast cancer：comparison of free breathing gating with the breath-hold technique,*Radiother Oncol* 76(3)：311–318，2005.

106. Lu H.M., Cash E., Chen M.H., et al.: Reduction of cardiac volume in left-breast treatment fields by respiratory maneuvers：a CT study, *Int J Radiat Oncol Biol Phys*47(4)：895–904，2000.

107. Whelan T., MacKenzie R., Julian J., et al.: Randomized trial of breast irradiation schedules after lumpectomy for women with lymph node-negative breast cancer, *J Natl Cancer Institute* 94(15)：1143–1150，2002.

108. Bartelink H., Horiot J.C., Poortmans P., et al.: Recurrence rates after treatment of breast cancer with standard radiotherapy with or without additional radiation, *N Engl J Med*345(19)：1378–1387，2001.

109. Bartelink H., Horiot J.C., Poortmans P.M., et al.: Impact of a higher radiation dose on local control and survival in breast-conserving therapy of early breast cancer：10-year results of the randomized boost versus no boost EORTC 22881-10882 trial, *J Clin Oncol* 25(22)：3259–3265，2007.

110. Chen P.Y., Wallace M., Mitchell C., et al.: Four-year efficacy, cosmesis, and toxicity using three-dimensional conformal external beam radiation therapy to deliver accelerated partial breast irradiation, *Int J Radiat Oncol Biol Phys*76(4)：991–997，2010.

111. Taghian A.G., Kozak K.R., Doppke K.P., et al.: Initial dosimetric experience using simplethree-dimensional conformal external-beam accelerated partial-breast irradiation, *Int J Radiat Oncol Biol Phys* 64(4)：1092–1099, 2006.

112. LievensY.，PoortmansP.，VandenBogaertW.：A glance on quality assurancein EORTC study 22922 evaluating techniques for internal mammary and medial supraclavicular lymph node chain irradiation in breast cancer, *Radiother Oncol* 60(3)：257–265，2001.

113. Overgaard M., Hansen P.S., Overgaard J., et al.: Postoperative radiotherapy in high-risk premenopausal women with breast cancer who receive adjuvant chemotherapy：Danish Breast Cancer Cooperative Group 82b Trial, *N Engl J Med* 337(14)：949–955，1997.

114. Overgaard M., Jensen M.B., Overgaard J., et al.: Postoperative radiotherapy in high-risk postmenopausal breast-cancer patients given adjuvant tamoxifen：Danish Breast Cancer Cooperative Group DBCG 82c randomised trial, *Lancet* 353(9165)：1641–1648，1999.

115. National Cancer Institute (U.S.): Common terminology criteria for adverse events (CTCAE). U.S. Dept of Health and Human Services, rev ed, Bethesda, MD, 2009，National Institutes of Health. (National Cancer Institute.

116. Morris M.M., Powell S.N.: Irradiation in the setting of collagen vascular disease：acute and late complications, *J Clin Oncol* 15(7)：2728–2735，1997.

117. Darby S.C., Ewertz M., McGale P., et al.: Risk of ischemic heart disease in women after radiotherapy for breast cancer, *N Engl J Med* 368(11)：987–998，2013.

118. Giordano S.H., Kuo Y.F., Freeman J.L., et al.: Risk of cardiac death after adjuvant radiotherapy for breast cancer, *J Natl Cancer Institute* 97(6)：419–424，2005.

119. Lingos T.I., Recht A., Vicini F., et al.: Radiation pneumonitis in breast cancer patients treated with conservative surgery and radiation therapy, *Int J Radiat Oncol Biol Phys*21(2)：355–360，1991.

120. Hooning M.J., Aleman B.M., Hauptmann M., et al.: Roles of radiotherapy and chemotherapy in the development of contralateral breast cancer, *J Clin Oncol*26(34)：5561–5568，2008.

121. Kaufman E.L., Jacobson J.S., Hershman D.L., et al.: Effect of breast cancer radiotherapy and cigarette smoking on risk of second primary lung cancer, *J Clin Oncol*26(3)：392– 398，2008.

122. Kriege M., Brekelmans C.T., Boetes C., et al.: Efficacy of MRI and mammography for breast-cancer screening in women with a familial or genetic predisposition, *N Engl J Med* 351(5)：427–437，2004.

123. Leach M.O., Boggis C.R., Dixon A.K., et al.: Screening with magnetic resonance imaging and mammography of a UK population at high familial risk of breast cancer：a prospective multicentre cohort study (MARIbS), *Lancet* 365(9473)：1769–1778，2005.

124. Kuhl C.K., Schrading S., Leutner C.C., et al.: Mammography, breast ultrasound, and magnetic resonance imaging for surveillance of women at high familial risk for breast cancer, *J Clin Oncol* 23(33)：

8469–8476，2005.

125．Lehman C.D., Blume J.D., Weatherall P., et al.: Screening women at high risk for breast cancer with mammography and magnetic resonance imaging, *Cancer* 103(9)：1898–1905，2005.

126．Warner E., Plewes D.B., Hill K.A., et al.: Surveillance of BRCA1 and BRCA2 mutation carriers with magnetic resonance imaging, ultrasound, mammography, and clinical breast examination, *JAMA* 292(11)：1317–1325，2004.

第 37 章

小儿实体肿瘤

目的

- 讨论与小儿恶性肿瘤相关的流行病学因素。
- 发现、列出并讨论可能导致小儿肿瘤的病因。
- 阐述同一器官系统的小儿恶性肿瘤与成人恶性肿瘤的不同。
- 讨论小儿肿瘤的检测和诊断方法。
- 阐述各种小儿恶性肿瘤检查和分期的诊断步骤。
- 区分组织学分级和分期。
- 从治疗选择、组织学类型和疾病分期等方面讨论治疗的基本原理。
- 详细说明小儿恶性肿瘤的治疗方法。
- 基于放疗时间-剂量-分割模式讨论小儿恶性肿瘤的预期放疗反应，并讨论三维放疗及调强放疗如何减少晚期放疗反应。
- 讨论危及器官及重要结构的耐受程度。
- 阐明在皮肤护理、预期反应及饮食建议方面应该给予患者的指导。
- 识别与小儿恶性肿瘤相关的心理问题。
- 讨论多模式治疗的基本原理。
- 讨论与小儿恶性肿瘤相关的各种肿瘤的生存数据和预后。

儿童期恶性肿瘤很罕见，不足每年诊断的所有恶性肿瘤的 1%。但是，小儿恶性肿瘤的放射治疗却是放疗领域的一项特殊挑战。小儿恶性肿瘤的表现与成人肿瘤完全不同。必要时，治疗上需要多学科协作。除了治疗每位患者的恶性肿瘤，我们还必须考虑和照顾到情绪、家庭、文化及其他影响患者生活、护理和管理的因素。小儿恶性肿瘤患者的护理需要内科、外科和护理肿瘤学同事的协调，并得到社会服务、物理治疗师、营养师、教育工作者等的支持。如要接受这种团队治疗，通常需要转诊至专门的儿童癌症项目组。

尽管年龄较大的群体在放射肿瘤中心的患者中占主导地位，但儿童恶性肿瘤（年龄≤ 20 岁）的放疗仍是一个重大问题。据估计，每年在 0 ～ 14 岁的儿童中新发 10 500 例恶性肿瘤，在 15 ～ 20 岁的儿童中新发 5 000 例，即在 20 岁以下人群中每 10 万人中有 16 例恶性肿瘤发生。每年大约有 2 000 位儿童死于恶性肿瘤。对于 1 ～ 14 岁的儿童，最常见的恶性肿瘤是白血病和中枢神经系统（CNS）肿瘤，共占该年龄组所有恶性肿瘤的 50%。儿童所患恶性肿瘤的类型、治疗方法和治愈率与成年人群明显不同。表 37-1 列出了儿童常见的恶性肿瘤及放疗在其治疗中的作用。

肿瘤的遗传易感条件包括着色性干皮病、共济失调毛细血管扩张症、Bloom 综合征、Fanconi 贫血、唐氏综合征、神经纤维瘤病等。基因异常和癌基因如 P53、视网膜母细胞瘤抑癌基因和染色体易位均可导致癌细胞生长失去控制。越来越多的与预后相关的细胞遗传学改变和分子标记物被发现，使我们可以对不同患者的治疗强度进行相应地调整。急性

表 37-1　儿童和青少年常见肿瘤

疾病类型	百分比	放疗的地位
急性白血病	24	1．（高危）急性T淋巴细胞白血病（不足急性淋巴细胞白血病的5%）行预防性颅脑放疗获益有限
ALL	18	2．治疗性 CNS 放疗用于中枢神经系统复发的患者
	4	3．复发或高危 ALL 患者骨髓移植（BMT）时行全身照射（TBI）
急性髓细胞白血病		1．骨髓移植时全身照射
中枢神经系统肿瘤	18	
神经胶质瘤	12	1．部分低级别胶质瘤的局部放疗，常用于＜ 5 ～ 10 岁发生疾病进展时 2．所有高级别胶质瘤的局部放疗
室管膜瘤	1	1．局部放疗几乎适用于所有患者
颅咽管瘤	1	1．用于病理诊断明确的、未完全切除或进展 / 复发性肿瘤的局部放疗
髓母细胞瘤和其他中枢神经系统胚胎性肿瘤	3	1．系统性全脑全脊髓放疗并行局部推量，适用于≥ 3 ～ 4 岁的儿童 2．局部放疗用于＜ 3 ～ 4 岁的儿童 (研究阶段)
恶性淋巴瘤	15	
霍奇金病	9	1．联合治疗中的局部放疗（受累野放疗) 2．复发者骨髓移植时的全身放疗
非霍奇金淋巴瘤	6	1．用于有局部放疗或全身照射（骨髓移植）指征者
神经母细胞瘤	5	1．区域晚期患者的局部区域放疗 2．晚期转移患者的巩固治疗 3．姑息性放疗（骨、软组织）
Wilms 瘤	4	1．晚期或预后不良型 Wilms 瘤的局部区域放疗 2．发生转移的相关脏器的放疗
视网膜母细胞瘤	4	1．局灶放疗联合全身化疗用于视网膜母细胞瘤的治疗 2．眼部放疗用做巩固治疗，或用于进展 / 复发患者的治疗
软组织肉瘤	7	
横纹肌肉瘤	4	1．局部区域放疗用于大多数患者（中晚期或腺泡型）
其他软组织肉瘤	3	1．基于组织学发现、肿瘤部位及大小、患者年龄决定是否行放疗
骨肿瘤	6	
骨肉瘤	3	1．难以手术的特殊部位如颅底、骨盆、脊柱等的放疗或术后放疗
尤因肉瘤	2	1．不宜手术部位的局部放疗 2．边缘手术后行局部放疗 3．发生转移的脏器和骨的放疗
肝肿瘤	1	1．放疗作用有限，可用作术后辅助放疗或姑息性放疗

引自 Kun LE：Childhood cancers overview：In Gunderson LL, Tepper JE, editors：Clinical radiation oncology, ed 3, Philadelphia, 2012, Churchill Livingston；SEER Cancer Statistics. Available at www.seer.cancer.gov；Li J, Thompson TD, Miller JW, et al：Cancer incidence among children and adolescents in the United States, 2001-2003，Pediatric 121（6）：e1470-e1477, 2008

ALL，急性淋巴细胞白血病；BMT，骨髓移植；CNS，中枢神经系统；RT，放射治疗；TBI，全身照射

白血病和淋巴瘤约占儿童恶性肿瘤的 40%。中枢神经系统肿瘤是儿童恶性肿瘤中最常见的实体瘤，且放疗在其治疗中起至关重要的作用。尽管许多肿瘤的治疗重点已经向其他有效的方式转变，但放疗仍被用于软组织肉瘤、尤因肉瘤、Wilms 瘤、神经母细胞瘤、霍奇金淋巴瘤及其他良、恶性肿瘤的治疗。

由于儿童恶性肿瘤治疗的复杂性，且最佳的治疗策略仍在探索中，所以在临床试验中招募尽可能多的儿科患者是非常必要的。超过 50% 的患儿参与了由美国儿童肿瘤协作组（COG）和类似国际组织牵头的临床研究。放疗医师对这些参加试验的患者有特殊的要求，包括严格遵守治疗和数据收集准则、进行同步化疗、体位固定和麻醉等。由于接受放疗的儿童很少，本章的其余部分重点介绍了一些特殊的儿童恶性肿瘤及其独特的治疗方法。

一、脑肿瘤

1. 流行病学

中枢神经系统恶性肿瘤有着广泛而多样的组织学和解剖学类型。儿童中枢神经系统肿瘤约占所有儿童恶性肿瘤的 20%，是儿童死亡的主要原因。儿童中枢神经系统肿瘤的 5 年生存率已从 60%（1975—1984 年）提高到 72%（1995—2006 年）。在儿童（与成人相比），低级别和幕下（后颅窝）肿瘤更常见，且非中枢神经系统的转移性病变罕见。对于长期生存者，治疗的晚期副反应是关注的重点。表 37-2 列举了不同脑肿瘤的相对发生率。幕下肿瘤和原始神经外胚层肿瘤（PNET）好发于年龄较小的人群。大多数的良性及高级别肿瘤偶有发生。一些有先天性疾病和遗传缺陷者易患脑肿瘤，例如神经纤维瘤病、Li-Fraumeni 综合征和视网膜母细胞瘤抑癌基因缺陷。由于此类疾病及其治疗可能对儿童产生严重的长期副作用，因此必须为患儿提供包括神经外科、内分泌学、儿科和放射肿瘤学、神经心理学、康复、社会工作及其他服务的个体化多学科护理。

表 37-2 脑肿瘤的相对发生率

肿瘤类型	占所有类型肿瘤的百分比
幕上（50% ~ 55%）	
低级别星形细胞瘤	23
间变性星形细胞瘤、胶质母细胞瘤和 PNET	10
室管膜瘤	3
松果体和生殖细胞肿瘤	4
垂体和咽鼓管瘤	5
其他	4
幕下（45% ~ 50%）	
髓母细胞瘤	15
低级别星形细胞瘤	15
室管膜瘤	5
脑干胶质瘤	10

引自 Duffner PK, Cohen ME, Myers MH, et al：Survival of children with brain tumors：SEER program, 1973-1980, Neurology 36：597-601，1986；National Cancer Institute：Surveillance, epidemiology, and end results program（website），SEER.cancer.gov

PNET. 原始神经外胚层肿瘤

2. 低级别星形细胞瘤

星形细胞瘤是源自大脑支持细胞的肿瘤。这些肿瘤细胞在组织学上可以与正常的神经胶质细胞相似，但呈缓慢持续、无限制地生长。星形细胞瘤发生在大脑与后颅窝的几率大致相同。患者常有长期、轻微的症状，具体症状取决于肿瘤侵犯的部位。头痛、协调性变差、视力障碍及学习成绩不佳可能在几个月或几年内轻度恶化，最终出现癫痫发作。在影像学中，这些肿瘤通常为实性，也可能存在囊性成分。通常，与高级别病变相比，低级别星形细胞瘤周围水肿少见（图 37-1A）。

治疗上一般首选手术全切。如果在没有严重神经功能缺陷的极年幼儿童中发现低级别脑肿瘤，可以暂不行任何治疗，而是通过一系列的体格检查和放射学检查来密切监测患者、肿瘤和症状的变化。

但是这可能会延误对治疗敏感的患儿的治疗。理想情况下，在孩子达到大脑更成熟且不易受治疗影响的年龄（通常 3 ～ 5 岁）后可以进行病变切除。如果病变能完全切除，则远期预后非常好，否则，控制率较低。化疗已越来越多地用于低级别胶质瘤，对化疗敏感的患儿或许可以推迟甚至避免放疗。

放射治疗用于不可切除或复发的病灶，以及那些进一步生长可能引起显著神经系统问题的术后残留灶。常用放疗剂量为 5 000 ～ 5 400 cGy，180 cGy/d。由于低级别胶质瘤的周围组织侵犯范围常较局限，由病灶外放 1.5 cm 形成临床靶区（CTV），由 CTV 外放 0.5 cm 形成计划靶区（PTV），这样的外放边界对于行三维放疗或调强放疗（IMRT）通常是足够的。计算机断层扫描（CT）和磁共振成像（MRI）融合图像有助于设计精确的 3D 和 IMRT 靶区，以更好地保护重要的正常组织。放疗提高了对残余肿瘤的长期控制，但是数年后仍可能出现疾病进展。所以必须对患者进行长期随访，包括影像学及神经系统的评估。

3. 高级别星形细胞瘤

与低级别星形细胞瘤相比，高级别星形细胞瘤往往更具有侵袭性并被视为恶性肿瘤。它们生长迅速，侵入并破坏邻近脑组织，偶尔能通过中枢神经系统播散或远处转移。神经病理学家通常将高级别胶质瘤按恶性程度分级为间变性星形细胞瘤和多形性胶质母细胞瘤。高级别胶质瘤通常位于幕上，神经系统症状可迅速恶化。常见症状包括头痛、嗜睡、运动或感觉丧失、癫痫和精神状态改变。在影像学上，这些病变一般表现为增强效应，且边缘不规则，可见坏死及瘤周水肿（见图 37-1，B）。类固醇药物常用于减轻水肿。

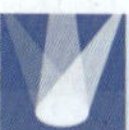

由于高级别胶质瘤的浸润性，故放疗采用大靶区。治疗技术使用三维适形放疗或调强放射治疗。CTV 包括术后残留灶、瘤床及周围水肿带。由于成人尸检结果表明，在大体病灶周围 2 cm 处仍可见肿瘤细胞微浸润，所以，CTV 常在上述范围基础上再外扩 2 cm。一般给予 CTV45–50 Gy 的照射剂量，并对肉眼残留灶局部加量至总剂量达 54–60 Gy。即使采取了积极的治疗，患者的总体预后仍很差。无论是大于 70 Gy 的超分割放疗或大剂量化疗联合干细胞移植，均不能显著提高治愈率。

高级别星形细胞瘤常采用多种方式联合的综合治疗。神经外科手术是重要的第一步，目标是完全切除肿瘤。手术可以进行组织学诊断、切除肿瘤、并减轻对相邻组织的压迫。虽然术后可以立即获得症状缓解，但常有病灶残留（肉眼或镜下）。手术切除程度对患者预后至关重要，完全切除的肿瘤往往预后较好，而未完全切除的肿瘤很难治愈。术后常规行放疗，且常与化疗（一般为替莫唑胺）联

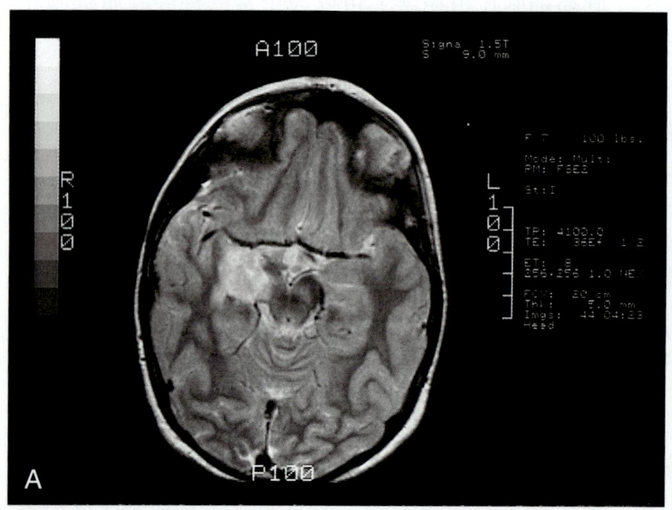

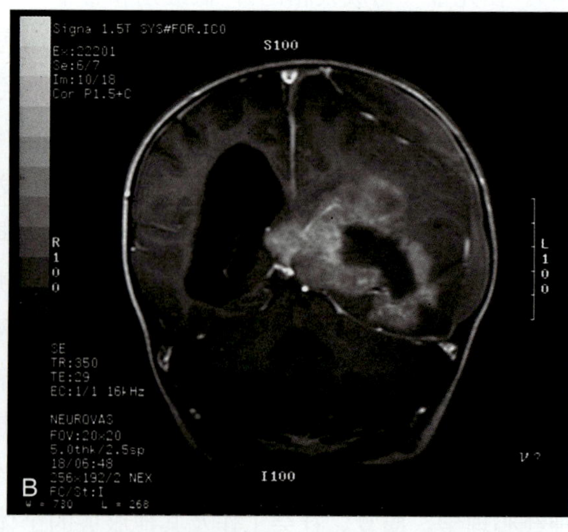

图 37-1 A. 低级别星形细胞瘤，可见边缘规则且周围水肿不明显。B. 多形性胶质母细胞瘤，可见边缘不规则、周围水肿明显、正常结构移位

合。对于成人高级别胶质瘤，使用最广泛的术后辅助治疗方案为放疗联合替莫唑胺化疗，然后单用替莫唑胺。目前正在研究将这种治疗方法用于年幼患儿。关于化疗的获益及最佳的化疗顺序，这些问题仍无确切答案。但是，CNS 肿瘤研究组有研究显示，一些化疗方案可以提高患儿的生存率。化疗对婴儿尤为有用，在患儿大脑成熟前进行化疗可以延迟放疗，从而有望减少晚期放疗反应。

4. 视神经胶质瘤

视神经和下丘脑神经胶质瘤通常被归为一类。这些肿瘤往往是低级别的，病程十分缓慢而不活跃。视力障碍是最常见的症状。神经纤维瘤病是其发病的一个危险因素。对于无症状或行为惰性的肿瘤，可以先选择随访观察。但是，由于视力及内分泌功能可能随疾病进展而受损，这些肿瘤最终常需要治疗。其中单侧视神经肿瘤可以考虑手术治疗。为了延迟放疗，在幼儿中可先尝试进行化疗。然而随时间推移，大多数儿童会出现疾病进展并需要接受放疗。MRI 对制订放疗计划至关重要。另外，肿瘤可为双侧或沿着视神经、视交叉和视束生长，勾画靶区时须将这些潜在的扩散部位考虑进去。放疗可采用三维适形放疗、调强放疗或质子治疗技术，常用剂量为 50-54 Gy。鉴于视神经胶质瘤为惰性肿瘤，须进行长期随访。

5. 室管膜瘤

室管膜瘤起源于脑室周围的细胞，常位于中线和后颅窝。其临床症状及术前影像学检查结果与髓母细胞瘤相似。虽然脑脊液（CSF）播散不常见，但在幕下和间变性室管膜瘤中较常见。完善颅脑和椎管相关的检查，明确病变的范围如有无脑脊液播散、椎管内转移是必要的。虽然关于室管膜瘤组织学分级的临床意义存在争议，但是较高的肿瘤级别和预后不佳之间似乎确实存在相关性。由于手术切除的程度与疾病控制密切相关，所以手术的目标是全切。通常在术后行瘤床放疗，以提高肿瘤控制率。如果发现有脑脊液种植转移，需要使用与髓母细胞瘤放疗类似的技术进行全脑全脊髓照射（CSI）。术后放疗时，在瘤床和由 MRI 确定的残留灶范围的基础上外扩 1 cm 为 CTV，给予照射剂量 5 400 ～ 5 940 cGy。化疗已经作为辅助治疗用于室管膜瘤，甚至在术前使用，尤其用于年龄小的患儿或用于提高病灶的可切除性，但其价值尚未明确。

6. 髓母细胞瘤

流行病学。髓母细胞瘤是典型的后颅窝恶性肿瘤，约占儿童脑肿瘤的 20%。现认为髓母细胞瘤起源于小脑干细胞。组织学表现为典型的“小蓝圆细胞”肿瘤，肿瘤细胞形成伪菊形团。该肿瘤常位于小脑中线，可侵犯第四脑室和脑干，且易于播散到脑脊液。

诊断和分期。髓母细胞瘤病情进展迅速，症状常发生在数周至数月内。由于肿瘤侵犯和压迫第四脑室，可引发多种症状。肿瘤阻塞脑脊液的流动可导致脑积水，还可引起头痛和清晨呕吐。其他症状包括共济失调及脑干受侵引起的颅神经异常。CT 和 MRI 扫描通常表现为圆形、位于小脑中央的强化肿块(图 37-2)，并常伴有脑积水。在紧急情况下，可用类固醇和脑室造口引流术降低脑室压力。由于髓母细胞瘤有脑脊液播散的倾向，行中枢神经系统的 MRI 成像至关重要，并常通过腰椎穿刺寻找脑脊液中的肿瘤细胞。

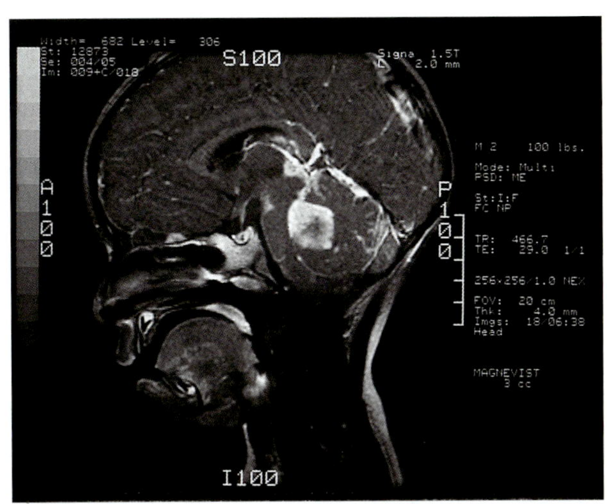

图 37-2　髓母细胞瘤的磁共振成像扫描。可见明显的脑干受压和脑脊液阻塞，可出现弥漫的脑脊液种植播散

Chang、Housepian 及 Herbert 率先在哥伦比亚大学制定了分期系统，该系统与肿瘤大小、第四脑室和脑干的受侵以及脑脊液播散种植的数量有关。由于认识到外科切除的重要性，现在治疗方案的制定是基于肿瘤残余是否大于 1.5 cm^2 以及脑脊液或神经轴播散的程度。另外，髓母细胞瘤可发生远处转移，常转移至骨。髓母细胞瘤需要高强度、多学科综合治疗，且治疗方案必须由具有儿科癌症专家的医疗中心制定。

治疗技术。最大限度切除肿瘤对预后至关重要。肉眼肿瘤全切及残余肿瘤小于 1.5 cm^2 的疗效优于更小范围切除。手术采用经后路行枕骨开颅术，迅速可见紫色、质软、肿胀的肿瘤组织。病灶的主要部分很容易切除，但肿瘤可浸润脑干或横向浸润小脑脚。尽管手术切除很重要，但单纯手术很少能治愈髓母细胞瘤，且最大限度切除术后的并发症风险增高，如后颅窝综合征。此外，不建议常规行脑室－腹腔分流术，因为分流可能导致肿瘤扩散到腹腔且增高并发症的发生率。

由于整个承载脑脊液的腔室都有肿瘤播散的风险，所以髓母细胞瘤患者需要辅助行全脑全脊髓照射。早在 1953 年，Patterson 和 Farr 就证明了术后全脑全脊髓照射的益处，且术后 CSI 成为髓母细胞瘤标准治疗的一部分。对于放疗医师，CSI 是一项技术上的挑战，且已经试用过多种方法。最常见的方法是使用侧野对穿照射从眼眶后缘至上段颈椎的大脑和颅内脑脊液室。同时，必须注意防护眼球、咽部和颈部。放疗时，将治疗床倾斜几度以补偿散射的射线束向下进入脊髓。准直器与脑部照射野成一定角度，以便同脊柱前后照射野的发散射线束相匹配。根据儿童的身高，使用一个或两个后野来覆盖脊柱，其下界为第二或第三骶椎平面即 MRI 图像上脑脊液结束的水平，并适当增宽下段脊柱照射野以覆盖骶神经根。该技术如图 37-3 所示。一些放疗中心使用电子束或质子束照射脊膜腔，以避免脊柱前方正常组织受照射。然而，这需要精准的放射物理技术和大量的组织补偿器，且大多数中心并没有开展该项放疗技术。通常采用 6-MV X 线进行照射。习惯上，在脊柱照射野和脑部侧野之间有 0 ～ 0.5 cm 的间隙（羽化间隙）。对于身高较高的患儿，该间隙以及两个脊柱照射野之间的间隙常每天或每周上下移动 0.5 ～ 1 cm。这样就防止照射野之间过大的剂量梯度变化，并避免脊髓超剂量照射或因低剂量区的存在而导致肿瘤细胞存活。放疗时，最好采用俯卧位固定患儿的体位，除非这种体位不安全。也有一些治疗中心成功地采用仰卧位进行 CSI。另外，定制的头架、托架、或精确的 VacLoc 系统（CIVCO 医疗系统，奥兰治市，艾奥瓦州）均有助于实施放疗。由于照射野之间的连接处十分关键，因此，头部固定的可重复性和照射野边界的仔细标记至关重要。如果患儿需要镇静，麻醉医师可能需要对既往使用的气道安全和监测设备的技术进行修改。

全脑全脊髓放疗的剂量分割为 150 ～ 180 cGy/d。由于脊髓野的射线束与胃肠道相互作用，常需放疗前用药来预防恶心呕吐反应。考虑到晚期放疗反应，人们尝试降低 CSI 照射剂量或使用化疗替代放疗。现在，有些放疗中心在放疗期间和放疗后进行化疗，将 CSI 处方剂量降为 2 340 cGy。如果有脑脊液转

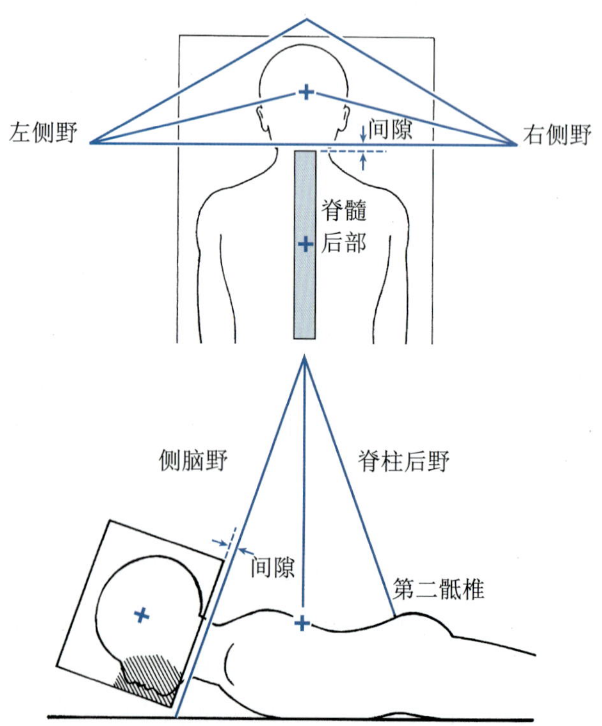

图 37-3 髓母细胞瘤放疗定位。根据脊柱照射野的发散射线束调整准直器与脑部照射野之间的角度。连接间隙每天或每周移动 1cm

移，则剂量增高。另外，由于后颅窝仍是最常见的复发部位，所以需在全脑全脊髓放疗后采用 3D 放疗或 IMRT 对该区域进行推量照射。也有一些研究仅对减压后的瘤床及其外放 1.5 cm 的区域照射，而非整个后颅窝。采用目前最先进的放疗技术能够避免耳蜗和耳道的受照剂量过高，从而改善患儿的长期听力状况。每天放射剂量常为 180 cGy，至总剂量达 5 400 cGy。2 340 cGy 全脑全脊髓照射，5 400 cGy 后颅窝照射，并在放疗后行全身化疗，这种综合治疗方法的 5 年生存率达 80% 或更高。

髓母细胞瘤的整个放疗过程为 6 ～ 7 周，不包括任何由于手术并发症、血细胞减少和感染或胃肠道毒性造成的治疗中断。除每周血细胞计数外，还必须严格监测这些患儿的营养状况。另外，脱发和每日往来医院造成的心理创伤也值得重视。尽管对患者来说髓母细胞瘤的治疗过程很艰难，但放化疗的综合应用已使患者的生存率提高到 80% 以上。

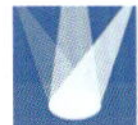

脑肿瘤是儿童和青少年最常见的实体瘤，在手术后常需要进行放射治疗。不同类型和部位的脑肿瘤需要个体化、多学科的治疗。采用三维放疗或调强放疗可保护正常组织、减少晚期并发症。另外，放疗时患者年龄越小，晚期并发症越严重。对于放疗医师，髓母细胞瘤的全脑全脊髓照射是最具技术挑战性的治疗方案。更多信息可通过美国儿童肿瘤协作组和儿童脑肿瘤基金会（www.cbtf.org）获取。

7. 中枢神经系统生殖细胞肿瘤

中枢神经系统生殖细胞肿瘤起源于大脑中线的胚胎组织，常位于鞍区或松果体区。在神经外科活检变得安全之前，通常对病灶进行经验性的放疗。现在，在大多数情况下可以对病灶进行活检以指导治疗。生殖细胞瘤是最常见的组织学类型，且对放疗很敏感。可以给予低剂量全脑全脊髓照射，然后对原发灶局部推量至 5 000 cGy，或者给予顺铂为基础的化疗，然后行局部放疗。对于不进行 CSI 的患者，根据其对化疗的反应，常给予原发肿块和幕上脑室 3 000 ～ 4 500 cGy 放疗。非生殖细胞瘤的生殖细胞肿瘤常需要接受化疗、全脑全脊髓照射和原发灶局部推量治疗。

8. 脑干胶质瘤

脑干胶质瘤常在数周至数月内发展为颅神经损伤，并影响视力、面部功能和吞咽功能。这些病变大多在脑桥内弥漫扩散而无法手术切除。如果进行活检，则发现这些弥漫性肿瘤大多为高级别星形细胞瘤。若 MRI 表现为典型的弥漫性脑干胶质瘤，则不常规进行活检。

主要治疗方法是放疗。放射野包括整个 MRI 异常区及其周围 1 ～ 2 cm 的区域。采用三维适形放射治疗或 IMRT，以 180 cGy/d 的剂量分割放射至总剂量约 5 400 cGy。从以往经验来看，患者的预后很差。应用超分割放疗、大剂量放疗以及联合同步化疗并不能明显改善预后。患儿往往在几个月内发生疾病局部进展和神经功能恶化，并需要长期的支持治疗。遗憾的是，弥漫性病变的存活率很低。

少数情况下，脑干胶质瘤表现为一种从脑干后部延伸出来的外生性病变。这些病变往往为低级别，可由经验丰富的小儿神经外科医生手术切除。

9. 中枢神经系统良性肿瘤

垂体腺瘤多发于青少年和成人，但也可见于儿童。患者可能有激素分泌过多、视交叉受压引起的视觉障碍、或尿崩症（DI）。对于儿童，常采用经蝶窦垂体切除术或药物治疗代替放疗以阻断激素的分泌。另外，4 500 ～ 5 040 cGy 的多野局部放疗或立体定向放射治疗也可用于控制垂体瘤。

颅咽管瘤起自咽囊的胚胎残余物，最终会增大（常伴有明显的囊性成分）并破坏下丘脑－垂体轴（可能导致尿崩症或性早熟）、影响视力、或诱发癫痫。手术和放疗是有效的治疗手段，目标是减轻视力损害或晚期副作用。目前，颅咽管瘤的治疗常采用 3D-CRT 或 IMRT 技术，以较窄的外放边界放射至 5 000 ～ 5 400 cGy。由于全垂体功能减退几乎总会发生，所以咽鼓管瘤的治疗团队中必须有儿科内分泌专家。

脑膜瘤和听神经瘤在组织学上是良性病变，好发于神经纤维瘤病者。这些病变可以观察随访，如果病变进展并引起神经症状可采取手术切除。对于不可切除的病灶，可能需要放射治疗。对于难以手术部位的动静脉畸形（AVMs），可通过立体定向放射外科治疗。通常给予 1 500 ～ 2 000 cGy 的单次照射，对潜在致命性再出血的控制率达 80%。其中，照射剂量和控制率取决于 AVM 的大小。

10. 治疗晚期效应

大范围的脑和脊髓的治疗会引起各种严重的晚期反应。且治疗时患儿的年龄越小，晚期反应越严重。由于几十年来这类疾病的生存率很低，直到现在这些晚期反应才得以充分评估。术后运动感觉丧失、协调性差或颅神经功能障碍可持续终生。急性脱发可对患儿造成心理创伤，而高剂量放疗可能导致一些儿童永久性脱发。父母尤其担心孩子接受治疗后的智力水平。然而，即使是用于白血病的低剂量中枢神经系统预防照射，也会引起皮质萎缩和基底神经节钙化的改变，且这些改变与神经损伤无关。用于高级别胶质瘤和脑脊液种植播散性肿瘤的高剂量全脑放疗会影响幸存患儿的中位智力水平。另外，中枢神经系统放疗对神经认知的影响与照射剂量、范围和患者年龄有关。

全脑全脊髓照射可使椎体短缩并导致成人身材矮小。早期的放疗和化疗损伤，可能引起多年后中枢神经系统、骨、软组织或骨髓发生第二恶性肿瘤。无论是医学上还是教育上，严密随访和早期干预可减轻许多上述的晚期后遗症。虽然父母可能会恐慌，但在获得儿童放射治疗知情同意时，必须向父母提及晚期反应的风险。尽管存在这些风险，即使从危及生命的脑肿瘤幸存下来的孩子有诸多后遗症，父母也几乎总是欣喜若狂。

二、视网膜母细胞瘤

1. 流行病学

虽然视网膜母细胞瘤（RB；视网膜原始神经外胚层肿瘤）是儿童最常见的眼内肿瘤，但在美国每年仅发生约 300 例。在 25% ～ 35% 的患者中可见一种明确的遗传模式。视网膜母细胞瘤基因位于 13 号染色体上（13q-14 缺失），是一种抑癌基因。RB 是一种隐性遗传疾病，因此，该基因的两个拷贝必须都缺失才会发生视网膜母细胞瘤。继承了一个有缺陷的基因拷贝的患者更有可能发生 RB，这样的患者占双侧视网膜母细胞瘤的大多数，并且后期发生第二恶性肿瘤的风险很高。然而，至少有 65% 的视网膜母细胞瘤是单侧的，且没有遗传学方面的证据。

2. 诊断和分期

视网膜母细胞瘤通常由于异常的视网膜光反射（白色而非红色）而被发现，可经闪光照片或儿科医生进行常规检查时注意到。眼科医师应仔细检查双眼以明确病变是否为多灶或双侧的。因为有玻璃体种植转移的风险，一般不进行活检。超声扫描有助于明确肿瘤的位置和大小。脑和眼眶的 CT 扫描可发现少见的有眼外蔓延或同时幕上 - 松果体病变（三侧性视网膜母细胞瘤）的病例。对于晚期患者的评估，可行腰椎穿刺脑脊液细胞学检查，骨髓活检的结果也具有指示意义。视网膜母细胞瘤相关的临床分期系统已经制定，以有助于优选治疗方案和评估治疗成功率。Reese 最先制定了分期系统，并认为肿瘤的大小和位置与能否保存患儿视力有关。St. Jude 儿童医院的研究人员制定了一个新分期系统，对眼内侵犯和远处转移的病变都进行了分期，其中远处转移可发生于骨和骨髓（框表 37-1）。

3. 治疗技术

如上所述，儿童眼科医生必须详细描述局部病变的严重程度。对于远离视盘和黄斑的小灶性病变，激光光凝、激光温热治疗或冷冻疗法可实现对肿瘤的控制。这些局部治疗方法更常与化疗联合应用。对于病变弥漫而致盲、未累及视神经的单侧视网膜母细胞瘤，眼球摘除术在牺牲眼球的同时能很好地控制病情。

框表 37-1 St. Jude 儿童研究医院视网膜母细胞瘤分期系统

眼内病变
- Ⅰ a. 视网膜肿瘤，单发或多发
- Ⅰ b. 侵及筛板

眼眶病变
- Ⅱ a. 眼眶肿瘤
- Ⅱ b. 视神经受累

颅内转移
- Ⅲ a. 脑脊液阳性
- Ⅲ b. 中枢神经系统转移

血源性转移

引自 Schwartzman E, Chantada G, Fandiño A, et al：Results of a stage based protocol for the treatment of retinoblastoma, J Clin Oncol 14：1532-1536，1996

外照射常用于双侧病变或不能手术的单侧视网膜母细胞瘤。如果双眼受累，治疗时可尝试保留双侧眼球，并且治疗后有可能保存视力。由于视网膜常延伸到骨外眦前方，且放疗时需注意保护角膜和晶状体，因此，利用外照射治疗整个视网膜是一项技术挑战。现代治疗方法包括：①用吸盘移置眼球（欧洲首创）；② 3D-CRT/IMRT 计划设计与实施，尤其用于肿瘤超出眼球时；③适形质子治疗。放疗时每天都需要全麻，而且这种小野放疗还需要有专门的剂量学方法验证放射剂量。常用剂量为 4 000-5 000 cGy，180-200 cGy/d。研究显示，肿瘤局部控制率和视力保存率约为 50% ～ 100%，具体取决于分期。

如果病变局限，可以使用放射性粒子植入。放射性碘 -125 粒子是最常用的放射性核素。在 1 周内给予放疗剂量 3 000 ～ 4 000 cGy，治愈率超过 80%，且多数患者能保留视力。植入物减少了对骨骼、对侧眼球和前方结构的辐射，从而减少了晚期反应。

视网膜母细胞瘤是神经外胚层起源的小蓝细胞瘤，因此对化疗药物敏感。当存在眼外或播散性病变时，长春新碱、环磷酰胺和铂类药物的治疗有效率较高。随后的试验在探究新辅助化疗的使用，以期通过新辅助化疗避免行外照射或眼球摘除术，这在 40% ～ 90% 的低级别病例中取得了成功。

4. 治疗晚期效应

视网膜母细胞瘤治疗的长期后遗症包括骨性眼眶的生长改变、视力下降、白内障、干眼以及发生第二原发恶性肿瘤风险增高，第二原发恶性肿瘤是在第一原发恶性肿瘤治疗结束多年后发生的新恶性肿瘤。如果选择摘除眼球，随着患儿成长，常需要多个义眼。由于外照射的放疗剂量≥ 4 000 cGy 且常用于年幼的儿童，因此患儿的面部生长可能受影响。当患儿成年，他们的眼眶会很小，且两侧太阳穴间距会很窄。另外，肿瘤治愈后可能会留下盲点。放射性视网膜炎、泪腺功能减退导致的干眼、以及白内障可影响视力。但是，患儿的总体生存率和视敏度往往很高。

如前所述，视网膜母细胞瘤基因是一种抑癌基因。如果该基因缺失，那么其他癌症特别是肉瘤，在未来发生率很高。肉瘤可发生在放射野内，但发生于放射野外的新的原发肉瘤更为常见。

三、神经母细胞瘤

1. 流行病学

神经母细胞瘤是一种源自神经嵴细胞的小圆蓝细胞肿瘤。这些细胞在胚胎学上迁移形成椎旁交感神经节、肾上腺髓质和周围神经。在胎儿肾上腺中可出现神经母细胞瘤样细胞，约 1% 的胎儿尸检中也可见该细胞。有趣的是，这些病变大多数可自发消退，因为每年仅诊断出约 650 例神经母细胞瘤。神经母细胞瘤是第二常见的实体瘤（次于脑肿瘤），也是第四常见的肿瘤。可见于新生儿到几岁的儿童，患者的中位年龄小于 17 个月。

与正常肾上腺组织一样，神经母细胞瘤细胞可以产生肾上腺素类化合物，如香草扁桃酸和高香草酸，这些化合物可以在尿液中检测到。一些研究者主张利用这些尿液标记物来筛查神经母细胞瘤，但是筛查研究并没有显示出对患者生存有任何影响。分子遗传学研究表明，多达35%的患者存在1号染色体短臂缺失，也有患者存在染色体11q缺失。另外，约50%的患者存在染色体17q的部分增加。令人惊讶的是，染色体数目过多或超二倍体的神经母细胞瘤预后更好。与神经母细胞瘤相关的癌基因（调节肿瘤组织生长和发育的基因）主要是n-myc基因。该基因位于2号染色体的短臂，能促进肿瘤生长。因此，当存在该基因过度复制（称为n-myc扩增的肿瘤）时，常表现为侵袭性生长和预后不佳。

2. 诊断和分期

大多数神经母细胞瘤发生在腹部，常起自肾上腺或椎旁神经节并位于中线附近。椎旁神经母细胞瘤呈哑铃状侵入椎管，可引起神经损害甚至脊髓压迫的症状。神经母细胞瘤的症状包括皮肤潮红和腹泻（对具有血管活性的香草扁桃酸和高香草酸的反应）、腹部肿块、肠道紊乱和发育停滞。对于婴儿，巨大腹部肿块、肝脏转移或胸部病变可导致呼吸功能损伤并需要紧急干预。

不幸的是，许多患儿都出现了转移性疾病的症状，约60%的患儿在有临床表现时就有转移。转移性病变的症状多种多样，包括疲劳、骨髓转移引起的贫血和出血、发热、体重减轻、癌性骨痛、蓝色皮肤病变和肝转移引起的腹胀。一般而言，神经母细胞瘤患者比那些有类似大小Wilms瘤（儿童胚胎性肾癌）的患者更年幼，病情也更严重。影像学评估取决于腹部或胸部的表现，可行腹部超声或CT以及胸部CT扫描。而原发灶的MRI检查也越来越多地被使用。神经母细胞瘤在X线或CT扫描中的典型表现是肿块内可见钙化。同时，必须评估肺和肝脏的转移情况。脊柱MRI用于椎旁肿块以了解椎管受累情况。另外，骨髓活检是必要的，骨扫描可用于发现骨转移灶。近年来，放射性碘标记的儿茶酚胺前体显像也已用于神经母细胞瘤的分期和疗效评估。

既往的分期系统是基于影像学和手术发现逐渐发展形成的。Evans率先制定了第一个预后分期系统。在此基础上，国际分期委员会扩大了概念，在制定的分期系统中包括更多的手术发现。该系统目前普遍使用，与患者预后相关并指导治疗，具体总结在框表37-2中。另外，一套新的神经母细胞瘤分级方案也在逐渐被采用。

发病时患儿的年龄对预后极为重要。特殊4S期主要发生在1岁以下的婴儿，这些患者中有许多患者的肿瘤可自发消退。而且，如果急性情况能够得到控制，癌细胞有可能良性分化。越来越多的组织学亚型和分子遗传标记（尤其是n-myc扩增）用于预测肿瘤的临床特点并指导治疗的积极性。目前的治疗共识基于这些因素将患者分为高、中、低危组，并相应地制定治疗方案。另外，临床观察到的不同年龄患者的预后差异可通过分子遗传学的不同加以解释。

3. 治疗技术

对于大多数儿童肿瘤学家，神经母细胞瘤的治疗仍是一个难题。虽然在新生儿中病变可能自发消退，但在年龄较大的患儿中，神经母细胞瘤常呈进展性转移病程。经低剂量化疗或放疗后个别肿块可能退缩良好，但很少能治愈晚期疾病。

框表37-2 国际神经母细胞瘤分期系统

Ⅰ期：肿瘤局限于原发部位；肿瘤完整切除，有或无微小残留病变；增大的同侧和对侧淋巴结显微镜下检查是阴性。

ⅡA期：单侧肿瘤未完整切除；增大的同侧和对侧淋巴结显微镜下检查是阴性。

ⅡB期：单侧肿瘤完整或未完整切除；同侧区域淋巴结阳性；增大的对侧淋巴结显微镜下检查是阴性。

Ⅲ期：肿瘤跨过中线，有或无区域淋巴结受累；单侧肿瘤伴有对侧区域淋巴结受累；或中线部位肿瘤伴双侧区域淋巴结受累。

Ⅳ期：肿瘤播散到远处淋巴结、骨、骨髓、肝脏或其他器官（4S期定义以外的部位）。

ⅣS期：局部原发肿瘤定义为Ⅰ期或Ⅱ期，病变播散局限于肝脏和皮肤。

修改自Brodeur GM, Seeger RC, Barrett A, et al：International criteria for diagnosis, staging and response to treatment with neuroblastoma, J Clin Oncol 6：1874-1881，1988

对于无淋巴结转移的局部病变，常可经单独手术完全切除治愈。1967 年，Lingley 及其同事的研究发现，13 名接受了不完全切除术及术后放疗的患儿中有 8 名获得了 100% 的局部控制和长期存活。目前，对于大多数行手术切除的患者，即使是那些有淋巴结转移或微残留灶的患者，多药联合化疗的应用已取代了放疗。放疗通常用于清除手术和化疗后的残留灶，而非初始疾病的所有病灶。

2 岁以上患有转移性神经母细胞瘤的儿童可能需要接受多药联合化疗。在欧洲和美国，含有铂类化合物、长春新碱、多柔比星（阿霉素）、依托泊苷和环磷酰胺的强化性化疗方案已用于神经母细胞瘤的治疗。患儿的总生存率取决于其所处的风险类别（低、中或高危），风险类别越高，预后越差（框表 37-3）。

放疗也可用于晚期转移性病变的姑息性治疗，1 000 cGy 的低剂量放疗可有效缓解疼痛或缩小软组织肿块，这对于提高终末期患儿的生活质量十分重要。

4．治疗晚期效应

由于神经母细胞瘤患者多是婴儿，放疗的晚期反应可能较为显著。当新生儿出现肿瘤急症时，500 cGy 的放疗可有效缓解症状且几乎没有长期副作用。当年龄较大的患儿接受超过 2 000 cGy 放疗时，治疗区域的骨骼和软组织可能生长减缓或呈不对称生长。放疗时，必须保护肾脏和肝脏避免高剂量照射以防肝肾功能损伤。此外，胸部放射可能引起肺纤维化。而大剂量多药联合化疗和干细胞移植可能严重损伤多个器官系统的功能。尽管放化疗后有发生第二恶性肿瘤的风险，但与神经母细胞瘤相关的癌基因并未增加幸存者的这一风险。

框表 37-3　基于美国儿童肿瘤协作组危险分层的神经母细胞瘤预后

低危组：低危组患儿的 5 年生存率高于 95%。
中危组：中危组患儿的 5 年生存率约为 90% ～ 95%。
高危组：高危组患儿的 5 年生存率约为 40% ～ 50%。

四、Wilms 瘤

1．流行病学

Wilms 瘤是一种源于胚胎细胞的肾脏恶性肿瘤。美国每年新发约 500 例，双侧者约占 4% ～ 8%。中位发病年龄为 3 ～ 4 岁，75% 的患儿发病年龄小于 5 岁。在 WAGR 综合征患者（Wilms 瘤，虹膜缺如，泌尿生殖系统畸形和智力发育迟缓）中可见 Wilms 瘤。在 Beckwith-Wiedemann 综合征及先天畸形如肢体肥大和虹膜缺如者中，Wilms 瘤发生率也较高。现已发现，Wilms 瘤患者中存在一种基因异常即染色体 1p 和 16q 杂合性缺失（LOH），且 1p、16q 杂合性缺失者预后不良。Wilms 瘤可含有肾小管、肾小球和结缔组织成分。10% ～ 15% 的病例呈预后不良的组织学类型，包括间变型肾母细胞瘤，肾透明细胞肉瘤和肾横纹肌样瘤。与良好组织学类型相比，不良组织学类型者治愈率较低。此外，透明细胞肉瘤具有较高的骨转移率，横纹肌样瘤与中枢神经系统肿瘤有关。

2．诊断与分期

临床症状包括腹痛、血尿、发热等。也可表现为无痛性腹部肿块，由父母替患儿洗澡或更换衣物，或由医生例行检查时发现。增大的肿块可压迫腹腔脏器、发生破裂或出血而引起症状。鉴别诊断包括神经母细胞瘤、淋巴瘤、肉瘤和肝脏肿瘤。

在进行诊断时，常规体格检查后常先行腹部超声，然后完善胸腹部 CT 扫描以评估病变范围及有无淋巴结和肺转移。由于 Wilms 瘤可以是双侧的，因此必须仔细检查对侧肾脏（图 37-4A）。另外，肿瘤可侵犯或转移至肝脏，并可累及下腔静脉。肾透明细胞肉瘤和肾横纹肌样瘤可转移至骨和脑，应进一步行骨扫描和头颅 CT 检查。最初的分期系统侧重于肿瘤大小、肿瘤溢出、术后残留及转移情况。为深入探讨 Wilms 瘤的诊治，国家 Wilms 瘤研究组（NWTS）在美国成立。由 NWTS 进行的 5 项重要临床研究为 Wilms 瘤的治疗提出了许多有益建议。目前，新的治疗方案通过 COG 开展、制定

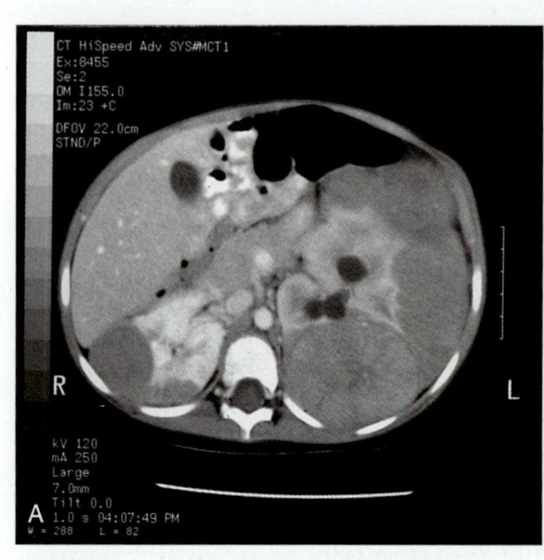

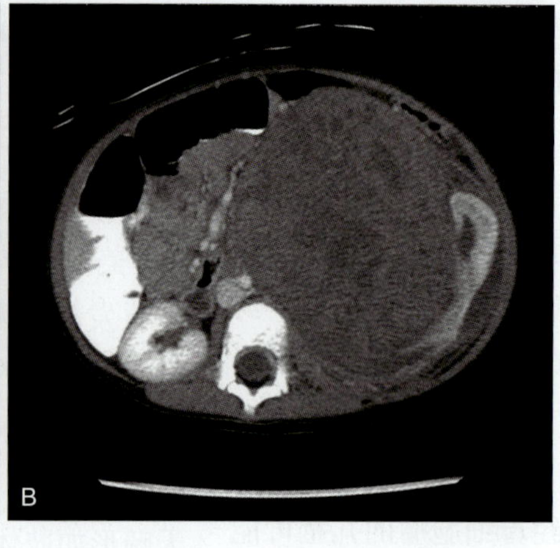

图 37-4　Wilms 瘤
A. 3 岁女孩双侧 Wilms 瘤的术前计算机断层（CT）扫描；B. CT 扫描左侧腹部巨大肿块

（NWTS 于 2001 年合并入 COG）。NWTS 分期系统是基于术中发现，具体如框表 37-4 和表 37-3 所示。不同的分期与预后相关，并指导患者治疗方案的选择。多年前单纯手术的治愈率低于 30%，20 世纪 40 年代的放射治疗和 20 世纪 60 年代化疗的应用大大提高了患者的存活率。

3. 治疗技术

在美国，倾向于先行手术切除患肾。考虑到双侧 Wilms 瘤的可能，术中需仔细检查对侧肾脏。另外，在术中进行淋巴结活检，去除肾静脉或下腔静脉癌栓。由于体积较大的 Wilms 瘤常质软且伴有坏死，术中存在肿块破裂及肿瘤溢出到腹腔的风险。而弥漫的肿瘤溢出将严重影响患者的预后并需要更多的后续治疗，因此，SIOP（欧洲合作研究组）主张行术前化疗或放疗。目前，在完全手术切除不可行的情况下，COG 也推荐行术前化疗。在第一项 SIOP 合作性研究中，术前化疗后术中肿瘤溢出率从 32% 减少到 4%。这一点在 SIOP 93-01 研究中得到证实：400 多名患者术前化疗后肿瘤体积平均减少了 60%。另外，对于双侧 Wilms 瘤患者，肿瘤破坏较轻的一侧肾脏可行部分切除。

框表 37-4　美国国家 Wilms 瘤研究组（NWTS）分期系统

Ⅰ. 肿瘤局限于肾脏，可完整切除

Ⅱ. 肿瘤超出肾脏，但可完整切除
肿瘤有局部溢出或脉管侵犯，但可手术切除

Ⅲ. 局限于腹部的非血行性肿瘤残留
淋巴结受侵或弥漫性肿瘤溢出或肿瘤未完整切除

Ⅳ. 血行转移
常转移至肺、肝、骨、脑

Ⅴ. 诊断时即有双肾受侵

最初，放疗照射野包括整个瘤床及腹部，如果肿瘤溢出，则行全腹照射。高于 3 000 cGy 的放疗虽然疗效好，但晚期放疗反应较重。NWTS 的前四项研究结果显示，可缩小 Wilms 瘤的放疗适应证。通过进行有效的化疗，完全手术切除的Ⅰ、Ⅱ期患者无需再接受放疗。另外，来自 NWTS 3 的研究数据表明，1 080 cGy 和 2 000 cGy 放疗的局控率

表 37-3　NWTS-3 和 NMTS-4 研究中患者的长期生存率

分　期	病例数	10 年无复发生存率（%）	10 年总生存率（%）
Ⅰ期 FH	1582	91	97
Ⅱ期 FH	1006	86	93
Ⅲ期 FH	1038	84	90
Ⅰ期 FH	592	75	81
Ⅴ期 FH	344	65	78
任何期 FH	4562	84	91

修改自 Kalapurakal JA, Dome JS：Wilms' tumor. In Gunderson LL, Tepper JE, editors：Clinical radiation oncology, ed 3, Philadelphia, 2012, Churchill Livingston；Breslow NE, Ou SS, Beckwith JB, et al：Doxorubicin for favorable histology, stage II-III Wilms tumor：results from the National Wilms Tumor Studies, Cancer 101：1072-1080, 2004

FH，预后良好型；NWTS，美国国家 Wilms 瘤研究组

并无明显差异。这种低剂量放疗也同样适用于微残留灶、转移淋巴结、双侧病变及肺转移灶。所有预后不良型病变按照高分期进行治疗，并均接受放疗。此外，常对肉眼残留灶补量照射至至少 2 000 cGy。

在设计放疗照射野时，术前影像资料和外科医生的术中发现对于放射野的勾画十分重要。如果仅有一侧病变，整个椎体及椎体另一侧 1 cm 的区域也应该包在靶区内。这就保证了腹主动脉旁淋巴结的覆盖及椎体的均匀照射，从而减少脊柱侧弯的发生。在目前经常使用的 1 080 cGy 低剂量放疗下，发生骨骼及内脏（包括残余的肾脏）毒性的风险是很低的。尽管如此，放疗时仍应注意保护长骨的生长板。图 37-5 显示了 Wilms 瘤的典型放疗照射野。放射野的上下界为术前肿瘤上下界外放约 1 cm，内侧界应包全整个胸腰椎椎体以包括腹主动脉旁淋巴结并避免发生脊柱侧弯（一种晚期副作用）。

1966 年，Farber 首次报道使用放线菌素 D 明显提高了 Wilms 瘤的生存状况。随后的 NWTS 研究显示，长春新碱和多柔比星的添加应用使得晚期患者的治愈率达到 80% ～ 100%，即使是转移性 Wilms 瘤患者的治愈率也超过 70%（见表 37-3）。对于晚期肺转移患者，可通过化疗、肺部放疗和肺切除术进行挽救性治疗。由于 Wilms 瘤总体治愈率高，所以目前研究的主要目的是减少晚期反应，并为晚期和预后不良型的患者找到更有效的多学科综合治疗手段。

4. 治疗晚期效应

既往使用 3 000 ～ 4 000 cGy 常规放疗时，治疗侧的软组织萎缩和脊柱侧弯较常见。随着放疗的改进，放疗照射野包含整个椎体及放疗剂量低于 2 000 cGy，现在很少发生这些晚期反应。对肺转移灶放疗时，照射剂量须低于 1 500 cGy 以免发生弥漫性肺纤维化。如果青春期前的女孩接受胸部照射，乳房发育可能会受影响。另外，高剂量的放线菌素 D 会导致肝损伤。由于这些患儿只有一个肾脏，所以任何泌尿道症状都必须快速解决，以防止感染、结石或其他病变损害残余肾脏。

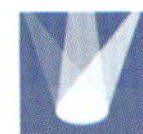

儿童神经母细胞瘤、肾脏 Wilms 瘤、肉瘤和淋巴瘤均可表现为腹部包块。但是它们的分期、治疗和预后截然不同，因此必须在发现时即诊断准确。尽管现在放疗的使用频率低于过去数十年，但它依然在手术和化疗后残留灶的治疗中发挥关键作用。即使是晚期转移性病变仍有治愈可能。

五、软组织肉瘤

1. 流行病学

软组织肉瘤起源于间充质组织，可发生在身体的任何部位。组织学表现多样，其中横纹肌肉瘤（RMS）约占 40%。RMS 起自横纹肌组织，具有

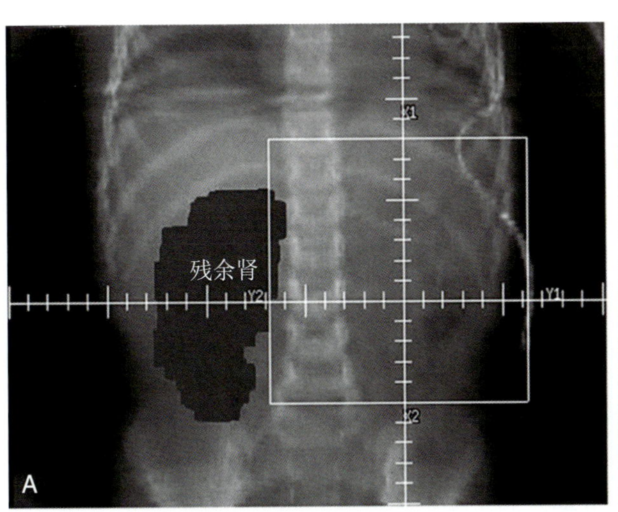

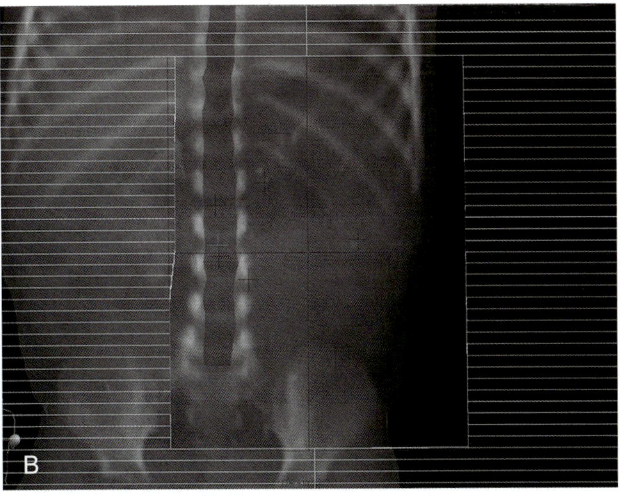

图 37-5　Wilms 瘤的典型放疗照射野图

A. 放射野的数字重建影像（DDR）图；B. 照射野的射野方向观

多种亚型。腺泡型 RMS 常具有特征性的 13 号染色体易位。而正如 Li 和 Fraumeni 所指出的，家族性软组织肉瘤可能与 p53 癌基因突变有关。大约 75% 的软组织肉瘤发生在 10 岁以下的儿童。横纹肌肉瘤的原发部位分布在头颈部（34%）、腹部（25%）、泌尿生殖（GU）区（23%）、四肢和躯干（17%）。

横纹肌肉瘤具有不同的组织学类型，其中预后较好的胚胎型倾向于发生在眼眶和泌尿生殖区。其他未分化的肉瘤常按照美国横纹肌肉瘤研究协作组（IRS）制定的指南进行治疗，该协作组现已并入 COG。

2. 诊断和分期

软组织肉瘤的症状取决于受累部位。发生在四肢的无痛性肿块可相对无症状地增大，而发生在眼眶的小肉瘤便可引起疼痛、撕裂感和眼球外移（称为突眼）。发生在男性泌尿生殖道的前列腺和膀胱的肉瘤可导致排尿困难。一种从小女孩的阴道口向外突出的外生型肉瘤，因与葡萄相似而被称为葡萄状肉瘤。

横纹肌肉瘤和其他软组织肉瘤曾依据肿瘤的大小和可切除性、淋巴结受累、远处转移情况进行分期，其中远处转移常见于肺和骨髓。IRS 率先制定了基于术中发现的临床分期系统，但现在有些人更青睐基于原发肿瘤、病理分级、淋巴结及远处转移情况的（TGNM）分期系统（表 37-4）。TGNM 分期系统中还包括组织学因素，该因素是一个已知的预后因子。经切取活检获得组织学诊断后，通过体格检查、超声、CT 或 MRI 扫描明确肿瘤的大小和局部侵犯范围进行分期，并行骨髓活检和胸部 CT 以发现转移灶。在 IRS 和其他国际研究中，常根据肿瘤的分期和组织学情况指导患者的治疗。值得关注的是，眼眶肉瘤极少发生转移，但是约 25% 的四肢和躯干肉瘤可发生转移。

表 37-4 美国横纹肌肉瘤研究协作组（IRS）分期系统

临床分期系统	TGNM 分期系统
Ⅰ. 局部病变完全切除 Ⅱ. 病变肉眼切除伴镜下残留或区域淋巴结受侵 Ⅲ. 病变部分切除，伴肉眼残留 Ⅳ. 远处转移	**原发灶** T_1：局限于原发部位 T_2：侵犯临近组织 a. <5cm b. ≥5cm **组织学** G_1：良好组织学类型：胚胎型、未分化、混合型 G_2：不良组织学类型：腺泡型 **区域淋巴结** N_0：无区域淋巴结转移 N_1：有区域淋巴结转移远处转移 M_0：无远处转移 M_1：诊断时有远处转移

修改自：Wexler LH, Meyer WH, Helman LJ：Rhabdomyosarcoma. In Pizzo PA, Poplack DG, editors：Principles and practice of pediatric oncology, ed 6，Philadelphia, 2011，Lippincott Williams and Wilkins

TGNM、原发灶、分级、淋巴结、远处转移

3. 治疗技术

由于这些肿瘤有局部复发以及区域和远处扩散的倾向，必须进行包括手术、化疗和放疗的多学科综合治疗。在完善检查和分期后，须评估手术的可行性。如果能保证安全边界且不破坏重要的解剖结构，则首选手术完全切除肿瘤。早期的 IRS 研究证明，小的、完全切除的病灶无需额外的治疗便有较高的治愈率。但是，完全手术切除并非总是可行的，也并非总是恰当的。对于较晚期的患者，单纯手术后局部复发率极高。另外，由于包括化疗和放疗在内的多学科治疗的运用，不再需要使用原来的手术切除整个器官或四肢的方法。一般情况下，人们不愿摘除患儿的眼睛或泌尿生殖器官，这也催生出了通过化疗和放疗进行的保留器官的治疗。

除了体积小的、完全切除的病变，放疗提高了所有横纹肌肉瘤的局控率和器官保留率。值得庆幸的是，通常无法切除的眼眶和骨盆横纹肌肉瘤往往是预后较好的胚胎型。既往照射野包括整个肌间室。近期，为了保护邻近重要的正常组织，指南共识推荐的照射野是化疗前原始肿瘤范围外放 1 cm 的区

域。在眼眶等关键部位实施放疗时，IMRT 或质子放疗能够避开对侧眼、面部骨骼、视交叉和大多数脑组织。进行骨盆或四肢放疗时，必须保护长骨的生长板。在常规使用化疗的情况下，放疗时应尽可能地保护骨盆内的骨髓。一般来说，化疗前肿瘤体积定义为 GTV，治疗区域为 GTV 外放 1 cm 的范围。IRS-IV 试验探究了超分割放疗的使用，但未取得令人满意的效果。目前，常采用 180 cGy/d 的标准照射分割模式，给予微残留灶 3 600 cGy、转移淋巴结 4 140 cGy、肉眼肿瘤区 5 040 cGy 的放疗剂量。

化疗最初仅用于转移性病变，但在今天，术后化疗很常用。IRS 研究显示，长春新碱、放射菌素 D 及环磷酰胺对肉瘤有效。这些药物目前也常用，新的化疗药物正在研发中。如果肿瘤退缩良好，部分不能手术的病灶可以获得手术机会或者化疗后照射野大大缩小。由于肿瘤细胞的耐药克隆可导致肿瘤长大并丧失治疗时机，因此，常在治疗的前 3 个月内进行手术或放疗以提高对肿瘤的局部控制。肿瘤的组织学类型、分期、部位均影响患者的预后（表 37-5）。尽管原发灶在眼眶患者的生存率超过 90%，但转移性疾病的预后仍很差，存活率仅为 10% ～ 35%。在 IRS-IV 研究中，患者的总体 3 年无治疗失败生存率为 77%。

表 37-5　3 年生存率：美国横纹肌肉瘤研究协作组 Ⅰ、Ⅱ、Ⅲ研究的结果

预后因素	IRS Ⅰ（%）	IRS Ⅱ（%）	IRS Ⅲ, 5 年（%）
临床分组			
Ⅰ	79	88	93
Ⅱ	68	77	80-89
Ⅲ	42	68	70
Ⅳ	18	32	30
组织学类型			
胚胎型	–	69	75
腺泡型	–	56	70
其他	–	66	–
原发部位			
眼眶	91	93	91
泌尿生殖系（大部分为Ⅲ期）	–	64	–
躯干四肢	53	57	–
腹膜后腔及骨盆	39	46	–

修改自：Wexler LH, Meyer WH, Helman LJ：Rhabdomyosarcoma. In Pizzo PA, Poplack DG, editors：Principles and practice of pediatric oncology, ed 6，Philadelphia, 2011，Lippincott Williams and Wilkins

GU. 泌尿生殖系；IRS. 美国横纹肌肉瘤研究协作组

4. 治疗晚期效应

横纹肌肉瘤及其他软组织肉瘤治疗后的远期并发症取决于肿瘤的位置及治疗方式。一般情况下，截肢及盆腔廓清术（一种从盆腔摘除所有器官的根治性手术）只用于保留器官的治疗失败后的挽救性治疗。然而，部分患儿家属可能更倾向于选择膀胱切除，而不愿接受放化疗对患儿的生殖系统造成的长期损伤。在高剂量放疗下，除非骨的生长板不受照射，否则骨与软组织的生长将受影响。治疗后，头颈区的容貌改变可能需要进行整形手术。如果肿瘤侵及颅内，中枢神经系统的放疗剂量需达 3 000 cGy 甚至更高，幸存者可能出现在脑肿瘤部分提到的一些副反应。即使肉瘤已经治愈，由放化疗引起的眼睛干燥或视网膜损伤有时也需要摘除眼球。在患者中选择性、合理地使用组织间插植，可以保护周围的许多正常组织免受损伤。化疗药物可引起急性或慢性的神经系统、肾脏、心脏及肝损伤。另外，治疗诱发第二原发恶性肿瘤的风险将长期存在。随着患儿长大成人，化疗后的生育能力可能会受到影响，尤其是那些接受盆腔放疗的患儿。

儿童恶性肿瘤治疗后总有发生第二恶性肿瘤的风险。因为与其他肿瘤幸存者相比，儿童恶性肿瘤患者的总体生存率较高（表 37-6）且生存时间更长，发生第二原发恶性肿瘤的风险就越高。在恶性肿瘤中存活下来后，患儿的生命质量和数量将受到直接的影响。Friedman 及其同事在儿童恶性肿

表 37-6　0 ~ 14 岁儿童恶性肿瘤的 5 年生存率趋势

诊　断	1960 ~ 1963 年 生存率（%）	1974 ~ 1976 年 生存率（%）	1996 ~ 2003 年 生存率（%）	2003 ~ 2009 年 生存率（%）
急性淋巴细胞白血病	4	52	85	89
脑肿瘤	35	53	70	72
神经母细胞瘤	25	52	66	78
Wilms 瘤	33	74	92	90
霍奇金病	52	79	95	97
总体	28	55	80	82

修改自 Parker SL, Tong T, Bolden S, et al：Cancer statistics, 1996，CA Cancer J Clin 46：5-27，1996；National Cancer Institute：U.S. government SEER cancer incidence data. Available at SEER.cancer.gov. Accessed January 20，2014.

瘤的 5 年存活者中分析了第二恶性肿瘤的发生率及类型。在该试验中，研究者回顾了在 1970—1986 年接受治疗的 14 359 例 5 年存活者，并发现共有 1 402 例（7.9%）发生了第二恶性肿瘤（除外黑色素瘤皮肤癌）。表 37-7 显示了 14 种不同病理类型的第二原发恶性肿瘤的分布情况，其中最常见的包括霍奇金淋巴瘤（n = 453）、急性淋巴细胞白血病（*n* = 346）和软组织肉瘤（n = 112）。

六、其他儿童肿瘤

1. 生殖细胞肿瘤

根据胚胎发育可知，良性和恶性生殖细胞肿瘤可发生在中线的任何地方—从中枢神经系统到纵隔、腹膜后，再到卵巢和睾丸。中枢神经生殖细胞肿瘤在本章的脑肿瘤部分进行了讨论。骶尾部畸胎瘤常发生于新生儿。这些肿瘤大多为良性，且大部分能通过手术治愈。

发生在青少年的卵巢或睾丸生殖细胞肿瘤沿着精原细胞瘤、无性细胞瘤或非精原细胞瘤分化，其中非精原细胞瘤包括胚胎癌、绒毛膜癌和卵黄囊瘤。非精原细胞瘤可产生甲胎蛋白或人绒毛膜促性腺激素，这两种物质可用作判断疗效的肿瘤标记物。关于其治疗，首先行手术切除睾丸或卵巢，且Ⅰ期病变常可通过手术治愈。对于非精原细胞瘤，含顺铂、博莱霉素、依托泊苷和长春碱的化疗已经取得很好的疗效。

睾丸精原细胞瘤主要见于年龄较大的青少年和年轻成人，需要进行根治性睾丸切除术并根据 CT 影像对盆腔及腹主动脉旁淋巴引流区进行分期。2 000 ～ 2 500 cGy 的中等剂量放疗用于预防盆腔及腹主动脉旁淋巴结复发。睾丸精原细胞瘤的总体治愈率接近 100%。

2. 肝脏肿瘤

肝脏肿瘤表现为右上腹肿块，类似于肾母细胞瘤或神经母细胞瘤，可通过超声或者 CT 扫描确定肿瘤来源。对于良性血管瘤或者胚胎残存组织肿瘤，如果体积小可选择观察随访；如果体积较大，可行手术切除且效果很好。肝母细胞瘤是一种恶性肿瘤，常发生在 2 岁以下的儿童。肝细胞癌发生在 10 ～ 20 岁，且可能为多灶性的。甲胎蛋白在这两种肝恶性肿瘤中均可升高。

肝脏肿瘤的主要治疗目标是手术切除。如果无法手术或者术后有残留，常使用阿霉素和顺铂进行化疗。放疗也有一定疗效，但除了姑息治疗外很少用于肝脏肿瘤。

3. 血液系统疾病

白血病。急性淋巴细胞白血病是最常见的儿童恶性肿瘤。患儿需进行 2 年的全身化疗。对于有中枢神经系统或睾丸受侵的患儿，因化疗药物很难

表 37-7　2010 年儿童肿瘤幸存者研究中发生第二恶性肿瘤患者的结果 *

第二恶性肿瘤	病例数
ALL	346
AML	29
其他白血病	13
星形胶质细胞瘤	85
髓母细胞瘤或 PNET	47
其他中枢神经系统肿瘤	31
霍奇金淋巴瘤	453
非霍奇金淋巴瘤	82
肾癌	51
神经母细胞瘤	45
软组织肉瘤	112
尤因肉瘤	49
骨肉瘤	55
其他骨肿瘤	4
总计	1402

修改自 Friedman DL, Whitton J, Leisenring W, et al：Subsequent neoplasms in 5-year survivors of childhood cancer；the childhood cancer survivor study. J Natl Cancer Inst 102（14）：1083-1095，2010

ALL. 急性淋巴细胞白血病；AML. 急性粒细胞白血病；CNS. 中枢神经系统；PNET. 原始神经外胚层肿瘤

*1970—1986 年接受治疗的 14359 名患儿中，在疾病诊断后随访的 30 年内有 1402 名患者发生了 1 种或多种第二恶性肿瘤

渗透到这些部位，可考虑进行放射治疗。1 200 ～ 1 800 cGy 放疗联合全身及鞘内化疗可极大降低高危患儿的 CNS 复发率。全身放疗（TBI）常作为骨髓移植前准备治疗的一部分用于复发患者，这需要非常专业的设备、技术及剂量测定。

朗格汉斯组织细胞增多症。这是一组涉及免疫系统的组织细胞朗格汉斯细胞异常增生的疾病。婴儿可能有多灶性内脏病变，包括肺、皮肤、肝脏和骨髓，并造成一种危及生命的疾病称为 Letterer-Siwe 综合征。更常见的是，骨骼可能受累并表现为溶骨性损伤，称为嗜酸性肉芽肿。单个组织细胞增多症病变可能随时间发生变化，偶尔可自发消退。局灶性骨病变可通过手术刮除成功治愈。但是，如果即将发生骨折或者病变位于手术不可切除的部位如颅底或者脊柱，可采用低剂量放疗。虽然没有证实直接的剂量 - 反应曲线，但 400 ～ 1 200 cGy 的放疗剂量可能是有效的。也可以使用类固醇、长春碱或环磷酰胺进行治疗。

霍奇金淋巴瘤。最初，化疗几乎是儿童霍奇金淋巴瘤的唯一治疗方案。目前，根据风险和治疗反应调整剂量后的放疗正越来越多地用于患儿。对于原发部位的巨大肿块，常在化疗后行低剂量受累野放疗（1 500 ～ 2 500 cGy）以减少复发。霍奇金淋巴瘤的治疗正在向治愈率高、长期副反应少的方向转变。但是，长期幸存的患儿发生第二恶性肿瘤的风险显著。有关更多详细信息，请参阅本书中霍奇金病部分。

4. 鼻咽部肿瘤

青少年男性可能发生鼻咽血管纤维瘤。肿瘤血管丰富，并可侵蚀骨质。常采用血管栓塞和手术切除治疗。中等剂量的放疗（如 3 000 cGy）可用于控制复发或不可切除的病灶。

未分化鼻咽癌可见于儿童，需像成人一样进行高剂量放疗。近期，化疗已用于鼻咽癌治疗，以减少照射野体积和放疗剂量。虽然鼻咽癌的治疗可实现高治愈率，但是因治疗引起的长期口干以及牙齿问题也值得关注。

良性和恶性甲状腺肿瘤可发生于青少年（尤其是女孩）。甲状腺肿瘤可通过手术切除，即使存在淋巴结转移也不意味着预后不佳。很少使用外照射，但是 I^{131} 可用于清除甲状腺组织或转移性病变的治疗。

5. 瘢痕疙瘩和卡波西肉瘤

瘢痕疙瘩（过多疤痕形成）会给年轻人带来很多困扰和容貌上的改变。如果多次切除和类固醇注射无效，最好的控制病变的方式是手术切除后立

即行低剂量放疗（900 ～ 1 200 cGy/3f）。另外，人类免疫缺陷病毒感染流行可造成儿童皮肤卡波西肉瘤的发生。单次照射 700 cGy 能够改善局灶性疼痛或毁容性病变，但短程放疗至 2 000 cGy 可获得更持久的疗效。

6. 姑息性放疗

尽管儿童恶性肿瘤的目标是治愈，但有时姑息性或症状缓解性治疗也是必要的。如纵隔恶性肿瘤可能造成的气道或血管损害需要立即干预。在发病时或疾病晚期可能出现的脊髓压迫也需要立即治疗，以减轻疼痛并避免肢体瘫痪。另外，骨转移引起的癌痛可通过姑息治疗获得缓解。

对于恶性肿瘤晚期儿童姑息治疗的需求，医生必须谨慎地、富有同情心地加以解决。姑息治疗的目标不同于根治治疗，必须尝试用最少的治疗迅速缓解症状，以尽可能地为患儿争取家人团聚的时间。有效地治疗疼痛或毁容性病变可减少住院或对镇痛药的需求，并在最后宝贵的日子里改善患儿的外观和生活质量。姑息放疗时可根据儿童的舒适度改变体位固定及模拟定位技术。当不再考虑治疗的晚期反应，常采用每日高剂量放疗快速缓解症状。虽然姑息治疗的实施相对困难，但在患儿极度需要时，这种治疗对患儿及其家人有着不可估量的意义。现在，越来越多的经过培训的儿科专家正在关注并解决临终关怀问题。

7. 放疗医师的作用

肿瘤放疗中心的病人大多是成人。在这种大环境下，患儿的治疗和个人需求对于医务人员来说都是一项挑战。体位固定、放射野的勾画以及放疗技术，如全脑全脊髓照射，都对放疗医师提出了更高的技术要求。麻醉医师可能也需要改变治疗技术以确保全身麻醉的安全。另外，放疗医师、护理人员及麻醉工作人员之间需紧密合作以保证患儿摆位正确及有效的监控。这些复杂的步骤很耗时，有时甚至长达 1 小时。因此，在治疗安排中留出足够的时间至关重要。儿童放疗常在清晨进行，以减少对孩子喂养习惯的影响，并避免与其他治疗冲突。放疗医师在处理患儿的同时往往还需要兼顾成年人的治疗，幸运的是，大多数成年患者愿意对患儿的治疗做出时间让步。

许多患儿治疗时在参加临床研究，这就需要医师仔细记录治疗过程、每日放疗剂量以及质量控制等。放疗医师须确保 CT 模拟机的靶区与照射靶区一致，而且需及时把患者的定位图像、放疗靶区图像的验证及剂量计算发送给国家临床研究小组进行审核。严格遵守协议指南将有助于提高放射肿瘤科的质量。

心理社会因素在儿童的诊治中有重要的影响。与患儿沟通有时可能是非常困难的。放疗医师需要谨记，儿童不是小型成人，与患儿沟通需要采取与成人不同的方式。框表 37-5 提供了一些与各个年龄段儿童沟通的建议。孩子很容易唤起人们的同情与关心，但经常往来医院的患儿家属往往很难兼顾家庭与工作，而且可能影响患儿的治疗质量。因此，需要对家属的探视行为进行适当限制。此外，家属不应每天给予患儿诸如贴纸或玩具之类的奖励，放疗医师才是判断一个生病的孩子何时需要一件令他开心的礼物的最佳人选。恶性肿瘤晚期患儿进行姑息治疗时，往往是他最困难的时期。此时，放疗医师的技术专长和由衷的关怀的价值无论怎样强调都不为过。

七、总结

- 表 37-1 列出了儿童恶性肿瘤的放射治疗概要。
- 小儿肿瘤的多学科治疗方式始终是一种值得学习的经验。该治疗策略使得过去 40 年儿童恶性肿瘤的治愈率显著提高，总生存率已超过 70%（见表 37-6）。
- 在患儿的治疗中，必须考虑诸多晚期反应。
- 除了治疗带来的器官毒性和发生第二恶性肿瘤的风险，儿童恶性肿瘤幸存者还会有心理创伤。此外，整个成年期都可能存在社会、就业、保险歧视。
- 美国儿童肿瘤协作组不仅指导临床试验和研

框表 37-5　儿科沟通技巧

请记住，儿童不是小型成人。他们需要被倾听、被关心、有归属感。

耳语。儿童通常会专注于听你说话，以至于他们忘记了恐惧并把注意力集中到你身上。

永远不要对图像或显示器皱眉头儿童对面部表情很敏感，经常会把皱眉头与问题联系起来。他们可能会变得更加担心、害怕和紧张。

及时寻求帮助。如果你和孩子沟通有问题，试着找同事、玩具、孩子的父母或兄弟姐妹作为沟通的媒介。

玩笑。在手术室里，准确核对病人信息和患肢至关重要。但在诊室里，故意问错患儿的信息，通常能够与患儿建立密切关系。

语言柔和。注意语言用词，有些词语可能有消极的影响。

避免用词	常用词
畸形	外形
担心	疑问
拍 X 光片	照相
问题	发现

究，而且为幸存患儿提供必要的指导与帮助。

- 对于放疗医师而言，儿童肿瘤的治疗要求很高，而且结局常令人心痛。然而，当多年后再见到治愈的孩子和充满感激的父母，将不胜欣喜。

? 复习题

相关的答案可以通过登入我们的网站找到：http：//evolve.elsevier.com/Washington+ Leaver/principles

1．下面哪类肿瘤不会扩散至中枢神经系统

a．髓母细胞瘤

b．颅咽管瘤

c．室管膜瘤

d．中枢神经系统生殖细胞肿瘤

2．Wilms 瘤最常见的放疗部位是

a．头颈部

b．脑部

c．胸部

d．腹部

3．与神经母细胞瘤患者生存状况无关的因素是

a．年龄

b．分期

c．n-myc 扩增

d．男性

4．视网膜母细胞瘤基因是一种

a．癌基因

b．肿瘤抑制基因

c．活性单倍体

d．惰性单倍体

5．隐匿性肾母细胞瘤的放疗剂量大约是：

a．1 000 cGy

b．2 000 cGy

c．4 000 cGy

d．6 000 cGy

6．肾脏的耐受剂量

a．100 cGy

b．1 000 cGy

c．1 500 cGy

d．3 000 cGy

7．视网膜母细胞瘤放疗后最可能发生的第二恶性肿瘤

a．白血病

b．肺癌

c．淋巴瘤

d．骨肉瘤

8．下列哪种儿童肿瘤发病率最高

a．视网膜母细胞瘤

b．神经母细胞瘤

c．急性淋巴细胞白血病

d．Wilms 瘤

9．全脑全脊髓照射常用于下面哪种肿瘤的治疗

a．视网膜母细胞瘤

b．神经母细胞瘤

c．白血病

d．髓母细胞瘤

10．在小儿肿瘤治疗中，放疗医师的作用包括

a．使用可能因全麻而改变的治疗技术

b．关注患儿及家属的心理社会因素

c．监测骨髓象

d．A 和 B 都是

? 思考题

1．列举与儿童恶性肿瘤相关的异常染色体与基因。

2．在全脑全脊髓照射中，为什么要改变大脑与脊柱之间的连接间隙？

3．详细介绍全脑全脊髓照射中的技术注意事项。

4．指出高剂量颅脑照射可能引起的晚期反应，并讨论减少这些反应的方法。

5．通过化疗、放疗及手术综合治疗实体瘤，哪些器官保留术是可能的？

6．儿童肿瘤的长期幸存者需要哪些类型的建议或咨询？

7．过去四十年，儿童恶性肿瘤的治愈率提高了多少？

（译者：刘　磊　审校：陈光烈）

参考文献

1. Abramson D.H.: Retinoblastoma：diagnosis and management, CA Cancer JClin 32：130–140，1982.
2. Abramson D.H., Beaverson K.L., Chang S.T., et al：Outcome following initial external beam radiotherapy in patients with Reese-Ellsworth group IV retinoblastoma, *Arch Ophthal* 122：1316–1333，2004.
3. Aplan P.D., Kahn J.: Molecular and genetic basis of childhood cancers. In Pizzo P.A., Poplack D.G., editors：Principles and practice of pediatric oncology, Philadelphia, 2011，Lippincott Williams and Wilkins.
4. American Cancer Society：American Cancer Society (website). Available at http：//acs.org.Accessed January 20，2014.
5. Baranzelli M.C., et al：Nonmetastatic intracranial germinoma：the experience of the French Society of Pediatric Oncology, *Int J Radiat Biol Oncol Phys* 43：783–788，1999.
6. Breneman J.C., Lyden E., Pappo A.S., et al：Prognostic factors and clinical outcomes in children with metastatic rhabdomyosarcoma：a report from the IRS IV, *J Clin Oncol*21：78–84，2003.
7. Breslow N., Churchill G., Beckwith J.B., et al：Prognosis for Wilms tumor patients with nonmetastatic disease at diagnosis：results of the Second National Wilms Tumor Study,J *Clin Oncol* 3：521–531，1985.
8. Breslow N.E., Ou S.S., Beckwith J.B., et al：Doxorubicin for favorable histology, stage II–III Wilms' tumor：results from the National Wilms' Tumor Studies, *Cancer*101：1072–1080，2004.
9. Brodeur G.M., Sekhon G.S., Goldstein M.N.: Chromosomal aberrations in human neuroblastomas, *Cancer* 40：2256–2263，1977.
10. Brodeur G.M., Seeger R.C.: Gene amplification in human neuroblastomas：basic mechanisms and clinical implications, *Cancer Genet Cytogenet* 19：101–111，1986.
11. Chang C.H., Housepian E.M., Herbert C.: An operative staging system and a megavoltage radiotherapeutic technique for cerebellar medulloblastoma, *Radiology*93：1351–1359，1969.
12. Cooper J.S., Fried P.R.: Defining the role of radiotherapy for epidemic Kaposi's sarcoma, *Int J Radiat Oncol Biol Phys* 13：35–39，1987.
13. Crist W.M., Anderson J.R., Meza J.L., et al：Intergroup Rhabdomyosarcoma Group IV：results for patients with nonmetastatic disease, *J Clin Oncol* 19：3091–3102，2001.
14. Cummings B.J., Blend R.: Primary radiation therapy for juvenile nasopharyngeal angiofibroma, *Laryngoscope* 94：1599–1605，1984.
15. D'Angio G.J., Evans A., Koop C.E.: Special pattern of widespread neuroblastoma with a favorable prognosis, *Lancet* 1：1046，1971.
16. D'Angio G.J., Tefft M., Breslow N., et al：Radiation therapy of Wilmstumor：results according to dose, field, post-operative timing, and histology, *Int J Radiat Biol Oncol Phys* 4：769–780，1978.
17. Donaldson S.S., Meza J., Breneman J.C., et al：Results from the IRS-IV trial of hyperfractionated radiotherapy in children with rhabdomyosarcoma：a report from the IRSG, *Int J Radiat Oncol Biol Phys* 51：718–728，2001.

18. Dryja T.P., Cavenee W., White R., et al：Homozygosity of chromosome 13 in retinoblastoma, *N Engl J Med* 310：550–553，1984.

19. Duffner P.K., Horowitz M.E., Krischer J.P., et al：Postoperative chemotherapy and delayed radiation in children less than 3 years of age with malignant brain tumors, *N Engl J Med* 328：1725–1731，1993.

20. Evans A.E.: Staging and treatment of neuroblastoma, *Cancer* 45：1799–1802，1980.

21. Farber S.: Chemotherapy in the treatment of leukemia and Wilms tumor,JAMA 138：826，1966.

22. Flickinger J.C., Kondziolka D., Lunsford L.D.: Radiosurgery of benign lesions, *Semin Radiat Oncol* 5：220–224，1995.

23. Fraumeni J.F., Miller R.W., Hill J.A.: Primary carcinoma of the liver in childhood：an epidemiologic study, *J Natl Cancer Inst* 40：1087–1099，1968.

24. Friedman D.L., Himelstein B., Shields C.L., et al：Chemoreduction and local ophthalmologic therapy for intraocular retinoblastoma, *J Clin Oncol* 18：12–17，2000.

25. Friedman D.L., Whitton J., Leisenring W., et al：Subsequent neoplasms in 5-year survivors of childhood cancer；the childhood cancer survivor study, *J Natl Cancer Inst*102(14)：1083–1095，2010.

26. Garvey M., Packer R.J.: An integrated approach to the treatment of chiasmatic- hypothalamic gliomas, *J Neurooncol* 28：167–183，1996.

27. Garwicz S., Anderson H., Olsen J.H., et al：Second malignant neoplasms after cancer in childhood and adolescence：a population-based case control study in the 5 Nordic countries, *Int J Cancer* 88：672–678，2000.

28. Graf N., Tournade M.F., de Kraker J.: The role of preoperative chemotherapy in the management of Wilms' tumor：the SIOP studies, *Urol Clin North Am*27：443–454，2000.

29. Grundy P.E., Breslow N.E., Li S., et al：Loss of heterozygosity for chromosomes 1p and 16q is an adverse prognostic factor in favorable histology Wilms' tumor：a report from the National Wilms Tumor Study Group, *J Clin Oncol* 23：7312–7321，2005.

30. GuinG.H.，GilbertE.F.，JonesB.：Incidentalneuroblastomaininfants,AmJClinPathol 51(1)：126–136，1969.

31. Gurney J.G., Severson R.K., Davis S., et al：Incidence of cancer in children in the United States, *Cancer* 75：2186–2195，1995.

32. Haas-Kogan D.A., Barani I.J., Hayden M.G., et al：Pediatric central nervous system tumors.In HoppeR.T.，PhillipsT.L.，RoachM.，editors：Leibel and Phillips textbook of radiation oncology, ed 3，Philadelphia, 2010，Elsevier Saunders.

33. Haas-Kogan D.A., Farmer D.L., Wharam M.D.: Pediatric bone and soft tissue tumors. In Hoppe R.T., Phillips T.L., Roach M., editors：Leibel and Phillips textbook of radiation oncology, ed 3，Philadelphia, 2010，Elsevier Saunders.

34. Kalapurakal J.A., Dome J.S.: Wilms' tumor. In Gunderson L.L., Tepper J.E., editors：Clinical radiation oncology, ed 3，Philadelphia, 2012，Elsevier Churchill Livingston.

35. KunL.E.：Childhood cancer sover view.In GundersonL. L.，TepperJ.E.，editors：Clinical radiation oncology, ed 3，Philadelphia, 2012，Elsevier Churchill Livingston.

36. Lemere J., Voute P.A., Tournade M.F., et al：Effectiveness of preoperative chemotherapy in Wilms tumor：results of SIOP clinical trials, *J Clin Oncol* 1：604–610，1983.

37. Li F.P., Fraumeni J.F.: Rhabdomyosarcoma in children：epidemiologic study and identification of a familial cancer syndrome, J Natl Cancer Inst 43：1365，1999.

38. Lingley J.F., Sagerman R.H., Santulli T.V., et al：Neuroblastoma：management and survival, *N Engl J Med* 277：1227–1230，1967.

39. Maris J.M., Matthay K.K.: Molecular biology of neuroblastoma, J ClinOncol 17(7)：2264–2279，1999.

40. MerchantT.E.：Central nervous system tumors in children. In GundersonS.，TepperJ., editors：Clinical radiation oncology, Philadelphia, 2012，Churchill Livingston.

41. MerchantT.E.，LIC.，KunL.E.，et al：Conformal radio therapy after surgery for paediatric ependymoma：a prospective study, *Lancet Oncol* 10(3)：258–266，2009.

42. Maurer H.M., Beltangady M., Gehan E.A., et al：The Intergroup Rhabdomyosarcoma Study—I：a final report, *Cancer* 61：209–220，1988.

43. Ng A.K., Bernardo M.V., Weller E., et al：Second malignancy after Hodgkin's disease treated with radiation therapy with or without chemotherapy：long term risks and risk factors, *Blood* 100：1989–1996，2002.

44. Packer R.J., Goldwein J., Nicholson H.S., et al：Treatment of children with medulloblastoma with reduced craniospinal radiation and adjuvant chemotherapy：a Children's Cancer Group study, *J Clin Oncol* 17：2127–

2136, 1999.

45. PackerR.J., et al : Pediatrictumors.InHalperinE.C., BradyL.W., PerezC.A., et al : *Perez & Brady's principles and practice of radiation oncology*, ed 6, Philadelphia, 2013, Lippincott, Williams Wilkins.

46. Packer R.J., Gajjar A., Vezina G., et al : Phase III study of craniospinal radiation therapy followed by adjuvant chemotherapy for newly diagnosed average-risk medulloblastoma,*J Clin Oncol* 24 : 4202–4208, 2006.

47. Patterson E., Farr R.F.: Cerebellar medulloblastoma : treatment by irradiation of the whole central nervous system, *Acta Radiol* 39 : 323–336, 1953.

48. Purvis JA : The challenge of communicating with pediatric patients. Available at http : //www.aaos.org/news/aaosnow/feb09/clinical5.asp.Accessed March 25, 2014.

49. Reese A.: Tumors of the eye, Hagerstown, MD, 1976, Harper and Row.

50. Rodriguez-Galindo C., Buchsbaum J.C.: Retinoblastoma. In Gunderson L.L., Tepper J.E., editors : Clinical radiation oncology, ed 3, Philadelphia, 2012, Elsevier Churchill Livingston.

51. Rudoler S., et al : Patterns of presentation, treatment, and outcome of children referred for emergent/urgent therapeutic irradiation, Presented at the Evolving Role of Radiation in Pediatric Oncology Conference, Philadelphia,1995.

52. SchipperJ.J., TanK.E., VonPeperzeelH.A. : Treatment of retinoblastomabyprecision megavoltage radiation therapy, *Radiother Oncol* 3 : 117–132, 1985.

53. Schmidt D., Beckwith J.B.: Histopathology of childhood renal tumor, *Hematol Oncol Clin North Am* 9 : 1179–1200, 1995.

54. SchwartzmanE., ChantadaG., Fandiño A., et al : Result so fast age based protocol for the treatment of retinoblastoma, *J Clin Oncol*14 : 1532–1536, 1996.

55. ShibamotoY., SasaiK., OyaN., et al : Intracranial germonoma : radiation therapy with tumor volume based doseselection, *Radiology*218 : 452–456, 2001.

56. Shields C.L., Shields J.A., Cater J., et al : Plaque radiotherapy for retinoblastoma : long term control and treatment complications in 208 tumors, *Ophthalmology*108 : 2116–2121, 2001.

57. Sieber M., et al : Two cycles ABVD plus extended field radiotherapy is superior to radiotherapy alone in early stage Hodgkin's disease : results of the German Hodgkin's Lymphoma Study Group Trial HD7, *Blood* 100 : A341, 2002.

58. Stevens Jr K.R.: The soft tissue. In Moss W.T., Cox J.D., editors : Radiation oncology : rationale, techniques, results, ed 6, St. Louis, 1989, Mosby.

59. Taylor R.E.: Paediatric oncology. In Symonds P., Deehan C., Mills J.A., et al, editors : *Walter and Miller's textbook of radiotherapy* ; *radiation physics, therapy and oncology*, ed 7, London, 2012, Elsevier Churchill Livingstone.

60. WaberD.P., et al : Excellent therapeutic efficacy and minimallateneurotoxoicity in children treated with18 Gray of cranial radiation therapy for high risk acute lymphoblastic leukemia : a 7 year follow-up study of the Dana Farber Cancer Institute Consortium protocol 87-01, *Cancer* 92 : 15–22, 2001.

61. Weinberg R.A.: The retinoblastoma gene and gene product, *Cancer Surv*12 : 43–57, 1992.

62. Williams S., Birch R., Einhorn L.H., et al : Treatment of disseminated germ cell tumors with cisplatin, bleomycin and either vinblastine or etoposide, *N Engl J Med*316 : 1435– 1440, 1987.

63. WoldenS.: Neuroblastoma.InGundersonL.L., TepperJ.E., editors : Clinical radiation oncology, ed 3, Philadelphia, 2012, Elsevier Churchill Livingston.

64. Wolden S.L., Steinherz P.G., Kraus D.H., et al : Improved long term survival with combined modality therapy for pediatric nasopharynx cancer, *Int J Radiat Biol Oncol Phys* 46 : 859–864, 2000.

65. Young J.A., Eslinger P., Galloway M.: Radiation treatment for the child withcancer, *Issues Comp Pediatr Nurs* 12 : 159–169, 1989.

第 38 章

皮肤癌和黑色素瘤

目标

- 讨论皮肤癌的流行病学因素
- 确定、列出并讨论可能导致皮肤癌的病因
- 描述皮肤癌和黑色素瘤引起的症状
- 讨论检测和诊断的方法
- 列出该区域常见肿瘤的不同组织类型
- 描述在诊断过程中所使用的检查和皮肤癌的分期
- 描述皮肤鳞状细胞癌、Merkel细胞癌和黑色素瘤的临床表现
- 详细描述肿瘤最常见的转移途径
- 区分组织学分级和分期
- 描述皮肤的解剖学与生理学特征
- 确定治疗这些肿瘤的方法
- 讨论治疗选择的基本原理，组织学类型及病程
- 描述对于该类疾病可行的治疗方法
- 描述可以用于皮肤癌的不同类型的放射治疗手段
- 根据时间-剂量-分次方案来讨论该区域的预期放疗反应
- 描述应该给患者关于皮肤护理、预期反应及饮食等方面的相关临床指导
- 讨论在这一类疾病中使用多种治疗方法的基本原理
- 讨论对于不同阶段的肿瘤的生存统计及其预后

人体器官中，皮肤是人体最显而易见和最脆弱的器官之一，它会受到许多外界的影响。包括冷、热、摩擦、紫外线（UV）、压力和化学物质。因此，皮肤特别容易受到创伤、感染和疾病的影响。

这一章主要关注在皮肤中出现的癌症。在2010年以前，皮肤癌分为黑色素瘤皮肤癌与非黑色素瘤皮肤癌（NMSCs），后者包括鳞状细胞癌（SCCs）和基底细胞癌（BCCs）。在某些情况下，仍然使用这些术语。然而，在2010年，采用了经修改后的分级系统，且分期系统用来描述肿瘤的出现程度。对于非黑色素皮肤癌来说，它包括80多种皮肤恶性肿瘤，从罕见预后较差的（如Merkel细胞）到相对较常见的且临床上多良性的（如基底细胞癌和鳞状细胞癌）。本章节所讨论基底细胞癌与皮肤鳞状细胞癌采用的是相同的分期系统。本文还介绍了皮肤鳞状细胞癌、Merkel细胞癌和黑色素瘤的分期系统。

一、概述

1. 流行病学

皮肤癌是人类最常见的一种恶性肿瘤。在美国，非黑色素瘤（用于描述基底细胞癌和鳞状细胞癌的术语）的发病率接近所有非皮肤癌症的总和。尽管新皮肤癌的数量难以估计——因为这些癌症不需要向癌症登记处报告，基底细胞癌和鳞状细胞癌分别占非黑色素瘤细胞癌的80%和20%。美国国家癌症研究所于2012年估计，美国新诊断出的鳞状细胞癌和基底细胞癌的病例超过200万例。造成如此大范围统计的原因是许多早期皮肤的癌变很容

易被初级内科医师和皮肤科医师治疗，并且没有向各种癌症追踪机构报道。

相比之下，黑色素瘤的发病率比其他任何癌症增长的都快。在过去的 60 年里，黑色素瘤的总体发病率在白种人中每年增长超过 4%，尽管在过去的 20 年里增长率有所下降。皮肤黑色素瘤的病例在 2014 年预计将达到 72 100 例。图 38-1 显示了从 2005—2014 年每年新增的黑色素瘤病例。

不幸的是，皮肤癌的发病率正在上升，并在全世界继续增长。皮肤癌中的基底细胞癌仍然比鳞状细胞癌多，男性约为 5 ∶ 1，女性约为 10 ∶ 1，约占所有癌症诊断的 1/3。皮肤黑色素瘤的年发病率也呈上升趋势，且更多的年轻人也持续的受到影响。以下理论可以解释这一趋势：

（1）将皮肤晒黑仍在是一种潮流。拥挤的海滩和日晒沙龙的增多似乎证明了人们对这种形象有着浓厚的兴趣。

（2）服装潮流包括日常时尚和泳装在内的已经变得更加自由，让更多的皮肤暴露在了阳光下。

与不断增加的发病率相反，皮肤癌导致的死亡率在过去 15 年里几乎保持不变。最近一段时间，白种人男性的黑素瘤死亡率略有上升，而且在白种人女性中已经稳定下来。

然而，鳞状细胞和基底细胞皮肤的死亡率却在下降。这些癌症的死亡率如此之低且在下降，这是一个好消息，但黑色素瘤和 Merkel 细胞癌的相对较高的死亡率却令人担忧。

黑素瘤比非黑素瘤恶性程度要高得多。2014 年，大约 9 710 人（6 470 名男性和 3 240 名女性）死于黑色素瘤。尽管非黑色素瘤的数量与黑色素瘤的数量比约为 22 ∶ 1，但每年死于黑色素瘤的人数要多于死于非黑素瘤皮肤癌的人数。

有些人比其他人更容易患皮肤癌。患皮肤癌和黑色素瘤的倾向因素可分为四大类：地理位置，皮

	总人数	男	女
2005	59 580	33 580	26 000
2006	62 190	34 260	27 930
2007	59 940	33 910	26 030
2008	62 480	34 950	27 530
2009	68 130	38 870	29 260
2010	68 720	39 080	29 640
2011	70 230	40 010	30 220
2012	76 250	44 250	32 000
2013	76 690	45 060	31 630
2014	78 100	45 890	32 210

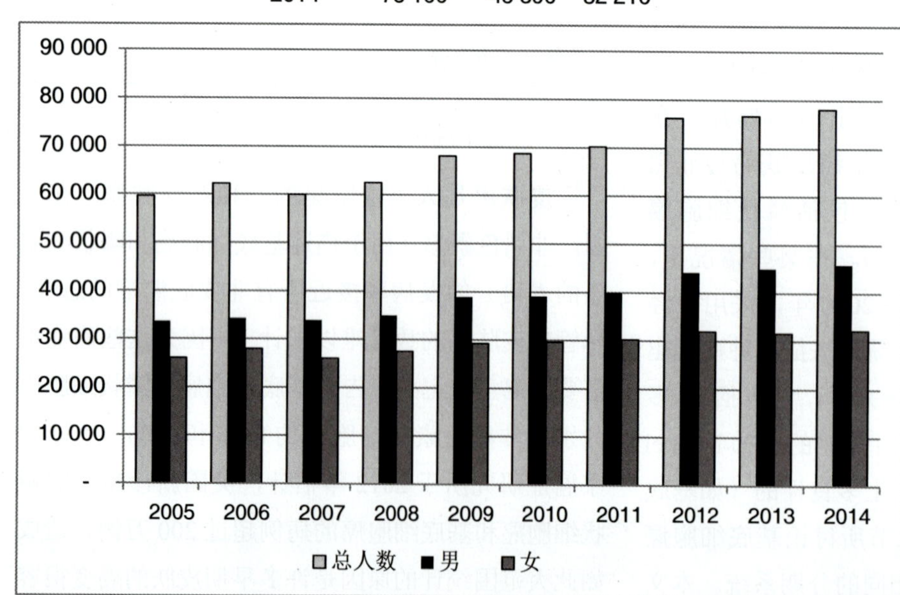

图 38-1 美国每年据估计的新的黑色素瘤病例（引自美国癌症协会：2005—2014 年癌症事实和数据。可登录：/ /www.cancer.org/research/cancerfacts / 索引的统计信息。2014 年 2 月 9 日通过）

肤类型，多重性和性别。

地理位置　因为阳光的照射强烈而直接，所以生活在赤道附近的人们患皮肤癌的几率很高。而在远离赤道的纬度上，太阳的光线呈一定角度，不那么强烈。这种角度使光线穿过更多的大气层，并使其在远离赤道的地方比在赤道本身吸收更多的有害光线（图 38-2）。

皮肤类型　肤色白皙的人比肤色黑的人更容易患皮肤癌。

尤其是白化病患者，有雀斑或浅色眼睛的人，以及着色性皮肤干燥症患者（紫外线修复 DNA 损伤机制的缺陷引起的一种遗传状况，其特征是色素异常和暴露在阳光下的身体部位出现多种皮肤癌）。这些人容易晒黑、晒伤。

男性的皮肤癌发病率增加了 4.5 倍，女性的皮肤癌发病率增加了惊人的 24 倍。研究人员指出，日光浴床及其伴随的紫外线辐射可能是罪魁祸首，尤其是在这群年轻女性中，日晒床和紫外线辐射的比例很高。2013 年 10 月，澳大利亚禁止使用日光浴床，原因是一项研究估计，如果关闭日光浴沙龙，18 ～ 29 岁的澳大利亚年轻人中有 1/6 的黑色素瘤可以得到预防。在美国，加利福尼亚州、伊利诺伊州、内华达州、得克萨斯州和佛蒙特州都禁止 18 岁以下的未成年人使用日光浴床。

深色皮肤的人在他们的皮肤中黑色素含量更高（一种天然的保护物质，赋予眼睛的皮肤、头发和虹膜颜色）。这使它们能更好地抵御太阳的紫外线。这也并不意味着深色皮肤的人没有皮肤癌，而是他们得皮肤癌的频率较低，而且发生在更不寻常的地方，比如手掌、脚底或黏膜。在黑种人中，鳞状细胞癌比基底细胞癌更为常见。鳞状细胞癌通常发生在没有暴露在阳光下的地方，而且通常具有侵袭性。

多重性　早期皮肤癌的发生增加了第二次原发性皮肤癌发生的概率。导致这样的原因可能包括以下几点：①皮肤的其他部位可能曾接触过引起最初皮肤癌的同一类致癌物质；②个人的免疫系统可能有缺陷，从而妨碍自然抵御皮肤癌。

一个先前存在在皮肤上的黑色素瘤会使另一个原发性黑色素瘤的风险增加五到九倍。与 40 岁或 40 岁以上的患者相比，在最初诊断时 40 岁以下的患者发生第二次原发性黑色素瘤的概率更高。这种风险在最初诊断后的第一年最高，但在之后很长一段时间内仍保持较高水平。

对于至少患有一种非黑色素瘤癌症的患者，在 1 年内发生第二次恶性肿瘤的概率为 17%，在 5 年内为 50%。由于这些风险升高，任何被诊断为皮肤癌的患者都应该密切监测复发或新的原发症状。

性别　男性患黑色素瘤皮肤癌的概率略高于女性，除腿部以外，男性患鳞状细胞癌或基底细胞癌的几率是女性的 3 倍，女性患非黑色素瘤皮肤癌的几率更高。这种趋势似乎与不同性别对皮肤护理习惯的差异有关，而并非是遗传导致的。这种趋势似乎也与两性皮肤护理习惯的差异有关，而非遗传。

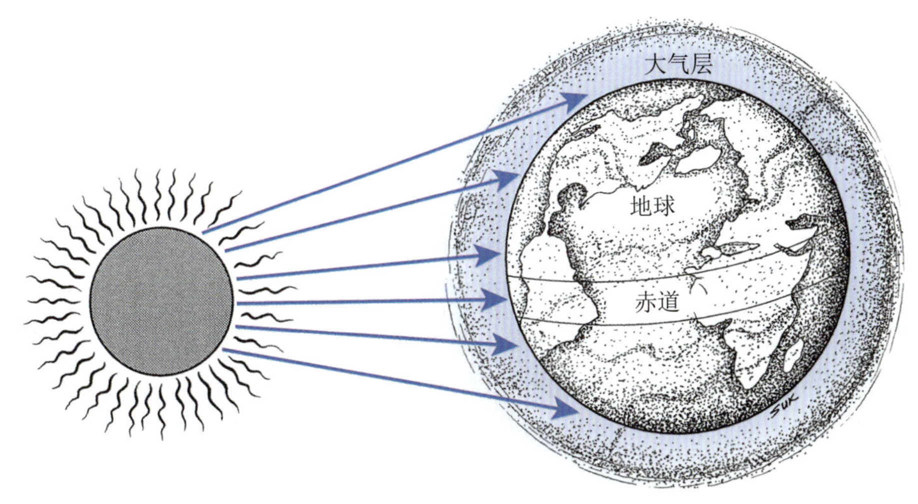

图 38-2　靠近赤道的地区比靠近两极的地区接收到更多的直射阳光

注意，靠近两极的光线在到达地球之前被大量的大气层过滤

此外，男性对日晒及其影响的态度更为放松。

2. 病因

能直接或间接导致各种形式的皮肤癌的发生的因素有很多，但主要原因还是紫外线的照射。

美国癌症协会估计，如果人们保护皮肤不受阳光照射，大约90%的皮肤癌可以预防。在青春期晒伤5次或5次以上后，患黑色素瘤的风险增加。患黑色素瘤的最大风险是那些主要待在室内，偶尔暴露在强烈的阳光下的人。相比之下，大部分时间都在阳光下的人（如农民、建筑工人）最容易患基底细胞癌或鳞状细胞癌。

阳光含有两种对皮肤有害的紫外线：紫外线A（UVA）和紫外线B（UVB）。紫外线B被认为是通过破坏DNA及其修复系统而导致癌症的，这会导致可能导致癌症的突变。它还被认为通过损害T细胞功能和增加抑制T细胞数量在细胞免疫中发挥作用。

日光浴沙龙把他们的产品推销为对每个人都是安全，他们的机器只发出紫外线A并过滤掉紫外线B，因为UVB辐射对皮肤的伤害最大。不过，2014年的一项研究发表在“美国医学会杂志”（*Journal of the American Medical Association*）上，认为大量皮肤癌，是由于室内日晒引起的。室内日晒是世界卫生组织公布的一类致癌物，与黑色素瘤和非黑色素瘤皮肤癌有关。先前的研究估计在欧洲由于室内日晒每年有3 400多例黑素瘤病例发生，在美国发生非黑色素瘤皮肤癌患者达17万多例。所有类型皮肤癌的风险，在那些年轻时接触过室内日晒的人群最高，这表明一个早期生活习性的易感性期。另一项研究发表在2014年1月的梅奥诊所临床进展杂志上，研究过程中，观察了40～60岁的男性和女性皮肤癌的总体发病率，在1970—2009年，美国是全球增长最快的地区之一。

研究表明，角质层吸收紫外线B（见本章的解剖学和生理学部分），而50%的紫外线A辐射能够穿透到有丝分裂基底层，导致皮肤恶性变化和过早衰老。

像许多其他癌症一样，皮肤癌是一种与年龄相关的疾病。虽然大多数皮肤癌出现在50岁以后，但是太阳射线的破坏性影响是在一生中积累起来的。然而，皮肤癌可在婴儿、儿童和年轻人中发生，特别是那些有高危因素的人（如着色性干皮病、多毛痣）。

非黑色素瘤的与皮肤癌相关的其他因素。其他导致非黑素瘤皮肤癌的因素包括砷(一种用于药物和毒药的元素)和治疗性或职业性辐射。特别是在20岁之前接受辐照，这似乎会增加皮肤基底细胞癌和鳞状细胞癌的长期风险。对于基底细胞来说，早期接受放射治疗在那些没有严重晒伤史的人中是一个主要的危险因素；而对于鳞状细胞癌，放射治疗对那些对阳光敏感的皮肤类型来说是一个主要的危险因素。

除了着色性干皮病外，与形成基底细胞癌相关的另一种遗传疾病被称为基底细胞痣综合征（一种出现在青少年后期的与遗传相关的疾病）。症状包括皮肤多处基底细胞癌、颌骨囊肿、手掌和脚底凹陷、骨骼异常（尤其是肋骨）。

鳞状细胞癌的皮肤也与以下内容存在着联系：

- 人乳头瘤病毒感染
- 由于器官移植、淋巴瘤瘤或白血病而引起的免疫抑制
- 热烧伤或电烧伤和慢性热暴露
- 疤痕或慢性炎症
- 从煤和石油中提取的碳氢化合物
- 慢性引流区（如瘘管、鼻窦）

证据表明吸烟是嘴唇鳞状细胞癌发生的一个原因。它还与其他解剖学领域的鳞状细胞皮肤癌的发生有关。然而，吸烟究竟是作为一种直接的皮肤致癌物，还是对免疫系统存在着负面影响，从而抑制了身体抵御癌症的能力，目前尚不清楚。

与黑色素瘤皮肤癌相关的其他因素 黑色素瘤往往是由黑色素细胞(产生黑色素的皮肤细胞)形成的，这些黑色素细胞成簇生长，形成痣。痣可以根据它们的毛色从肉色到棕色大致分类。根据获得痣的时间，可以大致把它们分为两类：先天性黑

素细胞痣（出生前就存在的）和普通获得性痣（后天发育的）。

先天性黑色素细胞痣可分为 3 种大小：小的（直径＜ 1.5 cm），中等的（直径 1.5 ～ 19.9 cm），大的（直径≥ 20 cm）。与普通人群 1% 的风险相比，大的痣（图 38-3）伴随发展为黑素瘤的风险很小。一些外科医师认为这些痣应该在恶性变化发生前进行预防性切除。中小型病变由于发生恶性变化的机会很小，因此应单独进行预防性切除。

黑色素细胞痣可分为三大类：交界性的，复合性的，皮内的。交界性痣往往小（通常＜ 6 mm），边界清楚，扁平病灶表面光滑，呈均匀的棕色或黑色，呈圆形。结合部位痣的黑色素细胞群位于基底层以上。复合痣在真皮和表皮含有黑色素细胞群。

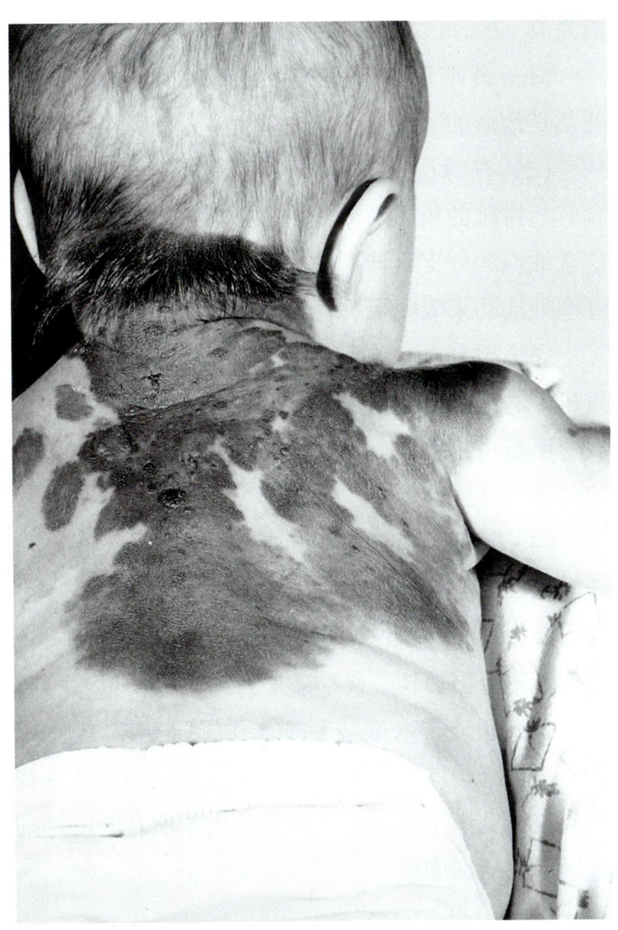

图 38-3　这个患有巨大的多毛痣的孩子在出生后 15 年内患黑色素瘤的概率大约为 8%。由于风险高的原因，这一病灶将通过一系列预防性手术切除
（由 R. Dean Glassman 博士提供）

它们看起来像小的、边界清楚的、微隆起的丘疹，通常含有多余的毛发。表面粗糙，颜色从棕褐色到棕褐色不等。随着时间的推移，这些病变可能呈现结节状。皮内的，边界清楚，呈肉棕色圆顶状的损伤。

它们也可能含有多余的毛发。黑色素细胞群只发现于这些痣的真皮层中。

痣形成黑色素瘤的倾向与鼹鼠体内黑色素细胞群的位置有关。皮内痣很少转化为黑色素瘤；而交界性痣和复合痣转化为黑色素瘤的可能性要大得多。这种情况所依据的一种理论是，位于真皮中的黑色素细胞不会受到太多的紫外线照射，因为它们位于皮肤深处。相对应的，交界性痣和复合痣中的黑色素细胞更接近皮肤表面，并接受更多的黑色素诱导的紫外线辐射。

发育不良痣，也称为非典型痣，是一种皮肤色素沉着的病变，具有以下一种或多种黑色素瘤的临床特征：不对称性，边缘不规则，存在颜色变化，直径大于 6 mm。“发育不良痣的存在标志着个体患黑色素瘤的风险增加。即使是一个混合型的痣似乎也是黑素瘤的一个重要风险因素”。

一个人身上痣的数量也会影响患黑色素瘤的概率。身上长有很多痣或发育不良痣的人患黑色素瘤的风险更高。对这些痣进行拍照和监视，对于尽早采取措施以确保安全性变得极为重要。

有黑素瘤家族史的人患黑素瘤的概率比常人增加了 8 倍。研究发现其染色体 9（9p）短臂上的一个区域，该区域参与了黑色素瘤肿瘤的早期发展。来自该区域的遗传物质在抑制肿瘤形成中起着至关重要的作用。如果没有这种“材料”，则一个正常的防御机制可能缺失，会使一个人可能更容易形成肿瘤。而且与黑色素瘤相关的其他染色体异常可在染色体 1、6、7、11 和 19 上发现。

一些家庭患有遗传性家族性非典型痣和黑色素瘤综合征，也称作发育不良痣综合征。该综合征的定义为：①在一个或多个一级或二级亲属中发生黑色素瘤；②数目庞大的痣（通常为 50^+），其中一些是非典型的，在大小上经常是可变的；③具有一定组织学特征的痣。患有这种综合征的人患黑色素瘤的风险明显增加。他们的终身风险可能高达100%。因为涉及高风险，这些患者需要密切监测。这种综合征也有记录在非家族性背景下产生。

“激素，妊娠，避孕药，且某些环境暴露也与恶性黑素瘤的发生有关，但这些因素还需要进一步研究”。

3. 解剖与生理

皮肤是身体最大的器官；覆盖面积在17～20平方英尺。对于正常人来说，皮肤提供了许多功能，包括以下功能：

- 通过排汗（当排汗蒸发时，通过皮肤把热量从身体中带走）和通过皮肤血管的血液流动（皮肤允许血液携带的热量散发到皮肤表面）来调节体温。
- 作为外部环境和身体之间的屏障，保护身体免受创伤、紫外线和细菌入侵等因素的影响。
- 参与维生素D的生产，而维生素D对于人体吸收和利用胃肠道中的钙至关重要。
- 提供外部刺激的受体，如高温，低温，压力和触碰，让身体意识到自身所处的环境。

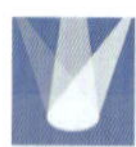

研究证实维生素D经常被称为“阳光维生素”，因为人体接触太阳后，体内会产生维生素D。维生素D在人体对钙的吸收中很重要，它也帮助身体血液中保持适量的钙和磷。每周3次10～15min的自然光就足够了身体的需求。大多数奶制品中也含有维生素D产品，如牛奶、奶酪、鱼、牡蛎和许多强化谷物。

皮肤由一层上皮组织覆盖的结缔组织，皮肤的结缔组织层称为真皮；上皮层称为表皮（图38-4）。这些层被称为基底膜的中间层粘在一起。

真皮是由结缔组织组成的较深层皮肤，结缔组织中含有血液和淋巴管、神经和神经末梢、汗腺和毛囊。它主要含有弹性纤维和胶原纤维，使得皮肤有一定的柔韧性和强度。真皮的上20%称为乳头层，包含真皮乳头状突起，这些突起形成指纹。真皮的下部80%是网状层，包含了皮肤的许多附属结构，包含以下内容：毛囊、皮脂腺（油脂）和汗腺（汗）及其导管、神经末梢和血管。

真皮下面有一层皮下组织，包括神经、血管、脂肪（脂肪）组织和网状结缔组织。由于表皮是无血管的，因此真皮和皮下组织的血管决定了表皮的营养状况。

表皮是非常薄的皮肤外层，由4～5层（取决于它的位置)组成。这些层次从最深到最浅如下：

（1）基底层（生发层）：这是包含能够产生角质形成细胞的干细胞的基底层，角质形成细胞提供皮肤的大部分表皮细胞，并在宿主之间提供屏障，防止有毒物质从外部环境进入和重要成分从寄主流失以及产生腺体和毛囊的细胞的基础层。这一层也含有黑色素细胞，其在细胞的分支过程中产生黑色素。在无毛皮肤中，也可以发现第三种细胞——Merkel细胞。Merkel细胞在触觉方面发挥功能，因其存在含有触觉的神经元的扁平部分（Merkel圆盘)。

Merkel细胞的肿瘤确实会发生，一旦发生，通常是致命的。

（2）有棘层（多刺层)：在显微镜下，这一层含有一排排的角质形成细胞，具有多刺的外观。黑色素细胞的分支延伸到这一层，使角质形成细胞通过胞外活动来吸收保护色素黑色素。

（3）颗粒层（粒层)：这一层包含3～5排有点扁平的细胞。角质形成细胞开始产生一种叫作角质透明蛋白的物质，它是一种称角蛋白的房水蛋白的前体。

（4）透明层（净层)：这一层通常只在有厚皮肤的地方（鞋底和手掌）发现，并且包含3～5排透明的、扁平的细胞，这些细胞含有角母蛋白——另一个角蛋白前体。

（5）角质层（表皮角质层)：这一层形成皮肤表面，含有较厚的、扁平的、死的鳞状细胞，这些细胞完全充满了角蛋白，并且丧失了所有的内部细胞器，包括细胞核。

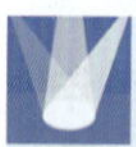

下层细胞紧密地排列在一起，相互黏附在一起，而上层细胞松散地排列着，不断地从表面脱落。基底层和棘层有时统称为萌发层或生长层。

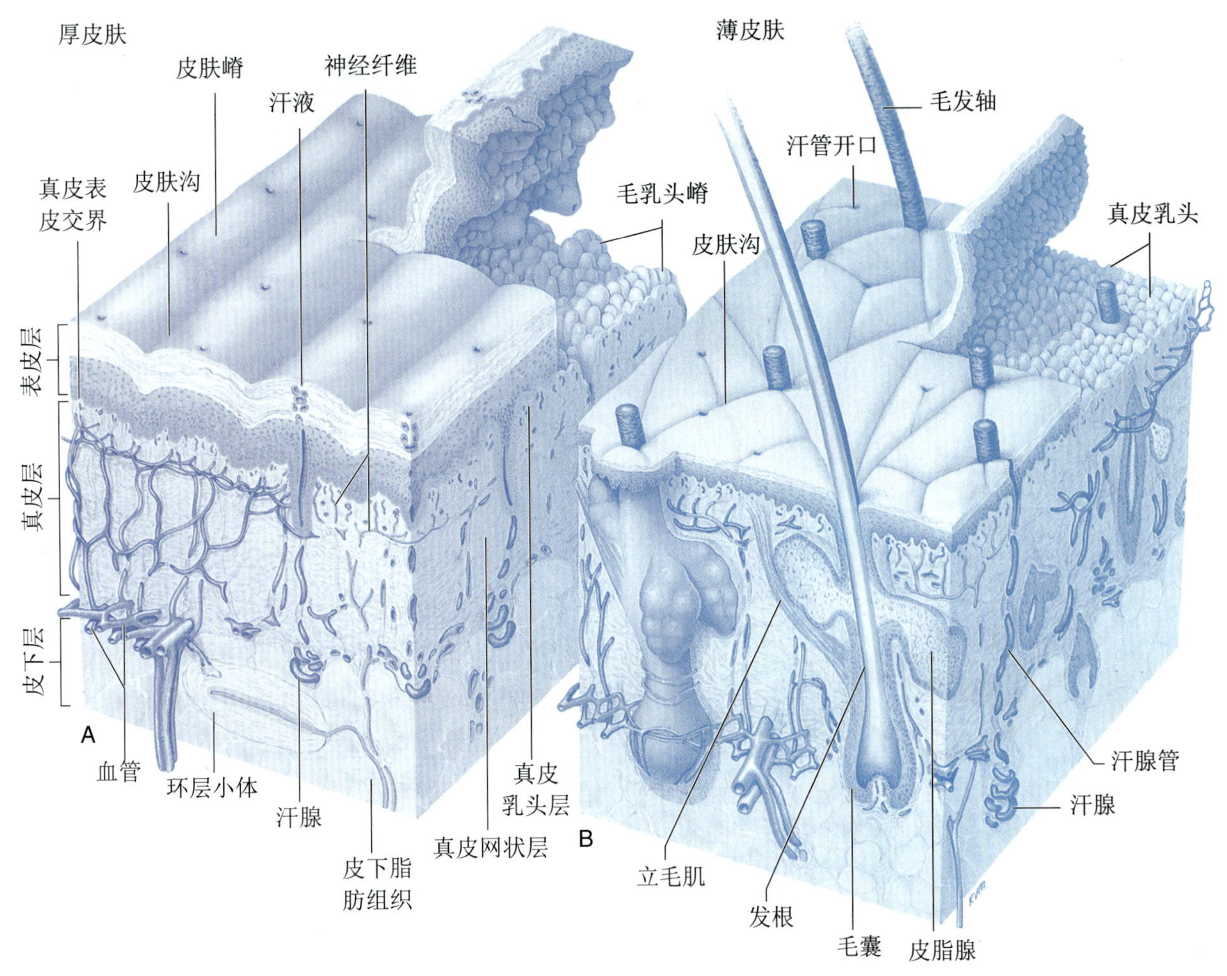

图片 38-4　表皮结构图

A．厚皮肤，见于手掌和脚底。B．薄皮肤，在身体的大部分表面。在每个图中，表皮在一个角落升起，露出真皮的乳头（引自 Thibodeau GA, Patton KT：解剖学和生理学，ed6，圣路易斯，2007 年，Mosby）

皮肤的外保护层由充满角蛋白的死细胞组成。表皮下层的细胞取代这些每天能脱落数以百万个的细胞。基底地层中的生殖细胞产生角质形成细胞，当角质形成细胞被新细胞推到表面时，会经历一种称为角质化的过程。当细胞被重新定位时，它们会积累角蛋白，直到细胞不再工作并死亡。成熟的角质形成细胞起保护作用，最终从皮肤表面脱落。细胞从胚芽层到表面所需要的时间是 2 ～ 4 周。这就形成了一个不断重复的循环。

黑色素是一种对皮肤有保护作用的色素。由黑色素细胞产生，经表皮棘层的角质形成细胞吸收。紫外光通过抑制 DNA 和 RNA（细胞内的遗传物质）的合成而破坏角质形成细胞，从而导致细胞功能紊乱或死亡。角质形成细胞吸收的黑色素置于细胞内，使其位于皮肤表面和细胞核之间，这样就可以像雨伞一样保护它不受阳光的照射（图 38-5）。

黑色素是导致个体肤色差异的色素之一。人的皮肤中黑色素越多，皮肤就越黑。所有种族的黑素细胞数量都差不多。皮肤暗沉的差异归因于黑色素细胞产生的黑色素的数量。整个皮肤的黑暗由从脑下垂体前叶全身释放的促黑素细胞激素控制。

垂体分泌的促黑素细胞越多，黑素细胞产生的黑素越多，则皮肤越黑。由于暴露在紫外线下，皮肤黑暗的变化可以发生在局部区域的身体。短时间暴露在紫外线下会使表皮中已经存在的黑色素变暗，而长期接触会导致黑素细胞增加黑色素的产生。这两个过程都会导致皮肤变黑或晒黑。晒黑实际上是身体对受到紫外线伤害所起的反应。在没有受到

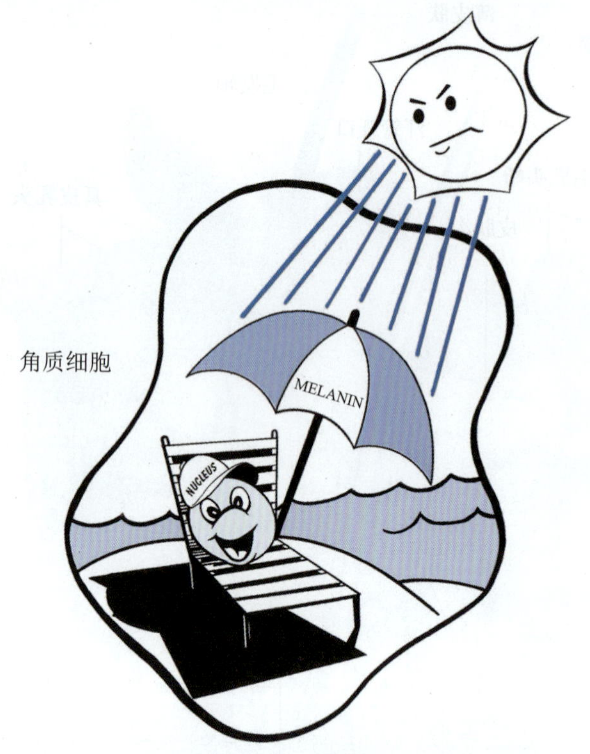

图 38-5 这幅漫画描绘了将黑色素置于在角质细胞中，在细胞核和阳光之间，以保护角质细胞免受紫外线辐射

紫外线刺激的情况下，黑素细胞会将黑色素的产生降低到正常水平，皮肤会恢复到正常的颜色。皮肤癌可以根据产生的皮肤细胞来分类。黑色素瘤则是一种更致命的皮肤癌（可能仅次于 Merkel 细胞癌），由位于基底层的黑色素细胞产生。黑色素瘤最常见于女性的腿部，男性的躯干和面部。黑色素瘤也可能出现在身体的其他部位，比如眼睛的葡萄膜（脉络膜、虹膜或睫状体）以及充血性和泌尿生殖道的黏膜表面。

基底细胞癌，一种生长缓慢，不会转移，从基底层的干细胞中产生的皮肤癌，是人类最普遍的癌症，而且如果不及时治疗，会造成广泛的伤害。

鳞状细胞癌，一种生长速度快于基底细胞类型的癌症，起源于表皮上层较成熟的角质形成细胞，具有较高的转移倾向。这种类型的非黑素瘤皮肤癌可能出现在身体的任何地方。在阳光照射的部位，如头部、颈部、面部、手臂和手，尤其常见。

Merkel 细胞癌，这是一种罕见的肿瘤，被认为来自 Merkel（触觉）细胞。以手术切除后高复发率著称，常累及局部淋巴结，远处转移，可导致死亡。这些肿瘤在结构上类似于小细胞癌，看起来很坚固，且无压痛，粉红色结节状病灶，表皮完整。这些类型的癌症通常通过化疗、放疗或手术结合治疗。在与其他皮肤癌的区别的方面，关于 Merkel 细胞癌的研究已有所发展，并且已经有其特定的分期标准以及临床治疗途径，包括美国国家综合癌症网络（NCCN）指导方针，概述了目前的治疗方法。

其他类型的，可以在皮肤中发生的癌症在本章中没有详细介绍，这些类型包括但不限于以下内容：

（1）皮脂腺和汗腺的腺癌。这种类型的癌症发生在皮肤真皮层，是一个缓慢增长的病灶，能够转移。对射线耐受性强；因此，手术是治疗的选择。

（2）皮肤淋巴瘤。包括蕈样真菌病等。这种淋巴细胞疾病可能与湿疹或其他炎症条件有相似性，且倾向于长期停留在皮肤局部。全皮肤电子束放射治疗和局部氮芥用于控制疾病的早期阶段。在疾病后期受益于全身性治疗和全皮肤电子束治疗。这种疾病也可以通过螺旋断层放疗来治疗，螺旋断层放疗是一种治疗提供系统，其中接受的辐射以逐层照射的方式治疗。

（3）Kaposi 肉瘤。这是一个生长缓慢的肿瘤，来自血管组织。相关的结节状紫色病灶多灶性，常见于患有获得性免疫缺陷综合征和地中海原发病灶的个体。手术切除和放射治疗是治疗局限性疾病的可行方法，全身疗法可以普遍用于治疗。

免疫功能不全的患者（包括获得性免疫缺陷综合征）可能携带这种疾病的侵袭性变种。

尽管相关病变是放射敏感性的，但患者可能出现预后不良，因此最好的治疗方法是全身化疗。而放射治疗用以减轻局部的痛苦。

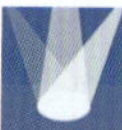

美国国家综合癌症网络（NCCN）是一个美国著名癌症中心的非营利联盟，旨在努力改善癌症护理，帮助定义不同治疗及护理标准的指南。NCCN 制定的准则经常被引用。随着临床实践的不断拓展，持续的质量改善和有效的治疗是此联盟的核心目标，通过他们使病人受益于更好的治疗和护理

二、临床表现

尽管皮肤癌和黑素瘤以各种各样的形状、大小和外观出现，其存在的相似之处有利于病变的分类。下面是关于最常见的肿瘤与可能在它们之前的癌前增生的讨论。

非黑色素瘤前体的特征。癌前病变如果不进行治疗或不进行密切监测，则会发展成癌症。与基底细胞癌相比，鳞状细胞癌更容易由前体病变引起。美国癌症协会将非黑色素瘤的癌前病变分类如下：

（1）光化（太阳光）性角质病：这些疣状病灶或红色、鳞状斑块出现在皮肤暴露在阳光下的老年人或浅肤色的人的脸上或手上（图 38-6）。因为光化性角化有很小的的机会可恶化成鳞状细胞癌，一些医生通过外科手术或使用 5- 氟尿嘧啶（5-FU）、液氮或电干燥来消灭它们并消除可能发生的变化。

（2）砷角化病：那些长在手掌或脚掌上的、坚硬的、像玉米的团块是长期摄入砷的结果。

（3）Bowen 病：癌前皮肤病或原位癌，表现为粉红色或棕色丘疹，表面有增厚的角质层（图 38-7）。

（4）角化棘皮瘤：这种快速生长的病灶在暴露于阳光的区域会突然出现圆顶状的肿块（图 38-8）。显微镜下，结节由分化良好的鳞状上皮组成，中央有坏死中心或角蛋白块。它们可能很难与鳞状细胞癌区分。如果不治疗，通常会自行消失。

鳞状和基底细胞癌有多种表现（图 38-9 和图 38-10）。基底细胞癌一般呈光滑、红色或乳白色肿块，边缘呈珍珠状，并伴有多种毛细血管扩张（皮肤表面可见微小的血管）。基底细胞癌可以是有光泽的，也可以是苍白的。大约 80% 的基底细胞癌发生在头部和颈部。而鳞状细胞癌倾向于有鳞片状、硬结状、轻微隆起的病变、皮角（病损处角质物异常增多而形成突起状角化性皮损，形似于动物的角）。大约 80% 的紫外线诱导的鳞状细胞癌发生在手臂、头部和颈部。其他可能提示基底细胞癌或鳞状细胞癌的症状，包括愈合时间超过 3 周的疼痛，反复出现的可能发痒或发软的红色斑块，以及出血或结痂的疣。一些基底细胞癌可能含有黑色素，黑色素可导致病变呈黑色，类似于黑色素瘤。一般来说，任何外观持续或改变的新生长物都应向医生报告。

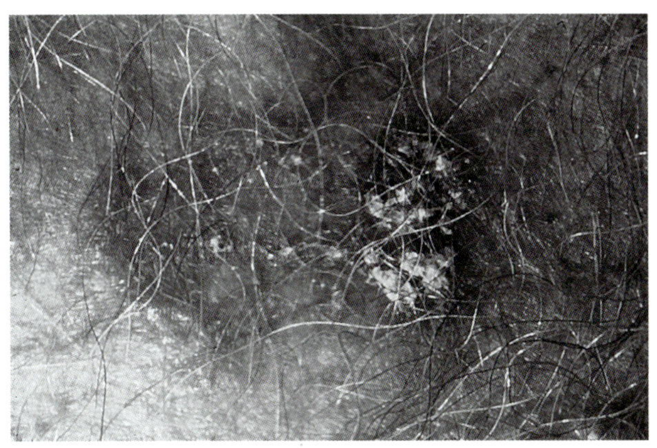

图 38-7 Bowen 病
（Courtesy Mark McLaughlin, MD）

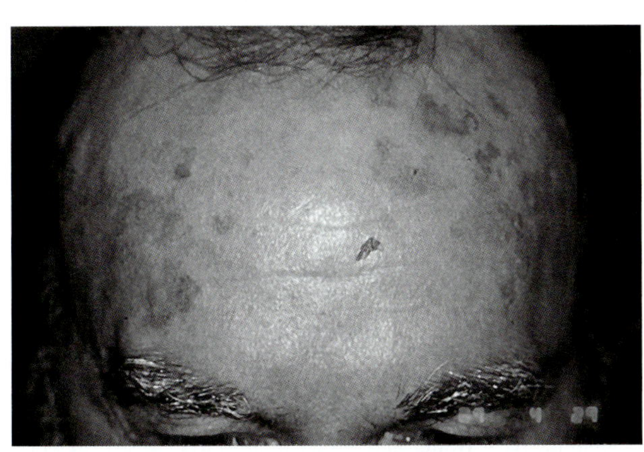

图 38-6 光化性角化病
（Courtesy MarkMcLaughlin, MD）

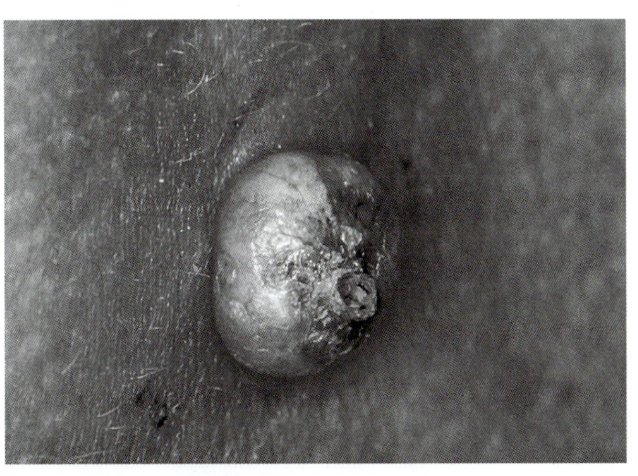

图 38-8 角化棘皮瘤
（Courtesy Mark McLaughlin, MD）

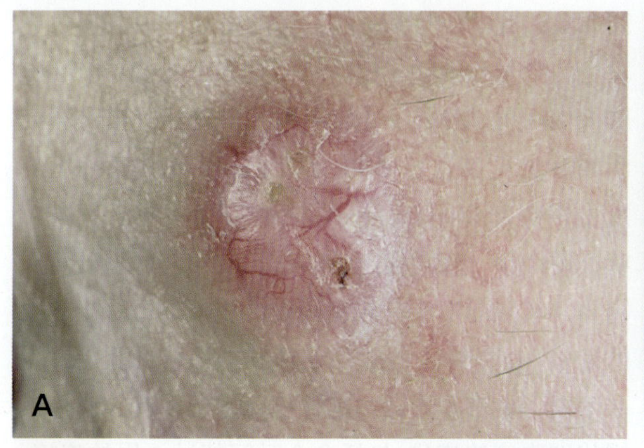

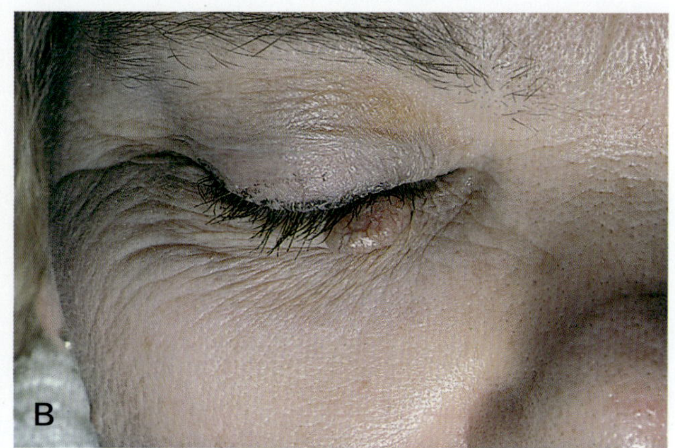

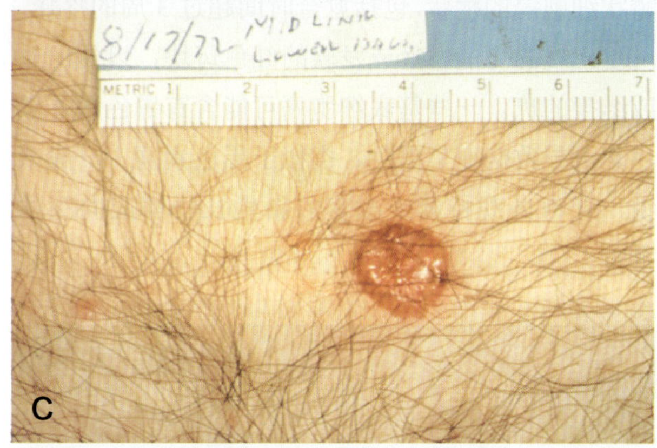

图 38-9　基底细胞癌的例子

（A 引自 Habif TP：临床皮肤病学：诊断和治疗的颜色指南 . 第 4 版 . Philadelphia, 2004，Mosby；B 引自 Callen, 等：皮肤病学彩色图集 . 第 2 版，Philadelphia,2000，Saunders；C 由美国国家癌症研究所提供）

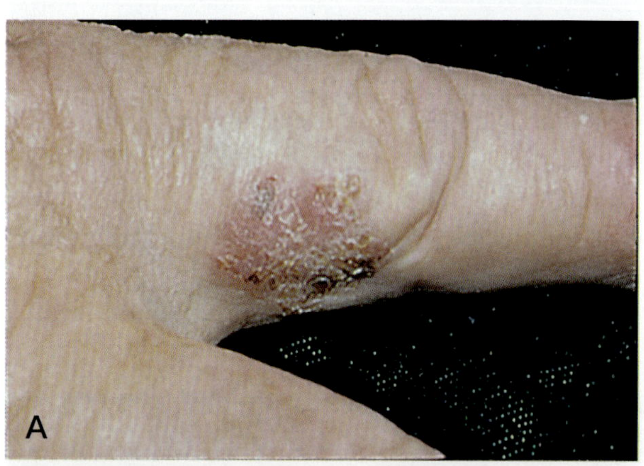

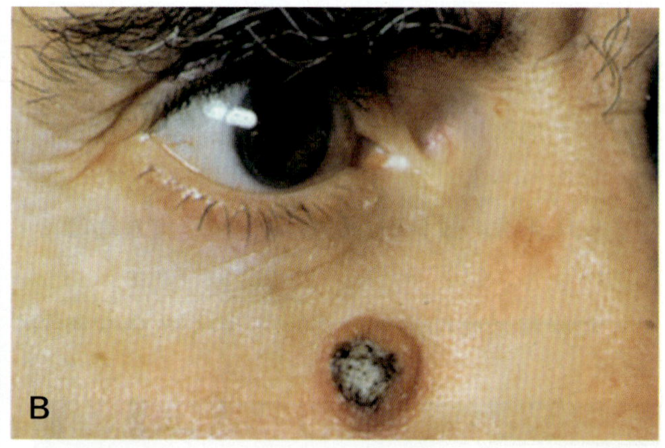

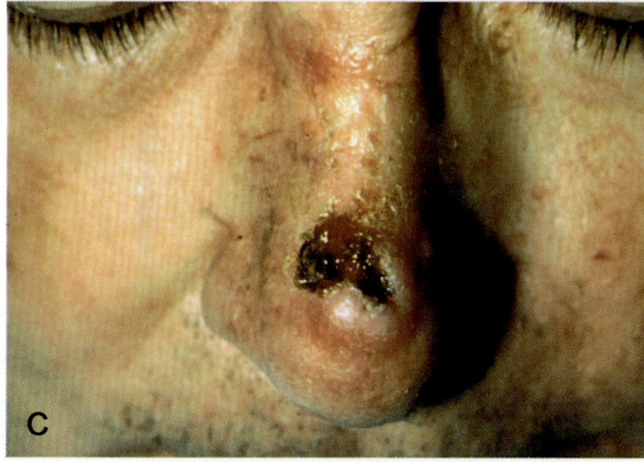

图 38-10　鳞状细胞癌例子

（A 引自 Goldstein BG,Goldstein AO：Practical dermatology. 第 2 版 . St Louis, 1997，Mosby. 佐治亚医院皮肤科；B 引自 Bomford CK, Kunkler IH：Walter and Miller 的放射治疗教材：放射物理学 . 放射治疗和肿瘤学 . 第 6 版 . Edinburgh, 2003，Churchill Livingstone；C 由国家癌症研究所提供）

黑色素瘤的前体和特征：大约 70% 的黑色素瘤是由于先前存在的色素痣的变化而发生的。美国黑色素瘤基金会列出了黑色素瘤的 ABCDs 为：

（1）不对称性。黑色素瘤往往是不对称的，但是大多数良性痣往往是对称的。

（2）边界。黑色素瘤往往有缺口，不均匀的边界；但是大多数良性痣往往有明确的、平滑的边界。

（3）颜色。黑色素瘤可以包含不同深浅的黑色、棕色或者褐色；良性痣往往是一致的褐色或者棕色。

（4）直径。大多数黑色素瘤的直径大于 6 mm；大多数良性痣的直径往往小于 6 mm（大约是铅笔橡皮擦的大小）。

图 38-11 展示了这些方面。除了 ABCD，还应该监测作为黑色素瘤可能症状的痣的外观的以下变化：

（1）颜色的变化：除了红色、白色或蓝色区域，另外加上黑色和褐色。

（2）表面的变化：鳞状、片状、出血、渗出的

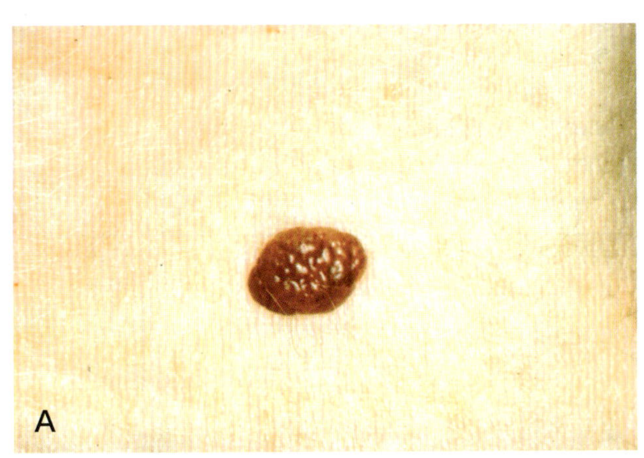

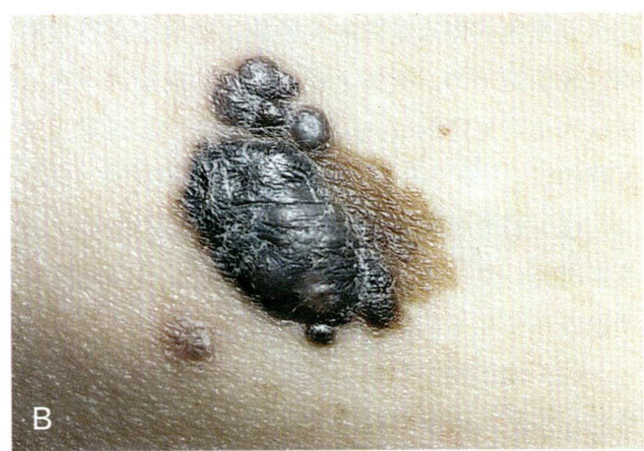

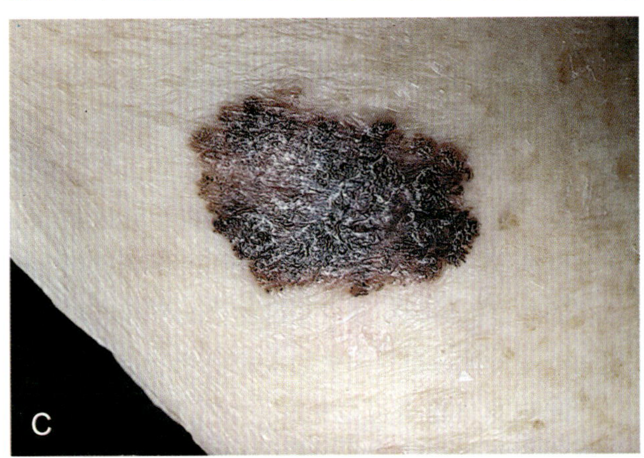

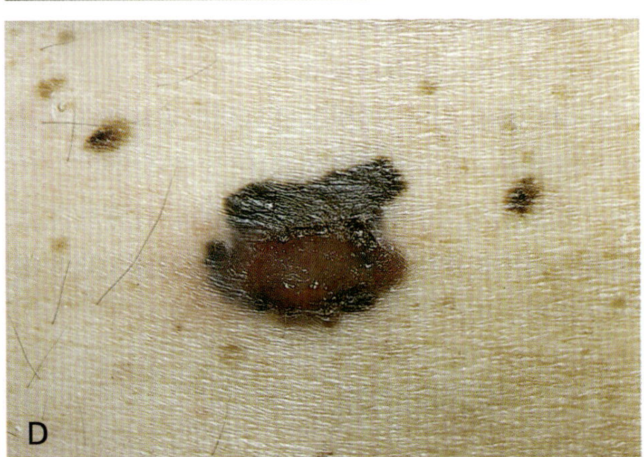

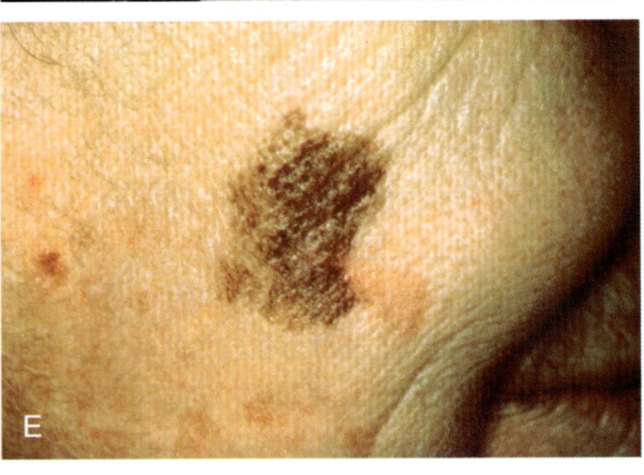

图 38-11 A. 正常的痣；B. 黑色素瘤呈不对称；C. 黑色素瘤呈不规则的边界；D. 黑色素瘤显示不均匀的颜色；E. 黑色素瘤显示一个大的直径

（A 和 E 由国家癌症研究所提供；B、C 和 D 引自 CallenJP. et al：皮肤病学彩色图集 . 第 2 版 . Philadelphia,2000，Saunders）

痣或无法愈合的伤口。

（3）质地的变化：坚硬的、块状的或突起的痣。

（4）周围皮肤的变化：周围皮肤的色素沉着，肿胀，或发红。

（5）感觉的变化：痣的不寻常的疼痛或压痛。

（6）以前正常皮肤的变化：在以前正常的皮肤中出现色素沉着区域。

一些皮肤色素沉着的病变是良性的，但很难与黑色素瘤区分开来。它们如下所示：

（1）单纯性雀斑样痣。这个小的（1 ～ 5 mm），棕色到黑色的斑点是圆的尖锐的，边缘定义得很明确，表面是平的，类似于雀斑。一些简单的小斑点被认为是常见痣的前兆，在临床上与交界痣是无法区分的。

（2）日光性着色斑。这是小到中等，平坦，浅色素斑点，更广为人知得是老年斑。尤其常见于长期暴露在阳光下的老年白人皮肤上。

（3）脂溢性角化病。这些圆形或卵球形的、疣状的丘疹从几毫米到几毫米不等。特别是基础底型的，这些增生往往是由增生的表皮细胞组成的（通常带有疣状的，坚硬的外观）。

（4）其他。一些常见的痣可能很难从黑色素瘤中分辨出来。有关常见痣的描述，请参阅病因部分。

虽然所有这些病变都是良性的，但应该注意观察它们是否有恶变的迹象。应对有问题的病变进行活检和分析，以排除恶性肿瘤的可能。

三、检测和诊断

皮肤易于自我检查和癌症检测。如果人们在检测皮肤癌上接受教育，并且花时间去自我检查，癌症就可以在早期发现并治疗。以下是用于检测和诊断皮肤癌的一些方法。

每人每月都应该检查皮肤的表面是否有癌症迹象（框表 38-1）。高危人群应拍摄皮肤照片，以记录现有的痣，当涉及有关痣的大小、颜色和形状等因素的问题时，他们可以参考这些照片。显示痣的位置和大小的身体图表也可能是有用的。检查应该在光线充足的地方进行。熟悉现有的痣、雀斑和

框表 38-1 进行皮肤自查

- 定期进行简单的皮肤自我检查有助于早期发现癌症。最好的自我检查时间在淋浴或者淋浴后。在一个光线充足的地方，用全身镜或者手持镜检查皮肤。最好注意胎记、痣和瑕疵的位置以及它们通常的外观。检查它们是否有新的变化：痣或者疮的大小、质地或颜色发生了变化而无法治愈。
- 检查所有部位，包括背部、头部、臀部和生殖器区域。
- 看着镜子中身体的正面和背面；然后举起你的手臂，看看你的左边和右边。
- 弯曲你的胳膊，仔细看看你的手掌；前臂，包括下侧；还有上臂。
- 检查你腿的前部和后部。另外，看看臀部和生殖器周围。
- 坐下来仔细检查你的脚，包括脚底和脚趾之间的区域。
- 看看脸、脖子和头皮。使用梳子或吹风机移动头发，看得更清楚。

修改自国家研究所：你需要知道关于皮肤癌的可以获得的网站 . http：//www.cancer.gov/cancerinfo/wyntk/skin 5.Accessed on April 15，2003

皮损是很重要的，这样新着色的区域或皮损就可以与旧的区域区分开来。在测量皮肤时，个人应记住 ABCD 规则。此外，人们应该注意不能治愈的溃疡或皮肤中其他无法解释的变化区域。

在皮肤上，任何不寻常的变化都应该引起医生的注意。越早发现皮肤癌，治愈的机会就越大。发现异常病变的人，千万不要让他们对疼痛、金钱和毁容的恐惧阻碍他们寻求正确的诊断和治疗。皮肤癌并不是一种会自行消失的疾病。

常规身体检查应包括医生对皮肤表面的彻底检查。医生必须有鉴别良性和恶性疾病的知识。此外，局部淋巴结应检查是否有转移的迹象或症状。

应通过家族史，来确定一个人是否因为以前家庭成员有患黑色素瘤而患黑色素瘤的风险较高。有黑色素瘤家族史的患者应密切监测。

对不寻常或可疑的病灶应进行活检。根据病灶的大小和位置，活检可以是切口的（只切除部分病灶用以组织诊断，通常保留较大的病灶），也可以是切除的（整个病灶被切除）。对于疑似鳞状细胞癌或黑色素瘤的进行穿刺活检（包括穿刺、蝶状

或椭圆形针刺检查)，以确定肿瘤的穿透深度，并应包括部分皮下脂肪，以进行精确的微分期。刮胡子或刮宫可能是诊断 BCC 的有效方法，但对于疑似黑色素瘤的病变不推荐使用。

对于肉眼来说，如果没有活检，有些病变很难定义为恶性或非恶性。一种诊断黑色素瘤的相对较新的技术是体内(在组织中)发光显微镜(ELM)，或皮肤镜检查。ELM 是一种非侵入性的程序，使医生能够区分良性和恶性病变，而他们正处于开发的早期阶段，尚未开始表现出后期黑色素瘤病变所表现出的特征。该程序使用皮肤镜，看起来类似于眼镜。矿物油被放置在病灶的表面，使角质层变得几乎看不见，便于表皮检查，特别是真皮表皮结合部。ELM 图像可以由初级护理医师数字化，并通过电话发送给 ELM 专家进行快速分析。数字化 ELM 图像也可以被输入一个用于专门设计软件运行的计算机。这些程序根据形状、大小、颜色和边界等因素对病变进行评估，并试图对以前主观的科学进行客观分析。

皮肤科医生应该能够通过病变的外观来鉴别其类型。根据这些信息，皮肤科医生也应该对病变的转移潜力有一个很好的认识。此外，BCCs 转移的概率非常小，鳞状细胞癌的概率略高，黑色素瘤是所有常见皮肤肿瘤中的概率最高的。

如果医生怀疑患者可能有晚期鳞状细胞癌或黑色素瘤，则应对转移进行评估。这一评价应包括以下方面：

- 对患者进行体格检查，以发现淋巴结病、皮肤继发性病变或第二次原发性病变的证据
- 评估运动技能，以检测可能的神经或大脑的参与
- 胸部 X 线检查排除肺转移
- 肝功能检查排除肝受累
- 评估碱性磷酸酶水平和骨扫描，如果患者检查报告骨痛
- 完整的血液计数，以检测转移引起的胃肠道出血可能导致的贫血
- 对局部淋巴结活检，比较肿瘤阳性淋巴结数与活检总淋巴结数

计算机断层扫描（CT）和磁共振成像（MRI）检查，由于其成本，往往只有当体征和症状指向局部晚期或转移性疾病时，才会进行。因为黑色素瘤可以扩散到身体的任何部位，所以 CT 扫描［有或没有正电子发射断层扫描（PET)］可能会被要求排除淋巴结、肺、肝、肠、肾上腺和皮下皮肤的累及。MRI 通常用于评估脑转移。

四、病理和分期

黑色素瘤　取出活检标本后，将被送往病理学家那里，病理学家对其进行显微镜检查，并提供许多有用的信息，用于诊断、分期和为患者发展预后。对于黑色素瘤的病理报告来说，关键的是诊断(活检标本是否表明癌症)，肿瘤厚度以及边缘状态(活检标本边缘是否存在肿瘤细胞)。如果诊断为癌症，辅助信息可能包括以下内容：

- 特定癌症亚型
- 肿瘤渗透深度
- 有丝分裂活性（细胞繁殖率）
- 生长模式(径向与侧向)
- 宿主反应（肿瘤内或周围存在的淋巴细胞数量)
- 是否存在肿瘤溃疡、肿瘤消退或星状病变(导致原发灶附近小病变肿瘤的淋巴扩张)

黑色素瘤可根据其生长模式进行分类，组织学表现可分为以下 4 大类别：

(1）浅表扩散黑色素瘤（SSMs)：也称为放射状黑色素瘤，是最常见的黑色素瘤亚型，约占所有病变的 70%。它们通常出现在任何解剖部位，作为预先存在的病灶，经过数年的演变，具有放射状（水平）生长模式。这些深色素病变的周围通常有凹痕或不规则，肿瘤中的颜色可以从棕色、黑色、红色、粉红色或白色不等。肿瘤的部分回归是常见的。随着时间的推移，肿瘤往往会垂直生长，从而导致表面升高、不规则。

(2）结节性黑色素瘤（NMs)：约占所有病变的 15%，也可发生在任何解剖部位。它们在男性

中的发病率是女性的两倍。病变往往在整个过程中升高，颜色从深棕色、蓝色或蓝黑色不等。有些病变可能根本不含任何色素（无色素变性）。这些肿瘤是致命的，因为它们缺乏放射状生长阶段，这使得早期诊断变得困难。它们早期即可出现侵袭性，晚期常表现为溃疡。

（3）恶性雀斑样黑色素瘤（LMMs）：也被称为哈钦森雀斑，约占所有病变的5%，通常发生在老年白种人身上，尤其是长期暴露于阳光照射的女性皮肤中。LMM 从一个相对良性的径向生长阶段开始，这个阶段可能会持续几十年，然后进入垂直生长阶段。LMM 的外观类似于 SMM，但是缺少红色色调，并且在垂直生长阶段具有最小的高度。

（4）肢端末端黑色素瘤（ALMs）：约占所有病变的10%，主要存在于手掌、脚底、甲床或黏膜上。ALM 是黑种人和亚洲人最常见的黑色素瘤形式，手掌或脚底上有黑色或棕色的斑点。ALM 也可以在甲床下出现棕色到黑色的变色，并经常被误认为是真菌感染。

由于黑色素细胞存在于表皮的基层，黑色素瘤的形成发生在这一区域。大多数黑色素瘤开始于放射状（水平）生长阶段（图 38-12），在此期间，异常的黑色素细胞沿基底层形成巢。后来，一些黑色素细胞开始迁移到表皮的上层，并形成巢穴。在 SSM 的情况下，水平阶段可以持续长达 15 年，在 LMM 的情况下，水平阶段可以持续 5 年，在 NM 的情况下，水平阶段可以是极短（或不存在）的时期。

发展的第二阶段是垂直生长阶段。在这一阶段，黑色素细胞穿过基底层，进入真皮。在这个阶段，结节也会在皮肤表面隆起。侵入真皮后，炎症细胞到达以抵抗外来入侵。如果炎性细胞是成功的，结节会自发消退。如果它们不成功，黑色素瘤会更深入地进入真皮，并可能累及血液和淋巴管，从而有可能帮助黑色素瘤扩散到身体任何器官或者区域淋巴结。

Wallace Clark 和 Alexander Breslow 开发了一种黑色素瘤微分期系统，这两个系统基本上都是间接测量肿瘤体积的方法。Clark 的系统根据黑色素瘤通过表皮和真皮层的入侵程度对黑色素瘤进行分类。Clark 的水平（图 38-13）表明转移的可能性，因为肿瘤细胞进入淋巴和血管结构是可以评估的。此外，浸润程度可能表明肿瘤从相对无害的径向生长发展到更具侵略性的垂直生长。

Breslow 的系统根据表皮颗粒层顶部的肿瘤厚度对黑色素瘤进行分类，如果原发肿瘤是溃疡，则根据眼睛微光仪测量的溃疡表面到最深可识别的黑色素瘤细胞。修订后 2010 年的美国癌症联合委员会（AJCC）分期分类系统是目前选择的分类系统。

AJCC 已修订其皮肤黑色素瘤评估系统，具体反映以下变化：

- 除 TI 外，黑色素瘤厚度和溃疡，而不是浸

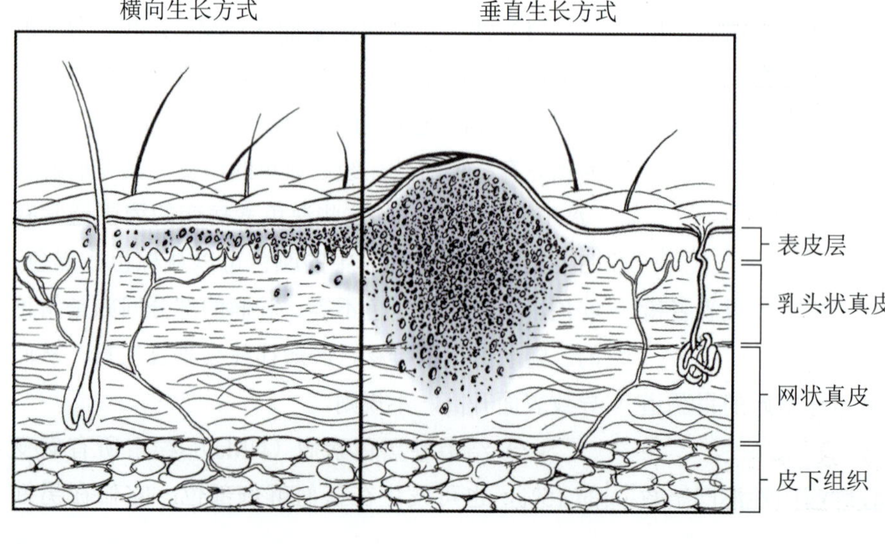

图 38-12 浅表转移性黑色素瘤的横切面显示出最明显的放射状生长曲线早期黑色素瘤（左图）和最晚期（右图）

润程度，都被用于所有的 T 分期。

- 在 N 分期中使用的是转移淋巴结的数量，而不是它们的总尺寸，以及临床隐性（显微镜下）和临床显性（宏观上）淋巴结转移的描述。
- 在 M 分期中使用的是远处转移的部位和血清乳酸脱氢酶升高。

Level of Invasio（受侵范围）

当原发性黑色素瘤发生溃疡时，所有患有Ⅰ、Ⅱ或Ⅲ期疾病的都会被推翻。

- 在原发性黑色素瘤周围的卫星转移和在途的转移中已合并成一个单独的分期实体，分为阶段Ⅲ c 疾病。
- 在考虑了手术中获得的新分期信息的基础上，提出了一种新的临床和病理逻辑分期定义方法。

考虑到这些变化，对肿瘤淋巴结转移（TNM）系统进行了修正。对于大多数放射肿瘤学专业人员来说，该系统对原发肿瘤厚度，区域淋巴结状态，和远处转移进行评估，如下所示：

黑色素瘤：原发肿瘤（T）

TX　原发性肿瘤无法评估

T0　没有原发肿瘤的证据

Tis　原位黑色素瘤

T1　肿瘤厚度≤ 1.0 mm

T2　肿瘤厚度 1.01 ～ 2.0 mm

T3　肿瘤厚度 2.01 ～ 4.0 mm

T4　肿瘤厚度＞ 4.0mm

黑色素瘤：区域淋巴结（N）

N_X　区域淋巴结无法评价

N0　无区域淋巴结转移

N1　一个淋巴结转移

N1a　镜下一个淋巴结转移

N1b　肉眼转移

N2　2 ～ 3 个区域淋巴结的转移

N2a　2 ～ 3 个区域淋巴结镜下转移

N2b　2 ～ 3 个区域淋巴结肉眼转移

N2c　2 ～ 3 个区域淋巴结有卫星灶，或有淋巴引流管转移

N3　4 个以上淋巴结转移或融合淋巴结转移，淋巴结转移伴卫星灶

黑色素瘤：远处转移(M)

M0　没有远处脏器转移的证据

M1a　转移到皮肤，皮下组织，或远处的淋巴结

M1b　肺转移

M1c　转移到其他内脏部位或同时伴有血清乳酸脱氢酶（LDH）升高

引自 EdgeS，et al：AJCC 癌症分期手册，第 7 版，Chicago，2010 年，美国癌症联合委员会 .

肿瘤根据 TNM 系统进行分类后，通常分为特

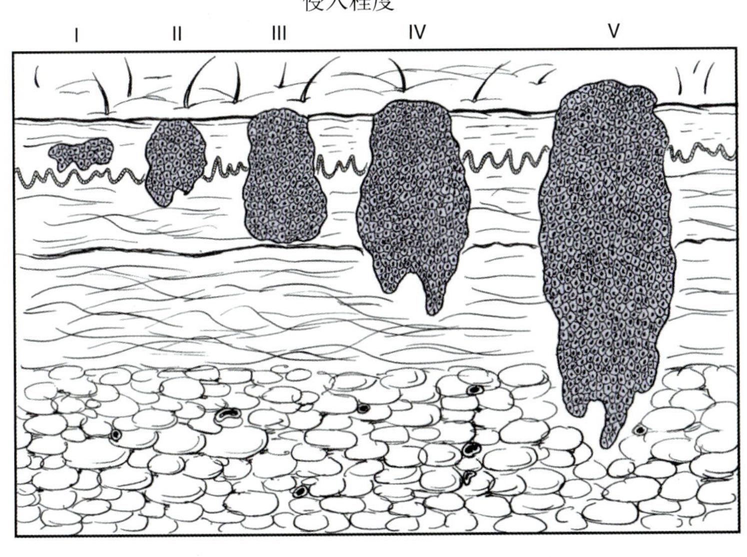

图 38-13　有关 Clank 的分期与肿瘤穿透的皮肤层的示意图

定的阶段。阶段分组允许保健工作者将具有相似疾病模式的患者集合在一起，以帮助医生制订治疗计划，促进信息交流，指出疾病传播风险和预后，并帮助评估治疗结果。在评估转移性扩散潜能时，Ⅰ期肿瘤的风险较低，Ⅱ期～Ⅲ a 期有中度风险，Ⅲ b 期有高风险，而Ⅲ c 期和Ⅱ期有非常高风险。黑色素瘤的溃疡发生使Ⅰ期～Ⅲ期的预后恶化。TNM 和临床分期 / 预后组如下：

0 期	Tis	N0	M0
$Ⅰ_A$ 期	$T1_a$	N0	M0
$Ⅰ_B$ 期	$T1_b$	N0	M0
	$T2_a$	N0	M0
$Ⅱ_A$ 期	$T2_a$	N0	M0
	$T3_a$	N0	M0
$Ⅱ_B$ 期	$T3_b$	N0	M0
	$T4_a$	N0	M0
$Ⅱ_C$ 期	$T4_b$	N0	M0
Ⅲ期	Any T	≥ N1	M0
Ⅰ期	Any T	AnyN	M1

引自 edggs，等：AJCC 癌症分期手册，第 7 版，芝加哥，2010 年美国癌症联合委员会

在 T 分期相同的情况下，溃疡性黑色素瘤患者生存率比非溃疡性黑色素瘤患者的生存率低，但与 T 分期高的非溃疡黑色素瘤患者的存活率相似。

原发性黑色素瘤最重要的两个特征是肿瘤厚度和溃疡形成。其他重要的预后因素包括年龄、原发性黑色素瘤的部位、入侵程度和性别，如下所示：

（1）肿瘤厚度：较厚的肿瘤预后较差。

（2）溃疡：溃疡性肿瘤的预后比非溃疡肿瘤差。

（3）年龄：老年患者的预后比年轻患者差。

（4）原发肿瘤的位置：位于四肢（不包括脚）的肿瘤比头部和颈部的肿瘤预后更好，而头、颈部肿瘤的预后比在躯干上发现的肿瘤预后要好。

（5）入侵的深度：渗透程度越深，预后就越差。

（6）性别：在所有条件相同的情况下，当疾病在转移之前就被发现时，女性比男性有 22% 的生存优势。

由于表皮不包含任何血管或淋巴管，该区域的皮肤癌除了通过直接延伸外，几乎没有扩散的机会。肿瘤侵入真皮后，可从肿瘤向任何方向扩散。因为黑色素瘤可以发生在全身不同部位，所以医生必须特别注意发现黑色素瘤特定区域的淋巴引流方式。显然，在肩部发现的黑色素瘤与在腿部发现的黑色素有不同的区域淋巴结转移。如果黑色素瘤发生在身体的某些区域，那么以下这些区域可能会受到影响：

- 头颈部：同侧耳前、下颌、颈部和锁骨上节点
- 躯干：同侧腋窝或腹股沟淋巴结
- 上肢：同侧肱骨和腋淋巴结
- 下肢：同侧腘窝和腹股沟淋巴结的

一些黑色素瘤并不适合于特定的引流区，而是在引流区域之间。在这种情况下，包含肿瘤的区域必须考虑潜在的引流部位。已经制定了一些程序来帮助医生确定从原发性黑色素瘤部位确定实际的淋巴转移模式。一项名为“淋巴显像”的研究使用一种放射性同位素注入原发性黑色素瘤部位。然后，该同位素通过淋巴通道到达肿瘤，然后对患者进行了扫描，以确定哪些淋巴结站可能存在恶性细胞。另一种程序，称为术中淋巴定位，使用特殊染料注射到原发肿瘤。当这些染料通过淋巴通道运输时，它们显像它们接触的组织。在手术过程中，医生可以识别引流的淋巴管，并跟踪它们到离肿瘤最近的淋巴结，或前哨淋巴结。

前哨淋巴结定义是从这方面的知识演变而来的。肿瘤以一种合理的模式通过淋巴转移。前哨淋巴结被定义为第一组淋巴结，即淋巴结最先接受肿瘤的淋巴引流。在前哨淋巴结定位程序，将注射蓝色染料进入肿瘤部位，这是肿瘤最有可能的淋巴引流转移路径。这使得外科医生进入并取出并活检第一个淋巴结。这将会受到肿瘤的影响，挽救肿瘤患者因淋巴结清扫，而引起的淋巴水肿。

最可能早期转移的部位，前哨淋巴结被切除并进行分析，以确定它是否含有恶性肿瘤细胞。

黑色素瘤几乎可以扩散到身体的任何器官并且倾向以下顺序：①原发物的直接扩展，包括侵入皮下组织；②区域淋巴管；③远处皮肤和皮下组织；

④肺；⑤肝脏、骨骼和大脑。

皮肤鳞状细胞和基底细胞癌。皮肤鳞状细胞癌可以呈现多种表现。如前所述，它们可以是鳞片、轻微溃疡或结节的。偶尔，肿瘤包含 BCC 和鳞状细胞癌的特征。

一种鳞状细胞癌被描述为一种无痛的、分化良好的 cSCC，生长缓慢，呈花椰菜状，可能与人类乳头状瘤病毒有关。这些病变可以在非生殖器区域、口腔或脚底发现。

鳞状细胞癌比 BBCs 具有更高的转移倾向。这一趋势基于多种因素，其中包括：

（1）分化：分化不良的病变比分化良好的病变有更高的转移倾向。

（2）病因：与暴露在阳光下的肿瘤相比，在免疫抑制的患者或慢性炎症、疤痕组织和放射性皮炎区域生长的肿瘤转移率更高。

（3）大小和入侵：超过 1 cm 大小和超过 2 mm 深的肿瘤有较高的转移倾向，即使在阳光照射区也是如此。

大多数研究报告了一小部分由鳞状细胞皮肤癌引起的转移，但高危因素患者可能有 1/3 的转移机会。在转移病例中，局部淋巴结大部分时间都会受到影响，可能涉及肝脏、骨骼、大脑，尤其是肺。

由于 cSCC 可以发生在皮肤表面的任何地方，多个淋巴区域可能会受到影响。这些淋巴引流模式与黑色素瘤的排水模式相同。

至于 BBC，4 个主要子类型如下：

（1）结节性溃疡型的 BCC：是最常见的类型，主要存在于头部和颈部。鳞状细胞一般是光滑的，有光泽的，半透明的，并伴有毛细血管扩张，毛细血管和小动脉的异常扩张，可能在皮肤表面可见。溃疡是常见的，病变可能是色素化的。色素沉着病变有时可能会被误认为黑色素瘤。

（2）浅表 BCC：主要存在于躯干上，呈红色斑块状，当它扩散到皮肤表面时，可能会形成半透明的丘疹。这些病变也可能发生色素沉着。

（3）睡眠型或硬化性 BCC：经常表现为疤痕状病变，往往有模糊的边缘。这种类型的病变是罕见的，主要是在头部和颈部发现，有相当高的入侵倾向并且治疗后易复发。

（4）囊性 BCC：是一种罕见的癌症，“经历中央退行性变，形成囊性病变”。

虽然 BCCs 不容易转移，但它们能够在局部进行广泛的入侵和破坏。它们通常沿着阻力最小的路径行进，如果不及时治疗，它们会破坏骨骼和软骨。

然而，罕见的转移性 BCC 的情况下已经报道。转移率低于每 4 000 例有 1 例，而这种情况往往是在原发疾病治疗 10 年或 10 年以上后发现的。最有可能转移的肿瘤是在中年男性头部或颈部发现的大溃疡、持久的肿瘤。通常累及区域淋巴结，但有肝、肺和骨骼等脏器转移的报道。

下面描述了 cSCC 的 TNM 类别（请记住，基底细胞癌包括在此分期方案中）：

皮肤鳞状细胞癌：原发肿瘤（T）

TX 原发肿瘤无法评估

T0 无原发肿瘤的证据

T1 肿瘤≤ 2 cm 最大尺寸，且 0 ～ 1 个高危因素

T2 肿瘤＞ 2 cm，≥ 2 个高危因素

T3 侵犯上颌骨、下颌骨、眼眶或颞骨浸润的肿瘤

T4 侵犯骨骼，中轴骨 、四肢骨或颅底神经受侵

原发肿瘤分期的高风险特征是：

- 深度 / 浸润：＞ 2 mm 厚度，Clark 水平≥Ⅳ神经入侵
- 位置：原发部位耳，原发部位毛发
- 区别：低分化或未区分

皮肤鳞状细胞癌：局部淋巴结（N）

NX 无法评估区域淋巴结

N0 无区域淋巴结转移

N1 在单个同侧节点内转移，最大尺寸小于等于 3 cm

N2 单个同侧淋巴结转移，超过 3 cm，但不

超过 6 cm 的；或在多个同侧淋巴结，没有超过 6 cm 的；或在双侧或对侧淋巴结，没有超过 6 cm 的最大尺寸

N2a 单个同侧淋巴结转移，超过 3 cm，但不超过 6 cm 的最大尺寸

N2b 在多个同侧淋巴结转移，最大尺寸均不超过 6 cm

N2c 双侧或对侧淋巴结转移，最大尺寸不超过 6 cm

N3 淋巴结转移，最大尺寸超过 6 cm

皮肤鳞状细胞癌：远处转移（M）

M0 无远处转移

M1 远处转移

引自 EdgeS, et al：AJCC 癌症分期手册，第 7 版，Chicago, 2010 年，美国癌症联合委员会。

皮肤基底细胞癌和鳞状细胞癌是不可报告的疾病，因此，医生没有责任对发病率和存活率等因素保持准确的记录。因此，不存在一个强大的数据库来逐阶段计算存活率。虽然总体存活率尚不清楚，但早期非黑色素瘤病变几乎 100% 是可以治愈的。

如前所述，Merkel 细胞癌是一种相对罕见但可能存在的癌症，侵袭性原发性神经内分泌疾病的死亡率是黑色素瘤的两倍。紫外线辐射和免疫抑制可能是诱发因素，与其他皮肤癌一样，Merkel 细胞癌经常出现在阳光照射地区。与 SCC 和 BCC 相比，它的行为是独特的，因此具有一个独特的分期系统是合适的。虽然 Merkel 细胞癌使用了多个分期系统，但 AJCC 系统是以美国国家癌症数据库中的近 5000 名患者为基础和广泛的文献所得。

Merkel细胞癌：原发肿瘤（T）

TX 原发性肿瘤无法评估

T0 没有原发肿瘤的证据

Tis 原位原发肿瘤

T1 最大肿瘤尺寸小于或等于 2 cm

T2 大于 2 cm 但最大肿瘤尺寸不超过 5 cm

T3 最大肿瘤尺寸超过 5 cm

T4 原发肿瘤侵入骨骼、肌肉、筋膜或软骨

Merkel细胞癌：区域淋巴结 (N)

NX 区域淋巴结不能评估

N0 无区域淋巴结转移

cN0 临床检查阴性的节点（未进行病理检查）

pN0 淋巴结阴性与病理检查

N1 转移的阴性病理检查

N1a 微转移（淋巴结孤立肿瘤，经前哨或选择性淋巴结切除术后确诊）

N1b 淋巴结转移（经淋巴结切除或针刺活检证实的临床可检测的结节转移）

N2 在传输中转移（肿瘤区分于原发灶，位于原发灶和引流淋巴结之间或原发灶远端）

Merkel细胞癌：远处转移 (M)

M0 无远处转移

M1 区域淋巴结以外的转移

M1a 转移到皮肤，皮下组织或远处的淋巴结

M1b 肺转移

M2 转移到其他所有内脏

引自 EdgeS, et al：AJCC 癌症分期手册，第 7 版，Chicago, 2010 年，美国癌症联合委员会 .

五、治疗技术

广泛的局部切除一直是治疗原发性黑色素瘤的主要手段，通常包括整体切除完整的肿瘤或活检部位，边缘有正常的皮肤和皮下组织。免疫治疗和生物化疗通常被用作治疗已经转移的黑色素瘤。放射治疗的作用主要局限于转移性疾病部位的姑息治疗。黑色素瘤是一种抗辐射肿瘤，但放射治疗一直是手术的成功辅助手段，也是选定肿瘤和肿瘤部位的主要治疗方式。

虽然手术是目前黑色素瘤治疗的唯一形式，但关于手术治疗和使用预防性淋巴结切除来防止转移的争论依然存在。尽管早期的回顾性数据表明，以传统剂量率为单位的放射治疗对辐射的敏感性较低，但现在有充分的文件证明，无论分割计划如何，只要给足够的总剂量，黑色素瘤细胞就会对辐射产生反应。

直到 20 世纪 70 年代末，广泛的局部切除和肿瘤周围正常皮肤的 5 厘米皮下组织都是常规做法，有时会造成巨大的缺损，需要植皮来缝合伤口。造成这些较大范围的切除主要有两个原因：在具有径向生长阶段肿瘤周围的亚临床病变和小簇黑色素瘤细胞有可能出现在肿瘤的附近。然而，最近的研究表明，扩大切除并不总是必要的。肿瘤的厚度、肿瘤的位置和手术的潜在发病率应决定原发灶周围的边缘大小。决定使用更宽的边界应该基于局部复发的可能性，因为没有明确的证据证明较大的边缘增加了存活的可能性。在所有切除手术中，手术边缘应包括皮下组织直至筋膜，并应显示肿瘤未受累。

可疑病变的活检通常包括肿瘤周围 0.5 cm 的边缘。如果在病理检查时发现病变是未经过原位阶段的黑色素瘤，外科医生必须返回并外扩适当的边缘。在病理检查的情况下（发现于甲床下），除最早的病灶外，所有的病灶都要截肢。

虽然肿瘤可以边缘切除的很干净，但也可能留下一些可能导致复发或转移的癌细胞。这就是化疗和免疫治疗发挥作用的领域。这些药物有望在重新播种前引起游离癌细胞的破坏。（有关化疗和免疫治疗的具体细节在关于转移性疾病的一节中讨论。）

经证实的淋巴结转移的患者应进行区域淋巴结的完全切除，并在肿瘤部位和区域淋巴结之间尽可能多地切除软组织及其相关淋巴。当存在高危因素时，可采用辅助放射治疗来降低区域复发的可能性。即使进行了这样的治疗，远处转移的风险也相当大，这使得前哨淋巴结评估或超声引导细针穿刺术成为重要的评估工具。

患有肢体黑素瘤的患者已经接受了一侧肢体灌注治疗。利用这种技术——当肢体中的血液通过心肺机循环以隔离血液流动时，用止血带隔离肢体。这些血液与身体的其他部位隔离，局部提供高剂量的化疗，大剂量的化疗药物就可以被引入并在肢体间循环，同时，该方法是一种单次给药治疗，它不同于常规的分次全身化疗。Melphalan（L-PAM）和放线菌素 -d 是治疗黑色素瘤的典型药物。同时可以联用热疗，即在增加细胞杀伤的同时，增加一个区域的温度。对于有远处转移的患者，治愈是罕见的。大多数可用的治疗方案目标是缓解症状和延长生命。

手术可以去除局部的复发灶和局部的转移，如非区域淋巴结、远处皮肤病变和皮下转移。由于这种类型的手术是姑息性的，通常是对提高生活质量、副作用很少的患者进行。放射治疗也可用于缓解病情。它可用于缓解皮肤、软组织、骨骼、大脑和脊髓转移引起的症状。

虽然细胞毒性化疗在一些患者身上取得了成功，但它在治疗黑色素瘤上的应用在很大程度上是治标不治本的。尽管硝基脲和长春新碱也会被使用，但是达卡巴嗪（DTIC）作为单一药剂是首选药物。皮肤、淋巴结和软组织的肿瘤对药物的反应比内脏转移好。然而，它的反应率很低，而且平均只持续 4 ～ 6 个月。细胞毒疗法的问题在于缺乏肿瘤特异性。它们对周围组织的影响和对肿瘤的影响一样大，当大剂量使用时，会引起严重的并发症。通过对黑素瘤的生化特性和行为的研究，在化疗方案中添加细胞因子（免疫系统调节因子）可以延长转移性黑素瘤的病情进展的时间，从而改善其预后。

最近在黑色素瘤分子畸变方面的研究取得的进展导致了针对转移性黑色素瘤常见基因突变的靶向治疗的发展。例如，维罗非尼是一种可以抑制某些类型的黑色素瘤（带有 *BRAF V600E* 基因突变的黑色素瘤）中异常的细胞信号通路的靶向药物，并且可以延长此类黑色素瘤患者的生存期。尽管对治疗的反应迅速，临床意义显著，对这些药物的耐药性的发展，有必要采取替代疗法。

免疫疗法也在转移性黑色素瘤的治疗中发挥作用。黑色素瘤具有自发消退的历史，在此过程中，身体以某种方式能够抵御自身自然防御系统的干扰。免疫疗法试图利用这一现象，增强人体的免疫系统，使其能够独自对抗黑色素瘤。最近的研究发现，使用免疫检查点抑制抗体 - 伊匹单抗可以延长转移性黑色素瘤患者的生存期，并在少数情况下治愈。

免疫治疗可以分为以下 5 大类。

（1）刺激性治疗：刺激身体的自然防御。

- 非特异性：用微生物或化学佐剂激活巨噬细胞、自然杀伤细胞和其他非特异性防御；刺激免疫系统。
- 特异性：使用肿瘤细胞或肿瘤相关抗原，有时与半抗原、病毒或酶混合，以激活 T 细胞、巨噬细胞或机体用于对抗特定肿瘤细胞的其他细胞；刺激免疫系统的特定区域。

（2）过继性细胞回输：将具有抗肿瘤特性的细胞转移到肿瘤宿主中，直接或间接引起肿瘤消退。

（3）恢复性治疗：替代耗尽的免疫亚群，如 T 细胞，或抑制身体的自然的抑制机制（抑制 T 细胞或巨噬细胞），以允许身体调节来替代耗尽的亚群。

（4）被动性治疗：将抗体或其他短期抗肿瘤因子转移到肿瘤宿主以控制肿瘤生长。

（5）细胞调节性治疗：在肿瘤细胞表面增强与肿瘤相关的抗原和组织相容性（人类白细胞抗原）抗原，使其更容易被人体免疫系统识别为外来入侵者。干扰素是一种特殊的蛋白质，能激活和增强单核细胞的肿瘤杀灭能力，并产生对细胞有毒的化学物质。干扰素对患者有毒性，而且不常用于单一药物治疗。白细胞介素是共同刺激和增强免疫反应的物质。

皮肤基底细胞癌或鳞状细胞癌患者有几种治疗选择。该技术的选择取决于一些因素，如曾接受过的治疗方法，在身体上的发病位置，复发和转移的风险，以及组织侵袭的体积。治疗的首要目标是消灭肿瘤，其次是良好的功能和美容效果。在治愈率相似但功能或美容效果不同的情况下，应该使用并提供更好的功能或美容效果的方式。如果控制率相似，功能或美容效果相似或不重要，那么应选择最经济有效或最快的治疗方法。

手术可以将非黑色素瘤皮肤癌直接移除，并且病人希望可以得到好的结果。通常，最初的切除活检包含所有的肿瘤，边缘可以接受，不需要进一步的治疗。否则，外科医生可能不得不在该部位再次手术，以确保肿瘤周围的安全边缘已经形成。尽管对于边缘大小没有统一的建议，但是许多外科医生对小的、低风险的病灶使用 3 ～ 5 mm 的边缘，而对大的或高风险的肿瘤使用更大的边缘。

对于大的、可挽救的、被侵袭的肿瘤，可能需要进行广泛的外科手术，不仅要切除肿瘤，还要切除可能被侵袭的其他组织，如骨骼或肌肉组织。这种干预可能使用皮肤移植或假体。

一种更精确的外科手术被称为 Mohs 术式（由威斯康星大学的 Fredric Mohs 博士创造），用于需要保留的、重要的正常组织领域；在已知或高风险的癌症复发区域；在癌症边界不清的区域；或者在恶性肿瘤快速生长的情况下。

Mohs 术式（显微外科）与传统外科手术不同之处在于，外科手术通过对每一块切除的组织进行检查，以确定肿瘤的存在及范围。与传统手术相比，Mohs 术式只切除含有肿瘤的组织，大部分组织被保留了下来。Mohs 手术是高危皮肤鳞状细胞癌的首选手术技术，因为它允许了在术中分析整个切除边缘。

该手术是需要局部麻醉的门诊手术。术中每次取下一层组织，在显微镜下观察。根据所取的样本，外科医生可判断获得下一个样本的位置。这个过程不断重复，直到肿瘤完全切除，然后缝合伤口或让伤口自行愈合。在所有的治疗方法中，Mohs 手术的成功率最高。

在非黑色素瘤皮肤癌的治疗中，Mohs 手术无法取代传统手术，因为它耗时且昂贵。通过传统的外科手术，可以使病情不严重的患者得到有效且更经济的治疗。

刮除术和电干燥常用于治疗早期鳞状细胞癌。在局部麻醉的情况下，用刮除刀将肿瘤取出，它是一种带有锋利边缘的环或勺状器具。“电干燥”也被称为电外科学，它通过发射高频电流的探针来破坏组织和烧灼血管。这种方法的优点是它经常留下白色的瘢痕，对皮肤白皙的人来说不明显。

早期非黑色素瘤皮肤损伤的治疗的另一种方法是冷冻手术，应用液态氮或二氧化碳，降低其温度约为 50℃，从而冻结和杀死异常细胞。这个过程可能需要重复 1～2 次，以完全消除肿瘤。同样，白色的疤痕也会因此而形成。尽管冷冻手术方便且相对便宜，但与其他治疗方法相比，它没有任何治疗或美容方面的优势，因此，它在治疗皮肤癌方面的应用在很大程度上被视为是过去的治疗方法。

激光也可以用于治疗早期的基底细胞癌和原位鳞状细胞癌。激光使用高度聚焦光束，能够精确地摧毁肿瘤区域，同时保护周围的健康组织。激光手术的优点包括出血量少或疼痛小，因为血管和神经立即被封闭。此外，激光手术比传统手术更快愈合。

放射疗法被用于治疗基底细胞癌和鳞状细胞癌，作用于具有功能性或美容意义的部位，如眼睑、嘴唇、鼻子、脸和耳朵。它也用于手术切除困难的肿瘤或复发的区域。放射治疗的主要优点是保留健康的组织。缺点是成本高，治疗次数多，对后期皮肤的影响。剂量和放疗计划应谨慎规划，以避免这些后期影响，其中包括疤痕、坏死和慢性辐射皮炎。

最后，早期的非黑色素瘤皮肤癌可以通过局部治疗的方式来治疗，如药液或药膏。局部治疗包括 5- 氟尿嘧啶（化疗）和咪喹莫特（免疫治疗）。持续数周的局部治疗在治疗过程中会导致，但通常不会造成瘢痕。

在光动力疗法中，一种光敏剂被注入体内并被所有细胞吸收，这种药剂很快就会从健康细胞中释放出来，但被癌细胞保留的时间更长。来自激光的光线直接照射到肿瘤区域，并在细胞内引起反应，反应中含有破坏细胞的光敏剂。

六、放射治疗

1. 皮肤鳞状细胞癌和基底细胞癌

放射治疗在 cSCC 和基底细胞癌的治疗中是有效的，尤其是在功能或外观效果重要的小肿瘤的治疗中，或在原发肿瘤和受影响淋巴结可包括在放射领域的广泛性疾病区域。由于大多数皮肤病变往往是表面，电子和千伏 X 线经常用于它们的治疗。超高压 X 线很少用于治疗皮肤癌，但在特殊情况下（如头皮病变或深浸润的肿瘤）可使用或不使用电子。

调强放射治疗也可用于某些皮肤损伤，特别是当该区域靠近关键结构或需要重新治疗时，这种治疗可以提供更高的光子辐射剂量，同时将剂量限制在敏感区域。

近距离放射治疗，包括临时植入或表面植入铱 -192，铯 -137，永久植入粒子，产生了良好的疗效和美容效果。与所有形式的近距离放射疗法一样，这种方式在皮肤癌中的优势在于，它可以在减少对周围健康组织的辐射的同时，提供高剂量的辐射。使用近距离放射疗法治疗皮肤癌可能有一些缺点：费用高、有创伤和手术所需的住院时间；对人的辐射损害；剂量分布不确定；麻醉相关的风险。皮肤表面电子近距离放射治疗作为一种新方法正在发展，可能有助于减少以上这些缺点。

放疗经常被用于治疗唇、鼻、眼睑、面部和耳朵的损伤，因为它们是直接暴露的，而且美容效果很重要。选择使用千伏 X 线或电子治疗取决于病灶体积的大小、病灶的深度、潜在的解剖结构、医生的判断以及设备的可用性。现代放射治疗部门直线加速器，能产生 3～4 兆电子伏至 20 兆电子伏以上的大范围电子线。多年来，虽然用于治疗的千伏压机已不再受欢迎，但现在使用频率却越来越高。

每一种形式都有其优点和缺点，可以从以下 5 大类：

（1）照射野的大小：对于次临界结构的治疗，例如眼睛，千伏压 X 线允许目标体积覆盖一个更小的面积，相比之下，通过使用电子在皮肤表面附近产生类似效果的面积。由于它的物理性质，电子场必须相当大的开放，以覆盖与千压机一样。减小电子问题的解决方案是增加照射野的大小并在皮肤表面使用三级准直器。

（2）最大剂量深度（Dmax）：在皮肤癌的治疗中，低于 90%～95% 的表面剂量是不可接受的。每个特定设置都必须知道所使用的光束的特性，以确保皮肤表面接受正确的剂量。这对于低能 X 线来说是比较容易的，因为不管照射野的大小还是准直技术，最大剂量深度总是在表面。相反，电子线的最大剂量深度是照射野大小、二次准直位置和表面轮廓的函数。因为电子束的最大剂量深度是能量的函数，通常在皮肤表面以下的深度，所以通常使用合适厚度的补偿材料将剂量提至表面。

（3）深层剂量：电子的一个特点是衰减迅速，它们穿透到组织的某个点并马上消散，这可以保护下面的组织。然而，千伏射线束要深得多，并影响到更大空间体积的皮下组织。

（4）不同骨的吸收剂量：在千伏 X 线照射下，骨骼和软骨的吸收剂量要比软组织的高。这可能导致骨和软骨接受的剂量高于最大剂量深度剂量。骨组织和软组织的电子剂量在临床应用中无显著差异。

（5）美观性和控制率：Perez、Lovett 和 Gerber 的一项研究表明，95% 接受千伏 X 线治疗的患者具有良好的美观性，80% 接受电子治疗的患者具有良好的美观性。此外，对于使用补偿膜，小于 50% 剂量的患者，美容效果更佳。

电子线和正电压 X 线治疗都使用不同的锥形桶准直器，每种类型的光束的屏蔽切口是由不同的工艺制造的。在电子治疗中，大多数部门使用低熔点合金（如 Cerrobend）进行切割。

定制的切割可以替换成一系列的铅条分层，以产生所需的轮廓。切割出放疗医师所勾勒出的照射野和保护健康组织的轮廓。这些材料位于锥筒的下部，通常用胶带固定到位。为处理需要不同类型的阻挡方案，阻挡材料通常附着在病人的皮肤上，而不是附着在机器上（图 38-14）。因为铅是一种软金属，它可以被制成薄板，有柔韧性。这些薄片可以根据病人的造口术而变形，并且可以在薄片上开洞，从而形成辐射通过的磁场。这种阻断方案也可作为电子束治疗中的三级屏蔽。无论使用何种辐射，阻挡材料的透射系数不应超过 5%。

一般来说，照射野的范围应包括肿瘤周围 1.5 ～ 2 cm 的边缘，以覆盖可能的亚临床病变（临床靶体积）。对于小而浅的基底细胞癌覆盖 0.5 cm 的边缘就足够了。其照射野应包括全部肿瘤和边缘，以便向肿瘤提供全部剂量。这样可以减少对健康组织的炎症的治疗，提高美容效果。虽然外科手术是大多数非黑色素瘤皮肤癌的主要治疗手段，但放射疗法仍然发挥着作用，其剂量根据肿瘤的大小和浸润程度而不同，而且不同的机构也有所不同。

快速分割方案可用于晚期美容效果要求不高的领域，或在患者难以往返于治疗地点的情况下。分割次数的大小是迟发性组织产生不良反应的主要因素（分割剂量越大，迟发性不良反应的可能性越大）。

根据要处理的部位和所使用的辐射类型，特殊的要求考虑，包括：

（1）覆盖在耳郭或鼻软骨上的皮肤癌需要在剂量分割中特别注意。设计不良的治疗方案可能导致令人痛苦的软骨炎，有可能需要切除。

（2）补偿膜可与电子治疗一起用于填充间隙不平整的表面，最大限度地增加表面剂量或减少潜在的组织剂量。

（3）唇：唇的红润边缘的癌症有较高的淋巴结转移风险，这可能意味着治疗上需要预防性颈部照射。在嘴唇辐射场的设计中，应该设计一个铅屏蔽来保护牙齿和牙龈。区域外涂抹石蜡有助于防止电子反向散射，减少对颊黏膜的剂量。

（4）鼻子：对涉及鼻子的皮肤癌的放射治疗也应该在鼻孔中加入一层蜡涂层铅条，以帮助保护鼻中隔。对于侵袭性较强的病灶，应将组织等效材料插入鼻孔，以消除空隙，使更深的组织获得更均匀

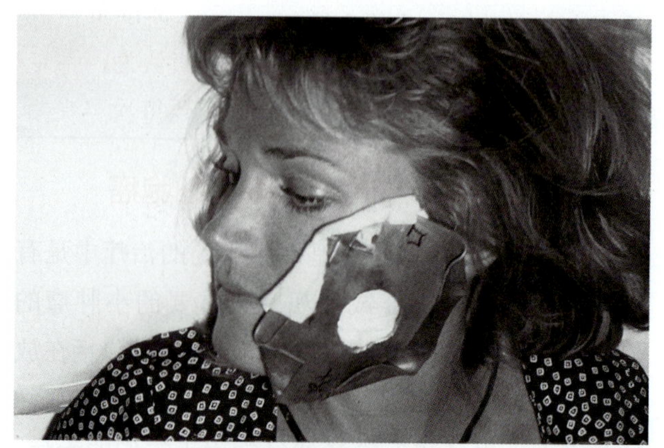

图 38-14 正电压设备的屏蔽材料通常由一层薄薄的铅屏蔽带组成，它直接位于患者的皮肤上

的剂量。

（5）眼睛：用辐射治疗眼睑癌时，眼睛的晶状体和角膜应用适当大小的眼罩保护。小到中等的内部护盾可以放置在眼睑和眼睛之间，而较大的外部护盾可以用来覆盖眼睑。在植入前，可以在隐形眼镜内涂上一层抗菌软膏薄膜，以防止感染和防止晶状体划伤。使用低原子序数的材料，如铝、蜡或牙科丙烯酸塑料，可以避免由于后向散射而增加盖子剂量的担忧。眼睛的晶状体是最具放射敏感性的结构之一。单次剂量 200 cGy 可能会导致白内障（眼睛晶状体失去透明度）的发生。从接受照射到白内障发生之间的潜伏期也与剂量有关。潜伏期大约在暴露于照射量在 250 ～ 650 cGy 剂量范围内的 8 年后，但剂量越大，潜伏期越短。

（6）耳朵：在放射治疗耳部皮肤癌时，应制订治疗计划，以限制剂量，因为高频听力在放射治疗下会随剂量而遭损害。因为个体形状不同的外耳和肿瘤的位置和程度，使用补偿膜材料能够照射“扁平”耳的表面或耳朵背后的肿瘤。

2. 黑色素瘤

传统上，黑色素瘤被认为是一种放射耐受肿瘤，用传统的剂量分数大小；放射治疗主要用于转移瘤的治疗。然而，近期放射治疗的使用已扩大到辅助治疗，在某些情况下，还成为主要的治疗方式。

根据研究人员长期以来推测，使用较大的分割可以改善治疗结果。由于黑色素瘤细胞暴露于辐射后的细胞生存曲线的初始肩部，标准剂量为 180 ～ 200 cGy 被认为是无效的。人们认为，要克服黑色素瘤细胞明显的修复过程，需要每次更大的剂量。

然而，随机临床试验证实，传统和大剂量治疗黑色素瘤的反应是没有区别的。

放射治疗作为主要的治疗方式仅限于大面积的面部原位黑色素瘤的治疗，而外科手术切除需要广泛的重建。大部分病灶在适当的分割下是可控的，但要使病灶完全消退，可能需要长达 24 个月的时间。

黑色素瘤患者预后不良是医生面临的问题之一（嗜神经原发性肿瘤，伴有多个淋巴结转移的黑色素瘤，以及向淋巴结外转移的黑色素瘤）是易广泛局部切除后发生局部复发的，伴有或不伴有淋巴结清扫。辅助放疗的目的是降低与局部复发相关的发病率，如溃疡、毁容和压力症状。在休斯敦的安德森癌症中心，患者电子束治疗，共 5 次，每次 600 cGy，每周两次的治疗。然而，更传统的分割方案（48 Gy，240 cGy/20 次）已被证明能有效防止局部复发。

放射治疗在转移性或复发性疾病的治疗中作用最大。射线随着到组织深度的增加或主要器官受到剂量的影响，高能量 X 线的作用也会增强。低分割应用于治疗皮肤、皮下、淋巴结或内脏转移的小体积或在后期影响无关的区域。当受累的淋巴或转移器官给予大剂量的治疗，或当晚期肿瘤治疗影响可能是有害的，较低的每日剂量 200 ～ 400 cGy 是健康组织可以耐受的。而治疗结果主要取决于肿瘤大小和放射治疗的总有效剂量。

副作用。身体内部结构病变的百万伏 X 线治疗与皮肤损伤的千伏 X 线或百万伏电子治疗的主要区别在于最大剂量深度的位置。对于内部结构病变的处理，位于皮肤表面下 0.5 cm 以上的最大剂量深度需要保护皮肤的保留效果（即如果辐射的最大剂量被皮肤下吸收，那么表皮层受到的辐射比例就会小得多，因此产生的副作用也会少得多）。对于皮肤癌的治疗，情况正好相反。最大剂量应施用于肿瘤所在的皮肤表面或附近，而不应施用皮下组织。因此，在治疗原发性皮肤癌时，皮肤的反应可能比在计划方案时更糟。

辐射反应可分为急性（早反应）变化和慢性（晚反应）变化。反应的严重程度取决于治疗的体积、剂量和延长时间。短时间内大剂量疗法比长时间小剂量疗法会造成更严重的反应。

在皮肤癌放射治疗过程中可预期的早期反应包括：

（1）皮肤红斑通常是辐射作用的第一个反应。这种情况是由真皮层毛细血管肿胀，增加了皮肤的血液量引起的。

（2）色素沉积变化（色素沉积不足或色素沉积过度）是由于黑色素细胞产生的黑色素增加，导致皮肤变黑，或黑色素细胞的破坏，导致皮肤失去色素。黑色素细胞对相对低剂量的 X 线和电子的反应与它们对紫外线的反应相同，它们也是以同样的方式保护新生的上皮细胞。

（3）干性脱皮，或表皮脱落，出现在中等剂量的辐射。辐射会影响到敏感的基底细胞，虽然并不是所有的细胞都会被杀死，但有大量的细胞会受到损害，基底细胞很难取代自然脱落的细胞。这样的结果是上皮细胞层会异常变薄。

（4）湿性脱皮，出现在治疗控制皮肤癌使用所需的高剂量水平时。由于这些高剂量的照射，基底层的细胞几乎全部被破坏。表皮细胞经过正常的周期后，生发层没有细胞可以替代。然后真皮就暴露出来，开始从表面产生浆液渗出。表皮被认为是由毛囊或汗腺周围更多的抗辐射细胞重新生成的。湿性脱皮是一种皮肤反应，可发生于辐射，其特点是表皮的破坏和存在的白色或黄色。皮肤可能会出现生皮，并可能出现出血。

（5）中等剂量的辐射，大约 3 Gy，会出现暂时性脱发。而较高剂量，超过 5 Gy，可能导致永久性脱发。

（6）皮脂腺和汗腺在接受皮肤癌治疗剂量时，可能表现出功能下降或功能缺失。

（7）放射治疗疗程后可能出现的晚期反应包括皮肤变化。

（8）皮肤损害不可逆。对真皮层的损伤会导致纤维化，使皮肤变得更紧致、粗糙。毛细血管扩张和减少，导致毛细血管扩张。此外，上皮层较薄，更容易受到损伤。黑色素细胞受损会导致色素减退和对太阳的敏感性增加。

七、预防

皮肤癌是为数不多的几种容易识别和预防的恶性肿瘤之一。如果人们对太阳光采取适当的预防措施，大约 90% 的皮肤癌是可以避免的。如果人们花时间接受皮肤癌预防和检测方面的教育，并坚持下去，那么皮肤癌发病率上升的趋势就可以逆转。

紫外线过度照射是引发皮肤癌的主要机制，所以任何类型的预防措施都强调如何避免紫外线照射。日晒还会导致皮肤的光老化，包括过早的雀斑、细纹和毛细血管扩张。不规则的色素沉着，被称为肝斑，通常发生在光损伤皮肤的后期。

臭氧层是大气层中保护地球免受有害紫外线伤害的部分。近年来，这种自然防御机制受到了人造物质的破坏，如氯氟烃、汽车尾气等。美国国家航空航天局（NASA）估计，臭氧层每减少 1%，紫外线辐射就会增加 2%。世界各地的许多政府正在努力限制向大气层释放这些破坏性物质。通过保护臭氧层，使到达地球表面的紫外线数量得以控制。

不管有没有完整的臭氧层，大量的紫外线都会照射到地球表面，并可能导致皮肤癌。然而，并非所有的日晒都是有害的。人体需要阳光来帮助产生维生素 D，维生素 D 是肠道吸收钙的必需物质，可能有助于预防某些类型的癌症。但人体不需要太多的阳光照射，每天只需要大约 5 min 就可以产生足够的维生素 D。另外，在多云的日子过后，在阳光下待一会儿也能给人精神上的振奋。

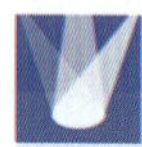

*湿性脱皮是一种皮肤反应，暴露于辐射下会发生，其特征是表皮破裂，出现白色或黄色。粗糙的皮肤可能更明显，并可能发生出血。

以下是一些人们应该注意的潜在紫外线光源：

（1）强烈的阳光：避免在上午 10 时到下午 2 时之间暴露在阳光下，因为这段时间阳光直射头顶，被认为是最强的。在美国大陆，紫外线强度在高峰前 3 h 和高峰后 3 h 分别降低一半。日照高峰时间为标准时间中午 12 时，夏令时下午 1 时。判断紫外线照射量的一种方法是看一个人的影子。阴影越长，紫外线的强度越低。阴影越短，强度越大。

（2）反射的光：雪、沙、水和水泥都能反射紫外线。加上太阳的直射光线，反射光线可以增加总的照射率。即使是戴着帽子或打着伞的人也必须意识到反射光的暴露风险。

（3）多云的天气：紫外线能穿透云层。根据云层情况，20% ～ 80% 的紫外线仍能到达地面。即使在阴天也需要适当的预防措施。

（4）荧光灯：荧光灯会发出少量的紫外线辐射，可能会增加伏案工作人员的年暴露量。

（5）美黑灯：虽然大多数美黑沙龙和美黑设备制造商希望公众相信美黑床是安全的，但大多数美黑床所释放的紫外线射线会对皮肤造成伤害，包括皮肤癌、皮肤过早老化、血管损伤和免疫系统影响。晒黑是人体对紫外线伤害的自然反应，不管紫外线是人造的还是大自然发出的。

来自经典的 Fitzpatrick 皮肤分型表如果不能限制紫外线照射，就必须采取保护措施。长裤、长袖衬衫、帽子和护目镜都能很好地抵御紫外线。必须注意这些防晒物品不能直接覆盖的皮肤区域，包括耳朵、脚尖和膝盖后部。

防晒霜能有效地防止紫外线的照射。防晒霜的阻挡能力是由它的防晒系数（SPF）决定的，它表示在晒伤之前，一个人可以在有防晒保护的情况下和没有防晒保护的情况下在阳光下待多久。例如，SPF 值为 30 的防晒霜可以让一个人在阳光下停留的时间是不涂防晒霜的人的 30 倍。

防晒霜含有不同的成分来抵御 UVA 和 UVB 射线。能够阻挡这两种射线的被称为广谱防晒霜。使用防晒霜及其在预防皮肤癌中的作用是有争议的。一些研究者认为，虽然防晒霜对 UVB 的防护能力是好的，但是对 UVA 的防护能力是缺乏的。

一些人认为使用防晒霜可能会适得其反。他们的理论是，因为 UVB 射线被有效地阻挡了，使用防晒霜的人比不使用防晒霜的人能在太阳下待更长的时间。由于防晒霜在阻止 UVA 方面没有那么有效，人们正暴露在比研发出防晒霜之前更高水平的 UVA 中。增加 UVA 的暴露可以促进先前的 UVB 损伤，或单独引起其他类型的损伤。

美国皮肤病学会、澳大利亚皮肤病学会和加拿大皮肤病协会强烈反对这一观点，他们说：“我们对抗（皮肤癌）最有力的武器之一就是通过防护服和防晒霜的结合来避免日晒。”“如今的防护服含有 UPF 等级。” UPF 是紫外线防护因子的缩写，是指织物阻挡紫外线辐射的量。

澳大利亚人发起了一项名为“穿、戴、涂”的活动，鼓励人们穿上防护衣物，戴上帽子，涂上防晒霜。婴儿很容易被晒伤，应避免让他们直接晒太阳，他们需要额外的防晒。

防晒系数至少为 15 的防晒霜是最好的选择。出门前至少 15 分钟涂抹防晒霜，让皮肤吸收。此外，每 2 小时，游泳或剧烈运动后，应重新涂抹防晒霜。因为嘴唇不含黑色素，而且是皮肤癌的主要部位，所以应该使用防晒系数为 15 的唇膏或防晒霜来保护嘴唇。

某些类型的药物，如抗生素和利尿剂，可以增加一个人对阳光的敏感性。在服用任何药物之前，人们应该经常咨询药物标签、医生或药剂师关于可能的副作用，包括那些由紫外线照射引起的副作用。

1994 年，美国国家气象局、美国环境保护署和美国疾病控制与预防中心推出了紫外线指数，向公众通报预期的紫外线状况，以便采取适当的预防措施。该指数是对第二天某一特定地点在中午日照高峰期可能遭受的紫外线辐射的预测。紫外线指数在 0 ～ 15 之间；数值越高，太阳强度越大。虽然 SPF 和 UV 指数之间没有直接的联系，但是 UV 指数可以告诉我们应该考虑什么程度的保护。该指数使用了一套四种皮肤类型的分类，根据人们皮肤的正常颜色和晒伤倾向将公众分为四类。这些如框表 38-2 所示。

除了分析紫外线的初级防护，国家癌症研究所还在研究非黑色素瘤皮肤癌的化学预防。化学预防是使用天然和人造物质来预防癌症。高剂量的维生素 A、胡萝卜素和异维甲酸（维生素 A 的一种合成形式）可以帮助缺乏天然抵抗力的人（白化病和色素干燥症患者）对抗皮肤癌。

帮助人们认识到过度晒太阳的危险和及早发现的重要性仍然是皮肤癌预防的一个主要障碍。年轻人尤其觉得自己不会受到太阳的伤害和老化的影响。对许多人来说，晒黑带来的短期满足感，超过了晒黑带来的看似微不足道的风险。他们认为皮肤

表 38-1　四种皮肤彩色图谱

皮肤图谱	非暴露晒区的皮肤颜色	晒黑的过程
永不晒黑，总是晒伤	浅白的或乳白色的；雪花石膏	发生红日晒伤；疼痛肿胀；皮肤脱皮
有时晒黑，有时会晒伤	非常浅的棕色；有时有雀斑	通常晒伤；呈粉红色或红色；可逐渐发展成浅褐色
通常是晒黑，有时是晒伤	淡褐色的、棕色的或橄榄色的；有明显色素的	不常见的晒伤；适度快速的晒黑反应
总是晒黑，很少晒伤	棕色、深棕色或黑色	极少晒伤；晒黑反应非常迅速

癌是老年人的专利。在某种程度上，他们是正确的，因为皮肤癌通常会随着年龄的增长而出现。然而，他们没有意识到皮肤癌的原因是因为一个人年轻时过度暴露在阳光下。

框表 38-2

四种皮肤照片
以下分别对应
皮肤类型
永不晒黑，永远燃烧
有时晒黑，通常灼伤
通常晒黑，很少灼伤
总是晒黑，很少灼伤
裸露区域的皮肤颜色
淡白色或乳白色 雪花石膏
极浅棕色；有时雀斑
棕褐色，褐色或橄榄色；独特的色素
褐色，深褐色或黑色
晒黑历史
产生红色晒斑；发生痛苦的肿胀；皮肤皮
通常灼伤；出现粉红色或红色；可以逐渐发展出棕褐色
不经常灼伤；显示适度快速的晒黑反应
极少烧伤；显示出非常快速的晒黑反应

目前，大众媒体、教育海报和宣传册的目的是教育公众有关太阳照射的危险以及及早筛查和发现的重要性。医疗机构正试图提供帮助，将皮肤癌筛查作为公共医疗展会的一部分。如果人们接受皮肤癌预防和检测方面的教育，并按照建议去做，那么皮肤癌发病率的上升是可以逆转的。

八、放射治疗师的角色

放射治疗医师在对接受电离辐射治疗的皮肤癌患者的管理中发挥着重要作用。对治疗师来说，对患者教育、技术专长、评估和治疗沟通与其他癌症患者的治疗一样重要。治疗师通常将他们的技术和心理社会技能结合起来，以达到给病人最好的治疗结果。

放射治疗师的治疗符合医生对正在接受治疗的患者的指示，特别是在治疗期间对敏感和受伤皮肤的处理。当他们注意到正在接受治疗的皮肤完整性的变化时，这些信息可以传递给适当的患者护理团队成员，以便在通知时解决任何问题。

患者经常需要被提醒清洗皮肤上的治疗区域。在这种情况下，辐射治疗师与患者的日常互动提供了一个机会来提醒他们诸如治疗现场管理和皮肤护理之类的事情，并评估患者在心理和生理上如何应对治疗。

在皮肤癌治疗中，技术技能和治疗交付能力在放射治疗师的角色中是至关重要的。每天看望患者和提供潜在危险剂量的辐射需要非常注意治疗的每个步骤的细节并且仔细考虑。这种护理的最终提供者是能否成功交付计划疗程的关键；错误交付的计划对病人没有任何好处。

案例 1：复发的皮肤鳞状细胞癌

摘要：一位 75 岁的男性患者呈现左头皮皮肤鳞状细胞癌复发的病例。患者最初注意到左头皮左冠出现水泡。活组织检查显示角化棘皮瘤（一种生长迅速的皮肤癌，通常以火山状肿块的形式出现在暴露在阳光下的皮肤上）。活检后，患者开始注意到活检边缘出现结节。病变切除后显示皮肤鳞状细胞癌，厚度 5.1 mm，边缘阳性。约两周后再次切除；切除显示病变厚 2.5 mm，边缘再次为阳性。1 个月后，患者接受了 Mohs 手术。几个手术阶段后，伤口延伸至骨膜下，可见阴性边缘。随后转至辅助放疗，完成 5 800 cGy，6 MeV 电子照射，1 cm 补偿膜至左侧头皮。随后的愈合和治疗反应不明显。在完成最初的放射治疗几周后，患者发现左侧腮腺肿胀，并迅速增长到 1 cm 以上。PET 扫描显示左腮腺肿块超过 3 cm。此外，PET 显示 1.4 cm×0.9 cm 左颞皮肤病变。颈部的核磁共振显示 3.5 cm×3.1 cm×3.7 cm 位于左侧腮腺深部。

患者接受了手术，左侧腮腺切除术和选择性颈部解剖，并从右侧前外侧大腿取下游离皮瓣重建。转移性皮肤鳞状细胞癌位于皮下软组织，边缘较近。未见淋巴血管侵犯或会阴侵犯，建议随访治疗。

与患者就皮肤鳞状细胞癌的自然病史和分期进行了长时间的讨论，并对其明确手术后如此迅速的复发表示了极大的担忧。总体规划是提供辅助放疗联合西妥昔单抗化疗，以帮助改善本病的局部和区域控制。此外，患者还接受了牙科评估、言语评估、听力学和基线眼科评估。

使用 PET-CT 模拟扫描机对患者进行定位扫描，以重新评估远处或局部可能复发病变的情况。静脉（Ⅳ）造影剂（欧乃派克）增强显像。病人仰卧，双臂至于身体两侧，标准的头枕上。在肿瘤的下边界放置了一根标记线，以确保勾画靶区时能看到它。制作 5 mm 补偿膜贴在左侧面部的临床靶区上，向下延伸至植皮处和 Mohs 手术缺损，向后延伸至左耳后方，以覆盖下深颈淋巴结链，从而使整体剂量更均匀，并解决了潜在的病变向外延伸的问题。热塑膜位置固定，将面罩在鼻子处剪开，以进一步促进呼吸。为了舒适起见，在病人膝盖上放了一块角状海绵。

治疗以每天 200 cGy，每周 5 天，为期 7 周，对包括左太阳穴、左腮腺床、颈椎和耳后淋巴链进行调强放射治疗。共完成了 60 cGy 的 30 次放疗和局部推量到 70 cGy，增加 5 次放疗。

患者耐受性较好；放射治疗师团队为患者的日常需求提供便利，在治疗过程中根据患者的需要进行护理。在治疗过程中，建议患者每天使用阿夸弗软膏两次进行皮肤护理，同时每天用盐水漱口四次。治疗快结束时，左耳有少量渗出物流出，伴轻微红斑。治疗结束时没有其他反应。

九、总结

1. 皮肤癌是最常见的恶性肿瘤，超过肺癌、乳腺癌、直肠癌和前列腺癌。

2. 每年有超过 100 万的美国人被诊断出患有皮肤癌，然而这些恶性肿瘤中的许多本可以通过避免长时间暴露在阳光下而得到预防。

3. 基底细胞癌通常很容易通过手术或放疗治疗，如果及早治疗，转移的可能性小。

4. 黑色素瘤和 Merkel 细胞癌是非常致命的皮肤癌症，必须非常重视。

5. 改变这种皮肤癌发病率上升趋势的唯一方法是通过教育人们暴露在阳光下的危险，并强调皮肤癌筛查的重要性。

? 复习题

登录我们的网页（网址：http：//evolve.elsevier.com/Washington+L eaver/ principles）

1. 皮肤癌的主要诱因是

A. 暴露在紫外线下

B. 治疗辐射暴露

C. 慢性热接触

D. 创伤性接触

2. 表皮层含有对辐射最敏感的细胞的那一层是

A. 基底层

B. 颗粒层

C. 透明层

D. 角质层

3. 偶尔用全皮肤照射加电治疗的疾病

A．卡波西肉瘤

B．黑色素瘤

C．蕈样真菌病

D．腺腺癌

4．皮肤的层次，从最表层到最深层，是

Ⅰ．皮下层

Ⅱ．表皮

Ⅲ．真皮

Ⅳ．基膜基层

A．Ⅰ，Ⅲ，Ⅳ，Ⅱ

B．Ⅱ，Ⅳ，Ⅲ，Ⅰ

C．Ⅱ，Ⅲ，Ⅰ，Ⅳ

D．Ⅳ，Ⅰ，Ⅲ，Ⅱ

5．黑色素细胞位于 ____ 皮肤表层

A．基底层

B．颗粒层

C．棘层

D．角质层

6．大多数黑色素瘤皮肤癌的治疗选择是

A．手术

B．孤立的肢体灌注

C．化疗

D．放射治疗

7．切除肿瘤一次检查一层的技术是

A．刮除术和电干燥法

B．Mohs 手术

C．冷冻手术

D．激光手术

8．放射治疗疗程后在治疗区域内的皮肤被晒黑，原因如下

A．基底层损伤

B．表皮血管增多

C．刺激黑色素细胞

D．皮肤的炎症

9．在照射过程中，使用遮蔽物保护眼睛，可通过以下方法减少辐射

A．使用由低熔点合金制成的遮蔽物

B．使用厚度至少 1.7 mm 的遮蔽物

C．使用更大直径的遮蔽物

D．用低原子序数的材料（如蜡）覆盖屏蔽的外表面

10．使用千伏 X 线可以使靶体积被一个较小的场覆盖，相比之下，一个场通过使用电子在皮肤附近产生类似的效应

A．正确

B．错误

? 思考题

1．描述非黑色素瘤和黑色素瘤皮肤癌的死亡率的最新趋势。

2．分析患皮肤癌上升趋势的环境因素。

3．对比 Drs.Wallance 的和 Alexander Breslow 的黑色素瘤微分期系统。

4．概述黑色素瘤的预后因素。

5．比较电子束治疗与千伏级 X 线治疗非黑色素瘤皮肤癌的优缺点。

（译者：段　麟　张　宁　孙祥益　审校：王奇峰）

参考文献

1. AHFS Consumer Medication Information：Imiquimod topical, [revised September 1，2010]Bethesda,Md.，2014，U.S.National Library of Medicine,MedlinePlus.Available at http：//www.nlm.nih.gov/medlineplus/druginfo/meds/a698010.html.Accessed January 2015.
2. AlamM.，RatnerD.：Cutaneoussquamouscellcarcinoma,*N EnglJMed*344(13)：975–983，2001.
3. American Cancer Society：Cancer facts and figures：2014，Atlanta, 2014，American Cancer Society.
4. American Cancer Society：Cancer prevention and early detection facts and figures 2013，Atlanta, 2013，American Cancer Society.
5. American Cancer Society：Cancer response system：malignantmelanoma,no.448257，Atlanta, 2014，American Cancer Society. Available at http：//www.cancer.org/cancer/skin cancer-melanoma/detailed guide/melanoma-skin-

cancer-new-research.Accessed January 28，2015.

6. American Cancer Society：What the immune system does, Atlanta, 2014，American Cancer Society. Available at http：// www.cancer.org/treatment/treatments and side effects/ treatment types/immunotherapy/immunotherapy-immune-system.Accessed January 28，2015.
7. American Cancer Society：*Skin cancer—basal and squamous cell overview*(website). Available at http：// www.cancer.org/cancer/skincancer-basalandsquamouscell/ overviewguide/index.Accessed January 30，2014.
8. American Cancer Society：Can melanoma skin cancer be prevented (website). Available at http：//www.cancer.org/ cancer/skincancer-melanoma/detailedguide/melanoma-skin-cancer-prevention. Accessed February 11，2014.
9. Edge S., et al：AJCC cancer staging manual, ed 7, Chicago, 2010，American Joint Committee on Cancer.
10. American Cancer Society：Immunotherapy (website). Available at http：//www.cancer.org/treatment/treatment sandsideeffects/treatmenttypes/immunotherapy/index. Accessed February 11，2014.
11. American Melanoma Foundation：*Prevention*：*ABCD's of melanoma*（website）. Available at http：//www. melanomafoundation.org/prevention/abcd.htmAccessed February 9，2014.
12. Ang K.K., Peters L.J., Weber R.S., et al：Postoperative radiotherapy for cutaneous melanoma of the head and neck region, *Int J Radiat Oncol Biol Phys*30：795–798，1994.
13. Atlas of genetics and cytogenetics in oncology and hemotology：dysplastic nevus syndrome (website). Available at http：//atlasgeneticsoncology.org//Kprones/ DysplNevusID10013.html.Accessed February 11，2014.
14. Bath-Hextal F., Perkins W., Bong J., et al：Interventions for basal cell carcinoma of the skin：systemic review, Cochrane Database SystRev(1), CD003412，2007.
15. Barzegari M., Ghaninezhad H., Mansoori P., et al：Computer-aided dermoscopy for diagnosis of melanoma, BMC Dermotol 5：8，2005.
16. Beadle BM, et al：Radiation therapy field extent for adjuvant treatment of axillary metastases from malignant melanoma, Int J Radiat Oncol Biol Phys,2009.
17. Bhatnagar A.: Nonmelanoma skin cancer treated with electronic brachytherapy：results at 1 year, *Brachytherapy* 12(2)：134–140，2013.
18. Bionity.com：Chemie.de；2013：melanocyte-stimulating hormone. Available at http：//www.bionity.com/en/ encyclopedia/Melanocyte-stimulating_hormone.html. Accessed February 4，2014.
19. Boniol M., Autier P., Boyle P., et al：Cutaneous melanoma attributable to sunbed use：systematic review and meta-analysis, BMJ 345：e4757，2012.
20. Brenner M., Hearing V.J.: The protective role of melanin against UV damage in human skin, *Photochem Photobiol* 84(3)：539–549，2008.
21. Breslow A.: Cross-sectional areas and depth of invasion in the prognosis of cutaneous melanoma, Ann Surg 172：902，1970.
22. Burmeister B.H.: Adjuvant radiotherapy versus observation alone for patients at risk of lymph-node field relapse after therapeutic lymphadenectomy for melanoma：a randomised trial, *Lancet Oncol* 13(6)：589–597，2012.
23. Casciato D.A., Territo M.C.: Manual of clinical oncology, ed 7，Philadelphia, 2012，Lippincott Williams & Wilkins.
24. Chapman P.B., Hauschild A., Robert C., et al.: Improved survival with vemurafenib in melanoma with braf v600e mutation, *N Engl J Med* 364(26)：2507–2516，2011.
25. Cox J.D., Ang K.K.: Radiation oncology rationale, techniques, results, ed 9，StLouis, 2010，Mosby.
26. De Vita V.T., Lawrence T.S., Rosenberg S.A., editors：Cancer：principles and practice of oncology, ed 9，Philadelphia, 2011，Lippincott Williams &Wilkins.
27. El Ghissassi F., Baan R., Straif K., et al.: WHO International Agency for Research on Cancer Monograph Working Group：a review of human carcinogens—part D：radiation, *Lancet Oncol* 10(8)：751–752，2009.
28. Hall E.J., Giaccia A.J.: Radiobiology for the radiologist, ed 6，Philadelphia, 2005，JB Lippincott.
29. Halpren E.C., et al.: *Perez and Brady's principles and practice of radiation oncology*, ed 7，Philadelphia, 2013，Lippencott Williams & Wilkins.
30. Harrell M.I., Iritani B.M., Ruddell A.: Tumor-induced sentinel lymph node lymphagiogenesis and increased lymph flow precede melanoma metastasis, *Am J Pathol*170(2)：774–786，2007.
31. Hodi F.S., O'Day S.J., McDermott D.F., et al.: Improved survival with ipilimumab in patients with metastatic melanoma, *N Engl J Med*363(8)：711–723，2010.
32. Hoppe R.T., Phillips T.L., Roach M., editors：Leibel and Phillips textbook of radiation oncology, Philadelphia,

2010，Elsevier Saunders.

33. Hussein M.R., Wood G.S.: Molecular aspects of melanocytic dysplastic nevi, *J Mol Diagn* 4：71–80，2002.

34. International Agency for Research on Cancer Working Group on Artificial Ultraviolet Light and Skin Cancer：The association of use of sunbeds with cutaneous malignant melanoma and other skin cancers：a systematic review, *Int J Cancer*120(5)：1116–1122，2007.

35. Karagas M.R., McDonald J.A., Greenberg E.R., et al.: Risk of basal cell and squamous cell skin cancers after ionizing radiation therapy, *J NCI* 88(24)：1848–1853，1996.

36. Karagas M.R., Nelson H.H., Zens M.S., et al.: Squamous cell and basal cell carcinoma of the skin in relation to radiation therapy and potential modification of risk by sun exposure, *Epidemiology* 18(6)：776–784，2007.

37. KimE.J.，HessS.，RichardsonS.K.，et al.：Immunopath ogenesis and therapy of cutaneous T cell lymphoma, *J Clin Invest* 115：798–812，2005.

38. Khan F.: The physics of radiation therapy, ed 4，Philadelphia, 2009，Lippincott Williams & Wilkins.

39. Kroon H.M.: Treatment of locally advanced melanoma by isolated limb infusion with cytotoxic drugs, J Skin Cancer 106：573，2011.

40. Mackie R.M.: Observational study of type of surgical training and outcome of definitive surgery for primary malignant melanoma, *BMJ* 325：1276–1277，2002.

41. Mapes D.: Tanning beds in the hot seat as skin cancer rates junp, Fred Hutchinson Cancer RTesearch Center. (website). Available at http：//www.fhcrc.org/en/news/center-news/2014/02/tanning-beds-in-the-hot-seat as-skin-cancer rates-jump-html.Accessed February 17，2014.

42. Mathews A.B.: Development of the facial skin index：a health related outcomes index for skin cancer patients, *NIHPA Author Manuscripts* 32：924–934，2006.

43. McGee W.: Vitamin D, MEDLINE PLUS. (website). Available at http：//www.nlm.nih.gov/medlineplus/ency/article/002405.htmAccessed February 9，2014.

44. Murray C.A., Leong W.L., McCready D.R., et al.: Histopathologic patterns of melanoma metastases in sentinel lymph nodes, *J Clin Pathol* 57：64–67，2004.

45. National Cancer Institute：Skin cancer, skin cancer home page. Available at http：//www.cancer.gov/cancertopics/types/skin. Accessed February 4，2014.

46. O'Conner K.M., Chien A.J.: Management of melanocytic lesions in the primary setting, *Mayo Clinic Proceedings* 83(2)：208–214，2008.

47. Overgaard J.: The role of radiotherapy in recurrent and metastatic malignant melanoma：a clinical readiobiological study, *Int J Radat Oncl Biol Phys* 12(6)：867–872，1986.

48. Pan C.C., Eisbruch A., Lee J.S., et al.: Prospective study of inner ear radiation dose and hearing loss in head-and-neck cancer patients, *Int J Radiat Oncol Biol Phys*61(5)：1393–1402，2005.

49. Preston D.S., Stern R.S.: Nonmelanoma cancers of the skin, N Engl J Med327：1649，1992.

50. Rhee J.S., Matthews B.A., Neuburg M., et al.: Creation of a quality of life instrument for nonmelanoma skin cancer patients, *NIH Public Access* 115：1178–1185，2005.

51. Rhodes A.R., Weinstock M.A., Fitzpatrick T.B., et al.: Risk factors for cutaneous melanoma：a practical method of recognizing predisposed individuals, JAMA258：3146，1987.

52. Rowe D.E., Carroll R.J., Day Jr C.L.: Mohs surgery is the treatment of choice for recurrent (previously treated) basal cell carcinoma, *J Dermol Surg Oncol* 15(4)：424– 431，1989.

53. Rowe D.E., Carroll R.J., Day Jr C.L.: Prognostic actors for local recurrence, metastasis, and survival rates in squamous cell carcinoma of the skin, ear, and lip：implications for treatment modality selection, *J Am Acad Dermol* 26(6)：976–990，1992.

54. ScogginsC.R.，RossM.I.，ReintgenD.S.，et al.：Gender related differences in outcome for melanoma patients, *Ann Surg* 243：693–700，2006.

55. Skolnick A.A.: Sunscreen protection controversy heats up, JAMA 265：3218，1991.

56. Skin Cancer Foundation：Preventing and treating sunburn. (website). Available at http：//www.skincancer.org/prevention/sunburn/facts-about-sunburn-and-skin-cancer. Accessed February 12，2014.

57. StavaC.，BeckM.，WeissL.T.，et al.：Healthprofileso f996melanomasurvivors：theM.D. Anderson experience, BMC Cancer 6：95，2006.

58. The ultraviolet index. (website). Available at.http：//www.cpc.ncep.noaa.gov/products/ stratosphere/uv_index/uv_what.shtml. Accessed February 12，2014.

59. Thibodeau G.A., Patton K.T.: Anatomy & physiology, ed

6，St Louis, 2007，Mosby.

60. Thomas J.M.: Cure of cutaneous melanoma. (website). Available at www.bmj.com/cgi/content/full/332/7548/987. Accessed January 28，2014.

61. Van Akkooi, Voit C.A., Verhoef C., et al.: New developments in sentael node staging in melanoma：controversies and alternatives, *Current Opinion in Oncology* 22：169–177，2010.

62. Verma S., Petrella T., Hamm C., et al.: Biochemotherapy for the treatment of metastatic malignant melanoma：a clinical practice guideline, *Curr Oncol* 15(2)：85–89，2008.

63. Walter J., et al.: Walter and Millers textbook of radiotherapy, ed 7，Edinburgh, 2012，Churchill Livingstone.

64. Wehner M.R., Shive M.L., Chren M.M., et al.: Indoor tanning and non-melanoma skin cancer：systematic review and meta-analysis, BMJ 345：e5909，2012.